INFECÇÕES RESPIRATÓRIAS

Segunda Edição

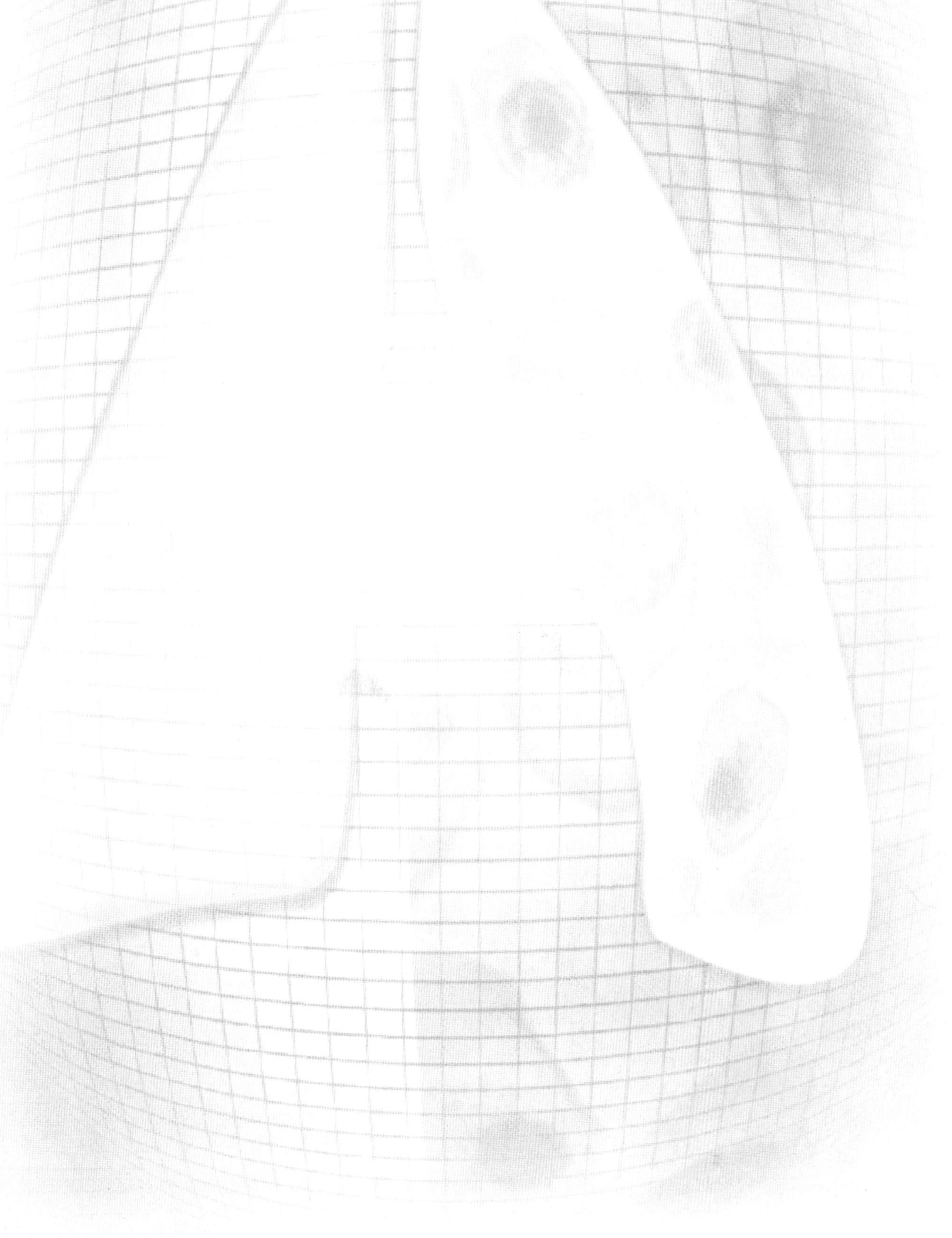

INFECÇÕES RESPIRATÓRIAS

Segunda Edição

Michael S. Niederman, MD, FACP, FCCP, FCCM
Professor of Medicine
Department of Pulmonary and Critical Care Medicine
SUNY at Stony Brook School of Medicine Health Sciences Center
Stony Brook, New York
Chairman, Department of Medicine
Winthrop University Hospital
Mineola, New York

George A. Sarosi, MD
Professor of Medicine
Indiana University School of Medicine
Chief, Medical Service
Richard L. Roudebush Veterans Administration Medical Center
Indianapolis, Indiana

Jeffrey Glassroth, MD
George R. and Elaine Love Professor and Chair
Department of Medicine
University of Wisconsin Medical School
University of Wisconsin Hospital and Clinics
Madison, Wisconsin

REVINTER

Infecções Respiratórias, Segunda Edição

ISBN 85-7309-969-0

Tradução:
EDDA MARQUES PALMEIRO (Caps. 1 ao 9)
Especialização em Imunologia e Alergia pela Universidade de Creighton, EUA

DENIZA OMENA FUTURO (Caps. 10 ao 16)
Médica, RJ

DOUGLAS ARTHUR OMENA FUTURO (Caps. 17 ao 45)
Médico, RJ

Revisão Técnica:
GERSON MAGNO DE SOUSA
Médico, MG

Nota: A medicina é uma ciência em constante evolução. À medida que novas pesquisas e experiências ampliam os nossos conhecimentos, são necessárias mudanças no tratamento clínico e medicamentoso. Os autores e o editor fizeram verificações junto a fontes que se acredita sejam confiáveis, em seus esforços para proporcionar informações acuradas e, em geral, de acordo com os padrões aceitos no momento da publicação. No entanto, em vista da possibilidade de erro humano ou mudanças nas ciências médicas, nem os autores e o editor nem qualquer outra parte envolvida na preparação ou publicação deste livro garantem que as instruções aqui contidas são, em todos os aspectos, precisas ou completas, e rejeitam toda a responsabilidade por qualquer erro ou omissão ou pelos resultados obtidos com o uso das prescrições aqui expressas. Incentivamos os leitores a confirmar as nossas indicações com outras fontes. Por exemplo e em particular, recomendamos que verifiquem as bulas em cada medicamento que planejam administrar para terem a certeza de que as informações contidas nesta obra são precisas e de que não tenham sido feitas mudanças na dose recomendada ou nas contra-indicações à administração. Esta recomendação é de particular importância em conjunto com medicações novas ou usadas com pouca freqüência.

Título original em inglês:
Respiratory Infections, Second Edition

Livraria e Editora REVINTER Ltda.
Rua do Matoso, 170 – Tijuca
20270-135 – Rio de Janeiro – RJ
Tel.: (21) 2563-9700 – Fax: (21) 2563-9701
livraria@revinter.com.br – www.revinter.com.br

Dedicatória

Para Ronna, Alex e Eric,
por seu apoio e dedicação durante a realização deste projeto.

–MN

Para Grace, por sua incessante compreensão e apoio.

–GS

Para Carol, Marley e Drew.

–JG

Prefácio

Há um crescente interesse em torno do diagnóstico e do tratamento das infecções respiratórias por diversas e prementes razões. A pneumonia é a sexta causa de óbito nos Estados Unidos, mas é a primeira causa de óbito por doenças infecciosas. Além disto, certos tipos de infecção são cada vez mais comuns, pois os pacientes que tratamos estão mais complexos e porque o número de novos agentes patogênicos que vêm sendo identificados tem aumentado. Algumas populações de pacientes, em especial os idosos, os pacientes com o vírus da imunodeficiência humana e aqueles acometidos por outras doenças crônicas apresentam um risco maior de contraírem infecções pulmonares. Entre os indivíduos hospitalizados, a pneumonia nosocomial é a segunda ou a terceira causa mais comum entre as infecções hospitalares e a causa mais provável de óbitos. Tais infecções também aumentam o tempo de internação e o custo total do tratamento.

Por outro lado, houve um desenvolvimento acentuado no estudo da epidemiologia e da biologia de agentes patogênicos específicos do trato respiratório. As micobactérias, por exemplo, assim como os patógenos como o *Streptococcus pneumoniae*, o *Staphylococcus aureus*, o *Haemophilus influenzae* e várias bactérias entéricas gram-negativas vêm desenvolvendo resistência aos agentes antimicrobianos mais comuns, o que aumenta as dificuldades de tratamento das doenças causadas por estes organismos. Novos agentes patogênicos, como o hantavírus, têm sido indentificados e novas técnicas epidemiológicas ajudam a definir a história natural de doenças como a pneumonia comunitária e a pneumonia nosocomial. O aumento da complexidade das infecções respiratórias é acompanhado pelo avanço das tecnologias disponíveis para o diagnóstico, o tratamento e a prevenção. A biologia molecular tem fornecido novas abordagens para diagnósticos e tratamentos, além de estarem sendo desenvolvidas novas terapias antimicrobianas e antifúngicas e vacinas para as infecções mais comuns.

Nesta segunda edição, apresentamos conhecimentos atualizados de uma área em franca expansão. Mantivemos o nosso objetivo de discutir as infecções respiratórias a partir de um ponto de vista clínico, fundamentado nas bases científicas do tratamento de infecções. Por isto, na organização deste trabalho, a seção inicial é dedicada aos fundamentos científicos que nos permitem compreender quadros infecciosos comuns, e as seções subseqüentes estão dirigidas ao tratamento clínico das infecções pulmonares. Ao contrário dos trabalhos do mesmo gênero, nosso objetivo é fazer uma abordagem clínica de populações com risco potencial de infecções respiratórias. Este ponto de vista não parte apenas de considerações sobre o agente infeccioso, mas também do nosso firme propósito de considerar o quadro clínico e epidemiológico do paciente antes de fazer qualquer consideração sobre o agente microbiano específico suspeito de causar a infecção pulmonar. No entanto, esta abordagem clínica deve ter um forte fundamento científico, especialmente quando surgem novos dados acerca da imunologia do trato respiratório e da natureza da resistência bacteriana aos antibióticos.

Infecções Respiratórias pretende ser uma revisão de primeira linha para servir às necessidades tanto de clínicos quanto de cientistas. Nosso trabalho inicia-se com uma revisão científica da patogenia das infecções sob o ponto de vista do hospedeiro e do organismo invasor, e procura estabelecer os princípios sobre os quais se baseiam tanto a avaliação clínica quanto as estratégias para o diagnóstico e o tratamento. A seção seguinte é o "conteúdo clínico" da nossa obra, onde as infecções respiratórias são discutidas a partir de um ponto de vista prático e original. Grupos de risco específicos são descritos associados a uma revisão das apresentações e dos prováveis patógenos da infecção pulmonar para cada grupo. Esta seção pode ser consultada pelos clínicos na avaliação inicial de um paciente suspeito de ter uma infecção respiratória. Ela se concentra no diagnóstico, no tratamento e no conjunto de circunstâncias clínicas e epidemiológicas em questão. Depois de toda a concentração de esforços para conseguir a identificação do microrganismo, o clínico pode consultar a seção seguinte, que trata de características próprias dos patógenos respiratórios específicos.

Apesar de cada capítulo na seção sobre abordagens clínicas ser auto-suficiente, são discutidos assuntos relevantes para o diagnóstico, o tratamento e a prevenção aplicáveis a todos os pacientes, e tais assuntos são revistos ao final do texto. Também são apresentadas revisões práticas sobre como manusear amostras laboratoriais, o uso de novos agentes antimicrobianos e os benefícios das abordagens preventivas existentes. Em todo o texto, na medida em que se fez necessário, adicionaram-se novos tópicos, e todos os capítulos foram revisados e atualizados.

Esta obra foi editada por três indivíduos com experiência e interesses em diferentes aspectos das infecções pulmonares. Desta forma, cremos ter identificado e recrutado autores de renome para cada capítulo. Queremos expressar nossos agradecimentos aos autores por todo o seu esforço e interesse neste projeto. Como é comum em obras com mais de um autor, há uma certa repetição de informações. No entanto, buscamos editar cuidadosamente os capítulos, a fim de limitar a duplicidade de informação às áreas em que esta repetição contribui para especulações válidas nas diversas abordagens sobre um assunto em particular.

Somos gratos a Joyce-Rachel John, da Lippincott Williams & Wilkins, pelo trabalho de supervisão deste projeto e pelo apoio. Também queremos agradecer às nossas famílias por permitirem o tempo necessário para a conclusão desta obra.

Michael S. Niederman, MD
George A. Sarosi, MD
Jeffrey Glassroth, MD

Colaboradores

Elias Abrutyn, MD
Professor of Medicine and Public Health
Associate Provost and
Associate Dean for Faculty Affair
Department of Medicine
MCP Hahnemann University School of Medicine
245 North 15th Street
Philadelphia, Pennsylvania 19102-1192
Capítulo 45, Prevenção da Pneumonia Adquirida no Hospital

Meyer S. Balter, MD, FRCPC
Associate Professor of Medicine
Department of Medicine
University of Toronto Faculty of Medicine
Mount Sinai Hospital
640-600 University Avenue
Toronto, Ontario
M5G 1X5 Canada
Capítulo 11, Bronquite e Traqueobronquite Aguda Febril, incluindo Exacerbações Agudas da Bronquite Crônica

David M. Bamberger, MD
Professor of Medicine
Chief, Division of Infectious Diseases
Vice Chairman, Department of Medicine
University of Missouri-Kansas City School of Medicine
Truman Medical Center
2411 Holmes Street
Kansas City, Missouri 64108
Capítulo 10, Infecções do Trato Respiratório Superior – Faringite, Sinusite, Otite Média e Epiglotite

John B. Bass, Jr., MD, FCCP, FACP
Professor and Chair
Department of Internal Medicine
University of South Alabama College of Medicine
2451 Fillingim Street
400-A Mastin Building
Mobile, Alabama 36617
Capítulo 42, Técnicas Invasivas para o Diagnóstico das Infecções do Trato Respiratório Inferior

Steven L. Berk, MD
Regional Dean, Professor of Medicine
Office of Regional Dean
Texas Tech University Health Sciences Center School of Medicine
1400 Wallace Boulevard
Amarillo, Texas 79106
Capítulo 29, Outras Causas de Pneumonia Bacteriana

Adnan T. Bhutta, MBBS
Fellow
Department of Pediatrics
University of Arkansas for Medical Sciences
Arkansas Children's Hospital
800 Marshall Street, Slot 512
Little Rock, Arkansas 72202
Capítulo 13, Infecções Nosocomiais do Trato Respiratório Inferior em Crianças

William A. Broughton, MD
Professor of Medicine
Department of Internal Medicine
University of South Alabama College of Medicine
2451 Fillingim Street
10th Floor, Suite G
Mobile, Alabama 36617
Capítulo 42, Técnicas Invasivas para o Diagnóstico das Infecções do Trato Respiratório Inferior

Barbara A. Brown-Elliott, MS, MT(ASCP)SM
Research Scientist
Department of Microbiology
The University of Texas Health Center at Tyler
11937 U.S. Highway 271
Tyler, Texas 75708-3154
Capítulo 38, Micobactérias Não-Tuberculosas

Richard E. Chaisson, MD
Professor of Medicine
Department of Medicine
Johns Hopkins University School of Medicine
1830 East Monument Street, Room 463A
Baltimore, Maryland 21287-0003
Capítulo 18, Infecções Respiratórias em Pessoas Infectadas com o Vírus da Imunodeficiência Humana

Armando G. Correa, MD
Assistant Professor
Department of Pediatrics
Baylor College of Medicine
Texas Children's Hospital
6621 Fannin Street, MC 3-2371
Houston, Texas 77030
Capítulo 12, Infecções do Trato Respiratório Inferior em Crianças

Donald E. Craven, MD
Professor of Medicine
Department of Infectious Diseases
Boston University Schools of Medicine and Public Health
Boston Medical Center
One Boston Medical Center Place
Boston, Massachusetts 02118
Capítulo 15, Pneumonia Adquirida no Hospital dentro e fora da Unidade de Terapia Intensiva

Martin A. Croce, MD
Professor of Surgery
Department of Surgery
The University of Tennessee Health Science Center
956 Court Avenue, Room E226
Memphis, Tennessee 38163
Capítulo 19, Pneumonias Nosocomiais em Pacientes com Traumas Cirúrgicos

Scott F. Davies, MD
Professor of Medicine
Department of Pulmonary and Critical Care Medicine
University of Minnesota Medical School
Hennepin County Medical Center
701 Park Avenue, Pulmonary Division-865B
Minneapolis, Minnesota 55415
Capítulo 39, Infecções por Fungos Adquiridas na Comunidade

Boris P. Ehrenstein, MD
Research Associate
Department of Internal Medicine
Klinikum der Universität Regensburg
Franz-Josef-Strauss-Allee II
93053 Regensburg, Germany
Capítulo 15, Pneumonia Adquirida no Hospital dentro e fora da Unidade de Terapia Intensiva

Emily J. Erbelding, MD, MPH
Assistant Professor of Medicine
Department of Medicine
Division of Infectious Diseases
Johns Hopkins University School of Medicine
1830 East Monument Street, Room 463
Baltimore, Maryland 21287-0003
Capítulo 18, Infecções Respiratórias em Pessoas Infectadas com o Vírus da Imunodeficiência Humana

Santiago Ewig, MD
Consultant Physician
Medizinische Universitäts Klinik und Poliklinik II
Sigmund-Freud-Str. 25
53125 Bonn, Germany
Capítulo 28, Infecções do Pulmão por *Pseudomonas aeruginosa*

Charles Feldman, MBBCh, PhD, FCP(SA), FRCP
Professor of Pulmonology
Department of Medicine
Johannesburg Hospital and University of the Witwatersrand
7 York Road, Parktown 2193
Johannesburg, South Africa
Capítulo 2, Mecanismos de Defesa Não-Específicos do Hospedeiro – Depuração Mucociliar e Tosse

Gregory A. Filice, MD
Associate Professor of Medicine
Department of Medicine
University of Minnesota Medical School
Chief, Infectious Disease Section
Veterans Affairs Medical Center
54th Street and 48th Avenue South
Minneapolis, Minnesota 55417
Capítulo 35, Nocardiose
Capítulo 36, Actinomicose

Barry D. Fuchs, MS, MD
Assistant Professor of Medicine
Medical Intensive Care Unit
University of Pennsylvania Medical Center
3400 Spruce Street
Philadelphia, Pennsylvania 19104-4283
Capítulo 45, Prevenção da Pneumonia Adquirida no Hospital

Kazuhiko Fukatsu, MD, PhD
Postdoctoral Fellow in Nutrition Research
Department of Surgery
The University of Tennessee Health Science Center
956 Court Avenue, Suite E228
Memphis, Tennessee 38163
Capítulo 9, Trato Gastrointestinal e Pneumonia

Miquel Gallego, MD
Staff Physician
Pulmonary Department
Hospital de Sabadell
Parc Taulí s/n,
E 08208 Sabadell, Barcelona, Spain
Capítulo 20, Pneumonia no Idoso

Dale N. Gerding, MD
Professor and Associate Chairman
Department of Medicine
Northwestern University Medical School
Lakeside Veterans Affairs Hospital
333 East Huron Street
Chicago, Illinois 60611
Capítulo 43, Antimicrobianos para o Tratamento da Infecção Respiratória

Jeffrey Glassroth, MD
George R. and Elaine Love Professor and Chair
Department of Medicine
University of Wisconsin Medical School
University of Wisconsin Hospital and Clinics
J5/219 Clinical Science Center (2454)
Madison, Wisconsin 53792
Capítulo 37, Tuberculose

David E. Griffith, MD
Professor of Medicine
Department of Medicine
The University of Texas Health Center at Tyler
11937 U.S. Highway 271
Tyler, Texas 75708-3154
Capítulo 38, Micobactérias Não-Tuberculosas

M. Keith Hanna, MD
Fellow in Nutrition Research
Department of Surgery
The University of Tennessee Health Science Center
956 Court Avenue, E-228
Memphis, Tennessee 38163
Capítulo 9, Trato Gastrointestinal e Pneumonia

John E. Heffner, MD
Professor of Medicine
Department of Medicine
Medical University of South Carolina College of Medicine
96 Jonathan Lucas Street
P.O. Box 250 623
Charleston, South Carolina 29425
Capítulo 22, Derrames Pleurais e Empiema

Mary Anne Jackson, MD
Professor of Pediatrics
Department of Pediatric Infectious Diseases
University of Missouri-Kansas City School of Medicine
Children's Mercy Hospital
2411 Gillham Road
Kansas City, Missouri 64108
Capítulo 10, Infecções do Trato Respiratório Superior – Faringite, Sinusite, Otite Média e Epiglotite

Richard F. Jacobs, MD, FAAP
Horace C. Cabe Professor of Pediatrics
Department of Pediatrics
University of Arkansas for Medical Sciences
Arkansas Children's Hospital
800 Marshall Street
Little Rock, Arkansas 72202
Capítulo 13, Infecções Nosocomiais do Trato Respiratório Inferior em Crianças

Philip C. Johnson, MD
Professor and Director, Division of General Medicine
Department of Internal Medicine
University of Texas-Houston Medical School
6431 Fannin, 1.122 MSB
Houston, Texas 77030
Capítulo 39, Infecções por Fungos Adquiridas na Comunidade

Michael B. Kirkpatrick, MD, FCCP, FACP
Professor of Medicine
Director, Division of Pulmonary and Critical Care Medicine
Department of Internal Medicine
University of South Alabama College of Medicine
2451 Fillingim Street, 10th Floor, Suite G
Mobile, Alabama 36617
Capítulo 42, Técnicas Invasivas para o Diagnóstico das Infecções do Trato Respiratório Inferior

Kenneth S. Knox, MD
Visiting Assistant Professor of Medicine
Department of Medicine, Pulmonary Division
Indiana University School of Medicine
1001 W. 10th Street, OPW 425
Indianapolis, Indiana 46202
Capítulo 26, Pneumonia Pneumocócica

Kenneth A. Kudsk, MD
Professor of Surgery
Director of Surgical Research
Department of Surgery
The University of Tennessee Health Science Center
956 Court Avenue, Suite E228
Memphis, Tennessee 38163
Capítulo 9, Trato Gastrointestinal e Pneumonia

Tünay Kuru, BS, MD
Lecturer
Department of Internal Medicine
Division of Pulmonary and Critical Care Medicine
University of Michigan Medical Center
3916 Taubman Center, Box 0360
Ann Arbor, Michigan 48109-0360
Capítulo 23, Pneumonias Não-Resolvidas, de Resolução Lenta e Recorrente – Etiologias Infecciosas e Similares Não-Infecciosos

Howard Levy, MD, PhD
Professor of Medicine
Department of Internal Medicine
University of New Mexico School of Medicine
2211 Lomas Boulevard, NE
Albuquerque, New Mexico 87131-5271
Capítulo 34, Infecção por Hantavírus

David Lieberman, MD
Pulmonary Unit
Soroka Medical Center
Beer-Sheva, Israel 84107
Capítulo 33, Pneumonia por *Chlamydia pneumoniae*

Michael L. Lippmann, MD
Professor of Medicine
Department of Medicine
Temple University School of Medicine
Albert Einstein Medical Center
5401 Old York Road
Klein Professional Building
Philadelphia, Pennsylvania 19141
Capítulo 24, Abscessos Pulmonares e outras Infecções Pulmonares Subagudas

Donald E. Low, MD, FRCPC
Professor
Departments of Laboratory Medicine and Pathobiology and Medicine
University of Toronto Faculty of Medicine
Mount Sinai Hospital and the University Health Network
600 University Avenue, Room 1487
Toronto, Ontario
M5G 1X5 Canada
Capítulo 8, Mecanismos da Resistência Antimicrobiana

Joseph P. Lynch III, MD
Professor of Internal Medicine
Department of Internal Medicine
Division of Pulmonary and Critical Care Medicine
University of Michigan Medical Center
3916 Taubman Center
1500 East Medical Center Drive
Ann Arbor, Michigan 48109-0360
Capítulo 23, Pneumonias Não-Resolvidas, de Resolução Lenta e Recorrente – Etiologias Infecciosas e Similares Não-Infecciosos

Thomas J. Marrie, MD, FRCPC
Professor of Medicine
Department of Medicine
University of Alberta Faculty of Medicine
2F1.30 Walker C. Mackenzie Health Sciences Center
8440-112th Street
Edmonton, Alberta
T6G 2B7 Canada
Capítulo 32, *Mycoplasma pneumoniae*

Thomas R. Martin, MD
Professor and Vice Chair of Medicine
Department of Medicine
Division of Pulmonary and Critical Care Medicine
University of Washington School of Medicine
Chief of Medicine
Veterans Affairs Puget Sound Health Care System
c/o Pulmonary Research
1660 S. Columbian Way
Seattle, Washington 98108
Capítulo 7, Redes de Citocinas na Inflamação Pulmonar e nas Defesas Antibacterianas

Carol M. Mason, MD
Professor of Medicine
Department of Medicine
Louisiana State University Health Sciences Center
1901 Perdido Street, Suite 3205
New Orleans, Louisiana 70112
Capítulo 1, Sistemas de Defesa Pulmonar do Hospedeiro – Uma Visão Geral

Lawrence J. McDermott III, MD
Assistant Professor of Medicine
Department of Pulmonary and Critical Care Medicine
MCP Hahnemann University Hospital
245 North 15th Street, Mail Stop 107
Philadelphia, Pennsylvania 19102-1192
Capítulo 45, Prevenção da Pneumonia Adquirida no Hospital

George C. Mejicano, MD, MS
Assistant Professor of Medicine
Department of Medicine
University of Wisconsin Medical School
2715 Marshall Court
Madison, Wisconsin 53792
Capítulo 17, Infecções do Trato Respiratório em Pacientes Submetidos a Transplantes de Órgãos Sólidos e de Medula Óssea

Robert M. Middleton III, MD
Director of Pulmonary and Critical Care
Southwest Mississippi Regional Medical Center
1510 Harrison Avenue
McComb, Mississippi 39648
Clinical Faculty
Department of Pulmonary and Critical Care Medicine
University of South Alabama College of Medicine
Mobile, Alabama 36617
Capítulo 42, Técnicas Invasivas para o Diagnóstico das Infecções do Trato Respiratório Inferior

Bethany B. Moore, PhD
Assistant Research Scientist
Department of Internal Medicine
Division of Pulmonary and Critical Care Medicine
University of Michigan Medical School
1150 W. Medical Center Drive
6301 MSRB III
Ann Arbor, Michigan 48109-0642
Capítulo 3, Imunidade Humoral no Pulmão

Robert R. Muder, MD
Associate Professor of Medicine
Infectious Diseases Section
University of Pittsburgh School of Medicine
Veterans Affairs Pittsburgh Health Care System
University Drive C
Pittsburgh, Pennsylvania 15240
Capítulo 31, *Legionella*

James W. Myers, MD
Assistant Professor
Department of Internal Medicine
East Tennessee State University
James H. Quillen College of Medicine
Johnson City, Tennessee 37614
Capítulo 29, Outras Causas de Pneumonia Bacteriana

Michael S. Niederman, MD, FACP, FCCP, FCCM
Professor of Medicine
Department of Pulmonary and Critical Care Medicine
SUNY at Stony Brook School of Medicine Health Sciences Center
Stony Brook, New York
Chairman, Department of Medicine
Winthrop University Hospital
222 Station Plaza North, Suite 400
Mineola, New York 11501
Capítulo 14, Pneumonia Adquirida na Comunidade

Frank J. Palella, Jr., MD
Assistant Professor of Medicine
Division of Infectious Diseases
Northwestern University Medical School
215 East Chicago Avenue, #2211
Chicago, Illinois 60611
Capítulo 5, Deficiências do Hospedeiro Associadas à Infecção com o Vírus da Imunodeficiência Humana

David R. Park, MD
Assistant Professor of Medicine
Department of Medicine
Division of Pulmonary and Critical Care Medicine
Harborview Medical Center
University of Washington School of Medicine
Box 359762, 325 9th Avenue
Seattle, Washington 98104
Capítulo 7, Redes de Citocinas na Inflamação Pulmonar e nas Defesas Antibacterianas

Lance R. Peterson, MD
Professor of Medicine and Pathology
Department of Pathology
Northwestern University Medical School
Galter Carriage House #701
251 East Huron Street
Chicago, Illinois 60611
Capítulo 41, Diagnóstico Laboratorial Microbiológico das Infecções Pulmonares

John P. Phair, MD
Professor of Medicine
Department of Internal Medicine
Northwestern University Medical School
680 North Lake Shore Drive, Suite 1106
Chicago, Illinois 60611
Capítulo 5, Deficiências do Hospedeiro Associadas à Infecção com o Vírus da Imunodeficiência Humana

Joseph F. Plouffe, MD
Professor of Internal Medicine
Department of Internal Medicine
The Ohio State University Hospitals
N-1135 Doan Hall
410 West 10th Avenue
Columbus, Ohio 43210
Capítulo 26, Pneumonia Pneumocócica

Siva K. Ramachandran, MRCP, MD
Fellow
Department of Pulmonary and Critical Care Medicine
MCP Hahnemann University Hospital
245 North 15th Street, Mail Stop 107
Philadelphia, Pennsylvania 19102-1192
Capítulo 45, Prevenção da Pneumonia Adquirida no Hospital

Julio A. Ramirez, MD
Assistant Professor of Medicine
Chief, Division of Infectious Diseases
Department of Medicine
University of Louisville School of Medicine
511 South Floyd Street, Room 622
Louisville, Kentucky 40292
Capítulo 27, Pneumonia por *Haemophilus influenzae*

Reuben Ramphal, MD
Professor of Medicine
Department of Medicine
University of Florida College of Medicine
1600 SW Archer Road
Gainesville, Florida 32611
Capítulo 4, Patogênese da Colonização das Vias Aéreas

Jordi Rello, MD, PhD
Professor of Critical Care
Chief
Department of Critical Care Medicine
Hospital Universitari Joan XXIII
C. del Dr. Mallafré Guasch, 4
43007 Tarragona, Spain
Capítulo 20, Pneumonia no Idoso

George A. Sarosi, MD
Professor of Medicine
Indiana University School of Medicine
Chief, Medical Service
Richard L. Roudebush Veterans Administration Medical Center
1481 W 10th Street
Indianapolis, Indiana 46202
Capítulo 39, Infecções por Fungos Adquiridas na Comunidade

Judd E. Shellito, MD
Lowenstein Professor of Medicine
Department of Medicine
Section of Pulmonary and Critical Care Medicine
Louisiana State University Health Sciences Center
1901 Perdido Street, Suite 3205
New Orleans, Louisiana 70112
Capítulo 1, Sistemas de Defesa Pulmonar do Hospedeiro – Uma Visão Geral

Robert E. Siegel, MD
Director, Critical Care
Bronx Veterans Affairs Medical Center
130 W. Kingsbridge Road
Bronx, New York 10468
Clinical Associate Professor
Department of Medicine
Mount Sinai School of Medicine of the City University of New York
One Gustaze Levy Place-Box 1002
New York, New York 10029
Capítulo 30, Pneumonia Adquirida na Comunidade por *Staphylococcus aureus* Resistente à Meticilina

Michael S. Simberkoff, MD
Associate Professor of Medicine
Department of Medicine
New York University School of Medicine
423 East 23rd Street
New York, New York 10010
Capítulo 44, Prevenção das Infecções Pneumocócicas e Influenza

Shawn J. Skerrett, MD
Associate Professor of Medicine
Division of Pulmonary and Critical Care Medicine
University of Washington School of Medicine
Harborview Medical Center
325 Ninth Street
Seattle, Washington 98104-2420
Capítulo 6, Neutrófilos e Imunidade Mediada por Células

Steven W. Sonnesyn, MD
Assistant Clinical Professor
Department of Medicine
University of Minnesota Medical School
Staff Physician
Department of Infectious Diseases
Abbott Northwestern Hospital
800 East 28th Street
Minneapolis, Minnesota 55407-3799
Capítulo 43, Antimicrobianos para o Tratamento da Infecção Respiratória

Jeffrey R. Starke, MD
Associate Professor of Pediatrics
Department of Pediatrics
Baylor College of Medicine
1 Baylor Plaza
Houston, Texas 77030
Capítulo 12, Infecções do Trato Respiratório Inferior em Crianças

Richard B. Thomson, Jr., PhD
Associate Professor of Pathology
Department of Pathology
Northwestern University Medical School
2650 Ridge Avenue
Evanston, Illinois 60201
Capítulo 41, Diagnóstico Laboratorial Microbiológico das Infecções Pulmonares

Galen B. Toews, MD

Professor of Medicine
Chief, Pulmonary Division
Department of Internal Medicine
Division of Pulmonary and Critical Care Medicine
University of Michigan Medical School
1150 West Medical Center Drive, 6301 MSRB III
Ann Arbor, Michigan 48109-0642
Capítulo 3, Imunidade Humoral no Pulmão

Antoni Torres, MD

Professor of Medicine
Director of the Clinical Institute of Pneumology and Thoracic Surgery
Hospital Clinic Universitari de Barcelona
Vivarrdel, 179
E-08036 Barcelona
Capítulo 28, Infecções do Pulmão por *Pseudomonas aeruginosa*

Patricia A. Walker, MD

Assistant Professor of Medicine
Department of Medicine
St. Vincent's Hospital and Medical Center
153 West 11th Street
New York, New York 10017
Capítulo 16, Pacientes Não-Transplantados com Imunossupressão por Quimioterapia

Richard J. Wallace, Jr., MD

Head of Infectious Diseases
Professor of Medicine
Department of Microbiology
The University of Texas Health Center at Tyler
11937 U.S. Highway 271
Tyler, Texas 75708-3154
Capítulo 38, Micobactérias Não-Tuberculosas;
Capítulo 40, Formas Pneumônicas de Zoonoses Bacterianas – Peste, Antraz e Tularemia

Ann B. Weinacker, MD

Assistant Professor of Medicine
Division of Pulmonary and Critical Care Medicine
Stanford University School of Medicine
300 Pasteur Drive, Room H3142
Stanford, California 94305-5236
Capítulo 1, Sistemas de Defesa Pulmonar do Hospedeiro – Uma Visão Geral

Dorothy A. White, MD
Attending Physician
Department of Medicine
Memorial Sloan-Kettering Cancer Center
1275 York Avenue
New York, New York 10021
Capítulo 16, Pacientes Não-Transplantados com Imunossupressão por Quimioterapia

Robert Wilson, MD, FRCP
Reader in Respiratory Medicine
Host Defence Unit
National Heart and Lung Institute
Imperial College of Science, Technology, and Medicine
Manresa Road
London SW3 6LR
United Kingdom
Capítulo 25, Bronquiectasias

Paul W. Wright, MD, BS, MA
Professor of Family Practice
Department of Family Practice
The University of Texas Health Center at Tyler
11937 U.S. Highway 271
Tyler, Texas 75708-3154
Capítulo 40, Formas Pneumônicas de Zoonoses Bacterianas – Peste, Antraz e Tularemia

Yong Wu, MD
Postgraduate Fellow in Nutrition Research
Department of Surgery
The University of Tennessee Health Science Center
956 Court Avenue, Suite E-228
Memphis, Tennessee 38163
Capítulo 9, Trato Gastrointestinal e Pneumonia

James R. Yankaskas, MD
Professor of Medicine
Department of Medicine
Cystic Fibrosis/Pulmonary Research and Treatment Center
The University of North Carolina at Chapel Hill School of Medicine
7011 Thurston Bowles Building, CB #7248
Chapel Hill, North Carolina 27599-7248
Capítulo 21, Fibrose Cística

Victor L. Yu, MD
Professor of Medicine
Department of Medicine
University of Pittsburgh School of Medicine
Chief, Infectious Diseases Section
Veterans Affairs Pittsburgh Health Care System
University Drive C
Pittsburgh, Pennsylvania 15240
Capítulo 31, *Legionella*

Sumário

Parte I: Patogenia da Pneumonia

1. Sistemas de Defesa Pulmonar do Hospedeiro – Uma Visão Geral . . . 3
Carol M. Mason, Ann B. Weinacker e Judd E. Shellito

2. Mecanismos de Defesa Não-Específicos do Hospedeiro – Depuração Mucociliar e Tosse . . . 13
Charles Feldman

3. Imunidade Humoral no Pulmão . . . 27
Bethany B. Moore e Galen B. Toews

4. Patogênese da Colonização das Vias Aéreas . . . 45
Reuben Ramphal

5. Deficiências do Hospedeiro Associadas à Infecção com o Vírus da Imunodeficiência Humana . . . 59
John P. Phair e Frank J. Palella, Jr.

6. Neutrófilos e Imunidade Mediada por Células . . . 67
Shawn J. Skerrett

7. Redes de Citocinas na Inflamação Pulmonar e nas Defesas Antibacterianas . . . 83
Thomas R. Martin e David R. Park

8. Mecanismos da Resistência Antimicrobiana . . . 93
Donald E. Low

9. Trato Gastrointestinal e Pneumonia . . . 109
M. Keith Hanna, Kazuhiko Fukatsu, Yong Wu e Kenneth A. Kudsk

Parte II: Abordagem Clínica às Infecções Respiratórias em Populações Específicas

10. Infecções do Trato Respiratório Superior – Faringite, Sinusite, Otite Média e Epiglotite . . . 125
David M. Bamberger e Mary Anne Jackson

11. Bronquite e Traqueobronquite Aguda Febril, Incluindo Exacerbações Agudas da Bronquite Crônica . . . 141
Meyer S. Balter

12. Infecções do Trato Respiratório Inferior em Crianças . . . 155
Armando G. Correa e Jeffrey R. Starke

13. Infecções Nosocomiais do Trato Respiratório Inferior em Crianças . . . 171
Adnan T. Bhutta e Richard F. Jacobs

14. Pneumonia Adquirida na Comunidade 181
Michael S. Niederman

15. Pneumonia Adquirida no Hospital dentro e fora da Unidade de Terapia Intensiva 197
Boris P. Ehrenstein e Donald E. Craven

16. Pacientes Não-Transplantados com Imunossupressão por Quimioterapia 215
Patricia A. Walker e Dorothy A. White

17. Infecções do Trato Respiratório em Pacientes Submetidos a Transplantes de Órgãos Sólidos e de Medula Óssea 233
George C. Mejicano

18. Infecções Respiratórias em Pessoas Infectadas com o Vírus da Imunodeficiência Humana 251
Emily J. Erbelding e Richard E. Chaisson

19. Pneumonias Nosocomiais em Pacientes com Traumas Cirúrgicos 265
Martin A. Croce

20. Pneumonia no Idoso 271
Jordi Rello e Miquel Gallego

21. Fibrose Cística 283
James R. Yankaskas

22. Derrames Pleurais e Empiema 297
John E. Heffner

23. Pneumonias Não-Resolvidas, de Resolução Lenta e Recorrente – Etiologias Infecciosas e Similares Não-Infecciosos 317
Tünay Kuru e Joseph P. Lynch III

24. Abscessos Pulmonares e Outras Infecções Pulmonares Subagudas 333
Michael L. Lippmann

25. Bronquiectasias 347
Robert Wilson

PARTE III: PATÓGENOS CAUSADORES DE PNEUMONIA

26. Pneumonia Pneumocócica 363
Kenneth S. Knox e Joseph F. Plouffe

27. Pneumonia por *Haemophilus influenzae* 373
Julio A. Ramirez

28. Infecções do Pulmão por *Pseudomonas aeruginosa* 377
Santiago Ewig e Antoni Torres

29. Outras Causas de Pneumonia Bacteriana 393
James W. Myers e Steven L. Berk

30. Pneumonia Adquirida na Comunidade por *Staphylococcus aureus* Resistente à Meticilina 407
Robert E. Siegel

31. *Legionella* 413
Robert R. Muder e Victor L. Yu

32. *Mycoplasma pneumoniae* 425
Thomas J. Marrie

33. Pneumonia por *Chlamydia pneumoniae* 437
David Lieberman

34. Infecção por Hantavírus 445
Howard Levy

35. Nocardiose 457
Gregory A. Filice

36. Actinomicose 469
Gregory A. Filice

37. Tuberculose 477
Jeffrey Glassroth

38. Micobactérias Não-Tuberculosas 489
Richard J. Wallace, Jr., Barbara A. Brown-Elliott e David E. Griffith

39. Infecções por Fungos Adquiridas na Comunidade 505
Philip C. Johnson, Scott F. Davies e George A. Sarosi

40. Formas Pneumônicas de Zoonoses Bacterianas – Peste, Antraz e Tularemia 537
Paul W. Wright e Richard J. Wallace, Jr.

Parte IV: Métodos de Diagnóstico

41. Diagnóstico Laboratorial Microbiológico das Infecções Pulmonares 545
Richard B. Thomson, Jr. e Lance R. Peterson

42. Técnicas Invasivas para o Diagnóstico das Infecções do Trato Respiratório Inferior 565
William A. Broughton, Robert M. Middleton III, John B. Bass, Jr. e Michael B. Kirkpatrick

Parte V: Terapia

43. Antimicrobianos para o Tratamento da Infecção Respiratória 577
Steven W. Sonnesyn e Dale N. Gerding

Parte VI: Prevenção

44. Prevenção das Infecções Pneumocócicas e Influenza 601
Michael S. Simberkoff

45. Prevenção da Pneumonia Adquirida no Hospital 617
Lawrence J. McDermott III, Siva K. Ramachandran, Barry D. Fuchs e Elias Abrutyn

Índice Remissivo 629

INFECÇÕES RESPIRATÓRIAS

Segunda Edição

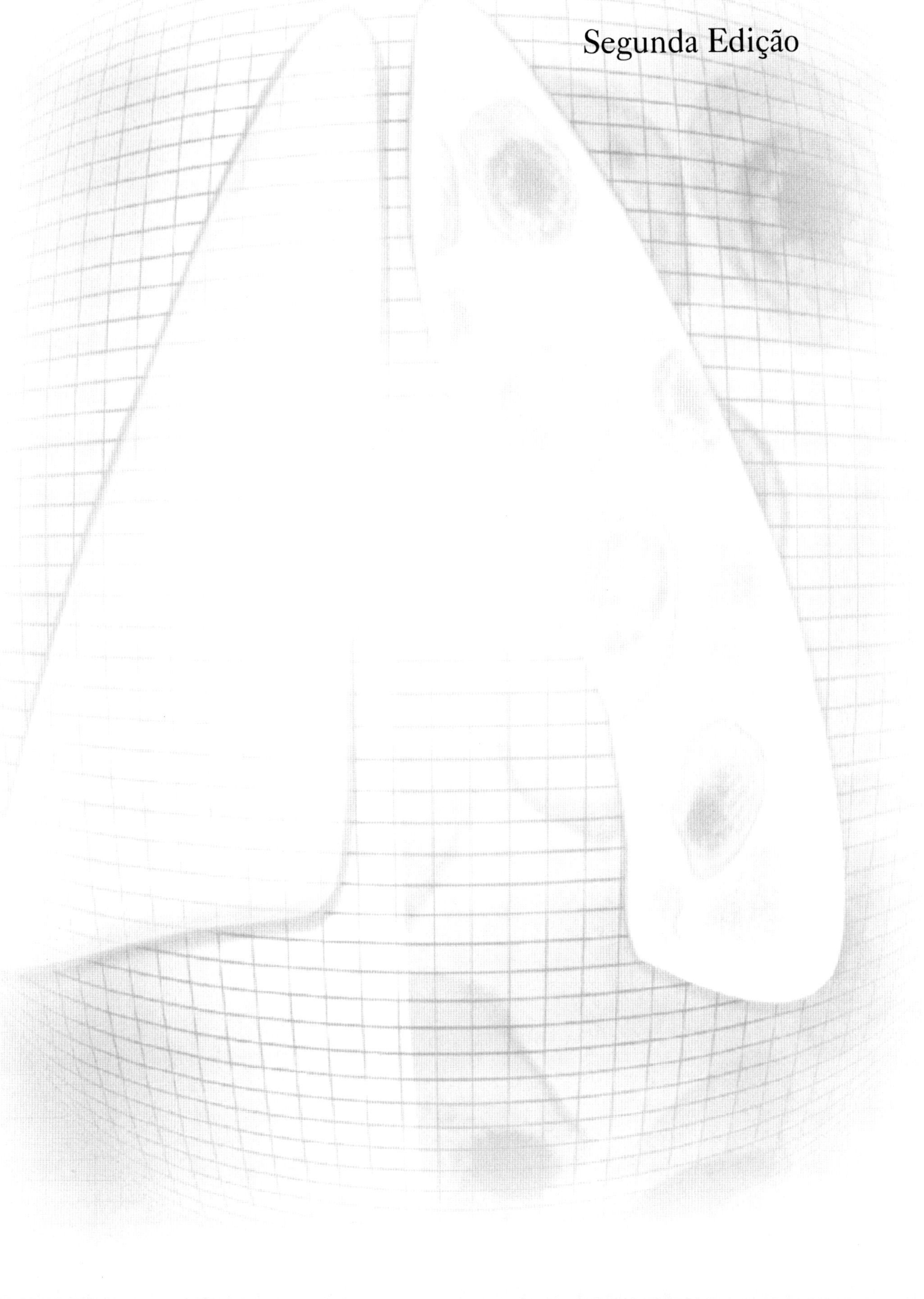

PARTE I

Patogenia da Pneumonia

CAPÍTULO 1

Sistemas de Defesa Pulmonar do Hospedeiro – Uma Visão Geral

Carol M. Mason, Ann B. Weinacker e Judd E. Shellito

Para que o pulmão desempenhe sua função primária de troca gasosa, é necessário que seu volume de sangue capilar esteja muito próximo da atmosfera. Este órgão desenvolveu a maior área de superfície epitelial (aproximadamente 70 m^2) em contato contínuo com o ambiente externo.[1] Conseqüentemente, as vias aéreas superiores e inferiores dos seres humanos são constantemente expostas a numerosas partículas e microrganismos em suspensão no ar. Essas substâncias estranhas podem depositar-se na superfície do trato respiratório superior ou inferior, e mecanismos de defesa específicos e não-específicos foram desenvolvidos para prevenir infecções. Em caso de colapso de qualquer componente dessas defesas, as possibilidades de infecção do trato respiratório superior ou inferior aumentam consideravelmente (Tabela 1-1). Devido a diferenças estruturais e funcionais entre as vias aéreas de condução e as áreas de trocas gasosas, os mecanismos de defesa variam de acordo com a localização no sistema respiratório. Apresentamos aqui uma revisão dos mecanismos de defesa respiratórios normais; características relevantes de microrganismos patogênicos específicos serão discutidas nas seções seguintes.

MECANISMOS DE DEFESA RESPIRATÓRIA

O risco de infecção pulmonar está relacionado à capacidade do organismo agressor de se ligar à superfície do epitélio respiratório e causar posteriormente uma infecção invasiva. Existem vários caminhos pelos quais organismos potencialmente patogênicos podem obter acesso ao trato respiratório inferior, incluindo-se a inoculação direta, a disseminação hematogênica através do sistema circulatório, a inalação de inóculo aerossolizado e a colonização da superfície da mucosa respiratória. As exposições mais comuns a organismos infecciosos são por colonização da mucosa das vias aéreas superiores (nariz, garganta e boca) com subseqüente aspiração, ou por inalação de inóculo aerossolizado. Geralmente os vírus, os organismos atípicos, as micobactérias ou os fungos causam infecção por inalação. A maioria das bactérias varia em tamanho de 0,5 a 2,0 μm e, se estiverem suspensas no ar, as bactérias podem alcançar os bronquíolos terminais ou os alvéolos onde são eliminadas ou podem causar infecção. Normalmente, as bactérias que chegam ao trato respiratório inferior são eliminadas sem deixar seqüelas infecciosas, a não ser que o tamanho do inóculo seja de grande magnitude. Mas alguns patógenos respiratórios muito virulentos, especialmente as micobactérias, podem causar infecção com a deposição de relativamente poucos microrganismos (estima-se que varie de uma pequena quantidade, como de duas a três bactérias, até 50 microrganismos). Portanto, um grande inóculo não é um pré-requisito fundamental para o desenvolvimento de uma infecção.

No entanto, a forma mais freqüente de infecção no caso de pneumonia por microrganismos aeróbicos é pela colonização do trato respiratório superior e subseqüente aspiração de secreções orofaríngeas altamente infectadas para o trato respiratório inferior, permitindo que a infecção se instale. A colonização das vias aéreas superiores por organismos potencialmente patogênicos pode ocorrer em pessoas normais, especialmente em episódios sazonais ou durante epidemias com patógenos comuns (como o *Streptococcus pneumoniae*), facilitadas por condições de alta densidade demográfica ou agrupamentos como no caso de dormitórios ou quartéis militares. Um aumento no isolamento de bacilos gram-negativos (BGN) na orofaringe corresponde a uma maior gravidade da doença de base do hospedeiro. Os BGNs potencialmente patogênicos podem ser isolados somente em 2% das pessoas saudáveis, mas podem ser encontrados em maior freqüência em pacientes com outras doenças e em até 60% dos pacientes em estado crítico.[2] Os mecanismos pelos quais as bactérias colonizam a orofaringe não são bem conhecidos. Quando pessoas saudáveis são expostas a altas concentrações de BGN na orofaringe, as bactérias são rapidamente eliminadas, e não ocorre colonização.[3] A mucosa da orofaringe é composta de epitélio escamoso e é normalmente habitada por uma flora complexa de organismos aeróbicos e anaeróbicos.[4]

C.M. Mason: Department of Medicine, Luisiana State University Health Sciences Center, New Orleans, Luisiana 70112.

A.B. Weinacker: Division of Pulmonary and Critical Care Medicine, Stanford University School of Medicine, Stanford, California 94305-5236.

J. E. Shellito: Department of Medicine, Section of Pulmonary and Critical Care Medicine, Louisiana State University Health Sciences Center, New Orleans, Louisiana 70112.

TABELA 1-1. *Colapso dos mecanismos de defesa*

Fatores de virulência do organismo invasor
Grande número de organismos invasores
Aderência seletiva ao epitélio do trato respiratório inferior (p. ex., *Pseudomonas aeruginosa*)
Produção de substâncias ciliotóxicas (p. ex., vírus, *Haemophilus influenzae, Mycoplasma* sp.)
Produção de substâncias proteolíticas
Doenças preexistentes do hospedeiro
Alteração das características de ligação de glicoproteínas no epitélio da boca e da traquéia (facilita a ligação de bacilos gram-negativos)
Alteração do conteúdo enzimático da saliva e das secreções traqueais (predispõe a desequilíbrios na flora bacteriana oral normal)
Alterações de consciência
Depressão do reflexo da tosse
Defeitos no surfactante
Composição anormal do muco (p. ex., fibrose cística)
Função ciliar anormal (p. ex., síndromes de discinesia ciliar)
Ruptura mecânica
Tubos nasogástricos
Tubos endotraqueais
Fumo
Reduz a depuração mucociliar
Potencialmente ciliotóxico

Vários fatores são responsáveis pela manutenção da flora bacteriana normal na orofaringe e pela sua resistência à colonização por organismos patogênicos, incluindo a competição da flora bacteriana local, secreção/fluxo salivar, perda contínua de células epiteliais, ocorrência natural de análogos de sítios de ligação bacteriana e imunoglobulinas locais (Fig. 1-1). Assim, com o aumento da gravidade da doença, ocorrem mudanças no epitélio, permitindo a aderência de bactérias potencialmente patogênicas à mucosa da orofaringe e sua conseqüente resistência à eliminação. Isto pode resultar uma colonização com micróbios patogênicos. Alterações nas características de ligação de glicoproteínas epiteliais na mucosa da orofaringe e da traquéia têm sido demonstradas experimentalmente em casos de colonização oral por BGN.[5] Tais alterações podem facilitar a ligação e a aderência de BGNs patogênicos à mucosa do trato respiratório. Weinmeister e DalNogare encontraram mudanças semelhantes em células bucais retiradas de pacientes em estado crítico,[6] e Quinn *et al.* encontraram alterações no conteúdo enzimático da saliva e das secreções traqueais de pacientes afetados.[7] As exoglicosidases, enzimas capazes de clivar glicoproteínas, foram encontradas em quantidades excessivas nas secreções de pacientes enfermos, possivelmente alterando o conteúdo de glicoproteínas superficiais, permitindo, assim, a aderência de BGN. Conseqüentemente, durante uma doença grave ocorre uma mudança no perfil enzimático das secreções oral e do trato respiratório, o que pode facilitar mudanças na flora bacteriana normal do paciente. Isso pode levar a uma maior concentração de bactérias potencialmente patogênicas, fornecendo a ligação inicial crucial na seqüência colonização/aspiração de inoculação das vias aéreas inferiores.

Existem evidências de que organismos patogênicos, tais como a *Pseudomonas aeruginosa*, aderem seletivamente em maiores quantidades a células das vias aéreas inferiores do que a células orais das vias aéreas superiores, e de que uma maior aderência a células da traquéia se correlaciona ao risco de pneumonite no paciente intubado.[8-10] Portanto, podem existir propriedades seletivas em cada tecido que permitam uma maior aderência dos agentes patogênicos à mucosa respiratória.

Depois que ocorre a colonização das vias aéreas superiores, a aspiração de secreção da orofaringe é a forma pela qual as vias aéreas inferiores são inoculadas com organismos patogênicos, a etapa inicial na maioria das infecções bacterianas das vias aéreas inferiores. A aspiração de pequenas quantidades de secreções da orofaringe ocorre em aproximadamente 50% das pessoas normais durante o sono[11] e provavelmente com maior freqüência nos casos em que há alteração do nível de consciência, incluindo aqueles causados pelo uso de álcool

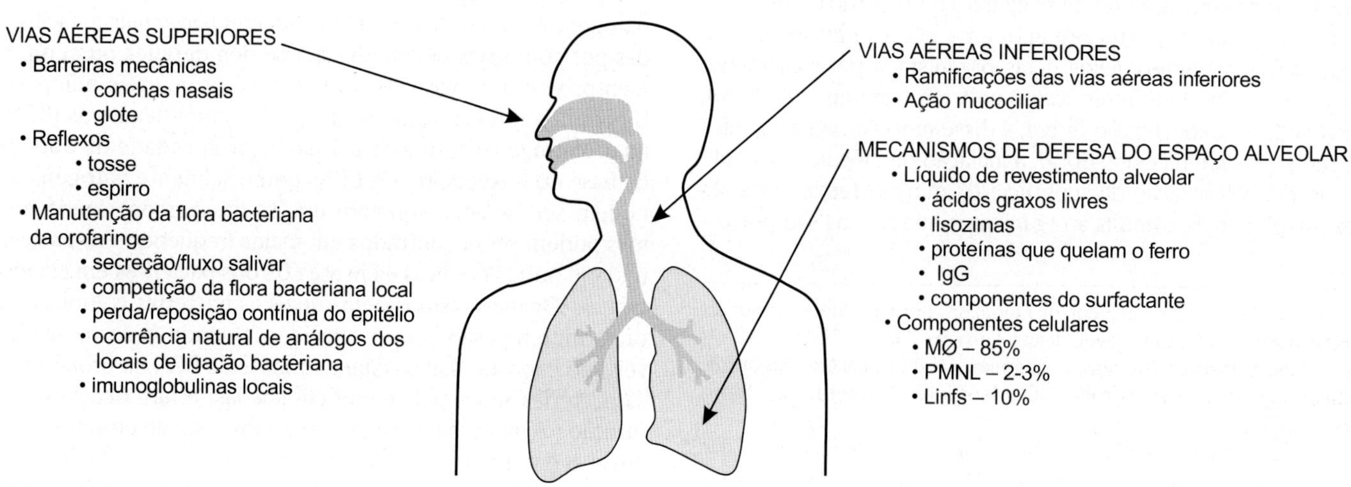

FIG. 1-1. Mecanismos de defesa das vias aéreas. As defesas das vias aéreas consistem em sistemas mecânicos, celulares e bioquímicos nas vias aéreas superiores, inferiores e nos espaços alveolares. (IgG, imunoglobulina G; MØ, macrófago; PMNL, leucócitos polimorfonucleares; linfs, linfócitos.)

ou de sedativos. A concentração bacteriana nas secreções da orofaringe é muito alta, na ordem de $10^{8\text{-}10}$ organismos por mililitro, de modo que a aspiração de pequenos volumes (0,01 ou 0,10 mL) fornece ao pulmão um inóculo com alta concentração bacteriana, com o potencial de causar pneumonia.

Vias Aéreas de Condução

Existem mecanismos para a eliminação de bactérias tanto nas vias aéreas superiores quanto nas inferiores. As vias aéreas superiores (nasofaringe e orofaringe) são normalmente colonizadas com uma flora bacteriana densa.[4] As vias aéreas de condução, principalmente as fossas nasais, funcionam como barreiras anatômicas e mecânicas aos microrganismos que entram no trato respiratório (Fig. 1-1). O epitélio da nasofaringe é composto de células ciliadas as quais, junto com o muco, formam uma barreira mucociliar aos microrganismos patogênicos depositados na superfície epitelial. Os organismos eliminados por esta rota são expelidos através da nasofaringe ou encaminhados para a orofaringe e eliminados pela deglutição. Tubos nasogástricos ou nasoendotraqueais, que são freqüentemente utilizados no ambiente hospitalar (onde o paciente geralmente se encontra em decúbito dorsal), podem impedir a drenagem de secreções contaminadas dos seios da face, uma fonte freqüente (mas geralmente ignorada) de organismos patogênicos em pneumonias nosocomiais ou de origem hospitalar.[12] Além disso, qualquer disfunção ciliar, tais como as que ocorrem na síndrome de Kartagener, pode dificultar a eliminação de organismos patogênicos, conseqüentemente facilitando o desenvolvimento de infecções recorrentes das vias aéreas de condução superiores e inferiores.[13] Organismos patogênicos comuns no trato respiratório incluindo os vírus, o *Haemophilus influenzae* ou o *Mycoplasma* sp., são capazes de elaborar substâncias tóxicas aos cílios, que resultam no comprometimento da função ciliar e diminuição da eliminação de microrganismos, contribuindo, assim, para a continuação da infecção.

O sistema imunológico humoral participa da eliminação de organismos patogênicos das vias aéreas. A imunoglobulina A (IgA), na sua forma dimérica ou secretora, representa 10% das proteínas totais das secreções nasais.[14] Essa imunoglobulina participa na aglutinação bacteriana, facilitando a eliminação de bactérias. A IgA é produzida na mucosa das vias aéreas e funciona como uma aglutinina, assim como um agente que bloqueia a ligação de organismos patogênicos à superfície da mucosa, auxiliando a eliminação de microrganismos das vias aéreas superiores. Essas propriedades também ajudam na eliminação de antígenos não-microbianos das vias aéreas superiores. Pacientes com deficiência seletiva de IgA correm o risco de contraírem infecções de repetição das vias aéreas superiores.[15] Organismos que freqüentemente colonizam as vias aéreas superiores produzem enzimas proteolíticas específicas para a destruição de IgA secretora.[16] Além disso, alguns BGNs (*P. aeruginosa, Escherichia coli, Serratia* sp., *Proteus* sp. e *Klebsiella pneumoniae*) têm a capacidade de destruir a IgA.[17] A perda de IgA tem sido correlacionada a uma maior aderência das bactérias à mucosa, o primeiro passo para se estabelecer uma colonização das vias aéreas e posterior infecção respiratória.[18] A falha de qualquer componente do mecanismo de defesa das vias aéreas superiores pode permitir que ocorra a colonização com organismos patogênicos o que facilita o desenvolvimento de infecção das vias aéreas inferiores.

Os mecanismos de defesa das vias aéreas de condução distal à glote consistem em componentes anatômicos, mecânicos, humorais e celulares (Fig. 1-1). A glote, pela sua habilidade de fechar-se, e o reflexo da tosse são os mecanismos primários de defesa contra bactérias aspiradas da orofaringe. Se um desses mecanismos falhar (em caso de comprometimento estrutural ou doença neurológica), as vias aéreas inferiores (que são normalmente estéreis) correm o risco de exposição repetida às secreções contaminadas da faringe. Além disso, o espirro facilita a eliminação de partículas das vias aéreas de maior calibre e da nasofaringe. Assim sendo, instrumentos freqüentemente utilizados em hospitais, tais como tubos nasogástricos e endotraqueais, eliminam as barreiras naturais à aspiração (p. ex., a glote, o esfíncter gastroesofágico). Esses instrumentos podem até mesmo servir como uma via de acesso direto das bactérias às vias aéreas inferiores.[19] Nos pacientes intubados, as secreções da orofaringe podem se acumular acima do balonete do tubo endotraqueal inflado, e pequenas quantidades destas secreções contaminadas podem extravasar em volta do balonete e iniciar uma infecção das vias aéreas inferiores. Vários pesquisadores demonstraram que as bactérias patogênicas são capazes de aderir à superfície dos tubos endotraqueais feitos de polivinil.[20,21] Quando o paciente é aspirado, agregados desses organismos podem ser deslocados para as vias aéreas inferiores e, se não forem contidos, podem iniciar uma pneumonia no hospedeiro suscetível.

As ramificações das vias aéreas de maior calibre oferecem superfície adicional na qual organismos em suspensão no ar ou aqueles que foram aspirados podem ser depositados e eliminados pelo sistema mucociliar. Os componentes essenciais do sistema mucociliar incluem as células ciliadas da traquéia (Fig. 1-2), dos brônquios e dos bronquíolos terminais, assim como a camada de muco que as reveste. O epitélio ciliado se estende perifericamente até os bronquíolos, mas a densidade relativa das células ciliadas aumenta na direção do hilo. Uma célula ciliada tem aproximadamente 200 cílios, projeções filiformes especializadas na superfície apical da célula que se liga à membrana celular pelo corpúsculo basal. Essas estruturas são filamentos de aproximadamente 6 μm de comprimento e 0,2 μm de diâmetro, compostos de microtúbulos dispostos em nove pares em volta de um par central.[22] Uma projeção radial e duas extensões de dineína se projetam de cada par periférico de túbulos e auxiliam no movimento coordenado do cílio, mas o mecanismo exato desse movimento ainda não é conhecido. O trifosfato de adenosina (ATP) fornece a energia para o movimento, e elevações no nível intracelular de cálcio causam um aumento na freqüência do movimento ciliar.[23] Cada cílio é capaz de fazer movimentos bidirecionais – uma batida rápida na direção das vias aéreas centrais, seguida de um retorno vagaroso à posição original. A orientação intracelular do corpúsculo basal é importante no movimento direcional do filamento. O movimento coordenado é muito importante para a propulsão da camada de muco na direção das vias aéreas centrais para que seja eliminado, mas não se sabe como

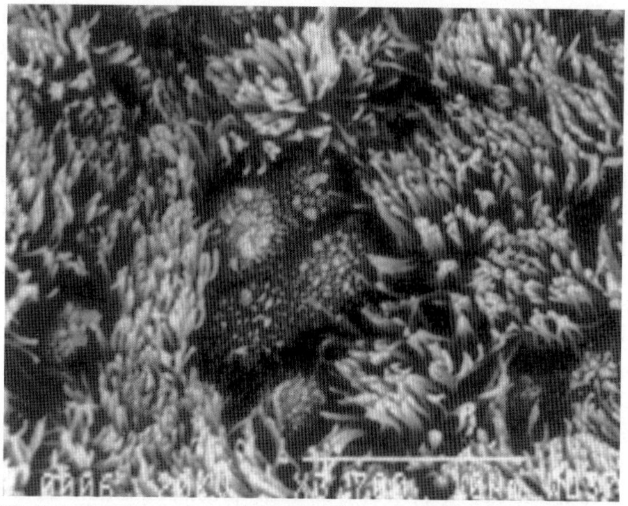

FIG. 1-2. A microscopia eletrônica da traquéia normal mostra as células epiteliais ciliadas e não-ciliadas (ampliação de 13.700×).

ocorre a comunicação intercelular para que haja essa coordenação. Mecanismos de controle neurais ou induzidos por mediadores (direto ou neurogênico) podem contribuir para esta coordenação.

A freqüência do batimento ciliar varia de acordo com o diâmetro das vias aéreas em que os cílios estão localizados, e velocidades de até 800 batimentos por minuto já foram registradas. A freqüência de batimento ciliar nas vias aéreas mais periféricas é mais lenta do que nas vias aéreas mais centrais e está provavelmente relacionada à maior área total das vias aéreas periféricas se comparada àquelas situadas mais centralmente.[24] O movimento ciliar desloca o muco na direção do hilo, criando uma camada de muco (contendo microrganismos e partículas) que ascende pelo trato respiratório para ser eliminado da traquéia pela tosse ou para ser lançado na faringe e depois deglutido. Defeitos congênitos na função ou na estrutura dos cílios levam a uma alteração na depuração traqueobronquial causando, conseqüentemente, infecções respiratórias de repetição provavelmente devido à deposição e estase de muco. Qualquer organismo presente poderia, então, proliferar em grandes quantidades.[13]

Defeitos adquiridos na função mucociliar podem estar relacionados à exposição tóxica ou infecciosa. A depuração mucociliar de fumantes é mais vagarosa do que a de não-fumantes, e deve ser uma das causas que contribui para sua propensão para desenvolver infecções respiratórias de repetição. A velocidade da depuração mucociliar dos fumantes está diminuída quando comparada a dos não-fumantes, mas a freqüência do batimento ciliar não está alterada, sugerindo que o número total de cílios pode estar diminuído pela exposição crônica à fumaça de cigarro.[25] Além disso, infecções agudas com determinados microrganismos, incluindo o *Mycoplasma pneumoniae*, o *H. influenzae* e os vírus, são capazes de destruir os cílios, resultando em uma eliminação ineficaz do muco.

O muco das vias aéreas é composto de uma camada superficial viscosa e uma camada profunda menos viscosa. Os cílios normalmente se projetam através da camada inferior, menos viscosa, de modo que suas pontas tocam na porção inferior da camada de muco mais viscoso e a carregam em direção à região hilar. Se a composição de qualquer camada do muco estiver alterada, a eliminação das secreções pode ser ineficaz, e o paciente pode estar sujeito a inúmeros episódios infecciosos. A alteração na composição do muco tem um papel fundamental nas infecções de repetição que ocorrem em pacientes com fibrose cística. Se a estrutura, a função ou a coordenação ciliar for anormal, ou se a composição do muco estiver alterada, a eliminação das bactérias que chegam às vias aéreas inferiores certamente será prejudicada, predispondo o paciente a um ciclo interminável de infecções respiratórias de repetição.

Vias Aéreas de Troca Gasosa

Nas regiões dos pulmões em que ocorre a troca gasosa, os bronquíolos respiratórios e os alvéolos, existem vários mecanismos não-específicos para defender os pulmões contra organismos invasores (Fig. 1-1). O líquido de revestimento dos alvéolos, composto primariamente pelo surfactante, é um desses fatores. Esse líquido tem uma atividade antibacteriana não-específica devido aos ácidos graxos livres, à lisozima e às proteínas que quelam o ferro presentes em sua composição.[26] Em contraste com as vias aéreas superiores, a IgG é a principal imunoglobulina encontrada nas vias aéreas inferiores [quando medida no líquido de lavagem broncoalveolar (BAL), a IgG_1 é a subclasse mais abundante, seguida pela IgG_2] e pode funcionar como uma opsonina.[27] Essa imunoglobulina, ao contrário da IgA, não é produzida localmente, mas extravasa do soro para o trato respiratório. O surfactante, uma glicoproteína rica em lipídeos contendo vários componentes (proteínas surfactantes SP-A, SP-B, SP-C e SP-D), aumenta a capacidade dos macrófagos alveolares de fagocitar e destruir bactérias.

Um grande número de evidências sugere que cada componente é regulado de forma diferenciada[28] e que pode desempenhar papéis específicos nas defesas antimicrobianas dos pulmões. Por exemplo, em camundongos em que o gene para SP-A foi retirado, tornando-os funcionalmente deficientes em SP-A, a infecção pulmonar com *Streptococcus* sp. do grupo B não foi bem controlada, quando comparado aos camundongos do grupo controle.[29] Além disso, pacientes com pneumonia por bactérias gram-positivas ou gram-negativas tinham níveis de SP-A na BAL que apresentavam uma redução significativa se comparados aos controles.[30] Se esta for a causa da pneumonia ou uma conseqüência dela não estiver clara, mas as possíveis causas dos níveis reduzidos incluem diminuição da produção ou aceleração da degradação devido à infecção ou secundária à resposta inflamatória. As proteínas e os lipídeos do surfactante podem ter outras funções moduladoras da imunidade, tais como influenciar a produção de radicais livres ou a proliferação de linfócitos,[29] mas o espectro de atividades dessas substâncias na defesa do organismo ainda deve ser elucidado.

As células na superfície epitelial do compartimento alveolar podem ser examinadas através da BAL. Durante a realização da broncoscopia flexível, posiciona-se o broncoscópio no orifício do brônquio a ser examinado e instilam-se pequenas quantidades de soro fisiológico esterilizado. Após cada instilação, o líquido é suavemente aspirado sem que se desloque o broncoscópio, e o líquido recolhido pode ser submetido à análise de seu conteúdo solúvel e celular. O processo varia de acordo com a preferência de quem está realizando o exame mas, em geral, doses de 50 mL são instiladas, até um total de 200 a 300 mL.[31] O líquido coletado (após a eliminação do líquido obtido inicialmente dos brônquios) representa uma amostra do líquido de revestimento dos alvéolos (com um inevitável fator de diluição), e o conteúdo celular pode ser quantificado como um reflexo da reação inflamatória do espaço aéreo distal. A contagem celular total pode ser feita com o uso de um hemocitômetro, e uma camada celular única pode ser preparada por centrifugação e submetida à coloração para identificação celular. Anticorpos monoclonais e citometria de fluxo também podem ser usados para uma melhor identificação dos linfócitos.

Em um adulto saudável, não-fumante, a população celular geralmente se constitui das seguinte células: macrófagos alveolares, aproximadamente 85%; linfócitos, aproximadamente 10%; leucócitos polimorfonucleares (PMNLs), aproximadamente de 2 a 3%; o restante é formado por eosinófilos, basófilos e células ciliadas, isolados ou em várias combinações.[31] O número total de células é de aproximadamente 15 milhões por mililitro em um adulto não-fumante. Os linfócitos normalmente apresentam uma relação CD4/CD8 $\geq$ 1,5. Linfócitos B e linfócitos NK *(natural killer)* também estão presentes, cada um representando aproximadamente 7% do número total de linfócitos. Nos fumantes, o número total de células está aumentado, com um número maior de macrófagos alveolares e PMNLs. Mudanças características do perfil celular obtido com a BAL podem ocorrer em várias doenças. Por exemplo, nos processos intersticiais (geralmente pneumonite intersticial ou sarcoidose) normalmente ocorre uma alveolite linfocítica e nos casos da síndrome de angústia respiratória do adulto o número de neutrófilos está aumentado. Na pneumonia bacteriana um número abundante de neutrófilos também é recuperado do espaço alveolar. Os pacientes com tuberculose pulmonar ativa apresentam uma alveolite linfocítica que, nos pacientes imunocompetentes, é composta primariamente de células $CD4^+$. Em doenças como a sarcoidose ou a pneumonite por hipersensibilidade, o perfil celular alveolar obtido pela BAL se correlaciona muito bem com as células inflamatórias do compartimento intersticial.[32,33]

O macrófago alveolar, a célula prevalente nas vias aéreas de trocas gasosas, funciona como a primeira linha de defesa contra bactérias patogênicas invasoras. Essa célula responde às ameaças ocasionais de bactérias que entram nas vias aéreas terminais e, em geral, elimina os organismos patogênicos, evitando em geral uma infecção clínica. O macrófago é capaz de iniciar uma reação inflamatória nos casos em que a ameaça microbiana é de grande magnitude ou muito virulenta para ser contida sem o auxílio de outras células inflamatórias. O macrófago alveolar é uma célula fagocítica capaz de eliminar ameaças experimentais de um pequeno número de bactérias de baixa virulência (tais como o *Staphilococcus aureus*). Entretanto, um maior número de bactérias nos alvéolos ou BGNs mais virulentos, tais como a *P. aeruginosa*, provoca uma reação inflamatória nas vias aéreas distais.[34] Nessas circunstâncias, os macrófagos alveolares recrutam, para os alvéolos, os linfócitos PMNLs das reservas neutrofílicas localizadas nas margens dos capilares pulmonares próximos (Fig. 1-3).[34-36] Em casos experimentais, a maioria dos desafios desta magnitude (10^5 ou 10^6 bactérias) pode ser eliminada pelos mecanismos de defesa imunológicos normais do hospedeiro, mas uma carga maior (na ordem de $\geq 10^7$ microrganismos) pode sobrepujar as defesas do hospedeiro com resultados fatais.[37]

Em uma situação clínica, o macrófago alveolar é provavelmente a principal célula que irá determinar as conseqüências de uma infecção por bactérias aeróbicas. O resultado final (eliminação da infecção *vs.* desenvolvimento da infecção) provavelmente depende das interações entre as bactérias nas vias aéreas inferiores e o sistema de defesa pulmonar do paciente. Inóculos pequenos, tais como os que ocorrem diariamente quando pequenas quantidades de secreção da orofaringe são aspiradas durante o sono, são provavelmente eliminados pelos macrófagos alveolares sem que seja necessário recrutar linfócitos

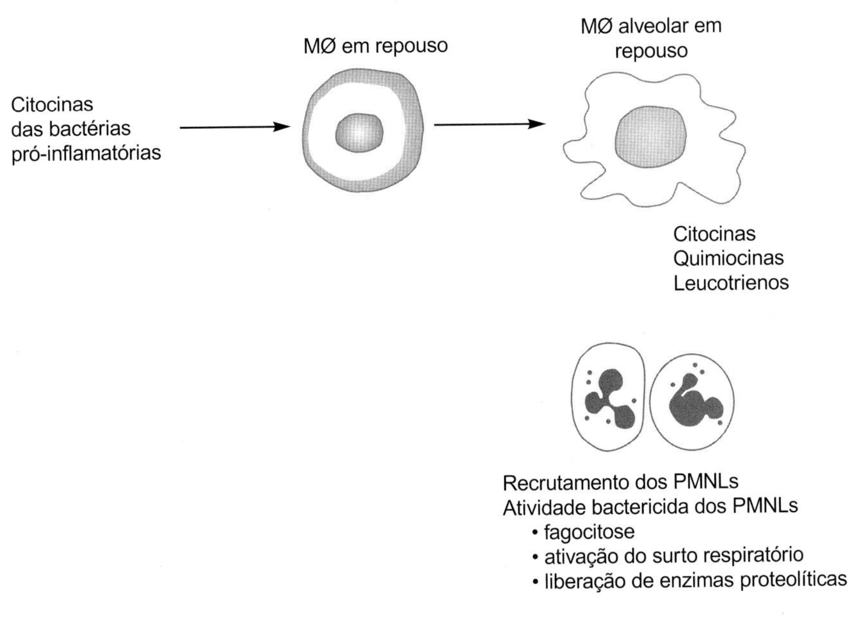

FIG. 1-3. Ativação do macrófago alveolar. Os macrófagos em repouso são ativados para estimular a eliminação bacteriana pelas citocinas pró-inflamatórias ou pela presença de bactérias. Uma vez ativados, os macrófagos alveolares produzem citocinas, quimiocinas e leucotrienos que recrutam leucócitos polimorfonucleares e promovem sua atividade bactericida. (MØ, macrófago; PMNL, leucócito polimorfonuclear.)

PMNLs para os espaços respiratórios. Por outro lado, se o inóculo for grande demais para que os macrófagos possam eliminá-lo, essas células, através de mecanismos de sinalização intercelular, recrutam para os espaços alveolares os linfócitos PMNLs de reserva que se encontram na periferia dos capilares pulmonares. Mediadores biológicos capazes de recrutar os linfócitos PMNLs para as vias aéreas incluem componentes do complemento (C5a); produtos dos macrófagos alveolares incluindo as citocinas, as quimiocinas e os leucotrienos; e substâncias elaboradas pelas próprias bactérias invasoras tais como os formilmetionilpeptídeos ou os lipopolissacarídeos.[38,39]

Muitas quimiocinas já foram descritas e essas proteínas desempenham um papel importante na regulação da movimentação dos leucócitos através dos órgãos. Durante os estados inflamatórios, a atividade das quimiocinas ultrapassa os níveis basais e orquestra o recrutamento de leucócitos para o tecido envolvido. Algumas quimiocinas (uma subcategoria de quimiocinas-α), incluindo a interleucina-8 (IL-8) e os oncogenes de crescimento (GRO) -α, -β e -γ têm atividade específica para os neutrófilos.[40] O macrófago alveolar, ao ser ativado pelas citocinas iniciais da resposta inflamatória, é uma fonte local de quimiocinas dentro dos espaços aéreos dos pulmões. Uma vez recrutados, os linfócitos PMNLs são ativados simultaneamente para aumentar a barreira respiratória e a fagocitose, entrando nas vias aéreas armados contra os organismos invasores.[41-44] O resultado final ideal de uma resposta inflamatória é a eliminação do microrganismo patogênico que a causou, a resolução da reação inflamatória, a retomada das funções fisiológicas normais e o retorno da homeostasia e da saúde do hospedeiro.

Respostas Imunológicas Específicas

Em contraste com as bactérias aeróbicas comuns contra as quais as defesas não-específicas descritas anteriormente são eficazes, organismos intracelulares ou atípicos estimulam um processo imunológico pulmonar diferente e específico. Os microrganismos intracelulares (isto é, as micobactérias, os vírus, a *Legionella* sp.) podem provocar o aparecimento de respostas imunológicas específicas. Outras substâncias, tais como produtos microbianos ou vegetais, ou alguns agentes químicos quando inalados, podem ser reconhecidas como antígenos e também causar o desenvolvimento de uma resposta imunológica específica após exposição pulmonar. Substâncias não-protéicas podem sensibilizar o paciente após a formação de haptenos com proteínas nativas. Entretanto, devido às várias ramificações do sistema de defesa descrito anteriormente, a maioria das substâncias antigênicas encontradas pelo sistema respiratório é eliminada sem a utilização do tecido linfático regional, onde a sensibilização antigênica ocorre. O resultado disso é que as secreções respiratórias, o sistema mucociliar e a remoção pelos macrófagos alveolares através da fagocitose contribuem para a eliminação do antígeno, conseqüentemente prevenindo a identificação, o reconhecimento e o processamento imunológicos.

Para que ocorra uma resposta imunológica específica, o antígeno deve ultrapassar as barreiras de superfície para ser processado no tecido linfático regional (Tabela 1-2). Nas vias aéreas de condução, o processamento pode ocorrer no tecido linfático associado à mucosa; e nos espaços alveolares, o antígeno é recolhido do interstício e processado no tecido linfático associado aos brônquios ou nos linfonodos regionais associados ao pulmão (linfonodos hilares ou mediastinais). No espaço alveolar, o antígeno pode ultrapassar a barreira epitelial de várias maneiras, podendo chegar aos canais linfáticos regionais após ser recolhido pelos macrófagos alveolares e drenado para os linfonodos regionais, ou através da ruptura da barreira epitelial que pode ocorrer durante uma reação inflamatória. Uma vez ultrapassada a barreira, a partícula antigênica pode ser recolhida pelas células dendríticas intersticiais [que são poderosas células de apresentação de antígenos (APCs) ligadas às células de Langerhans as quais são encontradas em todo o corpo, inclusive nos pulmões] e ser transportada para os tecidos linfáticos regionais onde é processada. Os antígenos também podem chegar ao tecido linfático regional diretamente, onde as APCs do linfonodo os processam para serem apresentados aos linfócitos T ou B, ou podem ser transportados ao linfonodo depois de fagocitados por macrófagos presentes no interstício. Quando o processamento estiver terminado e uma população específica de linfócitos T efetores tiver sido gerada e multiplicada, as células efetoras entram nos canais linfáticos e na circulação sangüínea para voltar à área de exposição ao antígeno. Nos casos em que os antígenos permanecem no pulmão, essas células específicas retornam à área de permanência do antígeno para auxiliar a reação imunológica na eliminação do estímulo que a provocou. A indução de moléculas de adesão específicas na superfície das células provavelmente ajuda a redirecionar o linfócito específico para aquele antígeno para a área do corpo em questão. A persistência do antígeno também contribui para o desenvolvimento dos linfócitos de memória, que conferem imunidade específica de longa duração no caso de exposição posterior ao antígeno.

Respostas humorais ou celulares específicas podem resultar do processamento do antígeno pelo pulmão e contribuir

TABELA 1-2. *Seqüência de eventos na resposta imunológica específica*

1. O antígeno rompe a barreira epitelial e é processado no tecido linfático regional
   - Tecido linfático associado à mucosa das vias aéreas de condução
   - Tecido linfático associado aos brônquios
   - Tecido linfático associado ao pulmão (linfonodos hilares ou mediastinais)
2. O antígeno é absorvido pelas células apresentadoras de antígenos locais (isto é, células dendríticas) ou fagocitado pelos macrófagos
   - Células apresentadoras de antígenos locais processam o antígeno para apresentá-lo aos linfócitos T ou B
   - Linfócitos efetores T ou B específicos são gerados
   - Linfócitos efetores entram na circulação linfática e vascular
   - Indução de moléculas de adesão específicas que redirecionam os linfócitos específicos para o antígeno para a área de exposição ao antígeno

tanto para uma imunidade prolongada quanto para a patogênese de diversas doenças pulmonares, tais como a pneumonite intersticial e a pneumonite por hipersensibilidade. Reações imunológicas específicas através da produção de anticorpos, geração de citocinas inflamatórias, de células imunológicas efetoras, ou uma combinação desses fatores resultam em uma amplificação da reação inflamatória. Os anticorpos podem atuar como uma opsonina, promovendo a captura de microrganismos por fagocitose, e a produção de citocinas (pelos linfócitos T) ativa a fagocitose e outras células efetoras.

A resposta imunológica pulmonar, iniciada por antígeno, tem sido dividida em três fases: (i) a fase cognitiva, na qual o antígeno é reconhecido e processado; (ii) a fase de ativação, na qual os linfócitos apropriados proliferam e se diferenciam em células efetoras específicas; (iii) a fase efetora, na qual os linfócitos efetores específicos servem como mediadores da reação inflamatória com o objetivo de eliminar o antígeno.[45,46] A resposta imunológica específica adquirida é provavelmente uma das mais complexas e rigidamente orquestradas cascatas inflamatórias do sistema de defesa para prevenir um excesso de inflamação e o dano que isto acarretaria ao paciente. A reação imunológica específica pode ter vários resultados, incluindo a eliminação do agente agressor ou antígeno e a resolução do processo inflamatório, ou a inflamação crônica devido à persistência da estimulação, o que leva ao dano, ou à destruição das unidades de trocas gasosas do pulmão. O resultado final provavelmente depende da carga e da persistência da exposição ao estímulo antigênico. Vários componentes da imunidade pulmonar específica adquirida serão revistos resumidamente na seção seguinte.

Reconhecimento e Processamento do Antígeno

A captura e o reconhecimento do material antigênico são essenciais a todas as respostas imunológicas específicas. No pulmão, encontramos constantemente antígenos nas vias aéreas superiores e nas inferiores, incluindo os espaços alveolares. A grande maioria das partículas antigênicas encontradas é eliminada do trato respiratório sem que seja iniciado um processamento imunológico específico. Nas vias aéreas de condução, o sistema mucociliar é responsável pelo transporte de partículas para a orofaringe para que sejam eliminadas por expulsão ou por deglutição. Nas vias aéreas de troca gasosa, a maioria das partículas encontradas pelos macrófagos alveolares é fagocitada e removida depois que essas células migram para a porção inferior do sistema mucociliar. Somente os antígenos que escapam dessas manobras estão disponíveis para o processamento imunológico.

Esse processamento requer a participação das APCs, células que geralmente derivam da linhagem monócito-macrófago. Nos espaços alveolares, os macrófagos alveolares podem atuar como APCs, apesar de serem considerados pouco eficazes na resposta imunológica primária. No interstício pulmonar, as células dendríticas, que são relativamente abundantes e estão relacionadas às células de Langerhans, são APCs mais eficientes. Na realidade, as células dendríticas, que possuem um repertório de marcadores celulares de superfície únicos, ativam a expansão clonal das células T em repouso e sua reação posterior a outras APCs.[47] Uma vez encontrados, os antígenos são fagocitados por essas células e os epítopos imunologicamente importantes são processados pelas células (em pequenos fragmentos de polipeptídeos) e depois expressados na superfície das APCs junto com a proteína de superfície do complexo de histocompatibilidade principal (MHC) da classe II (Fig. 1-4A). É este complexo de antígeno e proteínas da classe II do MHC que se liga aos linfócitos T CD4$^+$ para iniciar sua ativação. Especificamente, o complexo se liga ao receptor de célula T (TCR) do linfócito, uma proteína composta de cadeias alfa e beta presente na membrana celular junto com outra molécula de superfície, a CD3. O complexo de superfície CD3/TCR confere especificidade antigênica ao linfócito pelo polimorfismo nas regiões variáveis das cadeias alfa e beta do TCR. Além disso, é conferida especificidade à ligação das APCs (com antígenos) aos linfócitos T CD4$^+$ pela molécula de superfície CD4, a qual se liga ao MHC da classe II. Esses eventos iniciam a ativação dos linfócitos T CD4$^+$, resultando na proliferação clonal das células e na produção de mediadores inflamatórios (citocinas e indução de marcadores de superfície adicionais) que iniciam as reações imunológicas específicas.

Existem diferentes caminhos para a ativação dos linfócitos T CD4$^+$. Por exemplo, a ativação pode resultar em respostas imunes Th1 ou Th2. Descritas inicialmente em ratos, a imunidade humana provavelmente segue os mesmos paradigmas, mas não existem provas definitivas. Em geral, as reações Th1 levam à expansão dos linfócitos que produzem interferon-γ, IL-2 e fator de necrose tumoral-α e contribuem para a imunidade mediada por células, enquanto as reações Th2 causam preferencialmente a proliferação de linfócitos que produzem IL-4, IL-5, e IL-10 e contribuem para a imunidade humoral. A direção que a reação imunológica seguirá depende do antígeno que a estimulou e da inflamação local no momento do processamento do antígeno. A resposta a um antígeno também pode ser bifásica – inicialmente Th1, mudando depois para Th2 – o que pode servir para limitar a reação inflamatória subseqüente. Em qualquer das duas vias, após a ativação, uma parte dos linfócitos torna-se células de memória, identificadas pelas mudanças de fenótipo dos marcadores de superfície, e confere imunidade específica de longa duração para aquele antígeno.

Antígenos endógenos, tais como produtos de origem neoplásica ou viral, são processados pelas APCs e exibidos na superfície junto com moléculas do MHC da classe I (Fig. 1-4B). O complexo Ag-MHC se liga, então, aos linfócitos T CD8$^+$, resultando a ativação destes linfócitos em linfócitos citotóxicos. Como foi descrito anteriormente para os linfócitos CD4$^+$, esta interação também é restrita pelo MHC pois a proteína de superfície CD8 tem que se ligar à molécula do MHC da classe I para que se inicie a interação e para que a ativação ocorra. Para a ativação dos linfócitos CD8, é necessário que exista a produção de citocinas pelos linfócitos CD4$^+$ ativados. Após esses eventos, os linfócitos citotóxicos ativados CD8$^+$ reconhecem e destroem as células que possuem os antígenos apropriados (isto é, viral ou neoplásico).

Interações intercelulares adicionais necessárias para a ativação dos linfócitos T pelas APCs têm sido descritas. A apresentação do antígeno ligado às proteínas do complexo MHC pelas APCs é necessária para ativar os linfócitos T, mas

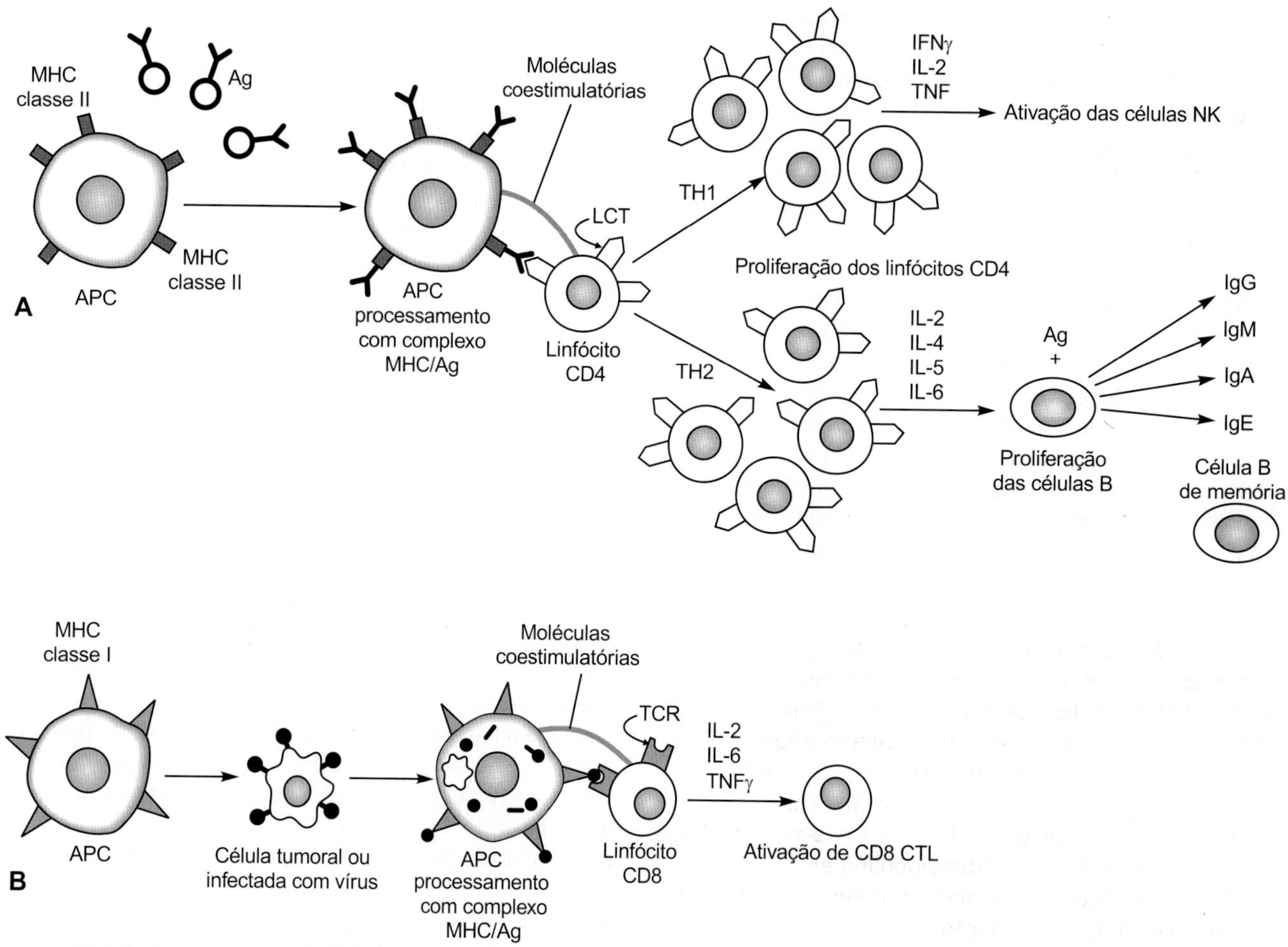

FIG. 1-4. Antígeno (Ag)/célula apresentadora de antígeno (APC), ativação de linfócitos CD4 e CD8. **A:** Quando uma APC expressando receptor da classe II do complexo de histocompatibilidade principal (MHC) encontra o Ag, ela fagocita o Ag e exibe epítopos imunologicamente importantes em sua superfície junto com o receptor MHC. Este complexo MHC/Ag se liga aos linfócitos T que expressem o receptor CD4 (LCT), ativando-os pela via TH1 ou TH2. Moléculas coestimulatórias podem participar na interação APC-linfócito. Uma vez ativados, os linfócitos T proliferam e produzem mediadores inflamatórios que resultam na ativação de células NK ou na proliferação de células B. Quando as células B encontram o Ag, imunoglobulinas (Ig) e células B de memória são produzidas. **B:** Quando uma APC expressando receptor MHC I se depara com células tumorais ou células infectadas com vírus, ela fagocita o Ag tumoral ou viral e expressa epítopos imunologicamente importantes na sua superfície junto com o receptor MHC. O complexo MHC/Ag se liga ao TCR da célula CD8, estimulando a produção de citocinas que ativam linfócitos CD8 citotóxicos (LCT). Moléculas coestimulatórias também podem participar na interação APC-linfócito. (IFN, interferon; IL, interleucina, TNF, fator de necrose tumoral.)

só a apresentação do antígeno não é suficiente para a ativação completa das células T. São necessárias formas adicionais de interação. Na ausência destes sinais adicionais, a ativação não é completa e pode ocorrer apoptose ou um estado de anergia. Uma das formas auxiliares de estímulo recentemente descrita envolve duas moléculas de superfície dos APCs, B7-1 e B7-2, que se ligam a dois receptores nos linfócitos T, o CD28 e o CTLA-4.[48] Existem outras moléculas estimulatórias conhecidas, incluindo-se a LFA-3, a ICAM-1 e a CD40/CD40L.[49,50] A expressão da molécula de superfície B7 parece ser estritamente regulada e pode ser modulada pelas citocinas inflamatórias ou por produtos microbianos. As características da resposta imunológica resultante (isto é, resposta Th1 ou Th2 mediada pelos linfócitos CD4) podem ser reguladas por outros estímulos. Descobriu-se que os macrófagos alveolares não expressam B7-1 e B7-2, o que pode explicar a pouca capacidade APC destas células.[51] Tem sido postulado que isto pode contribuir para a tolerância imunológica, o que pode ser uma vantagem devido à grande quantidade de antígenos a que os macrófagos alveolares são expostos constantemente. Moléculas estimulatórias também podem ser importantes na estimulação imunológica em doenças auto-imunes. Estão surgindo informações adicionais sobre vias estimulatórias auxiliares que podem permitir uma melhor compreensão da regulação da resposta imune.

A imunidade humoral, que é mediada pelos linfócitos B originários da medula óssea, é iniciada depois que o antígeno se liga ao receptor da célula B. Nos linfócitos virgens, moléculas de IgD e IgM ligadas à sua superfície atuam como receptores de células B. Depois da ligação do antígeno, ocorre a ativação celular (na presença de linfócitos T $CD4^+$ ativados) e a diferenciação e proliferação de linfócitos B específicos. Durante este processo, ocorre a mudança do isótipo da imunoglobulina, processo no qual a célula perde a molécula de IgD de sua membrana e adquire a capacidade de produzir IgG, IgE, IgM ou IgA específicas. Ocorre a proliferação clonal para que haja a produção em larga escala do anticorpo específico. Semelhante ao que ocorre com os linfócitos T ativados, uma parte dos linfócitos B se converte em células de memória para garantir a capacidade de produzir imunoglobulinas específicas de longa duração.

Podem ocorrer reações imunológicas específicas na mucosa do trato respiratório ou no parênquima pulmonar. Mais uma vez, a maioria dos antígenos que atinge a mucosa das vias aéreas de condução é eliminada sem deixar seqüelas, mas se o antígeno atravessa a mucosa, o processamento pode ser feito por APCs presentes na mucosa e na submucosa. A seqüência de eventos mais conhecida é aquela em que o reconhecimento do antígeno leva à produção de IgA secretora-específica na mucosa. A IgA é a principal imunoglobulina encontrada nas secreções das vias aéreas superiores e desempenha um papel importante facilitando a eliminação de partículas e microrganismos. Outros tipos de imunoglobulinas também podem ser produzidas localmente de forma semelhante. As células de memória permanecem nestes locais para posterior resposta anamnésica ao antígeno.

Demonstrar claramente na mucosa brônquica toda a gama de respostas imunológicas mediadas pelos linfócitos T é bem mais difícil. Entretanto, biópsias das vias aéreas em pacientes com asma têm evidenciado reações inflamatórias contínuas, incluindo linfócitos T ativados, assim como mastócitos e eosinófilos, e o grau em que são encontrados se correlaciona com a gravidade da asma.[52,53] Conseqüentemente, é bem provável que as vias aéreas sejam um local em potencial para a ocorrência de reações inflamatórias contínuas. No parênquima pulmonar, como foi discutido anteriormente, o antígeno deve entrar no espaço intersticial para que ocorra o processamento nos linfonodos regionais. Neste local, toda a gama de reações imunológicas pode ser estimulada, e a inflamação pode ser potencializada, recrutando-se da população de linfócitos circulantes as células inflamatórias ativadas. As respostas de memória também podem ser evocadas pela persistência do antígeno ou por nova exposição a ele.

Outras populações de linfócitos também podem participar das respostas imunológicas do pulmão. Células NK estão igualmente presentes no pulmão, mas o exato papel dessas células ainda não está claro. Elas podem servir de fonte inicial de citocinas inflamatórias (tal como o interferon-γ) e podem ser importantes na imunidade celular citotóxica antitumoral. Além disso, existem linfócitos que, ao invés da composição normal do TCR (cadeias α/β), têm TCR compostos de cadeias γ/δ. Eles são conhecidos como linfócitos T γ/δ. Ainda temos muito o que aprender sobre a função dessas células, mas foram descritas diferenças no reconhecimento antigênico se comparado aos linfócitos T γ/δ convencionais. Seu reconhecimento antigênico não é unicamente restrito ao MHC pois os linfócitos T γ/δ podem reconhecer peptídeos diretamente e também possuem a habilidade de reconhecer antígenos que não são peptídeos. Essas células tendem a se localizar próximas ao epitélio por todo o corpo e, apesar de representarem $< 5\%$ de todos os linfócitos, de 10 a 20% dos linfócitos pulmonares são células T γ/δ.[54] A circulação dessas células no pulmão está alterada durante infecções por micobactérias (e possivelmente em infecções com outros organismos patogênicos), e parecem participar da resposta granulomatosa aos patógenos, tais como as micobactérias ou a *Listeria* sp.[55,56] Seu papel provável como fator *limitante* da resposta inflamatória na tuberculose também já foi descrito.[57] São necessárias mais informações para entendermos a função exata do linfócito T γ/δ nas respostas imunológicas pulmonares.

CONCLUSÃO

Como o pulmão corre o risco de exposições recorrentes a microrganismos patogênicos, bem como a partículas estranhas, foram desenvolvidos mecanismos de defesa respiratórios para eliminar essas substâncias e esses organismos potencialmente patogênicos. Existem várias etapas de mecanismos de defesa que vão da eliminação não-específica de partículas ao reconhecimento antigênico e desenvolvimento de respostas imunológicas específicas, humoral ou mediada pelos linfócitos T. É o mecanismo de defesa pulmonar do hospedeiro que mantém a esterilidade das vias aéreas inferiores e, quando microrganismos potencialmente patogênicos rompem as barreiras do trato respiratório inferior, o objetivo deste sistema é retirar ou eliminar o microrganismo, restaurando a homeostase.

REFERÊNCIAS BIBLIOGRÁFICAS

1. Murray J. *The normal lung*, 2nd ed. Philadelphia: Saunders, 1986.
2. Johanson W Pierce A, Sanford J. Changing pharyngeal bacterial flora of hospitalized patients: emergence of gram-negative bacilli. *N Engl J Med* 1969;281:1137-1140.
3. Laforce F, Hopkins J, Trow R, Wang W. Human oral defenses against gram-negative rods. *Am Rev Respir Dis* 1976;114:929-935.
4. Mackowiak P. The normal microbial flora. *N Engl J Med* 1982;307:83-93.
5. Mason C, Azizi S, DalNogare A. Respiratory epithelial carbohydrate levels of rats with gram-negative bacillary colonization. *J Lab Clin Med* 1992;120:740-745.
6. Weinmeister K, DalNogare A. Buccal cell carbohydrates are altered during critical illness. *Am J Respir Crit Care Med* 1994;150:131-134.
7. Quinn M, Miller V, DalNogare A. Increased salivary exoglycosidase activity during critical illness. *Am J Respir Crit Care Med* 1994;150:179-183.
8. Todd T, Franklin A, Mankinen-Irvin P, et al. Augmented bacterial adherence to tracheal epithelial cells is associated with gram-negative pneumonia in an intensive care unit population. *Am Rev Respir Dis* 1989;140:1585-1589.
9. Niederman M, Rafferty T Sasaki C, et al. Comparison of bacterial adherence to ciliated and squamous epithelial cells obtained from the human respiratory tract. *Am Rev Respir Dis* 1983;127:85-90.

10. Niederman M, Mantovani R, Schoch P, et al. Patterns and routes of tracheobronchial colonization in mechanically ventilated patients: the role of nutritional status in colonization of the lower airway by *Pseudomonas species. Chest* 1989;95:155-161.
11. Huxley E, Viroslav J, Gray W, Pierce A. Pharyngeal aspiration in normal adults and patients with depressed consciousness. *Am J Med* 1978;64:564-568.
12. Rouby J, Laurent P, Gosnach M, et al. Risk factors and clinical relevance of nosocomial maxillary sinusitis in the critically ill. *Am J Respir Crit Care Med* 1994;150:776-783.
13. Camner P. Clearance of particles from the human tracheobronchial tree. *Clin Sci* 1980;59:79-84.
14. Reynolds H. Normal and defective respiratory host defenses. In: Pennington J, ed. *Respiratory infections: diagnosis and management,* 2nd ed. New York: Raven, 1989:1-33.
15. Green G, Jakab G, Low R, Davis G. Defense mechanisms of the respiratory membrane. *Am Rev Respir Dis* 1977;115:479-503.
16. Mulks M, Kornfeld S, Plaut A. Specific proteolysis of human IgA by *Streptococcus pneumoniae* and *Haemophilus infuenzae. J Infect Dis* 1980;141:450-456.
17. Milazzo F, Delisle G. Immunoglobulin A proteolysis in gram-negative bacteria isolated from human urinary tract infections. *Infect Immun* 1984;43:11-13.
18. Neiderman M, Merrill W, Polomski L, et al. Influence of sputum IgA and elastase on tracheal bacterial adherence. *Am Rev Respir Dis* 1986;133:255-260.
19. Torres A, Serra-Batlles J, Ros E, et al. Pulmonary aspiration of gastric contents in patients receiving mechanical ventilation: the effect of body position. *Ann Int Med* 1992;116:540-543.
20. Diaz-Blanco X, Clawson R, Roberson S, et al. Electron microscopic evaluation of bacterial adherence to polyvinyl chloride endotracheal tubes used in neonates. *Crit Care Med* 1989;17:1335-1340.
21. Sottile F, Marrie T, Prough D, et al. Nosocomial pulmonary infection: possible etiologic significance of bacterial adhesion to endotracheal tubes. *Crit Care Med* 1986;14:265-270.
22. Palmblad J, Mossberg B, Afzelius B. Ultrastructural, cellular, and clinical features of the immotile-cilia syndrome. *Ann Rev Med* 1984;35:481-492.
23. DiBenedetto G, Magnus C, Gray P, Mehta A. Calcium regulation of ciliary beat frequency in human respiratory epithelium *in vitro. J Physiol* 1991;439:103-113.
24. Rutland J, Griffin W, Cole P. Human ciliary beat frequency in epithelium from intrathoracic and extrathoracic airways. *Am Rev Respir Dis* 1982;125:100-105.
25. Stanley P, Wilson R, Greenstone M, et al. Effect of cigarette smoking on nasal mucociliary clearance and ciliary beat frequency. *Thorax* 1986;41:519-523.
26. Coonrod J. The role of extracellular bactericidal factors in pulmonary host defense. *Semin Respir Infect* 1986;1:118-129.
27. Reynolds H. Immunoglobulin G and its function in the human respiratory tract. *Mayo Clin Proc* 1988;63:161-174.
28. Dulkerian S, Gonzales L, Ning Y, Ballard P. Regulation of surfactant protein D in human fetal lung. *Am J Respir Cell Mol Biol* 1996;15:781-786.
29. Wright J. Immunomodulatory functions of surfactant. *Physiol Rev* 1997;77:931-962.
30. Baughman R, Sternberg R, Hull W, et al. Decreased surfactant protein A in patients with bacterial pneumonia. *Am Rev Respir Dis* 1993;147:653-657.
31. Reynolds H. Bronchoalveolar lavage. *Am Rev Respir Dis* 1987;135:250-263.
32. Campbell D, Poulter L, duBois R. Immunocompetent cells in bronchoalveolar lavage reflect the cell populations in transbronchial biopsies in sarcoidosis. *Am Rev Respir Dis* 1985;132:1300-1306.
33. Nagata N, Takayama K, Nikaido Y, Yokosaki Y, Kido M. Comparison of alveolar septal inflammation to bronchoalveolar lavage in interstitial lung diseases. *Respiration* 1996;63:94-99.
34. Lipscomb M, Onofrio J, Nash E, et al. A morphological study of the role of phagocytes in the clearance of *Staphylococcus aureus* from the lung. *J Reticuloendothel Soc* 1983;33:429-442.
35. Toews G, Gross G, Pierce A. The relationship of inoculum size to lung bacterial clearance and phagocytic cell response in mice. *Am Rev Respir Dis* 1979;120:559-566.
36. MacNee W, Selby C. Neutrophil kinetics in the lungs. *Clin Sci* 1990;79:97-107.
37. Onofrio J, Toews G, Lipscomb M, Pierce A. Granulocyte-alveolarmacrophage interaction in the pulmonary clearance of *Staphylococcus aureus. Am Rev Respir Dis* 1983;127:335-341.
38. Yi E, Ulich T. Endotoxin, interleukin-l, and tumor necrosis factor cause neutrophil-dependent microvascular leakage in postcapillary venules. *Am J Pathol* 1992;140:659-663.
39. Lehrer R, Ganz T, Selsted M, et al. Neutrophils and host defense. *Ann Int Med* 1988;109:127-142.
40. Luster A. Chemokines-chemotactic cytokines that mediate inflammation. *N Engl J Med* 1998;338:436-445.
41. Klebanoff S, Vadas M, Harlan J, et al. Stimulation of neutrophils by tumor necrosis factor. *J Immunol* 1986;136:4220-4225.
42. Baggiolini M, Walz A, Kunkel S. Neutrophil-activating peptide-1/interleukin 8, a novel cytokine that activates neutrophils. *J Clin Invest* 1989;84:1045-1049.
43. Shalaby M, Palladino M, Hirabayashi S, et al. Receptor binding and activation by polymorphonuclear neutrophils by tumor necrosis factor-alpha. *J Leukoc Biol* 1987;41:196-204.
44. Tazi A, Nioche S, Chastre J, et al. Spontaneous release of granulocyte colony-stimulating factor (G-CSF) by alveolar macrophages in the com-se of bacterial pneumonia and sarcoidosis: endotoxin-dependent and endotoxin-independent G-CSF release by cells recovered by bronchoalveolar lavage. *Am J Respir Cell Mol Biol* 1991;4:140-147.
45. Kaltreider H. Macrophages, lymphocytes, and antibody- and cellmediated immunity. In: Murray JF, Nadel JA, eds. *Textbook of respiratory medicine,* 2nd ed. Philadelphia: WB Saunders, 1994;370-401.
46. Lipscomb M, Bice D, Lyons C, et al. The regulation of pulmonary immunity. *Adv Immunol* 1995;59:369-435.
47. Steinman R. The dendritic cell system and its role in immunogenicity. *Annu Rev Immunol* 1991;9:271-296.
48. Reiser H, Stadecker M. Costimulatory B7 molecules in the pathogenesis of infectious and autoimmune diseases. *N Engl J Med* 1996;335:1369-1377.
49. Dupuis M, McDonald D. Dendritic-cell regulation of lung immunity. *Am J Respir Cell Molec Biol* 1997;17:284-286.
50. Durie F, Foy T, Masters S, et al. The role of CD40 in the regulation of humoral and cell-mediated immunity. *Immunol Today* 1994;15:406-411.
51. Chelen C, Fang Y, Freeman G, et al. Human alveolar macrophages present antigen ineffectively due to defective expression of B7 costimulatory cell surface molecules. *J Clin Invest* 1995;95:1415-1421.
52. Vignola A, Chanez P, Campbell A, et al. Airway inflammation in mild intermittent and in persistent asthma. *Am J Respir Crit Care Med* 1998;157:403-409.
53. Laitinen L, Laitinen A, Haahtela T. Airway mucosal inflammation even in patients with newly diagnosed asthma. *Am Rev Respir Dis* 1993;147:697-704.
54. Augustin A, Kubo R, Sim G. Resident pulmonary lymphocytes expressing the gamma/delta T cell receptor. *Nature* 1989;340:239-241.
55. Kaufmann S. Gamma/delta and other unconventional lymphocytes: what do they see and what do they do? *Proc Natl Acad Sci* 1996;93:2272-2279.
56. Li B, Rossman M, Imir T, et al. Disease-Specific changes in gamma/delta T cell repertoire and function in patients with pulmonary tuberculosis. *J Immunol* 1996;157:4222-4229.
57. D'Souza C, Cooper A, Frank A, et al. An anti-inflammatory role for gamma/delta T lymphocytes in acquired immunity to *Mycobacterium tuberculosis. J Immunol* 1997;158:1217-1221.

CAPÍTULO 2

Mecanismos de Defesa Não-Específicos do Hospedeiro – Depuração Mucociliar e Tosse

Charles Feldman

A função primária dos pulmões é a respiração e, com cada ciclo respiratório, microrganismos e vários agentes potencialmente tóxicos entram e saem das vias aéreas.[1,2] A superfície das vias aéreas é a principal interface entre o indivíduo e o meio ambiente. Em sua tentativa de entrar no corpo humano e causar uma infecção, um microrganismo invasor tem que vencer uma ampla variedade de mecanismos de defesa específicos e não-específicos do hospedeiro, que incluem mecanismos imunológicos e não-imunológicos.[3] Entre os mecanismos não-imunológicos que protegem as vias aéreas estão barreiras mecânicas tais como a angulação das vias aéreas e a epiglote; a filtração aerodinâmica das vias aéreas; reflexos como a tosse, o espirro e a broncoconstrição; e o mecanismo de transporte mucociliar.[2-4] Entre os dois terços posteriores da cavidade nasal e da nasofaringe, e da laringe até os bronquíolos terminais, as vias aéreas estão revestidas por um epitélio respiratório ciliar especializado. Junto com as secreções especiais das células caliciformes e das células produtoras de muco, este mecanismo de depuração mucociliar representa a primeira linha de defesa das vias aéreas e é o principal responsável por manter as vias aéreas inferiores estéreis.[3,4] O movimento coordenado dos cílios move a camada de muco acima da superfície celular na direção da orofaringe, onde pode ser eliminada pela expectoração ou deglutida.

Quando o mecanismo de transporte mucociliar falha, as secreções se acumulam nas vias aéreas. Isso pode estar associado a uma maior suscetibilidade à colonização bacteriana das vias aéreas inferiores, normalmente estéreis, e pode representar o primeiro passo no desenvolvimento de uma infecção das vias aéreas inferiores.[1] Além disso, o acúmulo de muco nas vias aéreas também pode estar associado à obstrução das mesmas áreas e à maior deposição de aerossóis e poluentes inalados, predispondo a um dano maior por estes agentes. A diminuição da função mucociliar ocorre em várias desordens infecciosas e não-infecciosas dos pulmões, sendo provável que desempenhe um papel importante na patogenia de diversas doenças.[1]

C. Feldman: Department of Medicine, Johannesburg Hospital and University of the Witwatersrand, Johannesburg, South Africa.

Este capítulo irá discutir a depuração mucociliar e seus vários componentes, incluindo o muco, o líquido periciliar e os cílios, e irá enfocar vários aspectos da interação entre bactérias e o hospedeiro neste sistema. Também irá tratar da tosse e do seu papel como um substituto da função mucociliar.

MUCOSA DAS VIAS AÉREAS

O epitélio de revestimento das vias aéreas dos seres humanos consiste em vários tipos celulares com funções individuais e algumas funções em comum.[5] As células ciliadas predominam e estão intercaladas por uma variedade de células secretoras (Fig. 2-1). A superfície de uma célula ciliada tem aproximadamente 200 cílios, que são uma extensão da superfície celular e cujo motor é um axonema formado de tubulina. O comprimento médio dos cílios é de aproximadamente 6 μm e está sob controle genético.[6] Seu diâmetro médio é de 0,1 a 0,2 μm. Cada cílio está cercado por seis microvilosidades mais curtas, de aproximadamente 1 μm de comprimento e de 0,1 a 0,3 μm de diâmetro.[7] As células ciliadas estão em contato físico umas com as outras por meio de junções estreitas e em comunicação química em junções intercaladas. As células secretoras das vias aéreas incluem as células caliciais, células serosas, células Clara e de grânulos densos na superfície da mucosa, assim como células serosas acinares nas glândulas submucosas.[5] As secreções das diferentes células se misturam com várias macromoléculas, com eletrólitos e com água para formar o líquido do trato respiratório.[5] Outras células encontradas no trato respiratório incluem as células não-ciliadas, tais como as células em escova e as células basais. As células em escova formam uma pequena parte do epitélio e, apesar de não terem cílios, algumas têm microvilosidades e podem ter função de absorção, função sensorial ou podem participar na gênese dos cílios.[6,7] As células basais provavelmente servem para ligar as células do epitélio colunar com a lâmina basal. O epitélio varia tanto no tamanho das células ciliadas (de pseudo-estratificado colunar a cuboidal) e na distribuição dos tipos celulares nas vias aéreas de maior calibre e nas de menor calibre.[5,7]

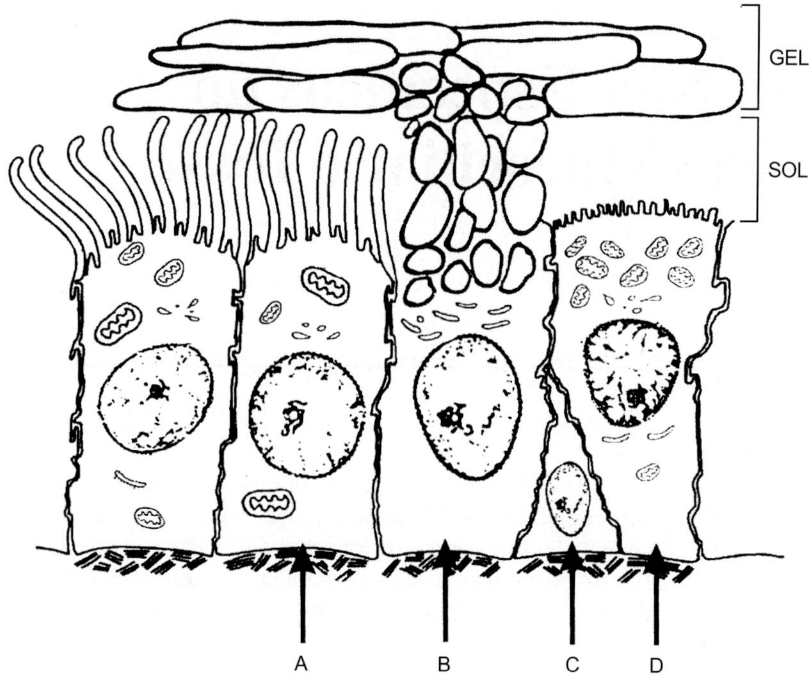

FIG. 2-1. Desenho esquemático mostrando algumas das principais células do epitélio ciliado das vias aéreas. **A:** A célula colunar ciliada com cílios e microvilosidades em sua superfície. **B:** Célula calicial secretando muco. **C:** Célula basal. **D:** Célula em escova.

CÍLIOS

Estrutura Ciliar

Tanto o trato respiratório superior (incluindo as fossas nasais, os seios da face, a orelha média e as conchas nasais) quanto o trato respiratório inferior estão revestidos por um epitélio ciliado. A estrutura detalhada dos cílios das células dos mamíferos já foi desvendada (Fig. 2-2). Os cílios são organelas cilíndricas semelhantes a um dedo, cujo citoesqueleto ou axonema contém nove pares de filamentos/fibrilas (microtúbulos A e B) dispostos na periferia e dois filamentos centrais, envoltos pela membrana celular (conhecido como disposição 9 + 2).[4,6-10] A posição do par central de túbulos indica a orientação do cílio.[10]

Os microtúbulos são feitos primariamente de heterodímeros de tubulinas alfa e beta dispostas em protofilamentos.[7,9,10] O microtúbulo A é composto de 13 protofilamentos, e o B de 10 a 11 protofilamentos.[7,9,10] Existe também um grupo de proteínas associadas ao microtúbulo chamadas de *tectinas*, que interagem com a subunidade de tubulina e parecem dar integridade estrutural aos microtúbulos.[7,9] Pares adjacentes se ligam uns aos outros por ligações de nexina e se conectam ao complexo central por projeções radiais.[8,9] Pouco se sabe a respeito da natureza e da função das ligações de nexina, que parecem fornecer uma ligação estrutural elástica entre pares adjacentes

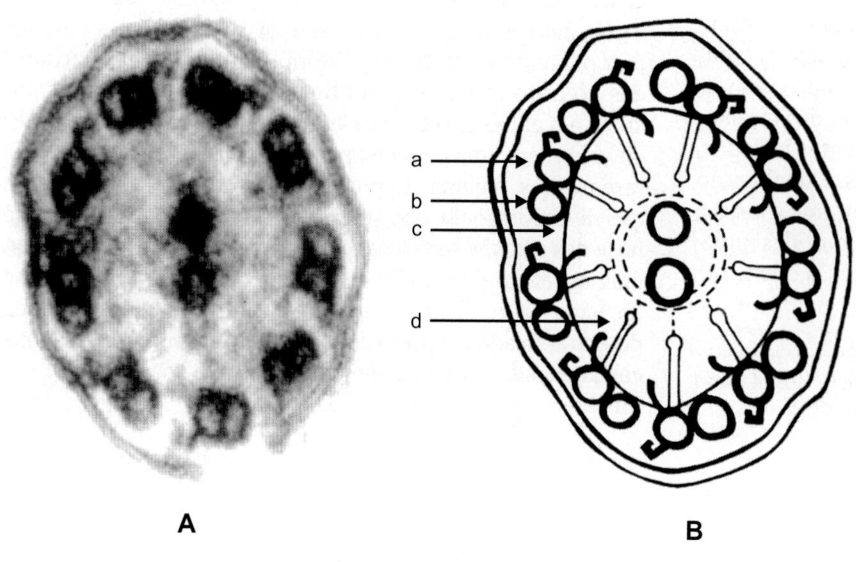

A B

FIG. 2-2. Microfotografia eletrônica **(A)** (ampliação de 400.000x) e um desenho esquemático **(B)** de um cílio humano. O desenho mostra o microtúbulo **(A)** com os braços de dineína internos e externos (a), o microtúbulo **(B)** (b), a ligação de nexina (c) e a projeção radial (d).

e podem ser responsáveis pelo recolhimento elástico durante a fase de relaxamento do ciclo de batimento do cílio.[10] A função das projeções radiais ainda não é totalmente compreendida, mas elas podem ajudar a manter o espaçamento correto dos pares e regular a atividade da dineína.[9,10] Também existem pontes entre a membrana ciliar e os pares periféricos ao longo de toda a extensão do cílio. Cada microtúbulo A tem projeções internas e externas de dineína que se estendem na direção horária.[8,10]

A projeção externa de dineína do cílio fornece a energia para o batimento ciliar. A dineína ciliar é uma molécula no formato de um buquê com duas ou três cabeças, com peso molecular de 1 milhão a 2 milhões d.[9] Cada cabeça contém uma cadeia pesada de trifosfato de adenosina (ATP).[7,9] Nos microtúbulos, a dineína está compactada em uma estrutura semelhante a um braço.[9] Na base do cílio, os nove pares externos terminam no corpúsculo basal ou centríolo, preso ao citoesqueleto, sendo o local de organização dos microtúbulos.[9] O corpúsculo basal tem uma raiz, cuja extremidade mais estreita aponta na direção do batimento do cílio.[6,7] Como as raízes de uma célula apontam na mesma direção, o batimento de todos os cílios ocorre na mesma direção, mas nem a orientação das raízes nem a dos cílios é idêntica.[6-8]

Próximo à base do cílio, o axonema está conectado a um complexo transmembrana especial chamado de *colar ciliar*.[7,9] Acima desta região se encontra uma zona em que um choque de cálcio produz uma ruptura do axonema, provavelmente pela ativação de uma proteína contrátil dependente de cálcio localizada nesta área.[9]

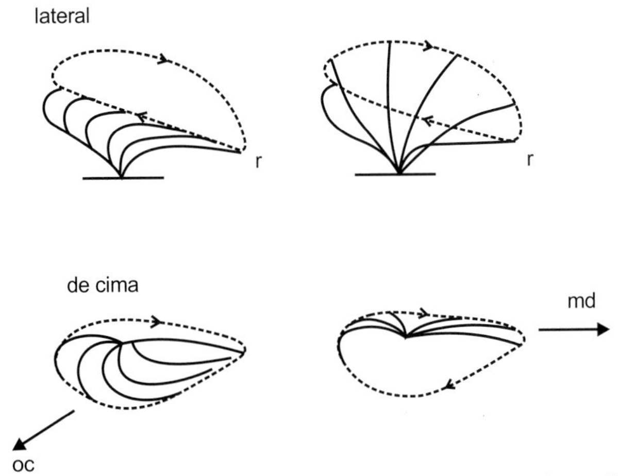

FIG. 2-3. O ciclo de batimento de um cílio da traquéia de coelho visto lateralmente e de cima. No movimento de recuperação (*esquerda*), o cílio parte da posição de repouso (r) e se desdobra no sentido horário (*visto de cima*) para a esquerda e no batimento eficaz (*direita*) ele permanece estendido e se dobra até alcançar a posição de repouso à direita. O muco é deslocado (md) para a direita e a onda coordenada (oc) se propaga para baixo e para a esquerda. (Reproduzido com permissão de Sleigh MA, Blake JR, Liron N. The propulsion of mucus by cilia. *Am Rev Respir Dis* 1988;137:726-741.)

Função Ciliar Normal

Durante o movimento ciliar, os braços de dineína que se projetam do microtúbulo A interagem transitoriamente com o microtúbulo B do par periférico adjacente, fazendo com que este par se desloque na direção da ponta do axonema.[9,10] Diversos padrões de deslizamento nas várias regiões do cílio dão as diferentes formas do cílio em momentos distintos do movimento. Os cílios se movem em ondas coordenadas a uma freqüência aproximada de 15 a 20 Hz.[9,10] Eles se movem na camada periciliar mais líquida do muco que se encontra abaixo da camada mais viscosa.[4] Eles agarram o muco mecânica ou quimicamente através de "ganchos" ou "garras" que se projetam de suas pontas empurrando o muco em uma onda de propulsão coordenada. Encontramos aproximadamente de três a sete ganchos na ponta de cada cílio, medindo de 25 a 35 nm de comprimento.[6,7]

Os cílios das vias aéreas têm um ciclo de batimento especial (Fig. 2-3).[6] No batimento rápido, eficaz ("forte"), os cílios se movem totalmente estendidos, formando um arco quase que perpendicularmente à superfície da célula, movimentando a camada de muco para cima. Após este batimento eficaz, o cílio repousa por um curto período antes de iniciar seu batimento de recuperação.[6] No lento batimento de recuperação ("preparatório"), o cílio se retrai, balança quase 180° para trás, se dobrando para a direita, o que permite que ele se retraia sob a camada de muco. O muco respiratório une a energia dos cílios ao movimento ascendente de partículas estranhas nas vias aéreas.[4] Enquanto o cílio se move para trás em seu batimento de recuperação, ele empurra outros cílios que estão na fase de repouso, estimulando-os a começar seu movimento de recuperação.[6] Este é considerado um dos fatores mais importantes na propagação das ondas coordenadas. A freqüência do batimento ciliar parece ser mais lenta nas vias aéreas periféricas do que nas vias aéreas de maior calibre e no nariz.[4,8,10-12] Um gradiente semelhante no movimento do muco foi observado em estudos experimentais.[12]

Controle do Batimento Ciliar

O controle do batimento ciliar e, em particular do padrão coordenado de onda, é complexo. Apesar de inicialmente não acharmos que mecanismos neurais estivessem envolvidos, evidência preliminar de 1998 sugere que na árvore traquebrônquica dos mamíferos, transmissões simpática e parassimpática podem controlar a atividade ciliar e o transporte mucociliar.[6,7,13] Estudos experimentais sugerem que existem pelo menos dois mecanismos independentes controlando a freqüência de batimento ciliar: um usando cálcio e outro relacionado ao monofosfato de adenosina (AMP).[7,9,14-18] A liberação de cálcio de fontes internas ou a entrada de cálcio na célula causa um aumento na freqüência do batimento ciliar.[7,14,16,17] Influências mecânicas, químicas e hormonais podem afetar o batimento ciliar, mas alguns efeitos demonstrados em pesquisas podem ser do "muco" e não "ciliares", sendo geralmente difícil distinguir entre os dois. A estimulação mecânica, que fisiologicamente pode ser iniciada pela presença de muco, estimula a freqüência de batimento ciliar permitindo que o cálcio extracelular entre através dos canais da membrana plasmática aumentando, assim, o cálcio intracelular.[9,16]

Uma cinase dependente do AMP cíclico também está envolvida no controle do batimento ciliar.[9,18] Drogas adrenérgicas utilizam este mecanismo para aumentar a freqüência do batimento ciliar.[16] Esses agentes se ligam aos receptores beta, o que ativa a adenilato ciclase através das proteínas G e aumenta os níveis intracelulares de AMP cíclico.[9,16,19] As metilxantinas também estimulam os cílios.[20] Elas são fracas inibidoras da fosfodiesterase e podem aumentar o nível de AMP cíclico das células através desse mecanismo. Além de estimular a freqüência do batimento ciliar, esses agentes aumentam a secreção de íons e promovem a secreção de muco nas vias aéreas inferiores.[20] Em contraste, a adenosina inibe a adenilato ciclase através de um receptor alfa$_1$ específico e conseqüentemente diminui o AMP cíclico e a freqüência de batimento ciliar.[21]

Vários estudos mostraram evidências de que o óxido nítrico pode afetar a função epitelial das vias aéreas medindo-se a freqüência de batimento ciliar *in vitro* e o transporte mucociliar *in vivo*.[7,22,23] Os inibidores da síntese do óxido nítrico bloqueiam o aumento da freqüência do batimento ciliar produzida por vários agentes estimuladores dos cílios.[22] A concentração nasal de óxido nítrico é baixa em pacientes com discinesia ciliar primária, síndrome de Young e outras condições adquiridas, e tem sido sugerido que a determinação das concentrações de óxido nítrico pode ser um exame útil para o diagnóstico dessas desordens.[23-25]

Um grande número de substâncias, tanto endógenas quanto exógenas, incluindo mediadores da reação inflamatória, agentes químicos e preparados farmacêuticos, pode afetar a função ciliar e já foi bem descrito em outros trabalhos.[7] Muitos mediadores da reação inflamatória, tais como os leucotrienos e as prostaglandinas, estimulam o batimento ciliar *in vitro*, resultando uma redução do transporte mucociliar global como conseqüência da reação inflamatória associada e da estimulação da hipersecreção de muco.[26,27] Os fosfolipídeos bioativos e a proteína eosinofílica básica principal representam uma exceção entre os mediadores da reação inflamatória, pois diminuem o batimento ciliar.[28] A freqüência do batimento ciliar também é sensível à temperatura, diminuindo em baixas temperaturas.[6,29]

Avaliação da Função Ciliar

Uma variedade de testes já foi descrita para medir a função do aparelho mucociliar.[30] O teste da sacarina é simples e barato, sendo freqüentemente usado como um teste de triagem antes de encaminhar o paciente para uma avaliação formal da função ciliar.[25,30] O teste é realizado colocando-se um quarto de um tablete de sacarina na concha nasal inferior e medindo o tempo que leva até que o paciente sinta o gosto da sacarina. É considerado normal um tempo igual ou inferior a 30 minutos.

Seria melhor estudar a função ciliar *in vivo*, mas este tipo de tecnologia ainda não está disponível e os métodos existentes na época em que esta obra está sendo escrita são difíceis de serem executados e de serem interpretados. A freqüência de batimento ciliar é medida *in vitro*, geralmente em um ambiente aquoso e usando-se várias técnicas, incluindo um fotodiodo ou um fototransistor, um estroboscópio, uma câmera de alta velocidade e um aparelho de sinalização sonora.[29,30] Também são usadas várias técnicas para obtenção de tecido do trato respiratório, incluindo a biópsia cirúrgica, a lavagem nasal, raspagens, escovas e impressões.[30] Um processo não-invasivo simples usando uma escova nasal é muito útil.[25,30] Estudos revelaram que os cílios nasais são, em geral, uma boa representação dos cílios do trato respiratório inferior.[31] Um algoritmo de diagnóstico simples foi desenvolvido para a avaliação de pacientes com suspeita de discinesia ciliar primária, o que seria útil em qualquer paciente com uma possível desordem da função ciliar (Fig. 2-4).[25]

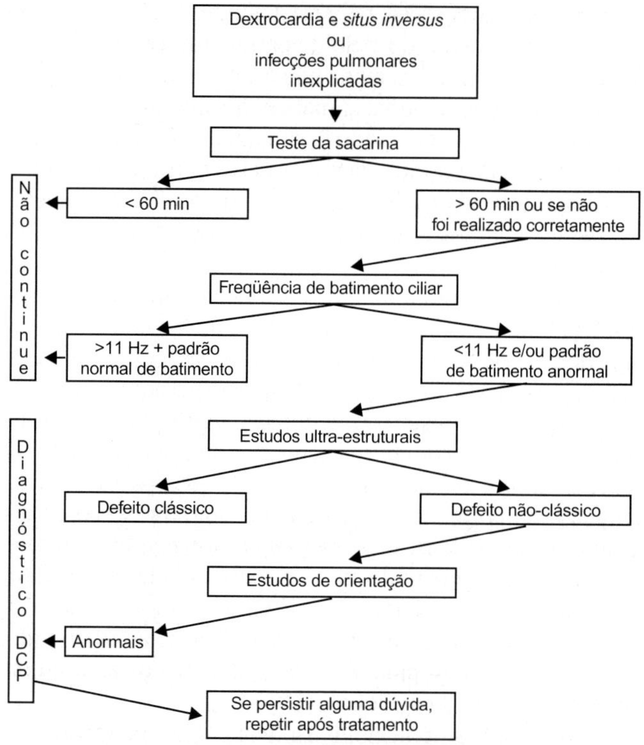

FIG. 2-4. Algoritmo para o diagnóstico de discinesia ciliar primária (DCP). Primeiro passo: Teste da sacarina, resultado <60 minutos em um teste feito de maneira correta, não há necessidade de continuar a investigação. Segundo passo: Freqüência de batimento ciliar, resultado > 11 Hz, baixo índice de suspeita para DCP, batimento ciliar normal, não há necessidade de continuar a investigação. Terceiro passo: Estudos ultra-estruturais, anormalidade clássica, não há necessidade de continuar a investigação. Quarto passo: Estudos de orientação. Quinto passo: Repetir o exame após o tratamento, a não ser que não haja nenhuma dúvida quanto ao diagnóstico. (Reproduzido com permissão de Bush A, Cole P, Hariri M, et al. Primary ciliary dyskinesia: diagnosis and standard of care. *Eur Respir J* 1998;12:982-988.)

CAMADA LÍQUIDA PERICILIAR

O líquido periciliar é uma secreção aquosa, cuja profundidade é um pouco menor do que o comprimento do cílio. Todo o ciclo de movimento dos cílios se dá nesta camada aquosa.[6] O nível desta camada de líquido é crítico para o funcionamento normal do transporte mucociliar. Se a camada for muito profunda os cílios não conseguem interagir com a camada de muco, e se o nível for muito baixo, o próprio muco impede o batimento ciliar.[6,7] A camada líquida periciliar também desempenha um papel importante na hidratação do muco após ser secretado pelas células produtoras de muco. Parece que a camada líquida periciliar é regulada por um transporte ativo de íons através das células epiteliais, com uma concomitante transferência passiva de líquido.[7] A ação capilar entre os cílios pode ajudar a produzir e a manter o nível do líquido.

As células epiteliais possuem dois principais sistemas de transporte de íons que são dependentes do trifosfato de adenosina (ATP).[7] Um envolve a secreção de cloro e o outro, a absorção de sódio. A absorção de sódio predomina nas condições basais nas vias aéreas de maior calibre em seres humanos.[7] A secreção de cloro é feita através de diferentes canais de cloro.[7] Pacientes com fibrose cística apresentam um defeito na função de um desses canais de cloro resultante de um defeito na fosforilação da cinase dependente de AMP cíclico que abre o canal.[7] A falha no canal de cloro e o aumento que ocorre na absorção de sódio são responsáveis pelas secreções viscosas espessas vistas em pacientes com fibrose cística.

MUCO

O muco é uma substância altamente complexa que consiste em, entre outras coisas, uma mistura heterogênea de água, sais e glicoproteínas que formam um hidrogel.[6,32,33] Algumas substâncias adicionais que ele contém incluem soro transudado, glicanopeptídeo, enzimas proteolíticas e seus inibidores, imunoglobulinas e lipídeos. O muco também contém fatores que ajudam a prevenir a colonização bacteriana, incluindo a imunoglobulina A secretora, que forma uma barreira imunológica contra a colonização bacteriana; a lisozima, que é bactericida; e a lactoferrina, que tem atividade antioxidante e quela o ferro que é essencial para muitas bactérias.[2,4,6] As mucinas, que são glicoproteínas, formam a principal espécie polimérica na matriz do muco, principalmente em condições em que ocorre hipersecreção.[32,33]

Existe um debate acerca da composição macromolecular das secreções das vias respiratórias normais pois alguns pesquisadores dizem que a glicoproteína é o principal produto secretado e outros propõem que o glicanopeptídeo é o principal glicoconjugado.[32] A estrutura detalhada das macromoléculas de glicoproteína já foi elucidada demonstrando que elas são compostas de um núcleo protéico com uma cadeia lateral de carboidrato possuindo vários açúcares.[32] Alguns pesquisadores acreditam que as glicoproteínas estão ligadas umas às outras por pontes de dissulfeto, formando moléculas muito grandes, entrelaçadas ou embaralhadas, e suas espirais são mantidas unidas por fracas ligações não-covalentes.[6] Outros sugerem que as glicoproteínas estão unidas em uma rede tridimensional por ligações de dissulfeto intramoleculares ou intermoleculares.[6]

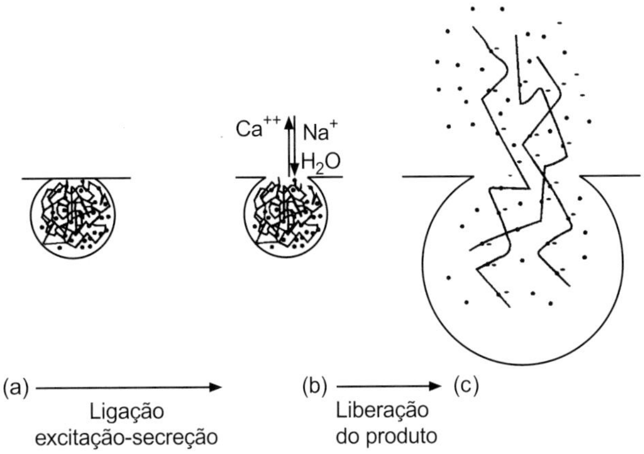

FIG. 2-5. Mecanismos da exocitose de mucina. Por analogia com a seqüência de ativação na contração muscular, na exocitose é conveniente separar as etapas estímulatórias do fenômeno mecânico que leva à liberação do produto. Os passos estimulatórios englobam os eventos que começam com a ativação do receptor e levam ao ancoramento do grânulo secretor na membrana plasmática, à formação do poro de secreção e à mudança do poro para alta condução iônica (a). Uma vez estabelecida a alta condução entre os compartimentos intragranular e extragranular, segue-se uma troca de íons Na^+/Ca^{2+}, iniciando uma fase de transição que transforma o polímero condensado de mucina em uma forma hidratada (b). Neste estágio, a energia eletroquímica armazenada na rede do polímero de mucina se transforma em energia mecânica através de interações eletrostáticas, levando à liberação dos produtos de secreção (c). (Reproduzido com permissão de Verdugo P. Mucin exocytosis. *Am Rev Respir Dis* 1991;144[Suppl]:S33-S37).

O muco é formado no aparelho de Golgi e secretado de vesículas em forma concentrada através da exocitose por um mecanismo de expulsão (Fig. 2-5).[34] Mucinas, as espécies poliméricas primárias da matriz do muco, estão densamente compactadas em grânulos secretórios e sofrem grande aumento de tamanho na exocitose como conseqüência da hidratação.[6,7,33,34] As mucinas são poliânions e sua condensação requer que sua carga negativa seja neutralizada pelo pH ácido ou por um escudo contra-iônico.[34] Esse escudo pode ser constituído pelas altas concentrações de cálcio nas vesículas, funcionando como um escudo de cátions que separa os resíduos poliânions da mucina, permitindo que se condensem.[33] Concentrações de cálcio relativamente pequenas podem inibir a expansão da mucina.[33]

Apesar de este escudo ser necessário, ele por si só não é capaz de explicar a condensação e a expansão da mucina.[34] A teoria das transições de fase do gel polimerizado de Tanaka pode explicar melhor esta condensação e expansão.[7,33,34] Todos os géis polimerizados (p. ex., as mucinas) existem apenas em duas fases: uma fase condensada e uma expandida, hidratada.[7,33,34] Depois que os grãos secretórios se fundem com a membrana celular, os íons de cálcio nas vesículas são provavelmente trocados por íons de sódio do espaço extracelular.[34] Como os cátions monovalentes não têm muita força para apoiar a fase de condensação, esta troca resulta numa rápida hidratação da mucina, regida pelo processo de equilíbrio de Donnan.[34] O volume do gel aumenta várias centenas de vezes em apenas 3 segundos. A camada líquida periciliar funciona como doadora de água e de eletrólitos neste caso. Apesar de a clássica descrição de camadas *soluto* e *gel* do muco do trato respiratório ser provavelmente uma simplificação, ele parece funcionar neste sistema de duas camadas.[4]

O muco possui várias propriedades físicas complexas essenciais para seu papel no transporte mucociliar. É conhecido por ter um fluxo viscoelástico, ou propriedades reológicas, e as glicoproteínas são consideradas responsáveis por esta característica do escarro mucóide.[4,6,35] O interesse nas propriedades reológicas do muco levou ao desenvolvimento de procedimentos e de instrumentos para descrever essas características. As propriedades reológicas dos géis de polímero como a mucina são determinadas pela sua conformação, pela carga poliônica, pela concentração dos polímeros constituintes e também pelas interconexões ao longo das cadeias de polímero na matriz do gel.[33] A hidratação do muco e o comprimento da molécula de mucina são fatores críticos na reologia do muco. A hidratação do muco depende tanto da quantidade de água quanto da quantidade de sal, de cátions e policátions e do pH do líquido das vias aéreas.[34]

O muco aparece nas vias aéreas de menor calibre como gotas, feixes ou flocos, e não como uma camada contínua como se pensava antigamente.[6,7,10,36] É possível que o muco só seja secretado em resposta ao estímulo de partículas estranhas, para transportá-las para fora dos pulmões.[6] As gotículas de muco coalescem e se tornam maiores conforme elas migram para fora dos pulmões, e a espessura do muco também aumenta quanto mais próximo da traquéia.[6] O muco das vias aéreas tem um período de relaxamento mais longo como conseqüência de sua viscosidade, o que permite que aprisione e retenha partículas estranhas.[6,7] O transporte de muco é indiretamente proporcional à sua viscosidade e diretamente proporcional à sua elasticidade.[6] Outras propriedades físicas como a tensão de superfície e sua capacidade de formar fios (representando uma combinação das características de elasticidade e coesão) também são importantes na interação de mucopartículas e na capacidade do muco de ser transportado.[6] Pouco se sabe a respeito de como as alterações na estrutura do muco mudam suas propriedades físicas, sendo difícil de predizer como as mudanças nas propriedades do muco afetam a interação mucociliar e a capacidade do muco de ser transportado.[4]

Vários tipos celulares na mucosa respiratória produzem glicoproteínas do muco, incluindo as células secretoras nas glândulas da submucosa, as células caliciais na mucosa respiratória e até mesmo as células ciliadas.[32] O controle da secreção de muco foi estudado *in vivo* e *in vitro* e descobriu-se que é um processo complexo.[32] Apesar de modelos experimentais mostrarem evidência de controle neural e de neurotransmissores, e de ter sido demonstrado o efeito de mediadores químicos, a situação nos seres humanos ainda não foi esclarecida. As glândulas da submucosa recebem uma densa inervação do sistema nervoso autônomo e tanto agonistas colinérgicos quanto adrenérgicos estimulam a produção macromolecular.[5,32,35] Também existe uma inervação peptidérgica que parece modular a secreção de muco nas vias aéreas através de neurotransmissores peptídeos ou de neurocininas.[35] Várias substâncias, incluindo neuropeptídeos, mediadores inflamatórios, produtos bacterianos e substâncias irritantes, podem alterar a produção de muco.[32] Dados experimentais sugerem que as purinas podem estar envolvidas na regulação da secreção do muco pelas células caliciais,[37] podendo existir um caminho sinalizador central importante mediado pelo óxido nitroso em resposta a uma variedade de estímulos inflamatórios (incluindo o fator de necrose tumoral, o fator de ativação das plaquetas (PAF), a histamina e reagentes oxidantes) para aumentar a produção de mucina.[38]

Até agora já foram identificados pelo menos oito genes que regulam a mucina epitelial em seres humanos.[5,39] Quatro desses genes da mucina se expressam no pulmão.[39] Os *loci* dos genes da mucina são designados pelas letras *MUC* seguidas do número que reflete a ordem em que o gene foi clonado.[39] O *MUC2* e o *MUC5* parecem ser os principais candidatos para a secreção de mucina, pois seu RNA mensageiro foi demonstrado nas células epiteliais das vias aéreas.[39] O *MUC5* parece ser responsável pelo muco secretado normalmente, e o *MUC2*, pelo muco produzido durante processos inflamatórios ou infecciosos das vias aéreas.[39] Essas informações preliminares aguardam a confirmação de estudos a serem feitos no futuro. As secreções das células epiteliais das vias aéreas podem ser estimuladas por três tipos de secretagogos: gases irritantes, agentes inflamatórios e outros, incluindo tensão mecânica e influências neuronais.[39]

TRANSPORTE MUCOCILIAR

O transporte mucociliar no trato respiratório é essencial para a manutenção da saúde e é especialmente importante na resistência do hospedeiro às infecções respiratórias. A depuração mucociliar eficaz depende da propulsão do muco pelo batimento coordenado dos cílios.[29] O transporte mucociliar depende das características e do funcionamento normal de cada componente deste sistema, incluindo os próprios cílios, a camada líquida periciliar e o muco.[1,6,40] Vários modelos teóricos do transporte mucociliar foram desenvolvidos e se tornaram muito sofisticados. Eles refletem os vários componentes desse sistema. Existem vários mecanismos para medir a função mucociliar global.[29,30] Eles incluem os testes de função ciliar, a medida do volume e das características do líquido periciliar e da camada de muco e testes que medem a eficácia da interação mucociliar.[29] Esses últimos incluiriam o teste da velocidade de transporte mucociliar e das taxas de depuração mucociliar *in vivo*. Uma revisão de 1998 descreveu detalhadamente vários modelos experimentais para o estudo da depuração mucociliar.[41] Alguns estudos têm demonstrado uma relação inversa entre a depuração mucociliar e a idade.[7] A base para este processo de envelhecimento é desconhecida. Não parece haver diferença entre os sexos com relação à depuração mucociliar em seres humanos, mas evidências sugerem uma determinação genética.[7,42]

ANORMALIDADES NA DEPURAÇÃO MUCOCILIAR

As anormalidades no transporte mucociliar podem ocorrer como defeitos primários ou secundários a uma doença, e podem envolver qualquer componente do sistema, incluindo o muco, o líquido periciliar ou os próprios cílios.[1,40] Por exemplo, o muco pode se tornar mais viscoso durante infecções

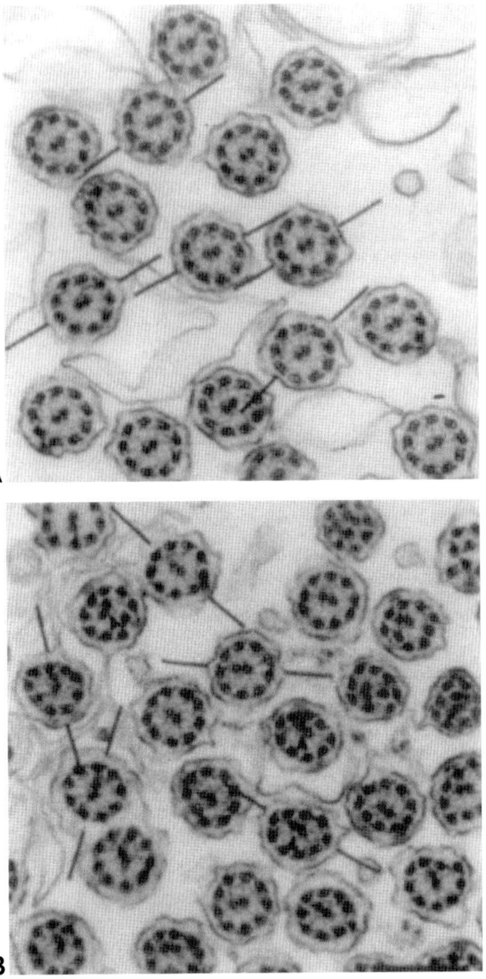

FIG. 2-6. Cílios de uma pessoa saudável, não-fumante **(A)** mostrando o alinhamento da orientação dos eixos ciliares. Cílios de um paciente **(B)** mostrando a orientação ao acaso dos eixos ciliares e túbulos centrais de localização excêntrica (*setas*). São mostrados os eixos de cinco cílios em cada campo. (Escala: 0,3 μm.) (Reproduzido com permissão de Iongh RU, Rutland J. Ciliary defects in healthy subjects, bronchiectasis, and primary ciliary dyskenesia. *Am J Respir Crit Care Med* 1995;151:1559-1567.)

bacterianas, interferindo com seu movimento.[1,40] Variações na profundidade do líquido periciliar podem interferir na ligação dos cílios com a camada de muco.[1,40] O movimento dos cílios pode ser lento ou desorganizado. Finalmente, a perda de grandes áreas de epitélio ciliado como resultado de infecções virais ou bacterianas pode causar estase do muco.[1,40] Os vários defeitos da função ciliar representam os distúrbios funcionais mais investigados.

Anormalidades da Função Ciliar

Anormalidades da função ciliar podem ser congênitas ou adquiridas. Siewart, em 1903, foi o primeiro a descrever a ocorrência de bronquiectasias em um paciente com *situs inversus*, mas foi Kartagener, em 1933, quem descreveu a tríade de características clínicas da síndrome que leva seu nome (sinusite, bronquiectasia e *situs inversus*).[8,43] Em 1976, Afzelius descreveu uma doença genética causada por cílios imóveis ("síndrome dos cílios imóveis").[8] Estimou-se uma prevalência de 1 pessoa em 30.000.[44,45] Inicialmente, achava-se que a imobilidade dos cílios era o único mecanismo patogênico, mas estudos posteriores sugeriram que o termo *cílios imóveis* era inapropriado e que na maioria dos pacientes os cílios mostravam alguma motilidade *in vitro* apesar de poder ser anormal.[43,46] A denominação *discinesia ciliar primária* ("síndrome de discinesia ciliar") foi então usada para descrever a síndrome.[8,44,46] Percebeu-se nos últimos 10 anos que esta terminologia também estava incorreta; foram descobertos pacientes com características clínicas semelhantes a dos pacientes com discinesia ciliar primária cujos cílios tinham uma freqüência de batimento próxima do normal e estruturalmente eram normais, mas cuja orientação dos cílios era aleatória (Fig. 2-6).[47-49] A orientação anormal da ponta dos cílios também ocorre na síndrome de Young, uma doença que se acreditava fosse uma *forma frustra* de fibrose cística, mas que deve ser simplesmente a conseqüência do muco anormal que ocorre nesta condição.[50]

A anormalidade estrutural mais comum em pacientes com discinesia ciliar primária é a ausência dos braços de dineína,[8,43] mas outros defeitos como a ausência de ligações de dineína, defeitos nas projeções radiais, anormalidades no comprimento dos cílios, distribuição anormal dos túbulos e até mesmo a ausência de cílios têm sido descritos (Tabela 2-1).[8,25,43,44,51-56] Como conseqüência da função ciliar alterada, a depuração é ineficaz predispondo os pacientes a desenvolver não somente infecções recorrentes e agudas do trato respiratório, mas também sinusite e doença pulmonar crônica, incluindo bronquiectasias, como conseqüência das infecções de repetição.[40,43,44]

A discinesia ciliar primária é uma doença autossômica recessiva.[8] O objetivo principal do estudo das síndromes de anormalidades ciliares é encontrar o(s) gene(s) responsável(is) por essas desordens.[45,57] Mas esta tarefa não é simples pois centenas de genes estão envolvidas na construção de um único cílio.[45] Os genes prováveis incluem aqueles responsáveis pelas cadeias pesadas de dineína com seus locais de fosforilação; os responsáveis pela tubulina que compõe os microtúbulos; os responsáveis pelas proteínas que ligam as cadeias pesadas de dineína às cadeias de tubulina.[45] Já foram encontrados mais de dez genes responsáveis pelas diferentes cadeias pesadas de dineína.[45] Quando todos esses genes estiverem mapeados será possível procurar os genes defeituosos[45] em pacientes com suspeita de desordens ciliares.

Desordens secundárias da função ciliar são consideradas relativamente comuns e podem ser numericamente responsáveis pela maior parte das doenças respiratórias agudas e crônicas.[40] O termo *disfunção ciliar secundária* significa que a estrutura e a função ciliar eram normais.[40] São conhecidos numerosos fatores associados a cílios vagarosos ou desorganizados.[40] Foram encontradas anormalidades ultra-estruturais nos cílios em pacientes com rinite crônica, asma e bronquite de repetição.[40] Nos casos de bronquite crônica, essas mudanças se tornam mais evidentes com a progressão da doença, podendo contribuir para a diminuição da depuração mucociliar que faz parte desse processo.[58]

A doença pulmonar obstrutiva crônica (DPOC) é geralmente secundária ao fumo e tanto a fumaça do cigarro quanto seu extrato aquoso causam paralisação do batimento ciliar *in vitro*.[40] O tabagismo crônico também pode levar a um aumento

TABELA 2-1. *Anormalidades ciliares na discinesia ciliar primária*

Anormalidade	*Detalhe*	*Referência*
Defeitos nos braços de dineína	Ausência ou redução no número de braços internos e/ou externos	[8,43,51]
Defeitos nos túbulos	Transposição, microtúbulos extras	[8,43,44,51,53]
	Geralmente secundários	–
Defeitos nas projeções radiais	Ausência	[8,43,44,51,54]
Desorientação ciliar	Suspeite caso o desvio-padrão médio do ângulo seja > 20 graus, sem redução após tratamento, e presente em duas localizações (nariz, bronquite)	[47,48,49]
Anormalidade no aparelho basal	–	–
Aplasia ciliar	–	[8,44,52,55,56]
Cílios muito compridos	–	[8,44,55]
Sem anormalidades	Repita o exame e faça estudos de orientação	–

Adaptado com permissão de Bush A, Cole P, Hariri PR, *et al.* Primary ciliary dyskinesia: diagnosis and standards of care. *Eur Respir J* 1998;12:982-988.

do número de cílios anormais.[4,59] Apesar de pacientes com DPOC causada pelo fumo terem diminuição da depuração mucociliar, as diferenças nos estudos comparando a depuração em fumantes saudáveis e não-fumantes são menos evidentes.[40,60] A exposição aguda à fumaça de cigarro *in vivo* mostra efeitos conflitantes, ou seja, causando diminuição, nenhuma alteração e até mesmo aumento da depuração.[4,40,60,61] A diminuição do batimento ciliar pelo fumo *in vitro* é reversível desde que a exposição pare antes que ocorra a estase ciliar, provavelmente explicando a disparidade entre alguns resultados, principalmente aqueles comparando estudos *in vivo* com estudos *in vitro*.[40,61,62]

Outros poluentes ambientais, como o dióxido de enxofre e o dióxido de nitrogênio, têm sido associados ao desenvolvimento de anormalidades estruturais e funcionais dos axonemas.[29,40] Foi demonstrado que uma variedade de gases anestésicos deprime a atividade ciliar e, em alguns estudos, a exposição a altas concentrações de oxigênio também tem sido associada à diminuição da função ciliar.[29] A diminuição do transporte mucociliar pode ocorrer como conseqüência de trauma físico ao epitélio ciliado, como em pacientes intubados submetidos à ventilação mecânica na unidade de tratamento intensivo.[3,7,29,63] Esse é considerado um fator importante na predisposição desses pacientes à pneumonia nosocomial.[3,63] Fatores nutricionais também podem ser importantes. Por exemplo, descobriu-se que a perda de cílios é uma das conseqüências iniciais da deficiência de vitamina A, sendo responsável pela conhecida suscetibilidade às infecções traqueobrônquicas dos indivíduos com vitaminose A.[64] O álcool causa profunda inibição da função ciliar e este é considerado um dos mecanismos pelos quais os pacientes que abusam do álcool estão predispostos às infecções pulmonares.[4,65] Vários defeitos estruturais do axonema têm sido vistos nessas desordens secundárias, além da ocorrência da orientação aleatória.[51,66-70]

Constatou-se que vários microrganismos patogênicos do trato respiratório produzem fatores que diminuem a velocidade do batimento ciliar *in vitro*. Não se sabe qual o verdadeiro significado desses fatores *in vivo*, mas investigadores usando modelos experimentais *in vivo* têm conseguido produzir diminuição da velocidade do muco traqueal usando alguns desses fatores.[40] Infecções virais estão associadas a uma redução da depuração mucociliar devido principalmente à perda do epitélio ciliado.[40] Por exemplo, durante surtos de influenza, o epitélio brônquico mostra degeneração e descamação celulares.[40] Entretanto, foi demonstrado que infecções virais também causam defeitos nos microtúbulos ciliares associados a alterações citopáticas nas células epiteliais e perda progressiva de células ciliadas do epitélio.[3,71] O papel sinergístico do vírus predispondo a infecções bacterianas das vias aéreas é multifatorial e inclui a perda de células ciliadas, redução da velocidade de batimento ciliar, aumento da produção de muco, alteração da reologia do muco e do transporte iônico e uma mudança nos receptores celulares para as bactérias.[1]

Interações Bactéria-Hospedeiro com a Função Ciliar

Foi demonstrado que várias bactérias associadas a infecções respiratórias agudas ou crônicas nos seres humanos, incluindo o *Streptococcus pneumoniae*, a *Chlamydia pneumoniae*, o *Mycoplasma pneumoniae*, o *Haemophilus influenzae*, algumas cepas de *Staphylococcus aureus*, a *Pseudomonas aeruginosa*, a *Bordetella pertussis* e outras, produzem fatores que afetam o mecanismo mucociliar e causam dano ao epitélio ciliado *in vitro*.[40,68,72] Supõe-se que, por esse meio, esses organismos afetam a depuração mucociliar durante as infecções.

Wilson *et al.* notaram que os pigmentos fenazínicos da *P. aeruginosa*, a piocianina e a 1-hidroxifenazina, causavam uma diminuição da velocidade de batimento dos cílios de forma proporcional à dose.[73] A piocianina causava o início gradual da diminuição progressiva da velocidade do batimento dos cílios associada, em última instância, à estase ciliar e ao dano epitelial generalizados, enquanto a 1-hidroxifenazina causava o início rápido da diminuição da velocidade de batimento ciliar, e esse efeito era reversível.[73,74] Uma discinesia ciliar acentuada foi vista mais tarde. Usando eritrócitos marcados em porquinhos-da-índia anestesiados, eles também documentaram que essas toxinas diminuíam a velocidade do muco traqueal.[1,74] Descobriu-se que os pigmentos de fenazina têm várias interações pró-inflamatórias com as células fagocíticas humanas, podendo intensificar o dano epitelial causado tanto pelas bactérias quanto pelos neutrófilos. As proteases e os raminolipídeos e suas lecitinas (aglutinina I e aglutinina II) das *P. aeruginosa*

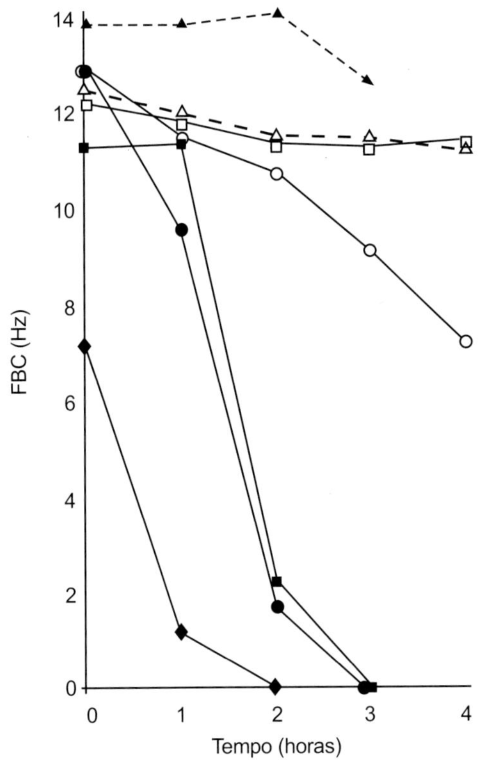

FIG. 2-7. O efeito da pneumolisina nativa do *Streptococcus pneumoniae* purificada pela cromatografia líquida de alta pressão na freqüência do batimento ciliar (FBC) do epitélio respiratório humano *in vitro*. Os símbolos abertos e fechados representam os resultados obtidos em várias biópsias. Experiência 1: triângulo fechado, controle (soro fisiológico tamponado com fosfato [STF]); losango fechado, 50 μg de pneumolisina por mililitro; círculo fechado, 25 μg por mililitro; quadrado fechado, 10 μg por mililitro. Experiência 2: triângulo aberto, controle (STF); círculo aberto, 5 μg de pneumolisina por mililitro; quadrado aberto, 1 μg por mililitro. (Reproduzido com permissão de Steinfort C, Wilson R, Mitchell T, Feldman C, et al. Effect of *Streptococcus pneumoniae* on human respiratory epithelium in vitro. *Infect Immun* 1989;57:2006-2013.)

também inibem o batimento ciliar sendo que as primeiras também causam destruição epitelial.[1,28,75] Um estudo de 1996 mostrou que a direção dos batimentos ciliares de locais infectados, principalmente por *P. aeruginosa*, estava alterada e que o grau de desorientação se correlacionava diretamente com uma redução da depuração mucociliar.[1,74] O tratamento com antibióticos e corticosteróides tópicos diminuiu a desorientação ciliar e melhorou a depuração mucociliar.[1,74] Esse estudo sugere que o crescimento dos cílios pode ser afetado por infecções bacterianas como uma conseqüência direta da infecção ou devido à inflamação causada por ela.[1,74]

Estudos com o *S. peumoniae* demonstraram que sua toxina protéica, a pneumolisina, é responsável pelos efeitos no epitélio ciliado.[76] A pneumolisina tem porções citotóxica e ativadora do complemento distintas que residem em domínios separados da molécula, e parece que seus efeitos no epitélio ciliado estão associados à região citotóxica.[28] Estudos *in vitro* demonstraram que a pneumolisina causa diminuição da velocidade do batimento ciliar em escovados nasais proporcional à dose, mesmo na ausência de mudanças ultra-estruturais das células (Fig. 2-7).[76] A pneumolisina tem ainda muitas propriedades pró-inflamatórias. Por exemplo, em um modelo experimental de pneumonia lobar, a pneumolisina isoladamente induziu a características histológicas da infecção pneumocócica no pulmão de rato, e a imunização prévia com adjuvante de Freund e pneumolisina reduziu a gravidade da pneumonia.[28]

Nós não temos como testar acuradamente *in vivo* as observações feitas *in vitro*. Entretanto, os pigmentos fenazínicos da *P. aeruginosa* foram encontrados na fase solúvel do escarro de pacientes com fibrose cística e bronquiectasias que estão colonizados por este organismo em concentrações suficientes para inibir o batimento ciliar *in vitro*.[28] Os mecanismos celulares pelos quais essas toxinas podem causar disfunção ciliar e destruição epitelial ainda têm sido profundamente investigados. Um estudo usando traquéia de carneiro sugeriu que o mecanismo do dano epitelial da piocianina pode estar relacionado ao aumento da liberação de oxidantes reativos dos leucócitos polimorfonucleares presentes na superfície epitelial.[77] Em contraste, estudos usando epitélio ciliado nasal humano têm sugerido que a redução do batimento ciliar é causada pela diminuição do AMP cíclico e do ATP intracelulares e que os efeitos não parecem ser mediados pelos leucócitos polimorfonucleares.[78] A redução do batimento ciliar pode ser evitada por agentes que aumentam o AMP cíclico intracelular e pelo seu análogo, o AMP dibutiril cíclico; esses agentes também retardam o início da destruição epitelial.[78] Foi demonstrado que o *M. pneumoniae* se liga aos cílios e causa sua destruição por alteração da região do colar, possivelmente pela liberação de peróxido de hidrogênio.[3,68]

O dano epitelial visto em infecções, especialmente nas infecções crônicas, não é mediado somente pelos produtos bacterianos. Vários fatores produzidos pelo hospedeiro causam disfunção ciliar e dano epitelial *in vitro*, e podem contribuir para a patogenia da doença. Foi demonstrado que oxidantes gerados enzimaticamente e reagentes contendo peróxido de hidrogênio (H_2O_2) e ácido hipocloroso *in vitro* causam discinesia ciliar e redução da velocidade do batimento ciliar em concentrações ≥ 100 μm ocorrendo estase ciliar completa com concentrações maiores (Fig. 2-8).[28,79] Apesar de as células fagocitárias humanas serem fontes importantes destes reagentes oxidantes, descobriu-se que o próprio pneumococo produz H_2O_2 em quantidades significativas e este parece ser um fator importante na determinação da virulência deste organismo.[28] Um modelo experimental demonstrou que baixas concentrações de H_2O_2 inibiam a atividade ciliar de uma maneira reversível, não letal, dependente da dose, possivelmente através de outros mensageiros incluindo a cinase protéica C, enquanto concentrações maiores eram citotóxicas.[80] Estudos experimentais também demonstraram que o muco contém pelo menos uma glicoproteína que retira H_2O_2 de uma forma dependente da concentração e que pode proteger o epitélio ciliado de reagentes oxidantes liberados pelas células fagocitárias luminares.[81]

Como foi dito na seção sobre Controle do Batimento Ciliar, os fosfolipídeos bioativos produzidos endogenamente, incluindo o PAF, o liso-PAF e a lisofosfatidilcolina, podem desempenhar um papel importante em desordens inflamatórias não-infecciosas das vias aéreas e parecem ser importantes mediadores putativos da asma. Esses lipídeos bioativos causam

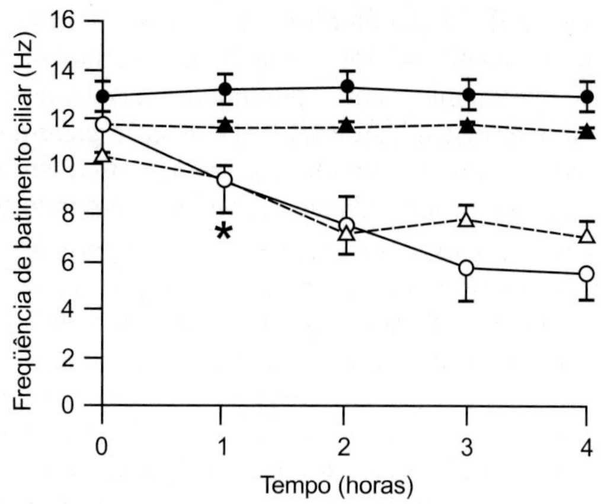

FIG. 2-8. A freqüência do batimento ciliar do epitélio ciliado nasal humano durante um período de 4 horas de exposição à glicose (5 mm) e o sistema gerador de reagentes oxidantes da glicose oxidase (círculos abertos com linha contínua, 100 mU por mililitro; triângulos abertos com linha pontilhada, 25 mU por mililitro), com seus respectivos controles representados por símbolos fechados. O início da discinesia está indicado por um asterisco. (Reproduzido de Feldman C, Anderson R, Kanthakumar K, *et al.* Oxidant-mediated ciliary dysfunction in human respiratory epithelium. *Free Rad Biol Med* 1994;17:1-10, com permissão de Elsevier Science.)

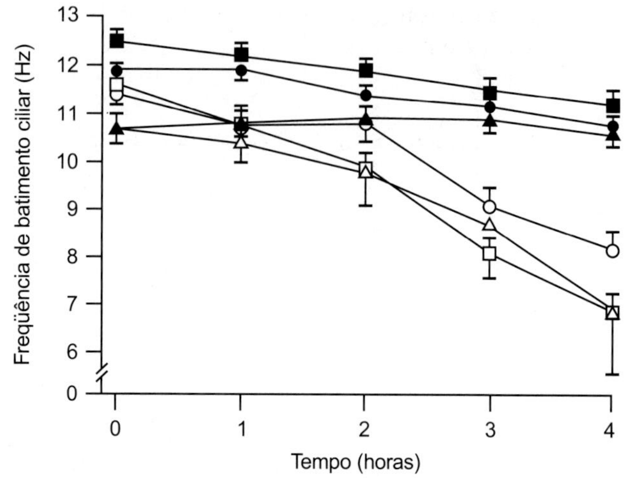

FIG. 2-9. Os efeitos de fosfolipídeos bioativos, do fator de ativação plaquetário (PAF), do liso-PAF e da lisofosfatidilcolina na freqüência do batimento ciliar do epitélio ciliado humano *in vitro* durante um período de 4 horas. O círculo, o quadrado e o triângulo abertos representam sistemas experimentais contendo lisofosfatidilcolina, PAF e liso-PAF, respectivamente, e os símbolos fechados iguais correspondem aos sistemas de controle com fosfolipídeos bioativos. (Reproduzido com permissão de Feldman C, Anderson R, Theron AJ, *et al.* Roxithromycin, clarithromycin, and azithromycin attenuate the injurious effects of bioactive phospholipids on human respiratory epithelium in vitro. *Inflammation* 1997;21:655-665.)

uma redução significativa da velocidade ciliar e dano epitelial de maneira dependente da dose em concentrações $\geq 1\mu g$ por mililitro (Fig. 2-9).[82] Esses efeitos são potencializados pela presença de leucócitos polimorfonucleares, provavelmente devido ao aumento da produção de reagentes oxidantes por estas células, induzidos pelos fosfolipídeos bioativos.[82] Eosinófilos de porquinhos-da-índia ativados pelo PAF também destroem o epitélio da traquéia desses animais e afetam a função ciliar, pelo menos em parte devido ao aumento da produção de reagentes oxidantes.[28]

A elastase é outro produto dos neutrófilos que danifica o epitélio. Altas concentrações (500 μg por mililitro) reduzem progressivamente a freqüência do batimento ciliar e causam um acentuado dano epitelial, enquanto concentrações menores (20 μg por mililitro) também causam dano epitelial, mas sem reduzir o batimento ciliar.[28] Já foi demonstrado que a atividade elastolítica está aumentada no catarro purulento. Enzimas como a colagenase e a catepsina G podem ser liberadas pelos neutrófilos durante a interação das células do hospedeiro com bactérias e podem superar a capacidade dos inibidores, como as antiproteinases alfa$_1$ das secreções pulmonares, de neutralizar seus efeitos no epitélio das vias aéreas.[40]

Agentes que Atenuam os Efeitos das Bactérias no Epitélio Ciliado

Como foi dito anteriormente na seção sobre Controle do Batimento Ciliar, demonstrou-se que vários mediadores e vários agentes farmacêuticos afetam a freqüência do batimento ciliar e que, *in vitro*, vários desses agentes atenuam os efeitos das bactérias, dos produtos bacterianos e de outras substâncias tóxicas no epitélio ciliado humano.[7,28] Apesar de pesquisadores terem começado a elucidar os possíveis mecanismos, a relevância clínica exata dessas observações precisa ser esclarecida. O salmeterol, um agonista beta$_2$ de longa duração, diminui, *in vitro*, a redução da freqüência de batimento ciliar humano induzida pela piocianina e atenua a redução do AMP cíclico e do ATP intracelulares, aparentemente através da estimulação dos receptores adrenérgicos β_2, assim como atenua o dano epitelial e a perda de células ciliadas induzidos pela infecção por *P. aeruginosa* sem afetar a distribuição da bactéria na mucosa.[28,83] Da mesma forma, o salmeterol parece proteger o epitélio respiratório contra o dano produzido pelo *H. influenzae*.[84] Apesar de o mecanismo da ação de proteção celular do salmeterol não ser conhecido, foi demonstrado que ele antagoniza a atividade inflamatória e oxidativa dos fosfolipídeos bioativos por um mecanismo de estabilização da membrana.[28]

Comprovou-se que pequenas doses, abaixo da concentração inibidora mínima (MIC), dos antibióticos amoxicilina, loracarbef e ciprofloxacina, atenuam os efeitos do *H. influenzae* no epitélio ciliado humano *in vitro* e que a eritromicina impede a *P. aeruginosa* de produzir toxinas que danifiquem o epitélio ou que estimulem a citotoxicidade dos neutrófilos.[28] Os antibióticos macrolídeos/azalídeos (roxitromicina, claritromicina e azitromicina), que aumentam a depuração mucociliar pela estimulação da freqüência do batimento ciliar e pela inibição da hipersecreção de muco, também atenuam os efeitos dos fosfolipídeos bioativos no epitélio ciliado humano, principalmente pela inibição da produção de oxidantes reativos como conseqüência de sua atividade estabilizadora das membranas.[28,82]

Algumas dessas observações interessantes *in vitro* têm relevância clínica. Por exemplo, a panbronquiolite difusa é uma infecção crônica das vias aéreas que foi inicialmente associada à colonização por *H. influenzae* e depois à colonização por *P. aeruginosa*.[85] Essa afecção tem sido descrita principalmente em pacientes orientais. Esses pacientes tinham um prognóstico sombrio que melhorou sensivelmente com o uso prolongado de eritromicina em pequenas doses, possivelmente devido às suas propriedades antiinflamatórias.[85] Da mesma forma, o uso de antibióticos macrolídeos tem melhorado o controle da asma, também possivelmente devido às suas propriedades antiinflamatórias.[82]

Anormalidades do Muco e do Líquido Periciliar

Secreções anormais são uma das principais causas da disfunção mucociliar na maioria das desordens das vias aéreas. As alterações no muco e no líquido periciliar são geralmente resultantes da inflamação das vias aéreas.[1] Os produtos dos leucócitos ativados, peptídeos liberados de nervos aferentes e mediadores inflamatórios contribuem para o processo.[39] Na fibrose cística, a anormalidade primária é um defeito no gene da proteína reguladora da condutância transmembrana resultando em uma diminuição da secreção de cloro na luz das vias aéreas e um aumento da reabsorção de sódio e água.[7] Isso leva à produção de um muco muito esperso e viscoso devido à pouca hidratação associado à inabilidade de manter um líquido periciliar adequado, com uma redução secundária do batimento ciliar.[7] O escarro de pacientes com fibrose cística contém uma grande quantidade de DNA originário do grande número de leucócitos luminares, conseqüência da colonização crônica e infecção das vias aéreas. Isto aumenta a viscosidade do muco e diminui a depuração mucociliar, mesmo que outros componentes do sistema de transporte estejam funcionando normalmente.

Nas desordens inflamatórias crônicas das vias aéreas, incluindo a asma e a DPOC, estão presentes a hipertrofia das glândulas de muco da submucosa e hiperplasia das células caliciais o que, associado à inflamação das vias aéreas, leva a uma secreção luminar excessiva.[7,40] A velocidade do transporte mucociliar nestes pacientes está diminuída.[7] No caso da asma, há uma redução maior na velocidade do transporte após exposição a alérgenos que não parece ser devida a uma depressão da atividade ciliar, mas secundária a uma alteração na produção do líquido periciliar e provavelmente até mesmo na sua função, além das alterações na camada de muco. Os leucotrienos parecem ser importantes mediadores desses efeitos nos asmáticos.[7] No entanto, foi demonstrado *in vitro* que a fase sol do escarro de asmáticos causa uma redução do batimento dos cílios humanos.[40]

Um evento inicial importante na patogenia das infecções é a ligação das bactérias às superfícies epiteliais e às estruturas a elas associadas, como será discutido em maior profundidade no Capítulo 4. Estudos *in vitro* sugerem que a primeira interação da maioria das bactérias com o epitélio das vias aéreas é com a camada de muco. Fatores que alterem a depuração mucociliar podem estimular a colonização bacteriana do muco das vias aéreas, o que pode ser um precursor importante das infecções agudas e crônicas do trato respiratório inferior. Várias bactérias que causam infecções brônquicas ou colonizam o trato respiratório (isto é, em paciente com DPOC ou com bronquiectasias) produzem substâncias extracelulares que estimulam a secreção de muco *in vitro*. Por exemplo, foi demonstrado em modelos experimentais que as proteases e os ramnolipídeos da *P. aeruginosa* estimulam a produção de muco *in vivo*.[1] Também foi descoberto que o *S. pneumoniae* e o *H. influenzae* estimulam a secreção de muco *in vitro*.[86] Demonstrou-se que o ramnolipídeo da *P. aeruginosa* também afeta o transporte do íon de cloro.[1]

As interações do *S. pneumoniae* com a mucosa ciliada humana foram estudadas em cultura de órgãos *in vitro*.[28] O *S. pneumoniae* aderiu inicialmente à camada espessa gelatinosa do muco e causou uma redução progressiva do batimento ciliar, provavelmente devido à ação da pneumolisina. Não se observou adesão às células epiteliais ou aos cílios, mas somente esparsos danos mínimos ao epitélio. Posteriormente ocorreu a destruição epitelial com separação das junções estreitas através das quais estes microrganismos aparentemente invadiram.[28]

Da mesma forma, o *H. inflenzae* associou-se inicialmente à camada de muco da superfície epitelial e posteriormente causou dano ao epitélio, o que parece ser um pré-requisito para a associação deste organismo com o epitélio respiratório.[28] No mesmo modelo de cultura de órgãos, a *P. aeruginosa* aderiu preferencialmente ao muco, danificou o epitélio e expôs a membrana basal.[28] A aderência bacteriana ao muco ocorre através de interações específicas entre as adesinas da superfície bacteriana e os receptores do muco.[1,87-91] O muco das vias aéreas é rico em receptores em potencial para bactérias,[87] e estão sendo conduzidos estudos para determinar as estruturas bacterianas e do hospedeiro envolvidas.[1,87,88,92,93] Apesar de que, em circunstâncias normais, esta ávida aderência ao muco pode funcionar como um mecanismo para aprisionar bactérias e removê-las das vias aéreas, em casos de colonização crônica, tais como as que ocorrem na fibrose cística, nas bronquiectasias e nas panbronquiolites difusas, ela pode desempenhar um papel prejudicial.[88]

TOSSE

A tosse é um reflexo relativamente comum, ativado quando o aparelho mucociliar está seriamente danificado ou foi sobrecarregado por partículas inaladas ou por secreções.[10] Nessas condições, é necessária a energia produzida pelo fluxo de ar para mover o muco. A tosse é desencadeada quando receptores sensoriais no epitélio das vias aéreas superiores e inferiores sofrem estímulos mecânicos ou químicos.[10,94-97] Os receptores mecânicos são sensíveis ao toque e ao deslocamento, enquanto receptores químicos são sensíveis a gases tóxicos e vapores.[98] Os receptores estão distribuídos por todo o corpo, sendo encontrados também nos seios da face, nas membranas timpânicas, no pericárdio, no diafragma e no estômago.[10,96,98] Não se tem certeza se eles desempenham um papel fisiológico no estímulo do reflexo da tosse. Acredita-se que existam três tipos de receptores nos pulmões envolvidos no reflexo da tosse, incluindo receptores de estiramento de adaptação rápida (irritantes), receptores de estiramento de adaptação lenta e receptores brônquicos de fibra C.[10,94,95,97] Eles estão distribuídos por toda a árvore brônquica.

A estimulação dos receptores de adaptação rápida nas vias aéreas parece estimular o reflexo da tosse e pode também estimular a secreção de muco que, por sua vez, estimula a tosse, apesar de existirem dúvidas sobre sua importância no reflexo da tosse.[10,94,97,98] O papel das fibras C não está claro. Apesar de sua estimulação inibir a tosse, ela também aumenta a secreção de muco, o que estimula a tosse.[10] O papel dos receptores de adaptação lenta parece ser o de estimular os músculos expiratórios.[10] Impulsos aferentes dos receptores para irritação entram no cérebro pelos nervos vago, trigêmeo, glossofaríngeo e laríngeo superior.[10,95,96,98] O estímulo eferente causa ativação da glote, do diafragma, dos músculos intercostais e abdominais.[98] Ainda está em debate se existe um centro da tosse no cérebro.[98]

Uma tosse eficaz depende da capacidade de se atingir um grande fluxo e uma alta velocidade de ar através das vias aéreas.[98] Para que ocorra a tosse, a glote fica fechada por aproximadamente 0,2 segundo após uma rápida inspiração profunda cujo volume varia de 50% do volume corrente a 50% da capacidade vital.[10,96,98] A pressão intrapleural aumenta consideravelmente, a glote é aberta e uma exalação rápida se segue com a liberação explosiva do ar intratorácico.[10] Devido à dramática compressão das vias aéreas durante a tosse resultante do alto gradiente de pressão entre o espaço pleural e as vias aéreas, a velocidade do fluxo de ar atinge até 280 metros por segundo na traquéia e se aproxima da velocidade do som.[2,96] Esta velocidade explica a eficácia da tosse na traquéia, que serve para deslocar o muco e outras partículas estranhas e permitir que sejam expectorados.[10] A depuração pela tosse é essencialmente um mecanismo em série que mobiliza o muco para as vias aéreas de maior calibre através de tosses sucessivas. A tosse repetitiva pode danificar o epitélio das vias aéreas. Além disso, as pressões, as velocidades e a energia produzidas durante tosses vigorosas podem causar uma série de complicações nos sistemas cardiovascular, nervoso central, gastrointestinal e geniturinário além de outras complicações.[96]

A eficiência da tosse depende na interação dinâmica entre a camada de muco e o fluxo de ar. Para que a tosse mova o muco de forma eficaz, as secreções devem estar dispersas no gás expiratório.[98] Esta interação foi analisada usando-se como base a estrutura bifásica do fluxo gás-líquido.[98] Interagindo com o muco, o fluxo de ar desenvolve uma força cortante na interface com a camada de muco cuja magnitude é diretamente proporcional à energia cinética do fluxo de ar. Para mover o muco na direção das vias aéreas de maior calibre, esta força tem que superar a viscosidade do muco e a força da gravidade.

Dependendo da velocidade do fluxo de ar e das características do muco, o padrão do movimento da camada de muco varia. Nas vias aéreas de menor calibre, principalmente associado a altas velocidades do fluxo de ar, ele é levado por um movimento de compressão conforme aumenta a pressão alveolar distal ao tampão mucoso. Conseqüentemente, o denominado fluxo de padrão anular, no qual um canal de ar se forma através do tampão de muco, é o principal mecanismo de limpeza das vias aéreas inferiores.[98] Com a alta velocidade freqüentemente encontrada nas vias aéreas de maior calibre, o muco pode ser arrancado da superfície e formar gotículas que ficam em suspensão na luz das vias aéreas.[98] Este fluxo, conhecido como fluxo de névoa, é típico durante a expectoração de muco da traquéia.[98]

Se as necessidades do fluxo de ar são preenchidas, a eficácia da eliminação de muco depende da profundidade da camada de muco e de suas propriedades reológicas.[98] Além disso, cada velocidade do fluxo de ar exige uma determinada profundidade de muco para que ele possa ser movido. A profundidade de crítica aumenta conforme aumenta a viscosidade do muco, mas mantendo-se a viscosidade constante, a profundidade crítica aumenta com a elasticidade. As pessoas sadias não conseguem eliminar o muco das vias aéreas pela tosse, pois o muco é normalmente muito diluído para que haja uma interação gás-líquido eficaz. A elasticidade tem um efeito negativo na eliminação do muco pela tosse, mas um efeito positivo na movimentação das secreções pelo batimento ciliar.

Uma explicação alternativa a esta teoria de fluxo bifásica gás-líquido é a hipótese de que a remoção das secreções das vias aéreas pela tosse pode estar relacionada mais à estimulação da atividade ciliar do que à dispersão de um líquido em um gás.[98] Isso sugere que a alta velocidade do ar durante a tosse pode estimular o mecanismo mucociliar mudando a secreção do líquido periciliar ou aumentando diretamente o batimento ciliar.

Vários fatores podem influenciar adversamente a eficiência do mecanismo da tosse, incluindo fraqueza das musculaturas expiratória e respiratória, mudança na reologia do muco (principalmente um aumento da viscosidade e da elasticidade) e alteração da função mucociliar.[98] A função normal do aparelho mucociliar é importante para a manutenção de uma tosse eficaz, pois ele é necessário para transportar as secreções da periferia para as vias aéreas mais proximais de onde podem ser eliminadas pela tosse.[98]

Por outro lado, foram descritos vários tratamentos farmacológicos e não-farmacológicos que parecem melhorar a eliminação pela tosse, mas faltam estudos clínicos desses agentes e dessas técnicas para documentar a melhora dos pacientes.[98,99] O treinamento dos músculos expiratórios, auxiliares mecânicos da tosse como a compressão da parte inferior do tórax e do abdome e a fisioterapia torácica com drenagem postural, vibração e percussão têm sido descritos como benéficos. A técnica de expiração forçada, que requer que o paciente faça uma exalação forçada com a glote aberta de um volume pulmonar de médio a pequeno, foi introduzida como uma alternativa para a remoção de secreções.[98] Essa técnica tem a vantagem de uma menor pressão transpulmonar e uma menor compressão e menos colapso das vias aéreas do que ocorre na tosse, e tem sido eficaz na remoção de secreções de pacientes com DPOC.[98]

CONCLUSÃO

A disfunção mucociliar está presente em várias doenças respiratórias, especialmente naquelas que envolvem as vias aéreas, sendo uma conseqüência da doença. Apesar de a disfunção mucociliar poder por si só causar uma considerável morbidade, as modalidades terapêuticas para essa desordem não são muito eficazes e são geralmente ignoradas.[99] Alguns medicamentos (como os antagonistas beta-adrenérgicos) e a fisioterapia parecem ser benéficos para os pacientes com depuração mucociliar diminuída, mas nenhuma dessas modalidades terapêuticas é muito eficaz isoladamente.[99] Um melhor entendimento dos fatores implicados na disfunção mucociliar e das maneiras pelas quais esta pode ser eficazmente revertida, como os estudados em trabalhos que foram discutidos nesse capítulo, pode ajudar a identificar novas estratégias de tratamento para este componente de várias doenças respiratórias.

AGRADECIMENTOS

O autor agradece à Sra. Magda Bronkhorst por sua assistência e à Wits Photo-Illustration Unit pelas fotografias.

REFERÊNCIAS BIBLIOGRÁFICAS

1. Wilson R, Dowling RB, Jackson AD. The biology of bacterial colonization and invasion of the respiratory mucosa. *Eur Respir J* 1996;9:1523-1530.
2. Skerrett SJ. Host defenses against respiratory infection. *Med Clin North Am* 1994;78:941-966.
3. Reynolds HY Normal and defective respiratory host defenses. In: Pennington JE, ed. *Respiratory infections: diagnosis and management,* 3rd ed. New York: Raven Press, 1994:1-34.
4. Newhouse M, Sanchis J, Bienenstock J. Lung defense mechanisms. *N Engl J Med* 1976;295:990-998.
5. Jeffery PK, Li D. Airway mucosa: secretory cells, mucus and mucin genes. *Eur Respir J* 1997;10:1655-1662.
6. Sleigh MA, Blake JR, Liron N. The propulsion of mucus by cilia. *Am Rev Respir* Dis 1988;137:726-741.
7. Wanner A, Salathe M, O'Riordan TG. Mucociliary clearance in the airways. *Am J Respir Crit Care Med* 1996;154:1868-1902.
8. Schidlow DV Primary ciliary dyskinesia (the immotile cilia syndrome). *Ann Allergy* 1994;73:457-468.
9. Satir P, Sleigh MA. The physiology of cilia and mucociliary interactions. *Annu Rev Physiol* 1990;52:137-155.
10. Romberger D, Floreani AA, Robbins RA, et al. Respiratory tract defense mechanisms. In: Baum GL, Wolinsky E, eds. *Textbook of pulmonary diseases,* Volume I. 5th ed. Boston: Little, Brown and Company, 1994:23-46.
11. Rutland J, Griffin WM, Cole PJ. Human ciliary beat frequency in epithelium from intrathoracic and extrathoracic airways. *Am Rev Respir Dis* 1982;125:100-105.
12. Clary-Meinesz C, Mouroux J, Huitorel P, et al. Ciliary beat frequency in human bronchi and bronchioles. *Chest* 1997;111:692-697.
13. Yeates DB. Inhibitory and excitatory neural regulation of the mucociliary transport system. In: Baum GL, Priel Z, Roth Y, et al., eds. *Cilia, mucus, and mucociliary interactions.* New York: Marcel Dekker Inc, 1998:27-38.
14. Korngreen A, Priel Z. Mucus transporting cilia: a model system for investigating calcium signaling in electrically inexcitable cells. In: Baum GL, Priel Z, Roth Y, et al., eds. *Cilia, mucus, and mucociliary interactions.* New York: Marcel Dekker Inc, 1998:49-58.
15. Lansley AB, Sanderson MJ, Dirksen ER. Control of the beat cycle of respiratory tract cilia by Ca^{2+} and CAMP. *Am J Physiol* 1992;263:L232-L242.
16. Sanderson MJ, Dirksen ER. Mechanosensitive and beta-adrenergic control of the ciliary beat frequency of mammalian respiratory tract cells in culture. *Am Rev Respir Dis* 1989;139:432-440.
17. Di Benedetto G, Magnus CJ, Gray PTA, Mehta A. Calcium regulation of ciliary beat frequency in human respiratory epithelium *in vitro*. *J Physiol* 1991;439:103-113.
18. Di Benedetto G, Manara-Shediac FS, Mehta A. Effect of cyclic AMP on ciliary activity of human respiratory epithelium. *Eur Respir J* 1991;4:789-795.
19. Tamaoki J, Kondo M, Takizawa T. Effect of CAMP on ciliary function in rabbit tracheal epithelial cells. *J Appl Physiol* 1989;66:1035-1039.
20. Wanner A. Effects of methylxanthines on airway mucociliary function. *Am J Med* 1985;79[Suppl 6A]:16-21.
21. Tamaoki J, Kondo M, Takizawa T. Adenosine-mediated cyclic AMPdependent inhibition of ciliary activity in rabbit tracheal epithelium. *Am Rev Respir Dis* 1989;139:441-445.
22. Jain B, Rubinstein I, Robbins RA, et al. Modulation of airway epithelial cell ciliary beat frequency by nitric oxide. *Biochem Biophys Res Commun* 1993;191:83-88.
23. Lindberg S, Carlen B, Cervin A, et al. Regulation of mucociliary activity in the upper airways by nitric oxide–clinical implications. In: Baum GL, Priel Z, Roth Y, et al., eds. *Cilia, mucus, and mucociliary interactions.* New York: Marcel Dekker Inc, 1998:473-490.
24. Lundberg JON, Weitzberg E, Nordvall SL, et al. Primarily nasal origin of exhaled nitric oxide and absence in Kartagener's syndrome. *Eur Respir J* 1994;7:1501-1504.
25. Bush A, Cole P, Hariri M, et al. Primary ciliary dyskinesia: diagnosis and standards of care. *Eur Respir J* 1998;12:982-988.
26. Marom Z, Shelhamer JH, Bach MK, et al. Slow-reacting substances, leukotrienes C_4 and D_4, increase the release of mucus from human airways in vitro. *Am Rev Respir Dis* 1982;126:449-451.
27. Nieminen MM, Moilanen EK, Nyholm J-EJ, et al. Platelet-activating factor impairs mucociliary transport and increases plasma leukotriene B_4 in man. *Eur Respir J* 1991;4:551-560.
28. Feldman C, Anderson R, Rutman A, et al. Human ciliated epithelium in vitro-mechanisms of injury and protection. In: Baum GL, Priel Z, Roth Y, et al., eds. *Cilia, mucus, and mucociliary interactions.* New York: Marcel Dekker Inc, 1998:461-471.
29. Wanner A. Clinical aspects of mucociliary transport. *Am Rev Respir Dis* 1977;116:73-125.
30. Rusznak C, Devalia JL, Lozewicz S, Davies RJ. The assessment of nasal mucociliary clearance and the effect of drugs. *Respir Med* 1994;88:890-101.
31. Devalia JL, Sapsford RJ, Wells CW et al. Culture and comparison of human bronchial and nasal epithelial cells *in vitro. Respir Med* 1990;84:303-312.
32. Sheehan JK, Thornton DJ, Somerville M, Carlstedt I. Mucin structure. The structure and heterogeneity of respiratory mucus glycoproteins. *Am Rev Respir Dis* 1991;144[Suppl];S4-S9.
33. Verdugo P. Polymer biophysics of mucus in cystic fibrosis. In: Baum GL, Priel Z, Roth Y, et al., eds. *Cilia, mucus, and mucociliary interactions.* New York: Marcel Dekker, Inc, 1998:167-189.
34. Verdugo P. Mucin exocytosis. *Am Rev Respir Dis* 1991;144[Suppl]:S33-S37.
35. Rubin BK, van der Schans CP, Kishioka C, et al. Mucus and mucoactive therapy in chronic bronchitis. *Clin Pulmon Med* 1998;5:1-14.
36. van As A. Pulmonary airway clearance mechanisms: a reappraisal. *Am Rev Respir Dis* 1977;115:721-726.
37. Davis CW, Abdullah LH, Boucher RC. Cellular basis for the purinergic regulation of mucin secretion in the airways. In: Baum GL, Priel Z, Roth Y, et al., eds. *Cilia, mucus, and mucociliary interactions.* New York: Marcel Dekker Inc, 1998:153-166.
38. Fischer BM, Li C, Hongfei Li, et al. Intracellular regulation of mucin secretion in airway epithelial cells in vitro. In: Baum GL, Priel Z, Roth Y, et al., eds. *Cilia, mucus, and mucociliary interactions.* New York: Marcel Dekker Inc, 1998:143-151.
39. Kim KC, McCracken K, Lee BC, et al. Airway goblet cell mucin: its structure and regulation of secretion. *Eur Respir J* 1997;10:2644-2649.
40. Wilson R. Secondary ciliary dysfunction. *Clin Sci* 1988;75:113-120.
41. King M. Experimental models for studying mucociliary clearance. *Eur Respir J* 1998;11:222-228.
42. Hasani A, Vora H, Pavia D, et al. No effect of gender on lung mucociliary clearance in young healthy adults. *Respir Med* 1994;88:697-700.
43. Greenstone M, Rutman A, Dewar A, et al. Primary ciliary dyskinesia: cytological and clinical features. *Q J Med* 1988;253:405-430.
44. Anonymous. Ciliary dyskinesia and ultrastructural abnormalities in respiratory disease. *Lancet* 1988;i:1370-1372.
45. Afzelius BA. Immotile cilia syndrome: past, present, and prospects for the future. *Thorax* 1998;53:894-897.
46. Rossman CM, Forrest JB, Lee RMKW et al. The dyskinetic cilia syndrome. Abnormal ciliary motility in association with abnormal ciliary ultrastructure. *Chest* 1981;80[Suppl]:860-864.
47. de Iongh R, Rutland J. Ciliary defects in healthy subjects, bronchiectasis, and primary ciliary dyskinesia. *Am J Respir Crit Care Med* 1995;151:1559-1567.
48. Rayner CFJ, Rutman A, Dewar A, et al. Ciliary disorientation alone as a cause of primary ciliary dyskinesia syndrome. *Am J Respir Crit Care Med* 1996;153:1123-1129.
49. Rutland J, de Iongh RU. Random ciliary orientation. A cause of respiratory tract disease. *N Engl J Med* 1990;3:323:1681-1684.

50. de Iongh R, Ing A, Rutland J. Mucociliary function, ciliary ultrastructure, and ciliary orientation in Young's syndrome. Thorax 1992;47: 184-187.
51. Herzon FS. Nasal ciliary structural pathology. *Laryngoscope* 1983; 93:63-67.
52. Gordon RE, Kattan M. Absence of cilia and basal bodies with predominance of brush cells in the respiratory mucosa from a patient with immotile cilia syndrome. *Ultrastruct Pathol* 1984;6:45-49.
53. Sturgess JM, Chao J, Turner JAP. Transposition of ciliary microtubules. Another cause of impaired ciliary motility. *N Engl J Med* 1980;303:318-322.
54. Sturgess JM, Chao J, Wong J, et al. Cilia with defective radial spokes. A cause of human respiratory disease. *N Engl J Med* 1979;300:53-56.
55. Afzelius BA, Gargani G, Romano C. Abnormal length of cilia as a possible cause of defective mucociliary clearance. *Eur J Respir Dis* 1985;66:173-180.
56. De Santi MM, Gardi C, Barlocco G, et al. Cilia-lacking respiratory cells in ciliary aplasia. *Biol Cell* 1988;64:67-70.
57. Gasparini P, Grifa A, Oggiano N, et al. Immotile cilia syndrome: a recombinant family at HLA-linked gene locus. *Am J Med Genet* 1994;49:450-451.
58. Trevisani L, Sartori S, Bovolenta MR, et al. Structural characterization of the bronchial epithelium of subjects with chronic bronchitis and in asymptomatic smokers. *Respiration* 1992;59:136-144.
59. Verra F, Escudier E, Lebargy F, et al. Ciliary abnormalities in bronchial epithelium of smokers, ex-smokers, and nonsmokers. *Am J Respir Crit Care Med* 1995;151:630-634.
60. Dye JA, Adler KB. Effects of cigarette smoke on epithelial cells of the respiratory tract. *Thorax* 1994;49:825-834.
61. Stanley PJ, Wilson R, Greenstone MA, et al. Effect of cigarette smoking on nasal mucociliary clearance and ciliary beat frequency. *Thorax* 1986;41:519-523.
62. Agius AM, Smallman LA, Pahor AL. Age, smoking and nasal ciliary beat frequency. *Clin Otolaryngol* 1998;23:227-230.
63. Konrad F, Schreiber T, Brecht-Kraus D, Georgieff M. Mucociliary transport in ICU patients. *Chest* 1994;105:237-241.
64. Biesalski HK, Stofft E, Wellner U, et al. Vitamin A and ciliated cells. I. Respiratory epithelia. *Z Ernahrungswiss* 1986;25:114-122.
65. Okeson GC, Divertie MB. Cilia and bronchial clearance: the effects of pharmacological agents and disease. *Mayo Clin Proc* 1970;45:361-373.
66. Afzelius BA, Camner P, Mossberg B. Acquired ciliary defects compared to those seen in the immotile-cilia syndrome. *Eur J Respir Dis* 1983;64[Suppl27]:5-10.
67. Afzelius BA. "Immotile-cilia" syndrome and ciliary abnormalities induced by infection and injury. *Am Rev Respir Dis* 1981;124:107-109.
68. Ballenger JJ. Acquired ultrastructural alterations of respiratory cilia and clinical disease. *Ann Otol Rhinol Laryngol* 1988;97:253-258.
69. Rayner CFJ, Rutman A, Dewar A, et al. Ciliary disorientation in patients with chronic upper respiratory tract inflammation. *Am J Respir Crit Care Med* 1995;151:800-804.
70. de Iongh R, Rutland J. Orientation of respiratory tract cilia in patients with primary ciliary dyskinesia, bronchiectasis, and in normal subjects. *J Clin Pathol* 1989;42:613-619.
71. Carson JL, Collier AM, Hu S-CS. Acquired ciliary defects in nasal epithelium of children with acute viral upper respiratory infections. *N Engl J Med* 1985;312:463-468.
72. Shemer-Avni Y, Lieberman D. *Chlamydia* pneumoniae-induced ciliostasis in ciliated bronchial epithelial cells. *J Infect Dis* 1995;171:1274-1278.
73. Wilson R, Pitt T, Taylor G, et al. Pyocyanin and 1-hydroxyphenazine produced by *Pseudomonas aeruginosa* inhibit the beating of human respiratory cilia in vitro. *J Clin Invest* 1987;79:221-229.
74. Wilson R, Dowling RB, Jackson AD. The effects of bacterial products on airway cells and their function. *Am J Respir Crit Care Med* 1996;154[Suppl]:S 197-S201.
75. Adam EC, Mitchell BS, Schumacher DU, et al. *Pseudomonas aeruginosa. II.* Lectin stops human ciliary beating: therapeutic implications of fucose. *Am J Respir Crit Care Med* 1997;155:2102-2104.
76. Steinfort C, Wilson R, Mitchell T, et al. Effect of *Streptococcus pneumoniae* on human respiratory epithelium in vitro. *Infect Immun* 1989;57:2006-2013.
77. Jackowski JT, Szepfalusi ZS, Wanner DA, et al. Effect of *P. aeruginosa*-derived bacterial products on tracheal ciliary function: role of O_2 radicals. *Am J Physiol* 1991;260:L61-L67.
78. Kanthakumar K, Taylor G, Tsang KWT, et al. Mechanisms of action of *Pseudomonas aeruginosa* pyocyanin on human ciliary beat in vitro. *Infect Immun* 1993;61:2848-2853.
79. Feldman C, Anderson R, Kanthakumar K, et al. Oxidant-mediated ciliary dysfunction in human respiratory epithelium. *Free Rad Biol Med* 1994;17:1-10.
80. Kobayashi K, Salathe M, Pratt MM, et al. Mechanism of hydrogen peroxide-induced inhibition of sheep airway cilia. *Am J Respir Cell Mol Biol* 1992;6:667-673.
81. Salathe M, Guldimann P, Conner GE, Wanner A. Hydrogen peroxidescavenging properties of sheep airway mucus. *Am J Respir Crit Care Med* 1995;151:1543-1550.
82. Feldman C, Anderson R, Theron AJ, et al. Roxithromycin, clarithromycin, and azithromycin attenuate the injurious effects of bioactive phospholipids on human respiratory epithelium in vitro. *Inflammation* 1997;21:655-665.
83. Dowling RB, Rayner CFJ, Rutman A, et al. Effect of salmeterol on *Pseudomonas aeruginosa* infection of respiratory mucosa. *Am J Respir Crit Care Med* 1997;155:327-336.
84. Dowling RB, Johnson M, Cole PJ, Wilson R. Effect of salmeterol on Haemophilus influenzae infection of respiratory mucosa in vitro. *Eur Respir J* 1998;11:86-90.
85. Kudoh S. Erythromycin treatment in diffuse panbronchiolitis. *Curr Opin Pulm Med* 1998;4:116-121.
86. Adler KB, Hendley DD, Davis GS. Bacteria associated with obstructive pulmonary disease elaborate extracellular products that stimulate mucin secretion by explants of guinea pig airways. *Am J Pathol* 1986;125:501-514.
87. Plotkowski MC, Bajolet-Laudinat O, Puchelle E. Cellular and molecular mechanisms of bacterial adhesion to respiratory mucosa. *Eur Respir J* 1993;6:903-916.
88. Lamblin G, Roussel P. Airway mucins and their role in defense against micro-organisms. *Respir Med* 1993;87:421-426.
89. Niederman MS. The pathogenesis of airway colonization: lessons learned from the study of bacterial adherence. *Eur Respir J* 1994;7: 1737-1740.
90. van Alphen L, Jansen HM, Dankert J. Virulence factors in the colonization and persistence of bacteria in the airways. *Am J Respir Crit Care Med* 1995;151:2094-2100.
91. Widdicombe J. Relationships among the composition of mucus, epithelial lining liquid, and adhesion of microorganisms. *Am J Respir Crit Care Med* 1995;151:2088-2093.
92. Scharfman A, van Brussel E, Houdret N, et al. Interactions between glycoconjugates from human respiratory airways and *Pseudomonas aeruginosa. Am J Respir Crit Care Med* 1996;154[Suppl]:S163-5169.
93. Ramphal R, Arora SK, Ritchings BW Recognition of mucin by the adhesin-flagellar system of *Pseudomonas aeruginosa. Am J Respir Crit Care Med* 1996;154[Suppl]:S170-S174.
94. Fuller RW Jackson DM. Physiology and treatment of cough. *Thorax* 1990;45:425-430.
95. Lalloo UG, Barnes PJ, Chung KE Pathophysiology and clinical presentations of cough. *J Allergy Clin Immunol* 1996;98[Suppl]:S91-S97.
96. Irwin RS, Rosen MJ, Braman SS. Cough. A comprehensive review. *Arch Intern Med* 1977;137:1186-1191.
97. Widdicombe J. Sensory neurophysiology of the cough reflex. *J Allergy Clin Immunol* 1996;98[Suppl]:S84-S90.
98. Irwin R, Boulet L-P, Cloutier MM, et al. Managing cough as a defense mechanism and as a symptom. A consensus panel report of the American College of Chest Physicians. *Chest* 1998;114[Suppl]:1335-1815.
99. Salathe M, O'Riordan TG, Wanner A. Treatment of mucociliary dysfunction. *Chest* 1996;110:1048-1057.

CAPÍTULO 3

Imunidade Humoral no Pulmão

Bethany B. Moore e Galen B. Toews

Os linfócitos são os leucócitos responsáveis pelas respostas imunológicas do organismo. Eles têm diversas características que são responsáveis pela sua especificidade, diversidade, memória e diferenciação entre antígenos próprios e não-próprios na resposta imunológica. Os linfócitos representam de 20 a 40% dos leucócitos e podem circular no sangue e na linfa, e também podem migrar para o espaço intersticial e para os órgãos linfáticos. Eles podem ser divididos genericamente em três tipos celulares: células B, células T e células NK (*natural killers*) ou células nulas. Todos os três tipos de células são pequenos, móveis e não-fagocíticos e não podem ser distinguidos morfologicamente. Entretanto, cada uma delas tem antígenos (Ag) de superfície específicos que podem ser identificados por técnicas imunoistoquímicas. As células B são as células que produzem anticorpos (Ac) ou imunoglobulinas nos pulmões. Como este capítulo trata da imunidade humoral no pulmão, e a imunidade humoral se refere a respostas imunes mediadas por Ac, esta parte do livro irá abordar as células B. Está dividida em uma seção de ciências básicas que explora o desenvolvimento das células B, o rearranjo dos genes, a ativação, *homing* e a regulação e produção das imunoglobulinas. Na seção clínica, nós abordaremos o papel que cada imunoglobulina desempenha na defesa pulmonar e faremos uma reflexão sobre a modulação através da imunização.

BASE CIENTÍFICA

Desenvolvimento da Célula B

Os eventos principais do desenvolvimento da célula B se concentram na construção dos elementos genéticos que codificam o receptor de antígeno (Ag) ligado à membrana das células B. Os receptores de superfície são imunoglobulinas especializadas para serem expressas na superfície celular. A imunoglobulina ligada à membrana consiste em cadeias leves e pesadas, cada qual possuindo regiões variáveis (V) que contribuem para a ligação do Ag e que variam extremamente de uma célula para outra. As imunoglobulinas também contêm regiões constantes (C), que não variam. Os segmentos gênicos que codificam a porção V das cadeias leves e pesadas não são contíguos no DNA da linhagem germinativa. Na diferenciação das células B, esses segmentos gênicos são translocados para produzir um gene que se expresse na região V. O processo de diferenciação envolve a seleção em um grande grupo de potenciais elementos V, de diversidade (D) e de junção (J). Essa combinação de translocações resulta na geração de um grande número de cadeias pesadas e leves distintas. A região V da cadeia pesada se expressa inicialmente com o segmento gênico da região C designado de μ.

As células B se originam de precursores hematopoiéticos pluripotenciais na medula óssea que dão origem à primeira célula da linhagem B detectável, a pré-pró-célula B. Essa célula tem baixa expressão de B220 (CD45) na superfície e uma alta expressão de CD43. Os genes das cadeias pesadas das imunoglobulinas dessa pré-pró-célula B ainda não foram rearranjados. Essas células se diferenciam no estágio inicial de pró-célula B que passa a expressar um Ag termoestável, iniciando-se o rearranjo D-J_H no *locus* da cadeia pesada da imunoglobulina. O nível de B220 aumenta neste estágio e o de CD43 diminui. A próxima célula no desenvolvimento é a pró-célula B madura que acumula um alto nível de coloração BP-1 na superfície além de outros marcadores. A pró-célula B madura se transforma em pré-célula B B220$^+$, CD43$^-$, BP-1$^+$ e HSA$^+$ (antígeno termoestável). Os genes das cadeias pesadas das imunoglobulinas já foram rearranjados na pré-célula B, mas não os das cadeias leves.[1,2] Quando os genes das cadeias leves da pré-célula B são rearranjados, a próxima célula da linhagem B aparece, a célula B imatura. Essa célula ainda é encontrada primariamente na medula óssea e expressa imunoglobulina M (IgM) na sua superfície.[3] Presume-se que após sofrerem mais diferenciação, essas células B imaturas migrem para a periferia onde expressam tanto IgM quanto IgD em sua superfície. Na maioria das células da periferia, o nível de IgD excede o de IgM. Nesse estágio, as células B são denominadas de *células B maduras*.[4]

Os termos *imaturas* e *maduras* derivam da observação de que essas duas populações celulares distintas fenotipicamente respondem de formas diferentes aos antígenos. As células B imaturas são mais facilmente tolerantes, enquanto as células B maduras, com a ajuda de linfocinas de células T ativadas, respondem a um antígeno específico secretando Abs direcionados contra o Ag-alvo. Essas células B maduras, ativadas, podem então se tornar grandes secretoras de imunoglobulinas, chamadas de *plasmócitos*, ou podem se tornar células de memória e esperar por um ataque futuro daquele antígeno. Entre-

---

B. B. Moore and G. B. Toews: Department of Internal Medicine, Division of Pulmonary and Critical Care Medicine, University of Michigan Medical School, Ann Arbor, Michigan 48109-0642.

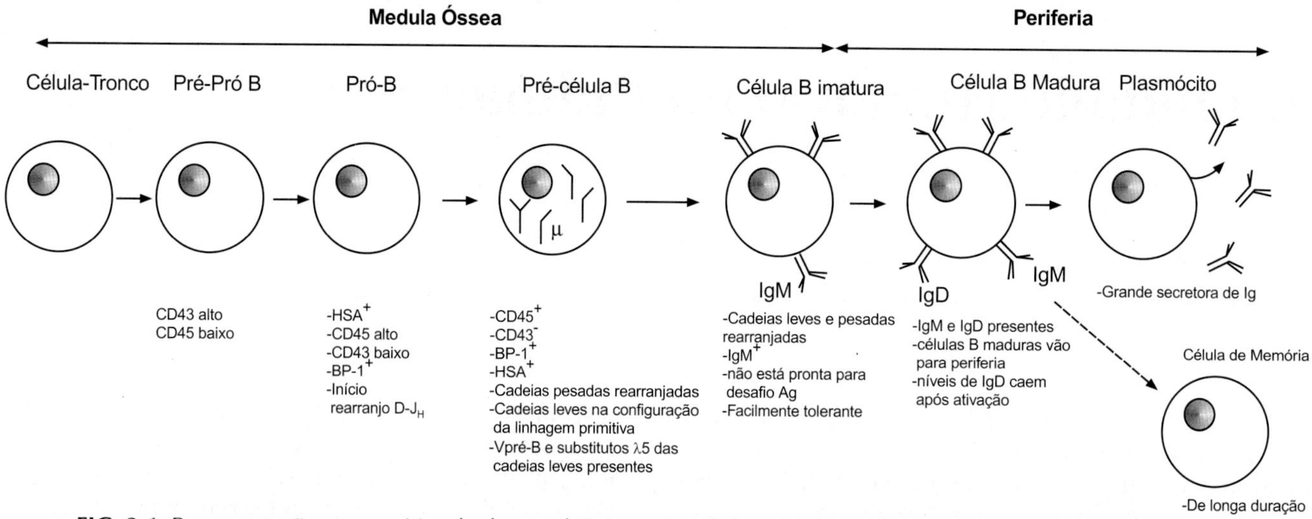

FIG. 3-1. Representação esquemática do desenvolvimento da célula B desde a célula-tronco, pluripotencial, na medula óssea até dar origem aos plasmócitos que secretam anticorpos ou às células de memória na periferia. (Ag, antígeno; D, diversidade; H, pesada; HSA, antígeno termoestável; Ig, imunoglobulina; J, junção; V, variável.)

tanto, uma vez ativadas, a expressão de IgD na membrana da célula B madura diminui novamente. Os plasmócitos não têm nem IgM nem IgD em sua superfície. Este padrão está representado esquematicamente na Figura 3-1.

Organização dos Genes das Imunoglobulinas

Os genes das cadeias pesadas e leves que constituem as classes de imunoglobulinas são codificados como famílias de vários genes em diferentes cromossomas. Nos seres humanos, os genes da cadeia leve λ estão no cromossoma 22, os genes das cadeias leves estão no cromossoma 2, e os genes das cadeias pesadas estão no cromossoma 14.[5] Para que possa gerar a incrível variedade de imunoglobulinas, toda a molécula de imunoglobulina é codificada por múltiplos segmentos gênicos que podem ser misturados em um enorme número de combinações. A diversidade é obtida, em parte, através de rearranjos e deleções cromossômicas complexas e altamente reguladas, parte é mediada através de mutações pontuais ao acaso que ocorrem nas regiões da molécula que ligam o Ag nas células B ativadas, e parte da diversidade é proveniente de ligações alternativas das transcrições do RNA mensageiro (RNAm). Esse processo de embaralhamento e rearranjo do DNA é característico do sistema linfático (células B e T) e não ocorre em nenhum outro lugar da natureza.

Superfamília dos Genes das Imunoglobulinas

Nos seres humanos, o *locus* da cadeia leve λ contém aproximadamente 36 segmentos gênicos funcionais Vλ, 6 segmentos Jλ e 6 segmentos Cλ. Durante o desenvolvimento, uma região V e uma região J são selecionadas para se combinarem com um dos seis subtipos da região C, formando uma região codificadora madura da cadeia leve λ. No caso das cadeias κ, há aproximadamente 33 segmentos gênicos funcionais para Vκ, 5 Jκ e um único segmento gênico Cκ. O *locus* da cadeia pesada nos seres humanos tem 95 segmentos V_H (dos quais 51 são funcionais); existem seis segmentos gênicos funcionais J_H assim como 3 pseudogenes J_H. Além disso, regiões que codificam as cadeias pesadas contêm um segmento gênico adicional conhecido como *segmento* D_H. Existem aproximadamente 23 segmentos gênicos D_H nos seres humanos.[5]

Durante o desenvolvimento dos linfócitos, um processo muito elaborado e ordenado ocorre para gerar receptores de imunoglobulinas nos precursores das células B na medula óssea.[3,6-10] As primeiras alterações genéticas ocorrem no estágio de pró-célula B. Um segmento D_H se liga a um segmento J_H dentro do *locus* da cadeia pesada da imunoglobulina (Fig. 3-2). Esse rearranjo envolve um processo de dobra do cromossoma que coloca os segmentos D_H e J_H escolhidos próximos um ao outro e resulta na deleção de todo o material cromossômico entre esses dois segmentos. A seguir, um segmento V_H se alinha com a unidade D_HJ_H e, novamente, todo o material cromossômico entre o segmento V_H escolhido e a região D_HJ_H é eliminado, sendo perdido pela célula (Fig. 3-2).

Caso o processo de união (chamado de *recombinação VDJ*) tenha gerado um modelo que codifique uma proteína funcional (isto é, sem códons de parada no RNAm), uma cadeia pesada μ pode ser transferida do RNAm que é transcrito do novo cromossoma rearranjado. A proteína μ é a primeira proteína a ser produzida porque os genes da região μ C estão localizados logo depois do segmento gênico J_H (Fig. 3-3) e devido à sua proximidade são os primeiros a serem transcritos. A presença da proteína μ inibe qualquer rearranjo posterior do DNA do cromossoma 14 no *locus* da cadeia pesada. Essa inibição é denominada de *exclusão alélica* pois a presença da proteína funcional evita o rearranjo do alelo oposto (no outro cromossoma).

***Locus* da cadeia pesada na linhagem germinativa humana**

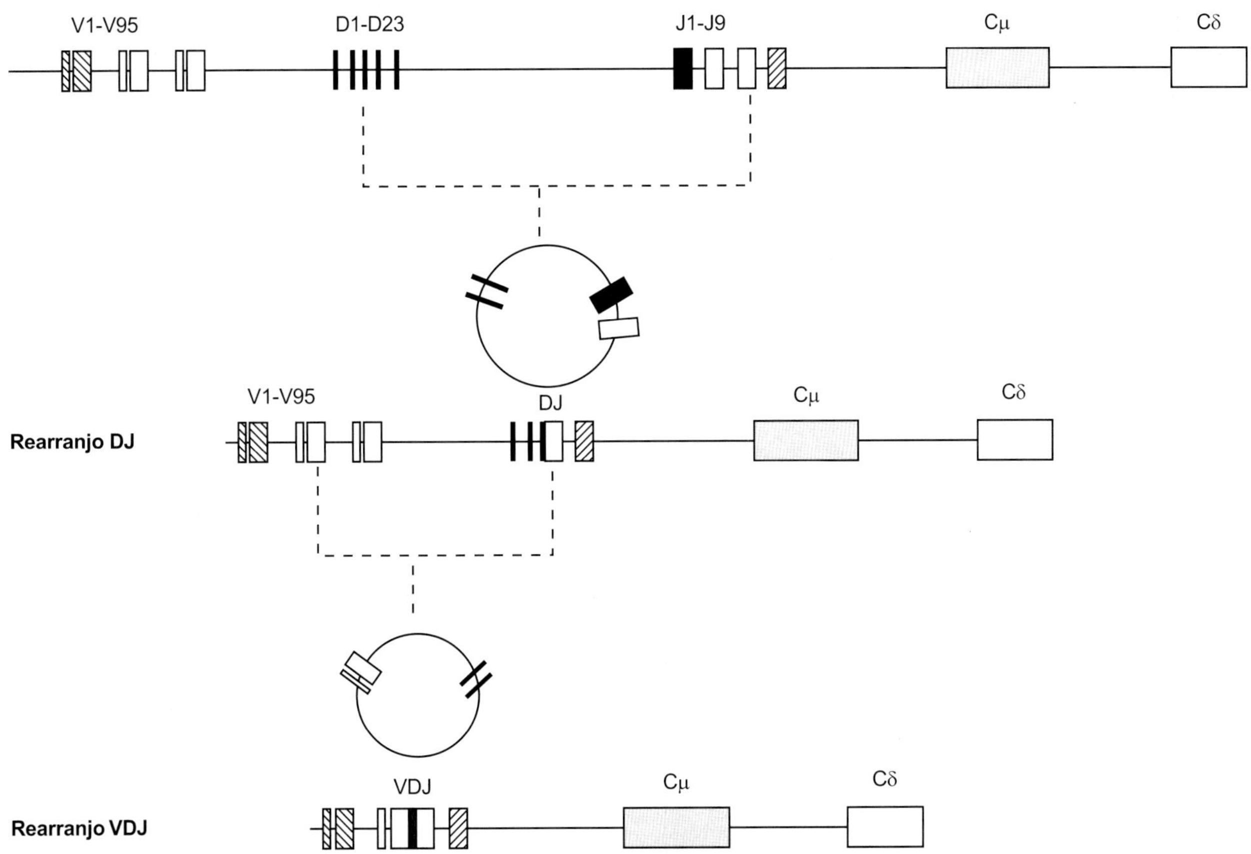

FIG. 3-2. Diagrama esquemático mostrando as deleções cromossômicas ordenadas que ocorrem durante o rearranjo das regiões variável, de diversidade e junção (VDJ) para gerar um modelo que codifica para o RNA mensageiro das imunoglobulinas (C, constante; D, diversidade; DJ, junção-diversidade; J, junção; V, variável.)

Mas, se o $V_HD_HJ_H$ resultante não for funcional e não resultar na formação de uma cadeia pesada, a célula tenta fazer um rearranjo $V_HD_HJ_H$ no cromossoma oposto. Os segmentos V_H, D_H e J_H são novamente selecionados ao acaso no segundo cromossoma. Se a célula conseguir fazer um segmento funcional no segundo cromossoma, a célula B continua seu processo de amadurecimento. Mas se os dois processos de reorganização não forem funcionais, essa célula morre na medula óssea.

Uma vez obtido um rearranjo genético funcional para a cadeia pesada μ, a célula inicia o mesmo processo para a cadeia leve. Por razões que não estão bem claras, as células B primeiro rearranjam a cadeia leve κ. No mesmo processo que foi usado para o rearranjo VDJ do *locus* da cadeia pesada, ocorre primeiro um rearranjo V-J no alelo da cadeia κ. Se ele for eficaz, a proteína κ resultante inibe (pela exclusão alélica) rearranjos posteriores. Entretanto, se for necessário, a célula B tenta nova reorganização κ no segundo cromossoma. Se nenhum dos dois processos produzir uma cadeia κ funcional à célula B, que já tem uma proteína μ funcional, existem mais duas chances para tentar rearranjar a cadeia leve λ. Qualquer precursor da célula B tem duas chances de obter um gene da cadeia pesada funcional pelo processo de reorganização e quatro chances de obter um gene da cadeia leve (primeiro o κ e depois o λ). Se um deles for funcional, a célula evolui para o estágio de pré-célula B, expressando moléculas maduras de IgM em sua superfície. Essa célula irá posteriormente se tornar

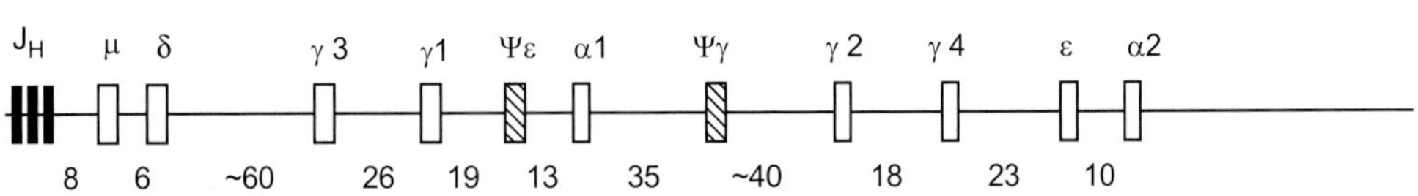

FIG. 3-3. Organização do *locus* do gene da cadeia pesada humana com as distâncias entre os genes indicadas em quilobases (kb). O *locus* do gene da cadeia pesada humana indica que μ é o gene variável, de diversidade e junção (VDJ) da cadeia pesada mais proximal. (J, junção; H, pesada.)

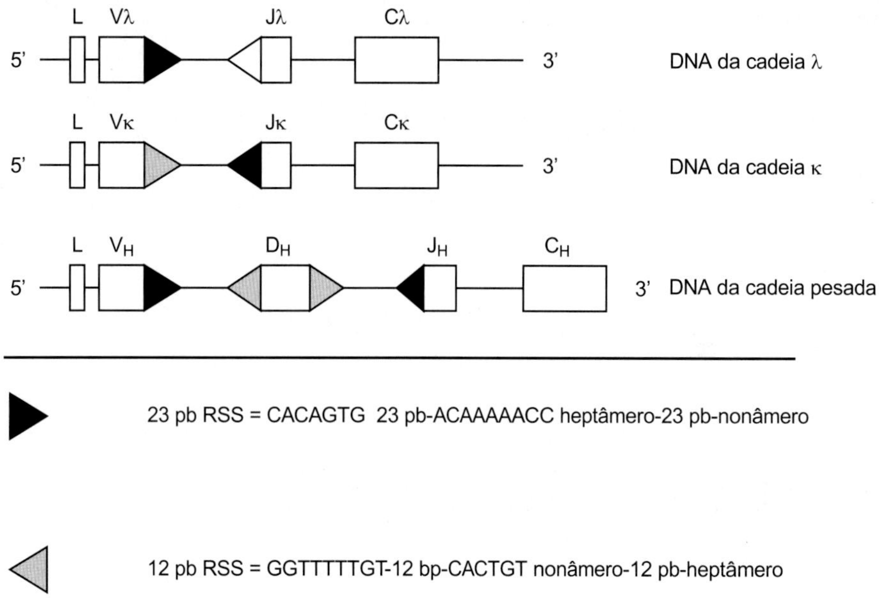

FIG. 3-4. Organização e estrutura das seqüências dos sinais de recombinação de seqüências (RSS) que direcionam o rearranjo coordenado das regiões variável, de diversidade e junção e as deleções cromossômicas (pb, par de bases; C, constante; D, diversidade; H, pesado; J, junção; L, leve; V, variável.)

uma célula B madura expressando tanto IgM quanto IgD. A célula B madura estará, então, pronta para interagir com Ags estranhos e participar das respostas imunes.

O processo completo de rearranjo VDJ e de exclusão alélica é um assunto muito complexo para essa discussão limitada. Os detalhes desse processo altamente ordenado foram amplamente revistos.[3,6-10] Deve-se ressaltar a descoberta de seqüências de DNA denominadas de *seqüências de sinais de recombinação* (RSS do inglês *recombination signal sequences*) adjacentes às regiões que codificam para as regiões V, D e J das cadeias pesadas e leves. Existem dois tipos de RSS, aqueles que conservam as seqüências de heptâmeros e nonâmeros separados por um espaçador de 23 pares de bases, ou aqueles em que as seqüências de heptâmeros e nonâmeros estão separadas por 12 pares de bases (Fig. 3-4). No *locus* da cadeia pesada, o RSS com o espaçador de 23 pares de bases está localizado na terminação 3' de todas as regiões V_H e na terminação 5' de todas as regiões J_H. Por outro lado, as regiões D_H estão limitadas nos dois lados por RSS com espaçador de 12 pares de bases. Acredita-se que as seqüências de heptâmeros e nonâmeros com o espaçador de 23 pares de bases se alinham somente com aquelas com espaçador de 12 pares de bases. É esse alinhamento que permite que o cromossoma se dobre de forma que os segmentos D_H e J_H escolhidos fiquem lado a lado. Esse alinhamento permite que o cromossoma seja cortado de tal forma que o DNA excedente seja cortado e eliminado, e que os segmentos D_H e J_H sejam reunidos. O mesmo processo ocorre novamente para que haja a combinação de RSS de uma região V_H com as RSS 5' da junção D_HJ_H. Esse processo de regulação permite que uma cadeia pesada tenha sempre uma região V_H, D_H e J_H em processo de rearranjo. Um processo semelhante ocorre nos genes das cadeias leves onde, por exemplo, as regiões Vκ são delimitadas pela RSS de 12 pares de bases, e as regiões Jκ são ladeadas pela RSS de 23 pares de bases.[8] Como foi dito na seção sobre a Organização dos Genes das Imunoglobulinas, esse processo de rearranjo do DNA e deleção de cromossomas é característico do sistema linfóide. Isso pode, em parte, ser explicado pelo fato de que as proteínas envolvidas nesses processos de recombinação são o produto do gene ativador da recombinase 1 (RAG1) e do gene ativador da recombinase 2 (RAG2). Esse genes são altamente específicos para os linfócitos e parecem ser regulados de tal forma que só se expressem em células de origem linfóide.[7,10,11]

Depois que ocorre o rearranjo funcional VDJ das cadeias pesadas e leves da célula B, ela é capaz de expressar tanto a IgM quanto a IgD na sua superfície sem mais nenhum outro rearranjo cromossômico. Isso é possível devido à organização única do *locus* das cadeias pesadas das imunoglobulinas. O segmento C_H do gene para as cadeias pesadas μ e δ está localizado a jusante do segmento J_H. Quando o rearranjo que criou uma junção $V_HD_HJ_H$ funcional está completo, uma grande quantidade de DNA foi retirada do cromossoma de forma que as regiões promotoras a montante de cada região V_H estão tão próximas das regiões C_H μ e δ que pode ser feita uma única transcrição de RNA contendo as regiões $V_HD_HJ_H$ e todos os segmentos gênicos Cμ e Cδ. Dessa longa transcrição de aproximadamente 26 kb, um processo denominado de *emendas alternativas* dita se o RNAm que é gerado a partir dessa longa transcrição contém a informação para a Cμ ou Cδ. Além disso, o processo de emendas alternativas também pode determinar se o RNAm tem o código para a forma de superfície ou secretora da IgM ou da IgD. A Figura 3-5 mostra como os éxons Cμ ou Cδ podem ser emendados alternadamente aos éxons $C_HD_HJ_H$ rearranjados para formar o RNAm para a IgD ou a IgM ligada à membrana ou secretora. É nesse estágio que as células B da periferia são capazes de interagir funcionalmente com os antígenos, com as células apresentadoras de antígenos (APCs) e com as citocinas das células T ativadas. Essas influências externas podem agora ajudar a determinar o destino da célula B e de seus descendentes. Para que a célula B passe a produzir ou-

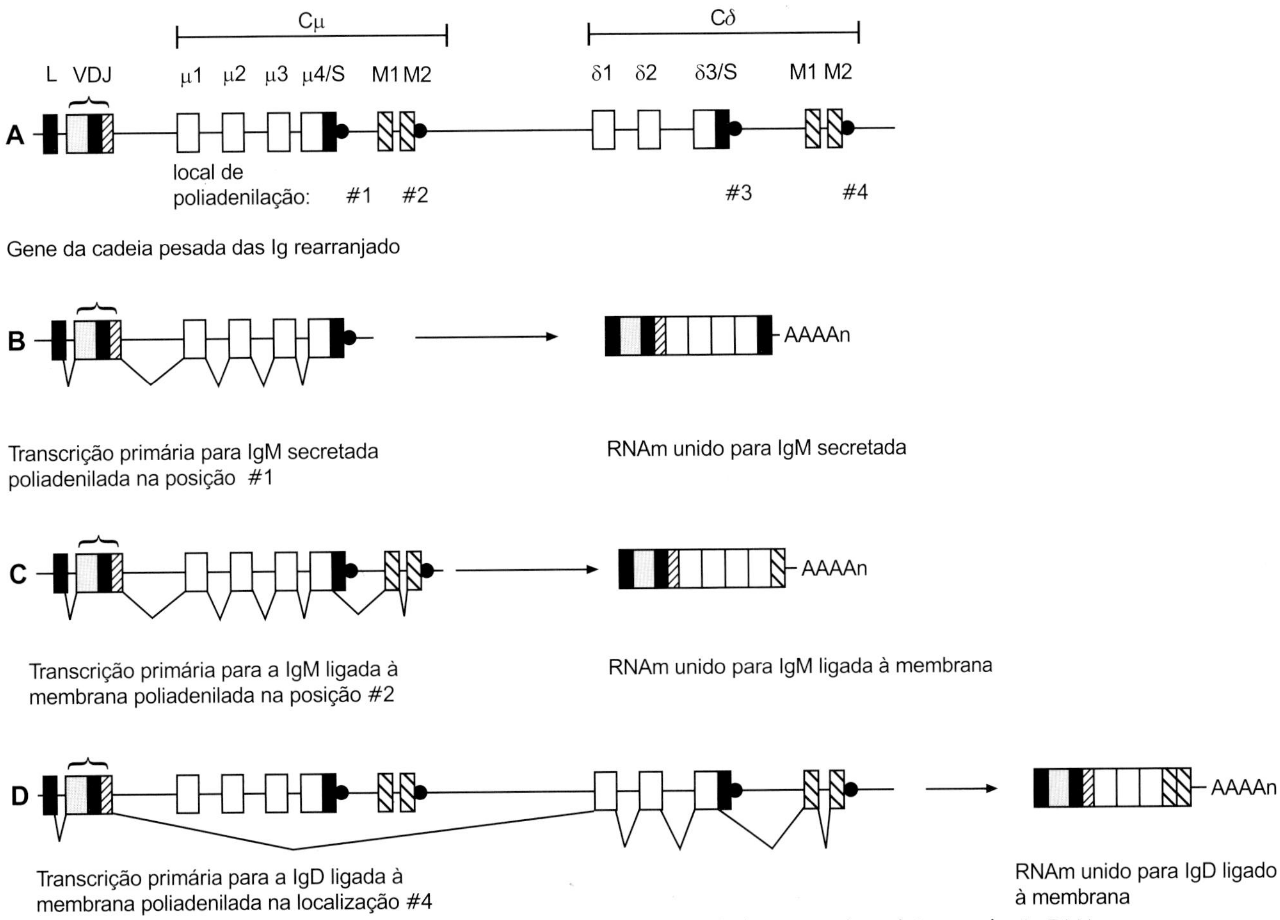

FIG. 3-5. Escolhas alternativas para a união dentro do rearranjo do *locus* μ-δ da cadeia pesada. **A:** DNA cromossômico da cadeia pesada das imunoglobulinas (Ig) rearranjado mostra a posição número 1 do poli-A μs, do poli-A μm na posição número 2, do poli-A δs na posição número 3 e do poli-A δm na posição número 4. **B:** Transcrição primária do RNA poliadenilado na posição número 1, levando à união do RNA mensageiro (RNAm) para a IgM secretada. **C:** Transcrição primária do RNA poliadenilado na posição número 2 levando à união do RNAm (mIgM) contendo dois éxons μm de membrana e não os éxons μs. **D:** Transcrição primária e poliadenilação na posição número 4 levando ao RNAm da IgD ligado à membrana. (C, constante; L, leve; VDJ, junção-diversidade-variável.)

tro tipo de imunoglobulina (IgG, IgA ou IgE), deve ocorrer uma nova série de alterações cromossômicas conhecidas como *recombinação de troca*.[12]

Ativação da Célula B

Uma célula B madura é ativada quando se encontra com um antígeno que expressa epítopos que são reconhecidos pelas imunoglobulinas de sua superfície. O processo de ativação pode ser direto, dependente da ligação cruzada das imunoglobulinas de superfície (independente da célula T) ou indireto, que ocorre durante uma interação próxima com a célula T auxiliar ou *helper* (dependente da célula T). Antígenos que não dependem da célula T têm uma estrutura altamente repetitiva. Muitos antígenos independentes da célula T são componentes da parede celular bacteriana (lipopolissacarídeos, lipoproteína, polissacarídeo pneumocócico, peptidoglicano, poros da matriz). É possível que organismos multicelulares tenham desenvolvido respostas independentes da célula T para que pudessem desenvolver uma resposta inicial a esses organismos. A ativação da célula B independente da célula T é uma resposta imunológica protetora muito importante contra microrganismos encapsulados. As características físicas dos antígenos que não dependem das células T são importantes determinantes de sua habilidade para estimular respostas que produzam anticorpos. A estrutura polimérica flexível, repetitiva, dos polissacarídeos, pode permitir que os receptores antigênicos da célula B se reúnam (ligação cruzada) em uma estrutura muito eficaz para desencadear reações de sinalização intracelular. Os antígenos independentes das células T induzem a formação de complexos sinalizadores persistentes e eficazes na superfície da célula B.[13]

A presença de citocinas apóia uma forte resposta de anticorpos. A interleucina-2 (IL-2), o interferon-γ (IFN-γ), o fator estimulador de colônia de granulócitos e macrófagos (GM-CSF), a IL-3 e a IL-5 são muito importantes para esse processo. A fonte dessas citocinas não foi determinada. Os macrófagos e as células NK são possibilidades interessantes. Os antígenos independentes das células T geram uma forte resposta de IgM com pouca mudança de classe. Os antígenos independentes das células T estimulam anticorpos oligoclonais que utilizam um número restrito de genes da região V mesmo entre pessoas que não tenham nenhuma ligação genética. Os anticorpos exibem poucas mutações somáticas e geralmente têm baixa afinidade. Como os polissacarídeos capsulares apresentam epítopos repetidos, até mesmo anticorpos de baixa afinidade podem se ligar com tal afinidade que fixam o complemento e causam opsonização e lise das bactérias. Os antígenos independentes das células T estimulam uma fraca resposta de memória.[14]

A resposta de anticorpos à maioria dos antígenos protéicos depende do auxílio das células T. Elas também são necessárias para que as células B se diferenciem em células de memória. Para que esses processos ocorram, as células B têm que (a) ter contato com as células T_H, e (b) responder às citocinas produzidas pelas células T_H. Essas interações ocorrem tipicamente na região das células T dos linfonodos ou do baço. O antígeno chega a esses locais através dos vasos linfáticos ou é conduzido pelos macrófagos ou pelas células dendríticas. Células B imaturas de longa duração circulam pelo sangue e pela linfa. O contato com o antígeno faz com que essas células parem de circular e permaneçam na região das células T. As células B específicas se ligam aos antígenos através dos receptores das imunoglobulinas ligadas à sua membrana, absorvem esses antígenos e quebram a proteína em fragmentos de peptídeos que podem se ligar a moléculas da classe II do complexo principal de histocompatibilidade (MHC) e serem expostos na superfície celular.[15] Células T auxiliares virgens também são ativadas nesses locais pelas células dendríticas que expressam esses peptídeos. Essas células T auxiliares ativadas procuram e acham as células B que estão portando o antígeno. Ao contrário das células B, as células T_H são incapazes de reconhecer antígenos nativos. A ativação da célula T_H requer que o antígeno seja "apresentado" a ela na forma de peptídeos associados às moléculas da classe I ou da classe II do MHC.

As APCs são células capazes de fagocitar o antígeno, processá-lo em pequenos fragmentos de peptídeos e depois expressar esses fragmentos na sua superfície em associação com as moléculas do MHC. As moléculas do MHC têm uma estrutura que forma uma fenda de dois lados, como um pão de cachorro-quente. O fragmento de peptídeo é depositado nessa fenda semelhante a um "cachorro-quente" de peptídeo. Esse complexo de peptídeo e molécula do MHC pode ser reconhecido pelo receptor da célula T (TcR) na superfície das células T_H. As células T_H reconhecem os peptídeos antigênicos associados a moléculas da classe II do MHC e não a moléculas da classe I do MHC. Apesar de todas as células nucleadas do organismo apresentarem moléculas da classe I do MHC, somente as APCs especializadas apresentam moléculas da classe II do MHC. Portanto, somente um número limitado de células do corpo pode servir como APCs para ativar as células T_H. As células que possuem MHC II incluem as células dendríticas, os macrófagos e as células B. As células T_H com os TcRs apropriados ligam esses TcRs ao MHC classe II/peptídeo da APC. Além disso, a molécula co-estimuladora CD4 da superfície da célula T_H também se liga à molécula da classe II do MHC fornecendo um sinal adicional para a ativação da célula T_H. Essa interação leva a célula T_H a expressar em sua superfície uma nova molécula conhecida como *CD40 ligand* (CD40L). Essa molécula interage com a molécula de CD40 da célula B. A ligação da molécula CD40 das células B leva à ativação de uma cascata dentro da célula B que faz com que ela expresse receptores específicos para citocinas em sua superfície (Fig. 3-6). Nesse estágio, as células T_H ativadas podem começar a secretar citocinas de forma direcional (na direção da célula B).[16]

A célula B está agora totalmente apta a receber os sinais dessas citocinas pois expressa receptores de superfície para elas. A cascata de citocinas gerada entre as células T_H e B varia dependendo da natureza do Ag encontrado. Esses sinais induzem as células B a proliferarem e a se diferenciarem em células produtoras de Acs. Essa resposta na região das células T gera o primeiro pico de IgM. A maioria das células B estimuladas por esse mecanismo não completa sua diferenciação nesse local, mas migra para a região folicular e gera centros germinativos. Isso requer a interação CD40-CD40L. No centro germinativo, ocorrem a proliferação rápida e a mutação somática dos genes das imunoglobulinas das células B. As células B sofrem uma seleção estrita e somente as células que expressam imunoglobulinas de grande afinidade sobrevivem. A mudança de classe para as cadeias pesadas de outras imunoglobulinas ocorre nos centros germinativos. As células B dos centros germinativos se diferenciam em células de plasmócitos ou se tornam células de memória (revisto na ref. 17).

Recombinação de Troca das Imunoglobulinas

Para que uma imunoglobulina tenha uma função efetora diferente, a região V (a região que se liga aos anticorpos) deve mudar para um gene da região C_H diferente. Isso ocorre através de um processo denominado *recombinação de troca*. A organização do *locus* da cadeia pesada da imunoglobulina é tal que os genes das regiões C_H das cadeias γ, α e ε estão localizados distalmente aos genes das cadeias pesadas μ e δ. Dentro desse *locus* existem regiões especiais do DNA conhecidas como *regiões de troca,* compostas de múltiplas cópias repetidas de pequenos elementos do DNA. Uma região de troca está localizada a 2 ou 3 kb à frente da região dos genes $C\mu$ C_H (entre J_H e $C\mu$) e à montante de todas as regiões C_H das cadeias γ, α e ε (Fig. 3-7).[5,16,17] Para que a célula B mude a sua produção de imunoglobulinas de IgM para IgG1, a região de troca localizada na frente da $C\mu$ e a região de troca localizada na frente da $C\gamma1$ devem se alinhar, e o DNA entre elas (incluindo os genes $C\mu$ e $C\delta$) é eliminado.

Apesar de o resultado ser similar à recombinação VDJ, os eventos moleculares envolvidos na recombinação de troca são diferentes. Sugeriu-se a participação de uma enzima de recombinação que atue nesse processo, mas tal enzima ainda não foi identificada e está claro que os elementos do tipo RSS que ditam a recombinação VDJ não estão presentes nas seqüências de recombinação. Ao dobrar o DNA entre as regiões envolvidas, o gene promotor à frente da região V_H rearranjada está agora bastante próximo dos genes da região $C\gamma1$ da cadeia pesada para que ocorra a sua transcrição, e a proteína IgG1 pode ser sintetizada. É importante lembrar que o DNA eliminado do cromossoma não será mantido nas células-filhas pois foi perdido. Assim, é impossível para uma célula B "voltar atrás" e produzir IgM depois que ocorra a mudança para IgG1. Mas é possível para uma cadeia pesada de IgG1 sofrer um rearranjo posterior para que haja uma recombinação com genes C_H mais distais, como com o $C\varepsilon$ ou com o $C\alpha$. Por isso, a produção de IgG pode preceder a produção tanto de IgA quanto de IgE.

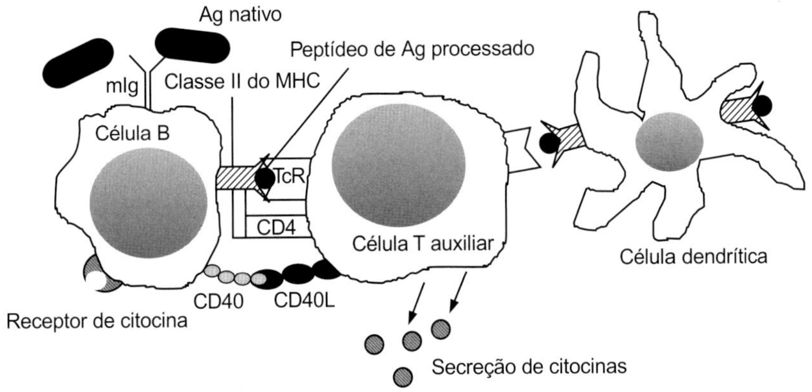

FIG. 3-6. Ativação das células B e T_H por antígeno (Ag) estranho. O Ag nativo se liga à imunoglobulina (Ig) associada à membrana da célula B e é apresentado ao receptor da célula T (TcR) de uma célula T_H como um fragmento de peptídeo na cavidade da molécula da classe II do complexo principal de histocompatibilidade (MHC). Além disso, a molécula CD4 da célula T_H também se liga à molécula da classe II do MHC das células B. Essa interação leva à expressão e interação do CD40L com o CD40, resultando na ativação total da célula T_H e na elaboração de citocinas de diferenciação/ativação das células B. Alternativamente, as células T_H podem ser ativadas por células dendríticas apresentadoras de antígenos que estejam próximas das células B ativadas.

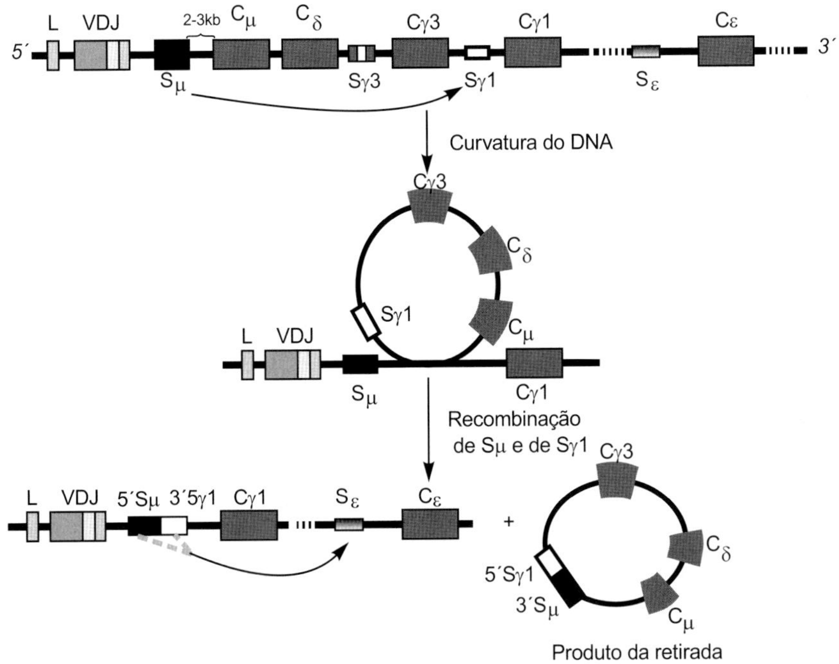

FIG. 3-7. Cromossoma da cadeia pesada da imunoglobulina (Ig) rearranjado mostra a localização das regiões de troca como pequenos retângulos. Em uma recombinação de troca entre μ e $\gamma 1$, a região de troca μ ($S\mu$) se alinha com a região de troca $\gamma 1$ ($S\gamma 1$), e o material cromossômico intercalado é dobrado e retirado do cromossoma. Recombinações adicionais ainda são possíveis para os isótipos abaixo dessa região, como o $C\varepsilon$. (C, constante; L, leve; S, troca; VDJ, junção-diversidade-variável.)

O processo de reorganização do gene de uma imunoglobulina é complexo, e o resultado final é um método elaborado para misturar um número limitado de segmentos gênicos em um número quase ilimitado de combinações para gerar a maior diversidade possível de Acs. Em primeiro lugar, existem vários segmentos V, D e J. A seguir, os segmentos V, D e J podem se combinar de muitas maneiras. O próprio processo de união pode levar a deleções e inserções de nucleotídeos que produzem diferentes resultados. Da mesma forma, as células B que rearranjam os mesmos segmentos V, D e J podem criar moléculas de imunoglobulinas únicas. Para terminar, as cadeias pesadas das imunoglobulinas podem se combinar com as cadeias leves κ ou λ para criar moléculas com diferenças tridimensionais. Todos esses mecanismos geram células B que possuem uma grande variedade de "bolsos" no domínio de ligação de Ag da molécula de imunoglobulina. As células B podem, então, vasculhar o ambiente interno do corpo à procura de antígenos cujo formato se encaixe nos locais de reconhecimento de antígenos na imunoglobulina daquela célula B.

A troca de isótipo é regulada pelas interações da superfície celular entre as células T e B e pelas citocinas das células T. As citocinas não podem, por si só, induzir a mudança de isótipo; são necessárias as interações da superfície celular como as que ocorrem entre CD40L (células T) e CD40 (células B). Cada citocina induz a mudança para determinado isótipo. A IL-10 atua como um fator de troca para a produção de IgG1 e IgG3; o IFN-γ induz a produção de IgG2; a IL-4 promove a produção de IgE e IgG4; e o TGFβ promove a produção de IgA. Parece que as citocinas ativam seletivamente a transcrição do gene C_H que elas induzem; a ativação pode tornar as regiões de troca acessíveis .[18]

A célula B é ativada após a interação com o antígeno. Esse processo geralmente envolve a migração da célula B para o folículo linfóide de um linfonodo ou do tecido linfóide associado àquela região. Ali, a interação posterior com as células T e as células dendríticas foliculares resulta em um processo conhecido como *mutação somática*.[19]

Mutação Somática

Apesar de o processo de mutação somática não ser bem entendido, o resultado final é que as células B ativadas começam a sofrer mutação em um número limitado de nucleotídeos da região de ligação de antígenos do segmento VDJ ou VJ que já foi rearranjado. Essas mudanças de nucleotídeos no DNA criam novos códons para a síntese de aminoácidos. Dessa forma, as células B secretam anticorpos com um local de ligação de antígenos discretamente modificado. Quando essa mudança resulta em uma conformação melhor com o antígeno (maior afinidade), a célula-filha com aquela mudança específica tem preferência na seleção para a expansão clonal e para a ativação pela interação com o antígeno. Quando a mudança causa uma conformação pior, as células-filhas não são selecionadas e provavelmente morrem. Conseqüentemente, devido à recombinação VDJ, à diversidade juncional e à diversidade de conformação, as células B podem criar uma grande variedade de receptores antigênicos para vasculhar o corpo. Através do processo de mutação somática, as células B podem adaptar as moléculas de anticorpo para permitir a seleção dos clones de maior afinidade. Finalmente, através do processo de recombinação de troca, a célula B pode ser levada a produzir o isótipo de imunoglobulina mais eficaz para o combate a um determinado ataque antigênico. Essa orquestração fornece um excelente mecanismo de defesa para combater as infecções microbianas.

Isótipos das Imunoglobulinas

Geralmente, o corpo é capaz de formar uma resposta de anticorpos contra uma grande variedade de antígenos. Esses antígenos podem ser polissacarídeos, lipídeos ou proteínas. Podem ser grandes ou pequenos, de estrutura simples ou bastante complexa. Uma das razões para esse incrível repertório de reconhecimento das células B ou das imunoglobulinas é o rearranjo complexo que acompanha o desenvolvimento dessas células. As imunoglobulinas funcionam como anticorpos, as proteínas que se ligam a antígenos estão presentes na membrana das células B e também são secretadas pelos plasmócitos. As imunoglobulinas secretadas podem circular por todo o corpo procurando antígenos estranhos e podem eliminá-los ou neutralizá-los. As imunoglobulinas ligadas à membrana plasmática funcionam como moléculas de reconhecimento de antígenos nas células B, e a interação dessa imunoglobulina receptora com o antígeno é responsável pela expansão clonal daquela população de células B.

Todas as imunoglobulinas têm em comum certas características estruturais e funcionais. As imunoglobulinas são compostas de quatro cadeias de polipeptídeos. A estrutura da molécula é determinada por estruturas protéicas primária, secundária, terciária e quaternária. Cada imunoglobulina tem duas cadeias pesadas e duas cadeias leves. Dentro de cada cadeia pesada e leve existe uma série de ligações de dissulfeto responsáveis pela formação de alças na estrutura primária de aminoácidos para formar os domínios das imunogloulinas. Além disso, existem ligações de dissulfeto que unem as cadeias pesadas. As ligações de dissulfeto também ligam as cadeias leves às cadeias pesadas. Existem cinco subclasses diferentes de cadeias pesadas e duas subclasses diferentes de cadeias leves. A conformação geral de uma molécula de imunoglobulina é de uma estrutura simétrica em forma de Y (Fig. 3-8) onde as duas porções terminais da estrutura em Y ligam antígenos de forma idêntica, e o tronco do Y (a porção Fc) é responsável pelas funções biológicas efetoras da molécula de imunoglobulina. Com exceção da porção da molécula que se liga aos antígenos (chamada de *região V* ou *variável*), a seqüência de aminoácidos do restante da molécula de anticorpo se conserva a mesma nas cinco subclasses de imunoglobulinas e é chamada de *região C*.[16]

Existem diversas classes ou isótipos de imunoglobulinas. Os isótipos são diferenciados por seqüências características de aminoácidos na região C da cadeia pesada, resultando em diferenças estruturais e funcionais únicas entre os diferentes isótipos de anticorpos. Existem cinco subclasses principais de anticorpos: IgM, IgD, IgG, IgE e IgA. As funções efetoras de cada isótipo resultam de interações entre a região C da cadeia pesada (Fc) e as outras proteínas do soro ou os receptores de membrana.

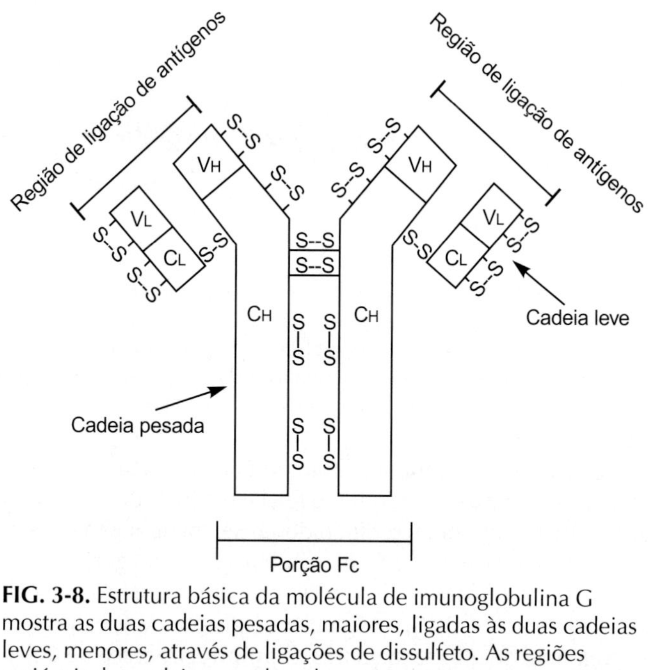

FIG. 3-8. Estrutura básica da molécula de imunoglobulina G mostra as duas cadeias pesadas, maiores, ligadas às duas cadeias leves, menores, através de ligações de dissulfeto. As regiões variáveis das cadeias pesadas e leves (V_H e V_L) são compostas de seqüências de aminoácidos responsáveis pela ligação ao antígeno. A região V_H é uma combinação dos genes V_H, L_H e J_H. A região V_L é uma combinação dos genes V_L e J_L rearranjados. As regiões constantes (C_H e C_L) têm a estrutura de aminoácidos conservada. (S-S, ligação de dissulfeto.)

Imunoglobulina G

A IgG (PM 150.000) é o isótipo mais abundante no soro e constitui aproximadamente 80% do total das imunoglobulinas séricas. A IgG tem ainda quatro diferentes isótipos nos seres humanos, numerados de acordo com sua concentração no soro: IgG1 (9 mg por mililitro), IgG2 (3 mg por mililitro), IgG3 (1 mg por mililitro) e IgG4 (0,5 mg por mililitro). As quatro subclasses são codificadas por genes C_H diferentes, cujas seqüências de DNA apresentam uma homologia de 90 a 95%. As sutis diferenças de aminoácidos que geram essas quatro subclasses resultam em pequenas diferenças nos tamanhos das regiões de dobra da molécula e em uma quantidade diferente de ligações de dissulfeto na região C da cadeia pesada. Essas diferenças afetam a função biológica dos vários isótipos. Por exemplo, a IgG1, a IgG3 e a IgG4 cruzam a placenta e desempenham um papel importante na proteção do feto em desenvolvimento. Várias subclasses de IgG ativam o sistema do complemento apesar de sua eficácia variar; a IgG3 é a subclasse que ativa com mais eficácia o complemento, seguida da IgG1. A IgG2 não é uma ativadora eficaz do complemento, e a IgG4 é totalmente incapaz de ativá-lo. A IgG1 e a IgG3 são opsoninas eficientes devido à sua habilidade de se ligarem aos receptores Fc das células fagocitárias. A IgG4 tem uma afinidade intermediária pelos receptores Fc sendo, portanto, uma opsonina mais fraca, enquanto a IgG2 tem uma afinidade extremamente fraca.[20] No pulmão, a IgG é encontrada mais freqüentemente no trato respiratório inferior.[21] Pacientes com deficiências primária ou secundária de IgG sofrem de infecções por microrganismos encapsulados como o *Haemophilus influenzae* e o *Staphylococcus pneumoniae*.[22]

Imunoglobulina M

A IgM representa de 5 a 10% das imunoglobulinas totais do soro, com uma concentração média de 1,5 mg por mililitro. A IgM monomérica se expressa como um anticorpo ligado à membrana da célula B, mas é secretada como um pentâmero no qual cinco monômeros da molécula de IgM são ligados por ligações de dissulfeto que unem suas regiões C_H em um anel central, de forma que os dez fragmentos de ligação de Ag estão voltados para fora da molécula, no formato de uma roda (Fig. 3-9A). A polimerização da poli-IgM é facilitada por uma proteína adicional chamada de *cadeia J (cadeia de ligação*, do inglês *joining chain*) que forma ligações de dissulfeto ligando duas moléculas de IgM pela região C_H.[23] A IgM é a primeira classe de imunoglobulina a ser produzida em uma resposta imunológica primária a um antígeno e é uma excelente aglutinina. Devido ao fato de que a IgM pentamérica secretada tem dez locais de ligação de antígenos, ela é extremamente eficaz, podendo ligar vários antígenos (p. ex., partículas virais) e agregar partículas em uma reação conhecida como *aglutinação*. A IgM também é uma ótima ativadora do complemento e por isso é uma valiosa linha de defesa contra microrganismos patogênicos. Entretanto, devido ao seu tamanho (PM 900.000), a IgM não se difunde com facilidade para os tecidos. A cadeia J permite que a molécula pentamérica da IgM se ligue aos receptores das células secretoras que podem, então, transportar ativamente a IgM através dos tecidos epiteliais para as secreções externas que banham as membranas mucosas. Apesar de a IgA ser o isótipo encontrado predominantemente nessas áreas, a IgM pode desempenhar um papel importante no pulmão como imunoglobulina secretora.[20]

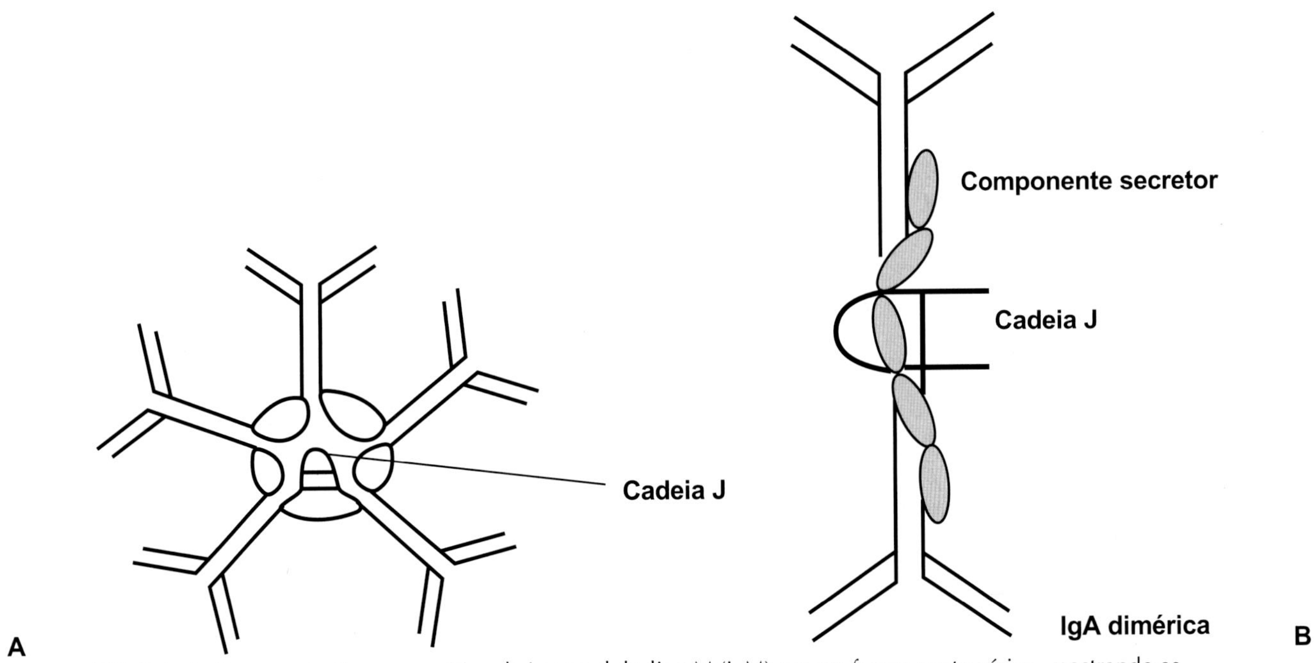

FIG. 3-9. A: Representação esquemática da imunoglobulina M (IgM) em sua forma pentamérica, mostrando as cinco moléculas monoméricas polimerizadas pela associação com a cadeia de união (cadeia J). **B:** Representação esquemática da molécula da imunoglobulina A (IgA) em sua forma dimérica, unida pela cadeia J e ligada covalentemente ao componente secretor.

Imunoglobulina A

A IgA representa apenas de 10 a 15% das imunoglobulinas totais do soro, mas é a classe de imunoglobulina predominante nas secreções como o leite, a saliva, as lágrimas e nas membranas mucosas dos tratos respiratório, digestivo e geniturinário. No soro, a IgA existe como um monômero, mas nas secreções ela está sob a forma de um dímero ou de um tetrâmero (PM 150.000 a 600.000) sustentada pela mesma molécula J encontrada no pentâmero de IgM (Fig. 3-9B). Além disso, a IgA secretora tem uma cadeia polipeptídica de PM 70.000 denominada de *componente secretor,* ligada covalentemente ao dímero de IgA. Quando as células plasmáticas secretam o dímero de IgA na submucosa, ele se liga ao polirreceptor de imunoglobulinas na superfície das células epiteliais das mucosas. O complexo de polirreceptor de imunoglobulina/ dímero de IgA sofre endocitose e é transportado através da barreira de células epiteliais para o lúmen. A vesícula então se funde com a membrana plasmática da célula epitelial e o complexo é quebrado enzimaticamente e secretado no lúmen. O polirreceptor de imunoglobulina partido é agora chamado de *componente secretor.* A função do componente secretor no lúmen é de cobrir o dímero de IgA e mascarar os locais da molécula normalmente susceptíveis às proteases encontradas nas mucosas.[24]

As moléculas de IgA representam importantes mecanismos de defesa do hospedeiro em resposta a microrganismos patogênicos como as salmonelas, o *Vibrio cholerae*, a *Neisseria gonorrhea* e vírus como o da poliomielite e o da influenza. A indução clássica da resposta antigênica da IgA requer que o Ag seja apresentado através das mucosas. É por isso que a vacina da poliomielite é dada por via oral. A apresentação desse Ag da vacina às células B e T associadas à mucosa favorece a produção de moléculas de IgA secretora que exercem sua função protetora ligando-se ao vírus da poliomielite na porta de entrada no organismo e impede que o vírus se ligue às superfícies epiteliais do corpo e estabeleça uma infecção. A vacinação subcutânea geralmente leva à resposta de IgG no soro, que pode ser menos eficaz contra microrganismos patogênicos na mucosa. Existem duas classes diferentes de IgA nos seres humanos (IgA1, encontrada normalmente na concentração de 3 mg por mililitro, e a IgA2, em concentrações de 0,5 mg por mililitro).[16] No trato respiratório, a IgA é mais abundante na mucosa das vias aéreas superiores.[21]

Imunoglobulina E

Os anticorpos IgE (PM 190.000) estão presentes em concentrações muito baixas no soro (0,3 μg por mililitro) mas eles são responsáveis pelos potentes efeitos biológicos associados às reações de hipersensibilidade como a febre do feno, a asma, a urticária e o choque anafilático. A IgE se liga ao receptor Fc nas membranas de basófilos e mastócitos. Quando os antígenos (alérgenos) se ligam à molécula de IgE que está ligada aos mastócitos e aos basófilos, essas células sofrem desgranulação e liberam uma variedade de mediadores farmacológicos como a histamina.[16,20] Acredita-se que as moléculas de IgE desempenhem um papel importante na defesa contra alguns parasitas patogênicos. Deve-se salientar que em países subdesenvolvidos onde os parasitas são prevalentes, os sintomas de alergia não são comuns. Mas nos Estados Unidos, onde as infestações parasitárias são raras, as moléculas de IgE estão mais comumente associadas aos sintomas patológicos de rinorréia, prurido e lacrimejamento.

Imunoglobulina D

Como foi dito na seção sobre o Desenvolvimento da Célula B, a IgD (PM 150.000) é geralmente encontrada na superfície das células B maduras e desaparece após sua ativação. Ela é secretada em concentrações muito baixas (30 μg por mililitro) e sua função é desconhecida. Há especulações de que a IgD possa representar um receptor direcional que permite que as células B maduras saiam da medula óssea para a periferia. Por outro lado, a IgD, junto com a IgM, pode desempenhar um papel importante na ativação das células B.[16]

Funções Efetoras dos Anticorpos

Apesar de o processo para gerar uma resposta humoral (mediada por anticorpo) ser complexo, o resultado final é a formação de moléculas de anticorpos que servem para defender o hospedeiro por meio de uma variedade de mecanismos efetores. As funções efetoras dos anticorpos incluem a opsonização, a fixação do complemento, a citotoxicidade celular dependente de anticorpos (ADCC), a aglutinação e a neutralização.

Opsonização

Muitos microrganismos patogênicos são efetivamente eliminados quando ingeridos por células fagocíticas, como os macrófagos. Uma vez fagocitado, o macrófago tem uma variedade de mecanismos enzimáticos e oxidativos que digerem o organismo. A fagocitose de partículas estranhas pode ser aumentada significativamente pela presença de opsoninas. As opsoninas são moléculas que se ligam tanto ao antígeno quanto à célula fagocítica. Os mais comuns são os membros da cascata do complemento e das moléculas de anticorpos. Os macrófagos possuem receptores de membrana que são específicos para certas classes de anticorpos chamados de *receptores Fc*. Quando um antígeno estranho (p. ex., uma bactéria) é coberto pelos anticorpos que foram secretados em resposta a ele, a superfície bacteriana fica revestida por moléculas de anticorpos. O local de ligação antigênica da molécula do anticorpo está em contato com a superfície bacteriana, deixando a extremidade Fc das cadeias pesadas da imunoglobulina virada no sentido oposto ao da bactéria e acessível aos macrófagos que possuem os receptores Fc (Fig. 3-10). Servindo como uma ponte que une a bactéria ao macrófago, o anticorpo é capaz de aumentar sensivelmente a eficácia da fagocitose, ajudando na eliminação das infecções.[16,20] A opsonização é particularmente importante nos pulmões, para a eliminação de microrganismos encapsulados.

Fixação do Complemento

O sistema de fixação do complemento consiste em aproximadamente 30 proteínas no soro e ligadas a membranas. Os componentes do complemento são sintetizados principal-

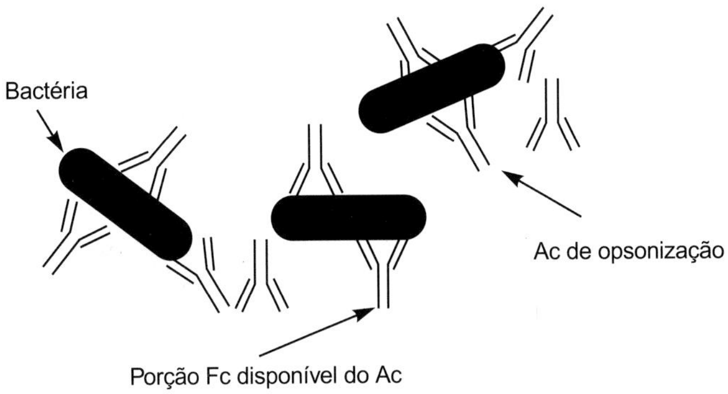

FIG. 3-10. Representação esquemática mostrando a opsonização de bactérias por moléculas monoméricas de imunoglobulinas. A ligação com o antígeno se dá através da região variável do anticorpo (Ac), deixando a porção Fc do Ac livre para se ligar aos receptores Fc das células fagocíticas. Além disso, as porções Fc servem de substrato para a ativação do sistema do complemento, que pode aumentar a fagocitose através das opsoninas da cascata do complemento.

mente pelos hepatócitos e por alguns monócitos circulantes. Após a ativação (fixação), essa reação em cascata resulta na geração de um complexo macromolecular de ataque à membrana que pode destruir uma variedade de células, bactérias e vírus. Assim, o sistema do complemento serve como o principal efetor da imunidade humoral. Para começar a fixação do complemento ou a ativação da cascata pela via clássica, o componente C1q do complemento deve ser capaz de se ligar simultaneamente a duas regiões Fc das moléculas de anticorpo (Fig. 3-11). Isso é feito mais facilmente quando a superfície do microrganismo patogênico está recoberta por moléculas de anticorpos. O componente C1q do complemento pode se ligar à porção Fc das moléculas de IgM ou de IgD. Como as moléculas de IgM são as primeiras a serem produzidas em resposta a um antígeno estranho, e a IgM secretada é uma estrutura pentamérica contendo cinco regiões Fc, a secreção de IgM seguida pela fixação do complemento é um método eficaz e rápido de eliminação de patógenos.[25]

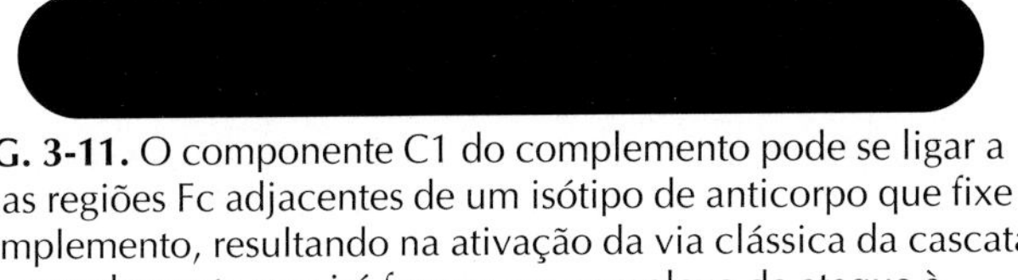

FIG. 3-11. O componente C1 do complemento pode se ligar a duas regiões Fc adjacentes de um isótipo de anticorpo que fixe complemento, resultando na ativação da via clássica da cascata do complemento que irá formar um complexo de ataque à membrana na superfície bacteriana, levando à destruição da bactéria. Se a fixação do complemento ocorrer porque os anticorpos estão ligados a uma célula do hospedeiro (isto é, uma célula infectada), o complexo de ataque à membrana irá destruir a célula infectada.

Citotoxicidade Celular Dependente de Anticorpos

Em um processo semelhante à opsonização, as moléculas de anticorpo podem reconhecer e se ligar especificamente a partículas de antígenos estranhos expressos na superfície das células do hospedeiro através de seu local de ligação de antígenos (p. ex., uma célula infectada por vírus). No caso da ADCC, a porção Fc do anticorpo pode agora se ligar aos receptores Fc das células NK, dos monócitos ou macrófagos e de neutrófilos ou eosinófilos (Fig. 3-12). A molécula de anticorpo serve como uma ponte específica para o antígeno para unir a célula efetora à célula infectada. Nesse caso, as propriedades citotóxicas das células NK ou dos macrófagos podem destruir a célula infectada ou danificada. O mecanismo de destruição geralmente envolve a liberação de enzimas líticas e de grânulos das células efetoras que se fundem com a membrana da célula infectada resultando na formação de um poro e da lise celular.[26]

Aglutinação

O processo de aglutinação envolve a ligação das moléculas de anticorpo secretadas ao antígeno de forma que ocorra uma ligação cruzada entre o antígeno e o anticorpo, formando um complexo insolúvel (Fig. 3-13). Esse complexo é geralmente grande o suficiente para formar um precipitado granuloso quando ocorre em solução em um tubo de ensaio.[27] No corpo, no entanto, o resultado da formação de um complexo Ag/Ac grande e insolúvel é o "aprisionamento" do organismo patogênico. Nesse complexo, o organismo pode ser impedido de se ligar aos receptores celulares que permitiriam o início da infecção. Além disso, esses complexos grandes e insolúveis são agora alvos a serem eliminados tanto pela fixação do complemento, quanto pela ADCC e pelo sistema reticuloendotelial. Nos pulmões, a aglutinação representa um importante mecanismo de defesa contra os vírus.

Neutralização

Os anticorpos do hospedeiro também desempenham um papel muito importante ao se unirem às toxinas secretadas pelas bactérias ou pelos vírus, neutralizando seu efeito tóxico. De maneira semelhante, os anticorpos podem recobrir partículas virais infecciosas e neutralizá-las efetivamente ao impedirem que estas se liguem aos receptores das células do hospedeiro.

Cinética das Respostas Humorais Primária e Secundária

A resposta imunológica humoral é capaz de gerar entre 10^8 e 10^{11} diferentes especificidades de ligação de antígenos. As interações celulares que devem ocorrer para gerar uma resposta antigênica envolvem as células B, as células T_H e as APCs especializados, como os macrófagos e as células dendríticas. As citocinas secretadas e as interações receptor-ligante direcionam e manipulam o caráter da resposta humoral gerada. Essas interações são responsáveis pela cinética da resposta antigênica. Na exposição inicial a um antígeno, ocorre um período de espera de 3 a 4 dias em que as células B sofrem seleção

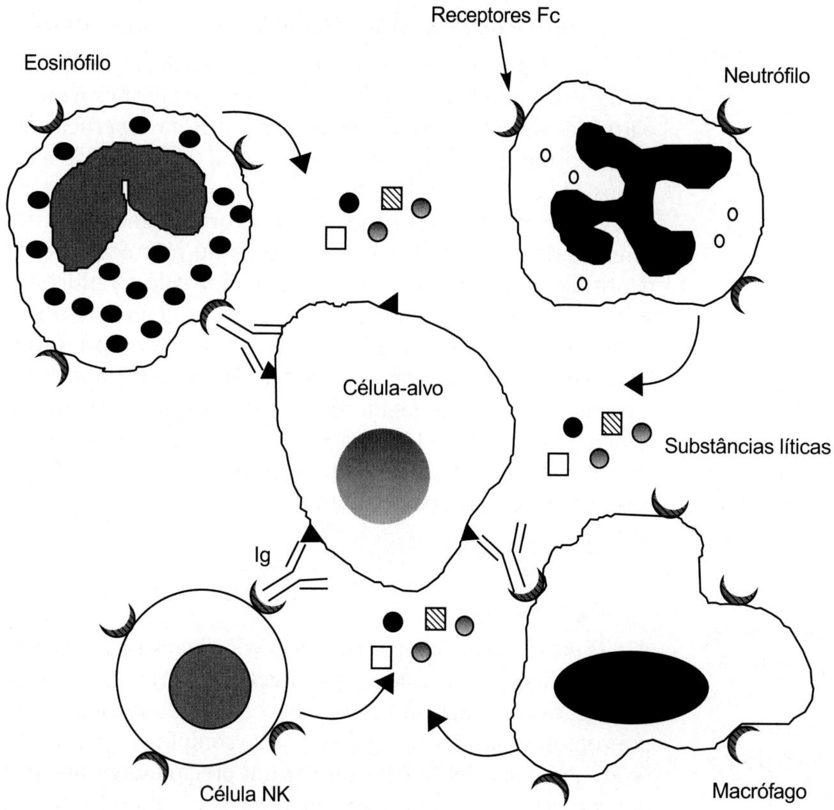

FIG. 3-12. Citotoxidade celular dependente de anticorpos (ADCC). No processo de ADCC, as moléculas de anticorpo reconhecem o antígeno na superfície da célula-alvo. A porção Fc do anticorpo ligado à membrana pode agora interagir com os receptores Fc em uma variedade de células efetoras, servindo de ponte para levar as células efetoras para as proximidades da célula-alvo. A lise da célula-alvo pode agora ocorrer através da liberação de grânulos citotóxicos das células efetoras. (Ig, imunoglobulina; NK *(natural killer.)*

clonal e expansão antes de se diferenciarem em plasmócitos (Fig. 3-14). Após 4 dias, a concentração de imunoglobulinas no sangue começa a aumentar exponencialmente conforme os plasmócitos ativados secretam os anticorpos específicos por um período de aproximadamente 3 dias. A resposta diminui 7 dias após a exposição.

Durante a resposta imune primária, o isótipo predominante de imunoglobulina secretada é a IgM. Isso ocorre principalmente devido à genética do *locus* da cadeia pesada pois $C\mu$ é a região C_H da cadeia pesada mais próxima ao *locus* VDJ rearranjado. Há também um significado biológico para essa ocorrência: os pentâmeros de IgM secretados são ótimas aglutininas e fixadores do complemento sendo, conseqüentemente, uma primeira linha de defesa muito apropriada contra patógenos extracelulares. Durante a geração da resposta imune primária, alguns dos linfócitos ativados se tornam células de memória B e T. A presença dessas células de memória significa que, na segunda vez ou após algum tempo, o hospedeiro seja exposto ao mesmo patógeno, seu sistema de defesa estará capacitado para lidar com aquela infecção. Na presença das célu-

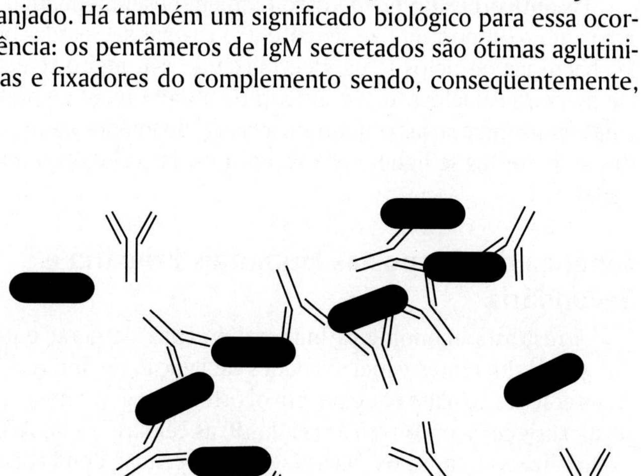

FIG. 3-13. Representação esquemática da extensa ligação cruzada anticorpo/antígeno que pode causar aglutinação e precipitação do antígeno.

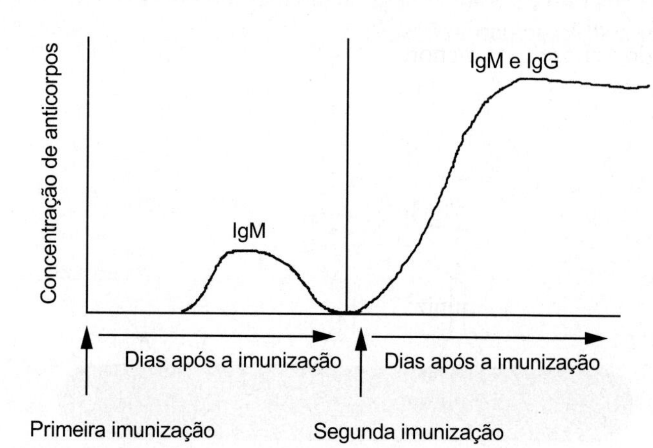

FIG. 3-14. Diagrama mostrando as diferenças relativas entre a resposta imune primária e secundária (memória). A primeira exposição ao antígeno geralmente resulta uma resposta predominante de imunoglobulina M (IgM), cujo pico se dá após 5 a 7 dias. A segunda exposição estimula células de memória de maior afinidade que foram geradas durante a exposição inicial. Isso resulta uma elevação mais rápida e permanente de Ig de maior afinidade e de um isótipo diferente. A resposta após a segunda imunização pode alcançar seu pico em 3 dias.

las de memória B e T, a cinética da resposta antigênica na reexposição ao antígeno é muito mais rápida (Fig. 3-14). Essa memória ou resposta antigênica anamnésica apresenta um período de espera muito menor, resulta da geração de níveis muito maiores de anticorpos (de 100 a 1.000 vezes maior do que o que foi visto na resposta primária), dura muito mais e geralmente inclui anticorpos de maior afinidade (e portanto mais eficazes). Esses anticorpos de maior afinidade são resultantes do processo de mutação somática e da mudança de isótipos.[28]

ASPECTOS CLÍNICOS: DEFESAS PULMONARES DO HOSPEDEIRO

Respostas Antigênicas Pulmonares Específicas

A resposta antigênica pulmonar já foi avaliada em várias espécies de animais usando modelos de antígenos e antígenos microbianos. A dose de antígeno é um determinante crucial para a resposta imune. Doses baixas geralmente não geram uma reposta antigênica pois são eliminadas pelas defesas não-específicas do hospedeiro. Entretanto, doses maiores de antígeno geralmente conduzem ao seu transporte para os linfonodos hilares regionais, que são o local primário de indução da resposta das células B. Células específicas produtoras de anticorpos e anticorpos são liberadas nos pulmões pelos linfonodos. Os anticorpos e os plasmócitos entram preferencialmente nas áreas pulmonares que estão inflamadas. Em macacos que sofreram exposição intrapulmonar a eritrócitos de carneiro, foram encontrados plasmócitos secretores de imunoglobulinas contra os eritrócitos de carneiro em maior quantidade no sangue periférico do que no pulmão após a primeira imunização. Entretanto, após repetidas exposições, a proporção de plasmócitos nos pulmões aumentou sucessivamente. Além disso, evidências patológicas de lobos pulmonares virgens, após a imunização primária e após múltiplas imunizações, indicaram que depois que a resposta imunológica primária foi estabelecida, a resposta imunológica secundária é gerada pela expansão clonal local dos linfócitos específicos para aquele antígeno no pulmão.[29] No rato, os plasmócitos aparecem mais cedo e após doses menores do antígeno nos linfonodos hilares do que nos pulmões. Entretanto, depois de nova exposição ou de doses mais elevadas do antígeno, os plasmócitos podem ser encontrados no parênquima pulmonar.[30] Além disso, após a imunização do pulmão e nova exposição, eram encontrados tanto nos alvéolos quanto no interstício.[31,32]

A exposição localizada a um antígeno provoca o recrutamento ou a produção de células de memória ou ambos, mas somente no lobo imunizado. Essas células de memória de longa duração não circulam pelo corpo. Existem várias evidências para a existência dessas células; essas evidências também sugerem uma função para essas células:

- As células de memória permitem que os segmentos pulmonares expostos produzam anticorpos após exposição a doses menores do antígeno do que a usada na exposição inicial.
- As células de memória permitem que os lobos pulmonares expostos produzam uma resposta antigênica cuja magnitude é muito maior do que a que ocorreu na resposta primária.
- As células de memória foram demonstradas nos lobos imunizados até 5 anos após a exposição inicial.[33]

Assim, enquanto a resposta imune pulmonar primária envolve o recrutamento das células B dos linfonodos hilares para o pulmão através da circulação, uma nova exposição pode resultar a produção de anticorpos muito mais sensíveis ao antígeno, de maior amplitude e restrita ao pulmão.

Anticorpos específicos para um determinado antígeno também chegam ao pulmão através da transudação passiva do sangue. As taxas de transudação são determinadas pelo tamanho da imunoglobulina, pela concentração da imunoglobulina e pela permeabilidade vascular. A transudação de imunoglobulinas está aumentada em condições associadas à inflamação, onde há aumento da permeabilidade capilar. Também não há nenhuma dúvida de que anticorpos pré-formados na periferia podem entrar nos pulmões e protegê-los por meio de suas funções efetoras como a opsonização. A imunização passiva com a IgG monoclonal contra um lipooligosacarídeo do *H. influenzae* (NTH1) resultou de um aumento da depuração pulmonar desse organismo no rato.[34] Além disso, a imunização periférica resulta um aumento da depuração da *Pseudomonas aeruginosa* e do *Proteus mirabilis* em forma de aerossol, assim como de um *bolus* de *S. pneumoniae* ou de *H. influenzae* administrado na traquéia.[34-36]

As células B de memória também desempenham um papel importante na sensibilidade a um alérgeno. A sensibilidade a um alérgeno pode ser transferida de um animal imune para um animal não-imune através do transplante de pulmão. Pulmões imunizados transplantados para um animal virgem continuaram a secretar os anticorpos específicos para os antígenos por até 320 dias após o transplante. Assim, a resposta de memória do pulmão pode funcionar por um longo período de tempo, independente do sistema imunológico sistêmico. A presença dessas células pode explicar por que os pulmões de receptores de transplantes podem desenvolver asma se eles receberem pulmões de asmáticos.[37]

Imunidade Humoral contra os Microrganismos

Streptococcus pneumoniae

Está claro que o anticorpo anticapsular protege contra o *Streptococcus pneumoniae*. Esse anticorpo aparece 5 a 8 dias após o início da infecção em aproximadamente dois terços dos adultos infectados. O anticorpo anticapsular de animais ou de adultos em fase de convalescença protege os animais contra uma exposição experimental. Existe uma correlação direta e estreita entre o grau de proteção em ratos e a quantidade de anticorpo anticapsular presente no soro. Foi demonstrado que o soro de cavalo contendo anticorpos específicos era eficaz no tratamento de infecções por *S. pneumoniae* antes do advento dos antibióticos. Os anticorpos anticapsulares aumentam consideravelmente a fagocitose e a destruição do *S. pneumoniae in vitro*.[38]

Haemophilus influenzae b

A polirribosilaribitol-fosfato (PRP), um polissacarídeo capsular do *H. influenzae b*, é intrinsecamente antifagocitário e um mecanismo importante pelo qual esse microrganismo evita as defesas do hospedeiro. Um papel importante para os anticorpos anti-PRP na defesa contra esse microrganismo foi comprovado em estudos em animais e em seres humanos. O sangue de crianças de 3 meses a 3 anos de idade não tem anticorpos bactericidas, enquanto o sangue de recém-nascidos, de crianças mais velhas e de adultos é bactericida. Soro contendo altos títulos de anticorpos contra o tipo b de cápsula causa um aumento acentuado na fagocitose dos microrganismos, tanto *in vitro* quanto *in vivo*. Os anticorpos anti-PRP estimulam a atividade bactericida e opsônica mediada pelo complemento *in vitro* e fornecem proteção contrainfecções em animais e nos seres humanos. A resposta imunológica contra PRP está diminuída ou ausente em crianças, pois a resposta imunológica contra polissacarídeos e outros antígenos que não dependem das células T está diminuída ou ausente até que as crianças fiquem mais velhas (aproximadamente entre os 3 e 5 anos de idade).[39]

Haemophilus influenzae *não-tipável*

O NTHI não tem cápsula, mas mesmo assim escapa da depuração imunológica e causa pneumonia e infecções crônicas, principalmente em pacientes com doença pulmonar obstrutiva crônica. Os anticorpos do soro e os secretados desempenham um papel importante, mas complexo na defesa do hospedeiro contra esses organismos. Uma variedade de moléculas imunogênicas expostas na superfície gera respostas imunes de proteção, incluindo as proteínas da membrana mais externa, o LPS e as fímbrias. O aumento da depuração pulmonar de NTHI está correlacionado com o aparecimento de anticorpos específicos no sangue e no lavado broncoalveolar. As especificidades dos anticorpos do soro e dos alvéolos são as mesmas nos modelos animais, sugerindo que os anticorpos alveolares são originários principalmente do soro transudado. A IgG do soro tem acesso aos espaços alveolares tanto em pulmões normais quanto nos pulmões com processos inflamatórios.[40] A administração endovenosa de IgG monoclonal de rato contra um epítopo de superfície do NTHI resultou do aumento da depuração pulmonar.[34] A heterogeneidade dos antígenos não-capsulares nas cepas e entre cepas diferentes e a rápida taxa de mutação dos antígenos oferece uma explicação plausível para a colonização seqüencial de indivíduos com cepas distintas de NTHI e para a habilidade de determinados clones escaparem da depuração imunológica e causar infecções crônicas.

Cryptococcus neoformans

O *Cryptococcus neoformans* é um fungo muito interessante que pode ser encontrado, durante uma infecção, tanto no espaço intracelular quanto no extracelular. O *C. neoformans* é um organismo único entre os organismos intracelulares facultativos pois tem uma cápsula de polissacarídeo antifagocítica que é eliminada durante a infecção. Apesar de a imunidade celular ser o principal mecanismo de defesa do hospedeiro contra o *C. neoformans*, as evidências sugerem que a imunidade humoral pode favorecer o hospedeiro.[41] A infecção por esse fungo gera anticorpos contra uma variedade de antígenos, incluindo a glicoronoxilomana (GXM) e a galactoxilomana.[6] Os anticorpos contra a GXM podem oferecer proteção.[43-45] A imunização passiva com anticorpos anti-GXM pode proteger os camundongos de uma dose letal de *C. neoformans* e diminuir a carga tecidual desse fungo. Além disso, vários estudos de infecção em camundongos geneticamente modificados confirmaram que os ratos com deficiência na imunidade humoral são mais suscetíveis às infecções com *C. neoformans*. Infecções com *C. neoformans* têm sido relatadas em indivíduos com síndrome de hiperprodução de IgM e com agamaglobulinemia.[46]

As respostas de anticorpos anti-*C. neoformans* estão associadas ao aumento da fagocitose pelos macrófagos, pelos neutrófilos, pelas células NK, pela micróglia, pelos eosinófilos e pelas células monocucleares do sangue periférico (revisto na ref. 46). Além disso, os anticorpos interferem com a adesão do *C. neoformans* às células humanas e reduzem a carga fúngica quando os organismos são originários de infecções intraperitoneal, endovenosa, intracerebral e intratraqueal (revisto na ref. 46). Os anticorpos aglutinam e removem o antígeno polissacarídeo descartado do soro e ativam o complemento.[46]

Entretanto, os efeitos mais interessantes das respostas humorais nesse modelo são aqueles que não podem ser totalmente explicados. Os anticorpos aumentam a formação de granulomas[47] e alteram o perfil das citocinas produzidas em camundongos infectados por *C. neoformans*.[41] Os anticorpos anti-GXM aumentam a produção das citocinas associadas à resposta Th1 como o IFN-γ e a IL-2, enquanto diminuem a produção das citocinas associadas à resposta Th2 (IL-4 e IL-10) em co-culturas de monócitos/linfócitos humanos.[41] Respostas eficazes do hospedeiro ao fungo estão associadas às respostas do tipo Th1. Conseqüentemente, se os anticorpos desempenham algum papel na diferenciação Th1, pode ocorrer um aumento da resposta celular à forma intracelular do fungo com um melhor controle e eliminação. O mecanismo da mudança do perfil das citocinas pode envolver a ligação cruzada dos receptores Fc ou talvez o seqüestro da GXM em um complexo Ag-Ac que altere a apresentação desse antígeno. A demonstração de que as respostas humorais podem afetar a resposta imunecelular oferece uma evidência direta da natureza única e complexa da defesa imunológica do hospedeiro contra os microrganismos. É claro que é necessário um melhor entendimento de como essas respostas imunes se desenvolvem inicialmente, que fatores podem alterar seu desenvolvimento e que mudanças ocorrem no desenvolvimento da resposta imune no microambiente pulmonar para que possamos desenvolver imunomoduladores e vacinas eficazes para tratar os pacientes com infecções pulmonares.

Resposta Humoral e Envelhecimento

As respostas imunológicas (principalmente a resposta humoral) de indivíduos idosos oferecem menos proteção do que as produzidas por indivíduos mais novos. Isso representa um problema principalmente nos pulmões, pois as infecções respiratórias são comuns e resultam de uma mortalidade e morbidade significativas na população mais idosa. Alguns estudos enfocaram especificamente o efeito do envelhecimento na resposta imune humoral. Foi avaliado o efeito do envelhecimento no número de células linfóides que produzem anticorpos IgM específicos e nos níveis de anticorpos específicos IgM, IgG e IgA após imunização pulmonar em cães com idades variando de 2 a 16 anos. Esses estudos revelaram que os cães mais velhos tinham uma resposta inflamatória menos intensa no pulmão em reação a um antígeno e conseqüentemente tinham níveis diminuídos de plasmócitos nos pulmões e de anticorpos no soro e nos pulmões.[48] A expressão da família de genes para a cadeia V das imunoglobulinas na periferia é semelhante em camundongos novos e velhos, sugerindo que o repertório potencial não muda dramaticamente com o envelhecimento.[49] No entanto, camundongos mais velhos usam genes V diferentes em resposta a antígenos bacterianos como a fosforilcolina.[50,51] Os anticorpos gerados por camundongos mais velhos são menos eficazes, e sua capacidade de proteger os animais imunizados passivamente contra doses letais de *S. pneumoniae* está diminuída.[52]

A análise genética de células B esplênicas ativadas por mitogênios documentou que a mudança não se dá por uma inabilidade em expressar o segmento genético V, típico das respostas protetoras geradas em animais mais novos. Parece haver uma redução na seleção desse idiótipo em particular e uma predileção para a produção de anticorpos específicos menos eficazes contra a fosforilcolina.[50-52] Nos estudos da resposta imune em camundongos reconstituídos com células B e T de camundongos mais novos, mais velhos ou uma combinação dos dois, a freqüência de mutações somáticas nas células B dos centros germinativos estava diminuída quando as células T ou B doadas eram de camundongos mais velhos.[53] Como foi dito na seção sobre Mutação Somática, esse processo gera anticorpos de maior afinidade responsáveis por uma resposta imune protetora mais específica. Se esse processo é afetado pelo envelhecimento, poderia ajudar a explicar a maior suscetibilidade das populações mais idosas às infecções, principalmente às infecções por pneumococos. Por essa razão, tem havido muito interesse na manipulação da resposta imune para induzir uma proteção imunológica na população idosa.

Manipulação da Resposta Imune do Hospedeiro

Devido às evidências de que existe algum defeito na resposta humoral das pessoas idosas, a idéia de usar a vacinação para estimular a resposta imune dos pacientes idosos precisa ser revista. No momento em que esse livro está sendo escrito existem protocolos estabelecidos para imunizar crianças nos primeiros 2 anos de vida. Entretanto, estão sendo acumuladas evidências de que também deveriam ser estabelecidas recomendações para a imunização de adultos.

O que mais interessa aos pneumologistas são as vacinas contra os pneumococos e o vírus da influenza. Os objetivos do Serviço de Saúde Pública norte-americano para a imunização de adultos no ano 2000 estabeleceram que 60% dos idosos e das pessoas dos grupos de risco deviam ser vacinados contra a gripe e contra os pneumococos.[54] Existem mais de 80 tipos sorológicos de pneumococos nos Estados Unidos; 23 tipos sorológicos são responsáveis por mais de 88% das infecções pneumocócicas. A vacina existente protege contra esses 23 tipos sorológicos. Estudos de casos controlados têm relatado uma eficácia de 56%. Entre os vacinados imunocompetentes a eficácia é maior, de 61%, mas com o envelhecimento ou em casos de pessoas com imunodeficiências a eficácia é reduzida consideravelmente (46% nas pessoas com mais de 85 anos). Devido à segurança e à eficácia dessa vacina, assim como a relação custo-benefício após sua implementação, foram feitas várias recomendações para que seja administrada em pacientes imunocompetentes, para quem é recomendada.[55,56] Enquanto esses estudos confirmam sua segurança e eficácia, devemos nos perguntar se não seria recomendado que pessoas mais novas fossem vacinadas. Estudos em animais mostram que a vacina contra os 23 tipos sorológicos de pneumococos resulta de uma grande produção de IgM tanto na exposição primária quanto na secundária.[57] Sabe-se que essa intensa produção de IgM contra os polissacarídeos não depende de células T que geram pouca memória imunológica.[58] Em camundongos, essa produção de anticorpos independente das células T diminui com a idade, como foi determinado usando-se um ensaio com placas de células esplênicas.[14] Por outro lado, é possível estimular uma resposta de IgG ou IgA com essa vacina quando administrada com um adjuvante imunológico.[14,59] Esses anticorpos têm o benefício de serem mais específicos e permitirem um mecanismo de eliminação eficaz diferente. Como as melhores respostas imunológicas são aquelas geradas em hospedeiros saudáveis e imunocompetentes e foi demonstrado que a habilidade de gerar tal resposta diminui com a idade, parece razoável que as vacinas mais eficazes sejam administradas a pessoas com menos de 65 anos. Estudos adicionais podem provar que uma vacinação mais forte contra os pneumococos em uma faixa etária mais baixa pode resultar de um efeito benéfico mais tarde.

Outra vacinação que tem sido considerada benéfica para pessoas mais idosas é a vacina contra a gripe. Essa vacina oferece uma proteção contra os vírus que possuem hemaglutininas semelhantes às encontradas na vacina, mas é incapaz de proteger aqueles que tenham sofrido uma alteração antigênica acentuada. Estudos têm relatado que essa vacina reduz de 32 a 45% a hospitalização por pneumonias, reduz as mortes por pneumonias ou pela gripe de 31 a 65%, de 43 a 50% a morte hospitalar por todas as causas respiratórias e de 27 a 30% a morte por todas as causas. Os estudos aleatórios duplo-cego, controlado por placebo, demonstraram uma redução igual ou maior que 50% nas doenças relacionadas à gripe (revisto na ref. 60). Mais uma vez, devido à segurança, à eficácia e ao custo-benefício da vacina contra a gripe, hoje a recomendação geral é que ela seja administrada anualmente a pessoas com mais de 65 anos.

CONCLUSÃO

Devido à enorme área dos pulmões e do seu bombardeio contínuo por agentes patogênicos inalados, faz-se necessário um meio eficaz de defesa do hospedeiro para combater esses patógenos enquanto preserva a função primordial dos pulmões de troca gasosa. Anticorpos específicos têm-se mostrado um meio eficaz de neutralizar muitos organismos patogênicos nos pulmões. Este capítulo demonstrou detalhadamente os eventos moleculares e as interações celulares que levam à formação de células B específicas nos pulmões. Os diversos mecanismos efetores e a cinética pela qual os anticorpos desses plasmócitos neutralizam esses agentes patogênicos foram discutidos. Finalmente, apresentamos detalhadamente as informações que demonstram o papel relevante que os anticorpos desempenham em vários modelos de infecções pulmonares e apresentamos os elementos necessários para uma manipulação eficiente da resposta imune através da vacinação.

REFERÊNCIAS BIBLIOGRÁFICAS

1. Gathings W, Kubagawa H, Cooper M. A distinctive pattern of B cell immaturity in perinatal human. *Immun Rev* 1981;57:107-126.
2. Hardy R, Carmack C, Shinton S, et al. Resolution and characterization of pro-B and pre-pro-B cell stages in normal mouse bone marrow. *J Exp Med* 1991;173:1213-1225.
3. Honjo T. Immunoglobulin genes. In: Paul W, Fathman C, Metzger H, eds. *Annual reviews of immunology,* vol. 1. Palo Alto, Calif.: Annual Reviews Inc., 1983:499-528.
4. Vitteta E, Brooks K, Isakson P, et al. B lymphocyte receptors. In: Paul W, ed. *Fundamental immunology.* New York: Raven Press, 1984:221-243.
5. Max E. Immunoglobulins: molecular genetics. In: Paul W ed. *Fundamental immunology.* New York: Raven Press, 1989:235-290.
6. Alt F, Oltz E, Young F, et al. VDJ recombination. *Immunol Today* 1992;13:306-314.
7. Chen J, Alt F. Gene rearrangement and B cell development. *Curr Opinion Immunol* 1993;5:194-200.
8. Akira S, Okazaki K, Sakano H. Two pairs of recombination signals are sufficient to cause immunoglobulin V (D)J joining. *Science* 1987;238:1134-1138.
9. Hozumi N, Tonegawa S. Evidence for somatic rearrangement of immunoglobulin genes coding for variable and constant regions. *Proc Natl Acad Sci U S A* 1976;73:3628-3632.
10. Oettinger M. Activation of V(D)J recombination by RAG1 and RAG2. *Trends Genet* 1992;8:413-416.
11. Schatz D, Octtinger M, Schlissel M. V(D)J recombination: molecular biology and regulation. *Annu Rev Immunol* 1992;10:359-383.
12. Harriman W, Volk H, Defranoux N, Wabl M. Immunoglobulin class switch recombination. *Annu Rev Immunol* 1993;11:361-384.
13. Martinez JA, Cuende E, Martinez C, et al. Signaling in B cells. *Immunol Today* 1991;12:201-205.
14. Garg M, Subbarao B. Immune responses of systemic and mucosal lymphoid organs to Pnu-Immune vaccine as a function of age and the efficacy of monophosphorul lipid A as an adjuvant. *Infect Immun* 1992;60:2329-2336.
15. Parker D. T cell-dependent B cell activation. *Annu Rev Immunol* 1993;11:331-360.
16. Kuby J. *Immunology.* New York: WH. Freeman and Co., 1994.
17. Snapper C, Mond J. Towards a comprehensive view of immunoglobulin class switching. *Immunol Today* 1993;14:15-17.
18. Finkelman F, Holmes J, Katona M, et al. Lymphokine control of in vivo immunoglobulin isotype selection. *Annu Rev Immunol* 1990; 8:303-333.
19. Tonegawa S. Somatic generation of antibody diversity. *Nature* 1983;302:575-581.
20. Jefferis R, Pound J. Immunoglobulins. In: Gallin J, Goldstein I, Snyderman R, eds. *Inflammation: basic principles and clinical correlates.* New York: Raven Press, 1992:11-31.
21. Gerhard W Mozdzanowska K, Furchner M, et al. Role of the B-cell response in recovery of mice from primary influenza virus infection. *Immunol Rev* 1997;159:95-103.
22. Morell A. Clinical relevance of IgG subclass deficiencies. *Ann Biol Clin (Paris)* 1994;52:49-52.
23. Koshland M. The coming of age of the J chain. *Annu Rev Immunol* 1985;3:425-453.
24. Mostov K. Transepithelial transport of immunoglobulins. *Annu Rev Immunol* 1994;12:63-84.
25. Frank M, Fries L. The role of complement in inflammation and phagocytosis. *Immunol Today* 1991;12:322-326.
26. Versteeg R. NK cells and T cells: mirror images? *Immunol Today* 1992;13:244-247.
27. Edwards R. *Immunoassay: an introduction.* Heinemann Medical Books, 1985.
28. Vitetta E, Berton M, Burger C. Memory B and T cells. *Annu Rev Immunol* 1991;9:193-217.
29. Mason M, Gillett N, Bice D. Comparison of systemic and local immune responses after multiple pulmonary antigen exposures. *Res Immunol* 1989;2:149-157.
30. Kaltreider H, Curtis J, Arraj S. The mechanism of appearance of specific antibody-forming cells in lungs of inbred mice after immunization with sheep erythrocytes intratracheally. H. Dose-dependence and kinetics of appearance of antibody-forming cells in hilar lymph nodes and lungs of umprimed and primed mice. *Am Rev Respir Dis* 1987;135:87-92.
31. Curtis J, Kaltreider H. Characterization of bronchoalveolar lymphocytes during a specific antibody-forming cell response in the lungs of mice. *Am Rev Respir Dis* 1989;139:393-400.
32. Bice D, Gray R, Evans M, Muggenburg B. Identification of plasma cells in lung alveoli and interstitial tissues after localized lung immunization. *J Leukoc Biol* 1987;41:1-7.
33. Bice D, Weissman D, Muggenburg B. Long-term maintenance of localized antibody responses in the lung. *Immunology* 1991;74:215-222.
34. McGehee J, Radolf J, Toews G, Hansen E. Effect of primary immunization on pulmonary clearance of nontypeable *Haemophilus influenzae. Am J Respir Cell Mol Biol* 1989;1:201-210.
35. Pennington J, Hickey W Blackwood L, Arnaut M. Active immunization with lipopolysaccharide *Pseudomonas* antigen for chronic *Pseudomonas bronchopneumonia* in guinea pigs. *J Clin Invest* 1981;68:1140-1148.
36. Dunn M, Toews G, Hart D, Pierce A. The effects of systemic immunization on pulmonary clearance of *Pseudomonas aeruginosa. Am Rev Respir Dis* 1985;131:426-431.
37. Bice D, Williams A, Muggenburg B. Long-term antibody production in canine lung allografts: implications in pulmonary immunity and asthma. *Am J Respir Cell Mal Biol* 1996;14:341-347.
38. Farr B, Mandell G. Gram-positive pneumonia. In: Pennington J, ed. *Respiratory infections: diagnosis and management.* New York: Raven Press, 1994:349-368.
39. Smith A. *Hemophilus influenzae* pneumonia. In: Pennington J, ed. *Respiratory infections: diagnosis and management.* New York: Raven Press, 1994:435-454.
40. Toews G. Pulmonary clearance of infections agents. In: Fishman A, Elias J, Fishman J, et al., eds. *Fishman's pulmonary diseases and disorders,* vol. 2. New York: McGraw-Hill, 1998:1891-1904.
41. Vecchiarelli A, Retini C, Moari C, Casadevall A. Specific antibody to *Cryptococcus neoformans* alters human leukocyte cytokine synthesis and promotes T cell proliferation. *Infect Immun* 1998;66:1244-1247.
42. Cherniak R, Sundstrom J. Polysaccharide antigens of the capsule of *Cryptococcus neoformans. Infect Immun* 1994;62:1507-1512.
43. Mukherjee J, Scharff M, Casadevall A. Protective murine monoclonal antibodies to *Cryptococcus neoformans. Infect Immun* 1992;60:4534-4541.
44. Sanford J, Lupan D, Schlagetter A, Kozel T. Passive immunization against *Cryptococcus neoformans* with an isotype-switch family of monoclonal antibodies reactive with cryptococcal polysaccharide. *Infect Immun* 1990;58:1919-1923.
45. Dromer F, Charreire J, Contrepois A, et al. Protection of mice against experimental cryptococcosis by anti-Cryptococcus *neoformans* monoclonal antibody. *Infect Immun* 1987;55:749-752.
46. Vacchiarelli A, Casadevall A. Antibody-mediated effects against Cryptococcus *neoformans:* evidence for interdependency and collaboration between humoral and cellular immunity. *Res Immunol* 1998;149:321-333.
47. Feldmesser M, Casadevall A, Kress Y, et al. *Eosinophil-Cryptococcus neoformans* interactions in vivo and in vitro. *Infect Immun* 1997; 65:1899-1907.
48. Bice D, Muggenburg B. Effect of age on antibody responses after lung immunization. *Am Rev Respir Dis* 1985;132:661-665.
49. Ravichandran K, Osborne B, Goldsby R. Quantitative analysis of the B cell repertoire by limiting dilution analysis and fluorescent in situ hybridization. *Cell Immunol* 1994;154:309-327.

50. Riley S, Froscher B, Linton P, et al. Altered VH gene segment utilizations in response to phosphorylcholine by aged mice. *J Immunol* 1989;143:3798-3807.

51. Nicoletti C, Nicoletti-Borghesi C, Yang X, Cerny DSJ. Repertoire diversity of antibody responses to bacterial antigens in aged mice. II. Phosphorylcholine-antibody in Young and aged mice differ in both VH/VL gene repertoire and in specificity. *J Immunol* 1991;147:2750-2755.

52. Nicoletti G, Yang X, Cerny J. Repertoire diversity of antibody responses to bacterial antigens in aged mice. III. Phosphorylchofine antibody from young and aged mice differ in structure and protective activity against infection with *Streptococcus pneumoniae*. *J Immunol* 1993;150:543-549.

53. Yang X, Stedra J, Cerny J. Relative contribution of T and B cells to hypermutation and selection of the antibody repertoire in germinal centers of aged mice. *J Exp Med* 1996;183:959-970.

54. Centers for Disease Control and Prevention. Influenza and pneumococcal vaccination coverage levels among persons aged > or = 65 years–United States, 1973-1993. *MMWR Morb Mortal Wkly Rep* 1995;44:506-507, 513-515.

55. Gardner P, Schaffner W Immunization of adults. *N Engl J Med* 1993; 328:1252-1258.

56. Shapiro E, Berg A, Austian R, et al. The protective efficacy of polyvalent pneumococcal polysaccharide vaccine. *N Engl J Med* 1991; 325:1453-1460.

57. Aaberge I, Lovik M. The antibody response to secondary immunization with pneumococcal polysaccharides in mice. *Scand J Immunol* 1995;42:617-625.

58. Garg M, Kaplan A, Bondada S. Cellular basis of differential responsiveness of lymph nodes and spleen to 23-valent Pnu-Inmune vaccine. *J Immunol* 1994;152:1589-1596.

59. VanCott J, Kobyashi T, Yamamoto M, et al. Induction of pneumococcal polysaccharide-specific mucosal immune responses by oral immunization. *Vaccine* 1996;14:392-398.

60. Gross P, Hermogenes A, Sacks H, et al. The efficacy of influenza vaccine in elderly persons. A meta-analysis and review of the literature. *Ann Intern Med* 1995;123:518-527.

CAPÍTULO 4

Patogênese da Colonização das Vias Aéreas

Reuben Ramphal

A colonização das vias aéreas é comprovada pelo crescimento persistente de microrganismos em culturas repetidas destes locais. Ao exame microscópico, esse fenômeno é caracterizado pela adesão de microrganismos às células ou pelo crescimento em secreções estagnadas no trato respiratório. O fenômeno de adesão é, portanto, a base microscópica da colonização e, ao discutir a patogênese da colonização das vias aéreas, devemos nos concentrar nos fatores que permitem a aproximação do micróbio aos locais de adesão e na natureza bioquímica dessa interação.[1] Entretanto, a simples aproximação ou ligação de um microrganismo não leva necessariamente à colonização porque fatores do hospedeiro geralmente entram em ação para proteger um local normalmente estéril. Portanto, é necessário que haja a falha de um ou mais mecanismos de defesa do trato respiratório inferior do hospedeiro para que a colonização ocorra. As falhas das defesas do hospedeiro podem ser genéticas, adquiridas ou mesmo mediadas pelo microrganismo. Esse capítulo irá discutir os aspectos da interação hospedeiro-microrganismo destacando o que sabemos e o que desconhecemos sobre esses aspectos da patogênese da colonização das vias aéreas. As informações sobre os mecanismos de colonização do trato respiratório pela maioria das bactérias são ainda muito escassas; só a *Pseudomonas aeruginosa* foi extensamente estudada. Conseqüentemente, foram feitas certas generalizações que podem não ser necessariamente verdadeiras para outras bactérias. Mais progresso poderia ser feito se pudessem ser criados modelos animais que reproduzissem as doenças em que ocorre colonização.

EPIDEMIOLOGIA DA COLONIZAÇÃO DAS VIAS AÉREAS

O trato respiratório pode ser convenientemente dividido em trato respiratório superior, que inclui as áreas de mucosa acima das cordas vocais, e trato respiratório inferior, formado pelas vias aéreas de condução até os bronquíolos. Como o trato respiratório superior (isto é, acima das cordas vocais) está em contato com a porção superior do trato gastrointestinal, a flora do trato respiratório superior deve ser considerada como a mesma da boca. A flora da cavidade oral, que consiste provavelmente em centenas de espécies de bactérias, já foi parcialmente identificada, mas sua função normal ainda não foi elucidada, exceto pelo fato de que pode prevenir a implantação e a colonização de espécies patogênicas de bactérias.[2] Essa flora é geralmente muito estável desde a mais tenra infância até a morte, mas pode ser alterada por doenças[3] e pelo uso de agentes que erradicam ou suprimem a flora bacteriana local.[4] Essas alterações consistem primariamente na invasão e colonização do trato respiratório superior por bactérias gram-negativas e, em alguns casos, por fungos. Estudos convincentes foram feitos em várias populações para demonstrar os efeitos das mudanças causadas pelas doenças. A gravidade de uma doença sistêmica parece ter influência direta na colonização do trato respiratório superior por bactérias gram-negativas[3] e, nos idosos, quanto maior a debilidade física, maior a incidência de colonização por bactérias gram-negativas.[5] Independente da doença, foi demonstrado que os antibióticos também alteram a flora normal,[4] e existem muitas informações sugerindo que pacientes intubados que são tratados com antiácidos correm um risco maior de desenvolver colonização do trato respiratório superior e pneumonia por bactérias gram-negativas.[6]

Em contraste, o trato respiratório inferior é considerado normalmente estéril, mas muitos estudos têm demonstrado que uma porcentagem de pessoas normais apresenta, nos pulmões, pequenas quantidades de bactérias do trato respiratório superior.[7,8] Entretanto, acredita-se que sejam portadores temporários e que isso represente aspiração de bactérias do trato respiratório superior para os pulmões, um evento que parece ocorrer com freqüência[9] e geralmente não traz nenhuma conseqüência à maioria dos indivíduos. Não há dúvidas de que esse evento possa predispor a infecções pulmonares agudas graves se o inóculo for grande, se partículas sólidas ou ácido forem aspirados com essa flora normal.[10] Entretanto, os pacientes que mais provavelmente terão qualquer tipo de colonização crônica do trato respiratório inferior, seja pela flora normal, seja por microrganismos potencialmente patogênicos, são aqueles que têm alguma doença estrutural ou funcional envolvendo os mecanismos de defesa do trato respiratório inferior.

R. Ramphal: Department of Medicine, University of Florida College of Medicine, Gainesville, Florida 32611.

FATORES RESPONSÁVEIS PELA ESTERILIDADE DAS VIAS AÉREAS

O trato respiratório inferior normal, saudável, é estéril, com microrganismos presentes somente temporariamente após serem aspirados. Era de se esperar que isso acontecesse e que animais terrestres tivessem que desenvolver mecanismos poderosos para proteger de agentes exógenos não só os pulmões e conseqüentemente o processo de transporte de oxigênio, mas também a corrente sangüínea que está separada do ar por uma fina camada de células de alguns μm de espessura. Sem um sistema tão eficiente a evolução das espécies poderia ter sido muito diferente. Conseqüentemente, a colonização do trato respiratório inferior só ocorre quando um ou mais componentes desse sistema fica defeituoso ou desenvolve alguma anormalidade decorrente de um defeito genético. Esses mecanismos de defesa já foram bem descritos nos primeiros três capítulos e agora só precisamos reiterar que são em número de quatro: (i) o aparelho mucociliar, que pode funcionar sozinho ou em conjunto com alguns componentes do sistema imune; (ii) o sistema fagocitário, que pode funcionar de uma forma inespecífica, limpando a área, ou participando do sistema de opsonização-fagocitose; (iii) um sistema humoral específico que interage com um dos sistemas anteriores para ajudar na remoção dos microrganismos; (iv) um mecanismo de defesa natural formado por produtos de secreção como as defensinas, a lactoferrina e a lisozima, capazes de inibir as bactérias. Pacientes com anormalidades adquiridas ou congênitas em qualquer um desses sistemas estão predispostos a desenvolver colonização das vias aéreas em graus variáveis.

Mesmo considerando-se a colonização em casos de anormalidade dos mecanismos de defesa do hospedeiro, é surpreendente como as células do trato respiratório são extremamente resistentes à colonização pelas bactérias. Tentativas de induzir a colonização na traquéia de animais (em vez de produzir uma pneumonia aguda) através da inoculação direta da maioria das bactérias que reconhecidamente coloniza o trato respiratório cronicamente só são bem-sucedidas caso essas células estejam danificadas de alguma forma.[11,12,13] Por isso, parece que as células das vias aéreas possuem um mecanismo de defesa que previne a ligação de bactérias à sua superfície, o qual não funciona quando a superfície celular está alterada por algum dano[11] ou talvez por deficiências nutricionais.[14] O fato de ter sido demonstrado que a invasão bacteriana das células ocorre através de sua superfície basolateral, e não da superfície apical, reforça essa observação.[15] A interrupção das junções íntimas entre as células poderia permitir a invasão celular através das superfícies laterais. Esse aspecto da defesa celular ainda não foi estudado, mas sabe-se que as células das vias aéreas estão cobertas por uma camada de glicosaminoglicanos de natureza ácida,[16] possuindo grandes quantidades de sulfato, o que dá uma carga negativa muito grande à superfície. Estudos comprovaram que substâncias iônicas, como os glicosaminoglicanos, também protegem a mucosa da bexiga contra a colonização bacteriana,[17,18] e um mecanismo semelhante poderia ser a base da proteção das células do trato respiratório normal e saudável *in vivo*. Assim sendo, ao pensarmos nas falhas dos mecanismos de defesa do hospedeiro que levam à colonização das vias aéreas, temos que analisar uma complexa variedade de defesas que vão da superfície celular à imunidade sistêmica.

TABELA 4-1. *Principais bactérias que colonizam o trato respiratório*

Colonização aguda	*Colonização crônica*
Pseudomonas aeruginosa	*P. aeruginosa*
Staphylococcus aureus	*S. aureus*
Bacilos entéricos gram-negativos	*Haemophilus influenzae*
	Streptococcus pneumoniae
	Moraxella catarrhalis
	Burkholderia cepacia

ESTADOS CLÍNICOS DE COLONIZAÇÃO BACTERIANA

Os estados clínicos da colonização bacteriana podem ser definidos como *agudos* ou *crônicos*. A *colonização aguda das vias aéreas* é a colonização que ocorre após um dano ao trato respiratório inferior que é totalmente reversível com a remoção do fator exógeno. A *colonização crônica das vias aéreas* é o estabelecimento e a manutenção de uma flora brônquica endógena secundária a um defeito permanente dos mecanismos de defesa do hospedeiro, seja hereditário, congênito ou adquirido.

Um exame da flora bacteriana que está envolvida tanto na colonização aguda quanto na crônica demonstra alguns tropismos interessantes (Tabela 4-1). A colonização aguda do trato respiratório geralmente envolve a *P. aeruginosa*, o *Staphylococcus aureus* e os bacilos entéricos gram-negativos. A colonização crônica normalmente envolve a *P. aeruginosa*, o *S. aureus*, o *Haemophilus influenzae* e o *Streptococcus pneumoniae*. O fato de que as últimas quatro espécies, entre centenas de bactérias, são responsáveis pela grande maioria dos casos de colonização indica que esses organismos estão incrivelmente adaptados ao trato respiratório. Conforme mais pesquisas forem direcionadas para o estudo do trato respiratório, sistemas adesina-receptores específicos para a colonização, assim como outros fatores de virulência para todos esses organismos, serão descobertos e formarão a base para o entendimento e posterior prevenção do fenômeno da colonização. O fato de que um pequeno número de bactérias tem tido sucesso em colonizar as vias aéreas também indica que esses organismos devem ter uma multiplicidade de fatores de colonização de forma que, se por acaso houver uma resposta protetora do hospedeiro a um fator, os outros ainda serão capazes de manter a colonização.

Colonização Aguda das Vias Aéreas

A intubação endotraqueal é o protótipo da condição associada à colonização aguda das vias aéreas. Até 75% dos pacientes com intubação endotraqueal acabam desenvolvendo colonização do trato respiratório inferior por uma ou por várias bactérias, predominantemente por espécies gram-negativas, e entre elas destacamos a *P. aeruginosa*.[19] Por que isso ocorre pode ser facilmente explicado pela abolição dos mecanismos responsáveis pela depuração do trato respiratório inferior. Entretanto, deve ocorrer um encadeamento de eventos muito mais complexos do que sugere essa resposta intuitiva:

1. Na maioria dos casos, mas não em todos, a bactéria deve chegar ao trato respiratório superior antes de chegar ao trato respiratório inferior. Este simples evento envolve a passagem de microrganismos das mãos dos profissionais de saúde para a orofaringe do paciente intubado.
2. Devem ocorrer alterações bioquímicas nas superfícies das células da cavidade oral dos pacientes que permitam a colonização.
3. Os microrganismos têm que ultrapassar o salão do tubo endotraqueal.
4. Os mecanismos de fagocitose abaixo do salão devem falhar.
5. O organismo colonizador deve encontrar algum receptor nas vias aéreas inferiores.
6. A evasão dos mecanismos de defesa do hospedeiro deve continuar enquanto os mecanismos de defesa específicos e inespecíficos atuam.

Assim, é seguro dizer que apesar de o fenômeno da colonização do trato respiratório inferior no paciente intubado ser conhecido há muitos anos e seu significado médico ser sem dúvida nenhuma enorme, somente algumas etapas desse processo complexo foram amplamente estudadas.

A demonstração de que outras formas de dano além da intubação endotraqueal levam à colonização das vias aéreas é difícil porque as secreções das vias aéreas não são normalmente examinadas durante outras doenças. Entretanto, acredita-se que uma lesão pulmonar aguda, como queimaduras ou aspiração de ácido gástrico, pode danificar a árvore traqueobrônquica, permitindo que certos microrganismos se liguem ao epitélio e colonizem essas áreas danificadas, ou que danifiquem o aparelho mucociliar de tal forma que a depuração ciliar seja alterada. Nesses casos, a importância clínica da colonização das vias aéreas é provavelmente mascarada pelo dano pulmonar e pneumonite associados. A insuficiência de dados sobre a colonização aguda nessas áreas não permite uma discussão mais aprofundada.

Colonização Crônica das Vias Aéreas

A colonização crônica das vias aéreas tem um significado enorme nas doenças pulmonares obstrutivas crônicas. As exacerbações de muitas formas de doenças pulmonares obstrutivas crônicas são sempre caracterizadas por uma resposta inflamatória à flora microbiana da colonização crônica. Na maioria dos casos, o estímulo para esta resposta é desconhecido, mas especulou-se que os vírus e os micoplasmas podem ser os estimuladores desta reação.[20,21] Alternativamente, a população microbiana pode ter aumentado de tal forma que é a resposta do hospedeiro, na forma de hipersecreção de muco e inflamação, que produz a doença clínica. Independentemente da origem do estímulo, a resposta do hospedeiro à colonização crônica é a principal razão para a doença.

Bronquite Crônica

A condição clínica conhecida como *bronquite crônica* é o protótipo do estado de colonização crônica das vias aéreas. A maioria dos estudos tem demonstrado que os pacientes com diagnóstico de bronquite crônica apresentam uma flora bacteriana do trato respiratório inferior que consiste em microrganismos como o *H. influenzae*, o *S. pneumoniae* e a *Moraxella catarrhalis* e até mesmo bactérias da boca.[20,22,23] Tem havido muito debate a respeito do papel desses organismos colonizadores na exacerbação da bronquite crônica,[20] mas a evidência indica que eles têm alguma participação, pois os antibióticos são benéficos em alguns pacientes.[24] Esses pacientes geralmente não apresentam defeitos marcantes na depuração mucociliar, mas apresentam uma flora bacteriana bem estabelecida, consistindo primariamente em um grupo de microrganismos que geralmente causam pneumonia bacteriana aguda, mas que apresentam alguma variação numérica de tempos em tempos. O fato de que essa flora é mantida apesar de o hospedeiro apresentar uma função fagocitária e uma resposta imunológica humoral normais é desconcertante. Entretanto, o que é intrigante a respeito das bactérias encontradas na bronquite crônica se refere à natureza das alterações bioquímicas do hospedeiro que permitem que esses microrganismos em particular se tornem colonizadores crônicos e não outras bactérias como a *P. aeruginosa*, por exemplo, que é encontrada em outras doenças pulmonares crônicas. A resposta a esse dilema poderia muito bem levar a novas formas de tratamento.

Síndrome da Discinesia Ciliar

A síndrome da discinesia ciliar tem várias características, uma delas é a infecção crônica das vias aéreas como resultado da variedade de anormalidades congênitas do aparelho ciliar do trato respiratório, resultando em desordens na motilidade ciliar e estase do muco.[25] Tipicamente, na infância, a flora microbiana de um paciente portador dessa síndrome, se for grave o suficiente, consiste em organismos que normalmente causam pneumonia em crianças (isto é, o *S. pneumoniae*, o *H. influenzae* e o *S. aureus*). Na mesma linha, esses microrganismos característicos persistem nos pulmões apesar dos mecanismos de fagocitose e de defesa humoral que parecem ser normais, sugerindo que esses mecanismos devem ter desenvolvido uma deficiência. Se sobreviverem à infância, a flora desses pacientes pode mudar gradualmente, com a emergência da *P. aeruginosa* como agente colonizador,[25] e até mesmo a peculiar forma mucóide da *P. aeruginosa* tem sido vista em alguns desses pacientes.[26] A insuficiência cardiorrespiratória secundária à infecção pulmonar crônica é a causa mais comum de óbito.

Fibrose Cística

A colonização crônica das vias aéreas pela *P. aeruginosa* levando a um dano contínuo dos pulmões é a causa de morte na maioria dos pacientes com fibrose cística.[27] Isso demonstra a importância desse fenômeno. Como nas síndromes de discinesia ciliar primária, uma criança com fibrose cística é colonizada em uma tenra idade por três patógenos pediátricos comuns: o *S. aureus*, o *H. influenzae* e o *S. pneumoniae*. Entretanto, na fibrose cística, a *P. aeruginosa* começa a substituir esses microrganismos durante a infância e na fase adulta se torna o microrganismo predominante na maioria desses pacientes e o que, em última instância, irá causar sua morte.

Uma peculiaridade da bacteriologia da fibrose cística é a observação de que as cepas mucóides da *P. aeruginosa* são a regra, e não a exceção, na fase posterior da doença, e que a colonização pelas cepas mucóides indica um declínio na função pulmonar.[28] O impressionante é que o sistema fagocitário e o mecanismo de defesa humoral nesses pacientes estão normais. As anormalidades no sistema imune humoral, que foram descritas, são um fenômeno secundário[29] que pode piorar a colonização, mas não explicam o papel proeminente da *P. aeruginosa*. Acredita-se que no início da vida os brônquios de menor calibre fiquem obstruídos por muco desidratado e isso leva a anormalidades na depuração mucociliar nas vias aéreas de menor calibre.[27] Entretanto, como as defesas fagocitárias "normais" do hospedeiro são incapazes de limpar essas áreas, pode-se concluir que os tampões de muco afetem os mecanismos de defesa fagocitária e humoral locais de alguma forma, resultando na colonização crônica. A falha dos outros mecanismos de defesa do hospedeiro também está implicada nessa doença. Sabe-se que o defeito genético leva a anormalidades nos eletrólitos, resultando na incapacidade das defensinas das vias aéreas para eliminar as bactérias.[30] Além disso, também tem sido descrita a incapacidade das células das vias aéreas para absorver a *P. aeruginosa*.[31] O papel que esses fenômenos desempenham nessa doença é objeto de discussão. Acredita-se que esse fenômeno ocorra em indivíduos normais para proteger as vias aéreas. O que diferencia a fibrose cística de outras doenças é a preferência pelo *S. aureus* e pela *P. aeruginosa* e o fato de a colonização pela *P. aeruginosa* começar em uma tenra idade. Isso leva a questionamentos sobre uma possível relação entre esses organismos e o defeito básico, mas até agora não foi proposta nenhuma hipótese unificadora que possa explicar porque essas bactérias são os principais colonizadores.

Deficiência de Imunoglobulinas

A deficiência da imunoglobulina G (IgG) também tem sido associada a infecções sinopulmonares agudas e recorrentes.[32] Isso ocorre provavelmente devido à ausência de uma atividade opsônica eficaz contra os organismos patogênicos pulmonares. Essas deficiências, que incluem a agamaglobulinemia congênita e deficiências seletivas das subclasses da IgG, provavelmente não são as responsáveis pela colonização, mas sim pelas infecções recorrentes. Entretanto, infecções pulmonares de repetição acabam causando dano às vias aéreas e bronquiectasias em muitos desses pacientes. Os pacientes ficam, então, com duas anormalidades nos mecanismos de defesa: ausência de anticorpos opsônicos e uma anormalidade adquirida na depuração mucociliar resultante das bronquiectasias. Na presença de bronquiectasias e antibioticoterapia de repetição, todos esses pacientes acabam por desenvolver colonização pelos organismos patogênicos mais freqüentes no trato respiratório, que acabam sendo substituídos pela *P. aeruginosa*.

Bronquiectasias

As bronquiectasias serão descritas detalhadamente no Capítulo 25, mas é importante discuti-las no contexto da colonização crônica pois a maioria dos pacientes que sofrem de bronquiectasias irá desenvolver colonização bacteriana crônica das vias aéreas como a principal causa de morbidade e provavelmente de mortalidade. As causas das bronquiectasias são várias, incluindo infecções broncopulmonares na infância, defeitos anatômicos congênitos e os defeitos genéticos enumerados nas seções sobre Síndrome de Discinesia Ciliar, Fibrose Cística e Deficiência de Imunoglobulinas. Mudanças histológicas e estruturais que ocorrem nas bronquiectasias resultam de uma alteração acentuada da depuração mucociliar e uma estase das secreções mucosas em toda a árvore traqueobrônquica.

Os padrões da colonização nas bronquiectasias, exceto quando ocorre como complicação da fibrose cística, parecem ser os mesmos. No início da vida do paciente, organismos patogênicos do trato respiratório como o *H. influenzae* e o *S. pneumoniae* são os mais importantes, mas são subseqüentemente substituídos pela *P. aeruginosa*. Especula-se que essa mudança ocorra como resultado da antibioticoterapia, um argumento que é provavelmente verdadeiro pelo menos nas formas idiopáticas de bronquiectasia. Outro grupo de microrganismos, as bactérias anaeróbias, também deve ser levado em consideração nas bronquiectasias; a maioria dos estudos sobre a bacteriologia das bronquiectasias é anterior ao advento da bacteriologia anaeróbia, mas mesmo naquela época a associação de escarro pútrido a bronquiectasias era bem conhecida.[33] Os abscessos cerebrais causados por uma combinação de organismos aeróbios e anaeróbios eram reconhecidos como uma complicação das bronquiectasias. Além disso, espécimes de autópsia de pacientes com bronquiectasias antes do advento dos antibióticos demonstravam organismos semelhantes a anaeróbios em secções das vias aéreas.[34] Porém, é intrigante que esse grupo de microrganismos não seja uma presença proeminente na literatura recente sobre essa complicação, uma observação que apóia a noção de que a antibioticoterapia possa desempenhar um papel importante na determinação da flora final da colonização nas bronquiectasias.

LOCAIS DE COLONIZAÇÃO DAS VIAS AÉREAS

É comum considerar que a colonização ocorra nas superfícies celulares do hospedeiro. Conseqüentemente, não é de surpreender que a maioria dos estudos sobre a colonização do trato respiratório tenha utilizado células. Os primeiros estudos[35,36,37] abordando a colonização do trato respiratório superior demonstraram que uma variedade de patógenos respiratórios é capaz de se ligar às células da mucosa oral. Estudos semelhantes foram feitos posteriormente com células traqueais humanas e a *P. aeruginosa* e, sob certas condições, foi vista a adesão a estas células.[38,39] Entretanto, não podemos considerar que as células são os locais de colonização em todas as doenças. De uma forma geral, não se deu importância ao fato de que na colonização crônica do trato respiratório pela *P. aeruginosa* na fibrose cística, apesar de uma carga bacteriana próximo a 10^9 organismos por mililitro de escarro, não havia bac-

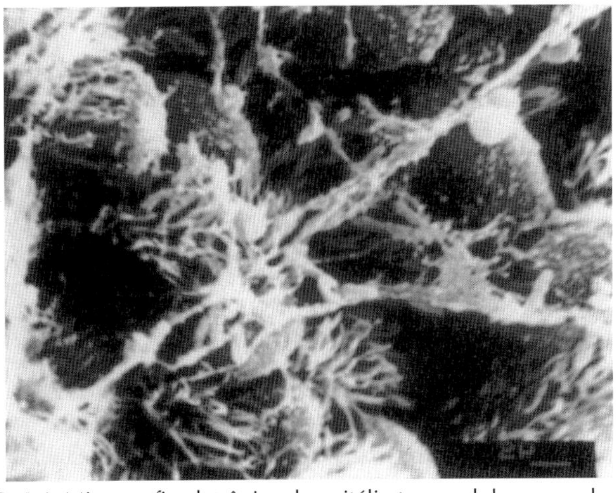

FIG. 4-1. Micrografia eletrônica do epitélio traqueal de camundongo inoculado com *Pseudomonas aeruginosa*. As bactérias estão associadas aos filamentos de muco na superfície traqueal. (Reproduzido com permissão de Ramphal R, Pyle M. Adherence of mucoid and nonmucoid *Pseudomonas aeruginosa* to acid injured tracheal epithelium. *Infect Immun* 1983;41:345-351.)

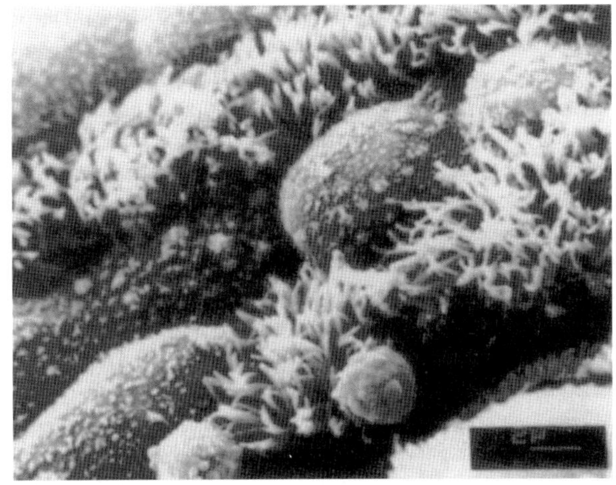

FIG. 4-2. Micrografia eletrônica do epitélio traqueal intacto, sem muco. Poucas bactérias estão ligadas a ele. (Reproduzido com permissão de Ramphal R, Pyle M. Adherence of mucoid and nonmucoid *Pseudomonas aeruginosa* to acid injured tracheal epithelium. *Infect Immun* 1983;41:345-351.)

térias nas células das vias aéreas dos pacientes cujos pulmões foram examinados após sua morte ou após a remoção para um transplante pulmonar.[40,41,42,43] Quando foram vistas bactérias no trato respiratório, elas estavam associadas somente às secreções das vias aéreas. Conseqüentemente, o muco ou as mucinas também têm sido considerados possíveis locais de colonização. Entretanto, as observações foram feitas somente em pacientes com fibrose cística e se relacionam à *P. aeruginosa* e o *S. aureus*, não existindo dados clínicos comparáveis para a bronquite crônica. A observação de que o muco poderia ser um local de adesão para a *P. aeruginosa* também foi feita em camundongos[11] (Fig. 4-1), em hâmsters[44] e em cães[13] *in vivo*, e em mucinas humanas purificadas[45,46,47,48] *in vitro*. Assim, tanto as células quanto a mucina devem ser consideradas locais de adesão para as bactérias e deve ser feita uma distinção entre elas pois os receptores encontrados nas superfícies celulares podem ser bem diferentes dos encontrados nas mucinas, assim como a respectiva molécula de adesão.

Uma hipótese razoável para explicar os resultados discrepantes dos estudos de ligação seria que as células podem ser o local de adesão nos casos de colonização aguda após um dano à árvore traqueobrônquica, e o muco o local de colonização nas doenças pulmonares obstrutivas crônicas. Entretanto, uma questão importante a respeito das células precisa ser respondida. A superfície das células traqueais normais, saudáveis, é suscetível à colonização *in vivo* em animais ou em seres humanos? Estudos antigos sobre as células da cavidade oral indicam que elas têm uma camada de fibronectina que as protege da adesão de bactérias gram-negativas.[49] Apesar de haver indicações de que as células provavelmente têm alguma forma de proteção, a identidade dessa proteção está sendo questionada.[50] Estudos com células traqueais humanas removidas durante broncoscopias demonstraram que a *P. aeruginosa* é capaz de se ligar a essas células,[38,39] mas devemos nos lembrar que as células sofreram trauma durante a remoção do epitélio traqueal e que suas superfícies basolaterais estavam expostas.

Estudos com culturas de epitélio traqueal de hâmsters indicaram que havia uma adesão mínima das *Pseudomonas* às células, exceto após um longo período de incubação com a bactéria.[44] Estudos usando traquéia de camundongo,[11] rato,[51] furão[52] e cachorro[13] não demonstraram a adesão da *P. aeruginosa*, exceto após dano à árvore traqueobrônquica (Figs. 4-2 e 4-3). Assim, a maior parte das evidências apontam para o fato de que as células traqueais normais, saudáveis, *in vivo*, podem ser bastante resistentes à adesão bacteriana pois os receptores podem estar mascarados ou presentes nas superfícies basolaterais.

Observações semelhantes, porém em menor quantidade, também foram feitas com o *H. influenzae* e, em menor proporção, com a *Klebsiella pneumoniae*. O *H. influenzae* adere às células traqueais somente depois que haja dano à traquéia,[53,54] e a

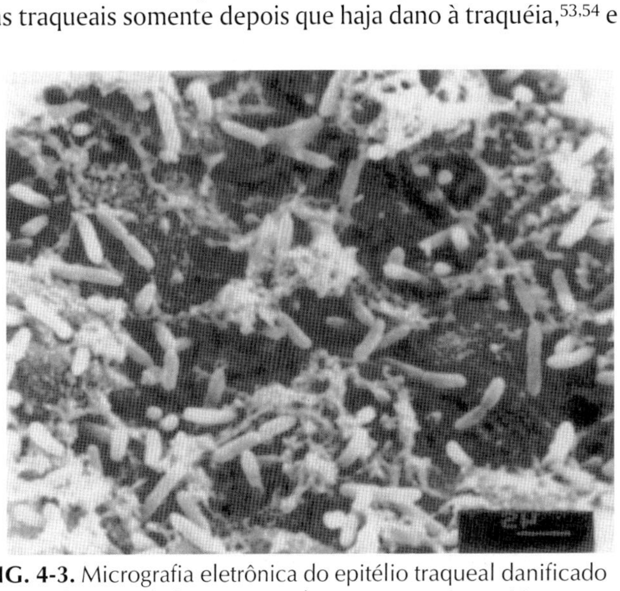

FIG. 4-3. Micrografia eletrônica do epitélio traqueal danificado por ácido, inoculado com *Pseudomonas aeruginosa*. Numerosos organismos estão aderidos ao epitélio danificado. (Reproduzido com permissão de Ramphal R, Pyle M. Adherence of mucoid and nonmucoid *Pseudomonas aeruginosa* to acid injured tracheal epithelium. *Infect Immun* 1983;41:345-351.)

K. pneumoniae se liga somente a receptores ocultos na superfície basolateral das células traqueais e na superfície submucosa da traquéia.[55] Assim, os estudos usando linhagens celulares, apesar de serem capazes de fornecer informações sobre as adesinas e os receptores, podem não responder a esta questão básica porque essas superfícies celulares não representam, necessariamente, o que um microrganismo "vê" *in vivo* e provavelmente não têm o repertório normal de glicoconjugados que poderiam ser embebidos na superfície celular após secreção pelas glândulas submucosas. Também foi sugerido que a *P. aeruginosa* é capaz de colonizar células do trato respiratório em recuperação.[56] Essa idéia complementa a hipótese do dano – as células em recuperação ainda não estão totalmente diferenciadas e provavelmente não teriam a proteção de superfície.

Dois cenários possíveis podem ser propostos. Quando ocorre um dano traqueal agudo, seja por vírus, por mecanismos químicos ou físicos, ou mesmo por distúrbios metabólicos, alterações na superfície da traquéia permitem a adesão de certas bactérias à superfície celular,[11-14,52] nas células em regeneração[56] ou na superfície da submucosa.[51,55] Por outro lado, nas situações que apresentam anormalidades na depuração mucociliar, ocorre estase do muco na árvore traqueobrônquica, e os microrganismos colonizadores são capazes de aí permanecer devido à sua habilidade de se ligar ao muco e às mucinas. Após esse encontro inicial, ou a sua taxa de multiplicação é maior do que a capacidade de depuração mucociliar residual e a fagocitose, ou esses organismos resistem à remoção pelo sistema fagocitário independente de sua taxa de reprodução. Não se sabe se as bactérias podem se mudar dos locais de ligação de alta afinidade no muco para os receptores celulares de baixa afinidade e colonizar as células, mas se as bactérias, de seu lugar privilegiado no muco, danificam as células por algum mecanismo, é possível que receptores de alta afinidade nas células sejam expostos. A maioria dos estudos foi feita usando a *P. aeruginosa*, mas estão surgindo dados com o *H. influenzae* sugerindo que mecanismos semelhantes também operem com este organismo.[53] Dados recentes[43] sugerem que o *S. aureus* também atue de maneira semelhante à *P. aeruginosa*; o *S. aureus* também foi encontrado no muco de pacientes com fibrose cística que foram submetidos a autópsias. Um único estudo também sugere que o *S. pneumoniae* possa agir da mesma forma pois ele adere às células traqueais em regeneração e não a células maduras.[57]

PROPRIEDADES MICROBIOLÓGICAS DE CERTOS MICRORGANISMOS QUE PODEM INFLUENCIAR A COLONIZAÇÃO

Muitos dos microrganismos que reconhecidamente colonizam o trato respiratório produzem fatores que têm o potencial de causar alterações nos mecanismos de defesa do trato respiratório inferior do hospedeiro (Tabela 4-2). Em teoria, esses fatores podem auxiliar no processo de colonização, mas não foi provado se eles desempenham algum papel importante *in vivo*. A maioria desses fatores afeta a viabilidade celular, a função ciliar ou a superfície celular; conseqüentemente, eles poderiam afetar a depuração mucociliar. Ainda não sabemos se eles alteram a superfície celular e permitem a adesão às células *in vivo*. Entretanto, em situações experimentais onde o tecido da traquéia é estudado em cultura de órgãos, alguns desses fatores podem ter facilitado a adesão celular[53,58] e também podem ter causado outros efeitos biológicos, tais como a secreção excessiva de muco,[59] que poderia regular o processo de colonização.

Fatores Produzidos pela *Pseudomonas aeruginosa*

Comparada às outras bactérias gram-negativas, a *P. aeruginosa* é provavelmente o organismo mais prolífico na produção

TABELA 4-2. *Produtos microbianos que podem influenciar a colonização*

Bactéria	*Produto*	*Ação*	*Possíveis conseqüências*
Pseudomonas aeruginosa	Exoenzima A	Dano celular	↓ Depuração *mucociliar e* ↑ a adesão
	Exoenzima S	Dano celular	
	Elastase	Dano celular	
	Elastase	Cliva a IgG e o C[1]	Fagocitose defeituosa
	Fosfolipase C	Dano celular	↑ Adesão
		Ruptura do surfactante	?
	Pigmentos	Estase ciliar	↓ Depuração mucociliar
	Protease da IgA	Cliva a IgA	?
Staphylococcus	Fator de estase ciliar	Estase ciliar	↓ Depuração mucociliar
	? Toxina	Dano celular	↑ Adesão
	Protease da IgA	Cliva a IgA	?
Staphylococcus pneumoniae	Pneumolisina	Estase ciliar	↓ Depuração mucociliar
		Dano celular	Fagocitose defeituosa
	Neuraminidase	Cliva o ácido siálico dos glicolipídeos e glicoproteínas	? ↑ Adesão

Ig, imunoglobulina; ↑, aumenta; ↓, diminui;?, desconhecido.

de produtos exógenos capazes de afetar a árvore traqueobrônquica. Muitos desses produtos exógenos têm um efeito pronunciado na função celular ou nas superfícies celulares que resultam da perda da viabilidade celular ou da motilidade ciliar, ou mesmo da alteração das superfícies celulares. Entre os que foram bem caracterizados está a elastase, que altera, comprovadamente, as superfícies das células traqueais.[60] Porém não sabemos se essa protease está presente em quantidades suficientes *in vivo* para afetar a função das vias aéreas.[61] Outras enzimas produzidas pela *Pseudomonas*, tais como a exoenzima A[60] e a exoenzima S,[62] que são ADP-ribosilases e que matam as células, também poderiam estar implicadas no processo de adesão porque a viabilidade celular é um aspecto essencial da adesão da *P. aeruginosa* ao tecido traqueal. Além disso, elas alterariam a depuração mucociliar. A *Pseudomonas* também produz a fosfolipase C, que tem efeitos marcantes tanto nas superfícies celulares quanto no surfactante e é teoricamente possível que essa substância participe na colonização aguda e provavelmente na doença aguda do trato respiratório inferior.[58,63] Os pigmentos produzidos por essa bactéria inibem a freqüência de batimento ciliar e, conseqüentemente, a depuração mucociliar.[64] Assim, pode-se imaginar que a colonização do muco pela *Pseudomonas,* com sua produção de toxinas e pigmentos, poderia levar a uma piora da função mucociliar e do ciclo de colonização crônica.

Também foi sugerido que os produtos da *P. aeruginosa* podem afetar o sistema imune (p. ex., sua elastase é capaz de degradar as imunoglobulinas e o complemento).[65] Se isso ocorrer *in vivo* poderá causar defeitos na opsonização e na fagocitose que permitam a colonização. Também foi relatado que essa bactéria produz uma protease[66] que cliva a IgA, mas não sabemos como isso funciona *in vivo*. Uma observação mais recente[67] demonstrou a indução dos genes responsáveis pela síntese de peptídeos da mucina pelo lipopolissacarídeo da *Pseudomonas*, um fenômeno que provavelmente contribui para a hipersecreção de muco em casos de colonização crônica. Se todos esses fatores participarem do processo de colonização pela *P. aeruginosa*, não é de surpreender que na corrida final para o domínio bacteriano no trato respiratório ela seja um dos ou o mais bem-sucedido dos organismos.

Haemophilus influenzae

O *H. influenzae* também produz um fator que causa estase ciliar.[68] A natureza desse fator é desconhecida mas, em sistemas de cultura usando tecido do trato respiratório, essa substância causa uma perda da atividade ciliar e possivelmente a perda da viabilidade das células do trato respiratório, resultando na adesão do *H. influenzae* às células danificadas.[53] Não sabemos se esse fator é importante na colonização do trato respiratório *in vivo*. Em doenças como a bronquite crônica em que o defeito na depuração mucociliar não é tão profundo como em outras doenças, tal substância poderia ser importante na colonização, reduzindo ainda mais a depuração mucociliar. Foi relatado que o *H. influenzae* também produz uma protease da IgA,[69] o que fornece uma hipótese atraente para explicar como a colonização crônica pode ocorrer se a IgA antiadesiva for destruída por essa protease. Entretanto, não existe evidência experimental para corroborar tal hipótese. Ainda não foi provado que a IgA secretora é importante na proteção dos pulmões contra infecções bacterianas.

Streptococcus pneumoniae

O *S. pneumoniae* é um colonizador crônico nos estágios iniciais da maioria das doenças mencionadas neste capítulo. Como os outros colonizadores crônicos, esse microrganismo produz alguns fatores de virulência que poderiam permitir sua permanência no trato respiratório por um longo período. A neuraminidase estreptocócica já é conhecida há algum tempo,[70] e foi sugerido que essa enzima pode degradar o muco,[71] ajudando na persistência desse microrganismo nas vias aéreas. Esse seria um cenário possível se a bactéria aderisse à mucina através da molécula do ácido siálico. De fato, existem informações que sugerem que esse organismo reconhece o ácido siálico ligado à galactose,[72] uma estrutura comum que está presente nas mucinas. Se, por outro lado, esse organismo fosse capaz de se ligar a receptores que não tivessem o ácido siálico, como tem sido relatado,[73] é possível que a neuraminidase pudesse expor esses receptores. Ainda precisa ser demonstrado que o *S. pneumoniae* é capaz de se ligar às células maduras, intactas, do epitélio do trato respiratório *in vivo*. O *S. pneumoniae* também secreta uma enzima que é ativada pelo tiol, a pneumolisina.[74] Essa enzima tem atraído muita atenção, e a evidência experimental indica que em altas doses ela é tóxica para o epitélio ciliado,[75] provocando estase ciliar em doses mais baixas. Essa enzima também inibe a atividade bactericida das células fagocitárias.[74] Pode-se, então, imaginar que tal enzima poderia afetar a depuração mucociliar e a fagocitose, permitindo que os pneumococos ficassem por muito tempo no trato respiratório. São necessários modelos animais apropriados e mutantes bacterianos isogênicos para testar essas hipóteses.

Fatores do Hospedeiro e Colonização

Como foi discutido na seção sobre os Fatores Responsáveis pela Esterilidade das Vias Aéreas, foi sugerido que vários fatores do hospedeiro são importantes na colonização crônica das vias aéreas. Eles são basicamente fatores estruturais e relacionados a desordens genéticas ou a um defeito adquirido da depuração mucociliar. Entretanto, durante a interação entre os micróbios e o hospedeiro, certas respostas também podem ajudar a prolongar a colonização. Por exemplo, a protease leucocitária é encontrada em excesso no muco de pacientes com fibrose cística e outras doenças durante sua exacerbação[76] e poderia afetar a depuração mucociliar devido à sua habilidade de danificar o epitélio. Além disso, demonstrou-se que a protease leucocitária pode alterar a superfície da mucosa, expondo, assim, os receptores.[77] Não sabemos se essa última ação é importante na colonização. Outra resposta importante do hospedeiro aos organismos que causam a colonização é a liberação de muco das glândulas da submucosa e das células da superfície. Quase todos os microrganismos patogênicos do trato respiratório ou seus subprodutos desencadeiam essa resposta.[59] Conseqüentemente, se a depuração mucociliar já está alterada, o excesso de secreção pode levar à obstrução das vias aéreas, piorando a predisposição à colonização.

MECANISMOS DE COLONIZAÇÃO DAS VIAS AÉREAS

Sistemas Adesina-Receptores

Já foram descritos sistemas adesina-receptores para várias bactérias. Esses sistemas são considerados a explicação para o tropismo demonstrado por certas bactérias para a colonização ou infecção de determinados locais. Imaginou-se que essa especificidade entre a adesina e o receptor iria fornecer um claro entendimento sobre o primeiro passo no processo patogênico. Entretanto, essa tese parece ser apenas parcialmente verdadeira no que diz respeito ao trato respiratório; muitas bactérias que não atacam o trato respiratório se ligam a substâncias que também foram descritas como receptores para as bactérias do trato respiratório, mas, no entanto, elas não costumam colonizar os pulmões.[73,78,79] É possível que os sistemas adesina-receptores acabarão explicando os tropismos, mas as informações existentes sobre a maioria das bactérias e o trato respiratório ainda são insuficientes.

A maioria dos sistemas adesina-receptores que foram descritos envolve uma interação semelhante à lecitina entre a proteína microbiana e o carboidrato do hospedeiro.[1] Por outro lado, é possível que os polissacarídeos microbianos possam interagir com as proteínas do hospedeiro.[1] No trato respiratório inferior, os primeiros receptores que os microrganismos colonizadores podem encontrar são as cadeias de carboidratos das moléculas de mucina. Essas moléculas são glicoproteínas grandes cujo peso molecular varia de 2×10^5 a 20×10^6 D, e são compostas de um núcleo de polipeptídeo ao qual estão ligadas centenas de cadeias de carboidratos através de ligações O-glicosídicas.[80]

Quando examinadas ao microscópio eletrônico, as moléculas se apresentam na forma de filamentos flexíveis. A molécula típica tem muitas regiões hidrofílicas longas, onde existe uma cadeia de carboidrato para aproximadamente cada três aminoácidos, intercaladas por regiões hidrofóbicas relativamente livres de carboidratos, chamadas de *regiões nuas*. A molécula também apresenta ligações de dissulfeto. Muitos trabalhos têm tentado elucidar a estrutura dessas cadeias de carboidratos e, no momento em que esta obra estava sendo escrita, a seqüência de aproximadamente 100 cadeias diferentes foi elucidada.[80] Tendo por base as várias possibilidades de ligação entre as moléculas de açúcar encontradas nas mucinas, estimamos que uma única amostra de mucina contém centenas de cadeias diferentes. As cadeias de carboidrato são compostas pelas cinco moléculas de açúcar a seguir dispostas em cadeias contendo de 2 a mais de 20 moléculas: D-galactose, N-acetilgalactosamina, L-fucose, N-acetilglicosamina e ácido N-acetilneuramínico. Também estão presentes quantidades mínimas de manose. Além dessas moléculas, as mucinas do trato respiratório humano contêm quantidades significativas de sulfato, que provavelmente estão aumentadas em pacientes com fibrose cística.[81] Acredita-se que algumas mucinas sofrem alterações relacionadas à idade nas estruturas que levam à expressão de cadeias de carboidratos com receptores de propriedades diferentes; já foi provado que isso ocorre nas mucinas do trato gastrointestinal.[82] Se o mesmo ocorre com as mucinas do trato respiratório, pode ser um fator determinante importante na colonização de várias doenças em faixas etárias diferentes.

Os glicoconjugados das superfícies celulares são outros alvos prováveis da adesão microbiana. Entre eles destacamos os glicolipídeos, provavelmente os gangliosídeos, e alguns glicolipídeos neutros como possíveis locais de ligação.[83] Já foram encontrados receptores de glicolipídeos para várias bactérias que causam infecção nos pulmões.[63,83] Recentemente foram descritas substâncias semelhantes à mucina na superfície celular,[84] mas seu papel na adesão às células ainda é desconhecido. Os glicosaminoglicanos, outra importante classe de glicoconjugados da superfície celular, só recentemente foram implicados na adesão bacteriana[85] quando se demonstrou que o *S. aureus* é capaz de se ligar a eles, mas não sabemos se isso ocorre no trato respiratório.

Adesinas e Receptores da *Pseudomonas aeruginosa*

O fato de que a *P. aeruginosa* tem sido o alvo da atenção da maioria dos estudos demonstra seu papel como a principal bactéria nas colonizações agudas e crônicas do trato respiratório. Além da experiência clínica acumulada, existe ampla evidência experimental de que esse organismo é a bactéria gram-negativa que melhor se adaptou à adesão ao trato respiratório.[45,86] Várias adesinas e receptores para esse organismo foram descritos, mas a informação ainda está incompleta. Demonstrou-se que a *P. aeruginosa* usa *pili* ou fímbrias[87,88,89] e o polissacarídeo exógeno mucóide[89,90] como adesinas. As fímbrias, que são feitas de subunidades de aproximadamente 14 a 15 kD, são os mediadores da adesão desse microganismo às células.[91] O local de ligação para as células na subunidade da fímbria está localizado no seu terminal carboxila.[92] Entretanto, essas subunidades são estruturalmente heterogêneas, e anticorpos contra um tipo de subunidade não previnem obrigatoriamente a adesão de cepas heterólogas. Comprovou-se que o polissacarídeo exógeno mucóide da *Pseudomonas*, a substância característica encontrada nas cepas mucóides de pacientes com fibrose cística e ocasionalmente naqueles com bronquiectasias, também se liga tanto às células quanto às mucinas,[89,90,93] mas não sabemos se existem epítopos específicos de ligação nesse polissacarídeo. A presença de outras adesinas na superfície da *P. aeruginosa*, além daquelas encontradas nas fímbrias, também foi demonstrada.[94,95,96] Uma delas está presente na ponta da fímbria sob a forma de um capacete de proteína que se liga às mucinas.[97]

Já foram descritos vários receptores para a *P. aeruginosa* nos glicolipídeos e nas mucinas. Acredita-se que os receptores descritos dos glicolipídeos sejam receptores que são reconhecidos *in vivo* nas células. Compõem-se de cadeias muito curtas e provavelmente estão mergulhadas na membrana celular. Eles incluem o asialo GM1 e o asialo GM2, ambos contendo GalNAc (β1-4)Gal ligado à ceramida[73] e à lactosilceramida[98] [Gal(β1-4)Glc-ceramida], substâncias comumente encontradas nas membranas celulares. Também foi postulada a existência de receptores contendo ácido siálico.[99,100] Eles ainda não foram caracterizados e parecem contradizer estudos que demonstram que a presença de ácido siálico diminui a adesão da *P. aeruginosa* ao dissacarídeo GalNAc(β1-4)Gal.[73] Pelo menos três classes de receptores na mucina para a *P. aeruginosa* já

TABELA 4-3. *Receptores bacterianos do trato respiratório*

Bactéria	*Células*	*Muco ou mucinas*
Pseudomonas aeruginosa	GalNAc(β1-4)Gal	Gal(β1-3/4)GlcNAc
	Gal(β1-4)Glc	Oligossacarídeos contendo ácido siálico
	Glicolipídeos contendo ácido siálico	Sialil-Lewis x
		Peptídeo da mucina
Haemophilus influenzae	GalNAc(β1-4)Gal	Oligossacarídeos contendo ácido siálico
	NeuAc(α2-3)Galb(β1-4)Glu	
	Substância Anton do grupo sangüíneo	
Streptococcus pneumoniae	GalNAc(β1-4)Gal	Ácido siálico
	GlcNAc(β1-4)Gal	GlcNAc(β1-4)Gal
Staphylococcus aureus	GalNAc(β1-4)Gal	Muco e mucinas
Burkholderia cepacia	GalNAc(β1-4)Gal	Mucinas

foram descritas. Comprovou-se que as unidades de dissacarídeos tipos I e II [Gal(β1-3/4)GlcNAc] encontradas nas mucinas[80] são receptores para esse organismo,[101] e duas ou três formas dessas cadeias contendo ácido siálico, *Neu*α2-3Gal(β1-3/4)GlcNAc, também demonstraram possuir atividade de receptor.[101] Outra classe de receptor nas mucinas para a *Pseudomonas* pode conter determinantes de grupos sangüíneos como o sialil-Lewis x, que provavelmente está aumentado nas mucinas de pacientes com fibrose cística.[102] Independentemente desses achados, a retirada do ácido siálico das mucinas também reduz a ligação, demonstrando que o ácido siálico é parte dos receptores das mucinas.[103] Apesar de existir muita informação sobre o assunto, o sistema adesina-receptores da *P. aeruginosa* ainda não foi completamente desvendado.

Haemophilus influenzae

Os *H. influenzae* que são encontrados no trato respiratório inferior geralmente não são encapsulados. Há um excesso de adesinas nesse microrganismo, confirmando sua capacidade de adaptação ao trato respiratório humano e sua habilidade para escapar às defesas do hospedeiro. Essas bactérias aderem com maior avidez às células da cavidade oral e da traquéia do que seus semelhantes encapsulados.[36] Já foi comprovado que eles se ligam não só às células da traquéia, mas também ao muco das vias aéreas.[53] Apesar de os *H. influenzae* que possuem fímbrias se ligarem às células da cavidade oral,[104] tanto as adesinas das fímbrias quanto as de outras classes podem ser importantes para a aderência ao trato respiratório inferior.[53] As proteínas da camada externa da membrana celular, P2, P5 e outras que ainda não foram identificadas, se ligam aos oligossacarídeos da mucina contendo ácido siálico.[105] As fímbrias encontradas em algumas cepas de *Haemophilus influenzae* não-tipável também se ligam às mucinas.[106] Duas proteínas de alto peso molecular chamadas de *HMW-1* e *HMW-2*, que também funcionam como adesinas para as células, foram encontradas em aproximadamente 75% das bactérias isoladas.[107] Além disso, várias adesinas menos comuns podem ser utilizadas quando essas duas proteínas não estão presentes.[108]

Já foram descritos pelo menos quatro receptores para o *H. influenzae* nas células. O primeiro a ser descrito é conhecido como a *substância Anton do grupo sangüíneo*, mas sua estrutura ainda não foi elucidada.[109] Também foi sugerida a existência de um segundo receptor com estrutura idêntica ao receptor celular GalNAc(β1-4)Gal para as *Pseudomonas*.[73] O terceiro receptor descrito, a sialil-lactosilceramida,[109] adiciona mais complexidade e contradição a esse sistema pois a adição de ácido siálico no segundo receptor resulta na inibição da adesão. Acredita-se que o quarto receptor nas células esteja nos glicosaminoglicanos.[110] Foi relatado que as fímbrias do *H. influenzae* reconhecem o receptor sialil-lactosilceramida.[109] Os receptores para o *H. influenzae* que estão presentes nas mucinas do trato respiratório, ou pelo menos em algum componente do muco, ainda não foram caracterizados exceto pelo fato de que as adesinas da membrana externa se ligam ao ácido siálico das mucinas.[105] Pode ser que eles sejam semelhantes ao receptor sialil-lactosilceramida já descrito, e também têm algumas semelhanças com estruturas encontradas nas mucinas do trato respiratório (Tabela 4-3). Em conjunto, essas informações indicam que o *H. influenzae* poderia ter pelo menos quatro adesinas e seus receptores correspondentes.

Streptococcus pneumoniae

O *S. pneumoniae* também se liga tanto às células quanto ao muco, mas existem muito poucas informações sobre tais associações. Esse organismo se liga às células da orofaringe [111] e à mucosa imatura do trato respiratório após uma infecção com o vírus da gripe.[57] Ele também se liga aos filamentos de muco na árvore respiratória do camundongo (Fig. 4-4) e ao muco do palato do sapo.[112] A natureza da adesina do *S. pneumoniae* é desconhecida, mas foram descritos pelo menos três receptores. Um deles é o dissacarídeo GalNAc(β1-4)Gal[73] encontrado no asialo GM1, mencionado na seção sobre Adesinas e Receptores da *Pseudomonas aeruginosa*; esse seria um receptor celular. Outro receptor seria o dissacarídeo GlcNAc(β1-3)Gal[111] que está presente nas mucinas do trato respiratório[80] e nas células.[111] Um receptor que foi descrito mais recentemente[72] é o NeuAc(α2-3)Gal, que pode ser encontrado tanto nas células quanto nas mucinas.

Staphylococcus aureus

Existem muitos trabalhos sobre a adesão do *S. aureus* ao tecido do trato respiratório. Esse organismo se liga às células escamosas, à fibronectina, ao colágeno e às células endote-

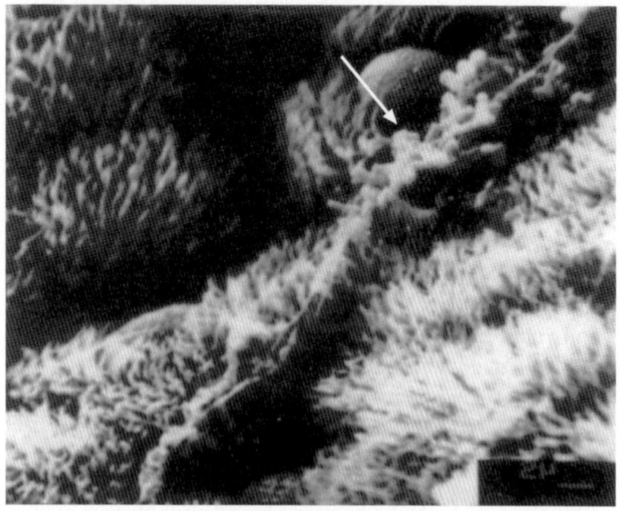

FIG. 4-4. Micrografia eletrônica do *Streptococcus pneumoniae* aderente a um filamento de muco na superfície da traquéia. (Cortesia do autor, observações que não foram publicadas.)

TABELA 4-4. *Receptores estruturalmente semelhantes nas mucinas e nos glicolipídeos para microrganismos específicos*

	Microrganismo
Gal(β1-3/4)GlcNAc	Unidades de dissacarídeos tipos 1 e 2
Gal(β1-3/4)GlcNAc(β1-4)Gal	*Pseudomonas aeruginosa*
NeuAc(α2-3)Gal(β1-4)GlcNAc (β1-4)Gal	*P. aeruginosa*
NeuAc(α2-3)Gal(β1-4)GlcNAc-Gal	*Mycoplasma pneumoniae*
Gal(β1-3/4)GlcNAc(β1-4)Gal	*Streptococcus pneumoniae*
NeuAc(α2-3/6)Gal(β1-4)GlcNAc(β 1-4)Gal	Vírus da influenza
NeuAc(α2-3)Gal(β1-4)Glc	*Haemophilus influenzae*

liais. Só recentemente[113,114,115] foram feitos estudos sobre a ligação do estafilococo a alvos no trato respiratório. Esses estudos demonstraram que o *S. aureus* se liga às mucinas do trato respiratório humano[113,114] e ao muco de animais,[115] sendo possível ocorrer alguma adesão às células.[115] Já foi descrita[115] uma adesina estafilocócica de ácido lipoteicóico, mas há especulações se uma outra adesina, talvez de natureza protéica, seja responsável pela ligação dessa bactéria às mucinas.[115] Informação preliminar sobre um receptor celular para os estafilococos já foi apresentada. Essa informação sugere que os *S. aureus* se ligam ao mesmo receptor asialo GM1 GalNAc(β1-4)Gal já descrito para várias bactérias.[73] Recentemente[85] foi descrita a ligação dessa bactéria ao sulfato de heparan, um glicosaminoglicano. Não sabemos se essa substância funciona como receptor para o trato respiratório, mas ela está presente na superfície das células das vias aéreas inferiores.

Muitas Bactérias se Ligam a um Único Receptor Celular

Pode-se ver a respeito da informação apresentada anteriormente na Tabela 4-3 que vários patógenos respiratórios se ligam ao mesmo receptor celular GalNAc(β1-4)Gal. Além das quatro bactérias mencionadas, outros patógenos pulmonares como a *Burkholderia cepacia*, a *Chlamydia pneumoniae*, a *K. pneumoniae*, o *Haemophilus parainfluenzae* e o *Stenotrophomonas maltophilia* também aderem ao mesmo receptor.[72,73,78] Entretanto, além dessas bactérias foi relatado que alguns microrganismos patogênicos que não afetam o trato respiratório também aderem a esse dissacarídeo.[73,78,79] Entre eles encontramos as *Neisseria gonorrhoeae*, algumas cepas de *Escherichia coli* que causam infecção no trato urinário e uma variedade de microrganismos. Conseqüentemente, o significado de encontrarmos esse receptor comum ainda não está claro. Se ele representa um local de ligação comum para todas essas bactérias, isso sugere que a mesma adesina ou uma adesina semelhante é a intermediária da adesão de todas essas bactérias. Se isso for verdade, seria uma adaptação evolucionária fascinante e representaria uma oportunidade única para o desenvolvimento de uma vacina, mas isso não nos fornece nenhuma explicação para a especificidade de certas bactérias para o trato respiratório em casos de colonização aguda ou crônica. Informações semelhantes sobre o receptor lactosilceramida já foram apresentadas.[83] Esse receptor também é responsável pela adesão de várias bactérias, a maioria das quais não está adaptada ao trato respiratório. Assim sendo, o significado desses receptores é desconhecido, e a síntese de todos esses achados deve ocorrer em algum trabalho a ser feito no futuro.

Receptores das Mucinas

Além das células, as mucinas do trato respiratório também contêm receptores para os vírus e os micoplasmas.[116] Entretanto, o número de receptores descritos é incrivelmente limitado. Seria de se esperar que as mucinas tivessem uma infinidade de receptores específicos para aprisionar a grande variedade de bactérias que o hospedeiro encontra; apesar disso, ainda não existe uma prova cabal de que algum representante da grande classe dos bacilos entéricos se ligue às mucinas do trato respiratório.[45,46] Entretanto, estudos em animais demonstraram claramente que essas bactérias e material particulado são aprisionados pelo muco e removidos pela depuração mucociliar. Pode-se então concluir que mecanismos inespecíficos estão atuando. Conseqüentemente, a presença de receptores nas mucinas específicos para microrganismos, que coincidentemente são os principais colonizadores crônicos dos pulmões, sugere que a adaptação desses organismos permite que eles reconheçam estruturas específicas nas mucinas que os ajudou a evoluir para o *status* de patógenos respiratórios. É claro que esses aspirantes de patógenos deveriam possuir, ou desenvolveram, outros mecanismos que os permitiram alcançar esse bem-sucedido parasitismo (Tabela 4-2). É interessante do ponto de vista teleológico que a maioria desses organismos reconhece estruturas derivadas de unidades de oligossacarídeos dos tipos 1 e 2 comumente encontrados nas mucinas (Tabela 4-4). Isso ocorreu devido a uma abundância dessas estruturas nas mucinas ou devido à alguma exposição específica desses grupos, permitindo o reconhecimento. Essas unidades também formam a base das substâncias dos grupos sangüíneos, outro sistema de reconhecimento bem caracterizado.[80]

Mucinas e Virulência Bacteriana

Podemos perguntar por que algumas bactérias aderem às mucinas, quando essa ligação as coloca em desvantagem frente a uma depuração mucociliar normal. Também podemos perguntar por que elas sintetizariam adesinas para uma substância que não é fixa e que não fornece uma base firme para aderência. Elas poderiam sobreviver muito bem no meio líquido de muco estagnado na ausência da depuração mucociliar exceto, talvez, pela possibilidade de serem erradicadas pelas células fagocitárias. No contexto do comportamento bacteriano, esses microrganismos não se ligariam ao muco a não ser que fosse vantajoso de alguma forma. Isso sugere que tal ligação poderia oferecer alguma vantagem na sobrevivência das bactérias, talvez se escondendo das defesas do hospedeiro, tornando-as mais virulentas. Experimentalmente demonstrou-se ser este o caso. O muco bruto protege uma variedade de microrganismos das defesas do hospedeiro ou aumenta sua virulência, como foi demonstrado ao diminuir a dose letal de bactéria necessária para matar 50% de uma população de camundongos quando injetados ao mesmo tempo com bactérias.[117]

No que diz respeito às bactérias que atacam o trato respiratório, essas observações foram feitas com o *S. pneumoniae*, sendo o método preferido para a produção de pneumonia em animais experimentais. O *S. pneumoniae* misturado às mucinas brutas causou pneumonias reproduzíveis enquanto foi necessária a administração de grandes inóculos para produzir o mesmo efeito quando o organismo foi administrado isoladamente.[118] Entretanto, essas observações foram obscurecidas pelo fato de que o muco bruto (uma mistura de mucinas, células, DNA, lipídeos e proteínas) aumentava a virulência de várias bactérias.[119] Conseqüentemente, não foi dada importância clínica ao fenômeno. Entretanto, já foi demonstrado que as mucinas do trato respiratório protegem da fagocitose somente as *P. aeruginosa* que aderem à mucina e não as bactérias que não tenham essa capacidade.[120] Assim sendo, esse fenômeno pode explicar, em parte, por que certas bactérias, principalmente a *P. aeruginosa*, tenham escolhido a mucina como um local de adesão. Do ponto de vista teleológico, poderia-se argumentar que os organismos capazes de se ligar às mucinas se tornaram patógenos pulmonares porque eles seriam protegidos da fagocitose. Entretanto, mais pesquisas precisam ser feitas com outras bactérias que aderem às mucinas para que a relevância desse fenômeno seja determinada.

CONSEQÜÊNCIAS DA COLONIZAÇÃO DAS VIAS AÉREAS

É indiscutível que a colonização aguda das vias aéreas pelas bactérias causa doenças.[121] Estudos prospectivos de indivíduos em unidades de terapia intensiva que apresentavam colonização reforçam a afirmativa de que 20% dos pacientes colonizados demonstram evidências indiscutíveis de pneumonia bacteriana em comparação às outras causas de anormalidades radiográficas vistas em pacientes internados em unidades de terapia intensiva.[122] Em pacientes com pneumonia, geralmente por bactérias gram-negativas, dependendo do microrganismo, a taxa de mortalidade pode ser muito alta e, entre elas, a *P. aeruginosa* está associada à maior taxa de mortalidade. Entretanto, na maioria dos outros pacientes existe um dilema muito importante: a diferenciação entre a colonização traqueal e a traqueobronquite de uma pneumonia quando existem anormalidades na radiografia de tórax. Apesar de parâmetros laboratoriais conhecidos, como a presença de neutrófilos em aspirados traqueais, poderem ser usados para determinar o significado de uma cultura positiva, os pacientes que apresentam bactérias em suas traquéias, havendo ou não uma resposta inflamatória por parte do hospedeiro, ainda correm o risco de desenvolverem pneumonias nosocomiais potencialmente fatais. Novos métodos de diagnóstico, como o cateter com escova protegida, oferecem alguma possibilidade de se fazer esta distinção,[122] mas esse procedimento dificilmente será utilizado fora de uma instituição acadêmica. Como a colonização traqueobrônquica leva, em alguns casos, à pneumonia nosocomial, o clínico se depara com o dilema de a antibioticoterapia de rotina poder prevenir ou não o desenvolvimento de pneumonia nosocomial em pacientes com colonização aguda das vias aéreas. Antigamente, as tentativas de esterilizar o trato respiratório com antibióticos em forma de aerossol causaram o desenvolvimento de resistência,[123,124] e até mesmo a administração parenteral resultava de uma taxa inaceitável de resistência; esse dilema ainda não foi resolvido.

A colonização crônica das vias aéreas tem conseqüências diferentes, provavelmente com base no tipo de organismo colonizador e na doença pulmonar preexistente. A colonização crônica por *H. influenzae* na bronquite crônica não tem as mesmas conseqüências da colonização crônica pela *P. aeruginosa* na fibrose cística. A maioria dos pacientes com fibrose cística desenvolve bronquiectasias. É difícil separar a contribuição do microrganismo da do hospedeiro, mas é lícito concluir que os organismos que provocam uma forte reação inflamatória (p. ex., altos níveis de proteases ou de complexos imunes) podem estar associados a um processo pulmonar mais destrutivo.

De qualquer maneira, a conseqüência final da colonização crônica é a bronquiectasia, provavelmente devido à resposta inflamatória à bactéria colonizadora. Esquematicamente, foi proposto que isso ocorra da seguinte forma:

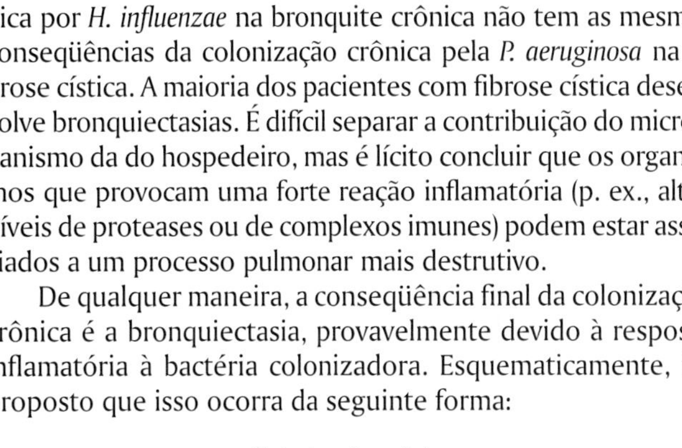

A colonização crônica pode, ocasionalmente, levar ao desenvolvimento de pneumonias agudas quando é quebrado o delicado balanço entre os microrganismos colonizadores e as defesas do hospedeiro que evitam a expansão desse processo. Infecções virais prévias são consideradas uma das causas.

PREVENÇÃO DA COLONIZAÇÃO

A prevenção da colonização das vias aéreas é um objetivo ousado, porém desejável quando levamos em consideração que as pneumonias nosocomiais possuem uma das maiores taxas de mortalidade entre as infecções hospitalares.[124] As tentativas de prevenção foram feitas principalmente sob a óptica do controle de infecções, usando métodos clássicos. Essa não é obviamente a solução devido à plasticidade do genoma bacteriano para gerar bactérias mutantes resistentes. É difícil saber se vacinas capazes de prevenir a colonização irão funcionar, pois a maioria dos pacientes que desenvolvem colonização aguda ou crônica é capaz de desenvolver uma resposta imune contra os patógenos colonizadores, mas mesmo assim permanece colonizada até que fatores reversíveis do hospedeiro sejam corrigidos. Apesar disso, esse trabalho precisa ser feito depois que os determinantes da colonização bacteriana forem elucidados. Não está claro como tais vacinas atuariam, mas dois possíveis mecanismos precisam ser pesquisados: (i) a geração de anticorpos antiadesão, possivelmente IgA, contra as adesinas microbianas em questão, e (ii) a geração de anticorpos opsonofagocíticos, provavelmente a IgG, contra um componente da superfície bacteriana. Muitas dúvidas e obstáculos devem ser vencidos antes que esses métodos possam ser utilizados. A IgA funciona como uma antiadesina contra as bactérias nos pulmões? Se funciona, qual o papel desempenhado pelas proteases da IgA? Uma vez que a maioria das colonizações agudas das vias aéreas inferiores ocorre na presença de intubação orotraqueal, os mecanismos de defesa funcionarão normalmente? Talvez a prevenção da colonização oral por essas vacinas seja mais viável.

As perspectivas para prevenir a colonização crônica parecem muito distantes. Uma anormalidade coexistente dos mecanismos de defesa pulmonares está sempre presente. Mesmo que a IgA previna a adesão às células, ela não poderia prevenir a colonização do muco pois essa molécula pode ser mucinofílica.[125] Com isso só resta a fagocitose para prevenir a colonização. Mas aqui surge a dúvida se a fagocitose funciona de forma adequada contra bactérias ligadas ao muco. Apesar desses obstáculos, as conseqüências médicas da colonização aguda e crônica das vias aéreas são de tal importância que todos os esforços devem ser feitos para elucidar os fatores importantes na colonização e para abordar cada um pelo menos de uma forma empírica, apesar das considerações teóricas.

REFERÊNCIAS BIBLIOGRÁFICAS

1. Beachey EM Bacterial adherence: adhesin-receptor interactions mediatintg attachment of bacteria to mucosal surfaces. *J Infect Dis* 1981;143:325-345.
2. Sprunt K, Redman W. Evidence suggesting the importance of role of interbacterial inhibition in maintaining the balance of normal flora. *Ann Intern Med* 1968;68:579-590.
3. Johanson WG Jr., Pierce AK, Sanford JP Changing pharyngeal bacterial flora of hospitalized patients: Emergence of gram-negative bacilli. *N Engl J Med* 1969;281:1137-1140.
4. Tillotson JR, Finland M. Bacterial colonization of the respiratory tract complicating antibiotic therapy of pneumonia. *J Infect Dis* 1969;119:597-624.
5. Valenti WM, Trudell RG, Bentley 13W. Factors predisposing to oropharyngeal colonization with gram-negative bacilli in the aged. *N Eng1 J Med* 1978;298:1108-1111.
6. Driks MR, Craven DE, Celli BR, et al. Nosocomial pneumonia in intubated patients given sucralfate as compared with antacids or histamine type 2 blockers. *N Engl J Med* 1987;317:1376-1382.
7. Lees AW McNaught W Bacteriology of lower respiratory tract secretions, sputum, and upper respiratory tract secretions in "normals" and chronic bronchitics. *Lancet* 1959;2:1112-1115.
8. Laurenzi GA, Potter RT, Kass EH. Bacteriologic flora of the lower respiratory tract. *N Engl J Med* 1961;265:1273-1278.
9. Huxley EJ, Viroslav J, Gray WR. Pharyngeal aspiration in normal adults and patients with depressed consciousness. *Am J Med* 1978;64:564-568.
10. Wynn JW Modell JH. Respiratory aspiration of stomach contents. *Ann Intern Med* 1977;87:466-474.
11. Ramphal R, Pyle M. Adherence of mucoid and nonmucoid *Pseudomonas aeruginosa* to acid injured tracheal epithelium. *Infect Immun* 1983;41:3450-351.
12. Boyd RL, Ramphal R, Rice R, Mangos JA. Chronic colonization of rat airway with *Pseudomonas aeruginosa. Infect Immun* 1983; 39:1403-1410.
13. Zoutman DE, Hulbert WC, Pasloske BL, et al. The role of polar pili in the adherence of *Pseudomonas aeruginosa* to injured canine tracheal cells. A semi quantitative morphologic study. *Scan Microscop* 1991;5:109-124.
14. Niederman MS, Merrill WW Ferranti RD, et al. Nutritional status and bacterial binding in the lower respiratory tract in patients with chronic tracheostomy. *Ann Intern Med* 1984;100:795-800.
15. Fleiszig SM, Evans DJ, Do N, et al. Epithelial cell polarity affects susceptibility to *Pseudomonas aeruginosa* invasion and cytotoxicity. *Infect Immun* 1997;65:2861-2867.
16. Spicer SS, Chakrin LW Wardell JR Jr. Effect of chronic sulfur dioxide inhalation on the carbohydrate histochemistry and histology of the canine respiratory tract. *Am Rev Resp Dis* 1974;110:13-24.
17. Parsons CL, Mulholland SG. Bladder surface mucin: its antibacterial effect against various species. *Am J Pathol* 1978;93:423-432.
18. Parsons CL, Stauffer C, Schmidt JD. Bladder surface glycosaminoglycans: an efficient mechanism of environmental adaptation. *Science* 1980;208:605-607.
19. Niederman MS. Gram-negative colonization of the respiratory tract: pathogenesis and clinical consequences. *Sem Resp Infect* 1990;5:173-184.
20. Sachs FL. Chronic bronchitis. In: Pennington JE, ed. *Respiratory infection: diagnosis and management,* 2nd ed. New York: Raven Press, 1988:142-158.
21. Marks MI. Respiratory viruses in cystic fibrosis. *N Engl J Med* 1984;311:16950-1696.
22. Fagon JY, Chastre J, Trouillet JL, et al. Characterization of distal bronchial microflora during acute exacerbation of chronic bronchitis. *Am Rev Resp Dis* 1990;142:1004-1008.
23. Wallace RJ, Musher DM. In honor of Dr. Sarah Branham. A star is born – the realization of Branhamella catarrhalis as a respiratory pathogen. *Chest* 1986;90:447-450.
24. Anthonisen NR, Manfreda J, Warren CP, et al. Antibiotic therapy in exacerbations of chronic obstructive pulmonary disease. *Ann Intern Med* 1987;106:196-204.
25. Pedersen M, Stafanger G. Bronchopulmonary symptoms in primary ciliary dyskinesia. *Eur J Respir Dis* 1983;64(suppl 127):118-128. 26. Ramphal R. Unpublished observations, 1978.
26. Ramphal R. Unpublished observations, 1978.
27. Woods RE, Boat TF, Doershuk C. Cystic fibrosis: state of the art. *Am Rev Resp Dis* 1976;113:833-878.
28. Hoiby N. Microbiology of lung infections ira cystic fibrosis patients. *Acta Pediatr Scand* 1982;301(suppl):33-54.
29. Fick RB Jr., Naegel GP, Squier RE, et al. Proteins of the cystic fibrosis respiratory tract: fragmented immunoglobulin G opsonic antibody causing defective opsonophagocytosis. *J Clin Invest* 1984;74:236-248.
30. Smith JJ, Travis SM, Greenberg EP, Welsh MJ. Cystic fibrosis airway epithelia fail to kill bacteria because of abnormal airway surface fluid. *Cell* 1996;85:229-236.
31. Pier GB, Grout M, Zaidi TS, et al. Role of mutant CFTR in hypersusceptibility of cystic fibrosis patients to lung infections. *Science* 1996;271:64-67.
32. Beck BS, Heiner DC. Selective immunoglobulin G4 deficiency and recurrent infections of the respiratory tract. *Am Rev Resp Dis* 1981;124:94-96.
33. Perry KMA King DS. Bronchiectasis. A study of prognosis based on a follow up of 400 patients. *Am Rev Tuberc* 1940;41:531-548.
34. Ogilvie AG. The natural history of bronchiectasis. A clinical roentgenologic and pathologic study. *Arch Intern Med* 1941;68:395-465.

35. Johanson WG Jr., Woods DE, Chaudhuri T. Association of respiratory tract colonization with adherence of gram-negative bacilli to epithelial cells. *J Infect Dis* 1979;139:667-673.
36. Lampe RM, Mason EO, Kaplan SL, et al. Adherence of *Haemophilus influenzae* to buccal epithelial cells. *Infect Immun* 1982;35:166-172.
37. Andersson B, Ericksson B, Falsen E, et al. Adhesion of *Streptococcus pneumoniae* to human pharyngeal epithelial cells in vitro, differences in adhesive capacity among strains isolated from subjects with otitis media, septicemia or meningitis or from healthy carriers. *Infect Immun* 1981;32:311-317.
38. Niederman MS, Rafferty TD, Sasaki CT, et al. Comparison of bacterial adherence to ciliated and squamous epithelial cells obtained from the human respiratory tract. *Am Rev Resp Dis* 1983;127:85-90.
39. Franklin AC, Todd T, Gurman G, et a1. Adherence of *Pseudomonas aeruginosa* to cilia of human tracheal epithelial cells. *Infect Immun* 1987;55:593-597.
40. Simel DL, Mastin BS, Pratt PC, et al. Scanning electron microscopy of the airways in normal children and in patients with cystic fibrosis and other lung diseases. *Ped Pathol* 1984;2:47-64.
41. Jeffrey PK, Brain APR. Surface morphology of human airway mucosa: Normal, carcinoma or cystic fibrosis. *Scan Microscop* 1988;2:345-351.
42. Baltimore RS, Christie CDC, Smith GJ. Immunohistopathologic localization of *Pseudomonas aeruginosa* in lungs from patients with cystic fibrosis. *Am Rev Resp Dis* 1989;140:1650-1661.
43. Ulrich M, Herbert S, Berger J, et al. Localization of *Staphylococcus aureus* in infected airways of patients with cystic fibrosis and in a cell culture model of S. aureus adherence. *Am J Resp Cell Mol Biol* 1998;19:83-91.
44. Marcus H, Baker NR. Quantitation of adherence of mucoid and nonmucoid *Pseudomonas aeruginosa* to hamster tracheal epithelium. *Infect Immun* 1985;47:723-729.
45. Vishwanath S, Ramphal R. Adherence of *Pseudomonas aeruginosa* to human tracheobronchial mucin. *Infect Immun* 1984;85:197-202.
46. Nelson JW, Tredgett MW Sheehan DJ, et al. Mucinophilic and chemotactic properties of *Pseudomonas aeruginosa* in relation to pulmonary colonization in cystic fibrosis. *Infect Immun* 1990;58:1489-1495.
47. Sajjan U, Reismann J, Doig P, et al. Binding of nonmucoid *Pseudomonas aeruginosa* to normal human intestinal mucin and respiratory mucin from patients with cystic fibrosis. *J Clin Invest* 1992;89:657-665.
48. Reddy MS. Human tracheobronchial mucin: purification and binding to *Pseudomonas aeruginosa. Infect Immun* 1992;60:1530-1535.
49. Woods DE, Straus DC, Johanson WG Jr., Bass JA. Role of salivary protease activity in adherence of gram-negative bacilli to mammalian buccal epithelial cells in vivo. *J Clin Invest* 1981;68:1425-1440.
50. Mason CM, Bawdon RE, Pierce AK, DalNogare AR. Fibronectin is not on the intact buccal epithelial surface of normal rats or humans. *Am J Respir Cell Mole Biol* 1990;3:563-570.
51. Yamaguchi T, Yamada H. Role of mechanical injury on airway surface in the pathogenesis of *Pseudomonas aeruginosa. Am Rev Resp Dis* 1991;144:1147-1152.
52. Ramphal R, Small PM, Shands JW Jr., et al. Adherence of *Pseudomonas aeruginosa* to tracheal cells injured by influenza infection or by endotracheal intubation. *Infect Immun* 1980;27:614-619.
53. Read RC, Wilson R, Rutman A, et al. Interaction of nontypable *Haemophilus influenzae* with human respiratory mucosa in vitro. *J Infect Dis* 1991;163:549-558.
54. Johnson AP, Clark JB, Osborn MF. Scanning electron microscopy of the interaction between *Haemophilus influenzae* and organ cultures of rat trachea. *J Med Microbiol* 1983;16:477-482.
55. Hornick DB, Allen BL, Horn MA, Clegg S. Adherence to respiratory epithelia by recombinant *Escherichia coli* expressing Klebsiella type 3 fimbrial gene products. *Infect Immun* 1992;60:1577-1588.
56. Plotkowski MC, Chevillard M, Pierrot D, et al. Differential adhesion of *Pseudomonas aeruginosa* to human respiratory epithelial cells in primary culture. *J Clin Invest* 1991;87:2012028.
57. Plotkowski MC, Puchelle CE, Beck G, et al. Adherence of type 1 *Streptococcus pneumoniae* to tracheal epithelium of mice infected with influenza A/PR8 virus. *Am Res Resp Dis* 1986;134:1040-1044.
58. Saiman L, Ishimoto K, Lory S, Prince A. The effect of piliation and exoproduct expression on the adherence of *Pseudomonas aeruginosa* to respiratory epithelial monolayers. *J Infect Dis* 1990;161:541-548.
59. Adler KB, Hendley D, Davis GS. Bacteria associated with obstructive pulmonary disease elaborate extracellular products that stimulate mucin secretion by explants of guinea pig airway. *Am J Pathol* 1986;125:501-514.
60. Baker NR. Role of exotoxin A and proteases of *Pseudomonas aeruginosa* in respiratory tract infections. *Can J Microbiol* 1982;28:248-255.
61. Doring G, Goldstein W Roll A, et al. Role of Pseudomonas exoenzymes in lung infections of patients with cystic fibrosis. *Infect Immun* 1985;49:557-562.
62. Woods DE, To M, Sokol PA. *Pseudomonas aeruginosa* exoenzyme S as a pathogenic determinant in respiratory tract infections. *Antibiot Chemother* (Basel) 1989;42:27-35.
63. Vasil ML. *Pseudomonas aeruginosa:* biology, mechanisms of virulence, epidemiology. *J Pediatr* 1986;108:800-805.
64. Wilson R, Pitt T, Taylor GW et al. Pyocyanin and 1-hydroxy phenazine produced by *Pseudomonas aeruginosa* inhibit the beating of human respiratory cilia in vitro. *J Clin Invest* 1987;79:221-229.
65. Fick RB, Hata JS. Pathogenetic mechanisms in lung disease caused by *Pseudomonas aeruginosa. Chest* 1989;95(suppl):206S-213S.
66. Milazzo FH, Delisle GJ. Immunoglobulin A proteases in gram-negative bacteria isolated from human urinary tract infections. *Infect Immun* 1984;43:11-13.
67. Li JD, Dohrman AF, Gallup M, et al. Transcriptional activation of mucin by *Pseudomonas aeruginosa* lipopolysaccharide in the pathogenesis of cystic fibrosis lung disease. *Proc Natl Acad Sci U S A* 1997;94:967-972.
68. Denny FW Effect of a toxin produced by *Haemophilus influenzae* on ciliated respiratory epithelium. *J Infect Dis* 1974;129:93-100.
69. Cole MF, Hale CA. Cleavage of chimpanzee secretory immunoglobulin A by *Haemophilus influenzae* IgAl protease. *Microb Pathog* 1991;11:39-46.
70. Hughes RC, Jeanloz RW The extracellular glycosidases of *Diplococcus pneumoniae.* 1. Purification and properties of a neuraminidase and b-galactosidase: action on a-1-acid glycoprotein of human plasma. *Biochemistry* 1964;3:1535-1543.
71. Drzeniek R. Viral and bacterial neuraminidases. *Curr Top Microbial Immunol* 1972;59:35-75.
72 Barthelson R, Mobasseri A, Zopf D, Simon P. Adherence of *Streptococcus pneumoniae* to respiratory tract epithelial cells is inhibited by sialylated oligosaccharides. *Infect Immun* 1998;66:1439-1444.
73. Krivan HC, Roberts DD, Ginsburg V Many pulmonary bacteria bind specifically to the carbohydrate sequence GalNAc(b1-4)Gal in some glycolipids. *Proc Natl Acad Sci* 1988;85:6157-6161.
74. Paton JC, Lock RA, Hansman D. Inhibition of human polymorphonuclear leukocyte respiratory burst, bactericidal activity and migration by pneumolysin. *Infect Immun* 1983;41:548-552.
75. Feldman C, Mitchell TJ, Andrew PW et al: The effect of *Streptococcus pneumoniae* pneumolysin on human respiratory epithelium in vitro. *Microb Pathog* 1990;9:275-284.
76. Suter S, Schaad UB, Tegner H, et al. Granulocyte neutral proteases and *Pseudomonas elastase* as possible causes of airway damage in patients with cystic fibrosis. *J Infect Dis* 1984;149:523-531.
77. Plotkowski MC, Beck G, Tournier JM, et al. Adherence of *Pseudomonas aeruginosa* to respiratory epithelium and the effect of leukocyte elastase. *J Med Microbiol* 1989;30:285-293.
78. Krivan HC, Nilsson B, Lingwood CA, Ryu H. *Chlamydia trachomatis* and *Chlamydia pneumoniae* bind specifically to phosphatidylethanol-amine in Hela cells and to Ga1NAcb1-4Ga1b1-4Glc sequences found in asialo-Gm1 and asialo-Gm2. *Biochem Biophys Res Comm* 1991;175:1082-1089.
79. Deal CD, Krivan HC. Lacto and ganglio series glycolipids are adhesion receptors for *Neisseria gonorrhoeae. J Biol Chem* 1990;265:12774-12777.

80. Lamblin G, Lhermitte M, Klein A, et al. The carbohydrate diversity of human respiratory mucins: a protection of the underlying mucosa. *Am Rev Resp Dis* 1991;144:S19-S24.
81. Lamblin G, Lafitte JJ, Lhermitte M, et al. Mucins from cystic fibrosis sputum. *Mod Prob Paediatr* 1978;19:153-164.
82. Conway PL, Welin A, Cohen PS. Presence of K-88 specific receptors in porcine ileal mucus is age dependent. *Infect Immun* 1990;58:3178-3182.
83. Karlsson KA. Animal glycosphingolipids as membrane attachment sites for bacteria. *Annu Rev Biochem* 1989;58:309-350.
84. Kim KC, Wasano K, Niles RM, et al. Human neutrophil elastase releases cell surface mucins from primary cultures of hamster tracheal epithelial cells. Proc *Natl Acad Sci* 1987;84:9304-9308.
85. Liang OD, Ascencio F, Fransson LA, Wadstrom T Binding of heparan sulfate to *Staphylococcus aureus. Infect Immun* 1992;60:899-906.
86. Grant MM, Niederman MS, Poehlman MA, Fein AM. Characterization of *Pseudomonas aeruginosa* adherence to cultured hamster tracheal epithelial cells. *Am J Resp Cell Mol Biol* 1991;5:563-570.
87. Woods DE, Straus DC, Johanson WG Jr., et al. Role of pili in adherence of *Pseudomonas aeruginosa* to mammalian buccal epithelial cells. *Infect Immun* 1980;29:1146-1151.
88. Ramphal R, Sadoff JC, Pyle M, Silipigni JD. Role of pili in adherence of *Pseudomonas aeruginosa* to injured tracheal epithelium. *Infect Immun* 1984;44:38-40.
89. Ramphal R, Guay C, Pier GB. Pseudomonas adhesins for tracheobronchial mucins. *Infect Immun* 1987;55:600-603.
90. Ramphal R, Pier GB. Role of *Pseudomonas aeruginosa* mucoid exopolysaccharide in adherence to tracheal cells. *Infect Immun* 1985;47:1-4.
91. Doig P, Todd T, Sastry PA, et al. Role of pili in adhesion of *Pseudomonas aeruginosa* to human respiratory epithelial cells. *Infect Immun* 1988;56:1641-1646.
92. Doig P, Todd T, Hodges RS, et al. Inhibition of adhesion of *Pseudomonas aeruginosa* to human buccal epithelial cells by monoclonal antibodies directed against pili. *Infect Immun* 1990;58:124132.
93. Hata JS, Fick RB. Airway adherence of *Pseudomonas aeruginosa*: mucoexopolysaccharide binding to human and bovine airway proteins. *J Lab Clin Med* 1991;117:410-422.
94. Chi E, Mehl T, Nunn D, Lory S. Interaction of *Pseudomonas aeruginosa* with A549 pneumocyte cells. *Infect Immun* 1991;59:949-954.
95. Ramphal R, Koo L, Ishimoto KS, et al. Adhesion of *Pseudomonas aeruginosa* pilin deficient mutants to mucin. *Infect Immun* 1991;59:1307-1311.
96. Simpson DS, Ramphal R, Lory S. Genetic analysis of *Pseudomonas aeruginosa* adherence: distinct loci control attachment to epithelial cells and mucins. *Infect Immun* 1992;60:3771-3779.
97 Arora SK, Ritchings BW Almira EC, et al. The *Pseudomonas aeruginosa* flagellar cap protein, FliD, is responsible for mucin adhesion. *Infect Immun* 1998;66:1000-1007.
98. Baker N, Hansson GC, Leffler H, et al. Glycosphingolipid receptors for *Pseudomonas aeruginosa. Infect Immun* 1990;58:2361-2366.
99. Hazlett LD, Moon M, Berk R. In vivo identification of sialic acid as the ocular receptor for *Pseudomonas aeruginosa. Infect Immun* 1986;5:687-689.
100. Ramphal R, Pyle M. Evidence for mucins and sialic acid as receptors for *Pseudomonas aeruginosa* in the lower respiratory tract. *Infect Immun* 1983;41:339-344.
101. Ramphal R, Carnoy C, Fievre S, et al. Pseudomonas aeruginosa recognizes carbohydrate chains containing type 1 (Galb1-3GlcNAc) and type 2 (Galbl-4GlcNAc) disaccharide units. *Infect Immun* 1991;59:700-704.
102. Scharfman A, Degroote S, Beau J, et al. *Pseudomonas aeruginosa* binds to neoglycoconjugates bearing mucin carbohydrate determinants and predominantly to sialy-Lewis x conjugates. *Glycobiology* 1999;8:757-764.
103. Vishwanath S, Ramphal R. Tracheobronchial mucin receptor for *Pseudomonas aeruginosa*: predominance of amino sugars in binding sites, *Infect Immun* 1985;48:331-335.
104. Guerina NG, Langermann S, Clegg HW et al. Adherence of piliated *Haemophilus influenzae* to human oropharyngeal cells. *J Infect Dis* 1982;146:564.
105. Reddy MS, Bernstein JM, Murphy TF, Faden HS. Binding between outer membrane proteins of nontypeable *Haemophilus influenzae* and human nasopharyngeal mucin. *Infect Immun* 1996;64:1477-1479.
106. Kubiet M, Ramphal R, Weber A, Smith A. Pili-mediated adherence of *Haemophilus influenzae* to human respiratory mucins. *Infect Immun* 2000;68(6):3362-3367.
107. Barencamp SJ, Leininger E. Cloning, expression and DNA sequence analysis of genes encoding nontypeable *Haemophilus influenzae* high molecular weight surface exposed proteins related to filamentous hemagglutinin of Bordetella pertussis. *Infect Immun* 1992;60:1302-1313.
108. Poole J, van Alphen, L. *Haemophilus influenzae* receptor and the An Wj antigen. *Transfusion* 1988;28:289.
109. van Alphen L, van den Broek LG, Blaas L, et al. Blocking of fimbria mediated adherence of *Haemophilus influenzae* by sialyl gangliosides. *Infect Immun* 1991;59:4473-4477.
110. Foxwell AR, Kyd JM, Cripps AW Nontypeable *Haemophilus influenzae*: pathogenesis and prevention. *Microbiol Mol Biol Rev* 1998;62: 294-308.
111. Andersson B, Dahmen J, Frejd T, et al. Identification of an active disaccharide unit of a glycoconjugate receptor for pneumococci attaching to human pharyngeal epithelial cells. *J Exp Med* 1983;158:559-570.
112. Plotkowski MC, Beck G, Jacquot J, Puchelle E. The frog palate mucosa as a model for studying bacterial adhesion to mucus coated respiratory epithelium. *J Comp Pathol* 1989;100:37-46.
113. Ramphal R. The role of bacterial adhesion in cystic fibrosis including the Staphylococcal aspect. *Infection* 1990;18:61-64.
114. Sanford BA, Thomas VL, Ramsay MA. Binding of *Staphylococci* to mucus in vivo and in vitro. *Infect Immun* 1989;57:3735-3742.
115. Carruthers MM, Kabat WJ. Mediation of staphylococcal adherence to mucosal cells by lipotechoic acid. *Infect Immun* 1983;40:444-446.
116. Scharfman A, Van Brussel E, Houdret N, et al. Interactions between glycoconjugates from human respiratory airways and *Pseudomonas aeruginosa. Am J Respir Crit Care Med* 1996;154:S163-S169.
117. Olitzki L. Mucin as a resistance lowering substance. *Bact Rev* 1948;12:149-172.
118. Nungester WJ, Jourdonais LF. Mucin as an aid in the experimental production of lobar pneumonia. *J Infect Dis* 1936;59:258-265.
119. Smith H. The virulence enhancing actions of mucins: a survey of human mucins and mucosal enhancing extracts. *J Infect Dis* 1951;88:207-211.
120. Vishwanath S, Ramphal R, Guay C, et al. Respiratory mucin inhibition of the opsonophagocytic killing of *Pseudomonas aeruginosa. Infect Immun* 1988;56:2218-2222.
121. Johanson WG Jr., Pierce AK, Sanford JP, Thomas GD. Nosocomial respiratory infections with gram-negative bacilli. *Ann Intern Med* 1972;77:701-706.
122. Fagon YJ, Chastre J, Dosnart Y, et al. Nosocomial pneumonia in patients receiving continuous mechanical ventilation. A prospective analysis of 52 episodes with use of a protected specimen brush and quantitative culture techniques. *Am Rev Resp Dis* 1989;139:877-886.
123. Feely TW, DuMoulin GC, Hedley-Whyte J, et al. Aerosol polymyxin and pneumonia in seriously ill patients. *N Engl J Med* 1975;293:471-475.
124. Stevens RM, Teres D, Skillman JJ, Feingold DS. Pneumonia in an intensive care unit. *Arch Intern Med* 1974;134:106-111.
125. Magnusson KE, Stjernstrom 1. Mucosal barrier mechanisms. Interplay between secretory IgA (SIgA), IgG and mucins on the surface properties and association of salmonellae with intestines and granulocytes. *Immunology* 1982;45:239-248.

CAPÍTULO 5

Deficiências do Hospedeiro Associadas à Infecção com o Vírus da Imunodeficiência Humana

John P. Phair e Frank J. Palella, Jr.

MECANISMOS DE INFECÇÃO DO VÍRUS DA IMUNODEFICIÊNCIA HUMANA

A síndrome de imunodeficiência adquirida (AIDS) resulta da infecção com o vírus da imunodeficiência humana do tipo 1 (HIV-1), HIV-2 e HIV-0,[1] um lentivírus relacionado a retrovírus semelhantes que infectam os primatas não-humanos. A infecção dos seres humanos leva ao desenvolvimento de infecções oportunísticas e tumores malignos secundários ao processo patológico primário, a ruptura da imunidade celular e humoral.[1,2] O alvo primário do vírus é a molécula de superfície CD4 dos linfócitos auxiliares T (Th), monócitos/macrófagos e células B. A proteína do envoltório externo do vírus, a gp120, se liga à molécula CD4 produzindo uma mudança estrutural na gp120, permitindo a ligação a um segundo receptor, que foi identificado como um *receptor de quimiocina*. A grande maioria do HIV-1 que é transmitido sexualmente une-se ao receptor de quimiocina 5 (CCR-5). Os ligantes naturais para o CCR-5 são as quimiocinas proinflamatórias, a proteína inflamatória do macrófago (MIP)-1α, MIP-1β e o RANTES. Vírions que usam exclusivamente o CCR-5, podendo infectar as células da linhagem macrófago/monócito, assim como os linfócitos CD4$^+$ e não formam sincício *in vitro*, quando cultivadas com células-alvo são denominados de *vírus R-5*.[3] Depois da interação do gp120 com o CCR-5, outra mudança estrutural na proteína do envoltório do vírus expõe a proteína transmembrana gp41.[4] Um domínio na gp41 auxilia na fusão do vírus com a membrana celular permitindo que o genoma viral, as duas cadeias únicas de RNA, entre no citoplasma. A transcriptase reversa viral é responsável pela transcrição do DNA viral que é integrado ao acaso ao genoma da célula hospedeira. Posteriormente, com o estímulo apropriado, várias moléculas do RNA viral, emendadas ou não, são transcritas, resultando na produção de proteínas virais reguladoras, estruturais e precursoras das proteínas estruturais. Ao utilizar a célula infectada para produzir novos vírus, a protease viral cliva o polipeptídeo precursor p55, dando origem às proteínas estruturais p24, p17 e p7.[5] produzindo um vírus infeccioso.[5]

A replicação viral continuada leva à supressão da função da célula T e à diminuição do número de linfócitos CD4$^+$, provavelmente devido à diminuição da produção e de sua meia-vida.[6] Além disso, as funções de macrófagos/monócitos e das células B estão alteradas. Vários efeitos no sistema imunológico dos indivíduos afetados são secundários às alterações na rede de citocinas responsáveis pela manutenção de uma imunidade normal.[7,8] O sistema imunológico dos indivíduos infectados pelo HIV se caracteriza pela supressão da imunidade celular, deficiência na produção de anticorpos em resposta a novos antígenos e, paradoxalmente, ativação imunológica sob a forma de hipergamaglobulinemia, níveis séricos elevados de microglobulina B_2 e de neopterina, e ativação tanto de linfócitos CD4$^+$ quanto de linfócitos CD8$^+$ supressores citotóxicos.[9,10]

A transcriptase reversa viral não possui função de edição, e a recombinação de cadeias de RNA é freqüente, resultando muitas variações mutantes do vírus. Muitas são defeituosas e incapazes de se replicar. Mas também aparecem variantes com alterações genotípicas mediando resistência aos agentes anti-retrovirais. Conforme a imunossupressão progride, é produzido um número crescente de mutantes que usam outro receptor de quimiocina além do CCR-5, o CXCR4.[11] Esses vírus mutantes têm um tropismo duplo, infectando preferencialmente os linfócitos CD4$^+$, e são capazes de induzir a formação de sincício. Eles são chamados de *vírus R4* e notou-se a perda acelerada de células CD4$^+$ quando eles são a espécie predominante entre as várias que infectam um indivíduo.

DEFEITOS IMUNOLÓGICOS RESULTANTES DA INFECÇÃO COM O VÍRUS DA IMUNODEFICIÊNCIA HUMANA

Uma variedade de defeitos imunológicos tem sido associada à infecção com o HIV e a AIDS. Esses defeitos são resumidos nas Tabelas 5-1 e 5-2 e descritos na seção sobre Defeitos Funcionais.

J. P. Phair: Department of Internal Medicine, Northwestern University Medical School, Chicago, Illinois, 60611.

F. J. Palella, Jr.: Division of Infectious Diseases, Northwestern University Medical School, Chicago, Illinois 60611.

TABELA 5-1. *Anormalidades imunológicas na infecção com o vírus da imunodeficiência humana*

Célula	*Infecção assintomática*	*Síndrome de imunodeficiência adquirida*
Linfócitos T		
CD4+	↓	↓↓
CD8+	↑↑	↑
CD4+, CD8+	↓	↓↓
Linfócitos B	0	↓↓
Monócitos	↑	↓
Células NK	↓	↓↓
Interleucina-1	↑	↑
Interleucina-2	↓	↓↓
Interferon-α	↑	↑↑
Interferon-γ	0	↓
Imunoglobulinas (IgG, IgA, IgD)	↑	↑↑
Neopterina	0	↑
Microglobulina-β	0	↑↑

↑, aumentado; ↓, diminuído; 0, normal.

Anormalidades dos Linfócitos T

Defeitos Quantitativos

Os linfócitos T são subdivididos primariamente pelas moléculas de superfície que expressam – CD4 e CD8. Os linfócitos $CD4^+$ orquestram a resposta imune através da produção de citocinas específicas – as linfocinas. As células $CD8^+$ regulam a diminuição da resposta imune, são citotóxicas e capazes de destruir células infectadas por vírus.

A ocorrência de um estado profundo de imunossupressão inexplicável documentada no final da década de 1970 e início dos anos 1980 em homossexuais e usuários de drogas injetáveis precedeu a identificação do HIV. Verificou-se que os pacientes que apresentavam pneumonia por *Pneumocystis carinii* e sarcoma de Kaposi tinham uma quantidade extremamente reduzida de linfócitos $CD4^+$ no sangue periférico e uma inversão da relação CD4-CD8.[12] Com a possibilidade de diagnosticar a infecção pelo HIV através da detecção de anticorpos específicos, descobriu-se que a infecção assintomática estava associada a uma redução progressiva, porém variável, na quantidade de linfócitos $CD4^+$. Quando seu número estava abaixo de 200 células por mm^3 (o normal varia de 400 a 1.500 células por mm^3), aumentava a freqüência de infecções oportunísticas graves.[13] Pesquisas realizadas ao final da década de 1990 documentaram que a taxa de redução de linfócitos $CD4^+$ se correlacionava diretamente ao grau de replicação viral no tecido linfático e que essa replicação se refletia no número de cópias do RNA do HIV por mililitro de plasma.[14] A variação no controle da replicação viral parece ser uma conseqüência da imunogenética do hospedeiro.[15]

A replicação viral é um processo muito dinâmico. Estima-se que até 10 bilhões de vírions são produzidos diariamente, principalmente pelos linfócitos $CD4^+$ infectados. Os monócitos-macrófagos infectados e os linfócitos com infecções latentes contribuem com menos de 1% da produção diária de HIV. A produção intracelular de vírus infecciosos está completa em aproximadamente 2 dias. Os vírions circulam livremente por pouco tempo antes de serem seqüestrados como complexos imunes nas células dendríticas nos centros germinativos do tecido linfático.[16,17] Neste local, o vírus pode infectar os linfócitos $CD4^+$ imediatamente, dando, assim, continuidade ao ciclo. A maior parte dos vírions é infecciosa e é produzida pelas células $CD4^+$ ativadas. Muito poucos linfócitos $CD4^+$ inativos são infectados e aparentemente representam um reservatório duradouro de HIV com capacidade de replicação.

A infecção inicial resulta em um período de intensa viremia e está associada a uma síndrome viral semelhante à mononucleose em uma parcela das pessoas infectadas.[18] Com o início da resposta imune, principalmente dos linfócitos T citotóxicos ($CD8^+$), ocorre a eliminação dos vírus. As células $CD8^+$ produzem quimiocinas e outras substâncias inibidoras da replicação viral e que também podem destruir células infectadas pelo HIV. A quantidade de $CD8^+$, total e ativada, aumenta, contrastando com a diminuição dos linfócitos $CD4^+$, resultando na manutenção do número total de células T, a chamada homeostase das células T.[19] Com a continuação da replicação viral, o número total de células T começa a diminuir com a perda dos linfócitos $CD8^+$ e $CD4^+$. A perda dos linfócitos T ou $CD3^+$ ocorre aproximadamente 18 meses antes do início das doenças oportunísticas que definem a AIDS. Quando a linfopenia começa a se estabelecer, a arquitetura do sistema linfático está profundamente alterada.[20] O início das infecções oportunísticas serve para estimular a progressão imunológica através da ativação dos linfócitos e do aumento da replicação viral.[21]

Usando-se anticorpos monoclonais específicos, demonstrou-se que as células $CD4^+$ virgens são destruídas preferencialmente durante a progressão da infecção pelo HIV.[22] As células $CD4^+$ de memória são destruídas mais lentamente até a fase final da infecção, quando predomina uma profunda linfopenia. O mecanismo responsável pela diminuição do número das células $CD4^+$ ainda não foi claramente identificado. A morte celular associada à replicação viral, destruição celular mediada pelo sistema imunológico e estimulação da morte celular programada pelo gp120 agindo como um superantígeno têm sido apontadas como possíveis causas da perda dessas células. Informações provenientes de pesquisas feitas nos últimos dois anos demonstraram que a redução na produção de linfócitos indica um efeito desta infecção retroviral no timo e na medula óssea que ainda precisa ser estudado.

Defeitos Funcionais

Diminuição nas funções dos linfócitos T é vista em pacientes infectados pelo HIV-1 já no início da doença, mesmo quando a contagem de células CD4 ainda está normal.[23,24] Entre os primeiros defeitos que notamos está uma diminuição da resposta de memória a antígeno ao qual o paciente esteve exposto no passado, como a toxina tetânica e o vírus da influenza.[25] Com a progressão da doença, a gravidade e o número de defeitos funcionais dos linfócitos T aumentam. A diminuição das respostas aos antígenos solúveis é seguida pela diminuição das respostas proliferativas das células T a aloantígenos e mitógenos.[26] A perda de células que possuem receptores específicos para células T, a diminuição na produção da interleucina-

TABELA 5-2. *Defeitos imunológicos na síndrome de imunodeficiência adquirida*

Defeito	*Patógeno*	*Infecção*
Linfócitos T	Bactéria	
	Legionella	Pneumonia
	Nocardia	Pneumonia
	Listeria	Meningite, infecção generalizada
	Salmonella	Gastroenterite, infecção generalizada
	Fungos	
	Candida albicans	Mucosa, esofagite, vaginite
	Cryptococcus neoformans	Meningite, infecção generalizada, pulmonar
	Histoplasma capsulatum	Infecção generalizada, pulmonar
	Coccidioides immitis	Infecção generalizada, pulmonar
	Aspergillus	Pneumonia invasiva
	Pneumocystis carinii	Pneumonia, infecção generalizada
	Protozoários	
	Toxoplasma gondii	Abscesso cerebral, raramente pulmonar
	Cryptosporidium	Gastroenterite, raramente pneumonite
	Isospora belli	Gastroenterite
	Micobactérias	
	Mycobacterium avium	Infecção generalizada
	Mycobacterium tuberculosis	Tuberculose, infecção generalizada
	Vírus	
	Citomegalovírus	Retinite, infecção generalizada
	Vírus de Epstein-Barr	Leucoplasia oral pilosa, linfoma de Burkitt, pneumonite intersticial linfóide (?)
	Herpes simplex	Úlceras mucocutâneas recorrentes, pneumonia
	Varicela-zoster	Infecção no dermátomo ou generalizada
	Papilomavírus humano	Carcinoma retal e de colo uterino
	Papovavírus	Leucoencefalopatia multifocal progressiva
Linfócitos B	Bactérias	
	Streptococcus pneumoniae	Pneumonia, bacteremia
	Haemophilus influenzae	Pneumonia, infecção generalizada
	Neoplasias	
	Linfoma não-Hodgkin	
Granulócitos	Bactérias gram-negativas	Infecção generalizada
	Staphylococcus aureus	Abscessos, bacteremia, pneumonia

?, desconhecido.
Adaptado de Rubin RH. Acquired immunodeficiency syndrome. Rubstein E, Federman DF, eds. *Scientific American medicine.* 1993. Scientific American Inc. Todos os direitos reservados.

2 (IL-2) e do interferon-γ (IFN-γ) e a regulação da produção de imunoglobulinas pelas células B estão entre os numerosos defeitos funcionais que ocorrem.[1,2,7]

Como já foi dito anteriormente, os mecanismos homeostáticos utilizados para manter o número total de linfócitos T dentro dos padrões de normalidade, apesar da diminuição do número de linfócitos CD4, resulta de um aumento no número de linfócitos CD8 nos primeiros anos da infecção. Com o avanço da doença, ocorre uma diminuição, e posterior perda, da resposta específica dos linfócitos T citotóxicos contra o HIV.[22] A perda da atividade citolítica pelas células T CD8 está associada à expressão de marcadores de ativação, incluindo o HLA-DR, e a uma ausência na expressão dos receptores IL-2 (CD25). A co-expressão do CD38 com o HLA-DR representa um fenótipo que indica um curso mais rápido para a doença.[10] Além disso, são observados outros defeitos nos linfócitos T citotóxicos, incluindo os direcionados contra o vírus da influenza, o citomegalovírus e outros patógenos oportunistas.

A *formação de sincício* é o termo utilizado para o processo de fusão da membrana celular de uma célula infectada com o HIV-1 com a membrana celular de células CD4 que não estão infectadas. Esse processo tem sido associado a um aumento da patogenicidade celular e é estimulado pelo próprio HIV-1. A infecção com partículas virais do tipo R4, que podem estimular a formação de sincício *in vitro*, está associada a uma progressão mais rápida da doença.[27,28]

Apesar de a presença de respostas celulares e humorais específicas contra o HIV ser importante para o controle viral, existe bastante homologia entre suas proteínas de superfície (gp120 e gp41) e certos determinantes da classe I do complexo de histocompatibilidade principal (MHC) para que haja a produção de auto-anticorpos contra proteínas do MHC.[29] Isso pode levar à destruição ou diminuição de linfócitos T que não estão infectados. Pode também resultar na ativação celular imprópria, levando à apoptose de linfócitos T que não foram infectados.[30] Finalmente, postulou-se que a citotoxicidade celular mediada por anticorpos diminui a quantidade de células T que expressam antígenos do HIV em sua superfície.[26]

Deficiências dos Linfócitos B

Os efeitos mais importantes do HIV-1 nos linfócitos B ocorrem como conseqüência da ativação celular excessiva e descontrolada. Isso causa uma anormalidade na proliferação celular e na secreção de imunoglobulinas. Hipergamaglobulinemia policlonal, complexos imunes circulantes e auto-anticorpos são característicos, assim como o aumento da produção de citocinas pelas células B.[31] As alterações nas funções das células B se manifestam pela diminuição da resposta ao estímulo com antígenos e mitógenos *in vitro*. Pacientes em qualquer estágio da infecção pelo HIV demonstram uma diminuição das respostas humorais às imunizações com determinantes antigênicos protéicos ou com polissacarídeos. Outra conseqüência clínica de tais deficiências é a diminuição da confiabilidade nos exames sorológicos para diagnóstico de infecções secundárias. Sérias conseqüências da diminuição da produção de anticorpos são vistas em crianças infectadas pelo HIV que desenvolvem infecções com bactérias como o *Streptococcus pneumoniae* e o *Haemophilus influenzae*, pois resulta uma morbidade e mortalidade significativas. A grande incidência de linfomas de células B em adultos com AIDS pode ser um reflexo das alterações imunológicas causadas pelo vírus nessas células e de sua ativação inapropriada e persistente.[7] Mecanismos pelos quais pode ocorrer a ativação policlonal das células B incluem o contato direto com o HIV-1 ou seus produtos. Especificamente, tal ativação ocorre através do contato da célula B com a proteína gp41 do envoltório do vírus, em que a expressão na superfície da célula B dos produtos do gene da região hipervariável V3 fornece receptores funcionais para esses constituintes virais.[32]

Atividade das Células NK

As células NK são linfócitos cuja principal função é o controle imunológico das células malignas, das células infectadas por vírus e das células alogênicas. Apesar de não se observarem depleção quantitativa ou anormalidades fenotípicas na infecção pelo HIV,[33] as células NK apresentam anormalidades funcionais progressivas com o desenvolvimento da doença. Sugeriu-se que os sinais indutivos das células CD4 necessários para o funcionamento normal das células NK estão diminuídos ou são insuficientes neste contexto. Ocorrem defeitos no microtúbulo do esqueleto celular envolvendo a regulação dos mecanismos de transporte, resultando uma dificuldade na destruição da célula-alvo após sua ligação com ela.[34] *In vitro*, as perturbações funcionais das células NK nos indivíduos infectados pelo HIV-1 melhoram com a adição de IL-2 ou de IL-12, indicando a possibilidade de que uma diminuição na produção dessas citocinas nos pacientes com infecção avançada possa contribuir para os defeitos observados nas células NK.[35] Foi relatada a diminuição de uma subpopulação de células NK ($CD16^+/CD56^+$) associada à progressão da infecção.

Função dos Monócitos-Macrófagos

As células da linhagem monócitos-macrófagos desempenham uma grande variedade de funções imunológicas, incluindo a apresentação de antígenos, a eliminação de antígenos da circulação sangüínea e a destruição de patógenos intracelulares. Os monócitos são infectados diretamente pelo HIV porque expressam CD4 e os co-receptores necessários para HIV em sua superfície.[36] Apesar de o HIV se replicar extensivamente dentro dos monócitos, vemos pouca patogenicidade celular. Conseqüentemente, o número de monócitos no sangue periférico geralmente não está diminuído e, quando infectados pelo HIV, pode servir de reservatório e meio pelo qual ocorre a disseminação viral.[37] Entretanto, observou-se uma grande variedade de deficiências funcionais nos monócitos de indivíduos infectados pelo HIV, incluindo deficiência na apresentação de antígenos, na estimulação de células T e na produção de IL-1, assim como diminuição das habilidades citotóxica e quimiotática.[1,38] As anormalidades de quimiotaxia são especialmente importantes na patogenia das infecções por *Candida* e pelo *Toxoplasma* nos pacientes com infecções avançadas,[39,40,41] enquanto a alteração na apresentação de antígenos causa uma diminuição das respostas proliferativas aos antígenos solúveis, como o toxóide tetânico. Apesar de o contato com a glicoproteína gp120 do HIV poder resultar alteração nas respostas proliferativas dos monócitos, a etiologia da maioria dos defeitos funcionais observados nos monócitos de indivíduos infectados pelo HIV não está esclarecida.[42]

Granulócitos

Na infecção avançada pelo HIV-1, os pacientes geralmente apresentam agranulocitopenia, anemia e trombocitopenia. Os defeitos funcionais relatados incluem alterações na quimiotaxia, na fagocitose e na destruição intracelular, mas a importância desses achados *in vitro* no curso clínico da infecção ainda não foi delineada. Está claro que o baixo número de granulócitos predispõe à invasão bacteriana, mas a gravidade das infecções nos pacientes com AIDS que apresentam neutropenia é menor do que a observada em pacientes neutropênicos em tratamento quimioterápico.

Fatores Genéticos

Tornou-se evidente nos últimos 5 anos que existem vários fatores do hospedeiro que têm um impacto importante na patogenicidade viral e na progressão da doença nos indivíduos infectados.[1,3,15,43,44] Verificou-se que a presença de alelos específicos da classe I ou da classe II do MHC pode influenciar na progressão da doença em um indivíduo. Essas moléculas podem apresentar tal controle determinando a habilidade do hospedeiro em apresentar epítopos específicos nas células T auxiliares ou citotóxicas de uma forma imunodominante. Conseqüentemente, a expressão de tais alelos influencia a natureza e a extensão da resposta protetora específica contra o HIV do hospedeiro, influenciando o curso e a progressão da doença.[15] Um determinante que foi identificado como prognóstico do curso da doença é o transportador associado aos genes de apresentação de antígenos. Outras moléculas codificadas pelo MHC são conhecidas por exercerem controle sobre o grau de resposta do hospedeiro a tipos específicos de células infectadas pelo HIV ou ao vírus encontrado em alguns tecidos, como o pulmão.[45]

A análise genética de indivíduos que permanecem livres de infecção com o HIV apesar de múltiplas exposições sexuais de alto risco levou à descoberta de que algumas pessoas resistentes são homozigotas para um defeito no gene que codifica o CCR-5 para cepas de HIV com tropismo para macrófagos. A análise *in vitro* de células mononucleares do sangue periférico de tais indivíduos revelou um alto nível de resistência à infecção com cepas de HIV com tropismo para macrófagos. Estudos populacionais estimaram que aproximadamente 1% dos indivíduos brancos de descendência européia são homozigotos para tal defeito e que aproximadamente 20% dessas pessoas são heterozigotos para essa mutação. Os heterozigotos para esse *locus* genético também são mais freqüentes entre os pacientes infectados com o HIV que não demonstram progressão da doença por muito tempo.[3,11,43,44,46]

Desregulação das Citocinas

As citocinas desempenham um papel muito importante na complexa rede de imunorregulação que governa a expressão do HIV-1. Apesar de se expressarem mesmo durante períodos em que há pouca ameaça antigênica, a manipulação do nível de replicação viral induzida pelas citocinas pode ser demonstrada *in vitro* e *in vivo*. O aumento da replicação do HIV pode ser induzido pelos IL-1, IL-2, IL-3, IL-6, IL-12, fator de necrose tumoral (TNF)-α, TNF-β, fator de estimulação de colônias de macrófagos e pelo fator estimulador de colônia de granulócitos e macrófagos. As citocinas proinflamatórias TNF-α, IL-1β e IL-6 são os mais potentes estimuladores da replicação viral.[1,47,48] A supressão da expressão do HIV pode ser causada pela exposição ao INF-α e ao IFN-β. A IL-4, a IL-10 e o IFN-γ podem estimular ou suprimir a replicação do HIV-1. As quimiocinas beta RANTES, MIP-1α e MIP-1β impedem a infecção celular com o HIV-1 com tropismo por macrófagos bloqueando a ligação do vírus ao seu receptor, o receptor de quimiocina beta CCR-5. A infecção com cepas do HIV com tropismo pelas células T é inibida pelo SDF-1 (*stromal derived factor*-1).[43]

A taxa de replicação do HIV-1 em qualquer momento da infecção reflete em grande parte o efeito líquido obtido *in vivo* entre as citocinas de indução e supressoras agindo simultaneamente, algumas vezes de forma sinérgica, e geralmente de forma autócrina e parácrina.[49] O TNF-α é mais bem entendido ao nível molecular e níveis elevados dessa citocina, assim como da IL-1β, do IFN-γ e da IL-6, podem ser encontrados no tecido linfóide de pessoas infectadas pelo HIV-1.[50]

Padrões característicos da secreção de citocinas definem o ramo da resposta imune envolvendo as células T. As células Th1 estão associadas à resposta imunológica mediada por células e secretam a IL-2 e o INF-γ. As células Th2 estão associadas à resposta humoral e à secreção de IL-4, IL-5 e IL-10. Geralmente nos referimos às respostas imunes como sendo do tipo Th1 ou Th2, baseados no padrão de citocinas secretadas. Uma diminuição das citocinas da resposta Th1 (em relação à resposta do tipo Th2) ocorre em indivíduos infectados pelo HIV-1. Sugeriu-se que a mudança do padrão de citocinas secretadas de Th1 para Th2 pode ser uma indicação de uma mudança patogenética para um tipo de doença de progressão mais rápida no indivíduo infectado, mas isso ainda tem que ser comprovado clinicamente.[51]

INFECÇÃO PELO VÍRUS TIPO 1 DA IMUNODEFICIÊNCIA HUMANA

Imunopatologia

O surto de replicação viral que caracteriza a infecção inicial (ou primária) pelo HIV desencadeia uma forte resposta imunológica no hospedeiro envolvendo tanto as respostas mediadas pelas células quanto as respostas humorais focalizando os vírus circulantes assim como os vírus expressos pelas células infectadas.[18,52,53] A natureza e a força dessa resposta inicial específica para o HIV são muito importantes pois levam a uma redução acentuada na viremia e ao estabelecimento de um nível basal (ou estado de semi-estabilidade) da replicação viral que pode persistir por muitos anos. Por outro lado, o nível da replicação viral crônica que é atingido é um determinante importante da taxa de redução quantitativa das células CD4 ao longo do tempo e, conseqüentemente, indicativo do tempo que levará para que se estabeleça a doença clínica.[54,55]

O HIV tem três regiões do genoma que codificam proteínas estruturais. A região *gag* é responsável pelo cerne ou núcleo viral, a região *pol* é responsável pela transcriptase reversa e proteases, e a região *env* codifica as proteínas do envoltório. Anticorpos específicos para o HIV são detectáveis algumas semanas após a infecção inicial e formam a base dos exames diagnósticos – o ELISA (ensaio imunoabsorvente ligado à enzima) e o Western blot. Anticorpos contra as proteínas (p24, p17) *gag* (ou núcleo) são os primeiros a emergirem, sendo seguidos pelos anticorpos contra as proteínas do envoltório (gp160, gp120, gp41) e contra os produtos da região *pol* (p31, p51, p66). O surgimento de linfócitos T $CD8^+$ citotóxicos específicos para o HIV está associado à diminuição da viremia, sendo seguido da detecção de anticorpos neutralizantes.[1,54,55]

Os anticorpos contra as proteínas do envoltório viral são os mais conhecidos e são capazes de desempenhar tanto a função de proteção do hospedeiro quanto contribuir para a patogenia do HIV. Os anticorpos podem exercer a função de proteção ao neutralizar o HIV, reduzindo a possibilidade de que mais células sejam infectadas.[54] O alvo principal dos anticorpos contra o envoltório que são específicos e neutralizantes é uma porção da molécula de gp120 conhecida como *região hipervariável V3*.[55] Essa região também representa um local importante em que ocorrem mutações que codificam variantes do HIV capazes de escapar das ações do sistema imunológico. Os anticorpos específicos direcionados contra o antígeno gp41 podem favorecer a infecção celular pelo HIV por meio de um mecanismo facilitado pelos receptores Fc das imunoglobulinas.[56] Esse processo é denominado de *enhancement ("acentuação")* de anticorpos.

Resposta Imune Mediada por Células ao Vírus da Imunodeficiência Humana

Como ocorre em outras infecções virais, as defesas do hospedeiro envolvendo a ativação imunológica mediada pelas células T desempenham um papel importante no controle do HIV. Poucas semanas após a infecção, podemos encontrar linfócitos T CD8$^+$ citotóxicos contra o vírus no sangue periférico. As células infectadas que expressam antígenos virais associados a moléculas da classe I do MHC em sua superfície são os alvos dos linfócitos T CD8$^+$, que possuem receptores antigênicos específicos para o HIV.[15,57] A diversidade e a extensão desses linfócitos direcionados contra o vírus em resposta à infecção aguda prognosticam o curso clínico da doença. Estudos longitudinais revelam que os indivíduos cuja resposta inicial envolve a expansão de diversos clones de CD8$^+$ têm mais chance de ter um melhor curso clínico em longo prazo do que aqueles cuja resposta linfocítica envolve pouca diversidade de clones.[15,54,55]

A inibição não-citolítica da replicação do HIV pode ser conseguida pelas células CD8$^+$ através da secreção de fatores solúveis. As células CD8$^+$ e CD4$^+$, e os linfócitos B secretam quimiocinas beta (mencionadas na introdução). O RANTES, o MIP-1α e o MIP-1β são potentes supressores da infecção das células pelo HIV.[43] Outros tipos de imunidade celular contra esse vírus incluem as que ocorrem através das células NK (veja a seção sobre a Atividade das Células NK).[33,34]

A perda gradual, paralela, dos linfócitos T citotóxicos CD8$^+$ e dos linfócitos CD4 sugere um papel importante daqueles na manutenção destes. É cada vez mais reconhecida a importância de se manter fortes respostas linfocíticas Th específicas contra o HIV. Tais respostas têm sido observadas tipicamente nos pacientes recém-infectados pelo vírus e naqueles em que não há progressão da doença (ou seja, em que não há deterioração imunológica por muitos anos após a infecção inicial apesar de não terem recebido nenhum tipo de tratamento específico).[58,59,60] Vários investigadores têm procurado avaliar meios pelos quais as respostas linfoproliferativas Th (LPRs) específicas para o HIV e certas infecções oportunísticas relacionadas à AIDS[61,62] poderiam ser preservadas ou recuperadas nos pacientes que atingiram níveis estáveis de carga viral muito baixas ou não detectáveis com o uso da terapia anti-retroviral potente (HAART – *highly active antiretroviral therapy*). Resultados de tais análises indicam que a manutenção, ou mesmo a recuperação, de tais respostas policlonais de CD4$^+$ (e CD8$^+$) pode ser facilitada pela administração concomitante de citocinas proinflamatórias como a IL-2 ou a IL-12, ou pelo uso de imunogênicos específicos para o HIV ou para as infecções oportunísticas.[61,62] Outra estratégia terapêutica sendo avaliada é a administração de terapia anti-retroviral intermitente a pessoas recentemente infectadas na tentativa de estimular uma resposta linfoproliferativa específica das células T através de um desafio antigênico sustentado que ocorre com a replicação viral de baixa intensidade, contínua ou intermitente.[63]

Defesas Pulmonares Alteradas

Existem muitos mecanismos de defesa para proteger o trato respiratório inferior contra organismos invasores. Os cílios nasais, o reflexo da tosse e a camada mucociliar estão entre as defesas de primeira linha, mas não desempenham um papel central na imunopatologia pulmonar associada ao HIV. Entretanto, outros mecanismos de defesa do trato respiratório como as respostas imunes humoral e celular estão alteradas em pessoas infectadas pelo HIV e, presumivelmente, esses defeitos desempenham um papel importante na patologia pulmonar observada. Os macrófagos representam aproximadamente 90% das células do líquido obtido pela lavagem broncoalveolar (BAL) de indivíduos saudáveis, sem infecção pelo HIV.[64] Os linfócitos representam 10% dessas células; neutrófilos, eosinófilos e basófilos representam menos de 1%. A maioria dos linfócitos são células T e aproximadamente metade deles são células CD4.[65] A proporção de células CD4 para CD8 no líquido da BAL é semelhante à do plasma.

Em pacientes com AIDS, a porcentagem de células CD4$^+$ na BAL está diminuída, apesar de o número total de células ser normal. O número absoluto de células CD8$^+$ está aumentado, resultando em uma diminuição da proporção CD4-CD8.[66,67,68] Não está claro se os linfócitos CD4$^+$ são recrutados para o trato respiratório nas infecções agudas. Apesar de ter sido descoberto que a alveolite linfocítica que ocorre durante a infecção primária consistir basicamente em linfócitos CD8$^+$, essas células não são citotóxicas *in vitro*.[69]

Os macrófagos alveolares de pacientes com AIDS são estruturalmente semelhantes aos de hospedeiros saudáveis. O principal defeito parece ocorrer no funcionamento dessas células. As anormalidades na produção das citocinas que ocorrem nas células mononucleares do sangue periférico provavelmente também estão presentes nos macrófagos alveolares.[64] Essa imunodeficiência local pode explicar parcialmente a destruição ineficaz de patógenos oportunistas pelos macrófagos. O número das células NK nos pulmões de pacientes com AIDS está aumentado, mas sua habilidade de liberar substâncias citotóxicas está diminuída.[69] Observou-se a melhora da função citotóxica após a estimulação *in vitro* com IL-2.

CONCLUSÃO

As conseqüências imunológicas da infecção com o HIV-1 levam a defeitos no hospedeiro que progridem com o tempo. Em todos os estágios da infecção os defeitos imunológicos são aparentes, apesar de as manifestações clínicas estarem ausentes nos primeiros anos da infecção.[1,2,14,20] Tornou-se claro que as alterações quantitativas e funcionais dos parâmetros imunológicos que ocorrem precedem e prognosticam os eventos clínicos. Na realidade, é possível estagiar uma pessoa infectada pelo HIV com base na análise das células T e da carga viral.[14,15] Nós sabemos que a taxa de deterioração do sistema imunológico induzida pelo HIV-1 pode variar muito com o passar do tempo, e que fatores do hospedeiro e virais contribuem significativamente.[15,19]

A imunopatogenicidade do HIV-1 é altamente complexa, envolvendo a interação do vírus com muitos componentes do sistema imunológico. Especificamente, o HIV-1 infecta linfócitos T CD4, monócitos, macrófagos e linfócitos B, assim como o tecido neural e possivelmente qualquer célula que possa expressar CD4 e as moléculas co-receptoras necessárias. Alterações funcionais progressivas finalmente levam a deficiências quantitativas profundas nos linfócitos T CD4 e CD8, com aumento da perda das células CD4 virgens nos primeiros anos da infecção.[1,2,20,22] Tornou-se aparente que as respostas específicas dos linfócitos T contra o HIV-1 e patógenos oportunistas importantes variam com o tempo, e sua perda se correlaciona à suscetibilidade às doenças clínicas. Citocinas reguladoras e proinflamatórias produzidas pelas células T e pelos fagócitos mononucleares como as interleucinas, os interferons, o TNF e os fatores de estimulação das colônias desempenham um papel importante na patogênese do HIV-1.[1,20,62,63] Alguns deles (por exemplo, a IL-2 e a IL-12) podem ter um papel terapêutico naqueles pacientes que conseguiram obter uma supressão duradoura da replicação viral com o uso de HAART, promovendo a reconstituição imunológica e ativando células com infecção latente pelo HIV-1.[61,62,63,70]

A disponibilidade rotineira de informações quantitativas sobre a replicação viral em qualquer indivíduo (sob a forma de determinações da carga viral) representa uma ferramenta clínica e de pesquisa que, quando usada junto com a determinação das subpopulações das células T, pode determinar quando devem ser feitas intervenções com drogas anti-retrovirais potentes e terapias de estimulação do sistema imunológico antes do desenvolvimento da doença clínica.[13,14] Esses parâmetros também servem para avaliar a eficácia de tais tratamentos.[71,72] Os tratamentos disponíveis no momento em que essa obra estava sendo escrita podem garantir uma supressão profunda e duradoura da replicação viral, permitindo que ocorra pelo menos uma recuperação parcial do sistema imunológico, mesmo nos pacientes com doença avançada.[73]

A eliminação da infecção pelo HIV-1 não é um objetivo prático com o tratamento disponível no momento. No entanto, pode-se obter uma reversão dos danos do sistema imunológico ou até mesmo evitá-los em muitos pacientes, de forma a prevenir o desenvolvimento da doença clínica.[74] Tratamentos imunomoduladores usando IL-2, IL-12 e vacinas podem se tornar importantes adjuntos do HAART na reconstituição da competência imunológica perdida durante a infecção prolongada com esse vírus.[61,62,70]

REFERÊNCIAS BIBLIOGRÁFICAS

1. Fauci AS, Pantaleo G, Stanley S, Weissman D. Immunopathogenic mechanisms of HIV infection. *Ann Int Med* 1996;124:654-663.
2. Giorgi J. Phenotype and function of Tcells in HIV disease. In: Gupta S, ed. *Immunology of HIV infection*. New York: Plenum Press, 1996:181-189.
3. Doranz BJ, Rucher J, Yi Y, et al. A dual-tropic primary HIV-1 isolate that uses fusion and the beta-chemokine receptors CKR-5, CKR-3 and CKR-2b as fusion cofactors. *Cell* 1996;8S:1149-1158.
4. Kirby JM, Hopkins S, Vennetta TM, et al. Potent suppression of HIV-1 replication in humans by T-20, a peptide inhibitor of gp41-mediated virus entry. *Nat Med* 1998;4:1302-1307.
5. Peng C, Ho BK, Chang TW, Chang NT. Role of human immunodeficiency virus type-1 specific protease in core protein maturation and virai ineffectivity. *J Virol* 1989;63:2550-2556.
6. Hellerstein M, Hanley MB, Cesar D, et al. Directly measured kinetics of circulating T lymphocytes in normal and HIV infected humans. *Nat Med* 1999;5:83-89.
7. Lane HC, Masur H, Edgar LC, et al. Abnormalities of B cell activatiion and immunoregulation in patients with acquired immunodeficiency syndrome. *N Eng J Med* 1983;30:453-458.
8. Gartner S, Markovits P, Markovits DM, et al. Ihe role of mononuclear phagocytes in HTLV 111/LAV infection. *Science* 1986;233:215-219.
9. Fahey JL, Taylor JMG, Detels R, et al. The prognostic value of cellular and serologic markers in infection with human immunodeficiency virus type-1. *N Eng J Med* 1990;322;166-172.
10. Giorgi IV, Liu Z, Hultin LE, et al. Elevated levels of CD38+ CD8+ T cells in HIV infection add to the prognostic values of low CD4+ T cell levels. Results of 6 years of follow-up. *J Acquir Imm Def Syn* 1993;6:904-912.
11. Connor RI, Sheridan KE, Caradini D, et al. Change in co-receptor usage correlated with disease progression or HIV-1 infected individual. *J Exp Med* 1997;185:621-628.
12. Gottlieb MS, Schroff R, Schantier H. *Pneumocystis carnii* pneumonia and mucosal candidiasis in previously healthy homosexual men. Evidence of new acquired cellular immunodeficiency. *N Eng J Med* 1981;305:1425-1431.
13. Goedert JJ, Bigga RJ, Melbye M, et al. Effect of T4 count and cofactors on the incidence of AIDS in homosexual men infected with human immunodeficiency virus. *JAMA* 1987;257:331-334.
14. Mellors J, Munoz A, Giorgi J, et al. Plasma viral load and CD4+ lymphocytes as prognostic markers of HIV-1 infection. *Ann Int Med* 1997;126:946-954.
15. Kaslow R, Carrington M, Apple R, et al. Influence of combinations of human major histocompatibility complex genes on the course of HIV-1 infection. *Nat Med* 1996;2:405-411.
16. Ho DD, Neumann AU, Perelson AS, et al. Rapid turnover of plasma virions and CD4+ lymphocyte in infection. *Nature* 1995; 373:123-126.
17. Embretson A, Zupanic M, Beneken, et al. Analysis of human immunodeficiency-infected tissue by amplification and in situ hybridization reveals latent and permissive infection at single-cell resolution. *Proc Natl Acad Sci U S A* 1993;90:357-361.
18. Cooper DA, MacLean P, Finlayson R, et al. Acute AIDS retrovirus infection: definition of clinical illness associated with seroconversion. *Lancet* 1985;1:537-540.
19. Gange S, Munoz A, Chmiel J, et al. Identification of infections in T-cell counts among HIV-1 infected individuais and relationship with progression to clinical AIDS. *Proc Natl Acad Sci U S A* 1998;95:10848-10853.
20. Pantaleo G, Grazios C, Fauci A. The immunopathogenesis of human immunodeficiency virus infection. *N Eng J Med* 1993;328:327-335.
21. Donovan RM, Busch C, Markowitz N, et al. Change in virus load markers during AIDS-associated opportunistic diseases in human immunodeficiency virus-infected person. *J Inf Dis* 1996;174:401-403.
22. Connors M, Kovacs JA, Kevat S, et al. infection induces changes in CD4+ Tcell phenotype and depletions within the CD4+ Tcell repertoire that are not immediately restored by antiviral or immunebased therapies. *Nat Med* 1997;3:533-540.
23. Fauci AS. AIDS: immunopathogenic mechanisms and research strategies. *Clin Res* 1987;35:503-510.
24. Pantaleo G, Graziosi C, Demarest JF, et al. infection is active and progressive in lymphoid tissue during the clinically latent stage of disease. *Nature* 1993;362:355-358.
25. Shearer GM, Salahuddin SZ, Markham PD, et al. Prospective study of cytotoxic T-lymphocyte responses to influenza and antibodies to human T-lymphotropic virus-III in homosexual men. *J Clin Invest* 1985;76:1699-1704.
26. Fauci AS. Multifactorial nature of human immunodeficiency virus disease: implications for therapy. *Science* 1993;262:1011-1018.
27. Spijkerman I, de Wolf F, Langendam M, et al. Emergence of syncytium-inducing human immunodeficiency virus type 1 variants coincides with a transient increase in viral RNA level and is an independent predictor for progression to AIDS. *J Inf Dis* 1998;178:397-403.
28. Yu XF, Wang Z, Vlahov D, et al. Infection with dual-tropic human immunodeficiency vírus type 1 variants associated with rapid total T cell decline and disease progression in infection drug users. *J Inf Dis* 1998;178:388-396.
29. Sheikh MJ, Ongrádi J, Austen BM, Dalgleish AG. The gp120 envelope of HIV-1 bonds peptides in a similar manner to human leukocyte. antigens. *AIDS* 1995;9:1229-1235.
30. Meyaard L, Otto SA, Jonker RR, et al. Programmed death of T-cells in HIV-1 infection. *Science* 1992;257:217-219.

31. Schnittman SM, Lane HC, Higgins SE, et al. Direct polyclonal activation of human B lymphocytes by the acquired immune deficiency syndrome vírus. *Science* 1986;233:1084-1086.
32. Yarchoan R, Redfield RR, Broder S. Mechanisms of B cell activation in patients with acquired immunodeficiency syndrome and related disorders. *J Clin Invest* 1986;78:439-447.
33. Poli. G4- Introna M, Zanaboni F, et al. Natural killer cells in intravenous drug abusers with lymphadenopathy syndrome. *Clin Exp Immunol* 1985;62:128-134.
34. Sirianni MC, Tagliaferri F, Aiuti F. Pathogenesis of the natural killer cell deficiency in AIDS. *Immunol Today* 1990;11:81-82.
35. Bonavida B, Katz J, Gottlieb M. Mechanism of defective NK cell activity in patients with acquired immunodeficiency syndrome (AIDS) and AIDS-related complex. Defective trigger on NK cells for NKCF production by target cells, and partial restoration by IL2. *J Immunol* 1986;137:1157-1163.
36. Siliciano RF, Knall C, Lawton T, et al. Recognition of glycoprotein gp 120 by T cells. Role of monocyte CD4 in the presentation of gp 120. *J Immunol* 1989;142:1506-1511.
37. Gendelman HE, Orenstein JM, Baca LM, et al. The macrophage in the persistence and pathogenesis of infection. *AIDS* 1989;3:475-497.
38. Bowen DL, Lane HC, Fauci AS. Immunopathogenesis of the acquired immunodeficiency syndrome. *Ann Intern Med* 1985;103:704-709.
39. Koenig S, Gendelman HE, Orenstein JM, et al. Detection of AIDS virus in macrophages in brain tissue from AIDS patients with encephalopathy. *Science* 1986;233:1089-1093.
40. Meltzer MS, Skillman DR, Gomatos PJ, et al. Role of mononuclear phagocytes in the pathogenesis of human immunodeficiency virus infection. *Ann Rev Immunol* 1990;8:169-194.
41. Biggs B-A, Hewish M, Kent S, et al. HIV-1 infection impairs phagocytosis and killing of *Toxoplasma gondii. J Immunol* 1995;154:6132-6139.
42. Wahl SM, Orenstein JM. Macrophage functions in HIV-1 infection. In: Gupta S, ed. *Immunology of infection.* New York: Plenum Press, 1996:303-336.
43. Cocchi F, DeVico AL, Garzino Demo A, et al. Identification of RANTES, MIP-1 alpha, and MIP-1 beta as the major HIV-suppressive factors produced by $CD8^+$ T-cells. *Science* 1995;270:1811.
44. Pantaleo G, Fauci AS. New concepts in the immunopathogenesis of infection. *Annu Rev Immunol* 1995;13:487-512.
45. Doyle C, Strominger JL. Interaction between CD4 and class II MHC molecules mediates cell adhesion. *Nature* 1987;330:256-259.
46. Choe H, Farzan M, Sun Y, et al. The beta-chemokine receptors CCR3 and CCR5 facilitate infection by primary HIV-1 isolates. *Cell* 1996;85:1135.
47. Poli G, Fauci AS. Cytokine modulation of expression. *Semin Immunol* 1993;5;165-173.
48. Poli G, Kinter AL, Fauci AS. Interleukin 1 induces expression of the human immunodeficiency virus alone and in synergy with interleukin 6 in chronically infected U1 cells; inhibition of inductive effects by the interleukin 1 receptor antagonist. *Proe Natl Acad Sci U S A* 1993;91:108-112.
49. Kinter AL, Poli G, Fox L, et al. replication in IL-2-stimulated peripheral blood mononuclear cells is driven in an autocrine/paracrine manner by endogenous cytokines. *J Immunol* 1995;154:2448-2459.
50. Folks TM, Clouse KA, Justement J, et al. Tumor necrosis factor alpha induces expression of human immunodeficiency virus in a chronically infected T-cell clone. *Proc Natl Acad Sci U S A* 1989;86:2365-2368.
51. Clerici M, Shearer GM. The Th1-Th2 hypothesis of infection. New insights. *Immunol Today* 1994;15:575.
52. Clark SJ, Saag MS, Decker WD, et al. High titers of cytopathic virus in plasma of patients with symptomatic primary HIV-1 infection. *N Eng J Med* 1991;324:954-960.
53. Tindall B, Cooper DA. Primary infection; host responses and intervention strategies [Editorial]. *AIDS* 1995;5:1-14.
54. Koup RA, Safrit JT, Cao Y, et al. Temporal association of cellular immune responses with the initial control of viremia in primary human immunodeficiency virus type 1 syndrome. *J Virol* 1994;68:4650-4655.
55 Pantaleo G, Demarest JF, Soudeyns H, et al. Major expansion of $CD8^+$ T cells with a predominant V beta usage during the primary immune response to HIV. *Nature* 1994;370:463-467.
56. Korber BTM, MacInnes K, Smith RF, et al. Mutational trends in V3 loop protein sequences observed in different genetic lineages of human immunodeficiency viras type 1. *J Virol* 1994;68:67409.
57. Safrit JT, Andrews CA, Zhu T, et al. Characterization of human immunodeficiency viras type 1-specific cytotoxic T-lymphocyte clones isolated during acute seroconversion; recognition of autologous virus sequences within a conserved immunodominant epitope. *J Exp Med* 1994;179:463-472.
58. Pantaleo G, Menzo S, Vaccarezza M, et al. Studies in subjects with long-term nonprogressive human immunodeficiency virus infection. *N Eng J Med* 1995;332:209-216.
59. Cao Y, Qin L, Zhang L, et al. Virologic and immunologic characterization of long-term survivors of human immunodeficiency virus type-1 infection. *N Engl J Med* 1995;332:201-208.
60. Kirchhoff F, Greenough TC, Brettler DB, et al. Brief report: absence of intact nef sequences in a long-term survivor with nonprogressive HIV-1 infection. *N Engl J Med* 1995;332:228-232.
61. Autran B. Effects of antiretroviral therapy in immune reconstitution. Sixth Conference of Retroviruses and Opportunistic Infection, Chicago, Illinois, 1/31 to 2/4, 1999.
62. Carvelain G, Tubiana R, Li TS, et al. Long-term recovery in $CD4^+$ T cell function with highly efficient antiretroviral therapy. Sixth Conference of Retroviruses and Opportunistic Infection, Chicago, Illinois, 1/31 to 2/4, 1999.
63. Lisziewics J, Rosenberg E, Lieberman J, et al. Immune control of after suspension of therapy. Sixth Conference on Retroviruses and Opportunistic Infections, Chicago, Illinois, 1/31 to 2/4, 1999.
64. Rankin JA. Pulmonary immunology. *Clin Chest Med* 1988;9:387393.
65. Shaw S. Characterization of human leukocyte differentiation antigens. *Immunol Today* 1987;81:1-3.
66. Venet A, Clavel F, Israel-Biet D, et al. Lung in acquired immunodeficiency syndrome: infections and immunological status assessed by bronchoalveolar lavage. *Bull Eur Physiopathol Respir* 1985;21:535-543.
67. Wallace JM, Barbers RG, Oishi JS, et al. Cellular and T-lymphocyte subpopulation profiles in bronchoaleveolar lavage fluid from patients with acquired immunodeficiency syndrome and pneumonitis. *Am Rev Respir Dis* 1984;130:786-790.
68. Young KR Jr., Rankin JA, Naegel GP, et al. An immunologic analysis of bronchoalveolar lavage cells and proteins in patients with the acquired immunodeficiency syndrome. *Ann Intern Med* 1985;103:522-533.
69. Semenzato G. Immunology of interstitial lung diseases: cellular events taking place in the lung of sarcoidosis, hypersensitivity pneumonitis and infection. *Eur Respir J* 1991;4:95-103.
70. Hadida F, Viellard V, De Maeyer E, et al. RANTES and IFN-beta as immune mediators to enhance efficiency of anti-specific cytotoxic T-cells. Sixth Conference on Retroviruses and Opportunistic Infections, Abs 34, Chicago, Illinois, 1/31 to 2/4, 1999.
71. Hughes MD, Johnson VA, Hirsch MS, et al. Monitoring plasma HIV-1 RNA levels in addition to $CD4^+$ lymphocyte count improves assessment of antiretroviral therapeutic response. *Ann Intern Med* 1997;126:929-938.
72. O' Brien WA, Harrigan PM, Daar ES, et al. Changes in plasma RNA levels and $CD4^+$ lymphocyte counts predict both response to antiretroviral therapy and therapeutic failure. *Ann Intern Med* 1997;126:939-945.
73. Hammer SM, Squires KE, Hughes MD, et al. A controlled trial of two nucleoside analogues plus indinavir in, persons with human immunodeficiency virus infection and CD4 cell counts of 200 per cubic millimeter or less. *N Eng J Med* 1997;337:725-733.
74. Palella FJ Jr., Delaney KM, Moorman AE, et al. Declining morbidity and mortality among patients with advanced human immunodeficiency viras infection. *N Eng J Med* 1998;338:853-860.

CAPÍTULO 6

Neutrófilos e Imunidade Mediada por Células

Shawn J. Skerrett

Quando as defesas do trato respiratório inferior não são suficientes para enfrentar uma ameaça microbiana, é iniciada uma resposta inflamatória que leva células fagocitárias e proteínas plasmáticas do sangue para o local da infecção. Os neutrófilos e os monócitos são mais eficazes do que os macrófagos alveolares quando se trata da fagocitose e da destruição de bactérias e fungos. As proteínas plasmáticas com propriedades microbicidas e de opsonização também contribuem para a resistência do hospedeiro e amplificam ainda mais a resposta inflamatória. Essas defesas inatas ou não-específicas, locais e recrutadas, podem ser suplementadas por respostas imunes adquiridas direcionadas a antígenos microbianos específicos. A imunidade antigênica específica adquirida tem componentes humorais e celulares. A *imunidade humoral* se refere aos anticorpos específicos produzidos pelos plasmócitos derivados das células B. Este é um mecanismo de defesa particularmente importante contra vírus respiratórios líticos e bactérias que possuem cápsulas antifagocitárias como o pneumococo e o *Haemophilus influenzae*. A *imunidade mediada por células* ou *celular* se refere à ativação de macrófagos e à destruição de células infectadas pelas células T sensibilizadas. A imunidade celular é essencial para a defesa do hospedeiro contra uma grande variedade de patógenos pulmonares, incluindo todas as infecções intracelulares (como a tuberculose, a legionelose, a histoplasmose e as infecções pelo herpesvírus) e alguns agentes extracelulares que são resistentes a outros mecanismos de defesa (como o *Pneumocystis carinii*). Este capítulo aborda o papel dos neutrófilos e da imunidade mediada por células na defesa pulmonar.

NEUTRÓFILOS E RESPOSTA INFLAMATÓRIA AGUDA

Papel dos Neutrófilos na Defesa Pulmonar do Hospedeiro

Os neutrófilos são essenciais para a defesa do hospedeiro contra várias infecções bacterianas e fúngicas. Pacientes com anormalidades hereditárias ou adquiridas no número ou na função dos granulócitos correm mais risco de desenvolverem infecções causadas pelo *Staphylococcus aureus*, por bacilos gram-negativos (como a *Escherichia coli*, a *Klebsiella pneumoniae* e a *Pseudomonas aeruginosa*) e por fungos (como o *Aspergillus* sp. e a *Candida* sp.).[1,2] Modelos de pneumonia usando animais confirmaram o papel crítico desempenhado pelos neutrófilos na defesa pulmonar do hospedeiro contra esses organismos. Uma quantidade pequena de *S. aureus* pode ser eliminada dos pulmões pelos macrófagos alveolares sem iniciar uma resposta inflamatória, mas um inóculo maior de estafilococos e qualquer ameaça por bacilos gram-negativos resulta de uma inflamação neutrofílica.[3] Animais com granulocitopenia demonstram uma dificuldade na eliminação de estafilococos, pneumococos e bacilos gram-negativos do pulmão.[3]

O papel importante desempenhado pelos neutrófilos na defesa do hospedeiro é resultante de sua rápida resposta aos locais de infecção e de sua potente atividade não-específica na eliminação de microrganismos. Os granulócitos são recrutados da corrente sangüínea para os espaços aéreos pulmonares poucas horas após a exposição a um agente infeccioso, através de sinais produzidos pelos microrganismos invasores e pela cascata redundante de mediadores endógenos.[4,5] Os neutrófilos exercem a fagocitose tão ativamente quanto os macrófagos alveolares, mas considera-se que possuam um armamento melhor para matar os organismos ingeridos.[6] Ao chegarem aos pulmões, a atividade antimicrobiana e o tempo de vida dos neutrófilos são regulados pelos fatores solúveis do ambiente inflamatório.[7,8] Uma resposta neutrofílica potente contra uma infecção é importante para a defesa do hospedeiro mas corre o risco de causar lesões pulmonares. A inflamação neutrofílica geralmente termina quando o agente patogênico é contido, mas uma resposta muito exuberante ou descontrolada pode causar dano tecidual.

Cinética dos Neutrófilos

Os neutrófilos são produzidos na medula óssea a uma taxa de 100 bilhões de células por dia, que pode aumentar até dez vezes durante períodos de tensão ou infecções.[7] Essa atividade prodigiosa é controlada pelo fator estimulador de colônias de granulócitos e pelo fator estimulador de colônias de granulócitos-macrófagos (GM-CSF) que estão aumentadas em casos de infecção aguda.[9] Após a sua maturação na medula óssea, os neutrófilos são liberados na corrente sangüínea, onde circulam por 4 a 10 horas antes de sofrerem marginação nos tecidos por 1 a 2 dias.[7] A circulação pulmonar é um grande reservatório de neutrófilos marginados, que podem ser rapida-

S. J. Skerrett: Division of Pulmonary and Critical Care Medicine, University of Washington School of Medicine, Harborview Medical Center, Seattle, Washington 98104-2420.

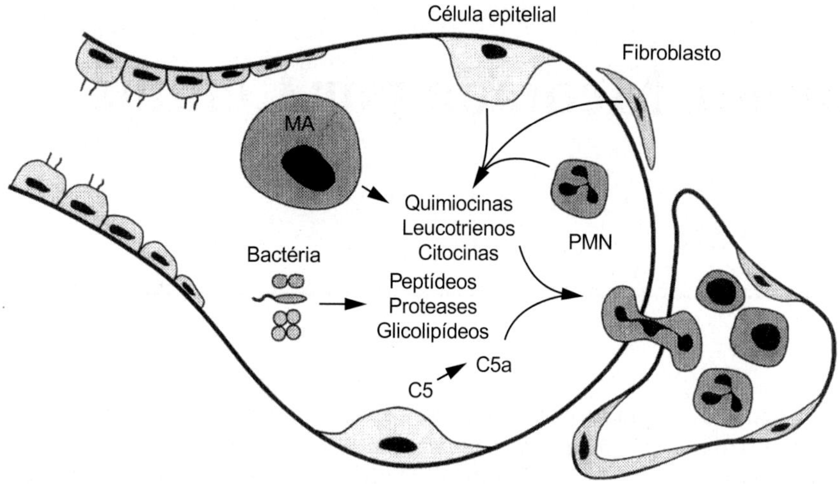

FIG. 6-1. O recrutamento de neutrófilos (PMN) da corrente sangüínea envolve produtos derivados dos microrganismos e sinais de várias fontes. Fatores quimiotáticos para os neutrófilos incluem os peptídeos bacterianos, o C5a, quimiocinas e o leucotrieno B_4. As quimiocinas, os leucotrienos e as citocinas proinflamatórias são secretados pelos macrófagos alveolares (MA) estimulados pelos glicolipídeos bacterianos, como a endotoxina. As quimiocinas também são produzidas pelas células epiteliais e pelos fibroblastos estimulados pelas citocinas, pelas proteases bacterianas ou por contato direto com os microrganismos. (PMN, leucócito polimorfonuclear.)

mente mobilizados para uma resposta inflamatória aguda.[10] Os neutrófilos senescentes sofrem uma morte programada (apoptose) antes de serem ingeridos e destruídos pelos macrófagos.[7,11]

Início da Inflamação Pulmonar Aguda

Os neutrófilos são recrutados para um foco de infecção nos pulmões em resposta a mediadores produzidos pelos microrganismos invasores e pelo hospedeiro (Fig. 6-1). As bactérias liberam peptídeos, como a formil-metionil-leucil-fenilalanina (FMLP), que estimulam diretamente a adesão e a transmigração dos leucócitos circulantes.[4] As proteases produzidas pelos microrganismos podem danificar o epitélio, levando a um aumento da permeabilidade da membrana alveolocapilar.[12] Isto resulta na exsudação das proteínas séricas dentro dos espaços aéreos dos pulmões e no derrame dos mediadores inflamatórios dos alvéolos dentro da circulação sistêmica. Finalmente, os microrganismos e seus produtos podem ativar a cascata do complemento e levar à liberação de sinais proinflamatórios pelas células do hospedeiro no trato respiratório inferior. Essas células e os produtos que elas secretam criam uma rede de mediadores que iniciam e regulam a resposta inflamatória (Tabela 6-1).

Fatores Celulares Responsáveis pelo Início da Inflamação Pulmonar

Os macrófagos alveolares desempenham um papel importante no início e na regulação da resposta inflamatória aguda nos espaços aéreos distais.[13,14] Quando estimulados pela ingestão de agentes patogênicos ou pelo contato com componentes da parede celular bacteriana como a endotoxina, os macrófagos alveolares liberam uma variedade de mediadores que estimulam o recrutamento e a ativação de neutrófilos do sangue.[13,14] Esses produtos secretados incluem lipídeos quimiotáticos como o leucotrieno B_4 (LTB_4) e o fator de ativação das plaquetas, e mediadores polipeptídicos como as citocinas quimiotáticas (quimiocinas). Os lipídeos quimiotáticos podem ser sintetizados rapidamente a partir de substratos pré-formados, mas a produção de citocinas requer nova síntese protéica, sendo um pouco mais demorada.[15]

A interação inicial dos macrófagos alveolares com os microrganismos é mediada por moléculas solúveis ligadas à membrana que reconhecem padrões microbianos comuns.[16,17] Fatores solúveis presentes no líquido de revestimento pulmonar com uma especificidade ligante muito ampla incluem os fragmentos do complemento, as proteínas A e D do surfactante e a proteína ligadora de lipopolissacarídeo (LBP).[16,18,19] Essas moléculas podem ter efeitos diretos nos microrganismos e facilitar sua interação com receptores específicos nos macrófagos. As moléculas de superfície dos macrófagos alveolares que reconhecem padrões incluem a CD14, os receptores do complemento, os receptores de remoção e o receptor de manose.[19,20,21,22] A molécula de CD14 parece ser o receptor mais importante na sinalização inicial dos macrófagos em resposta a uma bactéria.[23] A LBP transfere glicolipídeos bacterianos, como a endotoxina, para o CD14 aumentando, assim, a sensibilidade dos macrófagos alveolares à presença de bactérias. O CD14 é um receptor não-sinalizante e deve interagir com receptores *toll-like* (TLRs) ("de pedágio") para induzir a ativação celular.[24] Existem muitos TLRs, mas sabemos que o TLR2 está envolvido na resposta à endotoxina gram-negativa enquanto o TLR4 parece ser intermediário da resposta aos glicolipídeos gram-positivos.[24,25] O resultado dessa rede de reconhecimento é a ativação e a translocação do fator nuclear κB, seguido da síntese e liberação de mediadores da resposta inicial como o fator de necrose tumoral-α (TNF-α), a interleucina-1β (IL-1β), a IL-6 e a IL-8.

As células epiteliais, os fibroblastos e os neutrófilos também contribuem para o início e a amplificação da resposta inflamatória aguda. As células epiteliais do trato respiratório não respondem à endotoxina, mas podem liberar quimiocinas em resposta ao contato com bactérias, com proteases bacterianas ou com os vírus.[5,26] As células epiteliais também secretam quimiocinas quando estimuladas pelas citocinas derivadas dos macrófagos como a IL-1β e o TNF-α. Os fibroblastos representam outro tipo celular que tem a capacidade de produzir quimiocinas em resposta à IL-1β ou ao TNF-α.[5] Os próprios neutrófilos podem secretar quimiocinas em resposta a um estímulo microbiano podendo, assim, amplificar mais ainda a resposta inflamatória.[5] Assim, o início da inflamação pulmonar representa os esforços coordenados de vários tipos celulares da rede de proteção.

TABELA 6-1. *Fatores quimiotáticos para os leucócitos encontrados nos pulmões em resposta à infecção*

Fatores quimiotáticos	*Fontes*	*Células-alvo*
Lipídeos		
Leucotrieno B_4	Macrófagos, monócitos, neutrófilos	Neutrófilos, monócitos
Fator de ativação das plaquetas	Macrófagos, monócitos, neutrófilos, células endoteliais	Neutrófilos, monócitos, eosinófilos
Peptídeos e proteínas		
Peptídeos N-formilados	Bactérias	Neutrófilos, monócitos
Fator 5a do complemento (C5a)	Fator 5 do complemento	Neutrófilos, monócitos
Fator de crescimento derivado das plaquetas	Plaquetas, monócitos, macrófagos	Monócitos
Fragmentos da fibronectina	Macrófagos, neutrófilos, fibroblastos, células epiteliais, células endoteliais	Neutrófilos, monócitos
Fragmentos do colágeno	Fibroblastos, células endoteliais, células epiteliais	Neutrófilos, monócitos
Fator-β de transformação do crescimento	Macrófagos, linfócitos, células epiteliais	Monócitos
Quimiocinas C-X-C (ou α)		
Interleucina-8	Macrófagos, monócitos, neutrófilos linfócitos, células endoteliais, células epiteliais, fibroblastos	Neutrófilos
Oncogenes α, β, γ relacionados ao crescimento	O mesmo que a IL-8	Neutrófilos
Proteína epitelial 78 ativadora de neutrófilos	Células epiteliais	Neutrófilos
Proteína-2 ativadora de neutrófilos	Plaquetas	Neutrófilos
Quimiocinas C-C (ou β)		
Proteína quimotática-1 para monócitos	Macrófagos, monócitos, células endoteliais, células epiteliais, fibroblastos	Monócitos, linfócitos
Proteína inflamatória 1α e 1 β para macrófagos 1α e 1β	Macrófagos, monócitos, linfócitos, neutrófilos, fibroblastos	Monócitos, linfócitos, eosinófilos
RANTES	Macrófagos, células epiteliais, fibroblastos, plaquetas	Monócitos, linfócitos, eosinófilos

Mediadores da Inflamação Pulmonar Aguda

As bactérias podem ativar a via alternativa da cascata do complemento, resultando da geração de fragmentos bioativos do complemento como o potente fator quimiotático C5a. Como ele não requer síntese protéica *de novo*, o C5a pode muito bem ser um sinal precoce para o recrutamento de neutrófilos na resposta a uma infecção bacteriana. Pequenas quantidades de complemento estão normalmente presentes no líquido de revestimento alveolar[3] e é de se esperar que os níveis de complemento no pulmão aumentem com a exsudação das proteínas plasmáticas que acompanham a inflamação aguda. O C5a pode ser detectado no líquido obtido pela lavagem broncoalveolar em pacientes com pneumonia.[27] Estudos experimentais em animais confirmam o papel desempenhado pelo C5a nas defesas antibacterianas dos pulmões,[3,28] incluindo o recrutamento inicial de neutrófilos.[3] Paradoxalmente, camundongos que não possuem o receptor C5a exibiram um aumento da inflamação neutrofílica após a administração intratraqueal de *P. aeruginosa*.[28]

O LTB_4 é outro mediador endógeno que pode contribuir para a fase inicial da resposta inflamatória à infecção. O LTB_4 é um produto do metabolismo do ácido araquidônico liberado pelos macrófagos alveolares minutos após serem estimulados.[15] O LTB_4 é quimiotático para os neutrófilos e sua instilação nas vias aéreas humanas causa um influxo de granulócitos.[29] Ele também estimula a atividade antimicrobiana e secretora das células fagocitárias.[15] O LTB_4 pode ser detectado no líquido da lavagem broncoalveolar de pacientes com pneumonia.[27] Camundongos com deficiência de leucotrienos apresentam defesas pulmonares deficientes contra a *K. pneumoniae*, confirmando o importante papel desempenhado por essas moléculas na resistência antibacteriana.[30] Entretanto, os camundongos com essa deficiência não apresentam qualquer deficiência no recrutamento de neutrófilos para os pulmões.

Citocinas da resposta inflamatória inicial como o TNF-α, a IL-1β e a IL-6 são importantes na regulação da inflamação aguda. Elas são produzidas pelos macrófagos alveolares e por outras células em resposta ao estímulo microbiano e foram identificadas em espécimes de lavagem broncoalveolar de pacientes com pneumonia.[31,32] O TNF-α e a IL-1β não são quimiotáticos, mas promovem a inflamação de diversas formas. Essas citocinas estimulam a expressão de moléculas de adesão nos leucócitos, nas células endoteliais e nas células epiteliais, facilitando a transmigração de neutrófilos do sangue.[5] Além disso, o TNF-α e a IL-1β amplificam a resposta inflamatória induzindo a liberação de citocinas das células epiteliais e de fibroblastos.[5,8] Eles também estimulam a fagocitose e a lise de microrganismos pelos neutrófilos.[8,13] A IL-6 é uma potente indutora das proteínas hepáticas da fase aguda e também participa no *feedback* da inibição da transcrição da IL-1β e do TNF-α induzida pelas endotoxinas.[8] A importância dessas citocinas multifacetadas na defesa pulmonar do hospedeiro já foi demonstrada em modelos animais. O TNF-α é essencial para a resolução de uma grande variedade de infecções pulmonares, mas sua deficiência não foi associada à diminuição do recrutamento de neutrófilos para os pulmões na maioria dos modelos animais de infecção.[8,33] Da mesma forma, camundongos que não produzem IL-6 sucumbiram à pneumonia pneumocócica apesar de apresentarem uma resposta neutrofílica de monta.[34]

As quimiocinas são os sinais mais importantes para o recrutamento de neutrófilos para os pulmões. Elas representam uma família de proteínas pequenas (de 8 a 10 kd) que exercem uma potente atividade quimiotática para os leucócitos.[35] As quimiocinas α são caracterizadas por dois fragmentos de cisteína separados por outro aminoácido e são conhecidas como quimiocinas C-X-C. Os membros desse grupo que contém o trio de aminoácidos ácido glutâmico-leucina-arginina proximal ao padrão C-X-C são quimiotáticos para os neutrófilos. As quimiocinas β têm dois fragmentos de cisteína adjacentes (quimiocinas C-C) e são quimiotáticas para monócitos, linfócitos, eosinófilos e basófilos.[35] Nas quimiocinas α que são quimiotáticas para os neutrófilos incluem-se a IL-8, os três oncogenes relacionados ao crescimento (GRO-α, -β e -γ) e a proteína epitelial-78 de ativação dos neutrófilos. A IL-8 é responsável pela maior parte da atividade quimiotática para neutrófilos derivada de macrófagos alveolares,[36] sendo encontrada nos pulmões de pacientes com pneumonia.[32,37,38] A importância das quimiocinas α na defesa pulmonar mediada por neutrófilos é amparada por modelos experimentais de pneumonia em animais. A depleção das quimiocinas C-X-C ou o bloqueio dos receptores C-X-C diminui o recrutamento de neutrófilos e inibe a eliminação pulmonar de bactérias.[39,40]

Mediadores antiinflamatórios também contribuem para o controle e a resolução da inflamação aguda. Os neutrófilos são essenciais para a defesa do hospedeiro contra-infecções, mas a inflamação descontrolada nos pulmões pode levar a conseqüências deletérias como a síndrome de angústia respiratória do adulto. Os agentes endógenos que possuem ação antiinflamatória incluem o cortisol, receptores solúveis para o TNF-α e a IL-1β, e citocinas como a IL-10 e a IL-4.[41]A atenção tem sido concentrada no papel da IL-10 na modulação da inflamação pulmonar. Ela é produzida por monócitos, macrófagos e linfócitos T auxiliares 2 (Th2).[8,41] A IL-10 suprime a produção de citocinas proinflamatórias pelos macrófagos e monócitos e inibe as atividades antimicrobianas das células fagocitárias.[8,41] Em modelos experimentais de pneumonia usando animais, a IL-10 é produzida nos pulmões e a sua neutralização resulta de um aumento na eliminação de bactérias associado a altos níveis de citocinas proinflamatórias nos pulmões.[42,43] Por outro lado, a administração de IL-10 leva à diminuição da eliminação bacteriana e a um aumento na mortalidade dos camundongos com pneumonia pneumocócica.[43] Essas observações indicam que uma resposta predominantemente inflamatória é necessária para a defesa do hospedeiro nos estágios iniciais da pneumonia.

Conseqüentemente, os mediadores da resposta inflamatória aguda no trato respiratório inferior incluem sinais proinflamatórios redundantes originários de várias fontes, que são parcialmente contrabalançados por fatores atenuantes. O resultado dessa cascata dinâmica é o acúmulo localizado de granulócitos, cujos mecanismos antimicrobianos estão ativados, nos espaços aéreos pulmonares.

Mecanismos da Emigração dos Neutrófilos da Corrente Sangüínea para os Espaços Aéreos Pulmonares

A migração de neutrófilos para os pulmões começa com a marginação das células circulantes nos capilares pulmonares e sua ligação ao endotélio vascular.[44] Os leucócitos normalmente passam lentamente pelo leito capilar onde são empurrados pelos eritrócitos, que são mais maleáveis e se movem mais rapidamente,[44] na direção da parede dos vasos. A exposição a estímulos inflamatórios reduz a capacidade de deformação dos neutrófilos, diminuindo mais ainda sua velocidade pelos estreitos capilares e aumentando seu contato com o endotélio capilar.[44] A ligação dos neutrófilos com as células endoteliais é mediada por uma série de interações entre moléculas de adesão leucocitárias e endoteliais. Após sua ligação com o endotélio, o granulócito segue um gradiente quimiotático na sua transmigração do espaço vascular. Esse processo está ilustrado esquematicamente na Figura 6-2.

A ligação inicial dos neutrófilos com o endotélio vascular é mediada por um grupo de glicoproteínas de superfície chamadas de *selectinas*. A P-selectina (CD62P) é encontrada nos grânulos secretores das plaquetas e nos corpúsculos de Weibal-

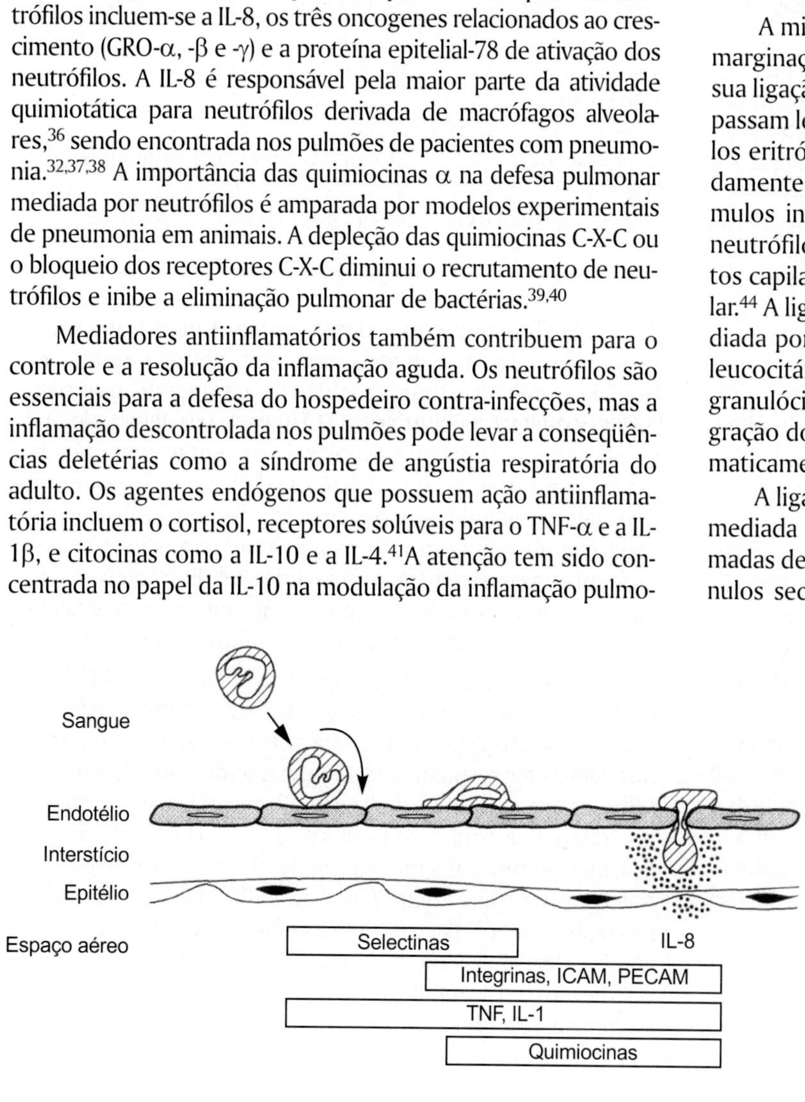

FIG. 6-2. A transmigração dos neutrófilos do sangue para os espaços aéreos envolve várias etapas (rolamento, adesão e diapedese), cada qual mediada por moléculas de adesão dos leucócitos e do endotélio como as selectinas, as integrinas, a molécula de adesão intercelular-1 (ICAM) e a molécula de adesão plaqueta-endotélio (PECAM). O fator de necrose tumoral-α (TNF) e a interleucina-1β regulam a expressão das moléculas de adesão, e as quimiocinas como a interleucina-8 (IL-8) fornecem o gradiente quimiotático.

Palade das células endoteliais.[5,45] Ela é rapidamente mobilizada para a membrana plasmática em resposta a estímulos inflamatórios como a trombina, a histamina, componentes do complemento, intermediários reativos do oxigênio e citocinas.[45] A expressão da P-selectina na superfície das células endoteliais é transitória, começando a declinar minutos após atingir seu pico.[45] A P-selectina na superfície das células endoteliais interage com a glicoproteína-1 ligante da P-selectina, expressa pelos leucócitos circulantes.[46] A E-selectina (CD62E) é sintetizada e expressada pelas células endoteliais em resposta aos estímulos da endotoxina ou de citocinas como a IL-1β ou o TNF-α.[45] O interferon-γ (IFN-γ) não estimula diretamente a expressão da E-selectina pelo endotélio, mas prolonga a estimulação produzida pela IL-1β ou pelo TNF-α.[45] Sua expressão pelas células endoteliais é mais lenta se comparada com a P-selectina: a expressão da E-selectina atinge o máximo em 4 a 6 horas e se reduz para os níveis basais em um período de 24 a 48 horas.[45] Cada uma das selectinas, P e E, interage com pelo menos uma glicoproteína das mucinas que são expressas nas superfícies dos leucócitos.[45,46] Em contraste com as selectinas endoteliais, a L-selectina (CD62L) se expressa na superfície de neutrófilos sendo eliminada rapidamente durante a ativação celular.[45] A L-selectina se liga especificamente a glicoproteínas expressas pelas células endoteliais ativadas.[46] A interação das selectinas com seus ligantes é prontamente reversível e leva ao rolamento dos neutrófilos na superfície endotelial.[46]

O próximo passo na migração dos neutrófilos do espaço vascular é sua firme aderência ao endotélio. Este passo é mediado pela interação das integrinas β2 na superfície dos neutrófilos com as moléculas de adesão semelhantes a imunoglobulinas expressas pelo endotélio. As integrinas β2 são heterodímeros de glicoproteínas compostas de uma das três subunidade α (CD11a, CD11b ou CD11c) unida por uma ligação não-covalente a uma subunidade β comum (CD18).[47] A integrina β2 predominante é a CD11b/CD18, expressa pelos granulócitos. Quando os neutrófilos que estão rolando são expostos a fatores quimiotáticos, há uma estimulação para a CD11b/CD18, que sofre uma alteração conformacional que a torna mais aderente.[47] O ligante da CD11a/CD18 é a molécula de adesão intercelular 1 (ICAM-1), um membro da superfamília das imunoglobulinas. A ICAM-1 é expressa na superfície das células endoteliais e é estimulada pela endotoxina, pela IL-1β ou pelo TNF-α.[5] A interação da CD11b/CD18 com a ICAM-1 leva à firme aderência dos neutrófilos ao endotélio.

As etapas finais na migração dos neutrófilos da circulação sangüínea são a diapedese dos leucócitos aderidos através da parede vascular e sua migração, contra um gradiente quimiotático, ao local da infecção. Os mecanismos responsáveis por esse movimento ainda não são bem compreendidos. Os neutrófilos saem do espaço vascular através das junções intercelulares das células endoteliais por um processo que envolve as integrinas na superfície dos neutrófilos e as moléculas de adesão expressas próximo das junções interendoteliais.[46] Os neutrófilos extravasculares parecem então seguir um gradiente quimiotático fixo depositado na matriz extracelular pela IL-8 ligada a glicosaminoglicanos. Finalmente, os neutrófilos se espremem entre as células epiteliais do trato respiratório para chegar aos espaços aéreos pulmonares.[13]

O padrão de transmigração dos neutrófilos na circulação sistêmica já foi elucidado, mas evidências de modelos animais sugerem que o mecanismo de recrutamento neutrofílico é mais complexo nos pulmões.[44] Primeiro, os neutrófilos saem da circulação pulmonar através da rede capilar e não pelas vênulas pós-capilares (como ocorre na circulação sistêmica). O diâmetro reduzido dos capilares pulmonares resulta de uma maior deformidade e marginação neutrofílica secundária ao fluxo do que ocorre nas vênulas pós-capilares, o que pode modificar a interação dos leucócitos com o endotélio. Em segundo lugar, o papel das moléculas de adesão específicas na transmigração dos neutrófilos parece ser diferente nas circulações pulmonar e sistêmica. Por exemplo, o componente CD18 da integrina leucocitária é necessário para toda inflamação sistêmica e desempenha um papel importante no recrutamento pulmonar dos granulócitos em resposta à deposição de endotoxina ou de bacilos gram-negativos vivos nas vias aéreas, mas não é necessário para a emigração neutrofílica em resposta à pneumonia pneumocócica.[44,48,49,50] Da mesma forma, o acúmulo de neutrófilos nos espaços aéreos pulmonares em resposta à infecção pneumocócica ou por bactérias gram-negativas não requer a presença de selectinas ou de ICAM-1.[48,51,52,53,54]

Mecanismos Microbicidas dos Neutrófilos

Os neutrófilos são fagócitos ávidos mas só ingerem microrganismos eficientemente depois que eles estiverem cobertos por opsoninas (da palavra grega *opson*, que significa "tempero").[55] As opsoninas abrandam as propriedades antifagocitárias de alguns patógenos e se ligam a receptores específicos nas células fagocitárias que iniciam a resposta de absorção do antígeno. O complemento e a imunoglobulina G (IgG) são as opsoninas mais importantes para os neutrófilos.[55] Microrganismos recobertos com fragmentos C3 podem ser ingeridos através de receptores do complemento, e os organismos opsonizados por IgG específicas são ingeridos através dos receptores para Fc. Muitos organismos, tais como o *Streptococcus pneumoniae*, o *Streptococcus pyogenes*, o *S. aureus*, o *H. influenzae*, a *E. coli* e a *P. aeruginosa* são ingeridos prontamente quando estão cobertos por moléculas de C3 e IgG.[55]

Os neutrófilos estão bem aparelhados para matar, no vacúolo fagocitário, os microrganismos que eles ingerem. A fagocitose estimula um potente surto respiratório que gera produtos tóxicos da redução do oxigênio, como o ânion superóxido, o peróxido de hidrogênio, oxigênio puro e radicais hidroxila.[42] Essa reação é catalisada por um sistema de oxidase dependente de NADPH localizado na membrana plasmática dos neutrófilos, que é ativado segundos após a ingestão microbiana.[7,43] A fusão dos grânulos primários com o fagossoma fornece mais munição antimicrobiana. A mieloperoxidase, que é o principal componente dos grânulos primários, catalisa a formação de ácido hipocloroso e outros produtos tóxicos a partir do peróxido de hidrogênio e do cloro, com efeitos letais para uma ampla variedade de microrganismos.[56,57]

Os grânulos dos neutrófilos também contêm uma grande variedade de proteínas microbicidas que exercem sua atividade através de mecanismos independentes do oxigênio (Tabela 6-2).[58,59] Esses produtos auxiliam não só a eliminação dos orga-

TABELA 6-2. *Proteínas antimicrobianas nos grânulos dos neutrófilos humanos*

Proteína ou peptídeo	*Peso (kd)*	*Mecanismo de ação*	*Espectro antimicrobiano*
Defensinas	4	Permeabilização das membranas microbianas	Bactérias, fungos, vírus, protozoários
Catelicidinas	10-20	Desconhecido	Bactérias, fungos
Fosfolipase A2	14	Clivagem dos fosfolipídeos estruturais	Bactérias
Lisozima	15	Hidrólise do glicanopeptídeo da parede celular	Bactérias gram-positivas, fungos
Serprocidinas	30	Desconhecido	Bactérias, fungos, protozoários
Proteína bactericida/aumentadora da permeabilidade	60	Alteração das membranas bacterianas	Bactérias gram-negativas
Lactoferrina	80	Quela o ferro	Bactérias, fungos
Mieloperoxidase	150	Formação de hipoalitos tóxicos a partir de peróxido de hidrogênio e halida	Bactérias, fungos
Complemento	180	Opsonização, dano à membrana microbiana	Bactérias, fungos

nismos ingeridos, mas também são liberados no ambiente extracelular, onde contribuem para a atividade antimicrobiana do exsudato inflamatório.

A lisozima, descrita pela primeira vez por Alexander Fleming em 1922, é uma proteína catiônica secretada em grandes quantidades nas superfícies epiteliais e encontrada tanto nos grânulos primários quanto nos secundários dos neutrófilos. Ela danifica a parede celular das bactérias e fungos através da hidrólise da ligação glicosídica entre o ácido N-acetilmurâmico e a N-acetilglicosamina, componentes estruturais do glicanopeptídeo bacteriano e da quitina dos fungos.[58,59] Essa enzima também pode matar bactérias por métodos não-enzimáticos que ainda não foram descobertos.[59] A lisozima tem atividade microbicida contra bactérias gram-positivas e fungos, mas só tem atividade contra bactérias gram-negativas na presença de cofatores que destruam a membrana externa dessas bactérias, permitindo acesso ao glicanopeptídeo.[59]

A lactoferrina, uma proteína quelante do ferro, é secretada nas superfícies mucosas e armazenada nos grânulos específicos dos neutrófilos.[58,59] A atividade antimicrobiana dessa substância está relacionada primariamente ao seqüestro de ferro, um nutriente vital para muitas bactérias e fungos. Alguns patógenos respiratórios, como a *Moraxella catarrhalis*, são resistentes a esse efeito e são capazes de usar a lactoferrina saturada como uma fonte de ferro. A lactoferrina também tem atividades microbicida e neutralizadora da endotoxina, desempenhada pela sua extremidade N-terminal catiônica.[58,59]

As defensinas são uma família de pequenos peptídeos (4 kd) catiônicos amplamente distribuídos na natureza e que representam um antigo mecanismo de defesa do hospedeiro.[58,59] Três defensinas muito parecidas são encontradas nos grânulos azurófilos (primários) dos neutrófilos, e foram identificadas outras defensinas humanas nas células epiteliais.[59] Elas induzem à formação de poros na membrana microbiana, levando ao aumento da permeabilidade e morte celular. O espectro antimicrobiano das defensinas é muito amplo e inclui bactérias, fungos, protozoários e vírus dotados de envoltório.

A proteína bactericida/aumentadora da permeabilidade (BPI) também é encontrada nos grânulos primários dos neutrófilos. A BPI é uma proteína catiônica com uma estrutura semelhante à LBP e com uma afinidade ainda maior para o lipopolissacarídeo (LPS) das bactérias gram-negativas.[58] Contrastando com a LBP, a ligação da BPI à superfície da bactéria leva a um aumento da permeabilidade da membrana externa, ativação das fosfolipases bacterianas e posterior lise da membrana interna. A BPI também difere da LBP pois serve para detoxificar o LPS e diminuir a resposta inflamatória à endotoxina bacteriana.[58,44] Ela tem uma atividade bactericida potente, porém seletiva, contra bactérias gram-negativas, podendo agir sinergicamente com as defensinas, as catelicidinas e a fosfolipase. Também opsoniza as bactérias gram-negativas para que possam ser ingeridas pelos fagócitos.[60]

Outras proteínas antimicrobianas encontradas nos grânulos dos neutrófilos incluem as catelicidinas, a fosfolipase, as serprocidinas e o complemento. As catelicidinas são um grupo de proteínas catiônicas encontradas nos grânulos específicos (secundários) dos neutrófilos assim como em outros tecidos.[58,59] Elas são tóxicas para bactérias e fungos por mecanismos que permanecem obscuros. Os grânulos dos neutrófilos também contêm uma fosfolipase A2 do grupo II que cliva os fosfolipídeos da membrana bacteriana.[58,59] Essa enzima é encontrada nas células epiteliais e no líquido extracelular, assim como nos grânulos dos fagócitos. A fosfolipase do grupo II é tóxica para bactérias gram-positivas e age sinergicamente com outras substâncias ativas contra a membrana (como o complemento e a BPI) de bactérias gram-negativas.[58,59] Outra classe de enzimas antimicrobianas encontrada nos grânulos primários dos neutrófilos é a das proteases homólogas das serinas com atividade citocida ou serprocidinas. Estas incluem a elastase neutrofílica, a catepsina G, a azurocidina e a proteinase 3.[58] As serprocidinas, que são estruturalmente relacionadas às granzimas dos linfócitos citotóxicos, possuem ampla ação microbicida contra bactérias, fungos e protozoários devido a mecanismos não-proteolíticos que ainda não estão bem entendidos. Finalmente, os componentes do complemento C3-C7 são estocados nos grânulos dos neutrófilos.[57,58] A liberação desses componentes pode contribuir para as atividades de opsonização, antimicrobiana e quimiotática locais.

Apesar de os neutrófilos matarem a maioria dos organismos mais eficientemente do que os macrófagos alveolares, a cooperação dos fagócitos é importante para a defesa do hospedeiro. A atividade antimicrobiana dos neutrófilos é estimulada pelo TNF-α, pela IL-1β, pelo LTB_4 e por outros fatores liberados pelos macrófagos alveolares e por outras células.[8,13] Além disso, a eliminação de alguns organismos requer a ação conjunta de diferentes fagócitos. Por exemplo, os macrófagos podem inativar os esporos do aspergilo, mas não têm nenhuma ação contra as hifas desse fungo. Por outro lado, os neutrófilos podem destruir as hifas em crescimento, mas não podem inativar os esporos.[61]

Fatores Solúveis na Resposta Inflamatória Aguda

A alteração na permeabilidade vascular que acompanha a resposta inflamatória à infecção resulta na exsudação de proteínas plasmáticas para o pulmão.[12] Isso aumenta a disponibilidade de moléculas de reconhecimento de padrões que podem modular as interações iniciais do hospedeiro com os organismos invasores e facilitar a chegada de imunoglobulinas específicas até o patógeno.

O complemento é uma proteína plasmática normalmente presente em pequenas quantidades nos espaços aéreos pulmonares e desempenha importantes funções na defesa do organismo.[62] A ativação da cascata do complemento gera a opsonina inespecífica C3b, o potente fator quimiotático para os neutrófilos C5a e o complexo de ataque às membranas (C5b-C9) que causa a lise de bactérias suscetíveis. O complemento é particularmente importante na defesa do hospedeiro contra patógenos respiratórios que possuem cápsulas antifagocitárias como o *S. pneumoniae* e o *H. influenzae*. Fragmentos do complemento promovem a captura e morte desses microrganismos pelas células fagocitárias na presença de anticorpos específicos. A combinação do anticorpo com o complexo terminal de ataque do complemento causa a lise de alguns organismos como o *H. influenzae* e as *Neisseriae*. As deficiências de complemento estão associadas a infecções sinopulmonares recorrentes com organismos encapsulados.[62]

A LBP é outra proteína plasmática e reagente da fase aguda que se acumula nos pulmões inflamados.[63] A LBP transfere LPS para o CD14 na superfície dos macrófagos, facilitando o reconhecimento precoce da endotoxina e a produção de citocinas proinflamatórias.[24] Ela também é uma opsonina para a fagocitose dependente do CD14. A importância da LBP para a defesa do hospedeiro é ilustrada pelo aumento da suscetibilidade a infecções por bactérias gram-negativas que ocorre em camundongos deficientes em LBP.[24] A sua exsudação do soro para os pulmões pode, então, ter conseqüências muito importantes para a defesa do hospedeiro contra bactérias gram-negativas.

Duas outras proteínas plasmáticas que podem aumentar as defesas pulmonares são a proteína C reativa (CRP) e a proteína de ligação da manose (MBP). Ambas são moléculas hepáticas da fase aguda. A proteína C reativa se liga à fosfocolina e promove a ingestão de bactérias e fungos pelos fagócitos.[64] Ela também pode ativar a via clássica da cascata do complemento e tem toxicidade direta contra o *S. pneumoniae*. A proteína C reativa também tem um papel protetor contra a infecção pneumocócica em camundongos. A proteína de ligação da manose é uma colectina que se liga a uma grande variedade de organismos incluindo bactérias, fungos, protozoários e vírus, facilitando sua captura pelos fagócitos.[22] Os complexos ligantes do MBP também podem ativar tanto a via clássica quanto a alternativa da cascata do complemento. Sua deficiência está associada à deficiência da capacidade de opsonização do plasma e suscetibilidade a diversas infecções.[65]

IMUNIDADE CELULAR

Papel da Imunidade Celular na Defesa Pulmonar do Hospedeiro

Os microrganismos patogênicos que se fazem seqüestrar pelas células do hospedeiro ficam protegidos da destruição pelos neutrófilos, pelos anticorpos e pelo complemento. As células NK representam um certo grau de resistência natural contra patógenos intracelulares, mas a defesa definitiva contra esses organismos especializados requer a intervenção das células T sensíveis ao antígeno. A indução da imunidade celular requer que os antígenos microbianos sejam apresentados pelos macrófagos ou pelas células dendríticas aos linfócitos T, que sofrem expansão clonal específica para aquele antígeno sob a influência de citocinas e outras moléculas coestimulatórias.[66,67] As células T ativadas elaboram linfocinas que estimulam a produção de anticorpos e aumentam as opções microbicidas dos fagócitos. A ativação das células T também leva à preparação dos linfócitos citotóxicos que destroem as células do hospedeiro que abrigam os microrganismos invasores em crescimento.

A imunidade celular é necessária para a resolução das infecções intracelulares do trato respiratório inferior. Todos os organismos enumerados na Tabela 6-3 são capazes de se replicarem ou de sobreviverem por muito tempo nos macrófagos alveolares, e muitos também podem se tornar parasitas do epitélio das vias aéreas. A imunidade celular também é necessária para a proteção contra o *P. carinii*, um patógeno extracelular resistente a outras defesas do hospedeiro.[68] Infecções freqüentes e graves causadas por esses patógenos oportunistas são evidentes em pacientes com deficiências nas células T resultantes de tratamentos imunossupressores, tumores malignos das células T e da infecção com o vírus da imunodeficiência humana.[2]

Células NK

As células NK contribuem para a defesa inata inicial contra as infecções intracelulares através da elaboração de citocinas

TABELA 6-3. *Patógenos intracelulares do trato respiratório inferior*

Bactérias	**Fungos**
Francisella tularensis	*Blastomyces dermatitidis*
Legionella sp.	*Coccidioides immitis*
Mycobacterium sp.	*Cryptococcus neoformans*
Nocardia sp.	*Histoplasma capsulatum*
Rhodococcus equi	*Paracoccidioides brasiliensis*
Clamídias	**Protozoários**
Riquétsias	*Toxoplasma gondii*
Coxiella burnetii	**Herpesvírus**

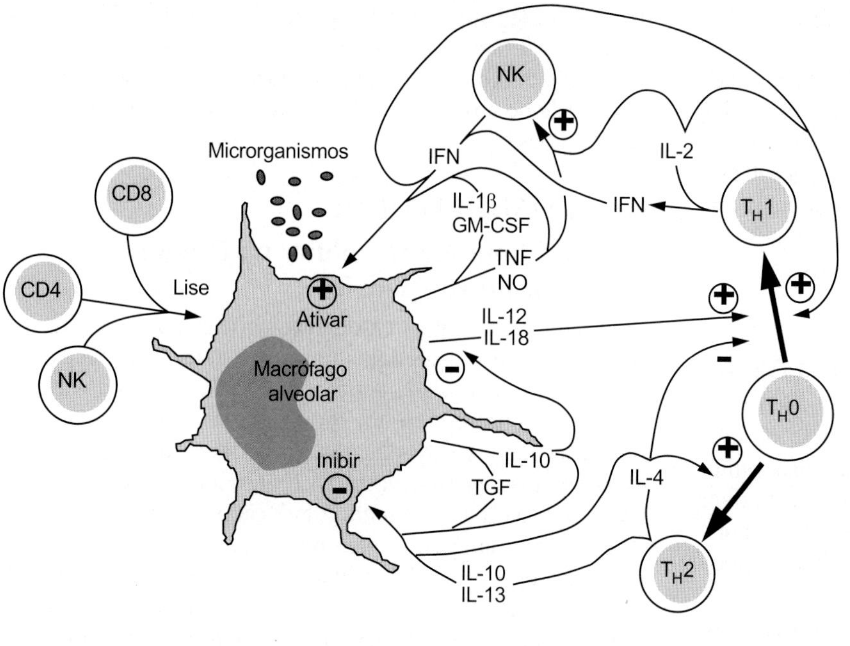

FIG. 6-3. Mecanismos efetores das respostas intracelulares inatas e adaptativas à infecção. Linfócitos citotóxicos e células NK podem destruir células infectadas. A resistência antimicrobiana dos macrófagos é determinada pelo balanço entre as citocinas de ativação e de inibição derivadas das células NK, das células T e dos próprios macrófagos. (GM-CSF, fator estimulador de colônia de granulócitos-macrófagos; IFN, interferon; IL, interleucina; NO, óxido nítrico; TGF, fator de crescimento transformador; T_H, célula T auxiliar; TNF, fator de necrose tumoral.)

que ativam os macrófagos e pela lise de células infectadas.[16,69,70] As células NK são linfócitos grandes, granulados, que perfazem de 10% a 15% dos linfócitos do sangue periférico.[67] Elas têm um progenitor em comum com as células T, mas não têm o receptor de célula T necessário para o reconhecimento de antígenos-específicos.[67] Casos raros de deficiência humana de células NK têm sido associados a infecções bacterianas crônicas como as bronquiectasias e infecções graves com o herpesvírus.[67]

Nas infecções agudas, as células NK são recrutadas para os pulmões em resposta a quimiocinas[35] e ativadas pelas citocinas (Fig. 6-3). A IL-12 é rapidamente produzida nos pulmões por macrófagos e outras células em resposta a estímulos microbianos, e desempenha um papel fundamental na ativação das células NK.[45] Ela age em conjunto com o TNF-α ou com a IL-1β, IL-15 ou a IL-2 (derivada de linfócitos) e o óxido nítrico para induzir as células NK a secretarem IFN-γ, TNF-α e outras citocinas.[16,70,72] O IFN-γ, por sua vez, age sinergicamente com o TNF-α para ativar os macrófagos para suprimir ou matar os patógenos intracelulares.[73,74,75] A IL-18 é uma citocina derivada dos macrófagos que pode induzir as células NK a produzirem IFN-γ independentemente da IL-12.[76,77] As células NK parecem ser a principal fonte de IFN-γ nos pulmões durante a fase inicial da infecção intracelular, antes do aparecimento das células T sensibilizadas.[70,78,79,80] Elas também podem ter uma participação importante na iniciação da imunidade mediada pelas células T. A produção de IFN-γ pelas células NK pode facilitar o amadurecimento das células Th para o fenótipo Th1.[16]

Além de seu papel na ativação dos macrófagos e das células T, as células NK podem destruir células do hospedeiro infectadas com vírus, bactérias ou protozoários.[67,69] Elas não podem reconhecer antígenos microbianos específicos nas células-alvo, mas podem detectar a expressão inapropriada de níveis baixos de antígenos do complexo de histocompatibilidade principal (MHC).[67,70] Elas também podem exercer um efeito inibidor sobre o *Cryptococcus neoformans*[81] e possivelmente sobre outros organismos. Apesar de as células NK serem muito importantes na resposta inicial do hospedeiro contra patógenos intracelulares, elas não são suficientes para a sua erradicação. Estudos em camundongos com imunodeficiência combinada grave, cujas células NK são normais, mas não possuem células B e T funcionais, têm demonstrado que esses animais só conseguem atingir um controle parcial dos microrganismos intracelulares.[69] A resolução dessas infecções requer o desenvolvimento da imunidade mediada pelas células T.

Apresentação de Antígenos

O primeiro passo na indução da imunidade celular é a apresentação de antígenos microbianos pelos macrófagos ou pelas células dendríticas aos linfócitos T. Os linfócitos T reconhecem peptídeos estranhos que foram modificados pela célula apresentadora de antígenos (APC) e que são expressos em sua superfície em associação às glicoproteínas específicas do MHC. Já foram descritas várias formas para o processamento e a apresentação de antígenos, resultando da ativação de populações distintas de células T.[66,67,80] Um modelo simplificado representando as características gerais da ativação da célula CD4 é ilustrado na Figura 6-4.

O reconhecimento antigênico pelos linfócitos Th ($CD4^+$) está restrito a peptídeos estranhos ligados às moléculas da classe II do MHC.[67] Após a ingestão dos microrganismos por pinocitose ou pela fagocitose mediada por receptores, as proteínas microbianas são degradadas em um compartimento endossômico especializado. Aqui, fragmentos peptídicos formados de 12 a 25 aminoácidos são postos na molécula da Classe II do MHC. Essas moléculas pertencem à superfamília das imunoglobulinas e são estimuladas pelo IFN-γ.[67] Elas são heterodímeros compostos de cadeias α e β altamente polimórficas, permitindo a ligação de uma grande variedade de peptídeos microbianos. As proteínas da classe II carregando os antígenos são expressas na superfície da APC, onde são reconhecidas pelo receptor de célula T, com o CD4 agindo como um co-receptor.[66,67]

As células T CD8+ reconhecem peptídeos antigênicos contendo de 8 a 11 aminoácidos apresentados pelas moléculas da classe I do MHC.[67,82,83] Essas proteínas do MHC são heterodímeros que diferem das proteínas da classe II pois um dos quatro domínios de imunoglobulinas é formado pela microglobulina-β_2, uma glicoproteína que não é codificada pelo MHC. A maioria dos peptídeos apresentados pelas proteínas da classe I é sintetizada no citoplasma da APC, depois degradada em proteossomas antes de ser levada para o reticuloendoplasmático pelo transportador associado à apresentação de antígenos.[67,82] Fragmentos peptídicos contendo de 8 a 11 aminoácidos são então colocados nas moléculas da classe I recentemente sintetizadas para serem transferidos para a superfície da APC.

Uma população de células T CD8+ e CD4-8- (duplamente negativas) reconhece lipídeos bacterianos apresentados pelas moléculas CD1.[67,82] A família CD1 é composta de proteínas MHC não-clássicas que processam antígenos lipídicos por um processo que envolve o tráfego endossômico.[67]

O reconhecimento do complexo MHC-peptídeo pelo receptor de célula T é necessário, mas não é suficiente para a ativação da célula T.[66,67] São necessários sinais adicionais de moléculas coestimulatórias como a interação do CD28 na superfície das células CD4 com os ligantes B7 expressos pelas APCs (Fig. 6-4). A função desses sinais coestimulatórios não é bem entendida. Entretanto, o encontro do complexo peptídeo-MHC com o receptor de célula T na ausência de coestimulação pode fazer com que a célula T não responda à estimulação antigênica (anergia) ou pode desencadear a morte celular por apoptose.[66,67]

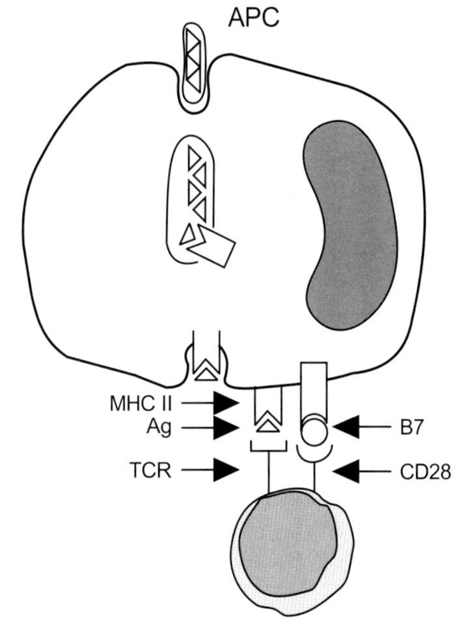

FIG. 6-4. Apresentação de antígeno para as células T CD4. As proteínas bacterianas são degradas pela célula de apresentação de antígenos (APC) em um endossoma especializado onde fragmentos de peptídeos são combinados com moléculas da classe II do complexo de histocompatibilidade principal (MHC) para serem transferidos para a superfície celular. O complexo MHC-antígeno (Ag) é reconhecido pelo receptor de célula T (TCR). É necessária a interação de moléculas coestimulatórias como a B7 e o CD28 para que a célula T seja ativada.

Apresentação Antigênica nos Pulmões

Os macrófagos alveolares são as células fagocitárias residentes nos espaços aéreos distais, mas eles não são bons APCs e inibem o início da resposta imune pelas células dendríticas.[84,85] Os macrófagos alveolares expressam níveis baixos de moléculas B7, resultando na ausência de uma coestimulação adequada para a apresentação antigênica.[84] A atividade supressora dos macrófagos alveolares pode ter uma vantagem adaptativa, servindo para prevenir a sensibilização do hospedeiro contra todos os antígenos inalados para os alvéolos.

As células dendríticas são as principais responsáveis pela apresentação antigênica nos pulmões.[84] As células dendríticas pulmonares estão localizadas no epitélio respiratório, no interstício alveolar e na adventícia perivascular.[85,86] Muito poucas estão presentes nas superfícies epiteliais que não foram perturbadas.[84,85] Entretanto, as células dendríticas são rapidamente recrutadas para os espaços alveolares após uma infecção bacteriana aguda, onde servem para transportar os antígenos para os linfonodos regionais.[87] A IL-2, o IFN-γ e as quimiocinas C-X-C participam no recrutamento das células dendríticas, e o GM-CSF estimula seu amadurecimento.[35,85,86]

Subpopulações de Células T

Células T Auxiliares (CD4+)

As células Th expressam o co-receptor CD4 e orquestram as respostas das células B e T.[67] Elas reconhecem antígenos apresentados pelas moléculas da classe II do MHC. Quando ativadas, podem se diferenciar em subtipos com perfil polarizado de citocinas e funções distintas (Fig. 6-5).[88] Na presença de IL-12 e IL-18 produzidas pelos macrófagos, as células "Th0" preparadas desenvolvem o fenótipo Th1, caracterizado pela secreção de IL-2, IFN-γ e linfotoxina.[67,77] As células Th1 são essenciais para o amadurecimento das células CD8 e para a ativação dos macrófagos para suprimir a infecção intracelular. Na ausência de IL-2, as células Th0 são estimuladas pela IL-4 e desenvolvem o fenótipo Th2, caracterizado pela produção de IL-4, IL-10 e IL-13. As células Th2 são importantes para a regulação da produção de anticorpos pelas células B e na defesa contra os helmintos. As citocinas das células Th1 fazem com que as células Th0 se transformem em células Th1 enquanto inibem o desenvolvimento do fenótipo Th2. Da mesma forma, as citocinas das células Th2 agem favorecendo o amadurecimento de células Th2 e suprimindo o desenvolvimento do fenótipo Th1 (Fig. 6-3).

A importância das células T CD4+ na defesa do hospedeiro contra infecções pulmonares foi bem estabelecida em modelos animais e apoiada pelas evidências nos seres humanos. As células CD4 que expressam o fenótipo Th1 são críticas para a resistência contra uma variedade de patógenos pulmonares incluindo o *Mycobacterium tuberculosis*,[89,90,91] a *Legionella pneumophila* (Figs. 6-6 e 6-7),[80,92] a *Chlamydia pneumoniae*,[93] o *C. neoformans*,[94] o *Histoplasma capsulatum*[78] e o *P. carinii*.[68,95]

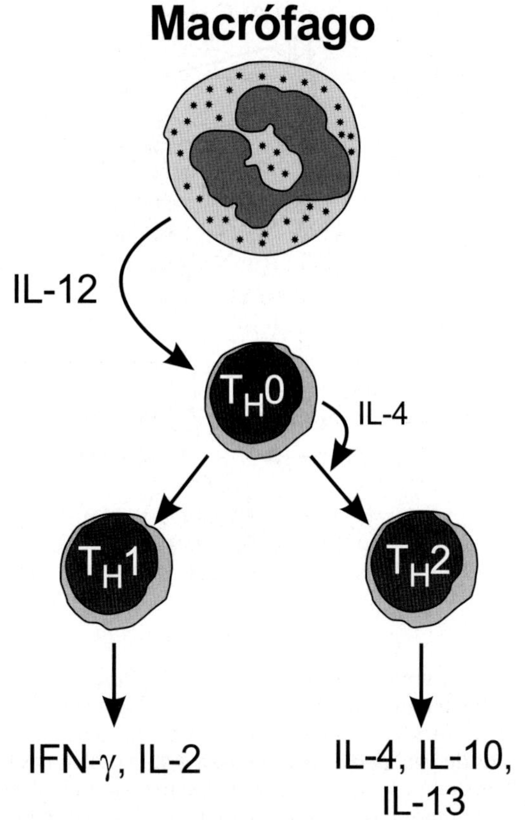

FIG. 6-5. O paradigma da célula T auxiliar 1 (T_H1)/célula auxiliar 2 (T_H2). A interleucina-12 (IL-12) derivada de macrófagos estimula a célula T auxiliar em repouso (T_H0) para que ela se diferencie no fenótipo T_H1 caracterizado pela secreção de interferon-γ (IFN-γ) e IL-2. Na ausência de IL-2, a IL-4 direciona a maturação para o fenótipo T_H2, caracterizado pela secreção de IL-4, IL-10 e IL-13. As células T_H1 são essenciais para a ativação e amadurecimento das células CD8, enquanto as células T_H2 promovem a produção de anticorpos e a imunidade contra os helmintos.

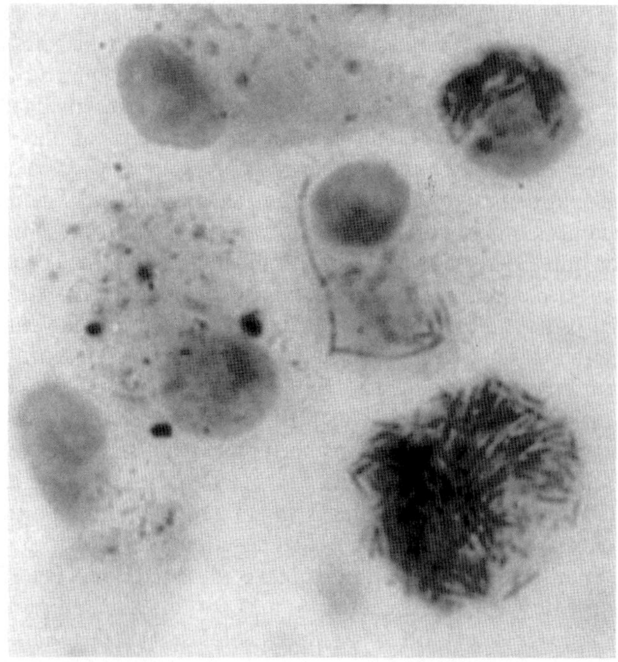

FIG. 6-6. Macrófago alveolar humano infectado pela *Legionella pneumophila*. (Cortesia de David R. Park, Professor Assistente de Medicina da Universidade de Washington, Seattle, Washington.)

Células T Citotóxicas

As células T citotóxicas expressam principalmente o co-receptor CD8 e servem para destruir as células do hospedeiro onde os patógenos invasores estão se desenvolvendo.[82,83,96] As células CD8 ativadas usam dois mecanismos para destruir as células infectadas, através da liberação de mediadores citolíticos contidos nos grânulos citoplasmáticos e através do ligante Fas (FasL) que expressa em sua superfície.

O primeiro mecanismo citolítico envolve a exocitose de grânulos contendo perforina, granzimas e granulisina. A perforina é uma glicoproteína que induz à formação de poros na membrana plasmática das células-alvo, levando à lise osmótica. Esses poros permitem a entrada das granzimas nas células. As granzimas são proteases que ativam a cascata das caspases, causando a morte celular por apoptose. Os grânulos das células CD8 também contêm granulisina, uma proteína com amplo espectro microbicida contra bactérias, micobactérias e fungos.[97] O sistema perforina/granzima é responsável por aproximadamente dois terços da atividade citolítica das células CD8.[83,96]

O segundo mecanismo, não-secretor, da citotoxicidade das células CD8 envolve a apoptose mediada pela FasL. O contato com o receptor de células T nas células CD8 resulta no aumento da expressão de FasL na superfície, que se liga ao Fas na superfície das células-alvo para desencadear a cascata das caspases levando à fragmentação do DNA e à morte celular.[96] Este mecanismo é responsável por aproximadamente um terço da atividade citolítica dessas células[83,96] mas parece ser o principal mecanismo pelo qual as células $CD4^+$ e $CD4^-8^-$ (duplamente negativa) exercem seu efeito citotóxico contra as células infectadas.[83,96,98]

Os linfócitos citotóxicos são particularmente importantes na defesa do hospedeiro contra vírus não-líticos.[99] Esses agentes se disseminam diretamente de célula para célula sem uma

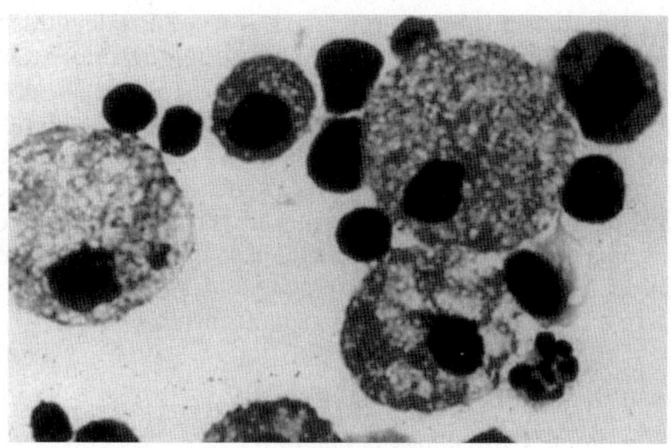

FIG. 6-7. Células de lavado broncoalveolar de rato com legionelose analisada em fase de cura ilustram o contato íntimo entre os linfócitos e os macrófagos infectados no desenvolvimento da imunidade celular.

laboratory medicine, 4th ed. Baltimore: Williams & Wilkins, 1996:502-578.

69. Chambers HF. Penicillin-binding protein-mediated resistance in pneumococci and staphylococci. *J Infect Dis* 1999;179[Suppl 2]: S353-5359.
70. Kell CM, Sharma UK, Dowson CG, et al. Deletion analysis of the essentiality of penicillin-binding proteins 1A, 2B and 2X of *Streptococcus pneumoniae. FEMS Microbial Lett* 1993;106:171-175.
71. Dowson CG, Coffey TJ, Kell C, Whiley RA. Evolution of penicillin resistance in *Streptococcus pneumoniae;* the role of *Streptococcus mitis* in the formation of a low affinity PBP2B in S. pneumoniae. *Mal Microbial* 1993;9:635-643.
72. Dowson CG, Hutchison A, Brannigan JA, et al. Horizontal transfer of penicillin-binding protein genes in penicillin-resistant clinical isolates of *Streptococcus pneumoniae. Proc Natl Acad Sci U SA* 1989;86:8842-8846.
73. Barcus VA, Ghanekar K, Yeo M, et al. Genetics of high level penicillin resistance in clinical isolates of *Streptococcus pneumoniae. FEMS Microbial Lett* 1995;126:299-303.
74. Markiewicz Z, Tomasz A. Variation in penicillin-binding protein patterns of penicillin-resistant clinical isolates of pneumococci. *J Clin, Microbial* 1989;27:405-110.
75. Smith AM, Klugman KR Alterations in PBP 1A essential for highlevel penicillin resistance in *Streptococcus pneumoniae. Antimicrob Agents Chemother* 1998;42:1329-1333.
76. Pallares R, Linares J, Vadillo M, et al. Resistance to penicillin and cephalosporin and mortality from severe pneumococcal pneumonia in Barcelona, Spain [published erratum appears in *N Engl J Med* 1995;333(24):1655]. *N Engl J Med* 1995;333:474-480.
77. Andes D, Craig WA. In vivo activities of amoxicillin and amoxicillin-clavulanate against *Streptococcus pneumoniae:* application to breakpoint determinations. *Antimicrob Agents Chemother* 1998;42:2375-2379.
78. Ambler RP. The structure of beta-lactamases. *Philos Trans R Soc Lond B Biol Sci* 1980;289:321-331.
79. Bush K, Jacoby GA, Medeiros AA. A functional classification scheme for beta-lactamases and its correlation with molecular structure. *Antimicrob Agents Chemother* 1995;39:1211-1233.
80. Lacey RW Antibiotic resistance in *Staphylococcus aureus* and streptococci. *Br Med Bull* †984;40:77-83.
81. Livermore DM. Beta-lactamases in laboratory and clinical resistance. *Clin Microbiol Rev* 1995;8:557-584.
82. Bush K. The evolution of beta-lactamases. *Ciba Found Symp* 1997;207:152-163, discussion 163-166.
83. Nelson EC, Elisha BG. Molecular basis of AmpC hyperproduction in clinical isolates of *Escherichia coli. Antimicrob Agents Chemother* 1999;43:957-959.
84. Chow JW Fine MJ, Shlaes DM, et al. *Enterobacter bacteremia:* clinical features and emergence of antibiotic resistance during therapy. *Ann Intern Med* 1991;115:585-590.
85. Jacoby GA. Antimicrobial-resistant pathogens in the 1990s. *Annu Rev Med* 1996;47:169-179.
86. Pangon B, Bizet C, Bure A, et al. *In vivo* selection of a cephamycinresistant, porin-deficient mutant of *Klebsiella pneumoniae* producing a TEM-3 beta-lactamase [letter]. *J Infect Dis* 1989;159:1005-1006.
87. Rasheed JK, Jay C, Metchock B, et al. Evolution of extended-spectrum beta-lactam resistance (SHV-8) in a strain of *Escherichia coli* during multiple episodes of bacteremia. *Antimicrob Agents Chemother* 1997;41:647-653.
88. Chanal-Claris C, Sirot D, Bret L, et al. Novel extended-spectrum TEM-type beta-lactamase from an *Escherichia coli* isolate resistant to ceftazidime and susceptible to cephalothin. *Antimicrob Agents Chemother* 1997;41:715-716.
89. Wu PJ, Shannon K, Phillips I. Effect of hyperproduction of TEM-1 beta-lactamase on in vitro susceptibility of *Escherichia coli* to betalactam antibiotics. *Antimicrob Agents Chemother* 1994;38:494-498.
90. Rice LB, Yao JD, Klimm K, et al. Efficacy of different beta-lactams against an extended-spectrum beta-lactamase-producing *Klebsiella pneumoniae* strain in the rat intra-abdominal abscess model. *Antimicrob Agents Chemother* 1991;35:1243-1244.
91. French GL, Shannon KP, Simmons N. Hospital outbreak of *Klebsiella pneumoniae* resistant to broad-spectrum cephalosporins and beta-lactam-beta-lactamase inhibitor combinations by hyperproduction of SHV-5 beta-lactamase. *J Clin Microbiol* 1996;34:358-363.
92. Nordmann P Trends in beta-lactam resistance among Enterobacteriaceae. *Clin Infec tDis* 1998;27[Suppl l]:5100-S106.
93. Arakawa Y, Murakami M, Suzuki K, et al. A novel integron-like element carrying the metallo-beta-lactamase gene blaIMP *Antimicrob Agents Chemother* 1995;39:1612-1615.
94. Lauretti L, Riccio ML, Mazzariol A, et al. Cloning and characterization of blaVIM, a new integron-borne metallo-beta-lactamase gene from a *Pseudomonas aeruginosa* clinical isolate. *Antimicrob Agents Chemother* 1999;43:1584-1590.
95. Martinez Martinez L, Pascual A, Hernandez A, et al. Roles of betalactamases and porins in activities of carbapenems and cephalosporins against *Klebsiella pneumoniae. Antimicrob Agents Chemother* 1999;43:1669-1673.
96. Poulos CD, Matsumura S, Willey BM, et al. In vitro activities of antimicrobial combinations against *Stenotrophomonas (Xanthomonas) maltophilia. Antimicrob Agents Chemother* 1995;39:2220-2223.
97. Woodford N, Johnson AP, Morrison D, Speller DC. Current perspectives on glycopeptide resistance. *Clin Microbiol Rev* 1995;8:585-615.
98. Noble WC, Virani Z, Cree RG. Co-transfer of vancomycin and other resistance genes from *Enterococcus faecalis* NCTC 12201 to *Staphylococcus aureus. FEMS Microbiol Lett* 1992;72:195-198.
99. Sieradzki K, Roberts RB, Haber SW Tomasz A. The development of vancomycin resistance in a patient: with methicillin-resistant *Staphylococcus aureus* infection. *N Engl J Med* 1999;340:517-523.
100. Smith TL, Pearson ML, Wilcox KR, et al. Emergence of vancomycin resistance in *Staphylococcus aureus.* Glycopeptide-Intermediate *Staphylococcus aureus* Working Group. *N Engl J Med* 1999;340:493-501.
101. Hiramatsu K, Aritaka N, Hanaki H, et al. Dissemination in Japanese hospitals of strains of *Staphylococcus aureus* heterogeneously resistant to vancomycin. *Lancet* 1997;350:1670-1673.
102. Climo MW Patron RL, Archer GL. Combinations of vancomycin and beta-lactams are synergistic against staphylococci with reduced susceptibilities to vancomycin. *Antimicrob Agents Chemother* 1999;43:1747-1753.
103. Levy SB. Active efflux mechanisms for antimicrobial resistance. *Antimicrob Agents Chemother* 1992;36:695-703.
104. Hancock RE. The bacterial outer membrane as a drug barrier. *Trends Microbiol* 1997;5:37-42.
105. Nikaido H. Multidrug efflux pumps of gram-negative bacteria. *J Bacteriol* 1996;178:5853-5859.
106. Paulsen IT, Brown MH, Skurray RA. Proton-dependent multidrug efflux systems. *Microbiol Rev* 1996;60:575-608.
107. Kohler T, Michea-Hamzehpour M, Henze U, et al. Characterization of MexE-MexF-OprN, a positively regulated multidrug efflux system of *Pseudomonas aeruginosa. Mol Microbiol* 1997;23:345-354.
108. Kohler T, Michea-Hamzehpour M, Epp SF, Pechere JC. Carbapenem activities against *Pseudomonas aeruginosa:* respective contributions of OprD and efflux systems. *Antimicrob Agents Chemother* 1999;43:424-427.
109. Low DE. Trends and significance of antimicrobial resistance in respiratory pathogens. *Curr Opin Infect Dis* 2000;13:145-153.

CAPÍTULO 9

Trato Gastrointestinal e Pneumonia

M. Keith Hanna, Kazuhiko Fukatsu, Yong Wu e Kenneth A. Kudsk

Os tratos respiratório e gastrointestinal (GI) estão recobertos por uma superfície epitelial contínua em contato com o ambiente externo. Essa exposição garante o contato entre as bactérias e essas mucosas úmidas, mas cada sistema desenvolveu um conjunto único, porém relacionado, de defesa para prevenir infecções. Enquanto o trato gastrointestinal aprendeu a conviver em harmonia com uma grande microflora intraluminal, as defesas do trato respiratório eliminam as bactérias antes que elas alcancem os alvéolos, mantendo os pulmões e as vias aéreas inferiores livres de colonização e saudáveis. Esse equilíbrio entre defesas inerentes e ataques bacterianos está alterado durante doenças graves ou após traumas, refletindo-se na alta incidência de pneumonia em pacientes hospitalizados. A imobilização, o decúbito, a intubação, a desnutrição progressiva e o uso indiscriminado de vários antibióticos mudam os padrões de colonização bacteriana e diminuem os mecanismos de defesa, levando à pneumonia.

Na última década, investigadores descobriram que a rota e o tipo de alimentação afetam a manutenção dos mecanismos de defesa do hospedeiro, tanto no trato gastrointestinal quanto no respiratório. Apesar de a desnutrição progressiva realmente afetar os mecanismos de defesa, as evidências clínicas indicando que a incidência de pneumonia diminui se for utilizada a nutrição enteral ao invés da nutrição parenteral levaram os investigadores a estudarem as ligações imunológicas entre o intestino delgado e o trato respiratório. Esses estudos demonstram as inúmeras facetas dessa interação, muitas das quais protegem o trato respiratório inferior de ataques por patógenos e outras que agravam progressivamente o dano pulmonar e a infecção.

MECANISMOS DE DEFESA INERENTES DOS PULMÕES

A anatomia, a função e os mecanismos de defesa inerentes oferecem proteção contra o desenvolvimento de processos infecciosos. O nariz, a boca, a laringe e a traquéia aquecem, resfriam, umidificam e filtram o ar. Os pêlos nasais filtram partículas maiores que 10 μm, e o espirro remove agentes infecciosos e nocivos da região nasal.[1] A glote, a epiglote, as cordas vocais e o reflexo da tosse protegem as vias aéreas da aspiração do conteúdo da faringe. O revestimento mucoso que vai do nariz até os brônquios segmentares, com exceção dos bronquíolos, consiste em um epitélio colunar pseudo-estratificado ciliado, contendo células secretoras de muco. O muco cobre os cílios, que batem sincronicamente a uma freqüência de aproximadamente 1.000 batimentos por minuto para mover partículas cujo tamanho varia de 2 a 10 μm, a uma velocidade de 16 mm por minuto, na direção da orofaringe para serem eliminadas.[1] Quando o ar atinge os alvéolos, ele está livre de estímulos potencialmente infecciosos e danosos. Dentro dos alvéolos, o surfactante, a fibronectina, a transferrina, as imunoglobulinas e os macrófagos alveolares fornecem proteção adicional. O surfactante e a fibronectina funcionam como opsoninas inespecíficas, facilitando a fagocitose pelos macrófagos alveolares.[2,3] A transferrina quela o ferro, restringindo a quantidade de ferro disponível para ser usado como fator de crescimento pelas bactérias.[4] A imunoglobulina A (IgA) se liga às bactérias e previne sua adesão ao epitélio de todo o trato respiratório. Sem aderência, as bactérias são eliminadas pelo aparelho mucociliar.[5]

Quando os patógenos microbianos escapam desses mecanismos de proteção e alcançam a superfície alveolar, são atacados pelos fatores humorais e pelas células fagocitárias. As bactérias podem ser opsonizadas ou, na presença do complemento, ser destruídas pela IgG. Os macrófagos alveolares fagocitam partículas com menos de 2 μm, sendo as principais células fagocitárias do trato respiratório, mas também desempenham o papel de células apresentadoras de antígenos para os linfócitos e secretam citocinas que modulam o processo imune na resposta inflamatória.[1] Quando esses mecanismos de proteção falham, a pneumonia e a infecção clínica se desenvolvem. A utilização de métodos modernos de tratamento com ventilação mecânica, alimentação parenteral e antibióticos potentes agrava o risco de pneumonia por inibir iatrogenicamente muitas das defesas inerentes.

M. K. Hanna, K. Fukatsu, Y. Wu, K. A. Kudsk: Department of Surgery, The University of Tennessee Health Science Center, Memphis, Tennessee 38163.

TABELA 9-1. *Possíveis fatores associados ao desenvolvimento de pneumonia ligada à ventilação mecânica*

Fatores	*Mecanismos*
Bloqueadores de H2	Diminuição da acidificação gástrica e pode levar à colonização gástrica por bactérias
Antiácidos	Diminuição da acidificação gástrica e pode levar à colonização gástrica por bactérias
Posição do paciente	Paciente em decúbito dorsal tem mais possibilidade de aspirar
Sonda nasogástrica	Violação do esfíncter esofágico inferior
Alimentação enteral	Pode causar aumento do volume gástrico, aumentando o risco de aspiração
Contaminação cutânea	Bactérias de outras áreas do corpo do paciente (por exemplo, o períneo) podem ser transferidas para o trato respiratório superior do mesmo pelos profissionais de saúde
Colonização cruzada	Bactérias podem ser transferidas de um paciente para outro pelos profissionais de saúde

AUMENTANDO O ATAQUE DAS BACTÉRIAS AOS PACIENTES HOSPITALIZADOS

Colonização Gástrica e Pneumonia Associada à Ventilação Mecânica

A colonização bacteriana do trato respiratório originária da porção superior do trato gastrointestinal, especialmente do estômago, tem sido implicada como um agente etiológico na pneumonia associada à ventilação mecânica (PAV). Imagina-se que as bactérias entéricas colonizam progressivamente o estômago, a orofaringe e finalmente os pulmões através da aspiração.[6,7,8] Apesar de esse conceito ser interessante, a evidência a respeito desse fenômeno é contraditória.

Culturas de pacientes em unidades de terapia intensiva freqüentemente documentam bactérias gram-negativas semelhantes no estômago e no trato respiratório dos indivíduos com PAV, e essa ocorrência simultânea pode ser usada para fortalecer a teoria de que a rota gastropulmonar é um importante mecanismo etiológico.[6,9,10,11,12,13,14] Entretanto, uma revisão feita por Bonten e associados[15] relatou que de nove estudos, cinco não conseguiram demonstrar que o estômago era uma fonte importante de colonização e que o sucralfato, que teoricamente mantém o ambiente do estômago acidificado, prevenindo, assim, a colonização gástrica, produz taxas de PAV semelhantes às de pacientes sendo tratados com agentes que reduzem a secreção gástrica. Na realidade, de 13 estudos usando o sucralfato, só dois demonstraram qualquer benefício desse medicamento.[16,17] Por outro lado, Prodhom e associados[18] estudaram 244 pacientes e chegaram à conclusão de que o estômago era uma fonte importante de patógenos em pacientes com PAV de instalação tardia (após 4 dias de ventilação mecânica), enquanto Cook e colaboradores[19] fizeram uma metanálise de 63 estudos aleatórios e concluíram que o risco de pneumonia estava aumentado em pacientes recebendo bloqueadores de H2 em comparação com os pacientes que não estavam recebendo nenhum tratamento ou que recebiam sucralfato, apoiando a teoria de que a rota gastropulmonar é importante na pneumonia nosocomial.

Para reduzir profilaticamente as taxas de infecção por esse mecanismo, foram desenvolvidos estudos objetivando a descontaminação gastrointestinal seletiva em pacientes de alto risco. Foram administrados antibióticos tópicos à orofaringe e ao trato gastrointestinal, algumas vezes suplementados por antibióticos endovenosos, na esperança de reduzir a quantidade de patógenos em potencial diminuindo, assim, a incidência de pneumonia e de septicemia. A base para esse enfoque terapêutico é a sugestão de que o aumento da população dos bacilos gram-negativos intestinais é o passo preliminar mais importante no desenvolvimento das infecções nosocomiais.[19] Muitos estudos controlados,[20,21,22,23,24] assim como metanálises,[25,26] foram feitos, com resultados variáveis. Tudo nos mostra que parece haver uma tendência, mas sem diferenças significativas, na direção da redução das taxas de infecção quando se faz a descontaminação seletiva do aparelho digestivo, mas sem influenciar a mortalidade e aumentando consideravelmente o custo do tratamento. Conseqüentemente, mesmo que a redução da colonização do trato gastrointestinal por patógenos gram-negativos possa ser vantajosa, sem uma significante redução da morbidade ou da mortalidade pode ser menos dispendioso seguir os protocolos convencionais de prevenção de infecções.

Já foram reconhecidas todas as outras fontes de inoculação com organismos gram-negativos, incluindo a contaminação cruzada pelos profissionais de saúde ou após a colonização da pele do paciente (Tabela 9-1).[15,27] As aspirações freqüentes, a colocação de sonda nasogástrica com refluxo, a imobilização e outras fontes de contaminação além da via gástrica podem ser fatores importantes nos pacientes acamados, freqüentemente succionados e incapazes de proteger as vias aéreas e de gerar uma tosse vigorosa.

Desnutrição e Pneumonia

A desnutrição progressiva piora o desenvolvimento da pneumonia pois altera as defesas inerentes do trato respiratório, aumenta a virulência dos patógenos, interfere com o funcionamento dos músculos respiratórios e o vigor respiratório e diminui as defesas imunológicas. A desnutrição diminui a fagocitose dos macrófagos alveolares, o recrutamento dos macrófagos e reduz os níveis da IgA das vias respiratórias, permitindo a aderência das bactérias e a colonização conforme as bactérias respondem adequadamente em suas tentativas de sobreviver.[28,29] Niederman e colaboradores[30] demonstraram que a desnutrição promove a adesão às células traqueais e a colonização, especialmente com a *Pseudomonas* sp., nas vias aéreas inferiores de pacientes com traqueostomias prolongados. Essa suscetibilidade aumentada foi revertida com o uso de nutrição enteral agressiva: a eliminação das bactérias melhorou conforme os níveis de IgA no trato respiratório aumentavam.

A aderência bacteriana aumenta durante os períodos de aumento catabólico, resultando em maior patogenicidade para o hospedeiro. Apesar de as razões serem muitas, as bactérias, para tentar sobreviver, respondem às pressões ambientais expressando um aumento na adesividade através da formação de adesinas.[31] Fímbrias e *pili* aumentam a superfície da bactéria, permitindo sua aderência a receptores específicos no epitélio das células dos mamíferos devido à similaridade dos epítopos tanto no epitélio quanto nas bactérias.[32] Esses epítopes funcionam como receptores para antígenos bacterianos complementares. A virulência bacteriana é influenciada por um grande número de fatores comuns em pessoas doentes e com lesões graves, incluindo a diminuição do pH, o aumento da osmolaridade, mudanças na temperatura e o metabolismo anaeróbico. A privação de nutrientes estimula a formação de adesinas, e a conseqüente desnutrição ou a administração de dietas que são absorvidas pelas porções proximais do intestino promovem um crescimento acentuado dos coliformes aeróbicos nas porções distais do intestino, permitindo sua migração através da superfície da mucosa.[33,34]

Análises de amostras da orofaringe, da traquéia, do estômago e do reto de pacientes gravemente enfermos demonstram um aumento na expressão dessas adesinas nas bactérias gram-negativas, ao contrário das bactérias encontradas em pacientes menos graves.[35] Células epiteliais retiradas de pacientes gravemente enfermos são muito mais suscetíveis à aderência, aumentando a probabilidade de que uma invasão bacteriana do trato gastrointestinal venha ocorrer.[36] Conseqüentemente, as condições ambientais encontradas em unidades de tratamento intensivo predispõem os pacientes a abrigarem cepas de bactérias mais aderentes e mais virulentas enquanto que simultaneamente reduzem a resistência das células epiteliais contra a aderência.[37] Em estudos experimentais, o aumento da adesividade bacteriana diminuiu a resistência elétrica transepitelial das células da mucosa, refletindo um aumento da permeabilidade. Em modelos animais, o aumento catabólico induzido pela desnutrição e pela administração de corticosteróides produz bactérias com maior virulência, altera a resistência transepitelial, aumenta a permeabilidade intestinal e a população bacteriana.[38,39,40] A desnutrição por si só não é suficiente para causar alterações na permeabilidade celular e a invasão bacteriana. A combinação de aumento de estresse e desnutrição altera as defesas das membranas mucosas aumentando os defeitos da permeabilidade paracelular e a absorção bacteriana. Na maioria das circunstâncias, as mesmas condições que alteram as defesas bacterianas também reduzem as barreiras imunológicas do hospedeiro e, particularmente, a IgA.[39]

A desnutrição também tem efeitos adversos nos músculos respiratórios e no vigor ventilatório. O catabolismo protéico é acelerado para satisfazer as necessidades energéticas das pessoas doentes ou que sofreram traumatismos. Conforme as proteínas musculares são catabolizadas e a massa muscular diminui, o catabolismo do diafragma e dos músculos intercostais reduz a função dos músculos respiratórios e o vigor respiratório.[29,41,42] Conseqüentemente, a incapacidade de o paciente sair do respirador, gerar uma tosse eficaz ou de prevenir atelectasias agrava o acúmulo de secreções nas vias aéreas. Nesse contexto de diminuição dos mecanismos de defesa do hospedeiro, aumento da virulência bacteriana e ataques às vias aéreas superiores através da contaminação e colonização bacterianas, a pneumonia se desenvolve. Para retardar o desenvolvimento da desnutrição e apoiar os processos imunológicos e metabólicos, foram desenvolvidos regimes nutricionais especiais que se adaptem às barreiras técnicas e metabólicas para fornecer o suporte nutricional apropriado.

SUPORTE NUTRICIONAL ESPECIALIZADO DURANTE A DOENÇA: NUTRIÇÃO ENTERAL *VERSUS* NUTRIÇÃO PARENTERAL

Em 1968, Dudrick e associados[43] demonstraram a possibilidade de fornecer nutrição adequada por via endovenosa a pacientes cujos tratos gastrointestinais não funcionavam apropriadamente. Esse importante trabalho forneceu a solução clínica para o infarto intestinal ou para a síndrome do intestino curto pós-traumático, ressecções de repetição, vólvulo e outros desastres clínicos. A eficácia da nutrição parenteral na diminuição da mortalidade em pacientes profundamente desnutridos no pré-operatório também foi confirmada em estudos clínicos,[44] mas sua eficácia na manutenção das defesas adequadas do hospedeiro contra-infecções, particularmente nos pacientes submetidos a procedimentos cirúrgicos de grande monta,[45] tem sido decepcionante. Vários estudos têm sugerido um aumento na incidência de pneumonia e abscessos intra-abdominais em pacientes recebendo nutrição parenteral.[45,46,47]

No final dos anos 1970, evidências clínicas e experimentais sugeriram que ocorrem determinados efeitos imunológicos benéficos quando os nutrientes são fornecidos através do trato gastrointestinal, porém o mesmo não ocorre com a nutrição parenteral. Experimentalmente, a taxa de sobrevivência de ratos à peritonite séptica, desnutridos[48] ou não,[49] alimentados pela via enteral foi muito maior do que a dos animais alimentados pela via parenteral. Em pacientes pediátricos com queimaduras, o aumento do aporte enteral de proteínas reduziu, significativamente, a taxa de mortalidade e a permanência hospitalar por porcentagem de superfície corporal queimada,[50] o que foi confirmado pela redução na morbidade em pacientes cirúrgicos e com traumas.[47,51,52] Estudos prospectivos, aleatórios, de pacientes com traumatismos graves, documentaram reduções significativas na incidência de pneumonia e abscesso intra-abdominal nesses pacientes, que correm o risco de desenvolver tanto desnutrição progressiva quanto complicações infecciosas.[47] A razão dessas melhoras clínicas estimularam pesquisas sobre as alterações na permeabilidade intestinal e na translocação bacteriana.[33,53,54,55,56] Em condições experimentais, o choque hemorrágico, as fraturas de ossos longos, a peritonite e outros estímulos nocivos aumentam a translocação bacteriana do lúmen para os linfonodos mesentéricos e, ocasionalmente, para a corrente sangüínea e outros órgãos. Apesar de a translocação poder ocorrer em algumas situações clínicas, tais como na obstrução do intestino delgado e no choque hemorrágico grave, esse fenômeno não foi considerado um fator clínico importante no desenvolvimento de infecções extra-intestinais como a pneumonia bacteriana e os abscessos intra-abdominais em seres humanos.[57]

A nutrição enteral reduz a freqüência da pneumonia em pacientes com trauma grave, que geralmente desenvolvem essa complicação infecciosa 5 a 7 dias após o trauma. Não parece possível que a desnutrição seja um fator importante nessas condições pois a maioria das vítimas de acidentes são bem nutridas e desenvolvem pneumonia muito antes que a desnutrição possa diminuir a massa muscular de maneira significativa. Além disso, o fornecimento de nutrientes por via parenteral, em quantidades comparáveis às da nutrição enteral, é um ponto que contradiz a importância da desnutrição. O estudo das defesas imunológicas do trato respiratório e seu relacionamento com a nutrição enteral tem contribuído para o nosso entendimento de mecanismos que antes eram ignorados, fornecendo explicações irrefutáveis sobre os benefícios do uso da via enteral para a administração de nutrientes.

TECIDO LINFÁTICO ENTÉRICO E IMUNIDADE GERAL DA MUCOSA

A mucosa do trato gastrointestinal tem uma superfície total de aproximadamente 300 a 400 m^2, tornando-o o órgão com a maior área em contato com o ambiente externo.[58] Muitos mecanismos não-imunes como a motilidade, a grande troca de células, o suco gástrico, as secreções pancreáticas, a bile e o muco, protegem essa superfície contra patógenos infecciosos.[59,60] É claro que esse epitélio é uma continuidade do epitélio respiratório e da orofaringe. Aproximadamente 50% da imunidade total do organismo está distribuída de forma a proteger as superfícies mucosas úmidas entre a boca e o ânus, produzindo mais de 70% das imunoglobulinas do corpo.[61] O intestino delgado é responsável pela proteção dessa superfície através do sistema linfático associado a ele.

Organização do Sistema Linfático Entérico

O sistema linfático entérico é composto de três importantes conjuntos de tecido linfático: as placas de Peyer, a lâmina própria e os linfócitos intra-epiteliais.[62] Distribuídas entre essas células estão as células dendríticas, os macrófagos, o sistema nervoso entérico e outros componentes do sistema imunológico. A fonte inicial da imunidade da mucosa se encontra em aproximadamente 150 agregados organizados de tecido linfático no intestino delgado chamados de *placas de Peyer.* Os antígenos processados pelas células especializadas nessas placas sensibilizam as células B e T virgens que migram para a região.[62] As células sensibilizadas migram para os linfonodos mesentéricos, proliferam e são liberadas na rede vascular através do ducto torácico e subseqüentemente se deslocam para a lâmina própria sob as superfícies epiteliais dos tratos respiratórios superior e inferior e do intestino. As células B se diferenciam mais ainda e se tornam plasmócitos produtores de IgA. As células T sensibilizadas produzem as citocinas, que são importantes para controlar a produção de IgA pelos plasmócitos e podem ter efeitos relevantes em muitas funções do trato gastrointestinal.[63] Os linfócitos intra-epiteliais formam uma população heterogênea de células entre as células epiteliais, e consistem em linfócitos T citotóxicos, células NK e mastócitos. Apesar de sua função específica não ser clara, eles parecem desempenhar um papel importante na tolerância e na manutenção das junções íntimas entre as células epiteliais.[64]

A produção de IgA é um produto primário dessa colaboração entre as células T e as células B. Nos seres humanos, ela representa 70% da produção de imunoglobulinas do corpo, sendo a imunoglobulina predominante nas secreções intestinais e na saliva.[61] Após ser produzida pelos plasmócitos, ela é transportada imediatamente para o epitélio em função da presença de receptores poliméricos para imunoglobulinas nas superfícies basais das células da mucosa. Além disso, o componente secretor produzido pelas células epiteliais se liga à IgA, sendo responsável pelo seu transporte rápido para a camada de mucina onde a IgA se liga às bactérias intraluminais, prevenindo sua ligação à superfície mucosa.[61] A adição de um componente secretor parece conferir resistência à molécula de IgA contra a proteólise.[65] As moléculas de IgA não estimulam a inflamação ou o sistema do complemento, o que é uma vantagem no trato gastrointestinal, mas se ligam às fímbrias, aos *pili* e a outros antígenos na superfície das bactérias, reduzindo sua patogenicidade e sua capacidade de adesão.

Citocinas e Imunoglobulina A do Intestino

A IgA fornece uma barreira importante contra a adesão de bactérias, vírus e outras moléculas tóxicas nas mucosas de todo o corpo. Seus níveis são inversamente proporcionais ao aumento da população bacteriana, à translocação bacteriana e às mudanças de permeabilidade nos modelos animais.[66,67] Esses níveis são controlados pelas citocinas produzidas pelas células T e possivelmente pelas células da mucosa e, apesar de esse mecanismo de controle não ter sido estudado extensamente no trato respiratório, é possível que seja semelhante ao que ocorre no intestino devido à linhagem comum com as placas de Peyer.

As células T são as principais produtoras de citocinas e podem ser classificadas em células T auxiliares 1 (Th-1) e Th-2, baseado no padrão de citocinas secretadas.[68] Apesar de esses dois grupos se sobreporem, o interferon-γ (IFN-γ), o fator de necrose tumoral-β (TNF-β) e a interleucina-2 (IL-2) são produzidos pelas células Th-1 e regulam principalmente a imunidade celular. A indução da produção de anticorpos é controlada pelas IL-4, IL-5, IL-6 e IL-10, que são liberadas pelas células Th-2. As células das duas linhagens interagem: o IFN-γ produzido pelas células Th-1 inibe o crescimento das células Th-2 enquanto a IL-2, produzida pelas citocinas das células Th-2, inibe a produção das citocinas das células Th-1.[69] Parece ser necessária a existência de um equilíbrio entre os dois tipos de citocinas para que haja uma resposta IgA normal. Sob condições normais, a produção de IgA é inibida pelas citocinas Th-1, IFN-γ e TNF-β, e é estimulada pelas citocinas Th-2, IL-4, IL-5, IL-6 e IL-10.[70,71] Além disso, a transformação das células B em plasmócitos também é influenciada por essas citocinas. A IL-4 e o TNF-β estimulam a transformação das células B-IgA em células IgA$^+$ nas placas de Peyer, enquanto a transformação de células B sIgA$^+$ em plasmócitos secretores de IgA na lâmina própria está sob a influência da IL-5, IL-6 e IL-10.[70,72,73,74,75,76] Resumindo, os efeitos sinérgicos e antagônicos entre as citocinas existem para controlar a produção de IgA.

Tecido Linfático Entérico e Imunidade Geral da Mucosa

As placas de Peyer representam o braço sensor do tecido linfático entérico, detectando e processando o antígeno, enquanto a lâmina própria representa o braço efetor através da

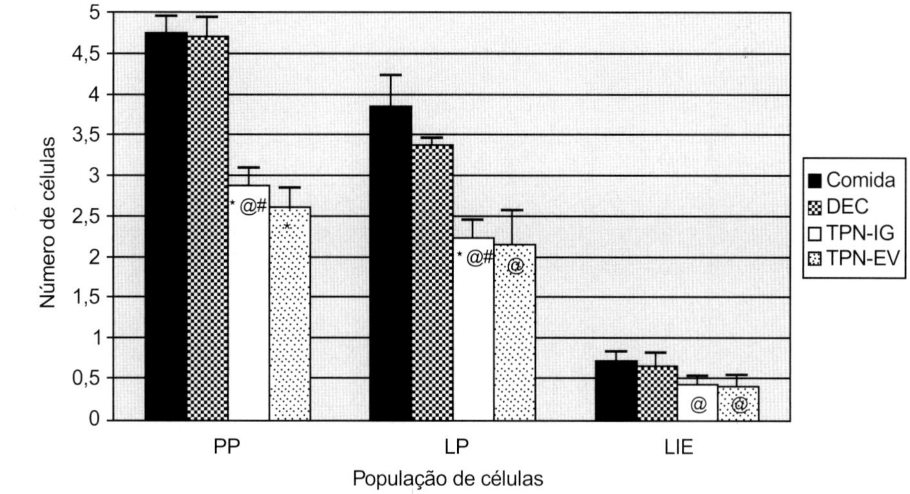

FIG. 9-1. Número total de células (×10^6) no tecido linfático entérico. (DEC, dieta enteral complexa; LIE, linfócitos intra-epiteliais; TPN-IG, dieta básica intragástrica; TPN-EV, dieta básica endovenosa; LP, lâmina própria; PP, placas de Peyer; *, $p < 0{,}01$ *vs.* comida; @, $p < 0{,}05$ *vs.* comida; #, $p < 0{,}05$ *vs.* DEC.)

produção de IgA. Células das placas de Peyer se dirigem para a lâmina própria do intestino, assim como para outras mucosas do corpo, e são coletivamente denominadas de *tecido linfático associado às mucosas*. Esses locais adicionais de tecido linfático encontram-se no trato respiratório, nas glândulas mamárias, nas glândulas salivares, nas glândulas lacrimais e no trato geniturinário.[77] Em 1971, Harriman e Basin relataram que plasmócitos que produziam IgA específica para antígenos administrados oralmente foram detectados não só no intestino de animais imunizados, mas também nos órgãos linfáticos extra-intestinais como os linfonodos mesentéricos e o baço.[78] Desde então, o mesmo já foi demonstrado em outros modelos. Coelhos alimentados com *Pneumococcus* dinitrofenilados desenvolveram IgA específica no leite,[79] e voluntários humanos que ingeriram *Streptococcus mutans* tinham anticorpos específicos, da classe IgA, tanto na saliva quanto nas lágrimas.[80] A importância dessa teoria é que a imunização contra antígenos processados no intestino pode fornecer proteção contra esses antígenos em outras mucosas, como as do pulmão.[81]

EFEITOS DA ALIMENTAÇÃO NO TECIDO LINFÁTICO ENTÉRICO

No início dos anos 1980, Kudsk e Sheldon fizeram uma série de experiências em ratos com peritonite séptica e demonstraram que tanto os animais desnutridos[48] quanto os bem nutridos,[49] recebendo nutrição parenteral padrão (TPN) com glicose e aminoácidos através do trato gastrointestinal, sobreviveram muito mais à peritonite do que animais semelhantes que receberam a mesma solução por via endovenosa. Diante desse cenário, estudos sobre esse sistema linfático entérico usando modelos semelhantes demonstraram que tanto ele quanto os mecanismos de defesa das mucosas são afetados dramaticamente pela via e pelo tipo de alimentação.

Ocorre uma atrofia importante das placas de Peyer, da lâmina própria e do espaço intra-epitelial em animais alimentados com a solução de nutrição parenteral por via endovenosa ou enteral, que pode ser prevenida dando-se comida ou uma dieta enteral mais complexa. Em uma série de experiências, animais canulados foram alimentados com comida, com uma solução contendo dextrose e aminoácidos por via enteral como uma dieta básica (TPN-IG) ou por via endovenosa (TPN-EV), ou com uma dieta enteral complexa contendo carboidratos, proteínas e gordura. Nos dois grupos que receberam a solução de TPN, houve uma redução de 40 a 50% na massa celular da lâmina própria, das placas de Peyer e do espaço intra-epitelial (Fig. 9-1), com uma redução na relação CD4-CD8 na lâmina própria de animais alimentados com a solução de TPN por qualquer via (Fig. 9-2).[82] Essas mudanças na massa celular do tecido linfático entérico se refletiram na redução dos níveis de IgA nos dois grupos alimentados com TPN. Os níveis de IgA no trato respiratório e no intestino caíram rapidamente nos animais recebendo TPN-EV (Fig. 9-3).[83] Esse sistema linfático é muito dinâmico e responde rapidamente à instituição da alimentação enteral com o número de células nas placas de Peyer e na lâmina própria aumentando rapidamente (Fig. 9-4).[84]

Essas alterações no tecido linfático entérico se refletem nas defesas contra pneumonias bacterianas e virais em modelos animais. Animais imunizados contra o vírus da influenza APR/8 H1N1, uma infecção contra a qual a proteção se faz por meio de mecanismos mediados pela IgA, perdem essa proteção com o uso de TPN-EV.[85] Nesse modelo, os níveis de IgA no trato respiratório aumentaram após a imunização de forma que um ataque posterior levou à rápida eliminação do vírus das vias aéreas superiores. Após a imunização, os animais foram divididos aleatoriamente em quatro grupos de dieta e expostos novamente ao vírus após 5 dias no novo grupo alimentar. Todos os animais que receberam nutrientes através do trato gastrointestinal, incluindo a TPN-IG que causa depleção no tecido linfático entérico, mantiveram uma barreira eficaz e eliminaram o vírus das vias aéreas superiores, enquanto que 50% dos animais recebendo a TPN-EV continuaram a apresentar crescimento e eliminação do vírus, demonstrando uma alteração nas defesas antiinfecciosas mediadas pela IgA.[85]

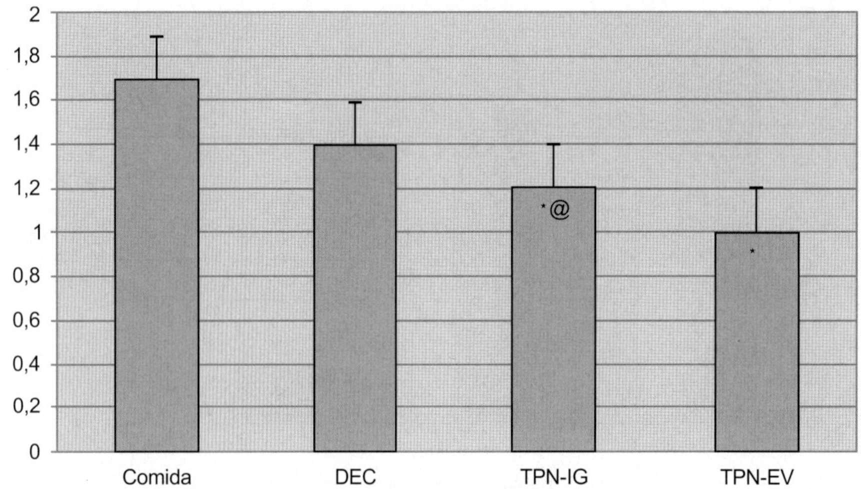

FIG. 9-2. Proporção CD4-CD8 da lâmina própria. (DEC, dieta enteral complexa; TPN-IG, dieta básica intragástrica; TPN-EV, dieta básica parenteral; *, $p < 0,05$ *vs.* comida; @, $p < 0,05$ *vs.* DEC.)

Como se suspeitava de um defeito nos camundongos alimentados com a TPN-IG que apresentavam alterações no sistema linfático entérico, eles foram expostos a *Pseudomonas*, cujo modelo de virulência havia sido desenvolvido anteriormente por Abraham.[86] Ele demonstrou que a administração de antígenos da *Pseudomonas* em lipossomas gerava anticorpos contra a *Pseudomonas* que estavam associados a uma redução na mortalidade no caso de nova exposição intratraqueal a esse organismo. Após a imunização de camundongos com os antígenos de *Pseudomonas*, os animais foram separados ao acaso entre os quatro grupos de dieta e, após cinco dias, receberam uma dose LD100 de *Pseudomonas* intratraqueal.[87] Depois de 48 horas (Fig. 9-5), a mortalidade foi extremamente baixa nos animais recebendo as duas dietas que preservavam o tecido linfático, comida e dieta enteral complexa, enquanto que os animais recebendo a TPN-EV perderam toda a proteção contra a *Pseudomonas*, com uma taxa de mortalidade semelhante à do grupo de controle, que não foi imunizado. Os animais que receberam a TPN-IG apresentaram uma taxa de mortalidade menor do que os animais que receberam a TPN-EV, demonstrando que houve alguma preservação da imunidade já estabelecida na mucosa, mas sua taxa foi muito maior do que a dos animais que receberam comida ou dieta enteral complexa.

As alterações nos níveis de citocinas em amostras de intestino delgado também foram afetadas pela via e pelo tipo de dieta, apresentando resultados semelhantes aos obtidos na experiência da pneumonia por *Pseudomonas*.[88] Em experiências separadas, foram examinadas as citocinas que estimulam a IgA (IL-4, IL-5, IL-6 e IL-10) e sua citocina inibidora, o IFN-γ, no trato gastrointestinal após o tratamento com as diferentes die-

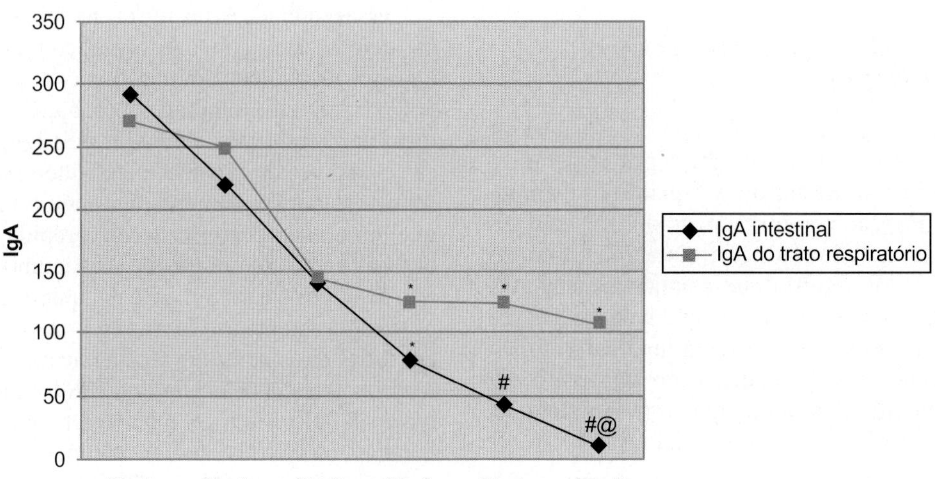

FIG. 9-3. Níveis de imunoglobulina A (IgA) interintestinal e no trato respiratório nos primeiros 5 dias de nutrição parenteral total endovenosa. (*, $p < 0,01$ *vs.* dia 0; #, $p < 0,01$ *vs.* dia 0; @, $p < 0,05$ *vs.* dia 1.)

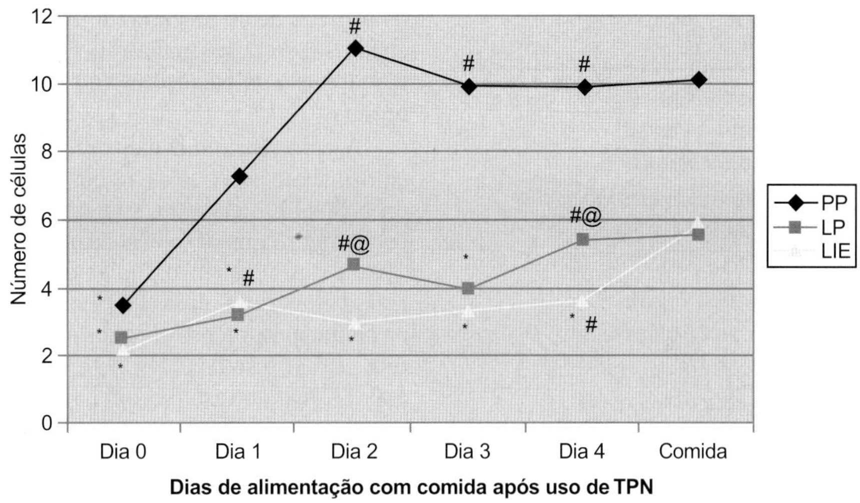

FIG. 9-4. Número total de células nas placas de Peyer (PP) ($\times 10^6$), na lâmina própria (LP) ($\times 10^6$) e de linfócitos intra-epiteliais (LIE) (10^6) durante 4 dias de alimentação normal após o uso de nutrição parenteral total (TPN). (*, $p < 0{,}05$ *vs.* comida; #, $p < 0{,}05$ *vs.* dia 0; @, $p < 0{,}05$ *vs.* dia 1.)

tas. Apesar de os níveis das citocinas permanecerem normais nos animais que foram alimentados com comida ou com a dieta enteral complexa, houve uma redução significativa nos níveis séricos de IL-4 e IL-10 nos animais alimentados com TPN endovenosa, enquanto que aqueles alimentados com a TPN-IG demonstraram redução significativa somente de IL-4. Os níveis de IL-4 e de IL-10 se correlacionaram muito bem com os níveis intra-intestinais de IgA em todos os grupos.

No todo, essas experiências demonstram uma relação entre os tratos gastrointestinal e respiratório que não havia sido reconhecida anteriormente. Parece que tanto a via quanto o tipo de alimentação afetam o braço efetor primário do sistema imunológico da mucosa encontrado nas placas de Peyer do intestino delgado. Esses efeitos influenciam dramaticamente as defesas das mucosas intestinais e extra-intestinais contra bactérias, vírus e provavelmente outras substâncias nocivas ou tóxicas encontradas nessas superfícies. É provável que isso se aplique a outras bactérias, pois muitos organismos geram proteases específicas contra a IgA (Tabela 9-2).[89] Os benefícios clínicos, como a redução das taxas de pneumonia nos pacientes gravemente enfermos e nos traumatizados alimentados pela via enteral, possivelmente se devem à manutenção das defesas da mucosa através da estimulação e do apoio ao tecido linfático entérico.

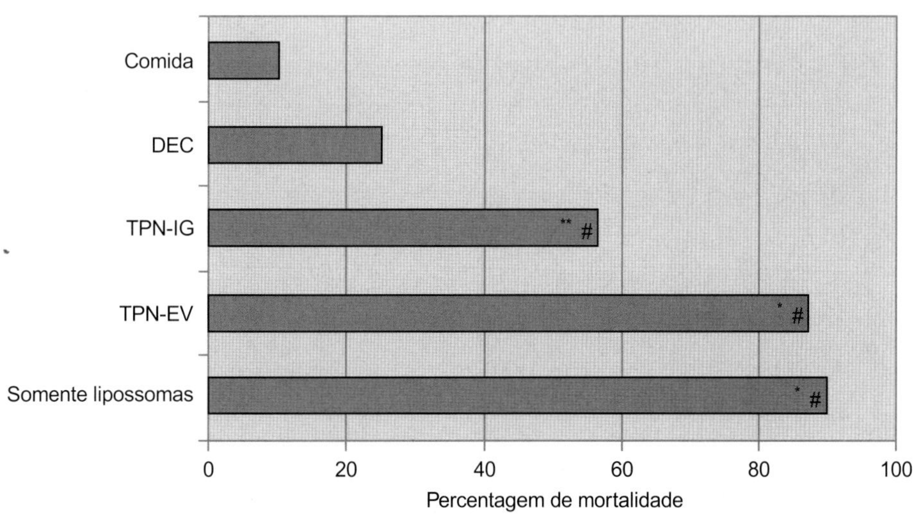

FIG. 9-5. Mortalidade (em porcentagem) 48 horas após a administração intratraqueal de *Pseudomonas* a animais previamente imunes. (DEC, dieta enteral complexa; TPN-IG, nutrição parenteral intragástrica; TPN-EV, nutrição parenteral endovenosa; *, $p < 0{,}0001$ *vs.* comida e DEC; #, $p < 0{,}05$ *vs.* TPN-IG; **, $p < 0{,}05$ *vs.* comida.)

TABELA 9-2. *Microrganismos com capacidade de clivar a imunoglobulina A*

Acinetobacter calcoaceticus	*Prevotella* sp. (todos)
Candida albicans	*Porphyromonas asaccharolyticus*
Candida tropicalis	*Porphyromonas gingivalis*
Capnocytophage sp. (todos)	*Proteus mirabilis*
Clostridium ramosum	*Proteus pennei*
Escherichia coli	*Proteus vulgaris*
Gemella haemolysans	*Serratia marcescens*
Haemophilus influenza	*Streptococcus mitis*
Haemophilus parahaemolyticus	*Streptococcus oralis*
Haemophilus aegyptius	*Streptococcus pneumoniae*
Klebsiella pneumoniae	*Streptococcus sanguis*
Neisseria gonorrhoeae	*Torulopsis glabrata*
Neisseria meningitidis	*Ureaplasma urealyticum*

ACESSÓRIOS IMUNOLÓGICOS DA NUTRIÇÃO PARENTERAL

Restrições mecânicas, clínicas e tecnológicas limitam nossa capacidade de fornecer alimentação enteral a um grande número de pacientes, e o uso de um acessório à solução parenteral que estimule as defesas das mucosas e sirva de substituto para a nutrição enteral seria muito valioso nesses pacientes. Nutrientes especiais têm sido o foco de muitos estudos experimentais e clínicos.

Glutamina

Durante o estresse e a septicemia, ocorre um aumento acentuado na produção de glutamina durante a proteólise muscular.[90] A glutamina serve de combustível respiratório tanto para os eritrócitos quanto para os linfócitos em proliferação, sugerindo um efeito benéfico na função de barreira do intestino e nas defesas das mucosas.[91,92] A suplementação de fórmulas parenterais com glutamina reduz a bacteremia nos pacientes que receberam transplante de medula e normaliza os padrões de colonização do trato gastrointestinal.[93] Esse achado sugere a normalização das defesas do hospedeiro e a manutenção do balanço entre essas defesas e os ataques bacterianos.

A glutamina induz efeitos funcionais e histológicos no tecido linfático entérico e em seus mecanismos de defesa. Quando a TPN-EV recebe um suplemento de 2% de glutamina e é comparada com a solução isocalórica e isonitrogenada de TPN, a que recebeu o suplemento de glutamina preserva a massa celular nas placas de Peyer, nos espaços intracelulares e na lâmina própria próxima aos níveis normais, enquanto mantém a proporção de CD4-CD8 e os níveis de IgA intestinal normais.[94] Quando testada com a IgA produzida em infecções virais, a imunidade antiviral estava muito melhor, mas não completamente normal, do que nos animais recebendo TPN.[95] Quando testada contra o modelo de pneumonia bacteriana, foram encontrados efeitos semelhantes: uma redução significativa da mortalidade pela pneumonia com a suplementação de glutamina se comparada com os camundongos alimentados com TPN, mas a taxa de mortalidade foi maior do que a dos camundongos alimentados com comida. (Fig. 9-6).[95]

Neuropeptídeos

O sistema nervoso entérico infiltra todo o intestino, com aproximadamente 2 m de tecido nervoso para cada mm^3 de intestino.[64] Esses nervos são ricos em neuropeptídeos como o peptídeo liberador de gastrina, o polipeptídeo intestinal vasoativo (VIP), a neurotensina, a secretina, a colecistoquinina e a gastrina. A bombesina é um tetradecapeptídeo isolado da pele do sapo que é análogo ao peptídeo liberador de gastrina humano, e estimula a liberação de outros neuropeptídeos como a colecistoquinina, a neurotensina e a gastrina.[96,97] A bombesina funciona como um neurotransmissor e um neuromodulador, e receptores de bombesina foram encontrados na mucosa nasal[98] e nos linfócitos periféricos de seres humanos.[99] Experimentalmente, a bombesina estimula a produção de anticorpos específicos para a *Aeromonas* após inoculação no rato[100] e preserva os níveis da IgA intestinal, enquanto reduz a translocação bacteriana em outros modelos experimentais.[101]

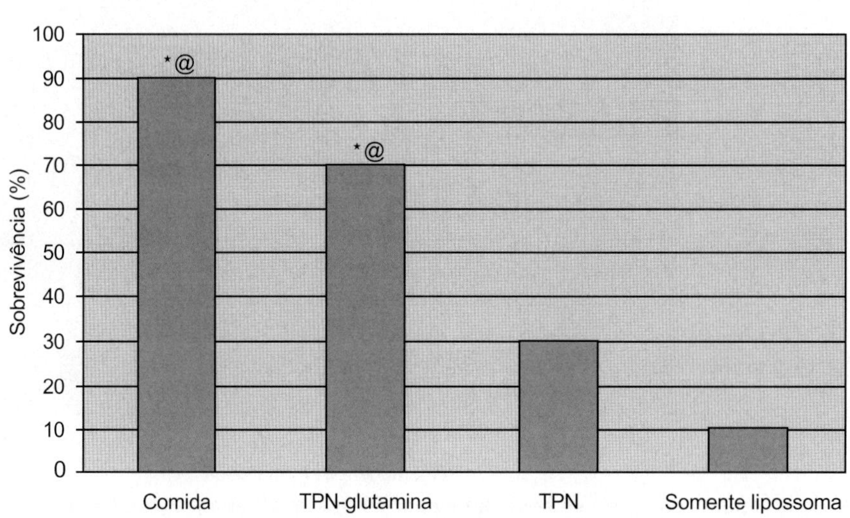

FIG. 9-6. Sobrevivência (em porcentagem) 48 horas após administração de *Pseudomonas* intratraqueal a animais previamente imunes. (TPN, nutrição parenteral total; *, $p < 0{,}01$ *vs.* TPN; @, $p < 0{,}01$ *vs.* lipossoma apenas.)

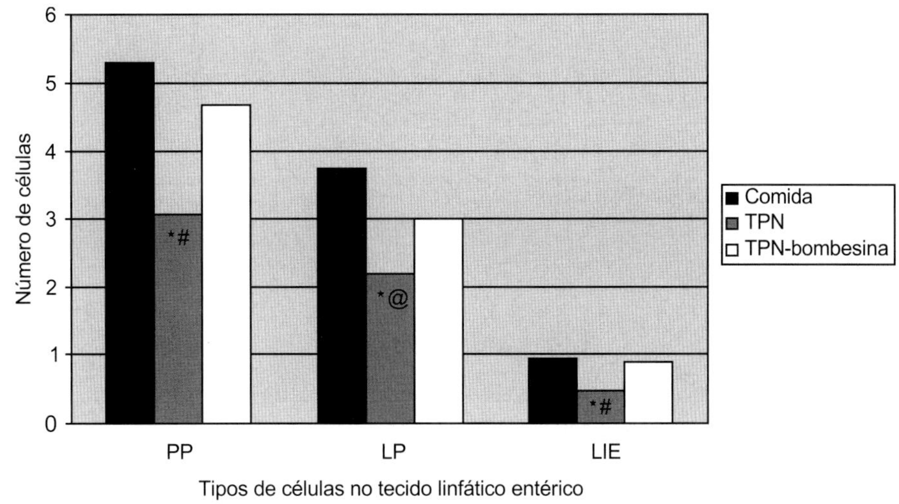

FIG. 9-7. Número total de células ($\times 10^6$) no tecido linfático entérico e o efeito da bombesina. (TPN, nutrição parenteral total; *, $p < 0{,}05$ *vs.* TPN-bombesina; #, $p < 0{,}05$ *vs.* comida; @, $p < 0{,}01$ *vs.* comida.)

A TPN contendo bombesina melhorou todos os aspectos do tecido linfático entérico e das defesas das mucosas. A suplementação farmacológica normalizou todos os tipos celulares do tecido linfático entérico das placas de Peyer, da lâmina própria e do espaço intra-epitelial e manteve níveis normais de CD4/CD8 na lâmina própria (Figs. 9-7 e 9-8).[102] Após causar a atrofia induzida pela TPN depois de 5 dias com esse tipo de alimentação, a suplementação da TPN com bombesina por 3 dias reverteu as alterações celulares no tecido linfático entérico, normalizou as populações celulares do mesmo e os níveis de IgA respiratória e intestinal retornaram ao normal (Fig. 9-9).[102] A suplementação com bombesina manteve as defesas normais da mucosa contra o vírus H1N1[101] e preservou a imunidade respiratória contra a *Pseudomonas*.[102] Nas experiências com a *Pseudomonas*, as taxas de mortalidade foram idênticas às dos animais alimentados com comida. Esses achados documentaram a capacidade de um produto do sistema nervoso entérico manter completamente normais as defesas das mucosas, assim como a função e a histologia intestinais.

Resumo

As observações de que tanto os produtos do sistema nervoso entérico quanto nutrientes especiais, como a glutamina, podem anular ou reverter os defeitos na imunidade de as mucosas oferecem uma esperança clínica muito grande. Existe o potencial de se fornecer os benefícios da nutrição enteral precoce em pacientes gravemente enfermos incapazes de serem alimentados por essa via, mas que correm o risco de desenvolverem infecções associadas às mucosas. Esses nutrientes e peptídeos podem ser usados para ajudar a reduzir as complicações infecciosas mantendo as defesas normais em vez do emprego de antibióticos ou outros agentes terapêuticos que geram resistência bacteriana e a necessidade de antibióticos mais potentes e mais tóxicos.

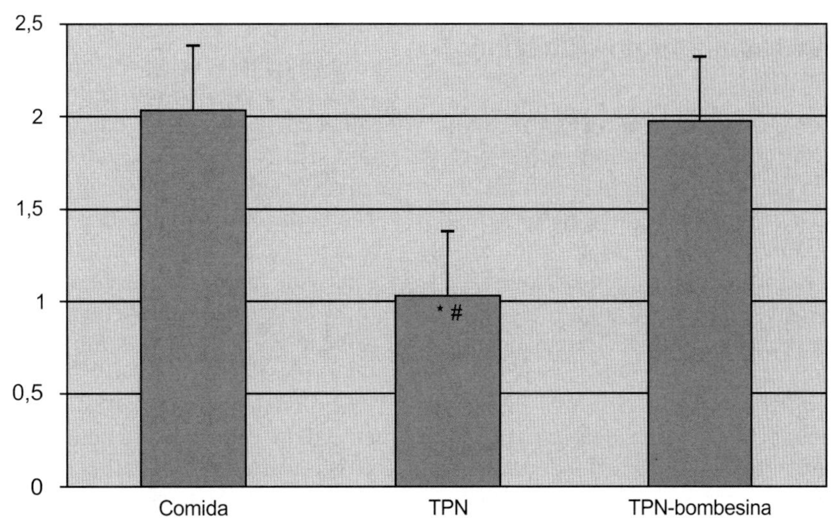

FIG. 9-8. O efeito da bombesina na proporção CD4-CD8 da lâmina própria. (TPN, nutrição parenteral total; *, $p < 0{,}05$ vs. TPN-bombesina; #, $p < 0{,}05$ vs. comida.)

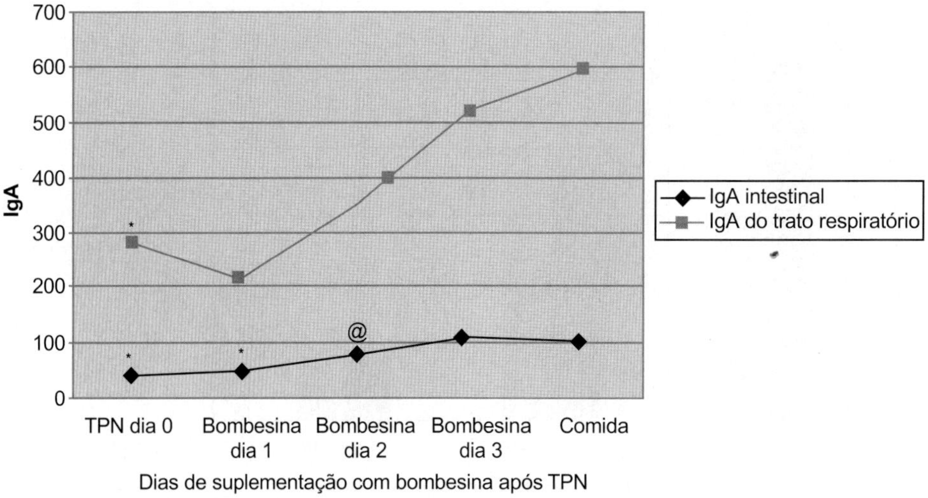

FIG. 9-9. Níveis de imunoglobulina A (IgA) intestinal e no trato respiratório durante 3 dias de suplementação com bombesina após nutrição parenteral total (TPN). (*, $p < 0,05$ *vs.* comida e bombesina no dia 3; @, $p < 0,05$ *vs.* comida.)

OUTRAS LIGAÇÕES ENTRE TRATO GASTROINTESTINAL E RESPOSTAS PULMONARES ÀS LESÕES E ÀS DOENÇAS

Muitos estudos clínicos e experimentais têm documentado associações entre o choque, os danos causados pelo ciclo isquemia/reperfusão do trato gastrointestinal, o desenvolvimento da síndrome de disfunção de múltiplos órgãos e a síndrome de angústia respiratória do adulto.[54] Apesar de as ameaças bacterianas devido à falha da barreira entérica terem sido postuladas como um mecanismo etiológico, esse conceito tem sido contestado por estudos clínicos de pacientes com traumas graves que não demonstraram nem bactérias nem toxinas no sangue da veia porta, bem como nos pacientes com a síndrome de disfunção de múltiplos órgãos.[54] Entretanto, em estudos com animais, bactérias têm sido recuperadas rotineiramente dos linfonodos mesentéricos nos modelos de choque hemorrágico não-letal,[55] e as evidências têm demonstrado uma associação entre a disfunção da barreira entérica e o desenvolvimento da síndrome de disfunção de múltiplos órgãos através da liberação de citocinas, de mediadores proinflamatórios e da ativação de neutrófilos.[56]

Agentes Citotóxicos Provenientes dos Intestinos através dos Vasos Linfáticos

Em estudos sobre a drenagem linfática mesentérica como uma fonte etiológica de fatores derivados dos intestinos, Upperman e associados[103] usaram um modelo de choque não-letal em ratos para demonstrar que a linfa mesentérica pós-choque, mas não o plasma da veia porta, era citotóxica para as células endoteliais e causava um aumento na permeabilidade endotelial. A presença da linfa pós-choque ativava os neutrófilos e potencializava o dano endotelial mediado por eles.[57] Estudos em que a linfa entérica foi desviada, mas não o sangue da veia porta, demonstraram que o dano era eliminado. O dano pulmonar secundário ao ciclo isquemia/reperfusão não foi alterado nem quando a circulação portal foi deixada intacta, nem quando foi desviada para a circulação sistêmica.[2] Entretanto, o desvio da linfa mesentérica prevenia o dano pulmonar após o choque hemorrágico, indicando que o dano pulmonar observado após uma isquemia é secundário aos componentes transportados pela linfa mesentérica e não pelo sangue da veia porta. Em modelos de queimados, a simples ligadura do ducto torácico eliminava o dano pulmonar induzido pelas queimaduras, dando mais apoio a essa hipótese.[104]

Quando se leva em consideração todas as evidências, as citocinas e os elementos celulares liberados do trato gastrointestinal após o ciclo isquemia/reperfusão parecem agravar a lesão pulmonar e, pode-se especular, afetar as defesas do hospedeiro contra uma posterior invasão bacteriana.

Programação dos Neutrófilos

A síndrome de angústia respiratória é a mais grave forma de lesão pulmonar e é caracterizada pelo desenvolvimento de hipóxia, infiltrados pulmonares, enrijecimento pulmonar e edema pulmonar não-cardiogênico.[105,106] O tratamento inclui intubação prolongada e ventilação mecânica, o que aumenta o risco de contaminação das vias aéreas e processos infecciosos subseqüentes. Muitos estudos clínicos e experimentais têm explorado a fisiopatologia da lesão pulmonar, com ênfase particular no papel do trato gastrointestinal no processo dessa afecção.

O intestino foi considerado um importante fator etiológico na lesão pulmonar subseqüente.[107] O choque parece ser um acontecimento comum na agressão primária, produzindo vasoconstrição esplâncnica desproporcional e isquemia intestinal de grande monta. Durante a ressuscitação, com a restauração do fluxo sangüíneo intestinal, o ciclo isquemia/reperfusão agrava a lesão pulmonar subseqüente pela liberação de citocinas inflamatórias através dos vasos linfáticos (veja a seção Agentes Citotóxicos Provenientes dos Intestinos através dos Vasos Linfáticos), assim como a estimulação dos neutrófilos polimorfonucleares (PMNs).[107,108] A depleção de PMNs antes do ciclo isquemia/reperfusão intestinal protege contra o aumento da permeabilidade pulmonar[109] e tem-se tornado cada vez mais claro que o intestino serve como um local de programação para os PMNs, estimulando sua capacidade para induzir a interação entre eles e as células endoteliais e causar lesão pulmonar mediada por PMNs.[107]

Intestino como Local de Programação dos Neutrófilos Polimorfonucleares

Os neutrófilos são os principais fatores da resposta imunológica inespecífica na resistência do hospedeiro contra-infecções.[110] O recrutamento dessas células para um foco infeccioso é um passo essencial da defesa do hospedeiro durante uma invasão bacteriana.[110] Como os PMNs têm pouca habilidade intrínseca de diferenciar entre antígenos estranhos e próprios, eles também podem danificar as células do endotélio vascular através de uma variedade de mecanismos envolvendo metabólitos reativos do oxigênio e enzimas proteolíticas.[111,112] Os PMNs retirados de animais previamente submetidos a um ciclo de isquemia/reperfusão produziram grandes quantidades de superóxido 6 horas após a reperfusão quando estimulados pelo *N*-formil-met-leu-fen, mas somente os PMNs programados responderam a esse estímulo.[113] Franciose e colaboradores[114] avaliaram a programação dos PMNs após um ciclo de isquemia/reperfusão no trato gastrointestinal de ratos comparando os PMNs programados do fluxo mesentérico aferente (artéria mesentérica superior) com os do fluxo eferente (veia porta). As células que saíam dos intestinos apresentavam um alto grau de programação enquanto não havia evidência do mesmo nas células do fluxo de entrada. Conseqüentemente, ficou claro que a programação dos PMNs circulantes ocorre no intestino.

Essa programação parece ocorrer devido ao acúmulo descontrolado de cálcio nas células hipóxicas destituídas de trifosfato de adenosina. O aumento dos níveis de cálcio converte a xantina desidrogenase em xantina oxidase, que ativa a fosfolipase A2, uma enzima que se encontra em altas concentrações na mucosa intestinal.[115] Após a reperfusão do intestino isquêmico, a xantina oxidase produz metabólitos reativos do oxigênio que podem sustentar ou aumentar a estimulação da fosfolipase A2.[116] A fosfolipase A2 ativada libera ácidos graxos livres e lisofosfolipídeos nas células, e os ácidos graxos livres servem de substrato primário para os eicosanóides. Os lisofosfolipídeos são citotóxicos e são remodelados como precursores do fator de ativação das plaquetas.[113] Os eicosanóides e o fator de ativação das plaquetas aumentam a quimiotaxia e a programação dos PMNs para a geração de superóxido[117] e parecem ser etapas essenciais na atração de PMNs para o intestino e para sua programação. Ciclos limitados de isquemia/reperfusão são controlados por mecanismos de defesa com antioxidantes endógenos, que são superados nos casos de choque e isquemia prolongados.[117] Além dessas vias metabólicas, a serotonina, a trombina e a bradicinina também estimulam a fosfolipase A2 através de vias operadas por receptores.[118]

Interações entre Neutrófilos Polimorfonucleares e Células Endoteliais

O dano tecidual causado pelos PMNs requer sua adesão, que ocorre em várias etapas distintas. Após a estimulação do CD11b, uma subunidade do complexo CD11b/CD18, os PMNs circulam ao longo do endotélio ativado que expressa selectinas. A adesão firme é mediada pela expressão da integrina CD11/18 nos PMNs e da molécula endotelial de adesão-1 (ICAM-1) antes da migração dos PMNs para o interstício e os alvéolos.[119] A expressão dessas moléculas de adesão é regulada por citocinas proinflamatórias e antiinflamatórias, incluindo o TNF-α e a IL-1, que estimulam a expressão da E-selectina, da P-selectina e da ICAM-1 nas células endoteliais.[120,121,122,123] Durante o ciclo de isquemia/reperfusão intestinal, o aumento da permeabilidade da mucosa resulta em um aumento da produção de TNF-α e IL-1,[124] estimulação do endotélio pulmonar e dos PMNs pelos mediadores da inflamação, e programação dos PMNs com aumento na expressão do receptor CD11b/ CD18.[117] A lesão pulmonar pode ser prevenida bloqueando-se a subunidade CD11b com anticorpos, mas não tem nenhum efeito na programação dos PMNs.[125] A lesão pulmonar também pode ser diminuída por anticorpos monoclonais contra o CD18 ou pela administração de anticorpos contra a P-selectina, mas nem a inibição do CD11b nem a da P-selectina afetam o acúmulo de PMNs nos pulmões.[108,126] Apesar de não terem sido identificados fatores circulantes específicos para esse fenômeno, é provável que a xantina oxidase circulante, que pode ser derivada de células endoteliais do intestino ou enterócitos danificados, desempenhe um papel importante.[127]

Interação entre Via e Tipo de Nutrição na Interação entre Neutrófilos Polimorfonucleares e Células Endoteliais

Evidências de nosso laboratório têm demonstrado uma diminuição nos níveis da IL-4 e da IL-10 no intestino de animais sob nutrição parenteral.[88] Essas citocinas inibem a expressão das moléculas de adesão, as selectinas e a ICAM-1.[122,123] Os níveis da ICAM-1 no intestino e da E-selectina nos pulmões aumentam significativamente em animais submetidos à nutrição parenteral, com acúmulo de PMNs no intestino, sugerindo outra ligação entre a nutrição através do trato gastrointestinal e as interações entre os PMNs e as células endoteliais do intestino e dos pulmões (Fukatsua e Kuask, 2000). A via da alimentação afeta não apenas a barreira imunológica celular e de anticorpos, como também as vias não-específicas da resposta inflamatória.

CONCLUSÃO

Existem evidências contundentes do relacionamento íntimo entre os mecanismos de defesa pulmonar e o trato gastrointestinal. A nutrição enteral parece ser importante na manutenção das defesas contra a pneumonia. O intestino é um órgão importante na programação dos neutrófilos, na elaboração de citocinas que afetam os pulmões e como uma fonte para a imunidade da mucosa. A eficácia das barreiras intestinais limita a entrada de substâncias tóxicas na circulação sistêmica enquanto mantém as defesas normais do hospedeiro e estimula a resposta inflamatória sistêmica. A desnutrição e seu tratamento podem afetar essa resposta, e tem-se tornado claro que esse sistema é manipulado pela presença ou pela ausência de estimulação entérica, de nutrientes específicos como a glutamina e as respostas do sistema nervoso entérico. O trato gastrointestinal afeta as defesas respiratórias de várias maneiras, podendo levar à pneumonia. A elucidação exata desses mecanismos ajudará no desenvolvimento de estratégias para combater o surgimento de infecções durante enfermidades e pós-lesionais.

REFERÊNCIAS BIBLIOGRÁFICAS

1. Moulton AL. The pulmonary system. In: O'Leary JP, ed. The *physiologic basis of surgery.* Baltimore: Williams & Wilkins, 1996:376-405.
2. O'Neill SJ, Lesperance E, Klass DL Human lung lavage surfactant enhances staphylococcal phagocytosis by alveolar macropitages. *Am Rev Respir Dis* 1984;130:1177-1179.
3. Czop JK, McGowan SE, Center DM. Opsonin-independent phagocytosis by human alveolar macrophages: augmentation by human plasma fibronectin. *Am Rev Respir Dis* 1982;125:607-609.
4. Reynolds HY, Chretien J. Respiratory tract fluids: analysis of content: and contemporary use in understanding lung diseases. *Dis Mon* 1984;30:1-103.
5. Burnett D, Crocker J, Stockley RA. Cells containing IgA subclasses in bronchi of subjects with and without chronic obstructive lung discase. *J Clin Pathol* 1987;40:1217-1220.
6. Emori TG, Gaynes RP. An overview of nosocomial including the role of the microbiology laboratory. *Clin Microbiol Rev* 1993;6:428-442.
7. Tryba M. The gastropulmonary route of infection-fact or fiction? *Am J Med* 1991;91:135S-146S.
8. Heyland D, Mandell LA. Gastric colonization by gram-negative bacilli and nosocomial pneumonia in the intensive care unit patient. Evidence for causation. *Chest* 1992;101:187-193.
9. Bierman MI. Respiratory physiology. In: Simmons RL, Steed DL, eds. *Basic science review for surgeons.* Philadelphia: WB Saunders, 1991:163-167.
10. Rello J, Quintana E, Ausina V, et al. Incidence, etiology, and outcome of nosocomial pneumonia in mechanically ventilated patients. *Chest* 1991;100:439-444.
11. Bartlett JG, O'Keefe P, Tally FP, et al. Bacteriology of hospital acquired. pneumonia. *Arch Intern Med* 1986;146:868-871.
12. Torres A, El-Ebiary M, Gonzalez J, et al. Gastric and pharyngeal flora in nosocomial pneumonia acquired during mechanical ventilation. *Am Rev Respir Dis* 1993;148:352-357.
13. du Moulin GC, Paterson DG, Hedley-Whyte J, Lisbon A. Aspiration of gastric: bacteria in antacid-treated patients: a frequent cause of postoperative colonization of the airway. *Lancet* 1982;1:242-245.
14. Garvey BM, -McCambley JA, Tuxen DV. Effects of gastric alkalization on bacterial colonization in critically ill patients. *Crit Care Med* 1989;17:211-216.
15. Bonten MJ, Gaillard CA, de Leeuw PW, Stobberingh EE. Role of colonization of the upper intestinal tract in the pathogenesis of ventilator-associated. pneumonia. *Clin Infect Dis* 1997;24:309-319.
16. Eddleston JM, Vohra A, Scott P, et al. A comparison of the, frequency of stress ulceration and secondary pneumonia in sucralfate- or ranitidine-treated intensive care unit patients. *Crit Care Med* 1991;19:1491-1496.
17. Simms HH, DeMaria E, McDonald L, et al. Role of gastric colonization in the, development of pneumonia in critically ill trauma patients: results of a prospective randomized trial. *J Trauma* 1991;31:531-537.
18. Prodhom G, Leuenberger P, Koerfer J, et al. Nosocomial pneumonia in mechanically ventilated patients receiving antacid, ranitidine, or sucralfate as -prophylaxis for stress ulcer. A randomized controlled trial. *Ann Intern Med* 1994;120:653-662.
19. Van der Waajj D, Bergimis de Vries JM, Lekkerkerk van der Wees J. Colonization resistance of the digestive tract of conventional and antibiotic-treated mice. *J Hyg Camb* 1971;69:405.
20. Unertl K, Ruckdeschel G, Selbmann HK, et al. Prevention of colonization and respiratory infections in long-term ventilated patients by local antimicrobial prophylaxis. *Intensive Care Med* 1987;13:106-113.
21. Hammond JM, Potgieter PD, Saunders, GL, Forder AA. Double-blind study of selective decontamination of the digestive tract in intensive care. *Lancet* 1992;340:5-9.
22. Gastinne H, Wolff M, Delatour F, et al. A controlled trial in intensive care units of selective decontamination of the digestive tract with nonabsorbable antibiotics. The French Study Group on Selective Decontamination of the Digestive Tract. *N Engl J Med* 1992;326:594-599.
23. Rocha LA, Martin MJ, Pita S, et al. Prevention of nosocomial infection in critically ill patients by selective decontamination of the digestive tract. A randomized, double blind, placebo-controlled study. *Intensive Care Med* 1992;18:398-404.
24. Ulrich C, Harinck-de Weerd JE, Bakker NC, et al. Selective decontamination of the digestive tract with norfloxacin in the prevention of ICU-acquired infections: a prospective randomized study. *Intensive Care Med* 1989;15:424-431.
25. Vandenbroucke-Grauls CM, Vandenbroucke JP. Effect of selective decontamination of the digestive tract on respiratory tract infections and mortality in the intensive care unit. *Lancet* 1991;338:859-862.
26. Meta-analysis of randomised controlled trials of selective decontamination of the digestive tract. Selective Decontamination of the Digestive Tract Trialists' Collaborative Group. *BMJ* 1993;307:525-532.
27. Bonten MJ, Gaillard CA, Johanson WG Jr, et al. Colonization in patients receiving and not receiving topical antimicrobial prophylaxis. *Am J Respir Crit Care Med* 1994;150:1332-1340.
28. Shennib H, Chiu RC, Mulder DS, Lough JO. Depression and delayed recovery of alveolar macrophage function during starvation and refeeding. *Surg Gynecol Obstet* 1984;158:535-540.
29. Arora NS, Rochester DF. Effect of body weight and muscularity on human diaphragm muscle mass, thickness, and arca. *J Appl Physiol* 1982;52:64-70.
30. Niederman MS, Merrill WW, Ferranti RD, et al. Nutritional status and bacterial binding in the lower respiratory tract in patients with chronic tracheostomy. *Ann Intern Med* 1984;100:795-800.
31. Mekalanos JJ. Envirormiental signals controlling expression of virulence determinants in bacteria. *J Bacteriol* 1992;74:1-7.
32. Hultgren SJ, Abraham S, Caparon M, et al. Pilus and nonpilus bacterial adhesins: assembly and function in cell recognition. *Ce11* 1993;73:887-901.
33. Alverdy JC, Aoys E, Moss GS. Total parenteral. nutrition promotes bacterial translocation from the gut. *Surgery* 1988;104:185-190.
34. Alverdy JC, Aoys E, Moss GS. Effect of commercially available chemically defined liquid diets on the, intestinal microflora and bacterial translocation from the gut. *JPEN J Parenter Enteral Nutr* 1990;14:1-6.
35. Donaldson SG, Azizi SQ, Dal Nogare AR. Characteristics of aerobic gram-negative bacteria colonizing critically ill patients. *Am Rev Respir Dis* 1991;144:202-207.
36. Todd TR, Franklin A, Mankinen-Irvin P, et al. Augmented bacterial adherence to tracheal, epithelial cells is associated with gram-negative pneumonia in an intensive care unit population. *Am Rev Respir Dis* 1989;140:1585-1589.
37. Niederman MS, Merrill WW, Polomski LM, et al. Influence of sputum IgA and elastase on tracheal cell bacterial adherence. *Am Rev Respir Dis* 1986;133:255.
38. Spitz J, Hecht G, Taveras M, et al. The effect of dexamethasone administration on rat intestinal permeability: the role of bacterial adherence. *Gastroenterology* 1994;106:35-41.
39. Alverdy J, Aoys E. The, effect of glucocorticoid administration on bacterial translocation. Evidence for an acquired mucosal immunodeficient *state.Ann Surg* 1991;214:719-723.
40. Blatt C, Spits J, Koutsouris A, Alverdy J. Adherence of *E. coli* to cultured intestinal epithelia cell monolayers alters permeability. *Gastroenterology* 1992;102:A596.
41. Arora NS, Rochester DF. Respiratory muscle strength and maximal. voluntary ventilation in undernourished patients. *Am Rev Respir Dis* 1982;126:5-8.
42. Zwillich CW, Sahn SA, Weil JV. Effects of hypermetabolism on ventilation and chemosensitivity. *J Clin Invest* 1977;60:900-906.
43. Dudrick SJ, Wilmore DW, Vars HM, Rhoads JE. Long-term total parenteral nutrition with growth, development, and positive nitrogen balance. *Surgery* 1968;64:134-142.
44. The Veteran Affairs Total Parenteral Nutrition Cooperative Study Group. Perioperative total parenteral nutrition in surgical patients. *N Engl J Med* 1991;325:525-532.

45. Brennan MF, Pisters, PWT, Posner M, et al. A prospective randomized trial of total parenteral nutrition after major pancreatic resection for malignancy. *Ann Surg* 1994;220:436-444.
46. Moore FA, Moore EE, Jones TN, et al. TEN versus TPN following major abdominal trauma-reduced septic morbidity. *J Trauma* 1989;29:916-923.
47. Kudsk KA, Croce MA, Fabian TC, et al. Enteral versus parenteral feeding: effects on septic morbidity after blunt and penetrating abdominal trauma. *Ann Surg* 1992;215:165-173.
48. Kudsk KA, Carpenter G, Petersen S, Sheldon GE Effect of enteral and parenteral feeding, in malnourished rats with E. coli-hemoglobin adjuvant peritonitis. *J Surg Res* 1981;31:105-110.
49. Kudsk KA, Stone JM, Carpenter G, Sheldon GE Enteral and parenteral feeding influences mortality after hemoglobin-*E.* coli, peritonitis in normal rats. J *Trauma* 1983;23:605-609.
50. Alexander JW, Macmillan BG, Stinnett JD, et al. Beneficial effects of aggressive protein feeding in severely burned children. *Ann Surg* 1980;192:505-517.
51. Moore FA, Feliciano DV, Andrassy RJ, et al. Early enteral feeding, compared with parenteral, reduces postoperative septic complications: the results of a meta-analysis. *Ann* Surg 1992;216:172-183.
52. Moore EE, Jones TN. Benefits of immediate jejunostomy feeding after major abdominal trauma – a prospective, randomized study. J *Trauma* 1986;26:874-879.
53. Deitch EA, Winterton J, Ma L, Berg R. The gut as a portal of entry for bacteremia: role of protein malnutrition. *Ann Surg* 1987;205:681-692.
54. Deitch EA. Does the gut protect or injure patients in the ICU? *Perspect Crit Care* 1988;1:1-31.
55. Deitch EA. Bacterial translocation of the gut flora. *J Trauma* 1990;30:Sl84-Sl89.
56. Deitch EA, Ma WJ, Ma L, et al. Protein malnutrition predisposes to inflammatory-induced gut-origin septic states. *Ann Surg* 1990;211:560-568.
57. Moore FA, Moore EE, Poggetti R, et al. Gut bacterial translocation via the portal vein: a clinical perspective with major torso trauma. *J Trauma* 1991;31:629-638.
58. Kato T, Owen RL. Structure and function of intestinal mucosal epithelium. In: Ogra PL, Mestecky J, Lamm ME, et al., eds. *Handbook of mucosal immunology.* San Diego: Academic Press, 1994:11-26.
59. Sanderson IR, Walker WA. Mucosal barrier. In: Ogra PL, Mestecky J, Lartun ME, et al., eds. *Handbook of mucosal immunology.* San Diego: Academic Press, 1994:41-51.
60. Pruitt KM, Rahemtulla F, Mansson-Rahemtulla B. Innate humoral factors. In: Ogra PL, Mestecky J, Lamm ME, et al., eds. *Handbook of mucosal immunology.* San Diego: Academic Press, 1994:53-70.
61. Svanborg C. Bacterial adherence and mucosal immunity. In: Ogra PL, Lanim ME, McGhee JR, et al., eds. *Handbook of mucosal immunology.* San Diego: Academic Press, 1974:71-78.
62. Kelsall B, Strober W Gut-associated lymphoid tissue antigen handling and t-lymphocyte responses. In: Ogra PL, Mestecky J, Lanun ME, et al., eds. *Mucosal immunology.* San Diego: Academic Press, 1999:293-317.
63. Mclntyre TM, Strober W Gut-associated lymphoid tissue regulation of IgA B-cell development. In: Ogra PL, Mestecky J, Lanun ME, et al., eds. *Mucosal immunology.* San Diego: Academic Press, 1999:319-356.
64. Ottaway CA. Neuroimmunomodulation in the intestinal mucosa. *Gastroenterol Clin North Am* 1991;20:511-529.
65. Underdown BJ, Mestecky J. Mucosal immunoglobulins. In: Ogra PL, Mestecky J, Lamm ME, et al., eds. *Handbook of mucosal immunology.* San Diego: Academic Press, 1994:79-97.
66. Deitch EA, Xu D, Qi L, Berg R. Elemental diet-induced immune suppression is caused by both bacterial and dietary factors. *JPEN* J *Parenter Enteral Nutr* 1993;17:332-336.
67. Haskel Y, Xu D, Lu Q, Deitch E. Elemental diet-induced bacterial. translocation can be hormonally modulated. *Ann* Surg 1993;217:634-642, discussion 642-643.
68. Mosmann TR, Coffman RL. TH1 and TH2 cells: different patterns of lymphokine secretion lead to different functional properties. *Annu Rev Immunol* 1989;7:145-173.
69. Fishman MA, Perelson AS. Th1/Th2 cross regulation. *J Theor Biol* 1994;170:25-56.
70. Kramer DR, Sutherland RM, Bao S, Husband AL Cytokine mediated effects in mucosal immunity. *Immunol Ce11 Biol* 1995;73:389-396.
71. Lebman DA, Coffman RL. Cytokines in the mucosal immune system. In: Ogra PL, Lanun ME, McGhee J, et al., eds. *Handbook of mucosal of Immunology.* San Diego: Academic Press, 1994:243-249.
72. Ramsay AL Genetic approaches to the study of cytokine regulation of mucosal immunity. *Immunol Cell Biol* 1995;73:484-488.
73. Lebman DA, Coffman RL. The effects of IL-4 and IL-5 on the IgA response by murine Peyer's patch B cell subpopulations. *J Immunol* 1988;141:2050-2056.
74. Murray PD, McKenzie DT, Swain SL, Kagnoff MF. Interleukin 5 and interleukin 4 produced by Peyer's patch T cells selectively enhance immunoglobulin A expression. *J Immunol* 1987;139:2669-2674.
75. Harriman GR, Kunimoto DY, Elliott JE et al. The role of IL-5 in IgA B cell differentiation. *J Immunol* 1988;140:3033-3039.
76. Beagley KW, Eldridge JH, Lee F, et al. Interleukins and IgA synthesis. Human and murine interleukin 6 induce high rate IgA secretion in IgA-committed B cells. *J Exp Med* 1989;169:2133-2148.
77. Salmi M, Jalkanen S. Regulation of lymphocyte traffic to mucosa-associated lymphatic tissues. *Gastroenterol Clin North Am* 1991;20:495-510.
78. Heremans JF, Bazin H. Antibodies induced by local antigenic stimulation of mucosal surfaces. *Ann N Y Acad Sci* 1971;190:268-274.
79. Montgomery PC, Lemaitre-Coelho I, Lally ET. The effect of circulating antibodies on secretory IgA antibody induction following oral immunization with dinitrophenylated *Pneumococcus. Ric Clin Lab* 1976;6[Suppl 3]:93-99.
80. Arnold RR, Mestcky J, McGhee JR. Naturally occurring secretory immunoglobulin A antibodies to *Streptococcus mutans* in human colostrum and saliva. *Infect Immun* 1976;14:355-362.
81. Mestecky J, Abraham R, Ogra PL. Common mucosal immune system and strategies for the development of vaccines effective at the mucosal surfaces. In: Ogra PL, Lanim ME, McGhee JR, et al., eds. *Handbook of mucosal Immunology.* New York: Academic Press, 1994;357-372.
82. Li J, Kudsk KA, Gocinski B, et al. Effects of parenteral nutrition on gut-associated lymphoid tissue. *J Trauma* 1995;39:44-52.
83. King B, Li J, Kudsk K. A temporal study of TPN-induced changes in gut-associated lymphoid tissue and mucosal immunity. *Arch Surg* 1997;132:1303-1309.
84. Janu P, Li J, Renegar KB, Kudsk KA. Recovery of gut-associated lymphoid tissue and upper respiratory tract immunity after parenteral nutrition. *Ann Surg* 1997;225:707-715, discussion 715-717.
85. Kudsk KA, Li J, Renegar KB. Loss of upper respiratory tract immunity with parenteral feeding. *Ann Surg* 1996;223:629-635, discussion 635-638.
86. Abraham E. Intranasal immunization with bacterial polysaccharide containing liposomes enhanced antigen-specific pulmonary secretory antibody response. *Vaccine* 1992;10:461-468.
87. King B, Kudsk K, Li J, et al. Route and type of nutrition influence: mucosal immunity to bacterial pneumonia. *Ann Surg* 1999;229:272-278.
88. Wu Y, Kudsk K, DeWitt R, et al. Route and type of nutrition influence IgA-mediating intestinal cytokines. *Ann Surg* 1999;229:662-668.
89. Kilian M, Russell M. Function of mucosal immunoglobulins. In: Ogra PL, Mestecky J, Lamm ME, et al., eds. *Handbook of mucosal immunology.* San Diego: Academic: Press, 1994;127-137.
90. Long C, Birkham R, Geiger J. Contribution of skeletal muscle protein in elevated rates of whole body protein catabolism in trauma patients. *Am J Clin Nutr* 1981;34:1087-1093.

91. Lacey J, Willmore D. Is glutamine a conditionally essential amino acid? *Nutr Rev* 1999;48:297-309.
92. Souba W. Glutamine: a key substrate for the splanchnic bed. *Ann Rev Nultr* 1991;11:289-308.
93. Ziegler TR, Young LS, Benfell K, et al. Clinical and metabolic efficacy of glutamine-supplemented parenteral nutrition after bone marrow transplantation. *Ann Intern Med* 1992;116:821-828.
94. Li J, Kudsk K, Janu P, Renegar K. Effect of glutamine-enriched total parenteral nutrition on small intestinal gut-associated lymph: a tissue and upper respiratory tract immunity. *Surgery* 1997;121:542-548.
95. DeWitt R, Wu Y, Renegar K, Kudsk K. Glutamine-enriched TPN preserves respiratory immunity and improves survival to a *Pseudomonas* pneumonia. *J Surg Res* 1999;84:13-18.
96. Debas H, Muivihill S. Neuroendocrine design of the gut. *Am J Surg* 1991;161:243-249.
97. Pascual D, Stanisz A, Bost K. Functional aspects of the peptidergic circuit in mucosal immunity. In: Ogra PL, Mestecky J, Lamm ME, et al., eds. *Handbook of mucosal immunology.* San Diego: Academic Press, 1994:203-216.
98. Hauser-Kronberger C, Hackes G, Muss W, et al. Autonomic and peptidergic innervation of humon nasal mucosa. *Acta Otolaryngol Head Neck Surg* 1993;113:387-393.
99. Evers M, Bold R, Ehrenfried J, et al. Characterization of functional neurotensin receptors on human lymphocytes. *Surgery* 1994;116:134-140.
100. Chu K, Higashide S, Evers B. Bombesin improves survival from methotrexate-induced enterocolitis. *Ann Surg* 1994;220:570-577.
101. Haskel Y, Yu D, Lu Q, Deitch E. Bombesin protects against bacterial translocation induced by three commercially available liquid enteral diets: a prospective randornized multigroup trial. *Crit Care Med* 1994;22:108-113.
102. DeWitt R, King K, Wu Y, et al. Bombesin recovers gut-associated lymphoid tissue and preserves immunity to bacterial pneumonia in TPN-fed mice. *Ann Surg* 2000;231:1-8.
103. Upperman J, Deitch E, Guo W, et al. Post-hemorrhagic shock mesenteric lymph is cytotoxic to endothelial cells and activates neutrophils. *Shock* 1998;10:407-414.
104. Magnotti LJ, Upperman JS, Xu DZ, et al. Gut-derived mesenteric lymph but not portal blood increases endothelial cell permeability and promotes lung injury after hemorrhagic shock. *Ann Surg* 1998;228:518-527.
105. Beal A, Cerra F. Multiple organ failure syndrome in the 0's. *JAMA* 1994;271:226-233.
106. Wiland J, Davis W, Holter J, et al. Lung neutrophils in the adult respiratory distress syndrome. *Am Rev Respir Dis* 1986;133:218-225.
107. Moore EE, Moore FA, Franciose RJ, et al. The postischemic gut serves as a priming bed for circulating neutrophils that provoke multiple organ failure. *J Trauma* 1994;37:881-887.
108. Schmeling DJ, Caty MG, Oldham KT, et al. Evidence for neutrophilrelated acute lung injury after intestinal ischemia-reperfusion. *Surgery* 1989;106:195-201, discussion 201-202.
109. Simpson R, Alon R, Kobzik L, et al. Neutrophil and nonneutrophilmediated injury in intestinal ischemia-reperfusion. *Ann Surg* 1993;218:444-453, discussion 453-454.
110. Dunn DL, Barke RA, Knight NB, et al. Role of resident macrophages, peripheral neutrophils, and translymphatic absorption in bacterial clearance from die peritoneal cavity. *Infect Immun* 1985;49:257-264.
111. Meyer J, Davis J. The neutrophil, In: Davis JM, Shires GT, eds. *Principles and management of surgical infections.* Philadelphia: Lippincott, 1991:521-543.
112. Weiss SJ. Tissue destruction by neutrophils. *N Engl J Med* 1989;320:365-376.
113. Koike K, Moore EE, Moore FA, et al. Phospholipase A2 inhibition decouples lung injury from gut ischemia-reperfusion. *Surgery* 1992;112:173-180.
114. Franciose R, Moore E, Moore E Postischemic gut is the priming bed for PMNs. *Surgical Forum* 1993:142.
115. McCord JM. Oxygen-derived free radicals in postischemic tissue injury. *N Engl J Med* 1985;312:159-163.
116. Koike K, Moore FA, Moore EE, et al. Gut ischemia mediates lung injury by a xanthine oxidase-dependent neutrophil mechanism. *J Surg Res* 1993;54:469-473.
117. Koike K, Moore EE, Moore FA, et al. Gut phospholipase A2 mediates neutrophil priming and lung injury after mesenteric ischemiareperfusion. *J Surg Res* 1993;54:469-473.
118. Kim FJ, Moore EE, Moore FA, et al. Reperfused gut elaborates PAF that chemoattracts and primes neutrophils. *J Surg Res* 1995;58:636-640.
119. Carlos TM, Harlan JM. Leukocyte-endothelial adhesion molecules. *Blood* 1994;84:2068-2101.
120. Henninger DD, Panes J, Eppihimer M, et al. Cytokine-induced VCAM- 1 and ICAM-1 expression in different organs of the mouse. *J Immunol* 1997;158:1825-1832.
121. Renkonen R, Mattila P, Majuri ML, et al. IL-4 decreases IFNgamma-induced endothelial ICAM-1 expression by a transcriptional mechanism. *Scand J Immunol* 1992;35:525-530.
122. Krakauer T. IL-10 inhibits the adhesion of leukocytic cells to IL-1activated human endothelial cells. *Immunol Lett* 1995;45:61-65.
123. Thornhill MH, Haskard DO. IL-4 regulates endothelial cell activation by IL-1, tumor necrosis factor, or IFN-gamma. *J Immunol* 1990;145:865-872.
124. Caty MG, Guice KS, Oldham KT, et al. Evidence for tumor necrosis factor-induced pulmonary microvascular injury after intestinal ischemia-reperfusion injury. *Ann Surg* 1990;212:694-700.
125. Koike K, Moore EE, Moore FA, et al. CDllb blockade prevents lung injury despite neutrophil priming after gut ischemia/reperfusion. *J Trauma* 1995;39:23-27, discussion 27-28.
126. Hill J, Lindsay T, Valeri CR, et al. A CD 18 antibody prevents lung injury but not hypotension after intestinal ischemia-reperfusion. *J Appl Physiol* 1993;74:659-664.
127. Terada LS, Dormish JJ, Shanley PF, et al. Circulating xanthine oxidase mediates lung neutrophil sequestration after intestinal ischemiareperfusion. *Am J Physiol* 1992;263:L394-L401.

PARTE II

Abordagem Clínica às Infecções Respiratórias em Populações Específicas

CAPÍTULO 10

Infecções do Trato Respiratório Superior – Faringite, Sinusite, Otite Média e Epiglotite

David M. Bamberger e Mary Anne Jackson

FARINGITE

A faringite é uma das doenças mais comuns tratadas na prática clínica, sendo responsável por 40 milhões de consultas médicas anualmente nos Estados Unidos.[1] Apesar da sua elevada incidência muitas questões práticas concernentes às causas, o diagnóstico e o tratamento permanecem sem respostas.

Etiologia

As causas da faringite são listadas na Tabela 10-1. As causas mais comuns de faringite são os estreptococos β-hemolíticos do grupo A e os vírus respiratórios: rinovírus, coronavírus, adenovírus, vírus da influenza e parainfluenza. Estudos sugeriram que a *Chlamydia pneumoniae* também pode ser uma causa comum de faringite.[2] Em aproximadamente um terço dos pacientes nenhum patógeno pode ser identificado apesar da extensa avaliação.[2] A *Corynebacterium diphtheriae,* antes uma infecção comum na América do Norte, atualmente é excessivamente rara. Em 1997 apenas quatro casos ocorreram nos Estados Unidos, mas mais de 7.000 casos foram relatados em uma epidemia em andamento nos novos estados independentes da antiga União Soviética.[3]

O papel dos estreptococos β-hemolíticos não pertencentes ao grupo A, como os grupos C ou G, como patógenos na faringite permanece controverso. Os estreptococos que não são do grupo A foram associados a surtos de faringite, mas nos contextos endêmicos a maioria dos estudos sugeriu que esses estreptococos são isolados em pessoas saudáveis tão freqüentemente quanto em pacientes com faringite.[4] No entanto, dois estudos em adultos jovens em um contexto endêmico demonstraram uma maior taxa de isolamento dos estreptococos do grupo C β-hemolítico de pacientes com faringite do que em controles.[5,6] Entre os estreptococos β-hemolíticos do grupo C de Lancefield o isolamento de *Streptococcus equisimili,* particularmente se as contagens de colônias forem grandes, reflete, com maior probabilidade uma doença verdadeira do que o *Streptococus anginosus* que freqüentemente só está presente em contagens de colônias pequenas.[7] Um grande surto comunitário de estreptococos do grupo C β-hemolítico em crianças também foi relatado.[8]

Surtos transmitidos por alimentos foram atribuídos aos estreptococos do grupo C (*Streptococcus zooepidemicus*) e do grupo G. O *C. pneumoniae* surgiu como um importante causador de faringite em adultos jovens.[2,9] Relatos anteriores, sugerindo um papel importante da *Chlamydia trachomatis* com base em evidências sorológicas da infecção, provavelmente foram influenciados pela reatividade cruzada com a *C. pneumoniae.*[9] A *C. trachomatis* foi relatada como uma causa de faringite em um adulto jovem sexualmente ativo com uma infecção genital concomitante,[10] mas o agente é isolado da faringe de uma pequena porcentagem de adultos sexualmente ativos sem sintomas faríngeos.[11]

O *Mycoplasma pneumoniae*, uma causa comum de bronquite e pneumonia, pode causar faringite.[12] A *M. pneumoniae* comumente é cultivada a partir das faringes de pacientes com faringite,[2] e em um estudo baseado em evidência sorológica de infecções em adultos constatou-se que era a causa de 10,6% das infecções faríngeas.[1] Comparados com outros pacientes com faringite no âmbito da medicina de família,os pacientes com *M. pneumoniae* tendem a ser mais velhos e ter sintomas menos graves de dor de garganta e padrões mais proeminentes de rouquidão e traqueobronquite.[13] Em vários estudos controlados a *M. pneumoniae* não foi encontrada com maior freqüência em pacientes com faringite do que nos controles saudáveis e o seu papel como um agente etiológico em pacientes que se apresentam com uma queixa primária de faringite provavelmente é de caráter mínimo.

Epidemiologia

Nos EUA, os estreptococos do grupo A são mais comumente observados de novembro a abril nas crianças em idade escolar. A incidência é menor entre os adultos e em crianças com menos de 2 anos do que nas crianças em idade escolar.[4] Ao contrário, as infecções pela *C. pneumoniae e Arcanobacterium hemolyticum*[14] são mais prováveis em adultos jovens que em crianças. A influenza e os coronavirus tipicamente são causas

D. M. Bamberger: Department of Medicine, University of Missouri-Kansas City School of Medicine and Truman Medical Center, Kansas City, Missouri, 64108.

M. A. Jackson: Department of Pediatric Infectious Diseases, University of Missouri-Kansas City School of Medicine and Children's Mercy Hospital, Kansas City, Missouri 64108.

TABELA 10-1. *Causas de faringite*

Bactéria
Estreptococos do grupo A
Estreptococos do grupo C
Estreptococos do grupo G
Corynebacterium diphteriae
Corynebacterium ulcerans
Arcanobacterium hemolyticum
Yersinia enterocolitica
Francisella tularensis
Treponema pallidum
Anaeróbios mistos
Chlamydia pneumoniae
Chlamydia trachomatis[a]
Mycoplasma pneumoniae
Mycoplasma hominis
Legionella pneumophila[a]
Haemophilus influenzae[a]
Staphylococus aureus (p. ex., síndrome de choque tóxico)
Vírus
Rinovírus[b]
Vírus sincicial respiratório[b]
Coronavírus[b]
Enterovírus
Influenza A e B
Adenovírus
Vírus de Epstein-Barr
Vírus da parainfluenza
Vírus do herpes simples
Citomegalovírus
Vírus da Imunodeficiência Humana
Rubéola
Sarampo
Fungos
Candida albicans
Causas não-infecciosas
Penfigóide bolhoso
Lúpus eritematoso sistêmico
Síndrome de Behçet
Síndrome da febre periódica, faringite e estomatite
Síndrome de Kawasaki
Ingestão de Paraquat
Intubação traqueal
Mucosite da quimioterapia
Síndrome de Stevens-Johnson

[a]O seu papel como verdadeiro patógeno é controverso.
[b]Ele mais comumente causa rinite ou rinofaringite do que apenas faringite.

de infecção durante os meses de inverno, os enterovírus no verão e outono, e os rinovírus e os vírus da parainfluenza no outono e na primavera. O homem fornece um reservatório para os patógenos mais comuns. Surtos de faringite pela *Yersinia enterocolitica* foram atribuídos a leite pasteurizado contaminado,[15] infecções pelo *Corynebacterium ulcerans* ao leite cru e tularemia tonsilofaríngea à ingestão de carne de coelho impropriamente cozida ou contato mão-boca após manuseio de animais infectados.[16]

Fisiopatologia

A proteína M da parede celular dos estreptococos do grupo A estruturalmente complexos é um marcador crucial para a virulência devido à capacidade da proteína de impedir a fagocitose pelos leucócitos polimorfonucleares. Existem mais de 80 proteínas M antigenicamente distintas. A infecção geralmente é adquirida pelo contato pessoa-a-pessoa através de gotículas de saliva ou secreções nasais. Durante a fase aguda da infecção, um grande número de organismos M-tipáveis estão presentes no nariz e na faringe. Se deixar o paciente sem tratamento, os organismos desaparecem do nariz, mas persistem na faringe tonsilar por longos períodos, apesar de o paciente ter sintomas agudos de faringite por alguns dias. Ao longo de várias semanas, a contagem de colônias na faringe reduz-se, a infectividade diminui, assim como o conteúdo de proteína M e a virulência.[17] Se ocorrer febre reumática, ela geralmente desenvolve-se 3 a 5 semanas após uma infecção aguda.[12] A persistência do organismo (isto é, estado de portador) na faringe freqüentemente torna confusa a definição de uma infecção aguda em um paciente com faringite clínica.

Os estreptococos dos grupos C e G também exprimem proteínas M, e aqueles do grupo C são similares em estrutura e função aos do grupo A. Adicionalmente, cepas virulentas do grupo G exprimem uma peptidase C5a similar a do grupo A.[18]

C.diphtheriae é disseminada através de gotículas respiratórias ou contato direto com secreções respiratórias ou exsudatos provenientes da pele contaminada. O organismo não é invasivo; o seu principal mecanismo patogênico é a produção de uma exotoxina polipeptídea que é codificada em um gene de um fago lisogênico β. O polipeptídeo tem dois segmentos: B, que se liga a receptores específicos e A, que penetra na célula hospedeira e inativa o fator-2 difosfato-ribosilante de alongamento, um passo necessário para a formação do polipeptídeo nos ribossomas eucarióticos. Como resultado da produção local de toxina, um denso coágulo de fibrina, leucócitos, células do trato respiratório e microrganismos forma uma pseudomembrana sobre as tonsilas, faringe e epitélio nasal. Pode ocorrer sufocação pela aspiração desta membrana. Os efeitos difusos da produção da toxina incluem a miocardite, a desmielinização dos nervos com resultante neuropatias craniana e periférica e necrose tubular aguda nos rins.

Manifestações Clínicas

As manifestações clínicas das causas habituais de faringite são mostradas na Tabela 10-2. Nenhuma característica clínica é diagnóstica de uma causa específica, mas febre, exsudato tonsilar e linfadenopatia cervical dolorosa aumentam a probabilidade de uma infecção por estreptococos do grupo A e tosse, conjuntivite, prurido nos olhos, rouquidão, diarréia, estomatite anterior ou coriza diminuem esta probabilidade.[19,20] A dor abdominal, a cefaléia, petéquias palatais, náuseas e vômitos

TABELA 10-2. *Características clínicas da faringite*

Organismo	*Febre*	*Exsudato*	*Adenopatia cervical*	*Achados orais*	*Outros achados*
Estreptococos do grupo A	Comum	Comum	Comum	Petéquias palatais, língua em framboesa	Escarlatina
Rinovírus, vírus sincicial respiratório, coronavírus	Leve	Incomum	Mínima		Coriza
Adenovírus	Moderada	Comum	Moderada		Conjuntivite, tosse
Influenza	Comum				Coriza, mialgia, tosse
Parainfluenza	Moderada		Ocasional		Crupe
Herpes simples	Moderada	Ocasional	Ocasional	Vesículas, úlceras	
Enterovirus	Moderada	Ocasional	Ocasional	Pequenas vesículas	Exantema
Vírus de Epstein-Barr	Comum	Comum	Comum (posterior)	Petéquias	Esplenomegalia
Chlamydia pneumoniae	Moderada				Bronquite, pneumonia
Arcanobacterium hemolyticum	Moderada	Moderada	Moderada		Exantema escarlatiforme
Corynebacterium diphtheriae	Comum	Membranosa	Moderada		Neurite, cardite
Mycoplasma pneumoniae	Comum		Ocasional		Bronquite, pneumonia
Anaeróbios mistos	Leve	Membrana purulenta, odor fétido	Leve		Doença de Lemierre

ocorrem com a faringite estreptocócica e, especialmente, crianças e bebês podem apresentar as narinas escoriadas. Uma anamnese sobre as práticas sexuais é importante para o diagnóstico de faringite associada à gonorréia, sífilis, *C. trachomatis*, vírus do herpes simples ou infecção pelo vírus da imunodeficiência humana (HIV). Uma faringite particularmente grave ou ameaçadora à vida pode ser secundária à *Y. enterocolitica* [21] ou à faringite anaeróbica associada à tromboflebite séptica da veia jugular causada pela *Fusobacterium necrophorum* (doença de Lemierre).

As complicações da faringite por estreptococos do grupo A são supurativas e não-supurativas. As complicações supurativas incluem os abscessos periamigdalianos, abscessos retrofaríngeos, otite média, sinusite aguda, adenite cervical e pneumonia. Raramente, pacientes podem desenvolver meningite, abscessos cerebrais, trombose dos seios venosos cerebrais ou focos metastáticos de infecção devidos à bacteremia. As complicações não-supurativas são a febre reumática e a glomerulonefrite aguda. O *S. zooepidemicus*, um estreptococo do grupo C, também foi associado à glomerulonefrite, mas apenas os estreptococos do grupo A causam a febre reumática. Foi descrita uma síndrome tóxica de choque por estreptococos do grupo A, que provavelmente está relacionada às exotoxinas estreptocócicas que agem como superantígenos induzindo a produção do fator de necrose tumoral, após episódios de faringite.

Diagnóstico

A principal decisão na avaliação de um paciente é se devem-se administrar antibióticos para o tratamento da faringite por estreptococos do grupo A. A prevalência dos estreptococos do grupo A em pacientes com faringite geralmente varia de 5 a 40%, dependendo da idade do paciente, dos achados clínicos, da estação do ano, da prevalência na comunidade e do contexto (isto é, uma maior prevalência é observada em um centro de emergência do que no consultório). Aproximadamente metade das crianças com faringite e cultura da orofaringe positiva para os estreptococos do grupo A não tem evidências sorológicas de infecção. Os pacientes com culturas de orofaringe positivas e sem evidências sorológicas de infecção respondem melhor a antibióticos do que aqueles sem culturas positivas, um resultado que diminui o estado de portador do estreptococo a partir de uma infecção estreptocócica verdadeira.[22] Pelo fato de existir um retardo inerente no uso da detecção de anticorpos, um paciente com faringite e uma cultura positiva para o estreptococo do grupo A é considerado como tendo uma infecção estreptocócica.

Presumindo-se uma técnica adequada para se obter uma cultura faríngea, que requer uma raspagem vigorosa dos pilares amigdalianos e da faringe posterior sob visualização direta, a sensibilidade de uma cultura positiva na detecção de estreptococos do grupo A na maioria dos laboratórios de microbiologia varia de 80 a 90%. No entanto ainda permanecem controvérsias concernentes às melhores técnicas para a cultura em vista da necessidade de incubações aeróbicas, aeróbicas com dióxido de carbono ou anaeróbicas; o uso de meios seletivos; e o rendimento de uma inoculação primária em uma placa de ágar com sangue de carneiro comparada com a cultura em meio de Todd-Hewitt com inoculação subseqüente em uma placa de ágar-sangue.[18,23] As placas negativas em 18 a 24 horas devem ser reexaminadas em 48 horas. Na década de 1990 houve muitos testes rápidos que detectavam o antígeno estreptocócico do grupo A. A maioria tem uma especificidade muito alta (95 a 99%) mas, até recentemente, uma sensibilidade de apenas moderada (70 a 90%) quando comparado com a cultura da orofaringe. Portanto, um teste antigênico positivo evita a necessidade de cultura. Devido à menor sensibilidade, os pacientes com um teste antigênico negativo devem submeter-se a culturas. Métodos mais novos, como o imunoensaio óptico, relataram sensibilidades próximas às obtidas pelas culturas de orofaringe rotineiras em placas de ágar e sangue apesar de alguns dados serem conflitantes.[23] Se a sensibilidade aproximar-se da obtida com cultura, não seria necessário que os testes negativos fossem confirmados com a cultura. As orientações práticas da *Infectious Diseases Society of America*[19] e a *American Heart Association*[20] recomendam que testes antigênicos rápidos negativos sejam seguidos por culturas. Essas técnicas podem ser mais dispendiosas e consumirem mais tempo do que os testes antigênicos rápidos prévios e, no caso do imunoensaio óptico, podem não ser tão específicas.[23]

Devido ao baixo valor dos sinais clínicos no diagnóstico da faringite estreptocócica e ao uso excessivo de antimicrobianos para as infecções virais do trato respiratório superior, o diagnóstico de uma faringite estreptocócica deve ser confirmado por um teste antigênico ou uma cultura.[19] Em um paciente típico com uma infecção não complicada, a terapia antimicrobiana deve ser evitada se o teste antigênico for negativo aguardando-se os resultados de uma cultura mais definitiva. Se os antimicrobianos forem prescritos após se realizar uma cultura no lugar de um teste antigênico rápido, o paciente deve ser contatado e o antimicrobiano suspenso em 48 horas se a cultura for negativa. Adultos ou crianças com menos de 2 anos sem febre, exsudatos ou linfadenopatia cervical dolorosa e que tenham sintomas mais compatíveis com infecção viral do trato respiratório superior não precisam submeter-se a culturas.

Tratamento

Os objetivos do tratamento da faringite por estreptococo do grupo A incluem a redução da morbidade da doença, diminuindo a chance de complicações supurativas e não-supurativas, e reduzindo a contagiosidade do paciente. Vários estudos proporcionaram evidências de que o tratamento precoce com penicilina alivia os sintomas de faringite estreptocócica.[24] No entanto, a faringite estreptocócica geralmente é uma doença autolimitada, e o tratamento com a penicilina encurta a duração da doença clínica em aproximadamente 24 horas. O tratamento precoce não aumenta a probabilidade de recorrência da doença.[25] O tratamento com a penicilina diminui a incidência de complicações supurativas e de febre reumática em pelo menos dez vezes. Para os propósitos da prevenção de febre reumática, a terapia pode ser administrada até 9 dias após o início dos sintomas.[20] Não existe nenhuma evidência convincente de que a penicilina reduza a incidência de glomerulonefrite. Virtualmente todos os pacientes não se encontram mais contagiosos 24 horas após o início do tratamento com penicilina. A *American Heart Association* recomenda a penicilina para o tratamento da faringite estreptocócica exceto em pacientes com história de alergia à droga.[20] A terapia pode ser a administração de uma dose única de penicilina benzatina intramuscular (600.000 U se < 27 kg; 1.200.000 U se > 27 kg) ou penicilina V oral (250 mg para crianças e 500 mg para adolescentes ou adultos duas a três vezes ao dia durante 10 dias). O estolato ou o etilsuccinato de eritromicina oral devem ser usados nos pacientes alérgicos à penicilina. Cepas de estreptococos do grupo A resistente à eritromicina foram relatadas, incluindo um surto em grande escala na Finlândia[26] e no Japão, mas permanece incomum nos Estados Unidos. As sulfonamidas, o trimetoprim, as tetraciclinas e o cloranfenicol não são recomendados.

As falhas de tratamento definidas bacteriologicamente após a terapia com a penicilina ocorrem em 5 a 35% dos pacientes, com maiores taxas relatadas nos últimos 15 anos do que nas décadas de 50 e 60.[22,27] Foram postulados muitos mecanismos para explicar a elevada taxa de fracassos, incluindo a tolerância antimicrobiana; a presença de bactérias produtoras de β-lactamase como o *Staphylococcus aureus, Haemophilus* sp, *Moraxella* sp, e anaeróbios no trato respiratório superior; uma grande proporção de portadores de estreptococos entre os fracassos no tratamento; uma falha na adesão ao tratamento; concentrações tissulares inadequadas de fenoximetilpenicilina quando administrada oralmente; e reinfecção por contatos domiciliares. No entanto, nenhum desses mecanismos explica completamente o problema com os fracassos no tratamento. Vários estudos não encontraram nenhuma evidência que os fracassos foram causados pela tolerância à penicilina[27,28] ou pela presença de estafilococos produtores de β-lactamase na faringe.[24]

Numerosos estudos usando uma variedade de cefalosporinas mostraram pequenas, mas estatisticamente significativas taxas de curas bacteriológicas e menos falhas clínicas comparados com estudos usando penicilinas orais.[29] Adicionalmente, numerosos estudos demonstraram que um curso de 5 dias de uma variedade de cefalosporinas orais ou de azitromicina ou um curso de 6 dias de amoxicilina é tão eficaz quanto um curso de 10 dias de penicilina oral.[30] Devido ao pequeno espectro, baixo custo, perfil de segurança e eficácia comprovada na prevenção da febre reumática a penicilina deve permanecer como o tratamento de escolha para a doença aguda. [19,20] Na ausência de uma história de febre reumática no paciente ou em um membro da família, as culturas de rotina como teste de cura em pacientes que responderam à terapia não precisam ser realizadas.

Se ocorrer uma recaída sintomática, a clindamicina ou o clavulato de amoxicilina devem ser administrados, pois no contexto de uma recaída, demonstrou-se que estes antibióticos apresentam maior eficácia do que a penicilina V. Se a recaída for secundária a uma não adesão à penicilina V uma dose intramuscular de penicilina benzatina está indicada. Culturas dos membros da família devem ser consideradas em casos de múltiplas recorrências sintomáticas submetendo-se ao tratamento os membros da família com culturas positivas. Exceto pelos pacientes com febre reumática, não se deve usar antimicrobianos continuamente para prevenir a faringite. A amigdalectomia foi outrora comumente realizada para evitar uma faringite estreptocócica recorrente. Paradise e colegas constataram que a amigdalectomia realmente reduzia a taxa de infecções por 2 anos, mas no terceiro ano as diferenças não eram mais significativas. No grupo não-cirúrgico as taxas de infecção declinaram ao longo do tempo e após o terceiro ano apenas 5% dos pacientes apresentaram mais de um episódio moderado ou grave de faringite por ano.[31]

Nos estudos sobre o tratamento da faringite causada por outros microrganismos diferentes dos estreptococos do grupo A, a eritromicina demonstrou uma eficácia mínima quando instituída nos primeiros dois dias de sintomas,[32,33] e seu benefício terapêutico provavelmente não é significativo se comparado à toxicidade provocada pela droga e ao desenvolvimento de resistência ao fármaco. Em pequenos estudos realizados em setores de emergência com pacientes com faringite exsudativa (sem se determinar a etiologia), a adição de uma única dose de corticosteróide juntamente com um agente antimicrobiano teve como resultado o alívio mais precoce da dor e outros sintomas, quando comparado com o grupo que recebeu placebo. No entanto esses estudos foram muito pequenos para que se recomende esta conduta antes da realização de mais pesquisas.

A difteria geralmente é tratada com eritromicina e antitoxina; a faringite gonocócica com ceftriaxona, ciprofloxacina ou ofloxacina; e a faringite pela *yersinia* com uma fluoroquinolona, aminoglicosídeo, sulfametoxazol-trimetoprim ou uma cefalosporina de terceira geração. A flebite séptica da veia jugular devida à *Fusobacterium necrophorum* geralmente é tratada com altas doses de penicilina intravenosa durante um curso prolongado. *A hemolyticum* responde à penicilina benzatina (e não à penicilina V) ou à eritromicina.[14] Apesar da *C. pneumoniae e M. pneumoniae* serem sensíveis às tetracicilinas e à eritromicina *in vitro* não foi realizado nenhum estudo clínico para o tratamento da faringite devida a estes patógenos.

SINUSITE

A sinusite é uma doença comum, com uma morbidade significativa. Estima-se que 20 milhões de casos de sinusite bacteriana adquirida na comunidade ocorram por ano nos Estados Unidos.[35] Outras formas infecciosas de sinusite, incluindo-se a sinusite bacteriana nosocomial, e a sinusite invasiva, não-invasiva, alérgica ou fúngica também já foram reconhecidas. Uma melhor compreensão da fisiopatologia da sinusite e novas técnicas diagnósticas e terapêuticas (p. ex., novos antibióticos, imagens de alta resolução, técnicas endoscópicas) intensificaram a capacidade de tratar pacientes com infecções dos seios paranasais.

Patogênese

A oclusão dos óstios sinusais, geralmente por edema da mucosa ou obstrução mecânica, é a causa predisponente mais importante de sinusite. A causa mais freqüente de edema da mucosa levando à obstrução é o resfriado comum. A tomografia computadorizada realizada durante os primeiros dias de um resfriado comum revela que 77% dos pacientes apresentam oclusão do infundíbulo e 87% dos pacientes têm sinusite.[35] A infecção viral induz as células caliciais a secretarem uma quantidade maior de muco viscoso que é inadequadamente eliminado pela função ciliar. Portanto, o resfriado comum realmente representa uma rinossinusite viral. Os vírus podem ser recuperados do muco sinusal, mas ainda não foi esclarecido se é necessária a invasão viral da cavidade sinusal para causar doença. Estima-se que 0,5 a 2,0% dos resfriados são complicados pela infecção bacteriana dos seios da face pelos patógenos que colonizam as vias nasais e a nasofaringe.

Outras causas de sinusite bacteriana aguda incluem a extensão de infecções dentárias para dentro dos seios maxilares e a obstrução ostial devido à rinite alérgica, desvio do septo nasal, pólipos nasais, tumores, uso excessivo de descongestionantes nasais ou barotrauma devido a vôo, natação ou mergulho. As imunodeficiências locais e sistêmicas predispõem os pacientes a sinusites, incluindo a fibrose cística ou a síndrome dos cílios imóveis, a hipogamaglobulinemia, uma deficiência da subclasse de IgG2 ou IgG3, granulocitopenia, doença granulomatosa crônica, diabetes e infecção pelo HIV. Os fatores de risco para a sinusite nosocomial incluem sondas nasogástricas, tubos nasotraqueais, traumas faciais e cranianos e ventilação mecânica.

A sinusite crônica (sintomas que duram mais de 3 meses) desenvolve-se se a obstrução persistir, geralmente devido a doenças do complexo etmoidal anterior e meatal médio (isto é, ostiomeatal). As secreções estagnam-se e espessam-se, e os cílios e o epitélio mucoso ficam danificados. A inflamação continuada persiste, marcada pela eosinofilia tissular e a produção de citocinas, inclusive o fator estimulante de colônias de granulócitos-macrófagos, a interleucina-3 e o fator α de necrose tumoral.[36] A sinusite crônica deve ser considerada como uma doença inflamatória ao invés de uma doença infecciosa, mas os pacientes podem ter infecções bacterianas concomitantes. A sinusite crônica freqüentemente está associada à polipose nasal, de base alérgica ou não-alérgica. Em crianças, a hipertrofia das adenóides pode estar associada à sinusite crônica.

A sinusite por fungos no hospedeiro imunocompetente pode ser invasiva ou não-invasiva. A sinusite não-invasiva pode ser indolente, associada a um micetoma, ou alérgica, que é similar a uma infecção broncopulmonar alérgica pelo *Aspergillus.* Os pacientes com sinusite fúngica alérgica apresentam-se com uma história de asma, polipose nasal recorrente e pansinusite.[37] A mucina sinusal contém eosinófilos, hifas de fungos e cristais de Charcot-Leyden. Os níveis de IgE séricos totais elevados e a IgG fungo-específica são comuns. Muitos casos podem ser causados por fungos dermatiáceos, especialmente, *Bipolaris* sp.

Etiologia Microbiana

A Tabela 10-3 resume as causas microbianas de sinusite maxilar a partir de estudos representativos relatados desde 1981 nos quais realizaram-se culturas de aspiradores dos seios da face. As punções antrais são mais precisas do que as culturas obtidas endoscopicamente, pois elas reduzem a chance de contaminação a partir da flora nasal colonizante. Os patógenos predominantes em adultos e crianças são o *Streptococcus pneumoniae,* o *Haemophilus influenzae.* Em crianças, a *Moraxella catarrhalis* é um patógeno comum. Apesar de uma extensa análise microbiológica, nenhum patógeno pôde ser recuperado de uma elevada porcentagem de pacientes nos quais se diagnosticou a sinusite com base em critérios clínicos ou radiológicos. Alguns desses pacientes podem ter tido uma rinossinusite viral. Quando pesquisam-se vírus, eles podem ser encontrados no muco antral em apenas cerca de 8% dos pacientes e os rinovírus predominam.[35] Outra explicação para o elevado número de culturas negativas em pacientes com evidências clínicas e radiológicas de sinusite é que as infecções virais do trato respiratório superior podem causar edema da mucosa, oclusão ostial e líquido dentro dos seios sem que seja invasão viral. Os vírus também podem ser encontrados em culturas mistas com os patógenos bacterianos sinusais habituais.

TABELA 10-3. *Microorganismos que causam sinusite em adultos e crianças*

			Estudos em adultos				***Estudos em crianças***	
Microrganismos	***Gwaltney (1981)[38]***	***Jousimies-Somer (1988)[39]***	***Berg (1988)[40]***	***Nord (1988)[41]***	***Sydnor (1989)[42]***	***Von Sydow (1995)[43]***	***Wald (1981)[44]***	***Wald (1984)[45]***
Streptococus pneumoniae	25	21	57	18	17	18	36	28
Haemophilus influenzae	18	52	24	23	18	26	23	19
Moraxella catarrhalis	3	2	1	3	2	2	19	19
Streptococus pyogenes	1	6	6	2	3		1	1
Estreptococus não grupo A	3	1		3	2	5	1	2
Staphylococus aureus	2	1	1	1		4		
Estafilococos coagulase-negativos		6						
Haemophilus para influenzae					4			
Outros bacilos gram-negativos	2				1			1
Bactérias anaeróbicas	5	5	7	2	1	3		1
Vírus		NR	NR	NR	NR	NR		
Rinovírus	5							
Influenza A	2							
Parainfluenza	1						1	1
Adenovírus							1	1
Nenhum patógeno identificado	42	22	7	32	53	44	28	35

NR = não realizado.
Nota: os resultados dos estudos representativos realizados desde 1981 são listados como porcentagem dos casos totais.
Adaptado com permissão de Bamberger DM. Antimicrobial treatment of sinusitis. *Semin Respir Infect* 1991;6:77-84.

A bacteriologia da sinusite crônica é menos óbvia, pois muitos pacientes estudados receberam cursos múltiplos de antimicrobianos que podem ter influenciado nos resultados das culturas e freqüentemente são selecionados devido à necessidade de drenagem endoscópica ou cirúrgica. Muitos estudos apenas usaram culturas obtidas endoscopicamente, o que aumenta o risco de contaminação pela flora nasal. Os patógenos anaeróbios são comuns em alguns estudos de adultos com sinusite crônica, mas não em outros. O *S. aureus,* bacilos gram- negativos como a *Pseudomonas aeruginosa e Escherichia coli* e os estreptococos não-pneumocócicos são os mais freqüentemente observados.[46] Em crianças menores ou crianças com sinusite subaguda (isto é, sintomas que persistem de 3 semanas a 2 meses) os anaeróbios são encontrados infreqüentemente.[47] No entanto, em crianças mais velhas com sinusites crônicas mais complicadas que requerem drenagem cirúrgica, os anaeróbios predominam.[48]

A sinusite esfenoidal ou frontal difere da sinusite maxilar aguda, pois o *S.aureus* é um patógeno freqüente. Os pneumococos, o *H. influenzae* e os estreptococos anaeróbicos também são encontrados na sinusite esfenoidal aguda, mas os patógenos gram-negativos e o *Aspergillus* sp predominam na sinusite esfenoidal crônica.[49]

Os micróbios associados à sinusite nosocomial incluem os patógenos nosocomiais habituais: *P. aeruginosa, Acinetobacter* sp, bacilos entéricos gram-negativos, *S. aureus* e *Candida* sp.[50] Os estreptococos e os anaeróbios são encontrados em menor grau.

A sinusite é comum entre os pacientes infectados pelo HIV, com uma incidência relatada tão alta quanto 68%.[51] Particularmente em pacientes com AIDS avançada, com contagens celulares de CD4 < 200 por mm^3, uma variedade de patógenos mais incomuns foram observados, inclusive a *P. aeruginosa,* o citomegalovírus, o *Aspergillus* sp e outros fungos filamentosos, microsporídios, criptococos, *Acanthamoeba castellani e Legionella pneumophila.*[52-55] Os pacientes freqüentemente se apresentam com infecções mais subagudas, crônicas ou recorrentes.

A *P. aeruginosa* ou o *S. aureus* são comuns em pacientes com fibrose cística ou síndrome do cílio imóvel. A sinusite devida ao *Aspergillus* sp; *Zygomycetes* ou *Pseudallescheria boydii* geralmente ocorre durante períodos de granulocitopenia devida à quimioterapia para o câncer. A zigomicose rinocerebral também é observada como uma complicação da acidose e da desidratação associada ao *diabetes mellitus.*

Manifestações Clínicas

Os sintomas mais comuns de sinusite são dor sobre o seio da face afetado e congestão nasal, com corrimento nasal purulento. Um gotejamento pós-nasal associado, tosse produtiva ou hiposmia podem estar presentes. O corrimento pode ser fétido, especialmente se estiverem presentes anaeróbios, e associado à halitose e desconforto faríngeo. Os pacientes freqüentemente estão apiréticos. A dor da sinusite maxilar é acentuada pelo esforço, tosse ou uma posição com a cabeça abaixada. Esta dor freqüentemente não é aliviada pelos descongestionantes e pode estar associada a dores de dente maxilares.[56] Os pacientes com sinusite maxilar, etmoidal ou frontal exibem dolorimento à palpação sobre a área sinusal. A cefaléia associada à sinusite esfenoidal está mais profundamente localizada e pode ser occipital, frontal, temporal, periorbital ou retrorbital.[50]

O óstio do seio maxilar, seio frontal e células etmoidais anteriores abre-se no meato médio. O seio esfenoidal e as células etmoidais posteriores abrem-se para dentro do meato superior. Um corrimento purulento nestes locais geralmente é observado em pacientes com sinusite.

Diferenciar a rinossinusite viral da infecção bacteriana aguda dos seios da face é difícil. A maioria das infecções virais do trato respiratório superior resolve-se em 5 a 7 dias e quase sempre melhoram significativamente no décimo dia. A história natural de uma infecção viral do trato respiratório superior é uma febre associada a mialgias, cefaléia e dor de garganta nos primeiros 2 a 3 dias de doença. Os pacientes tipicamente têm um corrimento nasal claro que se torna mucopurulento após 2 a 3 dias e então clareia novamente ao final da doença. A sinusite bacteriana é sugerida na maioria dos pacientes pela persistência do corrimento nasal, tosse, congestão sinusal e dor que não melhoram após o décimo dia.[35] Adicionalmente, a persistência de febre alta com corrimento nasal purulento, eritema, edema ou dor grave além do quarto dia de doença também é sugestivo de sinusite bacteriana. A dor facial e a cefaléia ocorrem menos freqüentemente e é difícil reconhecê-las em crianças pequenas. Entre as crianças com 1 a 3 anos de idade com infecções do trato respiratório superior 6 a 13% têm sintomas que duram pelo menos 15 dias e provavelmente têm sinusite.[57] A tosse associada à sinusite freqüentemente ocorre durante o dia e a noite, diferente de uma tosse exclusivamente noturna, que pode ser residual de uma infecção viral do trato respiratório superior. As crianças menores podem ter um hálito fétido. Na sinusite crônica, a tosse ou uma piora da asma podem ser a queixa primária, sem sintomas de congestão nasal.

A sinusite nosocomial geralmente manifesta-se como uma febre ou síndrome séptica em um paciente com um estado mental alterado subjacente. A maioria não apresenta sinais óbvios de corrimento mucopurulento no exame físico. A doença geralmente ocorre durante a segunda semana após a admissão em uma unidade de terapia intensiva. O diagnóstico é difícil pois mesmo entre os pacientes com febre a evidência de uma resposta inflamatória e níveis hidroaéreos ou de um seio da face opacificado, a maioria não apresenta evidências de sinusite bacteriana na punção sinusal.[51,58]

As complicações da sinusite incluem a meningite, as infecções periorbitárias, o empiema subdural, o abscesso epidural, o abscesso cerebral, a trombose do seio cavernoso, a osteomielite, a sinusite crônica com polipose nasal ou o desenvolvimento de mucoceles. Devido à localização dos seios da face e do suprimento vascular, as taxas de complicações são maiores nas sinusites dos seios frontais, etmoidais ou esfenoidais do que nas sinusites maxilares. A doença do seio frontal pode estender-se para dentro das veias da dura, causando abscessos epidurais, subdurais ou intracranianos ou trombose do seio sagital. A extensão anterior pode causar um abscesso subperiósteo com edema (isto é, tumor de Pott). A sinusite frontal ou etmoidal pode estender-se para dentro da órbita com resultante celulite orbital ou formação de abscesso. Complicações comuns da sinusite esfenoidal são a meningite e a trombose do seio cavernoso. A associação entre asma e sinusite comumente é relatada, especialmente em crianças, mas os mecanismos deste processo não estão bem elucidados.[36] Apesar de ser a *S. aureus* não uma causa comum de sinusite maxilar aguda, existem relatos de síndrome de choque tóxico devido à sinusite estafilocócica.[59] A sinusite nosocomial freqüentemente está associada ao desenvolvimento de pneumonia nosocomial.[58]

Diagnóstico

O diagnóstico de sinusite bacteriana é difícil pois os sinais e sintomas são inespecíficos e os testes conclusivos são caros ou invasivos. Diferenciar a sinusite da infecção viral do trato respiratório superior, da rinite alérgica ou da rinite vasomotora freqüentemente é difícil.

A transiluminação dos seios da face tem sido útil no diagnóstico da sinusite maxilar em adultos em alguns estudos, mas não em outros[60] e é de pouca ajuda em crianças.[61] Algumas das diferenças nos resultados dos testes podem estar relacionados às técnicas e à experiência do observador. A técnica envolve a colocação do transiluminador sobre a borda orbital em uma sala completamente escura. O palato duro é observado como normal, obscurecido ou completamente opaco. Os antros opacos correlacionam-se com a sinusite, mas o líquido obtido no momento da punção sinusal pode ser purulento ou não. O achado de obscurecimento não é nem sensível nem específico no diagnóstico de sinusite.

As radiografias simples, incluindo-se a incidência de Water, são úteis no diagnóstico de sinusite frontal ou maxilar, mas ajudam pouco na doença etmoidal ou esfenoidal. O achado de uma opacificação completa dos seios maxilares, um nível hidroaéreo ou espessamento mucoso acima de 8 mm sugerem sinusite. O espessamento mucoso sem opacificação ou nível hidroaéreo freqüentemente está associado à rinite alérgica ou não-alérgica.[61,62] Em alguns estudos apenas pacientes com opacificação e níveis hidroaéreos e não aqueles com espessamento da mucosa apresentaram maior resposta aos antimicrobianos comparado com placebos. As radiografias simples são pouco úteis em crianças com menos de 2 anos de idade, e os seios frontais não são observados até os 6 anos. As tomografias computadorizadas proporcionam excelente detalhamento de todos os seios da face inclusive dos seios etmoidais posteriores e esfenoidais e são úteis na avaliação das vias aéreas osteomeatais profundas. Os exames de ressonância magnética são menos úteis pois o aspecto da mucosa nasal normal durante a fase edematosa do ciclo nasal nas imagens ponderadas por T2 podem se assemelhar a achados patológicos.[63]

A presença de pus no exame rinológico pode ser mais específica para o diagnóstico de sinusite bacteriana do que a radiografia simples, pois muitos pacientes com espessamento mucoso e um terço dos pacientes com opacificação sinusal ou níveis hidroaéreos podem ter sinusite não-purulenta.[64] O uso da rinoscopia com fibra óptica pode ser mais sensível do que as radiografias simples. Castellanos e Axelrod estudaram 246 pacientes com cefaléia.[65] Noventa e oito pacientes apresentaram evidências rinoscópicas de sinusite, com base na presença de material purulento fluindo do orifício sinusal, mas com radiografias normais. Destes pacientes, 94% responderam à terapia antimicrobiana, comparados com 75% dos 84 pacientes que apresentaram evidências rinoscópicas e radiográficas de infecção e 5% dos 64 pacientes sem nenhuma evidência de sinusite. A baixa sensibilidade das radiografias pode ser um artefato de alta freqüência da doença esfenoetmoidal neste estudo. Os pacientes com sinusite crônica ou episódios recorrentes de sinusite aguda refratários ao tratamento clínico devem ser referenciados para endoscopia nasal funcional para melhor definição da patologia potencial do complexo osteomeatal.[36]

Culturas das secreções nasais são menos precisas do que a aspiração sinusal na definição das causas microbiológicas da sinusite. A aspiração sinusal para o propósito do diagnóstico microbiológico e drenagem é importante em pacientes nos quais a probabilidade de doença proveniente de outros patógenos além dos habituais (p. ex., *S. pneumoniae*, *H. influenzae*, *M. catarrhalis*) é alta e em pacientes que apresentam alta probabilidade de desenvolverem sinusite grave ou ameaçadora à vida, incluindo aqueles nos quais a terapia falha, pacientes imunocomprometidos e pacientes com sinusite nosocomial, doença invasiva ou complicações associadas.

Tratamento

A eficácia dos antimicrobianos no tratamento da sinusite purulenta foi demonstrada em adultos e crianças. Em crianças, 43% daqueles que receberam placebo foram curados, comparados com 66% daqueles que receberam antimicrobianos.[66] Em pacientes adultos com sintomas clínicos e tomografia computadorizada revelando opacificação sinusal ou um nível hidroaéreo, a duração média da doença foi de 9 a 11 dias naqueles que receberam amoxicilina ou penicilina, comparados com 17 dias naqueles que receberam apenas descongestionantes.[67] Nem todos os estudos mostraram um benefício dos antimicrobianos comparados com placebo no tratamento da sinusite aguda.[68,69] As razões podem estar relacionadas à inclusão de pacientes com doença de menor gravidade (como aqueles apenas com espessamento da mucosa na radiografia sinusal),[70] um maior número de pacientes com provável rinossinusite viral ou diferenças nos tratamentos de suporte.

O tratamento empírico antimicrobiano é direcionado contra os patógenos sinusais comuns (p. ex., *S. pneumoniae, H. influenzae, M. catarrhalis*). Existe um problema cada vez maior com a resistência antimicrobiana. Nos Estados Unidos aproximadamente 30% dos pneumococos são relativamente ou completamente resistentes à penicilina (MIC > 0,1 μg por mL). Muitas destas cepas também são resistentes aos macrolídeos, tetraciclinas e sulfametoxazol-trimetoprim. A resistência relativa à penicilina e a resistência ao sulfametoxazol-trimetoprim pode ser ainda maior em crianças com sinusite crônica comparadas com a população geral.[71] Trinta a quarenta por cento das cepas de *H. influenzae* e quase todas as cepas de *M. catarrhalis* são produtoras de β-lactamase.

A realização de estudos clínicos suficientemente amplos para se demonstrar uma diferença estatisticamente significativa entre dois agentes ativos é difícil, se possível. Em estudos comparativos, muitos antimicrobianos mostraram-se eficazes incluindo-se a ampicilina, a amoxacilina, a amoxicilina-clavulanato, cefaclor, cefixima, cefuroxima axetil, loracarbef cefpodoxima, sulfametoxazol, trimetoprim, fenoximetilpenicilina, minociclina, tetraciclina, doxiciclina, eritromicina, azitromicina e claritromicina.[48] Muitos estudos utilizaram regimes de tratamento de 10 dias. Estudos realizados no momento deste artigo não demonstraram benefícios nítidos da necessidade de acrescentar um agente que seja ativo contra organismos produtores de β-lactamase.[45,66] A maioria destes estudos foi realizado antes da prevalência aumentada de pneumococos resistentes à penicilina que ocorreu desde o início da década de 90.

Com base nos dados de suscetibilidade *in vitro* e dados farmacocinéticos conhecidos, apenas a amoxicilina-clavulanato e as fluoroquinolonas mais novas (gatifloxacin, sparfloxacina, levofloxacina e moxifloxacina) são ativas contra uma elevada porcentagem de pneumococos e contra o *H. influenzae e M. catarrhalis*. A amoxicilina permanece ativa contra a maioria dos pneumococos resistentes à penicilina, pois as MICs típicas permanecem ≤ a 4 μg por mL, que é uma concentração que pode ser obtida em tecidos se doses altas de amoxicilina oral forem administradas (80 a 90 mg por kg de peso corporal por dia em crianças). A cefuroxima, cefpodoxima e o cefprozil são ativos contra a maioria das cepas de pneumococos moderadamente resistentes à penicilina, mas são menos ativos contra cepas com total resistência à penicilina (MIC > 1μg por mL). A cefuroxima e a cefpodoxima também são ativas contra a maioria das cepas de *H. influenzae* produtoras de β-lactamase. Devido aos modestos efeitos do tratamento na maioria dos pacientes, o uso de agentes de espectro limitado como a amoxicilina, inicialmente, com considerações a respeito de aumento da dose ou mudança para uma droga mais estável contra a β-lactamase para as infecções que não respondam após 48 a 72 horas é uma abordagem razoável para a maioria dos pacientes.[71]

Nenhum estudo controlado demonstrou a eficácia dos antimicrobianos comparados a placebo no tratamento da sinusite crônica. Um pequeno estudo em crianças não demonstrou nenhuma diferença na eficácia do cefaclor comparado com placebo após aspiração sinusal inicial ou lavagem antral[72] Um estudo demonstrou uma eficácia similar da ciprofloxacina e da amoxicilina-clavulanato.[73] Alguns clínicos tratam a sinusite crônica com um curso de 3 a 4 semanas.[74] A endoscopia para delinear uma causa para a obstrução e para a drenagem sinusal freqüentemente é requerida para a sinusite crônica. A maioria das crianças com sinusite subaguda responde aos antimicrobianos apesar de a necessidade para a terapia antimicrobiana ter sido questionada neste contexto também.[75,76]

Os descongestionantes nasais devem ser usados para reduzir o edema e facilitar a drenagem. Os agentes tópicos eficazes incluem o hidrocloreto de fenilefrina e o hidrocloreto de oximetazolina. O uso de agentes tópicos por mais do que vários dias deve ser desencorajado para evitar uma vasodilatação de rebote. Se forem necessários descongestionantes por mais de 3-4 dias, o fenilpropanolamina oral ou a pseudo-efedrina devem ser usados. Os anti-histamínicos mais antigos com efeitos anticolinérgicos podem ressecar as membranas mucosas e interferirem com a eliminação de secreções. Os anti-histamínicos e os corticosteróides tópicos apresentam maiores benefícios em pacientes com evidências de manifestações alérgicas ou em pacientes com sinusite crônica.

A terapia antimicrobiana para a sinusite nosocomial deve ser baseada nos resultados da aspiração sinusal com o conhecimento do padrão de suscetibilidade antimicrobiana dos isolados nosocomiais dentro da unidade de terapia intensiva. Se forem observados bacilos gram-negativos na coloração pelo gram inicial, uma penicilina antipseudomonas de amplo espectro mais um aminoglicosídeo devem ser iniciados. Se agrupamentos de cocos gram-positivos forem encontrados, a vancomicina deve ser usada se houver prevalência de estafilococos resistentes à meticilina no hospital. Se uma flora mista for observada, a vancomicina, o metronidazol e um aminoglicosídeo podem ser usados.

A sinusite fúngica não-invasiva crônica deve ser tratada com desbridamento e drenagem do *sinus* envolvido, sem a necessidade de terapia sistêmica. Os pacientes com sinusite alérgica fúngica devem ser desbridados e drenados e então tratados com corticosteróides sistêmicos e tópicos, mas nenhuma terapia antifúngica.[77] A sinusite fúngica invasiva geralmente é tratada com um curso prolongado de anfotericina B. Se for isolado o *P. boydii*, o itraconazol deve ser considerado, pois a maioria das cepas é resistente à anfotericina B. A sinusite por fungos em pacientes com granulocitopenia induzida por quimioterapia contra o câncer freqüentemente recidiva, coincidindo com a recaída da leucemia e a necessidade de quimioterapia adicional.

OTITE MÉDIA

Epidemiologia

A otite média é uma das patologias mais encontradas pelos clínicos que cuidam de crianças pequenas. O pico de incidência dá-se em crianças entre os 6 e 15 meses de idade.[78] As incidências cumulativas durante os primeiros 6 meses, primeiro ano e segundo ano são 35, 53 e 61%, respectivamente.[79] Pelos 7 anos de idade, mais de 90% das crianças tiveram pelo menos um episódio de otite média, e aproximadamente 75% tiveram três ou mais episódios.[80]

As crianças em creches experimentam otite média mais freqüentemente do que as crianças que são cuidadas em casa.[81] Em um estudo, mais de 40% das infecções do trato respiratório sofridas por bebês com menos de 1 ano que freqüentavam creches foram complicadas pela otite média.[82] O papel de outros fatores (incluindo o sexo masculino, indígenas americanos ou esquimó do Alasca, tabagismo dos pais, alimentação com mamadeira em posição supina, predisposição familiar e condições de vida em aglomerados) em determinar um risco aumentado de otite média ainda é um pouco controverso; no entanto esses fatores podem exercer um papel na secreção persistente e na doença crônica.[83,84] O risco de otite média aumenta de dezembro até março*, fazendo um paralelo com a estação de pico dos vírus respiratórios.[85]

A *otite média aguda* refere-se a um processo supurativo na orelha média caracterizada por sintomas clínicos agudos (febre e otalgia) em uma criança com uma membrana timpânica abaulada e imóvel no exame físico. A otite média serosa, conhecida como *otite média não-supurativa, otite média com derrame ou otite média crônica com derrame,* é definida pela presença de líquido na orelha média por trás de uma membrana timpânica intacta, sem sinais ou sintomas agudos. A otite média crônica supurativa é diagnosticada se for observada uma secreção crônica através de uma perfuração da membrana timpânica.

*N. T.: meses de inverno no Hemisfério Norte.

Etiologia Microbiana

Apesar de existirem diferenças na microbiologia da otite média em crianças e adultos, o *S. pneumoniae* e o *H. influenzae* são os patógenos mais freqüentemente isolados em todos os grupos.[86-89] Muitos sorotipos de pneumococos estão implicados nos casos de otite média; no entanto, os sorotipos 1, 3, 4, 6, 7, 9, 14, 15, 18, 19 e 23 são responsáveis por 85% dos casos de doença pediátrica.[90-92]

As cepas não tipáveis de *H. influenzae* que existem como uma flora normal no trato respiratório superior são comumente isoladas nos casos de otite média. Os biotipos II e III predominam na faringe e são os biotipos comumente encontrados no líquido proveniente da orelha média de crianças com otite média.[93,94] Apenas 10% dos *H. influenzae* isolados da orelha média são cepas do tipo B.

O *M. catarrhalis* foi responsável por 10% dos casos em um estudo, e na maioria dos casos os organismos são patógenos entéricos gram-negativos produtores de β-lactamase.[95] E o *S.aureus* e os estreptococos β-hemolíticos do grupo B são encontrados em neonatos mas raramente em bebês maiores, crianças ou adultos.[96-98]

A disfunção da tuba auditiva induzida pelas infecções do trato respiratório superior permite que os organismos nasofaríngeos proliferem na orelha média. Em algumas ocasiões, apenas os vírus foram isolados em casos de otite média, incluindo o vírus sincicial respiratório, o adenovírus, o vírus da parainfluenza e da influenza A.[99] A otite pelo Mycoplasma ocorre em crianças em idade escolar e pela *Chlamydia* em lactentes com pneumonia afebril, mas ambos são patógenos menos comumente observados na otite média.

A *P. aeruginosa* foi implicada em 67% dos casos de otite média supurativa crônica.[100] A otorréia crônica e a perfuração da membrana timpânica pode estar associada à mastoidite e é difícil tratá-la com agentes antimicrobianos orais na população pediátrica, pois as quinolonas orais não são recomendadas. A terapia parenteral usando um agente eficaz contra a *P. aeruginosa* está indicada em casos de otite média supurativa crônica.

Menos de 1% dos casos de otite média supurativa crônica são causados pela infecção pelo *Mycobacterium tuberculosis.*[101] A otite média tuberculosa freqüentemente é bilateral e caracterizada pela otorréia profusa crônica, crescimento excessivo do tecido de granulação e perda grave da audição por condução grave. A tuberculose pulmonar subjacente é encontrada em 67% dos pacientes, mas geralmente não é considerada a fonte da infecção.

Em casos de otite média não-supurativa ou otite média com secreção, as bactérias podem ser isoladas do líquido da orelha média em 30 a 50% dos casos e geralmente se trataram de *H. influenzae* ou *S. pneumoniae.*[102]

Manifestações Clínicas

A otite média é um grupo de doenças que envolvem a inflamação do revestimento mucoperiósteo da orelha média. O diagnóstico é direto se o clínico visualizar uma membrana timpânica abaulada, eritematosa, opaca otoscopicamente em uma criança com febre e otalgia. A otoscopia pneumática é usada para avaliar a mobilidade da membrana timpância e pode ser a

TABELA 10-4. *Escolha do agente antimicrobiano para o tratamento da otite média*

Fatores antimicrobianos
Penetração dentro da orelha média
Eficácia terapêutica documentada
Custo
Palatabilidade
Efeitos adversos
Fatores do paciente
Idade
Doença subjacente
História após otite média
Doença concomitante
História de resposta a regime antimicrobiano prévio
Hipersensibilidade à droga
Probabilidade de adesão ao tratamento
Fatores do patógeno
Padrões de suscetibilidade bacteriana prevalentes

medida mais sensível do derrame na orelha média depois da timpanocentese. A dor de ouvido, a otorréia e o grau de eritema e abaulamento da membrana timpânica são usados para diferenciar a otite média supurativa aguda da otite média não-supurativa. Pode ocorrer febre na criança com otite média, mas geralmente é menor do que 39,4°C.

Tratamento

Globalmente, 85% dos casos de otite média aguda em crianças resolvem-se espontaneamente. É importante notar que a resolução espontânea da otite média aguda ocorre em 90, 70 e 20% dos casos causados pelo *M. catarrhalis, H. influenzae* não-tipável e *S. pneumoniae*, respectivamente. A *S. pneumoniae* claramente é o mais importante patógeno a ser considerado, e 20 a 30% das cepas isoladas nos últimos 5 anos são resistentes à penicilina. O tratamento antimicrobiano da otite média aguda geralmente é recomendado para prevenir as seqüelas supurativas, encurtar o tempo do derrame na orelha média e evitar a recorrência da doença.[103] A escolha do agente antimicrobiano para o tratamento da otite média aguda envolve a tomada de decisão com base em vários fatores e deve ser individualizada (Tabela 10-4). O fator preponderante que deve impulsionar a decisão de se utilizar um agente antimicrobiano específico é a consideração dos padrões de suscetibilidade antimicrobiana dos patógenos comumente relatados.

A otite média pneumocócica é menos provável de se resolver espontaneamente, e a terapia de primeira linha deve enfocar este patógeno levando em conta a possibilidade de uma infecção por um organismo resistente à penicilina. Os fatores de risco para a infecção devida a uma cepa resistente à penicilina incluem o tratamento prévio para otite média com um agente β-lactâmico e atendimento a creches.[104] Para essas crianças, a terapia de primeira linha deve ser a amoxicilina em altas doses (80 a 120 mg por kg de peso corporal por dia em 2 a 3 doses divididas).[105]

Para os bebês mais velhos e crianças sem fatores de risco para infecção pneumocócica penicilino-resistente, a amoxicilina em doses padrões (40 mg por kg por dia) permanece sendo o agente de primeira linha para o tratamento da otite média supurativa aguda. Em casos de otite média persistente ou recorrente, a amoxicilina em altas doses ou a amoxicilina-clavulanato são alternativas eficazes contra os pneumococos penicilino-resistentes; a amoxicilina-clavulanato também é estável na presença de β-lactamase. Bebês e lactentes geralmente requerem 10 dias de terapia oral; enquanto 5 a 7 dias de terapia geralmente são suficientes para os pacientes mais velhos. Todos os clínicos recomendam que as crianças sejam reexaminadas pelo seu médico se a sua condição piorar ou não melhorar após dois dias de terapia. A timpanocentese deve ser considerada para aqueles cujo tratamento fracassa.

Os agentes de segunda linha incluem a cefpodoxima, o cefprozil e o cefuroxima axetil, todos com alguma atividade contra os pneumococos resistentes à penicilina. O tratamento da otite média aguda com sulfametoxazol-trimetoprim não mais é advogado devido às elevadas taxas de resistência do pneumococo a este agente. A resistência ao macrolídeo foi notada em 65% dos casos nos quais uma cepa resistente à penicilina é isolada. O ceftibuteno e a cefixima têm a vantagem de uma dosagem uma vez ao dia, mas apresentam uma eficácia bacteriológica reduzida contra os pneumococos e não devem ser usados quando se suspeitou deste patógeno. A ceftriaxona parenteral mostrou ser eficaz como agente em dose única e é eficaz contra todos os patógenos comuns da otite média aguda. No entanto, é cara e de amplo espectro e deve ser reservada para os pacientes incapazes de tolerarem os agentes de uso oral ou nos quais a adesão ao tratamento é uma preocupação.

Os efeitos colaterais de cada antibiótico devem ser considerados. A síndrome de Steven-Johnson foi mais comumente associada ao sulfametoxazol-trimetoprim do que a outros agentes usados para o tratamento da otite média. A doença, semelhante à doença do soro, ocorre mais freqüentemente, com o cefaclor. Apesar da possibilidade de ocorrer exantema e diarréia com qualquer regime, a amoxicilina-clavulanato mais freqüentemente está associada a este efeito adverso. Em casos nos quais se considera infecção pelo *Mycoplasma ou a Chlamydia* é apropriada a terapia com um macrolídeo.

A infecção bacteriana grave inclusive com sepse e meningite deve ser considerada na avaliação de um bebê febril com otite média. O achado de otite média aguda não exclui as considerações diagnósticas anteriores; portanto, a maioria dos neonatos é tratada com antibióticos parenterais enquanto se aguarda os resultados das culturas. Os bebês que são intubados nasotraquealmente por um longo período têm uma maior incidência de infecções estafilocócicas e por gram-negativos entéricos. A terapia antimicrobiana para esses bebês deve ser baseada em suspeita de infecção com esses patógenos e levar em conta os padrões atuais de suscetibilidade antimicrobiana do berçário.

O tratamento da otite média não-supurativa (isto é, otite média serosa) permanece controverso. Os pacientes com derrame na orelha média que persiste por mais de 3 meses e com perda documentada da audição são candidatos ao encaminhamento a um otorrinolaringologista.

Complicações

A perda auditiva e os seus efeitos sobre o desenvolvimento da linguagem é a complicação mais importante da otite média aguda e do derrame persistente na orelha média.[106] Até 20% dos pacientes com otite média antes do advento dos antibióticos desenvolviam complicações intracranianas ou intratemporais incluindo-se a mastoidite, a meningite e o abscesso epidural.[107] Quando há suspeita de uma complicação intratemporal ou intracraniana está indicada uma terapia antimicrobiana parenteral, e geralmente são necessárias exploração e drenagem cirúrgicas.

Prevenção

A prevenção da otite média em crianças com recorrências freqüentes incluía antigamente uma tentativa de profilaxia antimicrobiana. A amoxicilina e a sulfisoxazol mostraram ser eficazes.[108] quando usadas em um curso de 3 a 6 meses, mas devido às crescentes preocupações a respeito da resistência antimicrobiana, a profilaxia somente deve ser usada após cuidadosa consideração. Uma avaliação contínua da acuidade auditiva da criança e timpanometria pode ser usada para selecionar o paciente no qual pode ser justificado um tratamento cirúrgico.

A inserção de uma sonda de timpanostomia isoladamente ou acompanhada de adenoidectomia é eficaz no tratamento de crianças com otite média que recidivam com freqüência e secreções persistentes na orelha média, com perda da audição por condução.[109] As seqüelas, incluindo a atrofia, a timpanosclerose e a perda auditiva nas orelhas onde as sondas foram inseridas, foram observadas em uma pesquisa, mas há dúvidas quanto à metodologia utilizada.[110] A adenoidectomia com ou sem amigdalectomia é eficaz, mas deve ser reservada ao grupo seleto de pacientes nos quais o tratamento clínico fracassa e nos quais a hipertrofia adenoidiana é clinicamente significativa.

EPIGLOTITE

Epiglotite, também chamada *supraglotite*, refere-se à infecção da epiglote, dobras ariepiglóticas e tecidos moles aritenóides. A intubação precoce deve ser realizada para evitar a complicação potencialmente fatal mais comum, a obstrução aguda das vias aéreas.

Epidemiologia

A epiglotite foi descrita em recém-nascidos e em idosos, mas a maioria dos casos ocorre em crianças entre 2 a 7 anos de idade.[111] Há relatos de taxas anuais de 2 a 13 por 100.000 crianças com menos de 5 anos de idade.[112] Entretanto, a epiglotite é rara nas populações em que é freqüente a infecção precoce com *H. influenzae* do tipo B, como os indígenas norte-americanos, os esquimós do Alasca e os aborígenas australianos.[113-115]

A epiglotite é relatada como ocorrendo igualmente em mulheres e em homens, apesar de estudos em crianças demonstrarem uma predominância de 65% ou mais em meninos.[116,117]

Picos sazonais na primavera e no inverno foram relatados,[118] mas casos da doença ocorrem em todos os meses. Dados sugerem a preponderância de casos de epiglotite no outono.[119] Na nossa instituição, 46% dos casos de epiglotite ocorreram de setembro a novembro*.

Manifestações Clínicas

O diagnóstico da epiglotite deve ser sugerido pelo início súbito de febre alta, dor intensa de garganta com disfagia e salivação excessiva em uma criança previamente saudável.[120,121] A tosse não é um sintoma de apresentação comum. Apesar de os sintomas iniciais poderem ser leves as crianças com epiglotite podem progredir rapidamente e sem nenhuma advertência para a obstrução das vias aéreas.[122]

No exame físico, a criança apresenta-se ansiosa e freqüentemente parece tóxica. O paciente geralmente insiste em permanecer na posição sentada e inclinado para frente com o pescoço hiperestendido e o queixo fazendo protrusão. A voz pode ser abafada, mas geralmente não é rouca. O estridor e as tiragens são comuns, e pode ocorrer uma rápida progressão para obstrução das vias aéreas.[123]

Etiologia Microbiana

A epiglotite aguda é causada pelo *H. influenzae* do tipo B na maioria dos casos. Em duas séries, em 142 de 144 hemoculturas positivas cresceu *H. influenzae do* tipo B.[124-126] Há registros de doenças causadas por pneumococos;[118] estreptococos incluindo-se os grupos A,B e C;[127-129] *S. aureus*;[117] e *Haemophilus parainfluenzae.*[130] Patógenos incomuns como a *Klebsiella pneumoniae, Aspergillus flavus*[131] e *Pasteurella multocida*[132] foram relatados nos hospedeiros imunocomprometidos.

As culturas nasofaríngeas não conseguem diferenciar a colonização assintomática da infecção. No entanto, a cultura direta da epiglote ou da traquéia foi bem-sucedida em isolar o *H. influenzae* do tipo B em crianças em até 94% dos casos.[133]

Diagnóstico

Se um paciente apresenta-se com manifestações características de epiglotite, não há necessidade de nenhum procedimento diagnóstico, e o médico deve agir imediatamente para assegurar a manutenção das vias aéreas do paciente. O exame da orofaringe não deve ser realizado, nem deve ser feita nenhuma tentativa de deitarem-se as crianças, pois ambas as medidas podem precipitar uma obstrução súbita das vias aéreas.[134] Apesar de serem freqüentes leucocitoses de 20.000 com um número aumentado de bastonetes, a venopunção deve ser evitada até que as vias aéreas do paciente estejam asseguradas.

Quando uma criança com epiglotite se apresenta no início da doença, os achados podem ser sutis e este diagnóstico pode não ser considerado. Se o diagnóstico de epiglotite estiver em consideração, a radiografia pode ser usada se uma equipe experiente em intubação e equipamentos completos para a ressuscitação estiverem disponíveis (Tabela 10-5). As radiografias laterais do pescoço sempre devem ser realizadas com a criança sentada e preferivelmente o paciente não deve deixar o setor de emergência ou a unidade de terapia intensiva. O transporte ao setor de radiologia deve ser evitado; se for necessário, o paciente deve ser acompanhado por um médico

*N. T.: outono no Hemisfério Norte.

TABELA 10-5. *Orientações para o tratamento de suspeita de epiglotite*

1. Preparar o equipamento para intubação e ressuscitação e acionar um médico habilitado em intubação, preferivelmente um anestesiologista, otorrinolaringologista ou intensivista. Deve-se utilizar um tubo endotraqueal de um tamanho menor do que o habitual
2. Não transportar o paciente a menos que as vias aéreas tenham sido asseguradas. Se o paciente for enviado de uma clínica externa ou do consultório do médico, profissionais habilitados em manuseio de vias aéreas e intubação devem acompanhar o paciente
3. Nenhum procedimento invasivo deve ser realizado. Uma hemocultura pode ser feita após a proteção das vias aéreas
4. Não colocar o paciente deitado nem examinar a orofaringe
5. Pode se administrar oxigênio por jatos se tolerado pelo paciente
6. Se for considerada necessária uma radiografia lateral do pescoço, não transportar o paciente para o setor de radiologia. Pode-se utilizar um aparelho de radiografia portátil, com o paciente permanecendo na posição ereta
7. Pode ocorrer uma obstrução súbita das vias aéreas sem nenhum aviso. Esteja preparado para intubar a qualquer momento. Usar ventilação com máscara e bolsa (Ambu) para estabilizar o paciente enquanto prepara-se a intubação

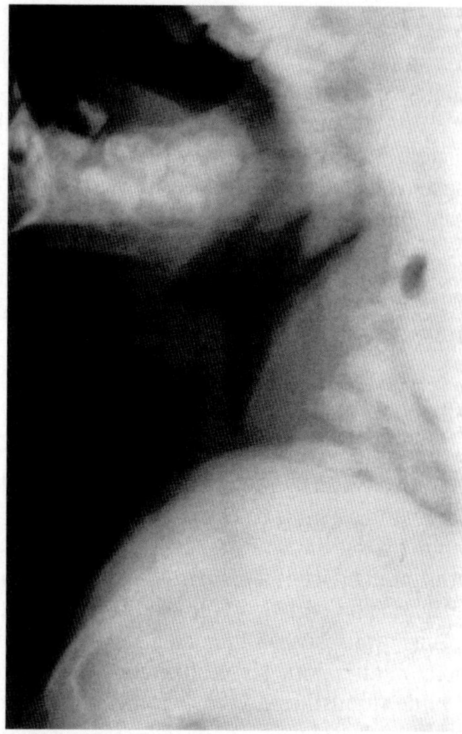

FIG. 10-1. A radiografia lateral de uma criança com epiglotite demonstra uma epiglote alargada e arredondada, e distensão da faringe com ar.

habilitado a intubar, e o equipamento de ressuscitação deve estar acessível e nenhum atraso deve ocorrer. Anormalidades encontradas nos tecidos moles laterais do pescoço na radiografia incluem alargamento da epiglote e das dobras ariepiglóticas, estreitamento e possível obliteração das valéculas e uma relação aumentada da hipofaringe relacionados com as colunas de ar traqueais (Fig. 10-1).[135]

Diagnóstico Diferencial

A epiglotite deve ser diferenciada da laringotraqueíte viral, da traqueíte bacteriana, da uvulite isolada e de um corpo estranho alojado nas valéculas laríngeas.[136-139] Uma lesão faríngea penetrante e abscessos parafaríngeos ou paravertebrais que liberem o pus anteriormente podem simular uma epiglotite. Pode ocorrer epiglotite térmica após a ingesta de bebidas muito quentes. A difteria nasofaríngea é rara, mas as manifestações clínicas podem sugerir o diagnóstico de epiglotite.

Diferenciar a epiglotite da laringotraqueíte viral ou da traqueíte bacteriana geralmente não é difícil. As crianças com laringotraqueíte viral tendem a ter menos de 3 anos, têm sintomas que começam gradualmente, apresentam menos febre e têm uma tosse mais proeminente que tipicamente assemelha-se a um latido ("tosse de cachorro"). As crianças com traqueíte bacteriana tendem a ter um quadro clínico que sugere crupe, mas com mais febre e progressão para obstrução das vias aéreas em alguns casos. As culturas bacterianas comumente revelam *S. aureus, H. influenzae, M. catarrhalis, S. pneumoniae*. As radiografias revelam estreitamento subglótico no crupe viral e membranoso, mas a epiglote parece normal. O tratamento apropriado das vias aéreas pode incluir a intubação em 1 a 3% dos pacientes com crupe viral e até 85% das crianças com traqueíte viral (isto é, crupe membranoso).[140] A maioria das crianças com corpos estranhos laringotraqueais apresenta-se com tosse e estridor. A dispnéia, que é incomum em pacientes com epiglotite, ocorreu em 74,3% das crianças com corpos estranhos laringotraqueais em uma série.[141]

A uvulite isolada esteve associada à infecção devida à *H. influenzae* do tipo B e estreptococos β-hemolíticos do grupo A e ocorreu concomitantemente com a epiglotite acompanhada de bacteremia pelo *H. influenzae* do tipo B.[141]

Tratamento

A proteção das vias aéreas é essencial em casos de epiglotite. Em uma revisão de Cantrell de 740 casos de epiglotite, as taxas de mortalidade foram de 6,1, 0,86 e 0,92%, respectivamente, para pacientes tratados com estrita observação, traqueostomia de rotina ou intubação de rotina.[142] A intubação nasotraqueal eletiva imediata no momento do diagnóstico mostrou-se mais segura do que a traqueostomia no tratamento bem-sucedido das vias aéreas dos pacientes com epiglotite.[143] A maioria dos pesquisadores recomenda o uso de um tubo nasotraqueal que seja 1 mm menor do que o previsto para a idade do paciente. Os cuidados de suporte devem incluir a administração de oxigênio umidificado, hidratação e sedação adequada. A observação direta da epiglote deve determinar quando a extubação pode ser executada com sucesso, o que geralmente é possível em 36 a 48 horas.[144] A redução do edema da epiglote não se correlaciona com a duração da febre nem ela segue um padrão horário arbitrário.

Recomendamos a cefotaxima parenteral ou a ceftriaxona por 5 a 7 dias de tratamento da epiglotite aguda. Até 40% dos casos de *H. influenzae* do tipo B são resistentes à ampicilina; desde 1985, 26% de todos os *H. influenzae* do tipo B isolados na nossa instituição produziram β-lactamase. As modificações do agente antimicrobiano devem ser baseadas no patógeno suspeito e nos estudos de suscetibilidade regional. Um agente antiestafilocócico deve ser acrescentado se, por exemplo, suspeitar-se de *S. aureus*.

O uso rotineiro de vacinas conjugadas do *H. influenzae* do tipo B em bebês tem sido recomendado desde 1990. Subseqüentemente, um declínio de 99% na doença invasiva pelo *H. influenzae* do tipo B inclusive a epiglotite foi relatado. Na nossa instituição, não cuidamos de uma criança com epiglotite desde 1993. Um relato de 1998 de um estudo CDC realizado na Califórnia concluiu que o número de casos de *H. influenzae* do tipo B diminuiu de 13,9 por 100.000 para 0,1 por 100.000 de 1990 a 1996.[145] Ainda assim casos esporádicos de epiglotite continuam a acontecer em crianças de populações que são subimunizadas ou que encontrem, por outro motivo, sob um risco maior de infecção pelo *Haemophilus*. Os médicos devem manter vigilância constante e considerar este diagnóstico no contexto clínico apropriado.

Epiglotite no Adulto

As manifestações clínicas de epiglotite em adultos são semelhantes às observadas em crianças. Dor de garganta intensa com disfagia crescente e salivação excessiva ocorre. O grau de dor pode ser desproporcional aos achados orofaríngeos no exame e pode ocorrer uma rápida progressão para obstrução das vias aéreas sem nenhum aviso. Quando se suspeita deste diagnóstico, um exame das vias aéreas superiores usando-se a nasofaringolaringoscopia ou outras técnicas para visualizar a epiglote e o grau de estreitamento traqueal com o paciente desperto e em posição ereta deve ser realizado. Os pacientes com dispnéia ou mais de 75% de obstrução das vias aéreas devem ser considerados candidatos à intubação de urgência.[146] As radiografias laterais do pescoço demonstrando uma epiglote de mais de 8 mm ou uma dobra ariepiglótica de mais de 7 mm são sugestivas de epiglotite, mas podem não ser tão sensíveis quanto a visualização. A incidência de epiglotite em adultos em Ontário de 1989 a 1994 foi 2,02 casos por 10^5 da população por ano.[146] Na Suécia, o número de casos em adultos não caiu significativamente nos primeiros 2 anos após a introdução da vacina contra o *H. influenzae* tipo B para as crianças.[147] O *H. influenzae* tipo B é o patógeno mais comumente identificado em 26% dos casos, seguido pelo *S. pneumoniae* em 22% dos casos e estreptococos do grupo A em 9% dos casos. Em 42% dos casos a etiologia microbiana não pôde ser determinada apesar do uso de hemoculturas e técnicas sorológicas de reação em cadeia da polimerase.[147] O tratamento com ceftriaxona ou cefotaxima é recomendado.

REFERÊNCIAS BIBLIOGRÁFICAS

1. Komaroff AL, Aronson MD, Pass TM, et al. Serologic evidence of chlamydial and mycoplasmal pharyngitis in adults. *Science* 1983;222:927-929.
2. Kuovinen P, Lahtonen R, Ziegler T, et al. Pharyngitis in adults: the presence and coexistence of viruses and bacterial organisms. *Ann Intern Med* 1989;110:612-616.
3. Summary of notifiable diseases, United States, 1997. *MMWR Morb Mortal Wkly Rep* 1997;46:1-87.
4. Todd JK. The sore throat: pharyngitis and epiglottitis. *Infect Dis Clin North Am* 1988;2:149-162.
5. Meier FA, Centor RM, Graham L, et al. Clinical and microbiological evidence for endemic pharyngitis among adults due to group C streptococci. *Arch Intern Med* 1990;150:825-829.
6. Turner JC, Hayden GF, Kiselica D, et al. Association of group C ß-hemolytic streptococci with endemic pharyngitis among college students. *JAMA* 1990;264:2644-2647.
7. Turner JC, Fox A, Fox K, et al. Role of group C beta-hemolytic streptococci in pharyngitis: epidemiologic study of clinical features associated with isolation of group C streptococci. *J Clin Microbiol* 1993;31:808-811.
8. Gerber MA, Randolph MF, Martin NH, et al. Community-wide outbreak of group G streptococcal pharyngitis. *Pediatrics* 1991;87:598-603.
9. Komaroff AL, Branch WT, Aronson MD, et al. Chlamydial pharyngitis. *Ann Intern Med* 1989;111:537-538.
10. Watanakunakorn C, Levy DH. Pharyngitis and urethritis due to Chlamydia trachomatis. *J Infect Dis* 1983;147:364.
11. Jones RB, Rabinovitch RA, Katz BP, et al. Chlamydia trachomatis in the pharynx and rectum of heterosexual patients at risk for genital. infection. *Ann Intern Med* 1985;102:757-762.
12. Denny FW. Current problems in managing streptococcal pharyngitis. *J Pediatr* 1987;111:797-806.
13. Williams WC, Williamson HC h., LeFevre ML. The prevalence of Mycoplasma pneumoniae in ambulatory patients with nonstreptococcal sore throat. *Fam Med* 1991;23:117-121.
14. Miller RA, Brancato F, Holmes KK. *Corynebacterium hemolyticum* as a cause of pharyngitis and scarlatiniform rash in young adults. *Ann Intern Med* 1986;105:867-872.
15. Tacket CO, Davis BR, Carter GP, et al. *Yersinia enterocolitica* pharyngitis. *Ann Intern Med* 1983;99:40-42.
16. Parkhurst JB, San Joaquin VH. Tonsillopharyngeal tularemia: A reminder. *Am J Dis Child* 1990;144:1070-107 1.
17. Bisno AL, Stevens DL. *Streptococcus pyogenes*. In: Mandell GL, Bennett JE, Dolin R, eds. *Principles and practices of infectious disease*. Philadelphia: Churchill Livingstone, 2001:2101-2117.
18. Bisno AL. Acute pharyngitis: etiology and diagnosis. *Pediatrics* 1996;91:949-954.
19. Bisno AL, Gerber M, Gwaltney J, et al. Diagnosis and management of group A streptococcal pharyngitis: a practice guideline. *Clin Infect Dis* 1997;25:574-83.
20. Dajani A, Taubert K, Ferrieri P, et al. Treatment of acute streptococcal pharyngitis and prevention of rheumatic fever: a statement for health professionals. *Pediatrics* 1995;96:758-764.
21. Rose FB, Camp CJ, Antes EJ. Family outbreak of fatal *Yersinia enterocolitica* pharyngitis. *Am J Med* 1987;82:636-637.
22. Gerber MA, Randolph MF, Mayo DR. The group A streptococcal carrier state: a reexamination. *Am J Dis Child* 1988;142:562-565.
23. Gerber MA, Tanz RR, Kabat W, et al. Optical immunoassay test for group A beta-hemolytic streptococcal pharyngitis. An office-based, multicenter investigation. *JAMA* 1997;277:899-903.
24. Pichichero ME. Controversies in the treatment of streptococcal pharyngitis. *Am Fam Physician* 1990;42:1567-1576.
25. Gerber MA, Randolph MF, DeMeo KK, et al. Lack of impact of early antibiotic therapy for streptococcal pharyngitis on recurrence rates. *J Pediatr* 1990;117:853-858.
26. Seppala H, Nissinen A, Jarvinen H, et al. Resistance to erythromycin in group A streptococci. *N Engl J Med* 1992;326:292-297.
27. Feldman S, Bisno AL, Lott L, et al. Efficacy of benzathine penicillin G in group A streptococcal pharyngitis: reevaluation. *J Pediatr* 1987;110:783-787.
28. Smith TD, Huskins WC, Kim KS, et al. Efficacy of β-lactamaseresistant penicillin and influence of penicillin tolerance in eradicating streptococci from the pharynx after failure of penicillin therapy for group A streptococcal pharyngitis. *J Pediatr* 1989;110:777-782.
29. Pichichero ME. Cephalosporins are superior to penicillin for treatment of streptococcal pharyngitis: is the difference worth it? *Pediatr Infect Dis J* 1993;12:268-274.
30. Pichichero ME, Gooch WM, Rodriguez W, et al. Effective shortcourse treatment of acute group, A ß-hemolytic streptococcal tonsillopharyngitis. *Arch Pediatr Adolesc Med* 1994;148:1053-1060.
31. Paradise JL, Bluestono CD, Bachman RZ, et al. Efficacy of tonsillectomy for recurrent throat infection in severely affected children. *N engl Med* 1984;310:674-683.

32. McDonald 0, Teirney WM, Hui SL, et al. A controlled trial of erythromycin in adults with nonstreptococcal pharyngitis. *J Infect Dis* 1985;152:1092-1094.
33. Petersen K, Phillips RS, Soukup J, et al. The effect of erythromycin on resolution of symptoms among adults with pharyngitis not caused by group A streptococcus. *J Gen Intern Med* 1997;12:95-101.
34. Marvez-Valls EG, Ernst AA, Gray J, et al. The role of betamethasone in the treatment. of acute exudative pharyngitis. *Acad Emerg Med* 1998;5:567-572.
35. Gwaltney JM. Acute community-acquired sinusitis. *Clin Infect Dis* 1996;23:1209-1225.
36. Kaliner MA, Osguthorpe JD, Fireman P, et al. Sinusitis-bench to bedside. *J Allergy Clin Immunol* 1997;99:S829-S848.
37. Schubert MS, Goetz DW. Evaluation and treatment of allergic fungal sinusitis.I. Demographics and diagnosis. *J Allergy Clin Immunol* 1998;102:387-394.
38. Gwaltney JM, Sydnor A, Sande MA. Etiology and antimicrobial treatment of acute sinusitis. *Ann Otol Rhinol Laryngol* 1981;90[Suppl 84]:68-71.
39. Jousimies-Somer HR, Savolainen S, Ylikoski JS. Bacteriological findings of acute maxillary sinusitis in, young adults. *J Clin Microbiol* 1988;26:1919-1925.
40. Berg CE, Carenfelt C, Kronvall G. Bacteriology of maxillary sinusitis in relation to character of inflammation and prior treatment. Scand J Infect Dis 1988;20:511-516.
41. Nord CE. Efficacy of penicillin treatment in. purulent maxillary sinusitis. A European multicenter trial. *Infection* 1988;16:209-217.
42. Sydnor A, Gwaltney JM, Cocchetto DM, et al. Comparative evaluation of cefuroxime axetil and cefaclor for treatment of acute bacterial maxillary sinusitis. *Arch Otolaryngol Head Neck Surg* 1989;115:1430-1433.
43. Von Sydow C, Savolainen S, Soderqvist A. Treatment of acute maxillary sinusitis comparing cefpodoxime proxetil with amoxicillin. *Scand J Infect Dis* 1995;27:229-234.
44. Wald ER, Milmoe GJ, Bowen A, et al. Acute maxillary sinusitis in children. *N Engl J Med* 1981;304:749-754.
45. Wald ER, Reilly JS, Casselbrant M, et al. Treatment of acute maxillary sinusitis in childhood: a comparative study of amoxicillin and cefaclor. *J Pediatr* 1984;104:297-302.
46. Nadel DM, Lanza DC, Kennedy DW. Endoscopically guided cultures in chronic sinusitis. Am J Rhinol 1998;12:233-24 1.
47. Bamberger DM. Antimicrobial treatment of sinusitis. *Semin Respir Infect* 1991;6:77-84.
48. Brook 1. Bacteriologic features of chronic sinusitis in children. *JAMA* 1981;246:967-969.
49. Lew D, Southwick FS, Montgomery WW, et al. Sphenoid sinusitis: a review, of 30 cases. *N Engl J Med* 1983;309:1149-1154.
50. Westergren V, Lundblad L, Hellquist HB, et al. Ventilator-associated sinusitis: a review. *Clin Infect Dis* 1998;27:851-864.
51. Rubin JS, Honigberg R. Sinusitis in patients with the acquired immunodeficiency syndrome. *Ear Nose Throat J* 1990;69:460-463.
52. Dunand VA, Hammer SM, Rossi R, et al. Parasitic sinusitis and otitis in patients infected with human immunodeficiency virus. *Clin Infect Dis* 1997;25:267-272.
53. Upadhyay S, Marks SC, Arden RL, et al. Bacteriology of sinusitis in human immunodeficiency virus-positive patients. *Laryngoscope* 1995;105:1058-1060.
54. Milgrim LM, Rubin JS, Rosenstreich DL, et al. Sinusitis in human immunodeficiency virus infection. *J Otolaryngol* 1994;23:450-453.
55. Mylonakis E, Rich J, Skolnik PR, et al. Invasive aspergillus sinusitis in patients with human immunodeficiency virus infection. *Medicine* 1997;76:249-255.
56. Williams; JW, Simel DL, Roberts L, et al. Clinical evaluation for sinusitis: making the diagnosis by history and physical exam. *Ann Intern Med* 1992;117:705-710,
57. Wald ER, Guerra N, Byers C. Upper respiratory tract infectious in young children: duration of and frequency of complications. *Pediatrics* 1991;87:129-133.
58. Rouby J-J, Laurent P, Gosnach M, et al. Risk factors and clinical relevance of nosocomial maxillary sinusitis in the critically ill. *Am J Respir Crit Care Med* 1994;150:776-783.
59. Ferguson MA, Todd JK. Toxic shock syndrome associated. with *Stqphylococcus aureus* sinusitis in children. *J Infect Dis* 1990;161:953-954.
60. Slavin RG. Nasal polyps and sinusitis. *JAMA* 1997;278:22.
61. Ott NL, O'Connell 0, Hoffman AD, et al. Childhood sinusitis. *Mayo Clin Proc* 1991;66:1238-1247.
62. Kurien M, Raman R, Job A. Roentgen examination of maxillary sinus, antral puncture and irrigation: a comparative study. *Singapore Med J* 1989;30:565-567.
63. Zinreich SJ. Paranasal sinus imaging. *Otolaryngol Head Neck Surg* 1990;103:863-869.
64. Berg O, Bergstedt H, Carenfelt C, et aL Discrimination of purulent from nonpurulent maxillary sinusitis. *Ann Otol Rhinol Laryngol* 1981;90:272-275.
65. Castellanos J, Axelrod D. Flexible fiberoptic rhinoscopy in the diagnosis of sinusitis. *J Allergy Clin immunol* 1989;83:91-94.
66. Wald ER, Ciponis D, Ledesma-Medina J. Comparative effectiveness of amoxicillin and amoxicillin-clavulanate potassium in. acute paranasal sinus infection in children: a double-blind, placebo-controlled trial. *Pediatrics* 1986;77:795-800.
67. Lindbaek M, Hjortdahl P, Johnsen U. Randomised, double-blind, placebo controlled trial of penicillin V and amoxycillin in treatment of acute sinus infections in adults. *BMJ* 1996;313:325-329.
68. Stalman W, Van. Essen GA, Van Der Graaf Y, et al. The end of antibiotic treatment in adults with acute sinusitis-like complaints in general practice: a placebo-controlled double-blind randomized doxycycline trial. *Br J Gen Pract* 1997;47:794-799.
69. Van Buchem FL, Knottnerus JA, Schrijnemaekers VJJ, et al. Primarycare-based randomised placebo-controlled tri ' al of antibiotic treatment in acute maxillary sinusitis. *Lancet* 1997;349:683-687.
70. Lindbaek M, Kaastad E, Dolvik S, et al. Antibiotic treatment of patients with mucosal thickening in the paranasal sinuses, and validation of cut-off points in sinus CT. *Rhinology* 1998;36:7-11.
71. O'Brien KL, Dowell, SF, Schwartz B, et al. Acute sinusitis-principles of judicious use of antimicrobial agents. *Pediatrics* 1998;101:174-177.
72. Otten HW, Antvelink JB, Ruyter De Wildt H, et al. Is antibiotic treatment of chronic sinusitis effective in children? *Clin Otolaryngol* 1994;19:215-217.
73. Legent F, Bordure PH, Beauvillain C, et al. A double-blind comparison of ciprofloxacin and amoxycillin/clavulanic acid in the treatment of chronic sinusitis. *Chemotheropy* 1994;40:8-15.
74. Carenfelt, C, Melen 1, Odkvist L. Treatment of sinus empyema in adults. *Acta Otolaryngol (Stockh)* 1990;110:128-135.
75. Wald ER, Byers C, Guerra N, et al. Subacute sinusitis in children. *J Pediatr* 1989;115:28-32.
76. Dohlman AW, Hemstreet M, Odrezin GT, et al. Subacute sinusitis: are antimicrobials necessary ? *J Allergy Clin Immunol* 1993;91:1015-1023.
77. Schubert MS, Goetz DW. Evaluation and treatment of allergic fungal sinusitis. II. Treatment and follow-up. *J Allergy Clin immunol* 1998;102:395-402.
78. Klein JO. Epidemiology of otitis media. *Pediatr Infect Dis* 1989;8[Suppl 1]:S9.
79. Casselbrandt ML. Epidemiology of otids media in infants and preschool children. *Pediatr Infect Dis* 1989;8[Suppl 1]:S10-S1.
80. Teele DW, Klein JO, Rosner B, The Greater Boston Otitis Media Study Group. Epidemiology of otitis media during the first seven years of life in children in Greater Boston: a prospective, cohort study. *J Infect Dis* 1989;160:83-94.
81. Strangert K. Otitis media in young children in different types of day care. *Scand J Infect Dis* 1977;9:119-123.
82. Wald ER, Dashefsky B, Byers C, et al. Frequency and severity of infections in day care. *J Pediatr* 1988;112:540-546.
83. Kraemer MJ, Richardson MA, Weiss NS, et al. Risk factors for persistent middle-car effusions. *JAMA* 1983;249:1022-1025.
84. Stewart IA, Yirkland C, Simpson A, et al. Some developmental characteristics associated with otitis media with effusion. In: Lim DJ, Bluestone CD, Klein JO, Nelson JD, eds. *Recent advances in otitis media with effusion. Proceedings of the Third International Symposium.* Toronto: BC Decker, 1984:25-27.
85. Medical Research Council Working Party Report. Acute otitis media in general practice. *Lancet* 1957;2:510-514.
86. Howie VM, Ploussard JH, Lester R. Otitis media: a clinical and bacteriologic correlation. *Pediatrics* 1970;45:29-35.
87. Brook I. Otitis media in children: a prospective study of aerobic and anaerobic bacteriology. *Laryngoscope* 1979;89:992-997.
88. Schwartz AR. Bacteriology of otitis media: a review. *Otolaryngol Head Neck urg* 1981;89:444-450.

89. Celin SE, Bluestone CD, Stephenson J, et al. Bacteriology of acute otitis media in adults. *JAMA* 1991;266:2249-2252.
90. Luotonen J, Herva E, Karmu P, et al. The bacteriology of acute otitis media in children with special reference to *Streptococeus pneumoniae* as studied by bacteriological and antigen detection methods. *Scand J Infect Dis* 1981;113:788.
91. Gray BM, Converse GM III, Dillon HC Jr, Serotypes of *Streptococcus pneumoniae* causing disease. *J Infect Dis* 1979;140:979-983.
92. Kamme C, Age berg M, Lundgren K. Distribution of *Diplodocus pneumoniae* types in acute otitis media in children and influence of the types; on the clinical course in penicillin V therapy. *Scand J Infect Dis* 1970;2:183-190.
93. Barenkamp SJ, Munson RS, Granoff DM. Outer membrane protein and biotype analysis of pathogenic nontypable *Haemophilus influen,zae. Infect Immunol* 1982;36:535-540.
94. Hendrickse WA, Shelton S, Kusmiesz H, et al. Biotypes; of *Haemophilus influenzae* isolated from middle ear fluid of children with acute otitis media with effusion. In: Lira DJ, Bluestone CD, Klein JO, Nelson JD, eds. *Recent advances in otitis media.* Philadelphia: BC Decker, 1988:328-330.
95 Shurin PA, Marchant CD, Kim CH, et al. Emergence of beta-lactamase-producing strains of *Branhamella catarrhalis* as important agents of acute otitis media. *Pediatr Infect Dis J* 1983;2:34-38.
96 Bland RD. Otitis media in the first six weeks of life: diagnosis, bacteriology, and management. *Pediatrics* 1972;49:187-197.
97 Shurin FA, Howie VM, Pelton SI, et al. Bacterial etiology of otitis media during the first 6 weeks of life. *J Pediatr* 1978;92:893-896.
98 Tetzlaff TR, Ashworth C, Nelson JD. Otitis media in children less than 12 weeks of age. *Pediatrics* 1977;59:827-832.
99. Chonmaitree T, Howie VM, Truant AL. Presence of respiratory viruses in middle ear fluids and nasal wash specimens from children with acute otitis media. *Pediatrics* 1986;77:698-702.
100. Kenna MA, Bluestone CD. Microbiology of chronic supurative otitis media in children. *Pediatr Infect Dis J* 1986;5:223-225.
101. Jeang MK, Fletcher EC. Tuberculous otitis media. *JAMA* 1983;249:2231-2232.
102. Brook I, Yocum P, Shah K, et al. Aerobic and anaerobic bacteriologic features of serous otitis media in children. *Am J Otolaryngol* 1983;4:389-392.
103. Giebink GS, Canafax DM, Kempthorne J. Antimicrobial treatment of acute otitis media. J *Pediatr* 1991;119:495-500.
104. del Castillo F, Baquero-Artigao F, Garcia-Perea A. Influence of recent antibiotic therapy on antimicrobial resistance of *Streptococcus pneumoniae* in children with acute otitis media in Spain. *Pediatr Infect Dis* J. 1998;17:94-97.
105. Roger G, Carles R, Pangon B, et al. Management of acute otitis media caused by resistant pneumococci in infants. *Pediatr Infect Dis J* 1998;17:631-638.
106. Teele DW, Klein JO, Rosner BA. Otitis media with effusion during the first three years of life and development of speech and language. *Pediatrics* 1984;74:282.
107. Hawkins DB. Acute mastoiditis in children: a review of 54 cases. *Laryngoscope* 1983;93:568.
108. Perrin JM, Charney E, MacWhinney JD. Sulfisoxazole as chemoprophylaxis for recurrent otitis media: a double-blind crossover study in pediatric practice. *N Eng1 J Med* 1974;291:664.
109. Gates GA, Avery CA, Prihoda TJ. Effectiveness of adenoidectomy and tympanostomy tubes in the treatment of chronic otitis media. *N Eng1 J Med* 1987;317:1444.
110. Pichichero ME, Berghash LR, Hengeser AS. Anatomic and audiologic: sequelae after tympanostomy tube insertion or prolonged antibiotic therapy for otitis media. *Pediatr Infect Dis J* 1989;8:780-787.
111. Johnson GK, Sullivan JL, Bishop LA. Acute epiglottitis: review of 55 cases and suggested protocol. *Arch Otolaryngol* 1974;100:333-337.
112. Peltola H, Kayhty H, Virtanen M, et al. Prevention of *Haemophilus influenzae* type b bacteremia infections with capsular polysaccharide vaccine. *N Eng1 J Med* 1984;310:1561-1566.
113. Ward JL, Lum MKW, Hall DV, et al. Invasive *Haemophilus influenzae* type b disease in Alaska: background epidemiology for, a vaccine efficacy trial. *J Infect Dis* 1986;153:17-26.
114. Losonsky GA, Santosham M, Sehgal VM, et al. *Haemophilus influenzae* disease in the White Mountain Apaches: molecular epidemiology of a high risk population. *Pediatr Infect Dis J* 1984;3:539-547.
115. Harrsmarr D, Harma J, Morey E High prevalence, of invasive *Haemophilus influenzae* disease in Central Australia. *Lancet* 1986;2:927-929.
116. Baxter J. Acute epiglottitis in children. *Laryngoscope* 1967;77:13581368.
117. Bass JW, Steele RW, Wiebe RA. Acute epiglottitis: a surgical emergency. *JAMA* 1974;229:671-675.
118. Verro RR. Epiglottitis: report of 37 cases. *JAMA* 1960;17:990-994.
119. Briggs WH, Altenau MM. Acute epiglottitis in children. *Otolaryngol Head Neck Surg* 1980;88:665-669.
120. Lewis JK, Gastner JC, Galvis AG. A protocol for management of acute epiglottitis. *Clin Pediatr* 1978;17:494-496.
121. Diaz JH, Lockhart CH. Early diagnosis; and airway management of acute epiglottitis in children. *South Med J* 1982;75:399-403.
122. Bates JR. Epiglottitis: diagnosis and treatment. *Pediatr Rev* 1979;1:173.
123. Bass JW, Fajardo E, Brien JH. Sudden death due to acute epiglottitis. *Pediatr Infect Dis J* 1985;4:447-449.
124. Faden HS. Treatment of Haemophilus influenzae type b epiglottitis. *Pediatrics* 1979;63:402-407.
125. Barrier DB, Wark H, Overtin JR. Acute, epiglottitis in children. *Anaesth Intensive Care* 1984;13:25-28.
126. Berenberg W, Kevy S. Acute epiglottitis in childhood: a serious emergency, readily recognized at the bedside. N *Eng1 J Med* 1958;258:870-874.
127. Lacroix J, Ahronheim G, Arcand P, et al. Group A streptococcal supraglottitis. *J Pediatr* 1986;109:21-24.
128. Mills E. Group B streptococcal supraglottitis in a three-month-old infant. *Am J Dis Child* 1986;140:411-412.
129. Schwarz RH, Kuen RI, Hermansen K. Acute epiglottitis Caused by hemolytic group C streptococci. *Am J Dis Child* 1982;136:558-559.
130. Warner JA, Finlay WEI. Fulminating epiglottitis in adults: report of 3 cases and review of the literature. *Anaesthesia* 1985;40:348-352.
131. Bolivar R, Gomez LG, Luna M, et al. *Aspergillus epiglottitis. Cancer* 1983;51:367-370.
132. Johnson RH, Rumans LW. Unusual infections caused. by *Pasteurella multocida. JAMA* 1977;237:146-147.
133. Margolis CZ, Colletii RB, Grundy G. *Haemophilus influenzae* type b: the etiologic: agent of epiglottitis. *J Pediatr* 1975;87:322-323.
134. Barker GA. Current management of croup and epiglottitis. *Pediatr Clin North Am* 1979;26:565-579.
135. Rapskin RH. The diagnosis of epiglottitis: simplicity and reliability of radiographs of the neck in the differentiation of croup syndrome. *Pediatrics* 1972;80:96-98.
136. Denny FW, Murphy TF, Clyde WA, et al. Croup: an 11-year study in a pediatric practice. *Pediatrics* 1983;71:871-876.
137. Joes R, Santos JI, Overall JC. Bacterial tracheitis. *JAMA* 1979; 242:721-726.
138. Li KI, Dieman S, Wald ER. Isolated uvulitis due to *Haemophilus influenzae* type b. *Pediatrics* 1984;74:1054-1057.
139. Blazer S, Naveh Y, Friedman A. Foreign body in the airway: a review of 200 cases. *Am J Dis Child* 1980;134:68-7 1.
140. Han BK, Dunbar JS, Stuher TW. Membranous laryngotracheobronchitis (membranous croup). *AJR Am J Roentgenol* 1979;113:53-58.
141. Kotloff KL, Wald ER. Uvulitis in. children. *Pediatr Infect Dis J* 1983;2:392-393.
142. Cantrell RW, Bell RA, Morioka WT. Acute epiglottitis: intubation versus tracheostomy. *Laryngoscope* 1978;88:994-1005.
143. Schuller DE, Birch HG. The safety of intubation in croup and epiglottitis: an eight year follow up. *Laryngoscope* 1975;85:33-46.
144. Rothstein P, Lister G. Epiglottitis: duration of intubation, fever. *Anesth Analg* 1983;62:785-787.
145. Centers for Disease Control and Prevention. *Haemophilus influenzae* invasive disease among children age < 5 years-California, 1990-1996. *MMWR* 1998;47:737-740.
146. Hébert PC, Ducic Y, Boisvert D, Lamothe A. Adult epiglottitis in a Canadian Setting. *Laryngoscope* 1998;108:64-69.
147. Trollfors B, Nylon 0, Care felt C, et al.. Aetiology of acute epiglottitis in adults. *Scand J Infect Dis* 1998;30:49-51.

CAPÍTULO 11

Bronquite e Traqueobronquite Aguda Febril, Incluindo Exacerbações Agudas da Bronquite Crônica

Meyer S. Balter

Bronquite ou *inflamação da árvore brônquica* é um termo inespecífico que descreve um achado patológico demonstrável em numerosas patologias agudas e crônicas. As definições tanto da *bronquite crônica* quanto da *traqueobronquite febril aguda* são clínicas ao invés de patológicas e, portanto, deve-se tomar cuidado em excluir-se outras patologias com apresentações similares ou que se superponham a elas. Este capítulo discute duas entidades separadas – as exacerbações agudas da bronquite crônica (EABC) e a traqueobronquite febril aguda que, apesar de compartilharem o processo de inflamação das vias aéreas, têm diferenças acentuadas em termos de fisiopatologia, morbidade e implicações terapêuticas.

BRONQUITE CRÔNICA

Definição e Diagnóstico

A bronquite crônica é uma patologia clínica que foi definida há 40 anos como uma tosse excessiva, produção de escarro na maioria dos dias durante pelo menos 3 meses do ano, durando pelo menos 2 anos consecutivos.[1] A obstrução encontrada nos testes de função respiratória não é requerida como parte da definição mais ampla, mas quando está presente, o termo *bronquite obstrutiva crônica* freqüentemente é empregado. Para os propósitos deste capítulo, o termo *bronquite crônica* presumirá que está presente uma obstrução associada das vias aéreas, apesar da diferença na intensidade.

Pelo fato de não existirem nenhum achado característico no exame físico, alterações radiológicas ou padrões laboratoriais específicos de bronquite crônica, outras causas de tosse crônica precisam ser consideradas e eliminadas antes de o diagnóstico ser feito. Apesar de a tosse crônica ter muitas causas, o principal diagnóstico diferencial em pacientes com tosse crônica produtiva inclui a asma, corrimento pós-nasal e bronquiectasia. Destes, o corrimento pós-nasal é de diagnóstico relativamente fácil e certamente nenhuma evidência de obstrução das vias aéreas está presente. Separar a bronquite crônica da bronquiectasia ou da asma nem sempre é tão fácil, e as três doenças compartilham certas similaridades e ocasionalmente até mesmo superpõem-se. Existem evidências crescentes que os pacientes com bronquite crônica com exacerbações infecciosas freqüentes e precária função pulmonar começam a se comportar de um modo semelhante ao dos pacientes com bronquiectasia, pelo menos em termos de patógenos infecciosos causando a sua doença. No entanto, isto altera a terapia apenas de forma mínima, pelo menos em termos de tratamento das exacerbações agudas.

Diferenciar a bronquite crônica da asma é muito mais importante em termos de implicações no tratamento. Esta diferenciação freqüentemente é muito difícil e as duas doenças podem coexistir. A bronquite crônica, englobada sob o termo abrangente de *doença pulmonar obstrutiva crônica* (DPOC), é considerada uma doença relativamente fixa, embora freqüentemente demonstre-se a reversibilidade da obstrução das vias aéreas.[2] Além disso, a hiper-reatividade das vias aéreas a estímulos não-específicos como a metacolina não é rara.[3]

A relação entre essas duas doenças pode ser ainda mais importante. Apesar de o tabagismo inquestionavelmente ser o fator de risco identificável mais importante para o desenvolvimento da bronquite crônica, e também o mais importante previsor de declínio na função pulmonar após a idade de 35 anos, a reatividade das vias aéreas é um importante fator para o declínio acelerado na função e, portanto, no risco de desenvolvimento de uma DPOC mais grave.[4,5] A importância das medidas objetivas da função pulmonar em tabagistas sintomáticos não pode ser excessivamente frisada. O volume expiratório forçado pós-broncodilatador em 1 segundo (FEV_1) e a idade permanecem como os melhores previsores de mortalidade precoce por bronquite crônica.[6] O *Lung Health Study* nitidamente demonstrou que estimulando-se os tabagistas com evidências de obstrução das vias aéreas a abandonarem o hábito completamente resultava uma diminuição importante na taxa de declínio da FEV^1, desde que os pacientes permanecessem sem fumar.[7] No entanto, muitos estudos sugerem que a espirometria está sendo subutilizada nos grupos de pacientes sob maior risco de desenvol-

M. S. Balter: Department of Medicine, University of Toronto Faculty of Medicine and Mount sinai Hospital, Toronto, Ontario M5G 1 X 5, Canada.

verem bronquite crônica e confirmam que o uso de indicadores clínicos para prever quais pacientes nos quais a espirometria seria útil é uma péssima abordagem.[8,9]

Incidência

A incidência de bronquite crônica varia muito de país para país, dependendo em parte de quão ampla é a definição usada. Em muitas pesquisas, a bronquite crônica não é especificamente separada dos outros componentes da DPOC, de modo que números exatos são difíceis de se obter. No entanto, pelo menos 80% dos pacientes com DPOC têm um componente de bronquite crônica que exerce um papel na sua doença. Uma pesquisa nacional de saúde no Canadá em 1999 determinou que 750.000 canadenses tinham DPOC diagnosticada pelo clínico.[10] Números provenientes dos Estados Unidos revelam uma prevalência muito maior de DPOC, com aproximadamente 15 milhões de pacientes diagnosticados com a doença.[11] De fato, estimativas de 1997 sugerem que duas vezes mais pessoas nos Estados Unidos têm sintomas compatíveis com bronquite crônica, mas permanecem sem diagnóstico.[12] Para muitos tabagistas, a presença de tosse crônica e produção de catarro é normal e considerada como uma conseqüência inócua do seu vício. Estudos recrutando tabagistas leves (saudáveis) mostraram que mais da metade dos voluntários que acreditavam que se encaixavam neste perfil acabavam apresentando tosse persistente, produção de escarro ou sibilos. Apesar de a espirometria de rastreamento certamente não poder ser recomendada a todos os fumantes, o seu uso deve ser considerado em pacientes com tosse crônica e produção de escarro, particularmente em face das freqüentes exacerbações infecciosas da sua doença ou sintomas respiratórios associados. Tendo como alvo este grupo para estratégias intensivas para o abandono do tabagismo é provável que melhore o desfecho no futuro, pela diminuição da taxa de declínio do FEV_1.[7]

Em média, os pacientes com bronquite crônica têm uma a quatro exacerbações por ano, que se traduzem em um total de 15 a 60 milhões de exacerbações por ano nos Estados Unidos.[13] A doença pulmonar obstrutiva é a quarta principal causa de morte nos Estados Unidos, e as taxas de mortalidade específicas para a idade para o DPOC têm aumentado em uma velocidade alarmante.[11] Esta tendência ascendente no diagnóstico da DPOC e na mortalidade provavelmente continuará no futuro, no que se pode prever, devido principalmente aos efeitos retardados do aumento na prevalência do tabagismo na população feminina que se iniciou após a Segunda Guerra Mundial. Uma porção considerável da morbidade, da mortalidade e do ônus econômico da bronquite crônica está relacionada às EABCs. Uma grande proporção de custos diretos em cuidados de saúde relacionados à bronquite crônica nos Estados Unidos e no Canadá é o tratamento do paciente no hospital. A duração média de hospitalização para uma exacerbação da DPOC no Canadá em 1994 era de 14,5 dias.[10] O custo médio de uma permanência hospitalar em um estudo prospectivo de 1996 de mais de 1.000 pacientes adultos admitidos por EABC, e hipercapnia nos Estados Unidos foi de 7.100 dólares.[14]

Apesar deste enorme custo da terapia hospitalar, existem evidências que estes dólares não são bem gastos, pois os pacientes com EABC que precisam ser hospitalizados apresentam um péssimo prognóstico. Por exemplo, no estudo mencionado anteriormente, 446 pacientes foram admitidos 754 vezes durante os 6 meses após a alta, e apenas 26% dos 1.016 pacientes iniciais estavam vivos e experimentando uma boa qualidade de vida na ocasião.[14] Dos pacientes com DPOC que são admitidos à unidade de terapia intensiva com descompensação respiratória aguda, 20 a 60% precisam de ventilação mecânica, e a taxa de mortalidade para este grupo varia de 10 a 30%.[15-17] A taxa de mortalidade em 6 meses para pacientes com mais de 65 anos que precisam de ventilação mecânica é tão elevada quanto 47%.[17] Além disso, a mortalidade hospitalar para a EABC é de aproximadamente 10%, que é maior do que a do infarto do miocárdio, e o prognóstico a longo prazo permanece ruim, com uma mortalidade de 40% em 1 ano.[14-17] Portanto, o objetivo da terapia da bronquite crônica é o reconhecer e o tratar o mais rápido possível a EABC e prevenir apropriadamente a necessidade de hospitalização.

Patogênese

Foram propostas duas hipóteses para explicar as alterações que ocorrem na bronquite crônica obstrutiva. A "hipótese britânica" sugere que a bronquite crônica obstrutiva é o resultado de uma irritação brônquica e de hipertrofia das glândulas secretoras de muco devido a tabagismo, poluição e infecção recorrente.[18] Com base nesta hipótese, a tosse e a hipersecreção de muco leva a uma progressiva obstrução das vias aéreas, incapacitação e morte. Esta constatação de relação causal não foi substanciada pelos primeiros trabalhos de pesquisa.[18] No entanto, trabalhos realizados em 1990 sugerem que a hipersecreção de muco pode estar relacionada ao FEV_1 mesmo quando corrigida para o *status* de tabagismo e FEV_1 basal.[19] A "hipótese holandesa" por outro lado propõe que a asma e a bronquite sejam dois fenótipos diferentes da mesma patologia subjacente.[20] A anormalidade básica é uma predisposição genética a uma hiper-reatividade das vias aéreas, atopia e eosinofilia que levam ao desenvolvimento de obstrução das vias aéreas. De acordo com esta teoria, uma predisposição genética torna as pessoas incomumente suscetíveis aos efeitos danosos de irritantes (especialmente o tabaco), levando, ao longo do tempo, a uma perda progressiva da função pulmonar. Certos elementos de ambas as hipóteses são corretos. A hipótese britânica explica com mais clareza os padrões da bronquite crônica clássica, e a hipótese holandesa descreve condições como a bronquite asmática, nas quais elementos tanto da asma quanto da DPOC estão presentes.

Patologia

A patologia da bronquite crônica é discutida aqui apenas no que é pertinente à exacerbação aguda da doença. A relação entre a secreção excessiva de muco e limitação progressiva das vias aéreas permanece controversa apesar de muitas décadas de pesquisas.[18,19] A hipertrofia das glândulas mucosas e a metaplasia das células caliciformes nas grandes vias aéreas centrais contribuem para o aumento na produção de muco que caracteriza a bronquite crônica.[21] Não existe nenhuma associação definitiva entre a secreção de muco e a limitação do fluxo de ar, apesar de as secreções nas vias aéreas maiores poderem contribuir para o estreitamento das vias aéreas, particularmente durante as exacerbações agudas.[22] A inflamação e o estreitamento das vias aéreas menores dos pulmões parecem correlacionar-se melhor com o grau de limitação do fluxo de ar. Apesar de o tabagismo induzir alterações inflamatórias crônicas nas pequenas vias aéreas de virtualmente todos os tabagistas, além de levar a uma tosse crônica e à produção de escarro na maioria dos pacientes que fumam mais do que uma carteira de cigarros por dia, apenas 15 a 20% dos tabagistas inveterados chegam a desenvolver obstrução ao fluxo de ar.[23] Portanto, fatores além do tabagismo devem contribuir para o processo inflamatório que causa a obstrução.

As vias aéreas dos pacientes com bronquite crônica mostram evidências de atrofia das células epiteliais e anormalidades ciliares. Embora os aumentos nos macrófagos alveolares sejam induzidos pelo tabagismo, a capacidade fagocítica do macrófago é prejudicada pelo mesmo estímulo. São encontrados neutrófilos em quantidades excessivas no lavado broncoalveolar, mas não nas biópsias brônquicas de pacientes com bronquite crônica.[24] A eosinofilia tissular ocasionalmente é observada na bronquite crônica, particularmente durante exacerbações da doença.[25]

Papel das Bactérias

As características patológicas da bronquite crônica induzida pelo tabagismo levam a um prejuízo nas defesas locais do hospedeiro. Isso permite que as bactérias inaladas colonizem as vias aéreas subglóticas, normalmente estéreis, e que elas se multipliquem, em determinadas circunstâncias apropriadas. No entanto, o papel das bactérias na fisiopatologia da bronquite crônica permanece controverso. Apenas um dos quatro estudos prospectivos concluiu que episódios mais freqüentes de EABC correlacionavam-se com um declínio mais rápido na função pulmonar.[26] Existem evidências de que as infecções do trato respiratório inferior durante a primeira infância podem retardar o desenvolvimento de uma função pulmonar normal e aumentar o risco de desenvolvimento de bronquite crônica mais tarde.[27] No entanto, tem sido mais difícil provar que as bactérias são importantes para perpetuar as alterações patológicas observadas na bronquite crônica.

Há uma evidência mais forte que corrobora um papel para a infecção bacteriana na patogênese da fibrose cística e outras formas de bronquiectasia. Para esta doença, a hipótese do "círculo vicioso" tem sido amplamente aceita.[28] A teoria estabelece que os danos na mucosa levam a uma infecção crônica que estimula a resposta inflamatória do hospedeiro. Isto promove uma infecção contínua e dano tissular progressivo. Mecanismos celulares similares aos que operam na bronquiectasia são encontrados na DPOC.[29] O *Hemophilus influenzae* está presente no escarro de até 60% dos pacientes com bronquite crônica estável. Esse organismo pode agir sinergicamente com o tabagismo para impedir ainda mais a depuração mucociliar e permitir que números cada vez maiores de *H. influenzae* colonizem as vias aéreas. O *H. influenzae* é capaz de secretar vários produtos que mostraram provocar prejuízos adicionais às células ciliadas *in vitro*, estimular a produção de muco e secretar proteases contra a imunoglobulina A ao que podem prejudicar ainda mais as defesas locais do hospedeiro. Além disso, sabe-se que a nicotina estimula o crescimento deste organismo. Finalmente, devido ao fato que o *H. influenzae* seja um organismo estranho, ele pode desencadear uma reação imune nas vias aéreas. Algumas evidências sugerem que a eosinofilia observada nas vias aéreas de alguns pacientes com EABC pode resultar da hipersensibilidade aos antígenos microbianos.[30]

O fato de as vias aéreas de um subgrupo de pacientes com bronquite crônica encontrarem-se cronicamente colonizadas com microrganismos torna ainda mais difícil determinar o papel destes patógenos potenciais na EABC. Os patógenos que mais comumente são isolados do escarro dos pacientes com EABC são o *H. influenzae* não-tipável, *Streptococcus pneumoniae* e *Moraxella catarrhalis*. No entanto, esses organismos podem ser isolados dos pacientes tanto durante períodos estáveis assim quanto durante exacerbações. Pelo menos um estudo examinando microrganismos em amostras do escarro encontrou um aumento na freqüência na qual as bactérias foram isoladas do mesmo paciente durante uma EABC,[31] mas isto não foi um achado uniforme. Parece haver um subgrupo de pacientes com bronquite crônica que apresentam maior tendência para infecções bacterianas. A base para esta predisposição é inexplicável; fatores contribuintes em potencial incluem predisposições genéticas, respostas inflamatórias mais dramáticas do hospedeiro que danificam ainda mais as defesas locais e erradicação bacteriana incompleta durante a EABC. Em alguns desses pacientes, a hipótese do círculo vicioso parece aplicar-se – as suas vias aéreas colonizam-se com *Pseudomonas aeruginosa*, sugerindo uma superposição entre a bronquite crônica e a bronquiectasia. Embora isto tenda a ocorrer em pacientes com a obstrução mais grave ao fluxo aéreo, ainda não foi esclarecido se essa relação necessariamente é causal.[32] No entanto, dados recentes corroboram o achado de que os pacientes com a obstrução mais grave ao fluxo aéreo apresentam maior probabilidade de serem colonizados com organismos gram-negativos virulentos.[33]

O uso de um cateter com escova com espécime protegido (EPE) introduzido via broncoscópio permitiu novos critérios quanto ao possível papel das bactérias na EABC. Foram realizados estudos em pacientes com bronquite crônica estável assim como durante episódios leves e graves de EABC que, em alguns casos, requereram que os pacientes fossem tratados com ventilação mecânica. Vinte e dois por cento a 40% dos pacientes com bronquite crônica apresentaram um número significativo de bactérias isoladas das suas vias aéreas durante períodos de estabilidade clínica.[34-36] Esses estudos confirmaram a importância atual do tabagismo em causar a colonização das vias aéreas pelas bactérias. Além disso, o *H. influenzae* foi o isolado mais comum em todos os estudos. Apenas um desses estudos [36] encontrou uma associação entre um risco aumentado de colonização das vias aéreas e uma obstrução mais grave das vias aéreas. Dois outros estudos usando EPE nas EABC foram realizados em pacientes que precisaram de ventilação mecânica.[37,38] Esses estudos revelaram evidências de envolvimento bacteriano em 50 e 72% dos pacientes com EABC, respectivamente. Um estudo[37] correlacionou a presença de febre com uma maior probabilidade de obter-se uma cultura positiva com o EPE. No entanto, a não ser por este único achado, não foi encontrado nenhum dado clínico em qualquer estudo que permitisse a um clínico prever a presença ou o tipo de infecção.

A presença de bactérias nas vias aéreas não necessariamente confirma um papel importante para as bactérias na patogênese da bronquite crônica ou mesmo na indução de episódios mais freqüentes de EABC. Numerosas questões importantes permanecem para serem respondidas antes de o papel das bactérias ser mais nitidamente estabelecido. Será que espécies diferentes de bactérias

TABELA 11-1. *Prevalência dos principais patógenos bacterianos no escarro nas exacerbações agudas da bronquite crônica*

	Porcentagem de isolados totais					
Autor (ano)	***Haemophilus influenzae***	***Moraxella catarrhalis***	***Streptococcus pneumoniae***	***Staphylococcus aureus***	***Pseudomonas* sp.**	***Haemophilus parainfluenzae***
Dark (1993)[41]	26	16	11	–	–	–
Phillips *et al.* (1993)[42]	47	8	25	NR	NR	29
DeAbate *et al.* (1997)[43]	22	17	8	13	5	17
DeAbate *et al.* (1998)[44]	24	13	11	7	5	42
Chodosh *et al.* (1998)[45]	18	21	7	20	NR	6
Habib *et al.* (1998)[46]	37	22	14	10	NR	18
Eller *et al.* (1998)[32]	14	7	17	13	15	NR
Anzueto *et al.* (1998)[47]	13	18	7	17	4	15
Chodosh *et al.* (1998)[48]	40	22	14	–	5	5

NR, não relatado.

estimulam respostas inflamatórias do hospedeiro de maneiras diferentes? A carga total bacteriana é importante para determinar a probabilidade de exacerbações persistentes? A erradicação bacteriana pelos antibióticos retarda o momento até a próxima EABC ou evita um declínio na função pulmonar? Existem subgrupos de pacientes que apresentem tendência a exacerbações agudas recorrentes? Responder a estas perguntas pode ajudar a decidir se as bactérias são meros saprófitas ou patógenos importantes envolvidos na progressão da bronquite crônica.

Exacerbações Agudas da Bronquite Crônica

Como a própria doença, os surtos de bronquite crônica são definidos clinicamente. Não existem testes laboratoriais ou radiológicos característicos. O diagnóstico baseia-se na história de aumento da tosse e da produção de escarro, aumento da purulência do escarro e aumento da dispnéia. Sugeriu-se que a presença de pelo menos dois e preferivelmente todos estes três sintomas aumentam a probabilidade de que a etiologia seja devida a uma infecção bacteriana.[39] O papel da infecção bacteriana permanece discutida, apesar de se poderem encontrar patógenos bacterianos em 50 a 75% das amostras de escarro em pacientes com EABC. Outros desencadeantes da EABC incluem a exposição a toxinas, como poluentes, fumaça de cigarro ou gases irritantes, assim como a exposição a alérgenos. Raramente, o espessamento das secreções brônquicas devido a uma má umidificação ou pouca hidratação, insuficiência cardíaca congestiva e embolia pulmonar podem levar a uma piora nos pacientes com bronquite crônica que precisa ser separada de uma EABC.

Globalmente, acredita-se que aproximadamente a metade de todas as exacerbações seja de origem bacteriana. Tradicionalmente os organismos mais comumente encontrados no escarro durante a EABC foram o *H. influenzae, M. catarrhalis e S. pneumoniae*.[40] No entanto, alguns destes primeiros estudos foram limitados por técnicas de culturas menos modernas, falta de reconhecimento do papel que certos organismos comensais podem exercer na EABC e não-inclusão dos pacientes mais enfermos com EABC e que apresentavam maiores danos à função pulmonar. Embora estes três organismos ainda sejam implicados na maioria dos surtos infecciosos de EABC, estudos mais recentes expandiram a lista de patógenos em potencial para incluir *Staphylococcus aureus, Haemophilus parainfluenzae* e várias espécies de *Pseudomonas* (Tabela 11-1). Estes últimos organismos também foram implicados em estudos empregando técnicas mais invasivas como o lavado broncoalveolar e os cateteres de EPE.[34-38]

O papel dos vírus no desenvolvimento das EABC permanece indefinido, devido às dificuldades em se fazer um diagnóstico viral específico. Globalmente acredita-se que estes organismos sejam mais importantes em causar a bronquite aguda em pacientes previamente saudáveis. No entanto, eles foram implicados em até 30% dos surtos infecciosos de EABC.[49-51] Os vírus mais comumente implicados incluem o vírus da influenza e da parainfluenza, assim como o rinovírus. Naturalmente, as infecções virais, em virtude de uma destruição adicional das células epiteliais das vias aéreas e depressão da depuração mucociliar, podem levar a um aumento subseqüente na carga bacteriana nas vias aéreas, contribuindo para as manifestações de EABC e sintomas persistentes.

O papel dos organismos atípicos, especificamente *Chlamydia pneumoniae* e *Mycoplasma pneumoniae,* é assunto de interesse renovado. Pelo fato de que é difícil o crescimento destes organismos em culturas, especulações sobre o seu papel geralmente baseiam-se em testes sorológicos. Estudos preliminares sugeriram que eles contribuem para a EABC em apenas 5 a 10% dos pacientes.[49-52] Um interesse renovado foi direcionado para o papel desses organismos com o reconhecimento de que eles podem ser agentes primários que contribuem para a EABC ou, como é o caso na pneumonia adquirida na comunidade, que eles possam agir como co-patógenos conjuntamente com espécies bacterianas mais tradicionais, com o potencial de aumentar o risco para a EABC.[44-53]

Tratamento das Exacerbações Agudas da Bronquite Crônica

O tratamento das EABCs devem proporcionar alívio sintomático ao paciente e evitar qualquer declínio transitório na função pulmonar que possa levar a uma admissão hospitalar. Os pacientes devem ser removidos de fontes de irritantes locais como poeira, poluentes ou fumaça de cigarro. A broncodilatação deve ser otimizada com uma combinação de beta-agonistas e anticolinérgicos inalados. Estes ajudam a reduzir a dispnéia e, talvez, pela intensificação da depuração mucociliar. Apesar de o papel da aminofilina na EABC permanecer controverso, o uso rotineiro desta droga em um contexto emergencial não pode ser recomendado. Uso de derivados da teofilina parece acrescentar pouco ao potencial broncodilatador das medicações inaladas, mas definitivamente aumenta os efeitos colaterais.[54]

O papel dos esteróides na EABC ficou mais claro ao longo dos últimos anos, particularmente com a publicação de alguns estudos aleatórios e controlados. Os dois estudos que mostraram o maior benefício do uso de esteróides orais foram realizados em pacientes com EABC grave que precisaram de hospitalização.[55,56] A dose ideal e o tempo de terapia permanecem indefinidos. Um grande estudo prospectivo publicado em 1999 registrou 271 pacientes.[56] Oitenta pacientes receberam um curso de 8 semanas de terapia oral com esteróides começando a 60 mg diariamente; oitenta receberam um curso de 2 semanas começando a 60 mg diariamente e 111 pacientes receberam placebo. Ambos os grupos de tratamento também receberam 125 mg de succinato de sódio de metilprednisolona (Solu-Medrol) a cada 6 horas, por 72 horas, no início do estudo. O grupo tratado com esteróides sistêmicos teve uma melhora moderada, apesar de estatisticamente significativa, ao final do período de estudo com menos recaídas, menos dias de hospitalização e discreta melhora na função pulmonar. No entanto, uma complicação significativa de hiperglicemia foi notada no grupo tratado, particularmente naqueles pacientes que receberam 8 semanas de terapia. As recomendações são de que os pacientes recebam um máximo de 2 semanas de terapia, apesar de permanecer a possibilidade de que doses menores de esteróides orais por períodos mais curtos de tempo seriam igualmente benéficas.

Os esteróides orais também mostraram-se benéficos no tratamento ambulatorial da EABC.[57] Além disso, uma revisão retrospectiva sugeriu que o tratamento com esteróides sistêmicos no departamento de emergência reduz a taxa de recaídas das EABCs.[58] Não se encontra disponível nenhuma evidência de que os corticosteróides inalados sejam benéficos na terapia da EABC, e o tratamento deve ser feito com preparações parenterais ou orais. Apesar desta evidência contra os esteróides inalados e em favor dos esteróides orais, uma revisão de 1999 de escolhas de tratamento para a EABC na prática geral revelou que 71% dos pacientes receberam esteróides inalados, e apenas 43% receberam esteróides orais.[59]

Uma resposta aos corticosteróides durante um surto agudo de bronquite não prevê um benefício a longo prazo com estas medicações. A razão pela qual os esteróides parecem funcionar na EABC pode estar relacionada à eosinofilia transitória nas vias aéreas associada às exacerbações agudas. Os espécimes de biópsia brônquica mostraram em média 30 vezes mais eosinófilos nas vias aéreas dos pacientes que sofriam de EABC comparados com os seus estados basais.[60] Isto pode estar relacionado à capacidade dos vírus em recrutar eosinófilos para as vias aéreas.

A oxigenoterapia com baixo fluxo deve ser administrada se estiver presente uma hipoxemia. O uso excessivo de oxigênio deve ser evitado, pois pode levar a uma hipercapnia progressiva, ou pela redução do estímulo ventilatório hipóxico ou pela piora do não-pareamento ventilação-perfusão dentro do pulmão. O objetivo da oxigenoterapia é manter um PaO_2 maior que 60 mmHg. Decisões concernentes à oxigenoterapia a longo prazo não devem ser tomadas durante os períodos de EABC, pois até 50% dos pacientes que precisam de oxigênio nesses períodos não satisfazem os critérios para uso domiciliar quando são reavaliados 1 a 3 meses depois.[61]

Os antitussígenos e os expectorantes são ineficazes durante a EABC. A fisioterapia torácica tem benefício limitado, exceto em pacientes com secreções excessivas.[62] Os pacientes devem manter uma hidratação adequada para evitar uma viscosidade excessiva do muco, mas deve-se evitar um aumento na ingesta de líquidos exceto em pacientes que estejam claramente desidratados.

Terapia Antibiótica e Estratificação de Risco

Apesar de mais de 40 anos de estudos investigando os benefícios dos antibióticos na terapia da EABC, o uso de quimioterapia antimicrobiana permanece um tópico altamente controverso. Isso ocorre por vários motivos. Diferente da situação que ocorre com infecções invasivas como a pneumonia, a EABC é uma infecção da mucosa e, portanto, resolve-se espontaneamente em muitos casos leves.[26] Muitos dos estudos clínicos, mesmo aqueles que usaram um grupo de controle com placebo, incluíram pacientes com doença leve, sem nenhum fator de risco significativo para o fracasso no tratamento e com poucas evidências de envolvimento bacteriano na sua EABC. Portanto, neste grupo de pacientes, onde existe uma elevada taxa de remissão espontânea, é difícil demonstrar qualquer benefício para os antibióticos comparados com placebo. Alguns estudos não levaram em consideração os efeitos dos esteróides parenterais ou broncodilatadores, e outros estudos que declararam que apenas os esteróides eram necessários na terapia da EABC provavelmente haviam incluído pacientes asmáticos ou indivíduos com doença obstrutiva pulmonar leve.[63] Uma metanálise de 1995, de estudos aleatórios de antibióticos controlados por placebo, na EABC concluiu que a terapia antimicrobiana acarretava em um benefício global.[64] A Tabela 11-2 resume os estudos incluídos na metanálise e inclui os resultados de outros dois estudos.[70,73] No entanto, alguns questionaram a validade de uma metanálise de estudos clínicos que não apresentam uniformidade nos critérios de inclusão e não fazem um controle para uso de outras medicações.[75] Dados estes vários problemas, além das dificuldades em se definir as respostas clínicas a curto e a longo prazo alguns autores levantaram dúvidas quanto ao potencial e à confiabilidade das avaliações da terapia antibiótica na bronquite crônica.[76]

Anthonisen e colegas, no melhor estudo sobre o uso de antibióticos no tratamento da EABC realizado até o momento deste artigo, mostraram benefícios da terapia antibiótica comparada com o placebo.[39] Os efeitos benéficos da terapia antibiótica foram mais pronunciados nos pacientes com exacerbação tipo I (isto é, presença de aumento da dispnéia, da produção de escarro e da purulência do escarro). Além disso, a porcentagem de pacientes que mostraram deterioração clínica foi duas vezes maior no grupo placebo em relação ao grupo tratado com antibióticos. Essa é uma observação importante, pois uma piora transitória da função pulmonar pode ser grave o suficiente para precipitar uma internação hospitalar em pacientes com pequena reserva pulmonar. Essas internações estão associadas a uma morbidade significativa e a alguma mortalidade. Um grupo ita-

TABELA 11-2. *Estudos aleatórios, controlados por placebo, de antibióticos nas exacerbações agudas da bronquite crônica*

Autor (ano)	*Número de pacientes*	*Comparadores*	*Resposta mensurada*	*Evolução*
Elmes *et al.* (1957)[65]	88	Oxitetraciclina	Dias perdidos de trabalho/dias com sintomas	NS
Berry *et al.* (1960)[66]	53	Oxitetraciclina	Escore global de sintomas	NS
Fear *et al.* (1962)[67]	119	Oxitetraciclina	Escore global do médico	NS
Elmes *et al.* (1965)[68]	56	Ampicilina	Alteração na PEFR, escore de sintomas	NS
Petersen *et al.* (1967)[69]	29	Cloranfenicol/fisioterapia	Alteração na PEFR	NS
Pines *et al.* (1968)[70]	30	Penicilina + estreptomicina	Escore de sintomas/PEFR	Mais deterioração no grupo placebo; 66% de resposta com antibióticos *vs.* 20%
Pines *et al.* (1972)[71]	259	Tetraciclina *vs.* cloranfenicol	Escore do médico/PEFR	Terapia antibiótica superior
Nicotra *et al.* (1982)[72]	40	Tetraciclina	PAO_2/PEFR	NS – todo mundo melhorou
Anthonisen *et al.* (1987)[39]	362	Sulfametoxazol-trimetoprim, amoxicilina ou doxiciclina	Dias de doença/alteração na PEFR	68% de sucesso com antibióticos *vs.* 55% sem ($p < 0{,}01$); mais deterioração no grupo placebo
Allegra *et al.* (1991)[73]	369	Co-amoxicilina ou ácido clavulínico	Escore de sintomas	86,4% de sucesso com antibióticos *vs.* 50,3% com placebo ($p < 0{,}01$)
Jorgensen *et al.* (1992)[74]	262	Amoxicilina	Escore do médico/alteração na PEFR	NS

NS, não significativo; PEFR, taxa de fluxo expiratório máximo.

liano, usando critérios similares aos do grupo de Winnipeg em termos de determinação da gravidade da EABC, também constatou um benefício significativo do uso de antibióticos nesses pacientes.[73]

Dados os resultados desses estudos, o interesse no uso da estratificação de risco para determinar quais os pacientes que apresentam maior probabilidade de se beneficiarem dos antibióticos foi renovado. Além disso, a estratificação do risco pode ajudar a melhorar a seleção inicial do antimicrobiano. No entanto, é improvável que esta informação surja em estudos que usam antibióticos mais novos na terapia da EABC, por numerosos motivos. Primeiro, para satisfazer as agências reguladoras, estudos que examinam os efeitos dos antibióticos mais novos na terapia da EABC têm potência para demonstrar uma equivalência aos agentes tradicionais como as aminopenicilinas. Para uma avaliação padrão, todos os isolados bacterianos precisam ser sensíveis tanto ao agente investigado quanto ao comparador; portanto, muitos pacientes são excluídos desta análise, e o papel dos padrões emergentes de resistência de patógenos bacterianos comuns na EABC é ignorado. Além disso muitos desses estudos incluem pacientes com bronquite apenas leve a moderada, para os quais o papel dos antibióticos permanece controverso. Finalmente, os estudos freqüentemente não fazem controle para o uso de corticosteróides orais.

Os fracassos terapêuticos não apenas levam a hospitalizações excessivas, mas também aumentam o custo da terapia devido a visitas médicas extras, testes diagnósticos adicionais, cursos repetidos de antibióticos e absenteísmos prolongados. Estudos comunitários mostraram que 13 a 25% dos indivíduos retornam para o seu clínico geral poucas semanas após um episódio agudo devido a sintomas persistentes.[77,78] O uso da antibioticoterapia para a infecção aguda não prevê a taxa de recorrência. As únicas características que fizeram prever um fracasso na recuperação foram uma doença cardiopulmonar coexistente e mais do que quatro episódios de EABC nos 12 meses precedentes.[77] Outros fatores associados a um alto risco de fracasso no tratamento incluem idade avançada, dano significativo na função pulmonar, desnutrição, mau estado geral e outras patologias comórbidas. O uso crônico de esteróides orais mostrou em alguns estudos piorar o prognóstico. O risco de hospitalização aumenta nos pacientes com insuficiência respiratória crônica com hipercapnia ou hipertensão pulmonar.[79] Não surpreendentemente, pacientes com exacerbações freqüentes têm uma péssima qualidade de vida conforme avaliado pelo *St. George Respiratory Questionary* (Questionário Respiratório de St. George).[80] Demonstrou-se que uma má qualidade de vida estava associada a um uso maior dos recursos na área de saúde,[81] e quando a qualidade de vida melhora, mesmo apesar de a função pulmonar parecer não melhorar, demonstrou-se que as consultas e as admissões hospitalares diminuem. Portanto, esforços para tratar a EABC rápida e eficazmente reduziriam as hospitalizações e o risco subseqüente de exacerbações, e provavelmente aumentariam a qualidade de vida. Isto teoricamente reduziria os custos nos cuidados de saúde, apesar de parecer improvável que a melhoria na qualidade de vida leve a uma redução no número de exacerbações.

TABELA 11-3. *Esquema de estratificação sugerido por Balter et al.*

Categoria	*Características*	*Tratamento sugerido*
Grupo 1	Bronquite simples aguda; nenhum problema respiratório prévio	Nenhum tratamento; macrolídeo ou tetraciclina para sintomas persistentes
Grupo 2	Bronquite crônica simples; pouco ou nenhum dano pulmonar (FEV_1 > 50%); nenhum outro fator de risco	Aminopenicilina, SMX-TMP ou tetraciclina
Grupo 3	Bronquite crônica moderada a grave; FEV_1 < 50%; idosos (> 65 anos de idade); ≥ quatro exacerbações/ano	Cefalosporina de segunda ou de terceira geração, amoxicilina-ácido clavulânico; macrolídeo de segunda geração; fluoroquinolonas
Grupo 4	Similar ao grupo 3, mais comorbidades significativas: ICC, *diabetes mellitus*, insuficiência renal crônica, doença hepática crônica	Similar ao grupo 3
Grupo 5	Bronquiectasia	De acordo com a cultura do escarro

ICC, insuficiência cardíaca congestiva; FEV_1, volume expiratório forçado; SMX-TMP, sulfametoxazol-trimetoprim.
Adaptado de Balter MS, Hyland RH, Low DE et al. Recommendations on the management of chronic bronchitis; a practical guide for Canadians physicians, *Can Med Assoc J* 1994;151 [Suppl]:7-23, com permissão.

Vários esquemas de estratificações foram propostos para ajudar a orientar a escolha de antibióticos e evitar recaídas na EABC.[75,82] Balter e colaboradores no Canadá sugeriram que os pacientes poderiam ser estratificados em cinco grupos (Tabela 11-3).[82] O grupo I incluía pacientes que não apresentavam bronquite crônica, eram previamente saudáveis e tiveram uma bronquite aguda. A terapia antibiótica não era recomendada neste grupo. No entanto, se os sintomas persistissem por mais de 7 a 10 dias, um macrolídeo seria uma escolha razoável para o tratamento, pois os patógenos tratáveis mais prováveis seriam *M. pneumoniae*, *C. pneumoniae* e, muito menos comumente, *S. pneumoniae*. Os pacientes no grupo 2 têm bronquite crônica simples com prejuízo mínimo ou nenhum da função pulmonar e sem nenhum outro fator de risco para fracasso no tratamento. Eles tinham menor probabilidade de abrigarem organismos resistentes e, portanto, uma aminopenicilina era o tratamento de escolha, com a tetraciclina e o sulfametoxazol-trimetoprim servindo como alternativas razoáveis. Os pacientes do grupo 3 também satisfaziam os critérios de bronquite crônica, mas tinham outros fatores de risco para o fracasso no tratamento como uma idade acima de 65 anos, quatro ou mais exacerbações por ano ou um FEV_1 abaixo de 50% do previsto. Pelo fato de ser mais provável que estes pacientes abrigassem organismos resistentes,[83] recomendou-se a escolha dos antibióticos direcionada contra as cepas produtoras de β-lactamase de *H. influenzae* e *M. catarrhalis*. Isto inclui cefalosporinas de segunda e de terceira geração, amoxicilina-ácido clavulânico, macrolídeos de segunda geração ou uma fluoroquinolona. Os pacientes no grupo 4 apresentavam comorbidades como a insuficiência cardíaca congestiva, insuficiência renal crônica, *diabetes mellitus* ou insuficiência hepática crônica, que também aumentava o risco para o fracasso no tratamento. Os regimes de tratamento foram idênticos aos utilizados no grupo 3. Finalmente, os pacientes no grupo 5 foram classificados como portadores de bronquiectasia e prováveis portadores de organismos gram-negativos mais virulentos como a *P. aeruginosa* ou as *Enterobacteriaceae*. As culturas do escarro foram recomendadas para este grupo de modo a ajustar a terapia contra o patógeno primário.

No Reino Unido, Wilson classificou os pacientes em quatro grupos (Tabela 11-4).[75] Os grupos 1 e 2 foram idênticos aos grupos 1 e 2 de Balter com recomendações similares concernentes à escolha de antibióticos. O grupo 3 combinou pacientes dos grupos canadenses 3 e 4, novamente tendo como alvo pacientes sob maior risco de fracasso no tratamento para a terapia com antibióticos de maior espectro. O grupo 4 incluiu alguns pacientes com bronquiectasia, mas também reconheceu que os pacientes com episódios

TABELA 11-4. *Esquema de estratificação sugerido por Wilson*

Categoria	*Características*	*Tratamento sugerido*
Grupo 1	Traqueobronquite pós-viral; pessoa previamente saudável	Nenhum
Grupo 2	Bronquite crônica simples; pessoa jovem; danos leves a moderados da função pulmonar; (FEV_1 > 50% do previsto); < quatro exacerbações/ano	Antibióticos β-lactâmicos
Grupo 3	"Bronquite crônica mais": pessoa idosa, FEV_1 < 50% do previsto ou FEV_1 50-60% do previsto mais doenças clínicas associadas; ICC, *diabetes mellitus*, doença renal crônica, doença hepática crônica, > quatro exacerbações/ano	Fluoroquinolonas, amoxicilina-ácido clavulânico, cefalosporinas de 2ª ou 3ª geração, macrolídeos de 2ª geração
Grupo 4	"Sepse brônquica crônica", bronquiectasia, colonização crônica das vias aéreas	Ajustar o tratamento antimicrobiano para os patógenos das vias aéreas

ICC, insuficiência cardíaca congestiva; FEV_1, volume expiratório forçado.
Adaptado de Wilson R. Outcome predictors in bronchitis. *Chest* 1995;108 [Suppl], 53S-57S, com permissão.

freqüentes de EABC ou com uma função pulmonar muito deteriorada freqüentemente são colonizados com organismos gram-negativos incluindo as espécies *Enterobacteriaceae* e *Pseudomonas.* Novamente o tratamento antimicrobiano deve ser baseado nos organismos bacterianos predominantes obtidos a partir de uma cultura do escarro apesar de que uma fluoroquinolona geralmente seria o tratamento de escolha.

Nenhum dos organismos propostos foi estudado prospectivamente. Em 1998, um estudo prospectivo econômico-sanitário mediu fatores clínicos como dias de doenças, hospitalizações e tempo decorrido até a próxima exacerbação assim como a de qualidade de vida nos grupos tratados com ciprofloxacina ou qualquer terapia com uma quinolona.[84] Em pacientes classificados no grupo 3 ou que tiveram bronquite crônica por mais de 10 anos, uma tendência para uma melhor qualidade de vida e menores custos foi observada com o uso de ciprofloxacina, comparada com outros fármacos. Esta diferença não atingia significância estatística devido ao fato de permanecer um número pequeno de pacientes sob risco nesta análise *post hoc*. No entanto, o estudo corroborou a idéia de estratificação de risco e é um modelo no qual os futuros investigadores podem se basear. Idealmente, futuros estudos de antibióticos para a EABC devem se concentrar no recrutamento de pacientes com exacerbações do tipo I que recaiam nos grupos 3 ou 4 de Wilson. Objetivos finais farmacoeconômicos e de qualidade de vida devem ser incluídos. Apenas com estes tipos de estudo podem se tornar aparentes as reais diferenças entre as escolhas de antibióticos. A Figura 11-1 mostra um algoritmo sugerido para o uso de antibióticos na EABC.

Uma outra área que é digna de pesquisa é a importância da taxa de erradicação bacteriana na redução do tempo até as exacerbações subseqüentes. Sugeriu-se que alguns pacientes com bronquite crônica apresentam tendências a episódios recorrentes de EABC, enquanto que outros com graus similares de lesões pulmonares não.[85] Os fatores que levam a estas exacerbações recorrentes não foram bem esclarecidos. Eles podem estar relacionados à virulência de uma cepa microbiana em particular que esteja colonizando as vias aéreas, porém é mais provável que haja uma ligação com a resposta imune do hospedeiro. No entanto, quando se adota a hipótese do ciclo vicioso, faz sentido que quanto mais longo seja o período de erradicação bacteriana, menor seja a reação inflamatória nas vias aéreas. Isso pode levar a um menor dano nas vias aéreas e retardar o tempo até a próxima exacerbação. Recentemente, houve uma sugestão de que as maiores taxas de erradicação bacteriana realmente retardam o tempo decorrido até a próxima exacerbação, mas isso precisa ser estudado em maiores detalhes antes que esta informação seja usada para ajudar a escolher os antibióticos.[48,86] Além disso, tornou-se claro que alguns antibióticos, como os macrolídeos, têm efeitos antiinflamatórios que são separados dos seus efeitos antibacterianos.[87,88] A importância desses efeitos antiinflamatórios no tratamento da EABC ou na redução da freqüência de exacerbações ainda precisa ser determinada.

Medidas Preventivas

Qualquer intervenção que diminua a velocidade do declínio na FEV_1 provavelmente terá um grande impacto na sobrevida dos pacientes com bronquite crônica. O abandono do tabagismo nitidamente mostrou reduzir a taxa de declínio do FEV_1.[7] Uma combinação de aconselhamento médico, substituição da nicotina e uso de buproprion parece levar a maiores taxas de sucesso em 1 ano. O abandono do tabagismo também leva a benefícios sintomáticos dramáticos para os pacientes com bronquite crônica. A tosse desaparece em até 77% dos pacientes que param de fumar e melhora em 17%. Quando a tosse desaparece ela o faz em até 4 semanas em 54% dos pacientes.[89] Apesar de ainda não haver evidências sugestivas de que a hipersecreção mucosa contribua para um declínio mais rápido no FEV_1, os pacientes com este sintoma desenvolvem mais epi-

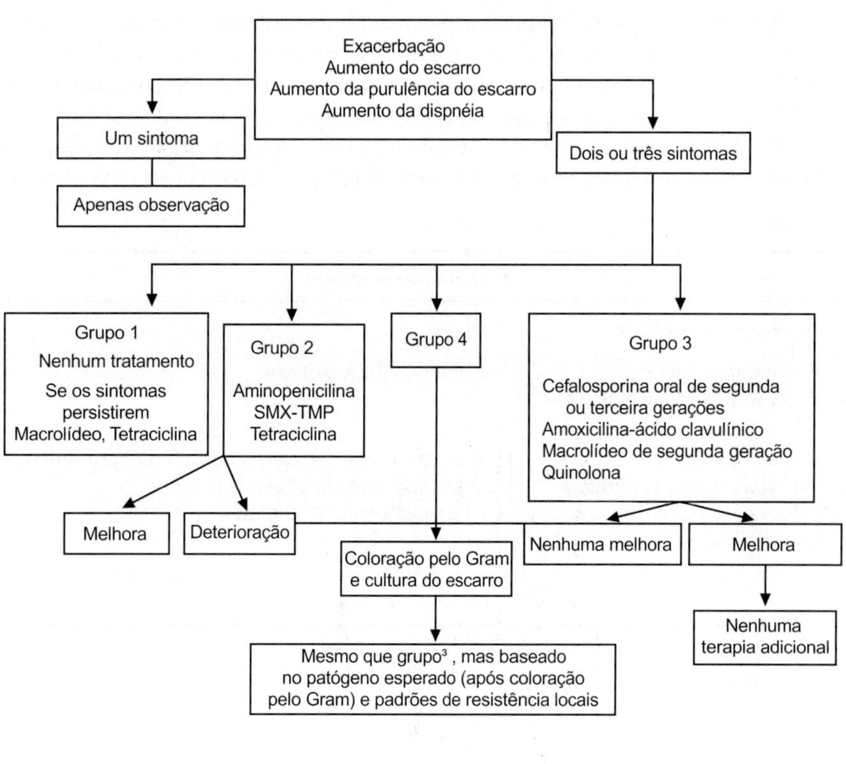

FIG. 11-1. Abordagem algorítmica ao tratamento das exacerbações agudas da bronquite crônica (SMX-TMP, sulfametoxazol-trimetoprim). [Modificado de Balter MS, Hyland HR, Low DE et al. Recommendations on the management of chronic bronchitis: a practical guide for Canadians physicians. *Can Med Assoc J* 1994;151(Suppl):7-23, com permissão.]

sódios de EABC comparados com pacientes tabagistas controles. Portanto, a esperança é que o abandono do tabagismo leve a menos exacerbações.

O papel dos corticosteróides inalados na prevenção de um declínio na função pulmonar recentemente foi assunto de três estudos aleatórios controlados.[90] Embora os resultados finais ainda estarem sendo analisados, uma revisão preliminar sugere que os corticosteróides inalados não são benéficos em termos de diminuir significativamente a taxa de declínio do FEV_1 em pacientes com DPOC. Outros argumentam que doses maiores de corticosteróides inalados mostram evidências de realmente retardar a taxa de declínio, mas isso ainda precisa ser comprovado prospectivamente.[91] Este não é um resultado surpreendente, dado o fato de que, diferente da situação na asma, os corticosteróides inalados não mostraram reduzir a inflamação induzida pelo tabagismo nas vias aéreas. Talvez isso se deva ao fato que o local de envolvimento das vias aéreas não seja acessível às medicações por via inalatória.[92] Um estudo duplo-cego, controlado por placebo, publicado em 1998, examinou os efeitos de 500 μg de proprionato de fluticason duas vezes ao dia tomados por 6 meses em pacientes com DPOC. Significativamente mais pacientes tiveram exacerbações moderadas graves no grupo placebo do que no grupo que recebeu proprionato de fluticason.[93] Este possível efeito benéfico dos esteróides inalados em pacientes com bronquite crônica precisa ser mais investigado antes que se possam fazer recomendações mais amplas.

A infecção pelo vírus da influenza, em virtude da sua habilidade em danificar ainda mais as células epiteliais das vias aéreas, pode levar a uma proliferação bacteriana secundária e aumentar a freqüência da EABC. A vacinação anual contra a influenza reduz a morbidade e a mortalidade nos idosos em 50%. Além disso, ela reduziu a incidência de hospitalizações por patologias agudas e crônicas em até 39%.[94,95] O papel dos inibidores da neuraminidase oral ou inalados na prevenção da EABC durante surtos de influenza nos pacientes de alto risco está sendo avaliado.

O valor da vacinação antipneumocócica está menos bem estabelecido. Constatou-se que uma vacina mais antiga 14-valente era ineficaz na prevenção de infecções pulmonares causadas por pneumococos em pacientes idosos de alto risco. Existem esperanças de que a vacina mais nova, 23-valente, seja mais eficaz, mas não existem evidências claras que corroborem o seu uso em pacientes idosos com bronquite crônica. No entanto, recomenda-se que os pacientes com DPOC recebam esta vacina pelo menos uma vez na vida e que seja considerada a repetição da vacina a cada 5 a 10 anos nos pacientes de alto risco.[96] Espera-se que uma nova geração de vacinas conjugadas proteicopolissacarídeas atualmente em desenvolvimento possa induzir a uma melhor resposta imune através de uma estimulação mais intensa dos linfócitos T. No entanto, isto ainda não foi testado clinicamente.

Foram feitas tentativas em se usar a administração oral de antígenos bacterianos na esperança de se aumentar os anticorpos antígeno-específicos na mucosa brônquica, desse modo reduzindo-se a freqüência de EABC. Estudos iniciais usando-se uma vacina oral contra a *H. influenzae* revelou uma redução de aproximadamente 50% no uso de antibióticos ou de dias de licença médica em pacientes com bronquite crônica.[97] Estudos mais recentes usaram um preparado denominado OM-85, que é um pó liofilizado composto da cultura de oito patógenos bacterianos diferentes responsáveis pela EABC, incluindo *H. influenzae, S. pneumoniae* e *M. catarrhalis*. O uso desse preparado em pacientes idosos internados com bronquite crônica levou a uma redução de 30% nas infecções do trato respiratório.[98] No entanto, outro estudo usando OM-85 em pacientes com DPOC e obstrução moderada a grave nas vias aéreas fracassou em mostrar evidências de redução nos episódios de EABC.[99] Mas pacientes tratados com a vacina apresentaram menos hospitalizações por doenças respiratórias e também apresentaram menores permanências quando hospitalizados, comparados com o grupo não-vacinado.

Numerosos estudos datando de meados da década de 1950 foram executados para determinar se a profilaxia antibiótica reduzia a freqüência de exacerbações.[26,100,101] Em aproximadamente a metade dos estudos, os antibióticos profiláticos reduziam a freqüência de EABC. Nos estudos restantes, nenhuma redução na freqüência de exacerbações foi obtida, mas, em dois dos seis estudos negativos, perdeu-se significativamente menos dias de trabalho no grupo tratado com antibióticos. Globalmente, a profilaxia antibiótica parecia beneficiar pacientes que sofriam de maior número de exacerbações durante o curso de um ano. Não existem boas evidências de que a profilaxia antibiótica previna o declínio na função pulmonar que é o melhor previsor de morte nos pacientes com DPOC. No entanto, se aceitar-se a hipótese do ciclo vicioso, tal tratamento profilático dos pacientes com exacerbações freqüentes ou danos mais graves às vias aéreas faz sentido, teoricamente. Portanto, pacientes dos grupos 3 e 4 de Wilson podem se beneficiar da profilaxia com agentes antibióticos aos quais as suas bactérias colonizadoras são sensíveis. As decisões concernentes à terapia antimicrobiana profilática devem ser feitas em bases individuais.

Uma metanálise publicada em 1998 sugeriu que os agentes mucolíticos orais como a N-acetilcisteína ou o glicerol iodado reduziam a freqüência de EABC, dias de incapacitação e uso de antibióticos.[102] No entanto, quando se examina este documento, o efeito benéfico que apareceu foi muito pequeno. Os agentes mucolíticos orais reduziram as exacerbações em 22% nos pacientes que tiveram uma média de 5,5 exacerbações por ano. Um paciente de bronquite crônica mais típico com duas ou três exacerbações por ano esperaria reduzir as exacerbações para menos do que uma, tomando os agentes mucolíticos diariamente por 2 ou 3 anos. Não se observou nenhum efeito na taxa de declínio do FEV_1 . Globalmente existe pouco para recomendar-se o uso profilático de agentes mucolíticos orais. Similarmente, não existe nada para recomendar o uso profilático de fisioterapia torácica na maioria dos pacientes com bronquite crônica.

O papel dos broncodilatadores de ação prolongada para o controle dos sintomas obteve uma aceitação maior na terapia da DPOC. Existem algumas evidências que o salmeterol é eficaz na redução dos danos ao epitélio causados pelas diferentes espécies de bactéria *in vitro*.[103] Teoricamente, isso poderia levar a menos danos epiteliais causados pelas bactérias e reduzir a freqüência ou a severidade da EABC. No entanto, a relevância clínica desta observação laboratorial deve ser estudada antes que possam ser recomendados os broncodilatadores de ação prolongada para este propósito.

TRAQUEOBRONQUITE FEBRIL AGUDA

A traqueobronquite aguda é uma patologia comum; é a quarta a nona causa de visitas ao consultório dos médicos de família[104] e é responsável por 2,2% de todas as visitas. Conforme ocorre com a bronquite crônica, a traqueobronquite aguda é uma patologia inflamatória da árvore traqueobrônquica que não tem nenhum padrão diagnóstico específico. A *American Thoracic Society* frisa que a definição clínica de *bronquite aguda* deve excluir os sinais físicos ou radiológicos compatíveis com a pneumonia.[105]A traqueobronquite aguda é parte de uma série que inclui infecção rinofaríngea, bronquite, bronquiolite e pneumonite. Sintomaticamente, esses processos são muito similares, e pesquisas em consultórios de médicos de família demonstram que nenhuma tentativa é feita para separar essas patologias, apesar de recomendações que elas sejam tratadas diferentemente.

A bronquite aguda ocorre mais comumente durante o inverno, quando as taxas anuais de ataque nos Estados Unidos aproximam-se de 150 casos por 100.000 pessoas por semana. A taxa média anual de ataques nos Estados Unidos é de 87 casos por 100.000 pessoas por semana. Taxas similares de ataques ocorrem no Reino Unido, onde a incidência de bronquite aguda parece estar crescendo.[106] Estima-se que aproximadamente 12 milhões de visitas ao médico são feitas nos Estados Unidos devido à bronquite aguda, com um custo anual de US$200 a US$300 milhões estimados em 1988.[107] Este valor provavelmente é maior no momento atual, com uma significativa porcentagem deste total provindo dos custos dos antibiótiocos, que raramente são justificados nesta patologia.

Etiologia

A infecção é a principal causa de traqueobronquite aguda. No entanto, a inalação de compostos inflamatórios como a amônia, cloro, dióxido de enxofre, dióxido de nitrogênio ou ozônio, que pode ocorrer na exposição ocupacional ou na poluição do ar também pode levar a esta síndrome clínica. A sensibilização alérgica das vias aéreas pode levar a um complexo de apresentação semelhante, assim como o tabagismo passivo. Das etiologias infecciosas, as infecções virais são de longe as mais comuns. Numerosos vírus foram implicados, incluindo-se os rinovírus, coronavírus, vírus sincicial respiratório, adenovírus e vírus da influenza.[108] O sarampo e o vírus herpes simples podem também causar bronquite aguda e estão associados a casos particularmente graves.[109]

As únicas bactérias nitidamente associadas a um papel significativo na etiologia da bronquite aguda são a *M. pneumoniae, C. pneumoniae, Borderella pertussis.* Destas, a *Chlamydia* está assumindo importância cada vez maior como causa de bronquite aguda. Em um estudo de 1994 na Suécia, 25% dos casos de bronquite aguda foram atribuídos à *Chlamydia.*[110]

Patogênese

A patogênese da traqueobronquite aguda não foi bem analisada, exceto com relação a certos agentes específicos. O vírus da influenza danifica o epitélio respiratório, expondo os nervos sensoriais subepiteliais ao meio ambiente e transitoriamente reduzindo o limiar para a tosse. Quase todas as infecções virais têm a capacidade de prejudicar a função mucociliar. A inalação de substâncias tóxicas também leva à lesão da mucosa, com um recrutamento secundário de células inflamatórias conforme demonstrado no lavado broncoalveolar. O dano das vias aéreas induzido pelos vírus pode levar a um período de hiper-reatividade brônquica transitória que pode durar de 6 a 8 semanas.[111-113]

A compreensão da patogênese da traqueobronquite aguda tem sido difícil, pois a etiologia não é descoberta em mais de 80% dos casos, e os pacientes freqüentemente apresentam-se tardiamente no curso da doença, tornando as investigações sobre o mecanismo da lesão difícil. A maior parte do nosso conhecimento sobre as complicações das infecções virais, como a hiper-reatividade brônquica, provém de infecções experimentais.[112]

Achados Clínicos

A tosse é uniformemente encontrada em pacientes com bronquite aguda, e a sua presença é necessária para fazer o diagnóstico. A tosse pode ser seca ou produtiva de escarro claro, mucóide ou até mesmo purulento. A presença de purulência no escarro não permite a separação de causas virais e bacterianas. Os pacientes ocasionalmente queixam-se de dor retroesternal que freqüentemente é descrita como uma sensação de queimação e pode ter um componente pleurítico. A hemoptise raramente complica o curso da tosse. A maioria dos episódios de traqueobronquite é precedido de rinofaringite, e os pacientes freqüentemente queixam-se de rinite ou de laringite. Uma febre de baixo grau é comum, mas não está invariavelmente presente. Uma febre alta é rara e sugestiva de pneumonia subjacente. Sibilos foram notados em até 62% dos pacientes apesar de não ser comumente observado na ausculta.[113]

O exame físico freqüentemente nada mostra de notável a não ser uma febre de baixo grau e evidências de rinite e faringite. O achado de miringite bolhosa sugere infecção pelo *Mycoplasma.* Roncos inspiratórios grosseiros e, ocasionalmente, sibilos expiratórios de sonoridade aguda podem estar presentes. O exame físico é mais importante em descartar outras causas de infecção, como a pneumonia.

Os testes laboratoriais têm pouco valor. Uma leve leucocitose pode acompanhar as infecções virais e bacterianas e, portanto, acrescenta pouco à informação obtida pela anamnese e o exame físico. A realização de exames de escarro não tem nenhum valor, pois a probabilidade de um patógeno bacteriano que possa crescer em uma cultura é excepcionalmente pequena. Finalmente, a radiografia deve ser reservada para pacientes nos quais cogita-se da possibilidade de uma pneumonia com base nos resultados do exame físico.

A história natural da traqueobronquite aguda é obscura. A maioria dos episódios tem um curso benigno, autolimitado com produção de escarro durando uma média de 5 dias, e a tosse durando 1 a 2 semanas. No entanto, o curso pode ser mais prolongado. Williamson constatou que 50% dos pacientes ainda estavam tossindo após 2 semanas, e 45% ainda estavam tossindo após 3 semanas. No entanto, a expectoração de escarro mucopurulento parou após uma média de 3,5 dias.[114]

Tratamento

A maioria dos casos de traqueobronquite aguda cursa um tempo curto e autolimitado, e apenas um tratamento sintomático é necessário. Os antitussígenos têm valor duvidoso, mas são extensamente empregados. A hidratação adequada para evitar o ressecamento das secreções brônquicas e o tratamento sintomático da febre baixa e do mal-estar com antipiréticos é tudo o que é necessário para a maioria dos pacientes. A obstrução reversível das vias aéreas é comum em pacientes com o diagnóstico de traqueobronquite aguda, e a presença de sibilos deve levar a uma tentativa de tratamento com broncodilatadores beta-adrenérgicos.[115] O albuterol mostrou-se superior à eritromicina para a terapia sintomática da bronquite aguda.[108] Apesar de os broncodilatadores parecerem ser bem-sucedidos em reduzir os sibilos, o seu efeito na melhoria dos sintomas da tosse não foi bem definido. Ocasionalmente, um curso curto de corticosteróides inalados é valioso na redução de inflamação das vias aéreas induzida por vírus e em reduzir os sintomas de tosse. No entanto, isto não foi uniformemente demonstrado.[116]

O papel dos antibióticos no tratamento da traqueobronquite aguda tem estado sob intensa pesquisa. Como a maioria dos casos de bronquite aguda é devida à infecção viral, o tratamento antimicrobiano é ineficaz na maioria dos pacientes. Uma revisão de todos os estudos aleatórios, duplo-cegos, de antibióticos controlados por placebo nesta situação não corrobora o seu emprego na grande maioria dos pacientes.[108,117,118] Apenas dois estudos sugeriram um benefício do uso de antibióticos, e estes revelaram diferenças clínicas muito pequenas. Nos dois estudos que compararam albuterol ao grupo de antibióticos, a maior melhoria foi observada em pacientes que receberam o broncodilatador inalado em vez do antibiótico.[119,120] Apesar da comprovada ausência de eficácia dos antibióticos na terapia da bronquite aguda, 66 a 80% dos pacientes com este diagnóstico recebem prescrição de um antibiótico.[121,122] Isto é responsável por 15 a 20% de todas as prescrições feitas na clínica de adultos. À parte o enorme ônus econômico ocasionado pelo uso desnecessário de antibióticos, uma nova preocupação surgiu nos últimos anos: a resistência antimicrobiana. Desde a década de 1980 testemunhamos uma prevalência cada vez maior de *H. influenzae* produtora de β-lactamase, *S. pneumoniae* resistente à penicilina e , mais recentemente, *P. aeruginosa* resistente à quinolona. A maioria dos estudos aponta para evidências de pressão de seleção com taxas de resistência correlacionando-se diretamente com a quantidade de uso de antibióticos.[83,123] Existe esperança de que o uso judicioso de antibióticos possa voltar os ponteiros do relógio. Na Finlândia, uma redução de 40% no uso dos macrolídeos foi associada a uma redução de 48% na prevalência de *Streptococcus* do grupo A resistentes à eritromicina.[124]

Em 1995, Gonzales e Sande perguntaram em um editorial, "O que fará com que os médicos parem de prescrever antibióticos na bronquite aguda?"[125] O mesmo grupo relatou em 1999 os seus esforços em responder a esta pergunta. Eles aleatoriamente designaram os pacientes de uma grande organização de manutenção de saúde em três grupos: um grupo não recebia nenhuma intervenção; um segundo recebia uma explicação racional sobre o propósito em se evitar os antibióticos e no terceiro grupo, tanto os pacientes quanto o profissional recebiam a mesma mensagem quanto a se evitar os antibióticos. Os resultados mostraram que as prescrições de antibióticos foram reduzidas apenas quando tanto o paciente quanto o profissional receberam informações quanto à falta de benefício do antibiótico. Nestes casos, a taxa de prescrição de antibióticos diminuiu de 78 para 48%.[122]

Pareceria que a mensagem mais importante concernente à terapia antibiótica na traqueobronquite febril aguda é evitar o seu uso na maioria das circunstâncias. Exceções a esta regra poderiam incluir o uso da ribavirina aerossolizada em adultos com bronquite aguda devida ao vírus sincicial respiratório, ou o uso de amantadina, rimantadina ou possivelmente inibidores da neuraminidase para encurtar a duração da influenza. Em pacientes previamente saudáveis, é razoável considerar-se a terapia com um macrolídeo ou uma tetraciclina se os sintomas da bronquite aguda durarem mais de 10 dias.[82,126] Essas infecções mais provavelmente devem-se a *Mycoplasma ou Chlamydia,* e o uso de antibióticos pode reduzir as complicações da doença apesar de não necessariamente encurtar a duração da tosse.

REFERÊNCIAS BIBLIOGRÁFICAS

1. Ciba Guest Symposium. Terminology, definitions and classification of chronic pulmonary emphysema and related conditions. Thorax 1959;14:286-289.
2. Anthonisen WR, Wright EC. Bronchodilator response in chronic obstructive disease. *Am Rev Respir Dis* 1986;133:814-819.
3. Tashkin DP, Altose MD, Bleecker ER, et al. The lung health study: airway responsiveness to inhaled methacholine in smokers with mild to moderate airflow limitation.*Am Rev Respir Dis* 1992;145:301-310.
4. Rijcken B, Schouten JP, Xu X, et al. Airway hyperresponsiveness to histamine associated with accelerated decline in FEV_1. *Am J Respir Crit Care Med* 1995;151:1377-1382.
5. O'Connor GT, Sparrow D, Weiss ST. Prospective longitudinal study of methacholine airway responsiveness as a predictor of pulmonary function decline: The Normative Aging Study. *Am J Respir Crit Care Med* 1995;152:87-92.
6. Intermittent Positive Pressure Breathing Trial Group. Intermittent positive pressure breathing therapy of chronic obstructive lung disease. *Ann Intern Med* 1983;99:612-620.
7. Anthonisen NR, Connett JE, Kiley JP, et al. Effects of smoking intervention and the use of an inhaled anticholinergic bronchodilator on the rate of decline of FEV1: The Lung Health Study. *JAMA* 1994;272:1497-1505.
8. Mannino DM, Etzel RA, Flanders WD. Do the medical history and physical examination predict low lung function? *Arch Intern Med* 1993;153:1892-1897.
9. Kesten S, Chapman KR. Physicians' perceptions and management of COPD. *Chest* 1993;104:254-258.
10. Lacasses Y, Brooks D, Goldstein RS. Trends in the epidemiology of COPD in Canada, 1980-1995. *Chest* 1999;116:306-313.
11. American Thoracic Society. Standards for the diagnosis and care of patients with chronic obstructive pulmonary disease. *Am J Respir Crit Care Med* 1995;152[Suppl]:S77-S121.
12. Petty TL. Do your patients at risk know their "lung numbers"? A new national strategy for COPD. *J Respir Dis* 1997;18:365-369.
13. Hagedorn SD. Acute exacerbations of COPD. How to evaluate severity and treat the underlying cause. *Postgrad Med* 1992;91:105-112.
14. Connors AF Jr, Dawson NV, Thomas C, et al. Outcomes following acute exacerbation of severe chronic obstructive lung disease. *Am J Respir Crit Care Med* 1996;154:959-967.

15. Kong GK, Melman MJ, Weingarten S. Reducing length of stay for patients hospitalized with exacerbations of COPD by using a practice guideline. *Chest* 1997;111:89-94.
16. Fuso L, Incalzi RA, Pistelli R, et al. Predicting mortality of patients hospitalized for acutely exacerbated chronic obstructive pulmonary disease. *Am J Med* 1995;98:272-277.
17. Seneff MG, Wagner DP, Wagner RP, et al. Hospital and I -year survival patients admitted to intensive care units with acute exacerbation of chronic obstructive pulmonary disease. *JAMA* 1995;274:1852-1857.
18. Fletcher CM, Peto R. The natural history of chronic airflow obstruction. *BMJ* 1977;1:1645-1648.
19. Vestbo J, Prescott E, Lange P. Association of chronic mucous hypersecretion with FEV[1] decline and chronic obstructive pulmonary disease morbidity. *Am J Respir Crit Care Med* 1996;153:1530-1535.
20. Sluiter HJ, Koeter GH, de Monchy JG, et al. The Dutch hypothesis [chronic non-specific lung disease] revisited. *Eur Respir J* 1991;4:479-489.
21. Reid LM. Measurement of the bronchial mucous gland layer: a diagnostic yardstick in chronic bronchitis. *Thorax* 1960;15:132-141.
22. Mullen JBM, Wright JL, Wiggs BR, et al. Reassessment of inflammation of airways in chronic bronchitis. *BMJ* 1985;291:1235-1239.
23. Tager IB, Segal M, Speizer FE, Weiss ST. The natural history of forced expiratory volumes. Effect of cigarette smoking and respiratory symptoms. *Am Rev Respir Dis* 1988;138:837-849.
24. Lacoste JY, Bousquet J, Chanez P, et al. Eosinophilic and neutrophilic inflammation in asthma, chronic bronchitis and chronic obstructive pulmonary disease. *J Allergy Clin Immunol* 1993;92:537-548.
25. Saetta M, Di Stefano A, Maestrelli P, et al. Airway eosinophilia and expression of IL-5 in asthma and in exacerbations of chronic bronchitis. *Clin Exp Allergy* 1996;26:766-774.
26. Murphy TF, Sethi S. Bacterial infection in chronic obstructive pulmonary disease. *Am Rev Respir Dis* 1992;46:1067-1083.
27. Shaheen SO, Barker DJ, Shiell AW, et al. The relationship between pneumonia in early childhood and impaired lung function in late adult life. *Am J Resp Crit Care Med* 1994;149:616-619.
28. Cole P, Wilson R. Host-microbial interrelationships in respiratory infection. *Chest* 1989;95[Supp1]:217S-221S.
29. Stockley R. Cellular mechanisms in the pathogenesis of COPD. *Eur Respir Rev* 1996;6:264-269.
30. Clementsen P, Kristensen KS, Norn S. Microorganisms and exacerbations of chronic obstructive pulmonary diseases: pathophysiological mechanisms. *Allergy* 1992;47:195-202.
31. Fisher M, Akhtar AJ, Calder MA, et al. Pilot study of factors associated with exacerbations in chronic bronchitis. *BMJ* 1969;4:187-192.
32. Eller J, Ede A, Schaberg T, et al. Infective exacerbations of chronic bronchitis: relation between bacteriologic etiology and lung function. *Chest* 1998;113:1542-1548.
33. Miravitless M, Espinosa C, Fernández-Laso E. Relationship between bacterial flora in sputum and functional impairment in patients with acute exacerbations of COPD. *Chest* 1999;116:40-46.
34. Monsó E, Ruiz J, Rosell, et al. Bacterial infection in chronic obstructive airways disease: a study of stable and exacerbated outpatients using the protected specimen brush. *Am J Respir Crit Care Med* 1995;152:1316-1320.
35. Monsó E, Rosell A, Bonet G, et al. Risk factors for lower airway bacterial colonization in chronic bronchitis. *Eur Respir J* 1999;13:338-342.
36. Zalacain R, Sobradillo V, Amilibia J, et al. Predisposing factors to bacterial colonization in chronic obstructive pulmonary disease. *Eur Respir J* 1999;13:343-348.
37. Fagon J-Y, Chastre J, Trouillet J-L, et al. Characterization of distal bronchial microflora during acute exacerbations of chronic bronchitis: use of the protected brush technique in 54 mechanically ventilated patients. *Am Rev Respir Dis* 1990;142:1004-1008.
38. Soler N, Torres A, Ewig S, et al. Bronchial microbial patterns in severe exacerbations of chronic obstructive pulmonary disease [COPD] requiring mechanical ventilation. *Am J Respir Crit Care Med* 1998;157:1498-1505.
39. Anthonison NR, Manfreda J, Warren CP, et al. Antibiotic therapy in exacerbations of chronic obstructive pulmonary disease. *Ann Intern Med* 1987;106:196-204.
40. Ball P, Make B. Acute exacerbations of chronic bronchitis: an international comparison. *Chest* 1998:113 [Suppl]:199S-204S.
41. Dark D. Azithromycin versus cefaclor in the treatment of acute exacerbations of chronic obstructive pulmonary disease. *Curr Ther Res* 1993;53:203-211.
42. Phillips H, Van Hook CJ, Butler T, Todd WM. A comparison of cefpodoxime proxetil and cefaclor in the treatment of acute exacerbation of COPD in adults. *Chest* 1993;104:1387-1392.
43. DeAbate CA, Russell M, McElvaine P, et al. Safety and efficacy of oral levofloxacin versus cefuroxime axetil in acute bacterial exacerbation of chronic bronchitis. *Respir Care* 1997;42:206-213.
44. DeAbate CA, Henry D, Bensch G, et al. Sparfloxacin vs. oflaxacin in the treatment of acute bacterial exacerbations of chronic bronchitis: a multicenter, double-blind, randomized comparative study. *Chest* 1998;114:120-130.
45. Chodosh S, Lakshminarayan S, Swarz H, Breisch S. Efficacy and safety of a 10-day course of 400 or 600 milligrams of grepafloxacin once daily for treatment of acute bacterial exacerbations of chronic bronchitis: comparison with a 10-day course of 500 milligrams of ciprofloxacin twice daily. *Antimic Agents Chemother* 1998;42:114-120.
46. Habib MP, Gentry LO, Rodriguez-Gomez G, et al. Multicenter, randomized study comparing efficacy and safety of oral levofloxacin and cefaclor in treatment of acute bacterial exacerbations of chronic bronchitis. *Infect Dis Clin Pract* 1998;7:101-109.
47. Anzueto A, Niederman MS, Tillotson GS. Etiology, susceptibility, and treatment of acute bacterial exacerbations of chronic bronchitis in the primary care setting: ciprofloxacin 750 mg b.i.d. versus clarithromycin 500 mg b.i.d. Bronchitis Study Group. *Clin Ther* 1998;20:885-900.
48. Chodosh S, Schreurs A, Siami G, et al. Efficacy of oral ciprofloxacin vs. clarithromycin for treatment of acute bacterial exacerbations of chronic bronchitis. *Clin Infect Dis* 1998;27:730-738.
49. Buscho RO, Saxtan D, Schultz PS, et al. Infections with viruses and Mycoplasma pneumoniae during exacerbations of chronic bronchitis. *J Infect Dis* 1978;137:377-383.
50. Smith CB, Golden CA, Kanner RE, Renzetti AD Jr. Association of viral and Mycoplasma pneumoniae infections with acute respiratory illness in patients with chronic obstructive pulmonary diseases. *Am Rev Respir Dis* 1980;121:225-232.
51. Gump DW, Phillips CA, Forsyth BR, et al. Role of infection in chronic bronchitis. *Am Rev Respir Dis* 1976;113:465-474.
52. Beaty CD, Grayston JT, Wang S-P, et al. *Chlamydia pneumoniae,* strain TWAR, infection in patients with chronic obstructive pulmonary disease. *Am Rev Respir Dis* 1991;144:1408-1410.
53. Mogulkoc N, Karakhurt S, Isalska B, et al. Acute purulent exacerbations of chronic obstructive pulmonary disease and *Chlamydia pneumoniae* infection. *Am Rev Respir Crit Care Med* 1999;160:349-353.
54. Rice KL, Leatherman JW, Duane PG, et al. Aminophylline for acute exacerbations of chronic pulmonary disease. *Ann Intern Med* 1987;107:305-309.
55. Albert RK, Martin TR, Lewis SW. Controlled trial of methylprednisolone in patients with chronic bronchitis and acute respiratory insufficiency. *Ann Intern Med* 1980;92:753-758.
56. Niewoehner DE, Erbland ML, Deupree RH, et al. Effect of systemic glucocorticoids on exacerbations of chronic obstructive lung disease. *N Engl J Med* 1999;340:1941-1947.
57. Thompson WC, Nielson CP, Carvalho P, et al. Controlled trial of oral prednisone in outpatients with acute COPD exacerbation. *Am J Respir Crit Care Med* 1996;154:407-412.
58. Murata GH, Gurby MS, Chick TW, Halperin AK. Intravenous and oral corticosteroids for the prevention of relapse after treatment of

decompensated COPD: effect on patients with a history of multiple relapses. *Chest* 1990;98:845-849.

59. Miravitlles M, Mayordomo C, Artes M, et al. Treatment of chronic obstructive pulmonary disease and its exacerbation in general practice. *Respir Med* 1999;93:173-179.
60. Saetta M, Di Stefano A, Maestrelli P, et al. Airway eosinophilia in chronic bronchitis during exacerbations. *Am J Respir Crit Care Med* 1994;150:1646-1652.
61. Levi-Valensi P, Weitzenblum E, Pedinielli JL, et al. Three months' follow up of arterial blood gas determination in candidates for longterm oxygen therapy. *Am Rev Respir Dis* 1986;133:547-551.
62. Sutton PP. Chest physiotherapy: time for reappraisal. *Br J Dis Chest* 1988;82:127-137.
63. Sachs APE, Koëter GH, Groenier KH, et al. Changes in symptoms, peak expiratory flow, and sputum flora during treatment with antibiotics of exacerbations in patients with chronic obstructive pulmonary disease in general practice. *Thorax* 1995;50:758-763.
64. Saint S, Bent S, Vittinghoff E, Grady D. Antibiotics in chronic obstructive pulmonary disease exacerbations: a meta analysis. *JAMA* 1995;273:957-960.
65. Elmes PC, Fletcher CM, Dutton AAC. Prophylactic use of oxytetracycline for exacerbation of chronic bronchitis. *BW* 1957;2:1272-1275.
66. Berry DG, Fry J, Hindley CP, et al. Exacerbations of chronic bronchitis treatment with oxyletracycline. *Lancet* 1960;i:137-139.
67. Fear EC, Edwards G. Antibiotic regimens in chronic bronchitis. *Br J Dis Chest* 1962;56:153-162.
68. Elmes PC, King TKC, Langlands JHM, et al. Value of ampicillin in the hospital treatment of exacerbation of chronic bronchitis. *BW* 1965;2:904-908.
69. Peterson ES, Esmann V Honcke P, Munkner C. A controlled study of the effect of treatment on chronic bronchitis: an evaluation using pulmonary function tests. *Acta Med Scand* 1967;182:293-305.
70. Pines A, Raafat H, Plucinski K, et al. Antibiotic regimens in severe and acute purulent exacerbations of chronic bronchitis. *BW* 1968;2:735-738.
71. Pines A, Raafat H, Greenfield JS, et al. Antibiotic regimens in moderately ill patients with purulent exacerbations of chronic bronchitis. *Br J Dis Chest* 1972;66:107-115.
72. Nicotra MB, Rivera M, Awe RJ. Antibiotic therapy of acute exacerbation of chronic bronchitis. *Ann Intern Med* 1982;97:18-21.
73. Allegra L, Grassi C, Grossi E, et al. Ruolo degli antibiotici nel trattemento delle riacutizza della bronchite cronica. *Ital J Chest Dis* 1991;45:138-148.
74. Jorgensen AF, Coolidge J, Pederson PA, et al. Amoxicillin in treatment of acute uncomplicated exacerbations of chronic bronchitis. *Scand J Prim Health Care* 1992;10:7-11.
75. Wilson R. Outcome predictors in bronchitis. *Chest* 1995;108[Suppl]:53S-57S.
76. Staley H, McDade HB, Paes D. Is an objective assessment of antibiotic therapy in exacerbations of chronic bronchitis possible? *J Antimicrob Chemother* 1993;31:193-199.
77. Ball P, Harris JM, Lowson D, et al. Acute infective exacerbations of chronic bronchitis. *Q J Med* 1995;88:61-68.
78. Macfarlane JT, Colville A, Guion A, et al. Prospective study of aetiology and outcome of adult lower-respiratory-tract infections in the community. *Lancet* 1993;341:511-514.
79. Kessler R, Faller M, Fourgaut G, et al. Predictive factors of hospitalization for acute exacerbation in a series of 64 patients with chronic obstructive pulmonary disease. *Am J Respir Crit Care Med* 1999;159:158-164.
80. Seemungal TAR, Donaldson GC, Paul EA, et al. Effect of exacerbation on quality of life in patients with chronic obstructive pulmonary disease. *Am J Respir Crit Care Med* 1998;157:1418-1422.
81. Traver GA. Measures of symptoms and life quality to predict emergent use of institutional health care resources in chronic obstructive airway disease. *Heart Lung* 1988;17:689-697.
82. Balter MS, Hyland RH, Low DE, et al. Recommendations on the management of chronic bronchitis: a practical guide for Canadian physicians. *Can Med Assoc J* 1994;151[Suppl]:7-23.
83. Sportel. JH, Koëter GH, van Altena R, et al. Relation between β-lactamase producing bacteria and patient characteristics in chronic obstructive pulmonary disease [COPD]. *Thorax* 1995;50:249-253.
84. Grossman R, Mukherjee J, Vaughn D, et al. A l-year communitybased health economic study of ciprofloxacin vs usual antibiotic treatment in acute exacerbations of chronic bronchitis. The Canadian Ciprotloxacin Health Economic Study Group. *Chest* 1998;113:131-141.
85. Taylor DC, Clancy RL, Cripps AAW, et al. An alteration in the hostparasite relationship in subjects with chronic bronchitis prone to recurrent episodes of acute bronchitis. *Immunol Cell Biol* 1994;72:143-151.
86. Chodosh S, McCarty J, Farkas S, et al. Randomized, double-blind study of ciprofloxacin and cefuroxime axetil for treatment of acute bacterial exacerbations of chronic bronchitis. The Bronchitis Study Group. *Clin Infect Dis* 1998;27:722-729.
87. Takizawa H, Desaki M, Ohtoshi T. Erythromycin and clarithromycin attenuate cytokine-induced endothelin-1 expression in human bronchial epithelial cells. *Eur Respir J* 1998;12:57-63.
88. Tsang KWT, Ho P-L Chan K-N, et al. A pilot study of low-dose erythromycin in bronchiectasis. *Eur Respir J* 1999;13:361-364.
89. Wynder EL, Kauftnan PL, Lesser RL. A short-term follow-up study on ex-cigarette smokers: with special emphasis on persistent cough and weight gain. *Am Rev Respir Dis* 1967;96:645-655.
90. Burge PS. EUROSCOP, ISOLDE and the Copenhagen City Lung Study. *Thorax* 1999;54:287-288.
91. van Grunsven PM, van Schayck CP, Derenne JP, et al. Long term effects of inhaled corticosteroids in chronic obstructive pulmonary disease: a meta-analysis. *Thorax* 1999;54:7-14.
92. Cox G, Whitehead L, Dolovich M, et al. A randomized controlled trial on the effect of inhaled corticosteroids on airways inflammation in adult cigarette smokers. *Chest* 1999;115:1271-1277.
93. Paggiaro PL, Dahle R, Bakran I, et al. Multicentre randomized placebo-controlled trial of inhaled fluticasone propionate in patients with chronic obstructive pulmonary disease. *Lancet* 1998;351:773-780.
94. Nichol KL, Margolis KL, Wuorenma J, Von Sternberg T. The efficacy and cost effectiveness of vaccination against influenza among elderly persons living in the community. *N Engl J Med* 1994;331:778-784.
95. Nichol KL, Baken L, Nelson A. Relation between influenza vaccination and outpatient visits, hospitalization and mortality in elderly patients with chronic lung disease. *Ann Intern Med* 1999;130:397-403.
96. Butler JC, Breiman RF, Campbell JF, et al. Pneumococcal polysaccharide vaccine efficacy. *JAMA* 1993;270:1826-1831.
97. Clancy RL, Cripps AW, Gebski V Protection against recurrent acute bronchitis after oral immunization with killed Haemophilus influenzae. *Med J Aust* 1990;152:413-416.
98. Orcel B, Delclaux B, Baud M, Derenne JPH. Oral immunization with bacterial extracts for protection against acute bronchitis in elderly institutionalized patients with chronic bronchitis. *Eur Respir J* 1994;7:446-452.
99. Collet JP, Shapiro S, Ernst P, et al. Effects of an oral immunostimulating agent on acute exacerbations and hospitalizations in patients with chronic obstructive pulmonary disease. *Am J Respir Crit Care Med* 1997;156:1719-1724.
100. Ruben FL. Prophylactic treatment of chronic bronchitis. *Sem Respir Infect* 1988;3(l):72-80.
101. Liipo K, Pelliniemi T-T, Lehto H. Trimethoprim prophylaxis of acute exacerbations in chronic obstructive pulmonary diseases. *Acta Med Scand* 1987;221:455-459.
102. Poole PJ, Black PN. The effect of mucolytic agents on exacerbation frequency in chronic bronchitis. Cochrane Review, version 15, May 1998. In: *The Cochrane Library.* Oxford: Update Software.

103. Dowling RB, Johnson M, Cole PJ, Wilson R. Effect of salmeterol on Haemophilus influenzae infection of respiratory mucosa in vitro. *Eur Respir J* 1998;11:86-90.
104. Marsland DW, Wood M, Mayo F. Contents of family practice. *J Fam Pract* 1976;3:37-38.
105. American Thoracic Society. Definitions and classification of infectious reactions of the lung. *Am Rev Respir Dis* 1970;101:119.
106. Ayres JG, Noah ND, Fleming DM. Incidence of episodes of acute asthma and acute bronchitis in general practice 1976-87. *Br J Gen Pract* 1993;43:361-364.
107. Rodnick JE, Gude W. The use of antibiotics in acute bronchitis and acute exacerbations of chronic bronchitis. *West J Med* 1988;149:347-351.
108. Mackay DN. Treatment of acute bronchitis in adults without underlying lung disease. *J Gen Intern Med* 1996;11:557-562.
109. Sherry MK, Klainer AS, Wolff M, Gerhard H. Herpetic tracheobronchitis. *Ann Intern Med* 1988;109:229-233.
110. Falck G, Heyman L, Gnarpe J, Gnarpe H. Chlamydia pneumoniae (TWAR): a common agent in acute bronchitis. *Scand J Infect Dis* 1994;26:179-187.
111. Little JW, Hall WJ, Douglas RJ Jr., et al. Airway hyperreactivity and peripheral airway dysfunction in influenza A infection. *Am Rev Respir Dis* 1978;118:295-303.
112. Laitenen LA, Elkin RB, Empey DW, et al. Bronchial hyperresponsiveness in normal subjects during attenuated influenza virus infection. *Am Rev Respir Dis* 1991;143:358-361.
113. Boldy DA, Skidmore SJ, Ayres JG. Acute bronchitis in the community: clinical features, infective factors, changes in pulmonary function and bronchial reactivity to histamine. *Respir Med* 1990;84:377-385.
114. Williamson HA. A randomized controlled trial of doxycycline in the treatment of acute bronchitis. *J Fam Pract* 1984;19:481-486.
115. Melbye H, Kongerud J, Vorland L. Reversible airflow limitation in adults with respiratory infection. *Eur Respir J* 1994;7:1239-1245.
116. Doull IJM, Lampe FC, Smith S, et al. Effect of inhaled corticosteroids on episodes of wheezing associated with viral infection in school age children: randomised double blind placebo controlled trial. *BMJ* 1997;315:858-862.
117. Fahey T, Stocks N, Thomas T. Quantitative systematic review of randomised controlled trials comparing antibiotic with placebo for acute cough in adults. *BMJ* 1998;316:906-910.
118. Orr PH, Scherer K, Macdonald A, Moffatt MEK. Randomized placebo-controlled trials of antibiotics for acute bronchitis: a critical review of the literature. *J Fam Pract* 1993;36:507-512.
119. Hueston WL A comparison of albuterol and erythromycin for the treatment of acute bronchitis. *J Fam Pract* 1991;33:476-480.
120. Hueston W1 Albuterol delivered by metered-dose inhaler to treat acute bronchitis. *J Fam Pract* 1994;39:437-440.
121. Gonzales R, Steiner JF, Sande MA. Antibiotic prescribing for adults with colds, upper respiratory tract infections, and bronchitis by ambulatory care physicians. *JAMA* 1997;278:901-904.
122. Gonzales R, Steiner JF, Lum. A, Barrett PH Jr. Decreasing antibiotic use in ambulatory practice: impact of a multidimensional intervention on the treatment of uncomplicated acute bronchitis in adults. *JAMA* 1999;281:1512-1519.
123. Zhanel GC, Nicolle LE, Gin AS, et al. Ciprofloxacin or imipenem use correlates with resistance in Pseudomonas aeruginosa. *Can J Infect Dis* 1998;9:382-386.
124. Seppälä H, Klaukka T, Vuopio-Varkila J, et al. The effect of changes in the consumption of macrolide antibiotic on erythromycin resistance in group A streptococci in Finland. *N Engl J Med* 1997;337:441-446.
125. Gonzales R, Sande M. What will it take to stop physicians from prescribing antibiotics in acute bronchitis? *Lancet* 1995;345:665-666.
126. O'Brien KL, Dowell SF, Schwartz B, et al. Cough illness/bronchitis-principles of judicious use of antimicrobial agents. *Pediatrics* 1998;101:178-181.

CAPÍTULO 12

Infecções do Trato Respiratório Inferior em Crianças

Armando G. Correa e Jeffrey R. Starke

As infecções do trato respiratório inferior (ITRIs) são uma causa freqüente de morbidade em crianças nos Estados Unidos e uma causa importante de mortalidade nos países em desenvolvimento, sendo responsáveis por mais de 3 milhões de mortes a cada ano em crianças pequenas.[1] Os patógenos virais são responsáveis pela maioria das ITRIs na população pediátrica; os organismos bacterianos são responsáveis por 20 a 30% de todos os casos neste grupo.[2] A maioria das ITRIs apresenta-se como bronquiolite ou pneumonia. Freqüentemente é difícil estabelecer-se o diagnóstico etiológico da ITRI e, em muitos casos, isto não pode ser feito apesar de múltiplos testes diagnósticos. Certos fatores aumentam o risco de ITRIs incluindo os defeitos anatômicos congênitos, déficits na função imune causados por drogas ou doenças, doenças do desenvolvimento e genéticas (como uma fístula traqueobrônquica, fibrose cística e doença falcêmica), refluxo gastroesofágico, aspiração de corpo estranho, ventilação mecânica e hospitalização prolongada.

MICROBIOLOGIA

Os patógenos que causam ITRIs variam com a idade e o estado imunológico da criança, assim como com as condições ambientais. A pneumonia no período neonatal geralmente é causada por organismos que habitam o trato genital das mulheres grávidas, incluindo os estreptococos do grupo B (SGB), *Escherichia coli* e outros bacilos gram-negativos entéricos, *Listeria monocytogenes, C. trachomatis* e *Ureaplasma*. Os organismos adquiridos nosocomialmente como a *Serratia, Klebsiella, Enterobacter e Candida* devem ser considerados na criança prematura hospitalizada. Além disso, a sífilis congênita pode produzir doença pulmonar, uma entidade conhecida como *pneumonia alba*. Os organismos comumente implicados como causa de ITRI nas crianças imunocompetentes e imunocomprometidas com mais de 1 mês são listados na Tabela 12-1.

As ITRIs não-bacterianas são as infecções pulmonares mais freqüentes encontradas em pediatria, representando 70 a 80% de todos os casos neste grupo etário.[3] O vírus sincicial respiratório (VSR) é o agente mais comum nesta categoria, particularmente entre bebês, seguido pelo vírus da parainfluenza, adenovírus e vírus da influenza. Em crianças com mais de 5 anos o *Mycoplasma pneumoniae* é a principal causa de pneumonia não-bacteriana.[3] Em anos recentes, a *C. pneumoniae* (anteriormente conhecida como a cepa TWAR do *C. trachomatis)* foi reconhecida como uma causa importante de infecção pneumônica adquirida na comunidade entre as crianças de 5 a 14 anos de idade.[4] A doença causada pelo *M. pneumoniae e C. pneumoniae* freqüentemente é denominada *pneumonia atípica*. Outra causa de pneumonia atípica, a *Legionella pneumophila*, é excessivamente rara na criança imunocompetente.

O *Streptococcus pneumoniae* é responsável pela maioria das pneumonias bacterianas em crianças de 1 mês a 6 anos de idade. A incidência de pneumonia devida ao *Haemophilus influenzae* do tipo B diminuiu significativamente desde a introdução da vacina contra este organismo, mas permanece como um agente importante em países onde esta vacina ainda não se encontra amplamente disponível. As espécies *Haemophilus* não-tipáveis parecem ser uma causa rara de ITRIs sem doença pulmonar subjacente. Os estreptococos do grupo A e o *Staphylococcus aureus* são causas incomuns, porém potencialmente graves, de pneumonia bacteriana. A *Moraxella catarrhalis*, um comensal comum do trato respiratório superior, é uma causa rara de pneumonia em crianças.[5] A pneumonia é encontrada em aproximadamente 20% dos bebês com coqueluche e pode ser ameaçadora à vida. A *Mycobacterium tuberculosis* ressurgiu como uma causa importante de doença pulmonar nos Estados Unidos e outros países industrializados. Além da tuberculose, a melioidose causada pela *Pseudomonas pseudomallei*[6] e fascíolas pulmonares devem ser consideradas como causas de pneumonia em crianças imigrantes do Sudeste asiático. Várias causas de pneumonia estão associadas a contato animal, incluindo a *Francisella tularensis* (coelhos), *Chlamydia psittaci* (papagaios e outros pássaros), *Coxiella burnetti* (ovelhas), *Salmonella choleraesuis* (porcos) e *Bordetella* (tosse do canil, em cães).

PATOGÊNESE

As vias aéreas normalmente são estéreis da área sublaríngea até o parênquima pulmonar. O pulmão é protegido das infecções bacterianas por uma diversidade de mecanismos incluindo barreiras anatômicas e mecânicas, assim como por fato-

A. G. Correa: Department of Pediatrics, Baylor College of Medicine and Texas Children's Hospital, Houston, Texas 77030.

J. R. Starke: Department of Pediatrics, Baylor College of Medicine, Houston, Texas 77030.

TABELA 12-1. *Causas infecciosas da doença do trato respiratório inferior em crianças imunocompetentes e imunocomprometidas com mais de 1 mês de idade*

	Imunocompetentes	*Imunocomprometidas (organismos adicionais)*
Bactérias	*Streptococcus pneumoniae*	*Pseudomonas* sp.
	Haemophilus influenzae	*Enterobacteriaceae*
	Staphilococcus aureus	*Legionella pneumophila*
	Estreptococos do grupo A	*Nocardia* sp.
	Bordetella pertussis	*Rhodococcus equi*
	Moraxella catarrhalis	*Actinomyces* sp.
	Yersinia pestis	Bactérias anaeróbicas
	Pasteurella multocida	*Enterococcus* sp.
	Brucella sp.	
	Francisella tularensis	
	Neisseria meningitidis	
Agentes semelhantes à bactéria	*Mycoplasma pneumoniae*	
	Chlamydia pneumoniae	
	Chlamydia trachomatis	
	Chlamydia psittaci	
Vírus	Vírus sincicial respiratório	Citomegalovírus
	Vírus da parainfluenza	Vírus do herpes simples
	Vírus da influenza	Vírus da varicela zoster
	Adenovírus	Vírus do sarampo
	Vírus de Epstein-Barr	
	Enterovírus	
	Coronavírus	
	Hantavírus	
	Vírus do sarampo	
	Vírus da varicela zoster	
Micobactérias	*Mycobacterium tuberculosis*	*Mycobacterium avium intracellulare*
	Outras *Mycobacteria*	
Fungos	*Coccidioides immitis*	*Aspergillus* sp.
	Histoplasma capsulatum	*Candida* sp.
	Blastomyces dermatitidis	*Zygomycosis*
		Cryptococcus neoformans
Parasitas	*Ascaris lumbricoides*	*Pneumocystis carinii*
	Necator americanus	*Toxoplasma gondii*
	Toxocara canis	
	Paragonimus westermani	
	Schistosoma sp.	
	Ancylostoma duodenale	
	Wuchereria bancrofti	
Rickettsia	*Coxiella burnettü*	
	Rickettsia ricketsii	

res imunes locais e sistêmicos. O primeiro inclui a filtração pelos pêlos nasais, o reflexo epiglótico, o reflexo da tosse e o aparelho mucociliar; o último inclui a secreção local de imunoglobulinas, macrófagos alveolares e imunidade celular.

A infecção pulmonar pode ocorrer quando um ou mais desses mecanismos de defesa está alterado ou quando um inóculo particularmente grande de organismos virulentos desafia o hospedeiro. O agente infeccioso mais comumente obtém acesso ao trato respiratório inferior através da inalação de material aerossolizado ou aspiração da flora residente das vias aéreas superiores. Menos freqüentemente, a pneumonia resulta de disseminação hematogênica aos pulmões. Existem evidências crescentes de que os vírus podem intensificar a suscetibilidade do trato respiratório inferior à infecção, afetando tanto os mecanismos de limpeza quanto as respostas imunes do hospedeiro. Estima-se que 25 a 75% das crianças com pneumonia bacteriana tiveram uma infecção viral concorrente ou precedente.[7]

A maioria das ITRIs começa com a inoculação do trato respiratório superior via contato com gotículas ou aerossóis infectados. Conforme o vírus replica-se e dissemina-se para o trato respiratório inferior, ele afeta o epitélio ciliado, levando ao acúmulo de muco e restos celulares. Com o envolvimento adicional do epitélio, observam-se reduções na produção do surfactante, edema pulmonar e recrutamento das células inflamatórias agudas, todas as quais podendo levar à obstrução das vias aéreas. A obstrução parcial resulta em pouca expiração e causa aprisionamento de ar com hiperinsuflação; a obstrução completa pode resultar em atelectasia.

Em contraste, a maioria das infecções bacterianas do trato respiratório inferior começa com a aspiração da flora que freqüentemente coloniza a orofaringe das crianças saudáveis. A invasão bacteriana do parênquima pulmonar evoca uma colonização exsudativa do tecido pulmonar que pode ser lobular (broncopneumonia), lobar ou intersticial. A pneumonia bacteriana começa com uma hiperemia devido a um engurgitamento vascular, exsudação do líquido intra-alveolar, depósito de fibrina e infiltração por neutrófilos e um estágio conhecido como *hepatização vermelha*. A consolidação dos tecidos causa uma redução na complacência pulmonar e na capacidade vital. Um *shunt* fisiológico com um resultante não-pareamento da ventilação-perfusão pode ser causado por um aumento no fluxo sangüíneo através do pulmão afetado, com uma concomitante redução da circulação através do pulmão bem aerado. A dessaturação de oxigênio e a hipercapnia podem resultar em aumento do trabalho cardíaco. Este estágio é seguido por uma predominância no depósito de fibrina e progressiva desintegração das células inflamatórias (hepatização cinzenta). Na maioria dos casos, ocorre resolução da consolidação após 8 a 10 dias, quando o exsudato sofre digestão enzimática e é reabsorvido ou removido pela tosse. Quando a infecção bacteriana estende-se para dentro da cavidade pleural, a supuração intrapleural pode produzir um empiema. A resolução da reação pleural também pode ocorrer espontaneamente, mas comumente leva a um espessamento fibroso ou formação de adesões.

MANIFESTAÇÕES CLÍNICAS

A apresentação clínica da pneumonia varia com a idade do paciente, com a extensão da doença e com o agente etiológico. As manifestações clínicas são extremamente variadas e ocasionalmente podem estar ausentes, particularmente em bebês pequenos. Sinais e sintomas inespecíficos incluem a febre, irritabilidade, calafrios, cefaléia, mal-estar, inquietação e irritabilidade. As queixas gastrointestinais, incluindo vômitos, dor abdominal e distensão, freqüentemente são proeminentes e ocasionalmente são as únicas queixas nas crianças pequenas com pneumonia.

Os sinais gerais de doença do trato respiratório inferior incluem batimentos das asas do nariz, taquipnéia, dispnéia, roncos e retrações dos músculos respiratórios acessórios intercostais e abdominais. A tosse, a expectoração do escarro e a dor torácica são mais comuns em crianças mais velhas. A sibilância é mais freqüentemente notada nas ITRIs virais, particularmente na bronquiolite devida ao VSR. Os sinais de pneumonia podem ser sutis no bebê pequeno, e a percussão raramente é reveladora, exceto na presença de um derrame pleural. Freqüentemente nota-se uma redução nos ruídos respiratórios na ausculta, mas a presença de estertores, característico da pneumonia nas crianças mais velhas, pode estar ausente nos lactentes. Devido ao caminho curto de transmissão para os ruídos respiratórios e o tamanho relativamente pequeno do tórax e da camada de líquido, os ruídos respiratórios nem sempre ficam diminuídos em bebês com empiema. Os sinais pulmonares em crianças mais velhas incluem som maciço à percussão, redução do frêmito vocal e redução dos ruídos respiratórios com estertores finos sobre a área envolvida.

A irritação pleural pode ser acompanhada por uma dor torácica que, se intensa, pode limitar o movimento torácico na inspiração e forçar a criança a deitar-se sobre o lado afetado, com as pernas flexionadas. A dor também pode irradiar-se para o pescoço ou ombros, simulando meningismo, ou para o abdome, onde ela pode sugerir um processo abdominal agudo.

A infecção extrapulmonar pode ocorrer concomitantemente em alguns casos. Os abscessos cutâneos ou dos tecidos moles podem estar presentes com a pneumonia pelo *S. aureus* e estreptococos do grupo A. A otite média, a sinusite e a meningite podem ser encontradas na presença de pneumonia pelo *S. pneumoniae ou H. influenzae.*

Apesar de nenhum achado clínico ou a anamnese diferenciar consistentemente as infecções pulmonares virais das bacterianas,[8] certas características permitem uma certa distinção entre essas entidades. As características típicas da pneumonia bacteriana, viral e pelo *Mycoplasma* são resumidas na Tabela 12-2. A

TABELA 12-2. *Características típicas das pneumonias por bactérias, vírus e Mycoplasma em crianças*

	Bacteriana	*Viral*	*Mycoplasma*
Idade	Qualquer	Qualquer	5-15 anos
Estação do ano	Inverno	Inverno	Todo o ano
Início	Abrupto	Variável	Insidioso
Febre	Alta	Variável	Baixa
Taquipnéia	Comum	Comum	Incomum
Tosse	Produtiva	Não-produtiva	Não-produtiva
Sintomas associados	Coriza leve	Coriza	Miringite bolhosa
	Dor abdominal		Faringite
Achados no exame físico	Evidências de consolidação	Variável	Estertores finos
	Poucos estertores		Sibilos (variantes)
Leucocitose	Comum	Variável	Incomum
Achados radiológicos	Consolidação	Infiltrados bilaterais difusos	Variável
Derrame pleural	Comum	Raro (adenovírus)	Pequeno em 10 a 20% dos casos

pneumonia devida ao *S. aureus* e aos estreptococos do grupo A pode ser primária ou secundária à infecção disseminada, é caracterizada por uma doença rapidamente progressiva com sintomas respiratórios importantes e pode ser precedida por um episódio de infecção pela influenza, varicela ou outra infecção viral. Em contraste, a infecção devida ao *C. pneumoniae* geralmente é assintomática ou levemente sintomática. A apresentação clínica é similar à do *Mycoplasma*, com início gradual de faringite, rouquidão e febre baixa, seguida por tosse e sinais de envolvimento do trato respiratório inferior.[7] A infecção com este organismo pode desencadear episódios agudos de sibilos em crianças com asma,[9] uma associação que também foi observada com o *Mycoplasma* e os vírus respiratórios.

A pneumonia é encontrada em aproximadamente 20% dos bebês com coqueluche, uma doença caracterizada por paroxismos graves de tosse com uma inspiração ruidosa e, algumas vezes, acompanhada por êmese ou apnéia. A bronquiolite, uma ITRI limitada a crianças com menos de 36 meses, e quase sempre causada pelo VSR, apresenta-se com tosse, febre, coriza, taquipnéia e sibilos expiratórios, particularmente em um bebê que tem uma patologia pulmonar ou cardíaca subjacente. A pneumonia em bebês pequenos causada pela *C. trachomatis*, algumas vezes conhecida como *pneumonite afebril*, devido à ausência de febre, manifesta-se como uma tosse repetitiva, em *stacatto*, com estertores difusos, e nenhum sibilo no exame físico, e freqüentemente é acompanhada ou precedida por uma conjuntivite.

As ITRIs em crianças também podem ser uma manifestação de uma infecção sistêmica, como a mononucleose ou sarampo. Nessas circunstâncias, o processo pulmonar pode ter um papel secundário ou pode exercer um papel importante na sintomatologia, dependendo da extensão do seu envolvimento. A presença de uma erupção cutânea característica em um paciente com um infiltrado pulmonar sugere que a infecção provavelmente é causada pelo vírus do sarampo, enterovírus, vírus de Epstein-Barr ou vírus da varicela zoster. Uma erupção generalizada também pode ser uma manifestação proeminente de uma infecção sistêmica devida a um *S.aureus* produtor de toxina ou estreptococos do grupo A.

Surtos anuais de VSR e vírus da influenza são observados nos meses de inverno e no início da primavera, enquanto o vírus da parainfluenza é mais comum no outono e na primavera e o adenovírus é prevalente durante todo o ano. A pneumonia pneumocócica é também mais comum nos meses de inverno, sugerindo um papel potencial para os vírus na patogênese desta doença. A incidência de pneumonia pelo *Mycoplasma* não é sazonal.

EXAME RADIOLÓGICO

As radiografias de tórax permanecem a base diagnóstica das ITRIs na infância, fornecendo suporte à avaliação clínica e definindo a extensão do processo inflamatório. Os achados radiográficos podem não se correlacionar com os sinais clínicos nos bebês e crianças pequenas e não é incomum achar-se uma pneumonia significativa na ausência de sinais clínicos.

Apesar de não ser possível decidir-se a partir de uma radiografia se uma criança está sofrendo de uma infecção bacteriana ou de uma viral, e pelo fato da variação de opinião entre os radiologistas ser comum, uma radiografia de tórax de alta qualidade pode ser útil no diagnóstico diferencial entre essas entidades.[10] Uma incidência lateral deve ser incluída sempre que possível.

Os infiltrados pulmonares classicamente têm sido divididos em três padrões, dependendo da presença de doença alveolar ou intersticial. A doença alveolar (ou do espaço aéreo), mais comumente causada pelo pneumococo ou por outras bactérias, é caracterizada pela consolidação lobar ou segmentar, e pela presença de broncogramas aéreos. A pneumonia intersticial, geralmente causada por vírus ou *Mycoplasma*, apresenta-se como imagens broncovasculares aumentadas, espessamento peribrônquico e um certo grau de hiperaeração; a progressão pode causar consolidações mosqueadas devida a atelectasias.[11,12] A broncopneumonia, que freqüentemente é observada com o *S. aureus* e outros organismos bacterianos, tem um padrão bilateral e difuso, com imagens peribrônquicas aumentadas e pequenos infiltrados algodonosos que se estendem para a periferia. A pneumonia estafilocócica também está freqüentemente associada a pneumatoceles e derrames pleurais que subseqüentemente evoluem para empiema.[13] O *Mycoplasma* pode produzir padrões sugestivos de infecção viral ou bacteriana, mas tem uma tendência a produzir um infiltrado reticular ou reticulonodular limitado a um lobo.[11]

Na infância, a pneumonia consolidativa algumas vezes assume um formato esférico, que, à primeira vista, pode sugerir um tumor. No entanto, as pneumonias redondas freqüentemente são grandes e geralmente únicas, e freqüentemente apresentam bordas não-definidas (Fig. 12-1).[14]

A precisão da radiografia na previsão do agente etiológico que causa a pneumonia tem sido discutida. Apesar de alguns especialistas constatarem que ela é precisa em mais de 90% dos casos em diferenciar entre causas bacterianas, virais e micoplásmicas,[11]outros relataram uma precisão de apenas 42 a 73%.[15,16] No entanto, a maioria dos autores concordam que a presença de um infiltrado alveolar sugere uma etiologia bacteriana que precisa de tratamento antibiótico. O padrão radiológico pode não acompanhar a melhora clínica por várias semanas, e geralmente não é necessária a repetição rotineira da radiografia de tórax no término da doença a menos que estejam presentes evidências clínicas de persistência da dificuldade respiratória ou se o curso da pneumonia aguda complicar-se.[17]

Outras modalidades de imageamento que podem proporcionar informações úteis incluem a ultra-sonografia de tórax, particularmente para a avaliação do líquido pleural e do movimento do diafragma, e a tomografia computadorizada ou imagem por ressonância magnética, que podem demonstrar a localização e a extensão precisas da anormalidade pulmonar, podem melhorar a visualização de um abscesso pulmonar e permitem a visualização do mediastino e outras estruturas intratorácicas.[18]

AVALIAÇÃO LABORATORIAL

A falta de um método simples e confiável para estabelecimento de um diagnóstico etiológico na maioria dos casos de pneumonia ocasionalmente leva o médico a utilizar-se de outros métodos diagnósticos não-invasivos que possam fornecer informações adicionais no tratamento de tais pacientes. No entanto, na maioria dos casos, uma avaliação extensa não é necessária.[19]

Apesar de ser comum uma leucometria aumentada (>15.000 células por mm^3) com predominância de neutrófilos nos pacientes com pneumonia bacteriana, ela não é invariavelmente encontrada, e vários autores não constataram nenhuma

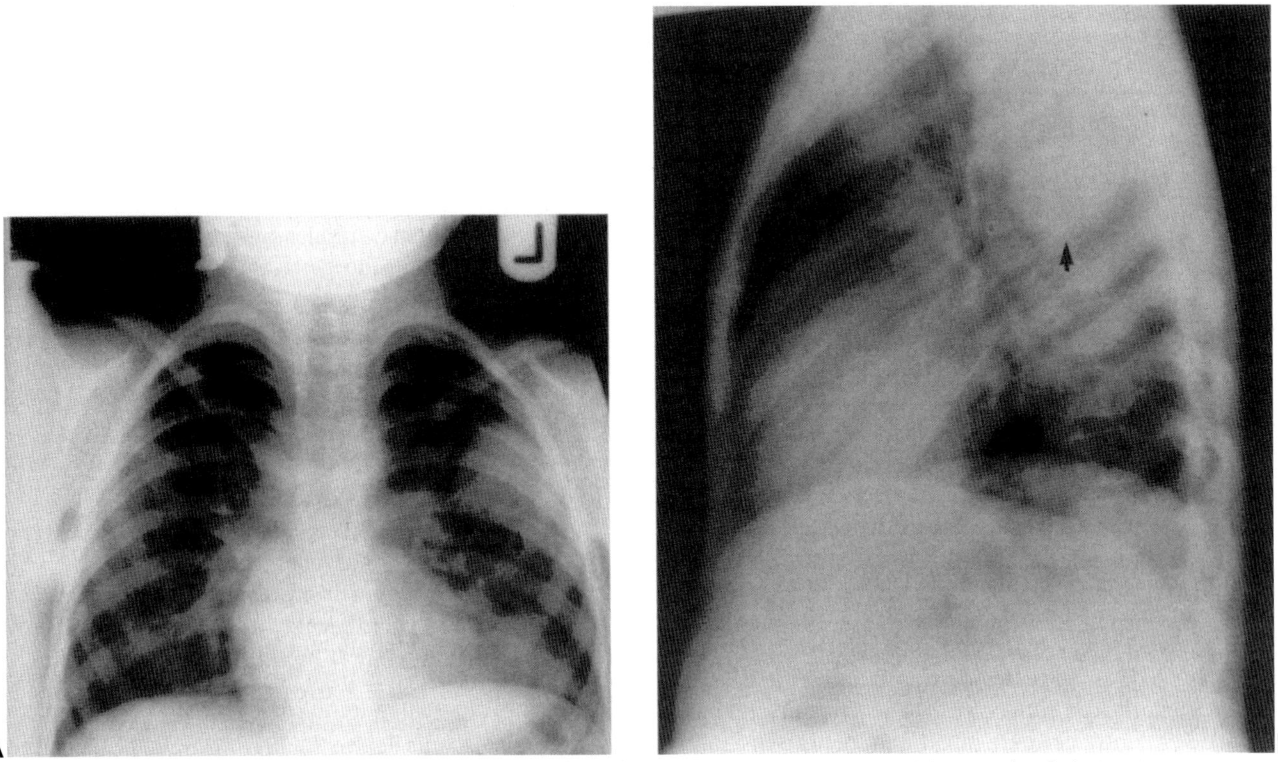

FIG. 12-1. Incidência póstero-anterior (**A**) e lateral (**B**) de uma pneumonia pneumocócica arredondada (seta).

diferença na contagem total de leucócitos entre crianças com pneumonia bacteriana e não-bacteriana.[7,8] A velocidade de hemossedimentação e a concentração de proteína C-reativa são indicadores inespecíficos de inflamação e proporcionam pouca ajuda no tratamento dos pacientes. A trombocitose foi notada em mais de 90% das crianças após um episódio de pneumonia com empiema.[20] A hiponatremia secundária a um aumento na secreção do hormônio antidiurético também pode ser observada em crianças com pneumonia.[21]

Embora o exame microbiológico de um escarro cuidadosamente colhido possa proporcionar informações diagnósticas valiosas em pacientes adultos com pneumonia,[22] o escarro raramente é produzido por crianças com menos de 10 anos. Nas crianças mais velhas e nos adolescentes, a interpretação de uma amostra de escarro é complicada pela diversidade da flora da boca e da faringe. Em geral, os resultados do exame microscópico e a cultura do escarro correlacionam-se mal em pacientes com pneumonia pneumocócica.[23,24] Uma amostra de escarro de boa qualidade que contenha mais do que 25 células polimorfonucleares por campo com a presença de muco e número limitado (< 10) de células escamosas aumenta a precisão diagnóstica. A aspiração transtraqueal para excluir os contaminantes do trato respiratório superior raramente é usada na Pediatria. A coleta seriada do escarro é útil para a confirmação microbiológica de casos suspeitos de tuberculose, e o exame dos aspirados gástricos matinais pode substituir o exame do escarro nas crianças incapazes de expectorar, quando este diagnóstico está sendo considerado.[25]

Embora as hemoculturas possam proporcionar um diagnóstico bacteriológico específico elas são positivas em apenas 3 a 11% dos pacientes ambulatoriais com pneumonia;[26,27] no entanto, elas podem ser positivas em até 25 e 95% dos pacientes com pneumonia pneumocócica ou por *H. influenzae* do tipo B, respectivamente.[28,29] As hemoculturas também são positivas em um terço das crianças com pneumonia primária pelo *S. aureus* e em 89% daquelas com doença disseminada.[13] Uma taxa similar seria esperada com os estreptococos do grupo A. Uma ou mais hemoculturas devem ser colhidas quando existe a possibilidade de que a criança tenha uma pneumonia bacteriana.

Na suspeita de pneumonias virais, preferem-se espécimes do trato respiratório superior para cultura de tecidos, quando se deseja uma confirmação. Um *swab* ou lavado da nasofaringe é recomendado para o isolamento do VSR, vírus da parainfluenza, vírus da influenza e adenovírus. Os espécimes nasofaríngeos também podem ser úteis para o isolamento da *C. trachomatis e B. pertussis* na cultura tissular. No entanto, o isolamento em culturas celulares requer experiência técnica e pode estar disponível apenas em certos centros de referência. A *M. pneumoniae* pode ser isolada da garganta ou dos espécimes da nasofaringe inoculados em meios especiais, o que pode levar 2 a 3 semanas para ser completado, e não é amplamente disponível. Similarmente, a *L. pneumopexila* pode ser isolada do escarro ou de outros espécimes do trato respiratório usando-se meios especiais.

Com o advento das medicações antivirais que podem encurtar a duração dos sintomas e prevenir complicações quando administradas precocemente no curso da doença, como a ribavirina para o VSR e a amantadina ou zanamivir para o vírus da influenza A, tem-se dado uma ênfase cada vez maior ao desenvolvimento de testes diagnósticos rápidos. A detecção rápida de antígenos pelo ensaio imunoabsorbente ligado a enzimas ou anticorpos fluorescentes está comercialmente disponível para várias causas potenciais de pneumonia, conforme listado na Tabela 12-3. A sensibilidade e a especificidade desses

TABELA 12-3. *Testes de detecção de antígenos comercialmente disponíveis para o diagnóstico rápido de patógenos respiratórios*

Patógeno	*Teste de detecção antigênica*	*Sensibilidade global (%)*
Vírus sincicial respiratório	EIA, IFA	53-96
Vírus da influenza tipo A	EIA, IFA	78-88
Vírus da parainfluenza	EIA, IFA	31-95
Adenovírus	EIA	45
Legionella pneumophila	IFA	50-70
Chlamydia trachomatis	IFA	> 70
Bordetella pertussis	EIA, IFA	Variável

EIA, imunoensaio enzimático; IFA, anticorpo imunofluorescente.

ensaios são variáveis e dependem da coleta apropriada e do processamento da amostra.

Os testes rápidos para detectar antígenos bacterianos do *S. pneumoniae* e do *H. influenzae* do tipo B no soro e na urina usando-se a aglutinação com partículas de látex ou a imunoeletroforese por contra-corrente mostraram pouca sensibilidade e especificidade.[8,30] O seu rendimento é maior para o *H. influenzae* do tipo B do que para o pneumococo. A detecção do antígeno pneumocócico nas amostras provenientes da nasofaringe por estes métodos tem sido bastante ineficiente.[31] Constatou-se que um teste de aglutinação em látex específico para o sorotipo de antígeno na urina era altamente específico e mais sensível do que os métodos comerciais ou as hemoculturas nos pacientes com pneumonia pneumocócica; este teste pode ser útil nas comunidades com equipamentos laboratoriais limitados.[32]

Os testes sorológicos têm valor limitado no diagnóstico da fase aguda da pneumonia, devido ao fato de freqüentemente serem baseados em uma elevação do título de anticorpos em quatro vezes ou mais entre o soro agudo e convalescente coletado com intervalos de 2 a 3 semanas. Em umas poucas instâncias como com o citomegalovírus, sarampo, vírus de Epstein-Barr e *Mycoplasma*, uma elevação aguda da imunoglobulina M pode ser útil para estabelecer o diagnóstico. Um título de crioaglutinina positivo pode ajudar no diagnóstico de infecção pelo *M. pneumoniae,* mas é positivo em apenas 50% dos pacientes com esta infecção, e os títulos elevados também estão associados a outras infecções como o vírus do sarampo, vírus de Epstein-Barr e adenovírus. A infecção devida ao estreptococo do grupo A pode ser confirmada medindo-se os anticorpos séricos contra os antígenos estreptocócicos como a antiestreptolisina, antiDNAse e títulos de estreptozima. O exame seriado das fezes para ovos e parasitas pode fornecer uma pista quando se suspeita de uma etiologia parasitária. Quando a história clínica ou epidemiológica sugere a possibilidade de tuberculose, um teste cutâneo tuberculínico de Mantoux com 5 U de derivado protéico purificado é um teste de rastreamento útil, mas é não-reativo em 10% das crianças com tuberculose pulmonar.

As técnicas invasivas devem ser reservadas aos pacientes nos quais os testes não-invasivos alternativos fracassam em fornecer um diagnóstico ou naqueles com deterioração clínica progressiva, particularmente se eles forem imunocomprometidos. Em pacientes com derrame pleural significativo, a drenagem e exame do líquido pleural é útil para o diagnóstico e pode ajudar a aliviar um pouco da sintomatologia. O líquido pleural deve ser enviado para a coloração de Gram e culturas apropriadas (incluindo aeróbios, anaeróbios, fungos e micobactérias), contagem de células, avaliação do pH e glicose, proteínas e níveis de desidrogenase láctica. O rendimento diagnóstico das culturas, na presença de empiema e a ausência de pré-tratamento, é de aproximadamente 65 a 80%. A biópsia pleural no momento do procedimento deve ser considerada naqueles casos em que a tuberculose ou tumor são probabilidades diagnósticas.

A concentração de proteínas no líquido pleural permite a diferenciação entre exsudato (> 3 g por dl) e transudato (< 3 g por dl). Os níveis de glicose abaixo de 40 mg por dl são sugestivos de infecção bacteriana assim como níveis de desidrogenase láctica maiores que 1000 UI por litro, ou uma relação entre o nível de desidrogenase láctica no líquido pleural/sérico de 0,6. Um derrame parapneumônico com um pH menor que 7,2 está associado a um alto risco de complicações e pode necessitar a colocação de um dreno torácico.

A broncoscopia flexível (BCF) com lavado broncoalveolar é um procedimento relativamente seguro e eficaz no diagnóstico de doença pulmonar parenquimatosa.[33] O seu rendimento diagnóstico global variou de 27 a 75% em pacientes pediátricos com distúrbios subjacentes diferentes.[34,35] Também tem um bom rendimento diagnóstico em crianças infectadas pelo vírus da imunodeficiência humana adquirida com doença pulmonar, apesar de ligeiramente menor do que o observado em adultos infectados pelo HIV.[36] As complicações mais comuns da BCF incluem o pneumotórax (10 a 15%), sangramento nasal, bradicardia, laringoespasmo e hipóxia. A broncoscopia com o cateter-escova protegido durante a BCF tem um rendimento muito baixo para cultura em crianças.[35] As biópsias transbrônquicas (BTB) são difíceis de serem obtidas nas crianças devido ao tamanho do broncoscópio. Apesar do uso disseminado de BTB em pacientes adultos, a experiência com esta técnica nos pacientes pediátricos é limitada; a maioria das crianças estudadas foi de receptores de transplante pulmonar, nos quais a BTB é usada para monitorar a rejeição e infecção do enxerto pulmonar.[37] Apesar de a BTB com lavado broncoalveolar raramente ser usada nas crianças imunocompetentes com pneumonia, ela deve ser considerada em pacientes com infiltrados persistentes ou que não estejam respondendo à terapia antimicrobiana empírica.[33]

A biópsia a céu aberto é considerada um importante adjunto no diagnóstico e tratamento das infecções pulmonares nas crianças criticamente enfermas ou imunocomprometidas nas quais os procedimentos minimamente invasivos fracassam em proporcionar um diagnóstico. Ela oferece a vantagem da visualização direta do pulmão, com um alto rendimento diagnóstico e mínima morbidade e permite alterações na terapia na maioria dos pacientes que podem levar a uma melhora na sobrevida.[38-41] As complicações mais comuns deste procedimento são um vazamento persistente de ar e formação de uma fístula broncopleural. A biópsia fechada com agulha ou a aspiração percutânea com agulha de um

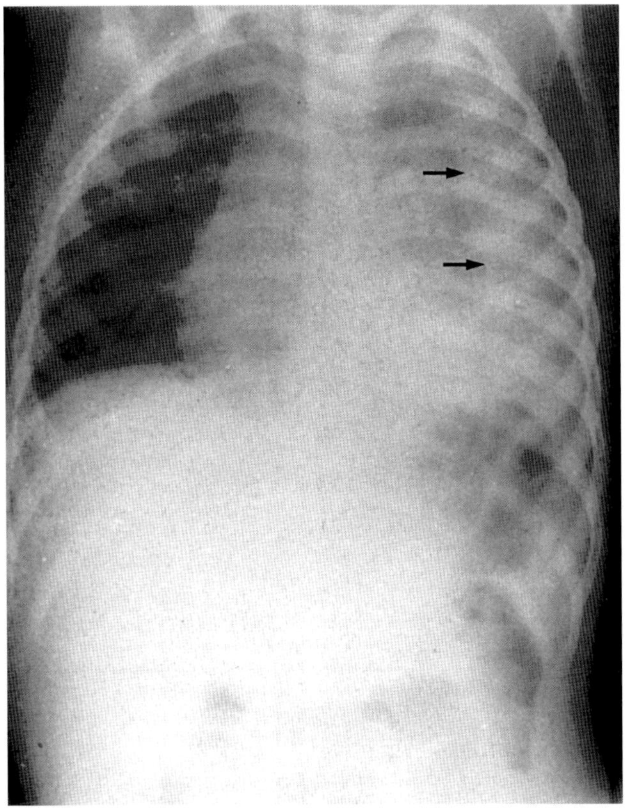

FIG. 12-2. Radiografia em decúbito lateral mostra um grande empiema com acúmulo em camadas de líquidos (*setas*) em um paciente com pneumonia pneumocócica.

exsudato pulmonar podem fornecer informações concernentes ao agente causal da pneumonia, mas elas raramente são usadas devido ao baixo rendimento, experiência limitada e o risco de um pneumotórax.

PATÓGENOS ESPECÍFICOS

Streptococcus pneumoniae

O pneumococo é um diplococo gram-positivo que é freqüentemente encontrado no trato respiratório superior das crianças saudáveis. Este organismo é a causa mais freqüente de pneumonia bacteriana, meningite e otite média em bebês e crianças nos Estados Unidos e em outras partes do mundo. Embora se conheçam mais de 80 sorotipos capsulares, aproximadamente 80% das infecções graves são causadas por apenas 14 sorotipos, com os sorotipos nos grupos 14, 6, 18, 19, 23, 8, 9, 7, 1 e 3 causando a maioria das doenças pneumocócicas nas crianças norte-americanas. Sorotipos diferentes predominam nas diversas partes do mundo.[42]

Características Clínicas

O *S. pneumoniae* representa a causa mais comum de pneumonia adquirida na comunidade entre as crianças que precisam de hospitalização, com uma proporção que varia de 26 a 78% de acordo com uma pesquisa,[43] porém não há dados precisos concernentes à incidência de pneumonia pneumocócica em bebês e crianças pequenas devido à dificuldade em confirmar-se o diagnóstico microbiológico.[42] Um recente estudo longitudinal de 20 anos em Huntington, West Virginia (1978 a 1997), estimou uma taxa anual de incidência de 44,5 casos de pneumonia pneumocócica bacterêmica por 100.000 crianças estudadas com menos de 4 anos.[44]

A pneumonia pneumocócica é mais freqüente no inverno e nos meses de primavera e o pico etário para a hospitalização devido a esta patologia foi de 13 a 18 meses.[42] O espectro clínico da pneumonia devida ao *S. pneumoniae* pode variar de uma doença leve a moderada que geralmente não necessita de hospitalização até uma doença grave e complicada requerendo tratamento clínico agressivo. O aspecto radiológico típico da pneumonia pneumocócica é uma consolidação lobar ou segmentar, mas não é incomum a broncopneumonia em áreas esparsas, particularmente em bebês. Observa-se derrame pleural em aproximadamente 20% dos casos que precisam de hospitalização,[45] e pode-se desenvolver um empiema (Fig. 12-2). A formação de pneumatocele com a pneumonia pneumocócica é rara.[28] Uma complicação incomum porém grave da pneumonia pneumocócica é a síndrome hemolítico-urêmica devido a cepas produtoras de neuraminidase.[46]

Tratamento

Observou-se um aumento dramático na incidência de pneumococos resistentes à penicilina nos Estados Unidos e em outros países. Esta resistência é mediada por uma alteração nas proteínas ligadoras de penicilina – o sítio-alvo dos antibióticos β-lactâmicos, localizado abaixo da parede celular dos microrganismos, e não pela produção de penicilinase ou outras β-lactamases. A resistência à penicilina é considerada intermediária se a concentração inibitória mínima estiver entre 0,1 e 1,0 μg por mL e alta se a concentração inibitória mínima for ≥ 2,0 μg por mL. Todos os isolados de pneumococos devem ser analisados quanto à resistência com um disco de teste de oxacilina. No entanto, muitas cepas também mostraram uma sensibilidade reduzida às cefalosporinas, macrolídeos e sulfametoxazol-trimetoprim.[47]

A penicilina permanece a droga de escolha para o tratamento da pneumonia pneumocócica sensível ao fármaco. Em pacientes com doença leve a moderada, candidatos à terapia oral, a penicilina V, amoxicilina, ampicilina, eritromicina, clindamicina ou uma cefalosporina de primeira ou segunda geração podem ser usadas (Tabela 12-4). Se o paciente parece tóxico ou tem angústia respiratória moderada a grave ou se estiver presente um empiema, a terapia parenteral com penicilina G intravenosa deve ser iniciada. Outras alternativas parenterais incluem a cefuroxima, cefotaxima, ceftriaxona, clindamicina e cloranfenicol. A terapia parenteral deve ser continuada por 48 a 72 horas após a melhora clínica, e então um antimicrobiano oral deve ser administrado para completar um total de 7 a 10 dias de tratamento.

O tratamento ideal para as infecções pneumocócicas resistentes à penicilina ainda não foi bem definido.[48] Fracassos clínicos foram relatados com cefalosporinas de amplo espectro no tratamento da meningite pelo *S. pneumoniae* causada por cepas resistentes à penicilina. Pelo fato de todas essas cepas serem sensíveis à vancomicina, recomenda-se a adição do antibiótico em altas doses (p. ex., 60 mg por kg por dia a cada 6 h) à cefotaxima ou ceftriaxona no tratamento da meningite

Tabela 12-4. *Dosagem recomendada para antibióticos selecionados usados no tratamento das infecções do trato respiratório inferior em crianças*

Antibiótico	*Via*	*Dose (mg/kg/dia)*	*Freqüência*
Amoxicilina	VO	40-60	cada 8 h
Amoxicilina-clavulanato	VO	40-45	cada 12 h
Ampicilina	IV, IM	100-200	cada 6 h
	VO	100	cada 6 h
Azitromicina	VO	10 (dia 1), depois 5	uma vez ao dia
Cefotaxima	IV, IM	150-225	cada 8 h
Ceftriaxona	IV, IM	80-100	cada 12-24 h
Cefuroxima	IV	150	cada 8 h
Cloranfenicol	IV	75-100	cada 6 h
Claritromicina	VO	15	cada 12 h
Clindamicina	IV	30-40	cada 6-8 h
Eritromicina	VO	40	cada 6 h
Nafcilina	IV	150-200	cada 6 h
Penicilina G	IV	250.000-400.000	cada 4-6 h
Penicilina V	VO	100-200	cada 6 h
Vancomicina	IV	40-60	cada 6 h

devido a cepas suspeitas ou confirmadas resistentes à penicilina, até que se conheçam as sensibilidades.[47] No entanto, parece que o acréscimo da vancomicina para os isolados penicilina-resistentes fora do sistema nervoso central raramente é necessário. Para a pneumonia causada por pneumococos com resistência intermediária, a penicilina G em altas doses (> 250.000 U por kg por dia) geralmente é suficiente para superar esta resistência. O tratamento com uma cefalosporina de segunda ou de terceira geração também é aceitável. Para as cepas altamente resistentes, o uso de cefotaxima ou ceftriaxona em altas doses não foi associado a uma evolução adversa.[49] Outra alternativa para estas infecções é o cloranfenicol.

O empiema pneumocócico pode ser tratado com drenagem conservadora via toracocentese ou dreno torácico, na maioria dos casos, e antibióticos. Não é raro que crianças com empiema permaneçam febris por 7 dias ou mais apesar de uma melhora clínica excelente e, por fim, evoluam bem.[50]

Prevenção

A vacina 23-valente atualmente licenciada inclui antígenos capsulares da maioria dos sorotipos que causam doença invasiva na infância. Essa vacina polissacarídea é pouco imunogênica em crianças com menos de 2 anos de idade[51] e é recomendada apenas para as crianças com mais de 2 anos de idade que estejam sob risco maior de doença pneumocócica invasiva (p. ex., asplenia, doença falcêmica). Uma nova vacina polivalente conjugada, com os polissacarídeos capsulares ligados a uma proteína carreadora para ampliar a sua imunogenicidade, está disponível para uso em bebês. Ela contém os sorotipos capsulares que têm maior probabilidade de causarem doença invasiva e desenvolverem resistência à penicilina. Os resultados preliminares com uma vacina conjugada heptavalente são promissores.[52]

Haemophilus influenzae

Os organismos do gênero *Haemophilus* são bastonetes gram-negativos pequenos, não-móveis, que podem colonizar o trato respiratório superior de seres humanos. As formas encapsuladas são divididas em seis tipos capsulares, designados de *a* a *f*. Mais de 95% dos casos de doença invasiva em crianças, incluindo a pneumonia, são causados pelas cepas do tipo B. As formas não-encapsuladas são normais da nasofaringe e, apesar de serem uma causa importante de otite média, sinusite e conjuntivite, raras vezes causam bacteremia ou pneumonia em crianças.

Características Clínicas

Mais de 80% dos casos de pneumonia devidas ao *H. influenzae* do tipo B em crianças ocorrem naqueles com menos de 4 anos de idade. Esta infecção é mais comum no inverno ou na primavera, e a apresentação típica é com febre, taquipnéia, leucocitose, com desvio para a esquerda, e uma consolidação pulmonar com derrame pleural. O quadro clínico pode ser indistinguível da pneumonia pneumocócica ou estafilocócica, apesar de as manifestações extrapulmonares, como a meningite ou a epiglotite, serem mais comuns com este organismo. As hemoculturas positivas são encontradas em até 75% dos pacientes. A consolidação é mais comumente unilateral, mas pode ser bilateral e freqüentemente é acompanhada por derrame pleural. A mortalidade variou de 0 a 14% em diferentes estudos.[28,53,54] A pneumatocele pulmonar, geralmente associada à pneumonia pelo estafilococo, foi descrita também na pneumonia pelo *H. influenzae* do tipo B.[55]

Tratamento

Para as cepas β-lactamase-negativas a ampicilina permanece a droga de escolha; no entanto, devido à crescente prevalência de cepas produtoras de β-lactamase, uma cefalosporina de amplo espectro (cefotaxima, ceftriaxona, cefuroxima) ou o cloranfenicol devem ser usados para as cepas sabidamente β-lactamase-positivas, ou enquanto os resultados deste teste ainda não forem conhecidos. Se estiver presente um derrame pleural, geralmente é necessária a drenagem. Em casos não complicados a terapia parenteral pode ser administrada por 5 a 7 dias, seguida pela terapia oral com base nos testes de sensibilidade para completar 10 a 14 dias de tratamento. Se houver meningite, os antibióticos parenterais devem ser continuados em altas doses por um mínimo de 10 dias.

Prevenção

Várias vacinas conjugadas de *H. influenzae* foram licenciadas nos Estados Unidos e se tornaram parte do esquema de imunização rotineira de crianças. Essas vacinas incluem o polissacarídeo capsular do *H. influenzae* do tipo B ligado a uma proteína carreadora, o que resultou em uma resposta imunogênica apropriada mesmo em bebês com 2 meses de vida, com mínimas reações adversas.

Uma vez que a transmissão secundária de *H. influenzae* do tipo B pode ser significativa no ambiente doméstico ou em creches, a profilaxia com a rifampicina deve ser considerada para todos os contatos próximos daqueles com doença invasiva (independente da idade) nas seguintes circunstâncias: (a) existe um contato domiciliar não-vacinado ou incompletamente vacinado com menos de 48 meses; (b) uma criança imunocomprometida no domicílio independente do *status* vacinal; (c) a creche é freqüentada por crianças incompletamente vacinadas com menos de 2 anos; (d) dois ou mais casos de doença invasiva ocorreram com intervalos de 2 meses na creche e crianças incompletamente vacinadas a freqüentam.[56] Além disso, a profilaxia com a rifampicina do caso primário pode prevenir a recorrência da doença ou a transmissão pela eliminação do estado de portador nasofaríngeo.

Staphylococcus aureus

O *S. aureus* é uma bactéria gram-positiva ubíqua freqüentemente encontrada na pele, mucosa nasal e outras membranas mucosas. Dos indivíduos saudáveis, 20 a 30% são portadores de *S. aureus* nas suas narinas. A transmissão pessoa-a-pessoa ocorre pelo contato direto ou pela disseminação de partículas respiratórias.

Características Clínicas

Tipicamente, a pneumonia estafilocócica é uma doença rapidamente progressiva, mais comumente ocorrendo na primeira infância e na infância e em crianças debilitadas e hospitalizadas. A descrição clássica desta entidade inclui as pneumonias primária e secundária.[57] A doença primária ocorre naqueles sem um sítio extrapulmonar definido de *S.aureus*, enquanto que a pneumonia secundária ocorre durante o curso da doença naqueles com infecção estafilocócica em um ou mais sítios não-pulmonares.

A pneumonia estafilocócica primária é mais comum no inverno e no início da primavera e caracteriza-se por um pródromo febril curto seguido pelo início rápido de sintomas respiratórios graves, como roncos, taquipnéia, cianose e uma deterioração clínica e radiológica rápida.[13,58-60] Aproximadamente 20 a 30% dos pacientes com pneumonia primária pelo *S. aureus* têm uma hemocultura positiva. Em contraste, a pneumonia estafilocócica secundária tem um pródromo mais prolongado de febre e não observa nenhuma predileção sazonal. As hemoculturas são positivas em até 90% dos pacientes com infecção secundária.

Embora não se possa observar nenhuma característica radiológica específica para a pneumonia pelo *S. aureus*, a consolidação lobar unilateral é mais comum com a doença primária, e os infiltrados bilaterais difusos são mais freqüentemente encontrados com a pneumonia secundária. Embora possa haver um derrame pleural, inicialmente em apenas cerca de 15% das crianças, ele se desenvolve durante o curso da doença em três quartos dos casos, assim como as pneumatoceles em 45 a 65% dos casos (Fig. 12-3). Outras complicações incluem o pneumotórax, fibrotórax e bronquiectasias.[61] As alterações radiológicas da pneumonia estafilocócica podem levar várias semanas para desaparecerem.[59]

A pneumonia estafilocócica seqüencial após a infecção pelo vírus influenza A[62] e B[63] é comum. A pneumonia pelo *S. aureus* complicando a infecção pelo vírus da influenza aparece em dois padrões clínicos distintos. Um grupo desenvolve pneumonia tardiamente no curso da influenza típica, geralmente após um período de melhoria, e o outro apresenta uma pneumonia avassaladora precocemente no curso da doença, associada à intensa angústia respiratória, leucopenia e mortalidade alta.

Terapia

Devido ao curso potencialmente fulminante da pneumonia estafilocócica, todos os pacientes nos quais suspeita-se deste diagnóstico devem ser hospitalizados, e uma terapia imediata com uma penicilina antiestafilocócica como a nafcilina, oxacilina ou meticilina, deve ser iniciada. Alternativas para os pacientes alérgicos à penicilina incluem a cefazolina, clindamicina ou vancomicina. Apesar de o *S. aureus* meticilina-resistente ser uma causa rara de pneumonia adquirida na comunidade, ele deve ser considerado como patógeno potencial nos pacientes com longa permanência em asilo, creche ou hospital, pois a resistência à meticilina é mais comum nessas circunstâncias. A vancomicina é a droga de escolha para estes casos. Desde o final dos anos 1990 a prevalência das infecções por *S. aureus* meticilina-resistente entre crianças em certas comunidades aumentou.[64,65] O melhor tratamento para estas infecções ainda não foi bem definido; no entanto, nas crianças criticamente enfermas com infecções estafilocócicas invasivas, o tratamento empírico com vancomicina enquanto aguarda-se os resultados da cultura pode ser necessário.[65]

A maioria dos autores concorda que a presença de líquido pleural requer aspiração por toracocentese e se o líquido reacumular-se rapidamente ou se o derrame for grande, um dreno torácico deve ser colocado.[13,58,59] A toracotomia aberta e a decorticação são necessárias em algumas instâncias. A observação estrita isoladamente pode ser adequada em pacientes selecionados com pequenos derrames pleurais.[13,66]

A terapia antimicrobiana para a pneumonia estafilocócica deve ser continuada por 3 a 4 semanas. Não é incomum a febre

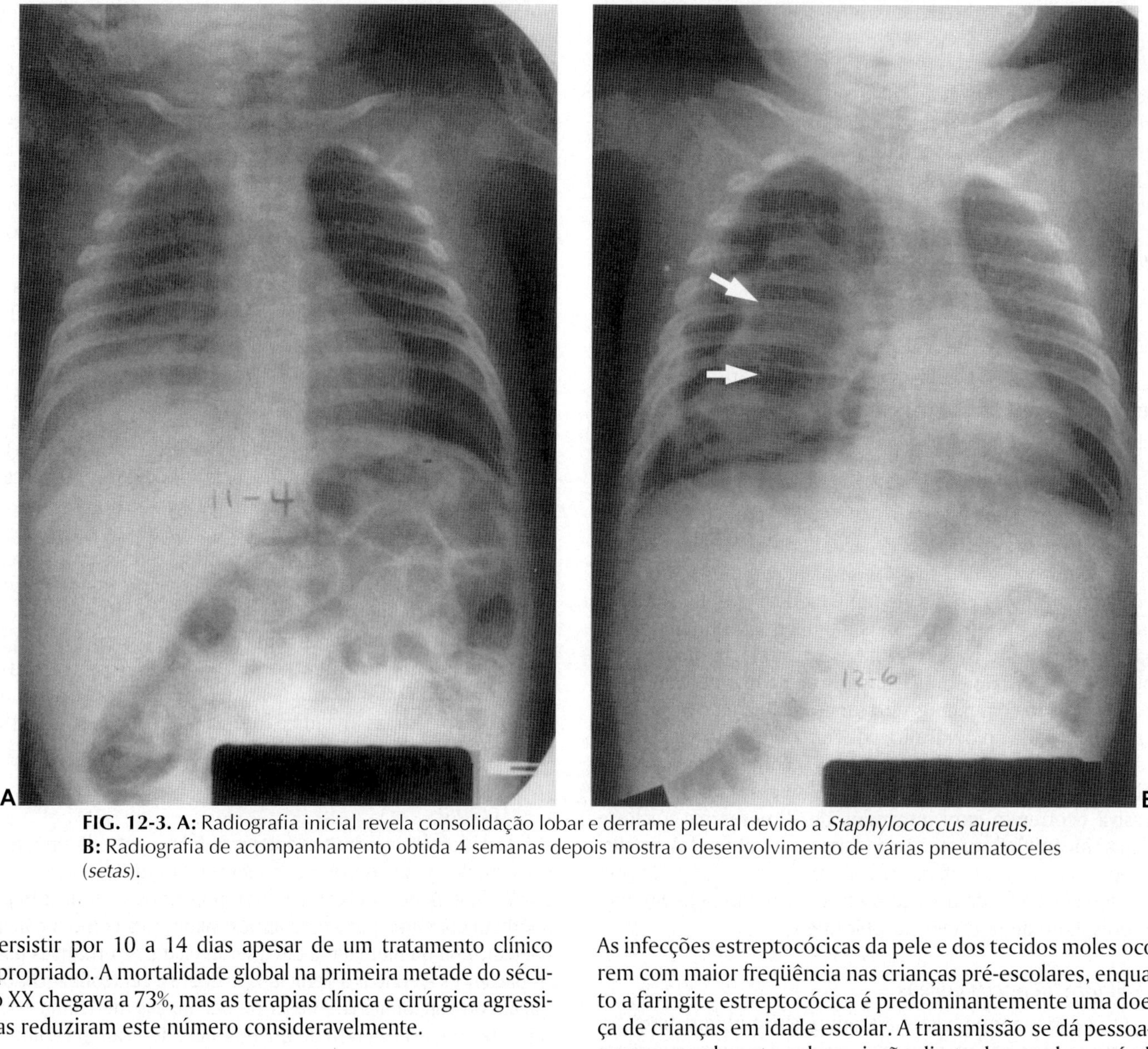

FIG. 12-3. A: Radiografia inicial revela consolidação lobar e derrame pleural devido a *Staphylococcus aureus*. **B:** Radiografia de acompanhamento obtida 4 semanas depois mostra o desenvolvimento de várias pneumatoceles (*setas*).

persistir por 10 a 14 dias apesar de um tratamento clínico apropriado. A mortalidade global na primeira metade do século XX chegava a 73%, mas as terapias clínica e cirúrgica agressivas reduziram este número consideravelmente.

Streptococcus pyogenes (Streptococcus do grupo A)

O *Streptococcus pyogenes* ou *Streptococcus* do grupo A é um coco gram-positivo que geralmente forma cadeias em espécimes corados. Historicamente, a pneumonia estreptocócica do grupo A tem sido rara, e a pneumonia secundária a infecções cutâneas ou dos tecidos moles é incomum.[67,68] No entanto, desde a década de 1990 houve numerosos relatos de muitas áreas do mundo descrevendo um aumento significativo na incidência da infecção sistêmica grave – uma síndrome semelhante ao choque tóxico – devida ao *Streptococcus* do grupo A.[69,70] Entre os indivíduos com síndrome do choque tóxico estreptocócico, 10 a 20% têm pneumonia ou empiema, e a maioria tem um comprometimento respiratório grave, como parte da doença.[71,72]

Características Clínicas

Os estreptococos do grupo A são encontrados freqüentemente em seres humanos, mas raramente em outras espécies. As infecções estreptocócicas da pele e dos tecidos moles ocorrem com maior freqüência nas crianças pré-escolares, enquanto a faringite estreptocócica é predominantemente uma doença de crianças em idade escolar. A transmissão se dá pessoa-a-pessoa, geralmente pela projeção direta de grandes gotículas respiratórias infectadas ou pela transferência física das secreções respiratórias. Apesar de nunca ter sido comprovada, a transmissão pelo contato direto com a pele provavelmente também ocorre. A faringite estreptocócica é mais comum em temperaturas ou climas frios, nos meses de inverno e de primavera. Em contraste, as infecções cutâneas estreptocócicas são mais comuns em climas temperados e tropicais, nos meses de verão.

As características clínicas da pneumonia estreptocócica do grupo A são similares às que acompanham a infecção pelo *S. aureus*. As infecções cutâneas e do tecido mole devidas aos estreptococos do grupo A são condições predisponentes mais comuns que as faringites,[69] mas algumas crianças não apresentam nenhuma doença prévia evidente. O início geralmente é fulminante ao longo de várias horas ou até 24 horas. A febre alta e a angústia respiratória (taquipnéia, roncos, tiragens intercostais) freqüentemente são acompanhadas por uma alteração no estado mental e outros sinais de choque em fase inicial (enchimento capilar deficiente, taquicardia). Os achados radiológicos podem se retardar em relação aos achados clínicos; a radiografia de tórax inicial pode ser normal ou apenas discretamente anormal apesar da presença de sinais clínicos e sintomas significativos, enquanto uma radiografia tirada 4 a 12 horas depois mostra alterações consideráveis. Pode ocorrer uma doença lobar unilateral, mas os infiltrados bilaterais difusos são comuns na doença grave. O empiema é comum e geralmente requer a colocação de um dreno torácico. As pneumatoceles geralmente acompanham a pneumonite necrosante, geralmente aparecendo vários dias a 1 semana durante a terapia.[67,73] As hemoculturas freqüentemente são positivas, assim como as culturas da infecção cutânea primária, se tal infecção for encontrada. No entanto, os resultados da cultura da faringe e os testes rápidos geralmente são negativos.

A pneumonia grave pelo *Streptococcus* do grupo A freqüentemente é um componente da síndrome do choque tóxico estreptocócico, e outros sinais podem dominar o quadro clínico. A maioria dos pacientes apresenta um envolvimento cutâneo generalizado – ou uma erupção eritematosa ou descamativa devido à produção de exotoxinas. A definição de caso para a síndrome do choque tóxico estreptocócico inclui a hipotensão e pelo menos dois dos seguintes: disfunção hepática, envolvimento renal, sintomas gastrointestinais (geralmente vômitos ou diarréia), anormalidades hematológicas e síndrome de angústia respiratória aguda. A pneumonia ou empiema ocorrem em aproximadamente 10 a 20% dos casos.[72]

Terapia

A pneumonia estreptocócica do grupo A com ou sem síndrome de choque tóxico é uma infecção fulminante, geralmente ameaçadora à vida, que requer hospitalização e terapia e observação intensivas. A resistência do estreptococo do grupo A à penicilina ainda não foi documentada, e a penicilina permanece como o tratamento de escolha para a maioria das infecções. No entanto, a clindamicina mostrou-se mais eficaz do que a penicilina em um modelo de miosite em camundongos. Estudos experimentais de infecção indicam uma redução na eficácia da penicilina quando grandes números de organismos estão presentes – o chamado efeito Eagle.[74] Esta redução pode ser devida à perda de proteínas ligadoras de penicilina pelos organismos sob crescimento lento experimentado em grandes populações. Em contraste, a clindamicina inibe a síntese protéica e suprime a síntese de toxinas bacterianas. Em modelos experimentais de infecções estreptocócicas do grupo A fulminantes, a clindamicina é superior à penicilina.[75] Por causa destes resultados experimentais e da elevada taxa de mortalidade associada à síndrome do choque tóxico estreptocócico, alguns especialistas recomendam o uso da clindamicina em casos de síndrome do choque tóxico ou doença estreptocócica do grupo A invasiva grave. Nenhum dado específico ao tratamento da pneumonia estreptocócica do grupo A encontra-se disponível, mas parece razoável usar a penicilina inicialmente e mudar para a clindamicina se a resposta inicial à penicilina for lenta ou inadequada.

A duração ideal da terapia para a pneumonia estreptocócica do grupo A com ou sem empiema não é conhecida. Geralmente 3 a 4 semanas de antibioticoterapia são necessárias, a maior parte administrada parenteralmente. Uma febre persistente no início do curso da doença é comum e não indica o fracasso do antibiótico se outros parâmetros clínicos estiverem melhorando.

Vírus Sincicial Respiratório

O vírus sincicial respiratório (VSR), um membro contendo RNA, da família dos paramixovírus, é a causa mais importante de ITRIs em bebês e crianças pequenas. Este vírus mostra um padrão sazonal, com epidemias ocorrendo a cada inverno. Estima-se que a infecção pelo VSR é responsável pela hospitalização de aproximadamente 1% das crianças com menos de 1 ano,[76] e que a maioria das crianças é infectada pelo menos uma vez até os 2 anos de idade.

Características Clínicas

A principal manifestação clínica típica da infecção pelo VSR é a bronquiolite. A febre de baixo grau, rinorréia, tosse progressiva com sibilos e perda do apetite caracterizam esta síndrome. A apnéia pode ser uma manifestação nas crianças pequenas. Os achados típicos na ausculta incluem estertores e sibilos expiratórios bilateralmente. Em algumas instâncias a angústia respiratória, as tiragens intercostais, a hipóxia e a insuficiência respiratória podem ocorrer; isto é particularmente comum nos bebês pequenos com doença cardíaca congênita subjacente, prematuridade, doença pulmonar crônica ou imunodeficiência.

Os achados radiológicos na bronquiolite incluem o espessamento peribrônquico, infiltrados intersticiais e hiperinsuflação. A atelectasia segmentar causada por tampões de muco é comum (Fig. 12-4).[77] É difícil avaliar as conseqüências a longo prazo da infecção pelo VSR nos bebês, mas evidências sugerem que algumas crianças podem desenvolver anomalias a longo prazo nos testes funcionais pulmonares após um episódio de bronquiolite pelo VSR. Se a bronquiolite precoce causa esta anormalidade ou se as crianças que desenvolvem esta complicação são predispostas à doença reativa das vias aéreas ainda não foi esclarecido.

Tratamento

O tratamento da bronquiolite pelo VSR é primariamente sintomático, com cuidadosa atenção à hidratação e estado de oxigenação da criança. O benefício dos broncodilatadores, como o albuterol, é controverso, apesar de serem freqüentemente utilizados nos pacientes hospitalizados quando um certo benefício parece resultar do uso inicial. Alguns bebês com bronquiolite pelo VSR respondem a inalações de adrenalina. Não foi apresentada nenhuma evidência de que os corticosteróides têm um papel no tratamento da bronquiolite.

A ribavirina aerossolizada foi aprovada para o tratamento dos bebês e crianças pequenas hospitalizadas que estão sob alto risco de infecção severa pelo VSR. No entanto, apesar de múltiplos estudos clínicos, ainda existem controvérsias sobre os seus benefícios e eficácia clínica *versus* seu custo. Por esta razão, a recomendação da American Academy of Pediatrics[56] é que o uso da ribavirina seja uma "consideração" apenas em grupos de alto risco (p. ex., bebês e crianças pequenas com doença cardíaca congênita complicada, crianças com doença pulmonar crôni-

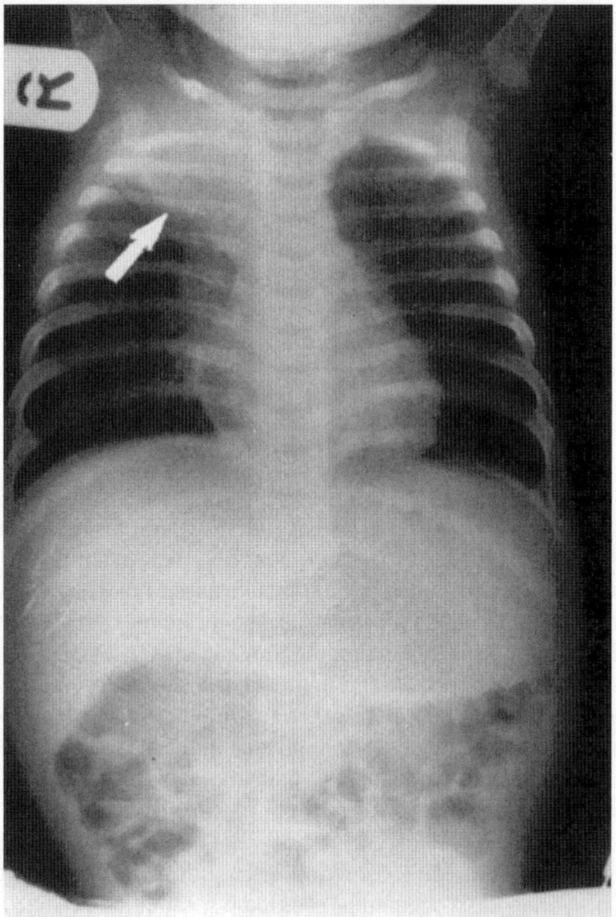

FIG. 12-4. Radiografia de tórax de um bebê com bronquiolite pelo vírus sincicial respiratório. São evidentes os infiltrados peri-hilares e peribrônquicos bilaterais assim como atelectasias parciais do lobo superior direito (*seta*).

ca, bebês nascidos prematuramente, crianças com imunodeficiência subjacente, crianças hospitalizadas com menos de 6 semanas e crianças gravemente enfermas).

Prevenção

Dois produtos para imunoprofilaxia contra o VSR foram introduzidos desde 1995. O primeiro é uma imunoglobulina G humana intravenosa com altos títulos contra o VSR que foi bem-sucedida na prevenção da doença com VSR em crianças de alto risco.[78] Em 1997 o palivizumab – um anticorpo monoclonal humanizado contra o VSR administrado intramuscularmente – foi aprovado como modalidade profilática. Ele deve ser administrado uma vez por mês em cinco doses durante o outono e o inverno. Devido aos seus altos custos e benefício limitado, a maioria das instituições médicas tem orientações muito estritas para o uso deste produto, e a administração geralmente é limitada aos bebês prematuros e bebês com displasia pulmonar.

As vacinas para prevenir a doença com VSR estão nos seus estágios iniciais de desenvolvimento. Pode ser que os melhores alvos para essas vacinas sejam as mães grávidas, de modo que a transferência passiva dos anticorpos possa proteger o bebê muito pequeno que esteja sob o maior risco de doença com VSR grave.

Microrganismos da Pneumonia Atípica

O *M. pneumoniae* e a *C. pneumoniae* são as causas mais freqüentes da chamada *pneumonia atípica,* um termo que inicialmente foi usado para diferenciar estas doenças das pneumonias bacterianas. A sua apresentação é de natureza mais insidiosa, com coriza, faringite, mal-estar, febre baixa e tosse sendo os sintomas mais proeminentes. A dispnéia e a dor torácica podem ser observadas em alguns casos.

Esses organismos podem produzir padrões radiológicos sugestivos de infecção viral ou bacteriana, incluindo infiltrados bilaterais difusos, consolidação lobar e, mais freqüentemente, um infiltrado broncopneumônico e/ou infiltrado lobar reticulonodular.[11] O derrame pleural pode ser observado em 10% dos casos. Manifestações extrapulmonares incomuns incluindo a meningoencefalite e a miocardite foram atribuídas ao *M. pneumoniae.*

Tratamento

O diagnóstico de pneumonia atípica geralmente é feito com bases epidemiológicas e clínicas. A eritromicina e os novos macrolídeos, azitromicina e claritromicina, são os agentes antimicrobianos preferidos para a infecção causada por esses organismos. A tetraciclina é uma alternativa igualmente eficaz nas crianças com mais de 8 anos. Muitas das novas fluoroquinolonas exibem boa atividade *in vitro* contra esses organismos, mas, no momento, o seu uso é contra-indicado em pacientes com menos de 18 anos de idade, devido a preocupações teóricas quanto a danos à cartilagem em crescimento (observados em modelos animais).

Pneumonia Neonatal

A pneumonia neonatal pode ser classificada em quatro categorias com base no momento de apresentação e modo de aquisição.[79]

1. A **pneumonia congênita** é adquirida transplacentariamente, geralmente um dos vários padrões de uma infecção congênita. Os agentes mais comuns são a sífilis, a rubéola, o citomegalovírus e o vírus do herpes simples.
2. A **pneumonia intra-uterina** é um diagnóstico patológico de pneumonia encontrado na autópsia de bebês natimortos ou bebês nascidos vivos que morrem nos primeiros dias de vida. A asfixia é a causa mais comum desta afecção.
3. A **pneumonia perinatal**, adquirida durante o nascimento, é a forma mais comum de pneumonia neonatal.
4. A **pneumonia pós-natal** manifesta-se no primeiro mês de vida e comumente é causada por organismos encontrados no berçário ou em casa.

A incidência de pneumonia neonatal em bebês saudáveis a termo foi estimada como sendo de 1% e em bebês prematuros, acima de 10%.[79,80] A mortalidade da pneumonia pós-natal em bebês muito prematuros chega a 50%. A imaturidade da anatomia e da fisiologia pulmonar e dos mecanismos de defesa do hospedeiro contribuem para a patogênese da pneumonia neonatal.[81] Defeitos nas imunidades celular e humoral –

mais pronunciados no bebê prematuro – contribuem para uma eliminação inadequada dos organismos do trato respiratório inferior. Os bebês prematuros hospitalizados estão sob maior risco de pneumonia devido ao fato de que as barreiras mucocutâneas são violadas por dispositivos e procedimentos invasivos que criam portais de entrada para patógenos colonizadores.[82] Fatores maternos, como a colonização com *Streptococcus* do grupo B (SGB) ou infecção pelo *L. monocytogenes*, também podem contribuir para a aquisição de uma pneumonia neonatal.[83,84] Fatores ambientais podem aumentar o risco de pneumonia pós-natal, especialmente a permanência em uma unidade de terapia intensiva (patógenos nosocomiais adquiridos) ou em um domicílio lotado (patógenos adquiridos na comunidade).[85]

Características Clínicas

A pneumonia perinatal ocorre logo após a colonização por organismos no canal do parto ou como resultado de infecção intra-uterina ascendente. Os agentes etiológicos da pneumonia perinatal são aqueles encontrados no trato genital feminino. Os fatores de risco associados à pneumonia perinatal incluem a amnionite, início de parto prematuro, ruptura prolongada (>18 horas) das membranas amnióticas e febre materna. O SGB é a causa mais comum de pneumonia perinatal, sendo responsável por mais de 60% dos casos.[86] A pneumonia ocorre em 30 a 40% dos bebês com infecção pelo SGB de início precoce.[79] Sintomas de angústia respiratória – batimentos das asas do nariz, roncos, tiragens e cianose – e sepse freqüentemente estão presentes horas após o nascimento, e virtualmente todos os bebês afetados adoecem em 48 horas de vida. No bebê prematuro a pneumonia pelo SGB pode simular ou acompanhar a doença da membrana hialina.[83] A segunda causa mais comum de pneumonia neonatal são os organismos entéricos gram-negativos, particularmente a *E. coli*, mas também *Klebsiella*, *Proteus* e *Enterobacter*. Raramente, o *H. influenzae* não-tipável, *S. pneumoniae* e *Listeria* causam pneumonia neonatal, que é clinicamente indistinguível da doença SGB de início recente.[87,88] Outros organismos que são causas raras de pneumonia perinatal incluem *Candida*, *Bacteroides*, *Chlamydia*, *Ureaplasma*, *Trichomonas*, vírus do herpes simples e enterovírus.

As causas de pneumonia pós-natal são as mais variadas, pois incluem organismos do ambiente comunitário ou hospitalar. Os agentes etiológicos da pneumonia pós-natal freqüentemente são transmitidos via contato com gotículas aerossolizadas através do ar ou presentes nas mãos das pessoas que cuidam do bebê, ou nos fomites contaminados. Na comunidade, a pneumonia pós-natal geralmente é viral, comumente causada pelos adenovírus, rinovírus, enterovírus ou VSR, vírus da influenza ou da parainfluenza.[89] A maioria dos bebês afetados tem membros da família doentes, especialmente irmãos pequenos. Sinais de infecção do trato respiratório superior freqüentemente estão ausentes no neonato. Mais da metade dos bebês afetados apresenta inapetência, tosse, cianose e letargia; até 40% dos bebês pequenos com infecção pelo VSR apresentam apnéia. A pneumonia bacteriana adquirida na comunidade é incomum; se estiver presente, os patógenos mais prováveis são o *S. pneumoniae*, *H. influenzae*, *Streptococcus* do grupo A, *S. aureus* e, raramente, *Pseudomonas*.

Bebês hospitalizados durante as primeiras semanas de vida apresentam risco de pneumonia nosocomial, que é mais freqüentemente de origem bacteriana do que viral. As causas nosocomiais bacterianas mais comuns de pneumonia em bebês são os organismos gram-negativos, como *Klebsiella*, *Enterobacter*, *Serratia*, *Pseudomonas* e *E. coli*. As bactérias gram-positivas como o *S. aureus* são causas raras, porém podem causar uma doença devastadora, com pneumonia necrosante, empiema e formação de pneumatoceles. A *Candida* freqüentemente coloniza o trato respiratório em bebês prematuros intubados, mas a pneumonia pela *Candida* é incomum e geralmente é acompanhada por doença disseminada.[90,91]

Diagnóstico

O instrumento mais importante no diagnóstico de pneumonia neonatal é uma radiografia de tórax de alta qualidade.[92] O achado mais comum são imagens alveolares bilaterais densas com broncogramas aéreos. O derrame pleural, as cavidades abscedadas e as pneumatoceles são incomuns, porém as causas mais prováveis são *S. aureus*, *Klebsiella* ou *E. coli*. Não se consegue fazer nenhuma distinção radiológica entre as diversas causas de pneumonia neonatal, mesmo entre as etiologias virais e bacterianas. Uma boa anamnese e exame físico podem fornecer as melhores pistas, especialmente se estiverem presentes sinais ou sintomas extrapulmonares de infecção, a mãe tenha ou tenha tido uma infecção transmitida sexualmente ou for descoberta uma exposição a patógenos adquiridos na comunidade.

A determinação do agente etiológico exato da pneumonia neonatal freqüentemente é difícil e geralmente depende de culturas apropriadas para vírus, clamídias e bactérias das secreções do trato respiratório e do sangue. As hemoculturas são positivas em até 50% dos bebês com pneumonia bacteriana perinatal. Apesar de a cultura das secreções traqueais poder ser útil, a coloração pelo Gram é menos útil, especialmente em bebês com permanência prolongada em respiradores, que podem apresentar colonização bacteriana e leucócitos, mesmo na ausência de pneumonia.[93] Os procedimentos invasivos como a punção pulmonar, a broncoscopia e a biópsia pulmonar a céu aberto são reservados a neonatos criticamente enfermos que não respondam às terapias empíricas habituais.

Terapia

O tratamento da pneumonia neonatal é direcionada ao organismo causal (Tabela 12-5). Qualquer neonato com angústia respiratória deve ser avaliado para pneumonia e sepse, e tratado com antibióticos de amplo espectro direcionados aos patógenos mais prováveis, dependendo dos contextos clínico e epidemiológico. A combinação mais comumente utilizada é a de um β-lactâmico (freqüentemente a ampicilina) e um aminoglicosídeo. Pode-se utilizar uma cefalosporina de terceira geração quando um bacilo gram-negativo é um patógeno provável. Os bebês hospitalizados podem ter uma pneumonia causada por uma bactéria nosocomial que seja resistente a um ou mais antibióticos; é imperativo que o clínico esteja familiarizado com o perfil de sensibilidades aos antibióticos dos organismos no hospital.

TABELA 12-5. *Tratamento da pneumonia bacteriana neonatal*

Causa	*Droga(s) de escolha*
Streptococcus do grupo B	Penicilina
Streptococcus pneumoniae	Penicilina, cefotaxima
Staphylococcus aureus	Meticilina, vancomicina (se *S. aureus* meticilina-resistente)
Listeria	Ampicilina (+ aminoglicosídeo)
Entéricos gram-negativos	Ampicilina, aminoglicosídeo, cefalosporina de 3ª geração
Pseudomonas aeruginosa	Penicilina antipseudomonas + aminoglicosídeo
Anaeróbios	Clindamicina
Chlamydia trachomatis	Eritromicina

REFERÊNCIAS BIBLIOGRÁFICAS

1. Greenwood B. The epidemiology of pneumccoccal infection in children in the developing world. *Philos Trans R Soc Lond B Biol Sci* 1999;354:777-785.
2. Peter G. The child with pneumonia: diagnostic and therapeutic considerations. *Pediatr Infect Dis J* 1988;7:453-456.
3. Boyer KM, Cherry JD Nonbacterial pneumonia. In: Feigin RD, Cherry JD eds. *Textbook of pediatric infectious diseases.* Philadelphia: WB Saunders, 1992:254-265.
4. Grayson JD Chlamydia pneumoniae (TWAR) infections in children. *Pediatr Infect Dis J* 1994;13:675-685.
5. Claesson BA, Leinonen M. *Moraxella catarrhalis*-an uncommon cause of comm. Unity-acquired pneumonia in Swedish children. *Scand J Infect Dis* 1994;26:399-402.
6. Lumbiganon P, Viengnondha S. Clinical manifestations of Meliodosis in children. *Pediatr Infect Dis J* 1995;14:136-140.
7. Turner RB, Lande AE, Chase P, et al. Pneumonia in pediatric outpatients; cause and clinical manifestations. *J Pediatr* 1987;11:194-200.
8. Isaacs D. Problems in determining the etiology of communityacquired childhood pneumonia. *Pediatr Infect Dis J* 1987;8:143-148.
9. Emer U, Roblin PM, Gelling M, et al. The association of *Chlamydia pneumoniae* infection and reactive airway disease in children. *Arch Pediatr Adolesc Med* 1994;148:727-732.
10. Davies HD, Wang EEL, Manson D, et al. Reliability of the chest radiograph in the diagnosis of lower respiratory infections in young children. *Pediatr Infect Dis J* 1996;15:600-604.
11. Swischok LE, Hayden CK. Viral vs. bacterial pulmonary infections in children (Is roentgenographic differentiation possible?). *Pediatr Radio* 1986;16:278-284.
12. Kuhun JP. Pulmonary infection. In: Silverman FN, Kuhn JP, eds. *Essentials of Caffey's pediatric x-ray diagnosis.* Chicago: Year Book, 1990:277-306.
13. Chartrand SA, McCracken GH. Staphylococcal pneumonia in infants and children. *Pediatr Infect Dis J* 1982;1:19-23.
14. Griscom NT. Pneumonia in children and some of its variants. *Radiology* 1988;167:297-302.
15. Courtoy 1, Lande AE, Turner RB. Accuracy of radiographic differentiation of bacterial from nonbacterial pneumonia. *Clin Pediatr* 1989;28:261-264.
16. Korppi M, Katila ML, Kalliokoski R, Leinomen M. Pneumococcal finding in a sample from upper airways does not indicate pneumococcal infection of lower airways. *Scan J Infect Dis* 1992;24:445-451.
17. Grossman LK, Wald ER, Nair P, Papiez J. Roentgenographic followup of acute pneumonia in children. *Pediatrics* 1979;63:30-31.
18. Wheeler JH, Fishman EK. Computed, tomography in the management of chest infections: current status. *Clin Infect Dis* 1996;23:232-240.
19. Correa AG. Diagnostic approach to pneumonia in children. *Sem Respir Infect* 1996;11:131-138.
20. Wolach B, Morag H, Drucker M, Sadan N. Thrombocytosis after pneumonia with empyema and other bacterial infections in children. *Pediatr Infect Dis J* 1990;9:718-721.
21. Shann F, Germer S. Hyponatremia associated with pneumonia or bacterial meningitis. *Arch Dis Child* 1985;60:963-966.
22. Washington JA. Noninvasive diagnostic techniques for lower respiratory infections. In: Pennington JE, ed. Respiratory infections: diagnosis and management. New York: Raven Press, 1994:55-7 1.
23. Shinwarie MN. The comparative value of sputum and blood cultures in the diagnosis of acute bacterial pneumonia. *J Indiana State Med Assoc* 1977;70:139-141.
24. Barrett-Connor E. The nonvalue of sputum culture in the diagnosis of pneumococcal pneumonia. *Am Rev Respir Dis* 1971;103:845-848.
25. Abadco DL, Steiner P. Gastric lavage is better than bronchoalveolar lavage for isolation of *Mycobacterium tuberculosis* in childhood pulmonary tuberculosis. *Pediatr Infect Dis J* 1992;11:735-738.
26. Bartlett JG, Mundy LM. Community-acquired pneumonia. *New Engl J Med* 1995;333:1618-1624.
27. Maxson S, Jacobs RE Guidelines for evaluating children with LRI's. *J Respir Dis* 1994;15:453-466.
28. Asmar BI, Slovis TL, Reed JO, Dajani AS. *Haemophilus influenzae* type b pneumonia in 43 children. *J Pediatr* 1978;93:389-393.
29. Klein JO. Bacterial pneumonias. In: Feigin RD, Cherry JD eds. *Textbook of pediatric infectious diseases.* Philadelphia: WB Saunders, 1992:229-309.
30. Witt CS, Montgomery JM, Pomat W, et al. Detection of *Streptococcus pneumoniae* and *Haemophilus influenzae* type b antigens in the serum and urine of patients with pneumonia in Papua, New Guinea. *Rev Infect Dis* 1990;12[Suppl 8]:S1001-S1005.
31. Korppi M, Kiekara 0, Heiskanen-Kosma T, Soimakallio S. Comparison of radiological findings and microbial aetiology of childhood pneumonia. *Acta Paediatr* 1993;82:360-363.
32. O'Neill KP, Lloyd-Evans N, Campbell H, et al. Latex agglutination test for diagnosing pneumococcal pneumonia in children in developing countries. *BMJ* 1989;298:1061-1064.
33. Rock MJ. The diagnostic utility of bronchoalveolar lavage in immunocompetent children with unexplained infiltrates on chest radiograph. *Pediatrics* 1995;95:373-377.
34. Stokes DC, Shenep JL, Porham D, et al. Role of flexible bronchoscopy in the diagnosis of pulmonary infiltrates in pediatric patients with cancer. *J Pediatr* 1989:115:561.
35. Winthrop AL, Waddell T, Superina RA. The diagnosis of pneumonia in the immunocompromised child: use of bronchoalveolar lavage. *J Pediatr Surg* 1990;25:878-880.
36. Birriel JA, Adams JA, Saldana MA, et al. Role of flexible bronchoscopy and bronchoalveolar lavage in the diagnosis of pediatric acquired immunodeficiency syndrome-related pulmonary disease. *Pediatrics* 1991;87:897-899.
37. Whitehead B, Scott JP, Helms P, et al. Technique and use of transbronchial biopsy in children and adolescents. *Pediatr Pulmonol* 1992;12:240-246.
38. Bove P, Ranger W, Pursel S, et al. Evaluation of outcome following open lung biopsy. *Am Surg* 1994;60:564-570.
39. Foglia RP, Shilyanski J, Fonkalsrud EW. Emergency lung biopsy in immunocompromised pediatric patients. *Ann Surg* 1989;210:90-92.
40. Prober CG, Whyte H, Smith CR. Open lung biopsy in immunocompromised children with pulmonary infiltrates. *Am J Dis Child* 1994;138:60-63.
41. Early GL, Williams TE, Kilman JW. Open lung biopsy: its effects on therapy in the pediatric patient. *Chest* 1985;87:467-469.

42. Klein JO. The epidemiology of pneumococcal disease in infants and children. *Rev Infect Dis* 1981;3:246-253.
43. Mufson MA. Pneumococcal infections. *JAMA* 1981;246:1942-1947.
44. Mufson MA, Stanek RJ. Bacteremia pneumococcal pneumonia in one American city: a 20-year longitudinal study, 1978-1997. *Am J Med* 1999;107[1A]:345-435.
45. Freij BJ, Kusmiesz H Nelson JD, McCraken GH Parapneumonic effusions and empyema in hospitalized children. *Pediatr Infect Dis,* 1984;3:578-591.
46. Feld LG, Springate JE, Darragh R, Fildes RD. Pneumococcal pneumonia and hemolytic uremic syndrome. *Pediatr Infect Dis J* 1987;6:693-695.
47. Friedland IR, McCracken GH. Management of infections caused by antibiotic-resistant *Streptococcus pneumoniae. N Engl J Med* 1994;331:377-382.
48. Bradley JS, Kaplan SL, Klugman KP, Leggiadro RJ. Consensus: management of infections in children caused by *Streptococcus pneumoniae* with decreased susceptibility to penicillin. *Pediatr Infect Dis J* 1995;14:1037-1041.
49. Pallones R, Linares J, Vadillo M, et al. Resistance to penicillin and cephalosporin and mortality from severe pneumococcal pneumonia in Barcelona, Spain. *N Engl J Med* 1995;333:474-480.
50. Murphy D, Lockhart H, Todd JK. Pneumococcal empyema. *Am J Dis Child* 1989;134:659-662.
51. Leinonen M, Sakkinen A, Kalliokoski R, et al. Antibody response to 14-valent pneumococcal capsule polysaccharide vaccine in preschool age children. *Pediatr Infect Dis* 1986;5:39-44.
52. Kayhty H, Ahman H, Ronnberg PR, et al. Pneumococcal polysaccharide-meningococcal outer membrane protein complex conjugated vaccine is immunogenic in infants and children. *J Infect Dis* 1995;172:1273-1278.
53. Jacobs NM, Harris VJ. Acute Haemophilus pneumonia in childhood. *Am J Dis Child* 1979;1313:603-605.
54. Ginsburg CM, Howard JB, Nelson JD Report of 65 cases of *Haemophilus influenzae* b pneumonia. *Pediatrics* 1979;64:283-286.
55. Chitayat D, Diamant S, Lazevnick R, Spirer Z. *Haernophilus influenzae* type b pneumonia with pneumatocele formation. *Clin Pediatr* 1980;19:151-152.
56. American Academy of Pediatrics. *Haemophilus influenzae* type b and respiratory syncytial virus. In: Peter G, ed. 1997 *Red Book: report of the Committee on Infectious Disease,* 24th ed. Elk Grove Village, III.: American Academy of Pediatrics, 1997:443-447.
57. Kanof A, Kramer B, Carnes M. *Staphylococcus pneumonia:* a clinical, pathologic and bacteriologic study. *J Pediatr* 1939;14:712-724.
58. Wallman IS, Godfrey RC, Watson JRH. Staphylococcal pneumonia in infancy. *BMJ* 1955;2:1423.
59. Hendren WH, Haggerty RJ. Staphylococci pneumonia in infancy and childhood. *JAMA* 1958;168:6-16.
60. Kaye MG, Fox MG, Bartlett JG, et al. The clinical spectrum of *Staphylococcus aureus* pulmonary infection. *Chest* 1990;97:788-792.
61. Fisher JH, Swenson 0. Surgical complications of staphylococci.pneumonia. *Pediatrics* 1957;20:835-846
62. Louria DB, Blumenfield HL, Ellis JT, et al. Studies on influenza in the pandemic of 1957-1958. II. Pulmonary complications of influenza. *J Clin Invest* 1959;38:213-265.
63. Connor E, Powell K. Fulminant pneumonia caused by concomitant infection with influenza b and *Staphylococcus aureus. J Fediatr* 1985;l06:447-449.
64. Herold BC, Immergluck LC, Maranan MC, et al. Community-acquired methacillin-resistant Staphylococcus aureus in children with no identified predisposing risk. *JAMA* 1998;279:593-598.
65. Centers for Disease Control and Prevention. Four pediatric deaths for community-acquired methacillin-resistant *Staphylococcus aureus*–Minnesota and North Dakota, 1997-1999. *MMWR Morb Mortal Wkly Rep* 1999;48:707-710.
66. Knight GJ, Carmen PG. Primary staphylococcal pneumonia in childhood: a review of 69 cases. *J Pediatr Child Health* 1992;28:447-450.
67. Kevy VA, Lowe BA. Streptococcal pneumonia and empyema in childhood. *N Engl Med* 1961;264:738-743.
68. Rathore MR Barton LL, Kaplan EL. Suppurative group A hemolytic streptococcal infections in children. *Pediatrics* 1992;89:743-746.
69. Belani K, Schliervert PM, Kaplan FL, Ferrieri P. Association of exotoxin-producing group A streptococcal and severe disease in children. *Pediatr Infect Dis J* 1991;10:351-354.
70. Hoge CW, Schwartz B, Talkington DF et al. The changing epidemiology of invasive group A streptococcal infections and the emergence of streptococcal toxic shock-like syndrome. *JAMA* 1993;269:384-389.
71. Strömberg A, Romanus V, Burman LG. Outbreak of group A streptococcal bacteremia in Sweden: an epidemiologic and clinical study. *J Infect Dis* 1991;164:595-598.
72. Davies HD, McGeer A, Schwartz B, et al. Invasive group A streptococcal infections in Ontario, Canada. *N Engl J Med* 1996;335:547-554.
73. Montgomery VL, Bratcher D. Complications associated with severe invasive streptococcal syndrome. *J Pediatr* 1996;129:602-604.
74. Eagle H. Experimental approach to the problem of treatment failure with penicillin. 1. Group A streptococcal infection in mice. *Am J Med* 1952;13:389-399.
75. Stevens DL, Gibbons AE, Berstrom R, Winn V. The Eagle effect revisited: efficacy of clindamycin, erythomycin and penicillin in the treatment of streptococcus myositis. *J Infect Dis* 1988;158:23-28.
76. Glezen WP. Viral pneumonia. In: Chernick V, Boat TF, eds. *Kendig's disorders of the respiratory tract in children,* 6th ed. Philadelphia: WB Saunders, 1998;518-525.
77. Khamapirad T, Glezen WP. Clinical and radiographic assessment of acute lower respiratory tract disease in infant and children. *Semin Respir Infect* 1987;2:130-144.
78. Rodriguez WJ Respiratory syncytial virus infections in infants. *Semin Pediatr Infec Dis* 1999;10:161-168.
79. Campbell JR. Neonatal pneumonia. *Sent Respir Infect* 1996;11:155-162.
80. Dennehy PH. Respiratory infections in the newborn. *Clin Perinatol* 1987;14:667-682.
81. Ferried R Neonatal susceptibility and immunity to major bacterial pathogens. *Rev Infect Dis* 1990;12:S394-S400.
82. Hemming VG, Overall JC, Britt MR. Nosocomial infections in a newborn intensive care unit: results of forty-one months of surveillance. *N Engl J Med* 1976;294:1310-1316.
83. Ablow RC, Driscoll SG, Effman EL, et al. A comparison of earlyonset group B streptococcal neonatal infection and the respiratorydistress syndrome of the newborn. *N Engl Med* 1976;294:65-70.
84. Lesoeuf PN, Walters BNJ. Neonatal listeriosis. *Med J Aust* 1981:2:188191.
85. Goldman DA, Durbin WA, Freeman J. Nosocomial infections in a neonatal intensive care unit. *J Infect Dis* 1981;144:449-459.
86. Webber S, Wilkinson AR, Lindsell D, et al. Neonatal pneumonia. *Arch Dis Child* 1990;65:207-211.
87. Bale DF, Watkins M. Fulminant neonatal *Haernophilus influenzae* pneumonia and sepsis. *J Pediatr* 1978;92:233-234.
88. Moriarity RR, Finer NN. Pneumococcal sepsis and pneumonia in the neonate. *Am J Dis Child* 1979;133:601-602.
89. Abzug MJ, Beam AC, Gyorkos EA, Levin MJ. Viral pneumonia in the first month of life. *Pediatr Infect Dis J* 1990;9:881-885.
90. Butler KM, Baker CL Candida: an increasingly important pathogen in the nursery. *Pediatr Clin N Am* 1988;35:543-563.
91. Rowen JL, Rench MA, Kozinetz CA, et al. Endotracheal colonization with *Candida* enhances risk of systemic candidiasis in very low birth weight neonates. *J Pediatr* 1994;124:789-799.
92. Haney PJ, Bohlman M, Sun C-CJ Radiographic findings in neonatal pneumonia. *Am J Radiol* 1984;143:23-26.
93. Ruderman JN, Srugo I, Morgan MA, et al. Pneumonia in the neonatal intensive care unit: diagnosis by quantitative bacterial tracheal aspirate cultures. *J Perinatol* 1994;14:182-186.

CAPÍTULO 13

Infecções Nosocomiais do Trato Respiratório Inferior em Crianças

Adnan T. Bhutta e Richard F. Jacobs

INFECÇÕES NOSOCOMIAIS DO TRATO RESPIRATÓRIO INFERIOR EM CRIANÇAS

As infecções nosocomiais são uma das principais causas de morbidade e mortalidade na população pediátrica, com a pneumonia adquirida no hospital contribuindo intensamente para este quadro. O *Centers for Disease Control and Prevention* forneceu orientações para a definição de uma infecção do trato respiratório inferior (ITRI) em crianças, que são listadas na Tabela 13-1.[1] Os vírus são a causa mais comum de ITRI em crianças, e a pneumonia nosocomial devida a vírus respiratórios comuns constitui uma grande porcentagem de infecções nosocomiais em crianças. A ITRI nosocomial em crianças difere da dos adultos de muitas maneiras. A epidemiologia e a patogênese são particularmente singulares e questões concernentes ao diagnóstico e ao tratamento merecem consideração especial.

EPIDEMIOLOGIA

Poucos estudos epidemiológicos fornecem taxas de infecção nosocomiais em pacientes pediátricos.[2,3] A taxa de infecção nosocomial por 100 altas hospitalares é estimada como sendo em torno de 4,1 a 6,0 em grandes hospitais infantis, o que é muito similar às taxas em grandes hospitais de ensino que enfocam o cuidado do adulto. No entanto, aqui terminam as similaridades. Dados do *National Nosocomial Infection Surveillance System* e de outros estudos [2-4] mostram que a epidemiologia da infecção nosocomial é diferente em crianças em relação aos adultos. Isso também varia de serviço pediátrico [p. ex., enfermarias gerais *versus* unidades de terapia intensiva neonatais (UTIN) *versus* unidades de terapia intensiva pediátricas (UTIP)] (Fig. 13-1). Dentro da UTIN, a infecção nosocomial varia de acordo com o peso do paciente (Fig. 13-2). Em adultos, a infecção nosocomial mais comum é a infecção do trato urinário seguido pela infecção do local da cirurgia, ITRI e infecções da corrente sangüínea. Em crianças, o sítio mais comum de infecções nosocomiais é a corrente sangüínea, seguida pela infecção do local da cirurgia, ITRI e infecções do trato urinário.[2] No entanto, na UTIP a pneumonia é a infecção nosocomial mais comum (27%). Na UTIN, ela é a segunda mais comum, após a infecção da corrente sangüínea.[4,5]

A ITRI nosocomial está associada a uma elevada taxa de óbitos, com taxas brutas de mortalidade variando de 20 a 50% e contribui significativamente para as taxas de morbidade de 30 a 33%.[6] Nos Estados Unidos, essas infecções prolongam a hospitalização em média 4 a 9 dias e custam bem acima de US$1 bilhão a cada ano.[4]

GRUPOS DE PACIENTES

O prognóstico para os pacientes com ITRI nosocomial é determinado pelos principais fatores de risco para a aquisição desta doença; aqueles com o maior risco também têm o pior prognóstico. Qualquer paciente hospitalizado é considerado como tendo um risco adicional de ITRI nosocomial. No entanto, pacientes que manifestam acidose, hipotensão, hipoperfusão ou alteração do estado mental ou que precisam de intubação nasotraqueal ou nasogástrica apresentam um risco aumentado para uma evolução pior.[7,8] Alguns grupos especiais de pacientes encontram-se sob risco aumentado de ITRI.

Recém-Nascidos Prematuros

Os recém-nascidos prematuros são os mais vulneráveis de toda a população pediátrica à aquisição de infecções nosocomiais.[4] De acordo com dados publicados pela *National Nosocomial Infection Surveillance*, a ITRI nosocomial é a segunda mais comum infecção adquirida no hospital neste grupo.[9] Aproximadamente 15% dos patógenos que causam essas pneumonias são adquiridos da mãe quando a criança passa pelo canal do parto. A razão para esta suscetibilidade aumentada é multifatorial; os fatores incluem a prematuridade, um peso ao nascimento muito baixo ou baixo,[10,11] imaturidade imunológica e múltiplos procedimentos invasivos[12] como a ventilação mecânica.

A. T. Bhutta and R. F. Jacobs: Department of Pediatrics, University of Arkansas for Medical Sciences and Arkansas Children's Hospital, Little Rock, Arkansas 72202.

TABELA 13-1. *Definições para infecções nosocomiais do trato respiratório inferior*

1. Estertores ou macicez à percussão no exame físico do tórax e *qualquer um* dos seguintes: início recente de escarro purulento; organismo isolado de uma hemocultura; isolamento de um organismo a partir de um aspirado transtraqueal, escovamento brônquico ou biópsia
2. Radiografia de tórax demonstrando infiltrado novo ou progressivo, consolidação, cavitação ou derrame pleural e qualquer um dos seguintes: início recente de escarro purulento; organismo isolado de uma hemocultura; isolamento de um organismo a partir de um aspirado transtraqueal; escovamento ou biópsia brônquica; isolamento do vírus ou detecção de antígeno viral nas secreções respiratórias; títulos diagnósticos de anticorpos
3. Um paciente com < 12 meses de idade *precisa ter dois* dos seguintes: apnéia, traquipnéia, bradicardia, sibilos, roncos ou tosse com qualquer um dos seguintes: início recente de escarro purulento; organismo isolado de uma hemocultura; isolamento do vírus ou detecção de antígeno viral nas secreções respiratórias; títulos de anticorpos diagnósticos; evidência histopatológica de pneumonia
4. Um paciente com < 12 meses de idade tem um exame radiográfico de tórax que demonstra um infiltrado novo ou progressivo, consolidação ou derrame pleural e *qualquer um* dos seguintes: aumento da produção de secreções respiratórias; início recente de escarro purulento; organismo isolado a partir de hemoculturas; isolamento de um patógeno a partir de aspirados transtraqueais, escovamento brônquico, ou biópsia; isolamento do vírus ou detecção de antígeno viral nas secreções respiratórias; títulos diagnósticos de anticorpos; evidência histopatológica de pneumonia

Adaptado de Garner JS, Jarvis WR, Emori TG et al., CDC definitions for nosocomial infections, 1988, *Am J Infect Control* 1988;16:128-140, com permissão.

Pacientes com Doenças Crônicas

A classificação dos pacientes com doenças crônicas inclui aqueles com doenças congênitas como fístula traqueoesofágica, descoordenação na deglutição e refluxo gastroesofágico, todos os quais colocando os pacientes sob risco aumentado de aspiração. Também incluídos estão os pacientes com miopatias primárias ou secundárias, que podem afetar a capacidade de eliminar eficazmente as secreções respiratórias com a tosse. As crianças com doença cardíaca (especialmente lesões com *shunt* e hipertensão pulmonar) e crianças com doença pulmonar crônica ou com imunodeficiências primárias (p. ex., imunodeficiência combinada grave) apresentam um acentuado risco de uma ITRI fatal causada por patógenos virais e bacterianos comuns.[6,13-16] As crianças com estados de imunodeficiência secundários como aquelas que recebem quimioterapia para o câncer ou transplantes de órgãos ou que têm uma síndrome de imunodeficiência adquirida também estão sob alto risco.[17-19]

Pacientes na Unidade de Terapia Intensiva Pediátrica

A gravidade da doença e a exposição a procedimentos invasivos estão intimamente associados ao desenvolvimento de infecções nosocomiais.[20] A utilidade do escore Pediatric Risk of Mortality (PRISM) – uma medida da gravidade da doença para os pacientes na UTIP – em prever com precisão a mortalidade em pediatria foi validada por múltiplos estudos (Tabela 13-2). Um estudo pesquisou os escores PRISM para prever as infecções nosocomiais na UTIP[21,22] e constatou que um escore PRISM de 10 ou mais esteve associado a um risco três vezes maior de infecção nosocomial comparado com pacientes com um escore abaixo de 10. Quando os escores PRISM foram comparados em pacientes que permaneciam na unidade de terapia intensiva por mais de 7 dias, um escore PRISM de 10 ou mais ainda estava associado a um risco aumentado, indicando que a taxa de infec-

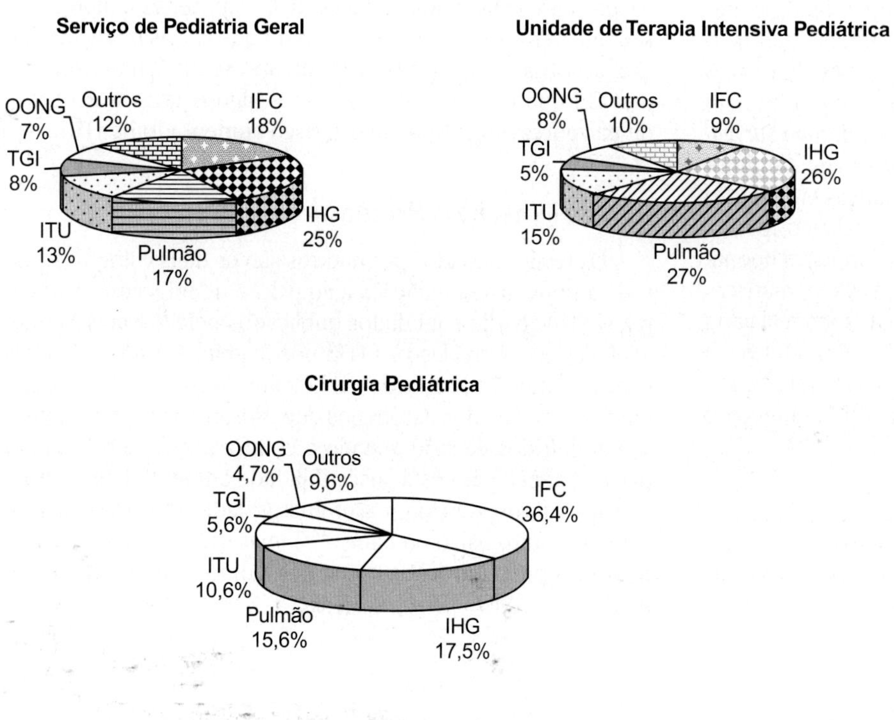

FIG. 13-1. Distribuição das infecções nosocomiais por serviço pediátrico e sítio de acordo com o *National Nosocomial Infections Surveillance System,* 1978-1994. (IHG, infecção hematogênica; OONG, ouvidos, olhos, nariz e garganta; TGI, trato gastrointestinal; IFC, infecção da ferida cirúrgica; ITU, infecção do trato urinário). (Reproduzido de Jarvis, WR, Robles, B. Nosocomial infections in pediatric patients. In: *Advances in pediatric infectious diseases.* vol 12. Mosby-Year Book, 1997;243-295, com permissão).

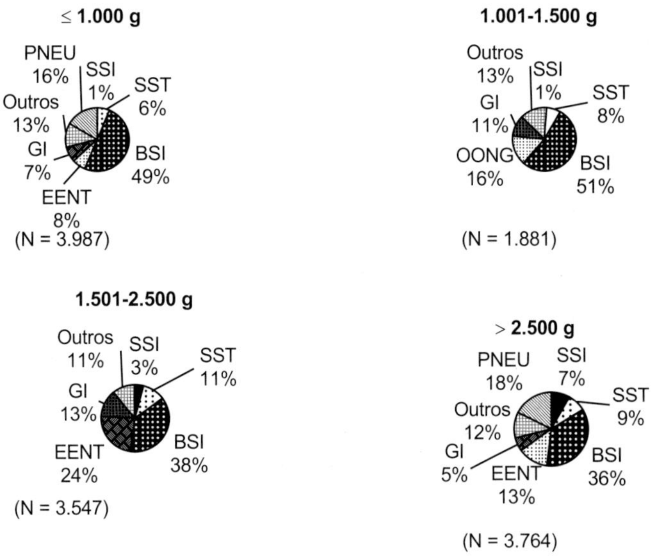

FIG. 13-2. Distribuição de sítios de infecções nosocomiais nos berçários de alto risco, por peso ao nascimento *(National Nosocomial Infections Surveillance System,* 1986-1994). Dados para a infecção nosocomial por categorias de peso ao nascimento de 1000 g ou menos e 1001-1500 g foram de janeiro de 1992 até setembro de 1994 (BSI, infecção da corrente sangüínea; EENT, olhos, ouvidos, nariz e garganta; GI, gastrointestinal; PNEUM, pneumonia; SSI, infecção da ferida cirúrgica; SST, pele e tecidos moles). (Reimpresso de Gaynes RP, Edwards JR, Jarvis WR et al, Nosocomial infections among neonates in high-risk nurseries in the United States. National Nosocomial Infections Surveillance System. *Pediatrics* 1996;98:357-361; com permissão).

TABELA 13-2. *Escores de risco de mortalidade pediátrica (PRISM)*

Variável	*Restrições etárias e variações*		*Escores*
PA sistólica (mmHg)	Bebês	Crianças	
	130-169	150-200	2
	55-65	65-75	2
	> 160	> 200	6
	40-54	50-64	6
	< 40	< 50	7
PA diastólica (mmHg)	Todas as idades > 110		6
Freqüência cardíaca (bpm)	Bebês	Crianças	
	> 160	> 150	4
	< 90	< 80	4
Freqüência respiratória (irpm)	Bebês	Crianças	
	61-90	51-70	1
	> 90	> 70	5
	Apnéia	Apnéia	5
PAO$_2$/FIO$_2$[a]	Todas as idades		
	200-300		2
	< 200		3
PACO$_2$[b] (mmHg)	Todas as idades		
	51-65		1
	> 65		5
Coma Glasgow[c]	Todas as idades		
	< 8		6

Variável	*Restrições etárias e variações*	*Escores*
Reações pupilares	Todas as idades	
	Desiguais ou dilatadas	4
	Fixas e dilatadas	10
TP/TTP	Todas as idades	2
	> 1,5 × controle	
Bilirrubina total (mg/dl)	> 1 mês	6
	> 3,5	
Potássio (mEq/L)	Todas as idades	
	3,0-3,5	1
	6,5-7,5	1
	< 3,0	5
	> 7,5	5
Cálcio (mg/dl)	Todas as idades	
	7,0-8,0	2
	12,0-15,0	2
	< 7,0	6
	> 15,0	6
Glicose (mg/dl)	Todas as idades	
	40-60	4
	250-400	4
	< 40	8
	> 400	8
Bicarbonato[d] (mEq/L)	Todas as idades	
	< 16	3
	> 30	3

PA, pressão Arterial; TP, tempo de protrombina; TTP, tempo de tromboplastina parcial.
[a]Não pode ser avaliada em pacientes com *shunts* intracardíacos ou insuficiência respiratória crônica. Requer amostragem arterial.
[b]Pode ser avaliado com os gases sangüíneos capilares.
[c]Avaliado apenas se houver uma suspeita ou uma comprovação de disfunção do sistema nervoso central. Não pode ser avaliado em pacientes durante sedação iatrogênica, paralisia, anestesia etc.
[d]Usados valores medidos.
Adaptado de Pollock, MM, Ruttiman, UE, Gelson, PR. Pediatric risk of mortality (PRISM) score. *Crit Care Med* 1988;16:1100, com permissão.

ções nosocomiais era maior nos pacientes mais gravemente enfermos.

Os pacientes com doenças crônicas estão sob risco de infecção nosocomial na UTIP. Outro grupo de pacientes sob risco inclui os pacientes gravemente traumatizados. Os pacientes com traumas têm uma chance de aproximadamente 20% de desenvolverem infecções nosocomiais.[23] As crianças com traumas cranianos fechados e múltiplas lesões têm maior probabilidade de desenvolverem infecções do trato respiratório inferior. Os pacientes com síndrome de angústia respiratória aguda estão sob um risco particularmente alto de pneumonia associada ao respirador (15 a 55%),[24] e o risco é quase duas vezes maior do que em outros pacientes ventilados.

Os pacientes com síndrome séptica e falência multiorgânica também estão sob um risco aumentado. Outro grupo de pacientes observados na UTIP com risco maior de infecções nosocomiais são aqueles com infecções virais agudas.[20] Isto pode ser devido a uma imunossupressão induzida pelo vírus assim como a outros fatores.

PATÓGENOS OU AGENTES ETIOLÓGICOS

Os agentes etiológicos da ITRI nosocomial variam de hospital para hospital. Os organismos potenciais são listados na Tabela 13-3.

Vírus

Numerosos estudos no mundo inteiro documentaram o papel do vírus sincicial respiratório (VSR) como uma causa de ITRIs nosocomiais nos hospitais pediátricos. Apesar de a taxa de mortalidade global pelo RSV ser razoavelmente baixa, a ITRI pelo VSR é causa de morbidade e mortalidade significativas em populações específicas, como crianças com displasia broncopulmonar [doença pulmonar crônica (DPC)], e doença cardíaca congênita [(DCC), especialmente aquelas com lesões do tipo *shunt*]. O risco de mortalidade para as crianças com DCC foi de 37% em um estudo que pesquisou pacientes de 1976 a 1980. A presença de hipertensão pulmonar aumentou ainda mais esta taxa de mortalidade para 73%. No entanto, um estudo posterior que pesquisou pacientes cardíacos de 1983 a 1990 não mostrou nenhum aumento no risco de mortalidade comparado com pacientes sem DCC.[25] Esta diferença pode ser o resultado de uma melhora no cuidado dos pacientes criticamente enfermos. O VSR também está associado a um aumento na morbidade em pacientes com hipertensão pulmonar.

Outros vírus associados a ITRIs nosocomiais no contexto hospitalar são os vírus da influenza A e B, da parainfluenza, citomegalovírus, vírus da varicella zoster (VVZ), vírus do herpes simples e sarampo.

TABELA 13-3. *Agentes etiológicos que causam pneumonia nosocomial em crianças*

Bactérias	*Fungos*	*vírus*
Escherichia coli	*Candida*	Vírus sincicial respiratório
Klebsiella pneumoniae	*Aspergillus*	Vírus da Influenza A e B
		Vírus da parainfluenza
Pseudomonas aeruginosa		Citomegalovírus
		Vírus do herpes simples
Staphylococcus aureus		Sarampo
Enterococos		
Outros bacilos gram-negativos		
Streptococcus pneumoniae		
Haemophilus influenzae		

Bactérias

As bactérias que causam ITRI nosocomial relatadas pela maioria das fontes são os bacilos gram-negativos, incluindo a *Escherichia coli, Klebsiella pneumoniae, Enterobacter* e *Pseudomonas aeruginosa.*[4,6,7,26] Os organismos gram-positivos como o *Staphylococcus aureus,* estafilococos coagulase-negativos e *Streptococcus pneumoniae* também são comuns. Organismos menos comuns incluem a *Legionella* sp., *Bordetella pertussis* e, raramente, *Mycoplasma tuberculosis*. Nas UTINs os estafilococos coagulase-negativos e os estreptococos do grupo B são as principais causas de infecção nosocomial. Outros organismos que são agentes etiológicos comuns neste grupo incluem a *Chlamydia trachomatis, Ureaplasma urealyticum* e *Mycoplasma hominis* (Tabela 13-4).

TABELA 13-4. *Agentes etiológicos que causam pneumonia nosocomial em neonatos*

	Pneumonia	
Patógeno	*Número*	*Porcentagem*
Estafilococos coagulase-negativos	434	16,5
Staphylococcus aureus	440	16,7
Estreptococos do grupo B	150	5,7[a]
Enterococos	120	4,6
Candida sp.	–	–
Escherichia coli	152	5,8
Outros *Streptococcus* sp.	86	3,3
Enterobacter sp.	215	8,2
Klebsiella pneumoniae	152	5,8
Pseudomonas aeruginosa	308	11,7
Haemophilus influenzae	38	1,4
Vírus	–	–
Anaeróbios gram-positivos	–	–
Outros bacilos entéricos	–	–
Outros	570	21,7
Total	2.665	100

[a]As infecções da corrente sangüínea e a pneumonia pelo estreptococo do grupo B foram mais comuns em bebês que pesavam mais de 2.500 g.

Adaptado de Gaynes, RP, Edwards, JR, Jarvis, WR et al. Nosocomial infections among neonates in high-risk nurseries in the United States. National Nosocomial Infections Surveillance System. *Pediatrics* 1996;98:357-361, com permissão.

Fungos

A ITRI nosocomial causada pelos fungos tem sido uma parte crescente do dilema clínico durante as últimas duas décadas. As infecções por fungos tornaram-se problemas especiais nas crianças imunocomprometidas. Os pulmões permanecem um dos sítios mais comuns de infecção.[17]

A pneumonia pelo *Aspergillus* é uma patologia que ameaça a vida nos pacientes imunocomprometidos e é a causa mais comum de morte por fungos nos pacientes com câncer.[30] A construção com materiais à prova de fogo e equipamentos de ar-condicionados contaminados estão associados à aspergilose pulmonar nosocomial. As *Candida* sp. incluindo a *Candida albicans, Candida tropicalis, Candida parapsilosis* e *Candida glabrata* tornaram-se causas cada vez mais comuns de infecções nosocomiais nos pacientes neutropênicos em quimioterapia. A importância potencial das infecções por fungos nestes pacientes é reconhecida pelo uso de terapia antifúngica empírica nos pacientes neutropênicos febris que não responderam à terapia antimicrobiana inicial.

PATOGÊNESE

Em pacientes hospitalizados a fisiopatologia da ITRI nosocomial está relacionada às defesas antimicrobianas pulmonares alteradas ou burladas nos tratos respiratórios superior e inferior.[31-33] A patogênese pode estar relacionada a um dos quatro mecanismos gerais: (i) aspiração dos microrganismos colonizadores da orofaringe e do estômago; (ii) inalação dos aerossóis contaminados, (iii) disseminação hematogênica a partir de sítios corporais distantes e (iv) possível translocação bacteriana a partir do trato gastrointestinal.

A aspiração é responsável pela maioria dos casos de ITRI nosocomial, e a inalação geralmente é responsável por um surto comum.[34] No paciente pediátrico, a flora normal da orofaringe consiste de organismos gram-positivos e gram-negativos, com espécies de *Neisseria,* alfa-estreptococos e estafilococos dominantes. No inverno, as crianças podem ser colonizadas com *Haemophilus influenzae* e *Streptococcus pneumoniae*.[35] No hospital pediátrico, as crianças também se colonizam pelo contágio com vírus respiratórios sazonais. A flora bacteriana normal protege contra a colonização pelos bacilos gram-negativos e organismos gram-positivos.

Apesar de a maior parte das pesquisas em seres humanos sobre a patogênese bacteriana na pneumonia nosocomial ter sido realizada em adultos, os princípios são importantes na fisiopatologia em crianças. Conforme mencionado no parágrafo anterior, a aspiração é considerada a via mais importante para o desenvolvimento de ITRI nosocomial. Entre os adultos, constatou-se que 45% aspiram durante o sono. As pessoas que deglutem anormalmente (p. ex., nível de consciência reduzido, intubação endotraqueal ou nasotraqueal, tubo nasogástrico ou orogástrico) ou que estejam em pós-operatório apresentam maior probabilidade de aspiração.[34]

Em pacientes hospitalizados a orofaringe regularmente torna-se colonizada com organismos normalmente não considerados como flora normal. A colonização pelas bactérias gram-negativas aumenta com a gravidade da doença do paciente. Até 25% destes pacientes tornam-se colonizados com estes organismos nas primeiras 24 horas. O risco de colonização aumenta nos pacientes comatosos. Os pacientes tratados com antibióticos e os pacientes com hipotensão, acidose, azotemia, *diabetes mellitus*, sinusite, leucocitose, leucopenia, doença pulmonar ou tubos nasogástricos ou endotraqueais apresentam taxas aumentadas de colonização por bacilos gram-negativos.[34-36] A maioria dos organismos é transmitida por via oral-fecal, com a transmissão pelas mãos, equipamentos ou roupas dos profissionais de saúde implicados em alguns casos.

A colonização das vias aéreas começa com a aderência bacteriana. A aderência bacteriana depende de múltiplos fatores, inclusive fatores de virulência bacteriana (presença de *pili*, cílios, cápsula, enzimas proteolíticas), fatores do hospedeiro (proteínas de superfície, polissacarídeos e produção de imunoglobulina A) e fatores ambientais (pH e a presença de mucina).[34,37] Constatou-se que a fibronectina diminui a aderência dos bacilos gram-negativos às células epiteliais do hospedeiro. A desnutrição, uma doença grave, ou outros estados hipermetabólicos podem aumentar a aderência bacteriana pela redução nos níveis de fibronectina superficial.

O sistema gastrointestinal superior também pode ser uma fonte importante destes patógenos nosocomiais sob certas circunstâncias. Em circunstâncias normais, o pH do estômago é muito ácido (~ 2), o que torna difícil a sobrevivência de bactérias. No entanto, em pacientes com obstrução intestinal ou uma doença do trato gastrointestinal superior, sob nutrição enteral, que estejam em uso de antiácidos ou bloqueadores histamínicos H_2 ou que tenham outras patologias que possam elevar o pH do estômago, o risco de colonização gástrica pelas bactérias gram-negativas aumenta. A colonização bacteriana no paciente criticamente enfermo também pode ser devida ao uso de equipamentos de terapia respiratória ou de anestesia contaminados, como nebulizadores e dispositivos umidificadores ou máscaras de Venturi, que produzem pequenas gotículas que são capazes de viajar até as vias aéreas distais.[34]

A disseminação hematogênica raramente pode causar ITRI nosocomial. A translocação das bactérias a partir do trato gastrointestinal até os pulmões também foi postulada como ocorrendo em pacientes com imunossupressão, câncer, ou queimaduras, mas permanece uma via controversa de infecção.

A ITRI nosocomial ocorre quando esses organismos evadem-se das defesas mucociliares e celulares do trato respiratório inferior. Isto pode resultar de um efeito direto sobre o aparato mucociliar (p. ex., infecção pelo VSR), sobre as defesas celulares do hospedeiro no trato respiratório inferior (p. ex., influenza) ou de uma imunodeficiência primária ou secundária (p. ex., pacientes neutropênicos em quimioterapia).

O fator mais importante que predispõe um paciente a uma ITRI nosocomial é a intubação endotraqueal. Períodos curtos de intubação para a cirurgia ou a manutenção das vias aéreas e períodos mais longos por falência respiratória estão associados às maiores taxas (15 a 20%) de ITRI nosocomial. A incidência de ITRI nosocomial em pacientes intubados é quatro vezes maior do que pacientes não-intubados. A reintubação aumenta o risco de ITRI em seis vezes,[38] e a traqueostomia também aumenta o risco. Esse risco aumentado ocorre porque o tubo endotraqueal elimina os mecanismos de defesa efetivos naturais do hospedeiro nas vias aéreas superiores. O sistema de filtração das vias aéreas superiores e o sistema de depuração mucociliar das vias aéreas maiores são contornados durante a intubação. Esta deficiência é acentuada pela irritação mecânica e danos ao epitélio respiratório.

Os fatores predisponentes à ITRI nosocomial incluem a idade (p. ex., recém-nascido prematuro e de baixo peso ao nascimento), estado nutricional ruim, estado imunológico pulmonar subjacente, duração da permanência hospitalar e estação do ano (predominantemente para os patógenos virais). Outros fatores incluem a anestesia geral, intubação endotraqueal, traqueostomia, terapia inalatória, terapia antibiótica, colonização do trato respiratório com organismos gram-negativos, duração da hospitalização, contato com pessoas ou equipamentos colonizados e fatores que impedem uma toalete pulmonar adequada.[34]

DIAGNÓSTICO

O diagnóstico de ITRI nosocomial geralmente é feito em base clínica. O *Centers for Disease Control and Prevention* forneceu orientações para ajudar os clínicos (Tabela 13-1) baseadas na apresentação clínica, radiografia de tórax, natureza das secreções respiratórias, isolamento de organismos de uma hemocultura ou de secreções respiratórias, testes sorológicos ou evidências histopatológicas.

Essas orientações provavelmente causaram uma superestimativa da verdadeira incidência de ITRIs nosocomiais. Outros processos patológicos como a aspiração química, síndrome de angústia respiratória do adulto, DPC, hemorragia ou contusão pulmonar, atelectasia, insuficiência cardíaca congestiva, edema pulmonar, derrame pleural, quimioterapia para câncer, embolia pulmonar ou tumor podem ser erroneamente diagnosticados como ITRI nosocomial.

As hemoculturas positivas em pacientes com suspeita de pneumonia associada ao respirador não são nem sensíveis nem específicas e não podem ser usadas para corroborar um diagnóstico.[39] Outro método não-invasivo de amostragem de secreções respiratórias usado amplamente é a cultura do aspirado traqueal. Vários estudos mostraram que as culturas qualitativas rotineiras dos aspirados traqueais podem ser imprecisas, pois a colonização bacteriana das vias aéreas causa um grande número de resultados falsos-positivos, levando a um excesso de diagnósticos.[39] As culturas quantitativas dos aspirados endotraqueais usando um limite diagnóstico de 10^6 unidades formadoras de colônias têm uma sensibilidade de 68% e uma especificidade de 84%.[40] Em adultos, as técnicas invasivas, como a técnica de coleta de espécimes com uma escova protegida e lavado broncoalveolar protegido/não-protegido, são usadas para aumentar a sensibilidade das culturas. As técnicas às cegas, como os cateteres endoscópicos, também foram utilizadas para obter resultados semelhantes.

Em crianças, apenas algumas dessas técnicas, como o lavado broncoalveolar com um broncoscópio de fibra óptica, estão disponíveis, principalmente devido ao calibre dos broncoscópios existentes. Estudos em populações de alto risco estabeleceram um papel para esta técnica como um método seguro e eficaz para o diagnóstico de ITRI.[41,42] Na população imunocomprometida, a biópsia pulmonar a céu aberto permanece como o instrumento diagnóstico definitivo, apesar de estar associada a uma morbidade e uma mortalidade pós-operatórias significativas.[43] Os antígenos bacterianos urinários não são úteis no diagnóstico de infecção nosocomial. A *Legionella* pode ser diagnosticada através do uso de culturas respiratórias especiais ou o uso de um ensaio de anticorpo imunofluorescente direto. A *B. pertussis* pode ser diagnosticada usando-se o ensaio de anticorpo imunofluorescente direto ou inoculação de secreções em meios especiais (Ragan-Lowe ou Bordet-Gengou).

Na ITRI viral nosocomial a cultura do vírus respiratório a partir de um *swab* nasofaríngeo é diagnóstica, mas geralmente não é útil na situação aguda devido ao período de 7-14 dias que pode ser necessário para a identificação final. As técnicas de diagnóstico rápido que incluem a coloração imunofluorescente dos lavados nasofaríngeos (p. ex., restos celulares) com anticorpos monoclonais ou imunoensaios enzimáticos reduziram o tempo para a identificação para horas e mostraram-se úteis em situações agudas. A sensibilidade destes testes varia de 80 a 95%.[44,45] O diagnóstico de infecções virais além do VSR pode ser orientado por sinais no exame físico como exantemas virais (p. ex., sarampo, varicela), lesões na orofaringe (p. ex., vírus do herpes simples) e doença subseqüente (p. ex., citomegalovírus).

Radiograficamente, o aspecto de um infiltrado novo ou rapidamente progressivo alerta o médico para a possibilidade de uma pneumonia nosocomial. Apesar de os padrões radiológicos de aspecto intersticial poderem sugerir infecções virais, e uma consolidação lobar poder ser mais sugestiva de um processo bacteriano, a sensibilidade da radiografia de tórax não é suficientemente alta para ser considerada diagnóstica. No entanto, isto provavelmente é um bom exame para se começar uma avaliação diagnóstica.[46] Ver as Figuras 13-3 até 13-5 para algumas radiografias representativas.

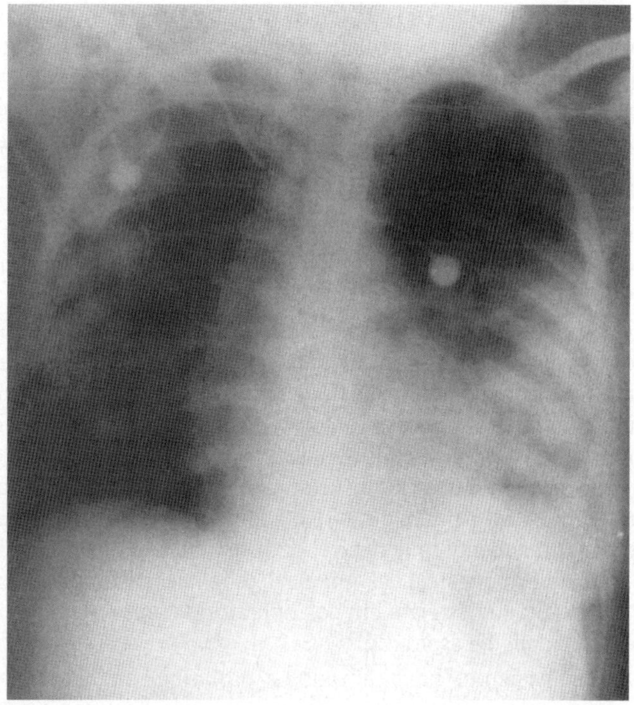

FIG. 13-3. Radiografia de tórax póstero-anterior de um menino de cinco meses com pneumonia nosocomial pelo vírus sincicial respiratório, que precisou de terapia com riboflavina devido a uma imunodeficiência subjacente.

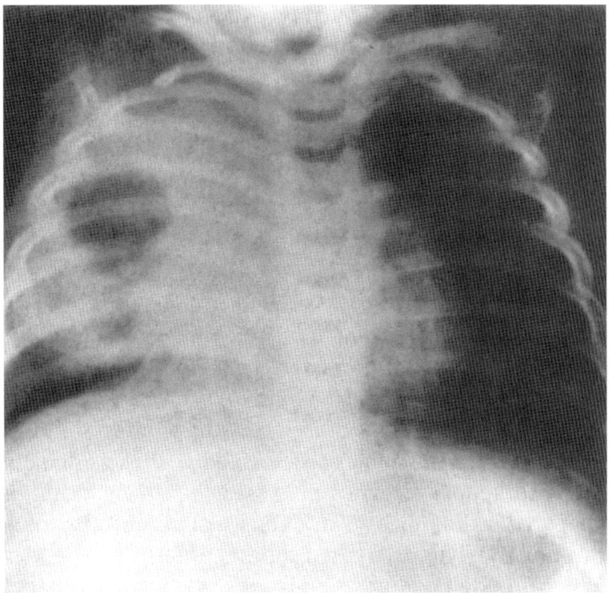

FIG. 13-4. Radiografia de tórax póstero-anterior de uma menina de 3 meses com infecção pelo vírus da influenza A, comprovada pela cultura, que subseqüentemente desenvolveu um infiltrado nos lobos médio e superior direitos com formação de pneumatoceles. As hemoculturas foram positivas para *Staphylococcus aureus,* que fora responsável por uma pneumonia nosocomial com bacteremia.

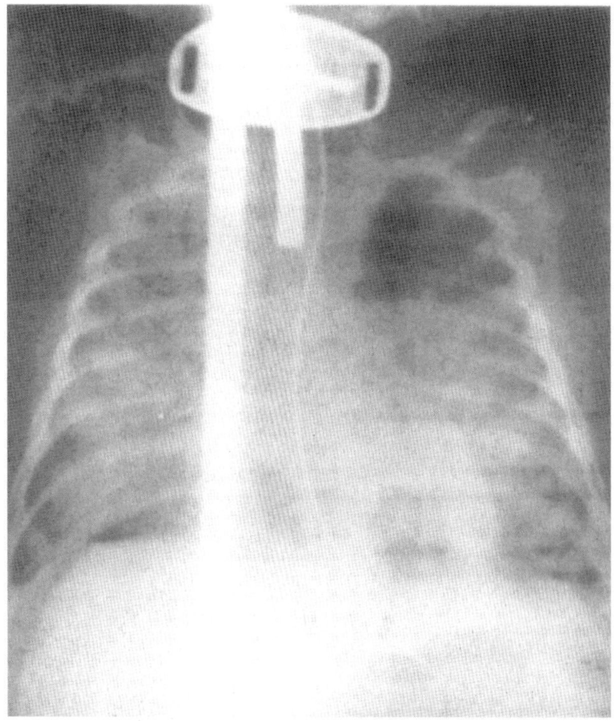

FIG. 13-5. Radiografia de tórax póstero-anterior de um menino de 22 meses com laringotraqueomalácia e hipogamaglobulinemia subjacentes e infiltrado difuso envolvendo todos os cinco lobos pulmonares. As hemoculturas foram positivas para *Klebsiella pneumoniae,* que foi responsável por uma pneumonia nosocomial com sepse.

TRATAMENTO

Infecção Viral

O VSR acarreta uma elevada morbidade e mortalidade em certos grupos de pacientes. A ribavirina, que é um nucleosídeo sintético aerossolizado, tem atividade contra muitos vírus, inclusive o VSR. O seu uso para o tratamento das infecções pelo VSR foi controverso devido ao custo, via de administração por aerossol, preocupações quanto à toxicidade potencial entre as pessoas expostas e resultados conflitantes nos estudos de eficácia. Um estudo aleatório, controlado por placebo, em pacientes que recebiam ventilação mecânica demonstrou reduções no número de dias de respirador, na necessidade de oxigênio suplementar e terapia na permanência hospitalar nos pacientes tratados. Isso leva à recomendação inicial para a terapia com a ribavirina. A análise de custo-eficácia sugeriu um benefício na redução da doença em comparação com os controles não-tratados. Um estudo publicado em 1996 mostrou que a terapia com a ribavirina não era eficaz na redução da gravidade da doença, e os resultados sugeriram o potencial para o prolongamento da doença em comparação com os controles não-tratados.[47]

O *1997 Red Book from the Academy of Pediatrics* recomenda considerar-se o uso de ribavirina em bebês e crianças pequenas selecionados sob alto risco de uma doença grave pelo VSR, o que inclui:

- Pacientes com cardiopatia complicada (incluindo a hipertensão pulmonar) e aqueles com displasia broncopulmonar, fibrose cística e outras doenças pulmonares crônicas. Os bebês prematuros previamente saudáveis (< 37 semanas de idade gestacional) e aqueles com menos de 6 semanas também estão sob maior risco.
- Pacientes com doenças imunossupressoras subjacentes.
- Pacientes gravemente enfermos com ou sem ventilação mecânica.
- Pacientes hospitalizados sob maior risco de progredirem de um curso mais leve para um mais complicado pelo fato de terem menos de 6 semanas ou por terem uma patologia subjacente, como uma doença neurológica ou metabólica (p. ex., paralisia cerebral ou *miastenia gravis*).

Os corticosteróides não são indicados em bebês previamente saudáveis com VSR. A terapia com o aciclovir para o vírus do herpes simples ou ITRI pelo VVZ nosocomial em crianças imunocomprometidas é considerada terapia-padrão.

Infecções Bacterianas

O tratamento da pneumonia bacteriana nosocomial pode ser empírico ou específico. O tratamento empírico é usado para os pacientes com suspeita clínica de pneumonia e nos quais não existe um agente etiológico identificável para orientar uma terapia específica. A terapia antibiótica empírica é orientada por numerosos fatores, que incluem fatores do paciente (doença subjacente, uso prévio de agentes antimicrobianos) e padrões de sensibilidade antimicrobiana de patógenos nosocomiais no hospital ou na unidade de terapia intensiva específica. Devido à emergência de organismos resistentes como o *Staphylococcus epidermidis* meticilina-resistente, *Staphylococcus*

TABELA 13-5. *Terapia antibiótica empírica para a pneumonia nosocomial*

Grupo de Pacientes	*Tratamento*	
Imunocompetente		
Não-instrumentado	Cefalosporina de terceira geração	
Intubado ou instrumentado	Vancomicina + cefalosporina de terceira geração[a] ou Aminoglicosídeo ou Aztreonam	
Imunocomprometido Nenhum antibiótico prévio	Nafcilina + ou Clindamicina	Aminoglicosídeo ou Ceftazidima ou Aztreonam ou Cefepima
Antibióticos prévios Cateter de demora	Vancomicina +	Aminoglicosídeos ou Ceftazidima ou Aztreonam ou Meropenem
Resistente a antibióticos	Eritromicina[b] e/ou Anfotericina B	

[a]Uso de gentamicina, tobramicina ou amicacina depende dos dados de sensibilidade da instituição individual.
[b]Acrescentado ao regime para a *Legionella* sp. se endêmica.

aureus meticilina-resistente, enterococos resistentes à vancomicina e bastonetes gram-negativos produtores de β-lactamase de espectro ampliado, a escolha de antibióticos tornou-se mais difícil.

O tratamento empírico da pneumonia bacteriana nosocomial deve incluir a cobertura dos bacilos gram-negativos aeróbicos e cocos gram-positivos. Com base nestas considerações, vários regimes foram empregados para o tratamento empírico da ITRI nosocomial (Tabela 13-5). Se for identificado um agente etiológico específico, deve-se selecionar um regime antibacteriano específico com uma ou múltiplas drogas, com base nos dados de sensibilidade antibiótica.

O tratamento empírico com a anfotericina B em pacientes sob alto risco deve ser considerado para as infecções com fungos. As preparações lipídicas de anfotericina B são usadas em pacientes com insuficiência renal.

PREVENÇÃO

O método preventivo mais óbvio para algumas ITRIs é a imunização. Os esquemas de vacinação disponíveis no momento deste artigo previne contra pertussis, sarampo e infecções pelo *H. influenzae* do tipo B. A administração rotineira da vacina contra a influenza em crianças de alto risco e nos profissionais de saúde pode reduzir dramaticamente as taxas de influenza.

A imunização passiva contra o VSR com as imunoglobulinas intravenosas para o vírus sincicial respiratório (RSVIG) (Respigam) e o anticorpo monoclonal humanizado para VSR (palivizumab) foram introduzidos em 1997 e 1998. Ambos os produtos estão associados a reduções significativas nas hospitalizações pelo VSR na população-alvo (41% para o RSVIG intravenoso *versus* 55% para o palivizumab). Ambos os produtos são administrados uma vez por mês por 4 a 5 meses durante a estação do VSR. Apesar de nenhum estudo direto haver comparado esses dois produtos, a administração do palivizumab parece ser mais vantajosa pois não é um produto do sangue humano e, portanto, não está associado aos riscos de aquisição de patógenos carreados pelo sangue. É mais fácil de ser administrado (uma injeção intramuscular *versus* uma infusão intravenosa de 4 horas) e o seu suprimento não é dependente de um grupo de doadores sangüíneos. Ambos os preparados atualmente não são recomendados para pacientes com doença cardíaca cianótica.[48-50]

O *Commitee on Infectious Diseases of the American Academy of Pediatrics* recomenda o uso de palivizumab ou de RSVIG em crianças selecionadas com menos de 2 anos com DPC, bebês nascidos com 32 semanas de gestação ou menos sem DPC, e crianças com deficiências imunológicas primárias ou secundárias. O uso desses produtos em surtos nosocomiais não foi estudado.[49]

O objetivo fundamental na prevenção das ITRIs nosocomiais é reduzir a aquisição dos patógenos potenciais nas vias aéreas superiores e o potencial de aspiração desses organismos para dentro do trato respiratório inferior. O cuidado compulsivo do respirador sempre é indicado, pois o equipamento contaminado foi implicado em numerosos surtos.[34] A mudança dos circuitos do respirador pode ser estendida para 48 horas ou mais.[51] Apenas líquidos estéreis devem ser nebulizados ou usados em um umidificador, e um equipamento descartável deve ser usado.

A lavagem meticulosa das mãos pelos profissionais de saúde e pelos contatos dos pacientes pode reduzir a incidência de infecção nosocomial significativamente. Muitos estudos mostraram que aproximadamente 50% dos médicos e enfermeiros esquecem de lavar as mãos após o contato com os pacientes. A obediência à política de controle de infecção hospitalar e técnicas de isolamento também ajudam a limitar a ITRI nosocomial.

O uso de técnicas de isolamento é controverso. Alguns autores crêem que o isolamento é um método caro e ineficaz de prevenção da ITRI nosocomial,[52] enquanto outros acreditam que ele retarda a colonização do trato respiratório superior.[53]

Os pacientes com pertussis devem ser colocados em isolamento respiratório por 5 dias após o início da terapia com macrolídeo. A hipercloração da água potável contaminada dentro do hospital mostrou reduzir a incidência de infecção nosocomial pela *Legionella* e é necessária se um caso desses for documentado. As infecções respiratórias virais como as provocadas pelo VSR são disseminadas principalmente por gotículas. Alguns centros mostraram uma redução bem-sucedida no VSR nosocomial realizando nos serviços de enfermagem e obrigando o uso de uniformes e luvas especiais.[54]

Conforme discutido na seção sobre a patogênese, as pneumonias bacterianas nosocomiais ocorrem devido à aspiração de conteúdos orofaríngeos e gástricos. A incidência de pneumonias com comensais gástricos é maior em pacientes que usam antiácidos e bloqueadores histamínicos H2.[34] Alguns estudos indicaram que o uso do sucralfato não aumenta o pH do estômago, e pode estar associado a um menor risco de pneumonia. No entanto, um estudo mais recente não mostrou nenhum benefício, mas demonstrou uma maior incidência de sangramento gastrintestinal com o uso do sucralfato.[55] Nenhum estudo pediátrico foi realizado.

Relatos sugeriram que a descontaminação seletiva do paciente utilizando-se agentes antimicrobianos não-absorvíveis pode prevenir a ITRI associada ao respirador. Apesar de os estudos preliminares em adultos serem encorajadores, isto ainda não é uma medida-padrão. A aspiração contínua das secreções subglóticas[56] também foi tentada em alguns centros adultos com resultados encorajadores.

É a opinião da maioria das equipes de controle de infecções que muitas das causas de ITRI nosocomial não são preveníveis. A melhor maneira de reduzir a morbidade e a mortalidade é o diagnóstico e o tratamento precoces com antiinfecciosos apropriados. A terapia de suporte deve ser agressiva, e tentativas para reduzir ou reverter a falência dos órgãos devem ser vigorosas.

CONCLUSÃO

A ITRI nosocomial continua a ser uma das principais causas de infecção hospitalar em crianças nos Estados Unidos. A epidemiologia e a microbiologia são diferentes das dos adultos e variam em diferentes grupos pediátricos. A capacidade de diagnosticar estas infecções usando-se a suspeita clínica e testes microbiológicos e de diagnóstico rápido permite ao clínico tratar eficazmente a ITRI nosocomial nos pacientes criticamente enfermos. No entanto, as modalidades diagnósticas e as medidas preventivas não se mantiveram sincrônicas com a nossa compreensão sobre a patogênese desta doença.

Os pacientes pediátricos apresentam vários problemas singulares de controle, diagnóstico e tratamento da infecção. O controle apropriado da infecção e as políticas de isolamento para vírus específicos e isolados bacterianos polirresistentes a antibióticos permanece importante no tratamento dos pacientes com ITRI nosocomial. O uso judicioso de antibióticos empíricos continua importante no tratamento dos pacientes com ITRI nosocomial. No entanto, na população pediátrica, o reconhecimento de que os vírus e os fungos são causas importantes de infecções nosocomiais desafiam o clínico na aplicação de regimes de diagnóstico e de tratamento eficazes. Para qualquer decisão, a causa da ITRI nosocomial, os padrões de sensibilidade aos antibióticos e a distribuição sazonal e dos pacientes em relação a essas infecções são essenciais. Os testes diagnósticos rápidos, melhores modalidades de tratamento e melhores medidas preventivas serão auxiliadas pelo advento da terapia imunológica para estas doenças. Embora estas modalidades mostrem-se muito promissoras, o clínico deve-se manter atualizado no campo da ITRI nosocomial, pois essas infecções continuarão a ser uma causa significativa de morbidade, mortalidade e custos hospitalares.

REFERÊNCIAS BIBLIOGRÁFICAS

1. Garner JS, Jarvis WR, Emori TG, et al. CDC definitions for nosocomial infections, 1988. *Am J Infect Control* 1988;16:128-140.
2. Ford-Jones EL, Mindorff CM, Langley JM, et al. Epidemiologic study of 4684 hospital-acquired infections in pediatric patients. *Pediatr Infect Dis J* 1989;8:668-675.
3. Welliver RC, McLaughlin S. Unique epidemiology of nosocomial infection in a children's hospital. *Am J Dis Child* 1984;138:131-135.
4. Jarvis WR, Robles B. Nosocomial infections in pediatric patients. In: *Advances in pediatric infectious diseases,* vol. 12. Mosby-Year Book, 1997:243-295.
5. National Nosocomial Infections Surveillance System. National Nosocomial Infections Surveillance (NNIS) System report, data summary from October 1986-April 1998. Issued June 1998. Available at www.cdc.gov.
6. Jacobs RE Nosocomial pneumonia in children. *Infection* 1991;19:64-72.
7. Graybill JR, Marshall LW, Charache P, et al. Nosocomial pneumonia: a continuing major problem. *Am Rev Respir Dis* 1973;108:1130-1140.
8. Craven DE, Kunches LM, Kilinsky V, et aL Risk factors for pneumonia and fatality in patients receiving continuous mechanical ventilation. *Am Rev Respir Dis* 1986;133:792-796.
9. Gaynes RP, Edwards JR, Jarvis WR, et al. Nosocomial infections among neonates in high-risk nurseries in the United States. National Nosocomial Infections Surveillance System. *Pediatrcs* 1996;98:357-361.
10. Leigh L, Stoll BJ, Rahman M, et al. Pseudomonas aeruginosa infection in very low birth weight infants a case-control study. *Pediatr Infect Dis J* 1985;14:367-371.
11. Patrick CC, Kaplan SL, Baker CJ, et aL Persistent bacteremia due to staphylococci in low birth weight neonates. *Pediatrics* 1989;84:977-985.
12. Wenzel RP, Osterman CA, Donowitz LG, et al. Identification of procedure-related nosocomial infections in high-risk patients. *Rev Infect Dis* 1981;91:86-89.
13. Jarvis WR, Middleton PJ, Gelfand EW. Significance of viral infection in severe combined immunodeficiency syndrome. *Pediatr Infect Dis* 1983;2:187-192.
14. Karp D, Willis J, Wilfert CM. Parainfluenza virus II and the inummocompromised host. *Am J Dis Child* 1974;127:592-593.
15. Hall CB, McBride JT, Walsh EE. Aerosolized ribavirin treatment of infants with respiratory syncytial virus infection: a randomized, double-blind study. *N Engl J Med* 1983;308:1443-1447.
16. Hall CB, Douglas RG Jr., Geiman JM, Messner MK. Nosocomial respiratory syncytial virus infection. *N Engl J Med* 1975;293:1343-1346.
17. Pizzo PA, Robichaud KJ, Gill FA, et al. Empiric antibiotic and antifungal therapy for cancer patients with prolonged fever with granulocytopenia. *Am J Med* 1982;72:101-111.
18. Michaels MG, Green M, Wald ER, Starzl TE. Adenovirus infection in pediatric liver transplant recipients. *J Infect Dis* 1992;165:170-174.
19. Pohl C, Green M, Wald ER, Ledesma-Medina J. Respiratory syncytial virus infections in pediatric liver transplant recipients. *J Infect Dis* 1992;165:166-169.
20. Stein F, Trevino R. Nosocomial infections in the pediatric intensive care unit. *Pediatr Clin North Am* 1994;41:1245-1257.
21. Pollock E, Ford-Jones EL, Corey H. Use of pediatric risk of mortality score to predict nosocomial infections in a pediatric ICU. *Crit Care Med* 1991;19:160-165.
22. Huskins WC, Goldman DA. Nosocomial infections. In: Feigin RD, Cherry JD, eds. *Textbook of pediatric infectious diseases,* 4th ed. Philadelphia: WB Saunders, 1998:2545-2584.

23. Bell LM, Baker MD, Beatty D, Taylor L. Infections in severely traumatized children. *J Pediatr Surg* 1992;27:1394-1398.
24. Chastre J, Trouillet JL, Vuagnet A, et al. Nosocomial pneumonia in patients with acute respiratory distress syndrome. *Am J Respir Crit Care Med* 1998;157:1165-1172.
25. Moler FW, Khan AS, Meliones JN, et al. Respiratory syncytial virus morbidity and mortality in congenital heart disease patients: a recent experience. *Crit Care Med* 1992;20:1406-1413.
26. Fayon MJ, Tucci M, Lacroix J, et al. Nosocomial pneumonia and tracheitis in a pediatric intensive care unit. *Am J Respir Crit Care Med* 1997;155:162-169.
27. Holmberg RE Jr., Pavia AT, Montgomery D, et al. Nosocomial Legionella pneumonia in the neonate. *Pediatrics* 1993;31:450-453.
28. Davies HD, Matlow A, Petric M, et al. Prospective comparative study of viral, bacterial and atypical organisms identified in pneumonia and bronchiolitits in hospitalized Canadian infants. *Pediatr Infect Dis J* 1996;15:371-374.
29. Pacifico L, Panero A, Roggini M, et al. Ureaplasma urealyticum and pulmonary outcome in a neonatal intensive care population. *Pediatr Infect Dis J* 1997;16:579-586.
30. Manuel RJ, Kibbler CC. The epidemiology and prevention of invasive aspergillosis. *J Hosp Infect* 1998;39:95-109.
31. Schwartz SN, Dowling JN, Benkovic C, et al. Source of gram-negative bacilli colonizing the trachea of intubated patients. *J Infect Dis* 1978;138:227-231.
32. Louria DB, Kaminski T. The effects of four antimicrobial drug regimen on sputum superinfection in hospitalized patients. *Am Rev RespirDis* 1962;85:649-652.
33. Crouch TW, Higuchi JH, Coalson JJ, Johansen WG JR. Pathogenesis and prevention of nosocomial pneumonia in a nonhuman primate model of acute respiratory failure. *Am Rev Respir Dis* 1984;130:502-504.
34. Centers for Disease Control and Prevention. Guidelines for prevention of nosocomial pneumonia. *MMWR Morb Mortal Wkly Rep* 1997;46(RR-1):1-79.
35. Hjuler IM, Hansen MB, Olsen B, Renneberg J. Bacterial colonization of the larynx and trachea in healthy children. *Acta Pediatr* 1995;84:566-568.
36. Bert F, Lambert-Zechovsky N. Sinusitis in mechanically ventilated patients and its role in the pathogenesis of nosocomial pneumonia. *Eur J Clin Microbiol Infect Dis* 1996;15:533-544.
37. Annane, D, Clair B, Mathieu B, et al. Immunoglobulin A levels in bronchial samples during mechanical ventilation and onset of nosocomial pneumonia in critically ill patients. *Am J Respir Crit Care Med* 1996;153:1585-1590.
38. Torres A, Gatell JM, Aznar E, et al. Re-intubation increases the risk of nosocomial pneumonia in patients needing mechanical ventilation. *Am J Respir Crit Care Med* 1995;152:137-141.
39. Meduri GU. Diagnosis and differential diagnosis of ventilator-associated pneumonia. *Clin Chest Med* 1995;16:61-93.
40. Jourdain B, Novara A, Joly-Guillou M, et al. Role of quantitative cultures; of endotracheal aspirates in the diagnosis of nosocomial pneumonia. *Am J Respir Crit Care Med* 1995;152:241-246.
41. De Blic J, McKelvie P, LeBorgeois M, et al. Value of bronchoalveolar lavage in the management of severe acute pneumonia and interstitial pneumonitis in the inimunocompromised child. *Thorax* 1987;42:759-765.
42. McCubbin MM, Trigg ME, Hendricker CM, Wagener JS. Bronchoscopy with bronchoalveolar lavage in the evaluation of pulmonary complications of bone marrow transplantation in children. *Pediatr Pulmonol* 1992;12:43-47.
43. Snyder CL, Ramsay NK, McGlave PB, et al. Diagnostic open-lung biopsy after bone marrow transplantation. *J Pediatr* Surg 1990;25:871-877.
44. Halstead DC, Todd S, Fritch G. Evaluation of five methods for respiratory syncytial virus detection. *J Clin Microbiol* 1990;28:1021-1025.
45. Swierkosz EA, Flanders R, Melvin L, et al. Evaluation of the Abbot TESTPACK RSV enzyme immunoassay for detection of respiratory syncytial virus in nasopharyngeal swab specimens. *J Clin Microbiol* 1989;27:1151.
46. Rubin SA, Winer-Muram HT, Ellis JV. Diagnostic imaging of pneumonia and its complications in the critically ill patient. *Clin Chest Med* 1995;16:45-59.
47. Moler FW, Steinhart CM, Ohmit SE, et al. Effectiveness of Ribavirin in otherwise well infants with respiratory syncytial virus-associate(respiratory failure. *J Pediatrics* 1996;128:422-428.
48. The PREVENT Study Group. Reduction of respiratory syncytial virus hospitalization among premature infants and infants with bronchopulmonary dysplasia using respiratory syncytial virus immune globulin prophylaxis. *Pediatrics* 1997;99:93-99.
49. The Impact-RSV Study Group. Palivizumab, a humanized respiratory syncytial virus monoclonal antibody, reduces hospitalization from respiratory syncytial virus infection in high-risk infants. *Pediatric,* 1998;102:531-537.
50. American Academy of Pediatrics, Committee on Infectious Diseases Prevention of respiratory syncytial virus infection. *Pediatrics* 1998 102:1211-1216.
51. Djedaini K, Billiard M, Mier L, et al. Changing heat and moisture exchangers every 48 hours rather than 24 hours does not affect their efficacy and the incidence of nosocomial pneumonia. *Am J Crit Can Med* 1995;152:1562-1569.
52. Donowitz LG. Failure of the overgown to prevent nosocomial infection in the pediatric intensive care unit. *Pediatrics* 1986;77:35-38.
53. Klein BS, Perloff WH, Maki DG. Reduction of nosocomial infection during pediatric intensive care by protective isolation. *N Engl J Med* 1989;320:1714-1720.
54. Madge P, Payton JY, McColl JH, Mackie PLK. Prospective controlled study of four infection control procedures, to prevent nosocomial infection with respiratory syncytial virus. *Lancet* 1992;340:1079-1083.
55. Cook D, Guyatt G, Marhall J, et al. A comparison of sucralfate and ranitidine for the Prevention of upper gastrointestinal bleeding in patients requiring mechanical ventilation. *N Engl J Med* 1998;338:791-797.
56. Valles J, Artigas A, Rello J, et al. Continuous aspiration of subglottic secretions in preventing ventilator-associated pneumonia. *Ann Intern Med* 1995;122:179-186.

CAPÍTULO 14

Pneumonia Adquirida na Comunidade

Michael S. Niederman

A pneumonia adquirida na comunidade (PAC) é a sexta causa mais comum de morte por doenças infecciosas nos Estados Unidos, com até 4 a 6 milhões de casos ocorrendo a cada ano,[1-3] e com mais de 1 milhão desses pacientes precisando de admissão hospitalar.[2-4] Esta não é apenas uma doença comum, mas uma que está mudando como um reflexo de pacientes cada vez mais complexos que tratamos, muitos dos quais têm sérias comorbidades ou idade avançada. Nos idosos e populações cronicamente enfermas, a pneumonia não apenas é mais comum, mas também está associada a uma maior mortalidade e uma permanência hospitalar mais prolongada, comparada com pacientes que são mais jovens e não têm comorbidades.[4] Desde 1993 a abordagem à PAC tornou-se mais organizada devido às intensas pesquisas sobre este tópico, e apareceram numerosas orientações para o seu tratamento.[2,3]

Ainda assim, permanecem muitas questões não-resolvidas, inclusive a observação que em pelo menos a metade dos pacientes hospitalizados e ainda mais pacientes ambulatoriais a etiologia permanece indefinida pelos métodos diagnósticos disponíveis. Quando se identifica um organismo, o *Streptococcus pneumoniae* ainda é a causa mais comum de PAC, mas hoje em dia até 40% desses organismos podem ser resistentes à penicilina, apesar de o impacto clínico da resistência não ser claro.[5-8] Além disso, o papel da terapia empírica *versus* direcionada ao organismo, a extensão dos testes diagnósticos necessários, a decisão quanto quem deve ser admitido ao hospital e a duração da terapia permanecem questões controversas nos estudos em andamento. No entanto, com o nosso atual nível de entendimento sobre a PAC, é provável que possamos tratar essa doença mais precisamente e com melhor relação custo-eficácia do que antes, pois o nosso conhecimento disponível organizou-se em orientações de tratamento eficazes e facilmente aplicáveis.[2,3,9]

EPIDEMIOLOGIA E FATORES DE RISCO

Utilizando-se o Medicare e uma variedade de dados provenientes de companhias de seguro, Niederman e colegas relataram que durante os anos de 1988 a 1994 uma média de 5,6 milhões de pacientes com PAC foi tratada por ano nos Estados Unidos.[4] Isto incluiu 4,5 milhões de pacientes ambulatoriais e 1,1 milhão de pacientes internados. Quando a população era examinada em relação à idade aqueles com 65 anos ou mais eram responsáveis por 1,7 milhão de casos de PAC. O impacto econômico da doença também foi estimado neste estudo como sendo de US$8,4 bilhões em custos diretos, mas apenas US$ 400 milhões foram gastos no cuidado dos 4,5 milhões pacientes ambulatoriais, enquanto US$ 8 bilhões foram gastos nos cuidados de 1,1 milhão de pacientes internados. A população com mais de 65 anos de idade era responsável por mais da metade (US$ 4,8 bilhões) de todos os custos, refletindo o fato de que quanto mais velhos os pacientes, mais freqüentemente estes eram hospitalizados, mais comumente tinham permanências hospitalares mais longas do que as populações mais jovens. Esses dados enfatizam o benefício econômico que se poderia obter pelo tratamento do máximo de pacientes possível ambulatorialmente, um benefício que se aplicaria particularmente à população idosa.

Outra visão da PAC provém de um estudo populacional de todos os residentes em dois condados em Ohio, que foram hospitalizados com PAC em 1991.[10] Neste estudo, um total de 2.776 pacientes foi identificado, que o que corresponde a uma incidência de 266 casos por 100.000 habitantes. Em nível nacional, esta incidência significaria que 485.000 pacientes seriam admitidos anualmente por PAC. A incidência aumentava com a idade mais avançada, atingindo uma taxa de 1.014 por 100.000 para aqueles com mais de 65 anos de idade comparados com 92 por 100.000 naqueles de 18 a 44 anos de idade. Além disso, a PAC era mais comum em homens do que em mulheres e mais comum em negros do que em brancos. A taxa global de mortalidade foi de 8,8%, sendo 10,9% em homens e apenas 6,6% em mulheres. Aqueles com mais de 65 anos de idade tinham uma taxa de mortalidade de 12,5%, enquanto apenas 4,6% da população mais jovem foi a óbito.

Fine e associados realizaram uma metanálise dos estudos de PAC para identificar a mortalidade associada a esta doença e os fatores de risco relacionados. Para os pacientes admitidos em hospitais a mortalidade observada a partir de estudos publicados chegava em média a 13,6%, enquanto os idosos tinham uma mortalidade de 17,6%, aqueles com pneumonia adquirida em centros geriátricos uma taxa de mortalidade de 30,8% e aqueles admitidos em unidade de terapia intensiva (UTI) uma mortalidade de 36,5%.[11] Os fatores identificados como previsores de mortalidade pela PAC incluíram (em ordem decrescente): uréia nitrogenada (BUN) > 20 mg/dl, febre < 37°C, pressão arterial sis-

M, S, Niederman: Department of Pulmonary and Critical Care Medicine, SUNY at Stone Brook School of Medicine Health Sciences Center; Department of Medicine, Winthrop University Hospital, Mineola, New York 11501.

tólica < 100 mmHg, doença neurológica, doença multilobar, freqüência respiratória > 20 incursões respirações por minuto, bacteremia, neoplasia, leucopenia, insuficiência cardíaca congestiva e dispnéia na admissão. Desde este estudo, numerosos outros esquemas para estimativa do risco de mortalidade foram desenvolvidos, o mais abrangente sendo o modelo de previsão de mortalidade do Pneumonia Outcomes Research Team (PORT) que também foi usado para ajudar a determinar a necessidade de hospitalização.[12] Este modelo é discutido na seção Decisão para Hospitalização e inclui numerosos fatores específicos associados a um aumento no risco de mortalidade. Estes fatores incluem idade ≥ 50 anos, certas comorbidades (neoplasia, insuficiência cardíaca congestiva, doença cerebrovascular, doença renal, doença hepática), certos achados no exame físico (estado mental alterado, pulso ≥ 125 batimentos/minuto, freqüência respiratória ≥ 30 incursões respiratórias/minuto, pressão arterial sistólica < 90 mmHg, febre < 35°C ou ≥ 40°C), sexo masculino, residência em centro geriátrico, e certos dados laboratoriais (BUN ≥ 30 mg/dl, glicose ≥ 250 mg/dl, hematócrito < 30%, sódio sérico < 130 mmol por l, PaO_2 < 60 mmHg, pH arterial < 7,35 e derrame pleural).

Outra abordagem para previsão da evolução da PAC é o uso da regra da British Thoracic Society (BTS). Quando foi inicialmente desenvolvida, a regra declarava que os pacientes com pelo menos duas das três características clínicas a seguir apresentavam maior probabilidade de mortalidade comparados com pacientes sem estas características: BUN ≥ 20 mg/dl, freqüência respiratória ≥ 30 incursões respiratórias/minuto e pressão arterial diastólica ≤ 60 mmHg. A avaliação inicial desta abordagem constatou que em pacientes nos quais pelo menos dois destes critérios estavam presentes tinham uma taxa de mortalidade que era 21 vezes maior do que em pacientes com um ou menos destes critérios.[13-14] Em um estudo subseqüente, uma regra modificada foi desenvolvida, acrescentando-se um quarto critério, confusão mental, aos outros três achados, e identificou pacientes como tendo um maior risco de mortalidade se dois de quatro critérios estivessem presentes.[15] Esta regra então foi aplicada prospectivamente e foi capaz de identificar, na admissão, 19 de 20 pacientes (de um grupo de 255) que morreram por PAC. Dos 19 pacientes identificados como gravemente enfermos por esta regra, apenas 12 inicialmente foram identificados pelos clínicos como estando em estado grave. Portanto, a regra do BTS pode ser útil como uma maneira de evitar-se o problema de subestimar-se a gravidade da doença, um problema que foi identificado neste estudo como resultado dos médicos medirem inadequadamente a freqüência respiratória ou identificarem imprecisamente os sinais de perfusão tissular diminuída.

O real valor da regra do BTS na sua forma original ou modificada está na sua simplicidade, requerendo a avaliação apenas de três ou quatro parâmetros clínicos, a maioria dos quais prontamente determinados em um exame clínico inicial. Apenas se um resultado "positivo" não for obtido no exame físico é necessário medir-se a BUN para classificar apropriadamente o paciente. Também é importante reconhecer-se que o propósito da regra do BTS seja identificar os pacientes de alto risco que de outro modo deixariam de ser reconhecidos. Este tipo de abordagem pode verdadeiramente ajudar o clínico a tratar mais apropriadamente os pacientes mais graves de todos, desviando os cuidados de uma enfermaria para uma UTI. Esta é uma abordagem muito diferente de outras regras (ver a seção Decisão para Hospitalização) que tentam identificar os pacientes de baixo risco com o propósito de desviar o cuidado do contexto hospitalar para o ambulatorial. Os critérios para admissão à UTI também foram descritos na seção Definindo-se a Pneumonia Grave Adquirida na Comunidade.

CARACTERÍSTICAS CLÍNICAS DA PNEUMONIA ADQUIRIDA NA COMUNIDADE

Sintomas e Sinais Clínicos

Os pacientes com PAC geralmente têm sintomas respiratórios de tosse, produção de escarro e dispnéia, junto com febre e outras queixas. A tosse é o achado mais comum, estando presente em mais de 80% dos pacientes, porém é menos comum naqueles idosos, que apresentam comorbidades graves ou que vêm de centros geriátricos.[16] Os idosos geralmente têm menos queixas respiratórias do que a população mais jovem, e alguns estudos mostram que a ausência de sintomas respiratórios definidos e um estado afebril são por si mesmos preditivos de um maior risco de morte.[17] Isto pode ser conseqüência das apresentações não-respiratórias sendo um indicador de uma resposta imunológica prejudicada, assim como um fator que leva a um retardo na procura do médico. A dor torácica pleurítica também comumente é observada em pacientes com PAC e em um estudo a sua ausência era identificada como um mal sinal prognóstico.[18]

No paciente idoso, a pneumonia pode ter uma apresentação não-respiratória, com sintomas de confusão mental, incapacidade de recuperar-se, capacidade funcional alterada ou deterioração da doença clínica preexistente, como a insuficiência cardíaca congestiva.[17,19-21] Em um estudo, o delírio e a confusão mental aguda foram significativamente mais freqüentes nos pacientes idosos com pneumonia do que nos indivíduos controles com a mesma que não tinham pneumonia.[21] Neste estudo, nenhuma observação foi constatada entre o tipo de microrganismo isolado e a apresentação clínica da PAC, exceto pela dor torácica pleurítica, que era mais comum na pneumonia causada por patógenos bacterianos como o *S. pneumoniae*. Aproximadamente 16% dos pacientes idosos com pneumonia foram considerados bem nutridos comparados com 47% dos controles, com a desnutrição tipo kwashiorkor, sendo a deficiência nutricional predominante e aquela associada ao delírio na apresentação inicial. Vários outros estudos examinaram a apresentação clínica da pneumonia no idoso.[19,20] Marrie e colegas examinaram 71 pacientes com pneumonia adquirida em casas geriátricas comparando-os com 93 outros pacientes com PAC, e constataram que apesar de alguns indicadores objetivos de doença grave (bacteremia, suporte ventilatório) serem mais comuns nos pacientes mais jovens, a população mais idosa tinha uma taxa de mortalidade substancialmente mais alta (32% *versus* 14%).[19] Apesar da apresentação clínica ser similar em ambos os grupos, aqueles que vinham de centros geriátricos apresentavam uma maior freqüência de comorbidades e demência. Em outra pesquisa, Metlay e colegas estudaram 1.812 pacientes de todas as

TABELA 14-1. *Manifestações extrapulmonares de pneumonia*

Lesões cutâneas
Bactérias: *Staphylococcus aureus, Pseudomonas aeruginosa, Mycoplasma pneumoniae*
Fungos: *Blastomyces dermatidis, Coccidioides immitis, Aspergillus*
Vírus: varicela zoster, herpes simples
Patógenos atípicos: *Mycoplasma pneumoniae*
Testes funcionais hepáticos elevados
Bactérias: *Streptococcus pneumoniae, Legionella, P. aeruginosa, S. aureus, M. tuberculosis*
Fungos: Histoplasmose
Vírus: Citomegalovírus
Patógenos atípicos: Febre Q, *M. pneumoniae*, psitacose
Envolvimento neurológico
Bactérias: *S. pneumoniae, S. aureus, P. aeruginosa, M. tuberculosis, Legionella, Haemophilus influenzae*
Fungos: *Coccidioides immitis, Aspergillus*
Vírus: Herpes simples, varicela zoster
Patógenos atípicos: Febre Q, *M. pneumoniae psitacose*
Envolvimento cardíaco (miocardite, pericardite) também pode ser observado com *M. pneumoniae*, Febre Q e psitacose

faixas etárias e constataram que, com a idade avançada, os pacientes tendiam a ter uma duração mais longa dos sintomas como tosse, produção de escarro, dispnéia, fadiga, anorexia, mialgia e dor abdominal.[20] Em geral, os sintomas gerais foram menos proeminentes nos pacientes com mais de 65 anos do que nos mais jovens.

Os sinais clínicos de pneumonia incluíram taquipnéia, estertores, roncos e sinais de consolidação (egofonia, ruídos respiratórios brônquicos, macicez à percussão). Os pacientes também devem ser examinados quanto a sinais de derrame pleural. Além disso, achados extrapulmonares devem ser pesquisados para descartar-se infecção metastática (artrite, endocardite, meningite) ou acrescentar à suspeita de um patógeno atípico como *Mycoplasma pneumoniae* ou *Chlamydia pneumoniae* que possa levar a complicações como miringite bolhosa, erupção cutânea, pericardite, hepatite, anemia hemolítica ou meningoencefalite (Tabela 14-1).

Padrões Radiográficos

O ponto de partida na maioria dos algoritmos de PAC é a constatação de um infiltrado radiológico recente, mas nem todos os pacientes com esta patologia apresentam este achado quando são avaliados pela primeira vez. No entanto, todos os pacientes admitidos e pacientes ambulatoriais, quando exeqüível, devem ter o diagnóstico de pneumonia substanciado radiograficamente, com uma radiografia de tórax em incidências póstero-anterior e lateral. Se a radiografia for negativa, e o paciente tem sintomas e sinais focais no exame físico apropriado, a pneumonia ainda pode estar presente. Em um estudo publicado em 1998, 47 pacientes com sinais e sintomas clínicos de PAC foram avaliados com uma radiografia de tórax e uma tomografia computadorizada (TC) do tórax de alta resolução.[22] Neste grupo, 18 pacientes tinham pneumonia pela radiografia de tórax e TC, mas um adicional de oito pacientes foi identificado pela TC como tendo pneumonia, com uma radiografia de tórax negativa, incluindo cinco pacientes que foram admitidos ao hospital. Além disso, foram identificadas anomalias mais extensas na TC, com 16 pacientes com infiltrados bilaterais por esta técnica, comparados com apenas 6 que mostraram este achado na radiografia de tórax. Em termos de padrões radiológicos, a broncopneumonia foi o tipo de anormalidade mais comum definida por qualquer uma das duas técnicas, mas a TC encontrou consolidação menos freqüentemente do que a radiografia de rotina.

Apesar de não se recomendar a TC para todos os pacientes com PAC, os achados neste estudo apontam para os problemas com as radiografias de tórax e corroboram a necessidade de se repetir a radiografia após 24 a 48 horas em certos pacientes sintomáticos com radiografias inicialmente negativas. O motivo para uma radiografia de tórax inicialmente negativa ainda não foi esclarecido, mas alguns estudos sugeriram que pacientes febris e desidratados podem ter uma radiografia normal quando são admitidos com pneumonia.[16] No entanto, a influência da hidratação sobre os achados na radiografia de tórax ainda não é bem corroborada por dados clínicos ou experimentais e a idéia de hidratar uma pneumonia encontra-se nos domínios da sabedoria convencional e dos relatos empíricos.[23]

Uma variedade de padrões radiográficos pode ser observada na pneumonia, inclusive a broncopneumonia, infiltrados intersticiais difusos e consolidação lobar. Certos padrões foram associados a patógenos específicos, apesar de a maioria dos estudos mostrar que os achados radiológicos não podem ser usados para prever a etiologia microbiana em pacientes com PAC.[16,23] No entanto, devem ser considerados alguns padrões gerais. Uma consolidação focal pode ser observada com a pneumonia pneumocócica (Fig. 14-1), pneumonia por *Klebsiella* (Fig. 14-2), pneumonia de aspiração (especialmente nos lobos inferiores ou outros segmentos dependentes), *S. aureus, Haemophilus influenzae, M. pneumoniae* (Fig. 14-3), e *C. pneumoniae*. Os infiltrados intersticiais devem levantar suspeita de uma pneumonia viral assim como infecção devida a *M. pneumoniae, C. pneumoniae, Chlamydia psittaci* e *Pneumocystis carinii*. A linfadenopatia com um padrão intersticial deve levantar preocupações quanto a *Francisella tularensis* e *C. psittaci* enquanto a adenopatia pode ser observada com infiltrados focais na tuberculose, pneumonia por fungos e pneumonia bacteriana. A cavitação pode ser o resultado de um abscesso pulmonar por aspiração ou infecção com *S. aureus*, bactérias aeróbicas gram-positivas (incluindo-se *Pseudomonas aeruginosa*), tuberculose, infecção por fungos, nocárdia e actinomicose.

O derrame pleural também pode ser identificado na radiografia de tórax inicial e pode indicar a presença de empiema ou um simples derrame parapneumônico. A distinção entre estas possibilidades é feita pela análise do líquido pleural. Nos estudos de prognóstico, a presença de derrame pleural bilateral foi um previsor independente de mortalidade em curto prazo na PAC.[24] A pneumonia pneumocócica é a infecção mais comumente complicada pelo derrame (36 a 57% dos pacientes), mas outros patógenos que causam derrame incluem *H. influenzae, M. pneumoniae, Legionella* e tuberculose.[25]

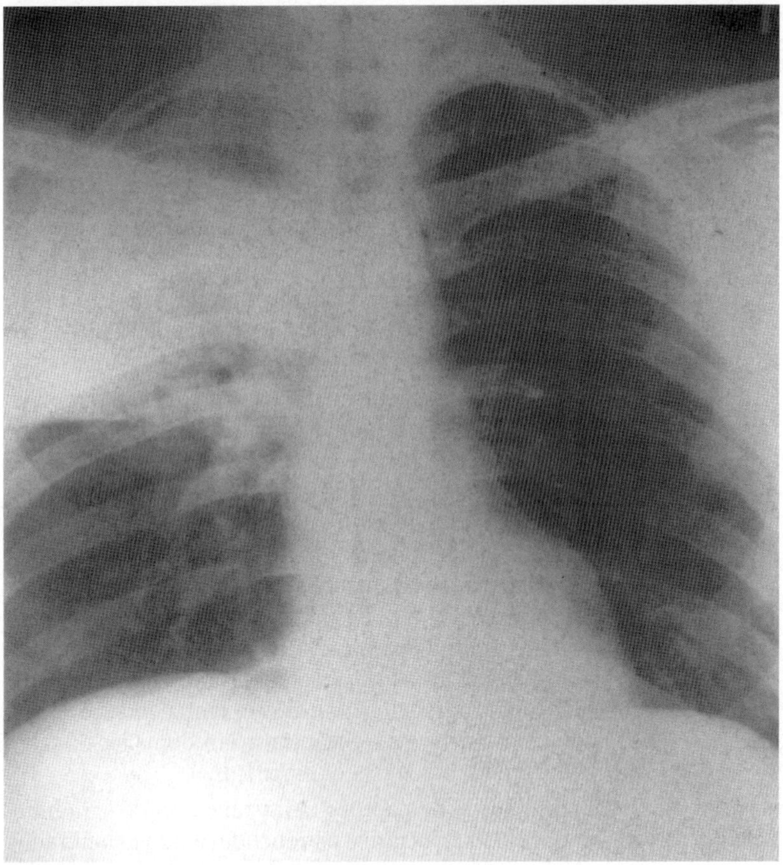

FIG. 14-1. Esta radiografia de um paciente com pneumonia pneumocócica mostra a consolidação do lobo superior direito. O diagnóstico foi confirmado pelas hemoculturas positivas. (Cortesia Dr. Katz, M.D. e J. Lastig, M.D. Winthrop University Hospital.)

Síndromes Pneumônicas Típicas *versus* Atípicas

No passado, as características clínicas e radiológicas da PAC foram organizadas em padrões de pneumonia "típica" ou "atípica", supondo-se que padrões específicos podem sugerir certos agentes etiológicos. A síndrome pneumônica típica é caracterizada por início súbito de febre alta, calafrios, dor torácica pleurítica, consolidação lobar, um paciente com aspecto tóxico e a produção de um escarro purulento. Embora este padrão fosse atribuído aos pneumococos e a outros patógenos bacterianos, estes mesmos organismos nem sempre levam a sintomas tão clássicos. A síndrome da pneumonia atípica que é caracterizada por uma doença subaguda, tosse não-produtiva, cefaléia, diarréia, ou outras queixas sistêmicas, geralmente é o resultado da infecção com *M. pneumoniae, C. pneumoniae, Legionella* sp. ou vírus. No entanto, os pacientes com respostas imunológicas prejudicadas (especialmente pacientes idosos com doença crônica) podem se apresentar desta maneira, mesmo com pneumonia bacteriana. Portanto a possibilidade de se utilizar as características da apresentação clínica para prever os prováveis agentes etiológicos é limitada e freqüentemente enganosa.[26-29] Esta abordagem também não leva em conta o paciente idoso que manifesta sinais não-clássicos como queda do estado geral e confusão mental em vez de tosse, febre e dispnéia.

Com este conceito em mente, um estudo examinou a previsão da etiologia microbiana a partir das características clínicas na apresentação. Neste estudo, as características clínicas não mostrou precisão maior do que 42% em diferenciar pneumococos, *M. pneumoniae* e outros patógenos uns dos outros.[27] Em outro estudo de 359 pacientes com PAC, uma comparação de pacientes com *S. pneumoniae, H. influenzae, Legionella pneumophila e C. pneumoniae* não revelou nenhuma diferença significativa nas suas apresentações clínicas.[28] As limitações das características clínicas em definir a etiologia microbiana também se aplicam às avaliações do padrão radiográfico.[29] Olaechea e colegas tentaram usar esta abordagem para os pacientes com PAC grave em UTI e constataram que o escore APACHE II, o sódio sérico, o fósforo sérico e a duração dos sintomas proporcionaram uma previsão acurada de pneumonia típica com uma sensibilidade de 90% e uma especificidade de 72%.[30] Apesar de estes dados parecerem encorajadores, eles não possuem correlação com a seleção inicial de antibióticos e nem têm um impacto comprovado na sobrevida. Atualmente estes dados são deficientes e, portanto, a abordagem sindrômica é interessante, mas de aplicação prática limitada em todas as populações de pacientes, particularmente pacientes idosos e com comorbidades.[21]

Definindo-se a Pneumonia Grave Adquirida na Comunidade

Quando os pacientes com PAC são admitidos na UTI, a taxa de mortalidade relatada é de 30 a 50%, e os patógenos responsáveis são um pouco diferentes daqueles observados nos pacientes admitidos em uma enfermaria de clínica médica. Nas

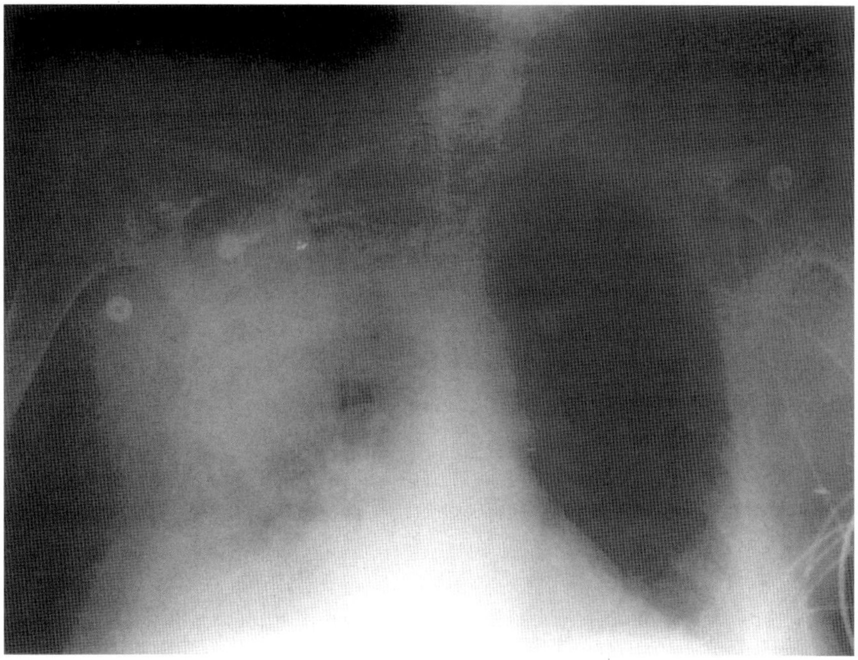

FIG. 14-2. Radiografia de um etilista, 45 anos, com extensa pneumonia do lado direito e a sugestão de uma fissura abaulada devido a uma consolidação no lobo superior direito. Hemoculturas foram positivas para *Klebsiella pneumoniae*. (Cortesia do Dr. Katz, M.D. e J. Lastig , M.D., Winthrop University Hospital.)

orientações de 1993 do *American Thoracic Society* (ATS) os critérios da literatura foram usados para identificar os pacientes que poderiam precisar de uma admissão na UTI.[2] No entanto, quando estes dez critérios foram usados, e a presença de qualquer um deles definia a presença de PAC grave, a definição era inclusiva demais, e 65% de todos os pacientes admitidos com PAC (que não precisavam de UTI) satisfaziam um ou mais desses critérios (Fig. 14-4).

Para definir melhor a necessidade de cuidados na UTI na PAC, Ewig e colaboradores aplicaram estes dez critérios a 64 pacientes que foram admitidos na UTI e compararam os achados aos padrões presentes em 331 pacientes admitidos ao hospital, mas não na UTI.[31] Com esta abordagem, criou-se uma melhor definição de PAC grave, com uma sensibilidade de 78%, uma especificidade de 94%, um valor preditivo positivo de 75% e um valor preditivo negativo de 95%. Esta definição exigia a presença de dois de três "critérios menores" presentes na admissão ou um de dois "critérios maiores" presentes na admissão ou posteriormente no curso hospitalar. Os critérios menores foram: pressão arterial sistólica < 90 mmHg, relação $PAO_2/FIO_2 < 250$ ou infiltrados multilobares. Os critérios maiores foram a necessidade de ventilação mecânica, ou choque séptico. Conforme discutido na seção de Epidemiologia, outra maneira de se identificar pacientes com doença mais grave é a aplicação da regra BTS na sua versão original ou modificada, mas esta abordagem não foi diretamente validada para definir a necessidade de admissão na UTI.

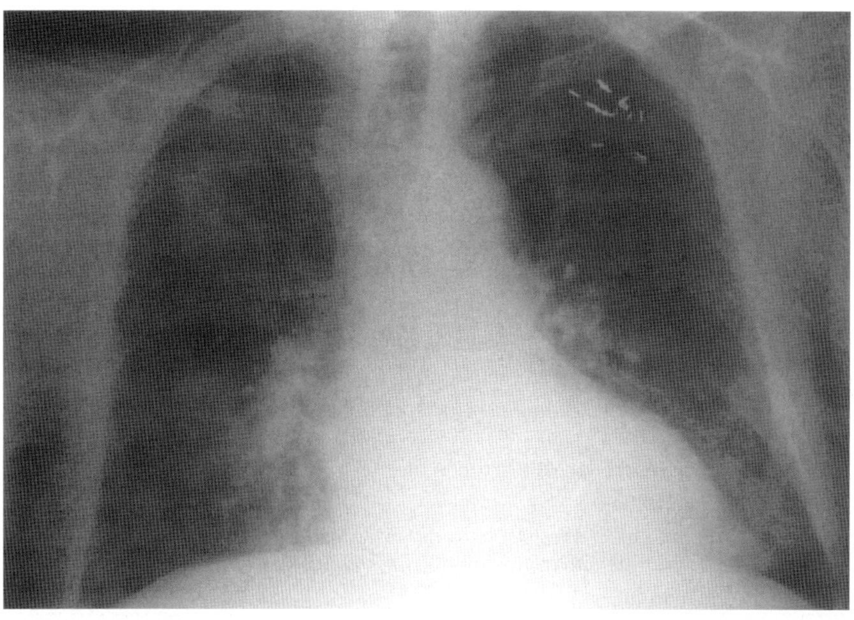

FIG. 14-3. Infiltrados intersticiais nos lobos superior e médio direitos em um paciente com infecção pelo *Mycoplasma pneumoniae*. (Cortesia do Dr. Katz, M.D. e J. Lastig, M.D., Winthrop University Hospital.)

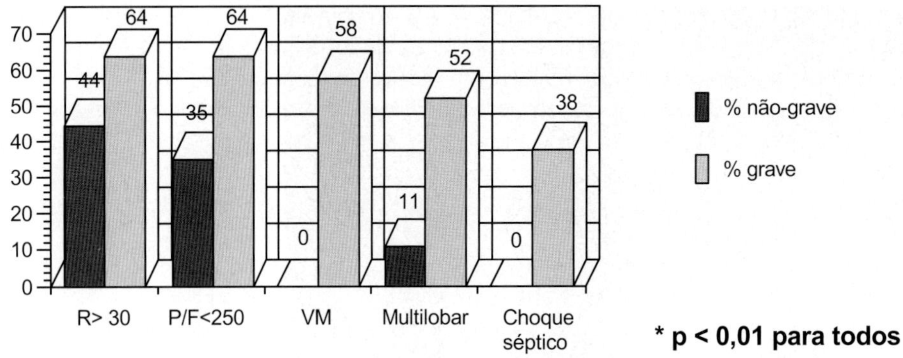

FIG. 14-4. Porcentagem de pacientes com pneumonia necessitando de internação na unidade de terapia intensiva (grave) e não precisando de internação na unidade de terapia intensiva (não-grave) que apresentavam características isoladas de doença grave. [VM, necessidade de ventilação mecânica; multilobar, infiltrado multilobar; P/F, relação PaO_2/FIO_2; R, freqüência respiratória (incursões respiratórias por minuto)]. Todos estes achados foram mais comuns nas doenças graves em relação às não-graves ($p < 0,01$). (Dados de Ewig S, Ruiz M, Mensa J, et al. Severe community-acquired pneumonia; assessment of severity criteria. *Am J Respir Crit Care Med* 1998;158:1102-1108.)

BACTERIOLOGIA DA PNEUMONIA ADQUIRIDA NA COMUNIDADE

Uma variedade de estudos usaram extensos testes diagnósticos para definir a etiologia da PAC, mas a maioria foi realizada em pacientes hospitalizados e, mesmo com testes extensos, geralmente encontra-se um patógeno etiológico em não mais do que a metade de todos os pacientes.[2,3] Entre todas as populações com PAC, geralmente os mais identificados são os pneumococos, mas os patógenos atípicos *C. pneumoniae* e *M. pneumoniae* são identificados em alta freqüência entre os pacientes ambulatoriais não-hospitalizados.[2,3,10,32,33] Um modo de abordar-se a bacteriologia é classificar os pacientes em diferentes categorias, definidas pela gravidade da doença, patologias comórbidas, a presença de fatores de risco para patógenos específicos e organismos resistentes a medicamentos.

Certas condições clínicas estão associadas a organismos específicos, conforme delineado na Tabela 14-2. Por exemplo, pacientes

TABELA 14-2. *Fatores de risco para a pneumonia adquirida na comunidade com patógenos específicos*

Condição	*Patógenos comumente encontrados*
Alcoolismo	*Streptococcus pneumoniae* (incluindo o *S. pneumoniae* penicilina-resistente), anaeróbios, bacilos gram-negativos (incluindo *Klebsiella pneumoniae*), *Mycobacterium tuberculosis*
Doença pulmonar obstrutiva crônica/tabagista	*S. pneumoniae, Haemophilus influenzae, Moraxella catarrhalis*
Disfunção esplênica	*S. pneumoniae, H. influenzae*
Residência em centros geriátricos	*S. pneumoniae,* bacilos gram-negativos, anaeróbios, *Chlamydia pneumoniae,* influenza, vírus sincicial respiratório, tuberculose
Má higiene dentária	Anaeróbios
Epidemia de doença do legionário, fontes de água contaminadas	*Legionella* sp.
Exposição a morcegos	*Histoplasma capsulatum*
Exposição a aves	*Chlamydia psittaci, Cryptococus neoformans, H. capsulatum*
Exposição a coelhos	*Francisella tularensis*
Viagem ao Sudoeste dos Estados Unidos	Coccidioidomicose
Exposição a animais de fazenda, ou gatas parturientes	*Coxiella burnetti* (febre Q)
Exposição a dejetos de camundongos	Hantavírus
Influenza ativa na comunidade	Influenza, *S. pneumoniae, Staphylococcus aureus, H. influenzae*
Suspeita de aspiração de grandes volumes	Anaeróbios, pneumonite química
Doença estrutural pulmonar (p. ex., bronquiectasia, fibrose cística)	*Pseudomonas aeruginosa, Pseudomonas cepacia* ou *S. aureus*
Uso de droga injetável	*S. aureus,* anaeróbios, tuberculose
Obstrução endotraqueal	Anaeróbios
Recente terapia antibiótica	Pneumococos resistentes a drogas, organismos entéricos gram-negativos, incluindo *P. aeruginosa*
Terapia crônica com corticosteróides	*P. aeruginosa, Aspergillus* sp.

com doença obstrutiva crônica encontram-se sob maior risco de infecção por pneumococos, *H. influenzae e Moraxella catharralis*; pacientes com uma história de alcoolismo estão sob risco de infecção por patógenos pneumococos, *K. pneumoniae, S. aureus*, tuberculose e aspiração (anaeróbios); aqueles com disfunção esplênica (anemia falciforme) são infectados com pneumococos e *H. influenzae,* e os idosos em casas geriátricas estão sob risco de infecção por vírus do influenza e vírus sincicial respiratório, tuberculose, bactérias entéricas gram-negativas, pneumococos e *C. pneumoniae*. Certas exposições devem também levantar preocupações quanto a organismos específicos. Portanto, a *Coxiella burnetti* (febre Q) é uma preocupação na exposição a gatos, gado, ovelhas ou cabras parturientes; a *F. tularensis* é uma preocupação com a exposição a coelhos; a *Yersinia pestis* (praga) após uma mordida de pulga, ou exposição a cães e gatos infectados; o hantavírus com a exposição a dejetos de camundongos; a *C. psittaci* com a exposição a perus ou aves infectadas; e a *Legionella* com a exposição a fontes de água contaminadas (saunas).

Em geral, pacientes com PAC podem ser divididos naqueles tratados fora do hospital e aqueles admitidos na enfermaria de clínica médica ou na UTI. Entre os pacientes ambulatoriais, todos os indivíduos encontram-se sob risco de infecção por pneumococos, vírus, *M. pneumoniae, C. pneumoniae*, mas se o paciente for tabagista o *H. influenzae* torna-se uma preocupação em particular. Se o paciente apresenta múltiplas comorbidades (especialmente cardiopatia ou pneumopatia crônicas) então o *H. influenzae* e as bactérias entéricas gram-negativas devem ser consideradas. Apesar de a freqüência das infecções por gram-negativos nos pacientes ambulatoriais não ser alta (< 10%), isto pode estar mudando conforme a combinação de pacientes que residem em uma determinada comunidade torna-se cada vez mais complexa. Os fatores de risco para a infecção gram-negativa incluem a residência em centros geriátricos, doença cardiopulmonar subjacente e uso recente de antibioticoterapia. No grupo ambulatorial, o *Streptococcus pneumoniae* resistente a medicamentos (SPRM) deve ser considerado se o paciente tiver mais do que 65 anos de idade, tiver contato com crianças em creches ou se tiver sido tratado com β-lactâmicos nos últimos 3 meses ou tem uma história de alcoolismo ou múltiplas comorbidades.[8,34,35]

Para o paciente admitido fora da UTI, os pneumococos ainda são os organismos mais comumente identificados, encontrados em 13 a 35% de todos os pacientes, mas a *M. pneumoniae e C. pneumoniae* também são comumente observados, em até 30 e 15% de todos os pacientes, respectivamente.[32] Em alguns estudos, a incidência de patógenos atípicos é alta, pois mais de 40% dos pacientes em uma série (e muito menos em outras) apresentaram infecções mistas com patógenos atípicos e bactérias como pneumococos.[32,36] A incidência da infecção pela *Legionella* entre os pacientes admitidos variou de 1 a 15% ou mais e é um reflexo da variabilidade geográfica e sazonal nas taxas de infecção, assim como um reflexo da extensão dos testes diagnósticos. Para a *Legionella* ser identificada, é necessário coletar sangue para estudos sorológicos tanto na fase aguda quanto na convalescente.[37] Outros patógenos identificados entre os pacientes admitidos incluem as bactérias gram-negativas, especialmente em pacientes que têm comorbidades graves, provêm de centros geriátricos e foram tratados com um curso prolongado de terapia antibiótica. A incidência de bactérias gram-negativas na PAC geralmente é menor do que 10%, mas o número exato é difícil de ser definido, pois é difícil estabelecer a diferença entre a colonização com estes organismos e a infecção, especialmente em pacientes mais velhos e naqueles que apresentam comorbidades.[38] Os pneumococos resistentes também são uma preocupação quando fatores de risco como aqueles definidos anteriormente estão presentes.

Para o paciente admitido na UTI, os patógenos podem variar com uma predominância de pneumococos, *H. influenzae, Legionella* e bactérias gram-negativas.[2,3,39,40] Entre as bactérias gram-negativas, a *P. aeruginosa* pode estar presente, especialmente se o paciente tiver uma história de doença pulmonar estrutural (bronquiectasia), terapia antibiótica prolongada, desnutrição, terapia crônica com corticosteróides ou supressão imunológica leucopênica.[39-42] Outros organismos podem também ocorrer nesta população, incluindo outros organismos atípicos e *S. aureus,* mas estes são menos comuns.

Streptococcus pneumoniae

Dados obtidos desde o início da década de 1990 enfatizaram a importância dos pneumococos em pacientes com PAC. Em um estudo, os aspirados transtorácicos com agulhas foram usados para definir a etiologia da PAC em pacientes sem nenhum organismo identificado por testes diagnósticos convencionais.[43] Neste estudo, muitos pacientes tiveram um diagnóstico estabelecido usando-se a reação em cadeia da polimerase de aspirados com agulhas transtorácicas e na metade dos pacientes nos quais a agulha forneceu um diagnóstico, quando outros métodos fracassaram, o pneumococo foi identificado, tornando-o a causa identificável mais comum de PAC. Estas observações são importantes devido à crescente prevalência de pneumococos resistentes à penicilina. Apesar de alguns estudos relatarem que até 40% dos pneumococos são resistentes à penicilina, a maior parte desta resistência não chega a níveis elevados.[5] A resistência à penicilina é definida como *intermediária* com valores de concentração inibitória mínima (CIM) de 0,1 a 1,0 mg por l e de nível alto com valores de $\geq$ 2 mg por l. No entanto, tem sido difícil apontar se a resistência, conforme definida pelos atuais padrões, leva a alterações na evolução da PAC. Em vários estudos publicados desde 1995, encontrou-se uma maior mortalidade entre os pacientes com organismos resistentes comparados com a taxa em pacientes com organismos sensíveis, mas freqüentemente estas variações podem ser explicadas por diferenças na gravidade da doença e na freqüência de comorbidades subjacentes.[6-8,44,45] No entanto, a mortalidade parece realmente aumentar se uma terapia discordante (incorreta) for administrada, e pacientes com organismos resistentes têm uma freqüência significativamente maior de complicações supurativas (empiema, abscesso) do que pacientes sem organismos resistentes.[7,8] Um estudo mostrou um aumento na mortalidade para os pacientes com pneumococos resistentes, mas apenas se o organismo tivesse um valor CIM de 4 mg por l ou mais, e apenas se os pacientes que morressem nos primeiros 4 dias de terapia fossem excluídos.[6]

Um modo de se abordar a questão dos pneumococos resistentes é ter como alvo pacientes de alto risco para estes organismos e usar uma terapia altamente ativa neste grupo. Os fatores de risco identificados para a infecção com organismos resistentes incluem idade > 65 ou < 5 anos, abuso de álcool, terapia com β-lactâmicos nos últimos 3 meses, contato com uma criança em uma creche, múltiplas comorbidades clínicas, doença renal, imunossupressão e residência em centros geriátricos.[7,8,34,35] A terapia para os pneumococos resistentes é discutida subseqüentemente, mas é importante perceber que os organismos resistentes à penicilina também podem ser resistentes a outros agentes como os macrolídeos, sulfametoxazol-trimetoprim e mesmo às cefalosporinas. Apesar de as novas quinolonas serem defendidas como uma terapia confiável para os pacientes com pneumococos resistentes à penicilina, um estudo mostrou que estes pneumococos apresentam maior probabilidade de serem resistentes às quinolonas do que os organismos sensíveis à penicilina, apesar de a freqüência da resistência à quinolona entre os organismos resistentes à penicilina ainda ser baixa (4%).[46]

Infecção Mista

Vários estudos mostraram que os patógenos atípicos podem ocorrer em associação a patógenos bacterianos como parte de uma flora mista em pacientes com PAC. A incidência deste fenômeno tem sido variável na literatura, desde menos que 10% de todos os pacientes até 40%.[32,36] A infecção por um organismo atípico pode ocorrer em pacientes em todas as faixas etárias, mesmo idosos em casas geriátricas.[10,47] Quando está presente uma infecção mista, ela pode levar a um curso mais complexo e a uma permanência hospitalar mais longa do que nos casos de infecção monomicrobiana. Uma sinergia particular pode existir entre o *C. pneumoniae* e os pneumococos, com infecção seqüencial ou mista com o *C. pneumoniae* levando a um curso mais grave da doença pneumocócica.[48] A relevância clínica dessas observações permanece incerta, mas alguns estudos de evolução clínica documentaram uma melhor sobrevida para os pacientes com PAC admitidos no hospital que receberam regimes terapêuticos que eram eficazes para a infecção mista.[49-51] Se a infecção mista for importante, então ela pode ter um impacto sobre a questão do teste diagnóstico, pois mesmo se uma coloração pelo Gram no escarro sugerir uma infecção isolada com pneumococos, pode ser necessário tratar como se fosse uma infecção mista envolvendo patógenos atípicos.

DECISÃO PARA HOSPITALIZAÇÃO

Dados epidemiológicos demonstram que a maioria dos pacientes com PAC é tratada ambulatorialmente, embora os pacientes que são admitidos sejam responsáveis pela maioria dos custos no tratamento desta doença, tornando a decisão de hospitalizar o paciente a mais importante, em termos econômicos, no tratamento da PAC.[4] Além disso, os pacientes preferem o tratamento ambulatorial sempre que possível, e este objetivo pode ser obtido com mais freqüência do que no passado, devido ao advento de terapias melhores e melhor suporte para os pacientes ambulatoriais, assim como pelo desenvolvimento de sistemas de escores que podem ter um impacto sobre a decisão de admissão ao hospital.[9,12]

Conforme discutido na seção sobre Epidemiologia e Fatores de Risco, uma variedade de características clínicas foi identificada que predizem um risco aumentado para um mau prognóstico na PAC, e a hospitalização deve ser considerada se um paciente tiver múltiplos fatores de risco, como idade avançada (> 65 anos); doenças clínicas coexistentes; estados pós-esplenectomia; abuso crônico de álcool; achados clínicos como estado mental alterado; freqüência respiratória ≥ 30 incursões respiratórias por minuto, pressão arterial sistólica < 90 mmHg, pressão arterial diastólica ≤ 60 mmHg, ou temperatura > 38,3°C e sinais de infecção metastática (extrapulmonar); ou dados laboratoriais como leucometria < 4.000 ou > 30.000/mm³, BUN > 20 mg/dl, $PaO_2 \leq 60$ mmHg ou $PaCO_2 > 50$ mmHg ao ar ambiente, padrões desfavoráveis na radiografia de tórax (Fig. 14-5) [como infiltrados multilobares, derrames, cavitação ou infiltrados rapidamente progressivos (> 50% de aumento em 48 horas)], sinais de septicemia e necessidade de ventilação mecânica.[2] Além desses fatores, considerações sociais precisam entrar na decisão de admissão levando em conta a capacidade de se obedecer a um regime terapêutico e a presença de uma pessoa confiável em casa para cuidar do paciente.

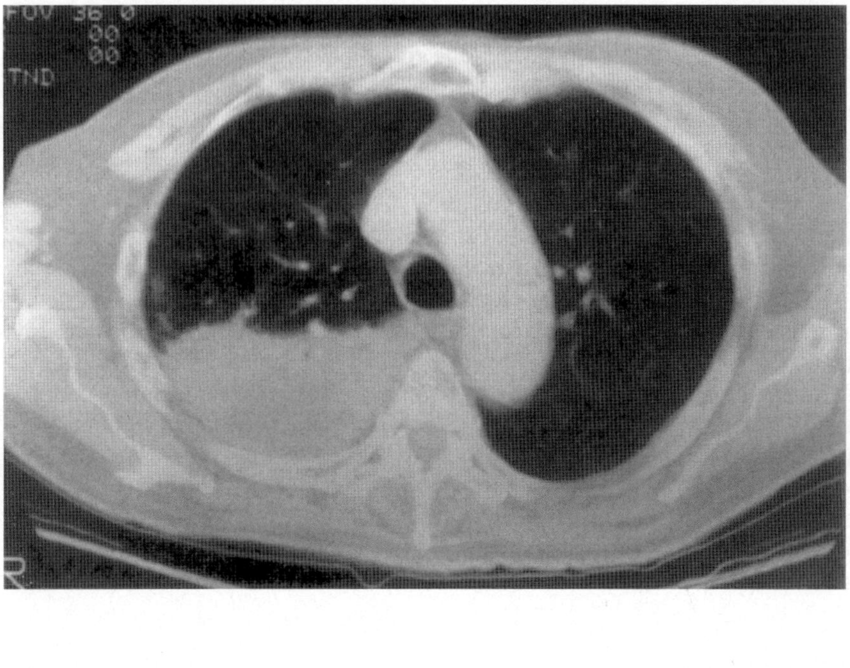

FIG. 14-5. Tomografia computadorizada de um paciente com pneumonia rapidamente progressiva levando à consolidação do lobo superior direito. Os achados apareceram em 48 horas em um paciente com infecção pelo *Streptococcus pneumoniae* que inicialmente apresentou-se com um pequeno infiltrado focal no lobo superior direito. (Cortesia do Dr. Katz, M.D. e J. Lastig , M.D., Winthrop University Hospital.)

Colocar todos esses dados em conjunto torna a decisão de admissão uma decisão da "arte da medicina", mas com muito mais variabilidade de médico para médico e de hospital para hospital. Para tornar este processo mais objetivo, os investigadores do estudo PORT desenvolveram uma regra para prever mortalidade que classifica todos os pacientes em um de cinco grupos, cada um com um risco diferente. Neste sistema, a admissão era recomendada para os pacientes nas classes IV e V, com um risco previsto de mortalidade de 8,2 a 9,3% e 27 a 31,1%, respectivamente, enquanto o cuidado ambulatorial era recomendado em pacientes nas classes I e II, com risco de mortalidade de 0,1 a 0,4% e 0,6 a 0,7%, respectivamente. Os pacientes na classe III têm um risco de morte intermediário, de 0,9 a 2,8% e a decisão para admissão deve ser individualizada para cada paciente. Para se utilizar este sistema, os pacientes têm os seus pontos calculados com bases em fatores como idade, sexo, presença de comorbidades, certos achados clínicos e certos dados laboratoriais.[12]

Quando o modelo PORT foi desenvolvido, ele foi derivado e validado em um grande número de pacientes, avaliado de maneira retrospectiva. Vários estudos prospectivos sobre a precisão deste modelo para a decisão de hospitalização foram publicados. Em um estudo, 166 de 826 pacientes que se apresentaram no departamento de emergência caíam nas classes I a II e, aplicando-se a regra de decisão de admissão, 57% dos pacientes de baixo risco receberam alta, comparados a apenas 42% em um período precedente quando se usava o julgamento clínico para definir a necessidade de admissão.[52] No entanto, no período no qual utilizou-se a regra de previsão, 9% dos pacientes que receberam alta tiveram falhas na terapia ambulatorial, enquanto nenhum paciente recaiu nesta categoria durante o período no qual utilizou-se o julgamento clínico para se tomar esta decisão. Em outro estudo, 70% dos pacientes de baixo risco foram enviados para casa quando se aplicava a regra de decisão de admissão, comparados com aproximadamente 50% quando se utilizava o julgamento clínico.[9] No entanto, é importante lembrar-se que a regra de decisão de admissão é simplesmente um guia, e que ela precisa ser esquecida em certas circunstâncias. E, mesmo quando ela é aplicada, até 30 a 40% dos pacientes que recaem nas categorias de baixo risco ainda precisam de hospitalização.

Um fator que pode ser acrescentado ao processo de tomada de decisão é avaliar a presença de hipoxemia, e admitir todos os pacientes que tenham uma saturação de oxigênio < 90% ao ar ambiente, contanto que eles não estejam sob terapia crônica com oxigênio. A outra decisão a ser tomada uma vez que o paciente seja hospitalizado é se é necessária a admissão em uma UTI. Esta decisão deve ser individualizada, e os critérios para admissão na UTI foram discutidos anteriormente, na Definição da Gravidade da Pneumonia Adquirida na Comunidade. O cuidado na UTI é obrigatório para qualquer paciente com choque séptico ou insuficiência respiratória (necessidade de ventilação mecânica) e para os pacientes que apresentem dois dos seguintes três critérios: relação $PaO_2/FiO_2 < 250$, pressão arterial sistólica < 90 mmHg e a presença de infiltrados multilobulares. Além disso, o cuidado na UTI deve ser considerado em pacientes que satisfazem dois dos critérios BTS, particularmente aqueles com uma freqüência respiratória maior do que 30 a 35 incursões respiratórias por minuto, que não diminui com o uso de oxigênio suplementar.[14,15]

AVALIAÇÃO DIAGNÓSTICA

No contexto ambulatorial o diagnóstico de PAC geralmente deve ser estabelecido por uma radiografia de tórax. Isto não somente ajuda a distinguir a pneumonia de uma bronquite mas pode definir a presença de complicações como os derrames pleurais ou infiltrados multilobares. Além disso, alguns pacientes ambulatoriais precisam de hemogramas e bioquímicas de rotina para pesquisar a desestabilização de certas doenças crônicas, achados que possam definir a necessidade de uma admissão hospitalar. Se possível, a avaliação da oxigenação, com a oximetria de pulso, é útil para a avaliação inicial dos pacientes ambulatoriais com PAC. Outros testes são realizados com bases individuais, incluindo-se a cultura do escarro, que deve ser considerada quando houver a possibilidade de um patógeno resistente a medicamentos ou incomum.

Para o paciente hospitalizado, é necessária uma radiografia de tórax para definir a presença de pneumonia e qualquer complicação. Todos os pacientes devem colher hemoculturas, que são positivas em 10% de todas as amostras, com os pneumococos sendo os patógenos mais comumente encontrados.[53] As hemoculturas podem definir a bacteriologia da infecção e a presença de bactérias resistentes a medicamentos, mas o achado de bacteremia não mostrou ter valor prognóstico. Todos os pacientes admitidos devem realizar hemogramas, dosagem de eletrólitos e bioquímicas sangüíneas de rotina para pesquisa de complicações da pneumonia, e todos os pacientes devem ser avaliados quanto à sua oxigenação (oximetria ou gasometria arterial) para se tomar uma decisão quanto à administração de oxigênio suplementar. Todos esses testes devem ser feitos rapidamente, não se atrasando a administração de antibióticos para o propósito de coleta de culturas ou de outros testes diagnósticos. De fato, um grande estudo do Medicare de mais de 14.000 pacientes constatou que a taxa de mortalidade em 30 dias estava aumentada em pacientes que não receberam a terapia antibiótica inicial em até 8 horas após chegar ao hospital.[54]

O valor da cultura e da coloração pelo Gram do escarro é incerto, mas esses testes podem ser úteis se se suspeita de um patógeno resistente a medicamentos ou incomum. A coloração pelo Gram provavelmente deve ser usada para ampliar a cobertura antibiótica, especialmente se for sugerido um patógeno incomum pelos achados. Portanto, durante a estação da influenza, achado de grupamentos de cocos gram-positivos justificaria o uso de um regime antibiótico inicial que cobrisse o *S. aureus*. No entanto, a habilidade em se utilizar este teste para enfocar a terapia em um único organismo é controvertido e não foi bem estabelecido.[2,3] Por exemplo, a precisão da coloração pelo Gram em prever o crescimento de pneumococos na cultura depende dos critérios empregados. Se o achado de qualquer diplococo gram-positivo for utilizado para definir um teste positivo, o teste será sensível, mas não muito específico. Por outro lado, o achado de uma predominância de diplococos gram-positivos será específico, mas não sensível para prever o crescimento de pneumococos na cultura.[55] Mesmo se tais critérios específicos forem usados para enfocar a terapia antibiótica, isto não permitiria a cobertura empírica de patógenos atípicos, que poderiam estar presentes com pneumococos, como parte de uma infecção mista.

O teste sorológico de rotina não é recomendado para os pacientes com PAC, pois um diagnóstico preciso de patógenos

TABELA 14-3. *Patógenos prováveis e terapia recomendada para os pacientes ambulatoriais com pneumonia adquirida na comunidade, sem doença cardiopulmonar com ou sem história de tabagismo*

Organismos prováveis
Streptococcus pneumoniae
Chlamydia pneumoniae
Mycoplasma pneumoniae
Haemophilus influenzae
Vírus
Miscelânea
Moraxella catarrhalis, Legionella sp.
Mycobacterium tuberculosis, fungos endêmicos
Terapia
Macrolídeo (azitromicina ou claritromicina nos tabagistas)
OU
Doxicicilina

TABELA 14-4. *Patógenos prováveis e tratamento recomendado para os pacientes com pneumonia adquirida na comunidade ambulatorial que tem doença cardiopulmonar e/ou riscos de pneumococos resistentes a drogas ou organismos entéricos gram-negativos*

Organismos prováveis
Streptococcus pneumoniae (incluindo o *Streptococcus pneumoniae* resistente a drogas)
Patógenos atípicos como o *Mycoplasma pneumoniae ou Chlamydia pneumoniae, isolado ou como infecção mista*
Haemophilus influenza
Vírus
Bacilos gram-negativos entéricos
Miscelâneas
Moraxella catarrhalis, Legionella sp.
Mycobacterium tuberculosis, fungos endêmicos
Terapia
β-lactâmico selecionado (ver texto)
MAIS
Macrolídeo ou doxiciclina
OU
Quinolona antipseudomonas ISOLADA

atípicos requer a coleta de amostras nas fases aguda e convalescente, e até o momento em que os dados estejam disponíveis (4 a 6 semanas depois) é tarde demais para se interferir nas decisões de tratamento. O teste para o antígeno urinário da *Legionella*, coletado no momento da admissão, é 60 a 90% sensível para a infecção pelo sorotipo I, e os resultados estão disponíveis imediatamente, tornando-o um teste útil para qualquer paciente com suspeita de infecção pela *Legionella*.[37,56] Outros testes, incluindo os antígenos urinários para o pneumococo, e a reação em cadeia da polimerase permanecem como investigacionais e não são recomendados para uso rotineiro. A broncoscopia não é recomendada para os pacientes no momento da admissão, mas pode ser valiosa para o paciente que não responde à terapia e pode definir a presença de uma lesão obstrutiva ou um corpo estranho, enquanto permite que se colham amostras bacteriológicas e biópsia transbrônquica que podem ajudar na avaliação de certos pacientes. Quando o paciente é admitido na UTI, a broncoscopia pode ser realizada, mas os estudos demonstraram que nesta população o prognóstico melhora se a terapia antibiótica inicial for acurada, mas não melhora se for estabelecido um diagnóstico etiológico.[42,57]

TERAPIA ANTIBIÓTICA

Apesar de a terapia específica para o patógeno ser a ideal para os pacientes com PAC, geralmente isto não é possível no momento da admissão e pode não ser possível mesmo posteriormente, já que mais da metade de todos os pacientes não tem nenhum diagnóstico etiológico estabelecido e que muitos indivíduos apresentam infecções mistas com bactérias e patógenos atípicos. Portanto a maior parte da terapia inicial é empírica, com base na estratificação em diferentes categorias, cada uma com uma lista de patógenos prováveis. Tanto o ATS e a *Infectious Disease Society of America* desenvolveram orientações para a terapia empírica inicial da PAC, separando os pacientes em pacientes ambulatoriais, hospitalares e pacientes internados em UTI.[2,3]

Para os pacientes ambulatoriais com PAC, aqueles sem nenhuma doença cardiopulmonar devem ser tratados com um macrolídeo ou doxiciclina para cobrir os patógenos prováveis (Tabela 14-3). Um macrolídeo de amplo espectro (azitromicina ou claritromicina) pode ser usado em tais pacientes e é mais bem tolerado e com menos transtornos intestinais do que a eritromicina. Além disso, se o paciente for tabagista, e a *H. influenzae* for uma preocupação, os macrolídeos de amplo espectro proporcionarão cobertura para este organismo, assim como para os pneumococos e patógenos atípicos. Com base no CIM, a azitromicina é mais ativa do que a claritromicina contra o *H. influenzae*, mas ambas as drogas concentram-se bem nos sítios respiratórios de infecção.[2,3] Essa população de pacientes ambulatoriais não tem nenhum fator de risco específico para os pneumococos resistentes a medicamentos, e a terapia recomendada acima é adequada para esta situação.

Por outro lado, o paciente ambulatorial com uma grave doença cardiopulmonar ou com fatores de risco para organismos gram-negativos ou pneumococos resistentes a medicamentos precisa de uma abordagem diferente (Tabela 14-4). Este tipo de paciente precisa de uma terapia que seja eficaz para um espectro mais amplo de patógenos e isto seria conseguido com um β-lactâmico selecionado (cefpodoxima, amoxicilina ou amoxicilina/clavulanato), combinado com um macrolídeo ou doxiciclina, para proporcionar cobertura contra a infecção por patógenos atípicos; ou alternativamente, como monoterapia, uma quinolona que tenha uma boa atividade antipneumocócica. Se for usada a amoxicilina, a dosagem para adultos é 1 g a cada 8 h, enquanto a amoxicilina/clavulanato deve ser administrada a 875 mg a cada 8 a 12 horas. Se for usada uma quinolona isoladamente, a escolha deve estar entre os agentes mais ativos contra o pneumococo. Em ordem de atividade (do menos para o mais ativo), esses agentes são a levofloxacina (CIM = 1 a 2 mg por l), gatifloxacina (CIM = 0,25 a 0,50 mg por l), moxifloxacina (CIM = 0,25 mg por l) e gemifloxacina (CIM = 0,12 a 0,25 mg por l).[58] Em estudos clínicos os agentes mais ativos foram mais eficazes

TABELA 14-5. *Patógenos prováveis e terapia recomendada para os pacientes hospitalizados com pneumonia adquirida na comunidade com fatores de risco para as bactérias entéricas gram-negativas ou pneumococos resistentes a drogas*

Organismos prováveis
- *Streptococcus pneumoniae* (incluindo *Streptococcus pneumoniae* resistente a medicamentos)
- *Haemophilus influenzae*
- Patógenos atípicos como o *Mycoplasma pneumoniae ou Chlamydia pneumoniae* isolados ou como infecção mista
- Bacilos gram-negativos aeróbicos
- *Legionella* sp.
- Vírus respiratórios
- Miscelânea
  - *Staphylococcus aureus, Moraxella catarrhalis, Mycobacterium tuberculosis,* fungos endêmicos

Terapia
- β-lactâmico selecionado com atividade antipneumocócica (ceftriaxona, cefotaxima, cefepima, ampicilina/sulbactam), piperacilina/tazobactam, imipenem, meropenem) (intravenosos)
  - MAIS
- Macrolídeo (decidir se oral ou intravenoso) OU doxiciclina (decidir se oral ou intravenosa)
  - OU
- Quinolona antipneumocócica ISOLADA (intravenosa)

do que os agentes menos ativos (mais fracassos contra pneumococos com a levofloxacina do que a gatifloxacina) e o potencial para o desenvolvimento de resistência na comunidade deve ser menor quando os agentes mais ativos são usados.[46,59]

Para os pacientes admitidos no hospital, mas não na UTI, a terapia deve ser direcionada contra os pneumococos, patógenos atípicos (incluindo infecções mistas), *H. influenzae* e outros patógenos em pacientes de risco. Se o paciente for de um centro geriátrico, ou se o paciente tiver outros riscos para bactérias gram-negativas e/ou pneumococos resistentes a drogas, a terapia deve ser com um β-lactâmico selecionado (ceftriaxona, cefotaxima, cefepima, ampicilina em altas doses, ampicilina/sulbactam, imipenem ou meropenem), combinados com um macrolídeo ou doxiciclina; ou alternativamente com uma quinolona como monoterapia (Tabela 14-5). Se um macrolídeo for acrescentado a um β-lactâmico, ele pode ser em forma oral se o paciente tiver uma doença leve a moderada e boa absorção intestinal, mas o deve ser dado intravenosamente para cobrir organismos potencialmente bacterêmicos. Os pacientes mais gravemente enfermos devem ser tratados com terapia intravenosa envolvendo uma combinação de um β-lactâmico e um macrolídeo. A terapia macrolídea intravenosa está disponível para a eritromicina ou azitromicina, mas a última é mais bem tolerada e é administrada uma vez ao dia em vez de quatro vezes ao dia, conforme necessário para a eritromicina.

Se for usada uma quinolona antipneumocócica, novamente o agente pneumocócico mais ativo pode ter uma vantagem em uma população sob risco de uma infecção por pneumococos resistentes. Apenas a gatifloxacina e a levofloxacina estão disponíveis para uso intravenoso, mas a moxifloxacina tem uma forma intravenosa em desenvolvimento assim como a gemifloxacina.

TABELA 14-6. *Patógenos prováveis e terapia recomendada para os pacientes hospitalizados com pneumonia grave adquirida na comunidade*

Nenhum fator de risco para pseudomonas
- *Streptococcus pneumoniae* (incluindo-se o *Streptococcus pneumoniae* resistente a drogas)
- Legionella sp.
- *Haemophilus influenzae*
- Organismos gram-negativos entéricos
- *Staphylococcus aureus*
- *Mycoplasma pneumoniae* ou *Chlamydia pneumoniae*
- Vírus respiratórios
- Miscelânea: *Mycobacterium tuberculosis,* fungos endêmicos.

Terapia
- Macrolídeo OU quinolona antipneumocócica
  - MAIS
- β-lactâmico selecionado com atividade antipneumocócica (ceftriaxona, cefotaxima, cefepima, ampicilina/sulbactam, piperacilina/tazobactam, imipenem, meropenem)

Riscos de pseudomonas
- *S. pneumoniae* (incluindo SPRD)
- *Legionella* sp.
- *H. influenzae*
- Organismos gram-negativos entéricos (incluindo *Pseudomonas aeruginosa*)
- *S. aureus*
- *M. pneumoniae* ou *C. pneumoniae*
- Vírus respiratórios
- Miscelânea: *M. tuberculosis,* fungos endêmicos

Terapia
- Ciprofloxacina, MAIS β-lactâmico, antipseudomonas, antipneumococos (imipenem, meropenem, cefepima, piperacilina/tazobactam)
  - OU
- Quinolona não-pseudomônica (levofloxacina, gatifloxacina) ou macrolídeo MAIS β-lactâmico antipseudomonas, antipneumocócico (imipenem, meropenem, cefepima, piperacilina/tazobactam) MAIS aminoglicosídeo

Apesar de as quinolonas serem altamente biodisponíveis e deste modo obtêm os mesmos níveis séricos oralmente ou intravenosamente, pode ser mais seguro administrar toda a terapia intravenosamente, na admissão, para assegurar uma absorção adequada e evitar qualquer consideração de não-absorção no pequeno grupo de pacientes que fracassam em responder à terapia inicial. Para o paciente internado a monoterapia com uma quinolona não é melhor do que a terapia combinada com um β-lactâmico e um macrolídeo, e escolher qualquer uma das opções é aceitável.[51,58] Pode fazer sentido escolher-se regularmente entre estas opções usando uma abordagem para alguns pacientes e outra para pacientes diferentes, de modo a evitar-se tratar todos os pacientes com o mesmo regime e, portanto, minimizando a pressão de seleção para a resistência antibiótica que poderia ocorrer se um regime for usado exclusivamente. Se um paciente internado não tiver nenhum risco para pneumococos resistentes ou organismos gram-negativos e nenhum risco de aspiração, então pode ser adequado tratá-lo (comumente não é hospitalizado) com a terapia mais enfocada possível, com a azitromicina isoladamente.[60]

Para o paciente com PAC grave, a terapia deve incluir cobertura contra pneumococo, *Legionella, H. influenzae* e bactérias gram-negativas entéricas (Tabela 14-6). Pode não ser necessário tratamento para a *P. aeruginosa* em todos estes pacientes, mas aqueles com fatores de risco específicos (doença pulmonar estrutural, desnutrição, terapia crônica com corticosteróides ou terapia antibiótica prolongada) devem ser tratados para este possível patógeno. Para tratar o paciente com PAC grave, mas nenhum fator de risco, a terapia deve ser com um macrolídeo ou uma quinolona, acrescentado a um dos β-lactâmicos selecionados que tenha uma boa atividade antipneumocócica. O uso empírico da vancomicina raramente é necessário a menos que haja meningites. A monoterapia com uma quinolona não é recomendada para a PAC grave, pois a segurança, eficácia e dosagem neste contexto não foram bem estudadas. Para o paciente sob risco de *P. aeruginosa* a terapia pode ser feita com a ciprofloxacina e um β-lactâmico antipseudomonas de amplo espectro que também tenha boa atividade antipneumocócica. Esses incluem o cefepima, imipenem, meropenem, e piperacilina/tazobactam. Se for usada uma quinolona antipseudomonas (levofloxacina ou gatifloxacina) ou um macrolídeo, os dois agentes antipseudomonas devem ser acrescentados, um deles selecionados a partir da lista na Tabela 14-6 e o outro um aminoglicosídeo.

As recomendações listadas anteriormente são atualizadas das orientações da ATS de 1993. As orientações de 1993 foram estudadas para os pacientes hospitalizados com PAC e para os pacientes ambulatoriais e geralmente constatou-se que levavam a melhores evoluções do que se fossem usadas terapias alternativas.[49-51,61] No contexto ambulatorial, o uso de um macrolídeo nos indivíduos jovens e saudáveis leva a uma boa evolução e menor custo do que a terapia alternativa.[50] Para o paciente ambulatorial mais complexo, um estudo constatou que as recomendações da ATS levam a uma pior evolução e maior custo do que a terapia alternativa.[50] No entanto, a terapia alternativa incluía um macrolídeo em quase 70% das vezes, e os achados podem simplesmente significar que a cobertura rotineira para os patógenos atípicos, que não foi recomendada nas orientações de 1993, mas é recomendada acima, pode ser necessária para obter-se uma melhor evolução na PAC.

Para os pacientes internados, a terapia de acordo com as orientações leva a um menor risco de mortalidade do que a terapia com um regime não recomendado em um estudo de quase 4.500 pacientes fora da UTI, mas a melhor evolução ocorreu com o acréscimo de um macrolídeo a um β-lactâmico.[49] Em outro estudo de quase 13.000 pacientes do Medicare, a mortalidade pela PAC foi reduzida apenas com um dos três regimes antibióticos: uma cefalosporina de segunda ou de terceira geração com um macrolídeo ou uma quinolona isolada, todos os regimes proporcionando cobertura para coinfecção por um patógeno atípico.[51] Quando se usava um β-lactâmico sem um macrolídeo a mortalidade não era reduzida. Além disso, outro estudo mostrou que se um macrolídeo fosse usado nas primeiras 24 horas de admissão, a permanência hospitalar era reduzida, comparada com as terapias alternativas. Um outro princípio para seguir-se à terapia inicial da PAC é assegurar-se que a primeira dose do antibiótico seja administrada nas primeiras 8 horas da chegada do paciente ao hospital.[54] A duração da terapia em pacientes com PAC não foi bem definida pelos estudos clínicos, e a maioria dos pacientes é tratada com antibióticos por 7 a 10 dias, e algumas vezes por mais tempo para organismos como a *Legionella ou P. aeruginosa.* Com o advento de novos antibióticos que penetram bem nos pulmões e permanecem no tecido em concentrações elevadas, pode ser possível substancialmente encurtar a duração da terapia, mas são necessários mais estudos para esclarecer esta questão.

Um ponto terapêutico a ser enfatizado é que as terapias discutidas aqui são para o paciente com PAC que não esteja imunocomprometido, com a exceção dos pacientes sob uso crônico de corticosteróides. Os pacientes com outras doenças imunossupressivas conhecidas, incluindo a infecção pelo vírus da imunodeficiência humana, devem ser abordados com um algoritmo diagnóstico e terapêutico diferente.

CURSO DA RESOLUÇÃO E TROCA PARA A TERAPIA ORAL

A maioria dos pacientes com PAC responde à terapia empírica inicial, com resolução dos sinais e sintomas de pneumonia em 2 a 4 dias. Em um estudo, 95% dos pacientes fora da UTI tratados de acordo com as orientações da ATS apresentaram resolução clínica da pneumonia de modo rápido.[61] Em um estudo da base de dados do PORT o curso temporal da resolução da pneumonia foi relatado.[62] A estabilidade clínica em pacientes com PAC foi avaliada e o tempo médio para a pressão arterial sistólica estar ≥ 90 mmHg foi de 2 dias, para a freqüência cardíaca ser ≤ 100 batimentos/minuto foi de 2 dias, para a freqüência respiratória ser ≤ 20 de incursões respiratórias/minuto foi de 4 dias (mas para ≤ 22 incursões respiratórias/minuto foi de 3 dias), para a febre ≤ 99°F foi de 3 dias e para a saturação de oxigênio ≥ 90% foi de 3 dias. Dependendo do fato de serem usados critérios lenientes ou conservadores, o tempo até a estabilização clínica variou em média de 3 a 7 dias. No entanto, com critérios intermediários (febre ≥ 99°F, saturação de oxigênio ≥ 92%, e freqüência respiratória ≥ 24 incursões respiratórias por minuto), o tempo médio até a estabilização foi de 5 dias. Apesar destes achados de estabilidade clínica relativamente precoce, a maioria dos pacientes permaneceu no hospital mais de 1 dia após atingir a estabilidade clínica, e menos da metade foi convertida para a terapia oral até 1 dia após obter a estabilização.

Apesar de a resolução clínica da PAC ser rápida, a melhora radiológica ocorre mais lentamente. Em geral, 50% dos pacientes com pneumonia pneumocócica têm melhora radiológica em 5 semanas, enquanto a maioria apresenta melhora em 2 a 3 meses. Com a doença bacterêmica, 50% apresentam radiografias de tórax normais após 9 semanas, e a maioria tem radiografias normais em 18 semanas.[63] Dados publicados em 1994 demonstraram que a resolução radiológica na PAC é mais influenciada pelo número de lobos envolvidos e pela idade do paciente. A resolução radiológica da PAC diminui em 20% por década após os 20 anos de idade, e os pacientes com infiltrados multilobares levam mais tempo para apresentarem radiografias normais do que aqueles com doença unilobar.[64]

Troca para a Terapia Oral e Alta Hospitalar

Se o paciente respondeu rapidamente à terapia, então é apropriado trocar para uma terapia oral assim que houver estabilidade clínica. Vários estudos definiram diferentes abordagens para tal "terapia de troca". A troca para a terapia oral pode ser feita com drogas que mantenham o mesmo nível sérico oralmente assim como intravenosamente (quinolonas) e isto pode facilitar uma troca rápida para uma terapia oral. Alternativamente, a troca pode ser feita para um agente oral que atinja níveis séricos menores do que estavam presentes com a terapia intravenosa (como nos β-lactâmicos) e esta abordagem também foi relatada como eficaz.[65] É incerto se a troca deve ser feita usando-se critérios clínicos específicos ou simplesmente em um momento predeterminado, independente dos achados clínicos, e ambas as abordagens foram tentadas e mostraram-se eficazes.[65,66] Se forem aplicados critérios específicos para esta troca, mais da metade dos pacientes satisfazem esses critérios em 3 dias.[65] Além disso, uma vez que o médico conheça os princípios da terapia de troca, ele é capaz de obter isto em um momento adequado, com ou sem intervenção de um especialista de enfermagem ou outro profissional de saúde.[67] Apesar destes achados, parece prudente trocar quando critérios específicos forem obtidos. Estes incluem a estabilização da doença crônica subjacente; melhora nos sintomas de tosse, escarro e dispnéia; apnexia por duas ocasiões com intervalo de 8 horas; trato gastrointestinal funcionando normalmente; e melhora na leucocitose.[65]

Mesmo se o paciente estiver bacterêmico, provavelmente é seguro trocar para a terapia oral uma vez que sejam satisfeitos os critérios clínicos para a troca da terapia (Comunicação pessoal, 2000, J. Ramirez). Se o paciente não apresentar resolução da hipoxemia ainda pode ser possível a troca para a terapia oral, mas o paciente pode precisar receber alta com terapia domiciliar com oxigênio. A resolução radiológica retarda-se em relação à resposta clínica e, portanto, uma radiografia de acompanhamento antes da troca e da alta não é necessária se o paciente estiver mostrando uma boa resposta clínica à terapia. Para o paciente com boa resposta terapêutica, provavelmente deve-se repetir a radiografia 3 a 4 semanas após a alta hospitalar e então fazer o acompanhamento até a resolução completa ou um novo nível basal.

Apesar de não existir nenhum critério bem definido para quando dar alta a um paciente, a maioria dos pacientes pode ser mandada para a casa uma vez que atinja uma estabilidade clínica e seja trocada para uma terapia oral. Em um estudo, Rhew e colegas[68] avaliaram 142 de 717 pacientes internados que foram classificados como de "baixo risco" de acordo com uma definição pré-especificada, significando que eles tinham respondido a uma terapia antibiótica, não tinham possibilidade de terem complicações adicionais e não apresentavam nenhuma necessidade óbvia de continuarem a hospitalização. Deste grupo 102 foram observados durante a terapia oral, enquanto 40 não o foram (recebendo alta no dia da troca para a terapia oral). Em ambos os grupos nenhum paciente precisou de intervenção clínica nas 24 horas precedentes à alta, e todas as evoluções foram as mesmas quer os pacientes fossem ou não observados antes da alta. Com base nestes achados, pode não ser necessário manter os pacientes internados para um período de observação após eles tornarem-se clínicamente estáveis e, portanto, uma alta imediata, conjuntamente com a troca para a terapia oral pode ser apropriada para muitos pacientes com PAC.

Causas de Fracassos no Tratamento

Se a resolução sintomática e radiológica estiver ocorrendo lentamente, pode ser o resultado de fatores do hospedeiro ou bacterianos. Fatores que retardam a resolução da pneumonia incluem a idade avançada e a presença de sérias doenças comórbidas como o *diabetes mellitus*, a doença renal ou a doença pulmonar obstrutiva crônica. Além disso, certos fatores do patógeno que incluem a virulência intrínseca podem interagir com os fatores do hospedeiro e a idade avançada para retardar a resolução da pneumonia. Por exemplo, em pacientes com pneumonia pneumocócica bacterêmica, a presença de comorbidades identifica os indivíduos cujas radiografias de tórax provavelmente permanecerão anormais além de 3 meses.[63] Se a doença pulmonar obstrutiva crônica ou o abuso de álcool estiverem presentes, a pneumonia pneumocócica bacterêmica pode levar ainda mais tempo para resolver-se. Outros fatores de risco para a resolução radiológica retardada na pneumonia pneumocócica inclui a doença grave na apresentação, envolvimento multilobar, tabagismo e leucocitose ou febre persistentes.[63,64]

Se a resolução dos sintomas afinal não estiver ocorrendo ou se o paciente estiver piorando, então devem ser considerados outros fatores e justificam-se outros testes diagnósticos.[2] Em geral, a não-resolução da pneumonia pode ser o resultado de uma seleção antibiótica inadequada (não-cobertura do organismo, um organismo não-tratável como um vírus ou o surgimento de resistência durante a terapia); a presença de um organismo incomum ou insuspeitado (como um fungo endêmico ou tuberculose); a presença de uma complicação da pneumonia (empiema, embolia pulmonar, cavitação, infecção nosocomial) ou a presença de uma doença não-infecciosa mascarando-se como uma pneumonia (bronquiolite obliterante e pneumonia organizada, granulomatose de Wegener, linfoma pulmonar). A avaliação diagnóstica deve levar todas estas possibilidades em conta e deve incluir uma repetição da amostragem das secreções respiratórias (possivelmente com broncoscopia), TC de tórax, testes sorológicos para patógenos incomuns, testes antigênicos urinários para a *Legionella* e possível cintilografia pulmonar para descartar uma embolia pulmonar. Um estudo de 1999 sugeriu que o teste microbiológico inicial não tem valor nenhum no tratamento de pacientes com uma não-resposta clínica à terapia empírica.[61] Uma biópsia pulmonar (broncoscópica ou a céu aberto) raramente é necessária, mas pode ter algum valor se o paciente não for tabagista, tiver menos de 55 anos de idade, com doença multilobar.[69,70]

CONCLUSÃO

A PAC é uma doença comum, ocorrendo em uma população cada vez mais complexa de pacientes. Desde 1993, uma explosão de conhecimentos ocorreu nesta área, levando a muitas normas diferentes para o tratamento destes pacientes. As normas, que organizam uma abordagem aos cuidados e colocam novas informações em perspectiva, podem nos ajudar a obter melhores resultados no tratamento desses pacientes com PAC.

Com o uso de normas, os testes diagnósticos podem ser apropriadamente focalizados, a decisão quanto à internação pode ser tomada combinando-se dados objetivos com a tomada de decisão clínica, e o papel de novos patógenos e patógenos resistentes a medicamentos podem ser colocados sob uma perspectiva apropriada. Quando foram utilizadas normas para o tratamento dos pacientes com PAC o prognóstico melhorou e os cuidados foram adequados de uma maneira a melhorar a relação custo-eficácia. Novas informações também nos permitiram enfocar a administração eficiente de cuidados, enfatizando-se a necessidade de a terapia antibiótica inicial ser administrada em até 8 horas após a internação, e uma troca rápida da terapia intravenosa para oral nos pacientes internados que estejam respondendo apropriadamente ao tratamento.

No entanto, apesar destas novas informações, muitas áreas de cuidados do paciente permanecem não resolvidas. O impacto dos patógenos resistentes a antibióticos e o papel dos novos agentes antibióticos ainda precisam ser mais bem definidos. Também precisamos definir mais claramente a duração apropriada da terapia e o papel do teste diagnóstico na orientação da seleção antibiótica inicial. Atualmente a terapia empírica é necessária pois mesmo com extensos testes diagnósticos nenhum patógeno etiológico é encontrado na metade de todos os pacientes. À medida que melhores testes diagnósticos tornam-se disponíveis, uma abordagem diferente à terapia inicial pode ser possível, e o tratamento pode ser mais direcionado e preciso. Conforme obtemos respostas a estas questões o nosso tratamento da PAC pode se tornar ainda mais preciso e eficaz.

REFERÊNCIAS BIBLIOGRÁFICAS

1. Garibaldi RA. Epidemiology of community-acquired respiratory tract infections in adults: incidence, etiology, and impact. *Am J Med* 1985;78[Suppl 6b]:32-37.
2. Niederman MS, Bass JB, Campbell GD, et al. Guidelines for the, initial management of adults with community-acquired pneumonia: diagnosis, assessment of severity, and initial antimicrobial therapy. *Am Rev Respir Dis* 1993;148:1418-1426.
3. Bartlett JG, Breiman RF, Mandell LA, File TM. Community-acquired pneumonia in adults: guidelines for management. *Clin Infect Dis* 1998;26:811-838.
4. Niederman MS, McCombs JI Unger AN, et al. The cost of treating community-acquired pneumonia. *Clin Ther* 1998;20:820-837.
5. Doern GV, Pfaller MA, Kugler K, et al. Prevalence of antimicrobial resistance among respiratory tract isolates of Streptococcus pneumoniae in North America: 1997 results from the SENTRY antimicrobial surveillance program. *Clin Infect Dis* 1998;27:764-770.
6. Feikin DR, Schuchat A, Kolczak M, et al. Mortality from invasive pneumococcal pneumonia in the era of antibiotic resistance, 19951997. *Am J Public Health* 2000;90:223-229.
7. Metlay JP, Hoffman J, Cetron MS, et al. Impact of penicillin susceptibility on medical outcomes for adult patients with bacteremic pneumococcal pneumonia. *Clin Infect Dis* 2000;30:520-528.
8. Ewig S, Ruiz M, Torres A, et al. Pneumonia acquired in the community through drug-resistant Streptococcus pneumoniae. *Am J Respir Crit Care Med* 1999;159:1835-1842.
9. Marrie TJ, Lau CY, Wheeler SL, et al. A controlled trial of a critical pathway for treatment of community-acquired pneumonia. *JAMA* 2000:283:749-755.
10. Marston BJ, Plouffe JF, File TM Jr., et al. Incidence of community-acquired pneumonia requiring hospitalization. Results of a population-based active surveillance study in Ohio. Community-Based Pneumonia Incidence Study Group. *Arch Intern Med* 1997;157:1709-1718.
11. Fine MJ, Smith MA, Carson CA, et al. Prognosis and outcomes of patients with community-acquired pneumonia: a meta-analysis. *JAMA* 1996;275:134-141.
12. Fine MJ, Auble TE, Yealy DM, et al. A prediction rule to identify low-risk patients, with community-acquired pneumonia. *N Engl J Med* 1997;336:243-250.
13. Research Committee of the British Thoracic Society and the Public Health Laboratory Service. Community-acquired pneumonia in adults in British hospitals in 1982-83: a survey of aetiology, mortality, prognostic factors and outcome. *Q J Med* 1987;62:195-220.
14. Farr BM, Sloman AJ, Fisch MJ. Predicting death in patients hospitalized for community-acquired pneumonia. *Ann Intern Med* 1991;115:428-436.
15. Neill AM, Martin IR, Weir R, et al. Community-acquired pneumonia: aetiology and usefulness of severity criteria on admission. *Thorax* 1996;51:1010-1016.
16. Marrie TJ. Community-acquired pneumonia. In: Niederman MS, Sarosi GA, Glassroth J, eds. *Respiratory infections: a scientific basis for management.* Philadelphia: WB Saunders, 1994:125-138.
17. Starczewski AR, Allen SC, Vargas E, Lye M. Clinical prognostic indices of fatality in elderly patients admitted to hospital with acute pneumonia. *Age Aging* 1988;17:181-1861.
18. Fine MJ, Orloff JJ, Arisumi D, et al. Prognosis of patients hospitalized with community-acquired pneumonia, *Am J Med* 1990;88:1N-8N.
19. Marrie TJ, Blanchard W. A comparison of nursing home-acquired pneumonia patients with patients, with community-acquired pneumonia and nursing home patients without pneumonia. *J Am Geriatr Soc* 1997;45:50-55.
20. Metlay JP, Schulz R, Li Y-H, Singer DE, Marrie TJ, Coley CM, et al. Influence of age on symptoms at presentation in patients with community-acquired pneumonia. *Arch Intern Med* 1997;157:1453-1459.
21. Riquelme R, Torres A, El-Ebiary, et al. Community-acquired pneumonia in the elderly: clinical and nutritional aspects. *Am J Crit Care Med* 1997;156:1908-1914.
22. Syrjala H, Broas M, Suramo I, et al. High resolution computed tomography for the diagnosis of community-acquired pneumonia. *Clin Infect Dis* 1998;27:358-363.
23. Katz DS, Leung AN. Radiology of pneumonia. *Clin Chest Med* 1999;20:549-562.
24. Hasley PB, Albaum MN, Li YH, et al. Do pulmonary radiographic findings at presentation predict mortality in patients, with community-acquired pneumonia? *Arch Intern Med* 1996;156:2206-2212.
25. Sahn SA. Management of complicated parapneumonic effusions. *Am Rev Respir Dis* 1993;148:813-817.
26. Woodhead MA, MacFarlane JT. Comparative clinical laboratory features on Legionella with pneumococcal and Mycoplasma pneumonias. *Br J Dis Chest* 1987;81:133-139.
27. Farr BM, Kalser DL, Harrison BW, Connolly CK. Prediction of microbial aetiology at admission to hospital for pneumonia from presenting clinical features. Thorax 1989;44:1031-1035.
28. Fang GD, Fine M, Orloff J, et al. New and emerging etiologies for community-acquired pneumonia with implication for therapy; a prospective multicenter study of 359 cases. *Medicine* (Baltimore) 1990;69:307-316.
29. Macfarlane JT, Miller AC, Roderick Smith WH, et al. Comparative radiographic features of community acquired Legionnaires' disease, pneumococcal pneumonia, mycoplasma pneumonia, and psittacosis. *Thorax* 1984;39:28-33.
30. Olaechea PM, Quintana JM, Gallardo MS, et al. A predictive model for the treatment: approach to community-acquired pneumonia in patients needing ICU admission. *Intensive Care Med* 1996;22:1294-1300.
31. Ewig S, Ruiz M, Mensa J, et al. Severe, community-acquired pneumonia: assessment of severity criteria. *Am J Respir Crit Care Med* 1998;158:1102-1108.

32. Lieberman D, Schlaeffer F, Boldur I, et al. Multiple, pathogens in adult patients admitted with community-acquired pneumonia: a one year prospective study of 346 consecutive patients. *Thorax* 1996;51:179-184.
33. Marrie TJ, Peeling RW, Fine MJ, et al. Ambulatory patients with community-acquired pneumonia: the frequency of atypical agents and clinical course. *Am J Med* 1996;101:508-515.
34. Clavo-Sánchez AJ, Girón-González JA, López-Prieto D, et al. Multivariate analysis of risk factors for infection due to penicillin-resistant and multidrug-resistant Streptococcus pneumoniae: a multicenter study. *Clin Infect Dis* 1997;24:1052-1059.
35. Nava JM, Bella F, Garau J, et al. Predictive factors for invasive disease due to penicillin-resistant Streptococcus pneumoniae: a population-based study. *Clin Infect Dis* 1994;19:884-890.
36. Mundy LM, Oldach D, Autwaerter PG, et al. Implication for macrolide treatment in community-acquired pneumonia. *Chest* 1998;113:1201-1206.
37. Plouffe JF, File TM Jr., Breiman RF, et al. Reevaluation of the definition of Legionnaires' disease: use of the urinary antigen assay. Community Based Pneumonia Incidence Study Group. *Clin Infect Dis* 1995;20:1286-1291.
38. Ruiz M, Ewig S, Marcos MA, et al. Etiology of community-acquired pneumonia: impact of age, comorbidity, and severity. *Am J Respir Crit Care Med* 1999;160:397-405.
39. Torres A, Serra-Batlles J, Ferrer A, et al. Severe community-acquired pneumonia. Epidemiology and prognostic factors. *Am Rev Respir Dis* 1991;144:312-318.
40. Ruiz M, Ewig S, Torres A, et al. Severe community-acquired pneumonia: risk factors and follow-up epidemiology. *Am J Respir Crit Care Med* 1999;160:923-929.
41. Dahmash NS, Chowdhury MNH. Re-evaluation of pneumonia requiring admission to an intensive care unit: a prospective study. *Thorax* 1994;49:71-76.
42. Leroy O, Santre C, Beuscart C. A 5-year study of severe community-acquired pneumonia with emphasis on prognosis in patients admitted to an ICU. *Intensive Care Med* 1995;21:24-31.
43. Ruiz-Gonzalez A, Falguera M, Nogues A, Rubio-Caballero M. Is Streptococcus pneumoniae the leading cause of pneumonia of unknown etiology? A microbiologic study of lung aspirates in consecutive patients with community-acquired pneumonia. *Am J Med* 1999;106:385-390.
44. Plouffe E, Breiman RF, Facklam RR. Bacteremia with Streptococcus pneumoniae. Implications for therapy and prevention. Franklin County Pneumonia Study Group. *JAMA* 1996;275:194-198.
45. Pallares R, Linares J, Vadillo M, et al. Resistance to penicillin and cephalosporin and mortality from severe pneumococcal pneumonia in Barcelona, Spain. *N Engl J Med* 1995;333:474-480.
46. Chen DK, McGeer A, De Azavedo JC, et al. Decreased susceptibility of Streptococcus pneumoniae to fluoroquinolones in Canada. *N Engl J Med* 1999;341:233-239.
47. Troy CJ , Peeling RW, Ellis AG, et al. Chlamydia pneumoniae as a new source of infectious outbreaks in nursing homes. *JAMA* 1997;277:1214-1218.
48. Kauppinen MT, Salkku P, Kujala P, et al. Clinical picture of Chlamydia pneumoniae requiring hospital treatment: a comparison between chlamydial and pneumococcal pneumonia. *Thorax* 1996;51:185-189.
49. Gordon GS, Throop D, Berberian L, et al. Validation of the therapeutic recommendations of the, American Thoracic Society (ATS) guidelines for community acquired pneumonia in hospitalized patients. *Chest* 1996;110:55S.
50. Gleason PP, Kapoor, Stone RA, et al. Medical outcomes and antimicrobial costs with the use of the American Thoracic Society guidelines for outpatients with community-acquired pneumonia. *JAMA* 1997;278:32-39.
51. Gleason PP, Meehan TP, Fine JM, et al. Associations between initial antimicrobial therapy and medical outcomes for hospitalized elderly patients with pneumonia. *Arch Intern Med* 1999;159:2562-2572.
52. Atlas SJ, Benzer TI, Borowsky LH, et al. Safely increasing the proportion of patients; with community-acquired pneumonia treated as outpatients: an interventional trial. *Arch Intern Med* 1998;158:1350-1356.
53. Glerant JC, Hellmuth D, Schmit JL, et al. Utility of blood cultures in community-acquired pneumonia requiring hospitalization: Influence of antibiotic treatment: before admission. *Respir Med* 1999;93:208-212.
54. Meehan TR, Fine MJ, Krurmholz HM, et al. Quality of care, process, and outcomes in elderly patients with pneumonia. *JAMA* 1997;278:2080-2084.
55. Rein MF, Gwaltney JM Jr., O'Brien WM, et al. Accuracy of Gram's stain in identifying pneumococci in sputum. *JAMA* 1978;239:2671-2673.
56. Ramirez JA, Ahkee S, Tolentino A, et al. Diagnosis of Legionella pneumophila, Mycoplasma pneumoniae, or Chlamydia pneumoniae lower respiratory infection using the polymerase chaln reaction on a single throat swab specimen. *Diagn Microbiol Infect Dis* 1996;24:7-14.
57. Moine P, Vercken JB, Chevret S, et al. Severe community-acquired pneumonia: etiology, epidemiology, and prognosis factors. French Study Group for Community-Acquired Pneumonia in the Intensive Care Unit. *Chest* 1994;105:1487-1495.
58. Niederman MS. Treatment of respiratory infections with quinolones. In: Andriole V, ed. *The quinolones, 2nd ed.* San Diego: McGraw-Hiil, 1998:229-250.
59. Sullivan JG, McElroy AD, Honsinger RW, et al. Treating community-acquired pneumonia with once-dally gatifloxacin vs. once-dally levofloxacin. *J Respir Dis* 1999;20:S49-S59.
60. Vergis EN, Indorf A, File TM, et al. Azithromycin vs. cefuroxime plus erythromycin for empirical treatment of community-acquired pneumonia in hospitalized patients: a prospective, randomized, multicenter trial. *Arch Intern Med* 2000;160:1294-1300.
61. Sanyal S, Smith PR, Saha AC, et al. Initial microbiologic studies did not affect outcome in adults; hospitalized with community-acquired pneumonia. *Am J Respir Crit Care Med* 1999;160:346-348.
62. Halm EA, Fine MJ, Marrie TJ, et al. Time to clinical stability in patients hospitalized with community-acquired pneumonia: implications for practice guidelines. *JAMA* 1998;279:1452-1457.
63. Jay S, Johanson W, Pierce, A. The radiologic resolution of streptococcal pneumoniae pneumonia. *New Engl J Med* 1975;293:798-801.
64. Mittl RL, Schwab RJ, Duchin JS, et al. Radiographic resolution of community-acquired pneumonia. *Am J Respir Crit Care Med* 1994;149:630-635.
65. Ramirez JA. Switch therapy in adult patients with pneumonia. *Clin Pulm Med* 1995;2:327-333.
66. Siegel RE, Halpern NA, Almenoff PL, et al. A prospective randomized study of inpatient IV antibiotics for community-acquired pneumonia. *Chest* 1996;110:965-971.
67. Weingarten SR, Riedinger MS, Hobson P, et al. Evaluation of a pneumonia practice guideline in an interventional trial. *Am J Respir Crit Care Med* 1996;153:1110-1115.
68. Rhew DC, Hackner D, Henderson L, et al. The clinical benefit of inhospital observation in "low risk" pneumonia patients after conversion from parenteral to oral antimicrobial therapy. *Chest* 1998;113:142-146.
69. Dunn IJ, Marrie TJ, MacKeen AD, et al. The value of open lung biopsy in immunocompetent patients with community-acquired pneumonia requiring hospitalization. *Chest* 1994;106:23-27.
70. Feinsilver SH, Fein AM, Niederman MS, et al. Utility of fiberoptic bronchoscopy in nonresolving pneumonia. *Chest* 1990;98:1322-1326.

CAPÍTULO 15

Pneumonia Adquirida no Hospital dentro e fora da Unidade de Terapia Intensiva

Boris P. Ehrenstein e Donald E. Craven

A *pneumonia adquirida no hospital ou nosocomial* é definida como uma nova infecção do parênquima pulmonar que aparece mais de 48 horas após a internação hospitalar. A pneumonia adquirida no hospital (PAH) foi estimada como afetando aproximadamente 250.000 pacientes anualmente nos hospitais de cuidados agudos em 1989, mas os números provavelmente diminuíram na década de 1990 com as notáveis mudanças no sistema de cuidados de saúde nos Estados Unidos e pelo uso mais disseminado de estratégias de prevenção.[1] Os pacientes criticamente enfermos hospitalizados em unidades de terapia intensiva clínica e cirúrgica (UTIs), particularmente pacientes intubados, encontram-se sob o maior risco de PAH.[2-5] Apesar de os dados precisos sobre as taxas de PAH variarem pelos métodos usados para diagnosticar a pneumonia, as estimativas situam-se entre 5 a 15 casos por 1.000 admissões hospitalares, dependendo da população estudada.[5] Apesar de a maioria dos casos de PAH ocorrer nos pacientes fora de respiradores, as taxas de PAH aumentam de 6 a 20 vezes nos pacientes que precisam de ventilação mecânica.[4,6,7]

O diagnóstico de PAH geralmente é feito clinicamente utilizando-se os sintomas, o leucograma, a radiografia de tórax, a coloração pelo Gram e a cultura do escarro.[8] Na última década alguns intensivistas confiaram em técnicas bacteriológicas mais quantitativas como o lavado broncoalveolar broncoscópico e não-broncoscópico (LBA) ou espécimes com escovas protegidas (EEP), e aspirados endotraqueais quantitativos (AEQ) para melhorar a especificidade diagnóstica da pneumonia associada ao respirador (PAR).[8-10]

A aspiração das bactérias que colonizam a orofaringe é a via primária de entrada bacteriana no trato respiratório inferior.[11,12] A colonização gástrica, com o refluxo gástrico para a orofaringe e a aspiração pulmonar, também foi ligada à patogênese da PAH em pacientes criticamente enfermos.[13-17]

A terapia antibiótica empírica para cobrir o espectro de possíveis patógenos que causam a PAH deve ser baseada nos fatores de risco específicos do hospedeiro e na gravidade das doenças agudas e crônicas do paciente.[18] A terapia antibiótica precoce e apropriada da pneumonia parece reduzir a morbidade, a mortalidade e os custos hospitalares.[3,4,19] Apesar da disponibilidade de potentes antibióticos de amplo espectro as taxas brutas de mortalidade para os pacientes com PAH permanecem altas, frisando a importância da prevenção.[3-5,20] As estratégias preventivas devem focalizar a melhora das técnicas de controle da infecção e a redução do risco em termos de medicações e dispositivos invasivos.[18,21]

Este capítulo fornece uma revisão geral sobre a epidemiologia e os mecanismos patogênicos da PAH dentro e fora da UTI. Esta introdução é seguida por uma abordagem orientada ao diagnóstico, terapia e prevenção da PAH em adultos. Devido ao grande volume de material publicado sobre este assunto, apenas esboços gerais com referências selecionadas para cada um destes tópicos são discutidos.

EPIDEMIOLOGIA

Nos Estados Unidos a infecção do trato respiratório inferior é responsável por 13 a 18% de todas as infecções nosocomiais e é a principal causa de morte por infecção nosocomial.[22,23] A maioria dos casos de PAH ocorre fora da UTI, mas as taxas de PAH são as maiores nos pacientes na UTI, particularmente naqueles que estão sendo ventilados mecanicamente.[4,6]

As taxas brutas de mortalidade para os pacientes na UTI com PAH são duas a dez vezes maiores do que nos pacientes de UTI sem pneumonia.[20,24,25] As taxas de PAH também se encontram aumentadas nos pacientes com bacteremia secundária ou infecção causada por organismos de alto risco como a *Pseudomonas aeruginosa*.[24] Os fatores de risco para a mortalidade nos pacientes criticamente enfermos incluem o choque, coma, escore APACHE alto, síndrome de resposta inflamatória sistêmica, doença subjacente terminal e rapidamente fatal, infecção por organismos como *P. aeruginosa* e *Acinetobacter* sp, infiltrados bilaterais na radiografia de tórax, síndrome de angústia respiratória do adulto e insuficiência respiratória.[3-5,20]

Apesar da PAH estar associada a uma elevada mortalidade bruta, a mortalidade atribuível à PAH, ou a mortalidade da pneumonia que esteja acima da mortalidade da doença subjacente ainda é controversa. É claro que uma mortalidade específica está associada à PAH, mas critérios diferentes para o

B. P. Ehrenstein: Department of Internal Medicine, Klinikum der Universitat Regensburg, 93053 Rogensburg, Alemanha.

D. E. Craven: Department of Infectious Diseases, Boston University Schools of Medicine and Public Health, Boston, Massachussets 02118.

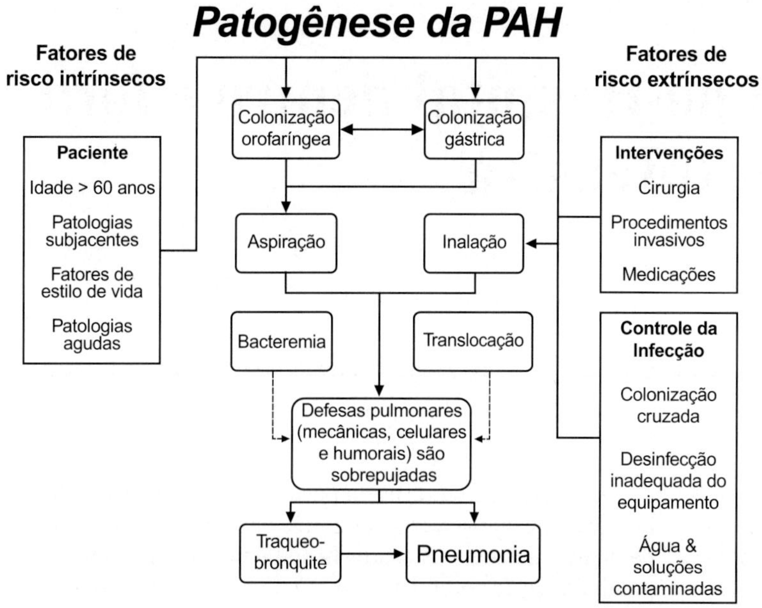

FIG. 15-1. Patogênese da pneumonia adquirida no hospital (PAH).

diagnóstico de PAH e variações na seleção de controles podem explicar a ampla variação (0 até 43%) de mortalidade atribuível nos diversos estudos.[26-29]

PATOGÊNESE

A aspiração de bactérias da orofaringe é a via mais comum de infecção na PAH, mas a PAH bacteriana raramente resulta de bacteremia, inoculação direta através do tubo endotraqueal, ou translocação das bactérias a partir do trato gastrointestinal (Fig. 15-1).[12,30,31] Dados sugerem que aproximadamente 45% dos indivíduos saudáveis aspiram durante o sono e que a aspiração é mais freqüente em pacientes com nível de consciência patologicamente alterado, deglutição anormal, reflexo de engasgo deprimido, esvaziamento gástrico retardado ou motilidade gastrointestinal diminuída.[11-13]

O desenvolvimento de PAH requer a entrada de um grande número de organismos nas vias aéreas inferiores ou um número menor de organismos com uma maior virulência capazes de prejudicar ou sobrepujar as defesas pulmonares do hospedeiro. As defesas pulmonares do hospedeiro constituem um sistema complexo que inclui fatores mecânicos, a barreira mucosa e componentes humorais e celulares.[32] A interação dos microrganismos e destas defesas do hospedeiro determina se existirá colonização, infecção local ou invasiva do trato respiratório inferior.[18] No paciente com PAH é difícil caracterizarem-se essas interações devido ao amplo espectro de agentes etiológicos, uma elevada taxa de infecções mistas e à complexidade das respostas do hospedeiro. No entanto, podem existir importantes vias comuns de resposta do hospedeiro que fornecerão novas estratégias terapêuticas no futuro (ver Capítulos 6 e 7).[32,33]

No paciente ventilado mecanicamente, o trauma local e a inflamação ocasionados pelo tubo endotraqueal e o possível vazamento das secreções contaminadas ao redor do manguito para o interior da zona superior da traquéia aumentam a colonização, levam à traqueobronquite e, dependendo da resposta das defesas mecânicas, humorais e celulares pulmonares do hospedeiro, podem ser contidas ou progredirem para uma PAR.

Colonização da Orofaringe

A habilidade das bactérias em aderir-se às células epiteliais da orofaringe parece ser a chave para o estabelecimento de uma colonização bem-sucedida.[34,35] Fatores do hospedeiro, os tipos de bactérias que colonizam a faringe e a exposição prévia a antibióticos podem também alterar a colonização e a aderência bacteriana.[30,34] Por exemplo, os pacientes hospitalizados com doenças subjacentes agudas ou crônicas podem ter taxas maiores de colonização da orofaringe do que os hospedeiros normais. Johanson e colaboradores relataram que a colonização da orofaringe com bacilos gram-negativos estava presente em 16% dos pacientes moderadamente enfermos *versus* 57% nos pacientes criticamente enfermos, e as taxas de pneumonia aumentaram em seis vezes nos pacientes de UTI que foram colonizados.[30] Em um estudo conduzido em 1995, setenta e cinco por cento dos patógenos que causavam PAR nos pacientes na UTI haviam sido previamente identificados colonizando a orofaringe.[36]

Colonização Gástrica

Nos pacientes ventilados mecanicamente, vários investigadores relataram que o estômago e o trato gastrointestinal eram fontes para a colonização da orofaringe e da traquéia e de PAR de início tardio,[13-16,37] enquanto outros relataram pouco ou nenhum efeito da colonização gástrica na patogênese da PAR.[38] Apesar de o estômago geralmente ser estéril, a um pH < 2, aumentos dramáticos na colonização gástrica por gram-negativos (mais de 100.000 a 1 milhão ou mais de bactérias por mL de suco gástrico a um pH $> 3,5$) foram relatados em pacientes com idade avançada, acloridria, diversos distúrbios gastrointestinais, desnutrição ou uso de antiácidos ou bloqueadores da histamina do tipo 2 (H2).[13-15] A aspiração de conteúdos gástricos contaminados por bactérias e a colonização retrógrada da orofaringe a partir do estômago podem aumentar o risco de colonização da orofaringe e PAR. Dados obtidos em 1996 sugerem uma falta de colonização gástrica precedente e nenhuma associação entre a colonização gástrica e a PAR.[38] Em uma metanálise sobre a profilaxia da úlcera de estresse, observou-se uma tendência

TABELA 15-1. *Espectro e freqüência bruta dos patógenos associados à pneumonia adquirida no hospital, por tempo de início*

Patógeno	*Início da pneumonia*	*Freqüência bruta (%)*
Patógenos comuns		
Streptococcus pneumoniae	Precoce	10-20
Haemophilus influenzae	Precoce	5-15
Bactérias anaeróbicas	Precoce	10-30[a]
Staphylococcus aureus	Precoce/tardio	20-30
Bacilos gram-negativos[b]	Tardio	30-60
Legionella pneumophila	Tardio	0-15
Patógenos incomuns		
Influenza A e B	Tardio	< 1
Vírus sincicial respiratório[c]	Tardio	0-15
Aspergillus	Tardio	< 1
Pneumocystis carinii	Tardio	< 1
Mycobacterium tuberculosis	Tardio	< 1

[a]Baixo em pacientes com pneumonia de início tardio, adquirida no respirador.
[b]*Escherichia coli, Klebsiella pneumoniae, Enterobacter* sp. *Serratia marcenscens, Acinetobacter* sp., *Pseudomonas aeruginosa.*
[c]Pode causar epidemias sazonais, especialmente em pacientes pediátricos.
Adaptado de Craven DE, Steger, G, LaFarce M. Pneumonia. In: Bennett JV et al. *Hospital infections* 4th ed. Philadelphia: Lippincott Raven Press, 1998.

para taxas diminuídas de PAR e de mortalidade nos pacientes que receberam a profilaxia contra o sangramento de estresse com sucralfato em vez de bloqueadores H2 ou antiácidos, mas houve uma tendência para maiores taxas de sangramento gastrointestinal clinicamente importante com o sucralfato.[39]

Fatores de Risco para Colonização e Pneumonia

Numerosos fatores de risco foram associados a uma colonização bacteriana aumentada na orofaringe ou à pneumonia, alguns dos quais passíveis de estratégias preventivas.[40] Os fatores do hospedeiro como a idade avançada, obesidade, desnutrição, tabagismo, alcoolismo e uso de drogas intravenosas assim como a gravidade das doenças subjacentes agudas e crônicas, cirurgia prévia e entrada na UTI, todos aumentam significativamente o risco de pneumonia, mas ainda assim não são alvos eficazes para a prevenção.

Os alvos apropriados para prevenção incluem fontes ambientais de contaminação, infecção cruzada pela equipe hospitalar e outros pacientes, medicações e fatores mecânicos que influenciam a colonização, e o uso de dispositivos invasivos. O uso irrestrito de antibióticos pode resultar na colonização da mucosa com patógenos nosocomiais e organismos resistentes a antibióticos.[21,40] O uso de drogas citotóxicas e esteróides pode também prejudicar a resposta do hospedeiro à infecção pulmonar.

AGENTES ETIOLÓGICOS

As bactérias são as causas mais comuns de PAHs, que podem ser conceitualmente divididas em doença de inícios precoce e tardio (Tabela 15-1). A PAH precoce ocorre durante os primeiros 4 a 7 dias de estada hospitalar e geralmente é causada por *Streptococcus pneumoniae, Haemophilus influenzae* e, algumas vezes, *Moraxella catarrhalis*.[16,41] Em comparação, a pneumonia de início tardio ocorre depois de 4 a 7 dias de admissão hospitalar e é mais comumente causada por bacilos gram-negativos adquiridos no hospital, *Staphylococcus aureus* (freqüentemente meticilina-resistente) ou *Legionella pneumophila.*

Em 30 a 50% dos pacientes a PAH bacteriana é causada por múltiplos organismos, mas as taxas podem variar de acordo com o método empregado para diagnosticar a pneumonia.[4,5,8-10] Os bacilos gram-negativos aeróbicos, inclusive a *Escherichia coli, Klebsiella pneumoniae, Enterobacter e Serratia* sp., *P. aeruginosa e Acinetobacter* sp., podem ser parte da flora endógena do hospedeiro ou ser adquirida durante a hospitalização.[42,43] O *S. aureus* é isolado em aproximadamente 20% dos casos e é particularmente comum em usuários de drogas injetáveis, em pacientes com lesão térmica ou infecção da ferida cirúrgica e naqueles que receberam antibióticos previamente ou cuidados prolongados na UTI.

As bactérias anaeróbicas foram isoladas em aproximadamente 35% de todos os casos de pneumonia nosocomial, mas são consideravelmente menos importantes em pacientes intubados ou em PAR de início tardio.[44] A *L. pneumophila* ocorre episodicamente, mas é mais comum entre pacientes nos hospitais com torres de resfriamento contaminadas ou suprimentos de água colonizados.[21,45,46]

Apesar de não ser abordada em detalhes neste capítulo, a pneumonia epidêmica pela influenza é sazonal e sempre é uma preocupação; e o vírus sincicial respiratório ocorre comumente em UTIs pediátricas.[21,47] A *Candida albicans* freqüentemente coloniza o trato respiratório, mas é um patógeno incomum, exceto nos pacientes imunocomprometidos. O *Aspergillus fumigatus* também é raro, mas deve ser considerado se o paciente estiver neutropênico, imunocomprometido ou se houver uma construção ativa dentro do hospital.[48] O *Pneumocystis carinii* é incomum exceto em pacientes imunocomprometidos ou infectados pelo vírus da imunodeficiência humana (HIV) e naqueles com síndrome de imunodeficiência adquirida.

APRESENTAÇÃO CLÍNICA

Avaliação e Diagnóstico da Pneumonia Adquirida no Hospital

A avaliação inicial dos pacientes com suspeita de PAH envolve a confirmação da presença de um processo intrapulmonar parenquimatoso e o descarte de diagnósticos alternativos como atelectasia, embolia pulmonar ou insuficiência cardíaca congestiva. Sintomas que sugerem PAH incluem febre, tosse, escarro purulento, dispnéia ou dor torácica pleurítica.[18] Quando se avaliam os pacientes ventilados mecanicamente ou criticamente enfermos, pode ser impossível obter-se uma anamnese, e os sintomas podem ser sutis e inespecíficos, como uma alteração no estado mental. Parâmetros adicionais para o clínico incluem outros indicadores de pneumonia, como uma alteração na quantidade ou na purulência das secreções, aumento da demanda por oxigênio, infiltrado recente ou aumento dos infiltrados na radiografia de tórax, leucocitose e febre.

O exame físico pode revelar um paciente em mau estado geral, com febre, taquicardia e taquipnéia progredindo para cianose e angústia respiratória nos casos graves. Os sinais típicos de consolidação incluem crepitações grosseiras e ruídos brônquicos na ausculta; o frêmito tóraco-vocal e a macicez à percussão podem estar presentes. O envolvimento do espaço pleural resulta em sinais sugestivos de um derrame pleural. Estes achados freqüentemente estão ausentes ou podem ser difíceis de serem apreciados nos pacientes criticamente enfermos ou intubados.

As causas alternativas de febre persistente ou deterioração clínica nos pacientes hospitalizados incluem as infecções a partir do cateter venoso central, colite pelo *Clostridium difficile*, infecção do trato urinário em pacientes com sonda vesical de demora, febre medicamentosa e embolia pulmonar. Pelo fato de as características clínicas destas patologias freqüentemente serem inespecíficas e poderem se superpor com a PAH, o diagnóstico correto pode necessitar da obtenção de testes diagnósticos relevantes e a manutenção de um elevado grau de suspeita para diagnósticos alternativos.

O achado de um infiltrado recente e/ou persistente na radiografia de tórax é necessário para fazer o diagnóstico de PAH, mas é inespecífico e deve ser corroborado pelos sinais e sintomas clínicos e, se possível, pela confirmação microbiológica para ajudar a excluir outras possibilidades (p. ex., insuficiência cardíaca congestiva, atelectasia, embolia pulmonar e pneumonite química por aspiração). Uma maior gravidade da PAH pode ser sugerida pelas alterações multilobares, progressão rápida dos infiltrados pulmonares ou a presença de uma cavidade ou síndrome de angústia respiratória do adulto. Uma tomografia computadorizada (TC) pode ajudar a diagnosticar a pneumonia e prováveis complicações como empiema e abscessos pulmonares (Fig. 15-2). Uma radiografia de tórax falso-negativa é incomum na PAH, mas pode ocorrer em pacientes com neutropenia, fase inicial da PAH, pneumonia pelo *P. carinii* ou tuberculose em pacientes com infecção por HIV. A capacidade da desidratação em mascarar um infiltrado pulmonar na admissão ou durante as primeiras 24 horas após internação é controversa e incomum.

As investigações laboratoriais são essenciais para diagnosticar definitivamente a PAH, avaliando a gravidade da doença e identificando o agente etiológico.[18] Os testes laboratoriais de rotina que são recomendados nos pacientes com PAH incluem um hemograma completo para avaliar leucocitose e anemia, dois grupos de hemoculturas colhidas de pontos de venopunção diferentes, e escarro para coloração pelo Gram, cultura ou testes especiais. As hemoculturas positivas que podem identificar um organismo infectante ocorrem em 8 a 20% dos casos, podem prever um curso mais complicado e podem identificar pacientes com maior risco de mortalidade.[49] Na nossa opinião, uma coloração pelo Gram apropriadamente preparada do escarro purulento examinado em relação aos tipos celulares e organismos predominantes como pneumococos, estafilococos, anaeróbios ou bacilos gram-negativos nosocomiais pode proporcionar pistas iniciais sobre a bactéria infectante e dados importantes para correlação com o resultado da cultura do escarro. Os esfregaços do escarro com leucócitos e sem bactérias devem levantar a suspeita de organismos atípicos como vírus, *Legionella* ou espécies de micobactérias. Apesar de a cultura do escarrro poder ter uma baixa especificidade, especialmente se a quantidade e a qualidade da amostra forem inadequadas, pode ser útil para identificar os organismos resistentes a antibióticos. Não se deve retardar a terapia antibiótica inicial.[18] Na suspeita de *Legionella*, o escarro deve ser cultivado em meios apropriados, examinado com anticorpos fluorescentes diretos (DFA) ou colherem-se para testes de antígeno para a *Legionella* na urina.

Deve-se avaliar a oxigenação inicialmente pela oximetria de pulso e realizar gasometria arterial em pacientes criticamente enfermos e naqueles com uma saturação de oxigênio menor que 92%. Perfis bioquímicos, incluindo eletrólitos para rastreamento da hiponatremia, acidose, testes de função hepática e renal (uréia elevada no sangue), para determinar outras disfunções orgânicas, devem ser realizados de rotina no momento do diagnóstico e conforme necessário posteriormente. Em pacientes com um significativo derrame pleural parapneumônico deve-se realizar uma toracocentese diagnóstica para descartar um empiema complicando o quadro. O teste para o HIV deve ser considerado nos pacientes mais jovens com pneumonia pneumocócica, particularmente se qualquer fator de risco para o HIV estiver presente.[50]

Um diagnóstico clínico de PAH, usando-se os critérios de um infiltrado recente na radiografia de tórax nos pacientes ventilados mecanicamente com febre, produção de escarro ou leucocitose, é sensível porém não-específico, desta forma levando a um diagnóstico exagerado e tratamento desnecessário com antibióticos em alguns pacientes. Outros investigadores clínicos usaram o escore de infecção pulmonar clínico (CPIS) para ajudar no diagnóstico da PAR.[51-53] O CPIS fornece um número de pontos para a temperatura corporal do paciente, contagem de leucócitos, presença de secreções purulentas, nível de oxigenação, infiltrados na radiografia de tórax e isolamento de patógenos na cultura bacteriana (Tabela 15-2). O escore CPIS varia de 0 a 12 pontos, e escores acima de 6 correlacionam-se bem com o diagnóstico broncoscópico de pneumonia.[53] Embora a validade e a generalização desta abordagem padronizada ao diagnóstico da PAH ainda precisem ser confirmadas em populações de pacientes maiores e mais diversificadas, ela é um meio útil para quantificar o diagnóstico clínico.

Para todos os pacientes intubados com suspeita de PAH, um aspirado endotraqueal deve ser obtido para coloração pelo Gram e cultura. AEQs com 10^5 a 10^6 organismos por mL correlacionam-se bem com 10^4 organismos por mL pelo LBA ou 10^3 organismos por mL das amostras EEP.[8-10,52] O uso de culturas quantitativas do LBA "às cegas" também se correlaciona bem com o diagnóstico de PAR usando espécimes obtidos pela broncoscopia.[8] O CPIS pode ser útil em delinear pacientes com uma baixa probabilidade de pneumonia no diagnóstico de infiltradas recentes na radiografia de tórax. Singh e colaboradores mostraram em um estudo piloto que pacientes com suspeita radiológica de terem PAH mas com baixos escores CPIS (sempre permanecendo abaixo de 6) poderiam ser retirados da terapia empírica após 72 horas.[54]

O uso dos AEQs conjuntamente com o diagnóstico clínico provavelmente é superior ao diagnóstico clínico isolado e proporciona resultados similares aos obtidos pela broncoscopia com LBA e EEP.[55] Três estudos clínicos não encontraram ne-

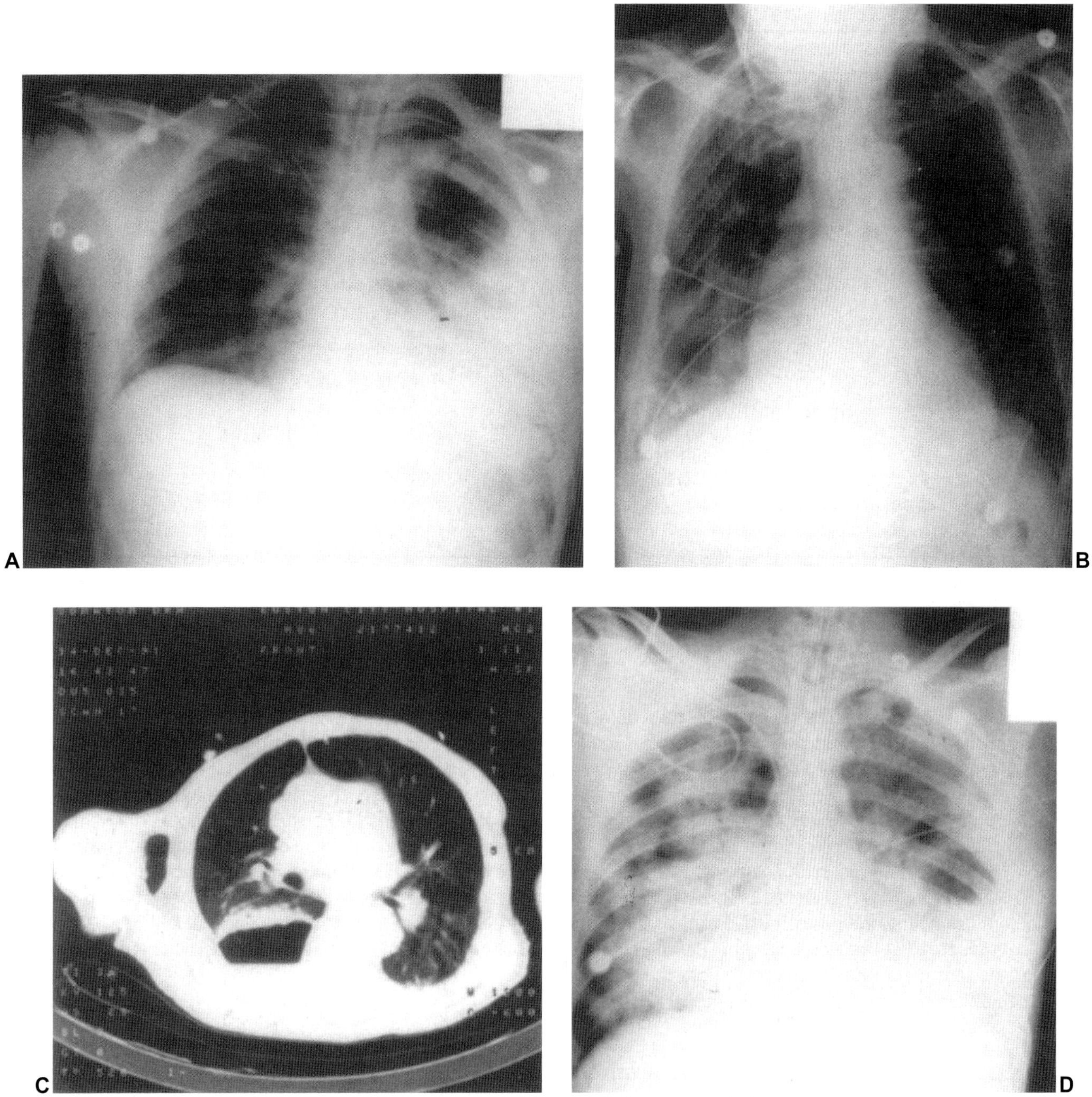

FIG. 15-2. Achados radiológicos em três pacientes criticamente enfermos, ventilados mecanicamente, com pneumonia adquirida no hospital. **A:** Paciente 1 tem uma extensa pneumonia do lado esquerdo causada por *Pseudomonas aeruginosa,* que respondeu à terapia com gentamicina e piperacilina. **B:** Paciente 2 tem pneumonia do lado direito causada por anaeróbios e *Klebsiella pneumoniae* que foi tratada com clindamicina e ceftriaxona após colocação de um dreno torácico. **C:** Tomografia computadorizada do paciente 2 no mesmo dia demonstra espessamento pleural e o pus não-drenado no espaço pleural. Após os esforços para a colocação de um segundo dreno, o paciente desenvolveu uma síndrome de angústia respiratória aguda e progressiva insuficiência respiratória que terminou em morte. **D:** O paciente 3 tem infiltrados bilaterais difusos secundários à pneumonia de aspiração que progrediu para síndrome de angústia respiratória aguda, que foi tratada com clindamicina, azitreonam e cuidados de suporte. Devido à febre persistente, leucocitose e culturas de escarro com crescimento maciço de *Acinetobacter calcoaceticus,* a terapia foi modificada para imipenem, com boa resposta clínica.

TABELA 15-2. *Escore clínico de infecção pulmonar (CPIS) usado para diagnóstico da pneumonia associada ao respirador (PAR)*[a]

Critério	*Valor*	*Pontos*
Temperatura (°C)	36,5-38,4	0
	38,5-39,0	1
	< 36,5 ou > 39,0	2
Leucócitos no sangue (mm^3)	4.000-11.000	0
	< 4.000 ou > 11.000	1
	≥ 500 formas em bandas	+1
Secreções traqueais	< 14 vezes secreções succionadas/24 horas	0
	≥ 14 vezes secreções succionadas/24 horas	1
	Secreções purulentas	+1
Oxigenação: PAO_2/FIO_2 (mmHg)	> 240 ou SARA	0
	< 240 e nenhuma evidência de SARA	2
Radiografia pulmonar	Nenhum infiltrado	0
	Infiltrado difuso (ou mosqueado)	1
	Infiltrado localizado	2
Cultura e coloração pelo Gram do aspirado traqueal (semiquantitativo: 0/+/++/+++)	Nenhuma bactéria patogênica cultivada (0/+)	0
	Bactérias patogênicas cultivadas (+/++/+++)	1
	Bactérias patogênicas na coloração pelo Gram (>+)	+1

SARA, síndrome de angústia respiratória do adulto.
[a]Pontos CPIS totais ≥ 6 consistentes com diagnóstico de PAR.
Adaptado de Pugin J, Auckenthaler R, Mili N et al. Diagnosis of ventilator associated pneumonia by bacteriologic analysis of bronchoscopic and nonbronchoscopic blind bronchoalveolar lavage fluid.*Am Rev Respir Dis* 1988;138:117-120; com permissão.

nhuma diferença no número de dias de hospitalização, duração da ventilação mecânica, e morbidade e mortalidade usando abordagens não-invasivas (diagnóstico clínico com EAQs) comparado com as invasivas (broncoscopia com EEP e LBA) no diagnóstico da PAR.[56-58] Com base nestes dados e no fato de que o diagnóstico clínico com AEQ é consideravelmente menos dispendioso e mais fácil de ser realizado do que a broncoscopia, o diagnóstico clínico com AEQ ou LBA não-broncoscópica é recomendado para uso na maioria dos contextos clínicos e tem resultados equivalentes.[58] A broncoscopia com LBA ou EEP pode ser útil para pacientes gravemente enfermos, para aqueles com suspeita de abrigarem patógenos incomuns ou para pacientes que não respondem à terapia antibiótica empírica.[59]

Critérios para Admissão na Unidade de Terapia Intensiva

A admissão na UTI precisa ser considerada em todos os pacientes com PAH severa. Indicações específicas para monitoração na UTI incluem a instabilidade hemodinâmica, definida por hipotensão persistente (pressão arterial sistólica menor que 90 mmHg ou pressão arterial diastólica menor que 60 mmHg) apesar de reposição com líquidos, ou taquicardia maior que 130 batimentos/minuto, insuficiência respiratória (freqüência respiratória > 30 incursões respiratórias por minuto) e obnubilação suficiente para impedir a proteção das vias aéreas.[18] As manifestações da síndrome de resposta inflamatória sistêmica como a insuficiência renal ou hepática, coagulopatia e alterações do estado mental também podem indicar a necessidade de cuidados intensivos. Outros possíveis indicadores incluem a idade avançada, comorbidades e nível de cuidados de enfermagem necessários, particularmente pertinentes ao manuseio das vias aéreas. Diretivas avançadas e os desejos dos pacientes ou dos seus responsáveis com relação à intubação e transferência para uma UTI também devem ser consideradas em determinar a propriedade do tratamento na UTI. Portanto, a avaliação de um paciente com suspeita de PAH, tanto dentro ou fora da UTI, envolve uma cuidadosa e contínua avaliação clínica, uma revisão das alterações radiológicas e o uso de testes laboratoriais apropriados para avaliação da gravidade da doença e das possíveis causas da pneumonia. O objetivo destas avaliações é fazer o diagnóstico correto, avaliar a gravidade da doença, identificar o patógeno e iniciar o tratamento com terapia antibiótica apropriada.

TERAPIA ANTIBIÓTICA INICIAL

Pelo fato de freqüentemente ser difícil estabelecer-se um diagnóstico preciso da PAH na admissão, e devido à alta probabilidade de aspiração com múltiplos patógenos invasores, nós enfaticamente recomendamos uma cobertura antimicrobiana de amplo espectro intravenosa, empírica e precoce, com base nos patógenos mais prováveis conforme sugerido nas normas da *American Thoracic Society's* para o tratamento da PAH.[18] Apesar de a nossa abordagem à terapia inicial ser adaptada, em parte, dos princípios destas orientações, ela inclui algumas pequenas alterações, como o uso recomendado das quinolonas mais novas, de largo espectro, e dos antibióticos macrolídeos.

A terapia antibiótica inicial deve ser baseada na gravidade da doença e nos fatores de risco para agentes etiológicos específicos (Fig. 15-3).[18] Os antibióticos intravenosos devem ser iniciados o mais precocemente possível após se obterem culturas do sangue e do escarro apropriadas, para limitar a progressão da doença e as complicações associadas.[19] Isto, por sua vez, resultará em melhor evolução do paciente e redução nos custos hospitalares.

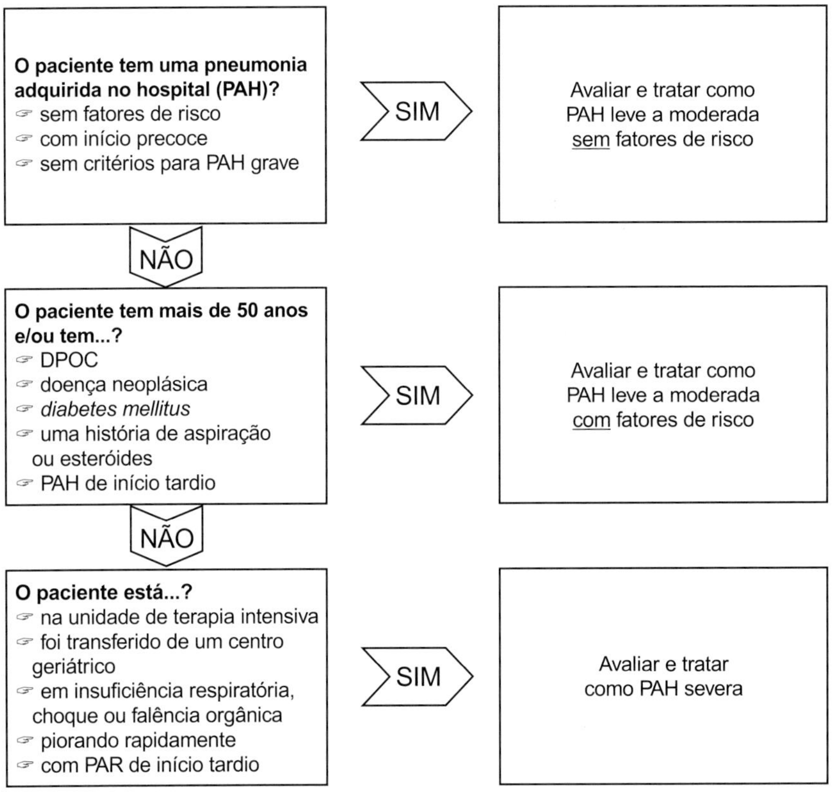

FIG. 15-3. Esquema de decisão para o tratamento inicial com antibióticos para a pneumonia adquirida no hospital (PAH) com base na gravidade da doença e fatores de risco para agentes etiológicos específicos (DPOC, doença pulmonar obstrutiva crônica; PAR, pneumonia associada ao respirador). (Reproduzido de Craven, DE, Steger KA, Fleming, CA. Hospital acquired pneumonia. In: Hollander H, Watcher RM, Goldman Leds. *Hospital medicine*. Williams & Wilkins, 2000, com permissão.)

Ao se escolher o melhor regime antibiótico intravenoso empírico deve-se levar em consideração os padrões de resistência dos patógenos nosocomiais endêmicos prevalentes. Considerações adicionais incluem a freqüência e a dose do antibiótico, assim como a necessidade de ajuste das doses em pacientes com falência hepática ou renal, e o custo relativo do regime, assim como o risco de reações de hipersensibilidade ou efeitos colaterais (Tabela 15-3). Para os pacientes sabidamente alérgicos à penicilina, a reatividade cruzada de 5 a 15% está presente com o uso de cefalosporinas. Esse risco pode ser aceitável para reações menores como exantema, mas para as reações intensas, o uso de quinolonas de amplo espectro, um aminoglicosídeo ou a vancomicina podem substituir os antibióticos β-lactâmicos, conforme sugerido na Tabela 15-3.

Pacientes com doença leve a moderada e sem fatores de risco para patógenos incomuns geralmente são infectados com um dos organismos "nucleares" que devem ser tratados com um dos regimes antibióticos intravenosos mostrados nas Tabelas 15-3 e 15-4. Com a emergência de cepas de pneumococos resistentes à penicilina, o uso da ceftriaxona ou das quinolonas de amplo espectro como a levofloxacina deve ser considerado, pois elas têm um melhor espectro de atividade do que a ciprofloxacina. Em contraste com outros regimes β-lactâmicos, mostrados na Tabela 15-4, as quinolonas também têm atividade contra os patógenos atípicos como *Mycoplasma pneumoniae, Chlamydia pneumoniae,* que podem estar presentes no momento da hospitalização, e *L. pneumophila,* que possa, ter sido adquirida no hospital.[60] As quinolonas não possuem nenhuma atividade contra as bactérias anaeróbicas e mostram uma atividade variável contra a *P. aeruginosa*. As quinolonas apresentam excelente absorção oral, mas não devem ser dadas com antiácidos ou sucralfato, ou junto com alimentação enteral que possa conter íons Ca^{2+} ou Mg^{2+} que as inativarão. Para os pacientes com pneumonia leve a moderada, com fatores de risco para anaeróbios, como *S. aureus, Legionella, P. aeruginosa*, sugere-se uma cobertura antimicrobiana adicional na Tabela 15-4.[18] Em pacientes nos quais a cobertura para *Legionella* é necessária, a azitromicina intravenosa é eficaz e não está associada à grave toxicidade gastrointestinal freqüentemente observada com a eritromicina intravenosa.

Para pacientes com pneumonia grave, a cobertura antibiótica deve ser suficientemente ampla para cobrir todos os patógenos bacterianos comuns assim como a *L. pneumophila, P. aeruginosa* e outros bacilos gram-negativos nosocomiais resistentes a antibióticos. Em alguns hospitais, o *S. aureus* meticilina-resistente predomina, e a vancomicina deve ser incluída no regime antibiótico empírico.[61] Apesar de o regime antibiótico específico ser baseado nos patógenos endêmicos prevalentes, o uso de uma cefalosporina de terceira ou de quarta geração com atividade contra a *P. aeruginosa* como o cefepima ou um antibiótico β-lactâmico de amplo espectro como o imipenem em combinação com uma quinolona, como a levofloxacina ou ciprofloxacina, devem cobrir a maioria dos bacilos gram-negativos nosocomiais.[62] A necessidade de uma cobertura adicional para o *S. aureus* meticilina-resistente com a vancomicina deve ser avaliada individualmente. Apesar de serem os aminoglicosídeos freqüentemente recomendados para a terapia inicial, dificuldades na dosagem para se obter níveis séricos suficientes e uma má penetração nos tecidos pulmonares inflamados são uma preocupação para a cobertura inicial e os efeitos colaterais como a nefrotoxicidade e a ototoxicidade com o uso a longo prazo podem ser evitados usando-se outros antibióticos eficazes.

A duração ideal da terapia para a PAH é desconhecida, mas os antibióticos geralmente são administrados por 10 a 14 dias.

TABELA 15-3. *Antimicrobianos selecionados para o tratamento da pneumonia adquirida no hospital com doses para adulto e freqüência de administração intravenosa, com função renal normal*

Antibiótico	*Dose IV usual*	*Limitações*	*Comentários*
Cefalosporinas		**Nenhuma cobertura para patógenos atípicos**	**Acrescentar macrolídeo ou quinolona para patógenos atípicos**
Cefuroxima	1,5-3,0 g cada 8 h	Cobertura limitada contra anaeróbicos e nenhuma contra pseudomonas	Acrescentar clindamicina para cobertura adicional contra anaeróbios
Ceftriaxona	1-2 g cada 24 h	Como acima	Como acima
Ceftazidima	1-2 g cada 8 h	Cobertura contra gram-positivos limitada	Como acima
Cefepima	1-2 g cada 12 h	Cobertura anaeróbica limitada	Como acima
β-Lactâmicos/inibidores da β-lactamase		**Nenhuma cobertura contra patógenos atípicos**	**Acrescentar macrolídeo ou quinolona para patógenos atípicos**
Piperacilina + tazobactam	3/0,375 g cada 6 h		
Ticarcilina + ácido clavulânico	3 g/100 mg cada 6 h		
Carbapenem		**Nenhuma cobertura contra patógenos atípicos**	**Acrescentar macrolídeo ou quinolona para patógenos atípicos**
Imipenem	500-1.000 mg cada 6-8 h (máx 3 g)		
Meropenem	500-1.000 mg cada 8 h		
Quinolonas		**Nenhuma cobertura anaeróbica**	**Excelente para pacientes com grave alergia à penicilina**
Levofloxacina	500 mg cada 24 h	Como acima	Cobre *Streptococcus pneumoniae* resistente à penicilina
Gatifloxacina	400 mg por dia	Como acima	Como acima
Ciprofloxacina	400 mg cada 8-12 h	Como acima	Atividade diminuída contra pneumococos
Macrolídeos		**Nenhuma cobertura contra anaeróbicos e bastonetes gram-negativos**	**Usar como cobertura adicional (Tabela 15-4)**
Eritromicina	500-1.000 mg cada 6 h	Efeitos colaterais gastrointestinais	
Azitromicina	500 mg cada 24 h	Nenhuma cobertura contra anaeróbios e *P. aeruginosa*	Alternativa à eritromicina IV
Clindamicina	300-450 mg cada 6-8 h	Nenhuma cobertura contra bacilos gram-negativos e patógenos atípicos	Cobertura anaeróbica adicional para antibióticos centrais (Tabela 15-4)
Aminoglicosídeos		**Toxicidade; IV apenas**	**Limitada pela toxicidade e pouca penetração**
Gentamicina	5 m/kg cada 24 h	Nenhuma cobertura contra anaeróbicos ou atípicos; limitada cobertura contra gram-positivos	Como acima
Tobramicina	5 mg/kg cada 24 h	Como acima	Como acima
Amicacina	15 mg/kg cada 24 h	Como acima	Pode ter melhor atividade contra bastonetes gram-negativos resistentes
Vancomicina	1 g cada 12 h	**Nenhuma cobertura contra gram-negativos ou atípicos**	**Útil para cobrir *Staphylococcus aureus* meticilina-resistente; apenas IV**
Lineazolídeo	600 mg cada 12 h	**Nenhuma cobertura contra bastonetes gram-negativos**	**Excelente atividade contra *Staphylococcus aureus* e enterococos resistentes**

Por exemplo, cursos mais curtos de antibióticos podem ser usados na PAR de início precoce *versus* tardio. Singh e associados usaram um escore CPIS menor que 6 (baixa probabilidade de PAH) como critério para tratamento por 3 dias com a ciprofloxacina e se o escore CPIS permanecesse menor que 6 no 3º dia, os antibióticos eram interrompidos.[54] Esses dados corroboram o uso de cursos mais curtos de antibióticos orais nos pacientes de baixo risco com PAR, um assunto para estudos adicionais.

Pacientes com doença subjacente mais grave, sistemas imunológicos prejudicados ou infecção com organismos mais resistentes a antibióticos freqüentemente recebem cursos mais longos de antibióticos.[18] Os pacientes com complicações como

TABELA 15-4. *Resumo do contexto clínico/organismos e tratamento empírico da pneumonia adquirida no hospital (PAH)*

Contexto clínico	*Patógenos*	*Antibióticos*	*Exemplos*[a]
PAH leve a moderada			
Nenhum fator incomum de risco	Organismos centrais: *Streptococcus pneumoniae, Haemophilus influenzae, Staphylococcus aureus* (sensível à meticilina), *Escherichia coli, Klebsiella pneumoniae, Enterobacter* sp. *Serratia* sp.	Cefalosporina de segunda/terceira geração OU Quinolona OU β-lactâmico + inibidor da β-lactamase	Cefuroxima/ceftriaxona OU Levofloxacina OU Ticarcilina + ácido clavulânico
PAH leve ou moderada com fatores de risco			
Cirurgia abdominal recente Aspiração comprovada	Organismos centrais + anaeróbios	Cefalosporina segunda/terceira geração + clindamicina OU β-lactâmico + inibidor da β-lactamase	Ceftriaxona + clindamicina OU Ticarcilina + ácido clavulânico
Coma, trauma craniano, *diabetes mellitus*, insuficiência renal	Organismos centrais + SAMR[b]	Cefalosporina de terceira ou de quarta geração OU Quinolona + vancomicina	Ceftriaxona/levofloxacina + vancomicina
Esteróides em altas doses	Organismos centrais + *Legionella pneumophila*	Cefalosporina de terceira ou de quarta geração + macrolídeo OU Quinolona	Ceftriaxona + azitromicina OU Levofloxacina
Hospitalização prolongada, esteróides, antibióticos prévios, doença pulmonar estrutural	Organismos centrais + *Pseudomonas aeruginosa* + *Legionella pneumophila* ± SAMR	Cefalosporina de terceira ou quarta geração com atividade antipseudomonas + quinolona ± vancomicina	Ceftazidima + ciprofloxacina ± vancomicina
PAH grave			
Unidade de terapia intensiva/paciente de centro geriátrico, insuficiência respiratória, PAH rapidamente progressiva, evidência de sepse, choque, insuficiência renal ± hepática	Organismos centrais + *Pseudomonas aeruginosa, Acinetobacter* sp., *Legionella pneumophila*, SAMR	Cefalosporina de terceira/quarta geração, cefalosporina antipseudomonas + quinolona + vancomicina OU Imipenem + quinolona + vancomicina	Cefepima + ciprofloxacina + vancomicina OU Imipenem + ciprofloxacina + vancomicina

[a]Regimes sugeridos; substituições equivalentes são apropriadas.
[b]SAMR, *S. aureus* meticilina-resistente.
Adaptado, em parte, da American Thoracic Society. Hospital acquired pneumonia in adults: diagnosis, assessment of severity, initial antimicrobial therapy and preventive strategies: a consensus statement. *Am J Respir Crit Care Med* 1995;153:1711-1725; e Craven, DE, Steger, KA, Fleming, CA. Hospital acquired pneumonia. In: Hollander H, Watcher, RM. Goldman, L, eds, *Hospital Medicine*, New York: Williams & Wilkins, 2000, com permissão.

empiema ou abscesso pulmonar podem precisar de 4 a 8 semanas de antibioticoterapia conjuntamente com outras intervenções terapêuticas que são discutidas no Capítulo 22. Se ocorrer uma rápida resposta ao antibiótico, a duração da terapia para alguns patógenos pode ser encurtada. Após a condição do paciente estabilizar-se, o curso prescrito pode ser completado em casa ou em instalações de cuidados menos intensivos. Uma vez que o patógeno tenha sido identificado e a suscetibilidade *in vitro* confirmada, se o paciente estiver respondendo à terapia e não existir nenhuma contra-indicação, os antibióticos orais podem ser considerados para completar o curso da terapia.[18]

Não se encontra disponível nenhum dado que corrobore o uso de terapia coadjuvante como o fator estimulante de colônias de granulócitos ou citocinas em pacientes com PAR. No entanto, dados provenientes de pacientes com SARA sugerem que os esteróides sejam benéficos nas fases tardias da doença.[63]

Resposta à Terapia

Assim como a avaliação diagnóstica inicial, a avaliação da resposta clínica envolve a monitoração continuada da febre, produção de escarro, oxigenação, leucocitose, infiltrados radiológicos e outros resultados laboratoriais relevantes.[18] Apesar de o curso da PAH variar, os sinais da resposta clínica podem ocorrer em 12 a 24 horas, mas devem ser evidentes 48 a 72 horas após a terapia ser iniciada.[18] Uma falta de resposta ao tratamento, definida como um fracasso em melhorar ou como uma deterioração,

TABELA 15-5. *Diagnóstico diferencial e avaliação diagnóstica sugerida para pacientes que não respondem (após 48-72 horas sob a terapia inicial) ou que deterioram de acordo com a precisão do diagnóstico inicial*

Diagnóstico diferencial	*Avaliação diagnóstica*
Organismo errado	
Bacteriano	Repetir culturas do escarro e hemoculturas
Legionella	Pesquisa do antígeno urinário, escarro: anticorpo fluorescente direto
Micobactéria	Coloração e cultura para bacilos ácido-resistentes
Pneumocystis	Anticorpo monoclonal fluorescente direto no escarro
Fungos	Cultura para fungos
Organismo resistente	
Staphylococcus aureus resistente à meticilina	Cultura e antibiograma
Bacilos gram-negativos resistentes	Cultura e antibiograma
Complicações	
Empiema	Drenar derrames ± tomografia computadorizada de tórax
Abscesso pulmonar	Formação de cavidade? Broncoscopia e cultura
Colite por *Clostridium difficile*	Fezes para pesquisar toxina
Infecção devida a cateter central	Hemoculturas de material obtido por cateter e periférica
Sinusite	Tomografia computadorizada de crânio
Febre medicamentosa	Diagnóstico de exclusão
Antibiótico inadequado	
Dosagem errada	Função renal ou hepática alterada?
Má absorção	Trocar para administração IV
Diagnóstico incorreto	
Atelectasia	Respiração por pressão positiva intermitente, fisioterapia
Neoplasia	Tomografia computadorizada de tórax, broncoscopia
Embolia pulmonar	Cintilografia de perfusão/ventilacão, ultra-sonografia venosa
Insuficiência cardíaca congestiva	Sinais clínicos, achados na radiografia de tórax
Síndrome de angústia respiratória do adulto	Achados na radiografia de tórax
Contusão pulmonar	História de trauma?
Pneumonite química	História de aspiração ou exposição a agentes químicos?

pode ser devida a um diagnóstico inicial incorreto de pneumonia, identificação do organismo errado ou terapia antibiótica inapropriada, conforme delineado na Tabela 15-5. Para determinar o motivo do fracasso do tratamento, deve ser iniciada uma avaliação diagnóstica completa. Amostragens microbiológicas por sucção profunda ou broncoscopia, pesquisando-se patógenos resistentes a múltiplas drogas ou incomuns, são essenciais. As culturas negativas devem estimular a suspeitar de um processo intrapulmonar não-infeccioso, como embolia pulmonar ou linfoma. A avaliação radiológica incluindo as radiografias em decúbito lateral, a ultra-sonografia, a TC ou uma combinação destas, para descartar empiema, formação de abscesso, cavitação ou um processo pós-obstrutivo, também podem estar indicadas. Uma cintilografia de perfusão e de ventilação para pesquisa de embolia pulmonar deve ser considerada em pacientes nos quais não se identifica um processo infeccioso.

Questões durante a Hospitalização

Um passo crítico para a o tratamento da PAH é mostrado na Tabela 15-6. Durante o período inicial de avaliação, devem ser feitas considerações quanto aos fatores de risco para organismos incomuns ou para uma doença clínica grave. A maior prioridade durante as primeiras 2 a 4 horas após suspeitar-se de PAH é a administração rápida de antibióticos intravenosos, após completarem-se as avaliações iniciais e as coletas de culturas, particularmente as hemoculturas. O início da antibioticoterapia não deve ser retardado pela incapacidade em se obter um escarro para cultura. A saturação de oxigênio ao ar ambiente do paciente deve ser mensurada, e se estiver menor que 92% deve ser administrado oxigênio suplementar e deve-se realizar uma gasometria. A necessidade do paciente de ser transferido para uma UTI, de terapia respiratória ou intubação deve ser avaliada regularmente durante as primeiras 12 a 24 horas e, depois disso, conforme necessário. Os pacientes criticamente enfermos devem ser transferidos para a UTI, a menos que contra-indicado pelas diretrizes expressas do paciente ou seu responsável e uma consulta a um infectologista ou pneumologista pode estar indicada nos casos complicados.

O estado clínico geral do paciente deve ser avaliado em termos de hidratação e suporte nutricional. A nutrição enteral é preferida à nutrição parenteral.[64-66] A menos que contra-indicado, a cabeceira do leito deve ser mantida em uma posição inclinada a 30 graus. Se houver suspeita de organismos resistentes, organismos incomuns ou tuberculose, o paciente deve ser mantido em isolamento respiratório enquanto se obtenham exame do esfregaço, cultura e dados sobre a sensibili-

TABELA 15-6. *Caminho essencial: pneumonia adquirida no hospital (PAH)*

Tempo anterior ao desenvolvimento da PAH	*Dia 1–4 h iniciais*	*Dia 1 – considerações adicionais*	*Dia 2 – se estável ou melhorando*	*Dia 2 – se não estiver estável ou melhorando*	*Uma vez estável até alta*
Testes diagnósticos	Exame físico	Considerar necessidade de hidratação IV ± alimentação enteral	Checar laudo oficial da radiografia de tórax e os resultados da cultura	Repetir radiografia de tórax e culturas	Continuar a monitorar a terapia até a alta
	Radiografia de tórax				
	Cultura e coloração Gram do escarro		Repetir a saturação de O_2, ajustar O_2 se necessário	Descartar derrame pleural, empiema, abscesso	
	Hemograma completo com contagem diferencial, bioquímica-7, exame de urina			Considerar outros diagnósticos	
	Hemoculturas			Considerar consulta com pneumologista/infectologista	
	Saturação de O_2; gasometria se < 92%			Considerar testes quantitativos – EAQ, LBA, EEP pela broncoscopia	
	Baciloscopia do escarro se houver risco de TB			Avaliar necessidade de uma mudança de regimes	
	Considerar patógenos incomuns (PPC, *Legionella)* se paciente sob risco			Avaliar a saturação de O_2	
	Considerar testes quantitativos: EAQ, LBA, EEP ± broncoscopia				
	Avaliar história relevante: aspiracão, doenças crônicas				
	Pesquisa de DI, e teste HIV se apropriado				
Medicações e terapias	Início precoce dos antibióticos IV (ABX) em 2-4 h mas após culturas (checar alergias ABX); ver Tabela 15-3	Heparina subcutânea indicado	Considerar regime oral ± espectro mais estreito com base nos resultados da cultura	Continuar a monitorar a resposta à terapia, fazendo os ajustes necessários	Começar a educação do paciente em relação aos medicamentos
	Considerar isolamento respiratório se suspeita de TB ou cepa de RMD	Avaliar necessidade de líquidos IV	Se estável, avaliar necessidade de continuar a ventilação mecânica	Avaliar possibilidade de nutrição enteral	Documentar planos, inclusive data esperada da alta e a disposição
	Considerar transferência para a UTI se o paciente estiver instável ou nos casos de a PAH grave; intubar conforme necessário		Se estável, considerar transferência da UTI		
	Fisioterapia respiratória se necessário		Avaliar necessidade para terapia respiratória continuada		
Considerações adicionais	Atividade conforme tolerado, considerar decúbito lateral para imobilidade		Aumento da atividade conforme apropriado; avaliar a dispnéia ao esforço		Avaliar necessidade de programa de cessação do ato de fumar e vacinação (pneumococo e influenza)
	Elevar cabeceira da cama 30 graus a menos que contra-indicado		Considerar consulta à fisioterapia		Implementar plano de alta
	Orientar o paciente para a unidade o mais rápido possível		Rever a situação e necessidades domiciliares e estimar a duração da hospitalização		Fornecer instrução oral e escrita do plano de acompanhamento

LBA, lavado broncoalveolar; Bioquímica, perfil bioquímico; HIV, vírus da imunodeficiência humana; UTI, unidade de terapia intensiva; DI, doenças infecciosas; RMD, resistente a múltiplas drogas; O_2, oxigênio; PPC, pneumonia pelo *Pneumocystis carinii*, EEP, espécime por escova protegida; AEQ, aspirados endotraqueais quantitativos; TB, tuberculose.
Adaptado de Craven DE, Steger, KA, Fleming, CA. Hospital acquired pneumonia In: Hollander H, Wachter, RM, Goldman, L eds, *Hospital medicine* Baltimore: Williams & Wilkins, 2000, com permissão.

dade ou até que uma terapia apropriada seja instituída. Se o paciente tiver uma mobilidade restrita, deve-se considerar o uso de heparina subcutânea.

Os sinais vitais, a saturação de oxigênio, testes laboratoriais pertinentes, o estado subjetivo e o aspecto geral do paciente devem ser acompanhados de perto nas primeiras 12 a 24 horas. No segundo dia, os resultados da cultura devem ser checados, assim como o laudo da radiografia de tórax, e devem ser feitos os ajustes necessários ao regime antibiótico. Novamente, a avaliação do aspecto global do paciente e do estado subjetivo é importante. Se o paciente parece estar melhorando, a extubação, transferência da UTI, troca para antibióticos orais e aumento na dieta e na atividade física devem ser considerados. Se o paciente estiver deteriorando, devem se considerar testes diagnósticos adicionais incluindo-se técnicas quantitativas, assim como a pesquisa de causas não-infecciosas da doença.

Uma vez que o paciente pareça estar respondendo à terapia, deve ser feita uma avaliação de enfermagem, incluindo-se informações concernentes à situação domiciliar, necessidades especiais e a duração da permanência hospitalar projetada e planos de alta. Este também é um bom momento para avaliar-se a necessidade de vacinação contra pneumococos e influenza, e incorporar esta medida ao plano de alta. A avaliação de enfermagem também deve identificar os fatores de risco para a pneumonia e avaliar a possibilidade de aspiração, a condição da dentição do paciente, a necessidade de se abandonar o tabagismo e outras questões de educação do paciente. Os procedimentos de controle da infecção tornam obrigatório que todos os pacientes com *Aspergillus* adquirido no hospital, tuberculose, *Legionella* ou patógenos nosocomiais resistentes a múltiplas drogas sejam relatados à equipe de controle de infecção hospitalar. Além disso, casos de organismos atípicos ou de organismos resistentes a múltiplas drogas devem ser relatados às instituições de referência das quais o paciente veio, como os centros geriátricos.

Complicações

Uma complicação pulmonar comum da PAH é o empiema.[67] A toracocentese é necessária para o diagnóstico do empiema e está indicada em todos os pacientes com um derrame pleural considerável (definido como > 10 mm nas radiografias em decúbito lateral) nos quais suspeita-se de pneumonia.[68] O empiema é sugerido pela febre persistente ou a leucocitose associada a um derrame parapneumônico ou o achado de um derrame loculado, e o diagnóstico é confirmado pela aspiração de um líquido purulento ou a identificação subseqüente de organismos na coloração pelo Gram ou cultura. O diagnóstico precoce e a drenagem imediata do espaço pleural infectado pela aspiração com agulha, dreno torácico ou toracotomia, além da terapia antibiótica apropriada, são necessários para reduzir a morbidade associada.

O abscesso pulmonar é uma complicação relativamente incomum da PAH e pode ser diagnosticado pela radiografia ou TC de tórax em pacientes que não estejam respondendo a uma terapia de outro modo apropriada. Todos os pacientes com abscesso pulmonar devem ser avaliados quanto à presença de uma lesão endobrônquica, pois os abscessos pulmonares em geral estão associados a carcinoma broncogênico em mais de 10% dos casos.[69] Além disso, a antibioticoterapia deve ser continuada até que se documente a resolução radiográfica.

Além das conseqüências diretas da PAH, as complicações também podem resultar de intervenções e tratamentos necessários. Estas incluem a colite pelo *Clostridium difficile,* infecções pelos cateteres venosos centrais, reações ou toxicidades medicamentosas, tromboembolismo venoso e superinfecção do trato respiratório, observada mais freqüentemente nos pacientes intubados. Essas complicações podem representar um fracasso na resposta aos antibióticos e precisam ser consideradas na avaliação do paciente que responde mal ao tratamento (Tabela 15-5).

PROFILAXIA

Os fatores de risco e as estratégias intervencionistas direcionadas para a PAH podem ser classificados em fatores do hospedeiro, medicações e equipamentos que facilitam a colonização do paciente e aspiração, e fatores ambientais.[21,70,71] As medidas de controle infecciosas têm por objetivo prevenir a infecção cruzada ou a colonização por patógenos nosocomiais provenientes de outros pacientes e da equipe profissional, assim como a vigilância quanto aos dispositivos invasivos ou equipamentos de terapia respiratória que possam aumentar o risco de PAH. A maior parte das nossas recomendações derivam da medicina baseada em evidências usadas na meticulosa orientação das *Centers for Disease Control and Prevention/Hospital Infection Control Practice Commitee* (CDC/HICPAC) 1994 *Guidelines for the Prevention of Nosocomial Pneumonia*[21] e as recomendações de Kollef para a PAR[72] (Tabela 15-7).

Os fatores do hospedeiro como a idade avançada, tabagismo, cirurgia recente e doenças subjacentes aumentam significativamente o risco de pneumonia e de colonização das vias aéreas superiores.[4] Apesar de difíceis de serem alterados agudamente, eles podem ser alvo para os esforços preventivos a longo prazo para a PAH. Por exemplo, a introdução do abandono do tabagismo e o uso de vacinações para o pneumococo e para a influenza nas populações de alto risco são recomendados. Melhores vacinas para o pneumococo que não somente reduzam o risco de doença, mas também pareçam prevenir o estágio de portador de cepas resistentes à penicilina e a múltiplas drogas atualmente estão sob estudo.[73,74]

A aspiração e o refluxo gástrico são comuns em pacientes hospitalizados que sejam idosos, sob uso de sedativos ou recebendo alimentação por sondas.[21,70,74] A prática simples e gratuita de manutenção do paciente na posição inclinada a pelo menos 30 graus foi associada a um risco diminuído de pneumonia e de aspiração.[76,77] Os pacientes que estão gravemente doentes devem ser avaliados para nutrição enteral.[64-66] Além da espirometria de incentivo, a deambulação precoce pode ser particularmente eficaz na prevenção da pneumonia e da atelectasia nos pacientes em pós-operatório e naqueles com doença pulmonar obstrutiva crônica.

O uso criterioso de antimicrobianos, especialmente na UTI, pode reduzir o aparecimento de patógenos nosocomiais resistentes a múltiplas drogas, e a mudança ou a rotatividade de grupos padronizados de antibióticos usados na terapia empírica de infecções como pneumonia também foi eficaz em alguns hospitais.[78] Em um estudo, a mudança empírica dos regi-

TABELA 15-7. *Fatores de risco e medidas apropriadas de controle para a pneumonia nosocomial conforme definidos nas Centers for Disease Control and Prevention/Hospital Infection Control Practices Advisory Commitee (CDC/HICPAC) Guidelines*[21] *e os critérios de Kollef*[71] *para a pneumonia associada ao respirador (PAR)*

Fatores de risco	*Medidas de controle*	*Categoria CDC/HICPAC (Pneumonia nosocomial)*[a]	*Categoria Kollef (PAR)*[b]
Hospedeiro			
Idade	Prevenção primária	NS	NS
Trauma	Leitos cinéticos/rotação lateral contínua	NR	B
Doença subjacente aguda/crônica	Tratar a doença pulmonar obstrutiva crônica, espirometria de incentivo	II	NS
Imunossupressão	Diminuir esteróides e agentes citotóxicos	NS	NS
	Fator estimulante de colônia de granulócitos para a neutropenia	II	D
Desnutrição/obesidade	Controle do peso/nutrição adequada	NS	NS
Tabagismo	Aconselhamento e tratamento contra a nicotina	NS	NS
Abuso de álcool	Aconselhamento para vícios	NS	NS
Uso de drogas injetáveis	Aconselhamento-acesso ao tratamento de viciados	NS	NS
Nível de consciência deprimido	Uso judicioso de sedativos	IB	NS
Coma	Reduzir risco de aspiração	IB	NS
	Antibióticos profiláticos parenterais de rotina	NS/IA[c]	B
Aspiração	Aspiração contínua das secreções subglóticas (ACSS)	NR/IA[c]	A
Cirurgia			
Cabeça/pescoco, tórax/abdome	Profilaxia antibiótica apropriada	IA	NS
	Posicionamento apropriado do paciente	IB/IA[c]	B/A[c]
	Deambulação rápida	IB	NS
	Controle da dor	IB	NS
	Espirometria de incentivo	II	NS
	Encorajar a tosse e a respiração profunda no pós-operatório	IB	NS
Medicação			
Antibióticos	Uso judicioso de antibióticos	IA	C
	Rotatividade de classe de antibióticos	NS	C
	Antibióticos para a febre neutropênica	NS	D
	Evitar descontaminação seletiva de rotina do trato digestivo	NR	A
Profilaxia com antibióticos aerossolizados	Não recomendado	NS	B
Antiácidos/Bloqueadores H_2/sucralfato	Se indicado, usar sucralfato em vez de antiácidos ± bloqueadores H_2	II	NS
	Limitar a profilaxia para sangramento de estresse a pacientes de alto risco	NS	B
Lavagem oral com clorexidina	Uso rotineiro	NS	B
Vacinas/globulinas			
Vacinas contra:	Uso apropriado	IA	D
S. pneumoniae (pneumococos)			
H. influenzae, cepas do tipo b			
Influenza A + B			
Imunoglobulina profilática		NS	D
Ambiental			D
Sazonal	Consciência do patógeno sazonal/educação	NS	NS
Água	Vigilância para infecções com *Legionella pneumophila*	IA	NS

(Continua)

TABELA 15-7. *Fatores de risco e medidas apropriadas de controle para a pneumonia nosocomial conforme definidos nos Centers for Disease Control and Prevention/Hospital Infection Control Practices Advisory Commitee (CDC/HICPAC) Guidelines*[21] *e os critérios de Kollef*[71] *para a pneumonia associada ao respirador (PAR)* (Cont.)

Fatores de risco	*Medidas de controle*	*Categoria CDC/HICPAC (Pneumonia nosocomial)* [a]	*Categoria Kollef (PAR)*[b]
Ar	Uso de filtros apropriados para *Aspergillus* sp. nos quartos dos pacientes de alto risco	IB	NS
	Checar fluxo aéreo nos quartos dos pacientes de alto risco	IB	NS
Infecção cruzada	Educação/treinamento da equipe em técnicas apropriadas de assepsia e isolamento	IA	NS
	Lavagem apropriada das mãos	IA	B
	Uso apropriado de aventais	IB	B
	Uso apropriado de luvas	IA	B
	Conduzir vigilância focalizada ou direcionada nas infecções nosocomiais	IA	NS
Dispositivos/equipamentos invasivos	Remoção imediata dos dispositivos	IB	C
	Limpeza apropriada e esterilização	IA	NS
Tubo/intubação endotraqueal	Usar intubação oral (não-nasal)	NR	D
	Manter o manguito inflado, aspirar secreções subglóticas antes de desinflar o manguito	IB	C
	ACSS	NR/IA[c]	A
	Evitar auto-extubação, reintubação	NS	C
	Manter posição semi-recumbente do paciente	IB/IA[c]	B/A[c]
Condensado na tubulação	Drenagem apropriada dos condensados dos circuitos do ventilador	IB	C
Sonda nasogástrica	Uso de sonda orogástrica	NS	D
	Remover assim que possível	IB	C
	Usar H_2O estéril em vez de água da torneira para irrigar a sonda ou para diluir a alimentação pela sonda	NS[c]	NS
Circuitos ventilatórios	Trocas rotineiras do circuito do ventilador não recomendadas	IA	A
	Uso de umidificação com aquecedores de umidade	NR	A
Nebulizadores *in-line*	Desinfetar, lavar com H_2O, ou ar seco entre os tratamentos	IB	NS
	Substituir entre os pacientes	IB	NS
Espirômetros, sensores de O_2 e controles manuais	Esterilizar/desinfetar entre pacientes	IA	NS
Bolsas de ressuscitação	Usar filtros para prevenir contaminação	NS	NS
Cateteres de sucção traqueal	Usar técnica asséptica	NS	NS
	Nenhuma troca rotineira do cateter de sucção traqueal *in line*	NR	B
	Usar cateter estéril para o sistema aberto	II	NS
Cuidado da traqueostomia	Usar técnica asséptica quando se trocam os tubos	IB	NS
Alimentação enteral	Usar sondas gástricas orais em vez de sonda nasogástrica	NS[c]	D
	Remover assim que possível	IB	C
	Elevar a cabeça do paciente ≥ 45 graus se não for contra-indicado	IB/IA[c]	B/A

TABELA 15-7. *Fatores de risco e medidas apropriadas de controle para a pneumonia nosocomial conforme definidos nos Centers for Disease Control and Prevention/Hospital Infection Control Practices Advisory Commitee (CDC/HICPAC) Guidelines*[21] *e os critérios de Kollef*[71] *para a pneumonia associada ao respirador (PAR)* (Cont.)

Fatores de risco	*Medidas de controle*	*Categoria CDC/HICPAC (Pneumonia nosocomial)*[a]	*Categoria Kollef (PAR)*[b]
	Avaliar rotineiramente a motilidade intestinal do paciente e ajustar a velocidade	IB	B
	Uso de sondas gástricas de pequeno ou de grande calibre	NR	NS
	Acidificação da alimentação gástrica	NR	U
	Checar a colocação da sonda	IB	U
	Uso de nutrição imune em pacientes criticamente enfermos	NS	NS

[a]CDC/HICPAC Categoria IA, fortemente recomendado para todos os hospitais e intensamente corroborado por estudos experimentais ou epidemiológicos bem projetados; Categoria IB, fortemente recomendado para todos os hospitais e encarado como eficaz por especialistas no campo e um consenso do HICPAC com base em argumentos fortes e evidências sugestivas embora não haja estudos científicos definitivos; Categoria II, sugerido para implementação em muitos hospitais. As recomendações podem ser corroboradas por estudos clínicos ou epidemiológicos sugestivos. Um argumento teórico importante ou estudos definitivos aplicáveis a alguns, mas não a todos os hospitais. Nenhuma recomendação (NR), a questão não resolvida é definida como uma "prática para a qual existem dados insuficientes ou falta consenso quanto à sua eficácia." NS, não especificado pelas orientações do CDC/HICPAC (Apêndice A).[1]
[b]Critérios/graduação de Kollef: A, corroborado por pelo menos duas investigações aleatórias, controladas; B, corroborado por pelo menos uma investigação aleatória controlada; C, corroborado por investigações não-aleatórias, investigações de coortes-concorrentes, investigações de coortes-históricas ou séries de casos; D, corroborada por investigações aleatórias, controladas de outras infecções nosocomiais; U-indeterminada ou ainda não estudada por investigações clínicas.
[c]Recomendação atualizada por dados novos desde a publicação original.
Adaptado de DE Craven, KA Steger, OC Tablon. Preventing Nosocomial Pneumonia: Guidelines for Health Care Workers. Taken with permission from Saunder's Infection Control Reference Service 2nd Edition, Philadelphia: WB Saunders, 2000 (no prelo). (E. Abrutyn, DA Goldman, WE Sheckler, eds).

mes terapêuticos nos casos suspeitos de infecções por gram-negativos nos pacientes na UTI pós-operatória reduziu significativamente a incidência de PAR.[79] São necessários estudos adicionais para confirmar estes resultados encorajadores, e para especificar os termos exatos (p. ex., freqüência de modificação do regime) antes de o uso disseminado desta prática poder ser recomendado.[79,80]

A descontaminação seletiva do trato digestivo, na qual combinações de antibióticos são aplicadas à orofaringe e ao estômago, com ou sem antibióticos sistêmicos, para a profilaxia contra a pneumonia nosocomial, pode ser eficaz em pacientes selecionados ou para a erradicação a curto prazo de um patógeno nosocomial virulento resistente a múltiplas drogas.[21,70,71,74] Uma metanálise combinando os resultados de 16 estudos clínicos aleatórios mostrou uma redução significativa nas infecções do trato respiratório *[odds ratio* (OR) = 0,35; intervalo de confiança (IC) 95% 0,29-0,41] e mortalidade (OR = 0,80; 95% IC 0,69-0,93) com o uso de profilaxia com antibióticos tópicos e sistêmicos em pacientes adultos na UTI. Os resultados combinados de 17 pesquisas sobre a profilaxia da PAH apenas com antibióticos tópicos revelaram uma redução na incidência de infecções respiratórias (OR = 0,56; 95% IC 0,46-0,68), mas pouca influência sobre a mortalidade (OR = 1,01; 95% IC 0,84-1,22).[81] O uso de cefuroxima intravenosa para a profilaxia, em pacientes em coma, contra a PAR de início recente demonstrou-se eficaz. Estes resultados promissores devem ser pesados contra o considerável risco de seleção a longo prazo de organismos resistentes a múltiplas drogas.[21,72]

Outras medicações, como sedativos, foram associadas a um maior risco de aspiração ou de colonização, podem retardar o desmame da ventilação mecânica e, portanto, devem ser usadas judiciosamente.[70,74,75] Similarmente, a profilaxia contra o sangramento de estresse deve ser usada judiciosamente nos pacientes de alto risco na UTI. Se for indicada uma profilaxia contra a úlcera de estresse, o sucralfato foi associado a menor risco de PAR de início tardio do que os antiácidos ou os bloqueadores H2, mas ele pode ser menos eficaz na prevenção do sangramento clinicamente significativo do que os bloqueadores H_2.[39] A adesão a práticas de controle infeccioso estritas, incluindo a lavagem de mãos efetiva, e o uso apropriado de precauções respiratórias e de barreira, minimiza a infecção cruzada e a disseminação de bacilos gram-negativos resistentes a múltiplas drogas e de *S. aureus* meticilina-resistente.

Os dispositivos contaminados como espirômetros, bolsas Ambu, sensores de temperatura, nebulizadores de medicamentos e broncoscópios foram associados a um maior risco de pneumonia que pode ser minimizado pela limpeza apropriada e desinfecção após o uso dos pacientes e, em alguns casos, pela imediata suspensão e uso apropriado destes dispositivos. Nós corroboramos o uso de aspiração contínua das secreções subglóticas que se represam acima do tubo endotraqueal e a manutenção de uma pressão adequada do manguito endotraqueal.[83] Os tubos do respirador não precisam ser trocados e o refluxo da tubulação do respirador condensando-se no trato respiratório do paciente pode ser minimizado pelo uso de umidificadores com aquecedores.[84] Para melhor manuseio das secreções e para manutenção da oxigenação do paciente, recomendam-se sistemas de sucção fechados.[85]

O risco de aspiração associado às alimentações por sondas pode ser reduzido verificando-se a colocação do tubo, usando-se alimentação contínua ao invés de alimentação em *bolus*, manuseando-se apropriadamente os resíduos e considerando-se a possibilidade de alimentação com sondas jejunais.[21,70,72] Finalmente, o uso de sondas orais ao invés de nasogástricas e nasotraqueais nos pacientes ventilados mecanicamente pode evitar a sinusite adquirida no hospital.[86]

Algumas das estratégias preventivas estão amplamente disponíveis, são baratas e não-invasivas, mas subutilizadas na prevenção da PAH.[87] Devido à complexidade dos fatores de risco e ao espectro de possíveis estratégias preventivas, recomendamos o estabelecimento de uma equipe que inclua intensivistas, enfermeiros e profissionais de controle de infecção para monitorar os patógenos resistentes, o acúmulo de organismos incomuns e para acompanhar as taxas de PAH.

CONCLUSÃO

Apesar de uma compreensão cada vez mais ampla sobre a patogênese da pneumonia e dos avanços tecnológicos nos equipamentos, nas técnicas diagnósticas e nos antimicrobianos, as taxas de PAH permanecem inaceitavelmente altas em termos de custos, morbidade e mortalidade. Recomendamos abordagens práticas ao diagnóstico, tratamento e prevenção da PAH. A terapia deve basear-se na estratificação por gravidade da doença, na avaliação clínica do paciente e na avaliação dos fatores de risco que necessitariam de uma cobertura antibiótica empírica mais ampla. Com base na resposta à terapia e numa revisão dos dados clínicos e microbiológicos, a terapia do paciente freqüentemente pode ser direcionada para uma alta hospitalar mais rápida e redução dos custos. Para os pacientes que não respondem à terapia inicial, podem estar indicados exames adicionais.

Nitidamente, estratégias preventivas a curto e a longo prazos são necessárias para preservar a saúde do paciente no hospital e após a alta. Os esforços preventivos têm sido cada vez mais desafiados pelo crescimento da população de idosos, durações menores de hospitalização, aumento dos locais de cuidados de saúde alternativos e reduções nos programas de controle de infecção e de ensino. No entanto, não fomos capazes de elevar a prevenção aos mesmos níveis do diagnóstico e do tratamento. Pesquisas com a finalidade de delinear as estratégias preventivas mais eficazes e exeqüíveis para a PAH foram comprometidas por fundos insuficientes, falta de estudos multicêntricos adequados para ampliar a potência e a generabilidade dos resultados, e a falta de métodos de amostragem específicos para o diagnóstico da pneumonia. Além disso, estratégias eficazes para a prevenção não foram amplamente disseminadas ou implementadas nos hospitais. Estratégias preventivas bem-sucedidas precisam ser multifatoriais, envolvendo os novos avanços tecnológicos avaliados e uma equipe de prevenção composta de médicos, enfermeiros e fisioterapeutas para promoção das políticas preventivas. Mais de cem anos atrás William Osler preveniu os profissionais de saúde, "Lembrem-se o quanto vocês não sabem". Acrescentaríamos que aprendemos muito sobre os fatores de risco e prevenção da PAH que precisa ser aplicado nos cuidados do paciente.

REFERÊNCIAS BIBLIOGRÁFICAS

1. Wenzel RP. Hospital-acquired pneumonia: overview of the current state of the art for prevention and control. *Eur J Clin Microbiol Infect Dis* 1989;8:56-60.
2. Craven DE, Kunches LM, Lichtenberg DA, et al. Nosocomial infection and fatality in medical and surgical intensive care unit patients. *Arch Intern Med* 1988;148:1161-1168.
3. Torres A, Aznar R, Gatell JM, et al. Incidence, risk, and prognosis factors of nosocomial pneumonia in mechanically ventilated patients. *Am Rev Respir Dis* 1990;142:523-528.
4. Celis R, Torres A, Gatell JM, et al. Nosocomial pneumonia: a multivariate analysis of risk and prognosis. *Chest* 1988;93:318-324.
5. George DL, Falk PS, Wunderink RG, et al. Epidemiology of ventilator-acquired pneumonia based on protected bronchoscopic sampling. *Am J Respir Crit Care Med* 1998;158:1839-1847.
6. Cross AS, Roupe B. Role of respiratory assistance devices in endemic nosocomial pneumonia. *Am J Med* 1981;70:681-685.
7. Haley RW, Culver DH, White JW, et al. The nationwide nosocomial infection rate: a new need for vital statistics. *Am J Epidemiol* 1985;121:159-167.
8. Niederman MS, Torres A, Summer W. Invasive diagnostic testing is not needed routinely to manage suspect ventilator-associated pneumonia. *Am J Respir Crit Care Med* 1994;150:565-569.
9. El-Ebiary M, Torres A, Gonzalez J, et al. Quantitative cultures of endotracheal aspirates for the diagnosis of ventilator-associated pneumonia. *Am Rev Respir Dis* 1993;148:1552-1557.
10. Chastre J, Fagon JY. Invasive diagnostic testing should be routinely used to manage ventilated patients with suspected pneumonia. *Am J Respir Crit Care Med* 1994;150:570-574.
11. Amberson JB. Aspiration bronchopneurnonia. *Int Clin* 1937;3:126-134.
12. Huxley EJ, Viroslav J, Gray WR, et al. Pharyngeal aspiration in normal adults and patients. with depressed consciousness. *Am J Med* 1978;64:564-568.
13. Atherton ST, White DJ. Stomach as a source, of bacteria colonizing respiratory tract during artificial ventilation. *Lancet* 1978;2:968-969.
14. Driks MR, Craven DE, Celli BR, et al. Nosocomial pneumonia in intubated patients given sucralfate as compared with antacids or histamine type 2 blockers: the role of gastric colonization. *N Engl J Med* 1987;317:1376-1382.
15. du Moulin GC, Paterson DG, Hedley-Whyte J, Lisbon A. Aspiration of gastric bacteria in antacid-treated patients: a frequent cause of postoperative colonization of the airway. *Lancet* 1982;1:242-245.
16. Prodhom G, Leuenberger PH, Koerfer J, et al. Nosocomial pneumonia in mechanically ventilated patients. receiving antacid, ranitidine, or sucralfate as prophylaxis for stress; ulcer. *Ann Intem Med* 1994;120:653-662.
17. Ibanez J, Penafiel A, Raurich J, et al. Gastroesophageal reflux and aspiration of gastric contents during nasogastric feeding; the effect of posture. *Intensive Care Med* 1988;14[Suppl]21:296.
18. The American Thoracic Society. Hospital-acquired pneumonia in adults: diagnosis, assessment of severity, initial antimicrobial therapy, and preventative strategies: a consensus statement. *Am J Respir Crit Care Med* 1995;153:1711-1725.
19. Meehan TP, Fine MJ, Krumholz HM, et al. Quality of care, process, and outcomes in elderly patients. with pneumonia. *JAMA* 1997;278:2080-2085.
20. Craven DE, Kunches LM, Kilinsky V, et al. Risk factors for pneumonia and fatality in patients receiving continuous mechanical ventilation. *Am Rev Respir Dis* 1986;133:792-796.

21. Tablan OC, Anderson LJ, Arden NH, et al. Guideline, for prevention of nosocomial pneumonia: Part I. Issues on prevention of nosocomial pneumonia, 1994. *Infect Control Hosp Epidemiol* 1994;15:588-625.
22. Horan T, Culver D, Jarvis W, et al. Pathogens causing nosocomial infections. Centers for Disease Control and Prevention. *Antimicrobic Newsletter* 1988;5:65-67.
23. Gross PA, Neu HC, Aswapokee P, et al. Deaths from nosocomial infection: experience in a university hospital and a community hospital. *Am J Med* 1980;68:219-223.
24. Stevens RM, Teres D, Skillman JJ, et al. Pneumonia in an intensive care unit: a thirty-month experience. *Arch Intem Med* 1974;134:106-111.
25. Graybill JR, Marsha11 LW, Charache P, et al. Nosocomial pneumonia: a continuing major problem. *Am Rev Respir Dis* 1973;108:1130-1140.
26. Fagon JY, Chastre J, Hance, AJ, et al. Nosocomial pneumonia in ventilated patients: a cohort study evaluating attributable mortality and hospital stay. *Am J Med* 1993;94:281-288.
27. Chastre J. Nosocomial pneumonia has an attributable mortality: pro. *Pulmonary Infections Forum* 1998;2(4):2-10.
28. Bowton DL. Nosocomial pneumonia has an attributable pneumonia: con. *Pulmonary Infections Forum* 1998;2(4):3-13.
29. Leu HS, Kaiser DL, Mori M, et al. Hospital-acquired pneumonia: attributable mortality and morbidity. *Am J Epidemiol* 1989;129:1258-1267.
30. Johanson WGJ, Pierce AK, Sanford J, Thomas GD. Nosocomial respiratory infections with gram-negative bacilli: the significance of colonization of the respiratory tract. *Ann Intern Med* 1972;77:701-706.
31. Johanson WG, Pierce AK, Sanford JP. Changing pharyngeal bacterial flora of hospitalized patients: emergence of gram-negative bacilli. *N Engl J Med* 1969;281:1137-1140.
32. Reynolds HY. Normal and defective respiratory host defenses. In: Permington JE, ed. *Respiratory infections: diagnosis and management*, 2nd ed. New York: Raven Press, 1989:1-33.
33. Stockley RA. Role of inflammation in respiratory tract infections. *Am J Med* 1995;99:8S-13S.
34. Niederman MS. Gram-negative colonization of the respiratory tract: pathogenesis and clinical consequences. *Sem Respir Infect* 1990;5:173-184.
35. Woods DE, Straus DC, Johanson WG Jr., et al. Role of fibronectin in the prevention of adherence of *Pseudomonas aeruginosa* to buccal cells. *J Infect Dis* 1981;143:784-790.
36. Bonten MJM, Gaillard CA, van der Geest S, et al. The role of intragastric acidity and stress ulcer prophylaxis on colonization and infection in mechanically ventilated patients. A stratified, randomized, double blind study of sucralfate versus antacids. *Am J Respir Crit Care Med* 1995;152:1825-1834.
37. Tryba M. The gastropulmonary route, of infection-fact or fiction? *Am J Med* 1991;91[Suppl 2A]:135S-146S.
38. Bonten MJM, Gaillard CA, de Leeuw PW, Stobberingh EE. The role of colonization of the upper intestinal tract in the pathogenesis of ventilator-associated pneumonia. *Clin Infect Dis* 1997;24:309-319.
39. Cook DJ, Reeve BK, Guyatt GH, et al. Stress ulcer prophylaxis in critically ill patients. resolving discordam meta-analyses. *JAMA* 1996;275:308-314.
40. Craven DE, Steger KA. Nosocomial pneumonia in mechanically ventilated adult patients: epidemiology and prevention in 1996. *Semin Respir Infect* 1996;11:32-53.
41. Pugin J, Auckenthaler R, Mili N, et al. Diagnosis of ventilator-associated pneumonia by bacteriologic analysis of bronchoalveolar lavage fluid. *Am Rev Respir Dis* 1991;143:1121-1129.
42. Maki DG. Control of colonization and transmission of pathogenic bacteria in the hospital. *Ann Intern Med* 1978;89:777-780.
43. Flaherty JP, Weinstein RA. Infection control and pneumonia prophylaxis strategies in the intensive care, unit. *Sem Respir Infect* 1990;5:191-203.
44. Bartlett JG, O'Keefe P, Tally FP, et al. Bacteriology of hospital acquired pneumonia. *Arch Intern Med* 1986;146:868-871.
45. Kirby BD, Synder KM, Meyer RD, et al. Legiormaires disease: report of sixty-five nosocomially acquired cases and review of the literature. *Medicine* 1980;59:188-205.
46. Yu VL, Kroboth FJ. Legionnaires' disease: new clinical perspectives from a prospective pneumonia study. *Am J Med* 1982;73:357-361.
47. Valenti WM, Hall CB, Douglas RGJ, et al. Nosocomial viral infections: 1. Epidemiology and significance. *Infect Control* 1980;1:33-37.
48. Arnow PM, Anderson RL, Mainous PD, et al. Pulmonary aspergillus during hospital renovation. *Am Rev Respir Dis* 1978;118:49-53.
49. Bryan CS, Reynolds KL. Bacteremic nosocomial pneumonia: analysis of 172 episodes from a single metropolitan area. *Am Rev Respir Dis* 1984;129:668-671.
50. Stockley RA. Prevalence, of human imrnunodeficiency virus infection, mortality rate, and serogroup distribution among patients with pneumococcal bacteremia at Denver General Hospital, 1984-1994. *Clin Infect Dis* 1997;25:195-199.
51. Garrard CS, A`Court CD. The diagnosis of pneumonia ín the critically ill. *Chest* 1995;108:17S-25S.
52. A'Court CHD, Garrard CS, Crook D, et al. Microbiological lung surveillance in mechanically ventilated patients, using non-directed lavage and quantitative culture. *Q J Med* 1993;86:635-648.
53. Pugin J, Auckenthaler R, Mili N, et al. Diagnosis.of ventilator-associated pneumonia by bacteriologic analysis of bronchoscopic and nonbronchoscopic blind bronchoalveolar lavage fluid. *Am Rev Respir Dis* 1988;138:117-120.
54. Singh N, Rogers P, Atwood CA, et al. Short-course empiric antibiotic therapy for suspected nosocomial pneumonia: a proposed solution for indiscriminate antibiotic prescription for pulmonary infiltrates in the ICU. *Am J Respir Crit Care Med,* 2000: in press.
55. El-Ebiary M, Torres A, Gonzalez J, et al. Diagnosis of ventilator-associated (VA) pneumonia: diagnostic value of quantitative cultures of endotracheal aspirates (EA). *Am Rev Respir Dis* 1993;148:1552-1557.
56. Timsit J-F, Chevret S, Valcke J, et al. Mortality of nosocomial pneumonia in ventilated patients: influence of diagnostic tools. *Am J Respir Crit Care Med* 1996;154:116-123.
57. Bregeon F, Papazian L, Visconti A, et al. Relationship of microbiologic diagnostic criteria to morbidity and mortality in patients with ventilator-associated pneumonia. *JAMA* 1997;277:655-662.
58. Sanchez-Nieto JM, Torres A, Garcia-Cordoba F, et al. Impact of invasive and noninvasive quantitative culture, sampling on outcorne of ventilator-associated pneumonia: a pilot study [published erratum appears in *Am J Respir Crit Care Med* 1998;157:1005]. *Am J Respir Crit Care Med* 1998;157:371-376.
59. Montravers P, Fagon J-Y, Chastre J, et al. Follow-up protected specimen brushes to assess treatment in nosocomial pneumonia. *Am Rev Respir Dis* 1993;147:38-44.
60. Edelstein PH. Antimicrobial chemotherapy for Legionnaires disease: time for a change. *Ann Intern Med* 1998;129:328-330.
61. Rello J, Torres A, Ricart M, et al. Ventilator-associated pneumonia by *Staphylococcus aureus:* comparison of methicillin-resistant and methicillin-sensitive episodes. *Am J Respir Crit Care Med* 1994;150:1545-1549.
62. Fink ME Snydman DR, Niederman MS, et al. Treatment of severe pneumonia in hospitalized patients. results of a multicenter, randomized, double-blind trial comparing intravenous ciprofloxacin with imipenem-cilastatin. Severe Pneumonia Study Group. *Antimicrobial Agents Chemotherapy* 1994;38:547-557.
63. Meduri GU, Headley AS, Golden E, et al. Effect of prolonged methylprednisolone therapy in unresolving acute respiratory distress syndrome: a randomized, controlled trial. *JAMA* 1998;280:159-165.
64. Veterans Affairs Total Parenteral Nutrition Cooperative Study Group. Perioperative total parenteral nutrition in surgical patients. *N Engl J Med* 1991;325:525-532.

65. Heymsfield SB, Bethel RA, Ansley JD, et al. Enteral hyperalimentation: an alternative to central venous hyperalimentation. *Ann Intern Med* 1979;90:63-71.
66. Beale RJ, Bryg OJ, Bihari DJ. Immune nutrition in the critically ill: a systematic review of clinical outcome. *Crit Care Med* 1999;12:2799-2805.
67. Bryant RE, Salmon CJ. Pleural empyema. *Clin Infect Dis* 1996;22:747-762.
68. Light RW. A new classification of parapneumonic effusions and empyema [editorial]. *Chest* 1995;108:299-301.
69. Sosenko A, Glassroth J. Fiberoptic bronchoscopy in the evaluation of lung abscesses. *Chest* 1985;87:489-494.
70. Craven DE, Steger KA, Fleming CA. Preventing hospital-acquired pneumonia: current concepts and strategies. *Semin Respir Crit Care Med* 1997;18:185-200.
71. Goldman DA, Weinstein RA, Wenzel OC, et al. Strategies to prevent and control the emergence and spread of antimicrobial-resistant microorganisms in hospital. *JAMA* 1996;275:234-240.
72. Kollef MH. The prevention of ventilator-associated pneumonia. *N Engl J Med* 1999;340;627-634.
73. Eskola J. Immunogenicity of pneumococcal conjugate vaccines. *Pediatric Infect Dis J* 2000;19:388-393.
74. Lipsitch M. Vaccination against colonizing bacteria with multiple serotypes. *Proc Natl Acad Sci U S A* 1997;94:6571-6576.
75. Kress JP, Pohlman AS, O'Connor MF, Hall JB. Daily interruption of sedative infusions in critically ill patients undergoing mechanical ventilation. *N Engl J Med* 2000;342:1471-1477.
76. Kollef MH. Ventilator-associated pneumonia. *JAMA* 1993;270:1965-1970.
77. Drakulovic M, Torres A, Brauer T, et al. Supine, body position as a risk factor for nosocomial pneumonia in mechanically ventilated patients: a randomized, trial. *Lancet* 1999;354:1851-1858.
78. Weinstein RA. Epidemiology and control of nosocomial infections in adult intensive care units. *Am J Med* 1991;91:179S-184S.
79. Kollef MH, Vlasnik J, Sharpless L, et al. Scheduled change of antibiotic classes: a strategy to decrease the incidence of ventilator-associated pneumonia. *Am J Respir Crit Care Med* 1997;156:1040-1048.
80. Niederman]VIS. Is "crop rotation" of antibiotics the solution to a "resistant" problem in ICU? *Am J Respir Crit Care Med* 1997;156:1029-1031.
81. D'Amico R; Pifferi S, Leonetti C, et aL Effectiveness of antibiotic prophylaxis in critically ill adult patients: systematic review of randomised controlled trials. *BMJ* 1998;316:1275-1285.
82. Sirvent JM, Torres A, El-Ebiary M, et al. A protective effect of intravenously administered cefuroxime against nosocomial pneumonia in patients with structural coma. *Am J Respir Crit Care Med* 1997;155:1729-1734.
83. Valles J, Artigas A, Rello J, et al. Continuous aspiration of subglottic secretions in the prevention of ventilator-associated pneumonia. *Ann Intern Med* 1995;122:179-186.
84. Kirton OC, DeHaven B, Morgan J, et al. A prospective, randomized comparison of an in-line, heat moisture exchange filter and heated wire humidifiers: rates of ventilator associated early-onset (community-acquired) or late-onset (hospital-acquired) pneumonia and incidence of endotracheal tube occlusion. *Chest* 1997;112:1055-1059.
85. Deppe SA, Kelly JW, Thoi LL, et al. Incidence of colonization, nosocomial pneumonia, and mortality in critically ill patients using a Trach Care^R closed-suction system, versus an, open-suction system: a prospective, randomized study. *Crit Care Med* 1990;18:1389-1394.
86. Rouby M, Laurent P, Gosnach M, et al. Risk factors and clinical relevance of nosocomial maxillary sinusitis in the critically ill. *Am J Respir Crit Care Med* 1994;150:776-783.
87. Craven DE, Steger KA. Hospital-acquired pneumonia: perspective for the epiderniologist. *Infect Control Hosp Epidemiol* 1997;18:783-795.

CAPÍTULO 16

Pacientes Não-Transplantados com Imunossupressão por Quimioterapia

Patricia A. Walker e Dorothy A. White

As infecções pulmonares são um problema sério e freqüente nos pacientes com doenças malignas que estão recebendo quimioterapia. Reconhece-se que elas comumente ocorrem naqueles com doenças malignas hematológicas, particularmente durante períodos de recaída ou granulocitopenia, mas também são uma preocupação em muitos pacientes portadores de tumores sólidos, particularmente quando empregam-se regimes quimioterápicos agressivos. As pneumonias ocorrem no contexto do câncer, em parte devido aos defeitos imunológicos presentes. Adicionalmente elas ocorrem secundariamente a fatores predisponentes comuns nos indivíduos com câncer, como propensão à aspiração devido a metástases para o sistema nervoso central, uso de narcóticos, ou problemas de deglutição. Também pode ocorrer uma dificuldade na eliminação das secreções devido à doença endobrônquica ou debilitação assim como por desnutrição.

Desde o final da década de 1980 ocorreram grandes avanços na prevenção, diagnóstico e tratamento das infecções oportunistas nos pacientes imunocomprometidos. Os fatores de crescimento encurtam a duração da neutropenia, reduzem o risco de infecção, e a profilaxia reduziu a incidência de algumas infecções, notadamente a pneumonia pelo *Pneumocystis carinii* (PPC). Avanços na tecnologia laboratorial levaram a um diagnóstico rápido de algumas infecções como o vírus sincicial respiratório (VSR), facilitando o tratamento precoce e diminuindo o risco de transmissão. Finalmente, a introdução de novas drogas, como os azoles e a anfotericina lipossômica, tornou os regimes de tratamento mais eficazes e toleráveis. Apesar destes avanços, o diagnóstico e tratamento das infecções pulmonares nos pacientes imunocomprometidos podem permanecer difíceis e desafiadores.

Este capítulo focaliza as infecções oportunistas que ocorrem devido aos defeitos imunológicos em pacientes com câncer que estejam recebendo quimioterapia. Uma abordagem da pneumonia no paciente com doenças malignas é apresentada, seguida por uma revisão da patogênese, características clínicas, diagnóstico e tratamento das infecções mais comuns que ocorrem nesse contexto.

P. A. Walker: Department of Medicine, St. Vincent's. Vincent's Hospital and Medical Center, New York, New York 10017.

D. A. White: Department of Medicine, Memorial Sloan-Kettering Cancer Center, New York, New York, 10021.

ABORDAGEM À PNEUMONIA NO PACIENTE COM CÂNCER

Nos pacientes com doenças malignas que estejam recebendo quimioterapia, a probabilidade de uma determinada infecção pode ser avaliada analisando-se os fatores de risco. Os fatores mais importantes são (a) o tipo, gravidade e duração da deficiência imunológica presente devida a uma doença subjacente, incluindo a presença ou ausência de neutropenia, deficiências da imunidade humoral e defeitos nos linfócitos T; (b) exposições prévias a infecções como a tuberculose (TB), fungos endêmicos, toxoplasmose e estrongilóides que podem reativar-se; (c) o tratamento imunossupressor administrado, incluindo dosagem e duração, terapia com corticosteróides e o tipo de quimioterapia; (d) agentes profiláticos usados na prevenção das infecções. Os organismos a serem esperados com as diversas deficiências imunológicas são listados na Tabela 16-1, e discute-se uma abordagem ao diagnóstico baseada nas deficiências imunológicas presentes nas seções Deficiência Humoral e Defeitos nas Células T.[1]

A ocasião do desenvolvimento da pneumonia e o padrão radiológico também podem fornecer pistas para especificar o diagnóstico diferencial. As apresentações agudas com infiltrados, desenvolvendo-se em 24 horas, indicam infecção bacteriana, hemorragia pulmonar ou sobrecarga hídrica. Uma apresentação subaguda com infiltrados e sintomas que se desenvolvem durante uns poucos dias é mais característica da PPC, citomegalovírus ou infecções por fungos oportunistas. Um curso crônico é comumente observado com micobactérias, fungos endêmicos e toxicidade medicamentosa. Os padrões radiológicos mais comumente são classificados como difuso, focal ou nodular e cada um destes é caracteristicamente associado a infecções específicas. A Tabela 16-2 mostra os padrões radiológicos mais comuns e as infecções associadas.

Neutropenia

A neutropenia ocorre em pacientes com leucemia aguda ou secundariamente ao uso de quimioterapia intensiva. Quando a contagem neutrofílica diminui abaixo de 1.000 células/mm^3 e,

TABELA 16-1. *Defeitos nas defesas do hospedeiro e infecções pulmonares associadas*

Disfunção neutrofílica
Bactérias
Gram-positivas
Staphylococcus aureus
Staphylococcus epidermidis
Estreptococos alfa-hemolíticos
Enterococos
Gram-negativas
Pseudomonas aeruginosa
Klebsiella pneumoniae
Enterobactérias
Fungos
Aspergillus sp.
Zigomicetos
Candida sp.
Fusarium sp.
Trichosporon beigelii
Disfunção da imunidade celular
Bactérias
Legionella pneumophila
Nocárdia
Mycobacterium tuberculosis
Rhodococcus equi
Fungos
Pneumocystis carinii
Cryptococcus neoformans
Coccidiodis immitis
Histoplasma capsulatum
Vírus
Citomegalovírus
Vírus herpes simples
Vírus da influenza
Adenovírus
Vírus sincicial respiratório
Protozoário
Toxoplasma gondii
Helminto
Strongyloides stercoralis
Disfunção da imunidade humoral
Bactérias
Streptococcus pneumoniae
Haemophilus influenzae
Moraxella catarrhalis
Mycoplasma pneumoniae
Fungo
Pneumocystis carinii

TABELA 16-2. *Padrões radiográficos de infecções pulmonares associadas com imunossupressão pela quimioterapia*

Infiltrados segmentares ou lobares
Bactérias piogênicas
Micobactérias
Legionella sp.
Cryptococcus
Infiltrados difusos
Pneumocystis carinii
Vírus
Mycoplasma pneumoniae
Strongyloides stercoralis
Infiltrados reticulonodulares
Mycobacterium tuberculosis
Histoplasmose
Coccidioidomicose
Cavitação
Fungos (*Aspergillus, Mucor*)
Anaeróbios (Actino/*Nocardia*)
Legionella sp.
Micobactéria
Nódulos
Nocárdia
Micobactéria não-tuberculosa
Fungos oportunistas
Derrame pleural
Bactérias

particularmente, quando ela é menor do que 500 células/mm^3 as infecções bacterianas, incluindo-se a sepse e a pneumonia, ocorrem espontaneamente devido à flora endógena. A duração assim como a intensidade da neutropenia é significativa, com um risco mínimo de infecção se a contagem for baixa por apenas uns poucos dias. Após 10 dias de neutropenia, o risco de infecção bacteriana é alto.[2] Após 3 semanas, as infecções por fungos oportunistas, geralmente devidas a *Aspergillus* sp., aumentam dramaticamente em freqüência.[3] As infecções invasivas por bactérias piogênicas e por fungos oportunistas são responsáveis pela grande maioria das infecções pulmonares no paciente neutropênico. Durante as epidemias de inverno, podem ocorrer infecções virais comunitárias, como pelo VSR. As outras causas de infiltrados pulmonares geralmente são processos não-infecciosos como a sobrecarga hídrica, hemorragia pulmonar e reações a produtos sangüíneos.

Os sinais e sintomas habituais de pneumonia podem estar ausentes no paciente neutropênico. A febre tipicamente está presente, mas a tosse ocorre em apenas 70% dos casos e o escarro purulento em 8%.[4] O exame físico pode ser normal. A radiografia de tórax pode mostrar infiltrados em ambas as bases ou consolidação focal.[4,5] Os organismos que mais comumente causam pneumonia são os bastonetes gram-negativos, particularmente a *Klebsiella* sp. outras *Enterobacteriaceae* e *Pseudomonas aeruginosa*. As infecções devidas a estes organismos gram-negativos permanecem ameaçadoras à vida. No entanto, estudos realizados na década de 1990 mostraram uma incidência crescente de bactérias gram-positivas, mais freqüentemente estafilococos coagulase-negativos, *Staphylococcus aureus*, estreptococos e enterococos.[6]

Os infiltrados localizados nos pacientes neutropênicos febris foram caracterizados como precoces, refratários ou tardios.[1] Os infiltrados precoces são aqueles que se desenvolvem junto com o início da febre em um paciente granulocitopênico e são tratados com regimes empíricos de antibióticos. Os infiltrados refratários são infiltrados precoces que não respondem à terapia antimicrobiana empírica administrada por 72 horas e sugerem a possibilidade de uma causa menos comum de pneumonia, como bactérias resistentes, *Legionella, Mycoplasma,* fungos, ou outras infecções oportunistas, assim como a possibilidade de uma causa não-infecciosa. Os infiltrados pulmonares tardios são aqueles que se desenvolvem a partir do 7° dia de terapia antimicrobiana empírica e geralmente se devem a fungos invasivos. Estes infiltrados tardios devem incentivar o acréscimo de anfotericina B se ela ainda não foi acrescentada. Os infiltrados ocasionalmente ocorrem durante a normalização da leucometria. O paciente geralmente parece bem, e esses infiltrados tendem a se solucionar espontaneamente sem tratamento adicional.

Quando ocorre pneumonia em um paciente neutropênico, administra-se o tratamento empírico embora se deva obter um exame do escarro se possível. A terapia antibiótica combinada tradicionalmente consiste de um antibiótico β-lactâmico e um aminoglicosídeo. Seleciona-se ou uma penicilina de amplo espectro ou uma cefalosporina de terceira geração em casos nos quais suspeita-se de uma elevada incidência de *S. aureus.* A monoterapia com uma cefalosporina de terceira geração ou um carbapene como o imipene mais a cilastatina pode ser utilizada. Quanto mais o paciente permanecer neutropênico, maior será a probabilidade de que exista uma necessidade de modificação do regime antibacteriano empírico inicial. Tais modificações geralmente são executadas devido à febre persistente ou falta de resposta clínica e inclui o uso de outros antibióticos como a vancomicina ou um macrolídeo, além da anfotericina B.[1]

O fator estimulante de colônias de granulócitos mostrou encurtar o período de neutropenia nos pacientes tratados com quimioterapia e reduzir a freqüência de febres neutropênicas.[7] O seu uso na pneumonia neutropênica documentada não foi estabelecido, porém muitos clínicos o prescrevem.

As taxas relatadas de resposta na literatura para a pneumonia neutropênica variam de 57 a 66% nos pacientes com leucemia.[8-10] Notou-se que a pneumonia neutropênica bacterêmica tem uma evolução pior. Um estudo da Espanha de 40 casos consecutivos de 1986 a 1995 mostrou uma taxa de mortalidade de 55%.[11] Os cânceres mais freqüentemente eram a leucemia ou o câncer de pulmão, e os organismos mais comumente encontrados eram *P. aeruginosa* e *Streptococcus pneumoniae*. Os pacientes que precisam de unidade de terapia intensiva tiveram uma mortalidade de 80%. Os preditores de mortalidade para os pacientes com neutropenia e pneumonia foram a presença de comorbidade, infiltrados que apareceram mais do que 14 dias após a hospitalização inicial, freqüência cardíaca maior do que 100 batimentos por minuto, relação entre a freqüência cardíaca e a pressão arterial sistólica > 1,2 , uréia sangüínea > 7 mmol por l, extensos infiltrados radiológicos, persistência da neutropenia e fracasso na remissão completa.[8]

Apesar de uma má resposta estar relacionada em parte ao prognóstico da malignidade subjacente, a baixa resposta global na pneumonia neutropênica sugere que a atual abordagem à pneumonia poderia ser melhorada. Um estudo sobre a eficácia das diversas combinações de antibióticos para o tratamento dos infiltrados pulmonares e a febre em pacientes com malignidades hematológicas mostrou que apenas 27% dos pacientes obtiveram uma resposta completa sem o acréscimo subseqüente de terapia antifúngica.[12] O uso empírico prévio da anfotericina B foi sugerido. No entanto, esta droga está associada a efeitos tóxicos agudos relacionados à infusão e a reações nefrotóxicas dose-limitantes.

O uso das novas formas lipossômicas de anfotericina aumenta a tolerabilidade da droga e torna a terapia empírica mais aceitável. Um estudo com uso de terapia empírica com a anfotericina B lipossômica (AmBisome, NeXstar, Boulder, CO, e Fujisawa USA, Deerfield, IL) comparou a evolução em 343 pacientes que receberam a anfotericina B lipossômica com 344 pacientes com anfotericina convencional, ambas administradas em dias alternados, para febre persistente após 5 dias de antibióticos empíricos nos pacientes neutropênicos. O preparado lipossômico provocou menos reações tóxicas relacionadas à infusão e efeitos nefrotóxicos. Também foi mais eficaz em reduzir a freqüência das infecções por fungos oportunistas comprovadas (3,2 *versus* 11%), relacionadas em parte à capacidade em se manter a dosagem.[13] A resposta febril e a sobrevida geral foram as mesmas em ambos os grupos. No entanto a anfotericina B ainda permanece sendo o padrão para a terapia inicial. Os preparados lipossômicos devem ser considerados se houver insuficiência renal, geralmente uma creatinina > 2,5; reações sistêmicas ou pulmonares sérias à anfotericina B; ou a presença de um estado cardiovascular comprometido. Se evidências adicionais confirmarem uma maior eficácia com menos efeitos colaterais, as recomendações para o uso das preparações lipossômicas modificar-se-ão, apesar do problema de um maior custo.

O momento exato em que a anfotericina B deve ser acrescentada para melhorar a evolução sem acrescentar uma toxicidade significativa ainda é desconhecido, apesar de muitos clínicos usarem como padrão 5 dias de febre persistente, variando de 3 a 7 dias, dependendo do estado clínico e do risco percebido de infecção por fungos. Um grupo propôs o uso da tomografia computadorizada (TC) de alta resolução em todos os pacientes neutropênicos febris para a detecção de anormalidades pulmonares precocemente antes de a radiografia tornar-se anormal. Se forem encontradas anormalidades na TC, recomenda-se a broncoscopia, seguida por terapia antimicrobiana progressiva conforme determinado pelos resultados. Em um estudo realizado por este grupo, foram detectadas anormalidades na TC de tórax 5 dias antes de elas serem observadas nas radiografias nos pacientes que acabaram desenvolvendo pneumonia.[14] No entanto, muitas anormalidades na TC de tórax não puderam ser ligadas ao desenvolvimento subseqüente de pneumonia, e não se comprovou que a broncoscopia precoce neste contexto modificasse a evolução.

Devido à abordagem empírica ao uso de antibióticos e agentes antifúngicos no paciente neutropênico e ao difícil diagnóstico diferencial, o papel da broncoscopia nesta população é mais limitado do que em outros grupos. Mais freqüentemente ela é realizada para o paciente que nitidamente não esteja respondendo ao tratamento antibacteriano e antifúngico empíricos para excluir uma infecção bacteriana resistente ou uma infecção oportunista incomum, como vírus ou PPC. Também é realizada durante as epidemias de inverno para detectar vírus adquiridos na comunidade como o VSR ou o vírus da influenza, se os espécimes nasofaríngeos forem negativos. O diagnóstico de hemorragia pulmonar também pode ser pesquisado nos casos de um lavado cada vez mais sanguinolento e com a presença de macrófagos carregados de hemossiderina, apesar de os estudos mostrarem que os achados nos lavados podem não ser acurados para este diagnóstico.[15] A broncoscopia também pode excluir a presença de um processo endobrônquico, como a bronquite pelo *Aspergillus* (ver seção subseqüente, *Aspergillus*). A eficácia da broncoscopia em encontrar o patógeno neste contexto foi questionada. No entanto, um estudo da França constatou que o rendimento diagnóstico da broncoscopia é similar em pacientes neutropênicos e não-neutropênicos –53% nos primeiros e 61% nos segundos.[16]

Imunodeficiência Humoral

A hipogamaglobulinemia pode ocorrer em pacientes com mieloma múltiplo, leucemia linfocítica crônica ou linfoma não-Hodgkin, e na presença de deficiências congênitas e adquiridas de imunoglobulinas. Os níveis totais baixos de imunoglobulina, uma deficiência de uma subclasse de imunoglobulinas, ou uma incapacidade em formar um anticorpo específico quando estimulado com o antígeno, tornam o paciente suscetível a patógenos que requerem o anticorpo opsonizante para a sua eliminação. O grau de suscetibilidade é determinado medindo-se os níveis da imunoglobulina G sérica (IgG). Existe um alto risco de infecções bacterianas recorrentes, inclusive sinusite, bronquite e pneumonias quando os níveis estão abaixo de 200 mg por dl.[17] As infecções mais comuns devem-se a bactérias encapsuladas, particularmente o *S. pneumoniae*, o *Haemophilus influenzae*. A pneumonia pelo *Mycoplasma* e a PPC também são ocasionalmente observadas nos casos de deficiência de imunoglobulina (Tabela 16-1). Para os pacientes que desenvolvem pneumonia com um infiltrado focal, administra-se um tratamento empírico com antibióticos de amplo espectro. A cefuroxima, a cefotaxima ou a amoxicilina/ácido clavulânico são suficientes. Um macrolídeo ou uma fluoroquinolona também podem ser usados. Se estiverem presentes infiltrados difusos, deve-se realizar uma broncoscopia.

Quando os pacientes com imunodeficiência humoral recebem quimioterapia que leva à neutropenia, eles precisam ser tratados como pacientes neutropênicos. O uso da fludarabina como terapia para a leucemia linfocítica crônica (LLC) levou a uma elevada incidência de infecções oportunistas, incluindo a PPC, *Legionella* e aspergilose, mesmo na ausência de neutropenia.[18] Deve-se realizar uma avaliação agressiva neste contexto, a menos que uma infecção bacteriana seja fortemente sugerida. O uso do fator estimulante de formação de colônias de granulócitos com a fludarabina mostrou diminuir a incidência de pneumonia.[19] Em pacientes com níveis de IgG abaixo de 200 mg por dl ou um pouco maior, mas com freqüentes infecções respiratórias ou sinusais, a terapia de reposição das imunoglobulinas (400 mg por kg) a cada 3 a 4 semanas pode reduzir a taxa de infecções.[20] O uso rotativo de antibióticos empíricos também pode ser útil.

Defeitos nas Células T

A imunidade mediada pela célula T é vital para a defesa contra uma diversidade de patógenos, inclusive diversas bactérias (*Mycobacteria, Nocardia, Legionella*), fungos endêmicos, vírus e alguns parasitas (Tabela 16-1). O diagnóstico diferencial da pneumonia é mais amplo nos pacientes com defeitos nas células T, que incluem aqueles com doença de Hodgkin, pacientes com linfoma, e aqueles sob quimioterapia intensiva ou corticosteróides em altas doses. Na população de pacientes com infecção pelo vírus da imunodeficiência humana (HIV) o risco de determinadas infecções pode ser previsto pelo conhecimento do nível de células CD4. Isto não funcionou bem na população não-infectada pelo HIV, mas é provável que exista um baixo risco com contagens de células CD4 maiores que 500 células/mm^3.

Em pacientes com defeitos nas células T e com infiltrados focais ou difusos, a menos que haja forte suspeita de infecção bacteriana, a abordagem diagnóstica geralmente é a realização de uma broncoscopia precoce. É difícil projetar um regime empírico para cobrir todas as possibilidades. A broncoscopia com lavado broncoalveolar (LBA) e, quando possível, a biópsia transbrônquica têm um bom rendimento diagnóstico para a maioria dos patógenos esperados. Em alguns casos, quando a terapia empírica precisa ser administrada, ela geralmente inclui o sulfametoxazol-trimetoprim (SMX-TMP) para o PPC, e um macrolídeo ou uma fluoroquinolona para cobrir *Legionella e Mycoplasma*. A profilaxia é possível para algumas destas infecções, notadamente a PPC e a TB. Isto é discutido nas seções sobre *Pneumocystis carinii, Strongyloides stercoralis, Toxoplasma gondii* e infecções por micobactérias.

GRUPOS PATOGÊNICOS

Infecções Bacterianas Oportunistas

Algumas infecções bacterianas oportunistas ocorrem com maior freqüência nos pacientes com defeitos imunológicos das células T e podem causar uma doença mais grave neste contexto. Estas incluem *Legionella* sp., *Nocardia* sp. e *Rhodococcus equi.*

Legionella

As espécies *Legionella* são pequenos bacilos aeróbicos gram-negativos que atuam como patógenos intracelulares facultativos. Elas são mal visualizadas na coloração pelo Gram mas podem ser vistas com a coloração de prata de Dieterle nos espécimes patológicos. Elas são uma causa de pneumonia em pacientes saudáveis e imunocomprometidos. A imunidade celular é a defesa primária do hospedeiro contra este organismo, e a pneumonia é mais comum e pode ser mais grave em pacientes com defeitos na imunidade celular. A legionelose também pode ser encontrada em pacientes com imunodeficiências humorais, mas em menor grau. No paciente imunocomprometido foram relatados com maior freqüência casos nos quais estes haviam recebido transplantes de medula óssea e de órgãos, mas a infecção também ocorre mais freqüentemente naqueles com malignidade hematológica, particularmente a leucemia de células pilosas, ou tricoleucemia *(hairy cell leukemia)* ou em pacientes imunossuprimidos pelos corticosteróides.[21,22]

O reservatório desses organismos são as fontes de água fresca, incluindo-se os aquecedores de água, unidades de ar-condicionado, umidificadores e nebulizadores com água contaminada. A infecção pode ser adquirida pela aerossolização, pela aspiração ou pela instilação direta (através dos procedimentos no trato respiratório ou pelos equipamentos) de água contaminada. Ocorrem casos esporádicos e epidêmicos. A maioria dos casos nos pacientes imunocomprometidos ocorre como resultado de transmissão nosocomial. Mais de 90% das infecções são causadas pela *Legionella pneumophila*, mais comumente do sorotipo 1. Dos outros casos de infecção, a *Legionella micdadei* (agente semelhante ao da pneumonia de Pittsburg) é o agente mais comum, e raros casos são relacionados a *Legionella bozemanii, Legionella dumoffi* ou *Legionella longbeachae*.[23]

A infecção pela *Legionella* tem uma ampla gama de apresentações clínicas, variando desde uma ligeira doença febril até a pneumonia grave e progressiva com sintomas extrapulmonares proeminentes.[24] Pode haver pródromos de febre, calafrios, mal-estar e uma tosse não-produtiva. Na apresentação, 90% dos pacientes encontram-se apiréticos, e a metade tem febre de 39,5°C ou mais. Embora a tosse inicial possa ser não-produtiva, a metade dos pacientes produz escarro purulento após vários dias. Os efeitos gastrointestinais como diarréia, dor e náusea não são incomuns. Nota-se uma bradicardia relativa em mais de 50% dos casos, e a hiponatremia pode estar presente. As manifestações extrapulmonares são comuns e incluem sintomas gastrointestinais, insuficiência renal, doença cardíaca ou pericárdica e alteração sensorial. A etiologia das alterações no estado mental é desconhecida e representa uma encefalopatia na maioria dos casos, apesar de raramente haver lesões cerebrais focais.[25] No paciente imunocomprometido, a apresentação pode ser atípica. Foi relatada febre sem sintomas respiratórios.[26,27] Em um estudo em pacientes imunocomprometidos, a febre e o mal-estar estiveram presentes em todos os casos, com a tosse presente em 66% e hemoptise, em 38%.[28]

Radiograficamente, as infecções pela *L. pneumophila* apresentam-se com infiltrados que freqüentemente são unilaterais nos lobos inferiores. Os infiltrados podem ser segmentares, lobares, esparsos ou difusos ou podem aparecer como uma opacificação semelhante a uma massa com margens pouco delineadas. Os infiltrados tendem a progredir até envolverem lobos adicionais em até 50% dos casos, e os derrames pleurais são muito comuns. No paciente imunocomprometido, as radiografias iniciais comumente revelam densidades periféricas circunscritas. A cavitação é comum neste contexto e pode progredir ao longo de várias semanas mesmo sob tratamento eficaz, mas a maioria das cavidades acaba por resolverem-se[29-31] (Fig. 16-1). Pode levar meses até que a radiografia melhore.[32]

Para o diagnóstico, a cultura do escarro ou de outras secreções respiratórias em meios seletivos é o melhor teste. A cultura do escarro é 50 a 80% sensível apesar de que são necessários vários dias para o crescimento, e alguns pacientes não produzem escarro.[33] O teste do anticorpo imunofluorescente direto pode detectar a *Legionella* a partir de espécimes clínicos rapidamente, mas ele é menos sensível do que a cultura, é dependente do sorogrupo e pode ser difícil interpretá-lo. Os testes de antígenos urinários encontram-se disponíveis para detectar rapidamente os antígenos do sorogrupo 1 da *Legionella pneumophila* e tem uma sensibilidade de 70% e uma especificidade de 100%.[34] Os testes sorológicos comparando os títulos de anticorpos na fase convalescente em relação à fase aguda somente são úteis para estudos epidemiológicos e podem não ser confiáveis nos pacientes imunocomprometidos. A detecção pela reação em cadeia da polimerase para a *Legionella* atualmente encontra-se sob estudo; ela é mais rápida, porém não é mais sensível do que a cultura.[35] O líquido pleural pode ser cultivado e estudado utilizando-se o mesmo processo usado para o antígeno urinário.[36]

O tratamento tradicionalmente tem sido feito com a eritromicina. No entanto, fracassos e recidivas ocorrem com este antibiótico, e o tratamento freqüentemente é complicado por múltiplos efeitos colaterais como toxicidade gastrointestinal e otológica, e reações locais à terapia intravenosa. A azitromicina intravenosa e a levofloxacina também foram aprovadas para tratamento. Vários autores advogaram o uso de azitromicina ou uma fluoroquinolona como o tratamento inicial preferível no paciente imunocomprometido.[37-39] A terapia combinada com esses dois agentes ou com rifampicina é sugerida para casos graves. As dosagens recomendadas são: levofloxacina, 500 mg por dia por 7 a 10 dias ou azitromicina, 500 mg por dia por 3 a 5 dias, ou 500 mg no dia 1 e 250 mg por mais 4 dias. Outros agentes aos quais o organismo apresenta uma certa sensibilidade incluem as tetraciclinas e as sulfonamidas.

Taxas de mortalidade de mais de 50% foram relatadas em pacientes imunocomprometidos com infecções pela *Legionella*. A doença prolongada antes do tratamento e a insuficiência respiratória são fatores de mau prognóstico.[39] As recorrências também podem ocorrer. A prevenção da pneumonia nosocomial pela *Legionella* nos pacientes imunocomprometidos pode ser obtida pela vigilância ambiental e eliminação das fontes ambientais. Tanto o hiperaquecimento e a drenagem quanto a irrigação quanto os métodos de ionização com cobre-prata encontram-se disponíveis para controle da *Legionella* nos sistemas de água do hospital.

Nocardia

As *Nocardiae* são bactérias que ocasionalmente causam doença nos pacientes imunocomprometidos e muito raramente em hospedeiros saudáveis. Esta infecção é encontrada mais comumente em pacientes com danos na imunidade celular ou naqueles que estão recebendo terapia esteróide. Os organismos são bacilos aeróbicos gram-positivos, parcialmente ácido-resistentes, aparecendo como filamentos em contas e ramificados. A *Nocardia asteroides* é responsável por mais de 80% das infecções pulmonares e presume-se que a infecção ocorra pela inalação do organismo a partir do solo e de matéria orgânica em decomposição.[40] A *Nocardia brasiliensis e Nocardia caviae* também causam doença em raras instâncias. O pulmão é o sítio primário de infecção em 65 a 85% dos casos, mas existe uma propensão ao envolvimento do cérebro, pele e tecido subcutâneo.

A apresentação clínica é a de uma pneumonia subaguda ou crônica. Os sintomas geralmente estão presentes durante várias semanas. Os pacientes freqüentemente queixam-se de febre, perda de peso e mal-estar generalizado. A tosse produtiva, dispnéia, dor torácica e hemoptise também foram relatadas, apesar de alguns pacientes com alterações radiológicas serem assintomáticos.[41-43] Os achados radiológicos do tórax são variáveis, mas nódulos, massas ou infiltrados localizados são os mais comuns. A cavitação ocorre em aproximadamente 25% dos casos. Os infiltrados reticulonodulares ou miliares são menos comuns. Os derrames pleurais ocorrem em um terço dos casos, e pode haver adenopatia.[44] A TC pode revelar doença não visualizada na radiografia simples. Em uma revisão de casos, constataram-se múltiplos nódulos na TC em mais de 70% dos pacientes com um nódulo solitário na radiografia de tórax.[45]

Os esfregaços do escarro são diagnósticos em menos de 30% dos casos, e freqüentemente espécimes de aspirados com agulhas ou broncoscopia são necessários.[41-43] Os espécimes devem ser examinados pela coloração pelo Gram e esfregaços ácido-resistentes modificados. As culturas devem ser apropria-

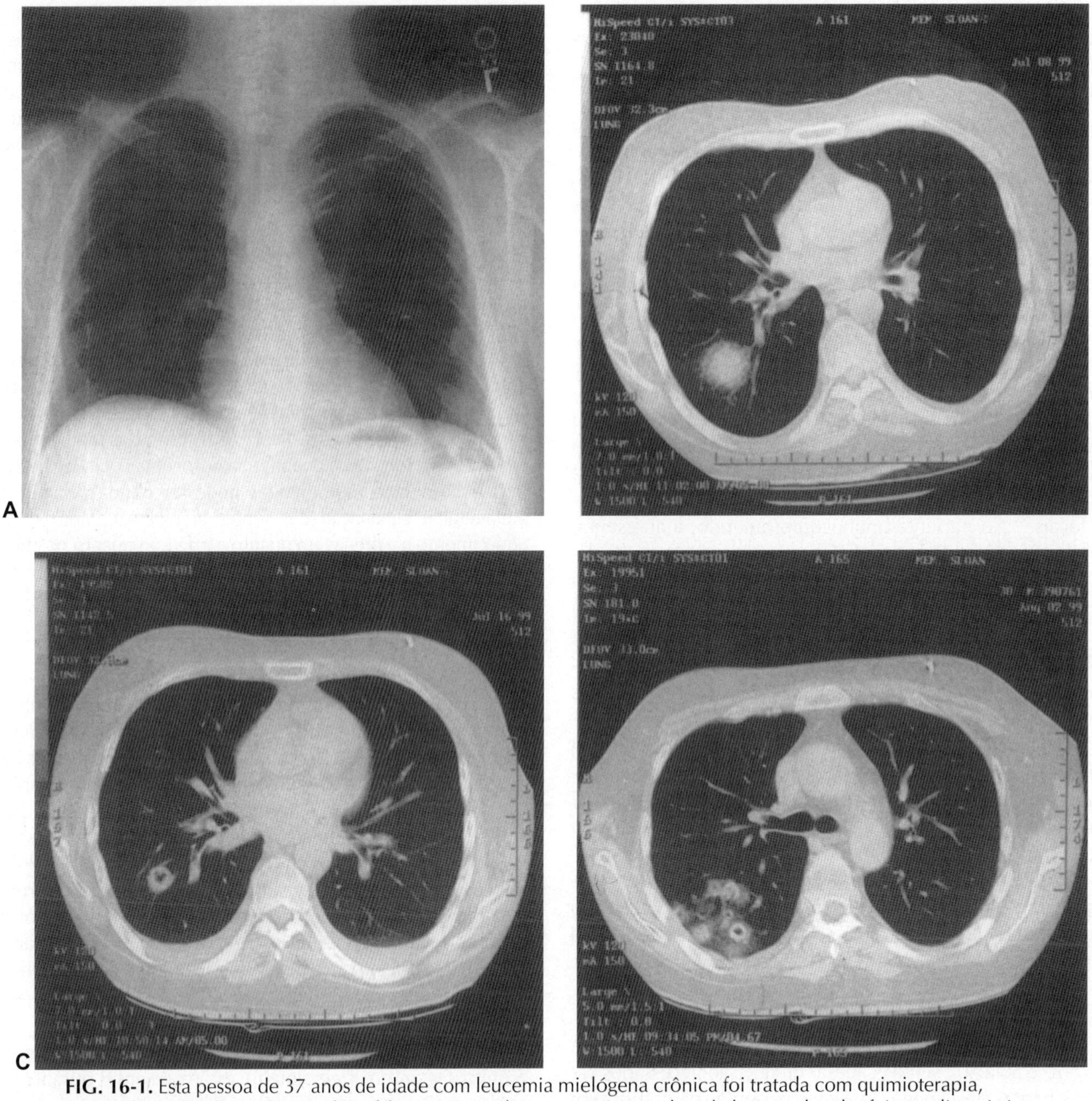

FIG. 16-1. Esta pessoa de 37 anos de idade com leucemia mielógena crônica foi tratada com quimioterapia, incluindo esteróides, e desenvolveu febre e tosse. A broncoscopia com lavado broncoalveolar foi não-diagnóstica. A deterioração clínica ocorreu, apesar do uso de antibióticos de amplo espectro e anfotericina B. **A:** Radiografia de tórax inicial revela um infiltrado arredondado no lobo inferior direito. **B:** A tomografia computadorizada de tórax demonstra infiltrado nodular focal. **C:** A lesão nodular é menor, com cavitação. **D:** A repetição da tomografia computadorizada mostra o desenvolvimento de múltiplos nódulos com cavitação. A biópsia pulmonar a céu aberto revelou a presença de *Legionella*.

damente identificadas e mantidas por um tempo prolongado pois pode levar várias semanas até o reconhecimento e classificação das colônias de *Nocardia*. O isolamento de *Nocardia* a partir do escarro de um paciente imunocomprometido sempre deve ser considerado significativo. Além do mais, se um paciente imunocomprometido tem uma cultura de escarro positiva para a *Nocardia* e a radiografia de tórax parece normal, a pele e o sistema nervoso central devem ser avaliados quanto a evidências de infecção.

As sulfonamidas permanecem a pedra angular da terapia. O sulfissoxazol a uma dosagem de 4 a 12 g em doses divididas; a sulfadiazina, 6 a 8 g por dia; ou o SMX-TMP, 160 mg de TMP para 800 mg de SMX três a quatro vezes ao dia, são o tratamento de primeira linha. Pelo fato de ser comum a recaída após a interrupção do tratamento, a terapia prolongada por pelo menos 6 a 12 meses está indicada. Para aqueles infectados com espécies que demonstram resistência *in vitro* às sulfonamidas, ou que experimentam efeitos colaterais significativos, os antimicrobianos alternativos são a amicacina, cefuroxima, imipenem-cilastatina ou minociclina.[46] Taxas de cura maiores que 80% podem ser obtidas se o tratamento for iniciado precocemente, antes do envolvimento do sistema nervoso central.[42]

Rhodococcus equi

O *R. equi,* um bacilo gram-positivo, é uma causa rara de pneumonia em pacientes com uma deficiência nas células T. A maioria dos casos apresenta-se como uma pneumonia cavitária crônica, mas a disseminação para o trato gastrointestinal e outros sítios também ocorre. O diagnóstico pode ser feito pelo exame de escarro ou pela broncoscopia. Os organismos podem ser facilmente cultivados, mas podem ser confundidos com um difteróide não-patogênico. O organismo é sensível, na maioria dos casos, à eritromicina ou à rifampicina.[47,48] A terapia prolongada ou indefinida pode ser necessária, e ocasionalmente a ressecção cirúrgica é útil.

Vírus

Grupo dos Herpesvírus

As causas mais importantes de pneumonias virais no hospedeiro imunocomprometido são as do grupo dos herpesvírus. Os seis membros são os vírus do herpes simples tipos 1 e 2, citomegalovírus, vírus da varicela zoster (VVC), vírus de Epstein-Barr e vírus do herpes humano do tipo 6. As infecções ocorrem mais comumente por reativação de uma doença latente em pacientes com imunossupressão. As infecções devidas ao citomegalovírus são de imensa preocupação no paciente transplantado imunossuprimido após transplante alogênico de medula óssea. Outros grupos também afetados são os receptores de transplantes de órgãos sólidos e os pacientes com HIV. As infecções nos hospedeiros não-transplantados imunossuprimidos são raras.

O vírus do herpes simples era uma causa comum de doença mucocutânea no hospedeiro imunocomprometido antes do uso disseminado do aciclovir para profilaxia. As manifestações pulmonares incluem a traqueíte, a traqueobronquite e a pneumonia. A pneumonia pode ser focal, geralmente secundária à disseminação retrógrada a partir da orofaringe, ou ela pode ter um padrão difuso devido a uma disseminação hematogênica. Os pacientes afetados freqüentemente são neutropênicos e têm sinais e sintomas mucocutâneos de infecção. O aciclovir é altamente eficaz para o tratamento e a profilaxia. As terapias alternativas incluem o foscarnet e a vidarabina.

O vírus do herpes humano do tipo 6 e o VVZ são causas raras de pneumonia. A VVZ é uma causa de pneumonia durante o curso de uma infecção primária pela varicela (catapora). As radiografias de tórax podem mostrar infiltrados nodulares focais ou difusos (Fig. 16-2). No hospedeiro imunocomprometido, a infecção pode ser fulminante e potencialmente fatal. O tratamento é recomendado devido à elevada taxa de mortalidade. O aciclovir intravenoso é a droga de escolha (10 mg por kg a cada 8 horas, para adultos).

Viroses Comunitárias

As viroses comunitárias também são importantes no hospedeiro imunocomprometido e incluem as infecções por adenovírus, vírus da influenza, vírus da parainfluenza e VSR. Os casos de influenza ou infecção adenoviral tipicamente apresentam-se com tosse, febre e mal-estar. As mialgias intensas são comuns com a influenza. No paciente imunossuprimido, a apresentação e o curso clínico da doença podem ser mais graves, e a pneumonia pode ser fatal. A estação na qual a doença ocorre pode ajudar no diagnóstico diferencial. Um teste rápido para detectar o antígeno da influenza atualmente encontra-se disponível e pode ser usado em material obtido por *swabs* nasofaríngeos ou broncoscopia. As culturas virais ou a sorologia confirmam o diagnóstico. Nenhum medicamento antiviral se provou eficaz no tratamento das infecções adenovirais. A amantadina e a rimantadina são aprovadas para uso profilático contra o vírus da influenza A. Uma vacina eficaz encontra-se disponível anualmente para uso em pacientes sob risco e proporciona proteção contra a influenza A e a influenza B, mas nem sempre confere proteção no paciente imunocomprometido. O papel das drogas mais novas, os inibidores da neuraminidase, ativos contra ambos os tipos de influenza A e B, permanece a ser definido.

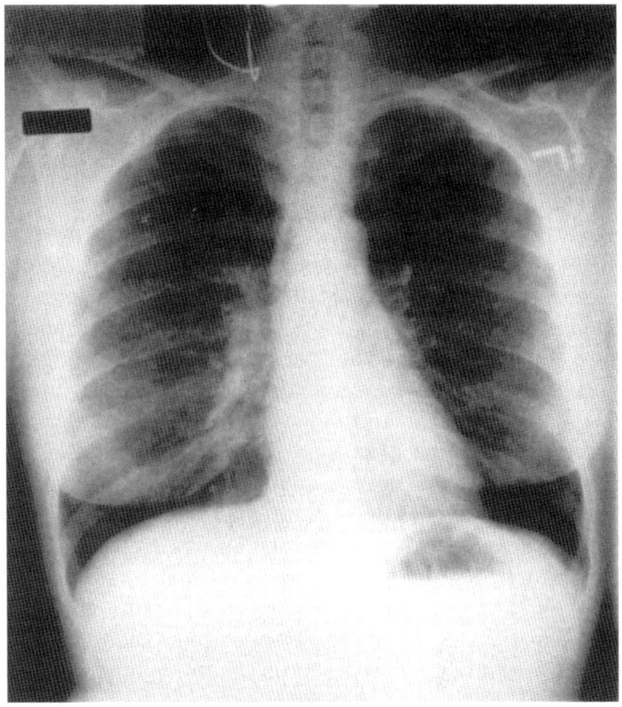

FIG. 16-2. Este paciente tinha pneumonia por vírus da varicela.

O VSR é um vírus RNA de cadeia única da família *Paramixoviridiae* com dois subtipos antigenicamente distintos, A e B. Ele é encontrado mundialmente mas em climas temperados causa surtos sazonais desde final do outono até o início da primavera. A maioria dos pacientes com infecção pelo VSR apresenta-se inicialmente com sintomas do trato respiratório superior. A congestão nasal e a rinite estão presentes em mais de 90% dos casos. A faringite, tosse e febre também são relatados pela maioria dos pacientes. Os sibilos são comuns, assim como os estertores quando a pneumonia se desenvolve. As radiografias de tórax mostram infiltrados bilaterais em 78% dos casos.[49] Certos pacientes, particularmente aqueles com imunossupressão significativa, estão sob risco de desenvolverem pneumonia grave, com insuficiência respiratória subseqüente. Dos pacientes leucêmicos com neutropenia, relatou-se que 50% desenvolvem insuficiência respiratória devida à pneumonite pelo VSR.[50]

O diagnóstico de VSR no hospedeiro imunocomprometido deve ser confirmado pela análise das secreções respiratórias, particularmente lavados, *swabs* ou aspirados nasais. A identificação do vírus pela cultura é 100% específica, mas requer 3 a 14 dias para os resultados se tornarem disponíveis. Os testes rápidos para a identificação do antígeno do VSR podem ser realizados para suplementar as culturas e têm uma sensibilidade e uma especificidade de mais de 90%. Os resultados do teste do anticorpo imunofluorescente indireto e direto podem estar disponíveis em horas, mas o teste é trabalhoso. Geralmente, os ensaios rápidos são realizados e, se forem negativos, realizam-se as culturas-padrão.[51]

O tratamento é de suporte para a maioria dos pacientes imunocompetentes. Não se demonstrou que os corticosteróides sejam benéficos, mas eles podem ser úteis no controle da reatividade das vias aéreas.[52] A terapia antiviral está disponível, mas o seu uso na maioria dos pacientes permanece controverso. As recomendações para o seu uso são feitos para alguns grupos de pacientes sob alto risco de complicações graves, como os receptores de transplantes de medula óssea, e aqueles com leucemia.[53-54] Várias séries não-controladas mostraram uma melhoria na sobrevida nestes pacientes, particularmente quando a ribavirina aerossolizada é utilizada em combinação com imunoglobulina intravenosa com elevada atividade neutralizante contra o VSR.[55] A eficácia destas terapias, no entanto, precisa ser mais bem avaliada em estudos aleatórios controlados. Estão em progresso esforços para o desenvolvimento de uma vacina eficaz contra o VSR.[56]

A infecção pelo VSR geralmente ocorre após o contato com secreções infectadas. O vírus pode sobreviver por várias horas nas mãos e fomitos; portanto, a lavagem das mãos e outras precauções para se evitar a transmissão são vitais. Os pacientes hospitalizados devem ser isolados, e devem ser tomadas medidas para prevenir a transmissão entre os pacientes.

Infecções por Fungos

As infecções por fungos, em contraste com as outras causas de pneumonia no hospedeiro imunocomprometido, estão aumentando em freqüência e permanecem como um importante problema clínico. Uma revisão dos pacientes neutropênicos febris na França de 1987 a 1992 mostrou que a taxa de mortalidade relacionada à infecção estava inalterada apesar da melhoria no controle da infecção bacteriana. Isto era devido a um aumento na aspergilose disseminada.[57] Os fungos são classificados como oportunistas ou endêmicos, e ambos podem ser patógenos no hospedeiro imunocomprometido. Os fungos oportunistas causam doença quase que exclusivamente em pacientes imunodeficientes, geralmente com neutropenia. Dos fungos oportunistas, a doença pulmonar é causada principalmente pelo *Aspergillus* sp., seguido pelas *Mucoraceae*, com casos raros causados pelo *Fusarium* sp., *Trichosporon beigelii* e *Candida* sp. Os fungos endêmicos podem causar doença nos hospedeiros saudáveis assim como em indivíduos imunocomprometidos. Eles tendem a ser observados em pacientes com defeitos na imunidade celular. O *Cryptococcus* é o patógeno mais comum no hospedeiro imunocomprometido, mas, nas áreas endêmicas, a histoplasmose e a coccidioidomicose podem causar problemas. Além disso, o *P. carinii* que tradicionalmente era considerado um parasita, atualmente foi reclassificado como um fungo.

Fungos Oportunistas

Aspergillus

O *Aspergillus* é um fungo filamentoso ubíquo, comumente encontrado no solo, água e matéria vegetal em decomposição. Os esporos estão no ar não-filtrado, inclusive dentro do hospital, e as contagens de esporos podem aumentar significativamente se os ductos aéreos tornarem-se contaminados ou houver um local de construção próximo. As espécies que causam doença em seres humanos são *Aspergillus fumigatus, Aspergillus flavus* e *Aspergillus niger.* Os *Aspergillus* são inalados e podem colonizar a via aérea, particularmente em pacientes com doença pulmonar crônica. Eles podem causar uma variedade de reações de hipersensibilidade em hospedeiros suscetíveis, como pacientes asmáticos, nos quais a aspergilose broncopulmonar alérgica pode se desenvolver. Eles também podem proliferar em áreas de lesão pulmonar, formando uma bola de fungo ou um aspergiloma. Se o número ou a função dos fagócitos forem inadequados após os esporos serem inalados, pode ocorrer invasão.

A aspergilose pulmonar invasiva (API), uma infecção angioinvasiva necrosante do pulmão e das vias aéreas, é a manifestação mais comum no paciente imunocomprometido, mas a doença disseminada para o sistema nervoso central, fígado, pele e coração também é observada. Os dois fatores de risco mais importantes para o desenvolvimento de API são a neutropenia prolongada e o uso de altas doses de corticosteróides.[3,58] Outros fatores que podem contribuir são uso de antibióticos, concentrações elevadas de fungos no ar, e dano pulmonar subjacente. Clinicamente os pacientes com câncer que apresentam maior probabilidade de desenvolverem API são aqueles com malignidade hematológica que estejam experimentando períodos de neutropenia prolongada ou pacientes com tumores sólidos em uso de doses muito altas de esteróides.

A apresentação clínica da API é variada.[59] Em pacientes com leucemia aguda, a febre prolongada pode ser a única manifestação. Em outros pacientes a febre e a tosse são sintomas de apresentação; pode haver dispnéia em alguns casos. A dor torácica pleurítica, a hemoptise e um atrito pleural também podem ocorrer em uma pequena porcentagem de pacientes, sugerindo um êmbolo pulmonar e refletindo a natureza vascular invasiva da aspergilose. A angústia respiratória progressiva e a hemoptise maciça podem ocorrer. A radiografia de tórax mostra densidades nodulares únicas ou múltiplas, ou um infiltrado cavitário. Infiltrados periféricos, em formato de cunhas e sugerindo infartos ocasionalmente são observados. No contexto da neutropenia, as densidades radiográficas podem progredir rapidamente. A TC de tórax é útil para detectar a presença da API precocemente; ela pode mostrar múltiplos infiltrados nodulares sugerindo a infecção, enquanto a radiografia de tórax permanece normal.[60,61] Com a resolução da neutropenia, pode ocorrer cavitação dentro dos infiltrados nodulares e pode ocorrer um crescente de ar dando o aspecto radiológico de uma bola de fungo. No entanto, o exame patológico mostra infarto pulmonar em elementos necróticos e neutrófilos ao longo da linha de lesão pulmonar. O paciente encontra-se sob risco aumentado de hemoptise significativa no momento da cavitação e ocasionalmente é necessária uma toracotomia de emergência.[62]

A traqueobronquite pelo *Aspergillus* foi identificada em 5 a 10% dos pacientes com leucemia aguda.[59,63] A ulceração traqueobrônquica, as pseudomembranas ou tampões consistindo de restos necróticos e elementos fúngicos podem ser encontrados. Raramente, pode ocorrer uma significativa oclusão das vias aéreas. Esta entidade pode ocorrer concomitantemente com a AIP,

TABELA 16-3. *Formulações de anfotericina*

Droga	*Composição*	*Efeitos colaterais*	*Custo relativo*
Anfotericina B desoxicolato Fungizon (D-AmB)	Suspensão coloidal	Febre/calafrios Nefrotoxicidade Acidose tubular renal	+
Anfotericina B complexo colesteril Amphotec (ABCD)	Dispersão coloidal em forma de disco	Reações sistêmicas leves	++
Anfotericina B complexo lipídico Abelcet (ABLC)	Complexo em forma de fitas com fosfolipídeos	Reações sistêmicas leves	+++
Anfotericina B lipossômica AmBisome (L-AmB)	Lipossomas de fosfolipídeos de anfotericina	Lombalgia Trombocitopenia Reações sistêmicas incomuns	++++

ou ocasionalmente como único achado. Os fatores de risco são os mesmos para a bronquite pelo *Aspergillus* como para a AIP. Os pacientes freqüentemente têm tosse, mas raramente produzem escarro, pois ele não pode ser expectorado. As radiografias podem mostrar atelectasia ou parecer normais se a bronquite for o único achado. Esta entidade é tratada com anfotericina B. A broncoscopia é útil para fazer o diagnóstico, mas estes tampões geralmente não podem ser removidos das vias aéreas sem risco significativo de ruptura das vias aéreas ou sangramento.

A infecção pelo *Aspergillus* também pode se apresentar como densidades nodulares solitárias ou múltiplas na radiografia de pacientes assintomáticos após um período de neutropenia. Esta apresentação tende a ocorrer em pacientes com malignidades hematológicas. As densidades nodulares freqüentemente representam áreas focais de infecção pelo *Aspergillus* e precisam ser tratadas ou ressecadas antes de ser administrada outra dose de imunossupressores, para evitar uma pneumonia por fungos rapidamente progressiva.[64]

O diagnóstico da aspergilose pode ser difícil. O escarro é positivo em uma pequena porcentagem dos casos. A broncoscopia tem um rendimento global de aproximadamente 50% para a recuperação do organismo no esfregaço, lavado e espécimes transbrônquicos.[65] A demonstração de hifas septadas, ramificadas características no tecido, é o melhor sinal diagnóstico, mas freqüentemente não é possível sem uma biópsia pulmonar a céu aberto. Os procedimentos de biópsia freqüentemente são difíceis devido à presença de trombocitopenia. Uma identificação positiva de *Aspergillus* nas secreções respiratórias é uma evidência presuntiva de AIP no paciente neutropênico febril.[66] Em outros contextos, o julgamento clínico precisa ser aplicado para interpretar o significado de uma cultura positiva.[67] Muitos pacientes são tratados empiricamente nos casos de alto risco, particularmente se a TC de tórax corroborar o diagnóstico.

A anfotericina B é o tratamento de escolha, em doses de até 1,5 mg por kg por dia. O tratamento deve ser continuado até que a neutropenia não mais esteja presente, e os achados radiográficos tenham se normalizado. A administração de anfotericina B está associada a efeitos colaterais significativos relacionados à infusão. A febre e os calafrios ocasionalmente podem ser intensos, progredindo para o colapso cardiovascular e angústia respiratória. A nefrotoxicidade é também um efeito colateral sério e freqüentemente limita a dosagem. Várias novas formulações de anfotericina, inclusive a anfotericina lipossômica, foram introduzidas e são listadas na Tabela 16-3. Essas drogas têm significativamente menos efeitos colaterais e podem ser mais eficazes do que a anfotericina tradicional.[13,68,69] No entanto, elas são mais caras e freqüentemente o seu uso em uma instituição é restrito a pacientes com toxicidade grave pela anfotericina.

O itraconazol foi aprovado para o tratamento da aspergilose e pode ser efetiva em casos leves ou para completar o tratamento após um curso inicial de anfotericina B.[70] Ele também tem sido usado profilaticamente, apesar de não haver evidências quanto a sua eficácia. A absorção é um problema com a preparação oral, e a dose administrada pode não ser confiável. A ressecção cirúrgica de áreas focais de API que não respondam à terapia clínica também é uma opção, e a cirurgia pode ser útil em alguns pacientes para controlar a hemoptise pela API.[71,72] Nenhum regime profilático nitidamente eficaz para o *Aspergillus* está disponível embora a anfotericina em baixas doses, o itraconazol e a anfotericina aerossolizada fossem tentadas em alguns casos.[70,73]

Mucolares

A mucormicose é uma infecção causada por vários fungos pertencentes à ordem Mucorales (classe Zygomycetes). Estes organismos causam infecção nos pacientes imunocomprometidos ou com doença crônica subjacente, particularmente *diabetes mellitus* ou insuficiência renal. Os organismos são ubíquos, e incluem *Mucor, Rhizopus* e *Absidia*. Várias síndromes foram reconhecidas, inclusive as infecções rinocerebrais, pulmonares, cutâneas, gastrointestinais e disseminadas. O Mucorales pulmonar é mais provavelmente encontrado no paciente imunocomprometido que esteja neutropênico e recebendo antibióticos de amplo espectro, particularmente pacientes com leucemia ou linfoma. A mucormicose pulmonar apresenta-se como uma pneumonia aguda. A febre, a tosse e a dor pleurítica torácica foram os sintomas mais comuns, ocorrendo em 68, 52 e 36% dos pacientes, respectivamente, em um estudo do M.D. Anderson Cancer Center.[74] Pelo fato de o organismo invadir artérias diretamente com infarto, a hemoptise maciça sempre é um risco.

Radiograficamente, os infiltrados ou uma massa nodular são as margens mais comuns, com a cavitação ocorrendo numa fase posterior da doença.[75] O diagnóstico é feito demonstrando-se as hifas não-septadas com ramificações em ângulos agudos característicos do *Mucor* no tecido e crescimento do fungo nas culturas. As culturas positivas isoladamente são de difícil interpretação. A doença pulmonar geralmente é rapidamente progressiva e fatal em mais de 80% dos casos.[74,76] A terapia é feita com doses de anfotericina B de 1,0 a 1,5 mg por kg por dia, com ressecção do tecido necrótico em alguns casos. Nos casos de mucormicose pulmonar isolada, a ressecção cirúrgica, geralmente uma lobectomia, pode melhorar a sobrevida.

Candida

A doença mucocutânea é muito comum com a *Candida* sp. mas os casos de pneumonia invasiva são raros mesmo quando há contexto de neutropenia intensa. A incidência de pneumonia primária pela *Candida* em um grande estudo de autópsias no M.D. Anderson Cancer Center foi de apenas 0,4%. Aproximadamente a metade dos pacientes tinha malignidades hematológicas e a metade tinha tumores sólidos.[77] Nesta série a neutropenia esteve presente em 29% dos pacientes, mas a alteração no estado mental era muito freqüente e considerada um fator de risco independente para a pneumonia pela *Candida* devido a uma propensão para a aspiração de conteúdos orofaríngeos infectados. As principais manifestações clínicas foram a febre e a taquipnéia. Radiologicamente, observaram-se infiltrados esparsos inespecíficos. Histopatologicamente, existem evidências de broncopneumonia: hemorragia e necrose. A presença de um grande número de leveduras, pseudo-hifas ou ambas, observadas microscopicamente na cultura de amostras obtidas por LBA, líquidos de cultura poderia sugerir o diagnóstico. No entanto, o único critério aceitável para o diagnóstico de pneumonia pela *Candida* é a demonstração histológica de invasão dos fungos no tecido pulmonar.

Trichosporon beigelii

O *Trichosporon beigelii* é uma causa incomum de pneumonia em alguns pacientes imunocomprometidos, particularmente aqueles com malignidade hematológica acompanhada de uma neutropenia.[78] As manifestações habituais são tosse, hemoptise e dispnéia rapidamente progressiva. As radiografias mostram infiltrados alveolares difusos ou intersticiais. Os espécimes patológicos revelam focos necróticos centrais com reação inflamatória mínima, hemorragia e edema, com o organismo localizado predominantemente nas paredes celulares. O *T. beigelii* parece penetrar no pulmão por disseminação hematogênica. Ele tem uma sensibilidade apenas limítrofe à anfotericina B, e o fluconazol, cetoconazol ou o itraconazol podem ser mais ativos.[79]

Cryptococcus neoformans

O *Cryptococcus neoformans* é uma levedura encapsulada capaz de infectar seres humanos que é encontrada mundialmente. Está presente em grandes concentrações nos dejetos de pombos, porém a maioria dos pacientes não fornece história de contato com pombos. Após a inalação da diminuta de levedura dessecada, o organismo se desenvolve e produz a sua característica cápsula de carboidrato. Esta cápsula inibe a fagocitose e em muitos casos observa-se pouca inflamação no exame patológico, com uma grande massa gelatinosa consistindo de muito material de levedura e capsular. Alguns pacientes desenvolvem uma resposta mediada celularmente com uma reação granulomatosa, limitando o número de leveduras.[80]

O organismo é fortemente trópico para o sistema nervoso central, e uma fungemia mínima durante o processo pulmonar pode levar posteriormente ao desenvolvimento de uma meningite ou doença disseminada. A pneumonia criptocócica não é comum, mas aproximadamente a metade dos casos ocorre naqueles que estão recebendo corticosteróides, ou em pacientes com leucemia linfocítica crônica, leucemia mielógena crônica, doença de Hodgkin ou síndrome de imunodeficiência adquirida (AIDS).[80,81] A maioria dos pacientes com criptococos pulmonares tem sintomas mínimos e freqüentemente apresenta-se com o início subagudo de tosse. Pode haver eliminação intensa e transitória de catarro mucoso carregado de organismos no caso de erosão das vias aéreas. Os pacientes estão apiréticos ou apenas levemente febris. A hemoptise e a dor torácica pleurítica são incomuns. As radiografias de tórax mostram um infiltrado definido e isolado ou uma massa que pode tornar-se grande e simular um câncer.[82] Nódulos isolados ou múltiplos ou densidades miliares também podem ser encontrados, mas a cavitação é incomum. A disseminação do *Cryptococcus* pode ocorrer nos pacientes imunossuprimidos com o sistema nervoso central sendo o principal alvo. O envolvimento difuso do pulmão pode ser observado nos casos de doença disseminada.

A detecção de antígeno criptocócico no soro freqüentemente é negativa em pacientes com pneumonia criptocócica autolimitada. O diagnóstico de criptococose pulmonar isolada pode ser feito pela broncoscopia com lavado e biópsia transbrônquica. O organismo é mais bem visualizado com a coloração pelo Giemsa ou mucicarmina. Com a doença disseminada, no soro e no liquor os antígenos criptocócicos são positivos.[83] Todos os pacientes imunossuprimidos com pneumonia criptocócica requerem uma avaliação para a doença disseminada. Se a doença estiver restrita ao pulmão, o tratamento pode ser feito com o fluconazol, 200 a 400 mg por dia, ou anfotericina B, dependendo do estado do paciente. O antígeno criptocócico, se for positivo, deve ser acompanhado durante o tratamento.

Fungos Patogênicos

Histoplasma capsulatum

O *Histoplasma capsulatum* é um fungo dimórfico, com distribuição mundial, mas intensa concentração em Ohio e no vale do rio Mississippi, no centro dos Estados Unidos. Ele também é encontrado em áreas da América Central e do Sul, no Caribe e na Ásia. Os solos úmidos enriquecidos com excretos de pássaros e morcegos em cavernas e madeira em decomposição em velhas construções são os locais mais favoráveis ao seu crescimento. A infecção ocorre pela inalação do esporo. No paciente imunocomprometido, a histoplasmose ocorre principalmente naqueles com AIDS e após transplante. No entanto, ocorrem casos em pacientes com neoplasias linforreticulares ou que estejam em uso de corticosteróides. Estes pacientes apresentam-se com uma doença disseminada progressiva, caracterizada por mais evidências de disseminação extrapulmonar do que pulmonar. As manifestações clínicas incluem febre, perda de peso, tosse e hepatoesplenomegalia.[84,85]

Na doença disseminada, as culturas da medula óssea têm o maior rendimento diagnóstico, sendo positivas em até 75% dos pacientes, seguidos pelas de urina, 40 a 70%, e escarro, 60%.[86] As hemoculturas podem ser positivas e o exame do *buffy coat* pode ser útil. A detecção do antígeno polissacarídeo do histoplasma na urina é útil no paciente imunocomprometido.[87] A biópsia tissular pode fornecer um diagnóstico rápido quando se suspeita da doença, e a broncoscopia pode ser útil em alguns casos.[88] A anfotericina B é a droga de escolha no tratamento, mas o itraconazol também é uma terapia eficaz.[89] Nenhum estudo foi feito sobre o benefício da profilaxia antifúngica para os pacientes com câncer que vivem em áreas endêmicas. A infecção recente no momento do diagnóstico de uma neoplasia linforreticular provavelmente justifica uma profilaxia secundária com itraconazol numa dosagem de 200 mg por dia.

Coccidioides immitis

O *Coccidioides immitis* é endêmico nos desertos quentes e secos do Sudoeste dos Estados Unidos, Norte do México e porções da América Central e do Sul. A infecção ocorre por inalação. A doença inicial geralmente é leve com uma síndrome pulmonar autolimitada na maioria dos pacientes. O eritema nodoso ou eritema multiforme podem estar presentes. As radiografias de tórax podem revelar infiltrados, nódulos, cavidades e derrames.[90] No hospedeiro imunocomprometido, pode haver pneumonia difusa ou disseminação.[91] Um relato do Arizona mostrou que em pacientes com câncer, uremia ou doenças vasculares do colágeno ou pacientes que estavam recebendo imunossupressão, a taxa de disseminação foi de 50%.[92] A pneumonia cocciodioidal difusa apresenta-se como infiltrados reticulonodulares causados pela disseminação hematogênica dos fungos ou por uma infecção primária desenvolvendo-se em muitas partes dos pulmões. As lesões extrapulmonares ocorrem como resultado de uma disseminação hematogênica a partir de um foco pulmonar inicial e mais comumente envolve a pele, as articulações, ossos e meninges.[90] O diagnóstico é estabelecido pelo isolamento do fungo a partir de espécimes clínicos. O organismo cresce rapidamente e pode ser detectado em 2 a 5 dias. As esférulas, que são patognomônicas, também podem ser observadas em tecidos infectados ou preparações citológicas. Os anticorpos de fixação do complemento estão presentes e os seus níveis são proporcionais à extensão da doença. As concentrações maiores do que 16 vezes estão associadas a infecções extrapulmonares. Os esfregaços do escarro ou as culturas são positivos em até 30% dos casos, e a broncofibroscopia tem um rendimento de 50%.[93]

O tratamento é administrado, para a infecção primária naqueles com imunidade celular prejudicada, com anfotericina B e então continuado com cetoconazol, fluconazol ou itraconazol. Para a infecção pulmonar crônica ou a disseminação, o tratamento é a anfotericina B. A terapia supressiva crônica é necessária para os pacientes infectados pelo HIV, mas o seu papel em outros pacientes imunossuprimidos ainda não foi esclarecido.

Pneumocystis carinii

A PPC continua a ser uma importante causa de morbidade e de mortalidade no paciente imunocomprometido, embora os agentes profiláticos eficazes reduzam enormemente a sua incidência em alguns grupos de pacientes. Apesar de as funções das células B quanto das T serem importantes para a defesa do hospedeiro contra o *Pneumocystis,* a imunidade celular intacta parece proporcionar a maior parte da proteção contra a doença ativa. Clinicamente, os pacientes com câncer com maior risco para a PPC são aqueles com malignidades linfóides, como a doença de Hodgkin, o linfoma não-Hodgkin e a leucemia linfóide aguda ou crônica. A infecção também pode ocorrer naqueles com mieloma múltiplo ou leucemia mielógena crônica, nas crises blásticas. Ocasionalmente, observa-se PPC nos pacientes com tumores sólidos se eles estiverem intensamente imunossuprimidos, geralmente por doses muito grandes de corticosteróides. Freqüentemente estas grandes doses são administradas para a doença do sistema nervoso central, como a compressão da medula óssea ou metástase cerebral. Estudos recentes na década de 1990 sugerem que casos associados a malignidades hematológicas diminuíram devido ao uso da profilaxia, mas as ocorrências em pacientes com tumores sólidos, inclusive os tumores do sistema nervoso centrais, estão aumentando, assim como nos pacientes com doenças auto-imunes ou inflamatórias que estejam sendo tratados com corticosteróides ou quimioterapia.[94-98]

Mais de 90% dos pacientes de câncer que desenvolvem PPC estão sob uso de corticosteróides.[94,96] Freqüentemente nota-se a infecção no momento em que os esteróides estão sendo reduzidos. A dose limite e a duração da terapia com corticosteróides que predispõem à PPC não foram estabelecidas com clareza. Em pacientes com certos tipos de cânceres, neoplasia hematológica linfóide, a dose pode ser tão baixa quanto 5 mg por dia, enquanto naqueles com tumores sólidos mais freqüentemente ela é equivalente a 100 mg ou mais de prednisona por dia durante semanas ou meses. Outras drogas que predispõem ao desenvolvimento de PPC são a ciclosporina, o metotrexato e a fludarabina. Este último agente tem um profundo efeito sobre os linfócitos e tem sido associado a casos de PPC assim como de outras infecções oportunistas na ausência de corticosteróides.[99]

Clinicamente, a PPC apresenta-se com dispnéia, tosse não-produtiva e febre. A PPC nos pacientes com câncer manifesta-se de uma maneira mais fulminante do que naqueles com AIDS. A duração média dos sintomas antes do diagnóstico é de aproximadamente 8 dias.[96] Ocasionalmente um paciente pode apresentar-se com insuficiência respiratória. O exame físico dos pulmões freqüentemente é normal, mas ocasionalmente os estertores, roncos ou sibilos são audíveis. Caracteristicamente constata-se que os pacientes estão hipoxêmicos, com um gradiente alvéolo-arterial de pO_2 aumentado que piora com o exercício.[100] A leucometria geralmente é normal. A desidrogenase láctica sérica está aumentada, apesar de um indicador inespecífico.[101]

O aspecto radiológico típico da PPC são os infiltrados intersticiais simétricos bilaterais que freqüentemente progridem até infiltrados alveolares algodonosos conforme a doença progride (Fig. 16-3). Nódulos solitários e múltiplos, um padrão miliar e consolidações lobares foram relatados. Inicialmente as radiografias podem ser normais. A demonstração de organismos nas secreções respiratórias ou no tecido de biópsia pulmonar pelo uso de corantes especiais como o azul de toluidina, Gram, Weigert, coloração de Papanicolaou, metenamina de prata ou anticorpos fluorescentes confirma o diagnóstico.

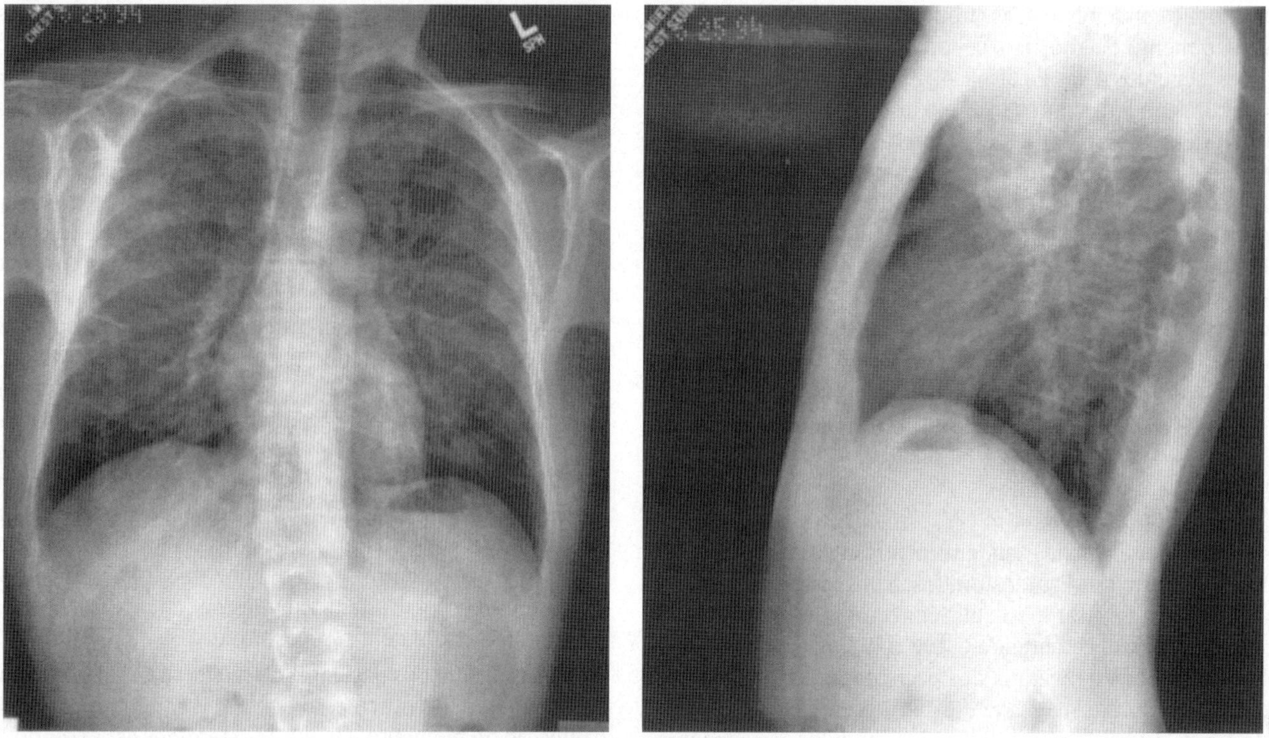

A B

FIG. 16-3. A, B: Este paciente tinha pneumonia pelo *Pneumocystis carinii*. Podem ser observados infiltrados intersticiais bilaterais difusos e simétricos.

O organismo não consegue ser cultivado no laboratório de rotina. As biópsias revelam o característico exsudato eosinofílico nos quais os cistos e os trofozoítas da PPC são observados.

O escarro induzido tem um bom rendimento para o diagnóstico de PPC nos pacientes com doença por HIV, mas a sua utilidade em outros pacientes imunossuprimidos é limitada.[102] Na nossa experiência, o escarro induzido para o diagnóstico de PPC no paciente imunossuprimido sem AIDS tem uma baixa sensibilidade. Dada a rapidez da progressão da doença pulmonar, é prudente realizar um teste mais definitivo rapidamente. A broncoscopia é o procedimento de escolha para o diagnóstico da PPC no hospedeiro imunocomprometido sem HIV. A sensibilidade para o PPC usando-se o LBA é maior do que 80%, com uma combinação de biópsia transbrônquica e LBA aumentando o rendimento para 90%.[103] Em geral, nós recomendamos que a biópsia transbrônquica seja feita sempre que os parâmetros clínicos e hematológicos permitam, para otimizar o rendimento contrapondo-se à situação que ocorre nos pacientes infectados pelo HIV, onde apenas a LBA geralmente já é adequada. O tratamento empírico para a PPC é dado em alguns casos, onde a suspeita desta infecção é alta, e a broncoscopia não pode ser feita ou confirma o diagnóstico.

O SMX-TMP é o tratamento de escolha e geralmente é administrado por 21 dias. A pentamidina intravenosa é um agente alternativo aceitável se houver contra-indicações ao SMX-TMP. Outras terapias ocasionalmente usadas são a clindamicina com a primaquina, e o trimetrexato. O uso coadjuvante dos corticosteróides para a PPC grave mostrou-se útil no paciente infectado pelo HIV com PPC. Estudos controlados não foram feitos no hospedeiro imunocomprometido sem AIDS, e a maioria dos pacientes está em uso de esteróides no momento do diagnóstico. Um estudo retrospectivo mostrou um papel benéfico para os esteróides em doses aumentadas em curto prazo, como terapia coadjuvante, em casos graves.[104] Na nossa instituição, os corticosteróides em altas doses são administrados em caso de angústia respiratória. Se o paciente estiver estável, os esteróides não são diminuídos, mas não são aumentados acima da dose basal. A mortalidade da PPC nos pacientes com câncer é de 30 a 34%, substancialmente maior do que no paciente infectado pelo HIV, e permaneceu inalterada ao longo de 20 anos.[94-97] O motivo para esta excessiva mortalidade é desconhecido, mas frisa a importância da profilaxia.

A profilaxia eficaz contra a PPC pode ser obtida com a administração da TM (160 mg) e do SMX (800 mg) uma ou duas vezes ao dia em três dias consecutivos a cada semana.[105] A experiência clínica sugere que agentes alternativos como a pentamidina aerossolizada mensalmente, a dapsona ou a atovaquona são eficazes em pacientes incapazes de tolerarem o SMX-TMP, mas nenhum estudo controlado foi feito. Uma das grandes interrogações é sobre quem deveria receber a profilaxia. Não existe nenhum marcador limítrofe bem definido, como a contagem de CD4, disponível para orientar a profilaxia no paciente infectado pelo HIV. A nossa política é administrar a profilaxia a qualquer paciente com câncer ativo no qual os corticosteróides serão administrados por 1 ou mais meses, a uma dose de pelo menos 20 mg por dia de prednisona ou o seu equivalente.[106] A profilaxia pode ser justificada em outras situações com pacientes de alto risco.

Parasitas

Strogiloides stercoralis

O *Strongiloides stercoralis* é um nematódeo intestinal endêmico nos países tropicais e subtropicais. Nos Estados Unidos, as áreas endêmicas geralmente estão no Sudeste, especial-

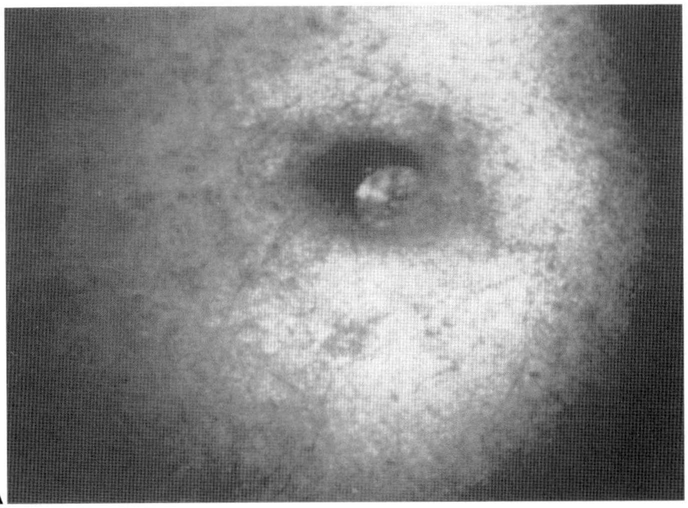

A

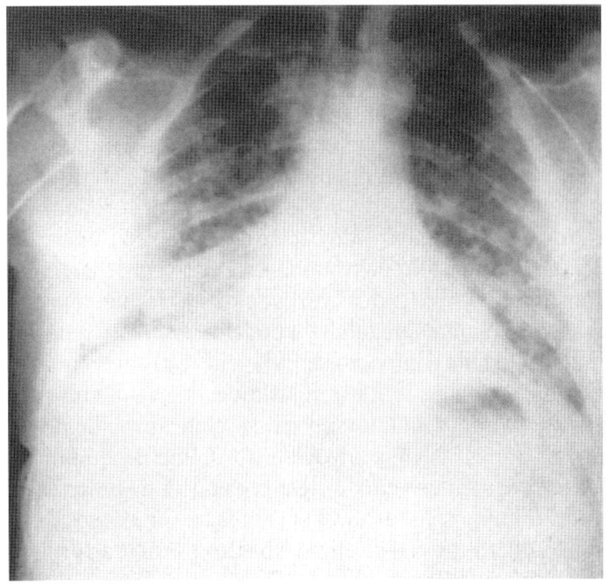

B

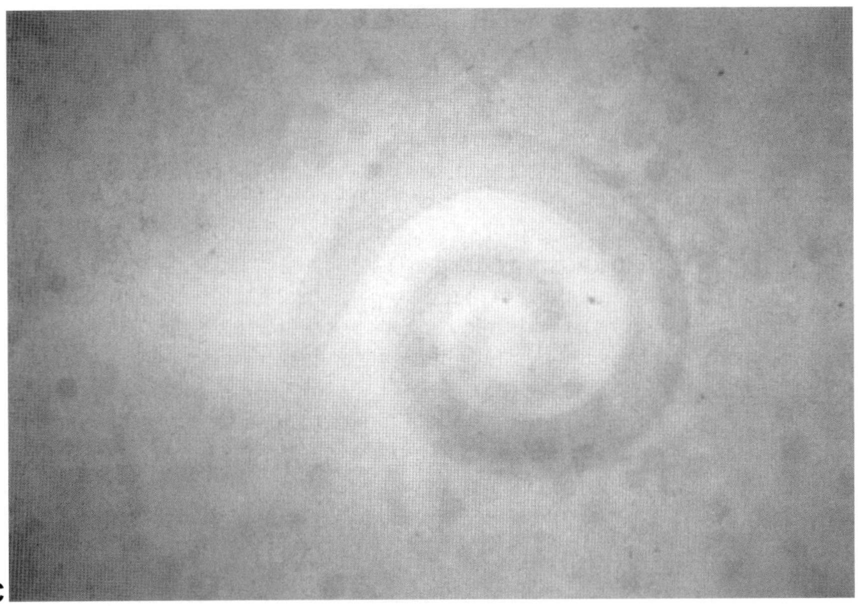

C

FIG. 16-4. Estrongiloidíase disseminada. **A:** Exantema purpúrico periumbilical. **B:** Infiltrados bilaterais difusos com uma área de consolidação focal. **C:** Larvas filariformes em amostra de lavado broncoalveolar.

mente na região dos Apalaches, mas o parasita também pode ser encontrado em áreas urbanas com grandes populações de imigrantes. Este parasita pode permanecer abrigado no hospedeiro por décadas. Quando há imunossupressão, particularmente com imunidade celular deficiente, uma síndrome de hiperinfecção devastadora pode ocorrer, com disseminação generalizada do parasita. Nestes casos, a maioria dos pacientes encontra-se em uso de corticóides. As infecções ocorrem quando os parasitas penetram na pele. A penetração através da pele causa prurido e inflamação local. Os vermes passam através da corrente sangüínea até os pulmões, onde podem causar infiltrados eosinofílicos transitórios. Os vermes então ascendem ao trato respiratório e são deglutidos, levando a uma infecção gastrointestinal crônica. Os sintomas incluem diarréia leve intermitente e dor abdominal. A eosinofilia é comum. O diagnóstico neste estágio da infecção requer a obtenção de amostras duodenais pois as culturas das fezes freqüentemente são negativas.

No paciente imunocomprometido a multiplicação do *S. stercoralis* no intestino pode ser descontrolada, levando a uma carga maior de vermes. A migração de um grande número de vermes do trato gastrointestinal pode levar à disseminação para todos os órgãos, inclusive pulmão e sistema nervoso central. Isto é conhecido como a *síndrome de hiperinfecção* e freqüentemente é acompanhada por sepse polimicrobiana com organismos entéricos. O paciente encontra-se agudamente enfermo, com febre e angústia respiratória. Quando as larvas filariformes disseminam-se pode se desenvolver um exantema com um padrão típico de púrpura periumbilical (Fig. 16-4A). Uma biópsia cutânea revelará a presença de larvas. As radiografias tipicamente revelam infiltrados difusos, mas as consolidações lobares também podem ocorrer (Fig. 16-4B). As hemoculturas freqüentemente são positivas para um ou mais organismos entéricos, e as culturas das fezes freqüentemente detectam parasitas neste ponto. Os espécimes respiratórios enviados para exame microscópico podem revelar larvas filariformes (Fig. 16-4C). A deterioração clínica é rápida e geralmente fatal.

A síndrome de hiperinfecção pelo *Strongyloides* deve ser suspeitada no paciente que imigrou de ou visitou uma área endêmica e, após uma terapia imunossupressora, tornou-se agudamente enfermo, com pneumonia e sinais de sepse. Sintomas abdominais vagos de dor ou dolorimento podem estar presentes. A eosinofilia pode não se desenvolver. Uma vez que o diagnóstico seja feito, o tratamento é feito com tiabendazol, em doses de 25 mg/kg/ duas vezes ao dia. A ivermectina é uma droga experimental que também pode ser usada.[107] Apesar de a síndrome da hiperinfecção ser rara, ela acarreta uma taxa de mortalidade muito alta. A profilaxia deve ser administrada a qualquer paciente imunossuprimido com suspeita de uma infecção crônica. Alguns advogam o tratamento empírico de todas as pessoas que vêm de áreas endêmicas e que serão submetidas à imunossupressão. O albendazol, em doses de 100 mg por 5 dias, mostrou-se eficaz e barato e tem um perfil de efeitos colaterais aceitável.[108]

Toxoplasma gondii

A toxoplasmose é uma causa incomum porém grave de pneumonia no paciente imunocomprometido. A maioria dos casos é observada nos receptores de transplantes ou em pacientes com AIDS, mas a infecção também ocorre em pacientes com doenças malignas, mais comumente a doença de Hodgkin, linfoma e leucemia.[109] A doença disseminada pode resultar da reativação de uma infecção latente ou da aquisição do organismo, enquanto o paciente está imunologicamente comprometido. As manifestações neurológicas ocorrem na metade dos pacientes e são variáveis, incluindo-se distúrbios da consciência, limitações motoras, convulsões e sinais focais.[110] Os pacientes com pneumonia apresentam febre, dispnéia e tosse. As radiografias de tórax mostram doença intersticial difusa ou infiltrados esparsos (Fig. 16-5). O diagnóstico é feito pela demonstração de taquizoítas intracelulares nos espécimes respiratórios corados pela hematoxilina e eosina ou pela coloração de Wright-Giemsa. A ausência de um anticorpo IgG contra a toxoplasmose torna a possibilidade de reativação menos provável. Um teste de PCR atualmente está sendo estudado para o diagnóstico da toxoplasmose.[111] A pirimetamina e a sulfadiazina ou a clindamicina são uma terapia eficaz e devem ser administradas empiricamente se se suspeitar de infestação. A profilaxia com a pirimetamina ou SMX-TMP é recomendada para os pacientes sob risco.

Infecções por Micobactérias

Os pacientes com câncer encontram-se sob maior risco de desenvolverem infecção pelo *Mycobacterium tuberculosis*. Conforme ocorre na população em geral (nos EUA), as minorias e os pacientes nascidos no estrangeiro estão sob maior risco.[112] A TB ocorre mais comumente como resultado da reativação de uma infecção latente em decorrência da imunossupressão pela doença maligna subjacente ou a terapia antineoplásica.[113] O processo neoplásico também pode ser responsável por uma maior suscetibilidade à infecção exógena. Os pacientes com câncer que se encontram sob risco particular são aqueles com câncer pulmonar, da cabeça e pescoço e aqueles com distúrbios linfoproliferativos. Uma revisão de 1997 por Libshitz e colegas, no entanto, encontrou casos de TB menos freqüentemente em pacientes com câncer de pulmão e câncer da cabeça e pescoço comparados com revisões publicadas há 25 a 45 anos. A freqüência de TB na sua revisão foi maior nos pacientes com malignidade hematológica, especificamente naqueles com leucemias agudas. A TB pode se desenvolver a qualquer momento durante o curso da doença, mas aproximadamente a metade dos casos ocorre durante ou após 18 meses de terapia. Os pacientes que recebem regimes de tratamento com quimioterapia e corticosteróides parecem estar sob risco aumentado para o desenvolvimento de TB.[112]

O envolvimento pulmonar é o mais comum, embora a doença disseminada possa ocorrer. As manifestações radiográficas tendem a ser típicas, demonstrando envolvimento dos lobos superior e apical e dos segmentos posteriores, com ou sem cavitações.[114] Podem ocorrer massas e nódulos, assim como um padrão micronodular associado à TB miliar (Fig. 16-6). A identificação da TB nas culturas é diagnóstica. O exame do escarro é eficaz na maioria dos casos, mas outras técnicas invasivas, como a broncoscopia e a biópsia a céu aberto, algumas vezes são necessárias. O isolamento e a identificação das micobactérias melhoraram, devido ao uso de técnicas de cultura mais rápidas. Quando estas são usadas em conjunto com sondas para DNA, o tempo para o isolamento e a identificação dos organismos micobacterianos reduzem-se bastante. Os pacientes imunossuprimidos respondem à quimioterapia antituberculosa padrão.

O teste cutâneo com derivados de proteínas purificadas deve ser considerado para todos os pacientes com malignidades, especialmente aqueles para os quais a terapia com corticosteróides está indicada. Os pacientes com um teste positivo, com reação maior que 10 mm, devem receber profilaxia com isoniazida.

Os pacientes com câncer também estão sob risco de infecção pulmonar com micobactérias não-tuberculosas, particularmente as *Mycobacterium avium, Mycobacterium kansasii, Mycobacterium fortuitum e Mycobacterium haemophilum.* A infecção pulmonar crônica assemelhando-se à TB é o problema mais comum encontrado com estes organismos. A infecção disseminada ocasionalmente ocorre nos pacientes imunossuprimidos, especialmente naqueles com defeitos na imunidade celular. Os pacientes com tricoleucemia (leucemia de células pilosas) portanto estão sob um risco particularmente elevado para infecção disseminada.[115] Os sinais e sintomas clínicos são inespecíficos e incluem tosse, fadiga e mal-estar. As características radiológicas incluem nódulos, cavidades de paredes finas nos lobos superiores e adenopatia intratorácica. O diagnóstico é feito pela identificação do organismo em culturas. O tratamento é o mesmo do hospedeiro imunocompetente.

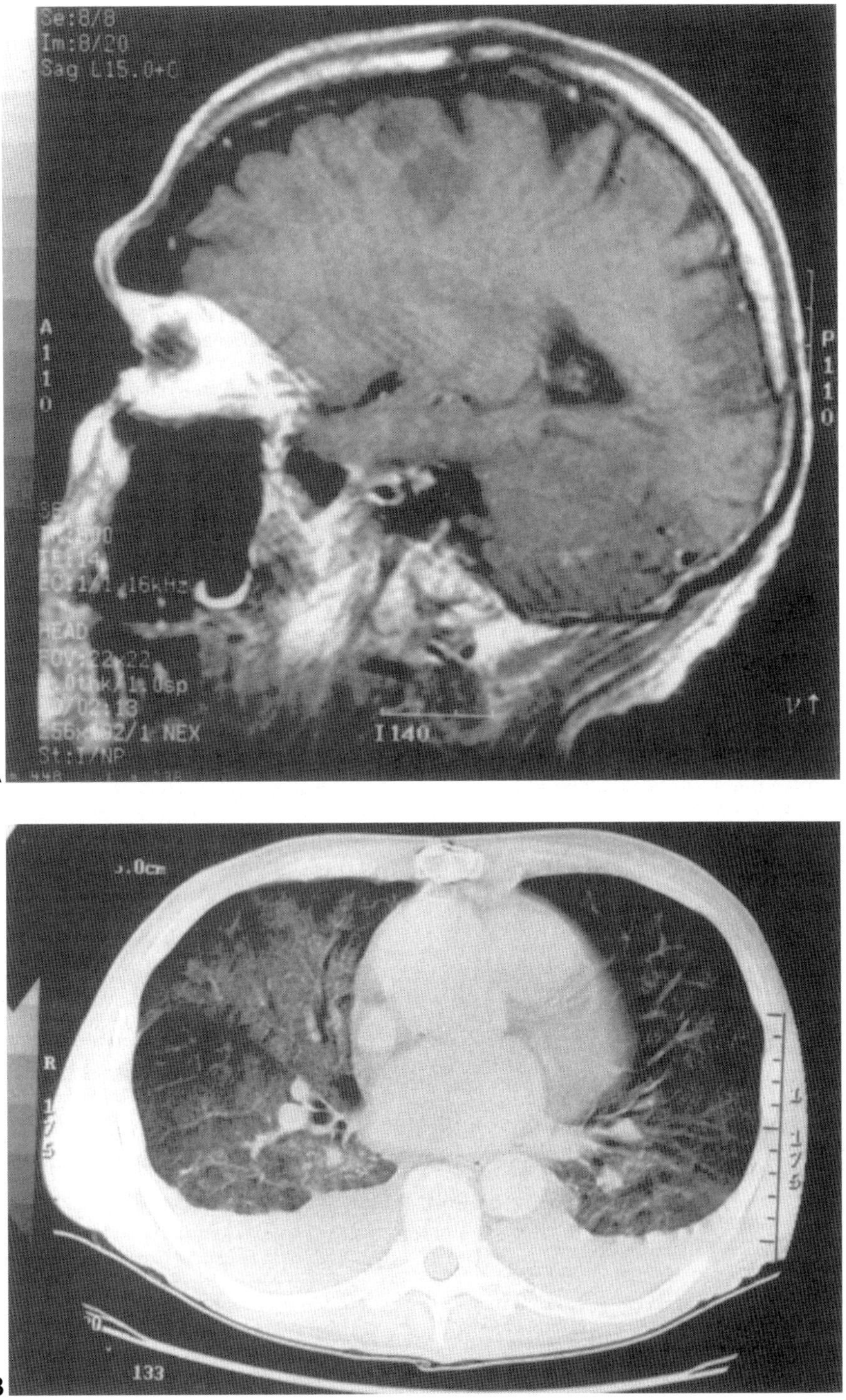

A

B

FIG. 16-5. Neste paciente com leucemia mielógena crônica e insuficiência cardíaca congestiva, desenvolveram-se lesões do sistema nervoso central **(A)** e infiltrados pulmonares difusos e esparsos com derrames pleurais **(B),** devido à toxoplasmose disseminada.

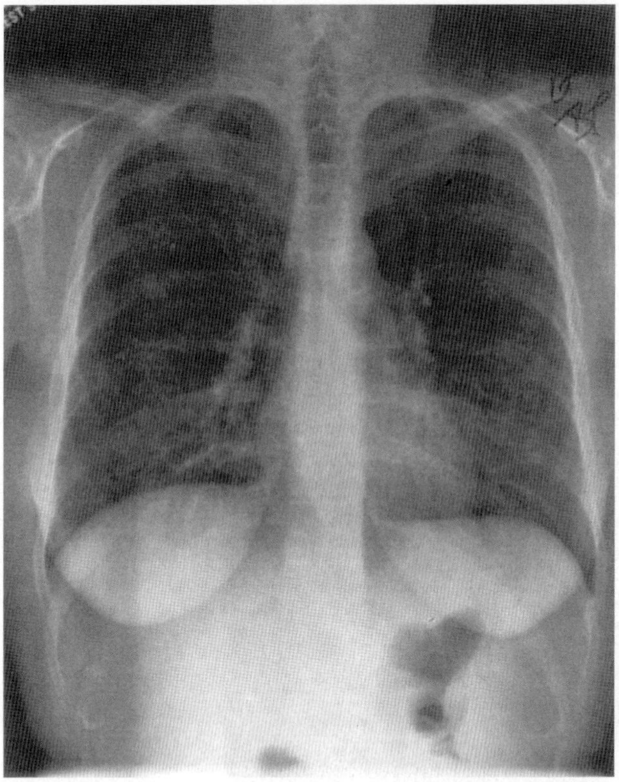

FIG. 16-6. Padrão micronodular difuso da *Mycobacterium tuberculosis* disseminada.

REFERÊNCIAS BIBLIOGRÁFICAS

1. Shelhamer JH, Toews GB, Masur H, et al. Respiratory disease in the immunosuppressed patient. *Ann Intern Med* 1992;117:415-431.
2. Pizzo PA. Management of fever in patients with cancer and treatment-induced neutropenia. *N Engl J Med* 1993;328:1323-1332.
3. Gerson SL, Talbot GH, Hurwitz S, et al. Prolonged granulocytopenia: the, major risk factor for invasive pulmonary aspergillosis in patients with acute leukemia. *Ann Intern Med* 1984;100:345-351.
4. Sickles EA, Young VM, Greene WH, Wiernik PH. Pneumonia in acute leukemia. *Ann Intern Med* 1973;79:528-534.
5. Tenholder MF, Hooper RG. Pulmonary infiltrates in leukemia. *Chest* 1980;78:468-473.
6. Pizzo PA. Fever in immunocompromised patients. *N Engl J Med* 1999;341:893-900.
7. Crawford J, Ozer H, Stoller R, et al. Reduction by granulocyte-stimulating factor of fever and neutropenia induced by chemotherapy in patients with small-cell lung cancer. *N Engl J Med* 1991;325:164-170.
8. Ewig S, Glasmacher A, Ulrich F, et al. Pulmonary infiltrates in neutropenic patients; with acute leukemia during chemotherapy: outcome and prognostic factors. *Chest* 1998;114:444-451.
9. Wilhelm M, Kantarjian HM, O'Brien S, et al. Pneumonia during remission induction chemotherapy in patients with AML or MDS. *Leukemia* 1996;10:1870-1873.
10. Link H, Maschmeyer G, Meyer P, et al. Interventional antimicrobial therapy in febrile: neutropenic patients; Study group of the Paul Ehrlich Society for chemotherapy. *Ann Hematol* 1994;69:231-243.
11. Carratala J, Roson B, Femandez-Sevilla A, et al. Bacteremic pneumonia in neutropenic patients; with cancer: causes, empirical antibiotic: therapy, and outcome. *Arch Intem Med* 1998;158:868-872.
12. Maschmeyer G, Link H, Hiddemann W, et al. Pulmonary infiltrations in febrile neutropenic patients. Risk factors and outcome under empirical antimicrobial therapy in a randomized multicenter study. *Cancer* 1994;73:2296-2304.
13. Walsh TJ, Finberg RW, Arndt C, et al. Liposomal amphotericin B for empirical therapy in patients with persistent fever and neutropenia. *N Engl J Med* 1999;340:764-771.
14. Heussel CR, Hans-Ulrich K, Heussel GE, et al. Pneumonia in febrile neutropenic patients and in bone marrow and blood stem-cell transplant recipients: use of high-resolution computed tomography. *J Clin Oncol* 1999;17:796-805.
15. De Lassence A, Fleury-Feith J, Escudier E, et al. Alveolar hemorrhage. Diagnostic criteria and results in 194 immunocompromised hosts. *Am Rev Resp Crit Care Med* 1995;151:157-163.
16. Cordonnier C, Escudier E, Verra F, et al. Bronchoalveolar lavage during neutropenic episodes: diagnostic yield and cellular parttern. *Eur Respir J* 1994;1:114-120.
17. Roifman CM, Levinson H, Gelfand EW. High dose vs. low dose intravenous immunoglobulin in hypogammaglobulinemia and chronic lung disease. *Lancet* 1987;1:1075-1077.
18. Anaissie EJ, Kontoyiannis DP, O'Brien S, et al. Infections in patients with chronic lymphocytic leukemia treated with fludarabine. *Ann Intem Med* 1998;129:559-566.
19. O'Brien S, Kantarjian H, Beran M, et al. Fludarabine and granulocyte colony-stimulating factor (GCSF) in patients; with chronic lymphocytic, leukemia. *Leukemia* 1997;11:1631-1635.
20. Cooperative Group for the Study of Immunoglobulin in Chronic Lymphocytic Leukemia. Intravenous immunoglobulin for the prevention of infection in chronic lymphocytic leukemia: a randomized, controlled clinical trial. *N Engl J Med* 1988;319:902-907.
21. Carratala J, Gudiol F, Paliares R, et al. Risk factors for nosocomial *Legionella pneumophila* pneumonia. *Am J Respir Crit Care Med* 1994;149:625-629.
22. Cordonnier C, Farcet J-P, Desforges L, et al. Legionnaires' disease and hairy-cell leukemia: an unfortuitous association? *Arch Intern Med* 1984;144:2373-2375.
23. Fang GD, Yu VL, Vickers RM. Disease due to the Legionellaceae (other than *Legionella pneumophila).* Historical, microbiological, clinical and epiderniological review. *Medicine (Baltimore)* 1989;68:116-139.
24. Kirby BD, Synder KM, Meyer RD, Finegold SM. Legionnaires'disease: report of sixty-five nosocomially acquired cases and review of the literature. *Medicine (Baltimore)* 1980;59:188-205.
25. Johnson JD, Raff MJ, Van Arsdall JA. Neurologic manifestations of Legionnaires' disease. *Medicine (Baltimore)* 1984;63:303-310.
26. Fuller J, Levinson MM, Mine JR, et al. Legionnaires' disease after heart transplantation. *Ann Thorac Surg* 1985;39:309-311.
27. Copeland J, Weiden BS, Feinberg W, et al. Legionnaires' disease foilowing cardiac transplantation. *Chest* 1981;79:669-671.
28. Saravoltz LD, Burch KH, Fisher E, et al. The compromised host and Legionnaires' disease. *Ann Intern Med 1979*;90:533-537.
29. Meyer RD, Edelstein PH, Kirby BD, et al. Legionnaires disease. Unusual clinical and laboratory features. *Ann Intern Med* 1980;93:240-243.
30. Coletta FS, Fein AM. Radiological manifestations; of *Legionellal* Legionella-like organism. *Semin Respir Infect* 1998;13:109-115.
31. Ebright J, Tarakji E, Grown W, Sunstrum J. Multiple bilateral lung cavities caused by *Legionefla pneumophila: case* report and review. *Infect Dis Clin Pract* 1993;2:195-199.
32. Magnussen CR, Israel RH. Legionnaires' lung abscess. *Am J Med Sci* 1980;279:117-120.
33. Vickers RM, Stout JE, Yu VL, Rihs JD. Culture methodology for the isolation of *Legionella pneumophila and* other *Legionellaceae* from clinical and environmental specimens. *Semin Respir Infect* 1987;2:274-279.
34. Plouffe JF, File TM Jr., Breiman RG, et al. Reevaluation of the definition of Legionnaires' disease: use of the, urinary antigen assay. *Clin Infect Dis* 1995;20:1286-1291.

35. Matsiota-Bemard P, Pitsouni E, Legakis N, Nauciel C. Evaluation of commercial amplification kit for detection of *Legionella pneumo*phila in clinical specimen. *J Clin Microbiol* 1994;32:1503-1505.
36. Oliverio MJ, Fisher MA, Vickers RM, et al. Diagnosis of Legionnaires' disease by radioimmunoassay of *Legionella* antigen in pleural fluid. *J Clin Microbiol* 1991;29:2893-2894.
37. Stout JE, Yu VL. Legionellosis. *N Engl J Med* 1997;337:682-687.
38. Klein NC, Cunha BA. Treatment of Legionnaires' disease. *Semin Respir Infect* 1998;13:140-146.
39. Edelstein PH. Antimicrobial chemotherapy for Legiormaires disease: time for a change. *Ann Intern Med* 1998;129:327-330.
40. Palmer DH, Harvey RL, Wheeler JK. Diagnostic and therapeutic: considerations in *Nocardia asteroides* infection. *Medicine (Baltimore)* 1974;53:391-401.
41. Simpson GL, Stinson EB, Egger MJ, et al. Nocardial infection in the immunocompromised host: a detailed study in a defined population. *Rev Infect Dis* 1981;3:492-507.
42. Young LS, Armstrong D, Blevins A, et al. *Nocardia asteroides* infection complicating neoplastic disease. *Am J Med* 1971;50:356-367.
43. Berkey P, Bodey G. Nocardial infection in patients with neoplastic disease. *Rev Infect Dis* 1989;2:407-411.
44. Feigen DS. Nocardiosis of the lung: chest radiographic findings in 21 cases. *Radiology* 1986;159:9-14.
45. Buckley JA, Padhani AR, Kuhlman JE. CT features of pulmonary nocardiosis. *J Comput Asst Tomogr* 1995;19:726-732.
46. Gombert ME, DuBouchet L, Aulicino TM, et al. Antimicrobial synergism in the therapy of experimental cerebral nocardiosis. *J Antimicrob Chemother* 1989;23:39-43.
47. Verville TD, Huycke MM, Greenfield RA, et al. *Rhodococcus equi* infections of humans. 12 cases and a review of the literature. *Medicine* 1994;73:119-132.
48. Lasky JA, Pulkingham N, Powers MA, et al. *Rhodococcus equi* causing human pulmonary infection: review of 29 cases. *South Med J* 1991;84:1217-1220.
49. Englund JA, Sullivan CJ, Jordan MC, et al. Respiratory syncytial virus infection in immunocompromised adults. *Ann Intem Med* 1988;109:203-208.
50. Whimbey E, Couch R, Englund J, et al. Respiratory syncytial virus pneumonia in hospitalized adult patients with leukemia. *Clin Infect Dis* 1995;21:376-379.
51. Treuhaft MW, Soukup JM, Sullivan BJ. Practical recommendations for the detection of pediatric respiratory syncytial virus infections. *J Clin Microbiol* 1985;22:270-273.
52. Springer C, Bar-Yishay E, Uwayyed K. Corticosteroids do not affect the clinical course or physiologic status of infants with bronchiolitis. *Pediatr Pulmonol* 1990;9:181-185.
53. Committee on Infectious Diseases. Reassessment of the indications for ribavirin therapy in respiratory syncytial virus infections. *Pediatrics* 1996;97:137-140.
54. Hertz MI, Englund JA, Snover D, et al. Respiratory syncytial virusinduced acute lung injury in adult patients with bone marrow transplant: a clinical approach and review of the literature. *Medicine* 1989;68:269-281.
55. Whimbey E, Champlin RE, Englund JA, et al. Combination therapy with aerosolized ribavirin and intravenous immunoglobulin for respiratory syncytial virus disease in adult bone marrow transplant recipients. *Bone Marrow Transplant* 1995;16:393-399.
56. Piedra P, Grace S, Jewell A, et al. Purified fusion protein vaccine protects against lower respiratory tract illness during respiratory syncytial virus season in children with cystic fibrosis. *Pediatr Infect Dis J* 1996;15:23-31.
57. Marie JP, Vekhoff A, Pico JL, et al. Neutropenic infections: a review of the: French febrile aplasia study group trials in 608 febrile neutropenic patients. *J Antimicrob Chemother* 1998;41 [Suppl D]:57-64.
58. Schwartz R, Mackintosh F, Schrier S, et al. Multivariate analysis of fáctors associated with invasive fungal disease during remission induction therapy for acute myelogenous leukemia. *Cancer* 1984;53:411-419.
59. Young RC, Bennett JE, Vogel CL, et al. Aspergillosis. The spectrum of the disease in 98 patients. *Medicine* 1970;49:147-173.
60. Won HJ, Lee KS, Cheon JE, et al. Invasive pulmonary aspergillosis. Prediction at thin-section CT in patients; with neutropenia: a prospective study. *Radiology* 1998;208:777-782.
61. Huhlman JE, Fishman EK, Siegelman SS. Invasive pulmonary aspergillosis in acute leukemia: characteristic findings on CT. the CT halo sign, and the role of CT in early diagnosis. *Radiology* 1985;157:611-614.
62. Albelda SM, Talbot GH, Gerson SL, et al. Pulmonary consolidation and massive hemoptysis in invasive pulmonary aspergillosis. Influence of bone marrow recovery in patients; with acute leukemia. *Am Rev Resp Dis* 1985;131:115-120.
63. Kuo PH, Lee LN, Yang PC, et al. Aspergillosis laryngotracheo-bronchitis presenting as stridor in a patient with peripheral T cell lymphoma. *Thorax* 1996;51:869.
64. Moreau P, Zahar JR, Milpied N, et al. Localized invasive pulmonary aspergillosis in patients with neutropenia: effectiveness of surgical resection. *Cancer* 1993;72:3223-3226.
65. Van Eiff, Roos N, Schulten R, et al. Pulmonary aspergillosis: early diagnosis improves survival. *Respiration* 1995;62:341.
66. Yu VL, Muder RR, Poorsattar A. Significance of isolation of *Aspergillosis* from the respiratory tract in diagnosis of invasive pulmonary aspergillosis: results from a three-year prospective study. *Am J Med* 1986;81:249-254.
67. Horvath JA, Dunner S. The use of respiratory tract cultures in the diagnosis of invasive pulmonary aspergillosis. *Ann J Med* 1996;100:171-178.
68. Mehta J, Kelsey S, Chu P, et al. Amphotericin 13 lipid complex (ABLC) for the treatment of confirmed or presumed fungal infections in immunocompromised patients with hematologic malignancies. *Bone Marrow Transplant* 1997;20:39-43.
69. Leenders AC, Daenen S, Jansen RL, et al. Liposomal amphotericin B compared with amphotericin B deoxycholate in the treatment of documented and suspected neutropenia-associated invasive fungal infections. *Br J Haematol* 1998;103:205-212.
70. Graybill JR. Itraconazole: managing mycotic complications in Immunocompromised patients; *Semin Oncol* 1998;25:58-63.
71. Baron O, Guillaumae B, Moreau P, et al. Aggressive surgical management in localized pulmonary mycotic and nonmycotic infections for neutropenic patients with acute leukemia: report of eighteen cases. *J Thorac Cardiovasc Surg* 1998;115:63-68.
72. Temeck BK, Venzon DJ, Moskaluk CA, et al. Thoracotomy for pulmonary mycoses in non-HIV immunosuppressed patients. *Ann Thorac Surg* 1994;58:333-338.
73. Behre GF, Schwartz S, Lenz K, et al. Aerosol amphotericin B inhalations for prevention of invasive pulmonary aspergillosis in neutropenic cancer patients; *Ann Hematol* 1995;71:287.
74. Tedder M, Spratt JA, Anstadt MP, et al. Pulmonary mucormycosis: results of medical and surgical therapy. *Ann Thorac Surg* 1994;57:1044-1050.
75. Bartrum RJ Jr., Watnick M, Herman PG. Roentgenographic findings in pulmonary mucormycosis. *Am J Roentgenol Radium Ther Nuc1 Med* 1973;117:810-815.
76. Morrison VA, McGlave PB. Mucormycoses in the BMT population. *Bone Marrow Transplant* 1993;11:383-388.
77. Haron E, Vartivarian S, Anaissie E, et al. Primary *Candida* pneumonia. Experience at a large cancer center and a review of the literature. *Medicine* 1993;72:137-142.
78. Tashiro T, Nagai H, Nagaoka H, et al. *Trichosporon beigelii* pneumonia in patients with hematologic malignancies. *Chest* 1995;108:190-195.
79. Perparim K, Nagai H, Hashimoto A, et al. In vitro susceptibility of *Trichosporon beigelii* to antifungal agents. *J Chemother* 1996;8:445-448.
80. Kaplan MH, Rosen PP, Armstrong D. Cryptococcosis in a cancer hospital. Clinical and pathological correlates in 46 patients. *Cancer* 1977;39:2265-2274.
81. Aberg JA, Mundy LM, Powderly WG. Pulmonary cryptococcosis in patients; without HIV infection. *Chest* 1999;115:734-740.
82. Roebuck DJ, Fisher DA, Currie B.J. Cryptococcosis in HIV negative patients: findings on chest radiography. *Thorax* 1998;53:554-557.

83. Goodman JS, Kaufman L, Koenig MG. Diagnosis of cryptococcal meningitis: value of immunologic detection of cryptococcal antigen. *N Engl J Med* 1971;285:434-436.
84. Dismukes WE, Royal SA, Tynes BS. Disseminated histoplasmosis in corticosteroid-treated patients: report of five cases. *JAMA* 1978;240:1495-1498.
85. Goodwin RA, Shapiro JL, Thurman GH, et al. Disseminated histoplasmosis: clinical and pathologic correlations. *Medicine (Baltimore)* 1980;59:1-33.
86. Wheat LJ. Histoplasmosis. *Infect Dis Clin North Am* 1989;3:843.
87. Wheat LJ, Kohler RB, Tewari RP. Diagnosis of disseminated histoplasmosis by detection of *Histoplasma capsulatum* antigen in serum and urine specimens. *N Engl J Med* 1986;314:83-88.
88. Prechter GC, Prakash VBS. Bronchoscopy in the diagnosis of pulmonary histoplasmosis. *Chest* 1989;95:1033-1036.
89. Como JA, Dismukes WE. Oral azole drugs as systemic antifungal therapy. *N Engl J Med* 1994;330:263-272.
90. Galgiani JN. Coccidioidomycosis. *West J Med* 1993;159:153-171.
91. Derensinski Stevens DA. Coccidioidomycosis in compromised hosts-experience at Stanford University Hospital. *Medicine (Baltimore)* 1990;69:377-395.
92. Ratala PJ, Smith JW. Coccidioidomycosis in potentially compromised hosts: the effect of immunosuppressive therapy in dissemination. *Am J Med Sci* 1978;275:283-295.
93. Wallace JM, Cantanzaro A, Moser KM, et al. Flexible fiberoptic bronchoscopy for diagnosing pulmonary coccidioidomycosis. *Am Rev Respir Dis* 1981;123:286-290.
94. Yale SH, Limper AH. *Pneumocystis carinii* pneumonia in patients without acquired immunodeficiency syndrome: associated conditions and prior corticosteroid therapy. *Mayo Clin Proc* 1996;71:5-13.
95. Sepkowitz KA, Brown AE, Telzak EE, et al. *Pneumocystis carinii* pneumonia among patients without AIDS at a cancer hospital. *JAMA* 1993;267:832-837.
96. Arend SM, Kroon FP, vant Wout JW *Pneumocystis carinii* pneumonia in patients without AIDS, 1980 through 1993. *Arch Intern Med* 1995;24:2436-2441.
97. Gerrard JG. *Pneumocystis carinii* pneumonia in HIV-negative immunocompromised adults. *Med J Aust* 1995;162:233-235.
98. Godeau F, Coutant-Perronne V, Huong DLT, et al. *Pneumocystis carinii* pneumonia in the course of connective tissue disease: report of 34 cases. *J Rheumatol* 1994;21:246-25 1.
99. Byrd JC, Hargis JB, Kester KE, et al. Opportunistic pulmonary infections with fludarabine in previously treated patients with low-grade lymphoid malignancies: a role for *Pneumocystis carinii* pneumonia prophylaxis. *Am J Hematol* 1995;49:135-142.
100. Stover DE, Greeno RA, Gagliardi AJ. The use of a simple exercise test for the diagnosis of *Pneumocystis carinii* pneumonia in patients with AIDS. *Am Rev Respir Dis* 1989;139:1343-1346.
101. Zaman MK, White DA. Serum lactate dehydrogenase levels and *Pneumocystis carinii* pneumonia. Diagnostic and prognostic significance. *Am Rev Respir Dis* 1988;137;796-800.
102. Masur H, Gill VJ, Ognibene FP, et al. Diagnosis of *Pneumocystis* pneumonia by induced sputum technique in patients without the acquired. immunodeficiency syndrome. *Ann Intern Med* 1988;109:755-756.
103. Stover DE, Zaman MB, Hajdu SI, et al. Bronchoalveolar lavage in the diagnosis of diffuse pulmonary infiltrates in the immunosuppressed host. *Ann Intern Med* 1984;1010:1-7.
104. Pareja JG, Garland R, Koziel H. Use of adjunctive corticosteroids in severe adult non-HIV *Pneumocystis carinii* pneumonia. *Chest* 1998;113:1215-1224.
105. Hughes WT, Kuhn S, Chaudhary S, et al. Successful chemoprophylaxis for *Pneumocystis carinii* pneumonitis. *N Engl J Med* 1977;297:1419-1426.
106. Sepkowitz KA, Brown AE, Armstrong D. *Pneumocystis carinii* pneumonia without acquired immunodeficiency syndrome: more patients, same risk. *Arch Intern Med* 1995;155:1125-1128.
107. Torres JR, Isturiz R, Murillo J, et al. Efficacy of ivermectin in the treatment of strongyloidiasis complicating AIDS. *Clin Infect Dis* 1993;17:900-902.
108. Muennig P, Pallin D, Sell RL, Chan M-S. The cost effectiveness of strategies for the treatment of intestinal parasites in immigrants. *N Engl J Med* 1999;340:773-779.
109. Ruskin J, Remington JS. Toxoplasmosis in the compromised host. *Ann Intern Med* 1976;84:193-199.
110. Pomeroy C, Filice GA. Pulmonary toxoplasmosis: a review. *Clin Infect Dis* 1992;14:863-870.
111. Pujol-Rique M, Derouin F, Garcia-Quintanilla A, et al. Design of a one-tube hemi-nested PCR for detection of *Toxoplasma gondii* and comparison of three DNA purification methods. *J Med Microbial* 1999;48:857-862.
112. Libshitz HI, Pannu HK, Elting LS, Cooksley CD. Tuberculosis in cancer patients: an update. *J Thorac Imaging* 1997;12:41-46.
113. Kaplan MH, Armstrong D, Rosen R Tuberculosis complicating neoplastic disease: a review of 201 cases. *Cancer* 1974;33:850-858.
114. McLoud TC, Naiditch DP. Thoracic disease in the immunocompromised patient. *Radiol Clin North Am* 1992;30:525-554.
115. Bennett C, Vardiman J, Golomb HM. Disseminated atypical mycobacterial infection in patients with hairy cell leukemia. *Am J Med* 1986;80:891-896.

CAPÍTULO 17

Infecções do Trato Respiratório em Pacientes Submetidos a Transplantes de Órgãos Sólidos e de Medula Óssea

George C. Mejicano

O transplante atualmente é uma opção terapêutica aceita para diversas doenças e condições.[1,2] A introdução da ciclosporina, juntamente com avanços na técnica cirúrgica, cuidados perioperatórios, seleção dos pacientes e preservação do órgão, melhorou dramaticamente os resultados clínicos desde 1975.[3,4] Os receptores de transplantes pulmonares atualmente apresentam uma taxa de sobrevivência de 50%, enquanto os receptores transplantados cardíacos apresentam uma taxa de sobrevivência de 70% por 5 anos.[3] Mais de 20.000 pacientes receberam um rim de um doador vivo, e as taxas de sobrevivências por 5 anos correspondentes ao enxerto e ao paciente são de 76 e 91% respectivamente.[4] Além disso, o transplante renal mostrou uma boa proporção custo-benefício.[5] Por causa desses avanços e de avanços similares, a lista de indicações para os transplantes continua a aumentar.[1,6,7]

Apesar de parecer provável que mais e mais transplantes de órgãos venham a ser realizados no futuro, ainda encontramos grandes obstáculos. A primeira barreira antes do transplante continua a ser a pequena quantidade de doadores. Por outro lado, as principais complicações após o transplante são causadas pela rejeição e pela infecção.[3,8] Mais de dois terços dos receptores de transplantes desenvolvem uma infecção no primeiro ano após o transplante.[9] Destas, as infecções envolvendo os pulmões são responsáveis pela maioria das doenças que ameaçam a vida do paciente.[7] Neste capítulo, as infecções comuns do trato respiratório encontradas nos receptores de transplantes de órgãos sólidos e de medula óssea são revistas.

ABORDAGEM ÀS INFECÇÕES PULMONARES EM RECEPTORES DE TRANSPLANTES

Pacientes que recebem diferentes tecidos e órgãos podem desenvolver infecções do trato respiratório que se apresentam do mesmo modo e com a mesma freqüência, o que reflete uma supressão imunológica similar. Entretanto, Rubin e colaboradores criaram um importante e útil esquema para a avaliação de um receptor de transplante que desenvolva uma doença infecciosa, com base na observação de que diferentes patógenos tipicamente se manifestam em momentos previsíveis (Fig. 17-1).[7]

É útil se dividir o período pós-transplante em três estágios: a infecção precoce ocorre no primeiro mês após o transplante, uma infecção entre 1 a 6 meses após o transplante e a infecção tardia, que ocorre mais de 6 meses após o transplante. No estágio precoce, a pneumonia bacteriana secundária a patógenos convencionais é vista de modo mais freqüente do que a infecção pulmonar causada por patógenos oportunistas. Sem dúvida, a ocorrência de uma infecção oportunista durante este período deve alertar o médico de que uma epidemia nosocomial está presente.[7] O segundo estágio, que ocorre entre 1 e 6 meses após o transplante, tipicamente envolve patógenos oportunistas como o *Pneumocystis carinii* e *Listeria monocytogenes*. O *Aspergillus* sp. e o citomegalovírus (CMV), entretanto, são os mais importantes patógenos que podem afetar os pacientes neste período.[10] O terceiro estágio é observado a partir de seis meses após o transplante. A maioria dos pacientes neste estágio está bem, mas eles podem ser infectados por patógenos que afetam a população em geral. Os poucos receptores de transplantes que necessitam de grandes doses de drogas imunossupressivas por causa de problemas relacionados à rejeição podem ter problemas com *Cryptococcus neoformans, L. monocytogenes, P. carinii* e *Nocardia asteroides*. Alguns pacientes também apresentam dificuldades com as seqüelas crônicas de infecções causadas pelo CMV, vírus de Epstein-Barr, vírus da hepatite B ou da hepatite C.[7]

A despeito da utilidade clínica deste esquema, existem exceções. A extrapolação dos dados de uma população de transplantes para outra é repleta de dificuldades. Os protocolos para o diagnóstico e tratamento das doenças infecciosas devem levar em consideração as características particulares para cada grupo, incluindo a natureza do procedimento cirúrgico, impacto de uma disfunção orgânica prévia, as características do receptor, a apresentação clínica de cada doença infecciosa e os dados sobre a eficácia das diversas modalidades de tratamento.

A importância da realização de um diagnóstico específico não deve ser subestimada. Primeiro, o regime de tratamento

G. C. Mejicano: Department of Medicine, University of Wisconsin Medical School, Madison, Wisconsin 53792.

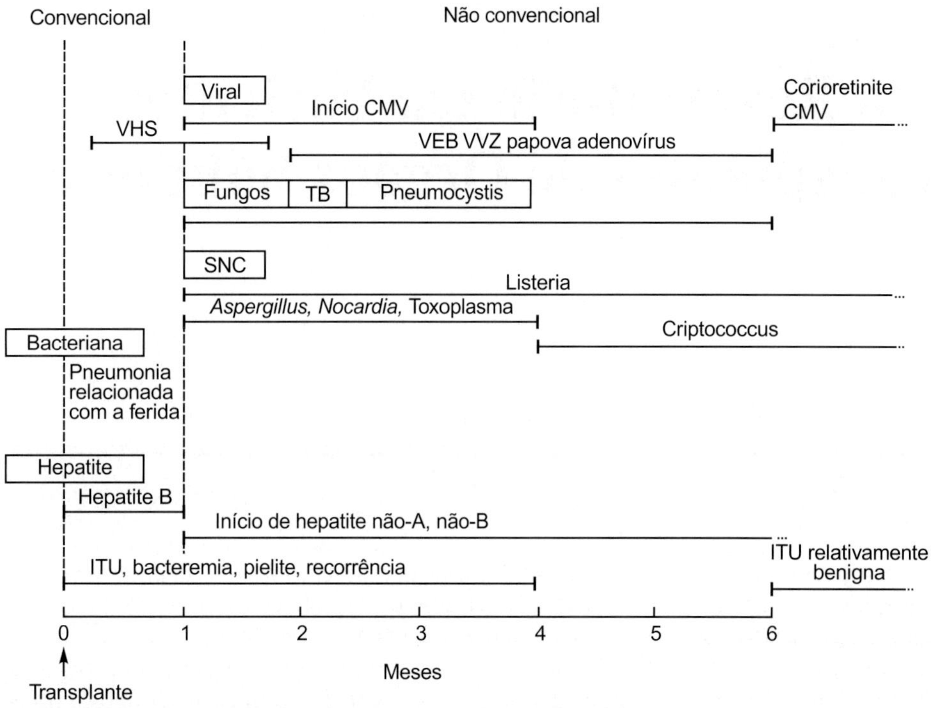

FIG. 17-1. Esquema para a ocorrência de infecções oportunistas após o transplante de órgãos. (CMV, citomegalovírus; SNC, sistema nervoso central; VEB, vírus de Epstein-Barr; VHS, vírus do herpes simples; TB, tuberculose; ITU, infecção do trato urinário; VVZ, vírus da varicela zoster) (De Rubin RH. Infection in the renal transplant pacient. *Am J Méd* 1981; 70:405-411, com permissão.)

ideal para cada organismo causal é ímpar. Segundo, as apresentações clínicas das complicações pulmonares ligadas a causas não-infecciosas podem ser indistinguíveis das causas infecciosas (Tabela 17-1).[11] Terceiro, os pacientes imunocomprometidos podem apresentar mais de um diagnóstico pulmonar.[10] Quarto, o tratamento precoce de pelo menos algumas infecções envolvendo o pulmão parece melhorar o resultado.[12] Portanto, um diagnóstico rápido e específico deve ser realizado sempre que possível.

Boa parte da avaliação de um receptor de transplante com suspeita de uma infecção do trato respiratório é direta e deve incluir uma anamnese cuidadosa, exame físico completo e exames radiológicos do tórax. Em particular, a anamnese deve incluir questões direcionadas a detectar qualquer exposição em potencial a um patógeno oportunista. Testes diagnósticos simples incluem a análise do escarro para patógenos rotineiros e atípicos. Exames especiais para micobactérias, fungos, *Legionella* sp. e *P. carinii* devem ser assegurados. Os testes sangüíneos podem ajudar a determinar a probabilidade de uma infecção sistêmica por CMV, e a urina pode ser testada para a presença de antígenos para *Legionella pneumophila* do sorogrupo 1.[13]

Apesar de as técnicas não-invasivas serem seguras e baratas e não perturbarem o conforto do paciente, elas não podem ser consideradas acuradas para o diagnóstico em todas as circunstâncias. O lavado broncoalveolar (LBA) também é uma ferramenta segura e útil em receptores de transplantes. Em um estudo, a broncoscopia com LBA foi realizada em 62 pacientes com complicações pulmonares após transplantes de medula óssea (TMO); um diagnóstico de doença infecciosa específica foi encontrado em 41 (66%) pacientes.[14] Mesmo na ausência de sintomas, a broncoscopia com LBA pode ser importante; 25% dos LBA obtidos em receptores de transplantes pulmonares monitorados com um protocolo de vigilância revelaram uma rejeição ou uma infecção não suspeitadas que necessitavam de terapia.[15]

TABELA 17-1. *Complicações pulmonares não-infecciosas dos transplantes de órgãos*

Transplante de medula óssea	
	Pneumonite intersticial
	Mucosite e aspiração
	Hemorragia alveolar
	Síndrome da angústia respiratória do adulto (SARA)
	Edema pulmonar
	Tromboembolismo
	Enfisema mediastínico
	Bronquiolite obliterante e obstrução das vias aéreas
Transplante renal	
	Edema pulmonar
	Doença tromboembólica
	Calcificação pulmonar
	Doença renal-pulmonar recorrente
Transplante de fígado	
	Atelectasia
	Disfunção diafragmática
	Derrames pleurais e hemotórax
	SARA
	Calcificação pulmonar
Transplante cardíaco	
	Atelectasia
	Derrames pleurais
	SARA
	Edema pulomnar
	Hipertensão pulmonar
Transplante coração-pulmão e de pulmão	
	Deiscência das vias aéreas
	Rejeição aguda
	Edema pulmonar
	SARA
	Bronquiolite obliterante

A biópsia transbrônquica, apesar de ser mais invasiva, apresenta uma sensibilidade ainda maior do que o LBA em populações de transplantados.[14-16] Por exemplo, estudo de 33 receptores de transplantes renais com infiltrados pulmonares demonstrou uma capacidade diagnóstica de 27,2% para o LBA e de 57,5% para a biópsia transbrônquica ($p < 0{,}001$).[16] Em alguns receptores de transplantes, a aspiração com agulha fina pode ser benéfica.[17] Para uma minoria de receptores de transplantes com complicações pulmonares, entretanto, um diagnóstico definitivo algumas vezes necessita de uma biópsia pulmonar a céu aberto. Este último é o procedimento diagnóstico definitivo em receptores de transplantes com doença pulmonar, pois permite a coleta de amostras de uma grande quantidade de tecido. A sensibilidade e a especificidade geral são desta forma melhoradas. Um estudo registrou que a biópsia pulmonar aberta gerou um diagnóstico específico em 21 entre 26 (81%) pacientes com infiltrados pulmonares e imunidade diminuída. Em contraste, a biópsia transbrônquica gerou um diagnóstico específico somente em 7 entre 22 pacientes (32%).[18]

Para a maioria dos receptores de transplantes que se apresentem com sintomas ou sinais de uma infecção do trato respiratório, medidas simples podem ser utilizadas para que se atinja um diagnóstico específico. Se os meios não-invasivos forem inconclusivos, entretanto, testes diagnósticos mais invasivos devem ser realizados. Uma revisão mais detalhada dos testes e procedimentos diagnósticos pode ser encontrada nos Capítulos 41 e 42 deste livro.

FATORES DO HOSPEDEIRO

Os receptores de transplantes apresentam um risco aumentado de adquirir ou readquirir doenças infecciosas. Uma grande causa deste risco é uma potente imunossupressão causada pela ingestão de drogas como a ciclosporina, micofenilato, ou tacromilus. Além disso, todos os receptores de transplantes usam corticoesteróides como parte de seus regimes imunossupressivos. Os corticosteróides inibem a ativação da célula B, a função da célula T e o recrutamento e ativação dos neutrófilos. Eles também reduzem a capacidade de os macrófagos alveolares eliminarem esporos fúngicos.[8] Quando também existe granulocitopenia, o risco de uma infecção fúngica invasiva aumenta ainda mais.[19]

Para quase todo o receptor de transplante, o risco de infecção causada por equipamentos invasivos que rompam as defesas normais está aumentado.[20] Os exemplos incluem a intubação endotraqueal, linhas intravenosas e cateteres urinários de demora. Nos pacientes com transplantes de medula óssea, o uso de potentes agentes quimioterápicos e de radiação ionizante leva a uma mucosite. Se for utilizada uma profilaxia da úlcera, o aumento do pH gástrico pode permitir que os organismos tenham acesso a uma mucosa gastrointestinal enfraquecida. Antimicrobianos de amplo espectro alteram a flora nosocomial e aumentam a probabilidade de pacientes criticamente doentes apresentarem uma colonização e subseqüentemente serem infectados por fungos ou patógenos bacterianos altamente resistentes.

Em contraste com o risco dos equipamentos invasivos e dos regimes imunossupressivos, compartilhado por todos os pacientes, estes, de uma forma individual, apresentam características únicas que desempenham um papel crítico na determinação da extensão e gravidade da infecção. Essas características incluem a presença de doenças co-mórbidas, infecções assintomáticas com patógenos em potencial, e condições associadas à diminuição da imunidade como uma uremia, hiperglicemia, leucopenia e desnutrição. Além disso, cada tipo de transplante altera os mecanismos de defesa de um modo específico.

Pacientes submetidos a transplantes de rins podem ter sua imunidade ainda mais deprimida devido a uma uremia residual, condição por si só associada a uma diminuição da imunidade.[21] Similarmente, o diabetes pode levar tanto a uma doença renal em estágio final como a um aumento da suscetibilidade para as infecções. Em pacientes com cirrose submetidos a transplantes de fígado, um dano transitório da imunidade mediada por células e fagocitose pode aparecer no período inicial pós-transplante.[22]

Os receptores de aloenxertos de pulmão apresentam um alto risco de infecção devido às variáveis únicas do transplante pulmonar. Os fatores cirúrgicos incluem a desnervação do pulmão e a possibilidade de lesão isquêmica ou de reperfusão. Se um único pulmão for transplantado, o pulmão nativo remanescente pode ser uma fonte de infecção. Em pacientes com fibrose cística, a colonização das vias aéreas superiores, particularmente por *Burkholderia cepacia*, pode levar à infecção do trato respiratório inferior.[23] Os aloenxertos de pulmão estão sob constante e direta exposição aos patógenos transportados pelo ar ambiental.

Pacientes submetidos a TMO são uniformemente expostos a altas doses de radiação ionizante e quimioterapia antes de receber o tecido do doador. A ruptura da mucosa normal nos tratos gastrointestinal e respiratório permite a entrada de patógenos e de organismos oportunistas.[24] A neutropenia tipicamente dura 2 a 3 semanas após um TMO. Entretanto a maturação completa do sistema imunológico pode levar entre 1 e 2 anos.[25] Além disso, a função dos macrófagos alveolares está diminuída durante 6 a 12 meses após um TMO.[26] A imunidade pode estar comprometida ainda mais com o desenvolvimento de rejeição ou pela recorrência de um clone maligno.

TRANSPLANTE RENAL

Desde 1975, os resultados clínicos dos transplantes renais melhoraram de modo acentuado. Desde 1987, o United Network for Organ Sharing Renal Transplant Registry mantém a vigilância sobre os dados sobre a sobrevivência do enxerto e do paciente.[4] A taxa de sobrevivência para 1 ano para os primeiros 75.963 transplantes de rins de cadáver foi de 82%. A taxa correspondente de sobrevida dos pacientes foi de 94%. Em contraste, as taxas de sobrevivência do enxerto e do paciente por 1 ano de 20.574 transplantes renais de doadores vivos foram de 92 e 97%, respectivamente.[4] Uma melhora da qualidade de vida e da relação custo-benefício também favorece o tratamento com transplante renal em relação à diálise durante longos períodos.[5]

Na avaliação de um receptor de transplante renal com complicações pulmonares, a possibilidade de processos infecciosos e não-infecciosos deve ser considerada (Tabela 17-1).[8,11] As complicações pulmonares ocorrem em 18 a 24% dos receptores de transplantes renais.[27,28] Destes, 30 a 40% não são causadas por doenças infecciosas.[8] O edema pulmonar é a complicação pulmonar não-infecciosa mais comum nos receptores de transplantes renais, seguido pela doença tromboembólica. A calcificação pulmonar, malignidades primárias ou metastáticas e re-

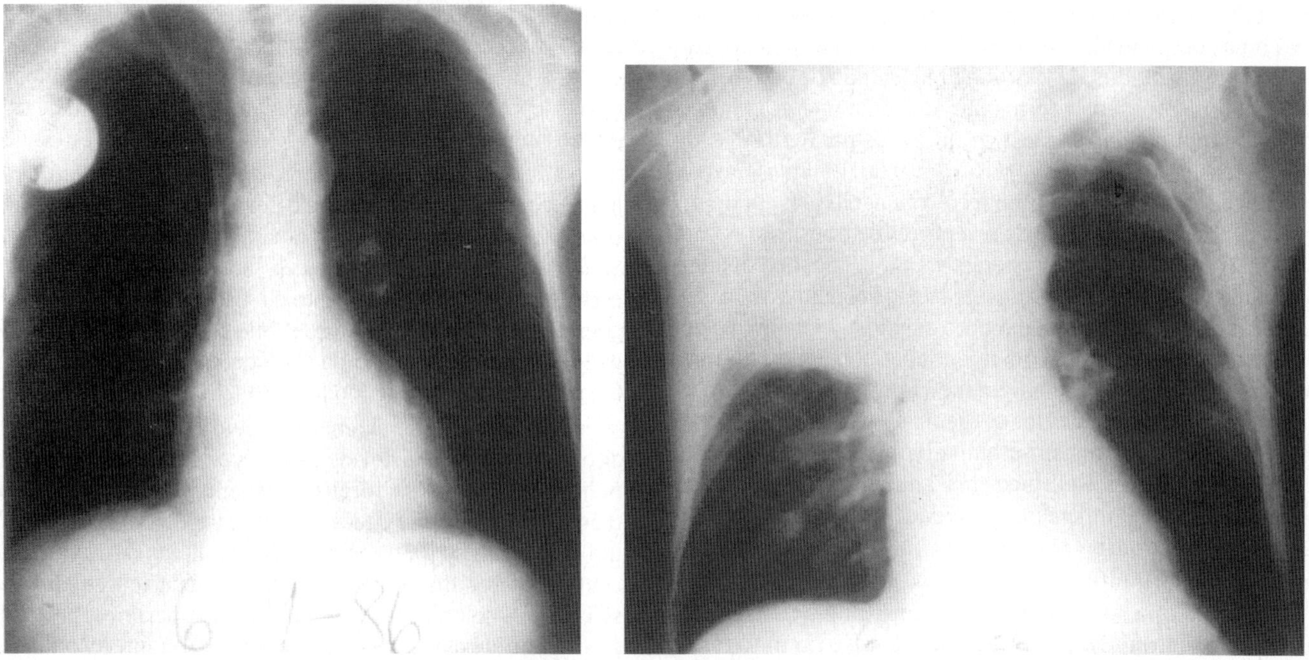

A B

FIG. 17-2. Este homem de 58 anos de idade recebeu um transplante renal de doador vivo 3 meses antes da realização destas radiografias. **A:** Radiografias de tórax obtidas após uma febre de 40°C de início agudo, neutropenia e hipotensão. **B:** Radiografia de tórax obtida 8 horas mais tarde, após o rápido desenvolvimento de uma densa consolidação do lobo superior direito. O paciente morreu de sepse por *Pseudomonas* no mesmo dia. (De Ettinger NA, Trulock EP. Pulmonary considerations of organ transplantation. Part I. *Am Ver Respir Dis* 1991; 143:1386-1405, com permissão.)

corrência das síndromes renais-pulmonares são muito menos freqüentes.[8]

Apesar de as infecções já terem sido responsáveis por cerca de 65% das complicações pulmonares após transplantes de rins, este número parece estar diminuindo e atualmente varia entre 8 e 16%.[8,27,28] Melhoras semelhantes foram documentadas nas complicações infecciosas fora dos pulmões.[29] A redução tanto da gravidade quanto da incidência das infecções em receptores de transplantes renais foi atribuída a melhoras na técnica cirúrgica, melhores modalidades diagnósticas e terapêuticas, avanços nos regimes imunossupressivos e o uso de agentes antimicrobianos profiláticos.[29]

Pneumonia Bacteriana

A pneumonia bacteriana causada por patógenos gram-negativos de origem nosocomial na maioria das vezes está limitada ao primeiro mês após o transplante. Em contraste, a pneumonia adquirida na comunidade causada por qualquer patógeno pode ocorrer em qualquer momento.[8] A pneumonia em receptores de rins pode-se apresentar de modo súbito, e o curso pode ser fulminante (Fig. 17-2).[8,27] Os fatores de risco para a pneumonia bacteriana incluem desnutrição, múltiplos transplantes renais, história de complicações pulmonares prévias e o uso de altas doses de corticosteróides para evitar uma rejeição aguda.[28] A terapia inicial com agentes antimicrobianos de amplo espectro está tipicamente associada a um resultado favorável, a menos que haja a suspeita de superinfecção por fungos.[30]

Patógenos atípicos que costumam causar pneumonia em receptores de transplantes renais incluem *L. monocytogenes, N. asteroides* (Fig. 17-3) e *Legionella* sp. A infecção sistêmica causada

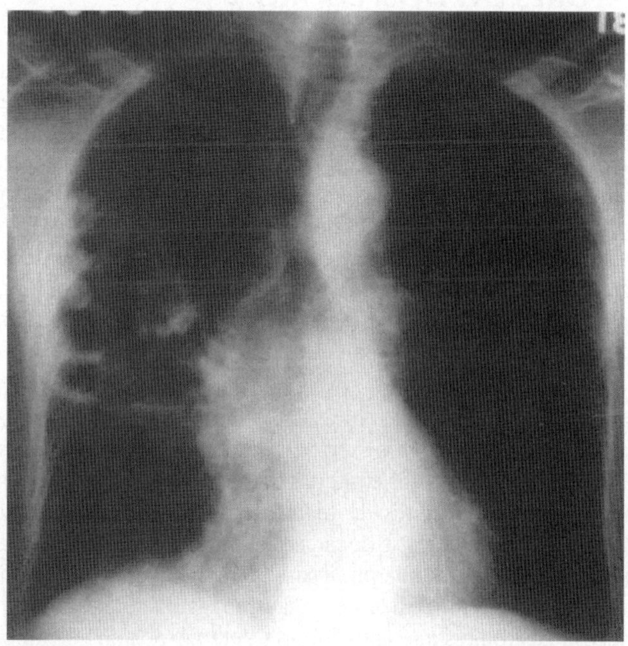

FIG. 17-3. Radiografia de tórax de um homem de 54 anos de idade 6 meses após um transplante de rim de cadáver. O paciente apresentou cefaléia, febre, dor torácica do tipo pleurítica e infiltrados cavitários envolvendo o pulmão direito. A cultura dos espécimes da broncoscopia confirmou a presença de *Nocardia asteroides.* O paciente não respondeu ao tratamento. O exame *post-mortem* revelou uma doença disseminada envolvendo o cérebro, medula espinhal, coração, rins, fígado, supra-renais e tireóide.

por *L. monocytogenes* em geral se apresenta com diarréia e cólicas abdominais seguidas de bacteremia e pelo início de sintomas pulmonares. A infecção causada por *N. asteroides* se manifesta com tosse, febre, infiltrados pulmonares que podem formar cavidades e envolvimento do sistema nervoso central.[29]

A pneumonia causada pela *Legionella* sp. pode ser adquirida em ambiente hospitalar ou na comunidade. Os sinais e os sintomas típicos incluem febre, calafrios, cefaléia, diarréia, dor torácica, dispnéia, tosse e infiltrados pulmonares.[31] A maioria dos casos é causada pela *L. pneumophila*, mas outras espécies já foram implicadas. Os fatores de risco para a legionelose incluem a dose e a duração do uso de corticosteróides e a duração da hemodiálise.[32] A terapia, seja com uma fluoroquinolona seja com um macrolídeo, está indicada quando existe a suspeita de pneumonia por *Legionella* sp. Pacientes com casos confirmados de legionelose que não respondam à eritromicina podem se beneficiar do acréscimo da rifampina.[13] A infecção nosocomial deve desencadear uma imediata investigação da fonte ambiental, como o suprimento de água quente do hospital ou o sistema de ventilação.[7]

Os organismos que mais comumente causam pneumonias adquiridas na comunidade em pacientes submetidos a transplante renal são os cocos gram-positivos e *Haemophilus influenzae*. O tratamento e o prognóstico para estes organismos são os mesmos recomendados para os pacientes imunocompetentes.[27]

Os receptores de transplantes renais apresentam o risco de adquirir uma tuberculose primária, bem como a reativação de uma infecção latente pelo *Mycobacterium tuberculosis*. Em uma série publicada em 1997, 33 entre 4.539 (0,73%) dos pacientes submetidos a transplante renal desenvolveram uma tuberculose clínica.[33] As apresentações foram variáveis, mas em geral incluíam febre, tosse, dor pleurítica e dispnéia. Apesar do momento do diagnóstico ter variado de 15 dias a 13 anos, a média foi de 23 meses após o transplante. A infecção disseminada foi documentada em aproximadamente 25% dos pacientes e 63% apresentavam uma doença pulmonar localizada. Cinco dos 33 pacientes (15%) morreram como resultado da tuberculose, e 25% perderam o transplante renal. Quase todos os pacientes tratados por pelo menos 3 meses apresentaram bons resultados. Entretanto, uma hepatotoxicidade causada pela terapia antituberculosa ocorreu em 33%.[33]

A terapia com três ou mais drogas antituberculosas por um período mínimo de 9 meses é aconselhada para a infecção por *M. tuberculosis*. A rifampicina deve ser evitada, pois ela pode causar um catabolismo dos esteróides e diminuir os níveis de ciclosporina. O último pode levar a uma rejeição aguda e falha do enxerto.[33] Além disso, episódios de rejeição aguda podem aumentar o risco de toxicidade às drogas, já que a isoniazida, estreptomicina e o etambutol são eliminados pela excreção renal. Como uma alternativa, a dose da rifampicina pode ser ajustada e os níveis de ciclosporina monitorados.

Micobactérias não-tuberculosas ocasionalmente podem causar uma doença disseminada em pacientes que receberam transplantes de órgãos. Uma revisão da literatura de 1994 sobre os receptores de transplantes de órgãos sólidos infectados por micobactéria não-tuberculosa constatou que 23 entre 82 (28%) pacientes apresentavam uma doença pulmonar, variando de infiltrados focais até nódulos solitários ou múltiplos.[34] Entretanto, esses organismos inicialmente podem se apresentar em forma de lesões cutâneas.[29,34] As microbactérias que conhecidamente causam doença em receptores de transplantes renais incluem *Mycobacterium kansasii, Mycobacterium intracellulare* e *Mycobacterium xenopi*.[34]

Pneumonia Viral

Os herpesvírus causam complicações como doenças infecciosas em quase 40% de todos os receptores de transplantes.[35] Para os receptores de transplantes renais, o mais importante destes vírus é o CMV. A incidência varia amplamente; dependendo da pesquisa, entre 34 e 92% dos pacientes submetidos a transplantes renais são infectados.[8,29] A transmissão ocorre quando o DNA viral é transferido de um doador soropositivo. Este DNA viral pode estar latente ou estar presente no tecido do doador devido a uma infecção persistente ou recente pelo CMV. Similarmente, a infecção pode resultar de uma reativação do vírus latente de um receptor soropositivo.[29] Os regimes baseados no uso de *Tacrolimus* parecem estar mais associados a baixos índices de infecção pelo CMV do que os regimes que utilizam a ciclosporina.[36]

A maioria dos pacientes infectados ou apresenta sintomas leves ou é assintomática.[7,8] A doença aguda tipicamente ocorre entre 1 e 4 meses após o transplante. Febre, leucopenia, trombocitopenia, hepatite, ulcerações gastrointestinais e coriorretinite podem estar presentes.[29] Apesar de já terem sido registrados nódulos ou infiltrados locais, os achados radiológicos da pneumonia por CMV na maioria das vezes consistem em infiltrados alveolares e intersticiais difusos. A co-infecção com patógenos obrigatórios, como a *Pseudomonas aeruginosa*, e patógenos oportunistas, como o *P. carinii*, freqüentemente está associada à doença pulmonar pelo CMV.[37] Além disso, a infecção pelo CMV pode levar a uma rejeição do aloenxerto nos receptores de transplantes renais.[7]

A identificação dos corpos de inclusão citomegálicos em espécimes teciduais distintos confirma o diagnóstico de uma doença invasiva por CMV. Alternativamente, podem-se utilizar a cultura de células utilizando amostras de sangue periférico. Novos marcadores da doença que ainda precisam ser mais bem avaliados incluem a detecção da antigenemia CMV e a reação em cadeia da polimerase baseada na detecção do DNA do CMV.[29] Uma vez confirmada, a doença por CMV pode ser tratada de modo eficiente com ganciclovir intravenoso, mas as recorrências ocorrem com freqüência. O foscarnet é uma alternativa aceitável.[29,35]

Um grande esforço foi direcionado a medidas profiláticas para evitar a doença por CMV em pacientes submetidos a um transplante renal. O uso de anticorpos antilinfocíticos está associado a um risco elevado de desenvolver doença por CMV pós-transplante.[29] Similarmente, o transplante de um doador de órgão soropositivo para um receptor soronegativo aumenta o risco de infecção. Nestas situações de alto risco, o uso de ganciclovir intravenoso e globulina hiperimune específica para o CMV provavelmente é apropriado.[38,39] As pesquisas com o uso de aciclovir oral geraram resultados variados na prevenção da doença por CMV pós-transplante.[29] A eficácia do ganciclovir na prevenção da doença por CMV em receptores renais de alto risco não é conhecida.[39] O uso de uma terapia de preempção para pacientes que foram submetidos a um monitoramento para CMV parece promissor.[31]

Pneumonia Fúngica

As infecções fúngicas estão associadas a uma morbidade e mortalidade significativas em receptores de transplante renal.[29] A infecção pode manter-se localizada nos pulmões, mas a infecção sistêmica é comum. Os fatores de risco incluem episódios múltiplos de rejeição, grandes doses de corticosteróides, função deficiente do órgão transplantado, hiperglicemia, leucopenia e exposição prolongada a agentes antimicrobianos.[31,40,41] Inúmeros fungos podem causar doenças em receptores de transplantes renais, incluindo o *Aspergillus* sp., *C. neoformans*, *Histoplasma capsulatum*, *Coccidioides immitis* e *Candida* sp.[8] A detecção precoce e o tratamento da pneumonia fúngica parecem trazer uma vantagem nos índices de sobrevida.[27,42] Em contraste, a coinfecção pelo CMV possui um prognóstico ruim.[43]

O *Aspergillus* sp. causa as infecções pulmonares mais freqüentes e mais sérias em receptores de transplantes renais.[8] A apresentação clínica tipicamente consiste em uma doença febril, com dispnéia progressiva e tosse; o envolvimento do sistema nervoso central e cutâneo é comum.[8,29] Mesmo quando os receptores de transplantes de órgãos sólidos são tratados com anfotericina, a aspergilose invasiva apresenta uma mortalidade que excede os 80%.[35,44]

O diagnóstico pode ser difícil, pois uma cultura positiva não implica necessariamente uma doença invasiva. Brown e colaboradores registraram culturas positivas com *Aspergillus* em 10 entre 409 pacientes (2,4%) que receberam transplantes renais. Entretanto, uma infecção significativa somente se desenvolve em pacientes com três ou mais colônias de *Aspergillus* de um único sítio, ou quando o *Aspergillus* foi cultivado a partir de diversos sítios.[44] A doença invasiva é mais bem diagnosticada pela identificação do *Aspergillus* sp. nos tecidos.[35] Portanto, a biópsia é o método de preferência estando mais indicada do que as culturas fúngicas do escarro ou LBA. Como o envolvimento pulmonar pode ser focal ou difuso,[43] as recomendações estabelecidas em 1997 pela British Society for Medical Mycology sugerem que os pacientes com lesões pulmonares focais submetidas à biópsia percutânea orientada por tomografia computadorizada de tórax e pacientes que apresentem um sombreamento difuso das radiografias de tórax devem ser considerados para LBA com biópsia transbrônquica.[45]

A infecção por *C. neoformans* ocorre em 2,5 a 3,6% dos pacientes que foram submetidos a um transplante renal.[40,46] Os pacientes podem apresentar uma doença semelhante à gripe seguida por um envolvimento do sistema nervoso central. Os sintomas incluem febre progressiva, dores de cabeça e alterações do estado mental que sugerem uma meningite subaguda ou crônica. As radiografias podem revelar nódulos pulmonares assintomáticos. A anfotericina combinada com flucitosina é utilizada para tratar a meningite criptocócica, seguida pela supressão de longa duração com fluconazol oral.[29]

Ao contrário do *Aspergillus* sp., o isolamento tanto de *C. immitis* como do *H. capsulatum* nas secreções respiratórias prevêem de modo confiável uma doença invasiva.[47] A infecção disseminada ocorre na maioria dos receptores de transplantes renais infectados com qualquer uma dessas micoses endêmicas.[19] O envolvimento pulmonar foi registrado em mais de 90% dos receptores de transplantes renais infectados com *C. immitis*.[48] A coccidioidomicose nos receptores de transplantes renais deve ser tratada com anfotericina;[19] entretanto, são comuns as recorrências e as falhas no tratamento.[19,48] A maioria dos pacientes imunocomprometidos infectados com *H. capsulatum* experimenta febre, perda de peso, fadiga e queixas respiratórias. Infiltrados difusos e doença miliar foram registrados, mas radiografias normais de tórax são observadas em 30 a 50% dos casos. A terapia da histoplasmose em pacientes imunocomprometidos com anfotericina é altamente eficaz.[19]

Nos receptores de transplantes renais que não estão recebendo terapia profilática, a incidência de pneumonia causada pelo *P. carinii* varia de 5 a 10%.[7,29,31,35] A maioria dos casos ocorre entre 2 a 4 meses após o transplante.[8] Um estudo publicado em 1999 registrou que a incidência da pneumonia por *P. carinii* durante o primeiro ano após o transplante seria oito vezes mais alta do que nos anos subseqüentes.[49] Os receptores de transplantes renais que apresentam pneumonia por *P. carinii* tendem a desenvolver febre, tosse não-produtiva, dispnéia, hipóxia e infiltrados pulmonares no decorrer de poucos dias.[8,29] O uso de altas doses de sulfametoxazol-trimetropim (SMX-TMP) é considerado o tratamento de escolha nesta população. Os pacientes que não toleram o SMX-TMP podem ser tratados com pentamidina intravenosa.[29,35]

Baixas doses de SMX-TMP previnem a pneumonia por *P. carinii* em pacientes imunocomprometidos.[29,49] Gordon e colaboradores acompanharam 1.299 receptores de transplantes de órgãos sólidos de 1987 a 1996 e não encontraram casos de pneumonia por *P. carinii* em pacientes que utilizaram o SMX-TMP para profilaxia.[49] A duração ideal para a profilaxia em receptores de transplantes renais permanece controversa.[8,49,50] Entretanto, 12 meses parecem ser razoáveis, pois a maioria dos casos ocorre durante o primeiro ano após o transplante renal.[49] Os defensores de uma duração mais longa destacam o baixo custo do SMX-TMP bem como sua eficácia na prevenção contra outros patógenos do trato urinário, *Toxoplasma gondii*, *L. monocytogenes* e *Nocardia* sp.[29,50] Os que propõem uma duração mais curta da quimioprofilaxia se preocupam com o surgimento de resistência para organismos gram-negativos, toxicidade em potencial, alergia e interações medicamentosas.[50]

TRANSPLANTE DE FÍGADO

O tratamento médico de pacientes com doença hepática em estágio terminal resulta de taxas de sobrevivida de 1 ano em menos de 30%.[51] Em contraste, as taxas de sobrevida de 1 e 5 anos após um transplante ortotópico de fígado (TOF) são de 77 e 65%, respectivamente.[52] Esses resultados favoráveis ajudaram a levar este procedimento do nível de uma terapia experimental para uma modalidade de tratamento aceitável.[2,8,52,53] Como resultado, quase 13.000 transplantes de fígado foram realizados nos Estados Unidos em 1992.[52] Melhorias nas técnicas de anestesia, preservação do órgão, técnica cirúrgica e protocolos para a imunossupressão são os responsáveis pela diminuição da morbidade e da mortalidade após o transplante de fígado.[2,8]

As complicações pulmonares ocorrem em cerca de 25% dos pacientes submetidos a grandes cirurgias hepáticas.[54] As características do TOF que podem resultar em complicações no pulmão incluem a anestesia geral prolongada, extensa cirurgia na região abdominal superior e a administração de quantidades maciças de líquidos e produtos sangüíneos por via endovenosa.[8,55] Os médicos quando avaliam pacientes que foram submetidos a transplantes hepáticos devem considerar a possibilidade de complicações com causas não-infecciosas (Tabela 17-1).[8,11] Sem dúvida, somente 12 entre 24 (50%) dos infiltrados pós-operatórios após 52 transplantes ortotópicos de fígado realizados em 1987 em um centro foram causados por uma doença infecciosa.[53] Quase todos os receptores de TOF desenvolvem um derrame pleural 1 semana após o transplante.[8,11] A retração do hemidiafragma direito pode levar a uma disfunção diafragmática e a uma atelectasia logo após a cirurgia. Similarmente, a síndrome da angústia respiratória do adulto (SARA) tende a ocorrer dentro das duas primeiras semanas após o transplante. Em contraste, a calcificação pulmonar se desenvolve vários meses após o transplante.[8,11] Dessas complicações não-infecciosas, a mais séria é a SARA, que foi registrada em cerca de 4,5% dos pacientes submetidos a TOF.[56]

As infecções do pulmão são responsáveis por um número significativo de complicações após TOF. A pneumonia foi encontrada em 13 a 34% dos receptores de TOF.[57-59] Apesar das bactérias e o CMV serem responsáveis pela maioria das infecções pulmonares, fungos e os organismos oportunistas já foram registrados.[60] Fatores de risco para o desenvolvimento de infecção pós-transplante incluem complicações gastrointestinais, complicações vasculares, tempo prolongado de cirurgia, uso prolongado de antibióticos e insuficiência renal.[59] A maioria das infecções ocorre nos primeiros meses após o transplante, é causado por patógenos gram-negativos e envolve os órgãos abdominais.[2,8]

Pneumonia Bacteriana

A maioria dos casos de pneumonia bacteriana após um transplante de fígado ocorre em pacientes submetidos à ventilação mecânica.[55] Os patógenos nosocomiais gram-negativos freqüentemente são isolados no escarro de receptores de TOF que desenvolvem pneumonia no pós-operatório. Em contraste, os organismos gram-positivos são vistos quando é feita uma descontaminação intestinal.[60] Entretanto, outras bactérias podem causar pneumonia nesta população de pacientes. Por exemplo, há registros de pneumonia nosocomial e pneumonia adquirida na comunidade secundária à *Legionella* sp. Apesar de a incidência de pneumonia bacteriana em receptores de TOF ter diminuído desde a introdução da ciclosporina, a mortalidade continua a exceder os 50%.[61]

A incidência de tuberculose pulmonar em uma grande pesquisa foi de 12 entre 1.202 (1%) pacientes que foram submetidos a TOF.[33] Três destes pacientes perderam seus enxertos, e quatro morreram devido à tuberculose. A apresentação, tempo de desenvolvimento dos sintomas clínicos e resposta à terapia foram semelhantes aos dos pacientes que receberam um transplante renal.[33] Uma revisão realizada em 1994 não demonstrou casos de doença pulmonar causados por micobactérias não-tuberculosas em receptores de TOF.[34]

Pneumonia Viral

Os receptores de transplantes ortotópicos de fígado apresentam o risco de adquirir ou reativar infecções pelo CMV. O fator de risco primário para o desenvolvimento de uma infecção primária é o transplante de um órgão de um doador soropositivo para um receptor soronegativo.[62] A maioria das infecções é diagnosticada dentro dos 2 primeiros meses após o transplante, e muitos pacientes não apresentam sintomas.[2] A pneumonia por CMV tipicamente é precedida por febre, mal-estar e mialgias. A hepatite freqüentemente é vista quando os pulmões estão envolvidos.[58] A terapia com ganciclovir apresenta excelentes resultados; melhoras rápidas nos testes de função hepática, contagens sangüíneas, radiografias de tórax e sintomas clínicos ocorrem em 75 a 100% dos pacientes.[2]

A incidência de pneumonia por CMV após um TOF historicamente variava entre 4 e 24%.[61] Entretanto, medidas preventivas parecem estar fazendo efeito.[39] Apesar de 14% dos 101 receptores de TOF em uma série publicada em 1996 terem desenvolvido doença por CMV pós-transplante, nenhum desses pacientes apresentou pneumonia.[61] O uso preventivo de ganciclovir venoso, iniciado quando a contaminação viral é detectada, pode diminuir a doença por CMV em receptores de TOF.[63] Além disso, um curso de 2 semanas de ganciclovir intravenoso, seguido do uso prolongado do aciclovir oral, pode prevenir a doença pelo CMV nesta população de pacientes.[64] Finalmente, o ganciclovir oral se mostrou mais eficaz do que o placebo na prevenção da infecção e doença por CMV em 304 receptores TOF. O mais importante é que mesmo pacientes de alto risco se beneficiaram da profilaxia com ganciclovir oral.[65]

Pneumonia Fúngica

A incidência de pneumonia fúngica em uma série publicada em 1996 foi de 7%.[61] A infecção primária causada por patógenos oportunistas como o *Aspergillus* sp., *Candida* sp. e *C. neoformans* (Fig. 17-4) ocorre mais freqüentemente do que as infecções que surgem da reativação de micoses endêmicas latentes.[2] A pneumonia fúngica na maioria das vezes se apresenta no primeiro

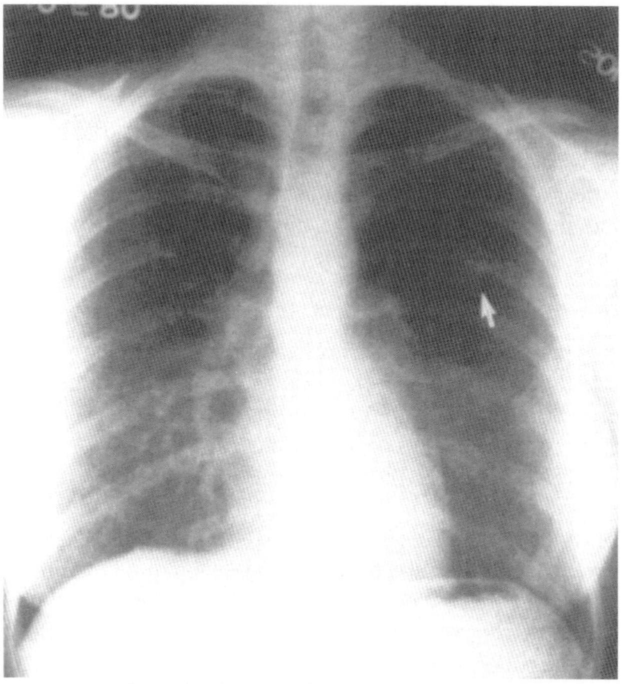

FIG. 17-4. Radiografia de tórax de uma mulher de 21 anos, 6 meses após um transplante ortotópico de fígado para o tratamento de uma hepatite crônica ativa. Ela se apresentou com febre e um infiltrado focal no lobo superior esquerdo (*seta*). No aspirado colhido com agulha transtorácica houve o crescimento de *Cryptococcus neoformans* e a amostra do líquido cefalorraquidiano foi positiva para o antígeno criptocócico. Ela respondeu ao tratamento com anfotericina B.

mês pós-transplante.[8] Entretanto, a infecção pode se desenvolver a qualquer momento. A infecção pulmonar causada pelo *C. neoformans* apresenta uma incidência de 1 a 3% e raramente é vista antes de 6 meses após o transplante.[61] O itraconazol foi utilizado para o tratamento das infecções fúngicas em hospedeiros imunocomprometidos,[66] mas a anfotericina permanece como a droga de escolha para as infecções fúngicas graves.[2] Mesmo com uma terapia agressiva, as taxas de mortalidade permanecem superiores a 70% nos casos de aspergilose pulmonar invasiva em receptores de TOF.[55,61]

A pneumonia por *P. carinii* é incomum em pacientes submetidos a TOF que estejam fazendo uso profilático do SMX-TMP.[49,61] Apesar de a duração ideal da profilaxia em receptores de transplantes de fígado permanecer controversa,[49,50] um ano parece ser razoável, pois a maioria dos casos ocorre dentro dos 12 primeiros meses após o transplante.[49]

TRANSPLANTE CARDÍACO

Entre 2.000 e 2.500 transplantes de coração são realizados a cada ano nos Estados Unidos, e taxas de sobrevivência para 5 anos de 70 a 80% fizeram com que este procedimento fosse uma opção terapêutica para a doença cardíaca em estágio terminal.[3,67] Entretanto, as complicações pulmonares após os transplantes de coração são observadas com freqüência. As complicações não-infecciosas mais comuns incluem a atelectasia, derrames pleurais, SARA, edema pulmonar e hipertensão pulmonar (Tabela 17-1).[8,67]

A incidência de complicações infecciosas após os transplantes cardíacos é de cerca de 30 a 40%.[68,69] Além disso, as infecções permanecem a principal causa de morte após o transplante de coração.[67,68] O pulmão é o órgão mais comumente envolvido do início dos anos 1990 registrando uma incidência de pneumonia no primeiro ano variando entre 21 e 28%.[68,70] Taxas de mortalidade correspondentes, de cerca de 31%, foram encontradas.[70] Esta última taxa vem diminuindo desde os anos 80 por diversos fatores, incluindo uma melhoria na capacidade de diagnosticar a rejeição, desenvolvimento de drogas imunossupressoras mais seletivas, melhoria dos testes diagnósticos e melhores regimes antimicrobianos terapêuticos e profiláticos.[68]

Pneumonia Bacteriana

A pneumonia bacteriana ocorre principalmente dentro dos 30 primeiros dias após o transplante cardíaco. A maioria das infecções é causada por cepas gram-negativas nosocomiais como por *P. aeruginosa*.[69,70] Os receptores de transplantes cardíacos apresentam um risco elevado de desenvolver pneumonia nosocomial por causa da atelectasia pré-operatória, aspiração e diminuição da imunidade.[71] A *Legionella* sp. causa casos esporádicos e apresentações incomuns, como empiema e fístulas broncopleurais já foram registrados.[67,70] A nocardiose foi vista de modo rotineiro em receptores de transplantes cardíacos até a introdução da ciclosporina.[67] A incidência atual é de pouco mais de 1%, e a maioria dos casos ocorre pelo menos 3 meses após o transplante.[70] A co-infecção com outros oportunistas é comum,[70] mas não uma associação a micobactérias não-tuberculosas.[34] A pneumonia adquirida na comunidade na maioria das vezes é causada pelo *H. influenzae* e *Streptococcus pneumoniae*.[71]

Diversas pesquisas confirmaram que a incidência de tuberculose pulmonar em receptores de transplantes cardíacos é de aproximadamente 1%.[33,68,70] Os sintomas clínicos podem se desenvolver alguns meses após o transplante, mas apresentações tardias são mais comuns. A terapia com três ou quatro drogas é eficaz, mas a rifampicina deve ser administrado com cuidado devido à sua interação com a ciclosporina.[33] As infecções com micobactérias não-tuberculosas são infreqüentes em receptores de transplantes cardíacos. Quando ocorrem a *M. kansasii* é a espécie mais freqüentemente isolada.[34]

Pneumonia Viral

Os receptores de transplantes cardíacos podem adquirir ou reativar inúmeras infecções virais após o transplante. Varicela zoster e herpes simples ocasionalmente são encontrados, e o vírus sincicial respiratório (VSR) pode ser responsável por até 12% das infecções virais observadas em pacientes pediátricos.[69] Entretanto, o patógeno viral mais importante claramente é o CMV.[68-70] Os principais fatores de risco para o desenvolvimento de uma infecção pelo CMV são o uso de globulina antitimócitos (OKT3) e o transplante de um órgão soropositivo para um receptor soronegativo.[68,72]

O CMV causa uma significativa morbidade e mortalidade nesta população de pacientes, sendo responsável por 25 e 8% das infecções em adultos e em crianças, respectivamente.[68,69] Entretanto, a incidência da infecção pelo CMV caiu dramaticamente. Registros iniciais relatavam que 67 a 100% dos receptores de transplantes cardíacos eventualmente desenvolviam infecção pelo CMV, e 33% desenvolveram doença clínica.[67] Em contraste, duas séries do início dos anos 1990 documentaram uma incidência de 12 a 15%.[68,69] Uma diminuição correspondente nas mortes relacionadas ao CMV também foi documentada. Quando o ganciclovir é utilizado, a mortalidade resultante de infecção por CMV é de 7%,[72] embora o desenvolvimento pulmonar seja de 13%.[70,72]

A pneumonia por CMV é vista com maior freqüência 1 a 3 meses após o transplante. A apresentação clínica é variável, mas tipicamente inclui febre, dispnéia e tosse. O escarro purulento é incomum. Infiltrados focais e nódulos pulmonares já foram registrados, mas o achado radiológico predominante é a presença de infiltrados intersticiais bilaterais.[70] A co-infecção com outros patógenos freqüentemente é observada em receptores de transplantes cardíacos com doença por CMV (Fig. 17-5).[67,71] Isto é significativo porque as infecções pelo CMV apresentam uma grande probabilidade de serem fatais quando precedidas de infecções de qualquer tipo durante o primeiro mês pós-transplante.[72]

O ganciclovir intravenoso é eficaz no tratamento da pneumonia por CMV[67,70,72] e parece ser superior à globulina hiperimune específica para o CMV na prevenção da doença em receptores de transplante cardíaco.[73] Pacientes soronegativos que são receptores de um órgão soronegativo podem se beneficiar de medidas preventivas que diminuam o risco de adquirir infecção, como o uso de produtos sangüíneos CMV-negativos e de filtros de leucócitos para as transfusões de hemácias e plaquetas.[68,72]

Pneumonia Fúngica

Em uma série publicada em 1994, a incidência e a mortalidade das infecções fúngicas em 814 pacientes que receberam transplante cardíaco foram de 7 e 36%, respectivamente.[68] Apesar de a pneumonia fúngica poder ser causada por inúmeros organismos endêmicos e oportunistas, o *Aspergillus* sp. é a maior

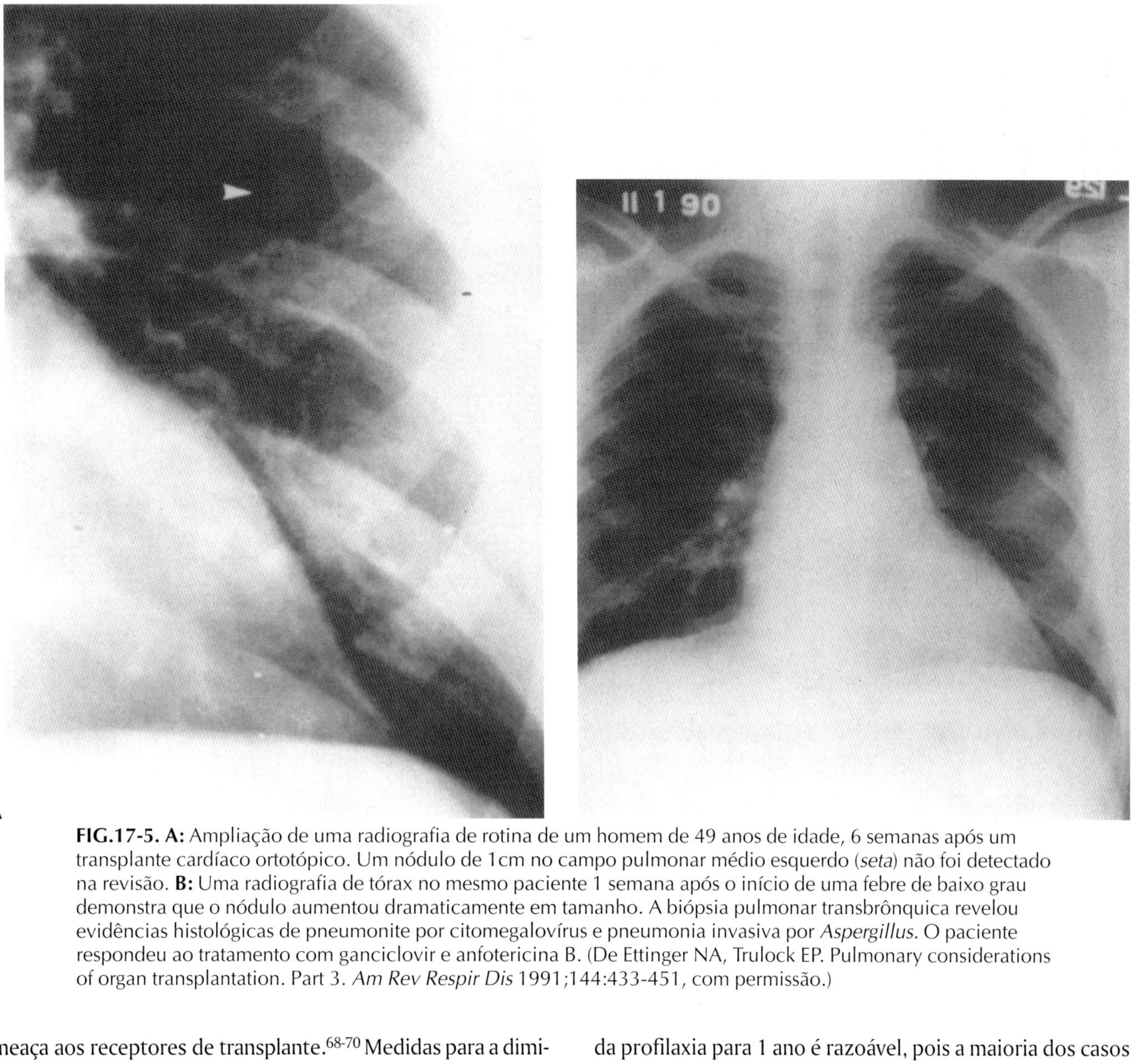

A B

FIG.17-5. A: Ampliação de uma radiografia de rotina de um homem de 49 anos de idade, 6 semanas após um transplante cardíaco ortotópico. Um nódulo de 1cm no campo pulmonar médio esquerdo (*seta*) não foi detectado na revisão. **B:** Uma radiografia de tórax no mesmo paciente 1 semana após o início de uma febre de baixo grau demonstra que o nódulo aumentou dramaticamente em tamanho. A biópsia pulmonar transbrônquica revelou evidências histológicas de pneumonite por citomegalovírus e pneumonia invasiva por *Aspergillus*. O paciente respondeu ao tratamento com ganciclovir e anfotericina B. (De Ettinger NA, Trulock EP. Pulmonary considerations of organ transplantation. Part 3. *Am Rev Respir Dis* 1991;144:433-451, com permissão.)

ameaça aos receptores de transplante.[68-70] Medidas para a diminuição das exposições ambientais e melhora dos regimes imunossupressivos diminuíram bastante a incidência de aspergilose pulmonar. Em comparação com as taxas históricas de cerca de 24%, a incidência atual é de 4%. Entretanto, as taxas de mortalidade ainda excedem os 60%.[70]

O pico de incidência da pneumonia por *Aspergillus* é de 4 semanas após o transplante.[68] Febre, tosse, dispnéia, dor costal e hemoptise ocorrem na maioria dos pacientes. As radiografias de tórax podem revelar nódulos, infiltrados alveolares, cavidades pulmonares ou derrames pleurais (Fig. 17-5). A anfotericina deve ser iniciada quando existirem suspeitas do diagnóstico, pois o tratamento precoce pode melhorar os resultados.[12] O uso de itraconazol intravenoso para a aspergilose pulmonar nos receptores de transplantes cardíacos foi associado a resultados ruins.[74]

A pneumonia causada por *P. carinii* ou *T. gondii* é incomum nos receptores de transplantes cardíacos que estejam fazendo uso profilático de SMX-TMP.[49,70,75] No mínimo, a profilaxia deve se estender por 4 meses após o transplante.[75] A extensão da profilaxia para 1 ano é razoável, pois a maioria dos casos de pneumonia por *P. carinii* ocorre dentro dos 12 primeiros meses após o transplante.[49] Os receptores de transplantes cardíacos que são soronegativos para *T. gondii* apresentam riscos de uma infecção primária, e a profilaxia com SMX-TMP deve ser mantida indefinidamente neste grupo. A pirimetamina pode evitar a toxoplasmose em pacientes que não tolerem a SMX-TMP.

TRANSPLANTE DE PULMÃO E CORAÇÃO-PULMÃO

Aproximadamente 800 transplantes de pulmão e 60 transplantes de coração-pulmão acontecem anualmente nos Estados Unidos.[3] A sobrevida do paciente por 1 ano após o transplante varia entre 70 e 93%,[76] mas a sobrevida por 5 anos é de somente 50%.[3] As complicações não-infecciosas que ocorrem no período pós-transplante inicial incluem a deiscência das vias aéreas, rejeição aguda, edema pulmonar e SARA. A bronquiolite obliterativa é observada em 50% dos receptores de transplante de pulmão, mas em geral ocorre 6 meses ou mais após o transplante (Tabela 17-1).[67]

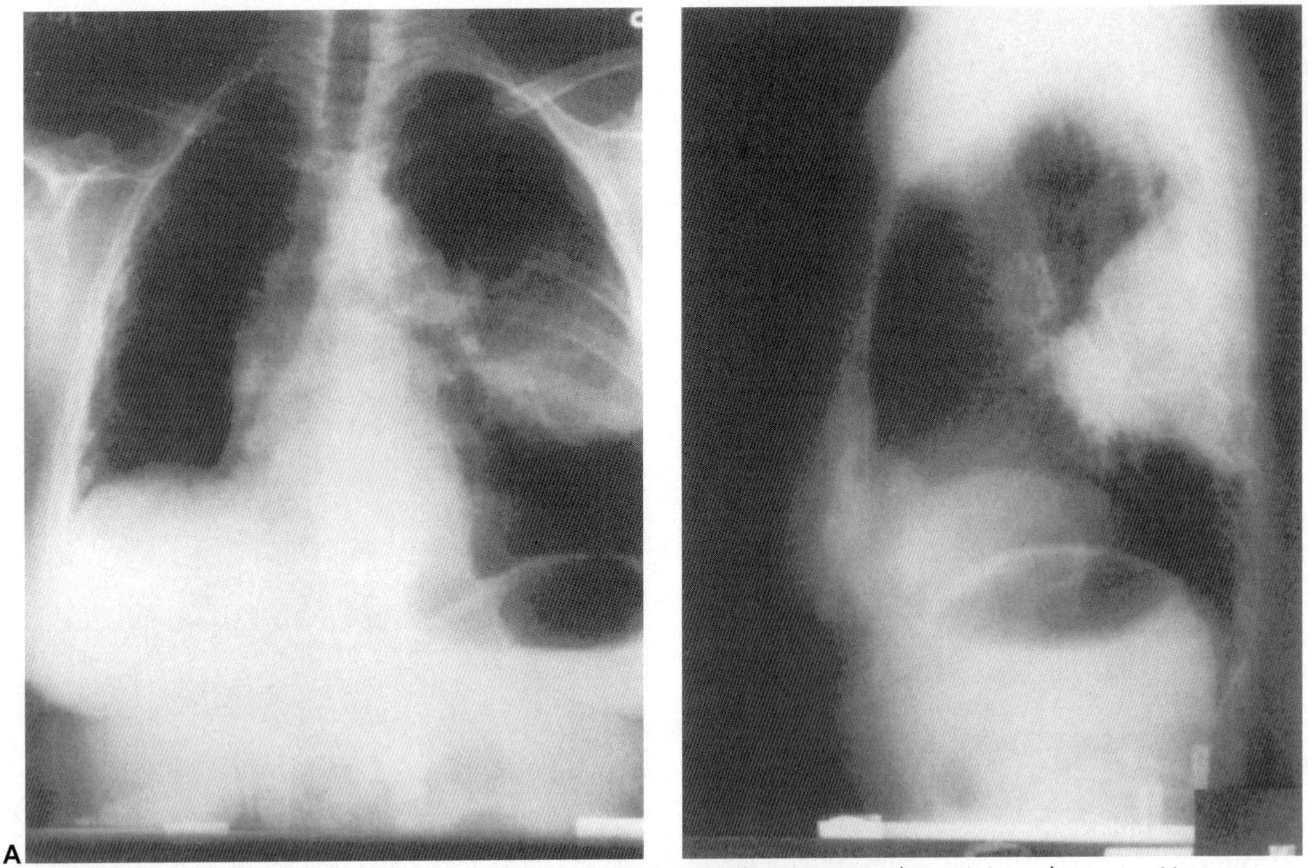

FIG. 17-6. Radiografias póstero-anterior (**A**) e lateral (**B**) de tórax de um receptor de um único pulmão com 61 anos de idade que desenvolveu tosse, febre e dispnéia 8 meses após o transplante. O líquido do lavado broncoalveolar foi considerado positivo para *Legionella* pela sonda de DNA, e as culturas evidenciaram cocobacilos gram-negativos, subseqüentemente confirmados como *Legionella pneumophila*. Após uma falha em responder ao tratamento inicial com eritromicina, foi acrescentado a rifampicina ao regime antibiótico, com a subseqüente resolução da infecção.

As infecções ocorrem freqüentemente nesta população. Durante mais de 2 anos de acompanhamento, houve mais de 200 infecções em uma série com 73 receptores de transplante coração-pulmão (2,74 infecções por paciente).[77] Outro estudo envolvendo 40 receptores de transplante de pulmão concluiu que 65% desenvolveram pelo menos uma infecção grave após o transplante.[78] Além disso, a infecção é a principal causa de mortalidade em receptores de transplantes de coração-pulmão.[67] O trato respiratório é o sítio predominante para a infecção nos receptores de transplantes de pulmão e de coração-pulmão.[77,78]

Pneumonia Bacteriana

A incidência de pneumonia bacteriana nas 2 primeiras semanas após o transplante de pulmão é de 35 a 38%.[79] O organismo predominante é a *P. aeruginosa*, seguida de outros bacilos gram-negativos.[77-79] O uso de antibióticos de amplo espectro no período pós-operatório imediato parece ajudar a diminuir a incidência de pneumonia bacteriana precoce. Quando positivas, as culturas obtidas na traquéia do doador do pulmão podem ajudar a direcionar a terapia antimicrobiana.[79]

A incidência de pneumonia bacteriana diminui rapidamente alguns meses após o transplante.[77] Durante este período mais tardio, a pneumonia tipicamente é causada por patógenos adquiridos na comunidade como *S. pneumoniae* e *L. pneumophila* (Fig. 17-6).[67,77,79] Em contraste, a infecção por *M. tuberculosis* tende a ocorrer mais cedo. Um pouco mais de 1% dos receptores de transplantes pulmonares desenvolvem uma tuberculose clínica dentro dos três primeiros meses após a cirurgia, e a transmissão direta da *M. tuberculosis* proveniente do pulmão transplantado já foi registrada.[80]

Após 6 meses, os receptores de transplantes de pulmão podem demonstrar sinais do desenvolvimento de bronquiolite obliterativa. O dano crônico às vias aéreas menores no pulmão transplantado pode explicar por que os pacientes com esta complicação tardia apresentam um risco aumentado de desenvolvimento de pneumonia causada por cepas gram-negativas.[67] Outros organismos que podem causar pneumonia após 6 meses incluem *P. carinii* e *Mycobacterium avium*.[77]

Pneumonia Viral

O vírus do herpes simples pode causar uma grave traqueobronquite e pneumonite em receptores de transplantes de pulmão. A apresentação clínica é aguda, com febre, tosse e dispnéia ocorrendo dentro de 4 semanas após o transplante. A radiografia de tórax pode revelar um padrão em vidro fosco, mas infiltrados focais também foram descritos. Ocorre uma pronta melhora com a administração de aciclovir intravenoso.

O uso de rotina do aciclovir oral em receptores de transplantes de pulmão ou de coração-pulmão diminuiu a morbidade e a mortalidade pelo vírus do herpes simples. Entretanto, a duração ideal da profilaxia com aciclovir ainda não é conhecida.[78]

A infecção com VSR, vírus da parainfluenza e adenovírus pode levar à traqueobronquite, bronquiolite e pneumonia em receptores de transplantes de pulmão. As evidências sugerem que estes vírus respiratórios podem causar uma morbidade e mortalidade significativas a qualquer momento após o transplante.[81,82] Em particular, o adenovírus está associado a uma perda do enxerto, bronquiolite obliterativa e morte. A infecção pelo VSR tende a ocorrer no inverno, enquanto que o adenovírus e o vírus da parainfluenza podem causar doenças durante todo o ano. As apresentações clínicas são variáveis, mas já foi documentada uma pneumonia fulminante. Nenhum tratamento eficiente está disponível para as infecções por adenovírus, vírus da parainfluenza.[81] Apesar de a ribavirina aerossolizada ser bem tolerada em pacientes com infecção por VSR, sua eficácia nos receptores de transplantes de coração-pulmão permanece desconhecida. Medidas para prevenir a infecção por estes vírus primariamente consistem na lavagem das mãos e minimização do contato com pessoas que apresentem sintomas respiratórios.[82]

A infecção pelo CMV ocorre em 67 a 100% dos receptores de transplante de coração-pulmão.[67,78] Entretanto, muitos destes pacientes são assintomáticos e não necessitam de tratamento. A incidência de infecções sintomáticas varia com o estado sorológico do doador e do receptor. Quando um receptor soronegativo recebe órgãos de doador soropositivo, a incidência de doença por CMV é de 83% nos receptores de transplantes de coração-pulmão. Se o receptor é soropositivo, a incidência cai para 60%, a despeito do estado do doador. O índice é de somente 7% quando tanto o doador quanto o receptor são soronegativos e são utilizados produtos sangüíneos livres de CMV.[78]

A pneumonia se desenvolve em aproximadamente 50% dos pacientes com uma infecção sintomática por CMV. Os pacientes apresentam tosse, dispnéia e febre 2 a 3 meses após o transplante. A aparência radiológica pode variar desde infiltrados intersticiais bilaterais até um envolvimento focal. Nos receptores de transplante único de pulmão, a pneumonia por CMV tende a afetar somente o aloenxerto pulmonar.[67] Alguns receptores de transplantes de pulmão apresentam uma infecção pulmonar subaguda pelo CMV, que pode ser detectada pela broncoscopia e pela biópsia pulmonar transbrônquica. Os pesquisadores da Universidade de Pittsburg concluíram que 25% das broncoscopias programadas nos primeiros seis meses após o transplante levaram ao diagnóstico de rejeição não suspeitada ou infecção. A infecção assintomática (5,5%) e a pneumonia por CMV (11%) foram encontradas em receptores de transplantes de pulmão submetidos à avaliação broncoscópica.[15] Como a pneumonia por CMV e a rejeição aguda se apresentam de modo semelhante, a pronta avaliação para confirmar um diagnóstico tecidual é necessária nesta população.[67]

A infecção por CMV pode ser grave, mas uma pneumonia por CMV isolada não está associada a uma alta mortalidade nos receptores de transplante de pulmão e de coração-pulmão. O resultado favorável é atribuído à adaptação doador-receptor, detecção precoce da infecção por CMV e o início precoce da terapia com ganciclovir. Entretanto, a pneumonia por CMV é um fator de risco para dois diagnósticos que apresentam uma alta morbidade e mortalidade: co-infecção com *Aspergillus* sp. e rejeição crônica.[10,31]

A doença por CMV nos receptores de transplantes de pulmão e de coração-pulmão pode ser tratada de modo eficaz com ganciclovir intravenoso. Além disso, os pacientes que apresentam recorrências precoces podem se beneficiar de cursos prolongados de ganciclovir. A eficácia da combinação do ganciclovir com globulina hiperimune específica para CMV para tratar a pneumonia nesta população não foi determinada.[31] Um curso prolongado (3 meses) de ganciclovir intravenoso após transplantes de pulmão pode evitar uma infecção sintomática.[83] A capacidade do ganciclovir oral de evitar uma doença por CMV em receptores de transplante de pulmão e coração-pulmão permanece desconhecida.

Pneumonia Fúngica

Nos receptores de transplantes de pulmão e de coração-pulmão, a incidência de infecções fúngicas varia de 15 a 35%.[84] A incidência exata depende da extensão da imunossupressão e da exposição ambiental aos patógenos fúngicos. A mortalidade geral desta população varia de 40 a 70%.[79,84] Apesar da *Candida* sp. e do *Aspergillus* sp. serem responsáveis pela maioria das infecções nos receptores de transplantes de pulmão e de coração-pulmão, a doença pulmonar e sistêmica causada pelo *P. carinii, C. neoformans* e *H. capsulatum* já foi registrada.[84]

A maioria dos receptores de transplantes de pulmão e de coração-pulmão abriga a *Candida* sp. em suas secreções respiratórias. Na maioria das vezes, estes isolados simplesmente representam a colonização das vias aéreas superiores e da traquéia. Entretanto, a traqueobronquite e a pneumonia já foram registradas. A anfotericina permanece como a droga de escolha para o tratamento da doença invasiva causada pela *Candida* sp. O fluconazol é aceitável para as infecções leves causadas por *Candida albicans*.[84] Em um esforço de diminuir a morbidade, muitos centros de transplante utilizam de modo rotineiro a nistatina ou o fluconazol para a profilaxia desta população. Entretanto, a eficácia desta prática ainda não está determinada.

A colonização com *Aspergillus* sp. ocorre em aproximadamente 25% dos receptores de transplantes de pulmão.[78,84] Destes pacientes colonizados, 39% desenvolvem infecções complicadas como uma traqueobronquite por *Aspergillus*, aspergiloma, aspergilose pulmonar invasiva, empiema e doença disseminada. As infecções mais complicadas ocorrem mais de 6 meses após o transplante. Os sintomas incluem escarro purulento, angústia respiratória, febre, mal-estar e hemoptise. Os achados radiológicos mais comuns são infiltrados focais e lesões cavitárias. As infecções complicadas parecem ocorrer mais freqüentemente em pacientes que foram submetidos a um transplante único de pulmão, talvez porque o pulmão nativo fosse uma fonte de infecção.[85] Outros fatores de risco para a aspergilose nos receptores de transplantes de pulmão incluem um aumento da imunossupressão após o tratamento de rejeições agudas, neutropenia, co-infecção com CMV, quimioterapia para distúrbios linfoproliferativos pós-transplante e construção hospitalar.[84] O itraconazol foi utilizado nesta população de pacientes para tratar de modo bem-sucedido as traqueobronquites causadas pelo

Aspergillus. Entretanto, a anfotericina é preferida em relação ao itraconazol para outras formas de aspergilose.[31,84,85] Apesar de a experiência ser limitada, formulações lipossômicas de anfotericina podem ser benéficas em receptores de transplantes que desenvolvem nefrotoxicidade ou que apresentem uma insuficiência renal crônica.[31]

As altas taxas de mortalidade associadas à infecção fúngica em receptores de transplantes de órgãos encorajaram o uso disseminado de filtros de ar particulado de alta eficiência (APAE) como medida de prevenção.[84] Além disso, o uso de agentes antifúngicos para a profilaxia parece ser promissor. Dados preliminares sugerem que a anfotericina nebulizada (15 mg por dia durante 4 semanas) é melhor do que a anfotericina intravenosa (0,2 mg por kg por dia durante 10 dias) ou fluconazol (100 mg por dia durante 10 dias) na prevenção das infecções fúngicas em receptores de transplante de pulmão.[86] O itraconazol, que pode aumentar os níveis de ciclosporina, não demonstrou uma redução na incidência de pneumonia fúngica pós-transplante nesta população.[84]

O risco de pneumonia por *P. carinii* é alto nos receptores de transplantes de pulmão e de coração-pulmão. O curso clínico pode variar desde uma infecção assintomática até uma insuficiência respiratória fulminante. A incidência pode atingir os 90% em pacientes que não estejam em profilaxia, mas o uso de SMX-TMP diminui a incidência a números próximo a zero.[78,87] A dapsona ou a rentamidina inalada é uma alternativa aceitável para os pacientes que não toleram SMX-TMP.[75,87] A duração ideal da profilaxia nos receptores de transplantes de pulmão e de coração-pulmão permanece controversa.[49,50,87] Um mínimo de 12 meses de profilaxia está indicado.[49,87] Além disso, a profilaxia deve ser reinstituída sempre que o paciente precise de uma maior imunossupressão por causa de uma rejeição.[87] Alternativamente, os receptores de transplantes de pulmão podem se beneficiar de uma profilaxia por período indefinido.[49] Finalmente, os receptores de transplantes de coração-pulmão que são soronegativos para *T. gondii* apresentam o risco de toxoplasmose primária. A profilaxia com SMX-TMP ou pirimetamina deve ser mantida indefinidamente neste grupo.

TRANSPLANTE DE MEDULA ÓSSEA

Desde 1968, o TMP autógeno e alógeno tem sido utilizado para o tratamento de uma ampla variedade de doenças. O resultado geral depende primariamente do curso e extensão da doença subjacente. Entretanto, pacientes com certas leucemias e anemias aplásicas possuem índices de sobrevivência por 2 anos de mais de 70%.[88] Resultados favoráveis como estes levaram a um aumento do número de TMO realizados a cada ano em todo o mundo.

As complicações respiratórias registradas afetam cerca de 40 a 60% dos receptores de TMO.[88,89] Pacientes que são submetidos a TMO alogênico apresentam uma maior probabilidade de desenvolver uma complicação infecciosa (55%) do que os receptores de TMO autógenos (30%). Apesar de as pessoas que foram submetidas a TMO poderem desenvolver uma infecção em qualquer momento após o transplante, 50% de todas as complicações infecciosas ocorrem até 6 semanas após o enxerto.[90]

As complicações pulmonares não-infecciosas em receptores de TMO são comuns e incluem pneumonite intersticial, mucosite com aspiração, hemorragia alveolar, SARA, edema pulmonar, doença tromboembólica, enfisema mediastinal e bronquiolite obliterativa com obstrução das vias aéreas (Tabela 17-1).[1,11,89] Entre estas, a mais importante é a pneumonite intersticial, que possui uma incidência de 10 a 50%.[1,89] Os pacientes tipicamente apresentam-se, 6 a 10 semanas após o transplante com febre, dispnéia, hipoxemia e infiltrados intersticiais difusos. Nenhum agente etiológico foi definitivamente identificado.[89] Taxas de mortalidade de cerca de 70% foram registradas.[1]

Pneumonia Bacteriana

A incidência de pneumonia bacteriana é de 20 a 50% nas primeiras 2 semanas após um TMO.[91] O uso de antibióticos de amplo espectro de modo empírico durante esta fase neutropênica diminui a mortalidade e a morbidade causadas por patógenos bacterianos.[25] Regimes específicos variam de centro para centro e devem levar em consideração os padrões locais de resistência microbiana. A maioria das pneumonias bacterianas neste estágio inicial é causada por cepas gram-negativas nosocomiais, especialmente *P. aeruginosa*. Ocasionalmente, organismos gram-positivos e *Legionella* sp. são identificados como agentes causais.[89]

A infecção respiratória causada por *S. pneumoniae* e *Staphylococcus aureus* está associada ao desenvolvimento de uma doença enxerto-*versus*-hospedeiro crônica em receptores de TMO. A sinusite e a pneumonia, geralmente acompanhadas de bacteremia, são mais freqüentes após 6 meses de transplante. A suspensão da profilaxia com SMX-TMP, combinada com distúrbios na imunidade humoral e diminuição da opsonização pós-transplante, contribui para o aparecimento de infecções gram-positivas.[89] A profilaxia com penicilina foi defendida para receptores de TMO que desenvolvam uma doença enxerto-*versus*-hospedeiro crônica. Esta estratégia pode ser inadequada em regiões que conhecidamente apresentem uma alta prevalência de *S. pneumoniae* resistente à penicilina.[25]

A infecção causada por *M. tuberculosis* é considerada incomum após um TMO. Entretanto, investigadores de Hong-Kong recentemente registraram que a incidência em sua população de TMO é de 5,5%, indubitavelmente refletindo a maior prevalência de tuberculose na população estudada. Os receptores de TMO com doença sintomática responderam bem aos padrões de tratamento, mas a duração foi estendida para 12 meses. Fatores de risco para o desenvolvimento de tuberculose clínica incluem TMO alogênico, irradiação corporal total e doença enxerto-*versus*-hospedeiro crônica.[92]

Pneumonia Viral

Algumas semanas após o transplante, quase 80% dos receptores de TMO começam a se contaminar com o vírus do herpes simples. A reativação de um vírus latente combinada com uma mucosite pode levar a uma infecção do trato respiratório inferior.[25,89] Em um estudo de 1982, Meyers e colaboradores concluíram que cerca de 5% das pneumonias não-bacterianas em receptores de TMO eram causadas pelo vírus do herpes simples.[93] Desde então, a profilaxia de rotina com aciclovir durante as duas primeiras semanas pós-transplante diminuiu acentuadamente a gravidade e a freqüência da pneumonite

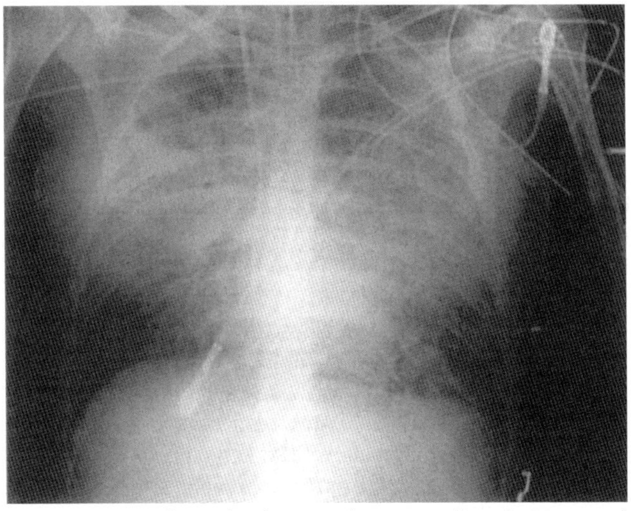

FIG. 17-7. Esta radiografia de tórax de uma mulher de 26 anos de idade que foi submetida a um transplante alógeno de medula óssea para o tratamento de uma leucemia mielogênica aguda foi realizada um dia depois que a paciente desenvolveu uma dispnéia aguda e hipoxemia, que necessitou de uma suplementação de 50% de oxigênio para manter a $SaO_2 > 90\%$. A fibra ótica broncoscópica revelou uma hemorragia alveolar. O citomegalovírus foi detectado no líquido broncoalveolar. A paciente morreu por insuficiência respiratória.

por herpes simples.[94] A doença devastadora ainda é observada ocasionalmente, mas o diagnóstico da pneumonite por herpes simples em receptores de TMO que estão sendo submetidos à profilaxia sugere a presença de uma cepa resistente ao aciclovir.[25]

O VSR foi identificado como um patógeno respiratório em receptores de TMO.[1,89,95] A maioria das infecções ocorre 2 a 3 meses após o transplante, durante o inverno ou a primavera.[95] A apresentação nos primeiros 10 dias após o transplante de medula óssea leva a um prognóstico ruim. A maioria dos pacientes apresenta envolvimento dos seios da face ou dos ouvidos antes de desenvolver sintomas no trato respiratório inferior. Os sibilos são comuns, e os infiltrados intersticiais bilaterais são vistos com freqüência.[89] A insuficiência respiratória levando à intubação e ventilação mecânica pode ocorrer. A detecção do antígeno do VSR por imunoensaios enzimáticos permite um rápido diagnóstico, e a taxa de mortalidade de 50% ressalta a necessidade de uma pronta terapia. A eficácia da ribavirina aerossolizada ainda não foi conclusivamente demonstrada. Porém, a terapia combinada com globulina imune intravenosa e ribavirina aerossolizada está recomendada quando a infecção por VSR é diagnosticada em receptores TMO. Apesar da disponibilidade recente de imunoglobulina com altos títulos contra VSR, nenhuma pesquisa controlada confirmou o benefício desta terapia nesta população de pacientes.[95]

Os receptores de TMO apresentam alto risco de desenvolver infecção pelo CMV. Quando os produtos sangüíneos não são testados, os pacientes soronegativos para CMV apresentam um risco entre 30 e 40% de se tornarem infectados. A infecção exógena também pode ser adquirida a partir da medula óssea de um doador soropositivo. A maioria das infecções, em até 80% das pessoas soropositivas, se desenvolve como resultado da reativação de um vírus endógeno. A pneumonia ocorre em um terço dos receptores de BMO com infecção por CMV, a despeito da fonte de infecção, e taxas de mortalidades de mais de 80% foram registradas nos primeiros estudos. O diagnóstico precoce e os avanços terapêuticos ajudaram a diminuir a mortalidade para 50%.[25]

Apesar de a incidência de infecção por CMV ser similar para os receptores de TMO alógenos e autógenos, a pneumonia raramente é vista após enxertias de medula óssea autógena.[25,89] Um risco aumentado para pneumonia por CMV está associado a receptores que são soropositivos, pacientes soronegativos que recebem sangue ou produtos medulares de um doador soropositivo, idade avançada, doença enxerto-*versus*-hospedeiro grave e irradiação corporal total.[96] A pneumonia por CMV tipicamente ocorre entre 6 a 8 semanas após o transplante.[25] Os pacientes podem apresentar agudamente quadro de febre, dispnéia e hipoxemia. As radiografias de tórax revelam um padrão nodular difuso ou uma consolidação dos espaços aéreos. Pequenas opacidades nodulares associadas a uma aparência de vidro fosco são observadas na tomografia computadorizada de tórax.[1] A pneumonia por CMV também pode estar associada à hemorragia alveolar (Fig. 17-7).

Utilizado isoladamente, o ganciclovir melhorou pouco o mau resultado das pesquisas iniciais utilizando interferon, vidarabina ou aciclovir para pneumonia por CMV nesta população de pacientes. Entretanto, a combinação de imunoglobulina e ganciclovir ajudou a melhorar a sobrevida e é considerada como o tratamento de escolha.[97] A vigilância para infecções pós-transplantes pode identificar pacientes que possam ter benefício com a terapia precoce.[39,97]

Esforços para encontrar um regime eficaz de prevenção da doença por CMV após os TMO produziram resultados variados. Altas doses de aciclovir podem diminuir a incidência de infecção pelo CMV se forem iniciadas antes ou no momento do transplante. Similarmente, o uso profilático do ganciclovir intravenoso durante os primeiros 100 dias pós-transplante pode evitar uma doença por CMV, mas este benefício não parece se estender além do tempo em que os pacientes estejam recebendo profilaxia. Para a profilaxia desta população, a eficácia da imunoglobulina-padrão e globulina hiperimune específica contra CMV ainda não foi conclusivamente determinada.[97]

Pneumonia Fúngica

As infecções fúngicas invasivas ocorrem em cerca de 40% dos receptores de TMO. As infecções pulmonares com *Candida* sp., *C. neoformans*, fungos dimórficos e fungos filamentosos já foram registradas nesta população.[89] Entretanto, o *Aspergillus* sp. tende a ser o mais comum e problemático dos patógenos que afetam o trato respiratório inferior. A despeito da presença ubíqua de filtros APAE, a intensa pressão antimicrobiana e uma neutropenia prolongada asseguraram que o *Aspergillus* sp. continuará a ameaçar esta população de pacientes.[1]

A aspergilose pulmonar invasiva geralmente se desenvolve 30 a 40 dias após o transplante. Mais freqüentemente, sintomas de febre, tosse seca, dispnéia, hemoptise e dor torácica pleurítica aparecem gradualmente. Uma sibilação sugere a

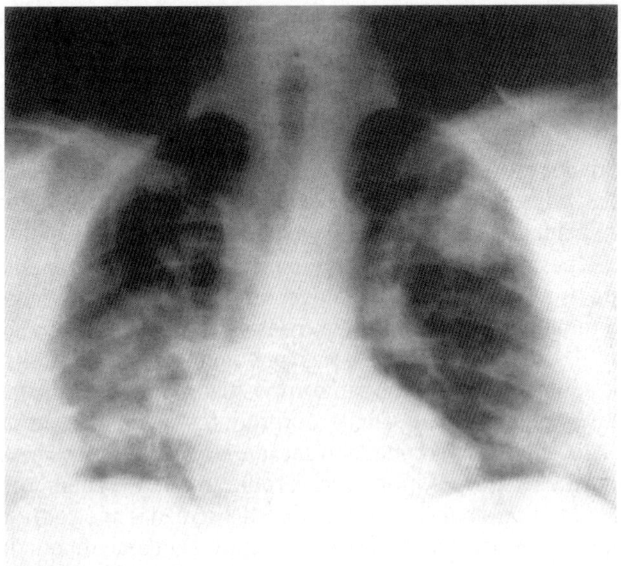

FIG. 17-8. Radiografia de tórax de um homem de 46 anos, 36 dias após um transplante autógeno de medula óssea para tratamento de uma leucemia não-linfoblástica aguda. O paciente apresentou-se inicialmente com tosse, febre e infiltrados nodulares que não responderam à terapia com antibióticos de largo espectro. A cultura do material obtido por broncoscopia revelou o crescimento de *Aspergillus fumigatus*. Os infiltrados pioraram a despeito do tratamento com anfotericina B, e o paciente morreu de insuficiência respiratória 52 dias após o transplante.

presença de traqueobronquite. Uma grande hemoptise, potencialmente fatal, ocorre em 15% das situações, tipicamente coincidindo com a resolução da neutropenia.[89] A radiografia de tórax pode revelar opacidades nodulares, infiltrados focais ou difusos, lesões cavitárias ou derrames pleurais (Fig. 17-8).[1]

A doença invasiva é confirmada com a identificação do *Aspergillus* sp. em uma amostra de tecido.[35] Entretanto, uma trombocitopenia e uma neutropenia no período pós-operatório inicial aumentam o risco relativo de procedimentos invasivos em receptores de TMO. Assim, o início imediato de uma terapia antifúngica é recomendado quando os isolados de *Aspergillus* são encontrados no escarro desta população de pacientes.[89] O diagnóstico precoce de aspergilose pulmonar invasiva também pode ser considerado quando há uma zona de atenuação intermediária circundando uma massa com uma atenuação maior (isto é, o sinal do halo) é encontrada na tomografia computadorizada de tórax.[1] As orientações da British Society for Medical Mycology sugerem que a radiografia de tórax e a tomografia computadorizada podem servir de guia para a avaliação diagnóstica em receptores de TMO com doença pulmonar; a broncoscopia com LBA para os sombreamentos difusos; a biópsia com agulha ou aberta para as lesões focais; e a ressecção para as lesões cavitárias.[45]

A doença limitada aos seios da face ou à pele pode apresentar um resultado favorável se for tratada com anfotericina e cirurgia.[24] Os pacientes com suspeitas de envolvimento pulmonar devem ser prontamente tratados com altas doses de anfotericina, pois as taxas de mortalidade para a pneumonia por *Aspergillus* excede os 80% em receptores de TMO.[89] Pessoas com intolerância à terapia com anfotericina convencional podem ser tratadas com formulações lipossômicas. O itraconazol possui atividade contra o *Aspergillus* sp., mas sua utilidade para o tratamento da aspergilose pulmonar em receptores de TMO permanece desconhecida.[25] As transfusões de granulócitos não são eficazes para o tratamento da aspergilose pulmonar nesta população.[89]

O fluxo aéreo laminar e a filtração APAE podem diminuir o risco de exposição aos esporos fúngicos.[24] O uso de anfotericina nebulizada parece ser eficaz na prevenção da aspergilose pulmonar invasiva em pacientes com neutropenia.[98] Dados preliminares sugerem que a profilaxia com baixas doses de anfotericina intravenosa pode ajudar a prevenir a aspergilose em receptores de TMO.[99] O papel do itraconazol como uma medida profilática precisa de maiores estudos.[25]

A pneumonia por *P. carinii* é rara em receptores de TMO, pois a maioria dos pacientes recebem SMX-TMP para a profilaxia.[24] Os pacientes que com intolerância às medicações à base de sulfa podem utilizar a pentamidina inalada. Para pacientes que não são submetidos à profilaxia, a pneumonia por *P. carinii* pode se desenvolver subitamente, e o curso pode ser fulminante. O tempo médio de início é de 9 semanas. A profilaxia é iniciada quando o receptor do TMO apresenta > 500 neutrófilos circulantes por mm^3 e este nível continua durante 120 dias após o transplante. Os pacientes que estão recebendo terapia imunossupressora para o tratamento da tendência crônica à rejeição podem se beneficiar de uma profilaxia continuada com SMX-TMP.[6] Os centros de transplante com baixos índices de pneumonia por *P. carinii* podem decidir não fazer a profilaxia em receptores de TMO autóloga.[24]

PREVENÇÃO DAS INFECÇÕES PULMONARES EM RECEPTORES DE TRANSPLANTES

As infecções pulmonares após um transplante de órgão sólido ou TMO levam a elevados índices de morbidade e mortalidade. Como discutido anteriormente, as opções terapêuticas para muitas dessas complicações infecciosas são limitadas. Sempre que possível, medidas preventivas que se mostraram efetivas devem ser implementadas. Os candidatos para transplante devem ser avaliados antes do procedimento para que seja feita uma avaliação do risco de adquirir ou reativar uma doença infecciosa após o transplante.[29,100] Esta avaliação pode incluir a coleta de uma anamnese completa sobre viagens, atualização da imunização, realização de um teste cutâneo para tuberculose, obtenção de amostras sangüíneas para testar patógenos virais e fúngicos latentes. Protocolos para o controle da infecção hospitalar podem ajudar a assegurar que as medidas profiláticas sejam seguidas. Medicamentos conhecidamente eficazes na prevenção da infecção e doença após o transplante podem melhorar os resultados (Tabela 17-2).[29,100] Uma discussão mais detalhada sobre a prevenção das infecções respiratórias pode ser encontrada nos Capítulos 44 e 45 deste livro.

TABELA 17-2. *Prevenção das infecções pulmonares em receptores de transplantes*

Infecção	*Opções de prevenção*
Bacteriana	
Haemophilus influenzae,	Imunização contra *H. influenzae* tipo b
Legionella sp.	Descontaminar o suprimento de água
Listeria monocytogenes	Sulfametoxazol-trimetropim (SMX-TMP)
Mycobacterium tuberculosis	Isolamento respiratório; quimioprofilaxia com isoniazida
Nocardia asteroides	SMX-TMP
Streptococcus pneumoniae	Imunização pneumocócica; profilaxia com penicilina oral
Fúngica	
Aspergillus sp.	Uso de filtros de ar particulado de alta eficiência; conter a construção hospitalar; anfotericina nebulizada; anfotericina intravenosa
Candida sp.	Minimizar a pressão antimicrobiana; nistatina, cotrimazol ou fluconazol
Coccidioides immitis	Evitar áreas endêmicas; identificar pacientes em risco por histórias de viagens
Cryptococcus neoformans	Evitar excrementos de aves
Histoplasma capsulatum	Evitar áreas endêmicas; identificar pacientes em risco por histórias de viagens
Pneumocystis carinii	SMX-TMP ou pentamidina ou dapsona
Parasitária	
Toxoplasma gondii	SMX-TMP ou pirimetamina
Viral	
Citomegalovírus	Adequação doador-receptor; produtos sangüíneos soronegativos; imunoglobulina; ganciclovir e aciclovir
Vírus da herpes simples	Aciclovir
Influenza	Imunização anual; rimantadina ou amantadina; inibidores da neuraminidase

REFERÊNCIAS BIBLIOGRÁFICAS

1. Winer-Muram HT, Gurney JW, Bozeman PA, Krance RA. Pulmonary complications after bone marrow transplantation. *Radiol Clin North Am* 1996;34(1):97-118.
2. O'Brien JD, Ettinger NA. Pulmonary complications of liver transplantation. *Clin Chest Med* 1996;17(1):99-114.
3. Van Trigt P, Davis D, Shaeffer GS, et al. Survival benefits of heart and lung transplantation. *Ann Surg* 1996;223:576-584.
4. Cecka M. Clinical outcome of renal transplantation. *Surg Clin North Am* 1998;78:133-148.
5. Evans RW, Kitzmann DL An economic analysis of kidney transplantation. *Surg Clin North Am* 1998;78:149-174.
6. Bowden RA, Meyers JD. Infection complicating bone marrow transplantation. In: Rubin RH, Young LS, eds. *Clinical approach to infection in the compromised host,* 3rd ed. New York: Plenum Medical Book Company, 1994:601-628.
7. Rubin RH. Infection in the organ transplant recipient. In: Rubin RH, Young LS, eds. *Clinical approach to infection in the compromised host,* 3rd ed. New York: Plenum Medical Book Company, 1994:629-705.
8. Ettinger NA, Trulock ER Pulmonary considerations of organ transplantation. Part 1. *Am Rev Respir Dis* 1991;143:1386-1405.
9. Moore EH Diffuse lung disease in the current spectrum of immunocompromised hosts (non-AIDS). *Radiol Clin Notih Am* 1991;29:983-997.
10. Husni RN, Gordon SM, Longworth DL, et al. Cytomegalovirus infection is a risk factor for invasive aspergillosis in lung transplant recipients. *Clin Infect Dis* 1998;26:753-755.
11. Robbins RA, Floreani AA, Buchalter SE, et al. Pulmonary complications of transplantation. *Annu Rev Med* 1992;43:425-435.
12. Aisner J, Schimpff SC, Wiernik PH. Treatment of invasive aspergillosis: relation of early diagnosis and treatment to response. *Ann Intern Med* 1977;86:539-543.
13. Edelstein PH. Legionnaires' disease. *Clin Infect Dis* 1993;16:741-749.
14. Glazer M, Breuer R, Berkman N, et al. Use of fiberoptic bronchoscopy in bone marrow transplant recipients. *Acta Haematol* 1998;99:22-26.
15. Guilinger RA, Paradis IL, Dauber JH, et al. The importance of bronchoscopy with transbronchial biopsy and bronchoalveolar lavage in the management of lung transplant patients. *Am J Respir Crit Care Med* 1995;152:2037-2043.
16. Cazzadori A, Di Perri G, Todeschini G, et al. Transbronchial biopsy in the diagnosis of pulmonary infiltrates in immunocompromised patients. *Chest* 1995;107:101-106.
17. Siddiqui MT, Reddy VB, Castelli MJ, Gattuso P. Role of fine-needle aspiration in clinical management of transplant patients. *Diagn Cytopathol* 1997;17:429-435.
18. Jaffe JP, Maki DG. Lung biopsy in immunocompromised patients: one institution's experience and an approach to management of pulmonary disease in the compromised host. *Cancer* 1981;48:1144-1153.
19. Wheat LJ. Fungal infections in the immunocompromised host. In: Rubin RH, Young LS, eds. *Clinical approach to infection in the compromised host,* 3rd ed. New York: Plenum Medical Book Company, 1994:211-237.
20. Masur H. Infections in critically ill immunosuppressed patients. In: Parillo JE, Masur H, eds. *The critically ill immunosuppressed patient: diagnosis and management.* Rockville, Md.: Aspen Publishers, Inc., 1987:215-242.
21. Raska K, Raskova J, Shea SM, et al. T cell subsets and cellular immunity in end stage renal disease. *Am J Med* 1983;75:734-740.
22. Thomas HC. Immunologic aspects of liver disease. In: Schiff L, Schiff EC, eds. *Diseases of the liver.* Philadelphia: JB Lippincott, 1989:1177-1179.
23. Snell GI, de Hoyos A, Krajden M, et al. *Pseudomonas cepacia* in lung transplant recipients with cystic fibrosis. *Chest* 1993;103:466471.

24. Reed EC. Infectious complications during autotransplantation. *Hematol Oncol Clin North Am* 1993;7:717-735.
25. Hiemenz JW, Greene JN. Special considerations for the patient undergoing allogeneic or autologous bone marrow transplantation. *Hematol Oncol Clin North Am* 1993;7:961-1002.
26. Winston DJ, Territo MC, Ho WG, et al. Alveolar macrophage dysfunction in human bone marrow transplant recipients. *Am J Med* 1982;73:859-866.
27. Ramsey PG, Rubin RH, Tolkoff-Rubin N, et al. The renal transplant patient with fever and pulmonary infiltrates: etiology, clinical manifestations, and management. *Medicine* 1980;59:206-222.
28. Simmons RL, Uranga VM, LaPlante ES, et al. Pulmonary complications in transplant recipients. *Arch Surg* 1972;105:260-268.
29. Sia IG, Paya CV. Infectious complications following renal transplantation. *Surg Clin North Am* 1998;78:95-112.
30. Peterson PK, Anderson RC. Infection in renal transplant recipients. *Am J Med* 1986;81:2-10.
31. Patel R, Paya CV. Infections in solid-organ transplant recipients. *Clin Microbiol Rev* 1997;10:86-124.
32. Bock BV, Kirby BD, Edelstein PH, et al. Legionnaires' disease in renal-transplant recipients. *Lancet* 1978;1(8061):410-413.
33. Aguado JM, Herrero JA, Hayek M, et al. Clinical presentation and outcome of tuberculosis in kidney, liver, and heart transplant recipients in Spain. *Transplantation* 1997;63:1278-1286.
34. Patel R, Roberts GD, Keating MR, Paya CV. Infections due to nontuberculous mycobacteria in kidney, heart, and liver transplant recipients. *Clin Infect Dis* 1994;19:263-273.
35. Lynch JP, Chauncey JB, Gyetko M. Pulmonary and infectious complications in organ transplant recipients. In: Tenholder MF, ed. *Approach to pulmonary disease in the immunocompromised host.* Mount Kisco, NY. Futura Publishing, 1991:229-276.
36. Tolkoff-Rubin NE, Rubin RH. Clinical approach to viral and fungal infections in the renal transplant patient. *Semin Nephrol* 1992;12:364-375.
37. Peterson PK, Balfour HH, Marker SC, et al. Cytomegalovirus disease in renal allograft recipients: a prospective study of the clinical features, risk factors and impact on renal transplantation. *Medicine* 1980;59:283-300.
38. Snydman DR, Werner BG, Heinze-Lacey B, et al. Use of cytomegalovirus immune globulin to prevent cytomegalovirus disease in renal transplant recipients. *N Engl J Med* 1987;317:1049-1054.
39. Noble, S, Faulds D. Ganciclovir: an update of its use in the prevention of cytomegalovirus infection and disease in transplant recipients. *Drugs* 1998;56:115-146.
40. Chugh KS, Sakuhuja V, Jain S, et al. High mortality in systemic fungal infections; following renal transplantation in third-world countries. *Nephrol Dialysis Transplant* 1993;8:168-172.
41. Howard RJ, Simmons RL, NaJarian JS. Fungal infections in renal transplant recipients. *Ann Surg* 1978;188:598-605.
42. Bach MC, Adler JL, Breman J, et al. Influence of rejection therapy on fungal and nocardial infections; in renal transplant recipients. *Lancet* 1973;1:180-184.
43. Weiland. D, Ferguson RM, Peterson PK, et al. Aspergillosis in 25 renal transplant patients. *Ann Surg* 1983;198:622-629.
44. Brown RS, Lake JR, Katzman BA, et al. Incidence and significance of *Aspergillus* cultures following liver and kidney transplantation. Transplantation 1996;61:666-669.
45. Denning DW, Evans EGV, Kibbler CC, et al. Guidelines for the investigation of invasive fungal infections in haematological malignancy and solid organ transplantation. *Eur J Clin Microbiol Infect Dis* 1997;16:424-436.
46. Kong NC, Shaariah W, Morad Z, et al. Cryptococcus in a renal unit. *Aust N Z J Med* 1990;20:645-649.
47. Peterson PK, Ferguson R, Fryd DS, et al. Infectious diseases in hospitalized renal transplant recipients: a prospective study of a complex and evolving problem. *Medicine* 1982;61:360-372.
48. Cohen IM, Galgiani JN, Potter D, et al. Coccidioidomycosis in renal replacement therapy. *Arch Intern Med* 1982;142:489-494.
49. Gordon SM, LaRosa SP, Kalmadi S, et al. Should prophylaxis for *Pneumocystis carinii* pneumonia in solid organ transplant recipients ever be discontinued? *Clin Infect Dis* 1999;28:240-246.
50. Arend SM, vant Wout JW. Editorial response: prophylaxis for *Pneumocystis carinii* pneumonia in solid organ transplant recipients-as long as the pros outweigh the cons. *Clin Infect Dis* 1999;28:247-249.
51. Maddrey WC, Van Thiel DH. Liver transplantation: an overview. *Hepatology* 1988;8:948-959.
52. Belle SH, Beringer KC, Detre, KM. Trends in liver transplantation in the United States. In: Terasaki PI, Cecka JM, eds. *Clinical transplants,* 1993. Los Angeles: UCLA Tissue Typing Laboratory, 1994.
53. Afessa B, Gay PC, Plevak DJ, et al. Pulmonary complications of orthotopic liver transplantation. *Mayo Clin Proc* 1993;68:427-434.
54. Ekberg H, Tranberg KG, Anderson R, et al. Major liver resection: perioperative course and management. *Surgery* 1986;100:1-7.
55. Krowka MJ, Cortese DA. Pulmonary aspects of liver disease and liver transplantation. *Clin Chest Med* 1989;10:593-616.
56. Takaoka F, Brown MR, Paulson W, et al. Adult: respiratory distress syndrome following orthotopic liver transplantation. *Clin Transplant* 1989;3:294-299.
57. Stoblen F, Blurnhard G, Kaisers U, et al. Outcome of severe pneumonias after orthotopic liver transplantation. *Transplant Proc* 1994;26:3681-3682.
58. Paya CV, Hermans PE, Washington JA, et al. Incidence, distribution, and outcome of episodes of infection in 100 orthotopic liver transplantations. *Mayo Clin Proc* 1989;64:555-564.
59. Colonna JO, Winston DJ, Brill JE, et al. Infectious complications; in liver transplantation.*Arch Surg* 1988;123:360-364.
60. Wiesner RH, Hermans PE, Rakela J, et al. Selective bowel decontamination to decrease gram. negative aerobic bacterial and *Candida* colonization and prevent infection after orthotopic liver transplantation. *Transplantation* 1988;45:570-574.
61. Singh N, Gayowski T, Wagener M, et al. Pulmonary infections in liver transplant recipients receiving tacrolimus: changing parttern of microbial etiologies. *Transplantation* 1996;61:396-401.
62. Paya CV, Wiesner RH, Hermans PE, et al. Risk factors; for cytomegalovirus and severe bacterial infections following liver transplantation: a prospective multivariate time-dependent analysis. *J Hepatol* 1993;18:185-195.
63. Singh N, Yu VIL, Mieles L, et al. High-dose acyclovir compared with short-course preemptive ganciclovir to prevent cytomegalovirus disease in liver transplant recipients, a randomized trial. *Ann Intern Med* 1994;120:375-381.
64. Badley AD, Seaberg EC, Porayko MK, et al. Prophylaxis of cytomegalovirus infection in liver transplantation: a randomized trial comparing a combination of ganciclovir and acyclovir to acyclovir. *Transplantation* 1997;64:66-73.
65. Gane E, Saliba F, Valdecasas GJC, et al. Randomised trial of efficacy and safety of oral ganciclovir in the prevention of cytomegalovirus disease in liver-transplant recipients. *Lancet* 1997;350:1729-1733.
66. Hostetler JS, Denning DW, Stevens DA. US experience with itraconazole, in *Aspergillus, Cryptococcus,* and *Histoplasma infections in the immunocompromised* host. *Chemotherapy* 1992;38(S1):12-22.
67. Ettinger NA, Trulock EP. Pulmonary considerations of organ transplantation. Part 3. *Am Rev Respir Dis* 1991;144:433-451.
68. Miller LW, Naftel DC, Bourge RC, et al. Infection after heart transplantation: a multiinstitutional study. *J Heart Lung Transplant* 1994;13:381-393.
69. Schowengerdt KO, Naftel DC, Seib PM, et al. Infection after pediatric heart transplantation: results of a multiinstitutional study. *J Heart Lung Transplant* 1997;16:1207-1216.
70. Cisneros JM, Munoz P, Torre-Cisneros J, et al. Pneumonia after heart transplantation: a multiinstitutional study. *Clin Infect Dis* 1998;27:324-331.
71. Mermel LA, Maki DG. Bacterial pneumonia in solid organ transplantation. *Semin Respir Infect* 1990;5:10-29.

72. Kirklin JK, Naftel DC, Levine TB, et al. Cytomegalovirus after heart transplantation. Risk factors; for infection and death: a multiinstitutional study. *J Heart Lung Transplant* 1994;13:394-404.
73. Macdonald PS, Keogh AM, Marshman D, et al. A double-blind placebo-controlled trial of low-dose ganciclovir to prevent cytomegalovirus after heart transplantation. *J Heart Lung Transplant* 1995;14:32-38.
74. Nanas JN, Saroglou G, Anastasiou-Nana MI, et al. Itraconazole for the treatment of pulmonary aspergillosis in heart transplant recipients. *Clin Transplant* 1998;12:30-34.
75. Olsen SL, Renlund DG, O'Connell, et al. Prevention of *Pneumocystis carinii* pneumonia in cardiac transplant recipients by trimethoprimsulfamethoxazole. *Transplantation* 1993;56:359-362.
76. Midthun DE, McDougall JC, Peters SG, Scott JR Medical management and complications in the lung transplant recipient. *Mayo Clin Proc* 1997;72:175-184.
77. Kramer MR, Marshall SE, Starnes VA, et al. Infectious complications in heart-lung transplantation. *Arch Intern Med* 1993;153:2010-2016.
78. Maurer JR, Tullis E, Grossman RF, et al. Infectious complications following isolated lung transplantation. *Chest* 1992;101:1056-1059.
79. Dauber JH, Paradis IL, Dummer JS. Infectious complications in pulmonary allograft recipients. *Clin Chest Med* 1990;11:291-308.
80. Schulman LL, Scully B, McGregor CC, Austin JHM. Pulmonary tuberculosis after lung transplantation. *Chest* 1997;111:1459-1462.
81. Bridges ND, Spray TL, Collins MH, et al. Adenovirus infection in the lung results in graft failure, after lung transplantation. *J Thorac Cardiovasc Surg* 1998;116:617-623.
82. Palmer SM, Henshaw NG, Howell DN, et al. Community respiratory viral infection in adult lung transplant recipients. *Chest* 1998;113:944-950.
83. Duncan SR, Grgurich WF, lacono AT, et al. A comparison of ganciclovir and acyclovir to prevent cytomegalovirus after lung transplantation. *Am J Respir Crit Care Med* 1994;150:146-152.
84. Kanj SS, Welty-Wolf K, Madden J, et al. Fungal infections in lung and heart-lung transplant recipients: report of 9 cases and review of the literature. *Medicine* 1996;75:142-156.
85. Westney GA, Kesten S, de Hoyos; A, et al. *Aspergillus* infection in single and double lung transplant recipients. Transplantation 1996;61:915-919.
86. Levine MS, Shpiner RB, Waters PF, Kubak BM. Analysis of antifungal prophylaxis in lung transplantation [abstract]. *Am J Respir Crit Care Med* 1995;151:A460.
87. Kramer MR, Stoehr C, Lewiston NJ, et al. Trimethoprim-sulfamethoxazole prophylaxis for *Pneumocystis carinii* infections in heart-lung and lung transplantation-how effective and for how long? *Transplantation* 1992;53:586-589.
88. Chan CK, Hyland RH, Hutcheon MA. Pulmonary complications following bone marrow transplantation. *Clin Chest Med* 1990;11:323-332.
89. Ettinger NA, Trulock ER Pulmonary considerations of organ transplantation. Part 2. *Am Rev Respir Dis* 1991;144:213-223.
90. Engels EA, Ellis CA, Supran SE, et al. Early infection in bone marrow transplantation: quantitative study of clinical factors that affect risk. *Clin Infect Dis* 1999;28:256-266.
91. Krowka MJ, Rosenow EC, Hoagland HC. Pulmonary complications of bone marrow transplantation. *Chest* 1985;87:237-246.
92. Ip MSM, Yuen KY, Woo PCY, et al. Risk factors for pulmonary tuberculosis in bone marrow transplant recipients. *Am J Respir Crit Care Med* 1998;158:1173-1177.
93. Meyers JD, Flournoy N, Thomas ED. Nonbacterial pneumonia after allogeneic marrow transplantation. *Rev Infect Dis* 1982;4:1119-1132.
94. Saral R, Burns WH, Laskin OL, et al. Acyclovir prophylaxis of herpes-simplex-virus infections. A randomized, double-blinded, controlled trial in bone marrow transplant recipients. *N Engl J Med* 1981;305:63-67.
95. Markovic SN, Adlakha A, Smith TF, Walker RC. Respiratory syncytial virus pneumonitis-induced diffuse alveolar damage in an autologous bone marrow transplant recipient. *Mayo Clin Proc* 1998;73:153-156.
96. Meyers JD, Floumoy N, Thomas ED. Risk factors for CMV infection after human bone marrow transplantation. *J Infect Dis* 1986;153:478-488.
97. Tsinontides AC, Bechtel TP. Cytomegalovirus prophylaxis and treatment following bone marrow transplantation. *Ann Pharmacotherapy* 1996;30:1277-1290.
98. Conneally E, Cafferkey MR, Daly PA, et al. Nebulized amphotericin B as prophylaxis against invasive aspergillosis in granulocytopenic patients. *Bone Marrow Transplant* 1990;5:403-406.
99. O'Donnell MR, Schmidt GM, Tegtmeier B, et al. Prophylactic low dose amphotericin B (AM-B) decreases systemic fungal infection (SFI) in allogeneic bone marrow transplant (BMT) recipients [abstract]. *Blood* 1990;76:558a.
100. Houston SH, Sinnott JT. Management of the transplant recipient with pulmonary infection. *Infect Dis Clin North Am* 1995;9:965-985.

CAPÍTULO 18

Infecções Respiratórias em Pessoas Infectadas com o Vírus da Imunodeficiência Humana

Emily J. Erbelding e Richard E. Chaisson

A infecção não tratada pelo vírus da imunodeficiência humana (HIV) causa uma perda progressiva da função imunológica tanto humoral quanto celular e está associada a infecções oportunistas e malignidades. Desde as primeiras descrições da síndrome da imunodeficiência adquirida (AIDS) acompanhada de pneumonia por *Pneumocystis carinii* (PPC) em 1981, uma vasta gama de infecções pulmonares oportunistas foram descritas em portadores de HIV. Com o uso bastante ativo da terapia retroviral que se tornou disponível no final dos anos 1990, a função imunológica pôde ser reconstituída, e o risco de condições oportunistas associadas, revertido.[1] Entretanto, os benefícios da terapia anti-retroviral não atingem aqueles nos quais o HIV permanece não diagnosticado ou nos pacientes que não aderem à terapia; assim, as complicações respiratórias da AIDS permanecem comuns, mesmo na era de terapias altamente anti-retrovirais. Este capítulo faz uma revisão das infecções comuns e incomuns do trato respiratório que foram descritas nos pacientes com infecção pelo HIV, suas características clínicas distintivas e as estratégias de tratamento.

PATOGÊNESE

A infecção pelo HIV produz defeitos quantitativos e funcionais na imunidade mediada por células, o que aumenta a probabilidade de doença causada por organismos geralmente contidos por este braço do sistema imunológico do hospedeiro. Estes efeitos foram revistos em detalhes no Capítulo 5. Em resumo, com o passar do tempo, as pessoas infectadas pelo HIV experimentam um declínio no número de linfócitos $CD4^+$ circulantes e passam a apresentar um risco crescente para infecções oportunistas. Os defeitos funcionais na função dos macrófagos associados a defeitos na produção de citocinas diminuem a resposta do hospedeiro aos patógenos intracelulares.[2] Outros defeitos imunológicos aumentam a probabilidade de doenças causadas por bactérias piogênicas. A ativação espontânea dos linfócitos B leva a uma gamopatia policlonal, que é acompanhada por uma diminuição da resposta dos linfócitos B aos novos antígenos e por níveis reduzidos de anticorpos aos tipo-específicos.[3] A suscetibilidade para uma infecção estabelecida com bactérias piogênicas está aumentada. Os defeitos dos neutrófilos podem ser vistos na infecção pelo HIV, incluindo danos à quimiotaxia, fagocitose e morte bacteriana.[4] Essas alterações na função imunológica contribuem para uma maior incidência de pneumonia bacteriana e doenças bacterianas invasivas em pessoas com HIV.

A probabilidade de que uma pessoa com infecção pelo HIV venha a desenvolver uma infecção oportunista depende das defesas imunológicas do hospedeiro, exposição aos patógenos ambientais e à virulência relativa do patógeno propriamente dito. A contagem de linfócitos CD4 permanece como o melhor marcador da imunocompetência da pessoa infectada pelo HIV e é utilizada para o estadiamento clínico. Outro teste laboratorial comum no tratamento do HIV, a carga viral do HIV, é preditivo da taxa de perda de função imunológica, mas é menos indicativo do que a contagem de linfócitos CD4 sobre o risco de infecções oportunistas em um determinado momento. Em pessoas com contagens de linfócitos CD4 de mais 500 células por mm^3, a doença oportunista é rara, mas as infecções pulmonares com patógenos bacterianos, como a pneumonia pneumocócica, são vistas comumente. Conforme a contagem de CD4 cai, as infecções causadas por patógenos relativamente virulentos, como a *Mycobacterium tuberculosis*, podem aparecer. Quando a contagem de linfócitos CD4 cai abaixo de 200 células por mm^3, as infecções com patógenos que não causam doenças em hospedeiros normais, como o *P. carinii*, ocorrem.

ABORDAGEM AO DIAGNÓSTICO

A abordagem para a avaliação dos pacientes com doenças pulmonares relacionadas ao HIV está descrita no algoritmo apresentado na Figura 18-1. Após a confirmação da doença pulmonar através de anormalidades nas radiografias de tórax, defeitos documentados na troca gasosa ou evidências de inflamação parenquimatosa por testes inespecíficos, as secreções do trato respiratório geralmente são examinadas à procura de patógenos. A indução do escarro é um procedimento comum com uma sensibilidade razoavelmente alta para alguns patógenos respiratórios, incluindo PPC. O valor preditivo ne-

E. J. Erbelding: Department of Medicine, Division of Infectious Diseases, Johns Hopkins University School of Medicine, Baltimore, Maryland 21287-0003.

R. E. Chaisson: Department of Medicine, Johns Hopkins University School of Medicine, Baltimore, Maryland 21287-0003.

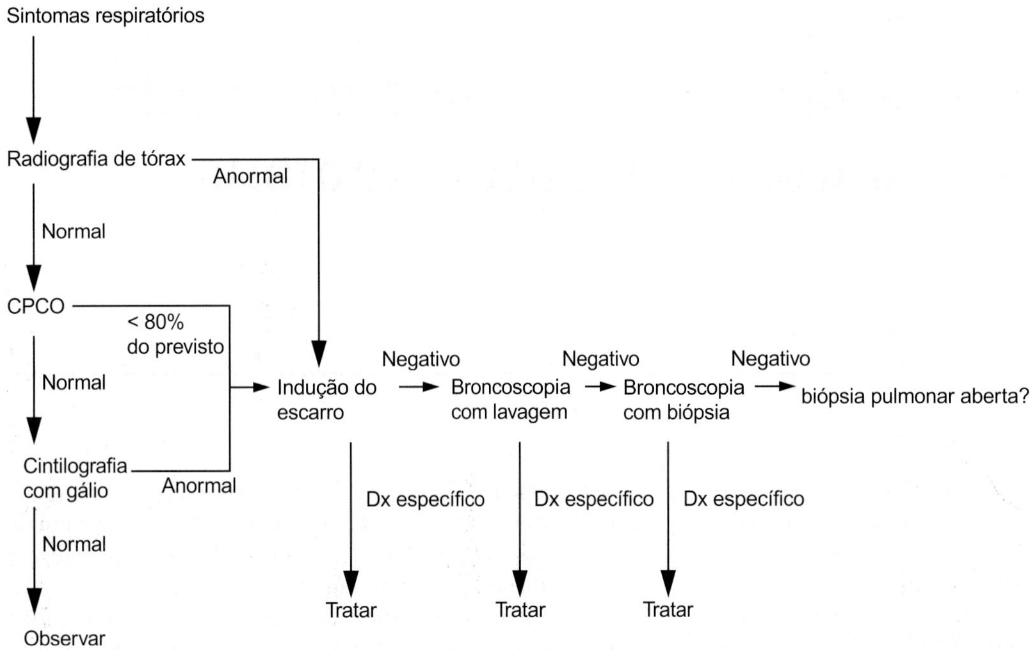

FIG. 18-1. Algoritmo para a avaliação dos sintomas respiratórios em pacientes com infecção pelo vírus da imunodeficiência humana em risco para pneumonia causada pelo *Pneumocystis carinii*. (CPCO, capacidade pulmonar de difusão do monóxido de carbono; Dx, diagnóstico).

gativo da indução do escarro para PC é baixa, entretanto, e a infecção não pode ser excluída por um teste com resultado negativo. Quando um diagnóstico específico não pode ser estabelecido, um lavado broncoalveolar (LBA) é extremamente sensível e específico para identificar os patógenos pulmonares relacionados ao HIV. A biópsia transbrônquica pode aumentar a capacidade diagnóstica da broncoscopia em alguns casos, apesar de ocorrerem complicações com este procedimento em cerca de 10% dos pacientes. O uso de imagens de tomografia computadorizada de alta resolução melhorou a abordagem não-invasiva para a avaliação dos pacientes com sintomas pulmonares; esta técnica pode sugerir etiologias específicas de doenças pulmonares oportunistas com base em achados característicos. Entretanto, um diagnóstico específico ainda necessita da confirmação microbiológica ou histopatológica.

INFECÇÕES FÚNGICAS

Pneumocystis carinii

Apesar de o *P. carinii* ter sido visto historicamente como um patógeno protozoário e responder às terapias que são utilizadas no tratamento das doenças por protozoários, ele foi reclassificado como um patógeno fúngico no meio da década de 1990, com base em análises ribossômicas,[5] e portanto é discutido aqui. O *P. carinii* era um patógeno oportunista bastante raro em pacientes imunossuprimidos antes da emergência da AIDS. Como as primeiras descrições de grupos de casos de PPC marcaram o início da epidemia de AIDS, ele foi rapidamente reconhecido como a mais comum e importante causa de morbidade respiratória em pacientes com HIV.[6] Com o uso disseminado de anti-retrovirais e da profilaxia da PPC, os índices de mortalidade para os primeiros episódios caiu para menos de 10% e a PPC não é mais uma causa comum de morte entre pacientes com AIDS que recebem um cuidado médico adequado. Porém, a PPC permanece o indicador mais comum de AIDS diagnosticada nos Estados Unidos.[7]

Manifestações Clínicas e Laboratoriais

Apesar de a pneumocistose poder ocorrer fora dos pulmões, a maioria das infecções é pulmonar.[8-11] A apresentação clínica nas pessoas com infecção com HIV geralmente é insidiosa, com sintomas inicialmente leves que progridem durante semanas ou meses. Os sintomas mais comuns são febre, dispnéia e uma tosse, que geralmente não é produtiva. Outros sintomas constitucionais, como a fadiga e perda de peso, podem ocorrer. O exame físico pode revelar febre e taquipnéia, mas os achados do exame de tórax freqüentemente são normais. As características radiológicas variam consideravelmente. Mais comumente, observam-se infiltrados alveolares ou intersticiais difusos e bilaterais. Características radiológicas mais raras de PPC podem incluir infiltrados unilaterais ou focais, consolidações lobares ou segmentares, lesões cavitárias ou císticas, bolhas, derrames pleurais ou densidades nodulares.[12,13] Características radiográficas atípicas, como infiltrados apicais, são vistas mais freqüentemente nos pacientes que recebem profilaxia com pentamidina aerossolizada devido à distribuição não uniforme do aerossol.[14,15] O pneumotórax espontâneo pode estar associado a uma PC concorrente ou prévia e pode ser mais comum em pessoas que recebem uma profilaxia com pentamidina aerossolizada.[16,17] A adenopatia hilar ou mediastinal é rara com a PPC e sugere um processo alternativo ou concorrente.

Quase 15% dos indivíduos com PPC leve apresentam radiografias de tórax normais.

A PPC é um processo incomum em pacientes infectados com HIV que tenham uma contagem de CD4 acima de 200 células por mm^3. As anormalidades laboratoriais por ocasião da apresentação geralmente são inespecíficas, embora, em pacientes com infecção por HIV ainda não diagnosticada, o hemograma possa fornecer importantes indícios (anemia inexplicada, linfopenia absoluta). O nível de desidrogenase láctica sérica encontra-se elevado na maioria.

A maioria dos pacientes com PPC e o grau de elevação podem estar correlacionados com a gravidade e com o resultado do tratamento.[18] Entretanto, as elevações da desidrogenase láctica também são vistas em outras doenças respiratórias relacionadas à AIDS. As gasometrias arteriais podem demonstrar uma hipoxemia, um gradiente alveolar-arterial elevado, hipocarbia ou uma alcalose respiratória, mas uma tensão de oxigênio sangüíneo normal não exclui a PPC. Uma baixa saturação de oxigênio ou uma dessaturação com o esforço é mais comum com a PPC do que com outras complicações relacionadas à AIDS e deve levantar suspeitas para PPC.[19] Entretanto, a saturação do oxigênio pode estar normal em casos de PPC leve. Outros testes que algumas vezes são úteis no suporte diagnóstico da PPC incluem a capacidade de difusão para o monóxido de carbono e a cintilografia pulmonar com citrato de gálio 67. Ambos os métodos são altamente sensíveis para a PPC, mas também são altamente inespecíficos.[20] Devido à sua alta sensibilidade e valor preditivo negativo, estes testes podem ser úteis em pacientes febris em alto risco de PPC que apresentem radiografias de tórax e gasometrias normais, para determinar a necessidade de procedimentos diagnósticos adicionais.

Diagnóstico

O tratamento presuntivo da PPC deve ser iniciado nos pacientes com uma apresentação clínica compatível enquanto a avaliação diagnóstica prossegue. Como muitas outras condições podem simular uma PPC e como a toxicidade da terapia da PPC é comum durante o período de 3 semanas de tratamento, a confirmação do diagnóstico é recomendada. O procedimento diagnóstico inicial para pacientes com suspeita de PPC geralmente é um exame do escarro induzido por uma nebulização com soro fisiológico. Com as técnicas adequadas de indução e o uso de corantes apropriados, a sensibilidade dos resultados da indução do escarro pode exceder os 90%, aproximando-se dos resultados da broncoscopia. Os corantes tradicionais utilizados para o diagnóstico da PPC incluem o azul de toluidina O e a prata metamina que coram a parede do cisto. Os corantes de trofozoítas como o Giemsa (Diff-Quick, Dade-Behring, Deerfield, IL) são de fácil realização, baratos, altamente precisos e especialmente úteis no exame de escarro (Fig. 18-2). Os corantes de imunofluorescência utilizando anticorpos monoclonais diretos ou indiretos são rápidos, de realização tecnicamente fácil, sensíveis e específicos.[21] O uso da reação em cadeia da polimerase para a detecção do *P. carinii* em amostras de escarro induzidas ou em lavados faríngeos parece ser promissor e algum dia poderia desempenhar um papel importante no diagnóstico de rotina da PPC, especialmente em pacientes com amostras de escarro que são negativas pelos métodos tradicionais de coloração.[22,23]

A capacidade diagnóstica do exame de escarro é de menos de 100% e varia amplamente de centro para centro. Quando um diagnóstico não é estabelecido pelo exame de um espécime induzido do escarro, a broncoscopia flexível com LBA deve ser realizada. O LBA isolado apresenta uma grande capacidade diagnóstica em pacientes com infecção pelo HIV, variando entre 79 a 98%. Quando combinado com a biópsia transbrônquica, a sensibilidade sobe para 94 a 100%.[24] As biópsias de escovados brônquicos possuem baixa capacidade diagnóstica. A repetição da broncoscopia ou a biópsia pulmonar aberta deve ser considerada para os pacientes que apresentarem uma broncoscopia não diagnóstica e que estejam se deteriorando clinicamente. Entretanto, a repetição da broncoscopia geralmente não identifica outros patógenos em pacientes com PPC broncoscopicamente confirmada que pareçam não estar respondendo à terapia.

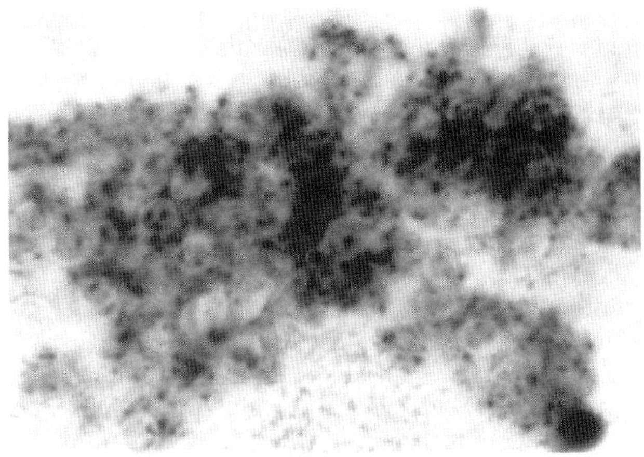

FIG. 18-2. *Pneumocystis carinii* em um espécime de escarro induzido corado pelo Giemsa.

Tratamento

Diversas opções aceitáveis de tratamento estão disponíveis para pacientes com PPC. O sulfametoxazol-trimetropim (SMX-TMP) intravenoso ou oral (15 a 20 mg por kg por dia de TMP e 75 mg de SMX) divididos em três ou quatro tomadas durante 3 semanas é eficaz no tratamento do *P. carinii* e permanece a droga de escolha para a terapia inicial na maioria dos casos. As reações adversas são comuns em pacientes com AIDS e incluem febre, exantema, leucopenia, neutropenia e disfunção hepática. A toxicidade causada pela droga geralmente se torna evidente após 10 a 12 dias de terapia. A alternativa tradicional ao SMX-TMP é a pentamidina parenteral (4 mg por kg por dia) administrada por via intravenosa durante 1 hora por 3 semanas. A pentamidina está associada a um alto índice de reações adversas, incluindo disfunção renal, hipoglicemia, hiperglicemia, hipotensão, febre e neutropenia. A administração intramuscular deve ser evitada por causa dos riscos de um abscesso estéril. Em pesquisas comparativas, o SMX-TMP e a pentamidina apresentaram graus semelhantes de eficácia e toxicidade, com 60 a 90% dos pacientes sobrevivendo ao episódio agudo de PPC e 25 a 60% experimentando reações adversas.[25-27] Sattler e colaboradores realizaram um estudo prospectivo, aleatório e não cruzado e encontraram uma melhor sobrevida em pacientes que receberam SMX-TMP (86%) em comparação com aqueles que receberam pentamidina (61%).[27] As doses das drogas utilizadas neste estudo foram mais baixas do que as utilizadas na maioria dos outros estudos (isto é, SMX-TMP, 15 mg por kg por dia, ajustada pelos níveis séricos de SMX; e pentamidina, 3 mg por kg por dia) e a freqüência e gravidade das reações adversas diminuíram.

Um regime de clindamicina oral ou intravenosa (800 a 2.400 mg por dia) e primaquina oral (15 mg de primaquina por dia) para o tratamento da PPC se mostrou eficaz nos casos leves e moderados. As pesquisas nas quais estes regimes foram utilizados para o tratamento dos casos de PPC de leves a moderados demonstraram respostas favoráveis em mais de 90% dos pacientes.[28-32] Quando os pacientes com PPC grave que necessitava de uma ventilação mecânica foram tratados com clindamicina e primaquina, o índice de insucesso foi de 20 a 50%, resultado semelhante ao encontrado nos regimes padronizados. Os efeitos colaterais incluem exantemas, diarréia, leucopenia e uma leve metaemoglobinemia. A primaquina deve ser evitada nos pacientes com deficiência de glicose-6 fosfato desidrogenase.

A combinação de TMP oral (15 a 20 mg por kg por dia) e dapsona (100 mg por dia) durante 3 semanas é uma alternativa ao uso do SMX-TMP e também é bem tolerado em pacientes com PPC de leve a moderada.[32-34] Os efeitos tóxicos da dapsona incluem anemia hemolítica em pacientes com deficiência de glicose-6- fosfato desidrogenase e metaemoglobinemia. A dapsona não deve ser utilizada isoladamente no tratamento da PPC. Ela está associada a um índice inaceitavelmente alto de falhas de tratamento.[35]

A atovaquona é uma opção oral segura, eficaz e bem tolerada no tratamento de pacientes com PPC de leve a moderada que tenham intolerância a outros agentes. Em um estudo duplo-cego aleatório de 322 pacientes com PPC de leve a moderada, 82% dos pacientes que receberam atovaquona (administrada em uma dose de 750 mg via oral três vezes ao dia nesta pesquisa) responderam à terapia, em comparação com uma resposta de 94% no grupo de pacientes que recebeu SMX-TMP.[36] As reações adversas que limitaram o tratamento foram mais freqüentes com o SMX-TMP do que com a atovaquona (20% *versus* 7%) de modo que o índice geral de eficácia terapêutica foi similar. Uma suspensão de atovaquona que possui uma biodisponibilidade maior em relação à formulação original encontra-se disponível atualmente e está aprovada para a terapia da PPC de leve a moderada. A dose recomendada para a utilização da suspensão é de 750 mg duas vezes ao dia.

A pentamidina aerossolizada foi inicialmente avaliada para o tratamento da PPC. Seu uso é limitado pela variabilidade dos sistemas de liberação e pela distribuição não uniforme no pulmão. Em comparação com a pentamidina oral, ela está associada a um índice de resposta mais baixo e um índice mais alto de recorrências.[37-39] Pode ser apropriada para pacientes com intolerância a outros agentes, especialmente se eles estão próximos de completar um curso de terapia de 3 semanas.

O trimetrexato, um antagonista do folato, possui eficácia em pacientes com PPC refratária que não podem ser tratados com os regimes padronizados.[40] Em uma pesquisa multicêntrica comparando o trimetrexato com SMX-TMP, ocorreram números bastante maiores de mortes e de falhas de tratamento com o primeiro.[41] O regime usual de dosagem é de 30 a 45 mg por m^2 por dia administrada em dose única, combinada com o leucovorin (30 a 80 mg por m^2 por dia). Os efeitos colaterais mais comuns são neutropenia, trombocitopenia e elevações nas concentrações das transaminases séricas.

O uso combinado de corticosteróides com uma terapia anti-PPC apropriada em pacientes com PPC grave ou moderada apresentou uma melhora nos índices de mortalidade em curto prazo em três pesquisas controladas.[42-44] Por causa dos dados que indicaram uma melhora nos índices de sobrevivência, o uso combinado de esteróides está recomendado para pacientes com PPC com uma pressão de oxigênio de menos de 70 mmHg ou um gradiente de P (A-a) O_2 de mais de 35 mmHg em um paciente que respira o ar ambiente. O regime recomendado, com base no maior dos três estudos, é a prednisona administrada em doses de 40 mg duas vezes ao dia durante 5 dias, seguida por 20 mg duas vezes ao dia durante 5 dias, seguida por 20 mg uma vez ao dia durante o restante do curso da terapia da PPC. Os dados também indicam que os corticosteróides podem evitar a deterioração e aumentar a tolerância ao exercício em pacientes com PPC leve (isto é, saturação de oxigênio basal através de oximetria de pulso $>$ 90% em repouso.[45] O uso do regime recomendado de esteróides no tratamento da PPC está associado a um aumento relativo de candidíase esofágica, mas não a um aumento de outras condições oportunistas relacionadas à AIDS.[46]

A profilaxia bem-sucedida da PPC com uma terapia antimicrobiana foi um dos maiores avanços no tratamento da infecção pelo HIV na década de 1980 e contribuiu significativamente para a melhora dos índices de sobrevida; as diretrizes para profilaxia como o tratamento padrão para todos os pacientes com contagens de CD4 abaixo de 200 por mm^3 foram inicialmente publicadas em 1992.[47] Inúmeros regimes se mostraram eficientes na redução da incidência de PPC em pacientes com imunodeficiência avançada.[48] A profilaxia primária está recomendada para todos os adultos infectados pelo HIV com uma contagem de CD4 de menos de 200 por mm^3 ou com uma história de candidíase oral. A profilaxia para crianças varia com a idade e com a contagem de CD4. O agente de primeira linha para a profilaxia é o SMX-TMP, de dupla potência ou de potência normal diariamente. As alternativas incluem a dapsona, 100 mg diários; SMX-TMP de dupla potência três vezes por semana; dapsona, 200 mg, mais pirimetamina, 75 mg semanais (com leucovirin, 25 mg); pentamidina em aerossol, 300 mg por mês; ou atovaquona, 1500 mg diários. A profilaxia secundária para pacientes com um episódio prévio de PPC é recomendada a despeito da contagem de CD4. Para pacientes em profilaxia primária, evidências consideráveis surgiram demonstrando a segurança na suspensão da terapia preventiva se a terapia anti-retroviral resultar em um aumento da contagem de CD4 para mais de 200 por mm^3 durante pelo menos 3 a 6 semanas.[49] Assim, o U.S. Public Health Service/Infectious Diseases Society of America recomenda que se considere a suspensão da profilaxia para os pacientes que também demonstrem uma supressão estável da carga viral sob terapia anti-retroviral. A profilaxia deve ser reinstituída se a contagem de CD4 cair novamente. A interrupção da profilaxia não é formalmente recomendada para pacientes com uma história prévia de PPC, mas é comumente praticada quando os pacientes se encaixam nos critérios para a interrupção da profilaxia primária.

Cryptococcus neoformans

Apesar de a maioria dos pacientes com doença causada por *Cryptococcus neoformans* se apresentar com meningite, o organismo também é a causa mais comum de pneumonia fúngica em pacientes com AIDS. Aproximadamente entre um quarto e um terço dos pacientes com doença criptocócica irá apresentar queixas pulmonares, e em pacientes sem infecção do sistema nervoso central cerca de dois terços apresentam tosse e dispnéia.[50,51] Somente 18% dos pacientes com meningite documentada apresentam sintomas pulmonares causados pela criptococose. A porta de entrada do *C. neoformans* é o pulmão, e muitos pacientes provavelmente desenvolvem uma infecção pulmonar clinicamente silenciosa.

A pneumonia criptocócica pode ser uma doença indolente ou rapidamente progressiva. Os pacientes geralmente apresentam febre e sintomas constitucionais inespecíficos. Pelo menos dois terços apresentam sintomas respiratórios, como tosse produtiva,[52-54] dispnéia e dor torácica do tipo pleurítica. Pode ocorrer cefaléia, geralmente refletindo um envolvimento meníngeo concomitante. Os achados radiográficos mais comuns são infiltrados intersticiais focais ou difusos, mas outros achados incluem infiltrados nodulares ou miliares, infiltrados alveolares, lesões sólidas, cavitações e derrame pleural e adenopatia mediastinal.[55-58]

O *C. neoformans* é um patógeno oportunista de virulência relativamente baixa, e a criptococose deve ser levada em consideração em pacientes com imunodeficiência causada pelo HIV.[59] A detecção do antígeno criptococócico no soro é um teste de avaliação rápido e altamente sensível para a doença criptococócica invasiva, mas o resultado pode ser negativo na criptococose pulmonar. O diagnóstico definitivo de pneumonia criptococócica necessita da cultura de *C. neoformans* a partir de espécimes respiratórios ou a identificação de leveduras de aparência encapsulada típica nas secreções respiratórias. Todos os pacientes diagnosticados com doença criptococócica dos pulmões devem ser avaliados com relação a uma meningite criptococócica concorrente.

A maioria das informações sobre o tratamento da criptococose é oriunda de estudos de pacientes com meningite. O tratamento da meningite criptocócica pode ser encontrado em outras publicações.[60] Os pacientes devem ser tratados com anfotericina B para os episódios agudos. Apesar de muitos médicos serem favoráveis ao uso de flucitosine como uma terapia adjuvante na fase aguda, não existem fortes evidências sobre benefícios adicionais, e este agente pode causar toxicidade na medula óssea. A terapia de manutenção com fluconazol (200 mg por dia) está indicada, seja de modo permanente ou até que tenha ocorrido uma reconstituição imunológica com a terapia anti-retroviral.

Histoplasma capsulatum

O *Histoplasma capsulatum* é uma importante causa de pneumonia e doença disseminada em pacientes com AIDS em áreas endêmicas. As principais regiões endêmicas são as regiões central e centro-sul dos Estados Unidos e Porto Rico. A doença ocorre em conseqüência à exposição exógena, geralmente em situações epidêmicas, e em reativações de infecções latentes.[61]

A apresentação geralmente é crônica ou subaguda, e os sintomas constitucionais progressivos são mais comuns do que as apresentações pulmonares. A doença pulmonar isolada é incomum, e a maioria dos pacientes apresenta uma doença disseminada.[61,62] Os infiltrados pulmonares ocorrem em aproximadamente 50% destes pacientes. Os achados radiográficos mais comuns em pacientes com envolvimento pulmonar são infiltrados difusos, que geralmente são intersticiais, mas podem ser reticulonodulares ou alveolares; os infiltrados localizados ocorrem com menor freqüência. A adenopatia e calcificação mediastinais, características da histoplasmose pulmonar em pacientes com uma função imunológica normal, raramente são observados em pacientes infectados pelo HIV com uma doença disseminada. Há registro de um caso de *H. capsulatum* causando derrame pleural.[63]

Uma síndrome do tipo septicêmico, com hipotensão, coagulopatia e falência de múltiplos órgãos e sistemas ocorre em 10 a 20% dos pacientes infectados pelo HIV que apresentam histoplasmose. Manifestações neurológicas, incluindo encefalopatia, meningite e lesões cerebrais focais, ocorrem em 5 a 20% dos pacientes. Pacientes com envolvimento de sistema nervoso central não respondem menos ao tratamento e apresentam uma maior taxa de mortalidade do que pacientes com doença disseminada.

A histoplasmose é diagnosticada definitivamente pela cultura. A avaliação diagnóstica deve incluir culturas fúngicas de sangue e de medula óssea e do líquido do LBA dos pacientes que apresentem manifestações pulmonares. Como o crescimento do *H. capsulatum* pode levar até 6 semanas, um diagnóstico presuntivo geralmente deve ser feito através dos testes histopatológicos ou de antígenos séricos. As formas de levedura intracelulares podem ser demonstradas nos esfregaços do sangue periférico ou da medula óssea, amostras respiratórias, ou tecidos corados com ácido periódico de Schiff ou pratametenamina de Gomori.[61] A biópsia das lesões de pele, que ocorrem em cerca de 18% dos pacientes, pode ser especialmente útil na realização de um diagnóstico rápido de histoplasmose disseminada. A demonstração de antígeno polissacarídeo no soro ou urina (disponível no Histoplasmosis Reference Laboratory, Indianapolis, IN) permite a realização de um diagnóstico presuntivo de uma nova infecção ou de uma recorrência.[64-66] Testes sorológicos amplamente disponíveis para anticorpos anti- *H. capsulatum*, como a imunodifusão e fixação de complemento, são menos sensíveis e específicos, mas eles podem gerar pistas para o diagnóstico.

Como muitas infecções oportunistas em pacientes com AIDS, a infecção pelo *H. capsulatum* não pode ser erradicada. O tratamento efetivo necessita de uma terapia de indução e a manutenção pelo tempo em que se mantiver o imunocomprometimento. Para a indução, pelo menos 15 mg por kg de anfotericina B é ministrada durante um período de diversas semanas.

As recidivas costumam ocorrer em até 50% dos pacientes com histoplasmose sob terapia de manutenção com cetoconazol e em 10 a 20% sob um regime de manutenção com anfotericina B em doses semanais ou a cada duas semanas.[61] Os estudos relativos à terapia de manutenção com fluconazol (100 a 400 mg por dia) e itraconazol (200 mg duas vezes ao dia) confirmam que o último é a melhor terapia oral para a prevenção de recidivas. O itraconazol também é eficaz no tratamento da histoplasmose leve ou moderada.[67]

Aspergilose

A despeito de sua importância em outros pacientes imunocomprometidos, a aspergilose é uma causa relativamente incomum de pneumonia em pacientes com AIDS. Entretanto, a aspergilose invasiva e a aspergilose brônquica obstrutiva já foram descritas como complicações tardias da AIDS.[68,69] Dos 33 pacientes com aspergilose pulmonar invasiva em uma série francesa, 50% não eram neutropênicos e não haviam recebido esteróides.[68] Em uma série de 13 pacientes, os possíveis riscos associados incluíram uma neutropenia induzida por drogas em 6, terapia com corticosteróides em 4 e uso de *marijuana* (maconha) em

4. Os achados radiográficos foram variáveis. Nos dez pacientes com aspergilose pulmonar, as radiografias de tórax demonstraram cavitações em lobos superiores e infiltrados ou nódulos juntos à pleura. O diagnóstico foi confirmado pelo LBA e biópsia transtorácica das lesões. A terapia incluiu a anfotericina B ou o itraconazol. Somente quatro pacientes experimentaram uma melhora clínica e radiológica com esta terapia. Três pacientes com aspergilose brônquica obstrutiva se apresentaram com tosse progressiva e infiltrados bilaterais nas radiografias de tórax. O diagnóstico foi feito através do exame microscópico e cultura de cilindros eliminados no escarro. Dos três pacientes, dois morreram, e um melhorou depois que um grande aspergiloma foi removido por LBA.

Coccidioides immitis

O *Coccidioides immitis* é um fungo do solo que é endêmico em partes dos Estados Unidos, bem como nas Américas Central e do Sul. Nos Estados Unidos ele é encontrado primariamente nos desertos do Sudoeste. A infecção é adquirida através da inalação da artroconídia, e a doença geralmente é um resultado da reativação de uma doença latente.

Em pacientes com AIDS, o envolvimento pulmonar é a manifestação clínica mais comum, apesar de a doença disseminada ou extrapulmonar ocorrer mais freqüentemente do que em pacientes sem infecção por HIV.[70,71] Como a tuberculose, a coccidioidomicose pode se desenvolver em pacientes com infecção pelo HIV em estágio inicial e uma imunidade celular intacta. Nestes pacientes, a doença é semelhante à vista em pacientes sem infecção por HIV. Em pacientes com contagens de CD4 menores que 250 células por mm^3, a doença geralmente é mais grave. A apresentação clínica típica envolve sintomas constitucionais progressivos e é similar às manifestações da histoplasmose, apesar de os sintomas respiratórios, como a dispnéia, tosse seca ou produtiva, e dor torácica do tipo pleurítica, ocorrerem com mais freqüência. As radiografias de tórax podem demonstrar infiltrados intersticiais difusos ou nodulares, apesar de haver relatos de infiltrados miliares, adenopatia e lesões cavitárias e nodulares. Os achados radiológicos geralmente são mais extensos do que em pacientes sem infecção pelo HIV.[70,71]

Na maior pesquisa em pacientes infectados pelo HIV com coccidioidomicose, 77 pacientes foram divididos em seis grupos baseados nas características clínicas: doença pulmonar focal (20 pacientes), doença pulmonar difusa (31), doença cutânea (4), meningite (9), doença em linfonodos ou em fígado (7) e somente sorologia positiva (6).[71] A sorologia coccidioidal por preciptina em tubo ou fixação do complemento (FC) foi positiva em 83% daqueles com doença pulmonar focal e em 69% dos pacientes com doença pulmonar difusa, com titulações médias por FC de 1:30 e 1:24, respectivamente. Entre os pacientes com doença difusa, a FC foi mais sensível do que a preciptina em tubo. A contagem média de CD4 nos pacientes com doença pulmonar focal foi de 143 células por mm^3 e nos pacientes com doença pulmonar difusa, a contagem média de CD4 foi de 44 células por mm^3. Os pacientes com doença pulmonar difusa apresentaram o maior índice de mortalidade (70%).

O diagnóstico de coccidioidomicose deve ser considerado em qualquer paciente infectado pelo HIV com doença pulmonar que tenha vivido ou tenha viajado para uma área endêmica. Apesar da existência de testes sorológicos, os resultados falsos-negativos não são incomuns nos pacientes com doença crônica ativa. O diagnóstico é feito definitivamente através da visualização das esférulas coccidiodais no escarro colocado em uma lâmina com hidróxido de potássio ou pela cultura. Assim como na histoplasmose, os pacientes devem ser tratados com um curso de indução com anfotericina B (até 1 g), seguido por uma terapia de manutenção crônica com um agente triazol oral.[72,73] O fluconazol (400 mg por dia) é a terapia de manutenção recomendada.

Outros Fungos

A *Candida* sp. é um patógeno pulmonar pouco freqüente em pacientes com AIDS. Quando a *Candida* sp. é isolada do escarro ou de espécimes brônquicos, ela geralmente representa a contaminação da orofaringe; o diagnóstico de candidíase pulmonar necessita de uma visualização direta e confirmação histológica.[74] A candidíase orofaríngea pode se estender para a laringe e a traquéia, especialmente em crianças. A maioria dos casos de candidíase pulmonar verdadeira foi diagnosticada em autópsia e refletia uma doença disseminada.

A blastomicose, causada pelo fungo dimórfico *Blastomyces dermatitidis*, é endêmica no meio oeste e centro-sul dos Estados Unidos. A blastomicose é incomum em pacientes com AIDS e não é uma infecção oportunista definida da AIDS. Nos poucos casos registrados, a doença era disseminada ou limitada aos pulmões e à pleura.[75-77] Em uma série com 15 pacientes infectados pelo HIV com blastomicose, 14 pacientes apresentaram contagens de CD4 abaixo de 200 células por mm^3. Apesar dos oito pacientes com doenças disseminadas terem sido semelhantes aos sete pacientes com doença pulmonar no que se refere aos dados demográficos e às contagens de linfócitos CD4, eles apresentaram um índice de mortalidade muito mais alto, a despeito da terapia antifúngica. Todos os pacientes com blastomicose apresentaram febre, perda de peso e tosse, e alguns apresentaram dor torácica do tipo pleurítica e dispnéia. As anormalidades radiológicas incluíram infiltrados lobares focais em três pacientes, infiltrados intersticiais miliares ou difusos em três outros e nódulos pulmonares bilaterais em um. Um paciente apresentou doença cavitária e outro, derrame pleural. A terapia deve ser iniciada com anfotericina B. Após uma melhora clínica, a terapia supressiva crônica com um composto azol oral é necessária. Uma outra micose regional, causada pelo fungo dimórfico *Penicillium marneffei*, foi encontrada em um paciente infectado pelo HIV no Sudeste da Ásia.[78] Os sintomas de apresentação mais comuns são febre, anemia, perda de peso e lesões cutâneas papulares. A tosse também é comum e nas maiores séries as radiografias foram anormais em 6 entre 21 pacientes. Os achados radiológicos incluíram infiltrados reticulonodulares difusos em três pacientes, infiltrados intersticiais localizados em dois, e infiltrados alveolares localizados em um. A terapia se faz com anfotericina B e itraconazol.[79,80]

INFECÇÕES BACTERIANAS

Sinusite

A sinusite ocorre com uma freqüência aumentada em pacientes com infecção por HIV. Em um estudo retrospectivo com 667 pacientes internados na enfermaria de AIDS do Johns Hopkins Hospital, 72 (11%) apresentavam sinusite.[81] A maioria dos pacientes (88%) apresentava contagens de linfócitos $CD4^+$ abaixo de 200 por mm^3 no episódio inicial de sinusite. A imunossupressão avançada esteve associada a uma doença mais crônica e mais extensa. Apesar de 68% dos pacientes apresentarem febre, dores de cabeça e congestão nasal, muitos tinham sintomas inespecíficos, e o diagnóstico foi incidental em um terço dos pacientes. Mais da metade dos pacientes apresentou evidências de uma sinusite esfenoidal, apesar de não terem sido observadas complicações. Os dados microbiológicos foram limitados porque os procedimentos de drenagem somente foram realizados em 18 pacientes, e todos estavam utilizando antibióticos no momento da drenagem; entretanto, a *Pseudomonas aeruginosa* cresceu a partir de três materiais aspirados dos seios nasais. Pelo menos uma resposta parcial à terapia antibiótica foi observada em 79% dos pacientes.

Pneumonia Bacteriana

Epidemiologia

Uma incidência aumentada de pneumonia adquirida na comunidade entre pacientes infectados pelo HIV foi reconhecida no início da epidemia de AIDS. Entre 35 pacientes com AIDS no New York Veterans Administration Medical Center vistos entre 1982 e 1983, quatro apresentaram pneumonia pneumocócica adquirida na comunidade, e a metade apresentou bacteremia.[82] No Memorial Sloan-Kettering Cancer Center, 10% das pneumonias em pacientes com AIDS foram causadas por bactérias adquiridas na comunidade, com uma incidência anual de 17,9 por 1.000.[83] O *Streptococcus pneumoniae* foi responsável por 44%, e o *Haemophilus influenzae* por 44% dos casos. Em 59 pacientes adultos com AIDS ou um complexo relacionado à AIDS no Boston City Hospital, 30 pacientes apresentaram 63 episódios de infecção bacteriana, 52 dos quais foram adquiridos na comunidade.[84] Houve 29 episódios de pneumonia, 21 dos quais adquiridos na comunidade e 8 eram nosocomiais.

A incidência de pneumonia bacteriana é mais alta em certos subgrupos de pacientes infectados pelo HIV. Entre os fatores de risco de transmissão do HIV o uso de drogas injetáveis parece ser um fator independente para o desenvolvimento de pneumonia bacteriana.[84] Schlamm e Yancovitz identificaram 51 casos de pneumonia por *H. influenzae* no Beth Israel Hospital em Nova York.[85] Em um estudo retrospectivo, eles concluíram que 67% eram usuários de drogas injetáveis, 18% eram homossexuais e 15% apresentavam ambos os fatores de risco. A incidência aumentada de pneumonia bacteriana entre usuários de drogas injetáveis infectados pelo HIV parece não ser causada por fatores relacionados somente ao uso de drogas. Selwyn e colaboradores estudaram prospectivamente 433 usuários de drogas intravenosas sem AIDS, um terço dos quais sendo soropositivos para o HIV.[86] Durante um período de 12 meses, 9,7% dos pacientes soropositivos desenvolveram pneumonia adquirida na comunidade, comparados com 2 % de pacientes soronegativos. Esta incidência excessiva não foi atribuível a um uso aumentado de drogas injetáveis. Selwyn e colaboradores concluíram que, entre os usuários de drogas injetáveis infectados pelo HIV, as infecções por bactérias piogênicas, incluindo pneumonia e sepse, ocorreram com uma incidência de 8 casos por 100 pessoas-anos antes do diagnóstico da AIDS e que as infecções bacterianas foram fatores de previsão independentes para a progressão da AIDS.[87] Dos 49 casos de pneumonia bacteriana, 24 (49%) foram causados por *S. pneumoniae* e 17 (35%) foram causados por *H. influenzae*.

Manifestações Clínicas

A apresentação clínica da pneumonia bacteriana é similar em pacientes com e sem infecção pelo HIV.[88,89] Em comparação com a PPC e outras infecções oportunistas dos pulmões, o início de febre e outros sintomas é mais abrupto, e o paciente apresenta uma maior probabilidade de experimentar uma tosse produtiva e dor torácica do tipo pleurítica. Em uma revisão, a observação de uma aparência "tóxica" pelo funcionário que realizou a internação e roncos no exame torácico também foram associadas de modo independente com pneumonia bacteriana em comparação com outros processos infecciosos respiratórios.[90] Uma leucocitose relativa e um desvio para a esquerda na produção de neutrófilos também são comuns. Características radiográficas tipicamente incluem consolidação segmentar localizada ou lobar, especialmente em casos de pneumonia pneumocócica. As manifestações radiológicas da pneumonia por *H. influenzae* são variáveis e podem incluir infiltrados bilaterais difusos que podem levar a uma confusão com a PPC.[83] A pneumonia bacteriana em pacientes com infecção pelo HIV pode ser mais grave, com uma maior incidência de envolvimento multilobar e uma resposta menos rápida aos antibióticos.

A bacteremia que acompanha a pneumonia causada por *S. pneumoniae* e *H. influenzae* tende a ser mais comum em pacientes infectados pelo HIV do que naqueles não infectados.[83,83,91] No Johns Hopkins Hospital, 46% dos pacientes infectados pelo HIV com pneumonia pneumocócica apresentaram bacteremia.[92] O empiema, incomum na pneumonia pneumocócica que é tratada logo em seu início, também foi registrado em pacientes infectados pelo HIV.[93] Pacientes infectados pelo HIV apresentam um índice mais alto de recorrência de pneumonias bacterianas do que pacientes sem infecção, e as recorrências podem ocorrer com o mesmo organismo ou sorotipo ou com diferentes organismos encapsulados.[89]

Diagnóstico e Tratamento

Em pacientes que apresentam características clínicas e radiológicas de pneumonia devem ser realizadas culturas de sangue e de escarro. O exame do escarro pelo método de Gram geralmente é útil na realização de um diagnóstico presuntivo do patógeno respiratório, particularmente se o escarro for purulento. Uma infecção pulmonar concomitante com bactérias piogênicas e *P. carinii* não é incomum, mas o diagnóstico de PPC é difícil quando o escarro é purulento.

Se as considerações diagnósticas incluírem tanto o *P. carinii* e bactérias piogênicas, o tratamento para ambos os patógenos deve ser instituído. Se a PPC for menos provável, como em um paciente com um infiltrado focal ou uma contagem geral de CD4 de mais de 200 células por mm^3, as opções para o tratamento empírico podem variar de acordo com os padrões de sensibilidade local dos pneumococos, mas elas podem incluir uma cefalosporina de terceira geração ou fluoroquinolonas. Os pacientes infectados pelo HIV com pneumonia adquirida na comunidade geralmente respondem rapidamente à terapia antibiótica padrão. Em pacientes que falham em responder apropriadamente ou que apresentam uma deterioração após uma melhora inicial, a co-infecção com outro patógeno, especialmente *P. carinii*, deve ser considerada.

A prevenção da pneumonia bacteriana em pessoas infectadas pelo HIV é uma importante prioridade. A vacinação pneumocócica com a vacina de polissacarídeos 23 valente é recomendada para todos os pacientes infectados pelo HIV com mais de 2 anos de idade. Entretanto, o benefício desta vacina somente foi evidenciado em pacientes com contagens de CD4 > 200 células por mm^3.[94] Para pacientes com uma imunodeficiência mais avançada, a vacinação pode ser adiada até que uma resposta da terapia anti-retroviral seja observada. A revacinação após 6 anos é encorajada. O uso de SMX-TMP para a profilaxia da PPC também diminui a incidência de pneumonia bacteriana. Evidências indicam que a incidência de pneumonia bacteriana também é mais baixa em pacientes em uso de terapia anti-retroviral altamente ativa.[95] A suspensão do hábito de fumar provavelmente diminui o risco de pneumonia bacteriana e deve ser encorajada.

Outras Infecções Bacterianas

A pneumonia nosocomial em pacientes com AIDS geralmente é causada por bacilos gram-negativos, incluindo o *P. aeruginosa*, ou por *Staphylococcus aureus*.[83,96,97] Assim como em outros pacientes hospitalizados, os fatores de risco incluem uma neutropenia, o uso de antibióticos de amplo espectro e a presença de cateteres venosos centrais. A pneumonia nosocomial apresenta uma mortalidade e morbidade maior do que a pneumonia adquirida na comunidade.

A pneumonia causada por *Pseudomonas* não é incomum entre pacientes infectados pelo HIV e nem sempre parece ser adquirida em hospitais ou fulminante em sua apresentação. Baron e Hollander descreveram 16 pacientes com doença por HIV avançada (contagem média de CD4 de 25 por mm^3) e pneumonia por *P. aeruginosa,* diagnosticada pela coloração de Gram e culturas de escarro ou lavados brônquicos.[98] Em 12 entre 16 pacientes, a pneumonia foi adquirida na comunidade, e o *Pseudomonas* foi o único patógeno em 14 casos. Somente quatro pacientes, dois dos quais com pneumonia adquirida na comunidade, apresentaram uma pneumonia fulminante e sepse. Os 12 restantes, todos com pneumonia adquirida na comunidade, tiveram uma apresentação mais indolente, com uma duração média dos sintomas de 2 semanas. Hospitalização prévia, cateteres de demora, neutropenia e uso de corticosteróides estão associados ao desenvolvimento de infecções por *P. aeruginosa* em pacientes com HIV.[99] As recorrências da infecção são comuns.

Em um estudo prospectivo de pacientes internados no Johns Hopkins Hospital com pneumonia adquirida na comunidade, Mundy e colaboradores registraram que os bacilos gram-negativos foram uma causa significativamente mais comum de pneumonia em pacientes com infecção por HIV do que em pacientes não afetados (9 *versus* 3%).[100] Yamaguchi e Chaisson conduziram um estudo retrospectivo de 30 episódios de bacteremia gram-negativa em pacientes infectados pelo HIV no Johns Hopkins Hospital. Uma fonte pulmonar foi responsável por quatro dos episódios. O *P. aeruginosa* foi isolado em 13 entre 30 episódios.

Há registro de pneumonia causada pela *Salmonella typhimurium.*[101,102] Outros patógenos bacterianos causadores de pneumonias em pacientes com infecção pelo HIV incluem a *Bordetella broncoseptica, Moraxella catarrhalis, Streptococcus* do grupo B, *Mycoplasma pneumoniae* e *Streptomyces* sp.[103-107]

A pneumonia causada pela *Legionella pneumophila* foi registrada em pacientes com infecção pelo HIV, mas esta não parece ser uma causa muito comum fora de focos epidêmicos na comunidade. Pneumonias cavitárias causadas pela *Legionella micdadei* e *L. pneumophila* já foram registradas.[108,109]

Nocardia asteroides

A nocardiose é descrita na infecção pelo HIV e é um indicador para o desenvolvimento da AIDS. Na maioria dos casos, a doença ocorre em pacientes com imunodeficiência avançada (isto é, contagem de células CD4 < 200 por mm^3).[110,111] Os pacientes tipicamente apresentam um curso indolente e inespecífico de queixas constitucionais. Os sintomas pulmonares, como tosse ou dispnéia, podem se desenvolver. Assim como em pacientes sem infecção pelo HIV, o pulmão é o sítio mais co-habitual da doença, apesar de a disseminação ser comum em pacientes infectados pelo HIV. Os achados radiográficos incluem nódulos, cavidades e infiltrados difusos ou focais.[112] Um caso de doença pulmonar e disseminada causada pela *Nocardia farcinica* em um paciente infectado pelo HIV já foi registrado.[113]

A visualização, no exame do escarro ou de outras amostras respiratórias, de bastonetes filamentosos, em forma de contas e ramificadas, gram-positivos e ácido-resistentes leva à suspeita do diagnóstico. Por causa do lento crescimento do organismo, a cultura deve ser prolongada por quatro semanas nos casos de suspeita de nocardiose. A cultura do escarro para micobactérias e fungos melhora as chances de isolamento da *Nocardia* sp.

As sulfonamidas são a principal opção na terapia para a nocardiose.[60] Apesar do SMX-TMP apresentar sinergia contra a *Nocardia asteroides in vitro*, a combinação não é mais eficiente do que o uso isolado das sulfonamidas. A minociclina é ativa contra a *Nocardia in vitro* e tem sido utilizada de modo bem-sucedido em infectados pelo HIV e em outros pacientes. Outros agentes demonstrando uma atividade *in vitro* contra a *Nocardia* incluem a cefotaxima, ceftriaxona, imipenem e a amicacina, apesar de a experiência clínica com estes agentes ser mais limitada.

A duração ideal da terapia para a nocardiose ainda não foi determinada para pacientes imunocomprometidos.[114,115] Alguns pesquisadores recomendam o tratamento durante 6 a 12 meses para pacientes com nocardiose pulmonar, a despeito de seu estado imunológico. Outros recomendam uma terapia por período indefinido na presença de um imunocomprometimento em geral. A primeira recomendação (6 a 12 meses de terapia) pode ser mais apropriada para pacientes infectados pelo HIV que recuperem de modo bem-sucedido a função imune perdida com uma terapia anti-retroviral altamente ativa. O uso do SMX-TMP para a profilaxia da PPC pode ajudar a evitar a nocardiose, apesar dos dados serem limitados. A nocardiose já foi descrita em pacientes que estavam em uso de profilaxia com SMX-TMP.

Rhodococcus equi

O *Rhodococcus equi* (anteriormente *Corynebacterium equi*) foi inicialmente registrado como causador de doença em um paciente com AIDS em 1986.[116] Desde então, diversos casos vêm sendo registrados.[117-122] O organismo é um bacilo gram-positivo, aeróbico, imóvel, não formador de esporos e pleomórfico. Com a coloração pelo Gram, sua aparência varia desde os cocos até pequenos bastonetes. A infecção tipicamente se apresenta como uma pneumonia com infiltrados pulmonares unilobares, geralmente superiores, que progridem durante várias semanas. Pode haver envolvimento multilobar, sendo comuns a cavitação, o derrame pleural, o empiema e a bacteremia. De 12 pacientes infectados pelo HIV com infecções pelo *R. equi*, um apresentou doença cavitária e três apresentaram derrames pleurais com culturas positivas.[120,121] As cavidades foram distribuídas por todos os campos pulmonares.

A resistência aos antibióticos β-lactâmicos é freqüente. Os agentes antimicrobianos eficazes incluem a eritromicina, vancomicina, clindamicina, cloranfenicol e SMX-TMP. A rifampicina vem sendo utilizada em combinação com outros agentes e provavelmente apresenta sinergia quando administrada com a eritromicina. Cursos prolongados de antibióticos parenterais são recomendados, e a intervenção cirúrgica algumas vezes é necessária para os abscessos persistentes. A recorrência não é incomum, mesmo após várias semanas de terapia antibiótica.

INFECÇÕES MICOBACTERIANAS

Mycobacterium tuberculosis

A doença causada pela *M. tuberculosis* e seu tratamento são discutidos no Capítulo 37, sendo que aqui ela será brevemente descrita, relacionada à doença pelo HIV. A epidemia de HIV resultou um aumento, no final da década de 1980, na incidência de tuberculose nos países em desenvolvimento e nos Estados Unidos, onde a incidência vinha caindo de modo constante. Os dados epidemiológicos sugerem que a maioria dos casos de tuberculose em pacientes infectados pelo HIV são causados por uma reativação.[123] Como a *M. tuberculosis* é mais virulenta do que muitos outros patógenos oportunistas associados ao HIV, geralmente causa doença em um estágio inicial da infecção pelo HIV e freqüentemente constitui a primeira manifestação da doença. A incidência de tuberculose é maior em populações com uma probabilidade aumentada de exposição à *M. tuberculosis*, como usuários de drogas, negros, hispânicos e residentes em países em desenvolvimento.

Manifestações Clínicas

As características clínicas da tuberculose em pacientes infectados pelo HIV variam com o grau de imunocomprometimento. Febre com duração de mais de 7 dias juntamente com perda de peso, como queixas de apresentação do paciente, é mais indicativa de uma tuberculose pulmonar do que uma PPC ou uma pneumonia adquirida na comunidade causada por uma bactéria piogênica.[90] Em pacientes com contagens de CD4 levemente ou moderadamente diminuídas que apresentem uma reativação da tuberculose precedendo o diagnóstico da AIDS, a apresentação é similar à que encontramos em outras populações. A maioria apresenta uma doença confinada aos pulmões, com infiltrados em lobos superiores que algumas vezes se mostram cavitários nas radiografias de tórax.[124,125] Alguns pacientes desenvolvem tuberculose em um estágio mais avançado da infecção pelo HIV, geralmente após o aparecimento de outras infecções oportunistas. Nestes casos, apesar de a infecção pulmonar ser comum, os achados radiográficos podem ser atípicos ou podem simular aqueles de

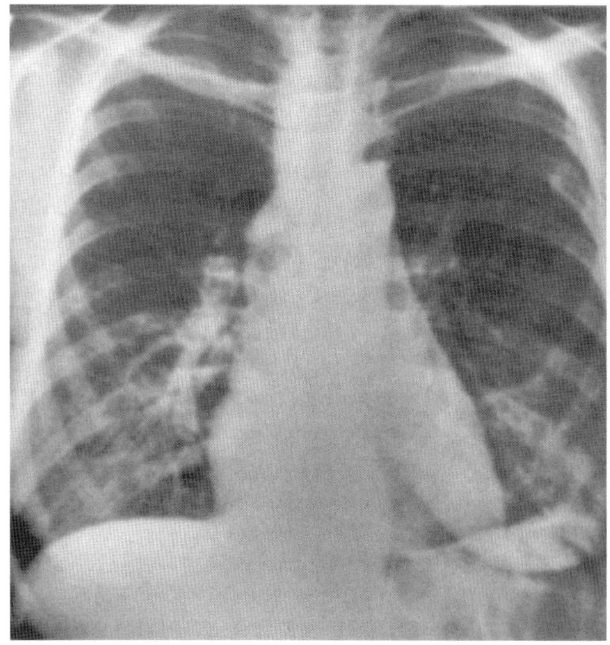

FIG. 18-3. Tuberculose pulmonar em um paciente com doença por HIV avançada, apresentando infiltrados bilaterais nos campos pulmonares inferiores.

uma tuberculose primária (Fig. 18-3). A doença cavitária é incomum em casos de AIDS avançada, mas infiltrados dos lobos inferiores ou padrões miliares ocorrem freqüentemente. A adenopatia intratorácica e a disseminação extrapulmonar também são comuns. Os pacientes infectados pelo HIV com uma tuberculose pulmonar com esfregaço positivo podem apresentar radiografias normais, apesar de este fato ser extremamente raro.[125,126]

A tuberculose extrapulmonar é vista entre 24 e 48% dos pacientes infectados pelo HIV,[124,127] embora, em pacientes com estágios mais avançados de imunossupressão, a doença possa ocorrer em mais de 70% dos casos.[128] Assim como na tuberculose de outras populações, o sistema linfático é o sítio mais comum de envolvimento extrapulmonar. Os pacientes infectados pelo HIV apresentam uma maior probabilidade de ter uma doença disseminada, geniturinária, intra-abdominal e mediastinal ou uma doença pulmonar concomitante do que os pacientes sem infecção pelo HIV.[128-131] A bacteremia ocorre em 26 a 42% dos pacientes infectados pelo HIV e com tuberculose. Os abscessos tuberculosos do parênquima cerebral ou da medula espinhal podem ocorrer, aparecendo como lesões em anel ou como massas hipodensas. A meningite tuberculosa pode ser mais comum em pacientes infectados pelo HIV e já foi registrada em pacientes com líquido cefalorraquidiano acelular.

Diagnóstico e Tratamento

O primeiro passo no diagnóstico da tuberculose pulmonar é o exame do escarro à procura de bacilos ácido-resistentes, seguido da cultura micobacteriana. A capacidade diagnóstica do esfregaço do escarro em pacientes imunocompetentes é comparável à encontrada em pacientes HIV-negativos, mas em fases mais avançadas da doença pelo HIV, a sensibilidade é mais baixa. A cultura de escarro produz um diagnóstico em aproximadamente 90% dos casos. A sensibilidade das culturas e do esfrega-

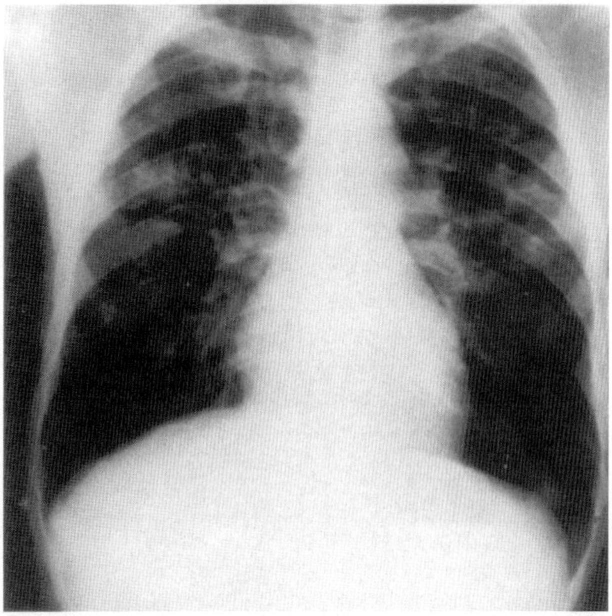

FIG. 18-4. Infiltrados bilaterais e múltiplas cavidades de paredes finas em um paciente com infecção pela *Mycobacterium kansasii.*

ço pode ser aumentada pelo LBA. Como uma bacteremia ocorre em uma proporção substancial de pacientes infectados pelo HIV, as culturas de sangue para bacilos ácido-resistentes devem ser realizadas em todos os pacientes com suspeita de tuberculose. Um teste positivo com derivado protéico purificado da tuberculina (PPD) pode suportar o diagnóstico de tuberculose, mas um resultado negativo de um teste cutâneo nunca deve ser utilizado para excluir a tuberculose, pois os pacientes podem se tornar anérgicos com a progressão da doença pelo HIV e com o declínio nas contagens de CD4. Os achados radiológicos variam consideravelmente, especialmente em pacientes com uma supressão imune avançada. Os achados típicos de doença cavitária apical são incomuns nestes pacientes. Pacientes com bacilos ácido-resistentes em culturas ou esfregaços de espécimes respiratórios geralmente devem ser tratados como uma tuberculose presumida até que seja confirmada (seja através de testes com sonda de DNA ou pela cultura) uma causa não tuberculosa. A terapia da tuberculose é discutida no Capítulo 37.

Outras Micobactérias

O complexo *Mycobacterium avium* (CMA) é uma causa comum de morbidade na doença por HIV avançada, apesar de esta doença quase sempre ser sistêmica e não confinada aos pulmões.[131,132] Apesar de ser freqüentemente isolada no escarro ou lavados brônquicos de pacientes colonizados ou em pacientes com infecção disseminada, o CMA raramente é registrado como uma causa de doença pulmonar. Entretanto, há registros de lesões endobrônquicas contendo granulomas, bem como de doença granulomatosa do parênquima pulmonar que representam um achado que necessita de uma terapia sistêmica para o CMA. O crescimento de CMA em cultura de espécimes respiratórios sem uma evidência histopatológica de doença não é uma indicação para o tratamento, apesar de poder prenunciar uma disseminação tardia. O mesmo é verdadeiro para muitas outras espécies de micobactérias não tuberculosas como a *Mycobacterium gordonae, Mycobacterium fortuitum, Mycobacterium chenolei, Mycobacterium xenopi* e *Mycobacterium haemophilum*, que raramente causam uma doença pulmonar isolada em pacientes infectados pelo HIV.

A *Mycobacterium kansasii* é uma causa de doença pulmonar grave em pacientes com AIDS com uma imunosupressão avançada. A infecção disseminada pelo *M. kansasii* é uma condição que define a presença de AIDS e ocorre em somente 0,44% dos casos em áreas altamente endêmicas.[133] Existem poucos dados sobre a incidência de doença pulmonar, mas parece que é consideravelmente mais comum do que uma infecção disseminada.[134] Em algumas séries, a *M. kansasii* foi isolada mais freqüentemente do que a *M. tuberculosis* em pacientes infectados pelo HIV.[135]

Dos 19 casos de infecção pelo *M. kansasii* revistos no Johns Hopkins Hospital, 17 pacientes apresentaram uma doença pulmonar.[134] As características clínicas e a resposta à terapia foram semelhantes às encontradas em pacientes com tuberculose pulmonar. As características radiológicas incluíram infiltrados intersticiais difusos ou atípicos, com ou sem cavidades. Cavidades de paredes finas foram comuns e imagina-se que sejam uma importante pista diagnóstica em pacientes com doença pulmonar e uma infecção avançada pelo HIV (Fig. 18-4). Nenhuma cavidade foi observada nos seis pacientes com infecção pela *M. kansasii* em uma série do Parkland Hospital.[135] Os achados radiológicos nestas séries incluíram infiltrados nodulares, intersticiais ou parenquimatosos difusos, e um paciente apresentou derrame pleural. Em pacientes com infecção pelo HIV, a doença pela *M. kansasii* está associada a um maior grau de imunossupressão do que à tuberculose. Nas séries do Johns Hopkins Hospital, todos os pacientes com doença pela *M. kansasii* apresentaram contagens de linfócitos CD4 de menos de 200 células por mm^3, e a contagem média foi de 49 células por mm^3.

A doença extrapulmonar causada pelo *M. kansasii* também ocorre. Nas séries do Hopkins, cinco pacientes apresentaram infecções extrapulmonares e três apresentaram infecções pulmonares concomitantes. Outros sítios nos quais a *M. kansasii* foi isolada incluem ossos, urina, fezes, linfonodos e sangue. Nas séries do Parkland, quatro entre nove pacientes demonstraram evidências de disseminação extrapulmonar, com isolamento no sangue, linfonodos, líquido pleural, fígado e líquido cefalorraquidiano.

Um regime com isoniazida, rifampicina e etambutol é eficaz no tratamento da infecção pulmonar pelo *M. kansasii*. Muitos isolados demonstram uma resistência *in vitro* à isoniazida, mas o significado clínico deste padrão de resistência não é conhecido. Os organismos podem ser sensíveis às sulfonamidas e outros macrolídeos mais novos, e foram observadas respostas clínicas em pacientes com o uso de SMX-TMP para uma PPC concomitante presumida. A terapia com SMX foi sugerida para os pacientes que não respondem aos regimes padronizados.

INFECÇÕES POR PARASITAS

Toxoplasma gondii

Apesar de o *toxoplasma gondii* ser a causa mais comum de lesões sólidas no sistema nervoso central em pacientes com AIDS, o pulmão é o segundo local mais comum de incidência. A incidência de pneumonia toxoplásmica varia geograficamente. Na França, onde é alta a prevalência de infecção pelo *Toxo-*

plasma, 7 entre 169 (4,1%) dos pacientes infectados pelo HIV que foram submetidos à broncoscopia apresentavam toxoplasmose pulmonar.[136] Em um estudo realizado nos EUA, somente um entre 441 pacientes com AIDS e pneumonia apresentava toxoplasmose.[137]

Os pacientes com pneumonite toxoplásmica tipicamente apresentam dispnéia, tosse não produtiva e febre.[138] As radiografias de tórax na maioria das vezes demonstram infiltrados intersticiais difusos. O diagnóstico é feito com maior precisão através da demonstração de taquizoítas nos espécimes respiratórios corados pelo Giemsa ou hematoxilina e eosina. A demonstração de cistos pode sugerir o diagnóstico apesar dos cistos poderem persistir nos tecidos após a resolução da infecção. Assim como na encefalite pelo *Toxoplasma*, os resultados sorológicos não são diagnósticos. Os anticorpos de imunoglobulina M (IgM) para *T. gondii* raramente são detectáveis, e apesar de o anticorpo IgG geralmente estar presente, aumentos diagnósticos das titulações de anticorpos são raros. A ausência de anticorpos IgG torna o diagnóstico de toxoplasmose menos provável, mas não o exclui.

Como não existem estudos específicos para a terapia da pneumonia por *Toxoplasma*, os pacientes devem ser tratados com os regimes utilizados na encefalite por *Toxoplasma*. As recomendações incluem o uso de pirimetamina combinada com sulfadiazina ou clindamicina.

Outras Infecções por Parasitas

O *Cryptosporidium parvum*, uma causa de diarréia e colecistite em pacientes com AIDS, foi detectado no escarro, lavados brônquicos e tecido pulmonar de pacientes com AIDS.[139] Como a maioria apresentava uma criptosporidiose gastrintestinal e infecções pulmonares concomitantes, não está claro se o parasita causa uma doença pulmonar em pacientes com AIDS.

A *Leishmania donovani*, o agente da leishmaniose (isto é, kala-azar), foi descrita como o causador de doença disseminada em pessoas infectadas pelo HIV em áreas do mundo em que a leishmaniose é endêmica. Na maioria dos casos registrados, a apresentação clínica é semelhante à observada em hospedeiros imunocompetentes, apesar de alguns casos de doença pulmonar isolada terem sido descritos.[140] Um caso de *L. donovani* causando derrame pleural em um paciente com AIDS já foi registrado.[141]

O microesporo *Enterocystozoon bieneusi*, uma causa de diarréia crônica em pacientes infectados pelo HIV, foi detectado no líquido do LBA e em espécimes de biópsia transbrônquica de um paciente com tosse crônica, dispnéia, infiltrado pulmonar e pequeno derrame pleural.[142] O paciente também apresentava uma diarréia crônica e microsporidiose intestinal. Nenhum outro patógeno oportunista foi encontrado para explicar os sintomas pulmonares.

INFECÇÕES VIRAIS

Citomegalovírus

Apesar de o citomegalovírus ser uma causa importante de doença ocular e gastrintestinal em pacientes com imunocomprometimento grave (contagem de CD4 < 50 por mm^3), o significado do isolamento de CMV em secreções pulmonares geralmente é um ponto de controvérsia entre os membros das equipes médicas.[143] O CMV geralmente está associado a outros patógenos e pode representar infecção sem uma pneumonite verdadeira. Pacientes nos quais o *P. carinii* e o CMV são isolados de espécimes respiratórios não apresentam um prognóstico pior do que os pacientes com uma PPC isolada.[144] Entretanto, quando o CMV causa uma pneumonite, as características clínicas são semelhantes às observadas na PPC: tosse improdutiva, dispnéia progressiva, hipoxemia e infiltrados intersticiais difusos. O diagnóstico definitivo da pneumonite por CMV requer o seguinte: quadro clínico compatível e culturas positivas para o CMV a partir de tecido pulmonar ou LBA, a presença no tecido pulmonar de corpos de inclusão intranucleares e antígeno ou ácido nucléico de CMV e a ausência de outros organismos patogênicos como o *P. carinii*. Para os pacientes com AIDS em que se suspeita de uma pneumonite pelo CMV, os olhos devem ser examinados à procura de uma doença oftálmica pelo CMV, e o tratamento com ganciclovir ou foscarnet deve ser considerado. Apesar de existirem poucos dados a respeito da terapia da pneumonite pelo CMV, o ganciclovir parece ser menos eficaz contra infecções pulmonares do que para a doença gastrintestinal ou para a retinite, com índices de respostas de 50 a 60%. Em pacientes com pneumonite por CMV após um transplante de medula óssea, o acréscimo de altas doses de imunoglobulina intravenosa ao ganciclovir é mais eficaz do que a terapia isolada com ganciclovir,[145,146] mas não existem dados suportando o uso desta combinação em pacientes com AIDS.

Vírus da Varicela Zoster

A pneumonia por vírus da varicela pode ser uma complicação de uma infecção primária por vírus da varicela zoster e uma infecção secundária disseminada em pacientes com infecção por HIV. Os pacientes podem apresentar sintomas respiratórios leves ou desenvolver hipóxia e insuficiência respiratória graves. Os achados clínicos podem ser mínimos, a despeito dos achados radiológicos acentuadamente anormais. Estas anormalidades incluem densidades nodulares difusas com derrames pleurais ocasionais. Os pacientes devem ser tratados com aciclovir intravenoso (30 mg por kg por dia).

REFERÊNCIAS BIBLIOGRÁFICAS

1. Palella FJ Jr., Delaney KM, Moorman AC, et al. Declining morbidity and mortality among patients with advanced human immunodeficiency virus infection. Hive Outpatient Study Investigators. *N Engl J Med* 1998;338(13):853-860.
2. Murray HW, Rubin BY, Masur H, Roberts RB. Impaired production of lymphokines and immune (gamma) interferon in the acquired immunodeficiency syndrome. *N Engl J Med* 1984;310:883-889.
3. Janoff EN, Douglas JM Jr., Gabriel M, et al. Class-specific antibody response in pneumococcal capsular polysaccharides in men infected with human immunodeficiency virus type 1. *J Infect Dis* 1988;158:983-990.
4. Ellis M, Gupta S, Galant S, et al. Impaired neutrophil function in patients with AIDS or AIDS-related complex: a comprehensive evaluation. *J Infect Dis* 1988;158:1268-1276.
5. Edman JC, Kovacs JA, Masur H, et al. Ribosomal RNA sequence shows *Pneumocystis carinii* to be a member of the fungi. *Nature* 1988;334:519-522.
6. Masur H, Lane HC, Kovacs IA, et al. Pneumocystis pneumonia: from bench to clinic. *Ann Intern Med* 1989;11:813-826.
7. Moorman AC; Von Bargen JC, Palella FJ, et al. *Pneumocystis carinii* pneumonia incidence and chemoprohylaxis failure in ambulatory HIV-infected patients. HIV Outpatient Study (HOPS)

Investigators. *J Acquir Immune Defic Syndr Hum Retrovirol* 1998;19(2):182-188.
8. Raviglione MC. Extrapulmonary pneumocystosis: the first 50 cases. *Rev Infect Dis* 1990;12:1127-1138.
9. Northfelt DW, Clement MJ, Safrin S. Extrapulmonary pneumocystosis: clinical features of human immunodeficiency virus infection. *Medicine (Baltimore)* 1990;69:392-398.
10. Telzak EE, Cote RI, Gold JWM, et al. Extrapulmonary *Pneumocystis carinii* infections. *Rev Infect Dis* 1990;12:380-386.
11. Cohen OJ, Stoeckle MY. Extrapulmonary *Pneumocystis carinii* infections in the acquired immunodeficiency syndrome. *Arch Intern Med* 1991;151:1205-1214.
12. Levine SJ, White DA. Pneumocystis carinii. *Clin Chest Med* 1988;9:395-423.
13. Meduri GU, Stein DS. Pulmonary manifestations; of acquired immunodeficiency syndrome. *Clin Infect Dis* 1992;14:98-113.
14. Conces DJ Ir., Kraft JL, Vix VA, Tarver RD. Apical *Pneumocystis carinii* pneumonia after inhaled pentamidine prophylaxis. *AJR Am J Roentgenol* 1989;152:1193-1194.
15. Jules-Elysee KM, Stover DE, Zaman MB, et al. Aerosolized pentamidine: effect on diagnosis and presentation of *Pneumocystis carinii* pneumonia. *Ann Intern Med* 1990;112:750-757.
16. Sepkowitz KA, Telzak EE, Gold JWM, et al. Pneumothorax in AIDS. *Ann Intern Med* 1991;114:455-459.
17. Leslie I, Gallant JE, Chaisson RE. Pneumothorax in patients with AIDS. *Infect Dis Clin Pract* 1992;1:309-311.
18. Zaman MK, White DA. Serum lactate dehydrogenase levels and *Pneumocystis carinii* pneumonia: diagnostic and prognostic significance. *Am Rev Respir Dis* 1988;137:796-800.
19. Smith DE, McLuckie A, Wyatt J, et al. Severe exercise hypoxemia with normal or near-normal x-rays: a feature of *Pneumocystis carinii* infection. *Lancet* 1988;2:1049.
20. Garay SM, Greene I. Prognostic indicators in the initial presentation of *Pneumocystis carinii* pneumonia. Chest 1989;95:769-772.
21. Kovacs IA, Ng VL, Masur H, et al. Diagnosis of *Pneumocystis carinii* pneumonia: improved detection in sputum with use of monoclonal antibodies. *N Engl J Med* 1988;318:589-593.
22. Lipschik GY, Adrawis VA, Ogriibene FP, et al. Improved diagnosis of *Pneumocystis carinii* infections by polymerase chain reaction on induced sputurn and blood. *Lancet* 1992;340:203-206.
23. Helweg-Larsen J, Jensen JS, Benfield T, et al. Diagnostic use of PCR for detection of *Pneumocystis carinii* in oral wash samples. *J Clin Microbiol* 1998;36(7):2068-2072.
24. Broaddus C, Dake NID, Stulbarg MS, et al. Bronchcoalveolar lavage and transbronchial biopsy for the diagnosis of pulmonary infections in the acquired immunodeficiency syndrome. *Ann Intern Med* 1985;102:747-752.
25. Wharton JM, Coleman DL, Wofsy CB, et al. Trimethoprim-sulfamethoxazole or pentamidine for *Pneumocystis carinii* pneumonia in the acquired immunodeficiency syndrome. A prospective randomized trial. *Ann Intern Med* 1986;105:37-44.
26. Haverkos HW. Assessment of therapy for *Pneumocystis carinii* pneumonia. PCP Therapy Project Group. *Am J Med* 1984;76:501-508.
27. Sattler FR, Cowan R, Nielson DM, Ruskin I. Trimethoprimsulfamethoxazole compared with pentamidine for treatment of *Pneumocystis carinii* pneumonia in the acquired immunodeficiency syndrome: a prospective, noncrossover study. *Ann Intern Med* 1988;109:280-287.
28. Toma E, Thorne A, Singer J, et al. Clindamycin with primaquine vs. trimethoprim-sulfamethoxazole therapy for mild and moderately severe, *Pneumocystis carinii* pneumonia in patients with AIDS: a multicenter, double-blind, randomized trial (CTN 004). CTN-PCP Study Group. *Clin Infect Dis* 1998;(3):524-530.
29. Noskin GA, Murphy RL, Black JR, Phair JP. Salvage therapy with clindamycin/primaquine for *Pneumocystis carinii* pneumonia. *Clin Infect Dis* 1992;14:183-188.
30. Black IR, Feinberg J, Murphy RL, et al. Clindamycin and primaquine as primary treatment for mild and moderately severe *Pneumocystis carinii* pneumonia in patients with AIDS. *Eur J Clin Microbiol Infect Dis* 1991;10:204-207.
31. Ruf B, Rohde I, Pohle HD. Efficacy of clindamycin/primaquine versus trimethoprim/sulfamethoxazole in primary treatment of *Pneumocystis carinii* pneumonia. *Eur J Clin Microbiol Infect Dis* 1991;10:207-210.
32. Safrin S, Finkelstein DM, Feinberg I, et al. Comparison of three regimens for treatment of mild to moderate *Pneumocystis carinii* pneumonia in patients with AIDS. A double-blind, randomized, trial of oral trimethoprim-sulfamethoxazole, dapsone-trimethoprim, and clindamycin-primaquine. ACTG 108 Study Group. *Ann Intern Med* 1996;124(9):792-802.
33. Leoung GS, Mills I, Hopewell PC, et al. Dapsone-trimethoprim for *Pneumocystis carinii* pneumonia in the acquired immunodeficiency syndrome. Ann Intern Med 1986;105:45-48.
34. Mills I, Leoung G, Medina L, et al. Dapsone treatment of *Pneumocystis carinii* pneumonia in the acquired immunodeficiency syndrome. *Antimicrob Agents Chemother* 1988;32:1057-1060.
35. Safrin S, Sattler FR, Lee BL, et al. Dapsone as a single agent is suboptimal therapy for *Pneumocystis carinii* pneumonia. *J Acquir Immune Defic Syndr* 1991;4:244-249.
36. Hughes W, Leoung G, Kramer F, et al. Comparison of atovaquone (566C80) with trimethoprim-sulfamethoxazole to treat *Pneumocystis carinii* pneumonia in patients with AIDS. *N Engl J Med* 1993;328:1521-1527.
37. Montgomery AB, Debs RJ, Luce JM, et al. Aerosolized pentamidine as sole therapy for *Pneumocystis carinii* pneumonia in patients with acquired immunodeficiency syndrome. *Lancet* 1987;2:480-483.
38. Soo Hoo GW, Mohsenifar Z, Meyer RD. Inhaled or intravenous pentamidine therapy for *Pneumocystis carinii* pneumonia in AIDS: randomized trial. *Ann Intern Med* 1990;113:195-202.
39. Conte JE h., Chernoff D, Feigal DW h., et al. Intravenous or inhaled pentamidine for treating *Pneumocystis carinii* pneumonia in AIDS: a randomized trial. *Ann Intern Med* 1990;113:203-209.
40. Allegra CJ, Chabner BA, Tuazon CU, et al. Trimetrexate for the treatment of *Pneumocystis carinii* pneumonia in patients with the acquired inummodeficieney syndrome. *N Engl J Med* 1987;317:978-985.
41. Sattler FR, Frame P, Davis R, et al. Trimetrexate with leucovorin versus trimethoprim-sulfamethoxazole for moderate to severe episodes of *Pneumocystis carinii* pneumonia in patients with AIDS: a prospective, controlled multicenter investigation of the AIDS Clinical Trials Group Protocol 029/031. *J Infect Dis* 1994;170(1):165-172.
42. Bozzette SA, Satter FR, Chin J, et al. A controlled trial of early adjunctive treatment with corticosteroids for *Pneumocystis carinii* pneumonia in the acquired immunodeficiency syndrome. *N Engl J Med* 1990;323:1451-1457.
43. Montaner JSG, Lawson LM, Levitt N, et al. Corticosteroids prevent early deterioration in patients with moderately severe, *Pneumocystis carinii* pneumonia and the acquired immunodeficiency syndrome (AIDS). *Ann Intern Med* 1990;113:14-20.
44. Gagnon S, Boota AM, Fischl MA, et al. Corticosteroids as adjunctive therapy for severe *Pneumocystis carinii* pneumonia in the acquired immunodeficiency syndrome: double-blind placebo-controlled trial. *N Engl J Med* 1990;323:1444-1450.
45. Montaner JS, Guillemi S, Quieffin J, et al. Oral corticosteroids in patients with mild *Pneumocystis carinii* pneumonia and the acquired immune deficiency syndrome (AIDS). *Tuber Lung Dis* 1993;74(3):173-179.
46. Gallant JE, Chaisson RE, Moore RD. The effect of adjunctive corticosteroids for the treatment of *Pneumocystis carinii* pneumonia on mortality and subsequent complications. *Chest* 1998;114(5):1258-1263.
47. U.S. Public Health Service Task Force on Antipneumocystis Prophylaxis in Patients with Human Immuno deficiency Virus Infection. Recommendations for prophylaxis against *Pneumocystis carinii* pneumonia for persons infected with human immunodeficiency virus. *J Acquir Imnume Defic Syndr* 1992;6:46-55.
48. 1999 USPHS/IDSA guidelines for the prevention of opportunistic: infections in persons; infected with the human immunodeficiency virus. *MMWR Morb Mortal Wkly Rep* 1999;48(RR-10):1-66.
49. Schneider MME, Borleffs JCC, Stolk RP, et al. Discontinuation of *Pneumocystis carinii* pneumonia prophylaxis in HIV-1 infected patients; treated with highly active antiretroviral therapy. *Lancet* 1999;353:201-203.
50. Chuck SL, Sande M. Infections with Cryptococcus neoformans in toe acquired immunodeficiency syndrome. *N Engl J Med* 1989;321:794-799.

51. Clark RA, Greer D, Atkinson W, et al. Spectrum of Cryptococcus neoformans infection in 68 patients infected with human immunodeficiency virus. Rev Infect Dis 1990;12:768-777.
52. Cameron ML, Bartlett JA, Gallis HA, Waskin HA. Manifestations of pulmonary cryptococcosis in patients with acquired immunodeficiency syndrome. *Rev Infect Dis* 1991;13:64-67.
53. Chechani V, Kambolz S. Pulmonary manifestations of disseminated cryptococcosis in patients with AIDS. *Chest* 1990;98:1060-1066.
54. Wasser L, Talavera W. Pulmonary cryptococcosis in AIDS. *Chest* 1987;92:692-695.
55. Miller WT Jr., Edelman J, Miller WT. Cryptococcal pulmonary infection in patients with AIDS: radiographic appearance. *Radiology* 1990;175:725-728.
56. Newman TG, Soni A, Acaron S, Huana CT. Pleural cryptococcosis in the acquired immunodeficiency syndrome. *Chest* 1987;91:459-461.
57. Katz AS, Niessenbaum L, Mass B. Pleural effusion as the initial manifestation of disseminated cryptococcosis in. the acquired immunodeficiency syndrome. *Chest* 1989;96:440-441.
58. Grum EE, Schwab R, Margolis ML. Case report: cryptococcal pleural effusion preceding cryptococcal meningitis in AIDS. *Am J Med Sci* 1991;301:329-330.
59. Masur H, Ogniben F, Yarchoan R, et al. CD4 counts as predictors of opportunistic infections in human immunodeficiency virus (HIV) infection. *Ann Intern Med* 1989;11:223-231.
60. Bartlett JG. Medical management of HIV infection. Baltimore: Johns Hopkins University Press, 1999.
61. Wheat LJ, Connolly-Stringfield PA, Baker RL, et al. Disseminated histoplasmosis in the acquired immune deficiency syndrome: clinical findings, diagnosis and treatment, and review of the literature. *Medicine (Baltimore)* 1990;69:361-374.
62. Johnson PC, Khardori N, Najjar AF, et al. Progressive disseminated histoplasmosis in patients with acquired immunodeficiency syndrome. *Am J Med* 1988;85:152-158.
63. Marshall BC, Cox JK Jr., Cartel KC, Morrison RE. Case report: histoplasmosis as a cause of pleural effusion in the acquired immunodeficiency syndrome. *Am J Med Sci* 1990;300:98-101.
64. Wheat LJ, Kohler RB, Tewari RP. Diagnosis of disseminated histoplasmosis by detection of *Histoplasma capsulatum* antigen in serum and urine specimens. *N Engl J Med* 1986;314:83-88.
65. Wheat LJ, Connolly-Stringfield P, Kohler RB, et al. Histoplasma capsulatum polysaccharide antigen detection in the diagnosis and management of disseminated histoplasmosis in patients with acquired immunodeficiency syndrome. *Am J Med* 1989;87:396-400.
66. Wheat LJ, Connoly-Stringfield P, Blair R, et al. Effect of successful treatment with amphotericin B on *Histoplasma capsulatum* variety capsulatum polysaccharide antigen levels in patient with AIDS and histoplasmosis. *Am J Med* 1992;92:153-160.
67. Wheat LJ, Hafner R, Korzun AH, et al. Itraconazole treatment of disseminated histoplasmosis in patients with the acquired immunodeficiency syndrome. AIDS Clinical Trial Group. *Am J Med* 1995;98(4):336-342.
68. Lortholary O, Meyohas MC, Dupont B, et al. Invasive aspergillosis in patients with acquired immunodeficiency syndrome: report of 33 cases. French Cooperative Study Group on Aspergillosis in AIDS. *Am J Med* 1993;95(2):177-187.
69. Denning DW, Follansbee SE, Scolaro M, et al. Pulmonary aspergillosis in the acquired immunodeficiency syndrome. *N Engl J Med* 1991;324:654-662.
70. Bronnimann DA, Adam RD, Galgiani JN, et al. Coccidioidomycosis in the acquired immunodeficiency syndrome, *Ann Intern Med* 1987;106:372-379.
71. Fish DG, Ampel NM, Galgiani JN, et al. Coccidioidomycosis during human immunodeficiency virus infection: a review of 77 patients *Medicine (Baltimore)* 1990;69:384-391.
72. Galgiani JN, Ampel NM. Coccidioidomycosis in human immunodeficiency virus-infected patients. *J Infect Dis* 1990;162(5):1165-1169.
73. Ampel NM. Emerging disease issues and fungal pathogens associated with HIV infection. *Emerg Infect Dis* 1996;2(2):109-116.
74. Diamond RD. The growing problem of mycoses in patients infected with the human immunodeficiency virus. *Rev Infect Dis* 1991;13:480-486.
75. Herd AM, Greenfield SB, Thompson GW, Brunham RC. Miliary blastomycosis and HIV infection. *Can Med Assoc J* 1990;143:1329-1330.
76. Fraser VJ, Keath JC, Powderly WG. Two cases of blastomycosis from a common source: use of DNA restriction analysis to identify strains. *J Infect Dis* 1991;163:1378-1381.
77. Pippas PG, Pottage JC, Powderly WG, et al. Blastomycosis in patients with the acquired immunodeficiency syndrome. *Ann Intern Med* 1992;116:847-853.
78. Supparatpinyo K, Chiewchanvit S, Hirunsri P, et al. *Penicillium marneffei* infection in patients infected with human inummodeficiency virus. *Clin Infect Dis* 1992;14:871-874.
79. Supparatpinyo K, Perriens J, Nelson KE, et al. A controlled trial of itraconazole to prevent relapse of *Penicillium marneffei* infection in patients infected with the human immunodeficiency virus. *N Engl J Med* 1998;339(24):1739-1743.
80. Sirisanthana T, Supparatpinyo K, Perriens J, et al. Amphotericin B and itraconazole for treatment of disseminated *Penicillium marneffei* infection in human immunodeficiency virus-infected patients. *Clin Infect Dis* 1998;26:1107-1110.
81. Godofsky EW, Zinreich J, Armstrong M, et al. Sinusitis in HIV-infected patients: a clinical and radiographic: review. *Am J Med* 1992;93:163-170.
82. Simberkoff MS, Et Sadr W, Schiffman G, Rahal JJ Jr. *Streptococcus pneumoniae* infections and bacteremia in patients with acquired immune deficiency syndrome with report of a pneumococcal vaccine failure. *Am Rev Respir Dis* 1984;130:1174-1176.
83. Polsky 13, Gold JWM, Whimbey E, et al. Bacterial pneumonia in patients with the acquired immunodeficiency syndrome. *Ann Intern Med* 1986;104:38-41.
84. Witt DJ, Craven DE, McCabe WR. Bacterial infections in adult patients with the acquired immune deficieney syndrome (AIDS) and AIDS-related complex. *Am J Med* 1987;92:900-906.
85. Schlamm HT, Yancovitz SR. *Haemophilus influenzae* pneumonia in young adults with AIDS, ARC, or risk of AIDS. *Am J Med* 1989;86:11-14.
86. Selwyn PA, Feingold AR, Hairtel D, et al. Increased risk of bacterial pneumonia in HIV-infected intravenous drug users without AIDS. *AIDS* 1988;2:267-272.
87. Selwyn PA, Alcabes P, Hartel D, et al. Clinical manifestations and predictors of disease progression in drug users with human immunodeficiency virus infection. *N Engl J Med* 1992;327:1697-1703.
88. Stover DE, White DA, Romano PA, et al. Diagnosis of pulmonary disease in acquired immune deficiency syndrome (AIDS). *Am Rev Respir Dis* 1984;130:659.
89. Janoff EN, Breiman RF, Daley CL, Hopewell PC. Pneumococcal disease during HIV infection. *Ann Intern Med* 1992;117:314-324.
90. Selwyn PA, Pumerantz AS, Durante A, et al. Clinical predictors of *Pneumocystis carinii* pneumonia, bacterial pneumonia and tuberculosis in HIV-infected patients. *AIDS* 1998;12(8):885-893.
91. Redd SC, Rutherford GW III, Sande MA, et al. The role of human inummodeficiency virus infection in pneumococcal bacteremia in San Francisco residents. *J Infect Dis* 1990;162:1012-1017.
92. Yamaguchi E, Charache P, Chaisson RE. Increasing incidence of pneumococcal infections (PI) associated with HIV infection in an inner-city hospital, 1985-1989. 1990 World Conference on Lung Health, Boston. [Abstract] *Am Rev Respir Dis* 1990;141:A619.
93. Rodriguez-Barradas MC, Musher DM, Hamill RJ, et al. Unusual manifestations of pneumococcal infection in human immunodeficiency virus-infected individuals: the past revisited. *Clin Infect Dis* 1992;14:1920-1929.
94. Gebo KA, Moore RD, Keruly JC, Chaisson RE. Risk factors for pneumococcal disease in human immunodeficiency virus-infected patients. *J Infect Dis* 1996;173:857-862.
95. Sullivan JH, Moore RD, Keruly JC, Chaisson RE. Impact of highly active antiretroviral therapy on bacterial pneumonia in HIV-infected patients. *Am J Respir Crit Care Med* 2000;53(8):817-822.
96. Levine SJ, White DA, Fels AO. The incidence and significance of *Staphylococcus aureus* in respiratory cultures from patients infected with the human immunodeficieney virus. *Am Rev Respir Dis* 1990;141:89-93.
97. Kielhofner M, Atmar RL, Hamill RJ, Musher DM. Life-threatening *Pseudomonas aeruginosa* infections in patients with human immunodeficiency virus infection. *Clin Infect Dis* 1992;14:403-411.
98. Baron AD, Hollander H. *Pseudomonas aeruginosa* bronchopulmonary infection in late human immunodeficiency virus discase. *Am Rev RespirDis* 1993;148(Pt 1):992-996.

99. Dropulic: LK, Leslie JM, Eldred LJ, et al. Clinical manifestations and risk factors of *Pseudomonas aeruginosa* infection in patients with AIDS. *J Infect Dis* 1995; 171(4):930-937.
100. Mundy LM, Auwaerter PG, Oldach D, et al. Community-acquired pneumonia: impact of immune status. *Am J Respir Crit Care Med* 1995;152(Pt 1):1309-1315.
101. Celum CL, Chaisson RE, Rutherford GW, et al. Incidence of salmonellosis in patients with AIDS. *J Infect Dis* 1987;156:998-1002.
102. Jacobs JL, Gold JWM, Murray HW, et al. Salmonella infections in patients with the acquired immunodeficiency syndrome. *Ann Intern Med* 1985;102:186.
103. Amador C, Chiner E, Calpe, JL, et al. Pneumonia due to *Bordetella bronchiseptica* in a patient with AIDS [Letter]. *Rev Infect Dis* 1991;13:771-772.
104. Decker GR, Lavelle JP, Kumar PN, Pierce, PF. Pneumonia due to *Bordetella bronchiseptica* in a patient with AIDS [Letter]. *Rev Infect Dis* 1991;13:1250-1251.
105. Ng VL, Boggs JM, York MK, et al. Recovery of *Bordetella bronchiseptica* from patients with AIDS. *Clin Infect Dis* 1992;15:376-377.
106. Caron F, Bora-Lebas F, Boiron P, et al. Streptomyces (S) sp. as a cause of nodular pneumonia in an IUV infected patient? [Abstract 1093] 32nd Interscience Conference on Antimicrobial Agents and Chemotherapy, Anaheim, Calif., 1992.
107. Murray JF, Felton CP, Gray SM, et al. Pulmonary complications of the acquired immunodeficiency syndrome. *N Engl J Med* 1984;310:1682-1688.
108. Khardofi N, Haron E, Rolston K. *Legionella micdadei* pneumonia in the acquired immune deficiency syndrome [Letter]. *Am J Med* 1987;83:600-601.
109. Mirich D, Gray R, Hyland R. Legionella lung cavitation. *J Can Assoc Radiol* 1990;41:100-102.
110. Javaly K, Horowitz HW, Wormser GP. Nocardiosis in patients with human immunodeficiency virus infection: report of 2 cases and review of the literature. *Medicine (Baltimore)* 1992;71:128-138.
111. Rodriguez JL, Barrio JL, Pitchenik AE. Pulmonary nocardiosis in the acquired immunodeficiency syndrome: diagnosis with bronchoalveolar lavage and treatment with non-sulphur containing drugs. *Chest* 1986;90:912-914.
112. Kramer MR, Uttamchandani RB. The radiographic appearance of pulmonary nocardiosis associated with AIDS. *Chest* 1990;98:382-385.
113. Parmentier L, Salmon-Ceron D, Boiron P, et al. Pneumopathy and kidney abscess; due to *Nocardia farcinica* in an HIV-infected patient. *AIDS* 1992;6:891-893.
114. Filice GA, Simpson GL. Management of *Nocardia* infections. InRemington IS, Swartz M, eds. *Current clinical topics in infectious disease,* vol. 5. New York: McGraw-Hill, 1988:49-65.
115. Wilson JP Turner HR, Kirchner KA, Chapignan SW. Nocardial infections in renal transplant recipients. *Medicine (Baltimore)* 1989;68:3857.
116. Saimies JH, Hathaway BN, Echols RM, et al. Lung abscess due to *Corynebacterium equi*-report of the first case in a patient with acquired immune deficiency syndrome. *Am J Med* 1986;80:685-688.
117. MacGregor JH, Samuelson WM, Sane DC, Godwin JD. Opportunistic lung infection caused by *Rhodococcus (Corynebacterium) equi. Radiology* 1986;160:83.
118. Weingarten JS, Huang DY, Jackman JD Jr. *Rhodococcus equi* pneumonia. An unusual early manifestation of the acquired immunodeficiency syndrome (AIDS). *Chest* 1988;94:195-196.
119. Bishopric GA, d'Agay MF, Schlemmer B, et al. Pulmonary pseudotumor due to *Corynebacterium equi* in a patient with the acquired immunodeficiency 1 syndrome. *Thorax* 1988;43:486-487.
120. Harvey RL, Sunstruin JC. *Rhodococcus equi* infection in patients with and without human inummodeficiency virus infection. *Rev Infect Dis* 1991;13:139-145.
121. Emmons W, Reichwein B, Winslow DL. *Rhodococcus equi* infection in the patient with AIDS: literature review and report of an unusual case. *Rev Infect Dis* 1991;13:91-96.
122. Willsie-Edinger SK, Stanford JF, Salzman GA, Bamberger DM. Spectrum of disease caused by *Rhodococcus equi* in human immunodeficiency virus infection. Report of a case and review of the literature. *Can J Infect Dis* 1990;1:101-107.
123. Selwyn PA, Hartel D, Lewis VA, et al. A prospective study of the risk of tuberculosis among intravenous drug users with human immunodeficiency virus infection. *N Engl J Med* 1989;320:545-550.
124. Colebunders RL, Ryder RW, Nzilambi N, et al. HIV infection in patients with tuberculosis in Kinshasa, Zaire. *Am Rev Respir Dis* 1989;139:1082-1085.
125. Pitchenik AE, Rubinson HA. The radiographic appearance of tuberculosis in patients with the acquired immune deficiency syndrome (AIDS) and pre-AIDS. *Am Rev Respir Dis* 1985;131:383386.
126. Pedro-Botet J, Gutierrez J, Miralles R, et al. Pulmonary tuberculosis in HIV-infected patients with normal chest radiographs. *AIDS* 1992;6:91-93.
127. Theuer CP, Hopewell PC, Elias D, et al. Human immunodeficiency virus infection in tuberculosis patients. *J Infect Dis* 1990;162:8-12.
128. Sunderam G, McDonald RJ, Maniatis T, et al. Tuberculosis as a manifestation of the acquired immunodeficiency syndrome (AIDS). *JAMA* 1996;256:362-366.
129. Rieder HL, Snider DE Jr., Canthen GM. Extrapulmonary tuberculosis in the United States. *Am Rev Respir Dis* 1990;141:347-351.
130. Chaisson RE, Schecter GF, Theuer CP, et a]. Tuberculosis in patients with the acquired immunodeficiency syndrome. Clinical features, response to therapy, and survival. *Am Rev Respir Dis* 1987;136:570-574.
131. Tenholder MF, Moser RJ III, Tellis CJ. Mycobacteria other than tuberculosis: pulmonary involvement with acquired immunodeficiency syndrome. *Arch Intern Med* 1988;148:953-955.
132. Packer SJ, Cesario T, Williams JH, Jr. Mycobacterium avium complex infection presenting as endobronchial lesions in immunocompromised patients. *Ann Intern Med* 1988;109:389-393.
133. Horsburgh CR Jr, Selik RM. Microbiology of disseminated non tuberculous mycobacterial infection in the acquired immunodeficiency syndrome (AIDS). *Am Rev Respir* Dis 1989;139:4-7.
134. Levine B, Chaisson RE. *Mycobacterium kansasii:* A cause of treatable pulmonary disease associated with advanced human immunodeficiency virus (HIV) infection. *Ann Intern Med* 1991;114:861-868.
135. Carpenter JL, Parks JM. *Mycobacterium kansasii* infections in patients positive for humor immunodeficiency virus. *Respir Infect Dis* 1991;13:789-796.
136. Derouin F, Sarfati C, Beauvais B, et al. Prevalence of pulmonary toxoplasmosis in HIV-infected patients [letter]. *AIDS* 1990;4:1036.
137. Murray JF, Felton CP, Garay SM, et al. Pulmonary complications of the acquired immunodeficiency syndrome. *N Eng1 J Med* 1984;310:1682-1688.
138. Pomeroy C, Felice GA. pulmonary toxoplasmosis: a review. *Clin Infect Dis* 1992;14:863-870.
139. Brady E, Margolis ML, Korzeniowski OM. Pulmonary cryptosporidiosis is acquired inummodeficiency syndrome. *JAMA* 1984;252:89-90.
140. Ocaña IL, De Luis A, Irreguible, D, Vallespi T, et al. Unusual diagnosis of leishmaniasis in AIDS. [Abstract MB p. 981] V International Conference, on AIDS, Montreal, 1989.
141. Denis M, Chouaid C, Cadranel J, et al. Pleural effusion due to opportunistic infection in AIDS. [Abstract MB2158] VII International Conference on AIDS, Florence, 1991.
142. Weber R, Kuster H, Keller R, et al. pulmonary *Enterocytozoon bieneusi microsporidiosis* - a new clinical syndrome in patients with AIDS? [Abstract 1088] IV International Conference on AIDS, Stockholm, 1988.
143. Drew WL. Cytomegalovirus infection in patients with AIDS. *Clin Infect Dis* 1992;14:608-615.
144. Jacobson MA, Mills J, Rush J, et al. Morbidity and mortality of patients with AIDS and first episode *Pneumocystis carinú* pneumonia is unaffected by concomitant pulmonary cytomegalovirus infection. *Am Rev Respir Dis* 1991;144:6-9.
145. Emmanuel D, Cunningham I, Jules-Elysee K, et al. Cytomegalovirus pneumonia after bone marrow transplantation successfully treated with the combination of ganciclovir and high-dose intravenous immune globulin. *Ann Intern Med* 1988;109:777-782.
146. Reed EC, Bowden RA, Dandliker PS, et al. Treatment of cytomegalovirus pneumonia with ganciclovir and intravenous cytomegalovirus immunoglobulin in patients with bone marrow transplants. *Ann Intern Med* 1988;109:783-788.

CAPÍTULO 19

Pneumonias Nosocomiais em Pacientes com Traumas Cirúrgicos

Martin A. Croce

O trauma permanece como a terceira principal causa de morte nos Estados Unidos, ficando atrás somente da doença aterosclerótica e do câncer.[1] É a principal causa de morte entre as pessoas abaixo dos 45 anos de idade (Tabela 19-1). Esta condição não é primariamente o resultado de um crime violento; as lesões não intencionais superam o número de suicídios ou homicídios em uma proporção de mais de três para um. Apesar de estas estatísticas demonstrarem que o trauma sem dúvida é um grande problema de saúde nos Estados Unidos, o fato mais significativo é que o trauma potencialmente pode levar a uma perda maior de anos de vida do que o câncer e a doença cardíaca combinados (Fig. 19-1). Além disso, a incapacidade permanente causada pelas lesões reduz a taxa de mortalidade de três para um.

Os custos relacionados ao trauma excedem os US$ 400 bilhões por ano.[2] Inclusos neste custo estão os salários perdidos, despesas médicas, danos a propriedades, custos do empregador e perdas indiretas devido às lesões relacionadas ao trabalho. A despeito destes enormes custos, os fundos federais destinados para as pesquisas do trauma recebem menos de 4% do total alocado para pesquisas. O problema do trauma ainda não capturou a atenção do público. Somente através do reconhecimento e de pesquisas direcionadas à prevenção e tratamento nós seremos capazes de trazer algum impacto contra esta séria epidemia.

As mortes por trauma tipicamente ocorrem em uma distribuição trimodal. O primeiro pico ocorre dentro dos primeiros minutos do evento traumático e inclui lesões do cérebro, medula espinhal proximal, coração e grandes vasos e outros importantes vasos sangüíneos. Estes pacientes improvavelmente são salvos, devido à gravidade de suas lesões e primariamente refletem problemas sociais de homicídios, direção perigosa e a não utilização de equipamentos de contenção. O segundo pico ocorre algumas horas após a lesão. Estas mortes geralmente são causadas por hematomas subdurais ou epidurais, lesões de órgãos sólidos abdominais, fraturas da pelve e outras lesões associadas a uma grande perda de sangue. Estes pacientes são mais bem atendidos em centros especializados em trauma. É nestes pacientes que um sistema de transporte rápido e pronta terapia cirúrgica podem diminuir substancialmente as mortes evitáveis após um trauma. De fato, foi a identificação destes pacientes que levou ao desenvolvimento de sistemas organizados de atendimento a pacientes com trauma.

O terceiro pico ocorre dias a semanas após a lesão. Estas mortes geralmente são causadas por uma progressiva insuficiência de múltiplos órgãos, que pode ser conseqüência de um profundo choque hemorrágico e ressuscitação, infecção ou uma combinação dos dois. O choque hemorrágico seguido da ressuscitação representa uma lesão global pela isquemia-reperfusão total do corpo, que desencadeia a liberação de mediadores inflamatórios, resultando em uma síndrome de resposta sistêmica à inflamação (SRSI).[3-5] A função imunológica está deprimida, o que aumenta a suscetibilidade aos desafios bacterianos. Os pacientes com infecção obviamente devem ser identificados com rapidez e tratados de modo apropriado para minimizar as seqüelas da resposta inflamatória sistêmica. A pneumonia é a infecção mais comum nos pacientes traumatizados que são colocados em ventilação mecânica e está associada a uma morbidade e a uma mortalidade significativa.[6-8] A despeito de sua freqüência, o diagnóstico permanece sendo um desafio. Este capítulo descreve os fatores de risco para uma pneumonia pós-traumática e revisa os métodos práticos de diagnóstico e tratamento para a pneumonia pós-traumática.

FATORES DE RISCO

Inúmeros fatores de risco para a pneumonia foram identificados na população sem trauma. Estes podem ser divididos em duas categorias gerais: condições clínicas subjacentes (incluindo idade avançada e imunossupressão), agentes ambientais [incluindo internação em unidades de tratamento intensivo (UTI), intubação traqueal e intubação gástrica], suporte ventilatório mecânico prolongado, e o impedimento à drenagem pulmonar adequada (incluindo os procedimentos cirúrgicos realizados na cabeça, pescoço, tórax e abdome e a imobilização prolongada).[9] Essas categorias de risco são todas também aplicáveis aos pacientes traumatizados. Revisões iniciais identificaram as lesões da cabeça,[10] o tórax submetido à ventilação com pressão positiva,[11] internação prolongada em UTI[12] e imobilização[13] como fatores de risco para a pneumonia pós-traumática.

Rodriguez e colaboradores analisaram 294 pacientes de trauma internados em UTI, dos quais 130 (44%) desenvolveram pneumonia.[8] Eles avaliaram inúmeros fatores, incluindo idade, sexo, escore de gravidade da lesão (EGL, um escore que estabelece uma análise quantitativa da gravidade da lesão), escore da escala de

M. A. Croce: Department of Surgery, The University of Tennessee Health Science Center, Memphis, Tennessee 38163.

TABELA 19-1. *Principais causas de morte nos Estados Unidos, 1993-1995, por grupo etário*

	Grupo etário					
Causa	***1-4***	***5-9***	***10-14***	***15-24***	***25-34***	***35-44***
Trauma	8.776	5.313	7.958	80.119	80.190	73.238
Câncer	1.528	1.648	1.520	5.120	15.010	50.708
Doença cardíaca	832	388	536	3.012	10.520	39.967
Vírus da imunodeficiência humana	613	333	193	1.879	35.310	53.148
Pneumonia e influenza	517	202	164	679	1.993	4.539

Dados do Centers for Disease Control and Prevention. National Center for Injury Prevention and Control. Scientific data, surveillance and injury statistics. Disponível em http:/www.cdc.gov/ncipc/osp/mortdata.htm.

coma de Glasgow (ECG), hipotensão na admissão, intubação de emergência, aspiração pela intubação, regiões do corpo lesionadas, necessidade de cirurgia na internação, mecanismo da lesão, duração da ventilação mecânica e doenças subjacentes. Os critérios para o diagnóstico de pneumonia neste estudo necessitavam conter cinco entre os seguintes itens: temperatura acima de 38,3°C, leucometria de mais de 1.5000 células por mm^3, células inflamatórias e bactérias presentes nos exames de Gram, cultura positiva do escarro e radiografias alteradas. A análise univariada dos fatores de risco está demonstrada na Tabela 19-2.

Uma escala regressiva identificou quatro fatores de risco independentes para a pneumonia pós-traumática: hipotensão na admissão, trauma de cabeça, intubação de emergência e um trauma contuso. O grupo também analisou que tanto um aumento do EGL como a duração da ventilação mecânica estavam significativamente associadas à pneumonia. Apesar de esta ter sido uma importante análise dos fatores de risco, os autores reconheceram que eles utilizaram o diagnóstico clínico de pneumonia em vez de tentar correlacionar seus critérios com culturas quantitativas. Assim, existe um potencial para a inclusão de alguns pacientes com contusão pulmonar e SRSI, pois estes pacientes apresentam características clínicas semelhantes às da pneumonia pós-traumática.

Um estudo conduzido no final da década de 1990 avaliou 7.503 pacientes de trauma (75% com lesões contusas e 25% com lesões penetrantes) para determinar os fatores de risco para pneumonia.[14] A grande diferença em relação ao estudo de Rodriguez foi que a pneumonia foi diagnosticada através de lavado broncoalveolar (LBA) com culturas quantitativas. A incidência geral de pneumonia em todos os pacientes de trauma foi de 6%, com uma incidência de 31% nos 1.366 pacientes ventilados. Análises de regressões logísticas multivariadas identificaram idade, EGL, ECG, transfusões na internação (como um marcador da EGL gravidade do choque hemorrágico), intubação de emergência, trauma torácico grave, lesão da medula espinhal e necessidade de cirurgia de emergência como fatores independentes na previsão de uma pneumonia conforme diagnosticada nas culturas quantitativas. O relacionamento tanto da gravidade da lesão cerebral (ECG) quanto da lesão anatômica corporal total (EGL) com a pneumonia está demonstrado na Figura 19-2. Uma severidade crescente tanto da lesão cerebral quanto da lesão corporal total estava associada de modo linear a uma pneumonia pós-traumática. Assim, apesar de estes dois estudos apresentarem critérios diagnósticos diferentes para a pneumonia, ambos concluíram que os pacientes mais gravemente lesionados apresentavam um maior risco para pneumonia.

O paciente queimado é um caso único em relação aos fatores de risco para infecção. Aqueles pacientes com extensas lesões por queimaduras compartilham o imunocomprometimento da população traumatizada não queimada devido ao choque profundo e ressuscitação maciça, além das conseqüências da ventilação mecânica prolongada. Eles também acrescentaram a injúria da lesão alveolar direta com a vista nas lesões inalatórias. Estas lesões inalatórias podem provocar uma obstrução segmentar das vias aéreas causada por depósitos carbonáceos nos brônquios menores. Estes pacientes também estão sujeitos a episódios repetidos de hemorragia e ressuscitação (embora estando algo controlados) por causa das repetidas excisões e enxertias da queimadura.

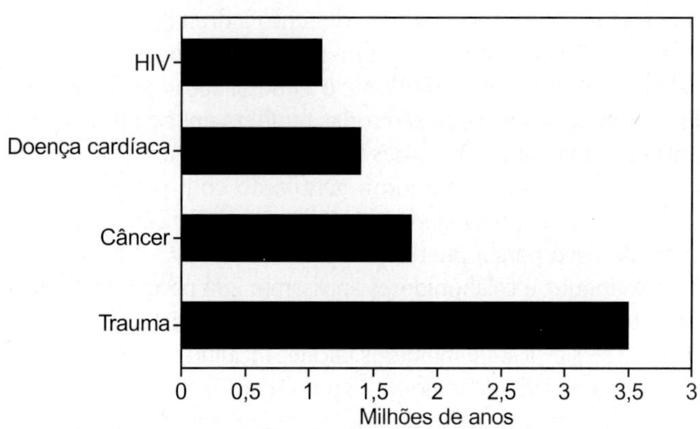

FIG. 19-1. Anos de vida em potencial perdidos antes dos 65 anos de idade. (HIV, vírus da imunodeficiência humana.)

TABELA 19-2. *Fatores de risco para a pneumonia*

Fator de risco	*Pneumonia*	*Valor p*
Escore de gravidade da lesão	28	0,001
Escore da escala de coma de Glasgow	10	0,001
APACHE II	10	0,001
Lesão contusa	47%	0,005
Intubação de emergência	56%	0,001
Lesão na cabeça	56%	0,001
Hipotensão na internação	57%	0,001

Dados de Rodriguez JL, Gibbons KJ, Blitzer LG et al. Pneumonia: incidence, risk factors and outcome in injuried patients. *J trauma* 1991;31:907-914.

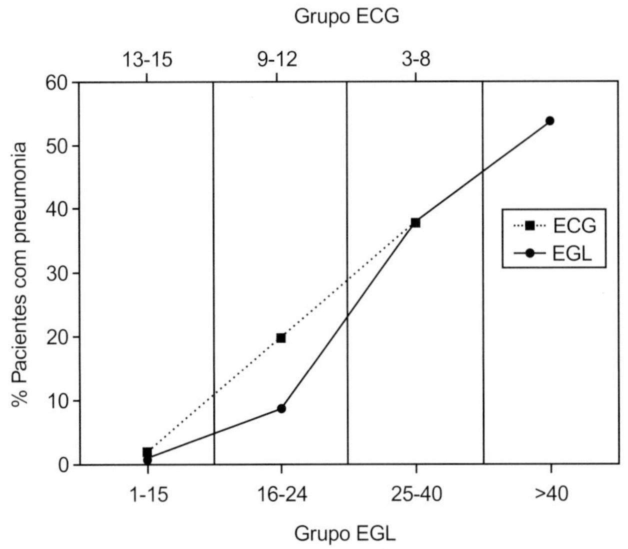

FIG. 19-2. Relação entre a gravidade da lesão cerebral e da lesão total do corpo com a pneumonia. (ECG, escala de coma de Glasgow; EGL, escore de gravidade da lesão.)

O melhor método para a diminuição da morbidade e da mortalidade associada a uma pneumonia pós-traumática provavelmente é a prevenção. Os métodos atuais de prevenção, que incluem mudanças de circuitos ventilatórios, descontaminação seletiva do intestino, aspiração de secreções subglóticas, antibióticos aerossolizados e leitos rotativos apresentam resultados variados.[14-23] Apesar de as cinesioterapia e percussão (tapotagem) poderem diminuir a atelectasia,[24] estas técnicas podem ser difíceis no pacientes com lesões múltiplas por diversas razões, incluindo fraturas instáveis da coluna, tração para fraturas de ossos longos ou fixadores pélvicos externos. A profilaxia das úlceras de estresse deve ser realizada nestes traumatizados criticamente enfermos e não está associada a um aumento da incidência de pneumonia[7] a menos que sejam utilizados antiácidos.

DIAGNÓSTICO

A pneumonia nosocomial é considerada a infecção mais freqüente em pacientes traumatizados ventilados mecanicamente, mas o diagnóstico pode ser difícil. A seção a seguir discute os métodos comuns de diagnóstico: amostras de escarro e técnicas de culturas quantitativas.

Amostras de Escarro

Provavelmente o método mais comum de diagnóstico da pneumonia é a cultura de rotina do aspirado traqueal. Entretanto, inúmeros pesquisadores demonstraram discrepância entre a presença de patógenos na cultura do escarro e a presença de pneumonia nosocomial.[25-28] Pacientes com tubos endotraqueais ou com tubos de traqueostomia provavelmente desenvolverão uma colonização de vias aéreas superiores, geralmente com bacilos gram-negativos.[29-30] Muitos dos patógenos nas culturas rotineiras de escarro provavelmente representam uma colonização traqueal e não uma evidência de pneumonia. Andrews e colaboradores compararam os critérios clínicos utilizados para o diagnóstico da pneumonia com os achados histológicos dos pulmões de pacientes que morreram com uma lesão pulmonar aguda.[31] Eles concluíram que os diagnósticos clínicos estavam errados em cerca de 29% dos pacientes.

A presença de marcadores clínicos para pneumonia, como febre, leucocitose, secreções pulmonares aumentadas e infiltrados nas radiografias de tórax, não é específica para pneumonia. Meduri e colaboradores demonstraram múltiplas causas de febres em pacientes internados em UTIs com estes marcadores clínicos, e somente 42% realmente apresentavam pneumonia.[32] Um estudo de Memphis avaliou 107 pacientes traumatizados colocados sob ventilação.[33] Culturas em triplicata foram obtidas em todos os pacientes: escarro de rotina, escovado com cateter protegido (ECP) e LBA. O diagnóstico de pneumonia necessitava de uma presença de patógenos no escarro de rotina, $\geq 10^3$ unidades formadoras de colônias (UFC) por mL para o ECP, e $\geq 10^5$ UFC por mL para o LBA. A despeito do fato de todos estes pacientes traumatizados apresentarem febre, leucocitose, escarro purulento e novos infiltrados ou alterações nos infiltrados nas radiografias de tórax, as amostras de escarro demonstraram patógenos somente em 73% das culturas. Assim, apesar de o uso rotineiro das culturas de escarro poder identificar patógenos, elas são altamente não inespecíficas, especialmente em pacientes traumatizados sob ventilação mecânica.

Culturas Quantitativas

Escarro

A dificuldade de obtenção de um diagnóstico preciso de pneumonia no paciente cirúrgico já é reconhecida há quase 30 anos. As primeiras publicações de Bryant e colaboradores[34] e Polk[35] demonstraram a utilidade das técnicas de culturas quantitativas para o diagnóstico da pneumonia. Bryant concluiu que as culturas traqueais de rotina são rotineiramente positivas para patógenos, e uma interpretação cuidadosa dos sinais de infecção deve ser correlacionada com estas culturas para diferenciar entre uma colonização de uma pneumonia.[34] Polk deu prosseguimento a este conceito realizando culturas quantitativas seriadas em aspirados traqueais de 97 pacientes cirúrgicos.[35] Ele registrou baixos índices de resultados falsos-positivos e falsos-negativos quando utilizava 10^5 UFC por mL como o limiar diagnóstico. Ele também destacou que os resultados positivos das culturas quantitativas geralmente precediam as anormalidades radiológicas e que esta técnica foi benéfica para o diagnóstico precoce da pneumonia.

Entretanto, a comunidade cirúrgica não considerou estas recomendações, e as publicações cirúrgicas nada disseram a respeito das culturas quantitativas durante 15 anos. Sauaia e colaboradores compararam as culturas quantitativas dos aspirados endotraqueais com as culturas quantitativas do LBA em 18 pacientes traumatizados em ventilação mecânica.[36] Estes pesquisadores registraram um consenso geral entre estas técnicas de 89%. Eles arbitrariamente definiram os pacientes como portadores de pneumonia "definida" e "provável" com base em diversos critérios clínicos, e concluíram que as culturas quantitativas do LBA ofereciam poucas informações úteis em pacientes com pneumonia "definida". Problemas com este estudo são o pequeno tamanho da amostra e a distinção arbitrária entre pneumonia "provável" e "definida". Um estudo subseqüente de Jourdain e colaboradores demonstrou uma fraca correlação entre as culturas quantitativas de escarro e ECP ou LBA em 39 pacientes.[37] Eles demonstraram que aproximadamente um terço dos pacientes com pneumonia não foi identificado, e que houve uma correlação de somente 40% dos organismos obtidos por ECP ao utilizarem comparações quantitativas e não-quantitativas. Os autores sugeriram que as culturas quantitativas de escarro eram melhores do que as culturas de rotina, mas que não eram um substituto para o ECP ou o LBA.

Técnicas de Broncoscopia

A broncofibroscopia com ECP ou LBA vem sendo utilizada para obtenção de amostras provenientes das vias aéreas mais distais.[26-28] Este método apresenta a vantagem teórica de evitar a contaminação das vias aéreas superiores, que pode confundir a interpretação das culturas do escarro. O motivo para a realização das culturas quantitativas utilizando ECP ou LBA se baseia na premissa de que numa pneumonia, o pulmão contém $\geq 10^4$ UFC por g[38,39] e o exsudato contém $\geq 10^5$ UFC por mL.[39] Com o ECP, o limiar diagnóstico é de $\geq 10^3$ UFC por mL,[25,38,39] e com o LBA o limiar diagnóstico registrado foi de $\geq 10^4$ UFC por mL ou $\geq 10^5$.[33,41] Um artigo de 1995, que utilizou uma abordagem analítica para descrever as características dos pacientes que são submetidos a estas técnicas, foi incapaz de recomendar de modo inequívoco um limiar diagnóstico para o LBA.[42] O limiar preferido pelo autor para o LBA é de 10^5 UFC por mL,[33,43,44] pois este é o valor que se correlaciona melhor com baixos índices de resultados falsos-negativos[44] e a mortalidade mais alta.[33,44]

Apesar de ser difícil se determinar precisamente a mortalidade relacionada à pneumonia, a comparação dos índices de mortalidade para pacientes com e sem pneumonia é possível. Esta comparação foi feita em um registro no qual os pacientes foram estratificados pela gravidade da lesão, e a pneumonia foi diagnosticada por um LBA quantitativo (10^5 UFC por mL).[45] Os índices de mortalidade para pacientes com pneumonia foram significativamente maiores (20% *versus* 1%; $p < 0{,}001$) quando comparados a pacientes similarmente lesionados sem pneumonia. Esta relação não ocorreu quando os pacientes mais gravemente lesionados (EGL > 40) foram analisados, sugerindo que nos pacientes mais gravemente lesionados, as seqüelas de choque e de lesões múltiplas são responsáveis por índices de mortalidade similares àqueles dos pacientes com pneumonia.

A broncoscopia com culturas quantitativas para o diagnóstico de pneumonia foi adotada em algumas UTIs, mas não foi amplamente aceita no tratamento cirúrgico de emergência. De fato, poucas publicações foram realizadas a respeito do uso do ECP ou LBA quantitativo nos pacientes de trauma, apesar de muitos pacientes traumatizados poderem mimetizar a aparência de uma pneumonia nas radiografias de tórax. Meios para a diferenciação entre uma contusão pulmonar e uma pneumonia podem ser benéficos, pois ambas as entidades não podem ser separadas por sinais clínicos. Um modo prático para tratar o assunto da utilidade da broncoscopia com culturas quantitativas em pacientes traumatizados é basear a terapia antibiótica somente nos resultados das culturas quantitativas.

Em um estudo de Memphis em 1998, 232 pacientes traumatizados ventilados mecanicamente foram avaliados em relação à eficácia da broncoscopia com LBA para o diagnóstico de pneumonia.[44] A indicação para LBA foi a evidência clínica de pneumonia: presença de febre, leucocitose, escarro purulento e infiltrados novos ou alterados nas radiografias de tórax. Os pacientes iniciaram uma terapia empírica com antibióticos no momento do LBA. Se o LBA retornou com $< 10^5$ UFC por mL, a terapia empírica com antibióticos foi interrompida e o paciente foi diagnosticado como SRSI. Se o LBA retornou com $\geq 10^5$ UFC por mL, os antibióticos foram continuados e o paciente foi diagnosticado como portador de pneumonia. Os pacientes com SRSI foram acompanhados de perto e submetidos a LBAs repetidos quando apresentavam critérios clínicos para broncoscopia. Nenhuma diferença foi observada entre os pacientes com pneumonia e SRSI em relação à idade, EGL, lesão cerebral, incidência de contusão pulmonar ou história de tabagismo. A incidência geral de pneumonia foi de 39%, o que foi consistente com o valor encontrado em outros estudos.[28,33,43,46]

TABELA 19-3. *Precisão diagnóstica dos lavados broncoalveolares quantitativos (LBA) e critérios clínicos*

	LBA	*Critérios clínicos*
Sensibilidade (%)	89	100
Especificidade (%)	100	14
Precisão (%)	96	47
Valor preditivo positivo (%)	100	43
Valor preditivo negativo (%)	93	100

Dados de Croce MA, Fabian TC, Waddle-Smith L, et al. Utility of Gram stain and efficacy of quantitative cultures for post traumatic pneumonia: a prospective study. *Ann Surg* 1998;227:743-755.

A repetição da broncoscopia com LBA não apresentou um impacto substancial na incidência de pneumonia. A pneumonia estava presente em 42% após o primeiro LBA, 32% após o segundo, 33% após o terceiro, 48% após o quarto e 50% para aqueles que foram submetidos a mais de quatro LBAs. O índice de falsos-negativos (pacientes com SRSI que desenvolveram pneumonia dentro de 7 dias) foi de somente 7%, sem diferenças na mortalidade. Os autores concluíram que não havia correlações nas contagens de colônias em LBAs previamente negativos com um LBA subseqüente positivo. Apesar dos LBAs falsos-negativos tenderem a ocorrer em pacientes mais gravemente lesionados, nenhum subgrupo de pacientes foi identificado que possa se beneficiar de antibióticos a despeito de baixas contagens de colônias. A precisão diagnóstica do LBA quantitativo é comparada aos critérios clínicos padronizadas na Tabela 19-3.

Assim, as culturas quantitativas do LBA parecem ser precisas para o diagnóstico da pneumonia pós-traumática. Um estudo prévio da mesma instituição demonstrou índices de pneumonia comparáveis quando o LBA e ECP foram utilizados nos mesmos pacientes.[33] O autor prefere utilizar o LBA, por ser tecnicamente mais fácil, necessitar de menos equipamentos e colher uma amostra de uma área maior do pulmão.

Custo-Benefício

Apesar de parecer que a broncoscopia com LBA possa ser o modo mais preciso de estabelecimento do diagnóstico de pneumonia pós-traumática, os gastos associados à broncoscopia e culturas quantitativas podem deixar esta técnica com um preço proibitivo nesta era de contenção de custos. Os custos do tratamento de pacientes politraumatizados já são bastante altos. Entretanto, se estas técnicas podem diferenciar precisamente entre uma pneumonia (que necessita de terapia antibiótica) e uma SRSI (que *não* necessita de antibióticos), então os custos adicionais podem ser compensados pela economia com antibióticos. Além disso, as complicações associadas ao uso prolongado de antibióticos – ne-

TABELA 19-4. *Custos das terapias antibióticas para dosagens parenterais* (em dólares-1994)

Droga	*Dose*	*Intervalo (horas)*	*PMV/dose ($)*	*Curso de 3 dias (US$)*[a]	*Curso de 14 dias (US$)*[a]
Imipenem cilastatina	500 mg	8	23,42	421,56	1.967,28
Aztreonam	2 g	8	28,66	515,88	2.407,44
Ciprofloxacina	400 mg	12	28,80	345,60	1.612,80
Ceftazidima	2 g	8	29,64	533,52	2.489,76
Ceftriaxona	2 g	24	61,06	366,36	1.709,68
Piperacilina	3 g	4	15,38	553,68	2.583,84
Mezlocilina	3 g	4	12,25	441,00	2.058,00
Ticarcilina/clavulanato	3,1 g	6	12,85	308,40	1.439,20
Ampicilina/sulbactan	3 g	6	12,54	300,96	1.404,48
Vancomicina	1 g	12	10,93	131,16	612,08
Gentamicina	80 mg	8	2,94	52,92	246,96
Amicacina	500 mg	12	63,75	765,00	3.570,00

[a]Margem de 100% sobre o PMV.
PMV, preço médio de venda.
Dados de Croce MA, Fabian TC, Shaw B, et al. Analysis of charges associated with diagnosis of nosocomial pneumonia: can routine bronchoschopy be justified? *J Trauma* 1994;37:721-727.

frotoxicidade, surgimento de cepas resistentes e superinfecção com organismos oportunistas – podem ser evitadas.

Um grupo de 107 pacientes traumatizados sob ventilação mecânica que apresentaram os critérios clínicos já mencionados para pneumonia foi submetido a culturas de modo triplicado: aspirado de escarro de rotina, seguido por broncoscopia com ECP e LBA.[33] Quando a escova foi removida, o LBA foi realizado enquanto o broncoscópio estava no mesmo segmento pulmonar. As culturas de rotina foram realizadas nas amostras de escarro, e as culturas quantitativas, nos espécimes de broncoscopia. A pneumonia foi diagnosticada pela presença de patógenos nos aspirados de escarro de rotina, $\geq 10^3$ UFC por mL no ECP e $\geq 10^5$ UFC por mL para LBA. A incidência de pneumonia nestes pacientes de trauma com evidências clínicas de pneumonia foi de 73% com base na cultura de escarro, 34% com base no ECP e 25% com base no LBA ($p < 0,3$, escarro *versus* ECP ou LBA).

Para avaliar o impacto financeiro (em dólares, 1994), os custos do diagnóstico e tratamento da pneumonia foram calculados para os três métodos diagnósticos.[33] Incluindo os honorários do médico, taxas fixas das instituições para a broncoscopia e os custos para as diversas técnicas de cultura. Os custos microbiológicos foram de US$ 149,57 para as amostras de escarro de rotina, US$ 691,90 para ECP (incluindo a escova) e US$ 673,34 para o LBA (incluindo a avaliação citológica do líquido). Os custos dos antibióticos foram calculados sobre o preço *médio* de venda por frasco de droga e estimado conservadoramente pela duplicação do preço médio de venda. O custo total do tratamento antibiótico foi determinado para um curso de 3 dias de terapia empírica e um curso de 14 dias de tratamento para pneumonia. A Tabela 19-4 demonstra os custos para diversos cursos de tratamento. A Tabela 19-5 demonstra os custos gerais para o diagnóstico e tratamento da pneumonia. Quando a terapia é baseada nos resultados da cultura de escarro, o dinheiro economizado não realizando broncoscopias com culturas quantitativas é facilmente gasto com uma terapia antibiótica desnecessária. Assim, utilizando a broncoscopia com culturas quantitativas, uma terapia apropriada pode ser administrada com um custo substancialmente reduzido.

A localização e o momento do diagnóstico da pneumonia podem ter um impacto sobre a escolha da terapia empírica, que pode obviamente afetar os custos da pneumonia. A flora isolada em cada uma das UTIs deve ser analisada, já que cada unidade possui seu próprio padrão de organismos. Nós avaliamos o momento do diagnóstico em nossa UTI de trauma e descobrimos que quando um paciente desenvolveu pneumonia dentro da primeira semana de hospitalização, os organismos mais prováveis eram organismos gram-positivos e *Haemophilus* sp.[44] Diagnósticos subseqüentes após a primeira semana tipicamente resultaram de uma bactéria gram-negativa mais resistente (enterobactérias) e *Staphylococcus aureus* resistente à meticilina. Assim, nosso regime empírico dentro da primeira semana de permanência na UTI de trauma é com ampicilina (com ou sem sulbactan). A terapia empírica após a primeira semana inclui uma cefalosporina antipseudomonas mais vancomicina (mais caras). A vancomicina é interrompida se o paciente não apresentar um *S.aureus* resistente.

TABELA 19-5. *Custos gerais por paciente para o diagnóstico e tratamento quando a terapia se baseia nos resultados das culturas*

	Broncoscopia (US$)	*Microbiologia (US$)*	*Antibióticos (US$)*[a]	*Custos totais (US$)*
Escarro de rotina	0	20.341	282.489	302.830
Escovado com cateter protegido	68.130	25.954	82.863	176.947
Lavado broncoalveolar	61.812	29.762	37.665	129.239

[a]Exemplo utilizado com ceftazidima com vancomicina; curso de 14 dias para pneumonia e 3 dias para casos sem pneumonia.
Dados de Croce MA, Fabian TC, Shaw B, et al. Analysis of charges associated with diagnosis of nosocomial pneumonia: can routine bronchoschopy be justified? *J Trauma* 1994;37:721-727.

RESUMO

As mortes tardias por sepse e pneumonia permanecem como uma barreira no tratamento dos pacientes traumatizados. Pela identificação precoce dos pacientes em risco de pneumonia, podemos ser capazes de intervir com novos agentes profiláticos ou terapêuticos para diminuir a mortalidade e a morbidade associadas a esta doença. Para estabelecer o diagnóstico nestes pacientes criticamente lesionados , e sob ventilação mecânica, o melhor método, com base nos dados disponíveis, parece ser a broncoscopia com culturas quantitativas do LBA. Este método é preciso com a vantagem adicional de apresentar uma boa relação custo-benefício.

REFERÊNCIAS BIBLIOGRÁFICAS

1. Centers for Disease Control and Prevention. National Center for Injury Prevention and Control. Scientific data, surveillance, and injury statistics. Available at http://www.cdc.gov/ncipc/osp/mortdata.htm.
2. *Advanced trauma life support.* Course Overview: The Purpose, History, and Concepts of the ATLS Program for Doctors. Chicago: American College of Surgeons, 1997;9-20.
3. Gavin TJ, Fabian TC, Wilson JD, et al. Splanchnic and systemic hemodynamic responses to portal vein endotoxin after resuscitation from hemorrhagic shock. *Surgery* 1994;115:310-324.
4. McGinty MP, Stewart RM, Fabian MJ, et al. Gamma scintigraphy and early hepatocellular dysfunction during posttraumatic sepsis. *Surgery* 1994;115:535-543.
5. Fabian TC, Croce MA, Stewart RM, et al. Neutrophils CD18 expression and blockade after traumatic shock and endotoxin challenge. *Ann Surg* 1994;220:552-564.
6. Croce MA, Fabian TC, Stewart RM, et al. Empiric monotherapy versus combination therapy of nosocomial pneumonia in trauma patients. *J Trauma* 1993;35:303-311.
7. Fabian TC, Boucher BA, Croce MA, et al. Pneumonia and stress ulceration in severely injured trauma patients: a prospective evaluation of the effects of stress ulcer prophylaxis. *Arch Surg* 1993;128:185-192.
8. Rodriguez JL, Gibbons; KJ, Bitzer LG, et al. Pneumonia: incidence, risk factors, and outcome in injured patients. *J Trauma* 1991;31:907-914.
9. Centers for Disease Control and Prevention. National Center for Injury Prevention and Control. Bacterial pneumonia. Available at http://www.cdc.gov/ncidod/diseases/hip/pneumonia/1_bactpn.htm.
10. Jimenez P, Torres A, Rodriguez-Roisin R, et al. Incidence and etiology of pneumonia acquired during mechanical ventilation. *Crit Care Med* 1989;17:882-885.
11. Trinkle JK, Richardson JD, Franz JL, et al. Management of flail chest without mechanical ventilation. *Ann Thorac Surg* 1975;19:355.
12. Schimpff SC, Miller RM, Polakavetz S, et al. Infection in the severely traumatized patient. *Ann Surg* 1974;179:352.
13. Fink MP, Helsmoortl CM, Stein KL, et al. The efficacy of an oscillating bed in the prevention of lower respiratory tract infection in critically ill victims of blunt trauma. A prospective study. *Chest* 1990;97:132-137.
14. Croce MA, Fabian TC, Waddle-Smith L, et al. Identification of early predictors for post-traumatic pneumonia. *Am Surg* 1999 *(in press).*
15. Craven DE, Steger KA. Ventilator-associated bacterial pneumonia: challenges in diagnosis, treatment, and prevention. *New Horiz* 1998;6[Suppl 2]:S30-S45.
16. Kotilainen HR, Keroack MA. Cost analysis and clinical impact of weekly ventilator circuit changes in patients in intensive care unit. *Am J Infect Control* 1997;25(2):117-120.
17. Rello J, Sonora R, Jubert P et al. Pneumonia in intubated patient: role of respiratory airway care. *Am J Respir Crit Care Med* 1996;154(1):111-115.
18. Johansen HK, Hougen HP Cryz SJ Jr., et al. Vaccination promotes; TH1-like inflammation and survival in chronic *Pseudomonas aeruginosa* pneumonia in rats. *Am J Respir Crit Care Med* 1995;152:1337-1346.
19. Bassin AS, Niederman MS. New approaches to prevention and treatment of nosocomial pneumonia. *Semin Thorac Cardiovasc Surg* 1995;7(2):70-77.
20. Valles J, Artigas A, Rello J, et al. Continuous aspiration of subglottic secretions in preventing ventilator-associated pneumonia. *Ann Intern Med* 1995;122(3):179-186.
21. Duncan RA, Steger KA, Craven DE. Selective decontamination of the, digestive tract: risks outweigh benefits for intensive care unit patients. *Semin Respir Infect* 1993;8(4):308-324.
22. Sanchez GM, Cambronera GJA, Lopez DJ, et al. Effectiveness and cost of selective decontamination of the digestive tract in critically ill intubated patients. A randomized double-blind, placebo-controlled, multicenter trial. *Am J Respir Crit Care Med* 1998;158(3):908-916.
23. Traver GA, Tyler ML, Hudson LD, et al. Continuous oscillation: outcome in critically ill patients. *J Crit Care* 1995;10:97-103.
24. Raoof S, Chowdhrey N, Raoof S, et al. Effect of combined kinetic therapy and percussion therapy on the resolution of atelectasis in critically ill patients. *Chest* 1999;115:1658-1666.
25. Fagon JY, Schastre J, Hance AJ, et al. Detection of nosocomial lung infection in ventilated patients: use of a protected specimen brush and quantitative culture techniques in 147 patients. *Am Rev Respir Dis* 1988;138:110-116.
26. Wimberly N, Faling LG, Bartlett JG. A fiberoptic bronchoscopy technique to obtain uncontaminated lower airway secretions for bacterial culture. *Am Rev Respir Dis* 1979;119:337-343.
27. Stover DE, Zaman NB, Hajdu SI, et al. Bronchoalveolar lavage in the diagnosis of diffuse pulmonary infiltrates in the immunosuppressed host. *Ann Intern Med* 1984;101:1-7.
28. Meduri GU, Wunderink RG, Leeper KV, et al. Management of bacterial pneumonia in ventilated patients: protected bronchoalveolar lavage as a diagnostic tool. *Chest* 1992;101:500-508.
29. Bell RC, Coalson JJ, Smith JD, et al. Multiple organ failure and infection in adult respiratory distress syndrome. *Ann Intern Med* 1983;99:293-298.
30. Bryan CS, Reynolds KL. Bacteremic nosocomial pneumonia: analysis of 172 episodes from a single metropolitan area. *Am Rev Respir* Dis 1984;129:668-671.
31. Andrews CP, Coalson JJ, Smith JD, et al. Diagnosis of nosocomial bacterial pneumonia in acute diffuse lung injury. *Chest* 1981;80:254-258.
32. Meduri GU, Mauldin GL, Wunderink RG, et al. Causes of fever and pulmonary densities in patients with clinical manifestations of ventilator associated. pneumonia. *Chest* 1994;106:221-235.
33. Croce MA, Fabian TC, Shaw B, et al. Analysis of charges associated with diagnosis of nosocomial pneumonia: can routine bronchoscopy be justified? *J Trauma* 1994;37:721-727.
34. Bryant LR, Trinkle JK, Mobin-Uddin K, et al. Bacterial colonization profile with tracheal intubation and mechanical ventilation. *Arch Surg* 1972;194:647-651.
35. Polk HC Jr. Quantitative tracheal cultures in surgical patients requiring mechanical ventilatory assistance. *Surgery* 1975;78:485-491.
36. Sauaia A, Moore FA, Moore EE, et al. Diagnosing pneumonia in mechanically ventilated trauma patients: endotracheal aspirate vs. bronchoalveolar lavage. *J Trauma* 1993;35:512-517.
37. Jourdain B, Novara A, Joly-Guillou ML, et al. Role of quantitative cultures of endotracheal aspirates in the diagnosis of nosocomial pneumonia. *Am J Respir Crit Care Med* 1995;152:241-246.
38. Timsit JF, Missit B, Goldstein FW, et al. Reappraisal of distal diagnostic testing in the diagnosis of ICU acquired pneumonia. *Chest* 1995;108:1632-1639.
39. Baselski V. Microbiologic diagnosis of ventilator associated pneumonia. *Infect Dis Clin North Am* 1993;7:331-339.
40. Torres A, DeLaBecase P, Zaubert A, et al. Diagnostic value of quantitative cultures of bronchoalveolar lavage in telescoping plugged catheters in mechanically ventilated patients with bacterial pneumonia. *Am Rev Respir Dis* 1989;140:306-309.
41. Meduri GU. Ventilated associated pneumonia in patients with respiratory failure: a diagnostic approach. *Chest* 1990;97:1208-1219.
42. Baker AM, Bowton DL, Haponik EF. Decision making in nosocomial pneumonia: an analytic approach to the interpretation of quantitative bronchoscopic cultures. *Chest* 1995;107:85-95.
43. Croce, MA, Fabian TC, Schurr MJ, et al. Using bronchoalveolar lavage to distinguish nosocomial pneumonia from systemic inflammatory response syndrome: a prospective analysis. *J Trauma* 1995;39:1134-1140.
44. Croce MA, Fabian TC, Waddle-Smith L, et al. Utility of Gram's stain and efficacy of quantitative cultures for post traumatic pneumonia: a prospective study. *Ann Surg* 1998;227:743-755.
45. Croce MA, Tolley EA, Fabian TC. A formula for prediction of posttraumatic pneumonia based on early anatomic parameters. *(In press.)*
46. Antonelli M, Morrow ML, Capelli O, et al. Risk factors for early onset pneumonia in trauma patients. *Chest* 1994;105:224-228.

CAPÍTULO 20

Pneumonia no Idoso

Jordi Rello e Miquel Gallego

A pneumonia bacteriana no idoso é comum e causa uma maior morbidade e mortalidade nesta população do que no adulto jovem. A expectativa de vida aumentou dramaticamente nos últimos anos; aproximadamente oito entre dez pessoas atinge os 65 anos de idade e três alcançam os 85 anos.[1] O grupo com mais de 65 anos de idade representa o setor da população de crescimento mais rápido tanto na América do Norte como na Europa. Como os pacientes atualmente vivem mais e apresentam mais comorbidades, a incidência de pneumonia em idosos está aumentando. Alguns dados indicam que as pessoas com mais de 65 anos de idade são responsáveis por 60,9% dos pacientes internados em unidades de tratamento intensivo por causa de graves pneumonias adquiridas na comunidade (GPAC).[2] Além disso, em nossa experiência,[3] mais da metade dos pacientes intubados que desenvolvem pneumonia associada ao respirador tem mais de 65 anos de idade. Em conseqüência, os profissionais da área de saúde estão lidando com pacientes cada vez mais velhos e debilitados, e todos os médicos devem estar familiarizados com as características específicas da pneumonia no idoso.

Neste capítulo, nós revemos em detalhes o porquê dos idosos serem tão suscetíveis à pneumonia e examinamos aspectos específicos a respeito das diferenças no diagnóstico e na apresentação clínica em confronto com outras populações. Além disso, nós distinguimos a etiologia da pneumonia de acordo com as três diferentes situações de apresentação (em casa, em casas geriátricas ou em hospitais) e discutimos as implicações destas três diferentes apresentações na terapia e na prevenção.

EPIDEMIOLOGIA

Incidência

A incidência verdadeira da pneumonia na comunidade é apenas parcialmente compreendida, por diversas razões: a dificuldade em identificar todos os episódios, os critérios de diferenciação utilizados de região para região para a hospitalização, diferentes etiologias em diferentes áreas geográficas e a variabilidade das epidemias de influenza. Uma abordagem para o problema foi apresentada por Mufson e colaboradores,[4] que determinaram o índice de doença pneumocócica bacterêmica. Esses autores demonstraram que a incidência de doença pneumocócica bacterêmica aumentou de 1 para 100.000 no grupo etário de 35 a 44 anos de idade para 9 para 100.000 no grupo entre 45 e 54 anos; o índice foi de 14 para 100.000 no grupo etário entre 60 e 64 anos e de 25 para 100.000 no grupo com idades entre 65 a 74 anos.

Um estudo feito por Marrie[5] no Condado de Halifax em Nova Scotia é a pesquisa mais abrangente sobre os índices de hospitalização de idosos por pneumonia. Este estudo encontrou um aumento acentuado nos índices entre os pacientes com idades entre 65 e 74 anos (1,35 por 1.000 adultos) e entre aqueles com 75 anos ou mais (11,6 por 1.000 adultos). A incidência de pneumonia em homens de 75 anos ou mais foi duas vezes maior do que entre as mulheres de mesma idade: 17,34 *versus* 8,55 por 1.000. O índice de pneumonia que necessitou de hospitalização entre os residentes em casas geriátricas foi de 33 por 1.000. Os mesmos autores [5] registraram que os pacientes com 71 anos ou mais foram responsáveis por 61% das mortes e 43% do número total de pacientes hospitalizados por pneumonia em um período de 6 anos. O índice de mortalidade aumentou progressivamente até o grupo etário de 81 a 90 anos, no qual foi registrado um índice de 38%. Neste estudo, o índice de mortalidade para pacientes no grupo etário de 71 a 80 anos que necessitou de ventilação mecânica foi de cerca de 56%. O índice de mortalidade para pacientes internados oriundos de casas geriátricas atingiu um pico de 46% para o grupo etário entre 81 e 90 anos. Na América do Norte, foi estimado que os pacientes oriundos de casas geriátricas contabilizam por 14,4% de todos os pacientes hospitalizados por pneumonia.[6] Por outro lado, a institucionalização contabilizou somente 8,6% desta população na Europa, refletindo o fato de que mais de 95% dos idosos residem em suas próprias casas.[7]

Dados do Centers for Disease Control and Prevention (CDC) demonstraram que pacientes com 65 anos ou mais contabilizam aproximadamente metade dos casos e mais da metade da mortalidade entre todos os tipos de infecções nosocomiais e contabilizam somente um terço das altas hospitalares.[8] A incidência de pneumonia nosocomial (PN) aumenta rapidamente com a idade, de menos de dois casos por cada 1.000 altas hospitalares nos indivíduos entre 30 e 40 anos de idade para 16,9 casos por 1.000 entre os indivíduos com 70 anos ou mais.[9] Hanson e colaboradores[10] relataram que a incidência de PN nos pacientes idosos foi duas vezes mais alto [risco relativo (RR) = 2,1] do que em pacientes mais jovens. O início da infecção foi mais precoce entre pacientes mais jovens (6 dias *versus* 11 dias, $p = 0{,}02$),

J. Rello: Department of Critical Care Medicine, Hospital Universitari Joan XXIII, Tarragona, Spain 43007.

M. Gallego: Pulmonary Department, Hospital de Sabadell, Sabadell, Barcelona, Spain E 08208.

mas a mortalidade conseqüente à PN foi quase igual para os dois grupos etários (42% *versus* 44%). Dois estudos entre pacientes adultos internados constataram que a progressão da idade foi um fator de previsão independente para PN, depois do controle de outros fatores de risco potenciais.[11,12] Gross e colaboradores[13] concluíram que 17,5% de todas as mortes hospitalares estavam associadas à PN. Esta associação foi mais forte entre pacientes mais velhos não considerados terminais na internação; muitas destas mortes podiam ter sido evitadas.

Fatores Prognósticos

O alto índice de mortalidade em idosos pode estar relacionado a um diagnóstico tardio ou uma falha no diagnóstico por causa de uma apresentação atípica. Berman e colaboradores[14] estudaram um grupo de pacientes que experimentaram uma mudança no estado funcional, incontinência ou falha em desenvolver uma evidência de infecção. Durante o período de 6 meses do estudo, o índice de mortalidade cresceu significativamente para seu ponto mais baixo em 4 anos, enquanto que no término do estudo o índice de mortalidade aumentou.

Koivula e colaboradores[7] documentaram um índice caso-fatalidade atribuível de 8,1% em um grupo de 185 pacientes idosos com pneumonia, incluindo episódios adquiridos na comunidade e episódios em pacientes idosos hospitalizados ou residindo em casas geriátricas. A mortalidade foi muito mais alta em episódios entre pacientes institucionalizados (18,6%) do que nos episódios de pneumonia adquirida na comunidade (2,8%). Na análise multivariada, esta variável esteve associada a um risco aumentado de morte (RR = 9) independentemente das comorbidades ou idade. Os pacientes que estavam recebendo terapia citotóxica, radioterapia ou terapia com esteróides estavam expostos a um risco maior de morte (RR = 13,5). A doença cardíaca também foi selecionada pelo modelo, estando associada a um risco aumentado de morte (RR = 5), e o risco de morte aumentou em 8% a cada ano a mais a partir dos 60 anos de idade.

Um estudo baseado na comunidade[15] avaliou 413 adultos com 65 anos de idade ou mais com infecção do trato respiratório inferior, incluindo bronquite (índice de mortalidade de 7,3%) e pneumonia (índice de mortalidade de 13,2%). Os episódios graves foram responsáveis por 9% dos casos de pneumonia. Este estudo identificou como fatores de risco independentes para uma mortalidade em 30 dias um diagnóstico corrente de câncer (RP = 6,2); apresentação atípica definida por uma má alimentação, confusão mental e letargia (RP = 4,98); doença neurológica (RP = 3,92) e o uso recente ou concorrente de antibióticos (RP = 3,13). Neste estudo, todos as três classes de pneumonia – domiciliar, hospitalar e das casas geriátricas – foram representadas. Na análise multivariada, uma idade avançada e o domicílio em casas geriátricas não foram fatores de risco independente para morte; provavelmente o dano neurológico foi um substituto para estas variáveis. Um nível diminuído de consciência e uma mudança no estado neurológico são uniformemente registrados como importantes fatores de risco de morte em pacientes idosos.[16-18]

Os modelos de previsão logística para os índices de mortalidade em 30 dias entre os pacientes do Medicare com mais de 64 anos de idade internados por pneumonia selecionaram como variáveis independentes o sexo masculino, a idade, o escore APACHE II, a incapacidade de deambular, o câncer difuso/metastático, ordem de não ressuscitar por ocasião da internação, a uréia nitrogenada, temperatura, pressão arterial média, hemocultura positiva e envolvimento de mais de um lobo nos exames radiológicos.[19] A maioria destas variáveis não é tratável através de intervenção clínica.

Em um estudo prospectivo e multicêntrico com pacientes com GPAC com 65 anos de idade ou mais, 23 fatores prognósticos em potencial foram avaliados.[2] Somente cinco deles – rápida disseminação radiológica, choque, imunossupressão (incluindo imunossupressão causada por terapia com esteróide), insuficiência renal aguda e um escore APACHE II > 22 na internação – estavam associados à morte ($p < 0,05$). O índice caso-fatalidade entre os pacientes do estudo foi de 40%, em comparação com 32% entre pacientes GPAC mais novos [RR = 1,41; 95% de intervalo de confiança = 0,80 a 2,48]. A mortalidade entre os pacientes com idades entre 60 e 64 anos foi de 37,8%. Além disso, não foi observada uma diferença significativa na mortalidade entre os pacientes mais idosos no grupo estudado quando uma idade limite de 75 anos foi utilizada para análise: 39,6% dos pacientes ≥ 75 anos morreram, comparados com 40,5% dos pacientes com 75 anos ou mais velhos ($p > 0,20$). Estes dados confirmam que a GPAC em pacientes idosos está associada a uma alta mortalidade, mas é inapropriado se negar uma terapia intensiva com base somente na idade. A presença de complicações e a gravidade da doença na apresentação inicial foram as principais variáveis que afetaram o resultado. Em contraste, exceto para a imunossupressão, as comorbidades não parecem influenciar o resultado.

Pacientes idosos com pneumonias que necessitam de hospitalização não são uma população inteiramente homogênea. Em um estudo caso-controle,[20] 101 pacientes com mais de 65 anos internados devido a uma pneumonia foram separados por sexo, idade e data de admissão com um controle de quais não apresentaram pneumonia durante os 3 anos anteriores e quais procuraram o setor de emergência. Análises multivariadas demonstraram que a aspiração de grandes volumes e a albumina sérica baixa (< 30 mg por dl) foram fatores de risco independentes associados ao desenvolvimento de pneumonia. As análises multivariadas também demonstraram que os pacientes apresentaram um prognóstico pior se eles estiveram previamente acamados (RR = 10,75), se apresentaram problemas prévios com a deglutição (RR = 7,93), se a temperatura era inferior a 37°C na admissão, se a freqüência respiratória foi de mais de 30 incursões respiratórias por minuto (RR = 5,29) ou se três ou mais lobos estavam afetados nas radiografias de tórax (RR = 2,33). A presença de choque ou insuficiência renal também mostraram uma tendência na direção de uma maior mortalidade, apesar de não atingir uma com significado estatístico, provavelmente por causa do baixo número de pacientes que apresentaram esta condição na população estudada. Em um estudo similar, utilizando somente análises univariadas, Venkatesan e colaboradores[21] concluíram que a apirexia, hipotensão sistólica, hipoxemia crescente e uma incontinência urinária eram fatores associados a um mau prognóstico.

O resultado em longo prazo após uma pneumonia adquirida na comunidade foi investigado por Bracanti e colaboradores.[22] Em um estudo prospectivo, 141 pacientes consecutivos (excluindo residentes em casas geriátricas) internados em hospitais por causa de uma pneumonia adquirida na comunidade foram avaliados. Em um acompanhamento de 2 anos, estes au-

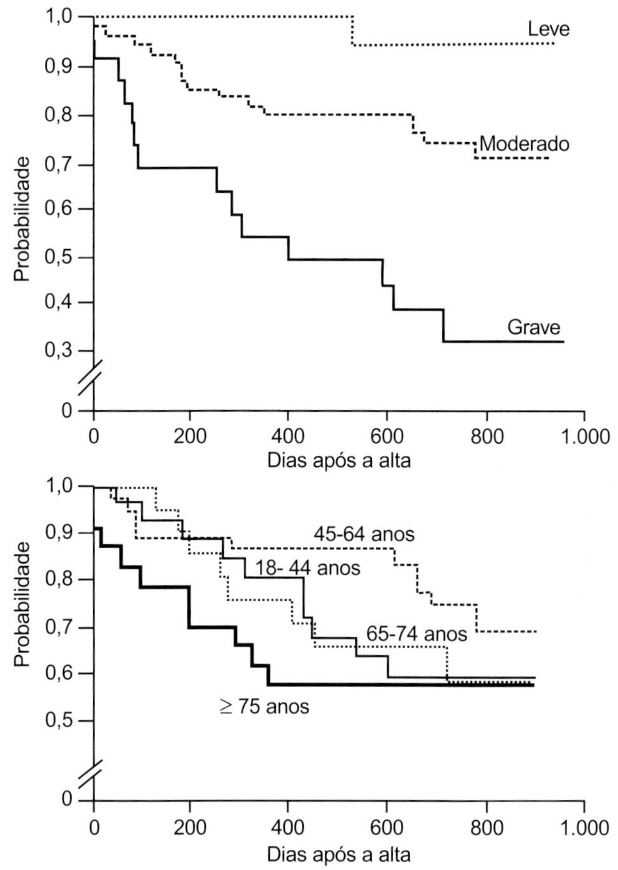

FIG. 20-1. Mapas de Kaplan- Meier sobre a sobrevivência após uma internação hospitalar para o tratamento de pneumonias adquiridas na comunidade por comorbidade subjacente (*topo*) e por grupo etário (*abaixo*). (Reproduzido de Bracanti FL, Chow JW, Wagener MM, et al. Is pneumonia really the old man's friend? Two years prognosis after community-acquires pneumonia. *Lancet* 1993;342:30-33, com permissão.)

tores demonstraram que, isoladamente, a idade não é um fator preditivo de mortalidade. Vinte e dois pacientes morreram no hospital durante a internação por causa de um episódio agudo de pneumonia. A comorbidade demonstrou uma forte associação multiplicativa com a mortalidade dentro do hospital. Uma freqüência respiratória de mais de 30 incursões respiratórias por minuto (RR = 2,86) e uma uréia nitrogenada sangüínea de mais de 7 mmol por l (RR = 4,02) também foram fatores preditivos de morte hospitalar. Em comparação com o grupo etário entre 18 e 44 anos, os grupos com idades entre 45 e 64 anos, 65 e 74 anos (RR = 0,67; 95% IC = 0,21, 2,09) e de 75 a 92 anos de idade (RR = 1,39; 95% IC = 0,59, 3,24) não apresentou um risco significativamente maior de mortalidade dentro do hospital. A Figura 20-1 ilustra a sobrevivência entre 119 pacientes que receberam alta. As análises multivariadas demonstraram somente dois previsores independentes de mortalidade em 2 anos: comorbidade (RR = 3,06 por nível de gravidade) e hematócrito < 35% (RR = 2,86). O ajuste para estas duas características não revelou uma forte correlação entre a idade e a mortalidade em 2 anos: comparados com o grupo etário entre 18 e 44 anos, não foi observada uma mortalidade significativamente maior nos grupos de 45 a 64 anos, 65 a 74 anos (RR = 1,28; 95% IC = 0,50, 3,32), e 75 a 92 anos (RR = 1,99; 95% IC = 0,72, 5,46). (*p geral* = 0,4) durante os 2 primeiros anos após a alta. Resultados semelhantes foram encontrados quando os pacientes com infecção pelo vírus da imunodeficiência humana (HIV) foram excluídos ou quando a idade foi tratada como uma variável contínua. Resultados semelhantes foram encontrados por Marrie[5] em um estudo que incluiu residentes de casas geriátricas. Esses estudos confirmam que a saúde subjacente é muito mais importante do que a idade na determinação do prognóstico. Portanto, a idade não é um critério válido para não se proporcionar um tratamento agressivo para as pneumonias adquiridas na comunidade em pacientes idosos. Sem dúvida, um suporte ventilatório precoce já se mostrou eficaz na redução do risco de morte mesmo em pacientes oriundos de casas geriátricas.[23]

Independentemente das condições intrínsecas dos indivíduos idosos, a qualidade do cuidado dos pacientes idosos com pneumonia pode ser modificada no sentido de se obter uma melhor sobrevida. Um grande estudo multicêntrico retrospectivo, envolvendo um total de 14.069 pacientes com pelo menos 65 anos de idade que foram hospitalizados com pneumonia em 3.555 hospitais de tratamento intensivo em todos os Estados Unidos,[24] concluiu que a administração de antibióticos dentro de 8 horas após a chegada ao hospital e a coleta da hemocultura dentro das primeiras 24 horas após a chegada estavam associados a uma diminuição da mortalidade em 30 dias. Após um ajuste para fatores que poderiam confundir o diagnóstico e tratamento, o tratamento com antibióticos dentro das 8 primeiras horas após a internação estava relacionado a probabilidades 15% mais baixas de mortalidade em 30 dias, e a coleta de hemocultura dentro das primeiras 24 horas estava associada a probabilidades 10% mais baixas de mortalidade em 30 dias. Estes achados despertam a atenção para possíveis melhorias no tratamento dos pacientes idosos hospitalizados com pneumonia.

Decisões sobre Internação e Alta Hospitalar

Estas avaliações da incidência e dos fatores prognósticos da pneumonia não possuem somente um interesse acadêmico. Pacientes com um ou mais fatores de previsão de mortalidade mencionados anteriormente (particularmente anormalidades nos sinais vitais, estado mental alterado, doença neoplásica ou pneumonia de etiologia de alto risco) devem ser hospitalizados na apresentação. A hospitalização também é obrigatória para pacientes em condições de risco de vida que necessitem de uma estabilização imediata, pacientes com capacidades funcionais ou suporte social inadequados para permitir um tratamento fora do hospital, e aqueles que necessitem de uma avaliação diagnóstica especial (p. ex., broncoscopia ou toracocentese) ou de modalidades terapêuticas especiais (p. ex., fisioterapia respiratória, hidratação ou antibióticos intravenosos).[25] Pacientes incapazes de utilizar antibióticos orais devido a náuseas, vômitos ou incapacidade de deglutição dos medicamentos também necessitam de hospitalização. Em contraste, a internação pode não estar indicada para os pacientes terminais que escolheram não receber um tratamento médico adicional, assim como é o caso de pacientes idosos acometidos por doenças comórbidas.[26]

A decisão sobre a alta hospitalar pode ser facilitada respondendo a quatro amplas questões[25]: (a) o paciente está clinicamente estável do ponto de vista subjetivo e objetivo? (b) todas as anormalidades laboratoriais estão estáveis ou melhorando?

(c) um curso adequado de terapia antimicrobiana foi administrado ou planejado? e (d) o estado funcional do paciente ou o nível de suporte domiciliar são adequados para assegurar a realização das atividades do dia-a-dia? Pacientes idosos com pneumonia freqüentemente apresentam um amplo espectro de doenças comórbidas, e antes da alta os médicos devem se assegurar da estabilidade clínica destas patologias coexistentes.

FATORES DE RISCO PARA INFECÇÃO

A relação entre idade, incidência de pneumonia e o desfecho é complexa, porque a separação do efeito da idade propriamente dita de outras condições associadas é difícil. As características da pneumonia em pessoas idosas são o resultado das interações entre a senescência das defesas pulmonares do hospedeiro, a prevalência aumentada das comorbidades com o envelhecimento e fatores individuais do hospedeiro, particularmente estado nutricional, mobilidade e situação social.

Envelhecimento e Imunidade

A pneumonia é o resultado da interação entre a virulência dos microrganismos, a inoculação de patógenos que são capazes de alcançar o trato respiratório inferior e a eficiência dos mecanismos de defesa pulmonares. Estes pontos foram tratados nos Capítulos 1 e 15, e somente os aspectos que são únicos para o idoso serão revistos aqui. Apesar da senescência do sistema imunológico ter sido o foco de diversos artigos, nenhum estudo demonstrou uma correlação significativa entre a senescência imunológica e a incidência e morbidade maiores de pneumonia, ou uma variação na colonização da orofaringe independente de uma doença coexistente ou práticas de saúde específicas.

Uma diminuição das concentrações séricas de anticorpos na população idosa inicialmente foi descrita há 70 anos. As respostas dos anticorpos à vacina contra influenza ou pneumocócica são mais baixas do que na população mais jovem; porém, os grupos vacinados demonstram uma mortalidade e morbidade mais baixas do que os controles para a idade. Os níveis médios de imunoglobulina M (IgM) diminuem significativamente pela sexta década, e a IgG diminui bastante após a terceira e até a sexta décadas.[27] Estudos de longevidade realizados pelos mesmos autores[27] em um grupo de 143 indivíduos aparentemente saudáveis confirmaram que os níveis de IgG diminuíram com o envelhecimento, mas o subgrupo de sobreviventes apresentou maiores níveis de imunoglobulinas. Nenhum estudo demonstrou que o declínio nos níveis séricos de imunoglobulina com o passar do tempo predisponha diretamente a uma infecção por organismos encapsulados nesta população.

As anormalidades tímicas e das células T que ocorrem com o envelhecimento foram bem documentadas.[28] Os testes da maturação da célula T, como a capacidade de formar rosetas com eritrócitos de carneiro, demonstram um declínio com o passar dos anos. Os níveis de timopoietina não podem ser medidos em seres humanos com mais de 60 anos de idade. Uma diminuição da resposta de hipersensibilidade tardia aos testes cutâneos foi bem documentada. Outras anormalidades da imunidade mediada por células demonstradas na população idosa incluem uma resposta diminuída para fixar mitógenos e linfócitos autógenos, uma capacidade diminuída das células que reagem aos mitógenos de se dividirem repetidamente, diminuição do número das células T auxiliares e uma atividade excessiva das células T supressoras.[28] Uma diminuição na resposta das células T à interleucina-2 e uma diminuição da proporção CD4-CD8 também foram constatadas. A despeito destes danos bem documentados na imunidade mediada por células em idosos, não existe um aumento conhecido das infecções por patógenos tradicionalmente associados a um dano da imunidade celular como o *Pneumocystis carinii, Nocardia* ou citomegalovírus. Porém, uma incidência aumentada de tuberculose e outras micobacterioses nos idosos pode ser relacionada a um dano na função das células T.

Diversos defeitos nas defesas mecânicas foram correlacionados com o envelhecimento e provavelmente contribuem para um aumento da incidência de pneumonia em pacientes mais velhos. Alguns pesquisadores documentaram um aumento homogêneo nos espaços aéreos, perda da elasticidade, diminuição do reflexo da tosse e da depuração mucociliar. Um aumento do inóculo do material aspirado para os pulmões durante o sono ou deglutição provavelmente desempenha um papel primordial no desenvolvimento de pneumonia nos idosos. Uma diminuição dos reflexos da tosse e do vômito, distúrbios esofágicos e um dano no mecanismo de fechamento da glote facilitam a aspiração do conteúdo orofaríngeo, que é o mecanismo mais importante de pneumonia em idosos.

Presença de Comorbidades

A importância das alterações imunológicas associadas ao envelhecimento aumenta na presença de certas condições.[1] O álcool diminui a eliminação pulmonar dos pneumococos, a função ciliar, a produção de surfactante e a marginação neutrofílica. Além disso a captação de bactérias pelos macrófagos está dificultada em pacientes com cirrose alcoólica, e em tabagistas a depuração mucociliar está prejudicada.

Um estudo europeu baseado na população[7] utilizando análises de regressão logística encontrou que o maior risco relativo de pneumonia na população idosa estava associado ao alcoolismo (RR = 9), apesar de esta condição ser rara (2,2%). A doença cardíaca teve o maior impacto na saúde pública porque era bastante freqüente (38,4%) entre os casos e quase dobrava o risco de pneumonia (RR = 1,9). Asma brônquica (11,9%) e outras doenças pulmonares (13%) também foram comuns e associadas a um risco aumentado de pneumonia (RR de 4,2 e 3,0, respectivamente). A terapia imunossupressiva (terapia citotóxica, radiação ou corticosteróides) foi menos freqüente (2,2%), mas também foi bastante associada à pneumonia (RR = 3,1). A institucionalização em casas geriátricas (8%) foi menos freqüente do que na América do Norte, mas permaneceu um fator de risco (RR = 1,8). Finalmente, a idade avançada (70 anos ou mais *versus* 60 a 69 anos de idade) também foi significativa (RR = 1,5). Em contraste, o diabetes, pielonefrite crônica e malignidades em sítios diferentes do pulmão não estavam associados a um risco aumentado de pneumonia. Estas observações enfatizam que um terço da população de idosos apresentava um risco aumentado de contrair pneumonia. Entretanto, os fatores de risco foram responsáveis por 57% dos casos de pneumonia em pacientes idosos; assim, quase a metade dos episódios de pneumonia não poderiam ser protegidos por uma estratégia vacinal orientada para o risco.

Um estudo em 95 pacientes idosos com pneumonia grave[2] demonstrou que 63 (66%) apresentavam uma ou mais comorbidades, que incluíam doença pulmonar obstrutiva crônica (48,4%), diabetes (17,9%), doença cardiovascular (15,8%) e câncer (11,6%). A incidência de infecção HIV foi mais baixa (1,1%) do que na população mais jovem (12,8%), e este achado explica a baixa incidência de pneumonia por *P. carinii* entre pacientes mais velhos. As implicações do enfisema e da bronquite crônica, bem como da quimioterapia do câncer, foram extensivamente discutidas no Capítulo 16. Os esteróides utilizados no tratamento de alguns destes pacientes estão associados a um dano à imunidade celular e um aumento de risco para certos patógenos.[29] A incidência de diabetes se correlaciona com a idade, e a doença também está associada à tuberculose[1]; além disso, a mortalidade em pacientes diabéticos com pneumonia pneumocócica bacterêmica parece ser duas vezes maior do que o encontrado em pacientes não-diabéticos.

Distúrbios do sistema nervoso central têm uma maior probabilidade de se desenvolverem em pessoas idosas, e a pneumonia pode ocorrer em cerca de um terço dos pacientes com acidente vascular cerebral. O fator de risco mais importante para a pneumonia em pacientes com AVC seria a disfagia acompahada de aspiração. A presença de sondas alimentares pode favorecer o processo. Nagakawa e colaboradores[30] demonstraram que o risco de pneumonia em pacientes acompanhados por dois anos em uma instituição para tratamento prolongado foi muito maior nos pacientes com infartos dos gânglios basais (duas vezes maior após infartos unilaterais dos gânglios basais e três vezes maior após infartos bilaterais) do que nos pacientes com ou sem acidentes cerebrais hemisféricos em outros locais. Eles também observaram que episódios múltiplos de pneumonia ocorreram somente em pacientes com infartos bilaterais dos gânglios basais, e que estes pacientes apresentaram uma maior incidência de mortalidade associada à pneumonia. Os pacientes com acidentes vasculares em gânglios basais apresentaram uma atenuação no reflexo da deglutição à noite, que foi mais proeminente nos pacientes com infartos bilaterais dos gânglios basais. Estes pacientes idosos apresentam uma maior incidência de aspiração silenciosa durante o sono devido à diminuição do reflexo da deglutição.

Quando foi avaliada a PN, a comparação dos casos em idosos com os controles para idade revelou uma freqüência muito maior de má nutrição, doença neuromuscular, colonização faríngea, aspiração, diminuição do nível de vigília, intubação, admissão em unidade de tratamento intensivo, utilização de sondas nasogástricas e uso de antiácidos.[10] Entretanto, nenhuma diferença importante foi encontrada nos fatores de risco entre os casos em pacientes idosos e jovens, apesar de que em pacientes mais velhos os episódios tenderam a ser precedidos por maiores índices de má nutrição, doença neuromuscular e aspiração. Os pacientes apresentavam uma doença mais grave na internação e mais fatores de risco preexistentes (2,8 *versus* 1,3 $p < 0,01$) e mais fatores de risco dentro do hospital (4,7 *versus* 1,6 $p < 0,01$). A análise de regressão logística revelou um diagnóstico de doença neuromuscular (RP = 18), intubação traqueal (RP = 5,2) e uma albumina sérica abaixo de 3 g por dl (RP = 15,6) como sendo fortes previsores independentes de risco para PN entre pacientes idosos internados. Os fatores de risco para PN no idoso também foram analisados por Harkness e colaboradores,[31] constataram que a dificuldade com as secreções orofaríngeas (RP = 8,41) e a presença de um tubo nasogástrico (RP = 2,41) estavam independentemente associados à pneumonia em uma situação de tratamento agudo. Nas casas geriátricas, a ocorrência de um evento incomum (RP = 15,3), dificuldade com as secreções orofaríngeas (RP = 12,5) e a deterioração do estado de saúde (RP = 4,95) foram a melhor combinação de fatores de previsão. Estes dados confirmam que a aspiração foi um fator de risco especialmente importante em ambas as situações e deve ser um dos principais focos para a prevenção.

Aspectos Nutricionais

Os efeitos da desnutrição sobre a imunidade e as respostas do hospedeiro geralmente são negligenciadas em estudos sobre a pneumonia na população idosa. Pessoas mais velhas são propensas à desnutrição, com diminuição na ingesta de proteínas, vitaminas e minerais da dieta. Em geral, os déficits nutricionais foram registrados em 35% da população idosa.[32] O kwashiorkor ocorre em 20 a 60% dos pacientes idosos hospitalizados, e também em 5 a 10% dos idosos encontrados na comunidade.[33] Uma diminuição na resposta aos mitógenos e antígenos pelas células CD4, diminuição da proporção CD4-CD8, e na atuação da IgA secretora e dos neutrófilos foram registradas na presença de um estado nutricional deficiente.

LaCroix e colaboradores[34] avaliaram os efeitos das medidas nutricionais basais em uma avaliação retrospectiva de 12 anos nas mortes por pneumonia em pacientes idosos. Indivíduos com os mais baixos índices de massa corporal apresentaram um risco duas vezes maior de morte por pneumonia, e as mulheres com as albuminas séricas mais baixas apresentaram um risco de morte três vezes mais elevado. Em homens, a área de massa muscular do braço também foi correlacionada com o risco de morte por pneumonia. Em um estudo caso-controle[35] com 101 pacientes com pneumonia, com idades de 65 anos ou mais, foram encontrados altos índices de desnutrição tanto em casos de pneumonia adquirida na comunidade (85%) e quanto nos indivíduos controle (54%). Esses autores também observaram que os pacientes com pneumonia pesavam menos que os controles ($p = 0,04$). Os níveis das proteínas séricas totais, albumina e pré-albumina eram significativamente maiores nos controles. Neste grupo somente 15 idosos com pneumonia foram considerados tão bem nutridos quanto os controles ($p < 0,05$). Finalmente, a qualidade da alimentação antes da internação foi considerada regular ou ruim em 27% dos casos de pneumonia, em comparação com somente 15% nos indivíduos controle ($p < 0,05$). Em um estudo anterior utilizando análise multivariada, estes autores[20] registraram que uma albumina sérica abaixo de 30 mg por dl foi um fator de risco independente associado ao desenvolvimento de pneumonia.

DIAGNÓSTICO E APRESENTAÇÃO CLÍNICA

O quadro clínico da pneumonia é classicamente suspeitado em pacientes que desenvolvem febre, secreções respiratórias purulentas e outros sintomas do trato respiratório como tosse, dor pleurítica e sinais de consolidação no exame físico. Entretanto, algumas crepitações nas bases pulmonares geralmente estão presentes na população idosa saudável e pode causar uma confusão diagnóstica. As crepitações provavelmente são causadas por um fechamento das vias aéreas, que acontece durante a respiração, em repouso, das pessoas mais idosas. Estes sinais, portanto, devem ser acompanhados por uma confirmação radiológica de infiltrados pulmonares; em pacientes com neu-

TABELA 20-1. *Resumo dos sinais e sintomas em pacientes idosos com pneumonia*

Muito freqüentes (> 65%)
Tosse
Dispnéia
Produção de escarro
Fadiga
Taquipnéia
Anorexia
Diminuição no estado funcional
Exacerbação de uma doença subjacente
Freqüentes (35-65%)
Ausência de febre
Calafrios
Sudorese
Taquicardia
Confusão, delírio, depressão
Hipotensão
Desidratação
Disfunção renal
Infreqüentes (< 35%)
Dor torácica pleurítica
Cefaléia
Mialgia
Náuseas/ vômitos/ diarréia
Quedas
Incontinência recente
Faringite

tropenia, deve ser lembrado que eles podem apresentar uma infecção pulmonar comprovada, com uma radiografia normal. A maioria dos pacientes apresenta uma variedade de sintomas inespecíficos e sinais sistêmicos de infecção. Apesar de quase todos os idosos com pneumonia (94%) apresentarem sinais ou sintomas respiratórios,[21] muitos possuem características que podem obscurecer o diagnóstico e atrasar o início de um tratamento. Isto é particularmente verdadeiro para os pacientes muito idosos com doença sistêmica ou do sistema nervoso central subjacente, que podem apresentar sintomas inespecíficos. Nestes subgrupos, os médicos devem estar particularmente atentos ao fato de que os pacientes idosos com sintomas relativamente leves ainda podem apresentar um alto risco de morbidade e mortalidade por pneumonia.

Em geral, a abordagem diagnóstica microbiológica em pacientes idosos não deve ser diferente da conduta em pacientes mais novos com o mesmo problema. Deve ser enfatizado que a presença de febre não deve ser um critério absoluto para a obtenção de culturas, já que cerca de 15% dos pacientes idosos com culturas positivas estavam afebris.[36] Além disso, o campo de avaliação do escarro nos idosos é menor do que em pacientes jovens, porque danos aos mecanismos da tosse e as alterações no estado mental podem levar a uma diminuição da produção do escarro. Aqueles que não descreveram uma qualidade adequada para a avaliação da cultura do escarro geralmente registraram altos índices de isolamento de gram-negativos.

O espectro da doença clínica em pacientes idosos com tuberculose é particularmente amplo. Eles geralmente se apresentam com uma alteração no estado mental, debilitação gradual e desenvolvimento de sintomas inespecíficos, como uma capacidade diminuída de realizar as atividades do dia-a-dia, quedas ou incontinência.[37-39] Apesar de alguns pacientes idosos se apresentarem com tosse produtiva, febre e sudorese noturna e mostrarem imagens anormais nas radiografias de tórax ou um PPD positivo, estes achados são muito mais comuns em pacientes mais jovens com tuberculose.[40,41] O avançar da idade pode ser acompanhado por um declínio das reações de hipersensibilidade tardia, e um teste cutâneo de PPD não deve ser interpretado como um critério para afastar a possibilidade de tuberculose. Os estudos em residentes de casas geriátricas[42] revelam que só aproximadamente 20 a 35% dos pacientes com 60 anos de idade ou menos de 10% dos pacientes com 90 anos de idade apresentam uma reação positiva aos testes tuberculínicos, a despeito de admitir-se que testes amplificados repetidos em uma população com exposição prévia à doença sejam positivos em quase 90%.

Deve-se suspeitar de pneumonia em um paciente idoso com taquipnéia ou taquicardia; estes sinais são altamente sensíveis,[43] mas menos específicos. Os pacientes simplesmente podem ter uma alteração no estado funcional, apresentar novos episódios de quedas, desenvolver uma alteração aguda do estado mental, demonstrar uma piora de uma doença subjacente ou desenvolver desarranjos metabólicos. A confusão mental pode ser uma característica na apresentação. Um resumo dos achados clínicos em idosos com pneumonia é encontrado na Tabela 20-1. Os pacientes também podem apresentar-se com exacerbações de suas doenças subjacentes (diabetes, insuficiência cardíaca congestiva ou doença pulmonar obstrutiva crônica). Apesar de menos de 10% dos pacientes com mais de 65 anos de idade com pneumonia que foram internados em hospitais apresentarem uma completa ausência de sintomas respiratórios, Venkatesan[21] concluiu que o diagnóstico foi feito pelo clínico geral em somente 44% dos casos. Na internação hospitalar, Riquelme e colaboradores[20] registraram que 30% dos pacientes inicialmente receberam diagnósticos errados; além disso, o diagnóstico foi atrasado em 72 horas em 62% dos casos. A combinação clássica de febre, tosse e dispnéia pode estar ausente em cerca de 40% dos pacientes.[35,44] Entretanto, todos os pacientes sem sintomas respiratórios de pneumonia apresentaram algum grau de temperatura anormal, uma freqüência respiratória elevada, ou um leucograma sugerindo a presença de infecção, enfatizando a importância de um exame completo em um paciente idoso "que não está bem".

As radiografias de tórax devem ser solicitadas em qualquer paciente com suspeita de pneumonia. Riquelme e colaboradores[35] sugeriram que, em todos os pacientes idosos com delírio, deve ser feita uma radiografia de tórax durante a hospitalização devido à alta prevalência de delírio (50%) em pacientes idosos hospitalizados com pneumonia. Muitos idosos possuem uma respiração superficial devido a uma baixa complacência pulmonar, e o volume-minuto é mantido por uma alta freqüência respiratória, em vez de um volume aumentado. Os sinais geralmente podem ser observados pedindo-se que o paciente respire profundamente. Fraqueza, declínio funcional, quedas, sintomas abdominais e anorexia foram citados como freqüentemente presentes. Indivíduos muito idosos (com 85 anos de idade ou mais), com um dano funcional basal ou com déficits cognitivos na apresentação têm uma maior probabilidade de uma manifestação inespecífica.

Diversos autores[6,18,21,35,45,46] direcionaram sua atenção para a ausência de febre em idosos durante sua admissão hospitalar. Venkatesan e colaboradores[21] observaram que a ausência de febre foi documentada em 40% dos pacientes idosos com pneumonia. Marrie e colaboradores[6] encontraram que 57% dos pacientes idosos estavam afebris na internação, comparados com 26% dos pacientes mais jovens. Um estudo multicêntrico de pacientes internados em unidades intensivas devido à GPAC[2] também confirmou que a ausência de febre é muito mais freqüente em pacientes com mais de 65 anos de idade do que naqueles com menos de 65 (17,8% *versus* 8,3%). MacPherson e Ofner[47] demonstraram que pacientes idosos geralmente apresentam uma resposta febril normal à infecção, mas pode ocorrer uma infecção substancial com uma alteração menor na temperatura do que poderia ser esperado em uma população mais jovem. A idade isoladamente, entretanto, pode não ser a única causa deste fenômeno: Kauffman e colaboradores[48] correlacionaram uma resposta febril fraca com uma diminuição da liberação de interleucina-1 e concluíram que este fato estava relacionado a baixos níveis de albumina sérica e proteína de ligação ao retinol em pacientes com desnutrição calórica protéica. Além disso, a incidência de apirexia em muitos destes estudos pode ser atribuível aos métodos utilizados para determinar a temperatura e à freqüência das verificações.

Recentemente, alguns autores questionaram[6,21,44,49] a influência da idade na apresentação clínica da pneumonia. Seus estudos sugerem que a idade possa ser uma variável desconcertante no que se refere a uma maior gravidade da doença por ocasião da apresentação, com a coexistência de mais doenças comórbidas ou com um alto grau de confusão mental. Sem dúvida, a incidência mais baixa de sintomas em pacientes mais idosos pode refletir uma menor tendência de o paciente relatar o que sente, mesmo na presença de uma base fisiológica que justifique a existência de sintomas. Os pacientes mais velhos apresentam maior probabilidade de classificar alguns problemas como menos importunos, sugerindo uma menor resposta subjetiva à pneumonia. A despeito desses fatores, Metlay e colaboradores[46] avaliaram o efeito da idade nas queixas de sintomas por partes dos pacientes idosos, controlando as características sociodemográficas, as doenças comórbidas e a gravidade de doença pelo uso de uma análise de regressão logística linear. A idade avançada foi associada a menor número de relatos de sintomas, mesmo após um ajuste para o fato de que os pacientes mais velhos geralmente residiam em casas geriátricas e demonstravam uma doença mais grave no momento do diagnóstico. O efeito também foi consistente em todas as categorias de etinologia bacteriana conhecidas. Fato notável foi que a magnitude do efeito da idade sobre o relato dos sintomas era semelhante, tanto por parte dos pacientes quanto por parte dos acompanhantes.

Em um grande grupo de 1.812 pacientes, esses autores documentaram uma diminuição significativa na prevalência, com a progressão da idade ($p < 0{,}01$), para 17 entre 18 sintomas. A prevalência reduzida dos sintomas em pacientes idosos foi mais pronunciada para os sintomas relacionados às respostas febris (calafrios e sudorese) e para sintomas de dor (dor torácica, cefaléia e mialgia). Em contraste, pequenas diferenças (apesar de estatisticamente importantes) foram observadas entre os grupos com relação aos sintomas respiratórios (tosse e dispnéia). Os estudos de outros processos patológicos encontraram padrões semelhantes no registro dos sintomas em idosos. Em um estudo[50] de tuberculose pulmonar, os pacientes idosos apresentavam uma menor probabilidade de relatar hemoptise, febre e sudorese noturna do que pacientes mais novos, apesar da prevalência de tosse e dispnéia não diferir significativamente.

Finalmente, a conclusão de que pacientes mais velhos, em média, relataram ter tosse e fadiga por períodos mais longos do que os pacientes mais jovens no momento da apresentação sugere um atraso desnecessário no diagnóstico da doença em alguns pacientes idosos com pneumonia.[46] Isto pode ser a causa, em parte, da maior mortalidade registrada em pacientes idosos com pneumonia. Como o diagnóstico e tratamento precoce da pneumonia em pacientes idosos é crítico para o sucesso do tratamento desta doença, os médicos devem estar particularmente atentos para as suspeitas clínicas iniciais em idosos. Estes pacientes podem apresentar sintomas mais atenuados no exame, mas estes sintomas não devem ser mal interpretados como uma indicação de que os pacientes estão menos doentes.

ETIOLOGIA E IMPLICAÇÕES TERAPÊUTICAS

No Domicílio

As diretrizes da American Thoracic Society (ATS) de 1993,[51] baseadas em nove estudos prospectivos descritos na literatura, diferenciam entre quatro grupos de pacientes. Para os pacientes ambulatoriais que não estão muito doentes, a ATS recomenda que aqueles com idades avançadas (ou com comorbidades) devem ser separados de pacientes mais jovens ou daqueles sem comorbidades e que apresentem diferentes etiologias e necessitem recomendações terapêuticas específicas.

De acordo com a ATS, os pacientes ambulatoriais com mais de 60 anos com pneumonia leve ou moderada devem ser diferenciados dos pacientes mais jovens sem comorbidades. Os patógenos da subpopulação são os pneumococos, seguidos por *Haemophilus influenzae* e alguns bacilos aeróbicos gram-negativos.[28,52] Entre os vírus, o vírus da influenza A parece afetar os idosos com maior freqüência.[5] Em comparação com os pacientes ambulatoriais com menos de 60 anos de idade, esta subpopulação apresenta uma menor incidência de infecção por *Mycoplasma pneumoniae* e *Chlamydia pneumoniae*. Por isso a ATS recomenda a restrição dos macrolídeos em apresentações nas quais a infecção com *Legionella* sp. ou patógenos atípicos possa ser uma preocupação. No paciente idoso ambulatorial, com ou sem doença comórbida, a ATS sugere o uso de uma cefalosporina de segunda geração, um β-lactâmico/inibidor da β-lactamase ou sulfametoxazol-trimetropin. Por causa da alta incidência de pneumococos resistentes ao sulfametoxazol-trimetropim em algumas áreas da Europa, a última opção deve se restringir a áreas selecionadas nas quais o pneumococo ainda é altamente sensível a esta combinação.

As etiologias em pacientes com mais de 65 anos de idade que necessitam de hospitalização para o tratamento de pneumonias adquiridas na comunidade não apresentam grandes diferenças em comparação com o grupo etário anterior. Por exemplo, Garb e colaboradores[53] confirmaram que o *Streptococcus pneumoniae* representou quase a metade dos isolados, seguido pelo *H. influenzae* (20%) e *Enterobacteriaceae*. A incidência de *Pseudomonas aeruginosa* permaneceu baixa (< 3%). Os estudos avaliando amostras respiratórias de má qualidade registraram as maiores incidências de bacilos gram-negativos. Apesar de os registros do início da década de 1990[20] implicarem a *C. pneumoniae* como um agente mais prevalente, estes achados não foram baseados em técnicas de microimunofluorescência; a maioria dos isolados estava associada a patógenos clássicos, e seu impacto verdadeiro é assunto de debates. As opções terapêuticas iniciais para o idoso que necessita de hospitalização devido a uma pneumonia são semelhantes às indicadas para os pacientes ambulatoriais, mas os agentes antimicrobianos devem ser administrados por via intravenosa.

Os casos de GPAC em pacientes idosos podem ter uma distribuição etiológica algo diferente em comparação com os casos envolvendo outras subpopulações de pacientes com pneumonia. Em um estudo multicêntrico prospectivo,[2] analisando amostras de alta especificidade, os patógenos mais comumente isolados foram *S. pneumoniae* (48,6%) e *H. influenzae* (10,8%). Estas taxas foram ainda mais altas quando os pacientes com culturas positivas foram considerados. Outros bacilos gram-negativos foram isolados em uma proporção relativamente alta (16,2%) do grupo de pacientes estudados, apesar de nenhuma diferença significativa ter sido observada quando essas populações foram comparadas com as populações de pacientes mais jovens. A *P. aeruginosa* foi isolada em somente 3 entre 95 pacientes, sugerindo que uma cobertura adequada dos pneumococos não deve ser abandonada para estender a cobertura para *P. aeruginosa*. A *Legionella pneumophila* foi identificada (por cultura ou detecção de anticorpos fluorescentes indireta) em somente 3 (3,1%) de 95 pacientes; em contraste, a incidência geral de *L. pneumophila* no grupo de pacientes mais jovens foi bem maior. Entretanto, nenhuma diferença importante foi encontrada entre o grupo estudado e o grupo mais jovem em termos de porcentagem de pacientes nos quais as culturas foram positivas para *L. pneumophila*. Uma explicação para estes achados é que os pacientes mais idosos com legionelose apresentam um desfecho pior e não sobrevivem um tempo suficiente para a realização do diagnóstico sorológico. Finalmente, a incidência de *P. carinii* foi bem menor entre pacientes idosos (1,0% *versus* 6,4%), por causa da menor freqüência de infecção por HIV em pacientes de idade avançada. Em nossa opinião,[54] estes achados sugerem que a escolha antibiótica adequada para o idoso com GPAC deve ser baseada em uma combinação de um macrolídeo com ceftriaxona, cefotaxima ou uma combinação de β-lactâmico/ inibidor da β-lactamase.

Casas Geriátricas

A população de casas geriátricas consiste de uma mistura de pessoas idosas em bom estado, frágeis e dependentes. Como os pacientes hospitalizados, eles vivem em um ambiente fechado, e os dois grupos possuem características em comum. Por este motivo, alguns autores consideram as pneumonias adquiridas em casas geriátricas (PACG) como um subgrupo de PN, enquanto outros a classificam como uma pneumonia adquirida na comunidade.[55] Talvez a pneumonia que se desenvolve em pacientes em casas geriátricas se enquadrem tanto em infecção pulmonar da comunidade quanto nosocomial em relação à etiologia. Em qualquer caso, a etiologia da pneumonia adquirida em casas geriátricas é mal definida, pois poucos estudos publicados se baseiam na cultura do escarro.

Um dos primeiros estudos foi realizado por Garb e colaboradores.[53] Neste estudo, baseado em culturas de escarro, a *Klebsiella pneumoniae* (40%) foi o patógeno mais prevalente entre 35 pacientes hospitalizados que eram residentes em casas geriátricas. Em contraste, somente 8,6% dos pacientes idosos com pneumonia adquirida na comunidade apresentaram este patógeno como agente causador. Além disso, os cocos gram- positivos como os pneumococos ou *Staphylococcus aureus* foram observados em 50% dos pacientes. Alguns indivíduos tinham múltiplos patógenos. Muder e colaboradores,[56] em um estudo baseado em hemoculturas, avaliaram 163 episódios de bacteremia em idosos febris, e constataram que a pneumonia foi a responsável por 18 episódios, e que o *S. pneumoniae* e *S. aureus* foram os organismos mais prevalentes. Utilizando extensos métodos de cultura e sorológicos em 131 pacientes idosos, Marrie e colaboradores[57] foram incapazes de determinar o agente causador em cerca de 59% dos pacientes. A causa isolada mais comum foi documentada como uma aspiração. Este achado não é surpreendente, levando-se em conta que 44% dos pacientes afetados pela doença de Alzheimer costumam ter episódios de aspiração.[58] Além disso, em pacientes com acidente vascular cerebral, o risco de aspiração é elevado, especialmente se os gânglios basais estiverem afetados.[30]

O tratamento empírico ideal deve ser direcionado para a etiologia específica. Entretanto, a possibilidade de obter amostras para a cultura é difícil nesta população, principalmente por causa de uma falta de cooperação. Da mesma forma, a capacidade técnica e a infra-estrutura diferem de um centro para outro, e em alguns casos a radiografia de tórax é difícil de ser obtida. Em um estudo conduzido em seis centros de Washington[59] para descrever os padrões proporcionados, uma radiografia de tórax foi obtida em cerca de 85% dos episódios, mas os exames de escarro foram realizados somente em 5% dos casos, e as hemoculturas em somente 6%.

Uma vez que exista a suspeita de pneumonia, duas importantes decisões devem ser tomadas: quando transferir o paciente para o hospital e quando considerar o paciente como terminal. A decisão de transferência do paciente para um hospital depende principalmente da gravidade da infecção, mas também das políticas e dos recursos da casa geriátrica. Em relação à gravidade, certos critérios aplicados para GPAC podem ser de difícil avaliação em pacientes com PACG – por exemplo, como interpretar as alterações no estado mental. Uma terapia de apoio completa geralmente é oferecida a estes pacientes, exceto em relação a uma ressuscitação cardiopulmonar, pois somente 5% dos pacientes em casas geriátricas que recebem uma ressuscitação cardiopulmonar sobrevivem ao ponto de receber alta.[60]

A Canadian Consensus Conference gerou diretrizes para a escolha dos antibióticos no tratamento inicial das pneumonias adquiridas em casas geriátricas.[61] Antibióticos β-lactâmicos são geralmente escolhidos, devido à sua boa tolerabilidade, por causarem relativamente poucas interações farmacológicas e mínimo risco de dano orgânico, e terem uma atividade de amplo espectro contra a maioria dos patógenos comuns. Porém, as fluoroquinolonas de segunda geração, como a ciprofloxacina, vêm se tornando bastante populares por causa da facilidade de administração, boa penetração pulmonar e boa atividade contra bactérias gram-negativas.[62] Entretanto, sua atividade contra *S. pneumoniae* é somente moderada, e um alto risco de falha clínica deve ser esperado em áreas de alta incidência de pneumococos resistentes à penicilina. Esta limitação e a falta de atividade contra anaeróbios podem ser superadas com o uso de novas fluoroquinolonas. De fato, as fluoroquinolonas como a trovafloxacina ou moxifloxacina são uma boa alternativa; elas têm uma boa atividade contra anaeróbios e cocos gram-positivos, incluindo pneumococos resistentes à penicilina.[63] O uso destes agentes é limitado, entretanto, por preocupações com a toxicidade. A possibilidade de administração de uma dose diária ou sua boa penetração pulmonar provavelmente tornarão estas opções bastante populares. As fluoroquinolonas de terceira geração como a sparfloxacina ou levofloxacina têm uma boa atividade contra pneumococos, mas são ineficazes contra *Pseudomonas* sp. e anaeróbios. A despeito disso, episódios causados por pneumococos resistentes à penicilina podem ser efetivamente tratados com altas doses de penicilina ou certas cefalosporinas de terceira geração, como o ceftriaxona ou cefotaxima.

Finalmente, devido ao caráter do ambiente fechado, os surtos de agentes incomuns, como *M. tuberculosis,* e vírus, como o vírus da influenza devem ser mantidos em mente. O tratamento da tuberculose deve ser o mesmo utilizado para pacientes mais jovens, mas as interações farmacológicas e uma hepatotoxicidade aumentada são problemas comuns na prática clínica. Os tratamentos aceitáveis quando não há suspeita de resistência incluem a isoniazida, rifampicina e pirazinamida por 2 meses, seguida de isoniazida e rifampicina por 4 meses.[64]

Hospital

As diretrizes da ATS para a pneumonia adquirida na comunidade vêem os idosos como um subgrupo em risco para etiologias específicas. Este não é o caso para as pneumonias adquiridas em hospitais.[65] De acordo com a ATS, o espectro de patógenos que podem infectar pacientes hospitalizados depende principalmente da severidade da pneumonia, comorbidades associadas, uso prévio de antibióticos e a duração da estadia. Após estudos prévios,[66,67] as recomendações da ATS incluíram a duração da permanência hospitalar como uma variável que influencia a etiologia. O início precoce (< 5 dias) e o início tardio (≥ 5 dias) das PNs são considerados como de diferentes etiologias. Estas recomendações de guia definem três grupos: (a) pacientes sem fatores de riscos não usuais, que apresentem uma pneumonia leve ou moderada com início em qualquer momento da hospitalização, ou uma grave pneumonia de início precoce; (b) pacientes com fatores de risco específicos que apresentem uma pneumonia leve a moderada ocorrendo a qualquer momento da hospitalização, e (c) pacientes com pneumonia grave, seja de início precoce com fatores de risco específicos, ou de início tardio.

A etiologia no primeiro grupo inclui os patógenos principais, como enterobactérias, *S. pneumoniae*, *H. influenzae* e *S. aureus* resistentes à meticilina. Quando a pneumonia ocorre nos primeiros dias após a internação, os últimos três agentes são os mais freqüentemente isolados.[66-68] No terceiro grupo ("pneumonia grave"), *P. aeruginosa, Acinetobacter* sp. e *S. aureus* resistentes à penicilina são acrescentados aos patógenos principais como agentes causadores potenciais. A presença de fatores de risco específicos pode alterar os patógenos prováveis. A *P. aeruginosa* deve ser suspeitada na presença de certos fatores de risco, incluindo o uso prévio de antibióticos de amplo espectro, doença pulmonar estrutural, tratamento com esteróides ou estada prolongada em unidade de terapia intensiva ($>$ 8 dias).[69] O *S. aureus* é mais freqüentemente isolado na presença de coma (especialmente após trauma cranioencefálico).[70] Em contraste, o *S. aureus* resistente à meticilina apresenta uma maior probabilidade de estar presente se já tiverem sido utilizados agentes antimicrobianos, em pacientes recebendo esteróides e quando a pneumonia se desenvolve mais de 6 dias após uma intubação.[71] Geralmente, pacientes idosos apresentam algum tipo de comorbidade e uma permanência hospitalar mais longa do que pacientes mais jovens. Em um estudo[10] sobre as diferenças nos fatores de risco para PN em pacientes idosos e jovens, a *Pseudomonas* sp. e o *S. aureus* foram mais prevalentes nos idosos.

Os tratamentos antimicrobianos podem ser administrados como uma monoterapia ou em combinação. A monoterapia está recomendada para pacientes com fatores de risco incomuns, e a escolha deve ser uma cefalosporina de segunda ou de terceira geração (cefotaxima ou ceftriaxona) ou uma combinação β-lactâmico/inibidor da β lactamase. Fatores de risco específicos devem ser levados em consideração quando se seleciona a terapia. Em pacientes com risco para *Pseudomonas* sp. a terapia em combinação é a abordagem mais freqüentemente recomendada.[72] Em pacientes idosos, deve ser tomado um cuidado especial quando se utilizam aminoglicosídeos. A redução da toxicidade pode ser conseguida utilizando uma dose única diária. Em uma metanálise em pacientes imunocompetentes, Hatala e colaboradores[73] demonstraram que um número mais baixo de efeitos adversos, sem perda de eficiência, foi observado quando uma dose única diária é utilizada. As dosagens padronizadas devem ser de 6 a 7 mg por kg de tobramicina ou gentamicina e 20 mg por kg para a amicacina. As fluoroquinolonas como a ciprofloxacina são excelentes alternativas para a PN em idosos. Além disso, pacientes idosos hospitalizados estão sob risco de surtos de legionelose ou aspergilose pulmonar invasiva, que é particularmente freqüente na presença de doença pulmonar obstrutiva crônica ou tratamento com esteróides.[29,74]

ESTRATÉGIAS PREVENTIVAS

O uso disseminado de medicações imunossupressivas, a presença de graves condições subjacentes, abuso do álcool e tabaco e a subutilização dos programas de vacinação tornaram a pneumonia particularmente difícil de ser prevenida. Talvez o uso de tabaco e de álcool seja o único fator sobre o qual a equipe médica possa ter algum controle. Juntamente com estas duas condições, a utilidade dos programas de vacinação na melhoria do sistema imunológico do hospedeiro pode diminuir o risco de pneumonia e exacerbação de condições subjacentes. A discussão sobre a prevenção de pneumonias adquiridas em hospitais está além dos objetivos deste capítulo.

Profilaxia da Influenza

A infecção pelo vírus da influenza em idosos produz um aumento significativo na mortalidade, seja por deterioração da doença subjacente[75] seja por um aumento do risco de uma pneumonia bacteriana secundária (especialmente por *S. pneu-*

moniae, S. aureus e *H. influenzae*).[76] De acordo com as recomendações do CDC,[75] todas as pessoas com mais de 65 anos com ou sem doenças subjacentes, bem como moradores em casas geriátricas, devem ser vacinados anualmente contra influenza. Em contraste, outros países, como no Reino Unido, pessoas idosas saudáveis (> 65 anos) residentes em seus lares não são vacinadas sistematicamente. Esta diferença na política se baseia em estudos prévios que concluíram que existe um menor nível de proteção em pacientes idosos em comparação com os mais jovens.[77] Esta observação foi ainda mais evidente nos moradores de casas geriátricas.[78] A despeito disso, Gross e colaboradores[79] demonstraram uma diminuição das mortes neste subgrupo de cerca de 59%. Mais recentemente, em um estudo incluindo idosos vacinados e não-vacinados (> 65 anos), Nichol e colaboradores[80] demonstraram um benefício significativo, mesmo em pessoas idosas de baixo risco. Neste estudo, a eficácia da vacinação no grupo de baixo risco na diminuição da hospitalização para todas as condições respiratórias foi de 49%, e de 55% para a diminuição das mortes por todas as causas.

Outra medida preventiva é o uso da terapia antiviral. Amantadina e rimantadina já se mostraram eficazes tanto como uma terapia preventiva em casas geriátricas quanto como agentes terapêuticos para diminuir a duração dos sintomas e a gravidade da influenza. Essas drogas são ativas somente contra a influenza do tipo A.[81] A disfunção renal pode predispor esta população a efeitos colaterais, e a dose deve ser diminuída em pacientes idosos.

Vacinação Pneumocócica

Como já foi observado anteriormente neste capítulo, o pneumococo é o agente etiológico mais importante da pneumonia no idoso. A vacina pneumocócica é composta dos 23 sorotipos mais prevalentes, que somam 90% das infecções documentadas. A efetividade da vacinação sistemática é um assunto de debates, devido à ausência de grandes pesquisas prospectivas em grandes populações. Em uma metanálise, Fine e colaboradores[82] registraram uma diminuição na incidência de pneumonia pneumocócica, e mesmo de bacteremia pneumocócica, mas nenhuma modificação na taxa de mortalidade. Além disso uma eficácia diminuída foi observada em pacientes com mais de 55 anos. Apesar de Shapiro e colaboradores[83] registrarem uma diminuição da eficácia com o aumento da idade e do tempo de vacinação, quando estudos retrospectivos caso-controle são revistos, a vacinação parece ser eficaz especialmente na prevenção de infecções da corrente sangüínea.[83,84] Um estudo oriundo da Suécia[85] comparando indivíduos idosos vacinados e não-vacinados não encontrou diferenças significativas na incidência de pneumonia e na taxa de hospitalização. A despeito desta controvérsia, o CDC[86] recomenda a vacinação sistemática da população idosa, bem como de todos os moradores de casas geriátricas, com uma periodicidade de 5 anos.

REFERÊNCIAS BIBLIOGRÁFICAS

1. Granton JT, Grossman RE Community-acquired pneumonia in the elderly patient. *Clin Chest Med* 1993;14:537-553.
2. Rello J, Rodriguez R, Jubert P, et al. Severe community-acquired pneumonia in the elderly: epidemiology and prognosis. *Clin Infect Dis* 1996;23:723-728.
3. Rello J, Jubert P, Valles J, et al. Evaluation of outcome for intubated patients with pneumonia due to *Pseudomonas aeruginosa. Clin Infect Dis* 1996;23;973-978.
4. Mufson MA, Oley G, Hughey D. Pneumococcal disease in a medium-sized community in the, United States. *JAMA* 1982;248:1486-1489.
5. Marrie, TJ. Epidemiology of community-acquired pneumonia in the elderly. *Semin Respir Infect* 1990;5:260-268.
6. Marrie TJ, Haldane EV, Faulkner ES, et al. Community-acquired pneumonia requiring hospitalization. Is it different in the elderly? *J Am Geriatr Soc* 1985;33:671-680.
7. Koivula I, Sten M, Makela PH. Risk factors, for pneumonia in the elderly. *Am J Med* 1994;96:313-320.
8. Smith PH. Nosocomial infections in the elderly. *Infect Dis Clin North Am* 1988;3:763-777.
9. Gross PA, Rapuano C, Adrignolo A, Shaw B. Nosocomial infections: decade-specific risk. *Infect Control* 1983;4:145-147.
10. Hanson LC, Weber DH, Rutala WA. Risk factors for nosocomial pneumonia in the elderly. *Am J Med* 1992;92:161-166.
11. Celis R, Torres A, Gatell JM, et al. Nosocomial pneumonia: a multivariate analysis of risk and prognosis. *Chest* 1988;93:318-324.
12. Pennington JE. Respiratory tract infections: intrinsic risk factors. *Am J Med* 1984;76:34-40.
13. Gross PA, Neu HC, Aswapokee P, et al. Deaths from nosocomial infections: experience in a university hospital and a community hospital. *Am J Med* 1980;68:219-223.
14. Berman P, Hogan D, Fox R. The atypical presentation of infection in old age. *Age Aging* 1987;16:201-207.
15. Houston MS, Silverstein MD, Suman VJ. Risk factors for 30-day mortality in elderly patients with lower respiratory tract infection. *Arch Intern Med* 1997;157:2190-2195.
16. Zweig S, Lawhorne L, Post R. Factors predicting mortality in rural elderly hospitalized for pneumonia. *J Fam Pract* 1990;30:153-159.
17. Fine MJ, Singer DE, Hanusa BH, et al. Validation of a pneumonia prognostic index using the MedisGroups Comparative Hospital Database. *Am J Med* 1993;94:153-159.
18. Starczewski AR, Allen SC, Vargas E, Lye E. Clinical prognostic indices of fatality in elderly patients admitted to hospital with acute pneumonia. *Age Aging* 1988;17:181-186.
19. Daley J, Jencks S, Draper D, et al. Predicting hospital-associated mortality for Medicare, patients. *JAMA* 1988;260:3617-3624.
20. Riquelme R, Torres A, El-Ebiary M, et al. Community-acquired pneumonia in the elderly. A multivariate analysis of risk and prognostic factors. *Am J Respir Crit Care Med* 1996;154:1450-1455.
21. Venkatesan P Gladman J, Macfarlane JT, et al. A hospital study of community-acquired pneumonia in the elderly. *Thorax* 1990;45:254-258.
22. Bracanti FL, Chow JW, Wagener MM, et al. Is pneumonia really the old man's friend? Two-year prognosis after community-acquired pneumonia. *Lancet* 1993;342:30-33.
23. Mehr DR, Foxman B, Colombo R Risk factors for mortality from lower respiratory infections in nursing home patients. *J Fam Pract* 1992;34;585-591.
24. Meehan TP, Fine MJ, Krumholz HM, et al. Quality of care, process, and outcome in elderly patients with pneumonia. *JAMA* 1997;278:2080-2084.
25. Fine MJ, Pneumonia in the elderly: the hospital admission and discharge decisions. *Semin Respir Infect* 1990;5;303-313.
26. Niederman MS, Fein AM. Pneumonia in the elderly. *Geriatr Clin North Am* 1986;2:241-267.
27. Ebright J, Rytel M. Bacterial pneumonia in the elderly. *J Am Geriatr Soc* 1980;28:220-223.
28. Verghese A, Berk SL. Bacterial pneumonia in the elderly. *Medicine* 1983;62:271-285.
29. Rello J, Esandi ME, Mariscal D, et al. Invasive pulmonary aspergillosis in chronic obstructive pulmonary disease patients: report of eight cases and review. *Clin Infect Dis* 1998;26:1473-1475.
30. Nakagawa T, Sekizawa K, Arai H, et al. High incidence of pneumonia in elderly patients with basal ganglia infarction. *Arch Intern Med* 1997;157:321-324.
31. Harkness GA, Bentley DW, Roghman KJ. Risk factors for nosocomial pneumonia in the elderly. *Am J Med* 1990;89:457-463.
32. Chandra RK. Nutritional regulation of immunity and risk of infection in old age. *Immunology* 1989;64:141-147.
33. Hoffman N. Diet in the elderly: needs and risk. *Med Clin North Am* 1993;77:745-755.
34. La Croix AZ, Lipson S, Miles TP. Prospective study of pneumonia hospitalizations and mortality of U.S. older people: the role of

chronic conditions, health behaviors, and nutritional status. *Pub Health Rep* 1989;104:350-360.

35. Riquelme R, Torres A, El-Ebiary M, et al. Community-acquired pneumonia in the elderly: clinical and nutritional aspects. *Am J Respir Crit Care Med* 1997;156:1908-1914.
36. Gleckman R, Hibert D. Afebrile bacteremia: a phenomenon in geriatric patients. *JAMA* 1982;248:1478-148 1.
37. Elad Y, Nelson PJ, Meier DE. Jumping to the wrong conclusion. *N Engl J Med* 1998;339:1382-1387.
38. Alvarez S, Shell C, Berk SL. Pulmonary tuberculosis in elderly men. *Am J Med* 1987;82:602-606.
39. Chan CH, Woo J, Or KK, et al. The effect of age on the presentation of patients with tuberculosis. *Tuber Lung Dis* 1995;76:290-294.
40. Liaw YS, Yang PC, Yu CJ. Clinical spectrum of tuberculosis in older patients. *J Am Geriatr Soc* 1995;43:256-260.
41. King D, Davies PDO. Disseminated tuberculosis in the elderly: still a diagnosis overlooked. *J R Soc Med* 1992;85:48-50.
42. Stead WW, To T. The significance of the tuberculin skin test in elderly persons. *Ann Intern Med* 1987;107:837-842.
43. Heckerling PS. The need for chest roentgenograms in adults with acute respiratory illness: clinical predictors. *Arch Intern Med* 1986;146:1321-1324.
44. Harper C, Newton P. Clinical aspects of pneumonia in the elderly veteran. *J Am Geriatr Soc* 1989;37:867-872.
45. Niederman MS. Nosocomial pneumonia in the elderly patient: chronic care facility and hospital considerations. *Clin Chest Med* 1993;14:479-490.
46. Metlay JP, Schulz R, Li YH, et al. Influence, of age on symptoms at presentation in patients with community-acquired pneumonia. *Arch Intern Med* 1997;157:1453-1459.
47. MacPherson RK, Ofner E The febrile, response in the aged. *Med J Aust* 1971;1:1386-1390.
48. Kauffman C, Jones P, Kluger M. Fever and malnutrition endogenous pyrogen/interleukin 1 in malnourished patients. *Am J Clin Nutr* 1986;44:449-452.
49. Esposito AL. Community-acquired bacteremic pneumococcal pneumonia: effect of age in manifestations and outcome. *Arch Intern Med* 1984;144:945-948.
50. Korzeniewska-Kosela M, Krysl J, Muller N, et al. Tuberculosis in young adults and the elderly. *Chest* 1994;106:28-32.
51. Niederman MS, Bass JB, Campbell GD, et al. Guidelines for the initial management of adults with community-acquired pneumonia. Diagnosis, assessment of severity, and initial antimicrobial therapy. *Am Rev Respir Dis* 1993;148:1418-1426.
52. Fang GD, Fine M, Orloff J, et al. New and emerging etiologies for community-acquired pneumonia with implications for therapy. A prospective multicentric study of 359 cases. *Medícine* 1990;69:307-316.
53. Garb JL, Brown RB, Garb JR, Tuthill RW. Differences in etiology of pneumonias in nursing home and community patients. *JAMA* 1978;240:2169-2172.
54. Rello, J. Therapy for severe Community-acquired pneumonia. *Clin Infect Dis* 1997;25:160-169.
55. Niederman MS. Communit-acquired pneumonia: a North American perspective. *Chest* 1998;113:179S-182S.
56. Muder RR, Brennen C, Wagener MM, Goetz AM. Bacteremia in a long-term care, facility: a five-year prospective study of 163 consecutive episodes. *Clin Infect Dis* 1992;14:647-654.
57. Marrie TJ, Durant H, Yates L. Community-acquired pneumonia requiring hospitalization: 5-year prospective study. *Rev Infect Dis* 1989;11:586-599.
58. Horner J, Alberts MJ, Dawson DV, Cook GM. Swallowing in Alzheimer's disease. *Alzheimer Dis Assoc Disord* 1994;8:177-189.
59. Walpole MA, McCormick WC. Provider practice patterns in nursing home-acquired pneumonia. *J Am Geriatr Soc* 1998;46(2):187-192.
60. Tresch DD, Neahring JM, Duthie EH, et al. Outcomes of cardiopulmonary resuscitation in nursing homes: can we predict who will benefit? *Am J Med* 1993;95:123-130.
61. Mandell LA, Niederman M. Antimicrobial treatment of community-acquired pneumonia in adults: a conference report. The Canadian Community-Acquired Pneumonia Consensus Conference Group. *Can J Infect Dis* 1993;4(1):25-28.
62. Wiseman LR, Balfour JA. Ciprofloxacin, A review of its pharmacological profile and therapeutic use in the elderly. *Drugs Aging* 1994;4(2):145-173.
63. Fraser KL, Grossinan RF. What new antibiotics to offer in the outpatient setting. *Semin Respir Infect* 1998;13(1):24-35.
64. American Thoracic Society. Treatment of tuberculosis and tuberculosis infections in adults and children. *Am J Respir Crit Care Med* 1994;149:1359-1373.
65. American Thoracic Society. Hospital-acquired pneumonia in adults: diagnosis, assessment of severity, initial. antimicrobial therapy, and preventive strategies. A consensus statement. *Am J Respir Crit Care Med* 1995;153:1711-1725.
66. Scleupner CJ, Cob DK. A study of the etiologies and treatment of nosocomial pneumonia in a community-based teaching hospital. *Infect Control Hosp Epidemiol* 1992;13:515-525.
67. Prodhom GP, Leuenberger P, Koerfer J, et al. Nosocomial pneumonia in mechanically ventilated patients receiving antacid, ranitidine or sulfalcrate as prophylaxis for stress ulcer: a randomized study. *Ann Inter Med* 1994;120:653-662.
68. Rello J, Ricart M, Ausina V, et al. Pneumonia due to *Haemophilus influenzae* among mechanically ventilated patients. incidence, outcome and risk factors. *Chest* 1992;102:1562-1565.
69. Rello J, Ausina V, Ricart M, et al. Risk factors for infection by *Pseudomonas aeruginosa* in patients with ventilator-associated pneumonia. *Intensive Care Med* 1994;20:193-198.
70. Rello J, Ausina V, Ricart M, et al. Nosocomial pneumonia in critically comatose patients: need for a differential therapeutic approach. *Eur Respir J* 1992;5:1249-1253.
71. Rello J, Torres A, Ricart M, et al. Ventilator-associated pneumonia by *Staphylococcus aureus:* comparison of methicillin-resistant and methicillin-sensitive episodes. *Am J Respir Crit Care Med* 1994;150:1545-1549.
72. Hilf M, Yu CJ. VL, Sharp J, et al. Antibiotic therapy for *Pseudomonas aeruginosa* bacteremia: outcome correlations; in a prospective study of 200 patients. *Am J Med* 1989;87:540-546.
73. Hatala R, Dinh T, Cook DJ. Once-daily aminoglycoside dosing in immunocompetent adults: a meta analysis. *Ann Intern Med* 1996;124:717-725.
74. Carratala J, Gudiol F, Pallares R, et al. Risk factors for nosocomial *Legionella pneumophila* pneumonia. *Am J Respir Crit Care Med* 1994;149:625-629.
75. Centers for Disease Control and Prevention. Prevention and control of influenza: recommendations of the Advisory Committee on Immunization Practices (ACIP). *MMWR Morb Mortal Wkly Rep* 1995;44:1-22.
76. Lui KJ, Kendal AP. Impact of influenza epidemics on mortality in the United States from October 1972 to May 1985. *Am J Public Health* 1987;77:712-716.
77. Pachucki CT, Lentino JR, Jackson GG. Attitudes and behavior of health care personnel regarding the use and efficacy of influenza vaccine. *J Infect Dis* 1985;151:1170-117 1.
78. Arden NH, Patriarca PA, Kendal AP. Experiences in the use and efficacy of inactivated influenza vaccine in nursing homes. In: Kendal AP Patriarca PA, eds. *Options for the control of influenza.* New York: Alan R. Liss Inc., 1986:155-168.
79. Gross PA, Quinnan GV, Rodenstein M, et al. Association of influenza immunization with reduction in mortality in a elderly population: a prospective study. *Arch Inter Med* 1988;148:562-565.
80. Nichol KL, Wuorema J, von Sternberg T. Benefits of influenza vaccination for low, intermediate and high risk senior citizens. *Arch Intern Med* 1998;158(16):1769-1976.
81. Arunah, Niederman M. Strategies for prevention of community-acquerid pneumonia. *Semin Respir Infect* 1998;13(1):68-78.
82. Fine MJ, Smith MA, Carson CA, et al. Efficacy of pneumococcal vaccination in adults: a meta-analysis of randomized controlled trials. *Arch Intern Med* 1994;154:2666-2677.
83. Shapiro ED, Berg AT, Austrian R, et al. The protective efficacy of polyvalent pneumococcal polysaccharide vaccine. *N Engl J Med* 1991;325:1453-1460.
84. Farr BM, Johnston BL, Cobb DK, et al. Preventing pneumococcal bacteremia in patients at risk: results of a matched case-control study. *Arch Intern Med* 1995;155:2336-2340.
85. Ortqvist A, Hedlund J, Burman LA, et al. Randomised trial of 23-valent pneumococcal capsular polysaccharide vaccine, in prevention of pneumonia in middle-aged and elderly people. *Lancet* 1998;351:399-403.
86. Centers for Disease Control and Prevention. Prevention of pneumococcal disease: recommendations of the Advisory Committee on Immunization Practices (ACIP). *MMWR Morb Mortal Wkly Rep* 1997;46:1-24.

CAPÍTULO 21

Fibrose Cística

James R. Yankaskas

A fibrose cística (FC) é a doença genética letal mais comum e leva a uma infecção brônquica crônica, bronquiectasia e morte por insuficiência respiratória. A doença foi inicialmente descrita como uma entidade clínica distinta por Andersen, em 1938,[1] e foi denominada como "fibrose cística do pâncreas". Farber sugeriu que a FC seria uma doença causada por uma depuração anormal do muco das glândulas exócrinas[2] e introduziu o termo "mucoviscidose". A infecção crônica dos pulmões foi reconhecida no início como um grande fator predisponente, e os antibióticos foram utilizados pela primeira vez para o tratamento da FC, em 1940. Ao mesmo tempo, um padrão de herança autossômica recessiva para a FC foi sugerido por Andersen e Hodges.[3] Nos anos 1950, di Sant' Agnese e colaboradores investigaram uma depleção de sal em crianças com FC durante o tempo quente do verão e concluíram que uma excessiva perda de sal ocorria através do suor.[4] Subseqüentemente, eles documentaram que os níveis de sódio e de cloro no suor estão elevados em mais de 98% das pessoas com FC, levando ao desenvolvimento do teste de iontoforese do suor pelo método da pilocarpina,[5] como o teste diagnóstico padrão para a FC.

As descrições do transporte anormal do sódio e cloro pelo epitélio respiratório na FC[6] e a impermeabilidade ao cloro das glândulas sudoríparas na FC[7] focalizaram a atenção sobre um movimento anormal de eletrólitos e água através do epitélio como uma base molecular para a doença. No meio da década de 1980, o gene da FC foi localizado no braço longo do cromossoma 7 por análises da ligação e restrição do polimorfismo do comprimento do fragmento.[8,9] Logo depois o gene regulador da condutância transmembrana na FC (RTFC) foi isolado, clonado e seqüenciado,[10] e a principal mutação deste gene foi caracterizada.[11]

A incidência de FC na população branca é de 1 em 3.300 nascimentos vivos, com uma taxa de portadores genéticos de 1 em 29. Outros grupos étnicos apresentam baixas taxas de portadores , com a incidência de nascimentos em hispânicos de 1 em 9.500; indígenas americanos, 1 em 11.200; afro-americanos, 1 em 15.300 e asiáticos, 1 em 32.100 nascidos vivos. Até a década de 1950, a sobrevivência das crianças era rara, mas melhores tratamentos para a insuficiência pancreática, infecções pulmonares e outras complicações aumentaram a sobrevivência média para 31,3 anos em 1997. Cerca de 21.000 pacientes com FC foram identificados nos Estados Unidos.[12] Os adultos ($\geq$ 18 anos de idade) atualmente contabilizam mais de 36% dos pacientes com FC, e já foi registrado caso de sobrevivência até os 73 anos de idade.

J. R. Yankaskas: Department of Medicine, Cystic Fibrosis/Pulmonary Research and Treatment Center. The University of North Carolina at Chapel Hill School of Medicine, Chapel Hill, North Carolina 27599-7248.

Este capítulo descreve a fisiopatologia, características clínicas e o tratamento da FC, focalizando as complicações infecciosas e o tratamento das doenças das vias aéreas. Diretrizes para o diagnóstico e terapia são descritas. Deve ser enfatizado que os resultados clínicos são altamente variáveis, e que as decisões de tratamento devem se basear na apresentação e nas respostas do paciente.

PATOGÊNESE

O gene RTFC mede 250 kB de DNA no cromossoma 7,[13] contém 27 éxons e codifica uma proteína associada à membrana que possui doze domínios transmembrana, duas dobras de ligação com o nucleotídeo citoplasmático, e inúmeros sítios de fosforilação em um domínio regulatório citoplasmático. A estrutura da proteína do RTFC se assemelha a outras proteínas de membrana que atuam como bombas moleculares (p. ex., transportadores de trifosfato de adenosina).[10] A mutação mais comum (ΔF508) é uma supressão de três pares de base que elimina a posição 508 da fenilalanina.[11] Esta supressão foi detectada em 66% de 20.000 cromossomas da FC em todo o mundo,[13,14] mas sua prevalência varia entre as diferentes populações. Mais de 850 outras mutações do gene FC foram registradas, todas com freqüências relativamente baixas.[15]

As mutações do RTFC foram separadas em cinco classes (Tabela 21-1).[13] As mutações da Classe I evitam a produção de proteínas. A mutação da Classe II (incluindo ΔF508) produz proteínas que falham em transportar para a membrana celular apical. As mutações da Classe III produzem proteínas que transportam apropriadamente, mas apresentam defeitos de regulação dos canais de Cl^-. As mutações da Classe IV produzem proteínas que transportam apropriadamente, mas possuem uma condutância defeituosa do Cl^-. Algumas mutações no sítio de junção do éxon, as mutações da Classe V, permitem a transcrição de alguns RNAs mensageiros RTFC normais (RNAm), conferindo um fenótipo clínico menos grave.[16] Todas as classes de mutação alteram a permeabilidade ao Cl^- e a regulação do transporte de íons nas células epiteliais afetadas.

TABELA 21-1. *Classes de mutação e manifestações do gene regulador da condutância transmembrana da fibrose cística (RTFC)*

Classe	*Problema*	*Exemplos*	*Características*
I	Translação do RNA mensageiro	W1282X	Muitas mutações sem sentido, mudanças de função e emendas de junção
II	Transporte de proteínas	ΔF508	Mutação mais comum
III	Regulação do canal de Cl^-	G551D	Função parcial e doença leve
IV	Condutância do canal de Cl^-	R117H	Função parcial e doença leve, suficiência pancreática
V	Emendas do éxon	3849 + 10 KB C-to-T	Alguns RTFC emendados normalmente; Cl^- pancreático e do suor normais

Nota: as mutações do RTFC são divididas em classes com base no mecanismo de disfunção protéica.

Alguma correlação entre o genótipo e o fenótipo foi registrada, mais notavelmente associando uma insuficiência exócrina do pâncreas a uma progressão lenta de doença pulmonar. Por exemplo, indivíduos homozigotos para a mutação ΔF508 quase sempre apresentam uma insuficiência pancreática e um grave fenótipo pulmonar.[17] Em contraste, mutações "leves" foram identificadas e associadas a uma com uma suficiência exócrina do pâncreas, concentrações normais de cloro no suor, ou ambas.[18] As manifestações clínicas da FC em cada indivíduo são indubitavelmente influenciadas por um fundo genético (isto é, genes modificados), bem como por fatores ambientais pós-natais.

A proteína RTFC é um peptídeo com 1.480 aminoácidos de cadeia simples que é *N*-glicosilado e migra como uma glicoproteína de 180 kD.[13,19] Os transcritos do RNAm da RTFC são primariamente expressos nas células epiteliais dos órgãos afetados pela doença (pâncreas, pulmões, glândulas sudoríparas e trato reprodutivo).[10,19] Nas vias aéreas, o RNAm da RTFC pode ser mais abundante nos ductos das glândulas do que no epitélio superficial.[20] A imunolocalização e os estudos fisiológicos indicam uma localização na membrana apical para o RTFC, na maioria dos epitélios, mas a expressão no retículo endoplasmático e outras organelas pode ocorrer.[21-23]

O RTFC atua como um canal de Cl^-,[24,25] um regulador do Na^+ e outros canais de Cl^- da membrana plasmática,[26,27] e pode regular eventos exo e endocitóticos (Tabela 21-2).[22] A condutância do RTFC para o cloro é regulada através de uma cinase dependente do monofosfato de adenosina cíclico (AMPc), cinase-C e, talvez, através de vias para a tirosino cinase.[28,29] Em vias aéreas humanas, as mutações do RTFC eliminam a regulação da permeabilidade do Cl^- e aumentam o transporte de Na^+ no epitélio superficial que cobre as superfícies nasal e brônquica. Os bronquíolos não contêm glândulas, sendo o primeiro sítio de obstrução do fluxo de ar na doença pulmonar pela FC, sendo provável que este epitélio seja a localização mais importante da disfunção fisiopatológica. Uma premissa central da pesquisa da FC foi que as anormalidades do transporte do Na^+ e do Cl^- leva a uma depleção de sal e água da superfície das vias aéreas. Estudos microscópicos confocais de culturas bem diferenciadas que exibem um transporte rotacional do muco revelaram que as camadas de muco e de líquido periciliar são ambas transportadas, impondo uma necessidade de absorção de volume pelo epitélio das vias aéreas.[30] Estudos adicionais com este sistema revelaram que uma hiperabsorção de volume é uma característica do epitélio das vias aéreas na FC e abole o transporte de muco, tanto por depleção da camada de líquido periciliar quanto pela concentração de mucinas na camada mucosa.[31] A depleção do líquido periciliar quanto ao prognóstico provavelmente danifica a depuração das vias aéreas realizada ao nível ciliar e pelo mecanismo da tosse, o que causa uma obstrução ao fluxo aéreo e permite a infecção bacteriana.

TABELA 21-2. *Funções do regulador da condutância transmembrana da fibrose cística*

Conhecidas	*Possíveis*
Canal de Cl^-	Acidificação endossomal
Regulador de condutância	Regulação da endocitose e exocitose
Canais epiteliais de Na^+	Bomba molecular
Canais externos de retificação do Cl^-	

Uma segunda hipótese, focalizada na concentração de sal na superfície líquida das vias aéreas (SLA), foi proposta.[32] Esta hipótese postula que as concentrações de NaCl são baixas (< 50 mmol por L) em indivíduos com uma SLA saudável e de > 100 mmol por L nos casos de FC. Os efeitos antimicrobianos das defensinas, peptídeos que são produzidos pelo epitélio das vias aéreas, são inibidos pelas altas concentrações de sal.[33] Entretanto, as concentrações de defensinas na SLA são muito mais baixas dos que as de lactoferrina, lisosima e outras moléculas antimicrobianas insensíveis ao sal.[34] Além disso, ainda não foi identificado um mecanismo fisiológico que possa diminuir a concentração de NaCl na SLA bronquiolar.

A RTFC pode ser expressa em altos níveis em certas regiões das glândulas submucosas das vias aéreas proximais (GSM), particularmente em células serosas do ácino das GSM e em um tipo celular menor no epitélio do ducto das GSM.[35] Os ductos das GSM podem modificar a secreção das glândulas por diminuir as concentrações de NaCl nas glândulas nasais tanto em indivíduos sadios quanto na presença de FC.[36] Estudos similares das glândulas das vias aéreas inferiores são necessários para avaliar o papel da disfunção das GSM na patogênese da doença das vias aéreas causada pela FC.

Mucinas purificadas de pacientes com FC e de indivíduos controle apresentam poucas diferenças. O conteúdo de fucose está elevado, e o conteúdo de ácido siálico está diminuído nas glicoproteínas gastrintestinais de pacientes com FC, mas estas alterações somente são observadas nas mucinas das vias aéreas de pacientes com FC depois que uma infecção estiver estabelecida.[37] A sialilação da transferrina e da asialo-GM1 por células imortalizadas do epitélio respiratório na FC encontra-se reduzida, possivelmente por causa de uma acidificação anormal das organelas intracelulares secundária a uma condutância diminuída ao Cl^-.[23] Existem evidências de que as glicoproteínas mucosas na FC possuem uma glicosilação e sulfatação elevadas.[38-40] Glicoproteínas altamente sulfatadas podem apresentar propriedades físicas alteradas que podem dificultar a depuração pelo muco. Apesar de a estrutura anormal das mucinas das vias aéreas ser uma hipótese patogênica atraente, são necessárias mais evidências para ligar a disfunção do RTFC a uma biossíntese anormal das glicoproteínas.

A imunologia pulmonar na FC tem sido extensivamente investigada, e há poucos motivos para se acreditar que exista uma deficiência primária. Os indivíduos com FC geralmente possuem baixos níveis de imunoglobulina G (IgG) sérica na primeira década de vida, mas esses níveis aumentam dramaticamente quando uma infecção crônica se estabelece.[41] Os níveis secretórios de anticorpos parecem estar normais ou aumentados.[42] As respostas específicas de anticorpos para organismos infectantes específicos no trato respiratório são enérgicas.[43] Os números de linfócitos B e plasmócitos que se diferenciam em células secretantes de imunoglobulina não estão deprimidos.[44] Os números de linfócitos T são adequados, e eles se proliferam normalmente em resposta a mitógenos não-específicos.[45] Os leucócitos polimorfonucleares e macrófagos são abundantes nas vias aéreas na FC, e ambos os tipos de célula funcionam normalmente *in vitro*.[46]

Uma depuração prejudicada do muco das vias aéreas provavelmente é o primeiro fator fisiopatológico para a infecção crônica e a inflamação na FC. Placas e tampões mucosos aderentes podem formar um biofilme que ajudam o crescimento crônico de bactérias.[47] A infecção crônica das vias aéreas na FC é especial em relação à sua localização endobrônquica e aos organismos usuais, particularmente o *Staphylococcus aureus* e a *Pseudomonas aeruginosa*. Uma vez estabelecida, a infecção dos pulmões raramente é erradicada, mas ela quase nunca se estende além das vias aéreas. Assim, as vias aéreas locais, em vez das defesas gerais do hospedeiro, devem estar danificadas.

MANIFESTAÇÕES CLÍNICAS

Diagnóstico

O critério diagnóstico padrão para a FC é uma doença pulmonar característica com obstrução e infecção das vias aéreas com patógenos bacterianos típicos; insuficiência exócrina do pâncreas (> 85% dos pacientes com FC); e quantidades elevadas de cloro no suor (> 98% dos pacientes). O diagnóstico deve ser sugerido por uma história familiar de FC ou pela presença de um íleo meconial na ocasião do nascimento (17% dos casos). Dos pacientes registrados no Cystic Fibrosis Foundation Patient Registry,[12] 51% apresentaram-se com sintomas respiratórios agudos ou crônicos, 42% com uma deficiência de crescimento ou desnutrição, 35% com esteatorréia e 19% com um íleo meconial ou obstrução intestinal. Uma maior compreensão da patogênese molecular e fisiológica da FC levou a critérios diagnósticos adicionais. Um teste mutacional do RTFC para 6 a 70 mutações comuns é comercialmente disponível e pode detectar mutações em aproximadamente 95% dos casos de FC. Uma função anormal do RTFC no epitélio das vias aéreas pode ser avaliada por medidas *in vivo* da diferença de potencial elétrico nasal e sua resposta a moduladores selecionados de transporte de íons.[48] Os critérios diagnósticos atuais foram resumidos por um comitê de consenso da Cystic Fibrosis Foundation.[49]

Trato Respiratório Superior

Virtualmente todos os pacientes com FC apresentam opacificações radiológicas dos seios paranasais[50] e sintomas intermitentes de aumento das secreções das vias aéreas superiores e uma obstrução moderada do fluxo de ar.[51] Pólipos nasais ocorrem em 15 a 20% dos pacientes e são mais comuns no final da primeira década e durante a segunda década de vida.[52] As manifestações incluem uma obstrução grave ou completa do fluxo de ar, rinorréia e ocasionalmente uma dilatação da ponte do nariz. A despeito da presença de anormalidades radiológicas, os sintomas agudos ou crônicos de sinusite ocorrem em < de 10% das crianças[53] e em ~24% dos adultos.[54,55]

Trato Respiratório Inferior

A doença pulmonar tipicamente se inicia com tosse e bronquite recorrente durante a infância. Os sintomas tendem a progredir lentamente, mas se acentuam durante exacerbações da infecção e inflamação das vias aéreas. A função pulmonar, particularmente FEV_1, se deteriora em proporção com a gravidade da doença das vias aéreas. A produção de escarro, inicialmente intermitente, progride diariamente com volumes aumentados durante as exacerbações respiratórias. Com o aumento da severidade da doença pulmonar, as exacerbações tendem a ocorrer mais freqüentemente e apresentar uma menor resposta à terapia. O dano respiratório eventualmente limita a capacidade para o exercício, e uma insuficiência respiratória hipoxêmica e hipercapnéica pode se desenvolver tardiamente no curso da doença. O curso clínico é errático, e a duração de vida dos indivíduos afetados varia desde menos de 1 ano até mais de 70 anos de vida. O prognóstico depende das mutações do RTFC, micróbios respiratórios e fatores genéticos e ambientais desconhecidos. A maioria dos pacientes e médicos acredita que uma terapia vigorosa pode afetar de modo favorável o curso da doença pulmonar da FC.

Trato Gastrintestinal

O íleo meconial ocorre em aproximadamente 17% dos recém-nascidos com FC e é quase sempre diagnóstico para FC.[56] Um enema com bário geralmente demonstra um pequeno cólon e pode ser identificado um sítio de obstrução ileal. Ocasionalmente, a obstrução ocorre no cólon e causa um atraso na liberação das fezes (síndrome do *plug* de mecônio), o que é menos específico para a FC.[57] Após o período pós-natal, a obstrução intestinal pode ser causada por uma síndrome de obstrução intestinal distal, que ocorre em ~20% dos pacientes.[56,58,59] Assim como no íleo meconial, a obstrução geralmente ocorre no íleo terminal e está associada a conteúdos copiosos de alimentos incompletamente digeridos. A dor abdominal também pode ser causada por intussuscepção, adesões intestinais causadas por cirurgias abdominais prévias ou uma apendicite crônica que tenha sido parcialmente suprimida por terapia antibiótica. O prolapso retal ocorre em quase 20% das crianças, mas é um evento infreqüente em adultos com FC.[60]

Pâncreas

Uma insuficiência exócrina do pâncreas está presente na ocasião do nascimento na grande maioria dos pacientes com FC.[61] A deficiência das enzimas resulta em má digestão das gorduras e proteínas, produzindo esteatorréia. A má-absorção não corrigida resulta em uma incapacidade de ganhar peso e finalmente em uma falha no crescimento linear. A deficiência na absorção de vitaminas lipossolúveis (A, D, E e K) ocasionalmente produz sintomas de deficiência vitamínica, mas esta pode ser evitada com uma suplementação adequada. Os sintomas de panceratite são encontrados em menos de 1% dos adolescentes e adultos com uma FC identificada, e estão limitados aos pacientes que mantêm alguma função exócrina do pâncreas.[62] Entretanto, a pancreatite recorrente está associada a mutações no RTFC e pode ser o sintoma de apresentação em adultos com FC.[63,64] Uma insuficiência exócrina do pâncreas e desnutrição são tratados com suplementação oral com enzimas pancreáticas e com suplementos dietéticos.

Sistema Hepatobiliar

A cirrose biliar focal é característica da FC, mas produz sintomas em < de 5% dos pacientes e causa morte em aproximadamente 2%.[65,66] As anormalidades hepáticas podem se apresentar como hepatosplenomegalia ou como uma elevação persistente das enzimas hepáticas (particularmente a fosfatase alcalina). Raramente, pacientes apresentam varizes esofágicas e hemorragias causadas por uma hipertensão porta. Um fígado gorduroso é mais comum e pode melhorar com uma nutrição adequada. A doença da vesícula biliar é comum em adultos com FC. Vesículas biliares disfuncionais[67] ou cálculos biliares[68] ocorrem em 10 a 30% dos pacientes. A estenose do ducto biliar comum secundária à FC é rara.[69]

Trato Reprodutivo

Mais de 98% dos pacientes do sexo masculino com FC apresentam azoospermia devido à obstrução do canal deferente.[70] A análise do sêmen pode ser necessária para identificar os cerca de 1 a 2% dos pacientes com FC que são férteis. O volume do ejaculado geralmente é entre um terço à metade do normal. Em geral, se observa uma ausência completa dos espermatozóides além de diversas anormalidades químicas do sêmen que refletem a ausência de secreções pelas vesículas seminais.[71] Algumas mulheres com FC podem não ovular devido à doença pulmonar crônica e à desnutrição. O muco do óstio cervical está desidratado, apresenta concentrações anormais de eletrólitos e pode representar um obstáculo para a concepção por impedir a migração normal do espermatozóide.[72] Porém, mais de 600 gestações em mulheres com FC foram registradas. Um estudo longitudinal com 325 gestantes com FC demonstrou 258 nascimentos vivos (79%) e 67 abortos terapêuticos.[73] Em comparação com 1.142 controles separados por idade e gravidade, a gestação em mulheres com FC não apresenta um efeito negativo sobre o estado pulmonar ou na mortalidade durante o curso de 2 anos. Entretanto, é essencial que as mulheres com FC considerem sua própria saúde e tempo de vida no contexto do planejamento familiar.

Glândulas Sudoríparas

O cloro encontrado no suor está elevado na maioria dos pacientes com FC devido a uma reabsorção anormal do NaCl nos ductos sudoríparos.[49] Uma perda excessiva de sal predispõe a criança mais nova a episódios de depleção, especialmente quando uma quantidade adicional de sal é perdida por causa de vômitos ou diarréia. Essas crianças se apresentam com letargia, anorexia e alcalose hipoclorêmica, uma apresentação que é mais comum em zonas quentes e áridas. Esta alcalose hipoclorêmica é rara em crianças mais velhas e em adultos.[74]

DOENÇA PULMONAR E INFECÇÃO

Recém-nascidos com FC parecem apresentar uma função pulmonar normal, mas muitos bebês com FC demonstram evidências de uma resistência aumentada das vias aéreas e um aprisionamento gasoso.[75] A maioria dos pacientes apresenta um início de tosse e infecções crônicas do trato respiratório durante a infância. Os testes de função pulmonar demonstram

TABELA 21-3. *Bactérias respiratórias características na fibrose cística*

	Porcentagem de pacientes com fibrose cística infectados			
	Idade (anos)			
Organismo	***2-5***	***18-24***	***35-44***	***Observaçõess***
Staphylococcus aureus	38,4	39,5	26,8	~3% de *S. aureus* resistentes à oxacilina
Haemophilus influenzae	24,0	9,7	5,3	
Pseudomonas aeruginosa	32,3	79,2	80,0	Variantes mucosas comuns
Burkholderia cepacia	0,6	6,5	5,6	Possível transmissão entre pacientes
Stenotrophomonas maltophilia	3,1	4,6	7,3	
Alcaligenes xylosoxidans	0,6	2,9	4,3	
Aspergillus sp.	1,3	10,8	14,8	1 a 2% com aspergilose pulmonar alérgica
Micobactérias não-tuberculosas	0,1	1,2	3,3	

Dados de FitzSimmons SC. Cystic Fibrosis Foundation patient registry. *1997 annual data report.* Bethesda, MD: Cystic Fibrosis Foundation, 1998, com permissão.

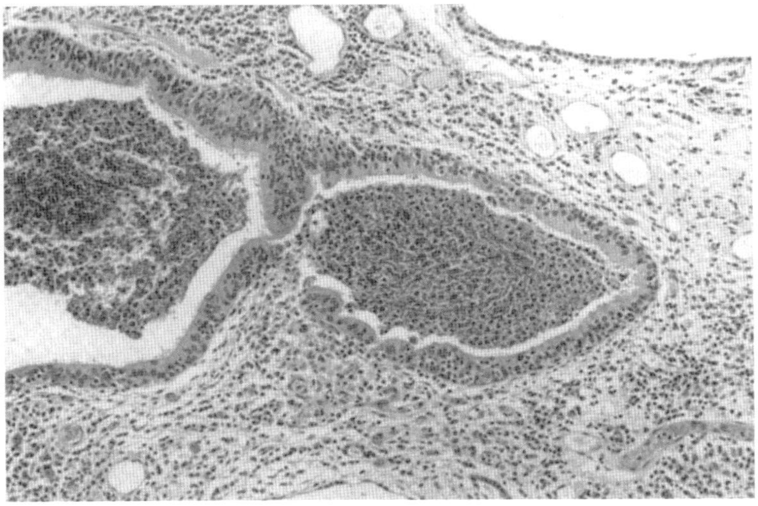

FIG 21-1. Um bronquíolo de um paciente com fibrose cística demonstra obstrução pelo muco, inflamação crônica e fibrose. (Hematoxilina e eosina, ampliação de 100×).

uma obstrução nas pequenas vias aéreas, que é indicada por taxas diminuídas do fluxo máximo do meio da expiração (FEF de 25 a 75) e elevação da razão do volume residual para a capacidade pulmonar total.[76,77] Testes de função pulmonar em série demonstram reduções progressivas no FEV_1 seguidas por reduções na capacidade vital forçada, típicas da obstrução progressiva das vias aéreas e da bronquiectasia. A hipoxemia se desenvolve quando uma obstrução das vias aéreas causa uma desproporção da ventilação-perfusão e aparece inicialmente durante o sono ou exercícios.[78,79] Uma doença grave das vias aéreas causa uma hipoventilação alveolar que piora a hipoxemia.

Os patógenos iniciais do trato respiratório incluem o *S. aureus* e *Haemophilus influenzae*. A *P. aeruginosa*, particularmente das variantes mucóides, aparece em uma prevalência maior com o avançar da idade e se torna o patógeno dominante na adolescência (Tabela 21-3). Várias bactérias diferentes são comumente isoladas no escarro de pacientes adolescentes e adultos com FC. A inflamação e a obstrução se desenvolvem em bronquíolos (Fig. 21-1) e brônquios, com uma hipertrofia secundária das GSM. O escarro geralmente é tenaz, purulento e geralmente esverdeado, refletindo uma infecção por *P. aeruginosa*. A inflamação crônica danifica a cartilagem da parede brônquica e GSM e causa uma bronquiectasia cística que se desenvolve primeiro nos lobos superiores e depois se torna generalizada. As radiografias de tórax (Fig. 21-2A) e as imagens de tomografia computadorizada (Fig. 21-2B) demonstram pulmões hiperinsuflados, bronquiectasia cística e ocasionalmente atelectasias lobares.

O curso clínico da hipersecreção de muco, tosse crônica e da obstrução das vias aéreas é progressivo e é pontuado por exacerbações agudas. Quando tais exacerbações são tratadas efetivamente, a função pulmonar pode retornar aos níveis ba-

A

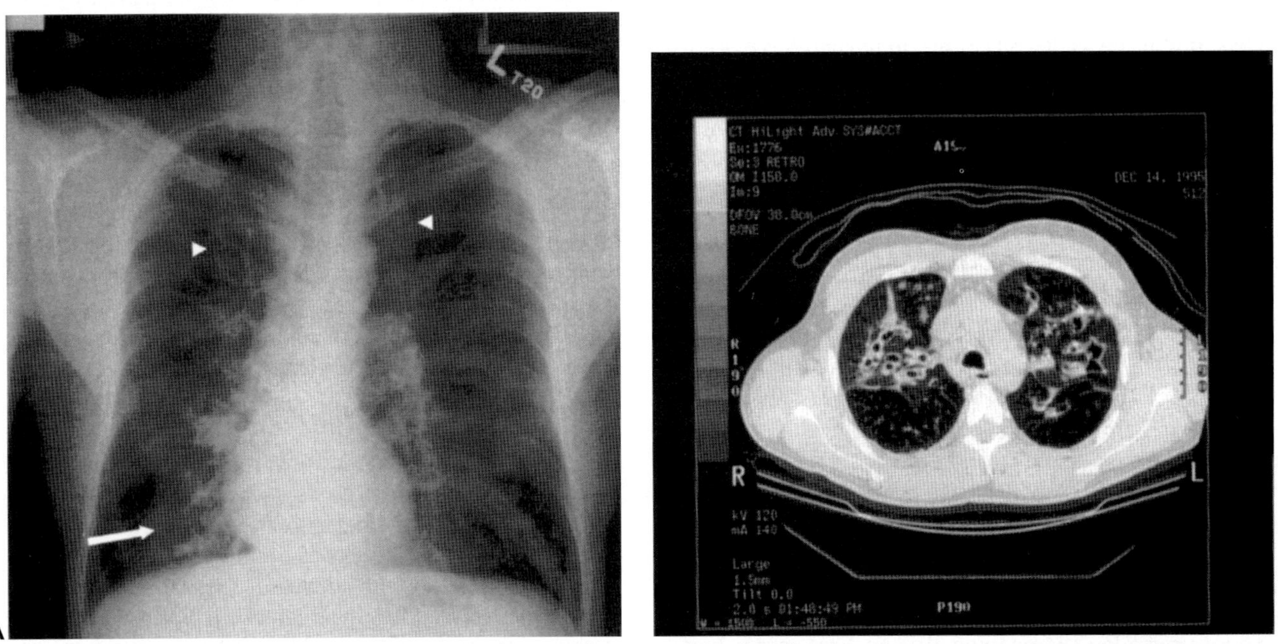

B

FIG. 21-2. A: Radiografia póstero-anterior de tórax demonstra hiperinsuflação com um envolvimento característico do lobo superior (*pontas de seta*), bem como um infiltrado no lobo inferior direito (*seta*). **B:** Imagem de tomografia computadorizada de alta resolução demonstra uma bronquiectasia cística envolvendo ambos os lobos superiores (L, esquerdo; R, direito).

sais. A doença pulmonar pode ser complicada por um pneumotórax e por pequenas ou maciças hemoptises. A prevalência dessas complicações aumenta com a idade e gravidade da doença pulmonar, podendo mesmo causar a morte. Com um tratamento apropriado, entretanto, não há uma redução da sobrevida. Conforme a doença das vias aéreas progride, as exacerbações agudas se tornam mais freqüentes e menos reversíveis, culminando em uma insuficiência respiratória fatal.

MICROBIOLOGIA DA DOENÇA RESPIRATÓRIA

As vias aéreas dos pacientes com FC são inicialmente colonizadas com bactérias que, uma vez estabelecidas, raramente são erradicadas. O *S. aureus* e o *H. influenzae* em geral são os primeiros organismos detectados.[80] A *P. aeruginosa* é caracteristicamente cultivada de secreções respiratórias, meses ou anos mais tarde, apesar de esse organismo poder estar presente no primeiro diagnóstico. Com a progressão da doença pulmonar, a *P. aeruginosa* geralmente é o único organismo recuperado no escarro e pode estar presente em diversos tipos de colônias, geralmente com diferentes padrões de sensibilidade aos antibióticos. A recuperação da *P. aeruginosa*, particularmente na forma mucóide, no trato respiratório inferior de uma criança ou um adulto jovem com sintomas pulmonares crônicos é quase diagnóstica de FC. Outras cepas gram-negativas podem estar presentes no escarro, incluindo a *Burkholderia cepacia*, *Alcaligenes xylosoxidans*, *Stenotrophomonas maltophilia* e *Klebsiella* e *Proteus* sp. Os anaeróbios foram recuperados do tecido pulmonar de pacientes com FC, mas seu papel na progressão da doença pulmonar é incerto.[81-83]

Staphylococcus aureus

Estes cocos gram-positivos fazem parte da flora da pele e são encontrados nas secreções das vias aéreas de 40% das crianças com diagnóstico recente de FC. A hipótese de que as infecções modificam as defesas locais do hospedeiro e predispõem a infecções crônicas pelo *S. aureus* não foi suportada por rigorosos estudos clínicos.[80] A prevalência deste organismo aumenta para aproximadamente 46% nas idades entre 6 e 10 anos e declina para aproximadamente 25% após os 35 anos de idade. Essas infecções foram associadas a uma deterioração pulmonar e morte antes do uso de antibióticos eficazes. A prevalência do *S. aureus* resistente à oxacilina nas vias aéreas dos pacientes com FC é crescente, e este organismo foi isolado em 2,2% das crianças e em 3,5% dos adultos com FC em 1997.[12]

Pseudomonas aeruginosa

Este bacilo aeróbico, gram-negativo e móvel é ubíquo na natureza e se tornou um patógeno dominante das vias aéreas dos pacientes com FC. A prevalência aumenta de 25% no primeiro ano de vida para aproximadamente 80% no início da vida adulta e permanece estável a partir daí.[12] Esse organismo se adapta ao ambiente das vias aéreas dos pacientes com FC por desenvolver um fenótipo mucóide que se deve à produção de um exopolissacarídeo chamado de *alginato*. Esses organismos mucóides são quase patognomônicos de FC e são encontrados em microcolônias de bactérias que crescem nos biofilmes de alginato.[84] Acredita-se que o fenótipo mucóide iniba a fagocitose opsônica e não-opsônica, aumente a aderência e diminua a sensibilidade aos antibióticos.[47,85,86]

Burkholderia sp

Estes organismos se tornaram prevalentes em diversos centros de tratamento para a FC e são problemáticos, pois geralmente são resistentes à maioria das drogas antimicrobianas. A prevalência aumenta de 2% entre as crianças para 6,5% em adultos, mas excede os 20% em alguns centros de tratamento para FC.[87] Evidências de uma disseminação de paciente para paciente são fortes e levaram a recomendações para medidas de controle de infecção estritas dentro dos ambientes de tratamento da FC.[88] A colonização está ligada a uma morte rápida em uma pequena porcentagem dos pacientes[89] com o que é chamada de *síndrome cepácia*. Técnicas moleculares permitiram a designação de diferentes grupos genéticos da *B. cepacia*, que são chamados de genomovars.[87,90-92] Os genomovares II e III foram associados à síndrome cepácia, e o genomovar III inclui a cepa altamente transmissível que se pode aderir ao muco por meio de seu *cable pilus*.[87,92] A transmissão das cepas patogênicas da *B. cepacia* para pacientes com FC que estão abrigando outras cepas foi demonstrada e ligada às mortes subseqüentes.[93]

Outros Bacilos Gram-Negativos

O *H. influenzae* é isolado em aproximadamente 20% das crianças com FC, e a prevalência diminui para aproximadamente 5% em pacientes com mais de 35 anos de idade. Muitas cepas produzem β-lactamases, mas há ampla disponibilidade de antibióticos eficientes. O papel patogênico do *H. influenzae* provavelmente é pequeno uma vez que a infecção por *P. aeruginosa* tenha se desenvolvido. *S. maltophilia* e *A. xylosoxidans* são patógenos oportunistas em pacientes imunocomprometidos, e são encontrados nas secreções das vias aéreas de 5,1 e 2,7% dos pacientes com FC, respectivamente.[12] Ambos os organismos possuem ou desenvolvem uma resistência a vários antibióticos, mas são menos patogênicos do que a *B. cepacia*,[94] e seus papéis na progressão da doença pulmonar por FC permanecem controversos.

Fungos

O *Aspergillus fumigatus* e outras espécies foram encontrados em culturas de escarro em 6% das crianças e em 13% dos adultos, em 1997, no registro de pacientes da Cystic Fibrosis Foundation,[12] mas a prevalência provavelmente é maior. A aspergilose invasiva é bastante rara, mas a aspergilose broncopulmonar alérgica (ABPA) se desenvolve em 2 a 11% dos pacientes com FC.[95] Outros fungos podem colonizar as vias aéreas e desencadear respostas alérgicas similares.

Micobactéria Não-Tuberculosa

Apesar de as infecções por *Mycobacterium tuberculosis* serem raras em pacientes com FC, as micobactérias não-tuberculosas (MNT) foram isoladas em cerca de 20% das FC em adultos.[96] Dados preliminares de um estudo multicêntrico sugerem uma prevalência geral de aproximadamente 13%, com o complexo *Mycobacterium avium* sendo o mais comum, e uma prevalência significativa tanto de isolados de *Mycobacterium abscessus* como de *Mycobacterium fortuitum*. Os papéis desses organismos na progressão da doença pulmonar da FC são incertos, mas alguns pacientes com altas cargas micobacterianas e sintomas refratários ao tratamento das bactérias típicas podem se beneficiar de uma terapia antimicobacteriana.

Vírus

Não existem evidências de que os pacientes com FC sejam mais suscetíveis a infecções virais da infância do que os demais indivíduos.[97] Um registro de casos documentou uma deterioração pulmonar aguda associada a uma infecção pelo vírus da influenza A.[98] Após o transplante de pulmão, os pacientes com FC são suscetíveis a infecções por citomegalovírus, mas os riscos não parecem ser diferentes daqueles receptores de outros órgãos.[99]

TRATAMENTO DA DOENÇA RESPIRATÓRIA

O diagnóstico das bactérias respiratórias deve ser baseado nos resultados das culturas de escarro e dos testes de sensibilidade. Culturas seqüenciais (p. ex., a cada 3 meses) geralmente revelam diferentes bactérias, refletindo as amostras de diferentes regiões do pulmão ou a evolução dos patógenos causada pela seleção natural ou pelos antibióticos. Para pacientes com tosse não produtiva, os espécimes podem ser obtidos através de uma coleta das secreções com um *swab* colocado logo acima da glote durante episódios repetidos de tosse. Culturas nasofaríngeas não são úteis como guia para a seleção dos antibióticos. A broncoscopia ocasionalmente é útil se a produção de escarro é escassa ou quando patógenos raros (p. ex., *B. cepacia* ou MNT) são suspeitados, mas não foram isolados no escarro.

A depuração regular das secreções das vias aéreas é um componente essencial para a terapia da doença pulmonar que acompanha a FC. A percussão do tórax com uma drenagem postural se baseia nos efeitos das vibrações do tórax para mover as secreções das vias aéreas menores (onde as taxas de fluxo expiratório são muito baixas para limpar o muco, mesmo durante a tosse) na direção das vias aéreas centrais, e a tosse subseqüente para eliminá-las. Dados reunidos para esta modalidade terapêutica são oriundos de um estudo de crianças mais velhas com FC com uma limitação leve ou moderada das vias aéreas.[100] Quando os pacientes receberam fisioterapia de modo regular, o único efeito imediato foi um aumento no pico da taxa de fluxo expiratório 30 minutos após a terapia. Entretanto, após 3 semanas sem uma fisioterapia torácica, tanto a capacidade vital forçada como as taxas de fluxo diminuíram significativamente. A diminuição da função pulmonar pode ser revertida com a reintrodução de uma fisioterapia torácica regular. Uma metanálise de 35 estudos concluiu que a fisioterapia torácica padronizada aumenta a produção de escarro e melhora o fluxo aéreo expiratório (FEV_1).[101] A maioria dos centros de tratamento prescrevem esta terapia entre uma a quatro vezes ao dia, dependendo da gravidade da doença.Vários percursores mecânicos de tórax estão disponíveis para pacientes que necessitam fazer sua própria terapia. Pequenos estudos sugerem que manobras expiratórias forçadas,[102] o uso de pressão expiratória positiva[103] e exercícios vigorosos[104,105] podem substituir a fisioterapia torácica. Os benefícios da fisioterapia torácica para pacientes que apresentam uma tosse mínima e nenhuma produção aparente de escarro não foram rigorosamente estabelecidos. Essas terapias podem diminuir ou atrasar a obstrução das pequenas vias aéreas por muco espessado.

TABELA 21-4. *Terapia padronizada para a doença respiratória da fibrose cística*

Limpeza das vias aéreas
Fisioterapia torácica
Exercícios físicos
Técnicas especiais de respiração
Equipamentos mecânicos
Antibióticos
Intravenosos
Orais
Inalados
Outros
Broncodilatadores
Oxigênio suplementar
Agentes antiinflamatórios (Ibuprofen, corticosteróides)
Doxirribonuclease humana recombinante (Dnase hr)

Antibióticos

Os antibióticos são extensivamente utilizados para tratar as infecções respiratórias na FC. A FC altera a farmacocinética de muitos antibióticos, embora a absorção enteral das drogas hidrofílicas pareça ser normal. Os estudos sobre a farmacocinética dos β-lactâmicos, aminoglicosídeos e sulfas demonstram um aumento da sua eliminação nos pacientes com FC, tornando necessário o uso de doses mais altas.[106,107] As drogas orais são utilizadas comumente, mas o surgimento de bactérias com resistência antibiótica geralmente comanda a seleção de antibióticos parenterais. Os benefícios do uso crônico dos antibióticos orais são controversos, mas alguns antibióticos aerossolizados demonstraram eficácia.[108,109] Não existem evidências disponíveis de uma tendência aumentada de toxicidade renal, auditiva ou vestibular em pacientes com FC, e o monitoramento padrão dos níveis das drogas é recomendado. A despeito do uso freqüente de antibióticos de amplo espectro, a incidência de colite por *Clostridium difficile* é baixa, provavelmente porque a disfunção da FC nos intestinos evita uma diarréia secretória induzida pela AMPc. Porém, casos de colite pseudomembranosa em pacientes com FC já foram registrados.[110,111]

Terapia Crônica

Um tratamento abrangente de todos os grandes sistemas orgânicos afetados pela FC, particularmente da insuficiência pancreática exócrina e da nutrição, é essencial (Tabela 21-4). A doença pulmonar causa a principal morbidade da FC e eventualmente morte em 95% dos pacientes. A eliminação diária das secreções pulmonares é essencial.[112] Os exercícios físicos aumentam a depuração das vias aéreas e melhora a função cardiovascular.

Os antibióticos têm sido a principal arma para a terapia da doença pulmonar respiratória por mais de 50 anos, mas uma estratégia de tratamento ideal não foi definida, e deve ser tomado cuidado para moldar cada paciente e situação em especial. Os antibióticos direcionados contra os patógenos aéreos podem diminuir a densidade bacteriana, a inflamação e a obstrução. Isto comumente alivia os sintomas, mas não esteriliza os pulmões, e os pacientes estão sujeitos tanto a uma deterioração crônica como a exacerbações agudas ou subagudas. O uso de antibióticos geralmente leva à seleção de organismos resistentes e limita as opções para terapias futuras. Neste contexto, os papéis dos antibióticos orais ou em aerossol de uso crônico ainda estão sendo definidos.

Se o *S. aureus* estiver presente ou for uma suspeita, a escolha antibiótica pode incluir uma penicilina semi-sintética, uma combinação de ampicilina e ácido clavulânico, uma cefalosporina ou clindamicina. Uma terapia antiestafilocócica crônica pode diminuir a freqüência das tosses e o número de internações hospitalares para as exacerbações pulmonares,[113] mas uma revisão completa dos estudos clínicos não identificou dados para suportar esta terapia profilática além da infância.[114] Esta prática pode predispor a infecções por *P. aeruginosa* e a acelerações da morbidade, e alguns defendem a suspensão da terapia antiestafilocócica crônica após o isolamento da *P. aeruginosa* no escarro.[115] A flucoxacilina ou a dicloxacilina pode gerar uma pressão menos seletiva para a *P. aeruginosa* mucóide do que as cefalosporinas. As infecções por *H. influenzae* são mais bem tratadas com ampicilina, sulfametoxazol-trimetoprim, cefuroxima ou cefaclor. Na maioria dos casos, esses antibióticos podem erradicar o *S. aureus e o H. influenzae* das vias aéreas temporariamente. Em crianças mais velhas e em adultos, as tetraciclinas podem proporcionar uma terapia empírica. A ciprofloxacina parece controlar os sintomas e diminui o número de *Pseudomonas* nas vias aéreas na FC, mas sua utilidade é limitada pelo rápido surgimento de organismos resistentes.[116]

A aquisição da *Pseudomonas* está associada a uma aceleração da deterioração respiratória,[117] o que levou um grupo holandês a avaliar os pacientes de FC mensalmente e a tratar com ciprofloxacina oral e colistina nebulizada durante 3 meses após a primeira detecção de *P. aeruginosa* em *swabs* de garganta ou culturas de escarro.[118] Essa estratégia atrasou o início da infecção crônica por *P. aeruginosa* em comparação com os registros históricos. Outra estratégia é com o uso de terapia antipseudomônica intravenosa três a quatro vezes por ano, a despeito dos sinais e sintomas de exacerbações agudas.[119] A sobrevida melhorou após o início desta prática, em comparação com os controles históricos no mesmo centro. A prevalência de resistência da *P. aeruginosa* aos antibióticos β-lactâmicos aumentou concomitantemente,[120] e esta estratégia não foi amplamente adotada.

A maioria dos pacientes com FC demonstra uma reatividade brônquica durante o curso da doença, necessitando do uso freqüente de broncodilatadores,[75] particularmente agonistas β-adrenérgicos. Melhoras imediatas no fluxo expiratório geralmente podem ser documentadas, mas os benefícios a longo prazo da terapia crônica com broncodilatadores não foram estabelecidos. A teofilina pode ser eficaz em casos selecionados; entretanto, pacientes com FC podem apresentar irritações gastrointestinais mais freqüentes.[121] O brometo de ipatrópio é pelo menos tão eficaz quanto os β-agonistas na FC,[122-124] mas a síndrome da obstrução intestinal distal foi registrada com o uso deste agente.[125]

A lise do DNA extracelular nas secreções das vias aéreas com DNase recombinante humana oferece benefícios para alguns pacientes com secreções purulentas nas vias aéreas.[126,127] Quando utilizada uma vez ao dia, a DNase aerossolizada reduziu o risco relativo de exacerbações respiratórias em 28% e melhorou a FEV_1 ~6% a mais do valor basal durante o curso de 6 meses. Nem todos os pacientes apresentaram uma melhora objetiva da função pulmonar, mas em muitos foi observado um benefício sintomático. Os efeitos a longo prazo da DNase recombinante humana sobre a função pulmonar estão sendo avaliados em um estudo multinacional. A *N*-acetil cisteína, um agente redutor que cliva as ligações dissulfeto e pode reduzir a viscosidade do muco, tem sido administrada por via oral e sob a forma de aerossol, mas pode aumentar a inflamação da mucosa.[128] Nenhum estudo controlado estabeleceu sua eficácia.

Outras soluções aerossolizadas foram administradas para acrescentar líquido às vias aéreas e hidratar as secreções mucosas espessadas. A eficácia da solução salina aerossolizada não foi substanciada. Estudos australianos sugerem que uma solução salina hipertônica aerossolizada (3 a 12%) pode gerar benefícios a curto prazo, melhorando agudamente a função pulmonar e a limpeza mucociliar.[129,130]

O tratamento com agentes antiinflamatórios foi postulado para diminuir o índice de deterioração na doença respiratória por FC. Um estudo com o uso de altas doses de ibuprofen administradas durante 4 anos concluiu que pacientes jovens com FC (com menos de 13 anos de idade) com uma doença pulmonar leve apresentaram uma diminuição significativa na velocidade do declínio da função pulmonar (oito vezes) em comparação com os indivíduos controle que utilizaram placebos.[131] Nenhum efeito foi documentado em pacientes com mais de 13 anos de idade, mesmo em pacientes com doenças pulmonares mais leves. Houve poucos efeitos colaterais, mas a maioria dos pacientes também utilizou antiácidos ou bloqueadores dos receptores de histamina do tipo 2. Um estudo duplo-cego controlado preliminar com uso em dias alternados de prednisona demonstrou uma melhor manutenção da função pulmonar e menos exacerbações graves de doenças pulmonares em um período de 4 anos.[132] Entretanto, um estudo multicêntrico subseqüente utilizando a prednisona (1 a 2 mg por kg a cada dia) falhou em confirmar a eficácia e foi limitado por inaceitáveis efeitos colaterais, incluindo a supressão do crescimento e hiperglicemia.[133] Portanto, o uso de rotina dos corticosteróides não pode ser defendido.

Exacerbações Respiratórias

A doença das vias aéreas causada pela FC pode ser exacerbada por infecções virais, aquisição de novos micróbios das vias aéreas, reações alérgicas ou causas desconhecidas. O início pode ser agudo, subagudo ou gradual e pode se manifestar através de aumento de freqüência das crises de tosse, produção de escarro e dispnéia (Tabela 21-5). Exacerbações mais graves podem causar anorexia, perda de peso, piora da hipoxemia e mesmo insuficiência respiratória. As respostas iniciais devem incluir a intensificação dos regimes terapêuticos padronizados, particularmente a limpeza das secreções das vias aéreas. Antibióticos direcionados para isolados bacterianos de escarros recentes geralmente estão indicados. A hospitalização pode ser necessária para iniciar e titular as doses de agentes antimicrobianos intravenosos, ao mesmo tempo em que as manobras físicas são intensificadas para limpar as secreções das vias aéreas.

As exacerbações agudas geralmente são tratadas com antibióticos intravenosos direcionados para os principais patógenos pulmonares (Tabela 21-6), especialmente a *Pseudomonas* sp.

TABELA 21-5. *Critérios para a exacerbação respiratória de uma fibrose cística*

Sintomas	*Sinais*
Tosse aumentada	Quantidade aumentada do escarro
Dispnéia aumentada	Mudança na cor ou na consistência do escarro
Anorexia	Perda de peso (> 1 kg ou 5% do peso corporal)
Absenteísmo ao trabalho/escola	FEV_1 diminuído (> 10% do valor basal)
	Novos estertores ou sibilos torácicos
	Infiltrado ou atelectasia nas radiografias de tórax

FEV_1, volume expiratório forçado.

e *S. aureus*. Devido à alta carga bacteriana, dois antibióticos com diferentes mecanismos de ação e com eficácia *in vitro* contra cada uma das principais bactérias são escolhidos para minimizar o risco de induzir resistência. A terapia antibiótica intravenosa realizada na residência possui vantagens de custo e de conveniência,[134,135] mas sua eficácia clínica nesta situação ainda não foi rigorosamente estabelecida. Antibióticos adicionais podem ser acrescentados para o tratamento do *S.aureus* ou outros organismos. Uma resposta clínica geralmente não é vista em 4 a 7 dias após o início da terapia. Em geral, cursos de 10 a 14 dias geram uma boa melhora na função pulmonar[136,137] e benefícios mais duradouros do que os cursos mais curtos. Com as infecções refratárias, tratamentos durante 3 semanas ou mais podem ser necessários. Para pacientes que necessitem de cursos freqüentes ou de uma terapia antibiótica prolongada na residência, cateteres intravenosos centrais podem ser colocados cirurgicamente e utilizados durante longos períodos. Alguns defendem uma terapia intensiva até que a função pulmonar tenha retornado ao valor basal prévio ou até que a melhora tenha se estabilizado. Cursos prolongados de terapia antibiótica devem incluir uma avaliação periódica dos organismos do trato respiratório e suas sensibilidades aos antibióticos, particularmente se a resposta clínica for pequena, pois as alterações são comuns.

Os aminoglicosídeos são o principal recurso na terapia anti-*Pseudomonas* devido à eficácia clínica e à capacidade de monitoração e ajuste dos níveis sangüíneos. Gentamicina ou tobramicina, 10 mg por kg por dia, é administrada em duas a três doses e titulada para atingir níveis séricos de 10 a 12 μg por mL com diluições de menos de 2 μg por mL. Os pacientes devem ser monitorados para nefrotoxicidade e ototoxicicade. Um aminoglicosídeo geralmente é utilizado juntamente com uma penicilina sintética ou cefalosporina que sejam ativas contra os isolados bacterianos do escarro.

Bactérias Resistentes a Múltiplos Antibióticos

O desenvolvimento de cepas bacterianas que são insensíveis a diversos antibióticos é uma grande preocupação. As bactérias podem desenvolver resistência aos antibióticos por expressar enzimas inativantes, desenvolver alvos que são insensíveis aos antibióticos ou por diminuir o acesso às moléculas-alvo. Para a FC, o *S. aureus, B. cepacia* e *a P. aeruginosa* são particularmente importantes. Um comitê de consenso patrocinado pela Cystic Fibrosis Foundation definiu isolados gram-negativos como amplamente resistentes quando eles são insensíveis a todos os agentes em duas das seguintes classes de antibióticos: (a) β-lactâmicos (incluindo imipenem e aztreonam), (b) aminoglicosídeos e (c) quinolonas.[138] A terapia com pelo menos duas drogas

TABELA 21-6. *Antibióticos parenterais típicos utilizados nas exacerbações respiratórias*

	Antibiótico			
Bactéria no escarro	*Droga*	*Dose*	*Intervalo entre as doses (h)*	*Comentário*
Staphylococcus aureus e *Haemophilus influenzae*	Oxacilina e	2.000 mg	6	Diluir para < 20 mg/ml para infusão
	Tobramicina	10 mg/kg/d	8 ou 12	Titular o pico do nível sérico 10-12 mEq/ml
S. aureus	Cefazolina	1.000 mg	8	
S. aureus (resistente à oxacilina)	Vancomicina	1.000 mg	12	Infundir durante > 60 min para minimizar a reação de "vermelhidão"
S. aureus e *Pseudomonas aeruginosa*	Tobramicina e	10 mg/kg/d	8 ou 12	Dosagem uma vez ao dia pode aumentar a toxicidade
	Ceftazidima ou	2.000 mg	8	Infundir durante um curso de 5 minutos
	Ticarcilina-clavulanato ou	3.000 mg	6	Possibilidade de disfunção plaquetária
	Imipenem-cilastatina ou	500-1.000 mg	6	Doses > 4 g associadas a náuseas e vômitos
	Piperacilina ou	4.000 mg	6	
	Aztreonam	2.000 mg	8	A principal indicação é a alergia à penicilina
P. aeruginosa (isolada)	Tobramicina e β-lactâmicos ou	10 mg/kg/d	8 ou 12	
	Ciprofloxacina	400 mg	12	Interfere com o metabolismo da teofilina
Burkholderia cepacia	Sulfametoxazol-trimetoprim e	5 mg/kg (trimetropim)	6	Pode causar nefrotoxicidade
	Cloranfenicol	15 mg/kg	6	Monitorar níveis séricos

com diferentes mecanismos de ação é defendida para diminuir a pressão de seleção. Os testes de sinergia *in vitro*[139] podem identificar as combinações efetivas que não são aparentes nos estudos de sensibilidade padronizados. As doses de alguns antibióticos podem ser aumentadas (p. ex., ceftazidima até 4 g t.i.d.) para superar certa resistência e altas doses de drogas aerossolizadas (p. ex., tobramicina, até 600 mg t.i.d.) podem alcançar concentrações bactericidas nas secreções das vias aéreas. A vancomicina pode ser necessária quando o patógeno é o *S. aureus* resistente à oxacilina, mas alguns pacientes com raros *S. aureus* nas culturas de escarro melhoram com uma terapia intensiva de depuração das vias aéreas e com antibióticos direcionados para as bactérias gram-negativas mais abundantes.

Aspergilose Broncopulmonar Alérgica

A ABPA é diagnosticada pelos critérios padronizados, incluindo broncoespasmo reversível, eosinofilia no sangue periférico, IgE sérica elevada, anticorpos precipitantes para *A. fumigatus* e uma reatividade imediata aos testes cutâneos para os antígenos do *A. fumigatus*.[95] ABPA na FC geralmente responde às doses padronizadas de corticosteróides orais.[95] Esteróides inalados[140] ou o itraconazol oral[141] podem trazer algum benefício.

Micobactérias Não-Tuberculosas

Os critérios para a distinção entre uma colonização por MNT de uma doença ativa na FC ainda não foram estabelecidos. A identificação de uma alta carga micobacteriana em esfregaços e culturas repetidas do escarro, a progressão da doença a despeito do tratamento dos patógenos bacterianos e nódulos periféricos nas imagens de tomografia computadorizada de alta resolução suportam o diagnóstico de doença ativa.[142] As biópsias pulmonares podem impor um risco excessivo por causa de uma bronquiectasia estabelecida. Uma resposta clínica ao tratamento[143] pode ser necessária para confirmar o diagnóstico.

Principais Complicações Respiratórias

A hemoptise é um evento comum em pacientes idosos com FC, correlaciona-se com evidências clínicas e radiológicas de bronquiectasia e geralmente é causada por uma inflamação das vias aéreas, em vez de um esforço demasiado ou um traumatismo torácico. Raias de sangue no escarro ("pequena hemoptise") são comuns, enquanto que as hemoptises maciças (> 240 mL de sangue em 24 horas) ocorrem em aproximadamente 5% dos pacientes.[144] Existe uma forte correlação entre a ocorrência de hemoptises tanto pequenas como grandes com exacerbações de infecções pulmonares. Pacientes com hemoptises maciças podem ser capazes de localizar o sítio do sangramento devido a uma sensação de borbulhar em uma área do tórax. As hemoptises maciças necessitam do tratamento da infecção respiratória e uma suplementação com vitamina K se o tempo de protrombina estiver aumentado devido a uma absorção intestinal inadequada. A supressão da tosse durante 1 a 2 dias está indicada, mas pode exacerbar ainda mais a inflamação das vias aéreas. A hemoptise geralmente resolve com esta terapia conservadora,[144] mas uma embolização da artéria brônquica[145] necessita de um controle mais definitivo. Com um tratamento apropriado, os pacientes com hemoptises maciças apresentam um prognóstico similar ao do restante da população com FC.[146] As hemoptises recorrentes, causadas por uma inflamação continuada e hipertrofia vascular recente, são comuns, mas uma embolização bem-sucedida geralmente adia as recorrências por 6 a 12 meses.[146]

O pneumotórax é uma complicação freqüente e é causado pela ruptura de bolhas subpleurais. A incidência geral é de aproximadamente 1% por ano e aumenta com a idade e a gravidade da doença, de modo que ~20% dos adultos com FC experimentam pelo menos um pneumotórax.[147] Um pequeno pneumotórax assintomático pode ser descoberto no momento de uma radiografia rotineira de tórax. Mais comumente, os pacientes desenvolvem um início agudo de falta de ar, dor torácica ou hemoptise. A incidência de pneumotórax de tensão provavelmente é maior em pacientes com FC do que naqueles com doenças menos graves ou sem doença pulmonar e, sob estas circunstâncias, o acúmulo de ar pleural pode se tornar um evento ameaçador à vida. O pneumotórax pode ser observado à espera de uma resolução espontânea se for pequeno e minimamente sintomático. Um pneumotórax grande (> 20% do volume do hemitórax, comprometendo a ventilação ou causando hipotensão) necessita de uma drenagem com sonda.[148] As recorrências são bastante comuns e podem necessitar de uma pulverização de talco via toracoscópica ou abrasão pleural cirúrgica.

O *Aspergillus* ou outros fungos são comumente isolados nas amostras de escarro da FC, e 2 a 11% dos pacientes desenvolvem ABPA em algum momento de suas vidas. A colonização crônica com *A. fumigatus* (ou outras espécies) é comum, e o diagnóstico de ABPA necessita de novos achados clínicos além de uma hipersensibilidade cutânea e elevados níveis de IgG e IgE contra *A. fumigatus* ou outros fungos.[150,151] A ABPA na FC geralmente responde às doses padronizadas de corticosteróides sistêmicos.[95] Esteróides inalados[140] e o agente fúngico oral itraconazol[141] podem-se mostrar úteis.

A insuficiência respiratória é a causa da morte em > 90% dos pacientes com FC. A hipoxemia geralmente se desenvolve durante o esforço[152] ou durante o sono[153] e progride com o passar dos anos. A hipercapnia reflete uma grave obstrução das vias aéreas e aumenta com a gravidade da doença e exacerbações agudas. A congestão hepática e o edema periférico causados pela hipertensão pulmonar e *cor pulmonale* podem se desenvolver no último ano de vida,[154] particularmente se a hipoxemia não é adequadamente tratada. Ocasionalmente, as infecções como as causadas pelo vírus sincicial respiratório ou por influenza provocaram uma insuficiência respiratória que é completamente reversível.[155] O tratamento da infecção das vias aéreas e inflamação com antibióticos e medidas de limpeza das vias aéreas resumidas na seção Exacerbações Respiratórias é essencial. Oxigênio em fluxo baixo é eficiente para o alívio do esforço noturno, e a hipoxemia de repouso geralmente não causa uma hipercapnia significativa.[156] Um estudo controlado[157] desencorajou o uso de oxigênio suplementar em crianças, porque a oxigenioteraia noturna não melhorou a sobrevida nem evitou o desenvolvimento de *cor pulmonale*. Um estudo maior demonstrou que o desenvolvimento de hipertensão pulmonar em adultos com FC está fortemente correlacionado com hipoxemia e com uma mortalidade aumentada.[158] Portanto, recomenda-se a oxigenioterapia de acordo com as diretrizes estabelecidas para a doença pulmonar obstrutiva crônica.[159,160] Diuréticos, agentes inotrópicos e teofilina produzem poucos benefícios e raramente são utilizados. O *cor pulmonale* é uma complicação tardia da obstrução das vias aéreas, e não existem opções terapêuticas além daquelas utilizadas nos processos primários da doença.

A assistência ventilatória é eficiente nos pacientes com FC que apresentam uma insuficiência respiratória causada por lesões reversíveis,[155] mas produz poucos benefícios a longo prazo em pacientes com insuficiência respiratória causada por um dano pulmonar irreversível devido a uma bronquiectasia por FC.[161] A ventilação assistida utilizando máscaras nasais ou faciais[162,163] ou tubos endotraqueais[164] pode tratar efetivamente pacientes que esperam um transplante de pulmão. A doença das vias aéreas progride, entretanto, e o suporte ventilatório por longos períodos raramente é possível.

TRANSPLANTE DE PULMÃO

O transplante de pulmão se tornou uma terapia aceitável para a insuficiência respiratória secundária à FC.[165] O transplante seqüencial dos dois pulmões foi largamente substituído pelo transplante coração-pulmão devido à limitada disponibilidade dos órgãos. Mais de 1.600 transplantes de pulmão foram realizados em todo o mundo para o tratamento da FC. Os pacientes devem ser encaminhados quando seus prognósticos são aproximadamente iguais ao tempo de espera para pulmões doadores, atualmente cerca de 2 anos após a aceitação de um candidato para transplante de pulmão. A infecção pelo vírus da imunodeficiência humana é uma contra-indicação absoluta. A *B. cepacia* ou as infecções bacterianas resistentes a antibióticos são contra-indicações relativas,[166] e a aceitação dos candidatos varia entre os centros de transplante. Os pulmões transplantados permanecem livres da FC, mas estão sujeitos a infecções secundárias, rejeição aguda e rejeição crônica (síndrome da bronquiolite obliterante). O índice de sobrevivência por 5 anos é de 48%, tão bom quanto o dos receptores de transplantes de pulmão com outras causas de doença pulmonar. Transplantes lobares de doadores vivos são uma alternativa eficiente aos transplantes de pulmão de cadáveres convencionais.[167] Os doadores devem possuir pulmões bastante grandes para que seus lobos inferiores preencham o hemitórax do receptor. A sobrevivência parece ser similar a dos transplantes de pulmão convencionais.

RESUMO

Muitos mecanismos fisiopatológicos da doença pulmonar por FC foram elucidados nos últimos 20 anos, mas as complicações infecciosas pulmonares ainda produzem uma morbidade progressiva e grave e morte nos indivíduos mais afetados. Os antibióticos que eliminam *Staphylococcus, Pseudomonas* e outros patógenos comuns das vias aéreas, e o desenvolvimento de regimes de tratamento mais eficientes, melhoraram significativamente a sobrevida. Melhoras adicionais provavelmente surgirão em um futuro próximo. A correção do processo patogênico inicial, por exemplo, por transferir o gene FC normal para as células afetadas, corrigindo o transporte deficiente de proteínas, ativando vias alternativas do transporte de íons, ou modulando o excesso da absorção de sal pelo epitélio das vias aéreas, pode evitar ou atrasar as infecções crônicas das vias aéreas. A elucidação dos fatores ambientais locais que selecionam organismos em particular e suportam fenótipos bacterianos mucóides pode revelar outras formas de terapia efetiva. O desenvolvimento de novas classes de drogas, incluindo antimicrobianos de peptídeos curtos, é encorajador. A aplicação eficiente dos tratamentos disponíveis e de novos tratamentos para as complicações infecciosas da FC continua a ser essencial para diminuir a progressão desta doença genética comum. Assim como em outros problemas médicos complexos, a atenção meticulosa às variações individuais da apresentação da doença e às respostas à terapia é essencial para proporcionarmos o tratamento mais eficaz.

REFERÊNCIAS BIBLIOGRÁFICAS

1. Andersen DH. Cystic fibrosis of the pancreas and its relation to celiac disease. A clinical and pathologic study. *Am J Dis Child* 1938;56:344-399.
2. Farber S. Some organic digestive disturbances in early life. *J Mich Med Sci* 1945;44:587-594.
3. Andersen DH, Hodges RG. Celiac syndrome. V. Genetics of cystic fibrosis of the pancreas with a consideration of etiology. *Am J Dis Child* 1946;72:62-80.
4. di Sant'Agnese PA, Darling RC, Perera GA, Shea E. Abnormal. electrolyte composition of sweat in cystic fibrosis of the pancreas. *Pediatrics* 1953;12:549-563.
5. Gibson LE, Cooke RE. A test for concentration of electrolytes in sweat in cystic fibrosis of the pancreas utilizing pilocarpine by iontophoresis. *Pediatrics* 1959;23:545-549.
6. Knowles M, Gatzy J, Boucher R. Increased bioelectric potential difference across respiratory epithelia in cystic fibrosis. *N Engl J Med* 1981;305:1489-1495.
7. Quinton PM, Bijman J. Higher bioelectric potentials due to decreased chloride absorption in the sweat glands of patients with cystic fibrosis. *N Engl J Med* 1983;308:1185-1189.
8. Tsui LC, Buchwald M, Barker D, et al. Cystic fibrosis locus defined by a genetically linked polymorphic DNA marker. *Science* 1985; 230:1054-1057.
9. Zengerling S, Tsui LC, Grzeschik KH, et al. Mapping of DNA markers linked to the cystic fibrosis locus on the long arm of chromosome 7. *Am J Hum Genet* 1987;40:228-236.
10. Riordan JR, Rommens JM, Kerem B-T, et al. Identification of the cystic fibrosis gene: cloning and characterization of complementary DNA. *Science* 1989;245:1066-1073.
11. Kerem B-T, Rommens JM, Buchanan JA, et al. Identification of the cystic fibrosis gene: genetic analysis. *Science* 1989;245:1073-1080.
12. FitzSimmons SC. Cystic Fibrosis Foundation patient registry. 1997 *annual data report.* Bethesda, MD: Cystic Fibrosis Foundation, 1998.
13. Tsui LC, Buchwald M. Biochemical and molecular genetics of cystic fibrosis. *Adv Hum Genet* 1991;20:153-266.
14. Knowles MR, Friedman KJ, Silverman L. Genetics, diagnosis, and clinical phenotype. In: Yankaskas JR, Knowles MR, eds. *Cystic fibrosis in adults.* Philadelphia: Lippincott-Raven Publishers, 1999:27-42.
15. Cystic Fibrosis Genetic Analysis Consortium. *Cystic fibrosis mutation data base.* Available at www.genet.sickkids.on.ca/cftr/.
16. Highsmith WE, Burch LH, Zhou Z, et al. A novel mutation in the cystic fibrosis gene in patients with pulmonary disease but normal swcat chloride concentrations. *N Engl J Med* 1994;331:974-980.
17. Kerem E, Corey M, Kerem B-S, et al. The relation between genotype and phenotype in cystic fibrosis-analysis of the most common mutation (DF508). *N Engl J Med* 1990;323:1517-1522.
18. Strong TV, Smit LS, Turpin SV, et al. Cystic fibrosis gene mutation in two sisters with mild disease and normal sweat electrolyte levels. *N Engl J Med* 1991;325:1630-1634.

19. Gregory RJ, Cheng SH, Rich DP, et a]. Expression and characterization of the cystic fibrosis transmembrane conductance regulator. *Nature* 1990;347:382-386.
20. Engelhardt JF, Yankaskas JR, Ernst SA, et al. Submucosal glands are the predominant site of CFTR expression in human bronchus. *Nat Genet* 1992;2:240-247.
21. Hoogeveen AT, Keulemans J, Willemsen R, et al. immunological localization of cystic fibrosis candidate gene products. *Exp Ce11 Res* 1991;193:435-437.
22. Bradbury NA, Jilling T, Berta G, et al. Regulation of plasma membrane recycling by CFTR. *Science* 1992;256:530-532.
23. Barasch J, Kiss B, Prince A, et al. Defective acidification of intracellular organelles in cystic fibrosis. *Nature* 1991;352:70-73.
24. Anderson MP, Gregory RJ, Thompson S, et al. Demonstration that CFTR is a chloride channel by alteration of its anion selectivity. Sci*ence* 1991;253:202-205.
25. Bear CE, Li C, Kartner N, et al. Purification and functional reconstitution of the cystic fibrosis transmembrane conductance regulator (CFTR). *Ce11* 1992;68:809-818.
26. Egan M, Flotte T, Afione S, et a]. Defective regulation of outwardly rectifying C1⁻ channels by protein kinase A corrected by insertion of CFTR. *Nature* 1992;358:581-584.
27. Stutts MJ, Canessa CM, Olsen JC, et al. CFTR as a cAMP-dependent regulator of sodium channels. *Science* 1995;269:847-850.
28. Berger HA, Anderson MP, Gregory RJ, et a]. ldentification and regulation of the cystic fibrosis transmembrane conductance regulatorgenerated chloride channel. *J Clin Invest* 1991;88:1422-1431.
29. Hwang T-C, Lu L, Zeitlin PL, et al. Cl⁻ channels in CF: lack of activation by protein kinase C and cAMP-dependent protein kinase. Sci*ence* 1989;244:1351-1356.
30. Matsui H, Randell SH, Peretti SW, et al. Coordinated clearance of periciliary liquid and mucus from airway surfaces. *J Clin Invest* 1998;102:1125-1131.
31. Matsui H, Grubb BR, Tarran R, et al. Evidence, for periciliary liquid layer depletion, not abnormal ion composition, in the pathogenesis of cystic fibrosis airways disease. *Cell* 1998;95:1005-1015.
32. Smith JJ, Travis SM, Greenberg EP, Welsh MJ. Cystic fibrosis airway epithelia fail to kill bacteria because of abnormal airway surface fluid. *Ce11* 1996;85:229-236.
33. Martin E, Ganz T, Lehrer RI. Defensins and other endogenous peptide antibiotics of vertebrates. *J Leukoc Biol* 1995;58:128-136.
34. Travis SM, Conway BA, Zabner J, et al. Activity of abundant antimicrobials; of the human airway. *Am J Respir Ce11 Mol Biol* 1999;20:872-879.
35. Engelhardt JF, Stratford-Perricaudet LD, Yang Y, et al. Direct transfer of recombinant genes into human bronchial epithelia of xenografts with El deleted adenoviruses. *Nat Genet* 1993;4:27-34.
36. Knowles MR, Robinson JM, Wood RE, et al. Ion composition of airway surface liquid of patients with cystic fibrosis as compared to normal and disease-control subjects. *J Clin Invest* 1997;100:2588-2595.
37. Davril M, Degroote S, Humbert P, et aL The sialylation of bronchial mucins secreted by patients suffering from cystic fibrosis or from chronic bronchitis is related to the severity of airway infection. *Glycobiology* 1999;9:311-321.
38. Wesley A, Forstner J, Qureshi R, et aL Human intestinal mucin in cystic fibrosis. *Pediatr Res* 1983;17:65-69.
39. Cheng P-W, Boat TF, Cranfill K, et al. Increased sulfation of glycoconjugates by cultured nasal epithelial cells from patients with cystic fibrosis. *J Clin Invest* 1989;84:68-72.
40. Zhang Y, Jiang Q, Dudus L, et al. Vector-specific complementation profiles of two independent primary defects in cystic fibrosis airways. *Hum Gene Ther* 1998;9:635-648.
41. Matthews WJ Jr., Williams M, Oliphint B, et al. Hypogammaglobulinemia in patients with cystic fibrosis. *N Engl J Med* 1980;302:245-249.
42. Gugler E, Pallavicini JC, Swedlow H, et al. Immunological studies of submaxillary saliva from patients with cystic fibrosis and frota normal children. *J Pediatr* 1968;73:548-559.
43. Baltimore RS, Fick RB Jr., Fino L. Antibody to multiple mucoid strains of *Pseudomonas aeruginosa* in patients with cystic fibrosis, measured by an enzyme-linked immunosorbent assay. *Pediatr Res* 1986;20:1085-1090.
44. Sorensen RU, Ruuskanen O, Miller K, Stern RC. B-lymphocyte function in cystic fibrosis. *Eur J Respir Dis* 1983;64:524-533.
45. Sorensen RU, Stern RC, Polmar SH. Cellular immunity to bacteria. impairment of *in vitro* lymphocyte responses to *Pseudomonas aeruginosa* in cystic fibrosis patients *Infect Immun* 1977;18:735-740.
46. Thomassen MJ, Demko CA, Wood RE, et al. Ultrastructure and function of alveolar macropitages from cystic fibrosis patients. *Pediatr Res* 1980;14:715-721.
47. Lam J, Chan R, Lam K, Costerton JW. Production of mucoid microcolonies by *Pseudomonas aeruginosa* within infected lungs in cystic fibrosis. *Infect Immun* 1980;28:546-556.
48. Knowles MR, Paradiso AM, Boucher RC. *In vivo* nasal potential difference: techniques and protocols for assessing efficacy of gene transfer in cystic fibrosis. *Hum Gene Ther* 1995;6:447-457.
49. Rosenstein BJ, Cutting GR. The diagnosis of CF: a consensus, statement. Cystic Fibrosis Foundation Consensus Panel. *J Pediatr* 1998;132:589-595.
50. Gharib R, Allen RP, Joos HA, Bravo LR. Paranasal sinuses in cystic fibrosis: incidence of roentgen abnormalities. *Am J Dis Child* 1964;108:499-502.
51. Stern RC, Jones K. Nasal and sinus disease. In: Yankaskas JR, Knowles MR, eds. *Cystic fibrosis in adults.* Philadelphia: LippincottRaven Publishers, 1999:221-231.
52. Stern RC, Boat TF, Wood RE, et al. Treatment and prognosis of nasal polyps in cystic fibrosis. *Am J Dis Child* 1982;136:1067-1070.
53. Cepero R, Smith RJH, Catlin FI, et al. Cystic fibrosis-an otolaryngologic perspective. *Otolaryngol Head Neck Surg* 1987;97:356-360.
54. Shwachman H, Kowalski M, Shaw K-T. Cystic fibrosis: a new outlook. Seventy patients above 25 years of age. *Medicine (Baltimore)* 1977;56:129-149.
55. Jaffe BF, Strome M, Khaw K-T, Shwachman H. Nasal polypectomy and sinus surgery for cystic fibrosis-a 10 year review. *Otolaryngol Clin North Am* 1977;10:81-90.
56. di Sant'Agnese PA, Hubbard VS. The gastrointestinal tract. In: Taussig LM, ed. *Cystic fibrosis.* NewYork: Thieme-Stratton, 1984:212-229.
57. Rosenstein BJ, Langbaum TS. Incidence of meconium abnormalities in newborn infants with cystic fibrosis [Abstract]. Am *J Dis Child* 1980;134:72-73.
58. di Sant'Agnese PA, Davis PB. Cystic fibrosis in adults. 75 cases and a review of 232 cases in the literature. Am *J Med* 1979;66:121-132.
59. Gaskin KJ. Intestines. In: Yankaskas JR, Knowles MR, eds. *Cystic fibrosis in adults.* Philadelphia: Lippincott-Raven Publishers, 1999:325-342.
60. Stern RC, Izant RJ Jr., Boat TE et al. Treatment and prognosis of rectal prolapse in cystic fibrosis. *Gastroenterology* 1982;82:707-710.
61. Durie PR, Forstner GG. The exocrine pancreas. In: Yankaskas JR, Knowles MR, eds. Cystic fibrosis. in adults. Philadelphia: Lippincott-Raven Publishers, 1999:261-287.
62. Shwachman H, Lebenthal E, Khaw KT. Recurrent acute, pancreatitis in patients with cystic fibrosis with normal pancreatic enzymes. Pediatrics 1975;55:86-95.
63. Cohn JA, Friedman KJ, Noone PG, et al. Relation between mutations of the cystic fibrosis gene, and idiopathic pancreatitis. *N Engl J Med* 1998;339:653-658.
64. Sharer N, Schwarz M, Malone G, et al. Mutations of the cystic fibrosis gene in patients with chronic pancreatitis. *N Engl J Med* 1998;339:645-652.
65. Colombo C, Crosignani A, Melzi ML, et al. Hepatobiliary system. In: Yankaskas JR, Knowles MR, eds. *Cystic fibrosis. in adults.* Philadelphia: Lippincott-Raven Publishers, 1999:309-324.
66. Sokol RJ, Durie PR. Recommendations for management of liver and biliary tract discase in cystic fibrosis. Cystic Fibrosis Foundation Hepatobiliary Disease Consensus Group. *J Pediatr Gastroenterol Nutr* 1999;28:S1-S13.
67. Jebbink MC, Heijerman HG, Masclee AA, Lamers CB. Gallbladder disease in cystic fibrosis. *Neth J Med* 1992;41:123-126.
68. Nagel RA, Westaby D, Javaid A, et: al. Liver disease and bile duct abnormalities in adults with cystic fibrosis. *Lancet* 1989;2:1422-1425.
69. O'Brien S, Keogan M, Casey M, et al. Biliary complications of cystic fibrosis. *Gut* 1992;33:387-391.

70. Wilschanski M, Corey M, Durie P, et al. Diversity of reproductive tract abnormalities in men with cystic fibrosis. *JAMA* 1996;276:607-608.
71. Flume PA, Yankaskas JR. Reproductive issues. In: Yankaskas JR, Knowles MR, eds. *Cystic fibrosis. in adults.* Philadelphia: LippincottRaven Publishers, 1999:449-464.
72. Kopito LE, Kosasky HJ, Shwachman H. Water and electrolytes in human cervical mucus from patients with cystic fibrosis. *Fertil Steril* 1973;24:512-516.
73. FitzSimmons SC, Fitzpatrick S, Thompson B, et al. A longitudinal study of the effects of pregnancy on 325 women with cystic fibrosis [Abstract]. *Pediatr Pulmonol* 1996;Suppl 13:99-101.
74. Nussbaum E, Boat TF, Wood RE, Doershuk CF. Cystic fibrosis with acute hypoelectrolytemia and metabolic alkalosis in infancy. *Am J Dis Child* 1979;133:965-966.
75. Taussig LM, Landau LI, Marks MI. Respiratory system. In: Taussig LI, ed. *Cystic fibrosis.* NewYork: Thieme-Stratton, 1984:115-174.
76. Levison H, Godfrey S. Pulmonary aspects of cystic fibrosis. In: Mangos JA, Talamo RE, eds. *Cystic fibrosis: projections into the future.* New York: Stratton Intercontinental Book Corporation, 1976:3-24.
77. Feher A, Castile, R, Kisling J, et: al. Flow limitation in normal infants: a new method for forced expiratory maneuvers from raised lung volumes. *J Appl Physiol* 1996;80:2019-2025.
78. Coffey MJ, FitzGerald MX, McNicholas WT. Comparison of oxygen desaturation during sleep and exercise in patients with cystic fibrosis. *Chest* 1991;100:659-662.
79. Ballard RD, Sutarik JM, Clover CW, Suh BY. Effects of non-REM sleep on ventilation and respiratory mechanics in adults with cystic fibrosis. *Am J Respir Crit Care Med* 1996;153:266-271.
80. Gilligan PH. Microbiology of cystic fibrosis lung disease. In: Yankaskas JR, Knowles MR, eds. *Cystic fibrosis in adults.* Philadelphia: Lippincott-Raven Publishers, 1999:93,114.
81. Lester LA, Egge A, Hubbard VS, di Sant'Agnese PA. Aspiration and lung abscess in cystic fibrosis. *Am Rev Respir Dis* 1983;127:786-787.
82. Thomassen MJ, Minger JD, Badger SJ, et al. Cultures of thoracotomy specimens confirm usefulness of sputum cultures in cystic fibrosis. *J Pediatr* 1984;104:352-356.
83. Jewes LA, Spencer RC. The incidence of anaerobes in the sputum of patients with cystic fibrosis. *J Med Microbiol* 1990;31:271-274.
84. Costerton JW, Stewart PS, Greenberg EP. Bacterial biofilms: a common cause of persistent infections. *Science* 1999;284:1318-1322.
85. May TB, Shinabarger D, Maharaj R, et al. Alginate synthesis by *Pseudomonas aeruginosa:* a key pathogenic factor in chronic pulmonary infections of cystic fibrosis patients. *Clin Microbiol Rev* 1991;4:191-206.
86. May TB, Chakrabarty AM. *Pseudomonas aeruginosa: genes and* enzymes of alginate synthesis. *Trends Microbiol* 1994;2:151-157.
87. Sun L, Jiang RZ, Steinbach S, et *al.* The emergence of *a* highly transmissible lineage of *cbl+ Pseudomonas (Burkholderia) cepacia* causing CF centre epidemics in North America and Britain. *Nat Med* 1995;1:661-666.
88. LiPuma JJ, Dasen SE, Nielson DW, et *al.* Person-to-person transmission *of Pseudomonas cepacia* between patients with cystic fibrosis. *Lancet* 1990;336:1094-1096.
89. Isles A, MacLusky I, Corey M, et al. *Pseudomonas cepacia infection* in cystic fibrosis: an emerging problem. *J Pediatr* 1984;104:206-210.
90. Fisher MC, LiPurna JJ, Dasen SE, et al. Source of *Pseudomonas cepacia:* ribotyping *of* isolates from patients and from the environment. *J Pediatr* 1993;123:745-747.
91. Steinbach S, Sun L, Jiang RZ, et al. Transmissibility *of Pseudomonas cepacia* in clinic patients and lung-transplant recipients with cystic fibrosis. *N Engl J Med* 1994;331:981-987.
92. Kollberg H, Vandamme P. Analysis *of* genomovars *of Burkholderia cepacia:* a helpful epidemiologic and prognostic tool [Abstract]. *Pediatr Pulmonol* 1996;Suppl 13:297.
93. Ledson MJ, Gallagher MJ, Corkill JE, et al. Cross infection between cystic fibrosis patients colonised with *Burkholderia cepacia. Thorax* 1998;53:432-436.
94. Gladman G, Connor PJ, Williams RF, David TJ. Controlled study *of Pseudomonas cepacia* and *Pseudomonas maltophilia* in cystic fibrosis. *Arch Dis Child* 1992;67:192-195.
95. Knutsen AP, Slavin RG. Allergic bronchopulmonary rnycosis complicating cystic fibrosis. *Semin Respir Infect* 1992;7:179-192.
96. Kilby JM, Gilligan PH, Yankaskas JR, et al. Nontuberculous mycobacteria in adult patients with cystic fibrosis. *Chest* 1992;102:70-75.
97. Ramsey BW, Gore EJ, Smith AL, et al. The effect *of* respiratory viral infections on patients with cystic fibrosis. *Am J Dis Child* 1989;143:662-668.
98. Conway SP, Simmonds EJ, Littlewood JM. Acute severe deterioration in cystic fibrosis associated with influenza A virus infection. *Thorax* 1992;47:112-114.
99. Egan TM, Detterbeck FC, Mill MR, et al. Improved results of lung transplantation for patients with cystic fibrosis. *J Thorac Cardiovase Surg* 1995;109:224-235.
100. Desmond KJ, Schwenk WF, Thomas E, et al. Immediate and longterra effects *of* chest physiotherapy in patients with cystic fibrosis. *J Pediatr* 1983;103:538-542.
101. Thomas J, Cook DJ, Brooks D. Chest physical therapy management of patients with cystic fibrosis. A meta-analysis. *Am J Respir Crit Care Med* 1995;151:846-850.
102. Mortensen J, Falk M, Groth S, Jensen C. The effects of postural drainage and positive expiratory pressure physiotherapy on tracheobronchial clearance in cystic fibrosis. *Chest* 1991;100:1350-1357.
103. Oberwaldner B, Evans JC, Zach MS. Forced expirations against a variable resistance: a new chest physiotherapy method in cystic fibro*sis. Pediatr Pulmonol* 1986;2:358-367.
104. Blomquist M, Freyschuss U, Wiman L-G, Strandvik B. Physical activity and self *treatment in* cystic fibrosis. *Arch Dis Child* 1986;61:362-367.
105. Baldwin DR, Hill AL, Peckham DG, Knox AL Effect *of addition of* exercise to chest physiotherapy on sputum expectoration and lung function in adults with cystic fibrosis. *RespirMed* 1994;88:49-53.
106. Smith A, Cohen M, Ramsey B. Pharmacotherapy. In: Yankaskas JR, Knowles MR, eds. *Cysticfibrosis in adults.* Philadelphia: LippincottRaven Publishers, 1999;345-364.
107. Kearns GL. Hepatic drug metabolism in cystic fibrosis: recent developments and *future directions. Ann Phamacother* 1993;27:74-79.
108. Ramsey BW, Dorkin HL, Eisenberg JD, et al. Efficacy *of* aerosolized tobramycin in patients with cystic fibrosis. *N Engl J Med* 1993;328:1740-1746.
109. Beall RJ, Burns JL, Campbell PW 3d, et al. Consensus conference. Use of aerosolized antibiotics in CF patients. *Consens Conf: Concepts Care* 1997;VIII:1-19.
110. Rivlin J, Lerner A, Augarten A, et a]. Severe Clostridium *difficile*associated colitis in young patients with cystic fibrosis. *J Pediatr* 1998;132:177-179.
111. Binkowitz LA, Allen E, Bloom D, et al. Atypical presentation of *Clostridium difficile* colitis in patients with cystic fibrosis. *AJR Am J Roentgenol* 1999;172:517-521.
112. Ramsey BW. Management of pulmonary disease in patients with cystic fibrosis. *N Engl J Med* 1996;335:179-188.
113. Weaver LT, Green MR, Nicholson K, et al. Prognosis in cystic fibrosis treated with continuous flucloxacillin from the neonatal period. *Arch Dis Child* 1994;70:84-89.
114. McCaffery K, Olver RE, Franklin M, Mukhopadhyay S. Systematic review of antistaphylococcal antibiotic therapy in cystic fibrosis. *Thorax* 1999;54:380-383.
115. Elbom JS. Treatinent of *Staphylococcus aureus* in cystic fibrosis. *Thorax* 1999;54:377-378.
116. LeBel M, Bergeron MG, Vallee F, et al. Pharmacokinetics and pharmacodynamics of ciprofloxaciti in cystic fibrosis patients. *Antimicrob Agents Chemother* 1986;30:260-266.
117. Pitcher-Wilmott RW, Levinsky RJ, Gordon I, et al. *Pseudomonas* infection, allergy, and cystic fibrosis. *Arch Dis Child* 1982;57:582586.
118. Frederiksen B, Koch C, Hoiby N. Antibiotic treatment of initial colonization with *Pseudomonas aeruginosa* postpones chronic infection and prevents deterioration of pulmonary function in cystic fibrosis. *Pedíatr Pulmonol* 1997;23:330-335.
119. Frederiksen B, Lanng S, Koch C, Hoiby N. Improved survival in the Danish center-treated cystic fibrosis patients: results of aggressive treatment. *Pediatr Pulmonol* 1996;21:153-158.
120. Ciofu 0, Gowercman B, Pedersen SS, Hoiby N. Development of antibiotic resistance in *Pseudomonas aeruginosa* during two decades of antipseudomonal treatment at the Danish CF Center. *APMIS* 1994;102:674-680.

121. Shapiro GG, Bamman J, Kanerek P, Bierman CW. The paradoxical effect of adrenergíc and methylxanthine drugs in cystic fibrosis. *Pediatrics* 1976;58:740-743.

122. Avital A, Sanchez 1, Chernick V. Efficacy of salbutamol and ipratropium bromide in decreasing bronchial hyperreactivity in children with cystic fibrosis. *Pediatr Pulmonol* 1992-13:34-37.

123. Sanchez 1, Holbrow J, Chernick V. Acute bronchodilator response to a combination of beta-adrenergic and anticholinergic agents in patients with cystic fibrosis. *J Pediatr* 1992;120:486-488.

124. Weintraub SJ, Eschenbacher WL. The inhaled bronchodilators ipratropium bromide and metaproterenol in adults with CF. *Chest* 1989;95:861-864.

125. Mulherin D, FitzGerald MX. Meconium ileus equivalent in association with nebulized ipratropiurn bromide in cystic fibrosis. *Lancet* 1990;i:552.

126. Fuchs HJ, Borowitz DS, Christiansen DH, et al. Effect of aerosolized recombinant DNase on exacerbations of respiratory symptoms and on pulmonary function in patients with cystic fibrosis. The Plulmozyme Study Group. *N Engl J Med* 1994;331:637-642.

127. Shah PL, Scott SF, Fuchs HJ, et al. Medium term treatment of stable cystic fibrosis with recombinant human DNase I. *Thorax* 1995;50:333-338.

128. Dietzsch HJ, Gottschalk B, Heyne K, et al. Cystic fibrosis: comparison of two mucolytic drugs for inhalation treatment (acetylcysteine and arginine hydrochloride). *Pediatrics* 1975;55:96-100.

129. Eng PA, Morton J, Douglass JA, et al. Short-term efficacy of ultrasonically nebulized hypertonic saline in cystic fibrosis. *Pediatr Pulmonol* 1996;21:77-83.

130. Robinson M, Regnis JA, Bailey DL, et al. Effect of hypertonic saline, amiloride, and cough on mucociliary clearance in patients with cystic fibrosis. *Am J Respir Crit Care Med* 1996;153:1503-1509.

131. Konstan MW, Byard PJ, Hoppel CL, Davis PB. Effect of high-dose ibuprofen in patients with cystic fibrosis. *N Engl J Med* 1995;332:848-854.

132. Auerbach HS, Williams M, Kirkpatrick JA, Colten HR. Alternate-day prednisone reduces morbidity and improves pulmonary function in cystic fibrosis. *Lancet* 1985;ii:686-688.

133. Eigen H, Rosenstein BJ, FitzSimmons S, Schidlow DV. A multicenter study of altemate-day prednisone therapy in patients with cystic fibrosis. Cystic Fibrosis Foundation Prednisone Trial Group. *J Pediatr* 1995;126:515-523.

134. Donati MA, Guenette G, Auerbach H. Prospective controlled study of home and hospital therapy of cystic fibrosis pulmonary disease. *J Pediatr* 1987;111:28-33.

135. Gilbert DN, Dworkin RJ, Raber SR, Leggett JE. Outpatient parenteral antimicrobial-drug therapy. *N Engl J Med* 1997;337:829-838.

136. Redding GJ, Restuccia R, Cotton EK, Brooks JG. Serial changes in pulmonary functions in children hospitalized with cystic fibrosis. *Am RevRespirDis* 1982;126:31-36.

137. Regelmann WE, Elliott GR, Warwick WJ, Clawson CC. Reduction of sputum *Pseudomonas aeruginosa* density by antibiotics improves lung function in cystic fibrosis more than do bronchodilators and chest physiotherapy alone. *Am Rev Respir Dis* 1990;141:914-921.

138. Aronoff SC, Beall RJ, Burns JL, et al. Microbiology and infectious disease in cystic fibrosis. *Consens Conf: Concepts Care* 1999;V:1-18.

139. Saiman L, Mehar F, Niu WW, et al. Antibiotic susceptibility of multiply resistant *Pseudomonas aeruginosa* isolated from patients with cystic fibrosis, including candidates for transplantation. *Clin Infect Dis* 1996;23:532-537.

140. Imbeault B, Cormier Y. Usefulness of inhaled high-dose corticosteroids in allergic bronchopulmonary aspergillosis. *Chest* 1993;103:1614–1617.

141. Mannes GP, van der Heide S, van Aalderen WM, Gerritsen J. Itraconazole and allergic bronchopulmonary aspergillosis in twin brothers with cystic fibrosis. *Lancet* 1993;341:492.

142. Olivier KN, Yankaskas JR, Knowles MR. Nontuberculous mycobacterial pulmonary disease in cystic: tibrosis. *Semin Respir Infect* 1996;11:272-284.

143. Wallace, RJ Jr., Glassroth J, Griffith DE, et al. Diagnosis; and treatment of disease, caused by nontuberculous *Mycobacteria. Am J Respir Crit Care Med* 1997;156: S1 -S25.

144. Stern RC, Wood RE, Boat TF, et al. Treatment and prognosis; of massive hemoptysis in cystic fibrosis. *Am Rev Respir Dis* 1978;117:825-828.

145. Fellows KE, Taik Khaw K, Schuster S, Shwachman H. Bronchial artery embolization in cystic fibrosis: technique and long-term results. *J Pediatr* 1979;95:959-963.

146. Brinson GM, Noone PG, Mauro MA, et al. Bronchial artery embolization for the treatment of hemoptysis in patients with cystic fibrosis. *Am J Respir Crit Care Med* 1998;157:1951-1958.

147. Spector ML, Stern RC. Pneumothorax in, cystic fibrosis: a 26-year experience. *Ann Thorac Surg* 1989;47:204-207.

148. Yankaskas JR, Egan TM, Mauro MA. Major complications. In: Yankaskas JR, Knowles MR, eds. *Cystic fibrosis in adults.* Philadelphia: Lippincott-Raven Publishers, 1999:175-193.

149. Egan TM. Thoracic: surgery for patients with cystic fibrosis. In: Orenstein DM, Stern RC, eds. *Treatment of the hospitalized patient with cystic fibrosis.* New York: Marcel Dekker, 1998:231-247.

150. Becker JW, Burke W, McDonald G, et al. Prevalence of allergic bronchopulmonary aspergillosis and atopy in, adult patients with cystic fibrosis. *Chest* 1996;109:1536-1540.

151. Hutcheson PS, Rejent AJ, Slavin RG. Variability in parameters of allergic bronchopulmonary aspergillosis in patients with cystic fibrosis. *J Allergy Clin Immunol* 1991;88:390-394.

152. Nixon PA, Orenstein DM, Curtis SE, Ross EA. Oxygen supplementation during exercise in cystic fibrosis. *Am Rev Respir Dis* 1990;142:807-811.

153. Tepper RS, Skatrud JB, Dempsey JA. Ventilation and oxygenation changes during sleep in cystic fibrosis. *Chest* 1983;84:388-393.

154. Stern RC, Borkat G, Hirschfeld SS, et al. Heart failure in cystic fibrosis. Treatment and prognosis of cor pulmonale, with failure of the right side of the, heart. *Am J Dis Child* 1980;134:267-272.

155. Garland JS, Chan YM, Kelly KJ, Rice TB. Outcome of infânts with cystic fibrosis requiring mechanical ventilation for respiratory failure. *Chest* 1989;96:136-138.

156. Spier S, Rivlin J, Hughes D, Levison H. The effect of oxygen on sleep, blood gases, and ventilation in cystic fibrosis. *Am Rev Respir Dis* 1984;129:712-718.

157. Zinman R, Corey M, Coares AL. et al. Nocturnal home oxygen in the treatment of hypoxemic cystic fíbrosis patients. *J Pediatr* 1989;114:368-377.

158. Fraser KL, Tullis DE, Sasson Z, et al. Pulmonary hypertension and cardiac function in adult cystic: fibrosis: role of hypoxemia. *Chest* 1999;115:1321-1328.

159. Nocturnal Oxygen Therapy Trial Group. Continuous or nocturnal oxygen therapy in hypoxemic chronic obstructive lung disease: a clinical trial. *Ann Intern Med* 1980;93:391-398.

160. Schidlow DV, Taussig LM, Knowles MR. Cystic Fibrosis Foundation consensus conference report on pulmonary complications of cystic fibrosis. *Pediatr Pulmonol* 1993;15:187-198.

161. Davis PB, di Sant'Agnese PA. Assisted ventilation for patients with cystic fibrosis. *JAMA* 1978;239:1851-1854.

162. Hodson ME, Madden BP, Steven MH, et al. Non-invasive mechanical ventilation for cystic fibrosis patients-a potential bridge to transplantation. *Eur Respir J* 1991;4:524-527.

163. Piper AJ, Parker S, Torzillo PJ, et al. Noctumal nasal IPPV stabilizes patient with cystic fibrosis and hypercapnic respiratory failure. *Chest* 1992;102:846-850.

164. Flume PA, Egan TM, Westerman JH, et al. Lung transplantation for mechanically ventilated patients. *J Heart Lung Transplant* 1994;13: 15-21.

165. Yankaskas JR, Mallory GB Jr. Lung transplantation in cystic fibrosis: consensus conference, statement. *Chest* 1998;113:217-226.

166. Aris RM, Gilligan PH, Neuringer IP, et al. The effects of panresistant bacteria in cystic fíbrosis patients on lung transplant outcome. *Am J Respir Crit Care Med* 1997;155:1699-1704.

167. Barr ML, Schenkel FA, Cohen RG, et aL Recipient and donor outcomes in living related and unrelated lobar transplantation. *Transplant Proc* 1998;30:2261-2263.

CAPÍTULO 22

Derrames Pleurais e Empiema

John E. Heffner

Os derrames pleurais radiograficamente evidentes se desenvolvem em 20 a 60% dos pacientes com pneumonia bacteriana.[1-3] Mais de 90% destes derrames parapneumônicos permanecem estéreis ou minimamente infectados (denominados *não complicados*) e curam-se com uma terapia antibiótica eficaz da infecção pulmonar subjacente. Os pacientes restantes desenvolvem um derrame parapneumônico complicado que progride para uma loculação intrapleural e formação de abscesso a menos que seja adequadamente drenado.[3] Derrames para-pneumônicos complicados que já evoluíram para a supuração e contêm líquido pleural viscoso com características físicas de pus franco são denominados como *empiemas*.

A incidência do empiema tem diminuído desde a década de 1970 com a melhoria do tratamento clínico para a pneumonia e o advento de antibióticos cada vez mais eficazes. O empiema permanece como uma grande fonte de morbidade e mortalidade, entretanto, com índices de cerca de 27 e 70% em pacientes com idade avançada,[4-9] debilidade crônica causada por doença preexistente,[7-10] desnutrição e fatores socioeconômicos que atrasam a terapia antibiótica para as infecções pulmonares. O pronto reconhecimento do empiema e o início urgente de uma vigorosa e completa drenagem do líquido pleural infectado permanecem como as medidas mais eficazes na melhoria dos resultados do paciente.[1,11] Entretanto, muitos estudos indicam que os médicos têm baixas taxas de suspeição para as infecções do espaço pleural e freqüentemente existe uma demora nas avaliações diagnósticas e encaminhamento para uma terapia especializada.[1,12-15]

O empiema resulta mais comumente da extensão direta da bactéria de uma região de pneumonia bacteriana aguda, abscesso pulmonar ou embolização pulmonar séptica para o espaço pleural. Causas menos freqüentes incluem anormalidades malignas ou congênitas que predispõem a pleura a infecções crônicas, supuração mediastinal, coleção subfrênica de pus, trauma torácico por instrumento rombo ou penetrante, ruptura esofágica, infecções do pescoço e da coluna torácica e fístulas broncopleurais pós-toracotomia. Os empiemas também podem ocorrer devido a uma variedade de patógenos que incluem bactérias, micobactérias, vírus, patógenos atípicos, fungos e protozoários. O desenvolvimento de um empiema causado por estas condições clínicas e etiologias variadas apresenta prognósticos e implicações terapêuticas bastante diferentes. Este capítulo limita sua discussão aos empiemas que ocorrem como o resultado de uma pneumonia bacteriana.

FISIOPATOLOGIA DA FORMAÇÃO DO EMPIEMA

No ser humano sadio, existem somente 3 a 7 mL de líquido transudativo (conteúdo de proteína < 1,5 g/dl) no espaço pleural, com aproximadamente 1.500 células/μl, a maioria das quais sendo linfócitos, macrófagos e células mesoteliais.[16] Os neutrófilos estão ausentes no líquido pleural não inflamado. Alguns dados indicam que a monocamada de células mesoteliais que reveste as pleuras parietal e visceral representa um importante mecanismo de defesa do hospedeiro contra a infecção pleural. Estas células podem fagocitar bactérias e liberar concentrações bactericidas de metabólitos tóxicos do oxigênio e óxido nítrico quando estimuladas por agentes pró-inflamatórios, como o fator de necrose tumoral α (FNT-α), interleucina-1 (IL-1), lipopolissacarídeos e outros produtos bacterianos e interferon-γ.[17-18] Uma vez estimulada, a monocamada mesotelial, que representa a principal barreira à transudação da albumina e líquido do espaço intravascular para o espaço pleural, é submetida a alterações em suas características de permeabilidade de membrana. Essas alterações resultam da ativação de filamentos contráteis de actina dentro das células mesoteliais que produzem espaços intracelulares que promovem o influxo de um líquido pleural exsudativo rico em proteínas. Também parece que as células mesoteliais participam na inflamação pleural por coordenar o influxo das células fagocíticas para o espaço pleural.[19]

Nos estágios iniciais da inflamação pleural em pacientes com derrames parapneumônicos, os neutrófilos rapidamente transmigram das redes capilares submesoteliais, através das superfícies basilares para a superfície apical da monocamada mesotelial, para o espaço pleural. Células mesoteliais estimuladas promovem esta transmigração neutrofílica pela contração e formação de espaços intracelulares e expressando moléculas de adesão, como a molécula de adesão intracelular 1 e a molécula de adesão vascular 1, depois de serem estimuladas pelo TNF-α e pelo interferon-γ.[20] As células mesoteliais também produzem quimiocinas, que atraem neutrófilos, células mononucleares e linfócitos para o espaço pleural.[17,19] A IL-8 re-

J. E. Heffner: Department of Medicine, Medical University of South Carolina College of Medicine, Charleston, South Carolina 29425.

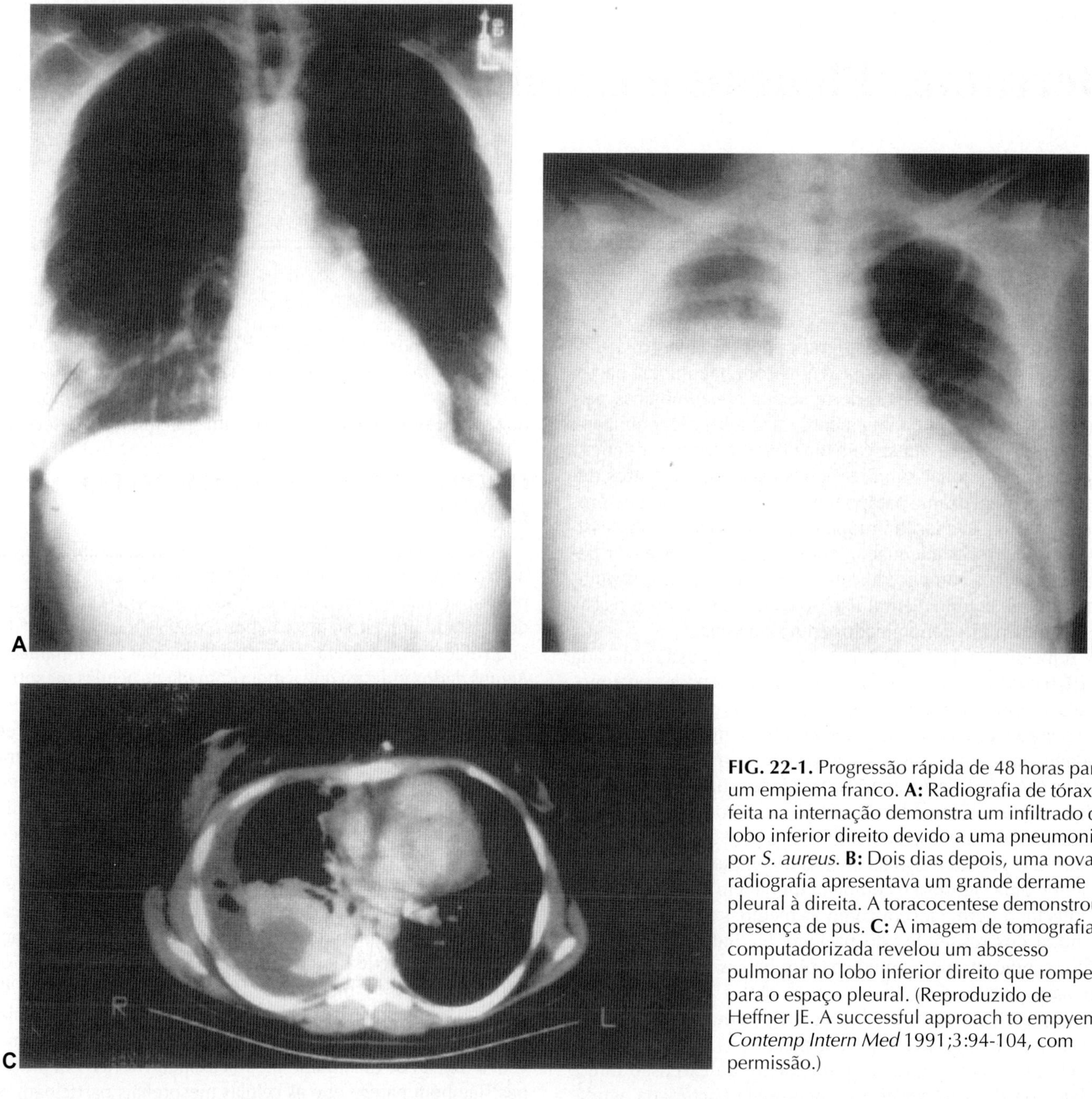

FIG. 22-1. Progressão rápida de 48 horas para um empiema franco. **A:** Radiografia de tórax feita na internação demonstra um infiltrado do lobo inferior direito devido a uma pneumonia por *S. aureus.* **B:** Dois dias depois, uma nova radiografia apresentava um grande derrame pleural à direita. A toracocentese demonstrou presença de pus. **C:** A imagem de tomografia computadorizada revelou um abscesso pulmonar no lobo inferior direito que rompeu para o espaço pleural. (Reproduzido de Heffner JE. A successful approach to empyema. *Contemp Intern Med* 1991;3:94-104, com permissão.)

presenta uma destas quimiocinas e é encontrada em concentrações maiores nos derrames parapneumônicos em comparação com derrames pleurais de outra etiologia.[21] A IL-8 parece ser o principal determinante que promove o influxo precoce de neutrófilos nos derrames parapneumônicos.[17,19,20-24] As células mesoteliais também liberam neutrófilos epiteliais que ativam a proteína-78, que é encontrada em concentrações aumentadas nos derrames parapneumônicos,[25] a IL-1, a IL-6, o TNF-α e o fator ativador plaquetário. A ativação pela bactéria de vias alternativas, por meio do sistema de complemento e dos efeitos proinflamatórios dos fagócitos recrutados, promove uma inflamação pleural ainda maior.

Uma resposta inflamatória pleural bem-sucedida leva à erradicação das bactériais intrapleurais e a um subseqüiente reparo da membrana pleural. Espaços intracelulares na monocamada mesotelial rapidamente desaparecem com o relaxamento da actina contrátil das células mesoteliais. Regiões da superfície pleural desnudada de células mesoteliais são repopuladas através da migração e proliferação de células mesoteliais.[26-28] Os neutrófilos intrapleurais diminuem, parcialmente, por causa da morte programada de células (apoptose).[29] O líquido pleural é reabsorvido através dos linfáticos subpleurais.

Se a resposta inflamatória precoce é insuficiente para tratar a infecção pleural, os derrames parapneumônicos evoluem através de três grandes estágios para a formação de um empiema franco.[30] Uma compreensão das características clínicas de cada estágio auxilia no desenvolvimento de planos de tratamento para o paciente. O estágio exsudativo inicial ocorre durante os primeiros dias de contaminação bacteriana do espaço pleural e é caracterizado por um líquido pleural pouco denso, de fluxo livre, rico em proteínas e contendo uma baixa concentração de leucócitos polimorfonucleares. As superfícies pleurais inflamadas permanecem elásticas, e o pulmão adjacente mantém a capacidade de reexpansão para a parede pleural após a drenagem do líquido pleural, Os pacientes com derrames parapneumônicos no estágio exsudativo apresentam a maior oportunidade de uma recuperação completa após a drenagem do líquido pleural através de um dreno torácico intercostal fechado.

Depois de vários dias, desenvolve-se o estágio fibrinopurulento, caracterizado por uma intensa inflamação pleural, e o líquido pleural se torna turvo e progressivamente mais viscoso. Os depósitos de fibrina cobrem as superfícies pleurais, estabelecendo as fundações de uma casca pleural que acaba por encarcerar o pulmão evitando a sua reexpansão pulmonar (pulmão encarcerado). Os filamentos de fibrina cruzam o espaço pleural, criando adesões intrapleurais, loculações de líquido e uma plataforma para o crescimento de fibroblastos. A progressão de múltiplas loculações intrapleurais complica uma drenagem eficiente do espaço pleural. A deposição de fibrina resulta da ativação dos fatores de coagulação dentro da pleura, com uma diminuição da atividade fibrinolítica concomitante.[31]

O estágio organizacional da formação do empiema é caracterizado por um influxo de fibroblastos que reforça a casca pleural pela formação de fibrose e restringe ainda mais a reexpansão pulmonar. As células mesoteliais estimuladas parecem participar nesta ativação dos fibroblastos através da liberação de fatores de crescimento de fibroblastos.[32,33] A deposição exuberante em demasia de componentes da membrana basal, como a laminina e fibronectina, que são os componentes do processo reparativo normal, contribui para a formação da casca pleural. As superfícies pleurais se tornam altamente neovascularizadas, parcialmente através dos efeitos da IL-8, que promove a angiogênese. Existem múltiplas loculações em regiões locais do espaço pleural ou em todo o hemitórax. O líquido pleural se torna altamente viscoso e purulento, contendo restos celulares mistos que evitam uma drenagem adequada através de um dreno de toracostomia fechado. Dependendo da virulência do patógeno e da gravidade da pneumonia, a progressão para um empiema organizado ocorre em 7 a 14 dias após o início da pneumonia. Pacientes ocasionais com ruptura de um abscesso do parênquima pulmonar para o espaço pleural, entretanto, podem apresentar um rápido início de coleções abundantes intrapleurais de pus (Fig. 22-1).

EPIDEMIOLOGIA

As pesquisas contemporâneas indicam que o empiema de todas as causas ocorre mais comumente em homens do que em mulheres, com uma proporção geral homens:mulheres de 2:1.[7,14,15,34-44] Os motivos para esta diferença baseada no sexo ainda não estão claros; os fatores sugeridos incluem a maior incidência de traumas e de alcoolismo nos homens do que nas mulheres e a inclinação feminina de procurar auxílio médico mais cedo e em melhores condições de saúde – a intervenção precoce em uma pneumonia pode evitar a progressão para um empiema. O último ponto deriva da observação de que os empiemas raramente ocorrem após o início de uma terapia antibiótica apropriada para a pneumonia. Portanto, o empiema representa uma terapia negligente ou retardada para a pneumonia na maioria dos pacientes.

O empiema parece ocorrer mais comumente em pacientes com condições comórbidas ou certas condições prévias que alteram as defesas sistêmicas ou pulmonares do hospedeiro, como diabetes, artrite reumatóide, bronquiectasia, doença pulmonar obstrutiva crônica, tuberculose e câncer de pulmão,[35,36,38,42,45-47] embora não haja estudos de larga escala sobre pacientes com pneumonia e sobre os riscos relativos para empiema. Algumas séries indicam uma história de alcoolismo em 29 a 40% dos pacientes com empiema.[37,45] As comorbidades também afetam o prognóstico, expressão clínica e o curso clínico do empiema. Uma malignidade associada aumenta a mortalidade causada pelo empiema.[43] A presença de uma dentição ruim, uso de drogas sedativas, uso de álcool, convulsões, retardo mental e refluxo gastroesofágico aumenta a probabilidade de que um empiema seja causado por uma bactéria anaeróbica.[39]

O patógeno responsável por uma pneumonia subjacente também afeta o risco de desenvolvimento de um empiema e o curso clínico do paciente, uma vez que ocorra um empiema. Os derrames parapneumônicos causados por *Streptococcus pyogenes*, por exemplo, seguem um curso clínico mais virulento do que os associados a pneumonias pneumocócicas.

MICROBIOLOGIA

Quase todos os patógenos bacterianos humanos já foram registrados como causadores de infecções pleurais. A grande maioria destes patógenos, entretanto, foi reportada em registros de casos individuais ou pequenas séries de pacientes. A maioria dos empiemas ocorre subseqüentemente a pneumonias causadas pelo *Streptococcus pneumoniae, Staphylococcus aureus*, bacilos entéricos gram-negativos e bactérias anaeróbicas.[48] Trinta a 40% das infecções do espaço pleural são polimicrobianas. Subgrupos de pacientes apresentam líquido pleural macroscopicamente purulentos que são estéreis nas culturas. A maioria destes pacientes apresenta uma supressão do crescimento bacteriano pelo efeito do antibiótico, apesar de alguns patógenos bacterianos no espaço pleural, como o *S. pneumoniae*, poderem sofrer autólise.[49] O espectro dos patógenos evoluiu durante os últimos 50 anos. Na era pré-antibiótica, os pneumococos e os estreptococos β-hemolíticos eram os patógenos bacterianos mais prevalentes. Desde o advento de terapias antibióticas eficientes para estes patógenos, as infecções estafilocócicas, anaeróbicas e por bacilos entéricos gram-negativos aumentaram em incidência.

O *S. pneumoniae* foi a causa mais comum de empiema na era pré-antibiótica, sendo responsável por 60% de todas as infecções intrapleurais.[50] A incidência dos empiemas pneumocócicos nos dias atuais diminuiu para 10%, porque o início tipicamente abrupto e a toxicidade sistêmica da pneumonia pneumocócica levam os pacientes a procurar tratamento no início do curso da infecção, recebendo uma terapia antibiótica. Além disso, o *S. pneumoniae*, em contraste com *S. aureus* e *S. pyogenes*, não libera enzimas necrosantes de tecidos, de modo que a pleurite e os derrames associados a pneumonias pneumocócicas parecem resultar da estimulação de mediadores proinflamatórios. Muito mais pacientes, portanto, se apresentam com derrames parapneumônicos relacionados a *S. pneumoniae* e depois progridem para um empiema franco.[2] O empiema pneumocócico na era pós-antibiótica geralmente representa uma doença negligenciada, com uma intervenção médica tardia.

O *S. aureus* é um comensal humano comum encontrado em 30% dos indivíduos adultos sadios. A maioria dos casos de empiema causada por este patógeno ocorre em paciente com pneumonia subjacente por *S. aureus*.[51] A pneumonia estafilocócica ocorre mais freqüentemente no idoso; em pacientes institucionalizados ou internados com condições comórbidas; na presença de infecções pós-influenza e em pacientes intubados ou aqueles com aspiração.[52] Estima-se que a incidência de infecções pleurais em pacientes com pneumonia causada por *S. aureus* seja de 10 a 25%.[50] Alguns estudos indicam que até 48% dos pacientes com pneumonia estafilocócica desenvolvam derrames pleurais que, na metade dos casos, são empiemas.[52] As pneumonias estafilocócicas em geral possuem um resultado clínico ruim, que piora pela presença de um empiema.[53]

As infecções pleuropulmonares anaeróbicas são a causa mais comum de empiema em alguns centros,[54] com incidências registradas entre 17 e 71% de todos os empiemas.[7,50,54] A freqüência da detecção das bactérias anaeróbicas em empiemas se correlaciona com a perícia de um laboratório de microbiologia na cultura e na identificação das espécies anaeróbicas.[50] Fatores que aumentam o risco de um empiema anaeróbico incluem aspiração recorrente (distúrbios neurológicos, idade avançada, alcoolismo) e obstrução das vias aéreas com uma lesão fixa (p. ex., câncer broncogênico). A toracocentese pode demonstrar um líquido de cheiro desagradável, apesar de a presença deste achado não excluir um empiema anaeróbico. Os isolados de líquido pleural de pacientes com empiema anaeróbico geralmente são polimicrobianos e sua cultura revela a presença de *Prevotella* sp., *Peptostreptococcus*, *Bacteroides fragilis* e *Fusobacterium nucleatum*.[55] Os patógenos anaeróbicos também coexistem com bactérias aeróbicas, como o *S. aureus* e *S. pneumoniae*, em pacientes com empiema.[54]

Bactérias aeróbicas gram-negativas, como *Haemophilus influenzae*, *Klebsiella pneumoniae* e *Pseudomonas aeruginosa*, são causas adicionais importantes de empiema em certas situações clínicas. Quando os derrames parapneumônicos ocorrem em pacientes com pneumonia causada por estes patógenos, a infecção do espaço pleural e a necessidade de drenagem comumente estão presentes.

Na era pré-antibiótica, o *S. pyogenes* era uma comum e temida etiologia de pneumonia. Os pacientes que desenvolveram uma pneumonia subjacente, que em grande parte eram recrutas militares previamente sadios expostos a epidemias de pneumonia com este patógeno ou pacientes que estavam se recuperando de pneumonias virais, rapidamente progrediram para um empiema.[50] *S. pyogenes* atualmente é uma causa rara de pneumonia, mas, quando ocorre, ainda representa uma infecção pleural grave e potencialmente fatal.

Os estreptococos microaerofílicos (estreptococos viridans) normalmente colonizam a boca e o trato genital feminino. Entre os membros deste grupo, o subgrupo *Streptococcus milleri* (*Streptococcus anginosus*, *Streptococcus constelattus* e *Streptococcus intermedius*) geralmente produz supuração em áreas de infecção tecidual por causa da capacidade de estes organismos secretarem enzimas necrosantes. Homens com idades acima de 65 anos propensos à aspiração estão em risco de desenvolver um empiema com estes patógenos. O curso clínico destas infecções pleurais é marcado por uma toxicidade sistêmica, co-infecções com anaeróbios e patógenos entéricos gram-negativos e uma rápida progressão para a supuração. A maioria dos pacientes apresenta um mau prognóstico, que parcialmente é atribuível à existência comum de comorbidades.[56]

Apesar de os derrames parapneumônicos comumente serem aparentes radiograficamente em pacientes com pneumonias por *Legionella*, eles geralmente não afetam o resultado clínico.[57] Entretanto, pode ocorrer um empiema franco.[58] Nos casos suspeitos de infecções do espaço pleural com *Legionella*, o líquido pleural deve ser testado através do uso de coloração direta para anticorpos fluorescentes e cultura para *Legionella*. Entretanto a detecção dos anticorpos por fluorescência direta possui uma sensibilidade e especificidade limitadas no escarro, e o resultado no líquido pleural é incerto. O radioimunoensaio para o antígeno do sorogrupo 1 da *Legionella pneumophila*, que é destinado à detecção do antígeno da *Legionella* na urina, tem sido utilizado para a detecção da presença de *Legionella* em líquidos pleurais infectados.[59] Entretanto, o teste de radioimunoensaio identifica somente a infecção pelas bactérias do sorotipo 1 e falha na detecção de outros sorotipos e da *Legionella* não *pneumophila*.

As *Actinomycetes* são bactérias filamentosas gram-positivas que, apesar de incomuns, podem ser causas distintas de infecções pleuropulmonares.[60] A sp. *Nocardia* e o sp. *Streptomyces* são actinomicetos aeróbicos de vida livre que causam infecções oportunistas por via inalatória. Os *Actinomyces* são anaeróbicos e geralmente colonizam a boca, o trato gastrintestinal e o trato genital feminino. Eles produzem doença pleuropulmonar pela aspiração de partículas bucais contaminadas. Esses patógenos exigem técnicas especiais de cultura e de coloração para a sua detecção. O diagnóstico a partir do exame de amostras respiratórias se torna mais produtivo quando se alerta o laboratório sobre a suspeita de sua presença.

MANIFESTAÇÕES CLÍNICAS

As manifestações clínicas de um empiema geralmente se misturam com os sinais e sintomas de uma pneumonia subjacente. A presença de dor torácica pleurítica é um marcador inespecífico, mas aumenta a suspeita clínica de infecção pleural. O exame físico pode demonstrar ruídos respiratórios diminuídos ou ausentes e um frêmito diminuído sobre a região do derrame. Estes achados estão em contraste com a natureza tubular dos ruídos respiratórios com um frêmito preservado ou aumentado sobre uma área de consolidação pneumônica. Ocasionalmente, pacientes cronicamente debilitados[46] ou tratados com corticosteróides[61] podem ter uma supressão dos sinais e sintomas da infecção e apresentar um empiema silencioso.

Pacientes com empiemas anaeróbicos freqüentemente apresentam uma história de aspiração, uma condição comórbida subjacente ou uma higiene dentária ruim, como a fonte de detritos bucais contendo bactérias.[62] Os empiemas anaeróbicos podem seguir um curso indolente e se apresentar com perda de peso, anemia e tosse crônica produtiva simulando um câncer ou tuberculose pulmonar.[62] Esta apresentação não específica tipicamente atrasa a avaliação médica e o pronto início da terapia com antibióticos e drenagem do líquido pleural até que ocorra uma loculação intrapleural. A apresentação demorada é a principal causa de morbidade prolongada em pacientes com empiema anaeróbico.[54,63] A necrose pulmonar extensa causa abscesso pulmonar e fístulas broncopulmonares em 30 a 40% dos pacientes com infecções pleuropulmonares anaeróbicas. [50]

DIAGNÓSTICO

Qualquer paciente com uma pneumonia bacteriana, a despeito da natureza ou da gravidade dos sintomas, deve ser considerado em risco para empiema. O empiema pode já existir quando o paciente procura atenção médica pela primeira vez para a pneumonia subjacente, ou pode se desenvolver durante o curso da terapia antibiótica. Uma cuidadosa avaliação radiográfico quando à presença de um derrame parapneumônico e uma toracocentese diagnóstica se o líquido pleural for detectado representam as medidas diagnósticas iniciais. A avaliação clínica enfatiza a importância da toracocentese e a análise do líquido pleural, pois nenhuma característica clínica ou técnica de imagem diferencia com confiabilidade adequada os derrames pleurais que resolvem com a terapia antibiótica daqueles que necessitam de drenagem pleural.[64,65]

As radiografias de tórax póstero-anterior e lateral são os estudos iniciais para a detecção da presença do líquido pleural em pacientes com pneumonia. Margens diafragmáticas, bem delineadas visíveis em ambas as projeções, excluem clinicamente importantes derrames parapneumônicos se não existem loculações pleurais independentes em outro lugar do tórax. Pacientes com diafragmas sem alterações podem ser submetidos à terapia antibiótica para a pneumonia subjacente, e deve ser feito um cuidadoso acompanhamento com relação a um início tardio de derrames parapneumônicos. Pacientes com diafragmas inalterados, mas com evidências radiográficas de loculações independentes, devem ser submetidos à avaliação ultra-sonográfica ou a uma tomografia computadorizada (TC) e a uma toracocentese guiada por imagens se for detectada a presença de líquido (Fig. 22-2).

As radiografias de tórax padronizadas devem ser avaliadas com cuidado por causa das importantes limitações destes estudos em relação à detecção de líquido pleural. Os derrames subpneumônicos nas radiografias póstero-anteriores realizadas com o paciente em pé podem simular um contorno diafragmático normal e não serem detectados. A detecção dos derrames subpneumônicos é auxiliada pelo exame de sinais característicos de retificação medial do diafragma e a ausência do limite pulmonar normal em uma região 1 a 2 cm abaixo da cúpula diafragmática. Cerca de 200 a 500 mL de líquido pleural livre são necessários para produzir o abaulamento do ângulo costofrênico.[66] É necessária a presença de mais de 500 mL de líquido para produzir o sinal do menisco. As radiografias de tórax em posição supina apresentam uma sensibilidade de 67% e uma especificidade de 70% para a detecção de líquido pleural.[67] Marcadores adicionais para o líquido pleural nas imagens em posição supina incluem o capuz apical e a opacidade aumentada de um hemitórax, com a preservação dos marcos anatômicos pulmonares.[68]

Contornos diafragmáticos pouco nítidos podem representar líquido pleural livre ou loculado, espessamento pleural ou uma área de pneumonia consolidada adjacente ao diafragma. Estas aparências radiológicas necessitam de radiografias em decúbitos direito e esquerdo, que são testes sensíveis para o

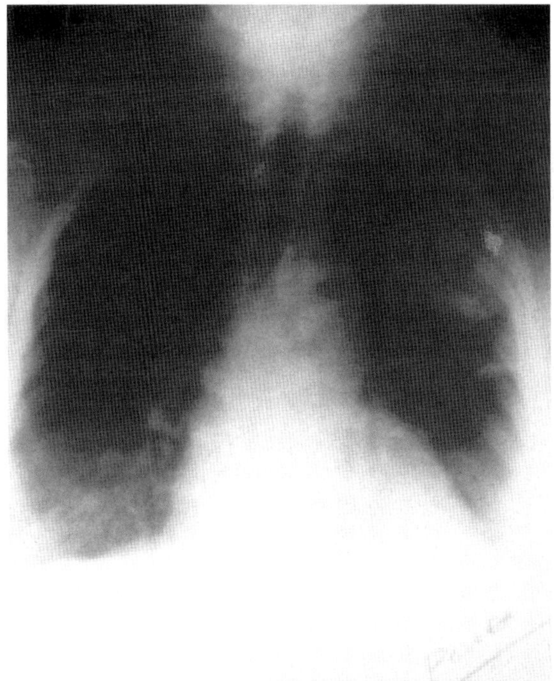

FIG. 22-2. Radiografia póstero-anterior de tórax de um paciente que se apresentou com uma história de febre baixa e tosse, com evolução de 3 semanas. A densidade, na região pulmonar superior esquerda, sugere uma massa subpleural ou um derrame pleural loculado. A toracocentese direcionada pela ultra-sonografia revelou a presença de pus franco que, na cultura, revelou o crescimento de patógenos anaeróbicos.

líquido pleural, capazes de detectar até cerca de 5 mL de líquido livre. A incidência em decúbito, com o lado afetado posicionado para cima, acumula o líquido livre de encontro ao mediastino, permitindo uma melhor avaliação das características radiológicas da pneumonia. A incidência em decúbito, com o lado afetado para baixo, pode detectar o acúmulo de líquido livre de encontro à parede torácica (Fig. 22-3). Light e colaboradores demonstraram que pacientes com pneumonia e menos de 10 mm de acúmulo de líquido pleural não necessitam de toracocentese, pois eles irão responder à terapia antibiótica.[3] A toracocentese está indicada e é considerada segura em pacientes com mais de 10 mm de acúmulo para eliminar um derrame parapneumônico complicado.

Se não ocorre uma disposição em camadas, mas a radiografia de tórax na internação sugere uma loculação pleural adjacente ao diafragma, o paciente deve ser submetido a uma avaliação com ultra-sonografia torácica,[69,70] que pode detectar até cerca de 5 mL de líquido pleural, ou a uma TC. Se houver a presença de líquido, uma toracocentese guiada por imagens deve ser realizada. Técnicas especializadas de imagens são particularmente importantes em pacientes com extensas consolidações pulmonares que podem mascarar o líquido pleural. Além disso, os derrames pleurais loculados podem simular outros processos, como massas subpleurais, e podem ser demonstráveis somente pela ultra-sonografia ou TC em cerca de 30% dos pacientes.[64,70,71] Pacientes criticamente doentes e sob ventilação mecânica também podem se beneficiar da toracocentese guiada pela ultra-sonografia, que pode ser realizada no leito do paciente.

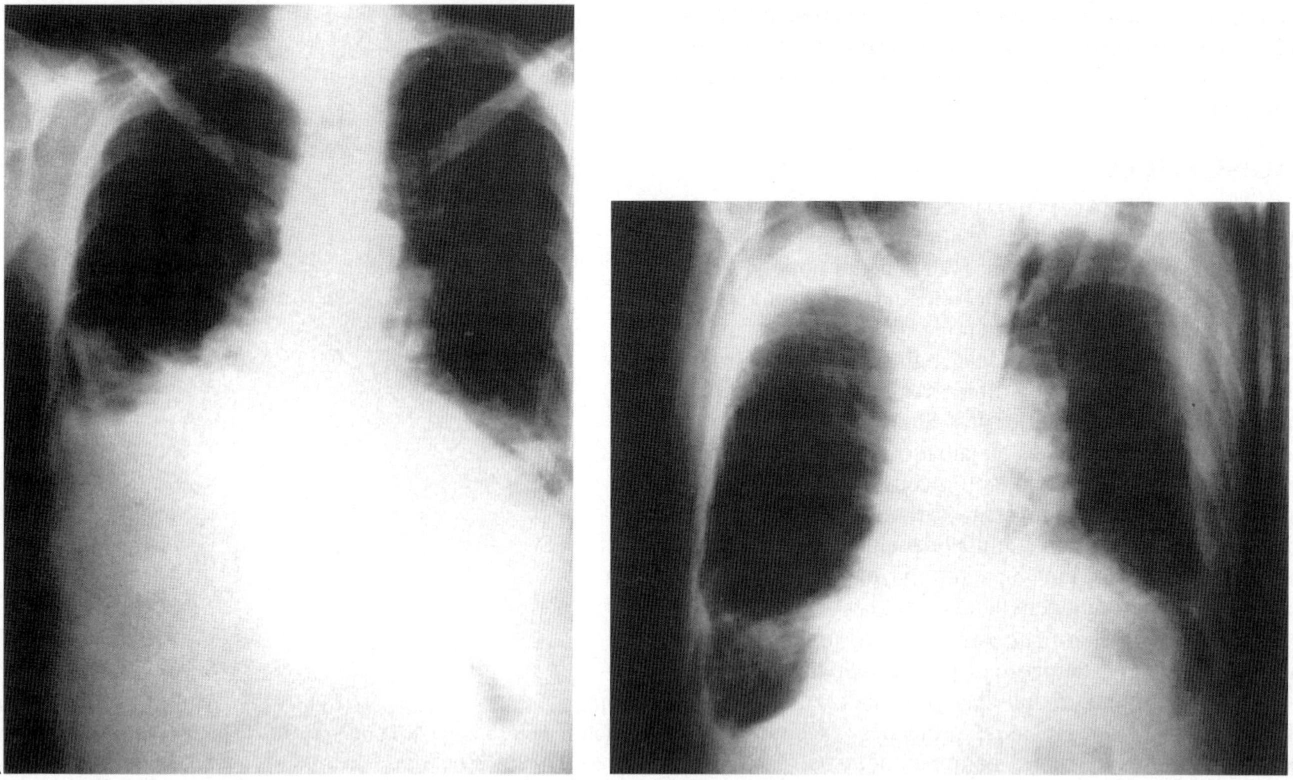

A B

FIG. 22-3. A: Radiografia de tórax, realizada na internação, de um paciente idoso com pneumonia pneumocócica demonstra infiltrados em ambas as bases com margens diafragmáticas não delineadas. **B:** Uma incidência em decúbito lateral esquerdo definiu melhor o infiltrado do lobo direito e demonstrou um volume suficiente de líquido livre à esquerda para que fosse realizada uma toracocentese.

Os estudos de ultra-sonografia descrevem os derrames parapneumônicos como anecóides, septados complexos, não septados complexos e homogeneamente ecogênicos.[72] Estes achados se correlacionam com a presença de loculações e com a viscosidade do líquido pleural. A ultra-sonografia é utilizada primariamente para detectar a presença de líquido pleural e para guiar difíceis tentativas de toracocentese. Deve ser reconhecido, entretanto, que a aparência ultra-sonográfica do líquido pleural não prevê de modo preciso a probabilidade de sucesso da toracocentese. Por exemplo, Laing e Filly demonstraram que somente 74% dos pacientes com líquido pleural anecóide (que sugere um líquido pouco denso e de fluxo livre) tiveram uma toracocentese guiada por imagens bem-sucedidas, em comparação com 100% de pacientes com derrames septados complexos, não septados complexos ou homogeneamente ecogênicos (o que sugere a presença de coleções de líquido pleural viscoso e loculado).[73] Alterações no formato da coleção de líquido pleural durante a ultra-sonografia em tempo real parece ser um previsor mais confiável do sucesso da toracocentese.[74] A ultra-sonografia também é limitada por sua incapacidade de realizar imagens através do osso ou pulmão aerado, o que limita sua capacidade de visualizar pequenas coleções de líquido abaixo da escápula, adjacente ao mediastino ou dentro das cissuras. O procedimento é mais comumente utilizado nos derrames parapneumônicos e por ser portátil e conveniente para exames no leito.

A TC é a principal técnica para a obtenção de imagens de processos pleurais complicados. Em pacientes com derrames parapneumônicos, a TC pode definir loculações adjacentes ou que estejam se estendendo para o mediastino; detectar condições coexistentes, como massas pulmonares; e ser um guia através de imagens para intervenções terapêuticas.[64,75-77] A TC também pode diferenciar entre um pulmão afogado de líquido pleural, um abscesso do parênquima pulmonar e um empiema com fístulas broncopleurais em pacientes com grandes cavidades contendo níveis hidroaéreos,[64,75,78] e avaliar as vias aéreas. O uso de contraste intravenoso com a TC pode caracterizar patologias pulmonares subjacentes, como a coexistência de um abscesso pulmonar com empiema, a extensão da necrose numa pneumonia e a presença de infarto pulmonar. O achado característico, no empiema, do sinal da pleura dividida diferencia de modo confiável entre um empiema e um abscesso pulmonar.[78] Este sinal resulta do aumento do contraste das pleuras visceral e parietal hipervasculares, que se curvam (ou se 'dividem') ao redor de um empiema. A espessura radiológica da membrana pleural contrastada e a presença de edema nos tecidos extrapleurais podem auxiliar no diagnóstico diferencial entre empiema e um derrame pleural transudativo ou maligno.[65,79] A TC é limitada pela necessidade de realização de imagens do paciente em posição supina, pronada ou na posição de decúbito, o que complica o acesso para a drenagem de pequenos derrames de líquido livre que se acumulam em localizações pendentes.

O papel clínico das imagens de ressonância magnética (RM) na avaliação dos derrames parapneumônicos ainda não foi estabelecido, mas parece ser limitado. A RM detecta coleções de líquido pleural com uma sensibilidade semelhante à da TC. Os registros indicam que os sinais da RM se correlacionam com a composição do líquido pleural, com derrames exsudativos aparecendo com maior intensidade do que os derrames transudativos.[80,81] Esta característica da RM, entretanto, não possui uma aplicação prática em pacientes com derrames parapneumônicos. A RM possui uma maior capacidade do que a TC para detectar a invasão da parede torácica por um tumor, o que pode auxiliar na avaliação de pacientes com um câncer de pulmão subjacente complicado com um empiema.[82] O principal papel da RM em pacientes com empiema é a obtenção de imagens das loculações pleurais e da patologia pulmonar subjacente em pacientes com contra-indicações para o uso de contrastes intravenosos, o que limita o valor da TC.

AVALIAÇÃO DO LÍQUIDO PLEURAL

A toracocentese diagnóstica proporciona informações fundamentalmente importantes que guiarão o tratamento dos pacientes com derrames parapneumônicos. Como somente 15 a 54% dos pacientes com empiema apresentam hemoculturas positivas,[51] a toracocentese não deve ser adiada à espera de resultados positivos de culturas de sangue. Além disso, uma discordância geralmente é observada entre os resultados das culturas do líquido pleural e os patógenos isolados no sangue e escarro.[51] Portanto, as culturas de sangue e do escarro não suplantam o valor de uma toracocentese em pacientes com derrames parapneumônicos.

A inspeção macroscópica e a análise laboratorial do líquido pleural podem estabelecer a presença de empiema, identificar o patógeno etiológico da pneumonia se as culturas de escarro e de sangue não forem conclusões e definir por critérios químicos a probabilidade de um derrame não purulento seguir um curso complicado, necessitando uma drenagem. Apesar de os riscos de pneumotórax variarem entre 5 a 19%, dependendo da habilidade do operador, a maioria dos casos de pneumotórax é inconseqüente, e a incidência de contaminação do espaço pleural é extraordinariamente baixa.[83,84]

Uma quantidade entre trinta a 50 mL de líquido deve ser aspirada para a inspeção das características macroscópicas como cor, purulência, viscosidade e odor. O líquido não purulento é analisado para a presença de glicose, proteínas, desidrogenase láctica (LDH), amilase, pH, contagem total e diferencial de leucócitos. Exceto para a amilase, que pode detectar uma ruptura de esôfago como a causa do empiema,[16] estes estudos laboratoriais não proporcionam informações diagnósticas adicionais que venham a afetar a terapia na presença de pus franco. Todas as amostras de líquido pleural devem ser submetidas à cultura (aeróbica e anaeróbica) e ao exame pelo método de Gram (espalhou as amostras se o esfregaço inicial for negativo). Estudos especiais, como a citologia, culturas e o uso de colorações micobacterianas e culturas e esfregaços para fungos devem ser realizados se clinicamente indicados.

A capacidade diagnóstica das culturas de líquido pleural será aumentada se as amostras de líquido forem obtidas antes do início da antibioticoterapia e se elas forem rapidamente transportadas para o laboratório de microbiologia. O líquido deve ser enviado em um recipiente de transporte anaeróbico em temperatura ambiente. A injeção da amostra em frascos de hemocultura evita a realização de um exame imediato de Gram e o uso de técnicas de cultura quantitativas. Os frascos de hemocultura também aumentam a probabilidade de isolamento dos contaminantes, mas não aumentam a capacidade diagnóstica para os patógenos etiológicos existentes.[85] A amostra não deve ser refrigerada, pois o crescimento da bactéria contaminante não é uma preocupação com as amostras de líquido pleural, e a refrigeração pode diminuir a capacidade de detecção de *S. pneumoniae, H. influenzae* e anaeróbicos. Uma vez no laboratório, o líquido pleural deve ser cultivado em meios aeróbicos e anaeróbicos utilizando meios sólidos, que permitem a quantificação dos resultados da cultura para auxiliar a avaliação da contaminação da amostra por patógenos da pele.

A capacidade diagnóstica do exame de Gram no líquido pleural é variável, mas alguns estudos registram uma sensibilidade de 55 a 65% nos casos de empiema estabelecido.[45,86] A realização cuidadosa dos estudos com o método de Gram no líquido pleural é fundamental, porque um resultado positivo estabelece a presença de infecção e a necessidade de drenagem pleural. Além disso, um exame de Gram positivo do líquido pleural pode ser o único teste microbiológico que identifica o patógeno etiológico da pneumonia e direciona uma terapia antibiótica específica.

O pus franco confirma a presença de um empiema e estabelece uma indicação absoluta de drenagem urgente do espaço pleural. Apesar de o odor fétido identificar uma infecção pleuropulmonar por anaeróbicos, cerca de 50 a 60% dos empiemas anaeróbicos não apresentam esta característica.[62] A contagem total de leucócitos oferece pouca utilidade diagnóstica por causa da baixa especificidade nos casos de empiema;[87] entretanto, a predominância de células polimorfonucleares pode auxiliar na diminuição da probabilidade clínica de algumas etiologias não-infecciosas de derrames pleurais exsudativos, que geralmente apresentam uma predominância de células mononucleares, como os derrames pleurais malignos.

SELECIONANDO PACIENTES PARA A DRENAGEM DO LÍQUIDO PLEURAL

Pacientes com pneumonias complicadas por um empiema franco na fase organizada, com pus intrapleural, necessitam da drenagem do espaço pleural em todas as circunstâncias. A presença de derrames parapneumônicos no estágio exsudativo ou fibrinopurulento que ainda não progrediu para um empiema desafia o médico a determinar se o derrame responderá ao uso de antibióticos ou se será necessária uma drenagem pleural. A precisão desta determinação é criticamente importante e permanece como um dos aspectos mais controversos no tratamento de pacientes com pneumonia.[50] Uma demora no início de uma drenagem pleural eficiente em pacientes com derrames pleurais complicados, que não respondem ao uso isolado de antibióticos aumentou a morbidade em estudos aleatórios, parece diminuir a sobrevida.[1,14,15] Modelos de empiema em coelhos confirmaram a importância de uma pronta drenagem com sonda das infecções pleurais.[88]

Inversamente, a maioria dos pacientes com derrames parapneumônicos não necessita de uma completa drenagem do líquido pleural. Por exemplo, 40% dos pacientes hospitalizados com pneumonia pneumocócica desenvolvem derrames parapneumônicos durante a fase aguda de suas doenças, mas menos de 5% progridem para um empiema.[89] A presença de um derrame parapneumônico, portanto, apresenta um baixo valor para a identificação de pacientes que desenvolverão um empiema. O início desnecessário de uma drenagem pleural para pacientes com esta etiologia comum de pneumonia prolonga a hospitalização, aumenta os custos e os riscos de complicações relacionados ao procedimento.

O consenso entre os especialistas trata este problema de decisão-análise enfatizando o aumento da morbidade relacionado à demora na drenagem torácica em pacientes que não respondem somente aos antibióticos e o baixo risco de complicações da drenagem torácica em pacientes com derrames parapneumônicos na fase exsudativa ou nos estágios fibrinopurulentos iniciais. Esta abordagem encoraja os médicos a tratar os pacientes de um modo que enfatiza mais a sensibilidade do que a especificidade para a identificação de pacientes que necessitam de drenagem, declarando que é melhor se colocar "muitos drenos torácicos" do que deixar sem drenagem pacientes que não respondem ao uso de antibióticos apenas.[89] Operacionalmente, este consenso recomenda a pronta avaliação de todos os pacientes hospitalizados com derrames parapneumônicos loculados ou derrames de fluxo livre com mais de 1 cm de acúmulo em incidências de decúbito através da toracocentese e análise do líquido pleural para determinar a necessidade de drenagem.[37,89-91]

A despeito das opiniões dos especialistas, alguns estudos indicam que os médicos em geral adiam a toracocentese em pacientes hospitalizados à espera de uma resposta à terapia antibiótica e demonstram uma ampla variação de condutas no tratamento dos derrames parapneumônicos.[1,92] Apesar de as razões para estas variações de procedimentos não serem claras, diversos fatores parecem contribuir: as complexas interações da idade e comorbidades no resultado clínico em pacientes com pneumonia; a diversidade de patógenos etiológicos com virulência variável; a ausência de estudos prospectivos aleatórios que testem as diferentes estratégias de terapia e a ausência de estudos que validem a utilidade das análises do líquido pleural para a seleção de pacientes para a drenagem. Considerando estes fatores, a apresentação a seguir utiliza uma abordagem baseada em evidências para discutir os achados clínicos, laboratoriais e de imagens que auxiliam os médicos na seleção de pacientes para a drenagem dos derrames parapneumônicos.

Fatores Clínicos

Com base em estudos observacionais,[3,93] comumente se declara que a toracocentese deve ser realizada em todos os pacientes hospitalizados com derrames parapneumônicos, pois nenhuma característica clínica identifica os pacientes que podem vir a progredir para um empiema. Estes estudos são limitados, entretanto, pelo pequeno número de pacientes analisados, por ausência de análises multivariadas, padrões de referência obscuros para a determinação da presença de empiema e o pequeno número de fatores clínicos que foram avaliados.

Outras séries de casos sugerem o valor potencial de diversos fatores clínicos para a identificação de pacientes em necessidade de drenagem do líquido pleural, como uma febre persistente e leucocitose após o início de uma terapia antibiótica apropriada.[94] A presença de anemia e hipoalbuminemia na apresentação clínica sugere uma infecção prolongada com uma probabilidade aumentada de que uma drenagem seja necessária.[39] O alcoolismo ou problemas crônicos de deglutição sugerem uma pneumonia anaeróbica, que apresenta uma probabilidade aumentada de supuração pleural e a necessidade de drenagem.[45] A despeito destas observações, nenhum fator clínico propriamente dito pode excluir de modo confiável a necessidade de drenar um derrame parapneumônico, e todos os pacientes hospitalizados com derrames parapneumônicos loculados ou de fluxo livre com mais de 1 cm de acúmulo devem ser submetidos à toracocentese.

Considerações Microbiológicas

Diferentes patógenos apresentam diferentes implicações para a determinação da necessidade de drenagem de tórax. Como já foi previamente mencionado na seção Microbiologia, somente 5% dos derrames parapneumônicos causados por *S. pneumoniae* progridem para um empiema. Em contraste, *S. pyogenes*,[95,96] patógenos anaeróbicos,[97] *K. pneumoniae*[98] e *S. aureus*[53] apresentam uma avidez pelo espaço pleural. Os médicos devem ter um alto grau de suspeita de que os derrames parapneumônicos causados por estes patógenos venham a necessitar de drenagem.

Achados Radiográficos

A presença de um nível hidroaéreo em um derrame parapneumônico identifica uma fístula broncopleural ou um esôfago rompido e estabelece a necessidade de uma drenagem de tórax.[45] As loculações pleurais observadas nas radiografias padrão e de decúbito aumentam a probabilidade de que um derrame parapneumônico venha a necessitar de drenagem.[3,64,93,99,100] Algumas loculações, entretanto, podem representar um derrame estéril em pacientes com adesões pleurais preexistentes. Uma única loculação, portanto, pode não ser uma indicação para a drenagem.[64]

Alguns estudos indicam que a probabilidade de necessidade de drenagem se correlaciona com o tamanho estimado do derrame parapneumônico. Somente 24% dos pacientes com derrames envolvendo mais de 40% do hemitórax respondem ao uso isolado de antibióticos, em comparação com 81% dos pacientes com derrames em menos de 20% do hemitórax.[39] Os índices de sucesso do tratamento médico para os derrames parapneumônicos de tamanho intermediário (20 a 40% do hemitórax) é de 50%. Deve ser observado que muitos derrames parapneumônicos de grande tamanho também são multiloculados. Nenhum estudo utilizando análises multivariadas examinou se o tamanho do derrame pleural e as loculações são fatores de previsão independentes da necessidade de drenagem.

Os achados ultra-sonográficos podem auxiliar na decisão sobre uma drenagem ou não do espaço pleural. A ultra-sonografia pode identificar loculações separadas dentro de coleções líquidas que parecem monoloculares nas radiografias padronizadas ou na TC.[101] Múltiplas loculações aumentam a probabilidade de derrames parapneumônicos que necessitam de uma drenagem. A detecção ultra-sonográfica de faixas de fibrina septadas e detritos necróticos dentro de derrames parapneumônicos sugere a presença de um empiema estabelecido.[102] Como o estudo dos resultados não validou a utilidade da ultra-sonografia na determinação da necessidade de drenagem, as observações ultra-sonográficas devem ser consideradas como informações adjuntas a outros achados na seleção de pacientes para a drenagem do espaço pleural.[103]

As características de alta resolução espacial das imagens da TC permitem a determinação do número, tamanho e localização das loculações intrapleurais e influenciam as decisões sobre as drenagens. A detecção de membranas pleurais com espessamentos além de 0,5 cm diminui a probabilidade de que os pacientes venham a responder somente ao uso de antibióticos.[104] Além disso, a presença de tecidos subcostais extrapleurais espessados e uma atenuação aumentada da gordura extrapleural indicam a presença de uma extensa inflamação pleural.[65,79] A presença de pus intrapleural devido a um empiema estabelecido apresenta um maior coeficiente de atenuação do que os derrames parapneumônicos não purulentos.[105] Em contraste, a linfadenopatia mediastinal é comumente identificada pela TC em pacientes com pneumonias em geral, além dos pacientes com empiema,[44] e portanto este achado não pode ser utilizado para sugerir a necessidade de drenagem.

A validade dos achados da TC para uma avaliação precisa da necessidade de drenagem ainda não foi submetida a uma análise investigativa. Alguns estudos em crianças com infecções de tórax indicam uma baixa precisão diagnóstica para a determinação das necessidades de drenagem.[106] As imagens de TC devem ser consideradas como coadjuvantes na decisão de se instituir a drenagem de um derrame parapneumônico.

Análise do Líquido Pleural

Após a toracocentese, a aparência macroscópica do líquido pleural e os resultados dos estudos microbiológicos, celulares e químicos são utilizados para ajudar na tomada de decisão sobre o início da drenagem. Apesar de ser universalmente aceito que a aparência francamente purulenta do líquido pleural indique a necessidade para a drenagem do tórax, a definição de *pus franco* é algo nebulosa. A quantificação de leucócitos não é confiável para esta definição porque a lise dos neutrófilos pode resultar em baixas contagens de leucócitos dentro do líquido do empiema. Definições operacionais descrevem a aparência macroscópica do pus como um "coágulo espesso e purulento",[90] um "líquido espesso e purulento",[107] ou um "líquido opaco".[108] Com base nestas definições subjetivas, os médicos devem iniciar a drenagem do espaço pleural quando a toracocentese revelar a presença de um líquido opaco e viscoso "semelhante a pus".

O consenso geral apóia a drenagem dos derrames parapneumônicos quando a cultura ou os exames de Gram detectam a presença de patógenos bacterianos.[90] Entretanto, estas recomendações nunca foram validadas em estudos prospectivos de grande escala. Alguns médicos observaram a terapia bem-sucedida somente com antibióticos em pacientes com resultados positivos do teste de Gram e da cultura do líquido pleural.[109] Também estabelecer-se que resultados positivos dos exames de Gram para *S. pneumoniae* no líquido pleural não indicam necessidade de drenagem pleural, porque estes pacientes em geral respondem à terapia antibiótica. Entretanto, estas recomendações são baseadas em séries de casos que incluíram crianças, que se recuperam mais rapidamente das infecções pleurais do que os adultos.[93]

Resultados microbacteriológicos negativos não excluem a necessidade de drenagem do tórax, pois 35 a 45% dos pacientes com empiemas estabelecidos apresentam resultados negativos nos exames de Gram.[45,86] Colorações com o laranja de acridina podem aumentar a capacidade diagnóstica por detectar bactérias mortas em pacientes previamente tratados com antibióticos.[49] A cultura do líquido pleural é mais sensível do que os exames de Gram, mas muitos pacientes que necessitam de drenagem apresentam resultados de culturas negativos.[45]

Nenhuma contagem específica dos leucócitos no líquido pleural estabelece a necessidade do início da drenagem. Altas contagens de leucócitos podem ser encontradas nos derrames pleurais estéreis que respondem aos antibióticos e, como já foi mencionado nesta na seção, os neutrófilos podem sofrer lise em pus franco, diminuindo a contagem de leucócitos. A citologia do líquido pleural, entretanto, pode identificar células epiteliais ou detritos de alimentos que estabelece a presença de um espaço pleural infectado por uma ruptura de esôfago e que necessita de drenagem.[110]

A análise química do líquido pleural para pH, glicose e LDH deriva da observação de que as alterações metabólicas relacionadas à inflamação pleural diminuem o pH pleural e o conteúdo de glicose e aumentam o conteúdo de LDH.[90] O pH e a glicose pleural estão diminuídos porque a glicose é metabolizada em dióxido de carbono e lactato pelos leucócitos ativados e por bactérias; a LDH está aumentada por causa da lise das células fagocíticas.[111-114] Estudos observacionais não controlados sugeriram o uso destes ensaios, quando combinados com outras características da apresentação clínica do paciente, na identificação da necessidade de drenagem torácica dos derrames parapneumônicos não purulentos.[3,11,99,112,115,116] As séries de casos sugerem que o grau de alteração dos valores normais para estes testes se correlaciona com o grau de infecção pleural e a necessidade de drenagem.[45,90,116] Deve ser enfatizado que as análises químicas não possuem utilidade clínica em pacientes com pus intrapleural macroscópico, que determina a necessidade de drenagem.

Uma metanálise[117] do exame químico do líquido pleural reuniu os dados existentes[3,11,93,99,112,115,118] e determinou que o pH do líquido pleural apresentava a maior precisão diagnóstica em comparação com a glicose e a LDH (Tabela 22-1). Os pontos-limite para os três testes foram determinados pelo uso do teorema Bayesiano, reconhecendo que pacientes que estavam em "maiores riscos" de apresentar um derrame parapneumônico complicado ou de desenvolver complicações se uma drenagem necessária fosse adiada devem ser tratados de modo mais agressivo com a drenagem torácica, em comparação com os pacientes de "baixo risco" que apresentaram uma menor probabilidade de drenagem ou que poderiam tolerar melhor os adiamentos da drenagem torácica.

Um paciente de "alto risco" deve ser caracterizado pelos fatores clínicos, como a aparência tóxica, um patógeno virulento, um grande derrame, ou evidências na TC de uma pleura espessada e de loculações, que indicam uma provável necessidade de drenagem. Um paciente de "alto risco" também deve apresentar fatores clínicos que sugiram uma baixa tolerância a atrasos em uma drenagem necessária, como os pacientes de idade avançada, a existência de condições comórbidas, defesas alteradas do hospedeiro, gravidade da pneumonia subjacente e resposta inflamatória sistêmica. Um paciente de "baixo risco" não deve apresentar estas características clínicas. Utilizando um modelo matemático,[119] a metanálise incorporou essas características clínicas para determinar os limiares diagnósticos para o pH do líquido pleural, glicose e LDH (Tabela 22-1).

TABELA 22-1. *Capacidade preditiva dos testes do líquido pleural para a identificação de derrames parapneumônicos não purulentos que necessitam de drenagem*

	Derrames parapneumônicos não purulentos		
	pH	***Glicose***	***Desidrogenase láctica***
n	197	105	91
ASC	0,89	0,71	0,71
(intervalo de confiança de 95%)	(0,86-0,92)	(0,65-0,77)	(0,63-0,79)
Limiar de decisão			
Paciente de baixo risco	≤ 7,21	≤ 78 mg/dL	≥ 2.220 IU/L
Paciente de alto risco	≤ 7,29	≤ 98 mg/dL	≥ 620 IU/L
Sensibilidade			
Paciente de baixo risco	0,81	0,52	0,41
Paciente de alto risco	0,87	0,76	0,71
Especificidade			
Paciente de baixo risco	0,90	0,86	0,93
Paciente de alto risco	0,80	0,66	0,70
Valor preditivo +			
Paciente de baixo risco	0,47	0,29	0,39
Paciente de alto risco	0,59	0,43	0,44
Valor preditivo –			
Paciente de baixo risco	0,98	0,94	0,93
Paciente de alto risco	0,95	0,89	0,88
Razão de probabilidade			
Paciente de baixo risco	8,1	3,7	5,9
Paciente de alto risco	4,4	2,2	2,4

ASC, área sob a curva característica receptor-acionamento.
Modificado de Heffner JE, Brown LK, Barbieri C, DeLeo JM. Pleural fluid chemical analysis em parapneumonic effusions. A meta-analysis. *Am J Respir Crit Care Md* 1995;151:1700-1708, com permissão.

Apesar de haver necessidade de estudos de validação da análise do líquido pleural, estes testes devem ser considerados coadjuvantes na tomada de decisões e incorporados na estratégia que considera outros fatores clínicos. Uma dessas estratégias é sugerida na Figura 22-4. O pH do líquido pleural parece ter as propriedades diagnósticas mais apuradas dos três testes e deve ser o primeiro teste considerado. A glicose no líquido pleural ou a LDH devem ser utilizadas se os valores do pH não estiverem disponíveis. Nenhum estudo apóia o uso de todos os três testes em uma estratégia diagnóstica. A LDH do líquido pleural apresen-

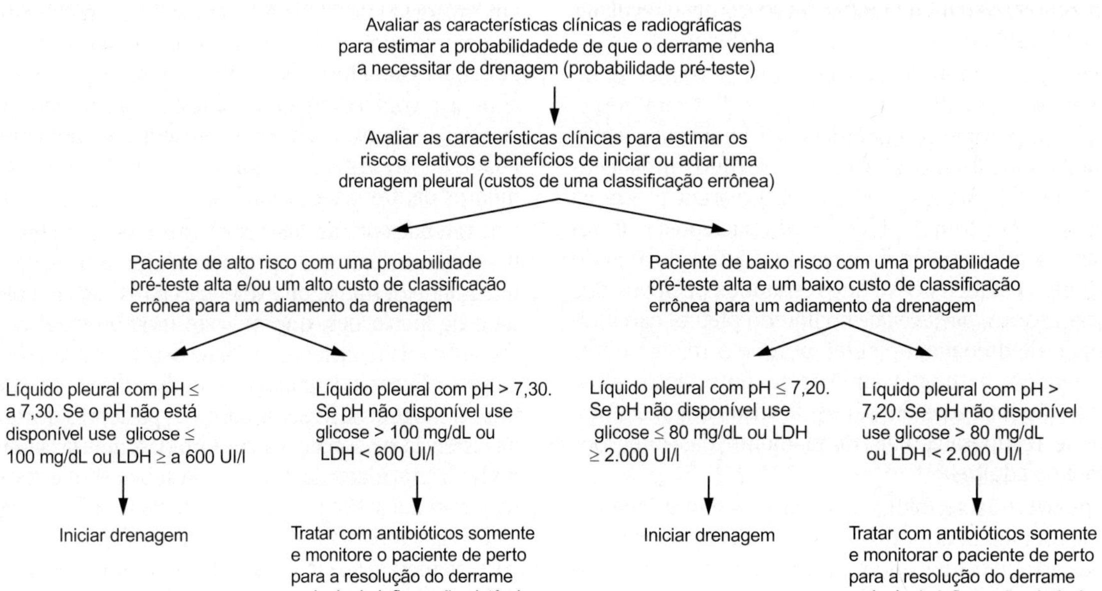

FIG. 22-4. Algoritmo para incorporação do pH do líquido pleural nas decisões para drenar o espaço pleural. (LDH, desidrogenase láctica.)

TABELA 22-2. *Fatores clínicos e radiográficos que aumentam a probabilidade de um derrame parapneumônico necessitar de drenagem*

Características clínicas
Probabilidade de uma pneumonia anaeróbica indicada pelo alcoolismo ou outras causas de aspiração
Infecção prolongada indicada por história ou presença de anemia ou hipoalbuminemia
Falha em responder à terapia antibiótica
Etiologia bacteriana virulenta da pneumonia
Achados das imagens
Grandes derrames parapneumônicos
Evidências radiográficas de um nível hidroaéreo intrapleural
Evidências de loculações intrapleurais
Multiloculações
Tamanho das loculações
Espessamento acentuado das membranas pleurais
Características do líquido pleural
Pus macroscópico (indicação absoluta para drenagem)
Teste de Gram positivo para bactéria (forte indicação para drenagem)
Cultura positiva para bactéria (forte indicação para drenagem)
pH baixo
Glicose baixa
Desidrogenase láctica alta

ta problemas especiais por causa das metodologias variáveis e dos valores considerados normais entre os laboratórios.

Em circunstâncias especiais, o resultado do pH do líquido pleural gera informações diagnósticas adicionais. Um pH do líquido pleural abaixo de 6,00 sugere a possibilidade de escape de conteúdo esofágico para o espaço pleural e determina a pesquisa de uma ruptura esofágica.[112] O pH do líquido pleural pode estar elevado em pacientes com empiema causado por *Proteus* sp. com capacidade de clivar a uréia.[120] Outras causas de pH pleural baixo além de um empiema devem ser excluídas, como um derrame pleural tuberculoso, malignidade pleural e pleuris reumatóide.[16] Amostras para a determinação do pH devem ser manipuladas com as técnicas apropriadas, similares às amostras de gasometrias sangüíneas,[121,122] e medidas com equipamentos de gasometria arterial, em vez de técnicas de fitas de pH.[123]

Uma concentração elevada de amilase salivar no líquido pleural identifica a presença de uma ruptura de esôfago que determina a drenagem pleural.[110]

Recomendações Gerais

Existe um consenso claro apenas sobre o início da drenagem pleural para o pus intrapleural, apesar de a maioria dos centros também considerar a positividade de um teste de Gram ou da cultura do líquido pleural como uma indicação absoluta de drenagem do espaço pleural. Na ausência destes achados, o julgamento clínico determina a necessidade de drenagem através de ponderações clínicas, radiológicas e laboratoriais que definam a probabilidade de que uma drenagem seja necessária (Tabela 22-2) e os riscos que derivam de uma decisão de não drenar um derrame que mais tarde venha a se mostrar incorreta. Nenhum algoritmo simples pode guiar as decisões sobre a drenagem por causa de múltiplos fatores que determinam a evolução dos pacientes com derrames parapneumônicos. Entretanto, parece que a razão mais comum para um atraso de uma drenagem necessária não é uma interpretação incorreta dos resultados clínicos, radiológicos ou laboratoriais, mas sim uma falha médica em reconhecer a importância da pronta avaliação dos derrames parapneumônicos.[1,14,39]

TERAPIA ANTIBIÓTICA

O regime antibiótico é direcionado contra a pneumonia primária levando em conta a apresentação clínica do paciente, situação epidemiológica e dados microbiológicos coletados das secreções das vias aéreas inferiores, líquido pleural e sangue. A presença de um derrame parapneumônico não requer a extensão do espectro antibiótico ou a combinação de regimes que possam não estar indicados para a pneumonia subjacente. Além disso, apesar de a seleção correta dos antibióticos melhorar o resultado dos pacientes, o início de uma pronta drenagem do líquido pleural em pacientes com derrames parapneumônicos complicados iguala a terapia medicamentosa em importância.

A maioria dos antibióticos, incluindo os novos agentes como as quinolonas, penetra bem no espaço pleural e atinge concentrações no líquido pleural de cerca de 75% dos níveis séricos.[124,125] Portanto, não existe necessidade de uma instilação intrapleural direta de antibióticos nos derrames parapneumônicos complicados ou o uso de doses maiores do que as necessárias para o tratamento da pneumonia.

Os aminoglicosídeos podem necessitar de considerações especiais na seleção do tratamento medicamentoso para pacientes com empiema. Apesar de demonstrarem uma penetração eficiente nos derrames parapneumônicos exsudativos, os níveis mensuráveis de gentamicina podem ser indetectáveis no pus do empiema.[126] Existe a possibilidade de que condições dentro de um empiema torácico sejam desfavoráveis para a bioatividade dos aminoglicosídeos por causa da inativação da droga pelo pus pleural[127] ou uma baixa penetração através das membranas muito inflamadas e cobertas por fibrina.[126] Em coelhos, a gentamicina apresentou baixos índices de sucesso na esterilização de empiemas experimentais.[128] Portanto, os aminoglicosídeos não devem ser utilizados como uma monoterapia em pacientes com empiema, apesar de poderem gerar efeitos sinérgicos quando combinados a agentes β-lactâmicos.

A seleção inicial dos antibióticos em pacientes com derrames parapneumônicos geralmente é empírica e de amplo espectro até que os estudos microbiológicos demonstrem o patógeno etiológico. Agentes de amplo espectro são utilizados inicialmente por causa da ocorrência comum de infecções polimicrobianas e a incapacidade de determinar um patógeno etiológico com base na apresentação clínica. A terapia com um único agente com atividade contra os patógenos comuns, incluindo as bactérias anaeróbicas, envolve os antibióticos β-lactâmicos com um inibidor da β-lactamase (p. ex., amoxicilina/clavulanato, ticarcilina/clavulanato, piperacilina/tazobactan ou ampicilina/sulbactan), trovafloxacina, cefoxitina e imipenem ou meropenem. A terapia empírica inicial com cefotaxima ou ceftriaxona pode necessitar do acréscimo de metronidazol ou clindamicina se houver suspeita de patógenos anaeróbicos. Após o início da terapia empírica, a seleção dos antibióticos pode ser modificada se estudos microbiológicos detectarem um patógeno etiológico.

Nenhum estudo prospectivo examinou a duração da terapia antibiótica, a necessidade de uma via intravenosa, ou a utilidade de uma terapia escalonada para as infecções do espaço pleural. Em pacientes com derrames parapneumônicos complicados, a duração da terapia antibiótica é ditada pelo curso da pneumonia subjacente e pela adequação da drenagem pleural. Uma vez que o espaço pleural esteja inteiramente drenado, os antibióticos não são mais necessários se a pneumonia tiver respondido a 10 ou 14 dias de terapia. Inversamente, os antibióticos podem ser necessários durante várias semanas se a necessidade de drenagem for prolongada por causa de um líquido pleural espesso, a presença de loculações ou uma intervenção de drenagem cirúrgica incompleta. Pacientes com derrames parapneumônicos não complicados que não necessitam de drenagem de tórax não precisam de alterações da duração da terapia antibiótica direcionada para a pneumonia subjacente. Não há necessidade de monitoramento de rotina do espaço pleural com a repetição da toracocentese para determinar a eficácia da terapia. Entretanto, a repetição das culturas do líquido pleural pode ser útil se o paciente piorar ou o empiema aumentar em tamanho a despeito de uma terapia adequada. Nestas circunstâncias, as amostras devem ser obtidas através de toracocentese em vez da coleta através do dreno torácico, que proporciona resultados imprecisos.[129]

Existem exceções para estas recomendações em relação à duração do uso de antibióticos em pacientes com empiemas causados por *Actinomycetes*. A suspensão dos antibióticos antes de 6 meses de terapia para pacientes com nocardiose ou 4 a 12 meses para pacientes com actinomicose comumente resulta em recorrências.[60]

DRENAGEM DO LÍQUIDO PLEURAL

Existem diversos métodos para promover uma drenagem adequada do espaço pleural infectado (Tabela 22-3). Cada método possui um papel e um tempo e local apropriados no tratamento dos derrames parapneumônicos complicados.[130]

TABELA 22-3. *Métodos para se realizar a drenagem de um derrame parapneumônico complicado e o fechamento de cavidades de empiemas*

Não cirúrgicos
Toracocentese
Dreno torácico intercostal fechado (toracostomia)
Colocação de cateter torácico percutâneo guiada por imagens
Instilação intrapleural de agentes fibrinolíticos
Cirúrgicos
Decorticação formal
Decorticação parcial
Toracoscopia
Drenagem aberta com ressecção de costela
Toracostomia de janela aberta
Fechamento cirúrgico das cavidades de empiemas após o controle da sepse
Transposição do músculo ou retalhos omentais
Procedimento de Clagett: drenagem em dois estágios com toracostomia em janela aberta seguida pela instilação de solução antibiótica e fechamento da toracostomia
Toracoplastia

Em pacientes com empiemas estabelecidos, técnicas selecionadas de drenagem devem preencher os seguintes objetivos do tratamento: erradicação do empiema, reexpansão do pulmão, restauração da mobilidade da parede torácica e do diafragma, retorno da função respiratória ao normal, eliminação do potencial para a infecção crônica do espaço pleural e redução da duração da permanência hospitalar ao mínimo.[131]

Toracocentese

Um estudo de casos indica que 25% dos pacientes que apresentam uma pneumonia primária e derrames parapneumônicos com culturas positivas respondem a uma drenagem completa por toracocentese em combinação com antibióticos sistêmicos.[132] Este registro enfatiza que o líquido deve ser compatível com a fase exsudativa da formação do empiema – não purulenta, não viscosa, de fluxo livre e completamente drenada do espaço pleural.

Para se tentar uma toracocentese completa como o procedimento primário de drenagem em pacientes com líquido pleural infectado, as seguintes características clínicas não podem existir: líquido pleural viscoso ou pus empiematoso franco, loculações intrapleurais, patógenos virulentos ou formadores de loculações como espécies anaeróbicas ou *S. aureus*, drenagem incompleta da toracocentese, ou um paciente com grave toxicidade. A maioria das autoridades recomenda que se evite a toracocentese e a inserção de um dreno torácico na fase exsudativa inicial da formação do empiema em todos os pacientes que necessitem de drenagem, por causa da morbidade aceitável da toracostomia intercostal.[133,134] A repetição da toracocentese como a intervenção de drenagem primária pode ser bem sucedida, mas geralmente é necessária uma hospitalização prolongada.

Drenagem com Dreno Torácico

A colocação cega de um dreno intercostal 22 a 34 é o método primário na maioria das instituições para a drenagem do espaço pleural nos derrames parapneumônicos complicados. A seleção apropriada do paciente é importante porque as pesquisas indicam que somente 6 a 78% das colocações fechadas de drenos esvaziam de modo bem-sucedido o espaço pleural e tornam possível que se evite um procedimento cirúrgico mais invasivo.[8,12,48,134-141] Resultados ruins na maioria das vezes resultam do início demorado da terapia em pacientes com empiemas avançados que apresentam múltiplas loculações e um líquido pleural viscoso.

Para melhorar o resultado da colocação cega dos drenos de drenagem torácica, os pacientes devem estar no estágio exsudativo ou fibrinopurulento da formação do empiema, no qual o líquido pleural mantém uma fluidez suficiente para correr através do dreno intercostal. O derrame deve ser posteriormente pendente e de fluxo livre ou minimamente loculado, demonstrado através do acúmulo de líquido com margens pleurais limpas nas radiografias de decúbitos laterais direito e esquerdo.

Fatores importantes de falha da drenagem torácica incluem o entupimento do dreno com líquido viscoso, a presença de múltiplas loculações pleurais, espessas cascas pleurais ou fístulas broncopleurais que impeçam a reexpansão pulmonar, posicionamento impróprio do dreno torácico e compressão do dreno.[142] A detecção de um pus espesso na toracocentese diminui os benefícios da colocação do dreno torácico e determina a ne-

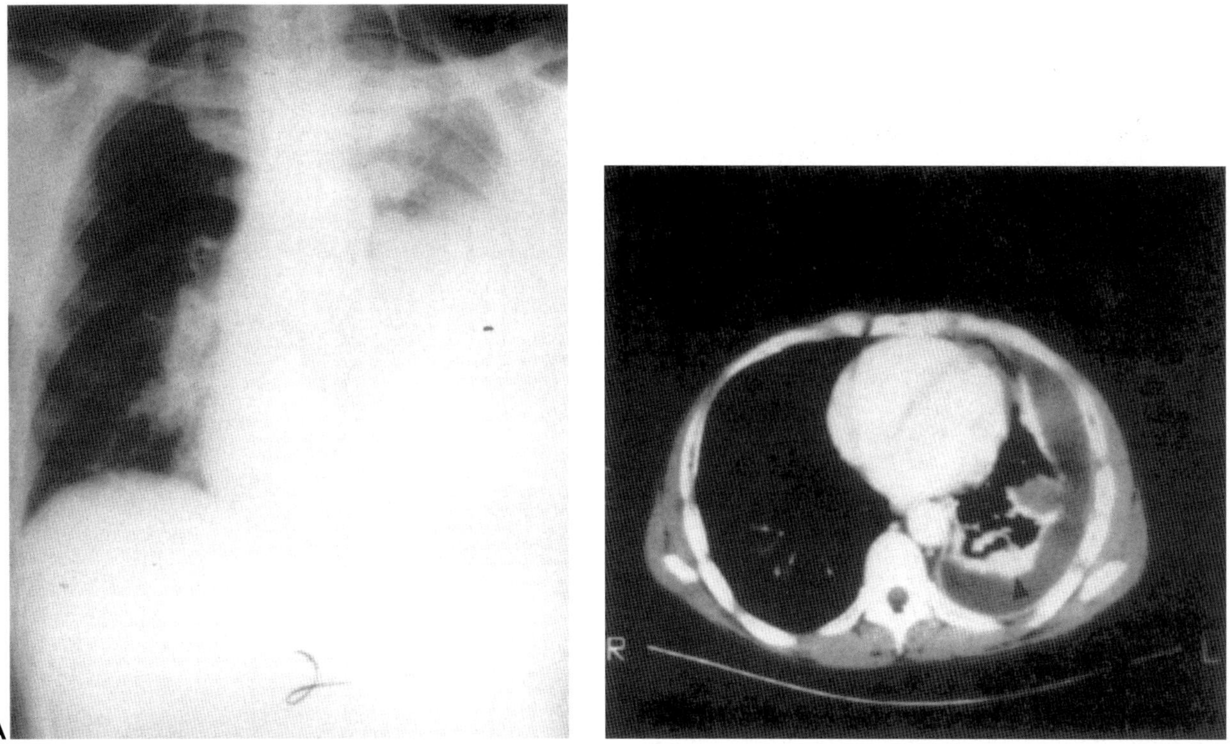

A B

FIG. 22-5. Radiografia de tórax na internação **(A)** e tomografia computadorizada **(B)** de um paciente com pneumonia e derrame parapneumônico. A infusão de contraste intravenoso permitiu a visualização tomográfica de uma espessa bolsa fibrosa pleural *(seta)*. O paciente foi submetido a uma decorticação e experimentou uma expansão pulmonar completa logo após a cirurgia. (Reproduzido de Heffner JE. A successful approach to empyema. *Contemp Intern Med* 1991;3:94-104, com permissão.)

cessidade de uma drenagem cirúrgica como a terapia inicial (veja a seção sobre Técnicas de Drenagem Cirúrgica). Técnicas especializadas de imagens auxiliam a excluir a presença de loculações múltiplas antes da colocação do dreno torácico. No momento da toracocentese, a instalação de radiocontraste no espaço pleural (empiemagrama) pode definir a distribuição do líquido pleural e identificar a extensão das loculações.[133,143] A TC torácica pode mostrar imagens da distribuição do líquido pleural e identificar loculações anteriores, paramediastinais ou apicais que respondem mal aos drenos torácicos (Fig. 22-5).[75,144,145] A ultra-sonografia torácica pode demonstrar redes de fibrina dentro de coleções de líquido, indicando a presença de um espaço pleural loculado.[64]

Após a inserção do dreno torácico, devem ser realizados estudos de imagens em série para confirmar a adequação da posição do dreno, pois a colocação em uma grande cissura ou longe de loculações persistentes diminui de modo acentuado a eficácia. Se as radiografias simples demonstram uma resolução do líquido pleural com margens pleurais limpas, e o paciente melhora clinicamente, nenhum estudo de imagens adicional é necessário. Se o líquido persiste ou uma consolidação pulmonar obscurece as margens pleurais, as imagens de acompanhamento com TC ou ultra-sonografia podem evidenciar coleções de líquido não detectadas e uma colocação inadequada do dreno (Fig. 22-6).[70,146] Loculações únicas e não drenadas podem necessitar de uma tentativa com terapia fibrinolítica ou a colocação de um dreno torácico ou um cateter guiado pela TC. Pacientes com evidências de múltiplas loculações ou acentuado espessamento na TC são mais bem tratados com toracoscopia ou técnicas abertas como delineado na seção Técnicas de Drenagem Cirúrgica, apesar de alguns centros iniciarem uma tentativa de terapia fibrinolítica.

As principais complicações dos drenos torácicos intercostais incluem o mau posicionamento dentro do hematoma da parede torácica, laceração pulmonar, infarto pulmonar e trauma no fígado, baço ou estômago.[147] Os índices gerais de mortalidade atingem a 5%, enfatizando a importância da realização de imagens antes da inserção, na ausência de uma evidência clara de líquido pleural livre.[137,140]

Drenos torácicos colocados de modo bem-sucedido que drenem adequadamente o espaço pleural podem ser removidos quando a drenagem diminui para menos de 50 a 100 mL por dia. Um dreno torácico drenando mais do que este volume por mais de 14 dias pode ser convertido para um dreno de empiema se o paciente não for um candidato para um procedimento de drenagem cirúrgica aberta. Quando o dreno torácico é cortado a vários centímetros do local de inserção, ele se torna um dreno de empiema e pode ser retraído durante os meses seguintes à medida que o pulmão se expande para a parede torácica, obliterando a cavidade do empiema.[132]

Drenagem Percutânea por Cateter Guiado por Imagens

Múltiplas instituições relataram a eficácia da colocação percutânea de cateter French de 8 a 16 guiada por imagens através da técnica do trocarte ou de Seldinger para a drenagem de derrames parapneumônicos loculados e não loculados.[75,146,148-153] Cateteres menores e mais longos também têm sido utilizados, dependendo da viscosidade do líquido drenado.[154] A vi-

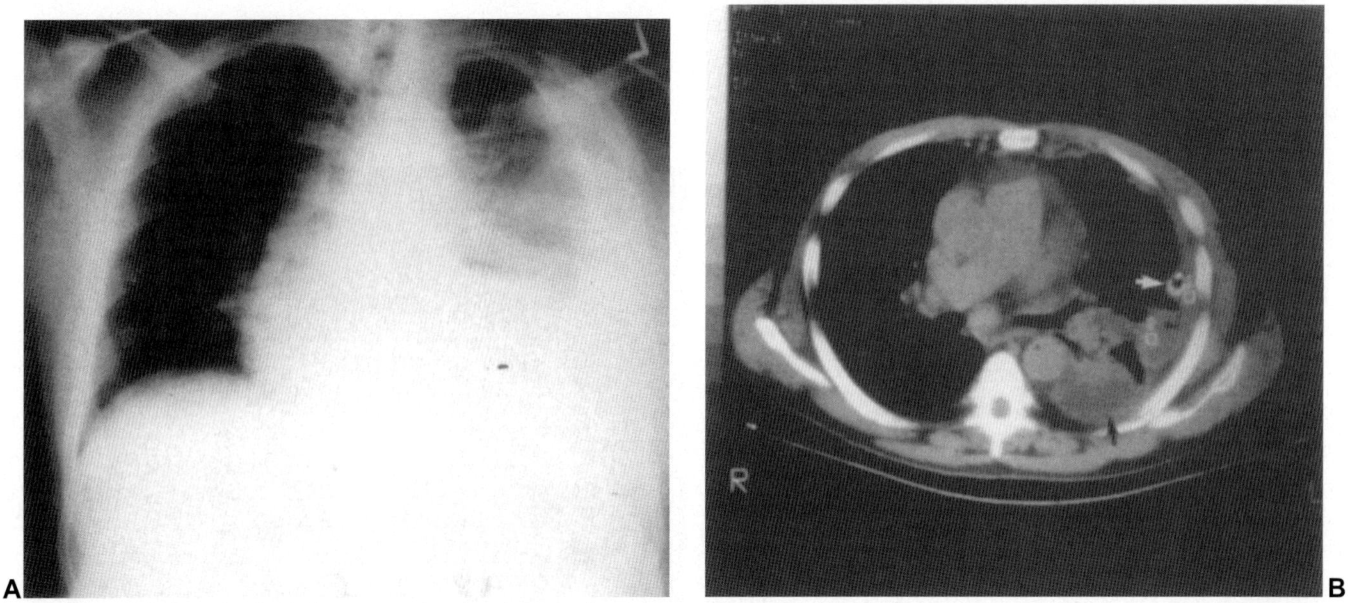

FIG. 22-6. A: Radiografia de tórax mostrando a localização de um dreno torácico à esquerda para tratamento de um empiema torácico. **B:** Imagem de tomografia computadorizada demonstrando uma grande loculação (*seta preta*) distante da região drenada pelo dreno torácico (*seta branca*). O paciente foi submetido à decorticação e recebeu alta 8 dias após a cirurgia.

sualização direta por meio de exames de TC ou ultra-sonografia permite uma colocação precisa do cateter em derrames pleurais loculados em locais apicais, anteriores e paramediastinais que são difíceis para acessar por drenos torácicos padronizados de grosso calibre.[152] Pacientes com derrames multiloculados podem ser submetidos à inserção de diversos cateteres. Múltiplos cateteres também podem ser necessários em pacientes com grandes derrames uniloculares que podem se expandir apenas parcialmente com um único dreno. Estes cateteres de calibre relativamente pequeno são mais bem tolerados pelos pacientes do que os drenos-padrão, mas estão mais propensos à oclusão por um líquido pleural viscoso.

Um cateter guiado por imagem pode ajudar alguns pacientes com empiemas organizados, pelo controle da sepse intrapleural, permitindo tempo para a preparação dos pacientes para a decorticação.[155] A drenagem primária através de cateteres percutâneos pode ser prolongada, necessitando 1 semana ou mais em muitos pacientes com drenos ocluídos, líquido espesso e bolsas fibrosas pleurais que evitam a expansão pulmonar.[146,149-151]

Para evitar uma drenagem prolongada, muitos radiologistas realizam um estudo de acompanhamento por imagens imediato antes de o paciente deixar a sala de cirurgia. A TC proporciona as informações mais precisas para a avaliação da colocação adequada do dreno. Se o líquido permanece dentro do lóculo canulado ou se existem loculações adicionais distantes do cateter inserido, um ou mais cateteres percutâneos devem ser colocados imediatamente.

Os cateteres devem ser presos a um selo de água com sucção e irrigados com solução salina estéril uma a quatro vezes ao dia. Radiografias de tórax diárias para o acompanhamento monitoram a adequação da drenagem. Se uma drenagem pleural completa não for confirmada, exames de TC devem ser repetidos a cada 2 ou 3 dias. Se as imagens de TC indicarem loculações de líquido distantes dos cateteres iniciais, os pacientes podem ser submetidos a uma terapia fibrinolítica ou a inserção de novos cateteres e a remoção dos cateteres originais se o líquido não estiver mais drenando.

Terapia Fibrinolítica

Vários artigos examinam o papel da estreptoquinase ou da uroquinase intrapleural em pacientes com derrames parapneumônicos complicados que falham na terapia com drenos torácicos devido à presença de líquido pleural viscoso ou de loculações que evitam uma drenagem adequada.[40,156-182] Enzimas fibrinolíticas são destinadas a promover a drenagem e reexpansão do pulmão pelo debridamento da superfície pleural, diminuindo a viscosidade do líquido pleural e rompendo as adesões intrapleurais. A maioria dos estudos não controlados sugere que a terapia fibrinolítica diminui a duração da drenagem e a freqüência de intervenções cirúrgicas abertas. Entretanto, somente quatro estudos controlados examinaram os efeitos da terapia fibrinolítica no resultado clínico,[156,158-160] e somente dois destes estudos foram comparados com placebos.[156,159] Apesar de o tamanho das amostras ser pequeno, a maioria destes estudos não demonstrou um benefício claro da terapia fibrinolítica em termos de morbidade ou mortalidade em comparação aos controles históricos[160] placebo,[159] ou toracoscopia.[158] Entretanto, um dos estudos controlados com placebos sugeriu que pacientes tratados com uroquinase intrapleural em vez de solução salina apresentaram um índice maior de sucesso da drenagem torácica [13 entre 15 (87%) *versus* 4 de 16 (25%)], uma incidência menor da necessidade de drenagem cirúrgica (2% *versus* 38%) e uma menor permanência hospitalar (média de 13 dias *versus* 18 dias).[156] A metade dos 12 pacientes que falharam em responder à instilação salina respondeu quando passaram a receber uroquinase intrapleural.

As evidências existentes sugerem fortemente que a terapia fibrinolítica melhora o resultado em um subgrupo de pacientes com derrames parapneumônicos em que o uso de drenos torácicos falhou. A terapia fibrinolítica intrapleural parece apresentar uma maior probabilidade de benefícios nos estágios exsudativo ou fibrinopurulento inicial ou em casos de derrame parapneumônico complicado antes do desenvolvimento de uma excessiva organização do espaço pleural e de empiema franco.[175,183] A técnica envolve uma ou várias instilações de estreptoquinase ou uroquinase no espaço pleural. Apesar de o regime de dosagem ideal permanecer indefinido, um protocolo comumente utilizado para a estreptoquinase recomenda instilações diárias de 250.000 UI com 20 a 100 ml de solução salina no dreno torácico, que é fechado durante 2 a 4 horas. As doses são repetidas por 3 a 14 dias, dependendo das circunstâncias clínicas.[45,171-175,177-179,181,182] A uroquinase tem sido utilizada em doses que variam de 80.000 a 450.000 UI, mas a dose mais comumente utilizada é de 100.000 UI. O tempo de permanência utilizado tem sido de 1 a 4 horas em intervalos de 1 a 24 horas, e a terapia foi mantida durante 3 a 8 dias em muitos registros.[156,162-168,180]

O tratamento continua até que a drenagem diária diminua para 100 mL ou que haja uma limpeza radiológica. Apesar de os anticorpos poderem limitar o sucesso da estreptoquinase, nenhuma evidência laboratorial de fibrinólise sistêmica foi reportada com nenhum dos dois agentes.[182,184,185] As complicações graves, que incluem fibrilação ventricular,[186] hemorragia[170,187] e insuficiência respiratória hipóxica,[188] raramente são reportadas. A estreptoquinase e a uroquinase parecem ter uma eficácia similar,[157] apesar de ser mais provável que a estreptoquinase cause febre, e a uroquinase seja aproximadamente duas vezes mais cara nas doses mais comumente utilizadas.

As contra-indicações para a instilação intrapleural de agentes fibrinolíticos incluem a presença de uma fístula broncopleural,[179,187] fibrotórax e um grande empiema com um encarceramento óbvio do pulmão. Alergias conhecidas à estreptoquinase contra-indicam o uso deste agente. Múltiplas loculações intrapleurais podem apresentar uma menor probabilidade de responder à terapia. Entretanto, um registro sugere a utilidade da instilação percutânea de estreptoquinase através de uma agulha de toracocentese nas loculações pleurais que não se comuniquem com o dreno torácico.[178] Apesar de ser projetada para promover a drenagem do líquido pleural e evitar a decorticação, as tentativas prolongadas com uma terapia fibrinolítica parcialmente eficiente por mais de 2 a 3 dias em candidatos cirúrgicos devem ser evitadas de modo a não retardar a realização da drenagem cirúrgica.

Técnicas de Drenagem Cirúrgica

Pacientes com derrames parapneumônicos em estágio fibrinopurulento final ou empiema organizado associados a um espesso pus intrapleural e múltiplas loculações apresentam uma baixa probabilidade de uma drenagem pronta e adequada através de um dreno fechado de toracostomia. Esses pacientes necessitam de procedimentos mais agressivos que rompam as loculações, iniciem uma drenagem adequada e promovam a reexpansão do pulmão.[134,143] O reconhecimento precoce e o tratamento cirúrgico dos pacientes com pouca probabilidade de responder às drenagens com cateter ou que tenham falhado após vários dias de tentativas com drenos torácicos melhoram o resultado por evitar uma fibrose pleural extensa, um aumento da duração total da doença e hospitalizações prolongadas.[7,10,15,145,189] Além disso, a complexidade do procedimento cirúrgico eventual é dependente da duração das tentativas anteriores de tratamento não cirúrgicos malsucedidas.[15]

Múltiplos procedimentos cirúrgicos estão disponíveis para o tratamento do empiema torácico. A seleção de uma abordagem cirúrgica depende das considerações anatômicas, como a extensão e localização do empiema, grau de loculação, a natureza gelatinosa *versus* fibrosa da bolsa pleural, a presença de fístulas broncopleurais e a capacidade do pulmão de reexpandir de encontro à parede torácica. Além disso, a capacidade do paciente de tolerar uma cirurgia extensa combinada com a experiência e habilidade do cirurgião influenciam ainda mais a seleção do procedimento cirúrgico. O princípio subjacente é direcionado para o estabelecimento de uma drenagem precoce e eficiente para evitar persistência de uma cavidade de empiema e uma morbidade prolongada.[13,15,134]

A drenagem torácica inicial por debridamento ou decorticação pleural acelera a recuperação em pacientes com empiemas fibrinopurulentos e organizados caracterizados por um pus espesso ou gelatinoso ou múltiplas loculações com bolsas gelatinosas ou fibrosas.[131,189-193] O debridamento é utilizado para pacientes com bolsas gelatinosas sobre as superfícies pleurais; a decorticação é necessária quando uma bolsa fibrinosa deve ser arrancada da pleura. Quando o empiema envolve uma extensa região do espaço pleural, o debridamento/decorticação pode necessitar de uma toracotomia formal, o que requer um bom candidato cirúrgico. O procedimento é denominado *empiemectomia* quando o saco do empiema é removido totalmente.

A seleção do paciente para um debridamento/decorticação primário é auxiliada pelo exame por toracocentese do líquido pleural e por imagens pleurais via TC ou ultra-sonografia para determinar a extensão da organização pleural (Fig. 22-5).[194] Entretanto, a espessura da pleura parietal determinada pela TC não se correlaciona com a necessidade subseqüente para debridamento/decorticação.[195] Pacientes que não obtêm sucesso após vários dias com drenos torácicos com ou sem instilação de estreptoquinase se beneficiam do debridamento/decorticação precoce para controle da sepse pulmonar e evitar empiemas persistentes ou recorrentes.[195,196] Os empiemas de longa duração (estágio organizado) ou de início incerto também podem ser submetidos a uma decorticação bem-sucedida.[196,197] Deve ser enfatizado que os pacientes não necessitam de um debridamento/decorticação somente para o tratamento de uma restrição pulmonar; espessas bolsas pleurais adequadamente tratadas com drenos torácicos e antibióticos curam-se na maioria dos pacientes sem uma ressecção cirúrgica.[195,198]

O objetivo da decorticação é centrado na remoção de uma casca pleural suficiente para permitir que o pulmão se expanda completamente de encontro à parede torácica. A reexpansão pleural pode predispor os pacientes a uma fístula broncopleural e à recorrência do empiema. A inserção de drenos torácicos apicais e basilares com sucção pós-operatória mantém a aposição da pleura visceral com a parietal. Os índices de sucesso para o debridamento/decorticação no estágio fibrinopurulento é de aproximadamente 95%.[12,42,132,199-203] Pacientes com empiemas crônicos e candidatos cirúrgicos para a decorticação apresentam resultados bem-sucedidos em quase 100% dos casos quando se atinge uma decorticação completa.[204] A decorticação parcial com debridamento é uma variação bem tolerada da decorticação completa e pode ser aplicada inicialmente ou após uma drenagem torácica malsucedida em pacientes com loculações localizadas.[200]

A toracoscopia assistida por vídeo é uma técnica menos invasiva do que a decorticação cirúrgica para o debridamento e drenagem do espaço pleural em pacientes com derrames parapneumônicos loculados no estágio fibrinopurulento inicial da formação do empiema. O procedimento é altamente bem-sucedido em uma cuidadosa seleção de pacientes, apesar de 15% dos pacientes necessitarem de uma conversão para decorticação cirúrgica após a inspeção toracoscópica inicial do espaço pleural.[202,205-209] A videotoracoscopia não está indicada para pacientes nos estágios organizado e fibrinopurulento tardio e com múltiplas loculações de paredes espessas.

O índice de mortalidade da decorticação formal através de uma incisão de toracotomia se aproxima dos 11% em pacientes com idade avançada e debilidade grave.[10,210] Pacientes muito idosos ou doentes para serem submetidos à decorticação, entretanto, experimentam um índice de mortalidade de cerca de 58% quando submetidos a tratamento não cirúrgico para empiemas loculados e inadequadamente drenados.[7] Nessas situações clínicas, a drenagem aberta com ressecção costal representa uma alternativa cirúrgica menos agressiva em relação à decorticação. O procedimento requer ressecção dos segmentos de uma ou três costelas sobre a região do empiema, permitindo um debridamento intrapleural regional. Drenos torácicos são então inseridos na cavidade do empiema sob visualização direta para promover uma drenagem máxima, seguida do fechamento incisional. Quando uma pleurodese adequada ocorre para evitar um pneumotórax, os drenos torácicos são cortados e as extremidades distais inseridas em bolsas coletoras para proporcionar mobilidade ao paciente. Durante o curso das semanas ou meses seguintes, os drenos torácicos são progressivamente afastados conforme a cavidade do empiema é obliterada pelo tecido de granulação em crescimento. A drenagem aberta também pode ser realizada como uma toracostomia em janela aberta que evita a colocação de drenos torácicos em pacientes com empiema e proporciona um controle adicional das infecções pleurais em pacientes com fístulas broncopleurais.[211-218]

As cavidades de empiema persistentes ou as fístulas broncopleurais em paciente com toracostomias em janela aberta podem ser tratadas com um segundo procedimento que oblitera o espaço pela transposição muscular ou de retalhos omentais.[219-224] Clagett e Geraci[225] descreveram outro procedimento em dois estágios para pacientes com empiemas e pulmões encarcerados[211] ou com infecções do espaço pós-pneumectomia. Nesta cirurgia, a infecção pleural é inicialmente controlada com uma toracostomia em janela aberta. Semanas ou meses mais tarde, uma solução antibiótica é instilada na cavidade, que depois é fechada na parede torácica.

A toracoplastia permanece útil em pacientes seletos com empiemas crônicos e pulmões encarcerados ou fístulas broncopleurais.[204,226] O objetivo da toracoplastia é o colapso da parede torácica sobre o mediastino por meio de ressecções costais múltiplas. Descrita originalmente no tratamento da tuberculose, a toracoplastia foi adaptada para o tratamento do empiema não tuberculoso. Os pacientes devem ter um estado nutricional e cardiorespiratório adequados, com a sepse intrapleural controlada por um dreno torácico e antibióticos durante várias semanas ou meses.[227] Uma extensa experiência com o procedimento é necessária para que se evite uma escoliose pós-operatória, dor crônica, insuficiência respiratória progressiva e uma aparência estética mutilante.[226]

CONCLUSÃO

A despeito da disponibilidade de agentes antimicrobianos eficazes, o empiema torácico ainda é um problema clínico desafiador com uma capacidade persistente de causar morbidade e mortalidade. Apesar de abordagens específicas para a avaliação e tratamento dos derrames parapneumônicos poderem variar entre as instituições, os princípios fundamentais da detecção precoce dos líquidos pleurais infectados e o início urgente de uma drenagem pleural adequada alcançaram um consenso geral.

REFERÊNCIAS BIBLIOGRÁFICAS

1. Heffner JE, McDonald J, Barbieri C, Klein J. Management of parapneumonic effusions. An analysis of physician practice patterns. *Arch Surg* 1995;130:433-438.
2. Taryle DA, Potts DE, Sahn SA. The incidence and clinical correlates of parapneumonic effusions in pneumococcal pneumonia. *Chest* 1978;74:170-173.
3. Light RW, Girard EM, Jenkinson SG, George RB. Parapneumonic effusions. *Am J Med* 1980;69:507-512.
4. Finland M, Barnes MW. Changing etiology of acute bacterial empyema: occurrence and mortality at Boston City Hospital during 12 selected years from 1935-1972. *J Infect Dis* 1978;137:274-291.
5. de la Rocha AG. Empyema thoracis. *Surg Gynecol Obstet* 1982;155:839-845.
6. Grant DR, Finley RJ. Empyema: analysis of treatment techniques. *Can J Surg* 1985;28:449-451.
7. Smith JA, Mullerworth MH, Westlake GW, Tatoulis J. Empyema thoracis: 14-year experience, in a teaching center. *Ann Thorac Surg* 1991;51:39-42.
8. Varkey B, Rose HD, Kutty CP, Politis J. Empyema thoracis during a ten-year period. Analysis of 72 cases and comparison to a previous study (1952-1967). *Arch Intern Med* 1981;141:1771-1776.
9. Jess P. Mortality in thoracic empyema. *Scand J Thorac Cardiovasc Surg* 1981;18:86-90.
10. Forty J, Yeatman M, Wells FC Empyema thoracis: a review of a 4 1/2 year experience of cases requiring surgical treatment. *Resp Med* 1990;84:147-153.
11. Potts DE, Levin DC, Sahn SA. Pleural fluid pH in parapneumonic effusions. *Chest* 1976;70:328-331.
12. Pothula V, Krellenstein DJ. Early aggressive surgical management of parapneumonic empyemas. *Chest* 1994;105:832-836.
13. Ali I, Umuh H. Management of empyema thoracis. *Ann Thorac Surg* 1990;50:355-359.
14. Cham CW, Haq SM, Rahamim J. Empyema thoracis: a problem with late referral? *Thorax* 1993;48:925-927.
15. Ashbaugh DG. Empyema thoracis. Factors influencing morbidity and mortality. *Chest* 1991;99:1162-1165.
16. Sahn SA. The pleura. *Am Rev Respir Dis* 1988;138:184-234.
17. Antony VB, Hott JW, Kunkel SL, et al. Pleural. mesothelial cell expression of C-C (monocyte chemotactic peptide) and C-X-C (interleukin 8) chemokines. *Am J Respir Crit Care Med* 1995;12:581-588.
18. Owens MW, Grisham MB. Nitric oxide synthesis by rat pleural mesothelial cells: induction by cytokines and lipopolysaccharide. *Am J Physiol* 1993;265:L110-L116.

19. Antony VB, Godbey SW, Kunkel SL, et al. Recruitment: of inflammatory cells to the pleural space. Chemotactic cytokines, IL-8, and monocyte chemotactic peptide-1 in human pleural fluids. *J Immunol* 1993;151:7216-7223.
20. Jonjic N, Peri G, Bernasconi S, Sciacca FL, et al. Expression of adhesion molecules and chemotactic cytokines in cultured human mesothelial cells. *J Exp Med* 1992;176:1165-1174.
21. Miller EJ, Idell S. Interleukin-8. An important: neutrophil chemotaxin in some cases of exudative pleural effusions. *Exp Lung Res* 1993;19:589-601.
22. Broaddus VC, Hebert CA, Vitangcol RV; et al. Interleukin-8 is a major neutrophil chemotactic factor in pleural liquid of patients with empyema. *Am Rev Respir Dis* 1992;146:825-830.
23. Broaddus VC, Boylan AM, Hoeffel JM, et al. Neutralization of IL-8 inhibits neutrophil influx in a rabbit model of endotoxin-induced pleurisy. *J Immmunol* 1994; 152:2960-2967.
24. Goodman RB, Wood RG, Martin TR, et al. Cytokine-stimulated human mesothelial cells produce chemotactic activity for neutrophils including NAP- 1/IL-8. *J Immmunol* 1992; 148:457-465.
25. Antony VB, Godbey SW, Holm KA, et al. Mesothelial cell derived epithelial neutrophil activating protein-78 (ENA-78): a major neutrophil chemokine in parapneumonic effusions. *Am J Respir Crit Care Med* 1996;153:A44.
26. Streiter RM, Standiford TJ, Huffhagle GB, et al. The good, the bad, and. the ugly. The role of chemokines in models of human disease. *J Immunol* 1996;43:3583-3586.
27. Hott JW, Sparks JA, Godbey SW, Antony VB. Mesothelial cell response to pleural injurie thrombin-induced proliferation and chemotaxis of rat pleural mesothelial cells. *Am J Respir Crit Care Med* 1992;6:421-425.
28. Hott JW, Godbey SW, Antony VB. Mesothelial cell modulation of pleural repair: thrombin stimulated mesothelial cells release prostaglandin E2. *Prostaglandins Leukot Essent Fatry Acids* 1994;51:329-335.
29. Dowling PA, Ward MJ, Godbey SW, et al. Exudative pleural effusions contain factors that modulate neutrophil apoptosis. *Am J Respir Crit Care Med* 1997;155:A148.
30. Andrews NC, Parker EF, Shaw RR, et al. Management of nontuberculous empyema. *Am Rev Respir Dis* 1962;85:935-936.
31. Strange C, Allen ML, Harley R, et al. Intrapleural streptokinase in experimental empyema. *Am Rev Respir Dis* 1993;147:962-966.
32. Antony VB, Godbey SW, Sparks JA, Hott JW. Pleural mesothelial cells release a growth factor for fibroblasts. *Eur Respir Rev* 1993;3:156-158.
33. Godbey SW folm KA, Yu L, et al. Role of mesothelial cell in pleural fibrosis Following successful talc poudrage: identification of basic fibroblast growth factor (FGF-2) in pleural fluids. *Am J Respir Crit Care Med* 1995;151:A353.
34. Hanna JW, Reed JC, Choplin RH. Pleural infections: a clinical-radiologic review. J *Thorac Imaging* 1991;6:68-69.
35. Densai GA, Mugala DD. Management of empyema thoracis at Lusaka, Zambia. *Br J Surg* 1992;79:537-538.
36. Hassan I, Mabogunje O. Adult empyema in Zaria, Nigeria. *East Afr Med J* 1992;69:97-100.
37. LeMense GP, Strange C, Sahn SA. Empyema thoracis. Therapeutic management and outcome. *Chest* 1995;107:1532-1537.
38. Chin NK, Lim TK. Treatment of complicated parapneumonic effusions and pleural empyema: a four-year prospective study. *Singapore Med J* 1996;37:631-635.
39. Ferguson AD, Prescott RJ, Selkon JB, et al. The clinical course and management of thoracic empyema. *QJM* 1996;89:285-289.
40. Jerjes-Sanchez C, Ramirez-Rivera A, Elizalde JJ, et al. Intrapleural fibrinolysis with streptokinase as an adjunctive treatment in hemothorax and empyema: a multicenter trial. *Chest* 1996;109:1514-1519.
41. Solak H, Ceran S, Sunam GS, et al. Empyema thoracis-a series of 230 cases. *Indian J Med Sci* 1996;50:269-271.
42. Weissberg D, Refaely Y. Pleural empyema: 24-year experience. *Ann Thorac Surg* 1996;62:1026-1029.
43. Jerng JS, Hsueh PR, Teng LJ, et al. Empyema thoracic and lung abscess caused by viridans streptococci. *Am J Respir Crit Care Med* 1997;156:1508-1514.
44. Haramati LB, Alterman DD, White CS, Kerr AS. Intrathoracic lymphadenopathy in patients with empyema. *J Comput Assist Tomogr* 1997;21:608-611.
45. Alfageme 1, Munoz F, Pena N, Umbria S. Empyema of the thorax in adults. Etiology, microbiologic findings, and management. *Chest* 1993;103:839-843.
46. Kelly JW, Morris ML Empyema thoracis: medical aspects of evaluation and treatment. *South Med J* 1994;87:1103-1110.
47. Jones FL, Blodgett RC. Empyema in rheumatoid pleuropulmonary disease. *Ann Intern Med* 1971;74:665-671.
48. Wehr CJ, Adkins RJ. Empyema thoracis: a ten-year experience. *South Med J* 1986;79:171-176.
49. Bryant RE, Salmon CJ. Pleural empyema. *Clin Infect Dis* 1996;22:747-76-4.
50. Bartlett JG. Bacterial infections of the pleural space. *Sem Respir Infect* 1988;3:308-321.
51. Brook I, Frazier EH. Aerobic and anaerobic microbiology of empyema. A retrospective review in two military hospitals. *Chest* 1993;103:1502-1507.
52. Kaye MG, Fox MJ, Bartlett JG, et al. The clinical,spectrum of *Staphylococcus aureus* pulmonary infection. *Chest* 1990;97:788-792.
53. Watanakunakorn C. *Staphylococcal aureus* pneumonia. *Scand J Infect Dis* 1987;19:624-627.
54. Bartlett I, Gorbach SL, Thadepalli H, Finegold SM. Bacteriology of empyema. *Lancet* 1974;1:338-340.
55. Civen R, Jousimies-Somer H, Marina M, et al. A retrospective review of cases of anaerobic empyema and update of bacteriology. *Clin Infect Dis* 1995;20[Suppl]:S224-S229.
56. Wong CA, Donald F, Madarlane, JT. *Streptococcus milleri* pulmonary disease: a review and clinical description of 25 patients. *Thorax* 1995;50:1093-1096.
57. Muder RR, Yu VL, Parry MF. The radiologic manifestations of *Legionella pneumonia. Semin Respir Infect* 1987;2:242-254.
58. Halberstam M, Isenberg HD, Hilton E. Abscess and empyema caused by *Legionella micdadei. J Clin Microbiol* 1992;30:512-513.
59. Oliverio MJ, Fisher MA, Vickers RM, et al. Diagnosis of legionnaires' disease by radioimmunoassay of *Legionella* antigen in pleural fluid. *J Clin Microbiol* 1991;29:2893-2894.
60. Heffner JE. Pleuropulmonary manifestations of actinomycosis and nocardiosis. *Sem Respir Infect* 1988;3:352-361.
61. Sahn SA. "Silent" empyema in patients receiving corticosteroids. *Am Rev Respir Dis* 1973;107:873-876.
62. Bartlett JG, Finegold SM. Anaerobic infections of the lung and pleural space. *Am Rev Respir Dis* 1974;110:56-77.
63. Bartlett JG. Treatment of anaerobic pleuropulmonary infections. *Ann Intern Med* 1975;83:376-377.
64. Himelman RB, Callen PW. The prognostic value of loculations in parapneumonic pleural effusions. *Chest* 1986;90:852-856.
65. Waite RJ, Carbonneau RI, Balikian LP, et al. Parietal pleural changes in empyema: appearance at CT. *Radiology* 1990;175:145-150.
66. Blackmore CC, Black WC, Dallas RV, et al. Pleural fluid volume estimation: a chest radiograph prediction rule. *Acad Radiol* 1996;3:103-109.
67. Ruskin IA, Gurney JW, Thorsen MK, et al. Detection of pleural effusion on supine chest radiographs. *AJR Am J Roentgenol* 1987;146:681-683.
68. Muller NL. Imaging of the pleura. *Radiology* 1987;186:297-309.
69. Rasmussen OS, Boris P. Ultrasound guided puncture, of pleural fluid collections and superficial thoracic masses. *Eur J Radial* 1989;9:91-92.
70. O'Moore PV, Mueller PR, Simeone JF, et al. Sonographic guidance in diagnostic and therapeutic interventions in the pleural space. *AJR Am J Roentgenol* 1987;149:1-5.
71. Mirvis SE, Tobin KD, Kostrubiak 1, et al. Thoracic CT in detecting occult disease in critically ill patients. *AJR Am J Roentgenol* 1987;148:685-689.

72. Hirsh JH, Rogers JV, Mack LA. Real-time sonography of pleural opacities. *AJR Am J Roentgenol* 1981;136:297-301.
73. Laing FC, Filly RA. Problems in the application of ultrasonography for the evaluation of pleural opacities. *Radiology* 1978; 126:211-214.
74. Marks WM, Filly RA, Callen, PW. Real-time evaluation of pleural lesions: new observations regarding the probability of obtaining free fluid. *Radiology* 1982;142:163-164.
75. vanSonnenberg E, Nakamoto SK, Mueller PR, et al. CT- and ultrasound-guided catheter drainage of empyemas after chest-tube failure. *Radiology* 1984;151:349-353.
76. Leung AN, Müller NL, Miller RR. CT in differential diagnosis of diffuse pleural disease. *AJR Am J Roentgenol* 1990;154:487-492.
77. Carrol CL, Brooke J, Federle MP, et al. CT evaluation of mediastinal infections. *J Comput Assist Tomogr* 1987;11:449-454.
78. Stark DD, Federle MP, Goodman PC, et al. Differentiating lung abscess and empyema: radiography and computed tomography. *AJR Am J Roentgenol* 1983;141:163-167.
79. Takasugi JE, Godwin DJ, Teefey SA. The extrapleural fat in, empyema: CT appearance. *Br J Radiol* 1991;64:580-583.
80. Davis SD, Henschke CL, Yankelevitz DF, et al. MR imaging of pleural effusions. *J Comput Assist Tomogr* 1990;14:192-198.
81. Frola C, Cantoni S, Turtulici 1, et al. Transudative vs. exudative pleural effusions: differentiation using Gd-DTPA-enhanced MRI. *Eur Radiol* 1997;7:860-864.
82. Bittner RC, Felix R. Magnetic resonance (MR) imaging of the chest: state-of-the-art. *Eur Respir J* 1998;11:1392-1404.
83. Collins TR, Sahn SA. Thoracentesis: clinical value, complications, technical problems, and patient experience. *Chest* 1987;91:817-822.
84. Grogan DR, Irwin RS, Channick R, et al. Complications associated with thoracentesis: a prospective, randomized study comparing three different methods. *Arch Intern Med* 1990;150:873-877.
85. Morris AI, Wilson SJ, Marx CE, et al. Cliffical impact of bacteria and fungi recovered only from broth cultures. *J Clin Microbiol* 1995;33:161-165.
86. Maziah W, Choo KE, Ray JG, et al. Empyema thoracis in hospitalized children in Kelantan, Malaysia. J *Trop Ped* 1995;41:185-188.
87. Stogner SW, Campbell GD, Paulson ZD, et al. Diagnostic: value of the white blood cell count in pleural effusions. *Chest* 1991;100[Suppl]:39S.
88. Sasse S, Nguten TK, Mulligan M, et al. The effects of early chest tube placement on empyema resolution. *Chest* 1997;111:1679-1683.
89. Light RW. Parapneumonic effusions and empyema. In: Light RW, ed. *Pleural diseases.* Baltimore: Williams & Wilkins, 1995:129-153.
90. Sahn SA. Management of complicated parapneumonic effusions. *Am Rev Respir Dis* 1993;148:813-817.
91. Heffner JE. Pneumonia and empyema. In: Niederman MS, Sarosi GA, Glassroth J, eds. *Respiratory infections: a scientifie basis of management,* vol. 1. Philadelphia: WB Saunders, 1994:265-276.
92. Strange C, Sahn S. The clinician's perspective on parapneumonic effusions and empyemas. *Chest* 1992;103:259-261.
93. Poe RH, Marin MG, Israel RH, Kallay MC. Utility of pleural fluid analysis in predicting tube thoracostomy decortication in parapneumonic effusions. *Chest* 1991;100:963-967.
94. Light RW. *Pleural disease.* Baltimore: Williams; & Wilkins, 1995.
95. Welch CC, Tombridge TL, Baker WJ, Kinney RJ. Beta-hemolytic streptococcal pneumonia: report of an outbreak in a military population. *Am J Med Sci* 1961;242:157-165.
96. Bramam SS, Donat WE. Explosive pleuritis: mananifestation of group A beta-hemolytic streptococcal infection. *Am J Med* 1986;81:723-726.
97. Bartlett JG. Anaerobic bacterial infections of the lung and pleural space. *Clin Infect Dis* 1993; 16[Suppl 4]:S248-S255.
98. Torres A, Serra-Batlles J, Ferrer A, et al. Severe community-acquired pneumonia: epidemiology and prognostic factors. *Am Rev Respir Dis* 1991;144:312-318.
99. Potts DE, Taryle, DA, Sahn SA. The glucose-pH relationship in parapneumonic effusions. *Arch Intern Med* 1978;138:1378-1380.
100. Light RW. Management of parapneumonic effusions. *Arch Intern Med* 1981;141:1339-1341.
101. Yang P-C, Luh K-T, Chang D-B et al Value of sonography in determining the nature, of pleural effusion: analysis of 320 cases. *AJR Am J Roentgenol* 1992;159:29-33.
102. McCloud TC, Flower CDR. Imaging the pleura: sonography, CT, and MR imaging. *AJR Am J Roentgenol* 1991;156:1145-1153.
103. Lee RB. Radiologic evaluation and intervention for empyema thoracis. *Chest Surg Clin N Am* 1996;6:439-460.
104. Aquino SL, Webb WR, Gushiken BJ. Pleural exudates and transudates: diagnosis with contrast-enhanced CT. *Radiology* 1994;192:803-808.
105. Alexander ES, Proto AV, Clark RA. CT differentiation of subphrenic abscess and pleural effusion. *AJR Am J Roentgenol* 1983;140:47-51.
106. Donnelly LF, Klosterman LA. CT appearance, of parapneumonic effusions in children: findings are not specific for empyema. *AJR Am J Roentgenol* 1997;169:179-182.
107. Light RW. A new classification of parapneumonic effusions and empyema [Editorial]. *Chest* 1995;108:299-301.
108. The British Thoracic Society and the Public Health Laboratory Service. Community-acquired pneumonia in adults in British hospitais in 1982-1983: a survey of aetiology, mortality, prognostic factors and outcome. *Q J Med* 1987;62:195-220.
109. Berger H, Morganroth ML. Immediate drainage is not required for all patients with complicated parapneumonic effusions. *Chest* 1990;97:731-735.
110. Drury M, Anderson W, Heffner JE. Diagnostic value of pleural fluid cytology in occult Boerhaave's syndrome. *Chest* 1992;102:976-978.
111. Taryle DA, Good JT k, Sahn SA. Metabolic activity of pleural fluid: possible role in production of pleural fluid acidosis. *J Lab Clin Med* 1979;93:1041-1046.
112. Good JT Jr., Taryle DA, Maulitz RM, et al. The, diagnostic value of pleural fluid pH. *Chest* 1980;78:55-59.
113. Sahn SA, Reller B, Taryle, DA, et al. The contribution of leukocytes and bacteria to the low pH of ernpyerna fluid. *Am Rev Respir Dis* 1983;128:811-815.
114. Sahn SA, Taryle, DA, Good JT. Time course and pathogenesis of pleural fluid acidosis and low pleural fluid glucose. *Am Rev Respir Dis* 1979;120:355-361.
115. Light RW, MacGregor MI, Ball WC, et al. Diagnostic significance of pleural fluid pH and PCO_2.*Chest* 1973;64:591-596.
116. Light RW. Management of parapneumonic effusions. *Chest* 1991; 100:892-893.
117. Heffner JE, Brown LK, Barbieri C, DeLeo JM. Pleural fluid chemical analysis in parapneumonic effusions. A meta-analysis. *Am J Respir Crit Care Med* 1995;151:1700-1708.
118. Limthongkul S, Charoenlap P, Nuchprayoon C, Songhla YN. Diagnostic and prognostic significance of pleural fluid pH and pCO_2 in the exudative phase of parapneumonic effusion. *J Med Assoc Thai* 1983;66:762-768.
119. Zweig MH, Campbell G. Receiver-operating characteristic (ROC) plots: a fundamental evaluation tool in clinical medicine. *Clin Chem* 1993;39:561-577.
120. Pine JR, Hollman JL. Elevated pleural fluid pH in *Proteus mirabilis* empyema. *Chest* 1983;84:109-111.
121. Sahn SA, Light RW. The sun should never set on a parapneumonic effusion. *Chest* 1989;95:945-947.
122. Goldstein LS, McCarthy K, Meirta AC, Arroliga AC. Is direct collection of pleural fluid into a heparinized syringe important for determination of pleural pH? A brief report. *Chest* 1997;112:707-708.
123. Lesho EP, Roth BJ. Is pH paper an acceptable, low-cost alternative to the blood gas analyzer for determining pleural fluid pH? *Chest* 1997; 112:1291-1292.
124. Taryle DA, Good JT, Morgan JT, et al. Antibiotic concentrations in human parapneumonic effusions. *J Antimicrob Chemother* 1981; 7:171-177.
125. Morgenroth A, Pfeuffer HF, Seelmann R, Schweisfurth H. Pleural penetration of ciprofloxacin in patients with empyema thoracis. *Chest* 1091;100:406-409.

126. Thys JP, Vanderhoeft P, Herchuelz A, et al. Penetration of aminoglycosides in uninfected pleural exudates and in pleural empyemas. *Chest* 1988;93:530-532.
127. Vaudaux P, Waldvogel FA. Gentamicin inactivation in purulent exudates. The role of cell *lysis. J Infect Dis* 1980; 142:586-593.
128. Shohet 1, Yellin A, Meyervitch J, et al. Pharmacokinetics and therapeutic efficacy of gentamicin in an experimental pleural empyema rabbit model. *Antimicrob Agents Chemother* 1987;31:982-985.
129. Everts RJ, Adholla PO, Reller LB. Validity of cultures of fluid collected through drainage, catheters versus those obtained by direct aspiration. Abstracts of the 98th General Meeting of the American Society for Microbiology, Atlanta, GA, May 17-21, 1998;205.
130. Miller R. Empyema thoracis. *Ann Thorac Surg* 1990;50:343-344.
131. Mayo P, Saha SP, McElvein RB. Acute empyema in children treated by open thoracotomy and decortication. *Ann Thorac Surg* 1982;34:401-407.
132. Mandel AK, Thadepalli H. Treatment of spontaneous bacterial empyema thoracis. *J Thorac Cardiovasc Surg* 1987;94:414-418.
133. Orringer MB. Thoracic empyema-back to basics. *Chest* 1988;93:901-902.
134. Lemmer JH, Botham MJ, Orringer MB. Modern management of adult thoracic empyema. *J Thorac Cardiovasc Surg* 1985;90:849-855.
135. LeBlanc KA, Tucker WY. Empyema of the thorax. *Surg Gynecol Obstet* 1984;158:66-70.
136. Geha AS. Changing etiologic bacteriologic, and therapeutic aspects. *J Thorac Cardiovasc Surg* 1971;61:626-635.
137. Benfield GFA. Recent trends in empyema thoracis. *Br J Dis Chest* 1981;75:358-366.
138. Cohn LH, Blaisdell EW. Surgical treatment of nontuberculous empyema. *Arch Surg* 1970;100:376-381.
139. Light RW. Parapneumonic effusions. and empyema. *Clin Chest Med* 1985;6:55-62.
140. Sherman MM, Subramanian V, Berger RL. Management of thoracic empyema. *Am J Surg* 1977;133:474-479.
141. Sullivan KM, O'Toole RD, Fisher RH, Sullivan KN. Anaerobic empyema thoracis: the role of anaerobes in 226 cases of cultureproven empyema. *Arch Intern Med* 1973;131:521-527.
142. Stark DD, Federle MP, Goodman PC. CT and radiographic assessment of tube thoracotomy. *AJR Am J Roentgenol* 1983;141:253-258.
143. Nakaoka K, Nakahara K, lioka S, et al. Postoperative preservation of pulmonary function in patients with chronic empyema thoracis: a one-stage, operation. *Ann Thorac Surg* 1989;47:848-852.
144. Cohen AM. Magnetic resonance imaging of the thorax. *Radiol Clin North Am* 1984;22:829-846.
145. vanSonnenberg E, Ferrucci JT k, Mueller PR, et al. Percutaneous drainage of abscesses and fluid collections: techniques, results, and applications. *Radiology* 1982;141:1-10.
146. Stavas J, vanSonnenberg E, Casola G, Wittich GR. Percutaneous drainage of infected and noninfected thoracic fluid collections. *J Thorac Imaging* 1987;2:80-87.
147. Milliken JS, Moore EE, Steiner E, et al. Complications of tube thoracostomy for acute trauma. *Am J Surg* 1980;140:738-741.
148. Crouch JD, Keagy BA, Delany DJ. "Pigtail" catheter drainage in thoracic surgery. *Am Rev Respir Dis* 1987;136:174-175.
149. Hunnam GR, Flower CDR. Radiologically-guided percutaneous catheter drainage of empyemas. *Clin Radiol* 1988;39:121-126.
150. Silverman SG, Mueller PR, Saini S, et al. Thoracic empyema: management with image-guided catheter drainage. *Radiology* 1988;1693-9.
151. Merriam MA, Cronan JJ, Dorfman GS, et al. Radiographically guided percutaneous catheter drainage of pleural fluid collections. *AJR Am J Roentgenol* 1988;151:1113-1116.
152. Kerr A, Vasudevan VP, Powell S, et al. Percutaneous catheter drainage for acute empyema. Improved cure rate using CAT scan, fluoroscopy, and pigtail drainage catheters. *N Y State J Med* 1991;91:4-7.
153. Westeott JL. Percutaneous catheter drainage of pleural effusion and empyema. *AJR Am J Roentgenol* 1985;144:1189-1193.
154. Klein JS, Schultz S, Heffner JE. Interventional radiology of the chest: image-guided percutaneous drainage, of pleural effusions. lung abscesses, and pneumothorax. *AJR Am J Roentgenol* 1995;164:581-588.
155. Mathiesen DJ. A surgeon's view of interventional radiology in general thoracic surgery patients. *Semin Intervent Radiol* 1991;8:85-87.
156. Bouros D, Schiza S, Tzanakis N, et al. Intrapleural urokinase versus normal saline in the treatment of complicated parapneumonic effusions and e empyema A randomized, double-blind study. *Am J Respir Crit Care* 1999;159:37-42.
157. Bouros D, Schiza S, Patsourakis G, et al. Intrapleural streptokinase versus urokinase in the treatment of complicated parapneumonic effusions: a prospective, double-blind study. *Am J Respir Crit Care Med* 1997;155:291-295.
158. Wait MA, Sharma S, Hohn J, Dai Nogare A. A randomized, trial of empyema therapy. *Chest* 1997;111:1548-1551.
159. Davies RJO, Traill ZC, Gleeson FV. Randomised controlled trial of intrapleural streptokinase in community acquired pleural infection. *Thorax* 1997;52:416-421.
160. Chin NK, Lim TK. Controlled trial of intrapleural streptokinase in the treatment of pleural empyema and complicated parapneumonic effusions: *Chest* 1997;111:275-279.
161. Park CS, Chung WM, Lim MK, et al. Transcatheter instillation of urokinase into loculated pleural effusion: analysis of treatment effect. *AJR Am J Roentgenol* 1996;167:649-652.
162. Bouros D, Schiza S, Tzanakis N, et al. Intrapleural urokinase in the treatment of complicated parapneumonic pleural effusions and empyema. *Eur Respir J* 1996;9:1656-1659.
163. Moulton JS, Benkert RE, Weisiger KH, Chambers JA. Treatment of complicated pleural fluid collections with image-guided drainage and intracavitary urokinase. *Chest* 1995;108:1252-1259.
164. Lahorra J, Haaga J, Stellato T, et al. Safety of intracavitary urokinase with percutaneous abscess drainage. *AJR Am J Roentgenol* 1993;160:171-174.
165. Pollak JS, Passik CS. Intrapleural urokinase in the treatment of loculated pleural effusions. *Chest* 1994;105:868-873.
166. Robinson LA, Moulton AL, Fleming WH, et al. Intrapleural fibrinolytic treatment of multiloculated thoracic empyemas. *Ann Thorac Surg* 1994;57:803-814.
167. Couser JI, Berley J, Timm EG. Intrapleural urokinase for loculated eflusion. *Chest* 1992;101:1467-1469.
168. Lee KS, Im. JG, Kim YH, et al. Treatment of thoracic multiloculated empyemas with intracavitary UK: a prospective study. *Radiology* 1991;179:771-775.
169. Laisaar T, Püttsepp E, Laisaar V. Early administration of intrapleural streptokinase in the treatment of multiloculated pleural effusions: and pleural empyemas. *Thorac Cardiovasc Surg* 1996;44:252-256.
170. Temes RT, Follis F, Kessler RM, et al. Intrapleural fibrinolytics in management of empyema thoracis. *Chest* 1996;110:102-106.
171. Roupie E, Bouabdallah K, Delclaux C, et al. Intrapleural administration of streptokinase in complicated purulent pleural effusion: a CT-guided strategy. *Intensive Care Med* 1996;22:1351-1353.
172. Taylor RF, Rubens MB, Pearson MC, Barnes NC. Intrapleural streptokinase in the management of empyema. *Thorax* 1994;49:856-859.
173. Bouros D, Schiza S, Panagou P, et al. Role of streptokinase in the treatment of acute loculated parapneumonic pleural effusions and empyema. *Thorax* 1994;49:852-855.
174. Henke CA, Leatherman JW. Intrapleurally administered streptokinase in the treatment of acute loculated nonpurulent parapneumonic effusions. *Am Rev Respir Dis* 1992;145:680-684.
175. Mitchell ME, Alberts WM, Chandler KW, Goldman AL. Intrapleural streptokinase in management of parapneumonic effusions. *J Florida Med Assoc* 1989;76:1019-1022.
176. Lysy Y, Gavish A, Werczberger A, et al. Intrapleural instillation of streptokinase in the treatment of organizing empyema. *Isr J Med Sci* 1989;25:284-287.
177. Aye RW, Froese DP, Hill LD. Use of purified streptokinase in empyema and hernothorax. *Am J Surg* 1991;161:560-562.

178. Ogirala RG, Williams MH Jr. Streptokinase in a loculated pleural effusion. Effectiveness determined by site of instillation. *Chest* 1988;94:884-886.
179. Bergh NP, Ekroth R, Larsson S, Nagy P. Intrapleural streptokinase in the treatment of haemothorax and empyema. *Scand J Thorac Cardiovasc Surg* 1977;11:265-268.
180. Moulton JS, Moore PT, Mencini RA. Treatment of loculated pleural effusions with transcatheter intracavitary urokinase. *AJR Am J Roentgenol* 1989;153:941-945.
181. Willsie-Ediger SK, Salzman G, Reisz G, Foreman MG. Use of intrapleural streptokinase in the treatment of thoracic empyema. *Am J Med* 1990;300:296-300.
182. Fraedrich G, Hofmann D, Effenhauser P, Jander R. Instillation of fibrinolytic enzymes in the treatment of pleural empyema. *Thorac Cardiovasc Surg* 1982;30:36-38.
183. Sahn SA. Use of fibrinolytic agents in the management: of complicated parapneumonic effusions and empyemas. *Thorax* 1998;53:S65-S72.
184. Davies CW, Lok S, Davies RJ. The systemic fibrinolytic: activity of intrapleural streptokinase. *Am J Respir Crit Cam Med* 1998;157:328-330.
185. Berglin E, Ekroth R, Teger-Nilsson A-C, William-Olsson G. Intrapleural instillation of streptokinase effects on systemic fibrinolysis.*Thorac Cardiovase Surg* 1981;29:124-126.
186. Alfageme, Vazquez R. Ventricular fibrillation after intrapleural UK. *Intensive Care Med* 1997;23:352.
187. Godley PJ, Bell RC. Major hemorrhage following administration of intrapleural streptokinase. *Chest* 1984;86:486-487.
188. Frye MD, Jarratt M, Sahn SA. Acute hypoxemic respiratory failure following intrapleural thrombolytic therapy for hernothorax. *Chest* 1994;105:1595-1596.
189. Muskett A, Burton NA, Karwande SV, Collins MP. Management of refractory empyema with early decortication. *Am J Surg* 1988;156:529-532.
190. Spagnuolo PJ, Paune VD. Clostridial pleuropulmonary infection. *Chest* 1980;78:622-625.
191. Fishman NH, Ellertson DG. Early pleural decortication for thoracic empyema in immunosuppressed patients. *J Thorac Cardiovasc Surg* 1981;74:537-541.
192. Mayo P. Early thoracotomy and decortication for nontuberculous empyema in adults with and without underlying disease: a twentytive year review. *Am Surg* 1985;51:230-236.
193. Frimodt-Moller PC, Vejlsted H. Early surgical intervention in nonspecific pleural empyema. *Thorac Cardiovasc Surg* 1985;33:41-43.
194. Muskett AD, Burton NA, Gay WA. Improved diagnostic accuracy in surgical pleural disease with computed tomography and ultrasound. *Chest* 1986;89[Suppl]:483.
195. Neff CC, vanSonnenberg E, Lawson DW, Patton AS. CT follow-up of empyemas: pleural peels resolve after percutaneous catheter drainage. *Radiology* 1990;176:195-197.
196. Morin JE, Munro DD, MacLean LD. Early thoracotomy for empyema. *J Thorac Cardiovasc Surg* 1972;64:530-536.
197. Hoover EL, Hsu H-K, Ross MJ, et al. Reappraisal of empyema thoracis. Surgical intervention when the duration of illness is unknown. *Chest* 1986;90:511-515.
198. Hoff SJ, Neblett WW, Heller RM, et al. Postpneumonic empyema in childhood: selecting appropriate therapy. *J Pediatr Surg* 1989;24:659-664.
199. Hoover EL, Hsu H-K, Webb H, et al. The surgical management of empyema thoracis in substance abuse patients: a 5-year experience. *Ann Thorac Surg* 1988;46:563-566.
200. Van Way C, Narrod J, Hopeman A. The role of early limited thoracotorny in the treatment of empyema. *J Thorac Cardiovasc Surg* 1988;96:436-439.
201. Martella AT, Santos GH. Decortication for chronic postpneumonic empyema. *J Am Coll Surg* 1995;180:573-576.
202. Mackinlay TAA, Lyons GA, Chimondeguy DJ, et al. VATS débridement versus thoracotomy in the treatment of loculated postpneumonia empyema. *Ann Thorac Surg* 1996;61:1626-1630.
203. Galea JL, De Souza A, Beggs D, et al. The surgical management of empyema thoracis. *J R Coll Surg Edinb* 1997;42:15-18.
204. Iioka S, Sawarnura K, Mori T, et al. Surgical treatment of chronic empyema. A new one-stage operation. *J Thorac Cardiovasc Surg* 1985;90:179-185.
205. Striffeler H, Ris HB, Würsten HU, et al. Video-assisted thoracoscopic treatment of pleural empyema. A new therapeutic approach. *Eur J Cardiothorac Surg* 1994;8:585-588.
206. Landreneau RJ, Keenan RJ, Hazelrigg SR, et al. Thoracoscopy for empyema and hernothorax. *Chest* 1996;109:18-24.
207. Hornick P, Townsend ER, Clark D, et al. Videothoracoscopy in the, treatment of early empyema: an initial experience. *Ann R Coll Surg Engl* 1996;78:45-48.
208. Karmy-Jones R, Sorenson V, Horst M, et al. Rigid thorascopic débridement and continuous pleural irrigation in the management of empyema. *Chest* 1997;111:272-274.
209. Lawrence DR, Obri SK, Moxon RE, et: al. Thoracoscopic débridement of empyema thoracis. *Ann Thorac Surg* 1997;64:1448-1450.
210. Snow N, Lucas A, Gray LA. Thoracic empyema. *J Ky Med Assoc* 1982;80:653-659.
211. Bayer AJ, Wilson JAS, Chiu RC-J, et al. Clagett open-window thoracostorny in patients with ernpyerna who had and had not undergone pneumonectomy. *Can J Surg* 1987;30:329-33 1.
212. Adebo OA, Osinowo O. Management of empyema and bronchopleural fistula. *Trop Doct* 1987;17:26-29.
213. Iverson LI, Young JN, Ecker RR, et al. Closure of bronchopleural fistulas by an omental pedicle flap. *Am J Surg* 1986;152:40-42.
214. Weissberg D. Empyema and bronchopleural fistula: experience with open window thoracostomy. *Chest* 1982;82:447-450.
215. Robinson S. The treatment of chronic non-tuberculous empyema. *Collect Pap Mayo Clin* 1915;7:618-644.
216. Robinson S. The treatment of chronic non-tuberculous empyema. *Surg Gynecol Obstet* 1916;22:557-571.
217. Eloesser L. Adoperation for tuberculous empyema. Surg *Gynecol Obstet* 1935;60:1096-1097.
218. Hurvitz RI, Tucker BL. The Eloesser flap: past and present. *J Thorac Cardiovasc Surg* 1986;92:958-961.
219. Stafford EG, Clagett OT. Postpneumonectomy empyema: neomycin instillation and definitive closure. *J Thorac Catffiavasc Surg* 1972;63:771-775.
220. Arnold PG, Pairolero PC. Intrathoracic muscle flaps. An account of their use in the management of 100 consecutive patients. *Ann Surg* 1990;211:656-662.
221. Pairolero PC, Arnold PG, Trastek VF, et al. Postpneumonectomy empyema. The role of intrathoracic muscle transposition. *J Thorac Cardiovasc Surg* 1990;99:958-968.
222. Pairolero PC, Trastek VE Surgical management of chronic empyema: the role of thoracoplasty. *Ann Thorac Surg* 1990;50:689-690.
223. Cicero R, del Vecchyo C, Porter JK, Carreño I. Open window thoracostorny and plastic surgery with muscle flaps in the treatment of chronic empyema. *Chest* 1986;89:374-377.
224. Shirakusa T, Ueda H, Takata S, et al. Use of pedicled ornental flap in treatment of empyema. *Ann Thorac Surg* 1990;50:420-424.
225. Clagett OT, Geraci JE. A procedure for the management of postpneumonectomy empyema. *J Thorac Cardiovasc Surg* 1963;45:141-145.
226. Horrigan RP, Snow JN. Thoracoplasty: current application to the infected pleural space. *Ann Thorac Surg* 1990;50:695-699.
227. Gregoire R, Deslauriers I, Beaulieu M, Piraux M. Thoracoplasty: its forgotten role in the management of nontuberculous postpneumonectorny empyema. Can J Surg 1987;30:343-345.

CAPÍTULO 23

Pneumonias Não-Resolvidas, de Resolução Lenta e Recorrente – Etiologias Infecciosas e Similares Não-Infecciosos

Tünay Kuru e Joseph P. Lynch III

O diagnóstico da pneumonia geralmente é impreciso, o que usualmente leva a um tratamento empírico; raramente o patógeno causador é identificado. Esta falta de certeza resulta em um dilema muito familiar: quanto tempo deve o médico esperar antes de avaliar infiltrados pulmonares não resolvidos ou de lenta resolução em pacientes que estão recebendo terapia com antibióticos para uma suspeita de pneumonia adquirida na comunidade (PAC)? Uma pergunta semelhante surge quando um paciente se apresenta com pneumonias aparentemente recorrentes. A persistência ou a recorrência dos infiltrados pode refletir uma miríade de causas, incluindo uma terapia antibiótica inadequada, organismos resistentes ou altamente virulentos, defeitos nas defesas do hospedeiro, causas não bacterianas, lesões endobrônquicas obstrutivas (incluindo as neoplasias) e uma desconcertante sucessão de doenças não-infecciosas e síndromes clínicas.[1,2] Entretanto, essas causas estão longe de superar os casos verdadeiros de pneumonia. Por este motivo uma avaliação diagnóstica agressiva raramente é necessária entre pacientes que exibem as características clássicas da PAC (p. ex., a tríade de tosse produtiva, febre e infiltrados radiográficos) e melhoram clinicamente com a terapia antibiótica. Porém, para aqueles pacientes com uma resolução demorada ou uma recorrência dos infiltrados, o intervalo de tempo "seguro" para uma observação expectante permanece controverso. Neste capítulo, nós discutiremos os padrões de resolução radiográficos da PAC e abordaremos os fatores do hospedeiro que influenciam na história natural. Esses fatores determinam o intervalo de tempo seguro para uma observação expectante. Nós também reveremos vários distúrbios não-infecciosos que podem simular uma PAC ou se apresentar como uma pneumonia recorrente, além de propor uma abordagem ao diagnóstico.

PNEUMONIA NÃO-RESOLVIDA OU PNEUMONIA DE RESOLUÇÃO LENTA

Definições

A despeito de uma sutil distinção, os termos *pneumonia não-resolvida* e *pneumonia de resolução lenta* têm sido utilizados para se referir à persistência de anormalidades radiológicas além do decurso de tempo esperado.[1,3-6] Entretanto, o tempo esperado para a resolução é controverso, e definições variadas foram arbitrariamente criadas pelos pesquisadores. De acordo com a definição mais recente de Fein e colaboradores, *pneumonia não-resolvida* é uma síndrome clínica na qual um "infiltrado focal claramente se inicia com alguma associação clínica a uma infecção pulmonar aguda (ou seja, febre, expectoração, mal-estar e/ou dispnéia) e não melhora após o tempo esperado" a despeito do uso de antibioticoterapia por um período mínimo de 10 dias.[3] Similarmente, pneumonia de resolução lenta implica uma resposta à terapia antibiótica, mas em um período de tempo considerado excessivamente longo.[4] Ambas as definições se baseiam no tempo esperado para uma resolução radiológica , o que por sua vez varia de acordo com o patógeno causador e com fatores do hospedeiro. Assim, o conhecimento da história natural das pneumonias é essencial.

Fatores do Hospedeiro

O índice de resolução da PAC depende em grande parte de fatores relacionados ao hospedeiro (p. ex., idade, comorbidades).[3,7,8] Doenças preexistentes ou comorbidades estão presentes em 50 a 80% dos pacientes com PAC[9,10] e são fatores preditivos de mortalidade independentes.[10] Além disso, comorbidades estão associadas a um maior índice de infecções com *Staphylococcus aureus*, bactérias entéricas gram-negativas, ou *Legionella*.[9,11,12] Uma revisão de inúmeros estudos revela que a idade avançada, distúrbios subjacentes graves, etilismo, leucopenia ou terapia imunossupressiva, envolvimento multilobar e hipoxemia são fatores de risco para mortalidade.[7,10,12,13-17] Entretanto, esses estudos não foram direcionados especificamente para o *índice* de resolução clínica ou radiológica de infiltrados pulmonares em pacientes com PAC.

Idade, alcoolismo e doenças concomitantes consistentemente emergem como fatores do hospedeiro associados a uma resolução demorada (Tabela 23-1).[8,18-20] Em um estudo clássico de 358 pacientes hospitalizados com pneumonia pneumocócica, a consolidação persistiu durante 30 dias em 27% dos pacientes com mais de 50 anos de idade em comparação com 18% em pacientes mais jovens.[20] Entretanto, o exame físico, em vez da radiografia, foi geralmente utilizado para determinar a

T. Kuru and J. P. Lynch III: Department of Internal Medicine, Division of Pulmonary and Critical Care Medicine, University of Michigan Medical Center, Ann Arbor, Michigan 48109-0360.

TABELA 23-1. *Fatores de risco para uma resolução demorada em pneumonias adquiridas na comunidade*

Fatores do hospedeiro
Idade > 50 anos
Alcoolismo
Doença concomitante
Diabetes mellitus
Doença pulmonar obstrutiva crônica
Imunossupressão
Gravidade da pneumonia
Envolvimento multilobular
Bacteremia

resolução. Em outro estudo em 100 pacientes consecutivos hospitalizados com PAC entre 1952 e 1954, a idade avançada também estava associada a uma resolução demorada.[18] Os infiltrados pulmonares persistiram por 4 semanas em 24,5% dos pacientes com mais de 50 anos de idade, em comparação a somente 6,6% entre pacientes mais jovens. O *diabetes mellitus* surgiu como o único outro fator que afetou o curso da resolução; entretanto, o patógeno específico, uso de álcool e doença cardíaca não foram fatores preditivos significativos. O *Streptococcus pneumoniae* estava implicado em 78% dos casos.[18] Esses achados foram confirmados em um estudo pioneiro que avaliou especificamente o índice de resolução radiológica em 80 pacientes consecutivos com pneumonia bacteriana pneumocócica.[8] Oito pacientes (10%) morreram durante a doença aguda, e as radiografias foram acompanhadas seqüencialmente nos 72 pacientes restantes. Todos os pacientes demonstraram uma melhora radiológica em 18 semanas. O alcoolismo, doença pulmonar obstrutiva crônica (DPOC) e a idade > 50 foram fatores independentes associados a uma resolução demorada.[8]

A despeito da exaustiva literatura sobre a PAC, poucos estudos avaliaram os índices de resolução radiológica. Um resumo dos índices de resolução para as pneumonias pneumocócicas ou atípicas adquiridas na comunidade se encontra na Tabela 23-2. Em geral, em 4 semanas, aproximadamente 50% dos pacientes com pneumonias por micoplasma apresentam uma melhora radiológica, enquanto que 41 e 66% das pneumonias pneumocócicas, com e sem bacteremia respectivamente, melhoram no mesmo período. Um terço dos pacientes com doença dos legionários atinge uma resolução completa em 4 semanas. O curso radiológico protraído e uma deterioração inicial são características bastante conhecidas da pneumonia por *Legionella*.[12,21-23]

Em um estudo representativo sobre PAC observou-se que na maioria das situações ambulatoriais ou em unidades de tratamento emergencial, os índices de resolução radiográfica foram avaliados prospectivamente.[19] Os grupos geralmente eram jovens (média de idade de 40,2 anos) e incluíram tanto pacientes ambulatoriais (n = 44) como internados (n = 37). As radiografias de tórax apresentaram melhora em 67% dos pacientes em 4 semanas e em 73% em 6 semanas. A eliminação da consolidação foi rápida. Mesmo nos 32% dos pacientes (26 de 81) que apresentaram uma persistência da consolidação após 2 semanas, a extensão da consolidação diminuiu em todos exceto em 3. Além disso, dos 67 pacientes acompanhados durante 24 semanas, somente 4 apresentaram uma doença residual.[19] Através de uma análise regressiva multivariada, a idade e o envolvimento de um único lobo *versus* múltiplos lobos foram fatores preditivos independentes, enquanto sexo, uso de tabaco e de álcool não tiveram influência.

Finalmente, o estado imunlógico é um determinante crítico da história natural da pneumonia.[9,11,16] Os corticosteróides e outras drogas imunossupressivas não aumentam o risco de infecção com patógenos oportunistas[24-26] em particular a *Legionella*,[12] mas essas drogas também podem impedir a resolução e aumentar a morbidade e a mortalidade.[26] Infecções oportunistas, incluindo a aspergilose invasiva, já foram descritas em pacientes que estão recebendo breves cursos de corticosteróides para o tratamento da asma[24] ou DPOC.[25,26] Assim, para pacientes em terapia com corticosteróides que presumivelmente apresentam uma PAC resistente a antibióticos de amplo espectro, uma broncofibroscopia deve ser realizada em busca de um diagnóstico definitivo.

Índices de Resolução de acordo com o Patógeno

Em 30 a 60% dos casos de PAC, nenhuma etiologia específica pode ser estabelecida.[15,27,28] Quando um patógeno causador é identificado, *S. pneumoniae, Haemophilus influenzae* e patógenos atípicos (*Legionella* sp., *Mycoplasma pneumoniae* e *Chlamydia pneumoniae)* respondem pela maioria dos casos de PAC.[9,11,15,29-31] Exceto para a *H. influenzae* as investigações elucidaram a progressão radiológica, a resolução ou ambos nas pneumonias com cada um destes patógenos. Apesar de as características clínicas e radiológicas da PAC causada por *H. influenzae* serem bem descritas, nenhum estudo, de nosso conhecimento, avaliou especificamente o índice de resolução radiológica da PAC causada por *H. influenzae*.[12] Tipicamente implicado como o patógeno causador em pacientes com DPOC, o *H. influenzae* também pode ocorrer em adultos saudáveis e é o agente responsável por 2 a 18% das PACs.[15,32]

Uma variação mais ampla de patógenos está implicada em alguns do casos restantes de PAC. *S. aureus* e bactérias entéricas gram-negativas (principalmente enterobactéria), cada uma contabiliza por 2 a 10% das PAC que necessitam de hospitalização e geralmente ocorrem em pacientes com comorbidades ou em idosos (> 65 anos).[9,11,15,31] A pneumonia por *S. aureus* geralmente se segue a uma influenza ou outra infecção viral no trato respiratório superior.[4] Bactérias anaeróbicas podem causar abscessos pulmonares ou pneumonia por aspiração em pacientes com história de alcoolismo, dano neurológico ou doença esofágica, mas freqüentemente não causam PAC na população em geral.[9,16] Fungos e micobactérias endêmicas são causas raras de PAC em hospedeiros imunocompetentes, mas devem ser considerados em pacientes com PAC que falham em responder a uma antibioticoterapia convencional.[9,11] Finalmente, em pacientes imunocomprometidos ou naqueles infectados com o vírus da imunodeficiência humana, organismos oportunistas (p. ex., *Pneumocystis carinii*, fungos invasivos) são causas freqüentes de PAC, apesar de ainda serem menos comuns do que os "suspeitos usuais."[11,16,33,34]

Streptococcus pneumoniae

O *S. pneumoniae* (pneumococo) é a principal causa de PAC, sendo responsável por 30 a 70% dos casos.[9,11,15] É também a causa mais comum de morte por PAC. Fatores relacionados ao

TABELA 23-2. *Índices de resolução das pneumonias adquiridas na comunidade*

				Porcentagem de pacientes com uma resolução radiológica completa								
Organismo	***Estudo***	***Número de pacientes***	***Idade (anos)***	***2 sem***	***3 sem***	***4 sem***	***6 sem***	***8 sem***	***12 sem***	***16 sem***	***20 sem***	***24 sem***
Streptococcus pneumoniae (bacterêmico)	Van Metre[20]	69	NR			66						
	Jay *et al.*[8,a]	36	< 50	20		60	80	81	94	97		
	Jay *et al.*[8,a]	36	> 50	6		25	42	59	75	86		
	Macfarlane *et al.*[36,a]	31	61			15		35	60	82	90	
	Média			**13**		**41**	**62**	58	**76**	**88**		
S. pneumoniae (não-bacterêmico)	Van Metre[20]	289	NR			86						
	Israel *et al.*[18]	78	NR			87						
	Macfarlane *et al.*[36,a]	60	47			25		70	80	95		100
	Kauppinen *et al.*[35]	13	62				46					
	Média					**66**						
Legionella	Macfarlane *et al.*[36,a]	42	51			12		32	58	70	82	90
	Miller[23,a]	17	50			5		20	30			
	Mittl *et al.*[19]	13	NR			0		15				
	Domingo *et al.*[38]	37	NR						49			
	Fairbank *et al.*[21]	21	60			29						
	Kirby *et al.*[22]	21	60			52		71	81			
	Storch *et al.*[44]	8	NR			75						
	Kroboth *et al.*[40]	14	NR		71							
	Evans *et al.*[39]	9	51					100				
	Média					**29**		**48**	**54**	**80**		
Mycoplasma pneumoniae	Macfarlane *et al.*[36,a]	37	30			50		85	95			
	Cameron *et al.*[47]	19	22	5	21	42	53	63	84	89	100	
	Jansson *et al.*[28]	40	NR		78							
	Stenstrom *et al.*[50]	96	NR	40		89		98	100			
	Finnegan *et al.*[51]	53	33			40		96				
	Brolin *et al.*[52]	53	28			38						
	Média			**22**	**49**	**52**		**85**	**93**			
Chlamydia psittaci	Macfarlane *et al.*[36,a]	10	46			50		70				
	Stenstron *et. al.*[50]	29	26	7			52	83				
	Média							**77**				
Chlamydia pneumoniae	Saikku *et al.*[59]	32	16				100					
	Kauppinen *et al.*[35]	24	53				83					
	Média						**92**					

[a]Porcentagens para resolução radiológica extrapoladas de gráficos.
Reimpresso de Kuru T, Lynch JP III. Nonresolving or slowly resolving pneumonia. *Clin Chest Med* 1999;20(3):623-651, com permissão.

hospedeiro como idades extremas, debilidade, terapia imunossupressiva e graves doenças concomitantes conferem um pior prognóstico e estão associadas a uma demora na resolução radiológica.[9,18,20] A bacteremia ou pneumonia multilobar similarmente leva a maiores índices de mortalidade e a uma resolução prolongada.[8,13,20] Em um estudo sobre pneumonia bacterêmica realizado por Jay e colaboradores, as anormalidades das radiografias de tórax persistiram durante 4 semanas em 67% dos pacientes com mais de 50 anos de idade em comparação com 10% de persistência entre pacientes mais jovens.[8] Alcoolismo e DPOC foram fatores independentes associados a uma demora na resolução. Um efeito aditivo surgiu quando mais de um desses fatores estava presente. Os infiltrados radiográficos persistiram por mais de 4 semanas em todos os pacientes com mais de 50 anos, alcoólatras e com DPOC. Em pacientes com graves doenças subjacentes, as anormalidades radiográficas geralmente persistiram relativamente inalteradas por até 6 semanas. Achados semelhantes foram registrados por Van Metre em um estudo de 358 pacientes com pneumonia pneumocócica internados entre 1946 e 1952.[20] Em pacientes com mais de 50 anos, 27% apresentaram consolidações persistentes após 30 dias em comparação a 18% entre pacientes mais jovens. Além disso, Van Metre concluiu que, com o passar dos anos, o alcoolismo crônico, leucopenia, envolvimento multilobar ou bacteremia, "a recuperação se torna mais lenta e as complicações supurativas são mais freqüentes.[20]"

Vários estudos demonstraram que a bacteremia indica uma resolução demorada (Tabela 23-2). Entre os pacientes com bacteremia pneumocócica, 34 a 85% apresentaram anormalidades nas radiografias de tórax por 4 semanas, comparados a 14 a 73% entre os pacientes sem bacteremia.[8,18,20,35,36] Além disso, as radiografias de tórax têm uma probabilidade maior de demonstrar uma deterioração em pacientes com bacteremia. Macfarlane registrou que 52% dos pacientes com bacteremia demonstraram uma piora dos infiltrados em comparação a 26% de deterioração entre pacientes não-bacterêmicos.[36] A doença multilobar também atrasa a resolução. Van Metre concluiu que, em 4 semanas, apesar de 91% dos pacientes com doença em um único lobo apresentarem uma resolução radiológica completa, somente 56% dos pacientes com envolvimento multilobar alcançaram uma resolução completa.[20]

Os índices de resolução radiológica registrados na literatura variam consideravelmente.[8,18,20] No estudo feito por Van Metre, a resolução clínica foi evidente em 69% em 15 dias e em 83% em 30 dias.[20] Entretanto, três quartos dos pacientes tinham menos de 50 anos de idade e apresentavam doença em um único lobo, levando assim a uma resolução mais rápida. Além disso, nem todos os pacientes foram submetidos a radiografias em série. Da mesma forma, Israel e colaboradores registraram uma resolução radiológica em pacientes com PAC em 4 semanas em 87% dos pacientes.[18] Eles observaram que "na maioria das vezes... a resolução radiológica prosseguiu de maneira suficiente em 4 semanas o que eliminou as preocupações com um erro diagnóstico." Somente 1 entre 139 pacientes deste estudo apresentou uma persistência dos achados radiológicos após 8 semanas. Este grupo também foi de jovens (69% com idade inferior a 50 anos), e a definição de resolução foi imprecisa, incluindo tanto uma resolução "completa" como uma resolução "quase completa". Em contraste, Jay e colaboradores registraram índices de resolução radiológica completa de 12,5% em 2 semanas, 41% em 4 semanas, 72% em 8 semanas, 89% em 14 semanas e de 100% em 18 semanas.[8] Todos os pacientes deste estudo tiveram uma bacteremia pneumocócica, o que pode ter contribuído pelo curso mais protraído.

Assim, na pneumonia pneumocócica, uma idade superior a 50 anos e condições comórbidas, em particular o alcoolismo, DPOC e outros danos às defesas do hospedeiro, prevêem uma resolução demorada. A doença multilobar e a bacteremia prolongam ainda mais o curso, e a deterioração radiológica é comum em pacientes bacterêmicos. Entretanto, como demonstrado na Tabela 23-2, a resolução radiológica completa deve ser esperada após 4 meses em aproximadamente 90% dos pacientes com pneumonia pneumocócica.

Legionellae

A *Legionella* sp. causa somente 1 a 8% dos casos de PAC,[12,15] mas é responsável por 11 a 24% dos casos graves de PAC que necessitam de internação em unidade de tratamento intensivo.[14,15] Apesar da *Legionella micdadei* e outras espécies estarem ocasionalmente implicadas, a *Legionella pneumophila* contabiliza 90% dos casos de doença dos legionários, tanto as adquiridas na comunidade como as nosocomiais.[12,14,37] A pneumonia causada pela *Legionellae* sp. geralmente é fulminante e progride para uma insuficiência respiratória em 20 a 40% dos pacientes, com a mortalidade variando entre 5 a 47%.[12,14] Fatores relacionados ao hospedeiro que conferem um prognóstico ruim incluem a doença pulmonar crônica, imunossupressão (especialmente o uso de corticosteróides), transplantes de órgãos e tabagismo.[12,37]

Entre todos os patógenos que podem causar uma PAC, a pneumonia por *Legionella* apresenta o índice de resolução mais lento (Tabela 23-2).[12,22,23,36,38-41] Além disso, a progressão ou a piora dos infiltrados radiográficos representam uma característica fundamental. Este fato foi observado no artigo original que descreveu a epidemia da doença do legionário (causada por *L. pneumophila*) no American Legion Convention na Philadelphia em 1976.[42] Desde então, este achado tem sido confirmado em inúmeros estudos. A deterioração ocorre em 29 a 100% de todos os pacientes a despeito de uma pronta e apropriada terapia.[22,33,36] Os dispersos infiltrados iniciais podem progredir para uma consolidação ou se disseminar para lobos ipsilaterais ou para o pulmão contralateral até 30 dias após a apresentação inicial; entretanto, a maioria das anormalidades radiológicas atinge um ápice entre 2 a 7 dias.[22,43,44] Apesar do curso protraído ou a deterioração poderem refletir uma demora na instituição da terapia apropriada,[12] a progressão ou a persistência radiológica pode ocorrer mesmo com uma terapia antimicrobiana adequada iniciada no momento certo.[12,37,39]

Em geral, somente um terço dos pacientes com pneumonia por *Legionella* apresenta uma resolução radiológica completa em 4 semanas e em quase metade dos pacientes, as anormalidades persistem além de 12 semanas (Tabela 23-2).[23,36,38,41] Entretanto, os índices de resolução variam consideravelmente.[44] Em um estudo, somente 12% dos pacientes apresentaram uma resolução completa em 4 semanas, e 10% apresentaram achados radiológicos persistentes mesmo após 24 semanas.[36] Em contraste, três outros estudos citaram uma resolução radiológica completa em 52 a 75% dos casos em 4 semanas.[22,40,44] Como as características do paciente não foram registradas com detalhes, essas diferenças foram difíceis de explicar. O que aconteceu de interessante foi que grupos com resolução mais rápida incluíram casos nosocomiais e de pacientes com terapia com esteróides, presumivelmente uma população mais debilitada.[22,40,44] Além disso, Kroboth e colaboradores não encontraram correlações entre a gravidade dos achados radiológicos e tabagismo, imunossupressão, idade avançada (> 60 anos), doença subjacente, sintomas gastrintestinais, achados neurológicos, febre alta ou anormalidades laboratoriais.[40] Quando duas espécies de *Legionella* estão simultaneamente implicadas na PAC, as manifestações radiológicas tendem a ser mais graves.[37]

Concluindo, os índices de resolução variam consideravelmente com a *Legionella*, e a persistência dos infiltrados pode ser vista após mais de 6 meses. As deteriorações nas radiografias de tórax podem ser esperadas, e uma recorrência da doença é comum.[12] Além disso, os achados radiológicos não se correlacionam com fatores do hospedeiro e não podem prever um prognóstico para os pacientes. Entretanto, pacientes imunocomprometidos tendem a apresentar um curso clínico mais fulminante e protraído, podendo ocorrer uma pneumonia necrosante com cavitação.[12]

Mycoplasma pneumoniae

Até um terço das PAC são causadas pelo *M. pneumoniae*.[9,11,15,31] O *M. pneumoniae* afeta de maneira desproporcional adolescentes e adultos jovens[45] e geralmente resulta em uma pneumonia leve com rápida resolução (com ou sem terapia antimicrobiana específica).[31,45] Vários estudos no passado avaliaram a evolução das radiografias de tórax entre pacientes com pneumonia causada pelo *M. pneumoniae*.[28,46-50] As radiografias de tórax iniciais pioraram em 8 a 17% dos pacientes, mesmo com uma terapia antimicrobiana adequada.[46,49] Quando a terapia apropriada é instituída com atraso, a progressão radiológica é mais freqüente e pode ocorrer em 40% dos casos.[49] Apesar de o tempo de resolução radiológica variar, 63 a 98% dos pacientes apresentam uma resolução completa em 8 semanas (Tabela 23-2).[36,47,50,51] Em dois desses estudos, as radiografias de tórax normalizaram em todos os pacientes em 12 semanas[50] e 20 semanas.[47]

O padrão das anormalidades radiológicas pode prever o curso clínico. Em um estudo, a resolução radiográfica foi mais lenta em pacientes com uma linfadenopatia hilar associada ou uma densa infiltração peri-hilar.[47] Em um estudo separado, as radiografias de tórax se normalizaram após 4 semanas em 58% dos pacientes com infiltrados intersticiais, em comparação com 26% nos pacientes com infiltrados alveolares.[52] Em uma análise retrospectiva de 100 pacientes com pneumonia por *Mycoplasma* sorologicamente comprovada, os pacientes foram categorizados de acordo com a apresentação clínica.[53] Pacientes que se apresentaram com sintomas característicos de uma pneumonia aguda (tosse, febre e consolidação na radiografia de tórax) apresentaram uma resposta mais rápida à terapia e uma resolução dos infiltrados dentro de 5 a 14 dias. Ainda foi observado que 10 dos 48 pacientes neste grupo tinham lúpus eritematoso sistêmico, doença de Hodgkin ou anemia falciforme. Em contraste com o grupo com pneumonia aguda, 28 pacientes com sintomas indolentes (mal-estar, letargia, história de dispnéia durante 1-4 semanas e ausência de febre e tosse) demonstraram um padrão reticular nas radiografias de tórax e tiveram sintomas persistentes a despeito de uma terapia antimicrobiana adequada. Além disso, dez (36%) pacientes apresentavam uma radiografia de tórax anormal após 3 meses.[53] Neste grupo indolente, oito pacientes tinham sarcoidose e um, doença de Hodgkin. Assim, nenhuma diferença significativa foi vista no estado imunológico geral dos dois grupos. Os 24 pacientes restantes deste estudo não puderam ser categorizados devido a achados clínicos e radiográficos variáveis.

A pneumonia causada pelo *M. penumoniae* se mostrou mais grave em pacientes com anemia falciforme.[53-55] No estudo discutido anteriormente, três pacientes no grupo com pneumonia aguda eram portadores de anemia falciforme e apresentaram "uma doença prolongada e complicada."[53] Shulman, em um estudo clássico, registrou cinco crianças com anemia falciforme com pneumonias graves causadas pelo *Mycoplasma pneumoniae*.[34] Envolvimento multilobar, leucocitose acentuada (> 25.000), distúrbios respiratórios e um curso febril prolongado foram característicos. O que foi interessante é que nenhum dos pacientes sofreu crises de anemia falciforme.

Resumindo, a maioria dos pacientes com PAC por *Mycoplasma* demonstra uma resolução rápida das radiografias de tórax, especialmente aqueles que apresentaram um processo pneumônico agudo. Por outro lado, um curso protraído e a persistência de anormalidades radiográficas podem ser esperados em pacientes com uma apresentação mais indolente. Anemia falciforme, asplenia ou outros danos graves ao sistema imunológico devem ser suspeitados em pacientes com um curso fulminante ou uma resposta ruim à terapia antimicrobiana.

Chlamydia pneumoniae

A incidência de PAC causada por *Chlamydia pneumoniae* varia de 2 a 8% em algumas séries[9,15] a 12 a 43% em outros estudos.[30,32,56] Pesquisas sorológicas ou culturas dos organismos não são rotineiramente realizadas, resultando em um reconhecimento infreqüente das infecções causadas por *Chlamydia pneumoniae*, sendo este o motivo das amplas variações na incidência registrada.[9,15,57] A pneumonia causada por *Chlamydia pneumoniae*, da mesma forma que a causada pelo *M. pneumoniae*, tende a ser leve e autolimitada.[30,35,56] Fatalidades são raras, mesmo na ausência de uma terapia antimicrobiana específica.[30,35,56] Assim como acontece com outros patógenos da PAC, nenhuma característica clínica ou radiológica é patognomônica para *C. pneumoniae*.[30,35,56] Entretanto, infiltrados subsegmentares e esparsos são mais comuns, e o envolvimento multilobar intenso é raro.[56]

Poucos estudos examinaram especificamente o índice de resolução da PAC causada por *Chlamydia* sp. Em um estudo entre pacientes hospitalizados com pneumonia por *Chlamydia*, as radiografias de tórax em somente 8 entre 46 pacientes foram consideradas "normais ou basais" em 14 dias.[58] Outro estudo relatou alterações residuais em 4 de 24 pacientes (17%) com pneumonia por *Chlamydia*, mesmo após um acompanhamento durante 3 meses.[35] Entretanto, uma resolução radiográfica completa foi alcançada em 6 semanas em 100%[59] e 83%[35] em dois estudos. Apesar de os dados serem escassos, a persistência de anormalidades radiológicas por mais de 6 semanas após a resolução é incomum na PAC por *C. pneumoniae*. Portanto, os médicos devem ter um baixo limiar para avaliar anormalidades radiológicas persistentes além desse ponto.

A pneumonia causada por *Chlamydia psittaci* (psitacose) é rara, mas deve ser considerada em pneumonias não-resolvidas de pacientes com uma história adequada de exposição a pássaros.[1] Alguns estudos demonstraram que uma doença respiratória anteriormente denominada como ornitose (psitacose) provavelmente era causada por *C. pneumoniae,* já que as sorologias para estas subespécies só foram desenvolvidas recentemente.[60] Um estudo sobre PAC causada por *C. psittaci* citou uma resolução das anormalidades radiológicas em 52% dos pacientes em um período de 6 semanas e de 83% em 9 semanas.[61] Em outro estudo, o índice de resolução radiológica da psitacose foi mais rápido do que as pneumonias pneumocócicas ou por *Legionella*, mas mais lenta do que a PAC por *M. pneumoniae* (Tabela 23-2).[36]

Staphylococcus aureus e *Cepas Resistentes à Meticilina*

O *S. aureus* é o responsável por 2 a 10% dos casos de PAC que necessitam de hospitalização.[15] O *S. aureus* raramente causa PAC em adultos previamente saudáveis, mas pode ocorrer como complicação de um estado gripal ou em pacientes com fatores de risco específicos (p. ex., idade > 65, pacientes com internações de longa permanência, uso de drogas intravenosas ou condições comórbidas).[62] As comorbidades causam tanto um dano local às defesas do hospedeiro (p. ex., doença pulmonar ou pós-influenza) ou dano sistêmico (p. ex., *diabetes mellitus*, insuficiência renal crônica). Apesar de as características radiológicas não serem específicas, a pneumonia necrosante, empiema e a cavitação estão freqüentemente associadas à pneumonia por *S. aureus*. Pneumatoceles são características na população pediátrica.[63,64]

Tanto o *S. aureus* sensível à meticilina como o resistente à meticilina (SARM) podem causar PAC. Historicamente, o SARM estava amplamente confinado ao ambiente nosocomial; mais recentemente, surgiu como um patógeno importante em clínicas de apoio e entre a comunidade.[62,65] Pacientes infectados ou colonizados representam o principal reservatório da infecção por SARM. Terapia antibiótica prévia, debilidade grave e uma permanência de longa duração em clínicas de apoio são fatores de risco para a colonização por SARM.[62] O fator de risco mais comum para um SARM no momento da internação é uma exposição em uma clínica de apoio nos 12 meses anteriores.[66,67] Os portadores do SARM apresentam uma probabilidade maior de desenvolver uma infecção por SARM do que os não portadores.[62] Assim, para pacientes com infiltrados não-resolvidos e com uma internação em clínica de apoio nos 12 meses anteriores, a infecção por SARM deve ser considerada.

Causas Não-Infecciosas de Pneumonia Não-Resolvida

Uma variedade notável de etiologias não-infecciosas pode se mascarar como PAC. Uma sinopse dos distúrbios que devem ser considerados no diagnóstico diferencial de uma pneumonia não-resolvida é apresentada a seguir. Após esta sinopse segue-se uma discussão sobre a abordagem e o diagnóstico das pneumonias não-resolvidas ou de lenta resolução.

Neoplasias Pulmonares

Os carcinomas broncogênicos que apresentam uma massa endobrônquica podem levar a um atraso na resolução ou a uma recorrência da PAC. A incidência do carcinoma endobrônquico em pacientes com PAC é baixa, variando de 0 a 8%.[5,68,69] Apesar de a broncofibroscopia não estar indicada para todos os pacientes com PAC, fatores de risco como uma história de tabagismo, idade avançada, hemoptise e uma resolução demorada devem indicar uma broncofibroscopia diagnóstica. Os cânceres de mama, de células renais e os gastrintestinais podem produzir metástases endobrônquicas; as lesões benignas (p. ex., papilomas, adenomas) podem se apresentar de maneira similar.

Os carcinomas de células alveolares[70] e os linfomas pulmonares primários ou distúrbios linfoproliferativos[71-73] ocasionalmente podem se apresentar com lesões focais, alveolares, mimetizando uma PAC. Estas necessitam de uma biópsia pulmonar cirúrgica para o estabelecimento do diagnóstico.

Bronquiolite Obliterante com Pneumonia em Organização

A bronquiolite obliterante com pneumonia em organização (BOOP, também chamada de *pneumonia criptogênica em organização*) tipicamente se manifesta como uma tosse não produtiva, dispnéia e sintomas constitucionais (p. ex., febre, mal-estar, perda de peso) durante um curso de 2 semanas a 6 meses.[74-77] Esta apresentação, em combinação com achados radiológicos de infiltrados alveolares focais, simula uma PAC. Além disso, a BOOP pode se desenvolver como uma complicação da PAC. BOOP pode seguir uma infecção pulmonar com *Legionella, Mycoplasma* ou vírus; após exposições a drogas ou em conjunção com diversos distúrbios auto-imunes.[76,78] Por este motivo, a BOOP provavelmente representa uma resposta estereotipada do hospedeiro a uma lesão das vias aéreas.

Nas radiografias de tórax, 60 a 80% dos pacientes com BOOP apresentam infiltrados isolados ou segmentares múltiplos ou lobares.[74-77] Os infiltrados algumas vezes migram ou desaparecem espontaneamente ou em uma aparente resposta a antibióticos, que pode causar ainda mais confusão com uma PAC. As radiografias de tórax podem revelar infiltrados reticulonodulares difusos em 20 a 30% dos pacientes e são normais ou revelam somente uma hiperinsuflação nos 4 a 10% restantes.[74-77] Infiltrados alveolares densos se associam a um curso mais agudo e um índice mais alto de resposta aos corticosteróides,[75,76] enquanto os padrões reticulonodulares difusos ou intersticiais prevêem um curso mais crônico e um índice mais baixo de resposta à terapia.[75,76]

Os achados dos exames físicos, testes laboratoriais e testes de função respiratórias são inespecíficos.[74-76] O marco histológico da BOOP é a presença de massas polipóides de tecido de granulação preenchendo e obstruindo os bronquíolos respiratórios terminais e os ductos alveolares.[74,78] Um componente da "pneumonia em organização" está presente quando o processo patológico se estende aos espaços e ductos alveolares contíguos.[74,76,78] A arquitetura alveolar está preservada; o padrão em favo de mel e a fibrose grave estão ausentes.[74,76]

A broncofibroscopia com biópsias pulmonares transbrônquicas (BTBs) geralmente pode estabelecer o diagnóstico; entretanto, devido à distribuição esparsa da BOOP e ao reduzido tamanho da amostra da BTB, as características mais marcantes podem não estar presentes.[74-76] Além disso, as característica histológicas da BOOP se superpõem aos inúmeros distúrbios inflamatórios do pulmão.[78] Quando a BTB é equívoca ou inespecífica, a biópsia pulmonar assistida por uma videotoracoscopia deve ser realizada.

Pneumonia por Hipersensibilidade (Alveolite Alérgica Extrínseca)

A pneumonia por hipersensibilidade (PH) (também chamada de *alveolite alérgica extrínseca*) é uma resposta mediada por células a uma variedade de poeiras orgânicas inaladas ou a agentes etiológicos ambientais ou ocupacionais.[79,80] As características clínicas de uma PH aguda incluem febre, tosse, leucocitose no sangue periférico e infiltrados pulmonares que se desenvolvem em 4 a 12 horas após a exposição.[79,80] Os sintomas se resolvem rapidamente, geralmente entre 24 e 48 horas após a remoção do antígeno causador.[79,80] Episódios recorrentes de

PH aguda podem indicar uma exposição repetida ao antígeno.[25,81] As radiografias de tórax na PH aguda tipicamente revelam infiltrados alveolares ou intersticiais bilaterais.[82] A constelação de sintomas agudos e de infiltrados radiológicos pode mimetizar uma PAC.

Entre as várias síndromes de PH, o protótipo é o pulmão do fazendeiro, causado pela exposição a esporos termofílicos de *Actinomycetes* do feno velho e afetando até 8% dos fazendeiros expostos.[83] Da mesma forma, o pulmão do criador de pombos ocorre como o resultado à exposição aos antígenos do pombo em 6 a 15% dos criadores.[84,85]

Ao contrário da PH aguda, a PH crônica se assemelha a uma fibrose pulmonar em vez de uma PAC.[86,87] Uma exposição prolongada ao antígeno pode causar uma tosse progressiva, dispnéia, infiltrados intersticiais basilares nas radiografias de tórax, um defeito restritivo e uma hipoxemia que se desenvolve durante o curso de meses ou anos.[84,86,87] Nas fases subagudas ou crônicas, predominam as imagens lineares ou modulares e as hipotransparências císticas. Enfisema, *cor pulmonale* ou uma insuficiência respiratória fatal podem resultar de uma PH crônica.[40,86]

Os testes laboratoriais, apesar de serem sensíveis, não são diagnósticos de PH. Os anticorpos precipitantes séricos para o antígeno agressor estão presentes em mais de 90% dos pacientes com PH, mas também são encontrados em 50% dos indivíduos não expostos.[79,80,84] Os testes de broncoestimulação com um antígeno aviário inalado ou nebulizado[85] ou outros agentes sensibilizantes[88] podem provocar os sintomas típicos (p. ex., sibilação, dispnéia, calafrios, febre, mal-estar e artralgias) e causar diminuições nos parâmetros de função pulmonar. Os testes de broncoestimulação são altamente sensíveis e específicos, mas são logisticamente difíceis (necessitam de várias horas de acompanhamento após o estímulo), potencialmente danosos, não possuem uma padronização e são encontrados somente em alguns poucos centros de pesquisa.[85,88] Na HP aguda, o lavado broncoalveolar (LBA) revela uma linfocitose (> 40%) com predominância de $CD8^+$ e altos níveis de imunoglobulinas; pode coexistir uma neutrofilia transitória.[80,85,88] Estes achados não são específicos, já que uma linfocitose no LBA pode ocorrer em indivíduos expostos sem PH.[82,85] A histologia revela intensa infiltração linfocítica com uma distribuição broncocêntrica, células espumosas, granulomas dispersos e focos de bronquiolite obliterante.[80,82] Devido aos erros causados por amostras insuficientes, as BTBs raramente são diagnósticas, e as biópsias pulmonares cirúrgicas geralmente se tornam necessárias. Contudo, um diagnóstico de HP pode ser realizado sem uma biópsia cirúrgica se a apresentação clínica é clássica e se os seguintes critérios forem preenchidos: um agente sensibilizante está implicado por uma história ambiental ou ocupacional; anticorpos séricos ao presumível agente sensibilizante são confirmados; uma linfocitose está presente no LBA (particularmente se houver uma predominância de $CD8^+$); os sintomas melhoram após a remoção do agente agressor.[79,80]

Pneumonia Induzida por Drogas

Uma variedade de medicamentos e drogas ilícitas podem causar infiltrados pulmonares com ou sem sintomas constitucionais, e simular uma PAC.[89] Várias drogas (p. ex., metotrexato, nitrofurantoína, sais de ouro, sulfasalazina e outros) podem provocar uma PH aguda, confirmada por critérios clínicos, LBA e histológicos.[89,90] As biópsias pulmonares demonstram predominantemente um infiltrado linfocítico envolvendo os espaços aéreos e interstício alveolar e granulomas de característica frouxa ou células gigantes.[89] O prognóstico da PH induzida por drogas geralmente é favorável após a retirada do agente agressor. Os corticosteróides estão indicados para os casos severos ou progressivos.

Causas bem reconhecidas de pneumonite tóxica incluem agentes quimioterápicos (p. ex., fludarubine, busulfan, bleomicina) ou agentes farmacológicos (p. ex., amiodarona).[89] As síndromes pulmonares causadas pelos agentes quimioterápicos raramente se confundem com PAC.[89] A pneumonite crônica causada pela amiodarona não é difícil de se distinguir de causas infecciosas de pneumonia. Entretanto, a toxicidade da amiodarona pode se apresentar agudamente com infiltrados alveolares focais, febre e dispnéia severa, simulando uma PAC.[91] As biópsias pulmonares demonstram graus variáveis de dano alveolar difuso, inflamação intersticial e um grande número de macrófagos espumosos e pálidos com inclusões intracitoplasmáticas.[91]

Pneumonia Eosinofílica Crônica

A pneumonia eosinofílica crônica (PEC) é um distúrbio raro caracterizado por densos infiltrados alveolares focais, tosse, dispnéia, sibilação, sintomas constitucionais e eosinofilia no sangue.[92,93] A eosinofilia distingue esta apresentação da PAC. A PEC apresenta uma predileção por mulheres de 2:1; aproximadamente dois terços dos pacientes são atópicos e apresentam uma sinusite ou rinite alérgica.[92,93] A PEC tipicamente se desenvolve durante várias semanas ou meses, mas o curso pode ser agudo em alguns pacientes.[92,93]

As radiografias de tórax mostram densos infiltrados alveolares, com predominância pelos lobos superiores.[92,93] Esta distribuição, chamada de negativo fotográfico do edema pulmonar, manifesta-se em 50 a 70% dos pacientes.[93] As contagens de eosinófilos no sangue periférico, a proteína C-reativa sérica (PCR) e a velocidade de hemossedimentação (VHS) apresentam-se elevadas durante as exacerbações agudas e correlacionam-se com a atividade da doença.[93] Em 40 a 55% dos pacientes ocorrem elevações nos níveis séricos de imunoglobulina E.[92-94]

As biópsias pulmonares revelam densos agregados de eosinófilos, histiócitos e células gigantes multinucleadas dentro dos espaços alveolares, interstício e bronquíolos; abscessos eosinofílicos; cristais de Charcot-Leyden e focos de BOOP.[92,93] Notavelmente, uma vasculite está ausente e uma fibrose parenquimatosa extensa ou uma necrose é rara[52,92,93] Uma eosinofilia pronunciada nos LBA (> 25%) é um dos marcos da PEC[92,93] e raramente é observada em outras condições inflamatórias ou infecciosas.[92] Em regiões tropicais (ou na presença de uma história apropriada de viagem ou exposição), as infecções por parasitas ou helmintos (p. ex. *Wuchereria bancrofti, Brugia malyi, Dirofilaria immitis, Strongyloides*) devem ser incluídas no diagnóstico diferencial de um LBA eosinofílico e de uma pneumonia eosinofílica. Na presença de infiltrados alveolares periféricos nas radiografias de tórax, eosinofilia no sangue e sintomas asmáticos, uma biópsia pulmonar aberta raramente é necessária para o estabelecimento do diagnóstico da PEC; a broncofibroscopia com LBA ou BTB geralmente é suficiente.[93] Em um contexto clínico apropriado e na ausência de infecção, a eosinofilia no LBA (> 20%) determina um teste terapêutico com corticosteróides.

Apesar de a causa da PEC ser desconhecida, a condição é facilmente tratada. A resposta aos corticosteróides é dramática. Os sintomas melhoram dentro de 24 a 48 horas, e as anormalidades radiológicas se resolvem em 1 a 3 semanas.[93] Esta resposta singular à terapia distingue a PEC de outros distúrbios imunológicos ou infecciosos e pode confirmar o diagnóstico de PEC mesmo quando não existe uma confirmação histológica. A contagem de eosinófilos séricos, o VHS e a PCR também normalizam com a terapia com corticosteróides. A recorrência é comum, ocorrendo em mais de 80% dos pacientes quando os esteróides são suspensos ou reduzidos abaixo de um certo limiar.[93] Uma falha em responder ao uso dos corticosteróides levanta dúvidas sobre o diagnóstico de PEC e deve desencadear uma pesquisa em busca de um diagnóstico alternativo.

Pneumonia Eosinofílica Aguda

A pneumonia eosinofílica aguda idiopática (PEA) pode ser confundida com uma PAC grave. Semelhante à PEC em termos de achados histológicos e no LBA, a PEA se distingue por seu início agudo, curso fulminante e infiltrados difusos em vez de periféricos.[92,95-97] A PEA se apresenta dentro de um curso de 1 a 7 dias com tosse, febre, hipoxemia e distúrbios respiratórios. A progressão para uma insuficiência respiratória necessitando de ventilação mecânica pode acontecer dentro de horas. Infiltrados alveolares e intersticiais extensos nas radiografias de tórax e uma marcante eosinofilia no LBA são característicos.[92,95-97] Os derrames pleurais são freqüentemente observados.[92] A vasculite e o envolvimento extrapulmonar estão ausentes.[95]

Uma marcante eosinofilia no LBA (> 30%) está uniformemente presente, enquanto uma eosinofilia no sangue se encontra em menos de 20% dos pacientes com PEA.[92,95] A BTB revela infiltrados eosinofílicos dentro dos espaços alveolares, interstício ou submucosa brônquica.[92,95] A combinação das características clínicas, eosinofilia no LBA, culturas negativas para organismos infecciosos e uma resposta a um teste empírico aos corticosteróides são diagnósticas. A broncofibroscopia geralmente é suficiente para confirmar uma PEA; as biópsias cirúrgicas raramente são necessárias.

A PEA resolve-se rapidamente com a terapia com corticosteróides.[92,95-97] Os sintomas melhoram dentro de horas ou dias; as radiografias de tórax normalizam dentro de 1 a 2 semanas.[92] Altas doses de corticosteróides intravenosos (p. ex., metilprednisolona, 60 a 125 mg a cada 6 horas) estão altamente recomendadas na insuficiência respiratória.[3] Ao contrário da PEC, recorrências tardias são incomuns, e curtos cursos de terapia (2 a 4 meses) podem ser suficientes.[92,95]

Deve-se observar que vários agentes (p. ex., drogas, parasitas, fungos, micobactéria, *P. carinii*, malignidades) podem causar uma pneumonia eosinofílica aguda ou crônica.[92,94] Essas podem ou não estar acompanhadas de uma eosinofilia sangüínea. As causas infecciosas de pneumonia eosinofílica necessitam dos antimicrobianos adequados. O primeiro e mais importante passo na avaliação de uma pneumonia eosinofílica é a exclusão de etiologias infecciosas. Quando pneumonias eosinofílicas são causadas por agentes farmacológicos, a suspensão de seu uso geralmente leva à resolução. É plausível que as síndromes pulmonares eosinofílicas denominadas de *idiopáticas* reflitam uma exuberante resposta imunológica a diversos antígenos inalados.

Vasculite Pulmonar

As síndromes de vasculite necrosante sistêmica (VNS) apresentam manifestações radiológicas diversas, geralmente são acompanhadas por febre e podem simular uma PAC[98,99] A VNS pode causar uma hemorragia pulmonar, que será discutida na seção Síndromes Hemorrágicas Alveolares. Algumas dessas síndromes, particularmente a granulomatose de Wegener (GW) , síndrome de Churg-Strauss (SCS) e a poliangeíte microscópica (PAM), apresentam uma predisposição para o envolvimento pulmonar.

A vasculite pulmonar geralmente está acompanhada de anticorpos circulantes direcionados contra componentes citoplasmáticos dos neutrófilos, chamados *anticorpos citoplasmáticos antineutrofílicos* (ACANs).[100,101] Os ACANs exibem diferentes afinidades antigênicas e podem auxiliar na distinção de inúmeras VNS.[100,101] Anticorpos com especificidade pela proteinase-3 (PR3) apresentam um padrão citoplasmático de imunofluorescência (c-ACAN-PR3). Estes são relativamente específicos para a vasculite granulomatosa (particularmente GW), mas também podem ser encontrados em uma minoria de pacientes com PAM ou SCS.[100-103] Anticorpos direcionados contra a mieloperoxidase apresentam um padrão perinuclear (p-ACAN). Estes são inespecíficos e podem ser vistos com uma miríade de distúrbios não-vasculíticos, bem como nas colagenoses vasculares e doenças inflamatórias intestinais.[100-103] Nas seções a seguir serão discutidas as vasculites pulmonares associadas ao ACAN.

Granulomatose de Wegener

A GW, o protótipo da vasculite granulomatosa pulmonar, afeta o pulmão em 70 a 85% dos pacientes durante o curso de suas doenças.[104-107] Apesar da GW tipicamente se apresentar com sintomas no trato respiratório superior e radiologicamente com nódulos isolados ou múltiplos (que podem se cavitar), ela ocasionalmente pode ocasionar sintomas constitucionais e infiltrados pulmonares. Nestes casos, a GW pode mascarar como uma PAC. Outras manifestações incluem derrames pleurais, lesões em massa, estenose da traquéia, atelectasia e hemorragia alveolar (devido a uma capilarite pulmonar).[104-108]

Classicamente a GW envolve a tríade dos rins e tratos respiratórios superior e inferior.[105-107] Porém, a GW pode se apresentar de uma maneira limitada, afetando somente um ou dois sítios. O envolvimento do trato respiratório superior com sintomas de sinusite crônica, otite média ou epistaxe pode parecer benigno; entretanto, estes sintomas podem levar a uma morbidade significativa, com perda da audição, deformidade nasal em sela ou estenose da traquéia.[105,107,109,110] A insuficiência renal não é um achado comum (< 20%) no momento da apresentação, mas podem ser observadas hematúria ou proteinúria microscópica.[105,107] Mais de dois terços dos pacientes desenvolvem uma glomerulonefrite, com cerca de 30% necessitando de diálise durante o curso da doença.[105,107] O envolvimento de múltiplos órgãos é comum, incluindo uma artrite não-erosiva (60%), pele (40 a 50%), olhos (20 a 50%), sistemas nervosos central ou periférico (10 a 34%), coração (10 a 15%) ou trato gastrintestinal (5%).[105-107] Um terço dos pacientes com GW apresenta febre, mal-estar ou perda de peso.[105,107]

Os anticorpos citoplasmáticos antineutrofílicos séricos (c-ACAN-PR3) apresentam uma especificidade de mais de 90% para GW,[100,111] mas têm uma sensibilidade variável (60 a 92%).[100,101,111] Apesar de as titulações de c-ACAN geralmente refletirem uma doença em atividade,[100,111]nem sempre são confiáveis.[101] De fato, as titulações de c-ACAN persistem em até 40% dos pacientes, mesmo após uma completa remissão clínica.[100,101,111] Apesar de estes achados não serem específicos, VHS e PCR se encontram invariavelmente elevadas durante as fases ativas da doença e podem ser acompanhadas para a avaliação da atividade da doença.[105,107]

Uma vasculite dos pequenos vasos envolvendo arteríolas, vênulas e capilares; inflamação granulomatosa e uma necrose extensa são os três principais marcos histológicos da GW.[108] Os lúmens vasculares podem estar estreitados ou obliterados.[105,108] A despeito da propensão que a GW apresenta de afetar o trato respiratório superior, biópsias das lesões nas vias aéreas superiores são diagnósticas em menos de 20% dos pacientes.[106,112] O rendimento é ainda menor nas biópsias transbrônquicas (< 10%).[108] Em contraste, as biópsias pulmonares abertas são diagnósticas em mais de 90% dos pacientes quando lesões pulmonares focais estão presentes.[108] As biópsias renais podem revelar glomerulonefrite, mas granulomas ou vasculites das arteríolas renais são raros (<10%).[105,107] A ciclofosfamida oral (1 a 2 mg por kg/dia) juntamente com corticosteróides formam a base da terapia para a GW. [105,106] O sulfametoxazol-trimetoprim pode ter um papel coadjuvante, mas este fato ainda é controverso.[106]

Síndrome de Churg-Strauss (Angiíte e Granulomatose Alérgica)

A SCS, também denominada *angiíte e granulomatose alérgica*, se caracteriza por asma, eosinofilia periférica ou tecidual, sintomas constitucionais e vasculite necrosante.[103,113,114] Infiltrados alveolares focais são encontrados em 30 a 70% dos pacientes e podem simular uma PAC.[103,114] Deve-se suspeitar de uma SCS quando existir um acometimento extrapulmonar e se observam dramáticas elevações nas contagens de eosinófilos sangüíneos e na VHS.

Todos os pacientes manifestam uma atopia ou asma; 70% têm sinusite ou rinite alérgica.[103] Esses pacientes podem ter uma vasculite antecipada em meses ou mesmo anos. Apesar de haver um predomínio dos sintomas respiratórios, outros sítios podem estar envolvidos, incluindo a pele (65%), sistema nervoso central ou periférico (40 a 60%), coração (30 a 50%), rins (50%) e vísceras abdominais (20 a 40%).[103] Febre, perda de peso, ou mal-estar ocorrem em 90%.[103] A contagem dos eosinófilos sangüíneos e a VHS estão dramaticamente elevados durante a doença aguda e se correlacionam com as remissões.[103] Os ACANs circulantes (c-ACAN e p-ACAN) estão presentes na maioria dos pacientes.[100,101,103,114]

Histopatologicamente, a SCS se caracteriza por uma vasculite e granulomas necrosantes dos pequenos vasos, eosinófilos e histiócitos em paliçada nos tecidos extravasculares.[103] Os pronunciados componentes eosinofílicos e granulomatosos distinguem a SCS de outras vasculites pulmonares. A ciclofosfamida juntamente com corticosteróides (similar ao tratamento da GW) geralmente é eficaz.[106] Nos casos mais leves, o uso isolado de corticosteróides pode ser suficiente.[98]

Poliangiíte Microscópica

A PAM (no passado chamada de *poliarterite microscópica* ou *síndrome de superposição poliangiítica*) se apresenta com uma glomerulonefrite (> 90%), capilarite pulmonar (> 30% a 50%) e p-ACAN ou c-ACAN circulantes (50 a 90%).[102,103,113-115] Outras manifestações incluem uma vasculite leucostática (40%), úlceras bucais (20%) e neuropatia periférica (15%).[103,113,114] Essas características raramente são vistas na poliarterite nodosa clássica.[103,113,114]

A PAM afeta vasos pequenos ou microscópicos (capilares, arteríolas e vênulas), e o envolvimento de vasos maiores é incomum.[103,113,114] A despeito das similaridades clínicas e histológicas, a PAM se distingue da GW e da SCS pela ausência de granulomas. O tratamento é similar ao da GW.[98]

Síndromes Hemorrágicas Alveolares

Diversos distúrbios imunológicos e não-imunológicos podem desencadear uma hemorragia alveolar difusa (HAD). Entre as síndromes de HAL, 40 a 55% ocorrem como uma complicação da VNS, em particular, GW e PAM.[99,114] Entre as síndromes de HAD de origem imune, 18 a 32% são causadas pela síndrome de Goodpasture, também conhecida como *doença do anticorpo antiglomerular da membrana basal*.[99] A Tabela 23-3 traz uma lista de um extenso diagnóstico diferencial. As hemorragias alveolares se apresentam agudamente, com dispnéia progressiva e insuficiência respiratória hipoxêmica.[99] Hemoptise e anemia por deficiência de ferro são freqüentes, mas não são características universais. As radiografias de tórax exibem infiltrados alveolares focais ou difusos, que representam uma capilarite difusa e hemorragia alveolar.[99] A HAD causada por uma doença auto-imune geralmente é acompanhada por uma glomerulonefrite rapidamente progressiva (GNRP),[114] por este motivo se utiliza o termo *síndrome pulmonar-renal*.[99]Entretanto, o envolvimento isolado do rim ou do pulmão pode ocorrer.[99,114] Apesar de a HAD ser uma causa incomum de infiltrados alveolares, pode ser potencialmente letal. O pronto reconhecimento do distúrbio e o tratamento adequado são decisivos.

Como o diagnóstico diferencial da HAD é amplo, é necessária uma abordagem sistemática. Primeiro, uma broncofibroscopia deve ser realizada para a determinação da fonte e da extensão da hemorragia. A broncofibroscopia pode localizar lesões endobrônquicas e excluir etiologias infecciosas. As sorologias devem ser mandadas para a pesquisa de anticorpos antinucleares, ACAN, anticorpo antiglomerular da membrana basal (anti-GMB),[99,116] de urinanálise e testes de função renal.[99] Como os resultados dos anticorpos anti-GMB ou ACAN podem não ser imediatamente disponíveis, é necessária uma biópsia dos órgãos afetados.[116]

Uma insuficiência renal ou um sedimento urinário ativo com hematúria microscópica ou cilindros hemáticos na urina apontam na direção de uma GNRP e demandam realização imediata de uma biópsia renal percutânea.[99,116] Apesar de as características histológicas não serem específicas, os padrões apresentados com o uso de colorações imunofluerescentes são de-

TABELA 23-3. *Distúrbios associados a uma hemorragia alveolar*

Distúrbios mediados pelo sistema imunológico
Lúpus eritematoso sistêmico
Síndrome de Goodpasture (doença do anticorpo antiglomerular da membrana basal)
Vasculite necrosante sistêmica
Granulomatose de Wegener
Síndrome de Churg-Strauss
Poliangiíte microscópica
Transplante de medula óssea
Estados de imunodeficiência
Sarcoma de Kaposi
Exposição a agentes exógenos ou drogas
Hemossiderose pulmonar idiopática
Distúrbios não-imunológicos
Embolia pulmonar maciça
Doença pulmonar venoclusiva
Malignidades endobrônquicas
Traqueobronquite ulcerativa
Malformações arteriovenosas ou aneurismas
Pneumonia hemorrágica
Bronquiectasia
Insuficiência cardíaca congestiva
Uremia
Trombocitopenia
Coagulopatia

terminantes na distinção entre as síndromes pulmonares-renais.[99,116] Para os pacientes criticamente doentes ou para aqueles nos quais a biópsia renal percutânea não é um procedimento prudente, a terapia empírica com uso de metilprednisolona (enquanto se espera pelas sorologias) ou biópsias de outros sítios envolvidos pode ser considerada.

A utilidade da biópsia pulmonar cirúrgica, via toracoscopia ou aberta, no diagnóstico da HAD é controversa. As biópsias pulmonares revelam uma hemorragia alveolar e capilarite;[99] entretanto, estes achados não são específicos e não distinguem entre a miríade de etiologias capazes de provocar uma capilarite (p. ex., VNS, LES, doença anti-GMB, GNRP idiopática ou mediada por complexos imunes).[99] Se presentes, granulomas, necroses ou eosinofilia podem ser úteis no diagnóstico da GW ou da SCS.[99] Nos pacientes criticamente doentes com uma HAD grave, o risco associado das biópsias pulmonares cirúrgicas torna o procedimento proibitivo. A broncofibroscopia com LBA é uma alternativa mais segura. A presença de sangue vivo nas vias aéreas, líquido do LBA sanguinolento ou serossanguinolento e macrófagos carregados de hemossiderina sugerem fortemente uma HAD, em uma situação clínica apropriada.[99] A biópsia pulmonar por toracoscopia se reserva para pacientes com um curso mais indolente, sorologias negativas e biópsias broncoscópicas ou renais não diagnósticas. Para uma HAD potencialmente letal, o uso de metilprednisolona em altas doses é aconselhável.[99] O uso de corticosteróides orais juntamente com ciclofosfamida são a principal terapia para uma HAD devido à VNS.[98,117] Para a doença anti-GMB, a combinação de ciclofosfamida, corticosteróides e plasmoferese está indicada.[99]

PROTEINOSE ALVEOLAR PULMONAR

A proteinose alveolar pulmonar (PAP) é uma síndrome rara, de etiologia desconhecida, que pode simular uma PAC.[98] Os espaços alveolares se preenchem de um material espesso, viscoso e lipoproteináceo que, no decorrer de semanas ou meses, leva a uma hipoxemia grave, infiltrados difusos nas radiografias de tórax e a uma insuficiência respiratória progressiva.[98] Se a apresentação clínica for mais fulminante, uma causa infecciosa é suspeitada. Os sintomas predominantes incluem tosse não produtiva, dispnéia, sensação de aperto no tórax e sintomas constitucionais.[98,118] Sintomas menos comuns incluem uma tosse produtiva com expectoração de placas amarelo-acinzentadas, hemoptise, cianose e baqueteamento digital.[98,118] Não ocorre um envolvimento extrapulmonar.

As radiografias de tórax tipicamente manifestam um padrão em asa de morcego, com infiltrados alveolares peri-hilares simétricos e de aparência aveludada. Entretanto, a doença é unilateral em até 20% dos pacientes.[98] Um padrão alveolar em vidro-fosco pode ser observado.[98] As imagens de tomografia computadorizada revelam densas opacidades alveolares inespecíficas com broncogramas aéreos; a presença de um padrão em pé-de-moleque pode ser uma pista para o diagnóstico.[98] A hipoxemia é uma característica universal, e a desidrogenase láctica sérica está aumentada em 80% dos pacientes.[98,118]

A histopatologia da PAP é caractérisca. Os espaços alveolares e os bronquíolos respiratórios estão repletos de um material granular, acidofílico, tipo-surfactante, que se cora em um rosa brilhante com o ácido periódico de Schiff (APS) e é negativo com o azul alcian.[98] A arquitetura pulmonar está preservada e uma inflamação intersticial ou fibrose está ausente. A broncofibroscopia com LBA ou BTBs geralmente são suficientes para o diagnóstico.[98] A aparência macroscópica do LBA é quase patognomônica. O líquido é espesso, viscoso, opaco e branco-amarelado, e se sedimenta em várias camadas.[98] As biópsias pulmonares cirúrgicas (abertas ou videoassistidas) são necessárias quando a broncofibroscopia for equívoca ou não diagnóstica. Uma lavagem de todo o pulmão é o tratamento de escolha para a PAP.[98,118]

Pacientes com PAP apresentam um risco elevado de infecções por patógenos intracelulares (p. ex., *Nocardia* sp., *S. aureus*, *Mycobacteria* e fungos).[98,119] Esta suscetibilidade aumentada a infecções reflete os defeitos adquiridos na quimiotaxia e função dos macrófagos; estes defeitos se revertem após uma lavagem terapêutica de todo o pulmão.[98]

Avaliação da Pneumonia Não-Resolvida ou de Resolução Lenta

Apesar de o diagnóstico diferencial das pneumonias não-resolvidas englobar uma ampla variação de possibilidades, as pneumonias bacterianas ocupam o topo da lista de forma esmagadora. Portanto, uma abordagem criteriosa é necessária. Primeiramente, o paciente apresenta sintomas e sinais consistentes com uma PAC? O patógeno causador foi identificado? Se esses dois critérios são atingidos, o índice de resolução da patologia é verdadeiramente inapropriado? O que vem atrasando a resolução são fatores ligados ao hospedeiro? Como já foi discutido na seção Fatores do Hospedeiro, o índice apropriado de resolução é controverso e depende de vários fatores. Bacteremia, envolvimento multilobar, pneumonia por *Legionella* e co-morbidades são fatores preditivos de um curso prolongado. Na ausência de explicações satisfatórias para uma resolução demorada da PAC, fica indicada uma abordagem mais agressiva.

Geralmente, a apresentação clínica não é clássica para a PAC, ou o agente causador não pode ser identificado. Nestes casos, a *resposta clínica à terapia deve guiar o médico*. Mesmo no paciente imunocompetente que recebe uma terapia apropriada para a PAC, as radiografias de tórax podem se deteriorar inicialmente. Além disso, as anormalidades radiológicas podem persistir na presença de uma melhora clínica. Em pacientes que melhoram clinicamente, uma abordagem conservadora (isto é, observação e radiografias em série) é apropriada. Uma intervenção agressiva pode ser seguramente adiada *desde que os infiltrados radiológicos tenham pelo menos apresentado uma melhora parcial em 6 semanas, e o paciente tenha melhorado clinicamente*.

Em contraste, uma abordagem mais agressiva está indicada em pacientes que não melhoram clinicamente ou em pacientes que são assintomáticos, mas que apresentam anormalidades radiológicas que se deterioram ou são persistentes por 6 semanas. Esses pacientes geralmente necessitam de uma broncofibroscopia; ocasionalmente o diagnóstico é sugerido através da anamnese e do exame físico.

Uma história de viagens pode indicar uma infecção por fungos endêmicos *(Histoplasma capsulatum, Coccidioides immitis, Blastomyces dermatitidis)* e uma detalhada história sobre os hobbies e exposições pode apontar para patógenos incomuns (p. ex., febre Q, tularemia, psitacose, leptospirose).[35] Neste contexto, deve ser realizada uma broncofibroscopia com as culturas e sorologias apropriadas.[26] Estudos simples e não-invasivos podem ser diagnósticos [p. ex., sorologias ou pesquisa de antígeno urinário para *Legionella*,[12] ou testes dermatológicos de tuberculina (PPD, *purified protein derivative*) e esfregaços e culturas do escarro para bactérias ácido-resistentes em pacientes com fatores de risco ou características clínicas sugestivas de *Mycobacterium tuberculosis*].

A diferenciação entre causas infecciosas e não-infecciosas de infiltrados pulmonares pode ser um grande desafio. Embolia pulmonar, insuficiência cardíaca congestiva, atelectasias, doenças malignas e síndromes imunológicas podem simular uma PAC. As síndromes imunológicas tendem a se apresentar com um curso mais indolente, escarro não purulento e tosse não produtiva, mas podem exibir um espectro mais amplo de sintomas. Os testes rotineiros de laboratório não são diagnósticos isoladamente, mas direcionam ainda mais a avaliação. Uma eosinofilia sangüínea periférica acentuada sugere PEC[93] ou SCS.[99] Uma hematúria ou uma falência renal determina a avaliação de distúrbios imunes (p. ex., vasculites, síndrome de Goodpasture).[98,100,105] Características extrapulmonares do envolvimento de vários órgãos devem aumentar as suspeitas para etiologias relacionadas a problemas imunológicos. Nestas circunstâncias, devem ser obtidas sorologias (anticorpos auto-imunes séricos).[99]

Se os testes não-invasivos forem inconclusivos, a broncofibroscopia com LBA deve ser realizada. A avaliação do LBA deve incluir esfregaços e culturas para bactérias, fungos, micobactérias e protozoários; citologia para *P. carinii* e micobactérias; imunofluorescência direta para *Legionellae*; e uma contagem de células com uma atenção especial para uma predominância de linfócitos ou uma eosinofilia. Se o exame das vias aéreas for normal, sem um achado anatômico que explique o caso (p. ex., lesões endobrônquicas, compressão extrínseca, sugestão de síndrome do lobo médio direito), e não houver nenhuma evidência de infecção (p. ex., ausência de secreções purulentas), deve ser feita uma BTB. As biópsias podem diferenciar infecções causadas por micobactérias ou fungos e etiologias não-infecciosas.

O resultado da broncofibroscopia, LBA e BTB depende da probabilidade pré-teste do diagnóstico suspeito. Na ausência de fatores de risco específicos, a incidência de lesões obstrutivas (p. ex., carcinomas broncogênicos, adenomas brônquicos, obstrução por corpo estranho) é baixa. Entretanto, em pacientes com mais de 50 anos de idade e com história de tabagismo, deve-se considerar o carcinoma broncogênico. Na população pediátrica, as obstruções por corpos estranhos são freqüentes. Se existem suspeitas de etiologias imunológicas, uma pequena amostra de BTB pode não ser suficiente. Se as BTBs são equívocas, uma biópsia cirúrgica (aberta ou videoassistida) é necessária para o diagnóstico de pneumonias refratárias ou não-resolvidas. Se os achados sistêmicos estiverem presentes, pode ser preferível a biópsia dos sítios extrapulmonares envolvidos.

PNEUMONIA RECORRENTE

Definição e Bases

A pneumonia recorrente tem sido classicamente definida como dois ou mais episódios distintos de infecção pulmonar separados por uma eliminação radiológica completa dos infiltrados prévios ou por um intervalo assintomático de pelo menos 1 mês.[120] Alguns autores limitaram o período de recorrência a 1 ano, com o pensamento de que esses episódios provavelmente estariam relacionados fisiopatologicamente.[4,121] A pneumonia recorrente é diferente da pneumonia recidivante, na qual o paciente se recupera de forma transitória, mas imediatamente se torna novamente acometido pelo mesmo organismo.[122]

As pneumonias são comuns, com uma incidência de 7,6% em pacientes com mais de 15 anos e de 14,5% naqueles com menos de 15 anos de idade.[123] Em um estudo clássico, 429 pacientes adultos foram hospitalizados duas ou mais vezes com uma infecção aguda durante um período de 11 anos. Destes, 306 tiveram duas pneumonias e 123 apresentaram três ou mais recorrências.[120] Os intervalos das recorrências variaram de 4 semanas a 12 anos, com a maioria delas ocorrendo entre 2 a 4 anos após o ataque inicial.[120-124] Se o critério do intervalo de 1 ano fosse aplicado, a incidência das pneumonias recorrentes poderia ser mais baixa.

Em alguns casos, a pneumonia recorrente reflete um controle inadequado da infecção inicial ou uma nova infecção causada por um organismo diferente. A infecção recorrente causada pelo mesmo organismo sugere que ou alguns pacientes não desenvolvem uma imunidade eficiente, ou, alternativamente, que o organismo sobrevive somente para ressurgir em uma data futura. Em um estudo sobre os índices de um segundo ataque por *M. pneumoniae*, a incidência de recorrência documentada foi de 1,9 por 1.000 casos por ano, semelhante à incidência geral de pneumonia por *M. pneumoniae*.[125,126] Um estudo mais antigo sugeriu que os segundos ataques eram causados por organismos diferentes.[124] Estes deveriam ser interpretados no contexto de um intervalo de recorrência bastante longo de até 12 anos.

As apresentações clínicas da recorrência geralmente são semelhantes às da apresentação primária.[124,126] A localização anatômica dos infiltrados depende das doenças associadas. A recorrência no mesmo local sugere uma obstrução endobrônquica (p. ex., carcinoma broncogênico, aspiração de corpo estranho ou adenoma brônquico). Por outro lado, diferentes sítios geralmente estão envolvidos quando o paciente apresenta um distúrbio sistêmico, em vez de uma anormalidade estrutural subjacente.

Etiologia da Pneumonia Recorrente

Fatores do Hospedeiro

As pneumonias recorrentes são raras em indivíduos anteriormente saudáveis. Em um estudo clássico, 93% dos pacientes com pneumonia recorrente apresentavam uma ou mais doenças associadas.[120] Essas doenças resultam tanto de danos locais nas defesas do hospedeiros, como na DPOC e bronquiectasia, quanto em defeitos do sistema imunológico, como no alcoolismo, na insuficiência cardíaca congestiva e no diabetes. Os danos sistêmicos predominam em pacientes com menos de 50 anos de idade. Os defeitos imunológicos são fatores de risco para uma pneumonia recorrente e para patógenos oportunistas (p. ex., fungos, *P. carinii*). Um dano nas defesas imunológicas pode resultar de uma infecção pelo vírus da imunodeficiência humana, doenças malignas hematológicas, tratamento com corticosteróides ou agentes imunossupressivos ou citotóxicos (p. ex., em pacientes que recebem transplantes de órgãos), asplenia, mieloma múltiplo ou alcoolismo.[33,34] A doença granulomatosa crônica freqüentemente se apresenta com infecções recorrentes nos tratos respiratórios superior e inferior.[127]

Causas Pulmonares

Uma pneumonia recorrente limitada a um único sítio indica uma anormalidade estrutural isolada, seja uma lesão endobrônquica seja uma compressão extratorácica que dificulte a drenagem e resulte em infecções recorrentes. Em crianças, a causa mais comum de obstrução endobrônquica é a aspiração de corpos estranhos. Os pacientes podem se apresentar semanas ou meses após a aspiração e lembrar do evento somente quando questionados.[128-130] Carcinomas endobrônquicos, adenomas e hamartomas constituem o restante das lesões intraluminais causando uma obstrução localizada. Apesar de uma compressão extrínseca secundária a um carcinoma broncogênico poder ocorrer, a síndrome do lobo médio é um diagnóstico muito mais comum. A dilatação dos linfonodos hilares e mediastinais secundária a uma tuberculose ou uma infecção por fungos pode comprimir o brônquio medial, levando a pneumonias recorrentes no lobo médio. Outras causas respiratórias de pneumonia incluem DPOC, enfisema induzido por deficiência de antitripsina alfa1 e bronquiectasias.

Nas bronquiectasias, as vias aéreas anormais geralmente estão colonizadas com *Pseudomonas* sp.[131] Várias doenças levam à bronquiectasia, incluindo fibrose cística, infecções prévias, aspiração de conteúdo gástrico, bronquiectasia idiopática, síndrome dos cílios imóveis, traqueobroncomegalia ou traqueobroncomalacia e vários estados imunodeficientes.[132-137] Pacientes com formas muito leves de fibrose cística podem não ser diagnosticados até a vida adulta, quando as pneumonias recorrentes e o achado de uma bronquiectasia levantam a necessidade de um teste do suor. A síndrome dos cílios imóveis está associada a infecções sinopulmonares, bronquiectasia e esterilidade no homem. A microscopia eletrônica de amostras de esperma ou, em mulheres, das células da mucosa nasal, estabelece o diagnóstico. A síndrome de Kartagener, um tipo de síndrome dos cílios imóveis, está associada a um *situs inversus*. As imagens de tomografia computadorizada de alta resolução do tórax podem ser necessárias para a documentação da bronquiectasia.

Uma traqueobroncomegalia é caracterizada por uma dilatação notável da traquéia e do brônquio principal, bronquiectasia e infecções recorrentes do trato respiratório inferior.[138,139] Presume-se que um defeito genético cause a atrofia ou a ausência de fibras elásticas, o que resulta em uma dilatação acentuada da traquéia e em tecidos musculomembranosos redundantes entre os anéis cartilaginosos. A dinâmica anormal das vias aéreas e o acúmulo de secreções nestes recessos redundantes predispõem a uma supuração pulmonar crônica.

Várias deficiências de anticorpos, funcionais ou quantitativas, podem se apresentar em qualquer idade e resultar em bronquiectasia. Uma imunodeficiência variável comum e hipogamaglobulinemia são duas formas associadas a infecções pulmonares recorrentes.[81,137,140,141] Pacientes tratados com gamaglobulinas parenterais e antibióticos orais apresentam muito poucas pneumonias após o diagnóstico. Apesar de o diagnóstico precoce e uma obediência ao tratamento com uma terapia de reposição de gamaglobulinas e antibióticos preverem uma boa função pulmonar, alguns pacientes podem progredir para bronquiectasia a despeito da terapia.[81,140,141]

Outras causas respiratórias de pneumonia recorrente incluem seqüestração broncopulmonar e cistos broncogênicos.[137,142-144] A pneumonia recorrente no segmento posterior basal do lobo inferior esquerdo sugere uma seqüestração pulmonar.

As síndromes imunológicas ou as idiopáticas podem ser erroneamente diagnosticadas como uma pneumonia recorrente (p. ex., BOOP, proteinose alveolar, pneumonite por hipersensibilidade, PEC).

Outras doenças respiratórias de origem imunológica que simulam uma pneumonia recorrente são a aspergilose broncopulmonar alérgica (ABPA) e a pneumonite por radiação. A ABPA ocorre quase que exclusivamente na presença de asma, com infiltrados pulmonares esporádicos ou persistentes e bronquiectasia. Os pacientes apresentam uma eosinofilia no sangue periférico, uma reatividade cutânea imediata, anticorpos precipitantes para *Aspergillus* sp. e níveis acentuadamente elevados de imunoglobulinas E no soro.[145] O diagnóstico é bastante provável se seis entre sete critérios estão presentes; se todos os sete estão presentes, o diagnóstico de ABPA é certo.

A pneumonite aguda por radiação se apresenta com febre e infiltrados entre 3 a 8 semanas após o início da terapia de radiação.[146] Os infiltrados geralmente estão confinados ao portal de radiação, mas este achado não é uniforme. A pneumonite aguda por radiação pode progredir rapidamente para um resultado fatal a despeito da terapia com corticosteróides, ou pode recorrer após a suspensão do uso dos esteróides.

Causas Não-Pulmonares

O alcoolismo é uma causa não-pulmonar comum de pneumonia recorrente. Além de seus efeitos prejudiciais ao sistema imunológico, o abuso do etanol pode levar a pneumonias recorrentes secundárias à aspiração de conteúdo gástrico. A aspiração secundária ao uso de álcool resulta de um baixo nível de consciência, diminuição da proteção das vias aéreas, vômitos repetitivos ou um relaxamento aumentado do esfíncter esofágico inferior. Outras causas de aspiração do conteúdo gástrico incluem uma gastroparesia, malignidades (p. ex., câncer de esôfago ou carcinomas da cabeça e pescoço), distúrbios neurológicos (p. ex., acidentes vasculares cerebrais, miastenia grave e distúrbios convulsivos) e fístulas traqueoesofágicas.[137,147-151] Uma pista para o diagnóstico de fístula traqueoesofágica é uma história de tosse explosiva associada à deglutição (comer, beber).[150,151]

Pacientes com anemia falciforme estão propensos a pneumonias recorrentes.[152] Nesta população, episódios de pneumonia podem ser difíceis de se distinguir de uma síndrome torácica aguda, que se caracteriza por febre, dor torácica, leucocitose e um novo infiltrado em uma radiografia de tórax.[153] Exceto para crianças com idade inferior a 5 anos, as infecções pulmonares bacterianas são infreqüentes na síndrome torácica aguda.[153] As crianças tendem a apresentar um curso mais suave, que geralmente é infeccioso; adultos apresentam uma doença mais grave, e a embolia gordurosa pulmonar é uma complicação freqüente.[154]

Outras causas de pneumonia recorrente incluem a insuficiência cardíaca congestiva e defeitos do septo atrial, diabetes, insuficiência renal crônica, anemia falciforme e defeitos anatômicos do tórax (p. ex., cifoescolioses).[122]

Abordagem ao Diagnóstico da Pneumonia Recorrente

O passo inicial na avaliação de uma pneumonia recorrente é a determinação da distribuição anatômica dos episódios. Se as recorrências ficarem confinadas a um único sítio, a etiologia provavelmente representa uma anormalidade estrutural (p. ex., lesões endobrônquicas, compressão e obstrução extrabrônquica, seqüestração broncopulmonar ou cistos broncogênicos). Os últimos são diagnosticados com muito sucesso com uma imagem de tomografia computadorizada e broncofibroscopia. Uma aortografia é necessária para o diagnóstico da seqüestração broncopulmonar e para a determinação da origem do vaso alimentador (geralmente a aorta torácica ou abdominal). Esta informação é vital para a ressecção cirúrgica.

Por outro lado, o envolvimento de múltiplos sítios aponta na direção de uma aspiração ou de um distúrbio sistêmico. A aspiração é a principal causa e deve ser avaliada precocemente no processo diagnóstico, com um estudo de trânsito esofágico para a avaliação da função e da integridade anatômica do esôfago. Se uma bronquiectasia estiver presente, as etiologias subjacentes devem ser investigadas através do teste do suor, níveis de imunoglobulinas séricas ou uma biópsia nasal, conforme for indicado pela doença do paciente. A história ou achado de sibilação direciona para uma ABPA ou PEC. Se a história do paciente é com um, ao contrário do encontrado em outras pneumonias recorrentes, a possibilidade de uma síndrome da imunodeficiência adquirida ou um distúrbio imunológico específico deve ser considerada. Tudo isso não pode proporcionar um diagnóstico, a broncofibroscopia com biópsias transbrônquicas durante um episódio agudo está indicada. A biópsia cirúrgica (aberta ou por toracoscopia) pode ser necessária para o estabelecimento do diagnóstico em casos duvidosos.

REFERÊNCIAS BIBLIOGRÁFICAS

1. Corley DE, Winterbauer RH. Infectious diseases that result in slowly resolving and chronic pneumonia. *Semin Respir Infect* 1993;8:3-13.
2. Orens JB, Sitrin RG, Lynch JP III. The approach to nonresolving pneumonia. *Med Clin North Am* 1994;78:1143-1171.
3. Fein AM, Feinsilver SH. The approach to nonresolving pneumonia in the elderly. *Semin Respir Infect* 1993;8:59-72.
4. Sarosi GA, Glassroth J, Niederman M. Nonresolving, slowly resolving, and recurrent pneumonia. *Respiratory infections,* 1st ed. Philadelphia: Lippincott Williams & Wilkins 2000.
5. Feinsilver SH, Fein AM, Teitcher J. A practical approach to nonresolving pneumonia. *Semin Respir Infect* 1992;7:289-293.
6. Kirtland SH, Winterbauer RH. Slowly resolving, chronic and recurrent pneumonia. *Clin Chest Med* 1991;12:303-318.
7. Finkelstein M, Petukun W, Freedman M, et al. Pneumococcal bacteremia in adults: age-dependent differences in presentation and outcome. *J Am Geriatr Soc* 1983;31:19-37.
8. Jay SJ, Johanson R. WG, Pierce AK. The radiographic resolution of *Streptococcus pneumoniae* pneumonia. *N Engl J Med* 1975;293:798-780.
9. Bartlett JG, Mundy LM. Current concepts: community-acquired pneumonia. *N Engl J Med* 1995;333:1618-1624.
10. Fine MJ, Auble TE, Yealy DM, et al. A prediction rule to identify low risk patients with community-acquired pneumonia. *N Engl J Med* 1997;336:243-250.
11. Mundy LM, Auwaerter PG, Oldach D, et al. Community-acquired pneumonia: impact of immune status. *Am J Respir Crit Care Med* 1995;152:1309-1315.
12. Stout JE, Yu VL . Legionellosis. *N Engl J Med* 1997:337;682-686.
13. Austrian R, Gold J. Pneumococcal bacteremia with especial reference to bacteremic pneumococcal pneumonia. *Ann Intern Med* 1964:60;759-776.
14. El-Ebiary M, Sarmiento X, Torres A, et al. Prognostic: factors of severe *Legionella* pneumonia requiring admission to ICU. *Am J Respir Crit Care Med* 1997:156;1467-1472.
15. Lynch JP III, Martinez FJ. Community-acquired pneumonia. *Curr Opin Pulm Med* 1998:4;162-172.
16. Niederman MS, Bass JB Jr., Campbell GD, et al. Guidelines for the initial management of adults with community-acquired pneumonia: diagnosis, assessment of severity, and initial antimicrobial therapy. *Am Rev Respir Dis* 1993;148:1418-1426.
17. Watanakunakorn C, Bailey TA. Adult bacteremic pneumococcal pneumonia in a community teaching hospital, 1992-1996. A detailed analysis of 108 cases. *Arch Intern Med* 1997;157:1965-1971.
18. Israel HL, Weiss W, Eisenberg GM, et al. Delayed resolution of pneumonia. *Med Clin North Am* 1956;40:1291-1303.
19. Mittl RL Jr., Schwab RJ, Duchin JS, et al. Radiographic resolution of community-acquired pneumonia. *Am J Respir Crit Care Med* 1994;149:630-635.
20. Van Metre Jr. TE. Pneumococcal pneumonia treated with antibiotics. The prognostic significance of certain clinical findings. *N Engl J Med* 1954;251:1048-1952.
21. Fairbank JT, Mamourian AC, Dietrich PA, et al. The chest radiograph in legionnaires' disease. Further observations. *Radiology* 1983;147:33-34.
22. Kirby BD, Peck H, Meyer RD. Radiographic features of legionnaires' disease. *Chest* 1979;76:562-565.

23. Miller AC. Early clinical differentiation between legionnaires' disease and other sporadic pneumonias. *Ann Int Med* 1979;90:526-528.
24. Conesa D, Rell J, Valles J, et al. Invasive aspergillosis: a life-threatening complication of short-term steroid treatment. *Ann Pharmacol* 1995;29:1235-1237.
25. Pittet D, Huguenin T, Dharan S, et al. Unusual cause of lethal pulmonary aspergillosis in patients with chronic obstructive pulmonary disease. *Am J Respir Crit Care Med* 1996;154:541-544.
26. Rodrigues J, Niederman MS, Fein AM, et al. Nonresolving pneumonia in steroid-treated patients with obstructive lung diseases. *Am J Med* 1992;93:29-34.
27. File M Tan JS. Incidence, etiologic patterns, and diagnostic testing of community-acquired pneumonia. *Curr Opin Pulm Med* 1997;3:89-97.
28. Jannson E, Wager O, Stenstrom R, et al. Studies on Eaton PPLO pneumonia. *BMJ* 1964;1:142-145.
29. Lieberman D, Schlaeffer F, Boldur I, et al. Multiple pathogens in adult patients admitted with community-acquired pneumonia: a one year prospective study of *346* consecutive patients *Thorax* 1996;51:179-184.
30. Lieberman D, Lieberman D. Atypical pathogen pneumonia. *Curr Opin Pulm Med* 1997;3:111-115.
31. Marrie TJ, Peeling RW, Fine MJ, et al. Ambulatory patients with community-acquired pneumonia: the frequency of atypical agents and clinical course. *Am J Med* 1996;101:508-515.
32. Torres A, Dorca J, Xalacajn R, Bello S. Community-acquired pneumonia in chronic obstructive pulmonary disease: a Spanish multicenter study. *Am J Respir Crit Care Med* 1996;154:1456-1461.
33. Hirschtick R, Glassroth J, Jordon M, et al. Bacterial pneumonia in persons infected with the human immunodeficiency virus. *N Engl J Med* 1995;333:845-851.
34. Wallace J, Hansen J, Lavanage L, et al. Respiratory disease trends in the pulmonary complications of HIV infection. *Am J Respir Crit Care Med* 1997;155:72-80.
35. Kauppinen MT, Lahde S, Syrjala H. Roentgenographic findings of pneumonia caused by *Chlamydia pneumoniae.* A comparison with *Streptococcus* pneumonia. *Arch Intern Med* 1996;156:1851-1856.
36. Macfarlane, JT, Miller AC, Roderick Smith WH, et al. Comparative radiographic features of community-acquired legionnaires' disease, pneumococcal pneumonia, *Mycoplasma* pneumonia, and psittacosis. *Thorax* 1984;39:28-33.
37. Muder RR, Reddy SC, Yu VL, et al. Pneumonia caused by Pittsburgh pneumonia agent: radiologic manifestations. *Radiology* 1984;150:633-637.
38. Domingo C, Roig J, Planas F, et al. Radiographic appearance of legionnaire's disease after erythromycin treatment. *Thorax* 1991:46;663-666.
39. Evans AF, Oakley RH, Whitehouse GH. Analysis of the chest radiograph in legionnaires' disease. *Clin Radiol* 1981;32:361-365.
40. Kroboth FJ, Yu VL, Reddy SC, et al. Clinicoradiographic correlation with the extent of legionnaires' disease. *AJR Am J Roentgenol* 1983;141:263-268.
41. Miller AC, Pearson SB, Smith WH. Legionnaires' disease: radiological resolution and bronchoscopy [Letter]. *Lancet* 1978;2:570.
42. Fraser DW, Tsai TR, Orenstein W, et al. Legionnaires' disease. Description of an epidemic of pneumonia. *N Engl J Med* 1977;297:1189-1197.
43. Dietrich PA, Johnson RD, Fairbank JT, et al. The chest radiograph in legionnaires' disease. *Radiology* 1978;127:577-582.
44. Storch GA, Sagel SS, Baine WB. The chest roentgenogram in sporadic cases of legionnaires' disease. *JAMA* 1981;245:587-590.
45. Lieberman D, Schlaeffer E Lieberman D, et al. *Mycoplasma pneumoniae* community-acquired pneumonia: a review of 101 hospitalized adult patients. *Respiration* 1996;63:261-266.
46. Borthwick RC, Cameron DC, Philp, Y Radiographic patterns of pulmonary involvement in acute mycoplasmal infections. *Scand J Resp Dis* 1978;59:190-193.
47. Cameron DC, Borthwick RN, Philp T. The radiographic patterns of acute mycoplasma pneumonitis. *Clin Radiol* 1977;28:173-180.
48. Herbert DH. The roentgen features of Eaton agent pneumonia. *Am J Roenthenol Radium Ther Nuc1 Med* 1966;98:300-304.
49. Kingston JR, Chanock RM, Mufson MA, et al. Eaton agent pneumonia. *JAMA* 1961;176:118-123.
50. Stenstrom R, Jannson E, von Essen R. *Mycoplasma* pneumonias. *Acta Rad Diag* 1972;12:833-841.
51. Finnegan OC, Fowles SJ, White RJ. Radiographic appearances of mycoplasma pneumonia. *Thorax* 1981;36:469-472.
52. Brolin I, Wernstedt: L. Radiographic appearance of mycoplasmal pneumonia. *Scand J Resp Dis* 1978;59:179-189.
53. Putman CE, Curtis AM, Simeone JF, Jensen P. *Mycoplasma* pneumonia. Clinical and roentgenographic patterns. *Am J Roentgenol Radium Ther Nucl Med* 1975;124:417-422.
54. Shulman ST, Bartlett J, Clyde WA, et al. The unusual severity of *Mycoplasma* pneumonia in children with sickle cell disease. *N Engl J Med* 1972;287:164-167.
55. Solanki DL, Berdoff RL. Severe mycoplasma pneumonia with pleural effusions in a patient with sickle cell-hemoglobin C(SC) disease. Case report and review of the, literature. *Am J Med* 1979;66(4):707-710.
56. Kauppinen MT, Saikku P. Pneumonia due to *Chlamidia pneumoniae:* prevalence, clinical features, diagnosis, and treatment. *Clin Infect Dis* 1995;21:S244-S252.
57. Dalhoff K, Maass M. *Chlamydia pneumoniae* pneumonia in hospitalized patients. *Chest* 1996;110:351-356.
58. McConnell CT Jr., Plouffe JF, File TM, et al. Radiographie appearance of *Chlamidia pneumoniae* (TWAR strain) respiratory infections. *Radiology* 1994;192:819-824.
59. Saikku P, Wang P, Kleemola M, et al. An epidemic of mild pneumonia due, to an unusual strain of *Chlamidia psttaci. J Infect Dis* 1985;151:832-839.
60. Bruu AL, Haukenes; G, Aasen S, et al. *Chlamydia pneumoniae* infections in Norway 1981-1987 earlier diagnosed as ornithosis. *Scand J Infect Dis* 1991;23:299-304.
61. Stentstrom R, Jannson E, Wager O. Ornithosis pneumonia with special reference to roentgenological findings. *Acta Med Scand* 1962 171:349-356.
62. Bradley SE Methicillin-resistant *Staphylococcus aureus. Am J Med* 1999;106:2S-l0S.
63. al Ujayle B, Nafziger DA, Saravolatz L. Pneumonia due, to *Staphylococcus aureus* infection. *Clin Chest Med* 1995;16:111-120.
64. Kaye MG, Fox MJ, Bartlett JG, et al. The clinical spectrum of *Staphylococcus aureus* pulmonary infection. *Chest* 1990;97:788.
65. Mulhausen PL, Harrell LJ, Weinberger M, et al. Contrasting methicillin-resistant *Staphylococcus aureus* colonization in veterans affairs and community nursing homes. *Am J Med* 1996;100: 24-31.
66. Sumrall B, Nolan R. Retrospective study of "community-acquired" (CA) methicillin-resistant *Staphylococcus aureus* (MRSA) occurring during an epidemic of MRSA at a Veterans Affairs; hospital. *Infect Control Hosp Epidemiol* 1996;17:28.
67. Palmer B, Dula R, Zakaria W, Reagan D. Factors associated with outpatient acquisition of methicillin-resistant *Staphylococcus aureus* (MRSA). *Infect Control Hosp Epidemiol* 1994;15[Suppl]:22.
68. Gibson SP, Weir DC, Burge PS. A prospective audit of the value of fiberoptic bronchoscopy in adults admitted with community-acquired pneumonia. *Respir Med* 1993;87:105-109.
69. Macdowell DE, Clarskburg W Bronchoscopic detection of bronchogenic carcinoma in cases of pneumonia. *South Med J* 1980;73:761-762.
70. Barkley JE, Green MR. Bronchioloalveolar carcinoma. *J Clin Oncol* 1996;14:2377-2386.
71. Colby TV, Carrington CB. Pulmonary lymphomas: current concepts. *Human Pathol* 1983;14:884-887.
72. Myers JL, Kurtin PJ. Lymphoid proliferative disorders of the lung. In: Thurlbeck WM, Churg AM, eds. *Pathology of the lung,* 2nd ed. New York: Thieme Medical Publishers, Inc., 1995:553-588.
73. Schneider RE Lymphocytic interstitial pneumonitis and nonspecific interstitial pneumonitis. *Clin Chest Med* 1996;17:763-766.

74. Alasaly K, Muller N, Ostrow DN, et al. Cryptogenic organizing pneumonia: a report of 25 cases and a review of the literature. *Medicine (Baltimore)* 1995;74:201-211.
75. Cordier JF, Loire R, Brune J. Idiopathic bronchiolitis obliterans organizing pneumonia. Definition of characteristic clinical profiles in a series of 16 patients. *Chest* 1989;96:999-1004.
76. Cordier JE Cryptogenic organizing pneumonia. *Clin Chest Med* 1993;14:677-692.
77. Lee KS, Kullnig P, Harman TE, Muller NL. Cryptogenic organizing pneumonia: CT findings in *43* patients. *AJR Am J Roentgenol* 1994;162:543-546.
78. Colby TV. Bronchiolar pathology. In: Epler GR, ed, *Disease of the bronchioles.* New York: Raven Press, 1994:77-100.
79. Gurney JW. Hypersensitivity pneumonitis. *Radiol Clin North Am* 1992;30:1219-1230.
80. Selman M, Chapela R, Raghu G. Hypersensitivity pneumonitis: clinical manifestations, diagnosis, pathogenesis, and therapeutic strategies. *Semin Respir Med* 1993;14:353-364.
81. Popa V. Airway obstruction in adults with recurrent respiratory infections and IgG deficiency. *Chest* 1994;105(4):1066-1072.
82. Lacasse Y, Fraser RS, Fournier M, Cormier Y. Diagnostic accuracy of transbronchial lung biopsy in. acute farmer's lung disease. *Chest* 1997;112:1459-1465.
83. Lalancette, M, Carrier G, Laviolette M, Ferland S. Farmer's lung. Long-term outcome and lack of predictive value of bronchoalveolar lavage fibrosing factors. *Am Rev Respir Dis* 1993;148:216-221.
84. Perez-Padilla R, Salas J, Chapela R. Mortality in Mexican patients with chronic pigeon breeders lung compared with those with usual interstitial pneumonia. *Am Rev Respir Dis* 1993;148:49-53.
85. Ramirez-Venegas A, Sansores RH, Perez-,Padilla R, et al. Utility of a provocation test for diagnosis of chronic pigeon breeder's disease. *Am J Respir Crit Care Med* 1998;158:862-869.
86. Kokkarinen J, Tukiainen H, Terho EO. Mortality due to farmer's lung in Finland. *Chest* 1994;106:509-512.
87. Lynch DA, Newell JD, Logan PM, et al. Can CT distinguish hypersensitivity pneumonitis from idiopathic pulmonary fibrosis? *AJR Am J Roentgenol* 1995;165:807-811.
88. Yoshida K, Suga M, Nishiura Y, et al. Occupational hypersensitivity pneumonitis in Japan: data on a nationwide epidemiological study. *Occup Environ Med* 1995;52:570-574.
89. Rosenow EC 111, Limper AH. Drug-induced pulmonary disease. *Semin Respir Infect* 1995;10:86-95.
90. Barrera P, Laan RE van Riel PL, et al. Methotrexate-related pulmonary complications in rheumatoid arthritis. *Ann Rheum Dis* 1994;53:434-439.
91. Coudert B, Bailley F, Lombard JN, et al. Amidarone pneumonitis: bronchoalveolar lavage findings in 15 patients. and review of the literature. *Chest* 1992;102:1005-1112.
92. Allen JA, Davis WB. Eosinophilic lung diseases. *Am J Respir Crit Care Med* 1994;150:1423-1438.
93. Marchand E, Reynaud-Gaubert M, Lauque D, et al. Idiopathic chronic eosinophilic pneumonia: a clinical and follow-up study of 62 cases. *Medicine (Baltimore)* 1998;77:299-312.
94. Shannon J, Lynch JP 111. Eosinophilic pulmonary syndromes. *Clin Pulm Med* 1995;2:19-38.
95. Allen JA, Pacht ER, Gadek JE, Davis WB. Acute eosinophilic pneumonia as a reversible cause of noninfectious respiratory failure. N *Engl J Med* 1989;321:569-574.
96. Buchheit J, Rodgets G, Feger T, Yakoub O. Acute eosinophilic pneumonia with respiratory failure: a new syndrome? *Am Rev Respir Dis* 1992;145:716-718.
97. Tazelaar HD, Linz LJ, Colby TV, et al. Acute eosinophilic pneumonia: histopathologic findings in nine patients. *Am J Respir Crit Care Med* 1997;155:296-302.
98. Lynch JP III, Raghu G. Major disease syndromes of unknown etiology. In: Baum GL, Crapo JD, Celli BR, Karlinsky JB, eds. *Textbook of Pulmonary diseases,* 6th ed. Philadelphia: Lippincott-Raven Publishers, 1998:431-476.
99. Lynch JP 111, Leatherman JW. Alveolar hemorrhage syndromes. In: *Fishman's pulmonary diseases and disorders,* 3rd ed. New York: McGraw Hill, 1998:1193-1210.
100. Gaudin PB, Askin FB, Falk RJ, Jennette JC. The pathologic spectrum of pulmonary lesions in patients with anti-neutrophil cytoplasmic autoantibodies specific for anti-proteinase 3 and anti-myeloperoxidase. *Am J Clin Pathol* 1995;104:7-16.
101. Hoffman GS, Specks U. Antineutrophil cytoplasmic antibodies. *Arthritis Rheum* 1998;41:1521-1537.
102. Hogan SL, Nachman PH, Wilkman AS, et al. Prognostic markers in patients with antineutrophil cytoplasmic autoantibody-associated microscopic polyangiitis and glomerulonephritis. *J Am Soc Nephrol* 1996;7:23-32.
103. Lhote F, Guillevin L. Polyarteritis nodosa, microscopic polyangiitis, and Churg-Strauss syndrome. *Sem Respir Crit Care Med* 1998; 19:27-46.
104. Cordier JF, Valeyre D, Guillevin L, et al. Pulmonary Wegener's granulomatosis: a clinical and imaging study of 77 cases. *Chest* 1990;97:906-912.
105. Hoffman GS, Kerr GS, Leavitt RY, et al. Wegener's granulomatosis: an analysis of 158 patients. *Ann Intern Med* 1992;116:488-498.
106. Lynch JP IH, Hoffman GS. Wegener's granulomatosis: controversies and current concepts. *Comp Ther* 1998;24:421-440.
107. Sullivan EJ, Hoffman GS. Wegener's granulomatosis. *Semin Respir Crit Care Med* 1998;19:13-25.
108. Travis WD, Hoffman GS, Leavitt RY, et al. Surgical pathology of the lung in Wegener's granulomatosis. Review of 87 open lung biopsies from 67 patients. *Am J Surg Pathol* 1991;15:315-333.
109. Daum TE, Specks U, Colby TV, et al. Tracheobronchial involvement in Wegener's granulomatosis: *Am J Respir Crit Care Med* 1995;151:522-526.
110. Langford CA, Sneller MC, Hallahan CW, et al. Clinical features and therapeutic management of subglottic stenosis in patients with Wegener's granulomatosis. *Arthritis Rheum* 1996;39:1754-1760.
111. Cohen-Tervaert JW. The value of serial ANCA testing during followup studies in patients with ANCA-associated vasculitides: a review. *J Nephrol* 1996;9:232-240.
112. Devaney KO, Travis WD, Hoffman GS, et al. Interpretation of head and neck biopsies in Wegener's granulomatosis. A pathologic study of 126 biopsies in 70 patients. *Am J Surg Pathol* 1990;14:555-564.
113. Guillevin L, Lhote F, Cohen P, et al. Corticosteroids plus pulse cyclophosphamide and plasma exchanges versus corticosteroids plus pulse cyclophosphamide alone in the treatment of polyarteritis nodosa and Churg-Strauss syndrome patients with factors predicting poor prognosis. *Arthritis Rheum* 1995;38:1638-1645.
114. Guillevin L, Lhote, F, Gayraud M, et al. Prognostic factors in polyarteritis nodosa and Churg-Strauss syndrome. *Medicine (Baltimore)* 1996;75:17-28.
115. Calabrese LH, Hoffman GS, Guillevin L. Therapy of resistant systemic necrotizing vasculitis. Polyarteritis, Churg-Strauss syndrome, Wegener's granulomatosis, and hypersensitivity vasculitis group disorders. *Rheum Dis Clin North Am* 1995;21:41-57.
116. Kelly PT, Haponik EF. Goodpasture syndrome: molecular and clinical advances. *Medicine (Baltimore)* 1994;73:171-185.
117. Guillevin L, Cordier JF, Lhote F, et al. A prospective, multicenter, randomized trial comparing steroids and pulse or oral cyclophosphamide in generalized Wegener's granulomatosis: *Arthritis Rheum* 1997;40:2187-2198.
118. Persson A. Pulmonary alveolar proteinosis. In: *Fishman's pulmonary diseases and disorders,* 3rd ed. New York: McGraw-Hill, 1998:1224-1230.
119. Witty LA, Tapson VF, Piantadosi CA. Isolation of mycobacteria in patients with pulmonary alveolar proteinosis. *Medicine (Baltimore)* 1994;73:103-109.
120. Winterbauer RH, Bedon GA, Ball WC Jr. Recurrent pneumonia. *Ann Intern Med* 1969;70:689-700.
121. Wald ER. Recurrent and nonresolving pneumonia in children. *Semin Respir Infect* 1993;8(1):46-58.
122. Geppert EF. Recurrent pneumonia. *Chest* 1990;98:739-745.
123. Oseasohn R, Skipper BE, Tempest B. Pneumonia in a Navajo community. *Am Rev Respir Dis* 1978;117:1103-1009.

124. Finland M, Winkler AW. Recurrences in pneumococcus pneumonia. *Am J Med Sci* 1934;188:309-321.
125. Foy HM, Kenny GE, Sefi R, et al. Second attacks of pneumonia due to *Mycoplasma pneumoniae. J Infect Dis* 1977;135:673-677.
126. Foy HM, Nugent CG, Kenny GE, et al. Repeated *Mycoplasma pneumoniae* pneumonia after 4 1/2 years. *JAMA* 1971;216:671-672.
127. Dees A, Weening RS, de Boer M, Baggen MG. Unexplained recurrent pneumonia: a post-childhood case of chronic granulomatous disease. *Neth J Med* 1995;46(4):193-196.
128. Cohen SR, Lewis GB, Herber WI, et aL Foreign bodies in the airway: a 5 year retrospective study with special reference to management. *Ann Otol Rhinol Laryngol* 1980;89:437-442.
129. Moazam JF, Talbert JL, Rodgers EM. Foreign bodies in the pediatric tracheobronchial tree. *Clin Pedatr* 1983;22:148-151.
130. Cataneo AJ, Reibscheid SM, Ruiz Junior RL, Ferrari GE Foreign body in the tracheobronchial tree. *Clin Pediatr* 1997;36(12):701-706.
131. Wilson R, Dowling RB. Lung infections. 3. Pseudomonas aeruginosa and other related species. *Thorax* 1998;53(3):213-219.
132. Barker AR Bronchiectasis. *Semin Thorac Cardiovasc Surg* 1995;7(2):112-118.
133. Bush A, Cole P, Hariri M, et al. Primary ciliary dyskinesia: diagnosis and standards of care. *Eur Respir J* 1998;12(4):982-988.
134. Hansell DM. Bronchiectasis. *Radiol Clin North Am* 1998;36(1):107-128.
135. Rosenstein BJ, Cutting GR, The diagnosis of cystic fibrosis: a consensus statement. Cystie Fibrosis Foundation Consensus Panel. *J Pediatr* 1998;132(4):589-595.
136. Rosenstein BJ, Zeitlin PL. Cystic fibrosis. *Lancet* 1998;351:277-282.
137. Roth RM, Gleckman RA. Recurrent bacterial pneumonia: a contemporary perspective. South Med J 1985;78(5):573-579.
138. Schwartz M, Rossoff L. Tracheobronchomegaly. *Chest* 1994;106(5):1589-1590.
139. Woodring JH, Howard RS 2nd, Rehm SR. Congenital tracheobronchomegaly (Mounier-Kuhn syndrome): a report of 10 cases and review of the literature. *J Thorac Imag* 1991;6(2):1-10.
140. Popa V, Kim K, Heiner DC. IgG deficiency in adults with recurrent respiratory infections. *Ann Allergy* 1993;70(5):418-424.
141. Sweinberg SK, Wodell RA, Grodofsky MP,et al. Retrospective analysis of the incidence of pulmonary disease in hypogammaglobulinemia. *J Allergy Clin Immunol* 1991;88(1):96-104.
142. Frazier AA, Rosado de Christenson ML, Stocker JT, Templeton PA. Intralobar sequestration: radiologic-pathologic correlation. *Radiographics* 1997;17(3):725-745.
143. Silverman ME, White CS, Ziskind AA. Pulmonary sequestration receiving arterial supply from the left circumflex coronary artery. *Chest* 1994;106(3):948-949.
144. Kravitz RM. Congenital malformations of the lung. *Pediatr Clin North Am* 1994;41(3):453-472.
145. Cockrill BA, Hales CA. Allergic bronchopulmonary aspergillosis. *Annu Rev Med* 1999;50:303-316.
146. Movsas B, Raffin TA, Epstein AH, Link CJ Jr. Pulmonary radiation injury. *Chest* 1997;111(4):1061-1076.
147. Marom EM, McAdams HP, Erasmus JJ, Goodman PC. The many faces of pulmonary aspiration. *AJR Am J Roentgenol* 1999;172(1):121-128.
148. Finegold SM. Aspiration pneumonia. *Rev Infect Dis* 1991;13:S737-S742.
149. DePaso WI, Aspiration pneumonia. *Clin Chest Med* 1991;12(2):269-284.
150. Ramaswamy S, Sharma SK, Mitra DK, et al. Congenital tracheooesophageal fistula in a young adult. *Aust NZ J Surg* 1992;62(7):594-595.
151. Oguzkurt L, Balkanci F, Ariyurek M. Congenital tracheoesophageal fistula without atresia: an incidental finding. *Turk J Pediatr* 1997;39(2):285-287.
152. De Ceulaer K, McMullen KW, Maude GH, et al. Pneumonia in young children with homozygous sickle cell disease: risk and clinical features. *Eur J Pediatr* 1985;144(3):255–258.
153. Haynes J h., Kirkpatrick MB. The acute chest syndrome of sickle cell disease. *Am J Med Sci* 1993;305(5):326-330.
154. Golden C, Styles L, Vichinsky E. Acute chest syndrome and sickle cell disease. *Curr Opin Hematol* 1998;5(2):89-92.

CAPÍTULO 24

Abscessos Pulmonares e Outras Infecções Pulmonares Subagudas

Michael L. Lippmann

As *infecções pulmonares subagudas* são comumente definidas como uma doença febril com pelo menos 2 semanas de duração, geralmente levando o paciente a atrasar sua visita ao médico. Múltiplos cursos de drogas antimicrobianas empíricas geralmente são administradas antes que se reconheça que uma avaliação e tratamento mais agressivos são necessários. Um *abscesso pulmonar*, a causa mais comum destas infecções subagudas, é definido como um processo cavitário parenquimatoso, geralmente de parede espessa e muitas vezes contendo um nível hidroaéreo.[1]

No diagnóstico diferencial de um abscesso pulmonar estão outros processos subagudos que podem ter uma etiologia infecciosa ou não-infecciosa. Estas geralmente podem ser distinguidas por seus padrões radiológicos. Essas etiologias comumente são divididas em doenças associadas a infiltrados não cavitários, mas focais, e doenças que se apresentam com difusas lesões pulmonares. Neste capítulo, após uma completa discussão sobre os abscessos pulmonares, estas outras entidades, que podem simular um abscesso pulmonar com ou sem cavitação, são revistas.

ABSCESSOS PULMONARES

Diagnóstico Diferencial

O diagnóstico diferencial das doenças pulmonares cavitárias pode ser dividido em etiologias infecciosas e não infecciosas. As Tabelas 24-1 e 24-2 listam as principais doenças associadas a cada uma delas.

Anamnese

A anamnese geralmente é a chave para que se chegue ao diagnóstico de uma lesão cavitária. A maioria dos abscessos pulmonares é causada pela aspiração de uma bactéria anaeróbica para o segmento interior do pulmão, e assim uma história de predisposição à aspiração é essencial para a realização do diagnóstico correto. Algumas das causas mais comuns de aspiração estão delineadas na Tabela 24-3. Além disso, uma história de doenças debilitantes crônicas, como *diabetes mellitus*, imunossupressão causada por transplantes de órgãos, quimioterapia para o câncer, doença pulmonar obstrutiva crônica e terapia com esteróides, geralmente está presente.[2-4] O tabagismo também pode ser um fator de risco significativo – 70 a 80% dos pacientes que apresentam abscessos pulmonares fumam.[5] Uma série de Taiwan com 72 pacientes com abscessos pulmonares por *Streptococcus viridans* destaca este ponto; 64% apresentavam doenças subjacentes, incluindo malignidades, *diabetes mellitus* e doenças neurológicas. Apesar de todos os organismos etiológicos terem sido sensíveis à penicilina, muitos necessitaram de uma drenagem com sonda pulmonar, estreptoquinase intrapleural ou cirurgia, e a mortalidade foi de até 21%.[6]

Deve-se pesquisar uma história de exposição à tuberculose bem como uma viagem a regiões endêmicas onde exista coccidioidomicose, blastomicose e histoplasmose. A melioidose é uma causa rara de doença cavitária geralmente vista em pacientes que tenham ficado algum tempo em regiões endêmicas do Sudeste da Ásia. Como a doença é indolente, o reconhecimento do problema pode não ocorrer até que o paciente retorne à América do Norte. A melioidose apresenta um curso de tempo variável após a exposição, com um processo cavitário agudo ocorrendo anos mais tarde como uma melioidose recrudescente.[7] Similarmente, uma infecção por parasitas deve ser afastada em pacientes que tenham viajado recentemente ao Sudeste asiático. A exposição a animais domésticos e rurais pode estar associada a infecções por *Pasteurella multocida*, que pode se apresentar como um nódulo pulmonar solitário com cavitação.[8,9] Como de 50 a 95% dos gatos domésticos são colonizados com *Pasteurella*, deve-se tomar um cuidado especial na obtenção da anamnese para que se faça um rastreamento sobre a exposição a animais. Pacientes idosos e pacientes com doenças pulmonares subjacentes, como a doença pulmonar obstrutiva crônica ou bronquiectasia, apresentam um risco potencial para infecções por *Pasteurella*.[10]

Com o aumento da incidência da síndrome de imunodeficiência adquirida (AIDS) em todo o mundo, deve-se considerar a alta incidência de infecções bacterianas em tais hospedeiros. Um estudo recente de Furman descreveu 31 pacientes HIV-positivos com doença avançada (CD4 médio = 17 por mm^3)

M. L. Lippmann: Department of Medicine, Temple University School of Medicine, Albert Einstein Medical Center, Philadelphia, Pennsylvania 19141.

TABELA 24-1. *Causas infecciosas de cavitação*

Anaeróbios
Tuberculose
Histoplasmose
Blastomicose
Coccidioidomicose
Murcomicose
Esporotricose
Criptococose
Aspergilose
Stafilococcus aureus
Legionella
Streptococcus viridans
Pasteurella multocida
Streptococcus pneumoniae
Klebisella pneumoniae
Pseudomonas aeruginosa
Rhodococcus (Corinebacterium equi)
Melioidose
Pneumocystis carinii
Actinomicose
Nocardiose
Parasitas
Infarto pulmonar infectado
Bolha infectada
Seqüestração pulmonar
Pneumonia obstrutiva

que apresentam abscessos pulmonares causados principalmente por organismos gram-negativos (*Pseudomonas* sendo o mais comum), mas também existem casos associados a *Pneumocystis carinii* e organismos gram-positivos e fungos. A resposta aos antibióticos foi ruim, com recorrência e taxa de mortalidade altas.[11] AIDS, transplante de órgãos e terapia com corticosteróides parecem ser fatores de risco significativos para uma infecção com *Corynebacterium equi (Rhodococcus)*. Este organismo gram-positivo, pleomórfico, fracamente ácido-resistente com um reservatório no solo e em cavalos, pode se assemelhar às infecções por *Micobacteryum* sp.[12,13] O abscesso pulmonar por *Legionella* também foi registrado em pacientes com AIDS e com doença de Hodgkin avançada.[14-17] A administração de corticosteróides parece ser um fator de risco para o desenvolvimento subseqüiente de um abscesso pulmonar por *Legionella*.[17] O regime anti-rejeição pode aumentar a probabilidade de uma infecção por *Nocardia* em pacientes com transplante renal. Parece ser mais comum nos pacientes que estão recebendo azatiopirina e

TABELA 24-2. *Causas não-infecciosas de cavitação*

Infarto pulmonar leve
Câncer pulmonar – geralmente de células escamosas
Câncer metastático
Doença de Hodgkin
Granulomatose de Wegener
Sarcoidose
Artrite reumatóide com nódulo necrobiótico

TABELA 24-3. *Causas de aspiração*

Estupor alcoólico
Distúrbio convulsivo
Cirurgia dentária ou em orofaringe
Cirurgia gástrica ou esofágica
Doenças esofágicas (p. ex., escleroderma, divertículo)
Disfunção neurológica-bulbar
Anestesia geral
Overdose por drogas

prednisona do que em pacientes em um regime com ciclosporina/prednisona.[18] Uma história de hemoptise ocasionalmente pode estar associada a um abscesso pulmonar crônico.[19] Um trauma torácico pode em raras ocasiões estar associado à aspiração ou levar ao desenvolvimento de um hematoma intrapulmonar, pneumatoceles[20] ou cistos infectados secundariamente.[21]

Exame Físico

A ausculta do tórax sobre um abscesso pulmonar geralmente revela ruídos respiratórios anfórico ou cavitário que se assemelha ao som feito quando se assopra ar para dentro de uma garrafa de refrigerante. Um ronco fixo, palpável e audível, limitado a um hemitórax, geralmente indica uma obstrução de vias aéreas como a causada por um tumor ou corpo estranho. Lesões de pele que possam ser biopsiadas devem ser procuradas para auxiliar no diagnóstico de infecções disseminadas como blastomicose, nocardiose, criptococose ou infecção por *Pseudomonas*. Edema e eritema ao longo da parede torácica ou mesmo uma franca formação de fístula podem ser vistos em casos de actinomicose ou nocardiose avançada. Sinais de doenças gengivais aumentam enormemente as chances de infecção pulmonar por anaeróbios após a aspiração de conteúdo da orofaringe, enquanto que os abscessos pulmonares são raros em pacientes que extraíram dentes. Febre e leucocitose são encontradas em 90% dos pacientes com abscessos pulmonares, mas tosse e expectoração purulenta podem ser variáveis. Raramente, uma síndrome de Horner pode estar associada a um abscesso pulmonar, apesar de ser mais comumente vista em pacientes com câncer de pulmão.[22]

Exames Bacteriológicos

O exame do escarro é essencial na realização do diagnóstico de um abscesso pulmonar, e devem ser feitas tentativas vigorosas na obtenção de uma boa amostra por aspiração nasotraqueal ou indução do escarro. O odor fétido característico de uma infecção anaeróbica geralmente é suficiente para o diagnóstico.[23] A coloração pelo Gram é classicamente polimicrobiana com muitos neutrófilos, mas culturas anaeróbicas não são necessárias na maioria dos casos; todas estas amostras são contaminadas por anaeróbios da cavidade oral. Os abscessos causados por bactérias aeróbicas revelam neutrófilos associados a um organismo predominante. Uma coloração pela prata deve ser realizada se houver suspeita de doença fúngica *Nocardia* ou *P. carinii*. As doenças fúngicas geralmente podem ser diagnosticadas por colorações especiais do escarro (p. ex., coloração pelo método do ácido periódico de Schiff) bem como pela coloração de Papanicolaou para análise citológica.

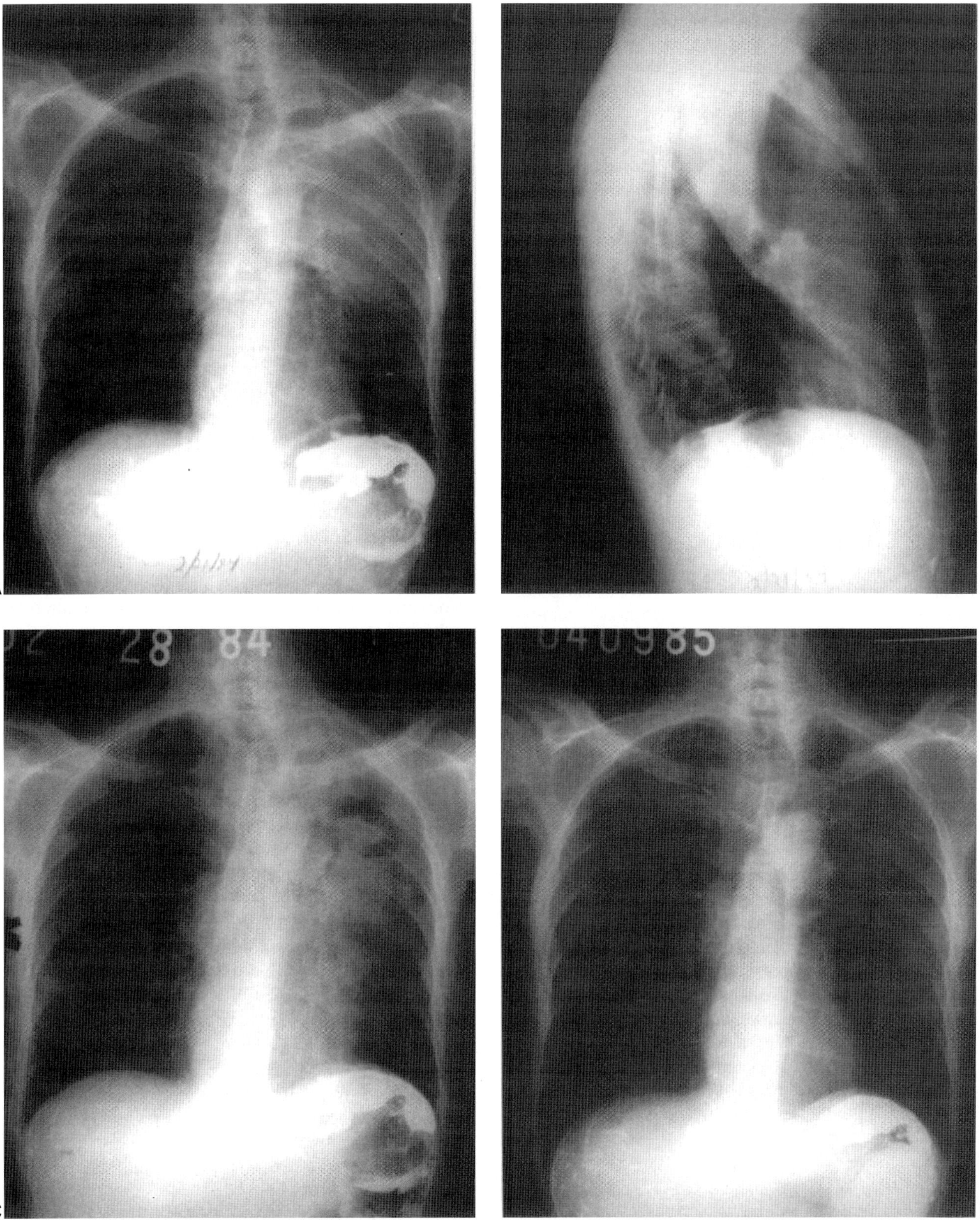

A B C D

FIG. 24-1. Radiografias póstero-anterior (**A**) e lateral (**B**) de tórax de um paciente com pneumonia anaeróbica secundária a uma aspiração. Um infiltrado focal com densidade líquida pode ser visto na incidência póstero-anterior (**A**) no lobo superior esquerdo; a incidência em perfil (**B**) localiza o infiltrado no segmento posterior. Uma imagem póstero-anterior realizada 1 semana depois (**C**) demonstra a cavitação. A cavidade apresenta uma parede espessa e provavelmente contém restos necróticos do pulmão em seu interior. Imagem póstero-anterior realizada 5 semanas mais tarde após uma terapia antibiótica apropriada (**D**) demonstra uma resolução quase total do infiltrado.

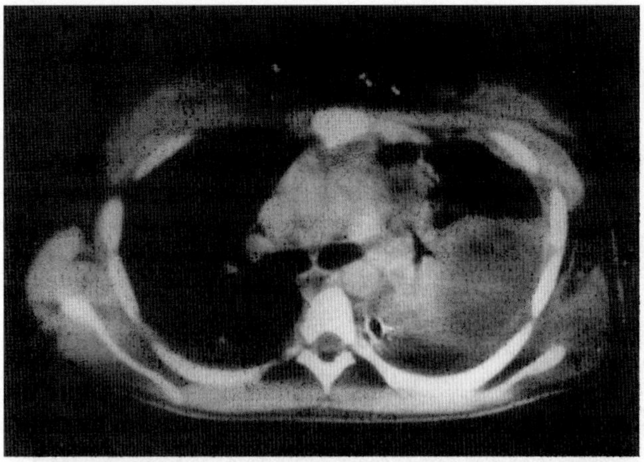

FIG. 24-2. Tomografia computadorizada de tórax de um alcoólatra de 55 anos de idade que desenvolveu um empiema após um fracasso na cura de um abscesso pulmonar anaeróbico no lobo superior esquerdo. A febre do paciente diminuiu após o início de uma drenagem percutânea.

Todo o escarro deve ser submetido a um exame ácido-resistente. Devem ser realizadas culturas para micobactéria, fungos, organismos aeróbicos e *Legionella*. Se *Legionella* for seriamente considerada, devem ser realizados testes para anticorpos por fluorescência direta, assim como os testes de antígenos urinários.[24,25] O escarro não é um material apropriado para ser mandado para a cultura nas infecções por *Actinomyces*, pois este organismo geralmente coloniza a orofaringe. Nestes casos, a amostra obtida através de um aspirado transtorácico com agulha ou broncoscopia,[26] ou pela biópsia pulmonar aberta, deve ser submetida à cultura para *Actinomyces*. As mesmas técnicas podem ser utilizadas para o diagnóstico da infecção por *Nocardia* sp., mas o escarro comum pode ser adequado para a realização do diagnóstico se a situação clínica for apropriada.[27,28] Em alguns pacientes imunocomprometidos, uma cultura de escarro positiva para *Nocardia* pode representar uma colonização.[27] As colorações pelo Gram do escarro ajudam no diagnóstico de abscessos causados pelo *Staphylococcus aureus*.[29] No caso de suspeita de infecções incomuns como a melioidose ou *Rhodococus* são suspeitas, o laboratório de microbiologia deve ser avisado da hipótese diagnóstica, porque serão necessárias técnicas especiais de cultura.

A obtenção de uma análise citológica é importante em todos os pacientes com abscessos pulmonares que não respondam aos antibióticos ou que apresentem hemoptise. Uma quantidade adequada de material pode ser obtida através da broncoscopia, aspiração transtorácica com agulha ou, ocasionalmente, biópsia pulmonar, e é necessária para que se afaste a possibilidade de doença maligna.

Análise Radiológica

Como os pacientes que desenvolvem abscessos pulmonares anaeróbicos geralmente aspiram quando estão na posição supina, eles manifestam sua doença nos segmentos posteriores dos lobos superiores ou segmentos superiores dos lobos inferiores. A aspiração também ocorre mais comumente no lobo direito causada pela continuidade relativa da traquéia com o brônquio-fonte direito, enquanto que o brônquio-fonte esquerdo, elevado pelo átrio esquerdo, assume uma posição mais horizontal. Os abscessos pulmonares produzidos por *Rhodococcus* tendem a envolver os lobos superiores e podem ser anteriores.[13] Os aspectos radiológicos e clínicos da cavitação pulmonar são graficamente ilustrados nos pacientes com abscessos pulmonares por anaeróbios descritos na Figura 24-1. Este paciente teve um abscesso complicado que provavelmente se iniciou muitas semanas antes com a aspiração do conteúdo da orofaringe durante a extração de dois dentes. Um abscesso pulmonar geralmente se inicia como uma pneumonia por anaeróbios, com um infiltrado alveolar e focal visto nas radiografias de tórax. O tratamento imediato neste estágio pode ser eficaz, mas se a terapia for iniciada com demora ou seu término acontecer antes do tempo necessário, pode ocorrer uma necrose, com o desenvolvimento de uma cavidade. A despeito da terapia clínica adequada, um abscesso pode romper para dentro do espaço pleural, resultando em um empiema (Fig. 24-2). A drenagem percutânea ou a terapia cirúrgica podem ser necessárias neste ponto, para a promoção de uma cura adequada.

As imagens de tomografia computadorizada (TC) proporcionam informações mais úteis na avaliação de lesões cavitárias questionáveis. A Figura 24-3 demonstra uma lesão cavitária no segmento basal posterior do lobo inferior direito que foi causada por *Klebsiella pneumoniae*. É evidente na imagem de TC que a lesão esteja localizada no parênquima pulmonar. Ocasionalmente, as imagens de TC são necessárias para a distinção entre um abscesso pulmonar e uma infecção do espaço pleural como um empiema. A Tabela 24-4, com base em um trabalho de Stark,[30] resume as diferenças entre um abscesso pulmonar e um empiema em um estudo de TC de tórax por infusão de contraste com ajustes nas janelas mediastinal e pulmonar. As imagens de TC podem ser mais benéficas na avaliação da extensão de um abscesso por actinomicetos na parede torácica, com imagens características de ondulações costais sugerindo a actinomicose como a etiologia do abscesso.[31]

Uma cavidade localizada no segmento basal posterior do lobo inferior esquerdo deve levantar questões sobre se a lesão é uma seqüestração broncopulmonar congênita infectada secundariamente. Ocasionalmente esta lesão pode ser vista no lobo inferior direito (Fig. 24-4). A TC pode auxiliar na realização do diagnóstico de seqüestração broncopulmonar, e as imagens de ressonância magnética foram propostas como um substituto para a aortografia na demonstração de uma artéria nutridora aberrante suprindo o segmento seqüestrado.[32,33] Esta informação é essencial na avaliação de uma eventual ressecção cirúrgica de tais lesões.

Finalmente, os aspergilomas representam um processo cavitário único que geralmente pode ser definido pela rotação do paciente em diferentes posições, observando-se o movimento da bola fúngica. O sinal crescente de ar classicamente descrito é virtualmente patognomônico (Fig. 24-5). Ocasionalmente as bolas fúngicas podem ser expectoradas pelo paciente, deixando para trás uma cavidade vazia.

Broncoscopia

Se a análise do escarro falha na realização do diagnóstico da causa da cavidade pulmonar após um exame microbiológico e citológico, ou se o abscesso falha em responder aos antibióticos após uma semana, uma broncofibroscopia deve ser fortemente considerada. Sosenko e Glassroth[34] sugeriram que certos achados clínicos que tornam o diagnóstico do carcino-

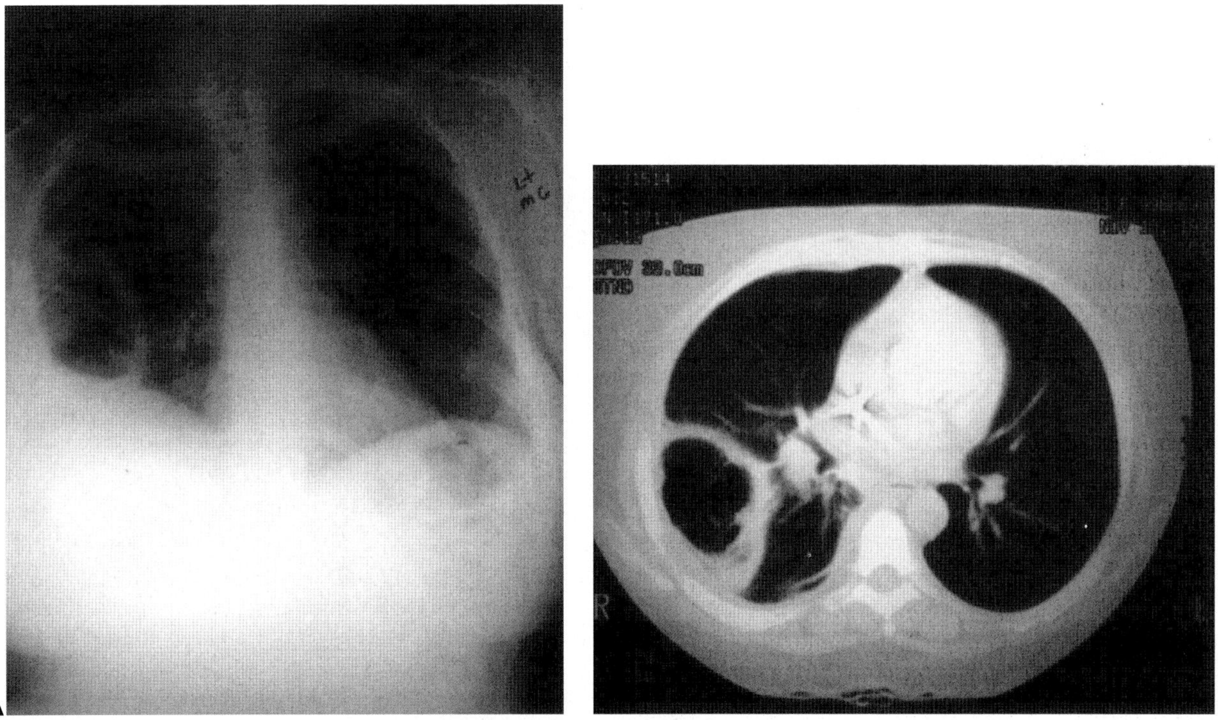

A B

FIG. 24-3. A: A radiografia em incidência póstero-anterior demonstra uma grande cavidade de abscesso no segmento superior do lobo inferior direito em uma mulher de 33 anos de idade que estava recebendo corticosteróides, vincristina e plasmaferese para uma púrpura trombocitopênica trombótica. **B:** Imagem de tomografia computadorizada demonstra uma cavidade de parede espessa com margens luminais e exteriores irregulares. Ela forma um ângulo agudo com a parede torácica e não comprime o pulmão circundante. Nas culturas obtidas broncoscopicamente houve crescimento de *Klebsiella pneumoniae*. A paciente respondeu bem aos antibióticos.

ma broncogênico mais provável devem levar o médico a realizar uma broncofibroscopia. Esses critérios estão listados na Tabela 24-5. Além disso, pode haver diferenças na aparência radiológica dos abscessos pulmonares e dos carcinomas broncogênicos cavitários. Uma extensa inflamação cercando a cavidade é mais comum nos abscessos pulmonares, enquanto que, no carcinoma broncogênico, uma quantidade menor de infiltrados em vidro fosco cercam a cavidade (Fig. 24-6).[34] Um abscesso pulmonar pode estar associado a um câncer de pulmão subjacente em 12% dos casos.[5]

A broncofibroscopia pode ser arriscada quando é realizada em pacientes com abscessos pulmonares anaeróbicos gigantes (> 4 cm de diâmetro, geralmente com nível hidro-aéreo), pois a passagem de uma escova ou de uma pinça de biópsia pode resultar em um extravasamento endobrônquico maciço de pus, com resultados desastrosos.[35] Nestes casos, uma intubação endotraqueal eletiva antes da broncofibroscopia ou uma espera para a realização do procedimento até que o nível hidroaéreo tenha diminuído pode constituir uma conduta melhor. Para a maioria dos casos, a broncofibroscopia deve ser realizada com propósitos diagnósticos e não para a realização de uma drenagem.[36]

TABELA 24-4. *Abscessos pulmonares* versus *empiema nas imagens de tomografia computadorizada*

Característica	*Abscesso pulmonar*	*Empiema*
Parede	Espessa	Fina
Margem luminal	Irregular	Lisa
Parede exterior	Irregular	Lisa
Ângulos da parede torácica	Agudos	Obtusos
Forma	Redonda	Lenticular
Compressão do pulmão não envolvido	Ausente	Presente
Visualização dos folhetos pleurais separados	Ausente	Presente

A maioria dos pacientes com abscessos pulmonares anaeróbicos expectora grandes volumes de escarro, geralmente mais de 60 mL por dia. Se houver pouca produção de escarro, ou a infecção for causada por bactérias aeróbicas gram-positivas ou negativas ou existir uma obstrução endobrônquica. Neste último caso, o paciente deve ser submetido a uma broncofibroscopia.

A doença cavitária causada por bactérias aeróbicas pode ser diagnosticada por broncofibroscopia mediante a introdução, na cavidade, de um cateter com escova telescópica ou protegida. As culturas quantitativas acima de 10^3 unidades formadoras de colônias por mL de líquido do escovado ou acima de 10^4 unidades formadoras de colônias por mL de líquido do lavado broncoalveolar protegido são consideradas diagnósticas de infecção.[37,38] Há controvérsias quanto ao uso e ao momento oportuno dessas técnicas de cultura quantitativa. Deve-se dedicar uma atenção especial à limitação para o uso de anestesia tópica e para a administração de lidocaína sem preservativos, que pode interferir com o crescimento bacteriano.

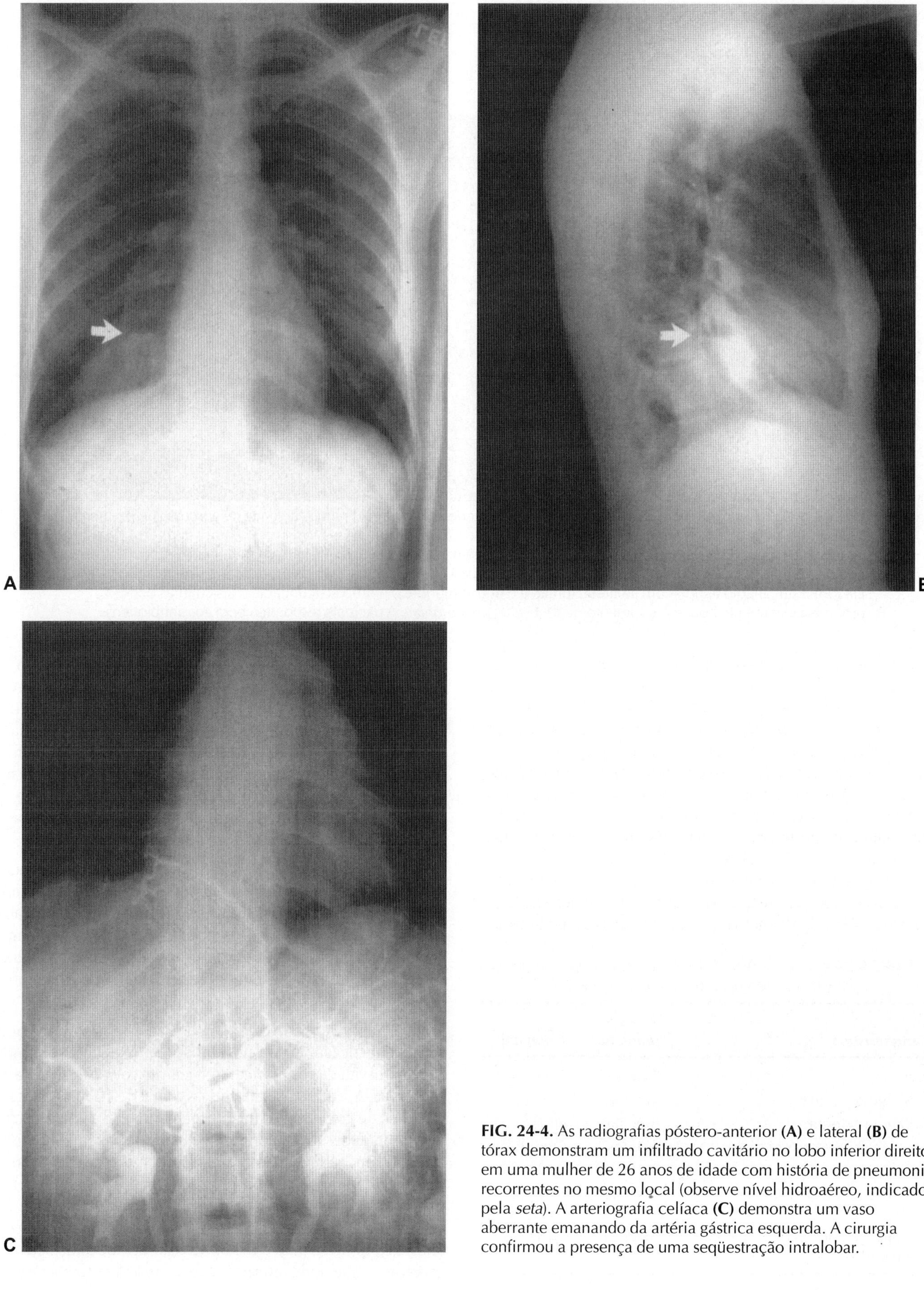

FIG. 24-4. As radiografias póstero-anterior **(A)** e lateral **(B)** de tórax demonstram um infiltrado cavitário no lobo inferior direito em uma mulher de 26 anos de idade com história de pneumonias recorrentes no mesmo local (observe nível hidroaéreo, indicado pela *seta*). A arteriografia celíaca **(C)** demonstra um vaso aberrante emanando da artéria gástrica esquerda. A cirurgia confirmou a presença de uma seqüestração intralobar.

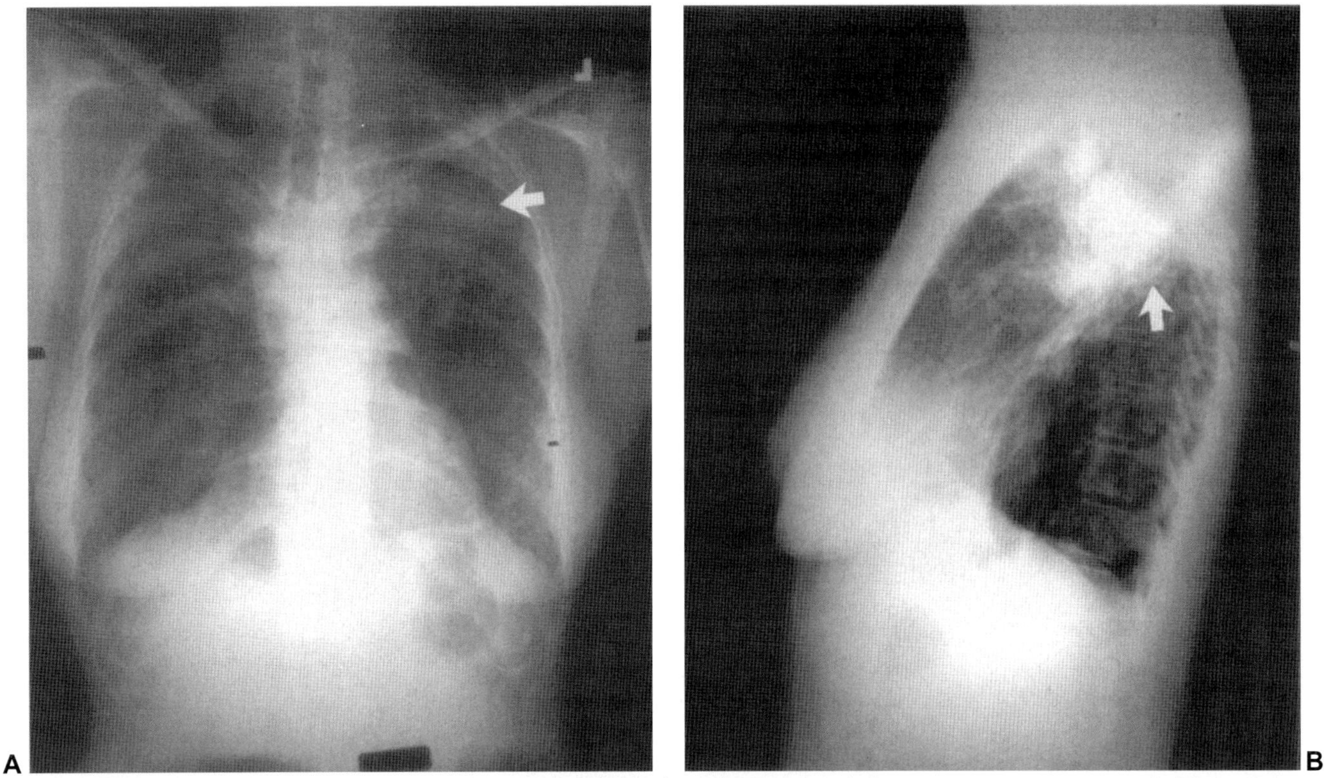

FIG. 24-5. A (incidência póstero-anterior) e B (incidência lateral): Uma grande lesão no segmento posterior do lobo superior esquerdo foi observada nesta mulher de 55 anos de idade com história de sarcoidose. Observe o clássico sinal crescente de ar ao redor de uma bola fúngica (*seta*). A lesão foi confirmada como um aspergiloma na cirurgia.

O transporte rápido e a cultura imediata após o procedimento, além da ausência de antibioticoterapia prévia, também melhoram os resultados das culturas.[36] Se houver suspeita de uma infecção por *P. carinii* em um paciente com HIV que apresente lesões pulmonares difusas com cavitações, o diagnóstico pode ser obtido mediante a coloração pela prata do lavado broncoalveolar.[39,40]

As infecções criptococócicas podem ser diagnosticadas pelas ocasionais lesões de cor vermelho-cereja identificadas endobronquicamente,[41] pela constatação da germinação de leveduras com o característico sinal do halo nos espécimes de lavados com coloração pela prata, e pelos testes para o antígeno criptococócico em espécimes de broncofibroscopia.[42] Se uma actinomicose ou nocardiose for suspeitada, o broncoscopista deve instruir o microbiologista para incubar as culturas por um período de tempo suficiente. A *Nocardia asteroides* geralmente necessita de 2 semanas para que as colônias apareçam nos meios de cultura comuns. A *Nocardia* cresce em meio fúngico (Sabourad) e meio para tuberculose (Löwenstein-Jensen) e geralmente é isolada quando as amostras são submetidas a culturas para fungos e tuberculose. Como o *Actinomices* cresce somente em culturas anaeróbicas, o laboratório deve estar previamente avisado de que este organismo é uma possibilidade. Embora, por definição, a doença cavitária causada por *Mycobacteria* deva conter pelo menos 1 milhão de organismos e assim deve ser prontamente isolada em um simples exame de escarro, ocasionalmente a broncofibroscopia é necessária.[43] A biópsia transbrônquica raramente é necessária em tais casos.

As doenças pulmonares cavitárias que não são infecciosas, como o câncer pulmonar, podem ser diagnosticadas em 80% das vezes por broncofibroscopia.[34] Uma sarcoidose cística avançada pode ser diagnosticada pela biópsia transbrônquica (Fig. 24-7),[44] mas deve-se ter cuidado quando se utilizam as imagens de TC para a elaboração de um roteiro para que o broncoscopista evite a punção de uma cavidade resultando em pneumotórax. A maioria dos casos de câncer metastático cavitário, linfoma, infarto pulmonar leve[45] e granulomatose de Wegener necessita de uma biópsia pulmonar obtida toracoscopicamente ou aberta. Apesar de os pacientes com artrite reumatóide poderem desenvolver nódulos pulmonares no lobo superior (síndrome de Caplan) que podem cavitar, um estudo destacou que deve-se ter cuidado ao presumir que o processo se deva a uma doença subaguda do colágeno vascular, pois a maioria de tais nódulos na verdade representa carcinomas.[46]

TABELA 24-5. *Critérios para a broncofibroscopia em pacientes com cavidades pulmonares*

Febre de baixo grau (< 100°F)
Contagem de leucócitos < 11.000/ mm^3
Mínimas queixas sistêmicas
Ausência de fatores que predisponham à aspiração
Falha em responder aos antibióticos após 10 d
Curso em deterioração

Modificado de Sosenko A, Glassroth J. Fiberoptic broncoscopy in the evaluation of lung abscess. *Chest* 1985;87:489-494, com permissão.

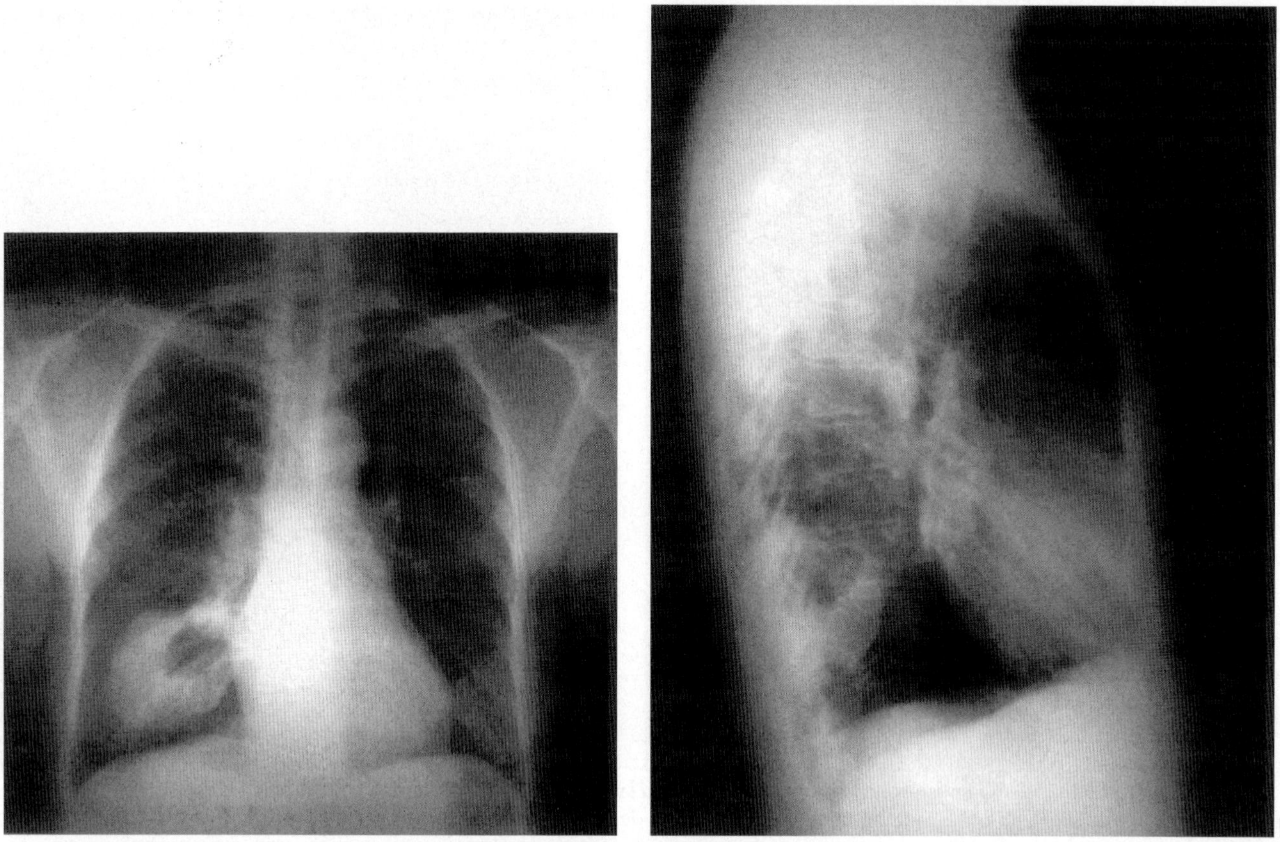

A B

FIG. 24-6. Radiografias de tórax em incidências póstero-anterior (**A**) e lateral (**B**) de um paciente sem sinais clínicos de infecção. O paciente era um tabagista inveterado que desenvolveu um carcinoma de células escamosas cavitário no segmento posterior do lobo inferior direito. Observe o aspecto espesso da parede da lesão.

A aspiração transtorácica com agulha proporciona uma alternativa útil ou um acréscimo à broncofibroscopia em alguns casos. Ela pode ser particularmente útil quando utilizada como parte de uma abordagem por equipe ao problema.[47]

Testes Sorológicos

Um número limitado de testes sorológicos pode ser útil no diagnóstico diferencial da doença pulmonar cavitária. Os testes sorológicos incluem o radioensaio para *Histoplasma capsulatum* e o teste de fixação do complemento para *Coccidioides immitis*.[48] Em um paciente com suspeita de granulomatose de Wegener, os testes para anticorpos séricos antinucleares/citoplasmáticos são sensíveis e específicos para a doença.[49] O ensaio da enzima conversora da angiotensina no soro pode prover evidências de apoio, mas não uma evidência diagnóstica da sarcoidose. A biópsia tecidual (conjuntiva, pulmão, linfonodo ou pele) ainda permanece como a abordagem definitiva na realização do diagnóstico de sarcoidose.[50] Precipitinas de *Aspergillus* são extremamente úteis na realização do diagnóstico do aspergiloma, já que 90% dos pacientes apresentam um teste positivo para precipitinas.[51]

Tratamento

A administração prolongada de penicilina é a principal opção de tratamento dos abscessos pulmonares anaeróbicos, geralmente em altas doses de 12 a 18 milhões de unidades via intravenosa por dia, em combinação com metronidazol, 2 g por dia, para cobrir os organismos produtores de β-lactamase. Desde a descrição de *Bacterióides* resistentes à penicilina, a maioria dos autores recomenda o uso de clindamicina além da terapia convencional com penicilina. Levison e colaboradores documentaram um período febril mais curto, escarro menos fétido, ausência de extensão pleural e ausência de recorrência em pacientes que utilizaram clindamicina em vez de penicilina. O tratamento foi ministrado em um total de 3 a 6 semanas neste estudo aleatório multiinstitucional.[52] Um estudo de Barcelona realizado por Gudiol, utilizando um protocolo aleatório, também constatou que a clindamicina, 600 mg intravenosa a cada 6 h durante 8 dias, seguida de terapia oral com 300 mg a cada 6 h, foi superior à terapia com penicilina. Dos 47 anaeróbios isolados, dez foram resistentes à penicilina, sem a demonstração de resistência à clindamicina. Oito entre 18 pacientes tratados com penicilina apresentaram uma falha na terapia, comparado a 1 entre 19 que receberam clindamicina.[53] A terapia com metronidazol (Flagyl) em dose de 400 mg *per os* t.i.d. pode gerar resultados iguais e benefícios econômicos, mas deve ser combinada à penicilina oral, 500 mg q.i.d.[5,36,54] O tempo médio para o fechamento da cavidade é de 3 a 4 semanas, mas pode levar até 14 semanas. A maioria dos autores recomenda de 4 a 6 semanas de terapia antibiótica utilizando o regime de Gudiol.[5,36,53]

A aspiração percutânea com agulha dos abscessos pulmonares não-resolvidos, particularmente aqueles que entram em contato com a parede torácica, é uma medida terapêutica efi-

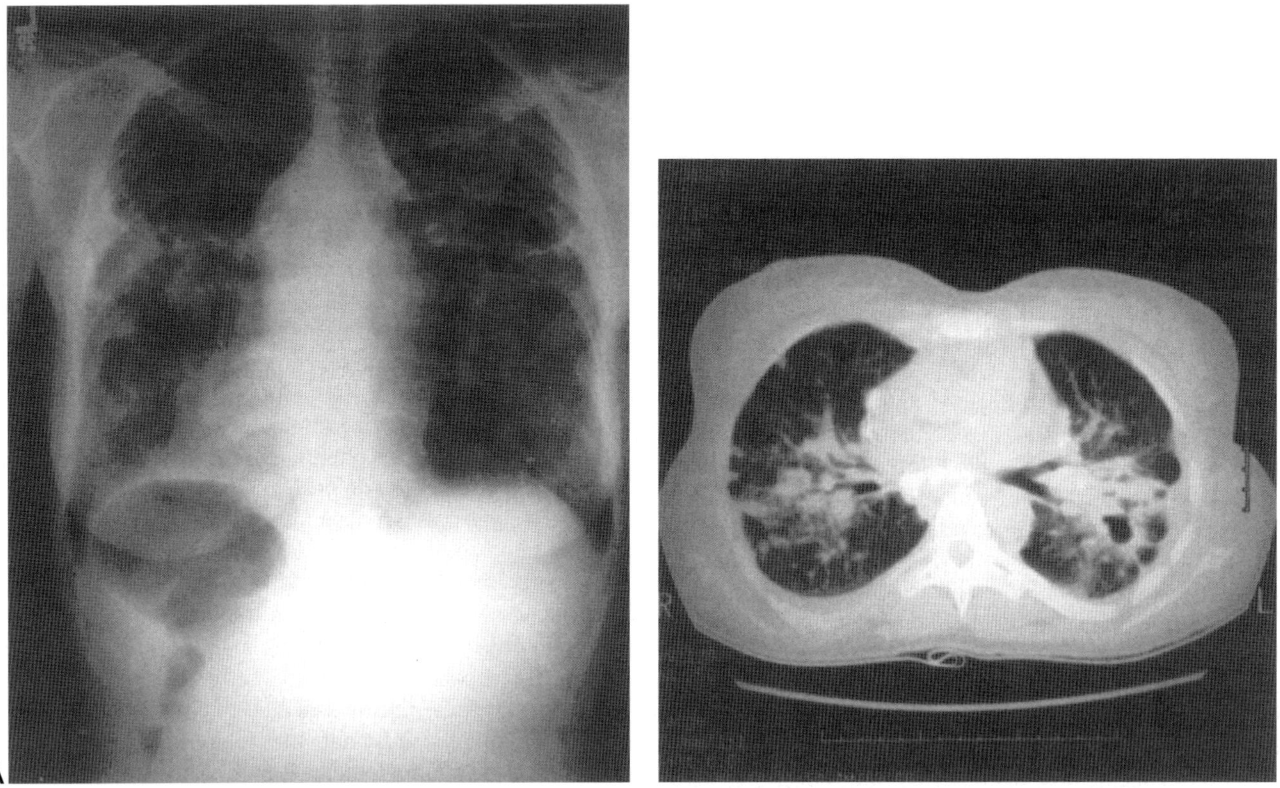

A B

FIG. 24-7. A: Radiografia de tórax póstero-anterior de uma paciente com sarcoidose cística no estágio 4. Ela se apresentou com tosse, dispnéia de esforço e calafrios, mas sem febre. Os níveis séricos da enzima conversora da angiotensina estavam elevados. A radiografia de tórax revela lesões císticas bilaterais sem níveis hidroaéreos. **B:** Em uma imagem de tomografia computadorizada da mesma paciente a simetria das lesões é notável, bem como o espessamento ao longo dos feixes broncovasculares. Uma biópsia transbrônquica revelou granulomas não-caseosos.

ciente e segura. Vários grupos recomendam a drenagem através de um cateter 10-French em pacientes que não respondem ao tratamento com antibióticos dentro de um período de 10 a 14 dias, permanecem tóxicos, apresentam cavidade de mais de 6 cm, têm pneumonia necrosante associada, são idosos ou imunocomprometidos, ou que possam ter uma obstrução brônquica.[36,55] Esta técnica é considerada como uma alternativa a uma drenagem mais invasiva utilizando tubos de grande calibre ou cirurgia. Deve-se enfatizar que manobras mecânicas simples como a drenagem postural e a fisioterapia respiratória devem ser utilizadas em todos os pacientes, particularmente aqueles com copiosa produção de escarro ou um grande nível hidroaéreo.

Os abscessos pulmonares causados por *Legionella micdadei* respondem a antibióticos macrolídeos e drenagem percutânea,[14] enquanto que aqueles causados por *Legionella pneumophila* parecem responder melhor à clindamicina com ou sem rifampicina. A mortalidade nestes pacientes pode ser de até 25%.[17] A penicilina e a tetraciclina permanecem como drogas de escolha no tratamento dos abscessos pulmonares por *Pasteurella*, mas é necessário um curso mais prolongado de terapia. A pneumonia por *Pasteurella multocida* está associada a um índice de mortalidade de 29%, principalmente devido à idade avançada e a debilitação da maioria dos pacientes com esta infecção.[9,10] Similarmente, a actinomicose é tratada com um curso prolongado intravenoso e depois oral de penicilina.[56] O trimetoprim (TMP), 100 mg por dia, com sulfametoxazol (SMX), 50 mg por kg por dia, permanecem as drogas de escolha para o abscesso pulmonar por *Norcadia*, com a duração da terapia variando em média por 6 meses nos hospedeiros imunocomprometidos.[18] Um abscesso por *Rhodococcus* geralmente é tratado durante 2 a 6 meses, dependendo da resolução clínica e radiológica, utilizando um regime de duas drogas que deve incluir um macrolídeo com uma das seguintes drogas, ciprofloxacina, gentamicina, rifampicina ou cotrimoxazol. Imipenem e vancomicina também são eficazes como uma terapia em combinação, com alguns autores defendendo uma terapia indefinida.[13]

Nos abscessos não-resolvidos ou naqueles com empiema associado, a terapia cirúrgica é a melhor conduta. Se a terapia percutânea falhar, a inserção de um dreno torácico com possível uso de trombolíticos intrapleurais, como a estreptoquinase, pode ser necessária.[6] A vídeotoracoscopia pode oferecer uma abordagem menos invasiva, mas ocasionalmente uma toracotomia aberta pode ser necessária.[20,57] Estima-se que somente 10% dos pacientes com abscessos pulmonares podem necessitar de cirurgia, e quando esta é realizada, os anestesistas devem utilizar um tubo endotraqueal de duplo lúmen para evitar contaminação do pulmão contralateral.[36] A maioria dos pacientes se recupera completamente, mas alguns podem desenvolver a bronquiectasia e pneumatoceles que podem ser secundariamente infectados por *Aspergillus*.[5]

DOENÇAS PULMONARES SUBAGUDAS COM INFLITRADOS FOCAIS NÃO CAVITÁRIOS

Causas Infecciosas

O paciente típico com uma infecção pulmonar subaguda apresenta uma febre com mais de 2 semanas de duração, sintomas respiratórios e infiltrados em vidro fosco unifocais ou multifocais nas radiografias. A lista de infecções com esta apresentação é demonstrada na Tabela 24-6.

Todas estas doenças são não cavitárias durante seus estágios iniciais, mas depois de algumas semanas, elas podem sofrer necrose e aparecer como infiltrados com múltiplas transparências ou cavidades. Estes pacientes tipicamente apresentam um curso febril intermediário, mas alguns podem estar afebris no momento da consulta ao médico. Tosse, dor torácica, dispnéia, perda de peso, mal-estar e sudorese noturna são comuns. Ruídos respiratórios focais são ouvidos sobre o segmento pulmonar afetado, com uma ausência de ruídos respiratórios ou um ronco fixo sobre um brônquio obstruído.

O achado radiológico típico é um infiltrado em vidro fosco ou alveolar, geralmente com bordos indistintos. A localização do infiltrado pode ser útil na formulação de um diagnóstico diferencial. Os infiltrados da tuberculose fibrocaseosa geralmente são encontrados nos segmentos apical e posterior dos lobos superiores ou nos segmentos superiores dos lobos inferiores. Eles podem ser unilaterais mas freqüentemente são bilaterais em pacientes com doença extensa. Como já foi discutido na seção Análise Radiológica, os infiltrados de uma pneumonia anaeróbica geralmente se localizam nos segmentos pulmonares inferiores, enquanto que aqueles de uma seqüestração pulmonar favorecem o segmento basal posterior do lobo inferior esquerdo.

Doenças Não-Infecciosas

Várias condições que não são infecções respiratórias podem simular doenças pulmonares subagudas. Elas estão listadas na Tabela 24-7. A bronquiolite obliterante com pneumonia em organização (BOOP) pode se apresentar como uma infecção subaguda com febre persistente e sintomas respiratórios. A BOOP tem diversos padrões radiológicos, incluindo um infiltrado focal em vidro fosco.[58] Apesar de a BOOP ocasionalmente ser causada por um agente microbiano como a *Legionella pneumophila* ou *Nocardia asteroides*, a maioria dos casos é idiopática. O diagnóstico geralmente requer uma biópsia pulmonar aberta ou transbrônquica.

A pneumonia eosinofiílica crônica geralmente é uma doença febril com infiltrados pulmonares focais que persistem durante semanas ou meses antes que um diagnóstico seja feito. Ela freqüentemente pode ser confundida com uma infecção pulmonar subaguda. Na revisão feita por Jederlinic, Sicilian e Gaensler de 19 casos de pneumonia eosinofílica crônica, muitos dos pacientes se apresentaram com uma tosse não produtiva, dispnéia, febre e perda de peso geralmente de mais de 10 quilos.[59] Em alguns casos, o diagnóstico é fortemente sugerido pelo padrão radiológico, com infiltrados esparsos localizados na periferia do pulmão (um negativo fotográfico de edema pulmonar) visto tanto na radiografia de tórax como na imagem de TC.

TABELA 24-6. *Infecções pulmonares subagudas com infiltrados focais*

Pneumonia fúngica
Actinomicose
Nocardiose
Tuberculose
Infecção por micobactérias diferentes da M. tuberculosis
Seqüestração broncopulmonar infectada
Pneumonia bacteriana com obstrução brônquica
Bronquiectasia

TABELA 24-7. *Condições que simulam uma infecção subaguda com infiltrados focais*

Bronquiolite obliterante com pneumonia nas organizações
Pneumonia eosinofílica crônica
Aspergilose broncopulmonar alérgica
Pneumonia lipóide
Pneumonite por radiação
Atelectasia redonda

Infiltrados pulmonares focais e em menor número geralmente são encontrados em pacientes com aspergilose broncopulmonar alérgica, uma doença que se caracteriza por asma, eosinofilia sangüínea, infiltrados nas regiões superiores, altos níveis séricos de imunoglobulina E e um teste de hipersensibilidade cutânea imediata positivo para o antígeno do *Asperillus fumigatus*.[60] Uma bronquietasia proximal geralmente está presente, mais bem demonstrada na imagem de TC de tórax.[61]

Uma febre subaguda e infiltrados pulmonares esparsos geralmente são vistos em pacientes com pneumonia lipóide, uma doença geralmente causada pela aspiração de óleo mineral. Uma história de ingestão de óleo mineral geralmente é ocultada pelo paciente e deve ser intensamente procurada. Geralmente uma biópsia invasiva pode ser necessária; entretanto, se uma história correta for obtida, a presença de macrófagos carregados de lipídeos no líquido do lavado bronco-alveolar utilizando corantes *oil red* e o *sudan black* pode ser diagnóstica (Fig. 24-8).[62,63]

O diagnóstico de pneumonite por radiação geralmente se faz por exclusão, depois que outras causas foram afastadas. Menos de 20% dos pacientes irradiados desenvolvem uma pneumonite de radiação, que geralmente aparece no portal de radiação. A febre da pneumonite por radiação pode em alguns momentos ser alta e apresentar picos.[64] A doença geralmente se inicia entre 6 a 12 semanas após o término da terapia, mas alguns casos ocorrem agudamente 2 semanas após a terapia. O sintoma mais comum é uma tosse seca e freqüente. Dispnéia, sudorese profusa e perda de peso podem ocorrer. Uma complicação por pneumonia subaguda deve ser excluída em todos os casos através de hemocultura, escarro e, algumas vezes, amostras colhidas por broncofibroscopia. A mucosa pode demonstrar uma atrofia e vasos sangüíneos com teleangiectasias dispersos, mas também pode ser normal.

Finalmente, apesar de não estar associada à febre, a atelectasia redonda pode se apresentar como um infiltrado focal semelhante a um tumor. Os achados radiológicos típicos são os de uma lesão baseada na pleura com vasos e brônquios convergindo na direção da lesão, formando uma cauda de cometa típica. Está mais freqüentemente associada à exposição ao asbestos.[65]

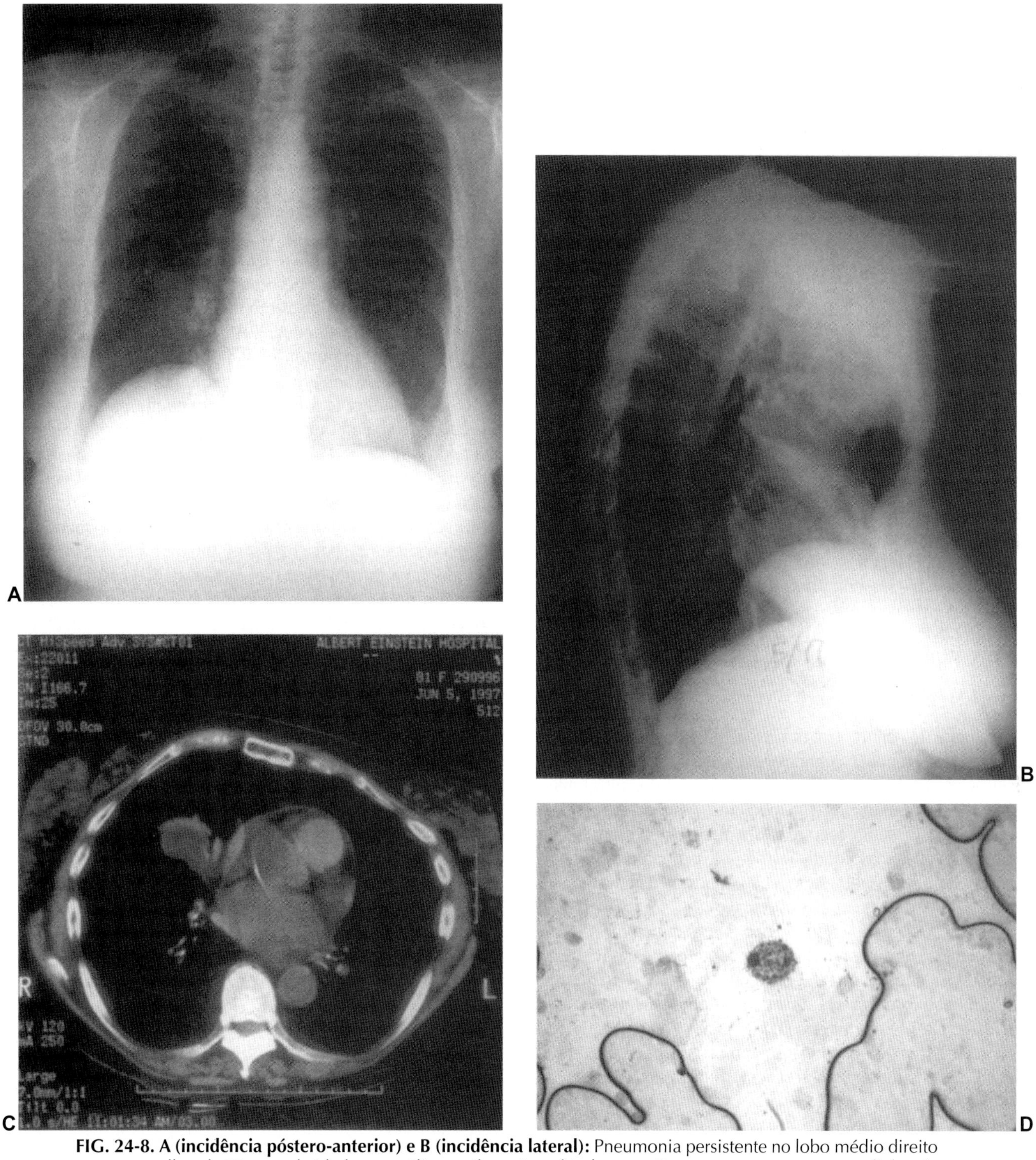

FIG. 24-8. A (incidência póstero-anterior) e B (incidência lateral): Pneumonia persistente no lobo médio direito em uma mulher de 75 anos de idade que utilizava óleo mineral todas as noites e que apresentava uma disfunção esofágica. **C:** Imagem de tomografia computadorizada (técnica mediastinal) demonstra uma densidade gordurosa dentro do infiltrado. **D:** Coloração com *oil red* dos macrófagos alveolares obtidos no momento do lavado broncoalveolar. Observe os glóbulos lipídicos dentro do macrófago.

Abordagem Diagnóstica

Uma história cuidadosa sobre uma possível exposição a pessoas com tuberculose ativa, viagens a regiões endêmicas de coccidioidomicose (Sudoeste dos Estados Unidos), blastomicose (Centro-Norte da América do Norte), ou histoplasmose (vales de rios) deve ser obtida. Radiografias de tórax antigas podem ser de ajuda no diagnóstico de uma seqüestração broncopulmonar se a anormalidade esteve presente por anos. Doenças dentárias são um fator de risco para a actinomicose, o organismo causador vive na superfície dos dentes.[66] Amostras apropriadas de escarro devem ser mandadas para esfregaços ácido-resistentes e cultura para tuberculose e nocardiose. Uma eosinofilia no escarro e sangue periférico pode ser demonstrada na maioria dos pacientes com aspergilose broncopulmonar alérgica.[67] Se a análise do escarro for imprecisa, o passo a seguir na avaliação deve ser a broncofibroscopia. A broncofibroscopia é útil no diagnóstico de doenças micobacterianas,[68-71] organismos fúngicos e em alguns casos de actinomicose e nocardiose.[72-74] O rendimento da broncofibroscopia varia, mas pode ser de até 50% em alguns pacientes com histoplasmose.[75] As imagens de TC de tórax são melhores do que os raios X simples para a definição do envolvimento pleural ou da parede torácica pela actinomicose ou nocardiose,[76] bem como auxilia no diagnóstico de seqüestração pulmonar,[32] demonstrando a bronquiectasia proximal característica na aspergilose broncopulmonar alérgica,[51] e revelando o sítio de uma obstrução brônquica em pacientes com pneumonia obstrutiva. Um teste cutâneo com tuberculina de potência intermediária deve ser realizado em todos os pacientes nesta categoria, bem como em um quadro de anergia. Um teste sorológico para HIV pode estar indicado em alguns pacientes e, raramente, uma sorologia para fungos pode ser útil. Uma aspiração transtorácica com agulha geralmente é útil e pode evitar uma toracotomia. Uma biópsia pulmonar aberta, de preferência uma videotoracoscopia, é necessária em pacientes que continuem a apresentar deterioração.[57]

INFECÕES PULMONARES SUBAGUDAS COM LESÕES PULMONARES DIFUSAS

Diagnóstico Diferencial

O diagnóstico diferencial das lesões pulmonares difusas associadas a pelo menos 2 semanas de febre é bastante limitado. O diagnóstico diferencial mais comum é com a tuberculose miliar, que apresenta um início febril indolente. A infecção por *P. carinii* também pode se apresentar desta maneira, com um início miliar e gradual. Várias condições não-infecciosas que podem simular uma infecção pulmonar subaguda estão listadas na Tabela 24-8.

A descrição do padrão radiológico pode ser mais útil. Na tuberculose miliar, as sombras são tipicamente pequenas, circulares, com densidade de água e com menos de 3 mm de diâmetro. Como a tuberculose miliar é uma doença potencialmente letal que muitas vezes se complica com meningite tuberculosa e outras características de disseminação, um diagnóstico imediato é essencial.[77] Na maioria dos casos, a abordagem mais rápida é a broncofibroscopia com biópsia transbrônquica, já que o material disponível para cultura freqüentemente é escasso e negativo e leva muito tempo para retornar do laboratório.[78]

TABELA 24-8. *Doenças respiratórias subagudas com infiltrados difusos*

Infecções
Tuberculose miliar
Doença fúngica miliar ou disseminada
Pneumonia por *Pneumocystis carinii*
Causas não-infecciosas
Bronquiolite obliterante com pneumonia em organização
Sarcoidose
Pneumonia por hipersensibilidade
Proteinose alveolar

As doenças não-infecciosas nesta categoria geralmente necessitam de biópsia. A abordagem para a BOOP já foi discutida, mas é bom manter em mente que esta doença pode apresentar diversas aparências e se desenvolve tanto com padrões difusos como focais. As imagens de TC de alta resolução têm sido úteis na distinção desta entidade.[79] A sarcoidose pulmonar pode se apresentar como uma infecção subaguda, com febre, em 20% dos pacientes. A sarcoidose é facilmente diagnosticada através de uma biópsia transbrônquica, embora a biópsia em outros sítios, como na conjuntiva, linfonodos palpáveis ou pele, possa apresentar bons resultados.[50] A procura pela simetria radiografica sempre é importante quando se considera uma sarcoidose. A variedade subaguda de pneumonite por hipersensibilidade é uma doença febril que pode ser confundida com uma recorrência de pneumonia adquirida na comunidade. Ela é causada por uma resposta imunológica à inalação de poeiras orgânicas. Quando uma história de exposição a uma poeira orgânica típica (p. ex., feno, umidificador caseiro, dejetos de pássaros) pode ser obtida, uma biópsia não é necessária. Quando uma biópsia é obtida de pacientes com pneumonite por hipersensibilidade, uma inflamação granulomatosa não-caseosa é observada, sem uma predileção particular por áreas ricas em linfáticos, como na sarcoidose. Os dados sugerem a utilidade de se medir a razão dos linfócitos CD4-CD8 (ausência para supressor) no líquido do lavado bronco-alveolar, pois ela geralmente está muito diminuída na pneumonite por hipersensibilidade.[80] Várias drogas podem estar associadas a uma pneumonite por hipersensibilidade, notavelmente a nitrofurantoína, difenilidantoína, sulfas, metilfenidato e uma variedade de antibióticos. Na maioria dos casos, a suspensão da droga agressora com um curto curso ocasional de corticosteróides resulta em uma resolução total do processo.[81]

A proteinose alveolar é uma doença idiopática na qual os espaços alveolares estão infiltrados com fosfolipídeos. Muitos pacientes se apresentam com uma doença febril subaguda sem a detecção de um organismo etiológico. Apesar de a superinfecção por *Nocardia* ter sido classicamente associada à proteinose alveolar, outros organismos como o *Aspergillus, Cryptococcus, Murcomycosis, Histoplasma, Mycobacteria, Pneumocystis* e citomegalovírus têm sido observados. Alguns autores enfatizaram a ausência de micróbios superinfectantes no líquido do lavado.[82,83] O diagnóstico geralmente necessita de uma biópsia pulmonar aberta, apesar de estudos sugerirem que a coloração do lavado broncoalveolar positiva para material lipoproteináceo com o ácido periódico de Schiff tem valor diagnóstico.[84]

Abordagem Diagnóstica

Novamente, uma história de exposição ou história prévia de tuberculose ou doença fúngica deve ser procurada. A história na BOOP geralmente é a de uma doença do tipo gripe súbita seguida de uma febre subaguda e sintomas respiratórios. Quando se considera uma pneumonite por hipersensibilidade, o médico deve perguntar sobre exposições ocupacionais ou domésticas a poeiras ou animais e obter uma completa história medicamentosa e de uso de drogas. Os fatores de risco comuns para a infecção por HIV devem ser revistos para cada paciente se a infecção por HIV estiver presente; *P. carinii*, pneumonia fúngica e tuberculose seja típica como atípica (*Mycobacterium avium-intracelulare*) devem ser fortemente consideradas no diagnóstico diferencial. Fatores de risco para o desenvolvimento de uma tuberculose ativa incluem silicose, *diabetes mellitus*, imunossupressão, pós-gastrectomia ou outra cirurgia intestinal com perda de peso subseqüente e infecção pelo HIV.

A broncofibroscopia proporciona ao médico um método mais rápido, eficiente e seguro de se atingir um diagnóstico. Geralmente o lavado broncoalveolar é tudo o que é necessário quando se considera uma infecção em um indivíduo HIV-positivo. Para doenças que simulam uma infecção, uma biópsia transbrônquica é mais útil. Raramente, a biópsia pulmonar aberta é necessária. As imagens de TC de alta resolução de tórax podem demonstrar padrões que são extremamente úteis no diagnóstico. Os granulomas não-caseosos na sarcoidose se distribuem em pontos ramificados ao longo dos feixes broncovasculares.[85] A proteinose alveolar e a BOOP revelam um padrão em vidro fosco, enquanto que a pneumonite por hipersensibilidade pode demonstrar um padrão nodular fino ou reticulonodular nas imagens de TC de alta resolução. Estudos sorológicos podem ser úteis para doenças fúngicas como a histoplasmose; o radioimunoensaio do sangue e urina, para o antígeno do *H. capsulatum*; ou fixação do complemento, para coccidioidomicose. Em caso de suspeita de sarcoidose, o sangue deve ser mandado para testes de enzima conversora de angiotensina. Apesar de valores altos da enzima conversora de angiotensina não serem diagnósticos, eles podem aumentar a possibilidade de um paciente ter sarcoidose se uma biópsia não for possível, ou ajudar a acompanhar a evolução da doença.[86] Se uma tuberculose miliar for fortemente suspeitada, uma biópsia de medula óssea ou de fígado podem substituir a biópsia pulmonar aberta para o estabelecimento do diagnóstico e determinação sobre o início da terapia com quatro drogas.

AGRADECIMENTOS

Os agradecimentos são para o Dr. Eugene Geppert por sua colaboração e assistência na revisão deste capítulo em sua primeira edição; Dr. William Herring, Chefe Adjunto do Departamento de radiologia e Dr. Adam Guttentag, Radiologista da Equipe, Albert Einstein Medical Center, pelo auxílio na obtenção de diversos exemplos radiológicos. Nós também agradecemos a Welsey Hilton por sua perícia e ajuda na reprodução e fotografia das radiografias.

REFERÊNCIAS BIBLIOGRÁFICAS

1. Fleischner Society. Glossary of terms; for thoracic: radiology: recommendations of the nomenclature committee of the Fleischner Society. *AJR Am J Roentgenol* 1984;55:363-374.
2. Estrera AS, Platt MR, Mills LJ, et al. Primary lung abscess. *J Thorac Cardiovasc Surg* 1980;79:275-282.
3. Pohlson EC, McNamara JJ, Char C, et al. Lung abscess: a changing pattern of disease. *Am J Surg* 1985;150:971101.
4. Neild JE, Eykyn SJ, Phillips 1. Lung abscess and empyema. *QJM* 1985;57:875-882.
5. Davis B, Systrom DM. Lung abscess: pathogenesis, diagnosis and treatment. *Curr Clin Top Infect Dis* 1998;18:252-273.
6. Jerng JH, Hsueh H, Teng LJ, et al. Empyema thoracis and lung abscess caused by viridans streptococci. *Am Jour Resp Crit Care Med* 1997;156:1508-1514.
7. Carruthers MM. Recrudescent melioidosis mimicking lung abscess. *Am Rev Respir Dis* 1981;124:756-758.
8. Steyer BJ, Sobonya RE. *Pasteurella multocida* lung abscess. *Arch Intern Med* 1984;144:1081-1082.
9. Machiels P, Haxhe JP, Trigaux JP, et al. Chronic lung abscess due to *Pasteurella multocida*. *Thorax* 1995;50:1017-1018.
10. Klein NC, Cunha BA. *Pasteurella multocida* pneumonia. *Semin Respir Infect* 1997;12:54-56.
11. Furman AC, Jacobs J, Sepkowiz KA. Lung abscess in patients with AIDS. *Clin Infect Dis* 1996;22:81-85.
12. Samies JH, Hathaway BN, Echols RM, et al. Lung abscess due to *Corynebacterium equi*. *Am J Med* 1986;80:685-688.
13. Tsang KWT, Lam PSP, Yuen KY, et al. *Rhodococcus equi* lung abscess complicating Evans syndrome treated with corticosteroid. *Respiration* 1998;65:27-30.
14. Johnson KM, Huseby JS. Lung abscess caused by *Legionella micdadei*. *Chest* 1997;111:252-253.
15. Morley JN, Smith LC. Treatment of *Legionella* lung abscess: unanswered questions [Letter] ? *Chest* 1998;113:845.
16. Lee SA, Selwyn PA. Cavitating lung mass due to *Legionella* infection in a patient with AIDS. *Am J Med* 1998;105:454-455.
17. Buggy BP, Saravolatz LD. Treatment of *Legionella pneumophila* lung abscess with clindamycin. *Clin Inf Dis* 1995;20:1158-1162.
18. Pourmand G, Jazaeri SA, Mehrsai A, et al. Nocardiosis: report of four cases in renal transplant recipients. *Transplant Proc* 1995;27:2731-2733.
19. Philpott NJ, Woodhead MA, Wilson AG, Millard FJC. Lung abscess: a neglected cause of life threatening hemoptysis. *Thorax* 1993;48:674-675.
20. Richardson JD, Carrillo E. Thoracic infection after trauma. *Chest Sur Clin N Am* 1997;7:401-427.
21. Ganske JG, Dermis D, Vanderveer JB. Traumatic lung cyst: case report and literature review. *J Trauma* 1981;21:493-496.
22. Dugdale DC, Ritter KJ, Wilhyde DE. Lung abscess causing Homer's syndrome. *West J Med* 1990;153:196-197.
23. Bartlett JG. Anaerobic bacterial infections of the lung. *Chest* 1987;91:901-909.
24. Venkatachalam KK, Saravolatz LD, Cristopher K. Legionnaires disease. A cause of lung abscess *JAMA* 1979;241:597-598.
25. Lewin S, Brettman LR, Goldstein EJC, et aL Legionnaires disease: a cause of severe abscess-forming pneumonia. *Am J Med* 1979;67:339-341.
26. Bordelon JY, Legrand P, Gewin WC, et al. The telescoping plugged catheter in suspected anaerobic infections. A controlled series. *Am Rev Respir Dis* 1983;128:465-468.
27. Filice GA. Nocardiosis. In: Sarosi GA, Davies SF, eds. *Fungal diseases of the lung*. Orlando, Fla.: Grune & Stratton, 1986:238.
28. Wilson JP, Turner HR, Kirchner KA, et al. *Nocardia* infections in renal transplant recipients. *Medicine* 1989;68:38-57.
29. Kaye MG, Fox MJ, Bartlett JG, et al. The clinical spectrum of *Staphylococcus aureus* infection. *Chest* 1990;97:788-792.
30. Stark DD, Federle MP, Goodman PC, et al. Differentiating lung abscess and empyema: radiography and computed tomography. *AJR Am J Roentgenol* 1983;141:163-167.
31. Fraser RG, Pare R. Infectious diseases of the lung. In: *Diagnosis of diseases of the chest,* 3rd ed. Philadelphia: WB Saunders, 1989:1026.
32. Chan KC, Hyland RH, Gray RR, et al. Diagnostic imaging of intralobar pulmonary sequestration. *Chest* 1988;93:189-192.
33. Oliphant L, McFadden RG, Carr TJ, et al. Magnetic resonance imaging to diagnose intralobar pulmonary sequestration. *Chest* 1987;91:500-502.
34. Sosenko A, Glassroth J. Fiberoptic bronchoscopy in the evaluation of lung abscesses. *Chest* 1985;87:489-494.
35. Hammer DL, Aranda CP, Galati V, Adams FV. Massive intrabronchial aspiration of contents; of pulmonary abscess after fiberoptic bronchoscopy. *Chest* 1978;74:306-307.
36. Wiedemann HP, Rice TW Lung abscess and empyema. *Semin Thorac Cardiovasc Sur* 1995;7:119-128.

37. Henriquez AH, Mendoza J, Gonzalez PC. Quantitative culture of bronchoalveolar lavage from patients with anaerobic lung abscess. *J Infect Dis* 1991;164:414-417.
38. Papazian L, Thomas P, Garbe L, et al. Bronchoscopic or blind sampling techniques for the diagnosis of ventilator-associated pneumonia. *Am J Res Crit Care Med* 1995;152:1982-1991.
39. Klein JS, Warnock M, Webb WR, et al. Cavitating and noncavitating granulomas in AIDS patients with *Pneumocystis carinii* pneumonitis. *AJR Am J Roentgenol* 1989;152:753-754.
40. Chechani V, Zaman MK, Finch PJP. Chronic cavitary *Pneumocystis carinii* pneumonia in a patient with AIDS. *Chest* 1989;95:1347-1348.
41. Chechani V, Kamholz SL. Pulmonary manifestations of disseminated cryptococcosis in patients with AIDS. *Chest* 1990;98:1060-1066.
42. Baughman R, Rhodes J, Dohn M, et al. Detection of cryptococcal antigen in bronchoalveolar lavage fluid: a *prospective study* of diagnostic utility. *Am Rev Respir Dis* 1992;145:1226-1229.
43. Baughman RP, Kohn MN, Loudon RG, et al. Bronchoscopy with bronchoalveolar lavage in tuberculosis and fungal infections. *Chest* 1991;99:92-97.
44. Biem J, Hoffstein V *Aggressive* cavitary pulmorary sarcoidosis. *Am Rev Respir Dis* 1991;143:428-430.
45. Libby LS, King TE, LaForce M, et al. Pulmonary cavitation following pulmonary infarction. *Medicine* 1985;64:342-348.
46. Jolles; H, Moseley PL, Peterson MW. Nodular opacities in patients with rheumatoid arthritis. *Chest* 1989;96:1022-1025.
47. Conces DJ, Schwenk GR, Doering PR, et al. Thoracic needle biopsy: improved results utilizing a team approach. *Chest* 1987;91:813-816.
48. Wheat: LJ, Kohler RB, Tewari RR Diagnosis of disseminated histoplasmosis by detection of Histoplasma capsulatum antigen in serum and urine specimens. *N Engl J Med* 1986;314:83-86.
49. Nolle B, Specks U, Ludemann J, et al. Anticytoplasmic autoantibodies: their immunodiagnostic: value in Wegener granulornatosis. *Ann Intern Med* 1989;111:28-40.
50. Newman LS, Rose CS, Maier LA. Sarcoidosis. *N Engl J Med* 1997;336:1224-1234.
51. Wollschlager C, Khan F. Aspergillomas complicating sarcoidosis. *Chest* 1984;86:585-588.
52. Levison ME, Mangura CT, Lorber B, et al. Clindamycin compared with penicillin for the treatment of anaerobic lung abscess. *Ann Intern Med* 1983;98:466-471.
53. Gudiol F, Manresa F, Paliares R, et al. Clindamycin vs penicillin for anaerobic lung infections. *Arch Intern Med* 1990;150:2525-2529.
54. Neff TA. Today's approach to lung abscess. *J Respir Dis* 1992;13:665-675.
55. Parker LA, Melton JW, Delany DJ, Yankaskas BC. Percutaneous small bore catheter drainage in the management of lung abscesses. *Chest* 1987;92:213-218.
56. Dontfraid F, Ramphal R. Bilateral pulmonary infiltrates in association with actinomycosis. *Clin Infect Dis* 1994;19:143-145.
57. Harris RJ, Kavuru MS, Rice TW, Kirby TJ. The diagnostic and therapeutic utility of thoracoscopy. *Chest* 1995;108:828-841.
58. Cordier JF, Loire R, Brune J. Idiopathic bronchiolitis obliterans organizing pneumonia. Definition of characteristic clinical profiles in a series of 16 patients. *Chest* 1989;96:999-1004.
59. Jederlinic PJ, Sicilian L, Gaensler EA. Chronic eosinophilic pneumonia. A report of 19 cases and a review of the literature. *Medicine* 1988;67:154-162.
60. Hinson KFW, Moon AJ, Plummer NS. Bronchopulmonary aspergillosis. A review and report: of eight cases. *Thorax* 1952;7:317-333.
61. Neeld DA, Goodman LR, Gurney JW, et al. Computerized tomography in the evaluation of allergic: bronchopulmonary aspergillosis. *Am Rev Respir Dis* 1990;142:1200-1205.
62. Kennedy JD, Costello P, Balikian JP, Herman PG. Exogenous lipoid pneumonia *AJR Am J Roentgenol* 1981;136:1145-1149.
63. Epstein RL. Constituents of sputum. A simple method. *Ann Intern Med* 1972;77:259-265.
64. Fennessy JJ. Irradiation damage to the lung. *J Thorac Imaging* 1987;2:68-79.
65. Hillerdal G. Rounded atelectasis. *Chest* 1989;95:836-841.
66. Williams RC. Periodontal disease. *N Engl J Med* 1990;322:373-382.
67. Glimp RA, Bayer AS. Fungal pneumonias: part 3. Allergic bronchopulmonary aspergillosis. *Chest* 1981;80:85-94.
68. Jett JR, Cortese DA, Dines DE. The value of bronchoscopy in the diagnosis of mycobacterial disease. A five year experience. *Chest* 1981;80:575-578.
69. Stenson W, Aranda C, Bevelaqua FA. Transbronchial biopsy culture in pulmonary tuberculosis. *Chest* 1983;83:883-884.
70. De Garcia J, Curull V, Vidal R, et al. Diagnostic value of bronchoalveolar lavage in suspected pulmonary tuberculosis. *Chest* 1988;93:329-332.
71. Wallace JM, Deutsch AL, Harrell JH, Moser KE. Bronchoscopy and transbronchial biopsy in the evaluation of patients with suspected active tuberculosis. *Am J Med* 1981;70:1189-1194.
72. Ariel I, Breuer R, Kamal NS, et al. Endobronchial actinomycosis simulating bronchogenic carcinoma. Diagnosis by bronchial biopsy. *Chest* 1991;99:493-495.
73. Rodriguez JL, Barrio JL, Pitchenik AE. Pulmonary nocardiosis in the acquired immunodeficiency syndrome. Diagnosis with bronchoalveolar lavage and treatment with non-sulphur containing drugs. *Chest* 1986;90:912-914.
74. Henkle JQ, Nair V. Endobronchial pulmonary nocardiosis. *JAMA* 1986;256:1331-1332.
75. Prechter G, Prakash U. Bronchoscopy in the diagnosis of pulmonary histoplasmosis. *Chest* 1989;95:1033-1036.
76. Kwong J, Muller N, Godwin J, et al. Thoracic actinomycosis: CT findings in eight patients. *Radiology* 1992;183:189-192.
77. Maartens G, Willcox P, Benatar SR. Miliary tuberculosis: rapid diagnosis, hematologic abnormalities, and outcome in 109 treated adults. *Am J Med* 1990;89:291-296.
78. Willcox PA, Potgieter PD, Bateman ED, Benatar SR. Rapid diagnosis of sputum negative miliary tuberculosis using the flexible fiberoptic bronchoscope. *Thorax* 1986;41:681-684.
79. Muller N, Miller R. Computed tomography of chronic diffuse infiltrative lung disease. *Am Rev Respir Dis* 1990;1206-1215, 1440-1448.
80. Costabel U, Bross KJ, Marxen J, Matthys H. T-lymphocytosis in bronchoalveolar lavage fluid of hypersensitivity pneumonitis. *Chest* 1984;85:514-518.
81. Cooper JA, White DA, Matthay RA. Drug-induced pulmonary discase. *Am Rev Respir Dis* 1986;133:321-340, 488-505.
82. Kariman K, Kylstra J, Spock A. Pulmonary alveolar proteinosis: prospective clinical experience in 23 patients for 15 years. *Lung* 1984;162:223-231.
83. Claypool W, Rogers R, Matuschank G. Update on the clinical diagnosis, management, and pathogenesis of pulmonary alveolar proteinosis. *Chest* 1984;85:550-558.
84. Wang BM, Stem EJ, Scmidt RA, Pierson DL Diagnosing pulmonary alveolar proteinosis-a review and update. *Chest* 1997;111:460-466.
85. Grenier P, Valeyre D, Cluzel P, et al. Chronic diffuse interstitial lung disease: diagnostic value of chest radiography and high-resolution *CT. Radiology* 1991;179:123-132.
86. Lieberman J, Scleissner LA, Nosal A, et al. Clinical correlations of serum angiotensin-converting enzyme (ACE) in sarcoidosis. *Chest* 1983;84:522-528.

CAPÍTULO 25

Bronquiectasias

Robert Wilson

A bronquiectasia é definida como uma dilatação crônica anormal de um ou mais brônquios. Esta anormalidade estrutural predispõe o paciente a infecções bacterianas crônicas ou recorrentes, que são largamente um resultado de uma má eliminação do muco das áreas afetadas. Casos de bronquiectasia sacular ou cística, nos quais uma grave perda da estrutura brônquica leva a grandes dilatações do tipo-balão, nos dias atuais dificilmente são observados nos países desenvolvidos (Fig. 25-1). Este tipo de bronquiectasia, geralmente seguido por graves infecções pulmonares, é caracterizado pela produção de grandes volumes de escarro e por baqueteamento digital.[1] A prevalência das formas graves de bronquiectasia diminuiu devido à introdução da vacinação contra infecções da infância, melhoria das condições socioeconômicas e à disponibilidade de antibióticos.[1-3] Nas partes do mundo nas quais as condições sociais são ruins e os cuidados de saúde menos disponíveis, a bronquiectasia permanece uma causa comum de morbidade e mortalidade.

Nos dias de hoje, muito mais freqüentemente observada é a forma cilíndrica de bronquiectasia, na qual o dano à parede brônquica é menos grave.[4] O copioso infiltrado linfocítico na parede brônquica destes casos se assemelha fortemente ao tipo folicular de bronquiectasia descrito por Whitwell em seu clássico estudo.[5] Este tipo de bronquiectasia, que geralmente é bilateral e pode ser difuso, apesar de apresentar lobos inferiores tipicamente mais afetados, foi denominado de *"bronquiectasia moderna"*.[4] Na *bronquiectasia varicosa*, constricções locais são superpostas em alterações cilíndricas. A *bronquiectasia por tração* ocorre em condições de fibrose pulmonar como a alveolite fibrosante, na qual as paredes das vias aéreas são repuxadas pelo processo fibrótico. A disponibilidade das imagens de tomografia computadorizada de alta resolução com secções finas levou a um aumento no reconhecimento dos casos de bronquiectasia em pacientes que de outra forma seriam erroneamente diagnosticados como portadores de uma bronquite crônica.[6] Entretanto, existe uma certa preocupação de que a TC detecte uma condição patológica diferente da que nós entendemos ser indicada pelo termo *bronquiectasia* no passado, e este fato deve ser mantido em mente quando se comparam novos estudos a estudos antigos. A verdadeira prevalência da bronquiectasia somente será determinada se no futuro nós pudermos desenvolver uma técnica de imagens barata e totalmente segura que possa ser aplicada em pesquisas populacionais.

R. Wilson: Host Defence Unit, National Heart and Lung Institute, Imperial College of Science, Technology, and Medicine, London, SW3 6LR, United Kingdom.

FISIOPATOLOGIA

Na bronquiectasia, as vias aéreas subsegmentares estão permanentemente dilatadas, tortuosas e parcialmente ou totalmente obstruídas por copiosas quantidades de secreção. Os ramos laterais estão freqüentemente obliterados. As proteínas estruturais estão perdidas na parede brônquica com a presença de uma quantidade variável de fibrose. O processo geralmente envolve os bronquíolos, e a obstrução de longa duração pode resultar em uma completa fibrose das vias aéreas menores. Caracteristicamente, a camada de elastina da parede é deficiente ou está ausente, e o músculo e cartilagem também demonstram sinais de destruição. Essas alterações enfraquecem a parede e facilitam a distorção subseqüente da arquitetura normal. O epitélio da via aérea geralmente está danificado, e as células ciliadas desaparecem.[4] Alterações pneumônicas peribrônquicas com evidências de dano parenquimatoso podem estar presentes. As artérias pulmonares podem apresentar tromboses e podem recanalizar. Com a longa duração da patologia, ocorre uma hipertrofia das artérias brônquicas, com anastomose e algumas vezes um *shunting* considerável para as artérias pulmonares.[7]

Observa-se uma inflamação intensa, na qual os linfócitos predominam na parede brônquica, e os neutrófilos, no lúmen. As paredes dos brônquios e bronquíolos contêm folículos linfóides e nódulos. Assim como linfócitos B e plasmócitos nos folículos, existe a presença de uma resposta imunológica celular bem desenvolvida, com números aumentados de linfócitos T ativados, principalmente os do fenótipo supressor/citotóxico $CD8^+$; antígenos processando células; e macrófagos maduros.[8]

A expectoração crônica de escarro mucopurulento ou purulento deve levar à suspeita da presença de uma bronquiectasia. O termo *sepse brônquica crônica* tem sido utilizado para descrever uma infecção brônquica crônica levando à produção diária de escarro purulento.[4] Entretanto, o termo *sepse* sugere que pode ocorrer uma bacteremia, e esta é rara nestes pacientes pois uma exuberante resposta imunológica confina a infec-

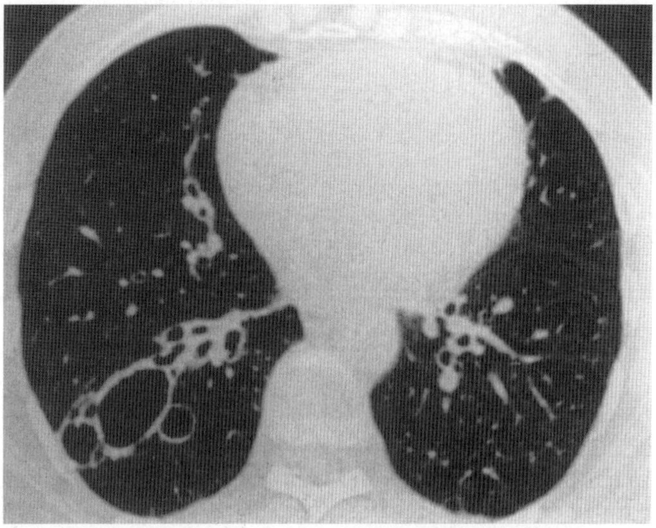

FIG. 25-1. Tomografia de alta resolução de um paciente que apresentou uma grave pneumonia no lobo inferior direito na infância, o que causou uma grave bronquiectasia cística posteriormente e uma bronquiectasia menos intensa no restante do lobo.

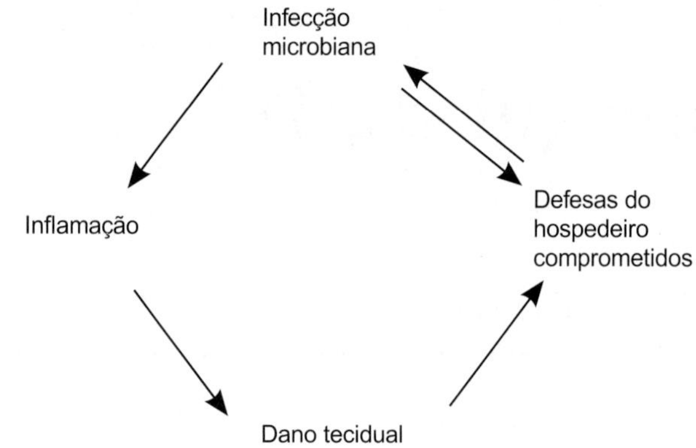

FIG. 25-2. Um círculo vicioso de bactéria-dano pulmonar mediado pelo hospedeiro estimulado que ocorre na presença de uma infecção bacteriana crônica das vias aéreas.

ção aos pulmões. Portanto, *supuração brônquica crônica* pode ser um termo mais apropriado. Pacientes ocasionais apresentam uma bronquiectasia seca e assintomática que pode predispor a infecções de repetição ou a hemoptises.

Grandes números de neutrófilos são atraídos para dentro do lúmen do brônquio em resposta à infecção bacteriana, por fatores quimiotáticos derivados tanto da bactéria como do hospedeiro [p. ex., interleucina-8 (IL-8), fator do complemento (C5a), leucotrieno B-4 (LTB-4)]. Uma falha desta resposta inflamatória em erradicar a infecção em pacientes com bronquiectasia leva a uma inflamação crônica. Os neutrófilos liberam enzimas proteolíticas como a elastase e espécies reativas ao oxigênio durante a fagocitose causando o dano tecidual na área afetada, que pode se disseminar para envolver áreas de pulmão normal. Complexos imunes são formados entre os anticorpos que são produzidos localmente, aqueles que chegam via transudação, e antígenos bacterianos. Estes estimulam ainda mais o processo inflamatório que por sua vez promove a continuação da infecção. Células epiteliais, linfócitos e macrófagos liberam citocinas e outros fatores que orquestram e perpetuam esta seqüência de eventos, que foi denominada de *círculo vicioso* (Fig. 25-2). Mais informações sobre as vias biológicas envolvidas podem ser obtidas nos artigos de Cole, Wilson e colaboradores e Hill e colaboradores.[4,9,10]

O que geralmente é menos bem entendido é o ponto inicial do círculo vicioso. A lesão pulmonar pode ter ocorrido durante um evento agudo (p. ex., inalação de um gás tóxico) ou pode ter sido causada por uma infecção séria (p. ex., tuberculose ou coqueluche), ou em alguns casos pode existir um problema reconhecido das defesas do hospedeiro (p. ex., discinesia ciliar primária). Seja qual for a razão, as condições permitem que a bactéria tenha uma base firme e uma vez que ela persista nos pulmões, a despeito da resposta inflamatória, o círculo vicioso começa.

BACTERIOLOGIA

As infecções geralmente são causadas por espécies bacterianas que formam parte da flora comensal da nasofaringe (p. ex., *Haemophillus influenzae* não tipificáveis, *Haemophilus parainfluenzae, Streptococcus peumoniae, Moraxella catarrhalis* são os mais comuns), ou por patógenos oportunistas (p. ex., *Pseudomonas aeruginosa, Stenotrophomonas maltophilia*). Infecções mistas são comuns. Pacientes carregam a mesma cepa durante vários meses, e a aquisição de uma nova cepa não está necessariamente associada a uma exacerbação dos sintomas.[11] Nós descobrimos que os pacientes com bronquiectasia infectados pelo *H. influenzae* apresentavam a mesma qualidade de vida do que aqueles com escarro estéril.[12] Estas descobertas sugerem que a infecção crônica pode não ser necessariamente nociva, pelo menos em parte, e o fator decisivo pode ser a quantidade de inflamação que a infecção bacteriana induz, que por sua vez pode depender não somente da cepa particularmente envolvida, mas também do número de bactérias presentes.[13,14]

Quando uma infecção brônquica crônica ocorre com espécies bacterianas comensais ou oportunistas, ela reflete a gravidade do dano às defesas pulmonares e não a virulência do microrganismo. A bactéria utiliza vários mecanismos que permitem que elas evitem sua eliminação pelas defesas do hospedeiro e persistem na mucosa das vias aéreas. Os pacientes ficam assim cronicamente infectados enquanto apresentam uma condição estável. Isto reflete uma compensação entre as defesas do hospedeiro e a bactéria, de modo que o número de bactérias está contido pelas defesas do hospedeiro que permanecem, mas essas bactérias não são eliminadas.[9] O equilíbrio pode ser quebrado, por exemplo, por uma infecção viral, permitindo que haja um aumento do número de bactérias; ou a infecção por uma nova cepa ou espécies que não sejam tão bem contidas pelas defesas do hospedeiro. Este fato atrai um aumento da resposta inflamatória, com o desenvolvimento dos sintomas de uma exacerbação.

A infecção inicial por *P. aeruginosa* geralmente acontece com uma cepa não-mucóide que se torna mucóide quando a infecção é crônica. Imagina-se que a *P. aeruginosa* esteja diretamente envolvida na deterioração da função pulmonar e na insuficiência pulmonar que leva a quase todas as mortes nos casos de fibrose cística (FC). Na bronquiectasia, também foi demonstrado que a *P. aeruginosa* está associada a uma extensa doença pulmonar e a uma grave obstrução ao fluxo de ar,[15] e que o declínio da função pulmonar é mais rápido naqueles colonizados por *P. aeruginosa* do que nos que são colonizados por outros organismos.[16] Não surpreendentemente, nós observamos que pacientes infectados pela *P. aeruginosa* apresentam uma pior qualidade de vida do que pacientes infectados por outras espécies.[12] Entretanto, nem todos os autores acham que a infecção por *P. aeruginosa* esteja associada a uma deterioração clínica,[17] e são necessários mais estudos para que se confirme uma relação de causa e efeito direta entre a aquisição da *P. aeruginosa* e a deterioração da saúde. Por exemplo, pode ser que a infecção por *P. aeruginosa* ocorra naqueles pacientes nos quais a função pulmonar já esteja se deteriorando, e assim a infecção é um marcador da deterioração e não de sua causa.[16]

A *Burkholderia* (p. ex., *Pseudomonas*) *cepacia* tem sido associada a uma grave infecção na FC, mas é um patógeno raro nas bronquiectasias não-FC. O *Staphylococcus aureus* também é um patógeno incomum em bronquiectasias em comparação com a FC. Nós descobrimos que a infecção crônica pelo *S. aureus* está associada a variantes atípicas de FC e a uma aspergilose broncopulmonar alérgica (ABPA), ambas podendo causar uma bronquiectasia predominantemente em lobos superiores. A tuberculose é uma rara complicação da bronquiectasia, mas as micobactérias não-tuberculosas podem infectar vias aéreas bronquiectásicas, levando a uma piora da condição. Algumas espécies de micobactérias não-tuberculosas, particularmente a *Mycobacterium avium-intracellulare*, podem infectar pacientes sem uma doença pulmonar preexistente ou imunodeficiência demonstrável. A infecção por *M. avium-intracellulare* leva a uma doença nas pequenas vias aéreas e à bronquiectasia, e em alguns casos pode ser difícil se determinar se a infecção pela micobactéria não-tuberculosa é primária ou secundária.[18,19]

CAUSAS DE BRONQUIECTASIAS E CONDIÇÕES ASSOCIADAS

O reconhecimento da presença da bronquiectasia deve levar à investigação de possíveis causas, algumas delas tratáveis, e à construção de um plano de tratamento para o alívio dos sintomas, evitando a progressão da doença. Como a progressão pode ser insidiosa, ou ocorrer de um modo brusco ao invés de uma maneira gradativa, o acompanhamento regular e as reavaliações são necessários, em muitos casos durante toda a vida.

Nós continuamos a ignorar muitas das causas subjacentes da bronquiectasia e mais da metade dos casos ainda são considerados idiopáticos.[4] Inúmeras causas de bronquiectasia são conhecidas (Tabela 25-1), e várias outras condições estão associadas à bronquiectasia (Tabela 25-2). Algumas das mais importantes condições serão descritas com maiores detalhes a seguir.

Pós-Infecciosa

Os microrganismos que causam infecções que levam à uma bronquiectasia são a *M. tuberculosis*, micobactérias não-tuberculosas,[19] *Bordetella pertusis*,[20] vírus do sarampo,[4] adenovírus,[21] *Mycoplasma pneumoniae*[22] e o causador da doença de Chagas, o *Trypanosoma cruzi*.[4] Uma história de sintomas crônicos após uma grave infecção pulmonar, com bronquiectasia confinada à área afetada, indica uma bronquiectasia pós-infecciosa. A tuberculose costumava ser uma causa comum deste tipo de bronquiectasia. Entretanto, vários pacientes apresentam história de infecções da infância, como a coqueluche, quando eles se apresentam pela primeira vez como adultos, com uma bronquiectasia difusa cilíndrica, e nestas circunstâncias a importância da história é menos certa.

TABELA 25-1. *Causas de bronquiectasia*

Pós-infecciosa
Por exemplo, tuberculose, coqueluche, micobactéria não-tuberculosa
Obstrução mecânica
Obstrução intrínseca (tumor ou corpo estranho) ou extrínseca (linfonodo) do lúmen das vias aéreas
Resposta imunológica deficiente
Por exemplo, pan-hipogamaglobulinemia, deficiência seletiva de imunoglobulina, vírus da imunodeficiência humana
Congênita
Por exemplo, parede brônquica defeituosa, seqüestração pulmonar
Pneumonite inflamatória
Por exemplo, aspiração do conteúdo gástrico, inalação de gases tóxicos
Resposta imunológica excessiva
Por exemplo, aspergilose broncopulmonar alérgica, rejeição a transplante de pulmão, doença enxerto-*versus*-hospedeiro crônica
Eliminação anormal do muco
Por exemplo, discinesia ciliar primária, fibrose cística, síndrome de Young
Fibrose
Por exemplo, alveolite fibrosante criptogênica, sarcoidose

TABELA 25-2. *Condições associadas a bronquiectasias*

Infertilidade
Por exemplo, discinesia ciliar primária, fibrose cística, síndrome de Young
Doença intestinal inflamatória
Por exemplo, colite ulcerativa, doença de Crohn, doença celíaca
Distúrbios do tecido conjuntivo
Por exemplo, artrite reumatóide, lúpus eritematoso sistêmico
Malignidade
Por exemplo, leucemia linfática aguda ou crônica
Pan-bronquiolite difusa
Vista predominantemente em pacientes japoneses
Síndrome das unhas amarelas
Unhas descoloridas (geralmente amarelas), linfedema, derrames pleurais
Deficiência de α1-antiprotease
Causa mais comumente enfisemas
Envenenamento por mercúrio
Pode causar síndrome de Young (azoospermia obstrutiva, sinusite e bronquiectasia)

Obstrução Mecânica

Uma bronquiectasia localizada pode ocorrer por obstrução brônquica de qualquer causa, que pode ser intrínseca ou extrínseca à via aérea. Isto leva seqüencialmente a um dano à eliminação de muco, infecção distal, dano à parede brônquica e bronquiectasia. A síndrome do lobo médio foi originalmente descrita por Lord Brock quando o brônquio do lobo médio direito estava estreitado próximo à sua origem por compressão extrínseca por linfonodos tuberculosos.[23] Entretanto, a síndrome do lobo médio também foi descrita em casos sem evidência de obstrução e foi feita uma tentativa de explicação deste fato em termos de uma ventilação colateral ineficiente do lobo médio em comparação com o lobo superior direito.[24,25]

Deficiência Imunológica

Em um grande estudo com 800 pacientes com infecção respiratória crônica ou recorrente publicado por Cole,[4] a maior prevalência de deficiência imunológica foi encontrada naqueles com infecções recorrentes. Crianças com graves deficiências imunológicas geralmente não sobrevivem, mas uma proporção desenvolve bronquiectasia antes de morrer. A bronquiectasia é uma complicação freqüente da rara hipogamaglobulinemia ligada ao X, na qual o sistema de linfócitos B e anticorpos está completamente ausente.[26] A hipogamaglobulinemia adquirida, geralmente de início na vida adulta, é muito mais comum e pode envolver uma ou mais das principais classes de imunoglobulinas. A deficiência de subclasses de imunoglobulina G (IgG) pode estar presente com níveis totais de IgG normais. A deficiência da IgG2 está particularmente associada a pneumonias recorrentes causadas por bactérias com uma cápsula de polissacarídeos, como os pneumococos.[10] A bronquiectasia também pode complicar a infecção pelo vírus da imunodeficiência humana.[27]

Congênita

Vários tipos de bronquiectasias congênitas ocorrem por causa da ausência ou deficiência de elementos da parede brônquica que são cruciais para a retenção de sua geometria normal. Na síndrome de Williams-Campbell, a cartilagem dos brônquios está ausente ou acentuadamente diminuída, geralmente se estendendo além da primeira divisão.[28] A traqueobroncomegalia congênita (síndrome de Mounier-Kuhn) é outro exemplo,[29] e a bronquiectasia pode ocorrer nas síndromes de Marfan e de Ehlers-Danlos. Pacientes com uma seqüestração pulmonar intralobar apresentam brônquios sem saída que aprisionam o muco e são propensos a infecções repetidas que podem levar à bronquiectasia. A bronquiectasia congênita também está associada a outras anomalias congênitas, como a cifoescoliose e o enfisema pulmonar unilateral (síndrome de Swyer- James-Macleod).

Pneumonite Inflamatória

A inalação de gases tóxicos como a amônia ou a fumaça de incêndios pode levar à bronquiectasia.[30] A aspiração de conteúdo gástrico pode causar dano suficiente para levar a uma bronquiectasia, particularmente se acompanhada de infecção microbiana.[31] As hérnias de hiato causando um refluxo gástrico podem exacerbar as condições das vias aéreas, e uma aspiração silenciosa pode possivelmente causar um dano às vias aéreas em alguns casos, apesar de esta etiologia geralmente ser especulativa.

Resposta Imunológica Excessiva

A bronquiectasia que ocorre na árvore brônquica proximal na ABPA é causada pela obstrução devida a tampões fúngicos e uma reação imunológica ao fungo, envolvendo eosinófilos na parede brônquica. Episódios de febre, sibilação, expectoração de tampões de escarro viscoso e dor pleurítica, algumas vezes associada a sombras passageiras nas radiografias de tórax, se transformam insidiosamente com o passar do tempo em uma produção crônica de escarro purulento cujas exacerbações são difíceis de se distinguir das exacerbações infecciosas da bronquiectasia.[32]

A bronquiectasia pode ocorrer como parte de um processo de rejeição de pulmões transplantados, apesar de a bronquiolite obliterante ser muito mais comum, e como uma manifestação da doença enxerto-*versus*-hospedeiro.[4,33]

Depuração Mucociliar Anormal

A FC é causada pela mutação de um gene no braço longo do cromossoma 7 que codifica o regulador de condutância transmembrana da FC, um canal de cloro dependente do monofosfato de ademosina cíclica. A predisposição das crianças com FC à infecção tem sido atribuída a uma demora na eliminação mucociliar resultante de uma hidratação diminuída das secreções das vias aéreas causada por um transporte anormal de íons. Apesar de as primeiras infecções na FC envolverem o *S. aureus* e *H. influenzae* não tipificáveis, a infecção respiratória crônica progressiva e fatal em crianças geralmente é causada por *P. aeruginosa*. A base biológica desta interação hospedeiro-bactéria está provavelmente ligada de alguma maneira ao defeito básico da FC. Duas descobertas demonstraram que um peptídeo antimicrobiano denominado β-defensina-1, que normalmente protege o epitélio de infecções, está inativado pelo elevado conteúdo de sal do líquido das vias aéreas[34] na FC, e que a *P. aeruginosa* se adere em grande quantidade a células epiteliais, possivelmente por causa de alterações nas propriedades de superfície resultantes de um regulador de condutância transmembrana anormal.[35-37] A diferença acentuada nas taxas de progressão da doença entre a FC e a bronquiectasia sugere que o círculo vicioso descrito na Fig. 25-2 esteja acelerado na FC.

O camundongo com FC é um poderoso modelo para a investigação dos mecanismos básicos. Em um estudo, camundongos homozigotos para o gene da FC que foram criados livres de patologias apresentaram um número maior de linfócitos na submucosa das vias aéreas do que seus companheiros do tipo selvagem.[38] Em um segundo estudo, os camundongos com FC apresentaram uma maior mortalidade do que seus companheiros selvagens em um modelo de broncopneumonia por *P. aeruginosa* que utilizou bactérias embutidas em ágar para criar uma infecção crônica. Em ambos os grupos ágar impediu que o sistema mucociliar eliminasse as bactérias. As contagens bacterianas foram as mesmas nos dois grupos e o excesso de mortalidade nos camundongos com FC foi associado a níveis elevados de mediadores inflamatórios nos pulmões.[39] Estes resultados sugerem que o defeito básico na FC de alguma forma causa exageradas respostas inflamatórias que aumentam o dano tecidual no círculo vicioso. A possibilidade de que alguns casos de bronquiectasia idiopática possam ser explicados de uma maneira similar necessita de investigações adicionais.

A discinesia ciliar primária é rara e imagina-se ser uma condição autossômica recessiva com uma penetrância incompleta. Anormalidades ultra-estruturais geralmente são observadas nos cílios, tornando-os imóveis ou movendo-se de uma maneira lenta e desordenada. Os cílios revestem o nariz, seios paranasais, orelha média e tuba auditiva, brônquios até os bronquíolos respiratórios, além de formar a cauda dos espermatozóides. Uma função ciliar danificada ocorre em todos estes locais, e uma bronquiectasia difusa geralmente está associada à sinusite crônica, doenças da orelha média e geralmente, mas não invariavelmente, com infertilidade masculina. Aproximadamente 50% dos casos apresentam uma dextrocardia ou um *situs inversus* completo, que se imagina ser devido a microtúbulos celulares anormais que estão envolvidos com a rotação dos órgãos no embrião.[40]

A síndrome de Young se caracteriza por bronquiectasia, sinusite e azospermia devido a um bloqueio funcional do esperma na cabeça do epidídimo que está dilatada e palpável no escroto. A causa desta condição é desconhecida e pode ocorrer relativamente tarde na vida adulta após uma procriação bem-sucedida. As secreções respiratórias são anormalmente viscosas, causando lentidão no transporte mucociliar.[41] A síndrome de Young tem sido associada ao envenenamento por mercúrio na infância (doença rosa) e sua incidência caiu desde que o calomel (cloreto de mercúrio) foi retirado dos cremes dentais e das medicações antivermes no Reino Unido.[42]

Doença Inflamatória Intestinal

A bronquiectasia está associada à colite ulcerativa,[43] doença de Crohn[44] e doença celíaca.[45] A associação à colite ulcerativa é mais freqüente, e duas apresentações foram observadas: primeira, pacientes com uma história de colite grave que eventualmente são submetidos a uma colectomia total e posteriormente desenvolvem um início abrupto de tosse com escarro purulento; segunda, pacientes que apresentam uma condição e subseqüentemente desenvolve a outra vários anos depois. Neste último grupo de pacientes, a tosse produtiva geralmente desaparece quando eles utilizam corticóides sistêmicos para o tratamento de suas colites. Uma observação interessante é que tanto a colite ulcerativa como a bronquiectasia não estão relacionadas ao tabagismo.

Outras Condições

O envolvimento pulmonar é uma manifestação extra-articular freqüente da artrite reumatóide. A doença pulmonar intersticial e a doença das pequenas vias aéreas são bem reconhecidas nesta associação. Inúmeros estudos também comentaram uma associação com bronquiectasias, e em um estudo as imagens de TC demonstraram bronquiectasias cilíndricas em 30% dos pacientes que não apresentavam uma doença intersticial pulmonar.[46] No mesmo estudo, uma obstrução ao fluxo de ar e uma doença das pequenas vias aéreas estavam relacionadas à presença de bronquiectasia. Inúmeros pacientes com bronquiectasia apresentam fator reumatóide em seus exames de sangue sem necessariamente ter uma doença articular.[4]

A deficiência da α1-antiprotease algumas vezes leva ao enfisema, particularmente em fumantes. Algumas vezes a bronquiectasia também está presente e pode estar associada a uma suscetibilidade aumentada a infecções.[47] Existe um desequilíbrio protease-antiprotease nas vias aéreas nos casos de bronquiectasia, e altos níveis de elastase neutrófila livre são encontrados no escarro purulento.[4,9] Portanto, não é de se surpreender que possa haver um enfisema leve nas áreas bronquiectásicas de pacientes com níveis normais de α_1-antiprotease sérica.[4]

Idiopática

Pacientes com bronquiectasia idiopática contabilizam mais de 50% dos casos.[4] Eles geralmente relatam uma história de bronquite asmática na infância, seguida de um período de bom estado de saúde antes do início de tosse crônica e produção de escarro na vida adulta. Os pacientes também podem descrever o início de seus problemas como uma grave doença do "tipo viral" que desceu para o tórax e nunca mais melhorou. A maioria dos pacientes é não-fumante, apesar de este fato poder ser uma ilusão causada pelo encaminhamento dos pacientes por outros profissionais – fumantes, com tosse crônica e produção de escarro, têm uma menor probabilidade de serem encaminhados a um especialista em pneumologia.

ASPECTOS CLÍNICOS

Sinais e Sintomas

Os sintomas mais comuns de bronquiectasia são tosse crônica e produção de escarro. Os pacientes sofrem de infecções brônquicas recorrentes ou podem apresentar uma infecção crônica causando uma produção diária de escarro purulento. Pacientes ocasionais podem desenvolver uma forma seca de bronquiectasia e se apresentar com hemoptises recorrentes ou infecções agudas recorrentes. Apesar de na maioria das vezes uma exacerbação estar associada a uma produção de escarro purulento aumentada, algumas vezes o volume de escarro diminui porque ele se torna mais viscoso e difícil de ser eliminado. Existe uma alta prevalência de rinossinusite crônica. Uma obstrução do fluxo aéreo expiratório geralmente está presente e existe uma correlação positiva entre a gravidade da obstrução do fluxo de ar e a gravidade da bronquiectasia.[48] Pode haver alguma reversibilidade, indicando que existe um componente asmático, embora em muitos pacientes a obstrução ao fluxo de ar seja relativamente mantida.[49,50] Mais da metade dos pacientes em um estudo apresentou uma hiper-reação das vias aéreas à metacolina.[51] As dores torácicas ou desconfortos são bastante comuns, podendo ocorrer artralgias.[52] A hemoptise, quando presente, geralmente é pequena e complica uma exacerbação. Uma hemoptise séria que necessite de uma arteriografia seletiva e embolização ou cirurgia é uma rara complicação nos dias de hoje. Sintomas de falta de concentração e cansaço podem ser constantes, assim eles tendem a ser aceitos pelo paciente e não são relatados pelo mesmo a menos que sejam especificamente questionados a este respeito durante a anamnese.

TABELA 25-3 *Investigação da bronquiectasia*

Todos os pacientes
Radiografia de tórax (póstero-anterior e perfil)
Radiografia dos seios da face
Testes de função respiratória
Exames de sangue[a]
Microscopia e cultura do escarro
Esfregaço do escarro e cultura para bacilos ácido-resistentes
Testes cutâneos (atopia, Aspergillus)
Imagem de tomografia computadorizada de alta resolução
Teste do suor (diferença potencial nasal, genotipagem)
Depuração mucociliar nasal (estudos ciliares se anormal)
Pacientes selecionados
Broncofibroscopia
Ingestão de bário (radioscopia)
Função da musculatura respiratória
Análise do sêmen
Testes para condições associadas
Testes sangüíneos para deficiências imunológicas mais raras

[a]Para incluir: leucometria diferencial; níveis de imunoglobulinas (Ig) totais (IgG, IgM, IgA, IgE e subclasses de IgG; teste radioimunoabsorvente e de preciptinas para *Aspergillus*; fator reumatóide e anticorpos antinucleares; α1-antiprotease.

Estertores de grossas bolhas podem ser ouvidos sobre o sítio da bronquiectasia, mas nenhum sinal está presente nos pulmões que possa sugerir o diagnóstico. Uma obstrução ao fluxo aéreo pode causar um tórax hiperinsuflado, e sibilos inspiratórios tardios, sugerindo doença das pequenas vias aéreas. O baqueteamento digital é bastante incomum. O peso deve ser registrado, pois pode diminuir durante o curso da doença. Uma coleta do escarro de 24 horas pode ser bastante informativa, pois pacientes tendem a ser imprecisos em suas descrições sobre o que eles produzem. Um paciente que relata uma produção contínua de escarro pode apresentar uma coleta formada principalmente de saliva, enquanto que no outro extremo alguns pacientes produzem várias centenas de mililitros de escarro purulento. Os tampões mucosos da ABPA apresentam uma aparência característica e podem ser enviados para microscopia e cultura.

Prognóstico

Em 1940, registrou-se que 70% de 400 pacientes com bronquiectasia morreram antes dos 40 anos de idade.[53] A história natural da bronquiectasia mudou, e o prognóstico é hoje muito melhor.[4] Entretanto, de acordo com um estudo recente a bronquiectasia ainda é a causa primária de morte em 13% dos pacientes com este problema.[54] A doença pode progredir lentamente durante o curso de muitos anos, e a qualidade de vida geralmente está diminuída.[55,56] Ocasionalmente pacientes se deterioram mais rapidamente e progridem para uma insuficiência respiratória em uma idade relativamente nova. A razão para este fato ainda não foi esclarecida.

Achados Laboratoriais

Nós, em inúmeras ocasiões, fizemos um diagnóstico inesperado, como uma FC atípica ou uma discinesia ciliar primária, seguindo o protocolo completo descrito na Tabela 25-3. Uma investigação detalhada das causas e associações da bronquiectasia pode nos permitir no futuro a identificação de grupos de pacientes em risco de uma progressão mais rápida. Pacientes com menos de 30 anos, aqueles com condições associadas (p. ex., infertilidade), e aqueles nos quais a função respiratória está se deteriorando ou que apresentem exacerbações infecciosas mais freqüentes ou prolongadas devem ser encaminhados a um pneumologista que tenha experiência com bronquiectasias. Muitos dos exames complementares estão amplamente disponíveis e devem ser realizados em todos os pacientes.

Os testes de função pulmonar são inespecíficos mas dão uma medida quantitativa do dano funcional. Eles podem ser repetidos para proporcionar uma avaliação das mudanças com o passar do tempo e o grau de reversibilidade da obstrução das vias aéreas. Uma minoria de pacientes apresenta restrição pulmonar que pode ser causada por uma fibrose intersticial peribrônquica ou pela condição pulmonar subjacente (p. ex., cicatrização parenquimatosa pós-tuberculose). Os valores de transferência gasosa que foram ajustados para o volume alveolar geralmente estão bem preservados. O teste da caminhada é fácil de ser realizado e gera uma medida reprodutível da capacidade de exercício.[55]

O escarro deve ser mandado para a microscopia, pois os eosinófilos podem causar purulência, e sua presença indica asma ou ABPA ao invés de uma infecção; para cultura de rotina; e para esfregaço e cultura para bacilos ácido-resistentes. A interpretação dos resultados da cultura do escarro pode ser difícil se um organismo comensal do trato respiratório superior tiver crescido, pois o escarro é invariavelmente contaminado por esta flora. Entretanto, como uma boa amostra é facilmente obtida, especialmente se um fisioterapeuta auxilia o clínico a rever as técnicas de drenagem postural do paciente e a obter a amostra, este problema é menor nos casos de bronquiectasia do que nos casos de bronquite crônica. Quando os resultados do escarro foram comparados com os espécimes obtidos por escovado broncoscópico, os resultados foram 87% sensíveis e 73% específicos.[57] O rápido crescimento em laboratório de espécies como a *P. aeruginosa* pode mascarar outros patógenos importantes. Técnicas laboratoriais criteriosas como a homogeneização do escarro, diluição e contagens quantitativas asseguram que sejam obtidas informações úteis. Técnicas seletivas que alterem a condição das culturas para suprimir o crescimento de algumas espécies e encorajam o crescimento de outras podem ser utilizadas. As amostras de escarro devem ser colhidas rotineiramente a cada visita ambulatorial do paciente para o monitoramento da bacteriologia e sensibilidade a antibióticos sendo que nós enviamos uma amostra para testes para bacilos ácido-resistentes uma vez por ano, ou se os pacientes não estiverem respondendo ao tratamento usual com antibióticos.

Os pacientes com bronquiectasia geralmente apresentam altos níveis das principais classes de imunoglobulinas. No estudo publicado por Cole,[4] 83% apresentavam níveis de IgG, IgA, IgM, ou uma combinação, elevados em mais de 2 DP acima da média. Os testes sangüíneos devem sempre incluir as imunoglobulinas séricas totais e as subclasses de imunoglobulina G, porque esta é uma causa relativamente comum de bronquiectasia que necessita de um tratamento especial.[10,58] Todos os casos de imunodeficiência podem ser secundários a doenças malignas, particularmente as do sistema linforreticular, assim um alto índice de suspeita deve ser mantido. Uma eosinofilia no sangue periférico e um teste radioimunoabsorvente positivo (específico para IgE) para *Aspergillus* caracterizam uma ABPA. As precipitinas para *Aspergillus* (IgG) são positivas em aproximadamente metade destes casos.[4]

Algumas investigações, como a da função e ultra-estrutura ciliar, somente podem ser realizadas em centros especializados. Entretanto, o teste da sacarina pode ser utilizado como um teste de avaliação simples para a determinação da presença de um problema mucociliar,[59] e estudos mais detalhados sobre os cílios somente necessitam ser realizados se este teste for anormal. Outras investigações somente são realizadas em pacientes selecionados: broncoscopia (presença de uma lesão obstrutiva), análise do sêmen (pacientes com discinesia ciliar primária podem apresentar imobilidade nos espermatozóides, pacientes com FC e síndrome de Young podem apresentar azoospermia), trânsito esofágico com radioscopia (aspiração de conteúdo gástrico), clister opaco (doença inflamatória intestinal) e testes sangüíneos para deficiências imunes mais raras (outras complicações das deficiências imunes podem estar presentes, por exemplo, diarréia ou infecções extrapulmonares, que geralmente se iniciam na infância).

Estudos por Imagens

A radiografia de tórax é um teste relativamente inútil para a bronquiectasia, com uma pesquisa detectando uma proporção de menos de 50% de pacientes que posteriormente apresentaram uma broncografia positiva.[60] A fibrose peribrônquica causa um espessamento das paredes brônquicas de modo que elas são vistas como linhas paralelas, especialmente nos lobos inferiores nas incidências póstero-anteriores e no lobo médio e língula nas projeções laterais (Fig. 25-3). Quando os brônquios correm perpendiculares ao feixe de raios X, eles aparecem como pequenos anéis, geralmente com paredes espessadas. Uma doença grave resulta em um aumento da trama vascular e deslocamento das cissuras devido à perda de volume dos lobos afetados. A bronquiectasia cística provoca sombras anulares que variam em tamanho de 1 a 3 cm, geralmente com paredes finas, e se estas se superpõem produzem uma aparência em favo de mel. A bronquiectasia causada pela ABPA, tuberculose, sarcoidose e FC tende a ser mais acentuada nos lobos superiores ao invés dos lobos inferiores, e as alterações causadas pela ABPA afetam predominantemente as vias aéreas proximais. Uma bronquiectasia deve ser suspeitada em um paciente que tenha febres recorrentes e dor pleurítica, particularmente se esta está associada a um sombreamento pneumônico que recidiva sempre na mesma região. Tais episódios podem ser causados por uma obstrução parcial de um brônquio (p. ex., síndrome do lobo médio).

As imagens de TC de alta resolução com secções finas (1 a 2 mm), realizadas com um tempo de imagens rápido (1 segundo ou menos) para diminuir os artefatos da movimentação respiratória e pulsação cardíaca, substituíram a broncografia no estabelecimento do diagnóstico e avaliação da extensão da doença, apesar de elas não poderem ajudar no estabelecimento da causa.[61] A totalidade de ambos os pulmões deve ser examinada com um espaçamento de 10 mm entre as secções. Este teste apresenta uma alta sensibilidade e especificidade em comparação com a broncografia.[48] Os achados da TC de bronquiectasias foram estabelecidos por Naidich e colaboradores.[62] Eles estão relacionados à presença de brônquios dilatados repletos de ar ou líquido e diminuição de volume resultante de uma perda parenquimatosa, o que leva à superposição dos brônquios. A aparência depende da orientação dos brônquios em relação ao plano de imagem. Quando eles se localizam no mesmo plano, aparecem como linhas paralelas que não diminuem de tamanho da forma usual conforme eles se dirigem para fora do pulmão (Fig. 25.4A). Esta ausência de estreitamento brônquico é considerada a característica mais confiável da TC na presença de uma bronquiectasia.[48] O método mais fácil de se determinar se um brônquio está dilatado é através da comparação deste com a artéria pulmonar adjacente. Os brônquios dilatados que estão perpendiculares ao plano de imagem apresentam uma aparência circular, e assim a artéria pulmonar menor junto a uma via aérea dilatada dá origem a uma aparência de um anel de sinete (Fig. 25-4B). Brônquios cheios de muco aparecem como tubos ou nódulos ramificantes. As imagens no final da expiração identificam uma hipertransparência em áreas onde o aprisionamento de ar ocorreu devido a uma doença das pequenas vias aéreas.

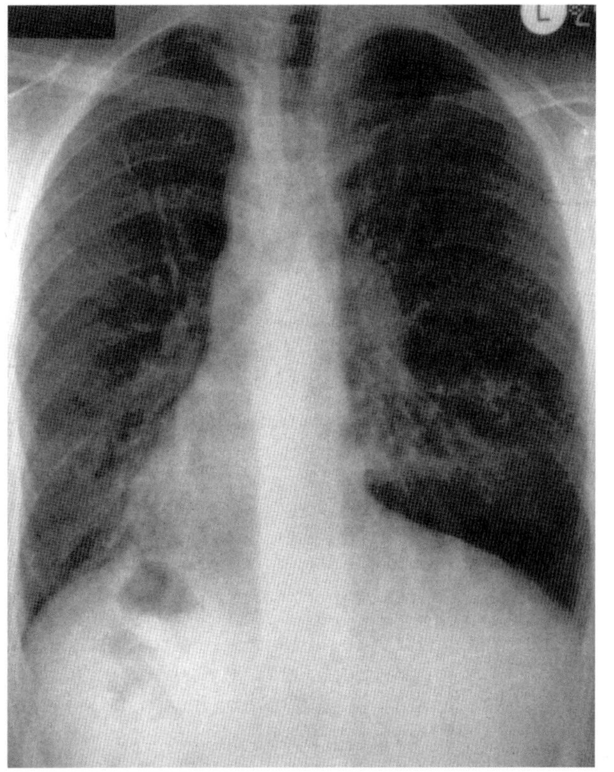

FIG. 25-3. Radiografia de tórax de um paciente com dextrocardia e discinesia ciliar primária demonstrando sombras em forma de linhas paralelas em ambos os lobos inferiores.

Monitoramento da Condição Clínica

Tendo estabelecido a presença e a extensão da bronquiectasia, o grau de dano funcional e a presença ou a ausência de

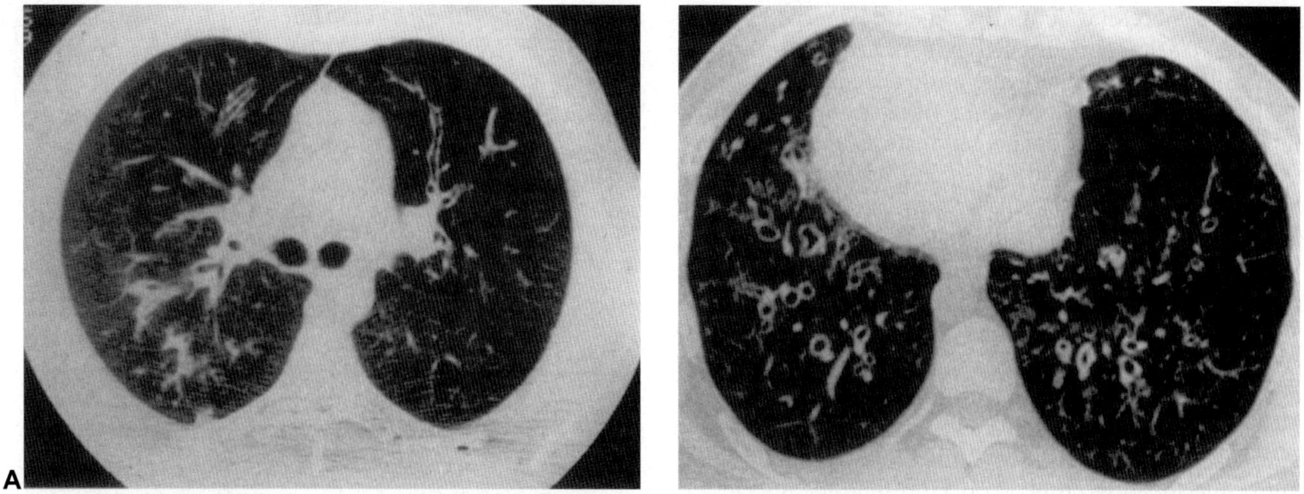

FIG. 25-4. A: Imagem de tomografia computadorizada (TC) demonstra um brônquio que não se estreita no pulmão esquerdo. **B:** Imagem de TC do paciente da Fig. 25-3 demonstrando vários brônquios dilatados que são mais calibrosos do que a artéria pulmonar que os acompanha – sinal do anel de sinete.

uma causa conhecida, é importante se estar preparado para monitorar o progresso do paciente. Os testes de função pulmonar e as radiografias de tórax são as investigações mais fáceis de serem realizadas repetidamente, mas são relativamente inconclusivos. As imagens de TC podem monitorar a progressão da doença, mas somente depois que um dano tenha ocorrido, e a exposição à radiação pode ser uma preocupação se muitas imagens são realizadas. Nós descobrimos que marcadores sangüíneos de inflamação (contagem de neutrófilos, velocidade de hemossedimentação, proteína C-reativa) se correlacionam à extensão da bronquiectasia nas imagens de TC e à deterioração da função pulmonar, mas o nível de inflamação no pulmão pode ser um indicador melhor da atividade da doença.[63] A elastase neutrofílica ou a mieloperoxidase podem ser indicadores úteis no escarro, e os níveis de peróxido de hidrogênio no ar exalado proporcionam uma medida da inflamação das vias aéreas e do estresse oxidativo.[64] A cintilografia com granulócitos marcados com índio III não somente mede o recrutamento de células inflamatórias para o pulmão, mas também demonstra os sítios na árvore brônquica que estão afetados.[4]

Os questionários sobre a qualidade de vida fornecem um bom resumo dos sintomas do paciente e do impacto da doença sobre as atividades e estilo de vida. Eles provaram ser medidas úteis benéficas na intervenção terapêutica na asma e na doença pulmonar obstrutiva crônica. Nós validamos o St. George's Respiratory Questionnaire para bronquiectasias e demonstramos que ele é sensível às mudanças nas condições do paciente.[55]

TRATAMENTO

Tratamento Medicamentoso

Uma depuração deficiente do muco das vias aéreas bronquiectásicas provavelmente é a razão fundamental para que o paciente se torne infectado, e o muco contém produtos bacterianos e mediadores inflamatórios que apresentam um potencial de causar dano tecidual e atrair mais inflamação. Portanto a fisioterapia é um aspecto importante do tratamento, e ela também permite que o paciente expectore escarro em momentos predeterminados durante o dia, em vez de fazê-lo em momentos inconvenientes ou socialmente embaraçantes. Os pacientes são aconselhados a realizar a drenagem postural pelo menos uma vez ao dia e a aumentar a freqüência para duas ou três vezes se sofrerem uma exacerbação. Os pacientes devem ser ensinados, por um fisioterapeuta treinado, a adotar uma posição correta para a drenagem das áreas afetadas e para eliminar o muco através de técnicas respiratórias controladas, algumas vezes auxiliadas pela tapotagem do tórax pelo paciente ou por um auxiliar. Compreensivelmente, a adesão ao tratamento pelo paciente é ruim, devido à natureza do processo e à quantidade de tempo necessária, apesar de o paciente algumas vezes não admitir este fato. Alguns pacientes, mais comumente as mulheres, prendem a tosse por não gostarem de seu escarro, e por conseqüência suas condições se deterioram. Os exercícios físicos devem ser encorajados pois auxiliam na eliminação de muco e, como são mais agradáveis do que a fisioterapia, podem ser mais bem-aceitos pelo paciente. Pacientes asmáticos devem fazer uso de broncodilatadores de curta duração antes da fisioterapia. Os beta-agonistas de longa duração, corticosteróides inaláveis e antibióticos nebulizáveis devem ser utilizados após a fisioterapia quando as vias aéreas contêm pouca secreção.

Inúmeras condições que são reconhecidas como causas ou associações da bronquiectasia podem necessitar de tratamento específico. A pan-hipogamaglobulinemia e algumas deficiências seletivas de imunoglobulinas respondem bem à terapia regular de reposição com imunoglobulina intravenosa. O intervalo entre a reposição pode variar dependendo da resposta clínica, mas 3 semanas é o intervalo comumente escolhido. Os níveis de imunoglobulina medidos antes da próxima infusão não se mostraram úteis para se avaliar o intervalo ideal entre as infusões. As deficiências seletivas de IgM e IgG (incluindo as deficiências das subclasses) podem ser tratadas desta maneira, mas a deficiência seletiva de IgA não, a menos que esteja associada a uma deficiência de subclasse e IgG. Deve-se ter um cuidado especial ao tratar pacientes com deficiência de IgA, porque a condição pode resultar de anticorpos direcionados contra IgA, e a reposição de imunoglobulinas nestas cir-

TABELA 25-4. *Guia de antibióticos utilizados na bronquiectasia*

Via de administração	***Não*-Pseudomonas aeruginosa**	**P. aeruginosa**
Oral	Amoxicilina/clavulanato Quinolona (p. ex., ciprofloxacina) ou trovafloxacina Azitromicina Doxiciclina	Quinolona (p. ex., ciprofloxacina) Possivelmente um macrolídeo
Intravenosa	Cefalosporina de segunda ou terceira geração (p. ex., cefurexima ou ceftriaxona)	Penicilinas semi-sintéticas (p. ex., piperacilina ou ticarcilina) ou cefalosporinas de terceira geração com atividade contra *Pseudomonas* (p. ex., ceftazidima) ± aminoglicosídeos

cunstâncias pode causar uma reação anafilática. A presença de anticorpos direcionados contra IgA deve ser pesquisada antes do início da terapia de reposição. Em pacientes com uma deficiência seletiva de imunoglobulina, deve ser tomado cuidado para que seja documentado se algum benefício é obtido com a reposição, o que não é sempre o caso. Esta documentação pode envolver um período prolongado de avaliação; exacerbações infecciosas e episódios de pneumonia podem ocorrer intermitentemente.

Qualquer componente asmático da bronquiectasia e rinussinusite crônica deve ser tratado da maneira usual. O tratamento da ABPA com corticosteróides de uso prolongado por via oral ou inalados pode evitar exacerbações. Uma vacinação anual contra a gripe (influenza) e contra o pneumococo deve ser encorajada. DNase humana recombinante gera algum benefício aos pacientes com FC, mas esta abordagem foi ineficaz na bronquiectasia ou mesmo aumentou a freqüência de exacerbações.[65]

Os corticosteróides sistêmicos apresentam efeitos colaterais inaceitáveis quando utilizados por longos períodos para diminuir a inflamação das vias aéreas, apesar de eles poderem ser utilizados durante pequenos períodos nas exacerbações mais graves.[66] Vários tratamentos, diferentes do uso de antibióticos e corticosteróides sistêmicos, vêm sendo investigados para que se avalie se eles diminuem a inflamação das vias aéreas. Estes incluem corticosteróides inalados em altas doses,[67] agentes antiinflamatórios não-esteróides[68] e inibidores da proteinase.[69] Apesar de ainda haver poucas evidências sobre o benefício clínico com estas abordagens, esta área pode ser a que pode apresentar os principais avanços no tratamento futuro da bronquiectasia.

Pacientes com uma insuficiência respiratória grave e bronquiectasia necessitam de tratamento com oxigênio por longos períodos. A retenção de dióxido de carbono é um problema que freqüentemente se encontra. A ventilação com pressão positiva intermitente por via nasal pode gerar alguma estabilização do estado respiratório e diminuir o número de dias gastos no hospital. Em geral é surpreendentemente bem tolerado, mesmo em pacientes com história de sinusite.[70]

Antibióticos

O resultado da terapia antibiótica depende principalmente da gravidade da bronquiectasia. Quando a bronquiectasia é de leve a moderada, os antibióticos podem erradicar a infecção e as defesas pulmonares podem manter as vias aéreas estéreis ou o número de bactérias baixo durante um período prolongado. Um evento externo, como uma infecção viral, pode precipitar uma exacerbação, que está associada a um aumento no número de bactérias. Quando o dano pulmonar é mais grave, a árvore brônquica geralmente está cronicamente infectada e os sintomas do paciente podem gradualmente retornar durante várias semanas ou algumas vezes mais rapidamente, após a suspensão do uso de antibióticos. A inflamação crônica leva à progressão da doença, e a terapia antibiótica pode prevenir esta progressão por diminuir a carga bacteriana e conseqüentemente diminuir o nível de inflamação.[71,72] Entretanto, estudos longitudinais para determinar se os antibióticos são bem-sucedidos na prevenção da progressão da doença ainda não foram realizados, com a exceção dos casos de FC.[73] Nestas diferentes circunstâncias os antibióticos podem ser necessários somente durante as exacerbações infecciosas associadas a uma alteração da produção de escarro, falta de ar e mal-estar, ou continuamente se a recorrência for rápida.

A escolha do antibiótico é influenciada pela alta freqüência de produção de β-lactamase pelas cepas de *M. catarrhalis* e *H. influenzae*, e pela presença ou ausência de *P. aeruginosa*, que é resistente à maioria dos antibióticos orais (Tabela 25-4). Se os pacientes estão gravemente doentes na apresentação ou não respondem ao uso de antibióticos orais, uma terapia intravenosa é necessária. Esta deve ser iniciada em um hospital, onde o tratamento de apoio (p. ex., fisioterapia) também possa ser realizado. Progressivamente, os pacientes são ensinados a administrar suas próprias doses de antibióticos intravenosos, de modo que possam diminuir sua permanência no hospital e terminar o tratamento em suas residências.

Na bronquiectasia o dano das vias aéreas é mais grave, o que significa que pode haver necessidade de prolongar a antibioticoterapia e usar doses mais altas do que nas infecções brônquicas. As bactérias se localizam intraluminarmente em associação ao muco ou em contato com o epitélio, particularmente se a superfície epitelial estiver danificada.[74,75] Na bronquiectasia o número de bactérias nos pulmões é bastante alto, geralmente 10^9 por mL de escarro ou mais. Para alcançar o sítio de infecção, o antibiótico deve penetrar no epitélio brônquico e nas secreções. Esta consideração influencia a escolha do antibiótico (Tabela 25-4) e é a razão pela qual nós tendemos a não utilizar cefalosporinas orais por apresentarem uma fraca biodisponibilidade.[76] A penetração antibiótica em pacientes com bronquiectasia pode estar diminuída pelo espessamento e cicatrização da parede brônquica, apesar de estar provado que os antibióticos que penetram bem nas células, como as quinolonas, podem ser carregados para o lúmen dentro de neutrófilos. As secreções propriamente ditas podem gerar uma barreira à penetração do antibiótico, assim como pode o alginato das cepas mucóides de *Pseudomonas*. A concentração de antibiótico no sítio da infecção pode, portanto, ser bastante diferente da encontrada no soro.[77] Os antibióticos variam em sua capacidade de penetrar na mucosa brônquica e, em geral, β-lactâmicos, cefalosporinas e aminoglicosídeos penetram menos do que os macrolídeos, azalidas e quinolonas.[76,77] O bem-estar geral do paciente e o volume e a cor do escarro produzido são utilizados para um julgamento empírico da duração e do curso do tratamento. A função pulmonar também pode melhorar, mas nem sempre é o caso.[78]

A *P. aeruginosa* é inerentemente resistente a vários antibióticos em concentrações que podem ser alcançadas *in vivo* e com a notável exceção de alguns antibióticos do tipo quinolonas (p. ex., ciprofloxacina), os antibióticos aos quais a *P. aeruginosa* é sensível necessitam ser administrados por via intra-venosa. Na bronquiectasia, a correlação entre a sensibilidade *in vivo* do antibiótico e a sua eficácia *in vivo* parece ser fraca. Este fato pode ser parcialmente explicado pela dinâmica da população bacteriana na qual as cepas resistentes são uma pequena subpopulação, e alguns antibióticos podem inibir a produção bacteriana de fatores virulentos a despeito de sua resistência *in vitro*.[76] Uma penicilina semi-sintética ou uma cefalosporina de terceira geração com atividade contra *Pseudomonas* geralmente são utilizadas, geralmente em associação a um aminoglicosídeo. Várias publicações demonstram uma sinergia *in vitro* entre os β-lactâmicos e os aminoglicosídeos contra a *P. aeruginosa*, mas estes estudos foram produzidos em modelos animais e em estudos clínicos para pneumonia.[79] Portanto, o benefício do uso de um aminoglicosídeo deve ser equilibrado contra os efeitos colaterais desta classe de antibióticos. Monobactâmicos (p. ex., aztreonam ou carbapenem-meropenem e combinações antibióticas com um inibidor da β-lactamase, como a piperacilina/tazobactam) aumentaram as opções disponíveis para o tratamento das infecções por *P. aeruginosa*. Entretanto, ainda ocorrem infecções por cepas multirresistentes, particularmente em pacientes com bronquiectasias graves que tenham necessitado de vários cursos de antibióticos intravenosos. Nestas circunstâncias, a *P. aeruginosa* geralmente mantém a sensibilidade ao sulfometato de colistina, que deve ser utilizado por via intravenosa com muito cuidado devido a sua nefrotoxicidade e neurotoxicidade.[80]

Pacientes que apresentam rápidas recorrências após um tratamento intravenoso devem ser considerados para o uso de antibióticos profiláticos durante longos períodos. Esta decisão somente deve ser feita após uma análise cuidadosa, e quando outros aspectos do tratamento tenham sido otimizados. Existe uma preocupação definida de que esta abordagem possa promover uma resistência antibiótica ou uma infecção por espécies mais resistentes (p. ex., *P. aeruginosa*), ou que pode haver efeitos colaterais relacionados ao tratamento. Três abordagens diferentes têm sido utilizadas: antibióticos orais,[81,82] antibióticos inalados administrados como uma solução isotônica via nebulização,[83] e cursos de pulsos regulares de antibióticos intravenosos.[84]

Como a concentração de antibióticos no sítio da infecção nas vias aéreas é importante, a idéia de liberar altas concentrações de antibióticos diretamente na mucosa através da inalação é interessante. Inúmeros regimes têm sido utilizados, incluindo β-lactâmicos, aminoglicosídeos e sulfometato de colistin, isolados ou em combinação. A maior parte da experiência obtida com os antibióticos nebulizados foi obtida no tratamento da FC, quando são utilizados para infecções por *P. aeruginosa*. O benefício tem sido demonstrado em termos de uma melhora no bem-estar e da função pulmonar e na diminuição da freqüência de exacerbações e internações hospitalares.[85] A gentamicina nebulizada diminuiu a inflamação das vias aéreas e a secreção de muco na bronquiectasia, e também foi observada alguma melhora na função pulmonar e na tolerância aos exercícios.[86] Os antibióticos nebulizados são mais usados como profiláticos, para diminuir a recorrência após um tratamento intravenoso e são menos eficientes durante exacerbações agudas, provavelmente por serem depositados nas vias aéreas centrais devido ao bloqueio das pequenas vias aéreas pela secreção e pelo broncospasmo.[87] O antibiótico deve ser liberado por um compressor de ar e equipamento de nebulização ajustáveis para permitir uma dispersão eficiente através da árvore brônquica, com um sistema de válvula de via única e uma saída de modo que os antibióticos exalados possam ser eliminados, evitando a exposição de familiares ou outros pacientes ao antibiótico. Alguns pacientes experimentam um broncoespasmo que pode ser grave o suficiente para excluir esta modalidade de tratamento, e por isso o tratamento deve ser iniciado em um hospital.

Benefícios semelhantes aos dos antibióticos nebulizados têm sido demonstrados com o uso de antibióticos orais.[81,82] Esta abordagem é limitada pela tolerância do paciente ao antibiótico (principalmente efeitos colaterais gastrointestinais) ou o desenvolvimento de resistência. Cursos de pulsos regulares com antibióticos intravenosos têm sido defendido no tratamento da FC, e os benefícios clínicos também têm sido observados.[84] O curso dos antibióticos intravenosos é administrado antes que tenha ocorrido uma recorrência completa, mantendo a carga bacteriana no pulmão suprimida e desta forma diminuindo a inflamação. Nós utilizamos um protocolo semelhante na bronquiectasia grave. A duração entre os cursos de antibióticos pode ser ajustada de acordo com a história do paciente, mas geralmente se observa um intervalo de 4 a 8 semanas. Entretanto, nenhuma pesquisa de controle sobre esta abordagem foi feita.

A panbronquiolite difusa é uma condição de etiologia desconhecida descrita em pacientes japoneses. Observa-se uma inflamação crônica que inicialmente predomina nos bronquíolos.[88] Em casos avançados, desenvolve-se uma bronquiectasia. O uso contínuo de eritromicina é comum no tratamento destes pacientes, mesmo que a infecção crônica do brônquio causada pela *P. aeruginosa existe*.[89] Diversas observações podem explicar o inesperado benefício alcançado e justificar novas pesquisas clínicas em uma população bronquiectásica mais ampla. A eritromicina reduz a produção de exotoxina pela *P. aeruginosa* em concentrações que não afetam o crescimento bacteriano[90] e suprime o crescimento em biofilme.[91] Os macrolídeos também possuem atividades antiinflamatórias tais como a inibição tanto da quimiotaxia dos neutrófilos,[92] quanto da geração de espécies reativas ao oxigênio[93] e dos inibidores da secreção de muco *in vitro*.[94] A roxitromicina, um novo macrolídeo semi-sintético, diminuiu a hiper-reação das vias aéreas à metacolina em um grupo de crianças com bronquiectasia.[95]

TRATAMENTO CIRÚRGICO

O único tratamento curativo das bronquiectasias é a ressecção cirúrgica, apesar de sermos algumas vezes surpreendidos pela resolução de um brônquio dilatado nas imagens de TC somente com o tratamento clínico. Os resultados de várias séries cirúrgicas aparentemente bem-sucedidas têm sido publicados, mas as indicações para a cirurgia ainda não estão claras e as causas da bronquiectasia ainda não estão definidas, de modo que uma comparação de grupos semelhantes pode ser impossível.[4] As áreas afetadas removidas pela cirurgia devem ser localizadas, e não deve haver uma condição subjacente que predisponha a uma bronquiectasia generalizada (p. ex., discinesia ciliar primária). A bronquiectasia cilíndrica "moderna" tende a ser bilateral e, por este motivo, a cirurgia é utilizada infreqüentemente. A aplicação dos resultados de antigos estudos cirúrgicos, realizados quando a gravidade dos casos era bastante diferente, nas bronquiectasias "modernas" é impossível. Os melhores resultados são obtidos na ressecção de bronquiectasias localizadas moderadamente graves, quando a área bronquiectásica influencia pouco a função pulmonar, que por outros motivos seria razoavelmente normal, e particularmente quando a causa é uma obstrução localizada de uma via aérea.[96] Em tais casos um alívio dramático da febre, mal-estar e dor pleurítica incapacitantes é alcançado, o que pode transformar a vida do paciente.

A cintilografia com granulócitos marcados com índio-III pode ser utilizada para confirmar que a inflamação está confinada à área de anormalidade estrutural identificada pela TC.[4] Uma inflamação mais generalizada sugere que o paciente continuará a apresentar problemas após a cirurgia e esta pode ser, portanto, uma contra-indicação relativa. Uma ressecção cirúrgica paliativa pode ser considerada se áreas localizadas de bronquiectasia grave desafiam o tratamento médico e agem como um reservatório para a infecção de outras áreas, mesmo se uma bronquiectasia menos grave estiver presente em algum outro local. A resecção cirúrgica de emergência pode ser necessária para uma hemoptise potencialmente letal, mas a embolização da artéria brônquica apropriada geralmente é a primeira tentativa. Uma artéria pulmonar que esteja se anastomosando de modo relevante também pode necessitar de uma obstrução (p. ex., por um cateter de balão).[97]

O transplante de pulmão (um pulmão, dois pulmões, ou transplante coração-pulmão) tem sido utilizado no tratamento da insuficiência respiratória causada por bronquiectasias e pode ser considerado se houver deterioração das condições do paciente a despeito de um tratamento medicamentoso ideal. O transplante de um dos pulmões geralmente não é considerado devido ao receio de uma infecção cruzada a partir de áreas bronquiectásicas do pulmão remanescente e devido ao risco de infecção disseminada na presença da imunossupressão necessária para que se evite a rejeição. Entretanto, este compreensível dogma deve ser necessariamente reconsiderado em face do pequeno número de doadores disponíveis e nos poucos casos de transplantes de um único pulmão realizados para o tratamento de bronquiectasias em nosso hospital, a imunossupressão não levou a complicações infecciosas.

REFERÊNCIAS BIBLIOGRÁFICAS

1. Field CE. Bronchiectasis. Third report on a follow-up study of medical and surgical cases from childhood. *Arch Dis Child* 1969;44:551-561.
2. Konietzko NFJ, Carton RW, Leroy EP. Causes of death in patients with bronchiectasis. *Am Rev Respir Dis* 1969;100:852-858.
3. Sanderson JM, Kennedy MCS, Johnson MF, Manley DCE. Bronchiectasis: results of surgical and conservative management. *Thorax* 1974;29:407-416.
4. Cole PJ. Bronchiectasis. In: Brewis RAL, Corrin B, Geddes DM, Gibson GJ, ed. *Respiratory medicine,* 2nd ed. London: WB Saunders, 1995:1286-1317.
5. Whitwell E A study of the pathology and pathogenesis of bronchiectasis. *Thorax* 1952;7:213-239.
6. Munro NC, Cooke J, Currie DC, et a]. Comparison of thin-section computed tomography with bronchography in the identification of bronchiectatic segments in patients with chronic sputum, production. *Thorax* 1990;45:135-139.
7. Liebow AA, Hales MR, Lindsberg GE. Enlargement of the bronchial arteries and their anastomoses with pulmonary arteries in bronchiectasis. *Am J Pathol* 1949;25:211-231.
8. Lapa e Silva JR, Jones JAH, Cole PJ, Poulter LW. The immunological component of the cellular inflammatory infiltrate in bronchiectasis. *Thorax* 1989;44:668-673.
9. Wilson R, Dowling RB, Jackson AD. The biology of bacterial colonization and invasion of the respiratory mucosa. *Eur Respir J* 1996;9:1523-1530.
10. Hill SL, Mitchell JL, Burnett D, Stockley RA. IgG subclasses in the serum and sputum from patients with bronchiectasis. *Thorax* 1998;53:463-468.
11. Klingman KL, Pye A, Murphy TF, Hill SL. Dynamics of respiratory tract colonization by *Branhamella catarrhalis* in bronchiectasis. *Am J Respir Crit Care Med* 1995;152:1072-1078.
12. Wilson CB, Jones PW, O'Leary CJ, et al. Effect of sputum bacteriology on the quality of life of patients with bronchiectasis. *Eur Respir J* 1997;10:1754-1760.
13. Bresser P, van Alphen L, Habets FJM. Persisting *Haemophilus influenzae* strains induce lower levels of interleukin-6 and interleukin-8 in H292 lung epithelial cells than non-persisting strains. *Eur Respir J* 1997;10:2319-2326.
14. Hill A, Bayley D, Hill S, et al. Bacterial colonization and bronchial inflammation. *Am J Respir Crit Care Med* 1998;157:A584.
15. Miszkiel KA, Wells AU, Rubens MB, et al. Effects of airway infection by *Pseudomonas aeruginosa:* a computed tomographic study. *Thorax* 1997;52:260-264.
16. Evans SA, Turner SM, Bosch BJ, et al. Lung function, in bronchiectasis: the influence of *Pseudomonas aeruginosa. Eur Respir J* 1996;9:1601-1604.
17. Kerem E, Corey M, Gold R, Levinson H. Pulmonary function and clinical course in patients with cystic fibrosis after pulmonary colonization with *Pseudomonas aeruginosa. J Pediatr* 1990;116:714-719.
18. Kubo K, Yamazaki Y, Masubuchi T, et al. Pulmonary infection with *Mycobacterium avium-intracellulare* leads to air trapping distal to the small airways. *Am J Respir Crit Care Med* 1998;158:979-984.
19. Wilson R, Abdallah S. Pulmonary disease caused by non-tuberculous mycobacteria in immunocompetent patients In: Wilson R, ed. *Tuberculosis. Eur Respir Monograph* 1997;12:247-272.
20. Lees AW. Atelectasis and bronchiectasis in pertussis. *BMJ* 1950;2:1138-1141.
21. Simila S, Linina O, Lanning P, et al. Chronic lung damage caused by adenovirus type 7: a ten-year follow-up study. *Chest* 1981;80:127-131.
22. Whyte KF, Williams GR. Bronchiectasis after *Mycoplasma* pneumonia. *Thorax* 1984;39:390-391.

23. Brock RC. Post-tuberculous broncho-stenosis and bronchiectasis of the middle lobe. *Thorax* 1950;5:5-39.
24. Culiner MM. The right middle lobe syndrome, a non-obstructive complex. *Dis Chest* 1966;50:57-66.
25. Inners CR, Terry PB, Traystman RJ, Menkes HA. Collateral ventilation and the middle lobe syndrome. *Am Rev Respir Dis* 1978;118:305-310.
26. Rosen FS, Cooper MD, Wedgwood RSP. The primary immunodeficiencies (two parts). *N Engl J Med* 1984;311:235-242, 300-309.
27. Bard M, Couderc LJ, Saimot AG, et al. Accelerated obstructive pulmonary disease in HIV infected patients with bronchiectasis. *Eur Respir J* 1998;11:771-775.
28. Jones VF, Eid NS, Franco SM, et al. Familial congenital bronchiectasis: Williams-Campbell syndrome. *Pediatr Pulmonol* 1993;16:263-267.
29. Gay S, Dee P. Tracheobronchomegaly: the Mounier-Kuhn syndrome. *Br J Radiol* 1984;57:640-644.
30. Hoeffler HB, Schweppe 1, Greenberg SD. Bronchiectasis following pulmonary ammonia burn. *Arch Pathol Lab Med* 1982:106:686-687.
31. Warnock ML, Ghahremani CG, Rattenborg C, et al. Pulmonary complications of heroin intoxication: aspiration pneumonia and diffuse bronchiectasis. *JAMA* 1972;219:1051-1053.
32. Mala JL, Hawkins R, Pepys J. Studies in chronic allergic bronchopulmonary aspergillosis. Clinical and physiological findings. *Thorax* 1977;32:254-261.
33. Morehead RS. Bronchiectasis in bone marrow transplantation. *Thorax* 1997;52:392-393.
34. Goldman MJ, Anderson GM, Stolzenberg ED, et al. Human defensin-1 is a salt-sensitive, antibiotic in lung that is; inactivated in cystic fibrosis. *Ce11* 1997;88:553-560.
35. Saiman L, Cacalano G, Gruenert D, Prince A. Comparison of adherence of *Pseudomonas aeruginosa* to respiratory epithelial cells from cystic: fibrosis patients and healthy subjects. *Infect Immun* 1992;60:2808-2814.
36. Saiman L, Prince A. *Pseudomonas aeruginosa* pili bind to asialoGM1, which is increased on the surface of cystic fibrosis epithelial cells. *J Clin Invest* 1993;92:1875-1880.
37. Davies JC, Stern M, Dewar A, et al. CFTR gene transfer reduces the binding of *Pseudomonas aeruginosa* to cystic fibrosis respiratory epithelium. *Am J Respir Cell Mol Biol* 1997;16:657-663.
38. Zahm JM, Gaillard D, Dupuit F, et al. Early alterations in airway mucociliary clearance and inflammation of the lamina propria in CF mice. *Am J Physiol* 1997;272:C853-C859.
39. van Heeckeren A, Walenga R, Konstan MW, et al. Excessive inflammatory response of cystic fibrosis mice to bronchopulmonary infection with *Pseudomonas aeruginosa. J Clin Invest* 1997; 100:2810-2815.
40. Greenstone M, Cole PJ. Ciliary function in health and disease. *Br J Dis Chest* 1985;79:9-26.
41. Handelsman DJ, Conway AJ, Boylan LM, Turtle JR. Yung's syndrome. Obstructive azoospermia and chronic sinopulmonary infections. *N Engl J Med* 1984;310:3-9.
42. Hendry WF, A`Hern RP, Cole PJ. Was Young's syndrome caused by exposure to mercury in childhood? *BMJ* 1993;307:1579-1582.
43. Rutland RJA, Cole PJ, Citron KM, Turner-Warwick M. Chronic bronchial suppuration and inflammatory bowel disease. *Q J Med* 1981;50:63-75.
44. Eaton TE, Lambie N, Wells AU. Bronchiectasis following colectomy for Crohn's disease. *Thorax* 1998;53:529-53 1.
45. Mahadeva R, Flower C, Shneerson J. Bronchiectasis in association with coeliac disease. *Thorax* 1998;53:527-529.
46. Perez T, Remy-Jardin M, Cortet B. Airways involvement: in rheumatoid arthritis: clinical, functional and HRCT findings. *Am J Respir Crit Care Med* 1998;157:1658-1665.
47. King MA, Stone JA, Diaz PT, et al. Alpha l-antitrypsin deficiency: evaluation of bronchiectasis with CT. *Radiology* 1996;199:137-141.
48. Hansell DM. Imaging of obstructive pulmonary disease. Bronchiect*asis. Radiol Clin North Am* 1998;36:107-128.
49. Murphy MB, Reen DJ, Fitzgerald M. Atopy, immunological changes and respiratory function in bronchiectasis. *Thorax* 1984;39:179-184.
50. Nogrady SG, Evans WV, Davies BH. Reversibility of airways obstruction in bronchiectasis. *Thorax* 1978;33:635-637.
51. Bahous J, Cortier A, Pineau L, et al. Pulmonary function tests and airway responsiveness to metacholine in chronic bronchiectasis of the adult. *Bull Eur Physiopathol Respir* 1984;20:375-380.
52. Steinfort CL, Smith MJ, Harrison NK, et al. Reactive arthritis in bronchiectasis. *Am Rev Respir Dis* 1987;135:A42.
53. Perry KMA, King DS. Bronchiectasis: a study of prognosis based on a follow-up of 400 patients. *Am Rev Tuberc* 1940;41:531-548.
54. Keistinen T, Saynajakangas O, Tuuponen T, Kivela SL. Bronchiectasis: an orphan disease with a poorly-understood prognosis. *Eur Respir J* 1997;10:2784-2787.
55. Wilson CB, Jones PW, O'Leary CJ, et al. Health status assessment in bronchiectasis using the Sr. George's Respiratory Questionnaire. *Am J Respir Crit Care Med* 1997;156:536-541.
56. Ellis DA, Thornley PE, Wightman AJ, et al. Present outlook in bronchiectasis: clinical and social study and review of factors influencing prognosis. *Thorax* 1981;36:659-664.
57. Steinfort CL, Todd H, Higgs E, Cole PJ. Bacteriology of daily purulent sputum. *Thorax* 1987;42:235.
58. De Gracia J, Rodrigo MK, Morell F, et al. IgG subclass deficiencies associated with bronchiectasis. *Am J Respir Crit Care Med* 1996;153:650–655.
59. Stanley P, MacWilliam L, Greenstone M, et al. Efficacy of a saccharin test for screening to detect abnormal mucociliary clearance. *Br J Dis Chest* 1984;78:62-65.
60. Currie DC, Cooke JC, Morgan AD, et al. Interpretation of bronchograms and chest radiographs in patients with chronic sputum production. *Thorax* 1987;42:278-284.
61. Lee PH, Carr DH, Rubens MB, et al. Accuracy of CT in predicting the cause of bronchiectasis. *Clin Radiol* 1995;50:839-841.
62. Naidich DP, McCauley DI, Khouri NF, et al. Computed tomography of bronchiectasis. *J Comput Assist Tomogr* 1982;6:437-444.
63. Wilson CB, Jones PW, O'Leary 0, et al. Systemic markers; of inflammation in stable bronchiectasis. *Eur Respir J* 1998;12:820-824.
64. Loukides S, Horvath I, Wodehouse T, et al. Elevated levels of expired breath hydrogen peroxide in bronchiectasis. *Am J Respir Crit Care Med* 1998;158:991-994.
65. O'Donnell AE, Barker AF, Howite JS, Fick RB. Treatment of idiopathic bronchiectasis with recombinant human DNase 1. *Chest* 1998;113:1329-1334.
66. Rosenstein BJ, Eigen H. Risks of alternate-day prednisolone in patients with cystic fibrosis. *Pediatrics* 1991;87:245-246.
67. Tsang KWT, Ho PL, Lam WK, et al. Inhaled fluticasone reduces sputum inflammatory indices in severe bronchiectasis. *Am J Respir Crit Care Med* 1998;158:723-727.
68. Konstan MW, Byard PJ, Hoppel CL, Davis PB. Effect of high-dose ibuprofen in patients with cystic fibrosis. *N Engl J Med* 1995;332:848-854.
69. McElvaney NG, Nakarnura H, Birrer P, et al. Modulation of airway inflammation in cystic fibrosis. In vivo suppression of interleukin-8 levels on the respiratory epithelial surface by aerosolization of recombinant secretory leukoprotease inhibitor. *J Clin Invest* 1992;90:1296-1301.
70. Gacouin A, Desrues B, Lena H, et al. Long-term nasal intermittent positive pressure ventilation (NIPPV) in sixteen consecutive patients with bronchiectasis: a retrospective study. *Eur Respir J* 1996;9:12461250.
71. Stockley RA, Hill SL, Morrison HM. Effect: of antibiotic treatment on sputum elastase in bronchiectatic outpatients in a stable clinical state. *Thorax* 1984;39:414-419.
72. Currie DC, Higgs E, Metcalfe S, et al. Simple method of monitoring microbial load in chronic bronchial sepsis: pilot comparison of reduction in colonising microbial load with antibiotics given intermittently and continuously. *J Clin Pathol* 1987;40:830-836.

73. Suter S. New perspectives in understanding and management of the respiratory disease in cystic fibrosis. *Eur J Pediatr* 1994;153:144-150.
74. Baltimore RS, Christie, CD, Smith GJ. Immunohistopathological localisation of *Pseudomonas aeruginosa* in lungs from patients with cystic: fibrosis. Implications for the pathogenesis of progressive lung deterioration. *Am Rev Respir Dis* 1989;140:1650–1661.
75. Tsang KWT, Rutman A, Kanthakumar K, et al. Interaction of *Pseudomonas aeruginosa* with human respiratory mucosa *in vitro. Eur Respir J* 1994;7:1746-1753.
76. Wilson R, Tsang KWT. Antibiotics and the lung. In: Page CP, Metzger WJ, eds. *Drugs and the lung.* New York: Raven Press, 1994:347-381.
77. Bergogne-Berezin E. Pharmacokinetics of antibiotics in respiratory secretions. In: Permington JE, ed. *Respiratory infections: diagnosis and management,* 2nd ed. New York: Raven Press, 1989:608-63 1.
78. Hill SL, Stockley RA. Effect of short- and long-term antibiotic response on lung function in bronchiectasis. *Thorax* 1986;41:798-800.
79. Pennington JE. Hospital-acquired pneumonia. In: Pennington JE, ed. *Respiratory infections: diagnosis and management,* 3rd ed. New York: Raven Press, 1994:207-227.
80. Conway SP, Pond MN, Watson A, et al. Intravenous colistin sulphomethate in acute respiratory exacerbations in adult patients with cystic fibrosis. *Thorax* 1997;52:987-993.
81. Rayner CFJ, Tillotson G, Cole PJ, Wilson R. Efficacy and safety of long term ciprofloxacin in the management of severe bronchiectasis. *J Antimicrob Chemother* 1994;34:149-156.
82. Currie, DC, Garbett NS, Chan KL, et al. Double-blind randomised study of prolonged higher dose oral amoxicillin in purulent bronchiectasis. *Q J Med* 1990;76:799-816.
83. Hill SL, Morrison HM, Burnett D, Stockley RA. Short-term response of patients with bronchiectasis. to treatment: with amoxicillin given in standard or high doses orally or by inhalation. *Thorax* 1986;41:559-565.
84. Szaff M, Hoiby N, Flensborg EW. Frequent antibiotic therapy improves survival of cystic fibrosis patients with chronic *Pseudomonas aeruginosa* infection. *Acta Pediatr Scand* 1983;72:651-657.
85. Mukhopadhyay S, Singh M, Cater JI, et al. Nebulised antipseudomonal antibiotic therapy in cystic fibrosis: a meta-analysis of benefits and risks. *Thorax* 1996;51:364-368.
86. Lin H-C, Cheng H-F, Wang C-H, et al. Inhaled gentamicin reduces airway neutrophil activity and mucus secretion in bronchiectasis. *Am J Respir Crit Care Med* 1997;155:2024-2029.
87. Mukhopadhyay S, Staddon GE, Eastman C, et AJ, The quantitative distribution of nebulised antibiotic in the lung in cystic fibrosis. *Respir Med* 1994;88:203-211.
88. Homma H , Yamanaka A, Tanimoto S, et al. Diffuse panbronchiolitis. A disease of the transitional zone of the lung. *Chest* 1983;83: 63-69.
89. Kudoh S, Uetake T, Hagiwara K, et al. Clinical effects of low dose long-term erythromycin chemotherapy on diffuse paribronchiolitis. *Jpn J Thorac Dis* 1987;25:632-642.
90. Tanaka E, Kanthakumar K, Cundell DR, et al. The effect of erythromycin on *Pseudomonas aeruginosa* and neutrophil mediated epithelial damage. *J Antimicrob Chemother* 1994;33:765-775.
91. Ichimiya T, Yamasaki T, Nasu M. *In vitro* effects of antimicrobial agents on *Pseudomonas aeruginosa* biofilm formation. *J Antimicrob Chemother* 1994;34:331-341.
92. Eyraud A, Desnotes J, Lombard JY, et al. Effects of erythromycin, josamycin and spiramycin on rat polymorphonuclear leukocyte chemotaxis. *Chemotherapy* 1986;32:379-382.
93. Anderson R. Erythromycin and roxithromycin potentiate human neutrophil locomotion *in vitro* by inhibition of leukoattractant-activated superoxide generation and auto-oxidation. *J Infect Dis* 1989;159:966-973.
94. Goswami SK, Kivity S, Marom Z. Erythromycin inhibits respiratory glycoconjungate secretion from human airways in vitro. *Am Rev RespirDis* 1990;141:72-78.
95. Koh YY, Lee MH, Sun YH, et al. Effect of roxithromycin on airway responsiveness in children with bronchiectasis: a double-blind, placebo controlled study. *Eur Respir J* 1997;10:994-999.
96. Agasthian T, Deschamps C, Trastek VF, et al. Surgical management of bronchiectasis. *Ann Thorac Surg* 1996;62:976-980.
97. Bredin CP, Richardson PR, King TKC, et al. Treatment of massive hemoptyses by combined occlusion of pulmonary and bronchial arteries. *Am Rev Respir Dis* 1978;117:969-973.

PARTE III

Patógenos Causadores de Pneumonia

CAPÍTULO 26

Pneumonia Pneumocócica

Kenneth S. Knox e Joseph F. Plouffe

O *Streptococcus pneumoniae* é o agente etiológico da pneumonia pneumocócica e também é reconhecido como uma causa comum de otite média, meningite e sinusite. Acredita-se que seja a causa da maioria dos casos de pneumonias adquiridas na comunidade e é o organismo mais freqüentemente isolado na corrente sangüínea de pacientes com o diagnóstico de pneumonia. A despeito dos grandes avanços na terapia antimicrobiana e imunoterapia no século XX, a pneumonia pneumocócica continua a carregar riscos significativos de mortalidade. Antes considerado a quintessência do organismo sensível à penicilina, o *S. pneumoniae* chega novamente ao centro da questão nesta era de resistência antimicrobiana já que a incidência de pneumococos resistentes à penicilina continua a subir.

HISTÓRIA

O *S. pneumoniae* foi descoberto em 1880 por George M. Sternberg nos Estados Unidos e por Louis Pasteur na França.[1,2] Ambos os pesquisadores foram capazes de recuperar o organismo no sangue de coelhos após a injeção subcutânea de saliva humana.[3] A bactéria inicialmente foi denominada *Micrococcus pasteuri* por Sternberg e em 1886 foi chamado de *Pneu mococcus* devido à sua associação com infecções pulmonares. Em 1920, os cocos pareados eram conhecidos como *Diplococcus pneumoniae* e 54 anos mais tarde se tornaram *S. pneumoniae* devido à aparência de seu crescimento em cadeias, em meio líquido.[1-3] A coloração de Gram foi utilizado pela primeira vez durante os estudos iniciais da pneumonia pneumocócica e por *Klebsiella*.

Duas contribuições importantes da pesquisa do pneumococo para a microbiologia e o campo da Medicina foram as observações de que os polissacarídeos podiam ser utilizados como imunógenos para estimular respostas imunológicas específicas,[4] e que o DNA era o material genético responsável em conferir transformações fenotípicas.[5] Até estas descobertas, as proteínas eram consideradas as moléculas de imunogenicidade e transferência genética. Vários excelentes resumos históricos são recomendados.[1-3]

K. S. Knox: Department of Medicine, Pulmonary Division, Indiana University School of Medicine, Indianapolis, Indiana 46202.

J. F. Plouffe: Department of Internal Medicine, The Ohio State University Hospitals, Columbus, Ohio 43210.

MICROBIOLOGIA

O *S. pneumoniae* é um coco gram-positivo cuja parede celular é formada por peptidoglicano e ácido teicóico. Ele é caracterizado como alfa-hemolítico por sua aparência no ágar sangue. A bactéria é catalase-negativa, facilmente lisada pelos sais biliares e tipicamente sensível à optoquina. Eles freqüentemente crescem em cadeias em meio líquido, mas são classicamente vistos como diplococos no escarro ou nas colorações de Gram. O *S. pneumoniae* possui uma cápsula extracelular de polissacarídeos que pode ser sorotipada pela reação de Quellung. A seqüência genômica do pneumococo codifica várias centenas de proteínas de superfície.

EPIDEMIOLOGIA

O *S. pneumoniae* permanece como a principal causa de morbidade e mortalidade nos Estados Unidos, resultando em uma estimativa de 3.000 casos de meningite, 50.000 casos de bacteremia e 7 milhões de casos de otite média a cada ano (Fig. 26-1). Em uma metanálise de mais de 7.000 casos de pneumonia adquirida na comunidade na qual o diagnóstico etiológico foi identificado, o *S. pneumoniae* foi responsável por dois terços dos casos. Além disso, *S. pneumoniae* causou dois terços das mortes nesta população de pacientes.[6] Na era dos antibióticos, a mortalidade caiu substancialmente, mas a pneumonia pneumocócica ainda carrega uma taxa de mortalidade de 10%. A bacteremia e a meningite apresentam taxas de mortalidade de 20 e 30% respectivamente. A incidência de bacteremia pneumocócica e meningite parece estar aumentando.[7,8] A incidência anual registrada de bacteremia pneumocócica no meio da década de 1980 na Carolina do Sul e em Nova York foi de aproximadamente 60 por 100.000 habitantes por ano entre adultos com mais de 64 anos de idade.[9,10] No condato de Franklin, em Ohio, nos anos 1990, as taxas variaram de 80 a 100 por uma população de 100.000 por ano em um subgrupo etário similar.[8] Em Youngstown, Ohio, ocorreu uma duplicação de internações causadas pela bacteremia pneumocócica entre 1995 a 1996 em comparação com os anos de 1992 a 1994.[11]

Observam-se variações na incidência de bacteremia pneumocócica em diferentes partes do mundo. Estas diferenças podem ser parcialmente explicadas pelo uso esporádico de culturas do sangue, administração prévia de antibióticos e talvez pela demografia local. Outra preocupação é o aumento dos

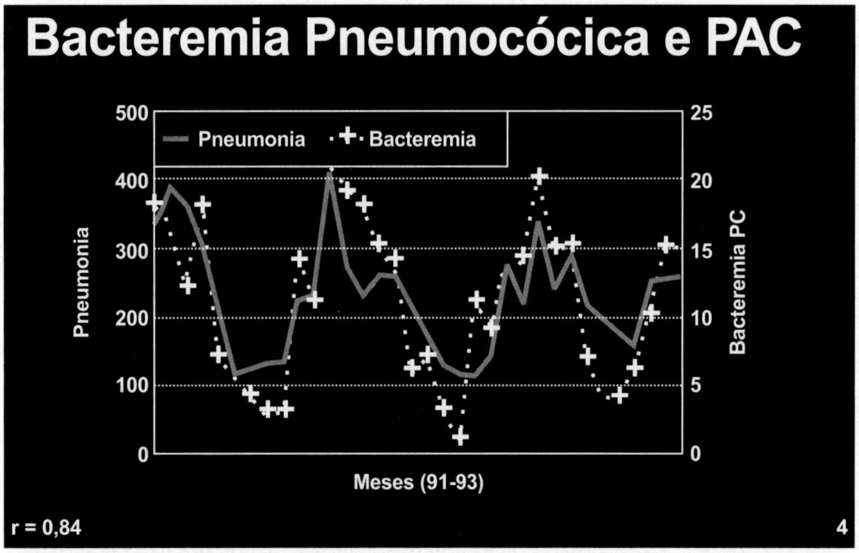

FIG. 26-1. O eixo Y1 mostra os índices de internações por pneumonia adquirida na comunidade (PAC) *(linha sólida)* em dez hospitais de Columbus, Ohio, de 1991 a 1993. Observe as diferenças quatro vezes maiores nos picos de inverno e no final do verão. A pneumonia pneumocócica bacterêmica é classificada no eixo Y2 (*linha pontilhada*). Observe a superposição das curvas (r = 0,84), com 1 em 20 pacientes internados com pneumonia apresentando uma bacteremia pneumocócica. (PC, *Pneumocystis carinii.*) (J. F. Plouffe, dados não publicados, 2000.)

surtos de pneumococos predominantemente mais resistentes em penitenciárias, casas de saúde com internações de longa duração, centros ambulatoriais e na população de rua.[12-15] O assunto sobre a resistência antimicrobiana será abordado mais tarde na seção Tratamento.

Muitos dos estudos epidemiológicos disponíveis foram realizados na população pediátrica. O *S. pneumoniae* tipicamente coloniza a nasofaringe em cerca de 40% das crianças e em uma menor quantidade de adultos. O portador sofre picos no inverno, e a infecção é mais provável após a exposição do indivíduo a uma nova cepa. A colonização após a inalação de um dos 90 sorotipos identificados permite uma infecção potencial por meio da microaspiração do conteúdo da faringe, geralmente dentro da primeira semana após a aquisição da nova cepa.[16-20] Fatores que aumentam o risco de aspiração como convulsões ou intoxicação pelo álcool aumentam o risco de infecção em um paciente colonizado. Já se sabe que a pneumonia pneumocócica apresenta uma maior prevalência em bebês, crianças e idosos.[21]

São inúmeros os fatores de risco para o desenvolvimento de uma pneumonia pneumocócica além da idade, ambientes muito populosos e aspiração. Qualquer diminuição ou alteração das defesas locais do hospedeiro pode aumentar a probabilidade de infecção. O ato de fumar um único cigarro pode paralisar a árvore brônquica. Além disso, infecções virais prévias podem predispor a problemas com a eliminação de muco e facilitar a fixação bacteriana por causa da alteração da regulação dos receptores do hospedeiro, levando a um aumento no risco de pneumonia.[22-24] Pacientes com doenças crônicas, como insuficiência cardíaca congestiva, doença pulmonar crônica ou diabetes apresentam um risco aumentado de infecção pneumocócica não somente pelo processo patológico, mas também pelas freqüentes hospitalizações e subseqüentes infecções nosocomiais. As infecções pneumocócicas nosocomiais parecem ser registradas com maior freqüência em hospitais fora da América do Norte. Indivíduos que são incapazes de eliminar o pneumococo de sua corrente sangüínea, como os pacientes pós-esplenectomizados ou aqueles com anemia falciforme e infartos esplênicos, apresentam um risco aumentado de infecção e necessitam de uma profilaxia medicamentosa agressiva.[25,26] Um vasto número de estados imunodeficientes primários ou secundários incluindo deficientes respostas das imunoglobulinas, neutropenia (mas não uma função de leucócitos polimorfonucleares defeituosa como na doença granulomatosa crônica), ou defeitos na cascata do complemento[27] predispõem o paciente à infecção pneumocócica.

A infecção com o vírus da imunodeficiência humana do tipo 1 (HIV-1) predispõe o paciente a infecções pneumocócicas e merece uma atenção especial; muito mais pessoas estão vivendo mais e com uma saúde melhor, com o auxílio de potentes terapias anti-retrovirais. O defeito primário responsável pelo aumento do risco de doença pneumocócica em pacientes com HIV provavelmente é um dano na produção de imunoglobulinas. Conforme a contagem de linfócitos CD4 cai, a produção específica de anticorpos contra polissacarídeos capsulares diminui.[28,29] Os níveis de imunoglobulinas também estão localmente diminuídos nos pulmões de pacientes infectados pelo HIV.[30] Além disso, estes indivíduos parecem apresentar uma diminuição da resposta da imunoglobulina G à vacina com polissacarídeos pneumocócicos[31,32] e podem se beneficiar da administração de imunoglobulinas intravenosas[33,34] ou uma profilaxia com penicilina em alguns casos. Os indivíduos infectados pelo HIV também apresentam uma maior probabilidade de serem bacterêmicos em infecções e podem ser um reservatório para cepas de pneumococos resistentes a antibióticos.[35] As recomendações atuais determinam que todos os pacientes infectados pelo HIV recebam vacinação, mesmo em face de contagens normais de CD4, a despeito do potencial de uma resposta deficiente.[24]

Os sorotipos capsulares são estudados extensamente nas pesquisas epidemiológicas, mas apresentam uma utilidade clínica limitada. Os estudos sugerem diferenças nos sorotipos entre os grupos etários, geografia, capacidade de invasão e sensibilidade antimicrobiana.[36-38] Finalmente, o *S. pneumoniae* é mais comumente identificado como agente etiológico de pneumonias adquiridas na comunidade em pacientes tratados em hospitais (9 a 42%) em comparação com os que são tratados ao nível ambulatorial (1 a 11%).[39]

PATOGÊNESE

Fatores Bacterianos

A colonização da nasofaringe com um novo sorotipo de *S. pneumoniae* predispõe à infecção. Uma vez colonizada, a bactéria pode ser aspirada e escapa das defesas mecânicas e humorais do trato respiratório superior. Subseqüentemente, ocorre uma infecção dos pneumócitos do tipo II. A cápsula extracelular do pneumococo desempenha um papel importante, mas ainda não definido, na virulência. As proteínas da superfície celular das bactérias reconhecem os carboidratos das células do hospedeiro (particularmente a *N*-acetilgalactosamina β1-4 galactose, que é abundante no trato respiratório inferior) e permitem o contato direto entre as duas populações de células.[40-42] Os pneumococos provavelmente são interiorizados por meio de um mecanismo que envolve porções indefinidas de fosforicolina da parede bacteriana se unindo aos receptores da célula do hospedeiro para o fator ativador de plaquetas.[43] Este mecanismo foi implicado no transporte de bactérias, especialmente através da barreira hematoencefálica.[44]

Produtos bacterianos acessórios também estão implicados na patogênese e virulência do pneumococo. A pneumolisina é uma toxina produzida pelo *S. pneumoniae* que tem diversos efeitos proinflamatórios e citotóxicos. A pneumolisina rompe as membranas celulares, causando uma citotoxicidade direta; é um potente ativador do complemento; e tem sido implicada como um fator na disseminação da doença.[45] A virulência do pneumococo depende em parte da atividade da pneumolisina – cepas bacterianas mutantes com deficiências seja na atividade citolítica seja na fixação de complemento se mostraram menos virulentas.[46] Outras proteínas bacterianas que podem desempenhar um importante papel na patogênese incluem a neuroaminidase, hialuronidase, protease imunoglobulínica A1, autolisina e duas proteínas de superfície: pspA e psaA.[47,48]

Defesas do Hospedeiro

Apesar de a cápsula de polissacarídeo não evitar uma grande resposta inflamatória, sabe-se que é um importante fator na virulência ao resistir à fagocitose. Do ponto de vista do hospedeiro, o anticorpo anticapsular é protetor[49] e é a base para a atual vacina de polissacarídeos 23-valente. A parede celular do pneumococo provoca uma forte resposta inflamatória a despeito de estar "coberta" por uma cápsula. O ácido teicóico da parede bacteriana contém fosforilcolina que pode se ligar à proteína C-reativa e induzir a ativação do complemento. Já foi demonstrado que a parede celular gram-positiva estimula a produção de interleucina-1 bem como outras citocinas,[51,52] e acredita-se que o fator alfa da necrose tumoral desempenhe um papel protetor.[53,54] O interferon-γ também foi sugerido como uma citocina protetora na infecção pneumocócica.[55] Os componentes da parede celular que sofreram lise, bactérias intactas e as citocinas são todos potentes mediadores de inflamação que estão implicados na disfunção da barreira endotelial e no recrutamento de neutrófilos.

No início, o edema e o escape de eritrócitos para dentro dos sacos alveolares causam a fase da hepatização vermelha da consolidação. À medida que os leucócitos migram para a área, no curso das próximas 72 horas, a consolidação pulmonar passa a se denominar *hepatização cinza*, com base nas alterações patológicas macroscópicas. A adesão das moléculas irá mediar o influxo de neutrófilos para os pulmões.[56] Junto com a opsonização de anticorpos capsulares e complemento, o influxo de neutrófilos é um prenúncio da fagocitose e subseqüente resolução do processo pneumônico.[42] Nos casos em que a infecção não é contida pelas defesas do hospedeiro, a inflamação continua e tipicamente pára ao longo das superfícies pleurais, originando a clássica aparência lobar. Derrames parapneumônicos e empiema podem se desenvolver. Os pneumococos podem alcançar os linfáticos e, se não forem contidos, causar sepse e uma lesão pulmonar aguda associada. A despeito de uma intensa inflamação, os macrófagos alveolares são altamente eficientes na remoção dos restos inflamatórios e a fibrina. Em contraste com outras infecções, a formação de cicatrizes no parênquima pulmonar é rara quando a infecção é finalmente eliminada.

MANIFESTAÇÕES CLÍNICAS

A descrição clínica de um paciente com um início abrupto de calafrios, dor torácica do tipo pleurítica, altos picos febris e tosse produtiva ou escarro da cor de ferrugem é historicamente importante, mas clinicamente pouco útil. Em certas populações, os sintomas podem ser mínimos, levando a uma subestimação da severidade da doença. Nos idosos, o início pode ser insidioso e os principais sintomas ausentes, com fadiga e raciocínio alterado sendo as únicas pistas iniciais.[57] Em fumantes com bronquite crônica, a alteração na cor do escarro ou na tosse podem ser sutis sintomas iniciais. Taquicardia, taquipnéia e dispnéia estão freqüentemente associadas. Nenhum destes sinais ou sintomas são específicos do pneumococo. Uma idade de mais de 64 anos, comorbidades, freqüências respiratórias de > 30 incursões respiratórias por minuto, pressão arterial diastólica < 60 mmHg, pressão arterial sistólica < 90 mmHg e febre com mais de 38,5°C foram citadas pelas British and American Thoracic Societies como indicadores de uma doença grave.[58,59]

Os achados físicos na pneumonia pneumocócica são indistinguíveis de outras causas de pneumonia lobar. A consolidação tipicamente produz um som maciço à percussão. A ausculta do tórax pode revelar estertores ou roncos inespecíficos. Se uma consolidação está presente, um aumento na transmissão sonora é observado através dos sacos aéreos repletos de líquido como ruídos brônquicos mais intensos. Um frêmito toracovocal, egofonia e pectorilóquia sussurrada estão presentes no exame do pulmão consolidado. Derrames pleurais ou atelectasias podem mascarar estes achados. Dor e derrame podem causar uma diminuição dos ruídos respiratórios e um movimento diafragmático diminui ipsilateralmente. Uma dor torácica do tipo pleurítica está associada a um resultado favorável.[60]

Anormalidades laboratoriais comuns vistas em pacientes com pneumonia incluem uma leucocitose com um desvio para a esquerda e, mais ameaçadoramente, leucopenia.[61] Anormalidades na função hepática foram registradas nas pneumonias

A

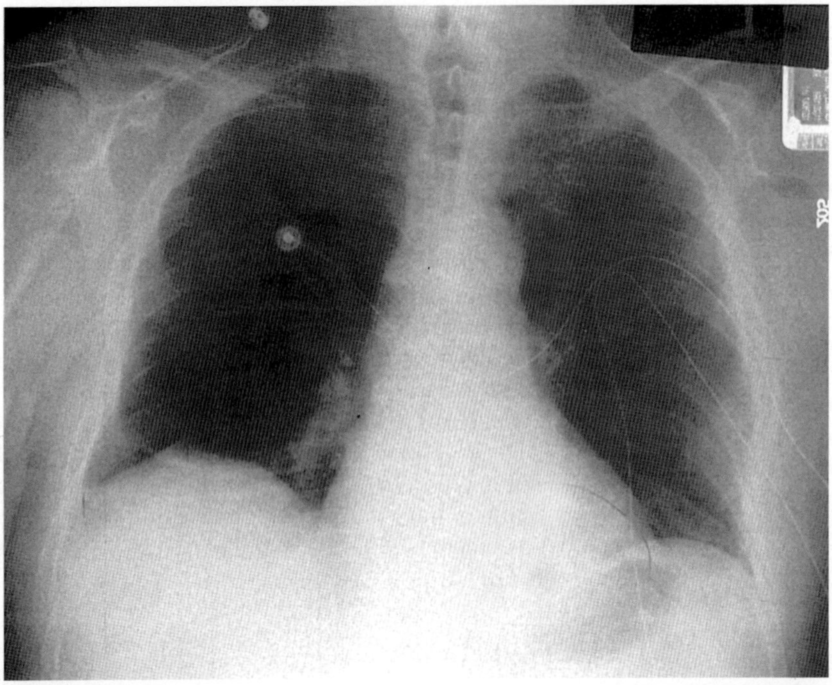

B

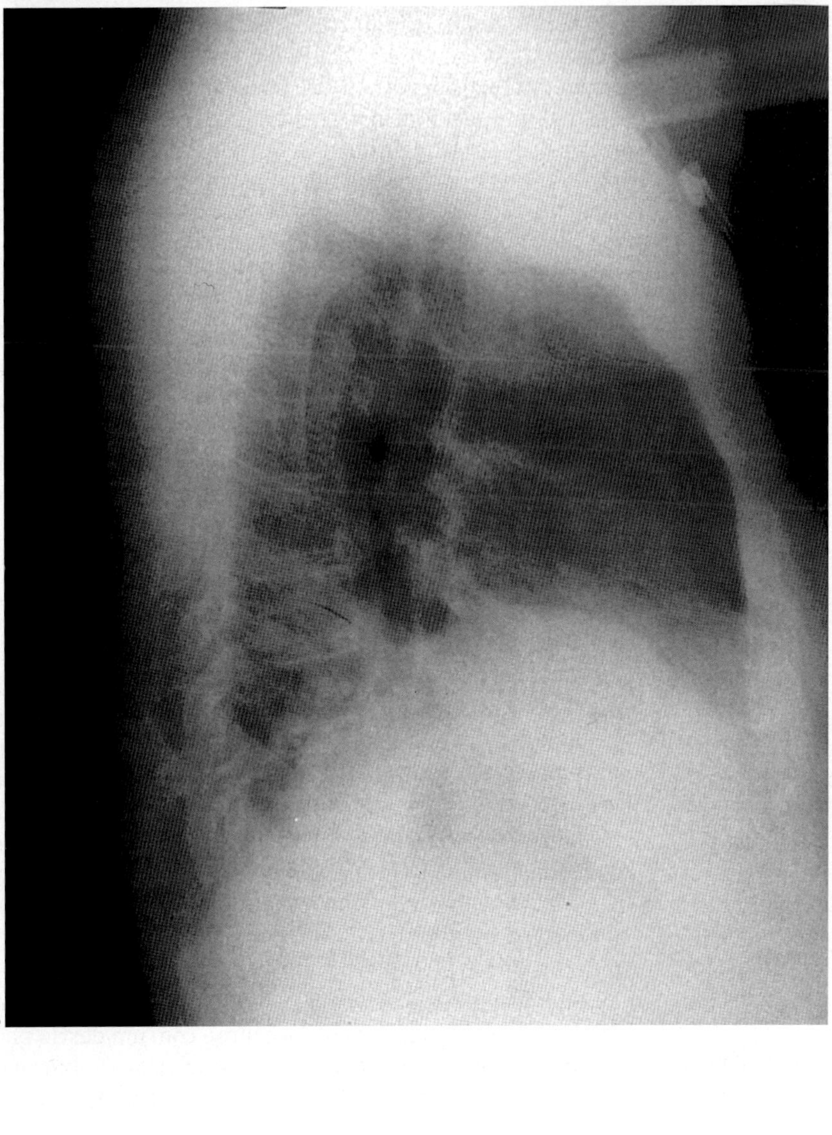

FIG. 26-2. Radiografias de tórax póstero-anterior (**A**) e lateral (**B**) de um paciente de 67 anos de idade com mieloma múltiplo e pneumonia pneumocócica bacterêmica. Na incidência póstero-anterior (**A**) observe o infiltrado retrocardíaco com broncogramas aéreos. Na incidência lateral (**B**), o infiltrado posterior é mais facilmente visualizado.

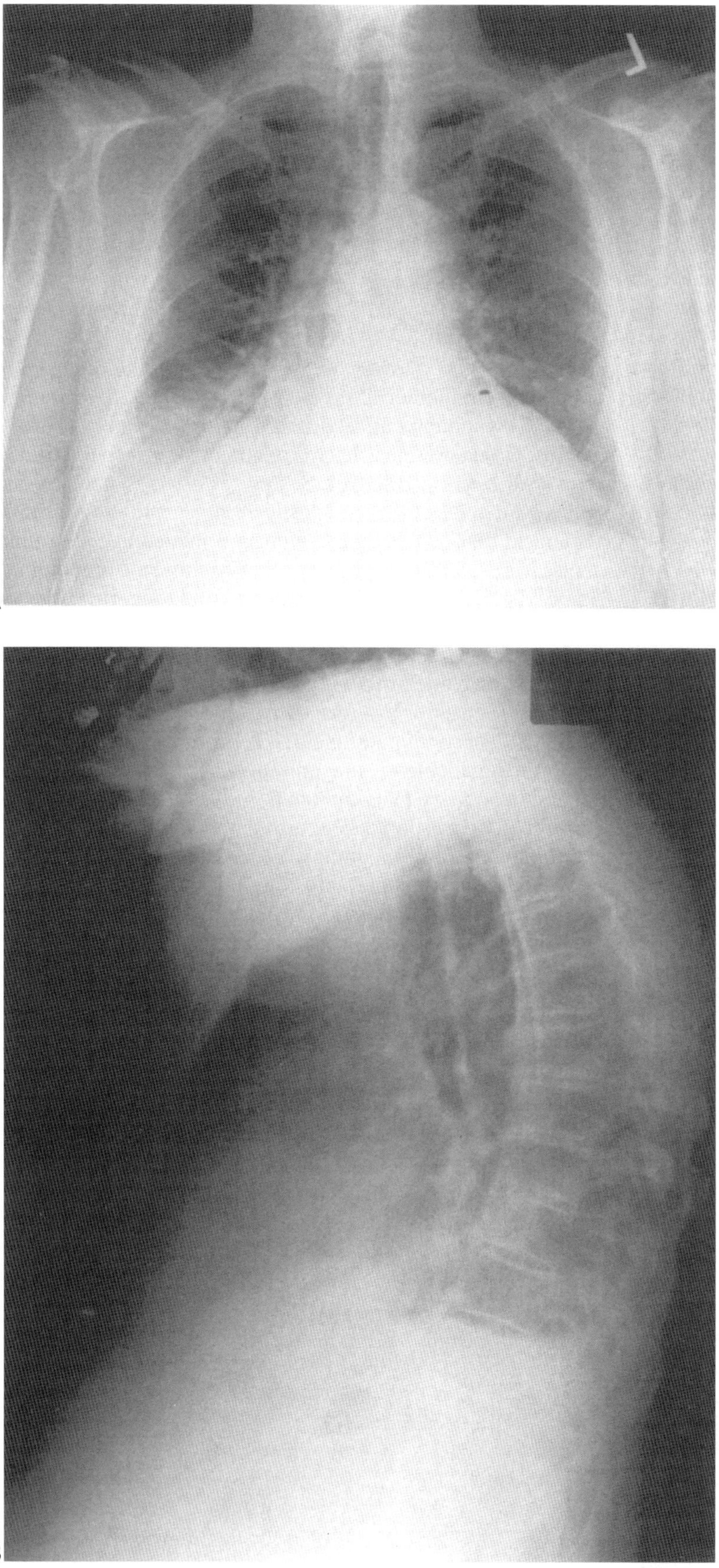

FIG. 26-3. Radiografias de tórax póstero-anterior **(A)** e lateral **(B)** de um paciente com pneumonia pneumocócica bacterêmica. Na incidência póstero-anterior **(A)**, observe a consolidação do lobo inferior direito. Na incidência lateral **(B)**, observe a densidade posterior que parece indicar a presença de líquido além da consolidação. A toracocentese revelou um líquido purulento.

pneumocócicas. As alterações que prenunciam um prognóstico pior incluem uma leucometria > 30 ou < 4×10^9 por L, neutropenia, creatinina > 1,2 mg por dl de uma uréia nitrogenada > 20 mg por dL, ou outras evidências de sepse, como disfunção orgânica ou coagulação intravascular disseminada.[59]

As anormalidades radiográficas raramente demonstram uma consolidação lobar completa (Fig. 26-2), mas em vez disso surge uma infiltração esparsa, que pode envolver mais de um segmento e parecer não-homogênea em pacientes com uma doença pulmonar crônica subjacente. Pode haver derrames, e a cavitação ou abscessos é rara.[62] Em geral, os achados radiográficos do envolvimento de mais de um lobo, formação de cavidade, infiltrados rapidamente progressivos ou a presença de um derrame pleural podem estar associados com complicações e necessitar de uma hospitalização.[59] Com o uso disseminado da tomografia computadorizada, a constatação de infiltrados é bastante comum, apesar das radiografias normais. A tomografia computadorizada de alta resolução tem sido recomendada como um método que pode ser utilizado para a melhora da precisão diagnóstica e classificação da pneumonia adquirida na comunidade.[63] Na população com doença pulmonar obstrutiva crônica (DPOC), muitos pacientes são empiricamente tratados para bronquite com antibióticos. Em pacientes sem DPOC, a distinção entre uma bronquite e uma pneumonia verdadeira pode ter uma maior relevância clínica. Geralmente, a resolução dos infiltrados apresenta um atraso em relação à melhora clínica, e as anormalidades podem ser observadas nas radiografias de tórax durante várias semanas ou mais. Uma idade acima de 60 anos, abuso de álcool e DPOC aumentam o tempo de resolução radiográfica.

As complicações que podem surgir e necessitar uma conduta especial são a lesão pulmonar aguda e o empiema. A lesão pulmonar aguda está associada à sepse e pode levar a uma síndrome de angústia respiratória do adulto. Os glicocorticóides podem apresentar algum efeito benéfico na fase fibroproliferativa, que tipicamente ocorre 1 a 2 semanas após o início da lesão pulmonar.[64] O empiema se tornou menos prevalente na era dos antibióticos, mas pode complicar a doença em 2% dos pacientes com pneumonia pneumocócica.[65] O empiema deve ser suspeitado se a resolução da febre é lenta e agressivamente pesquisado se existir a presença de líquido pleural (Fig. 26-3). A toracocentese seriada deve ser utilizada em pacientes com derrame paraneumônico para a avaliação da presença de um empiema. Se o pH do líquido pleural for < 7,2, bactérias forem vistas nas colorações de Gram ou nas culturas, ou se um material macroscopicamente purulento for aspirado, uma toracostomia e drenagem são necessárias.

DIAGNÓSTICO

Os testes não-invasivos como a coloração de Gram, cultura do escarro, hemocultura e ensaio para detecção de antígenos são comumente utilizados na obtenção de informações diagnósticas na presença de uma pneumonia. A despeito da controvérsia sobre a utilidade destes testes, eles permanecem úteis para guiar uma terapia específica.[13,66] Uma coloração de Gram de boa qualidade (purulência e menos que 10 células epiteliais por campo de baixa potência) com uma predominância de diplococos em forma de lanceta pode sugerir o diagnóstico de pneumonia pneumocócica nas diretrizes de 1998 da Infectious Diseases Society of America (Fig. 26-4).[13] O diagnóstico definitivo é restrito aos casos nos quais a bactéria é isolada a partir de sítios estéreis: corrente sangüínea, líquido cefalorraquidiano ou líquido pleural. A bacteremia está presente em aproximadamente um quinto dos casos de pneumonia pneumocócica e é mais comum nos idosos, nos infectados pelo vírus HIV e nas populações afro-americanas. Como a terapia antibiótica para a pneumonia geralmente é iniciada rapidamente e empiricamente antes que um diagnóstico possa ser definitivamente estabelecido,[59] a pesquisa com estudos mais invasivos e demorados como a broncoscopia ou aspiração trans-traqueal diminuiu. Estas modalidades são tradicionalmente reservadas para o paciente que inesperadamente piora a despeito de uma terapia apropriada[67] e na presença de uma pneumonia nosocomial.[68]

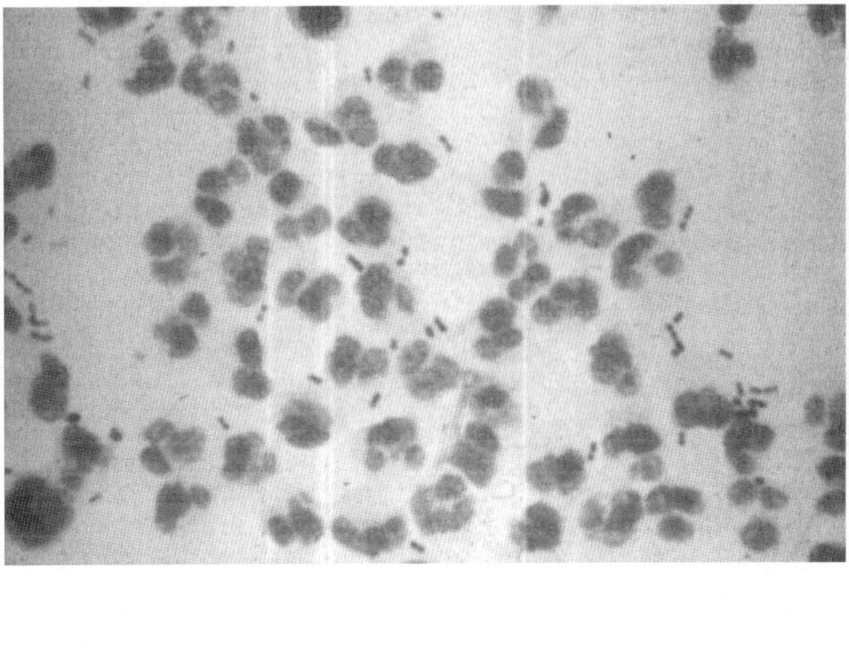

FIG. 26-4. Coloração de Gram do escarro do paciente da Figura 26-2. Observe a adequação do espécime: diversos leucócitos polimorfonucleares, escassez de células epiteliais e a predominância de diplococos gram-positivos em forma de lanceta.

TRATAMENTO

Uma maior atenção vem sendo dada ao tratamento das infecções por *S. pneumoniae* já que a incidência de organismos multirresistentes aumenta. Apesar de a penicilina ser considerada a droga de escolha para as cepas sensíveis, a terapia inicial deve ser escolhida rapidamente antes que os resultados dos testes de sensibilidade sejam disponíveis. Raramente a penicilina é utilizada como uma monoterapia empírica nos Estados Unidos. Os índices de resistência à penicilina aumentaram dramaticamente em diversas partes do país durante a década de 1990.[69,70] Grandes diferenças nos padrões de sensibilidade são vistos ao redor do mundo.[71] Os laboratórios de microbiologia devem ter a capacidade de realizar os testes de sensibilidade para uma série de antibióticos, pois é muito importante se conhecer as sensibilidades bacterianas locais a vários agentes antimicrobianos, incluindo a penicilina, cefalosporinas, doxicilina, macrolídeos, clindamicina e fluoroquinolonas. As cepas resistentes à penicilina apresentam uma maior probabilidade de serem resistentes a cefalosporinas, macrolídeos, doxiciclina, clindamicina e sulfametoxazol-trimetoprim do que os isolados sensíveis à penicilina.

A maioria dos estudos realizados em 1999 demonstraram uma resistência muito baixa às novas fluoroquinolonas e uma sensibilidade de 100% à vancomicina. Em pacientes com infecção pneumocócica confinada aos pulmões, as cefalosporinas de terceira e quarta gerações com atividade pneumocócica (ceftriaxona, cefotaxima ou cefepima) devem ser uma terapia adequada. Em certas áreas geográficas com uma alta proporção de resistência às cefalosporinas de terceira geração, os médicos podem ser forçados a utilizar empiricamente uma fluoroquinolona ou a vancomicina como a terapia especial (principalmente em indivíduos muito enfermos), apesar de o uso empírico da vancomicina ser controverso. Quando um padrão de sensibilidade pneumocócica é conhecido, agentes alternativos podem ser utilizados. O uso indiscriminado da vancomicina ou de fluoroquinolonas irá desencadear uma resistência a estes agentes, assim como aconteceu com outros organismos e, por este motivo, deve ser evitado. A terapia tipicamente é mantida durante 3 a 5 dias após o término da febre. Alguns recomendam cursos mais longos em pacientes com infecção por HIV[28] ou nos pacientes que estejam funcionalmente imunossuprimidos. Se a febre persistir durante 72 horas após o início da terapia, a presença de um empiema deve ser considerada. Orientações para a terapia das pneumonias adquiridas na comunidade foram publicadas pela Infectious Diseases Society of America[13] e será atualizada anualmente. As orientações da American Thoracic Society[59] também serão atualizadas.

O problema que existe com a definição atual de resistência à penicilina é que uma resistência *in vitro* não se correlaciona com falhas clínicas da terapia tradicional da pneumonia.[72-74] Os parâmetros para a concentração inibitória mínima que indica uma resistência pneumocócica foram criados originalmente para o tratamento da meningite, não da pneumonia. A infecção nos pulmões e corrente sangüínea com organismos de resistência intermediária deve ser tratada com penicilinas e cefalosporinas. Nos casos de pneumococos altamente resistentes, uma terapia alternativa, como o uso de fluoroquinolonas ou vancomicina, deve ser utilizada[75,76] Os pneumococos são tipicamente sensíveis às novas fluoroquinolonas mas deve-se prestar alguma atenção devido ao aparecimento de alguns padrões de resistência no Canadá.[77] A tolerância à vancomicina também foi registrada.[76]

PREVENÇÃO

A vacinação pneumocócica foi inicialmente demonstrada por Austrian como sendo eficaz na prevenção da pneumonia e doenças invasivas em uma população com índices muito altos de doença. A maioria dos estudos desde então não teve o privilégio de uma população confinada e com uma alta prevalência da doença nem o esforço estatístico direcionado à prevenção da pneumonia.[78-81] Estudos demonstraram que a vacina de polissacarídeos é eficaz na prevenção de doenças invasivas (bacteremia). O Advisory Committee on Immigration Practices recomendou a vacina pneumocócica 23-valente a cada 5 anos para indivíduos em alto risco de desenvolver complicações da doença pneumocócica. Grupos específicos para o uso da vacina incluem aqueles com mais de 64 anos e indivíduos mais jovens (idade > 2 anos) com DPOC, diabetes, doença cardiovascular, cirrose, alcoolismo, asplenia, insuficiência renal, linfoma, HIV, mieloma, transplante de órgão sólido e perdas de líquido cefalorraquidiano. O objetivo estabelecido pelo US Public Health Service in Health People em 2000 foi vacinar 60% da população suscetível. A vacinação é acentuadamente subutilizada para a prevenção da doença pneumocócica; os índices nacionais (EUA) são de menos de 40%. Por causa dos surtos e do emergente problema da resistência,[8,82] a vacina pneumocócica provavelmente desempenhará um importante papel na contenção da doença e na diminuição da mortalidade. Estudos que realizaram uma agressiva imunização tanto em pacientes internados[83] como nas salas de emergência[84] se mostraram bem-sucedidos. A prevenção da bacteremia, especialmente no idoso, apresenta uma boa relação custo-benefício e diminui o potencial letal da doença.[85]

Com o medo da resistência às drogas, houve uma revitalização da pesquisa vacinal. As vacinas de proteínas conjugadas de segunda geração (como as que são bem-sucedidas para *H. influenzae*) já estão disponíveis. Ao contrário das vacinas de polissacarídeos, as vacinas conjugadas induzem respostas de anticorpos em crianças com < 2 anos de idade. Potencialmente, estas vacinas serão capazes de aumentar as respostas imunológicas em adultos imunocomprometidos e subseqüentemente irão proporcionar uma melhor sobrevida.[86]

REFERÊNCIAS BIBLIOGRÁFICAS

1. Austrian R. Pneumococcus at the millenniun: not down, not out. *J Infect Dis* 1999;179[Suppl 2]:S338-S341.
2. Austrian R. Pneumococcus: the first one hundred years. *Rev Infect Dis* 1988;3:183-189.
3. Watson DA, Musher DM, Jacobson JW, Verhoef J. A brief history of the pneumococcus in biomedical rescarch: a panoply of scientific discovery. *Clin Infect Dis* 1993;17:913-924.
4. Heidelberger M, Avery OT. The soluble specific substance of pneumococcus. *J Exp Med* 1923;38:73-79.
5. Avery OT, MacLeod CM, McCarty M. Studies on the clinical nature of the substance inducing transformation of pneumococcal types: induction of transformation by a deoxyribonucleic acid fraction isolated from pneumococcus type 111. *J Exp Med* 1944;79:137-157.

6. Fine MJ, Smith MA, Carson CA, et al. Prognosis and outcomes of patients with community-acquired pneumonia. *JAMA* 1996;275:134-141.
7. Tomasz A. Antibiotic resistance in *Streptococcus pneumoniae. Clin Infect Dis* 1997;24[Suppl 1]:S85-S88.
8. Plouffe JF, Breiman RF, Facklam RR. Bacteremia with *Streptococcus pneumoniae*. Implications for therapy and prevention. Franklin County Pneumonia Study Group. *JAMA* 1996;275:194-198.
9. Breiman RF, Spika FS, Navarro VJ, et al. Pneumococcal bacteremia in Charleston County: a decade later. *Arch Intern Med* 1990;150:1401-1405.
10. Bennett NM, Buffington J, Laforce FM. Pneumococcal bacteremia in Monroe County, New York. *Am J Public Health* 1992;82:1513-1516.
11. Watanakunakorn C, Bailey T. Adult bacteremic pneumococcal bacteremia in a community teaching hospital, 1992-1996. *Arch Intern Med* 1997;157:1965-1971.
12. Musher DM, Groover JE, Reichler MR, et al. Emergence of antibody to capsular polysaccharides of *Streptococcus pneumoniae* during outbreaks of pneumonia: association with nasopharyngeal colonization. *Clin Infect Dis* 1997;24:441-446.
13. Bartlett JG, Breiman RD, Mandell LA, File TM Jr. Community-acquired pneumonia in adults: guidelines for management. The Infectious Diseases Society of America. *Clin Infect Dis* 1998;26:811-838.
14. Doyle MG, Morrow AL, Van R, Pickering LK. Intermediate resistance of *Streptococcus pneumoniae* to penicillin in children in daycare centers. *Pediatr Infect Dis* 1992;11:831-835.
15. Mercat A, Nguyen J, Dautzenberg B. An outbreak of pneumococcal pneumonia in two men's shelters. *Chest* 1991;99:147-151.
16. Gray BM, Dillon HC Jr. Clinical and epidemiologic studies of pneumococcal infection in children. *Pediatr Infect Dis* 1986;5:201-207.
17. Austrian R. Some aspects of the pneumococcal carrier state. *J Antimicrob Chemother* 1986;18[Suppl A]:35-45.
18. Gray BM, Converse GM 3rd, Dillon HC Jr. Epidemiologic studies of *Streptococcus pneumoniae* in infants: acquisition, carriage, and infection during the first 24 months of life. *J Infect Dis* 1980;142:923-933.
19. Gray BM, Dillon HC Jr. Epidemiological studies of *Streptococcus pneumoniae* in infants: antibody to types 3, 6, 14, and 23 in the first two years of life. *J Infect Dis* 1988;158:948-955.
20. Gray BM, Dillon HC Jr. Natural history of pneumococcal infections. *Pediatr Infect Dis* 1989;8[Suppl 1]:S85-S88.
21. Musher DM. Infections caused by *Streptococcus pneumoniae:* clinical spectrum, pathogenesis, immunity, and treatment. *Clin Infect Dis* 1992;14:801-807.
22. Fainstein V, Musher DM, Cate TR. Bacterial adherence to pharyngeal cells during viral infection. *J Infect Dis* 1980;141:172-176.
23. Fiore, AE, Iverson C, Messmer T, et al. Outbreak of pneumonia in a long-term care facility: antecedent human parainfluenza virus 1 infection may predispose of bacterial. pneumonia. *J Am Geriatr* 1998;46:1112-1117.
24. Hakansson A, Kidd A, Wadell G, et al. Adenovirus infection enhances *in vitro* adherence of *Streptococcus pneumoniae. Infect immun* 1994;62:2707-2714.
25. Wong WY, Overturf GD, Powars DR. Infection caused by *Streptococcus pneumoniae* in children with sickle cell disease: epidemiology, immunologic mechanisms, prophylaxis, and vaccination. *Clin Infect Dis* 1992;14:1124-1136.
26. Waghorn DJ, Mayon-White RT. A study of 42 episodes of overwhelming post-splenectomy infection: is current guidance for asplenic individuais being followed? *J Infect* 1997;35:289-294.
27. Figueroa JE, Densen P. Infectious diseases associated. with complement deficiencies. *Clin Microbiol Rev* 1991;4:359-395.
28. Janoff EN, Breiman RF, Daley CL, Hopewell PC. Pneumococcal disease during HIV infection. Epidemiologic, clinical, and immunologic perspectives. *Ann Intern Med* 1992;117:314-324.
29. Janoff EN, O'Brien J, Thompson P, et al. *Streptococcus pneumoniae* colonization, bacteremia, and immune response among persons with human immunodeficiency virus infection. *J Infect Dis* 1993;167:49-56.
30. Twigg HL 3rd, Spain BA, Soliman DM, et al. Impaired IgG production in the lungs of HIV-infected individuais. *Cell Immunol* 1996;170:127-133.
31. Nielsen H, Kvinesdal B, Benfield TL, et al. Rapid loss of specific antibodies, after pneumococcal vaccination in patients with human immunodeficiency virus-1 infection. Scand *J Infect Dis* 1998;30:597-601.
32. French N, Gikls CF, Mujugira A, et al. Pneumococcal vaccination in HIV-1 infected adults in Uganda: humoral response and two vaccine failures. *AIDS* 1998;12:1683-1689.
33. Stiehm ER. Human intravenous immunoglobulin in primary and secondary antibody deficiencies. *Pediatr Infect Dis* 1997;16:696-707.
34. Keller DW, Breiman RE Preventing bacterial respiratory tract infections among persons infected with human immunodeficiency virus. *Clin Infect Dis* 1995;21[Suppl 1]:S77-S83.
35. McGowan JE Jr., Metchock BG. Penicillin-resistant pneumococci–an emerging threat to successful therapy. *J Hosp Infect* 1995;30:472-482.
36. Scott JA, Hall AJ, Dagan R, et al. Serogroup-specific epidemiology of *Streptococcus pneumoniae:* associations; with age, sex, and geography in 7,000 episodes of invasive disease. *Clin Infect Dis* 1996;22:973-981.
37. Rahav G, Toledano Y, Engelhard D. Invasive pneumococcal infections. A comparison between adults and children. *Medicine (Baltimore)* 1997;76:295-303.
38. Marchese A, Ramirez M, Schito GC, Tornasz A. Molecular epidemiology of penicillin-resistant *Streptococcus pneumoniae* isolates recovered in Italy from 1993 to 1996. *J Clin Microbiol* 1998;36:2944-2949.
39. Marrie TJ. Community-acquired pneumonia: epidemiology, etiology, treatment. In: Moellering RC Jr., ed. *Infectious diseases clinics of North America; lower respiratory tract infections.* Philadelphia: W.B. Saunders Co., 1998;12:723-740.
40. Geelen S, Bhattacharyya C, Tuomanen E. The cell wall mediates pneumococcal attachment to and cytopathology in human endothelial cells. *Infect Immun* 1993;61:1538-1543.
41. Cundell D, Masure HR, Tuomanen El. The molecular basis of pneumococcal infection: a hypothesis. *Clin Infect Dis* 1995;21[Suppl 3]:S204-S211.
42. Tuomanen El, Austrian R, Masure HR. Pathogenesis of pneumococcal infection. *N Engl J Med* 1995;11:1280-1284.
43. Cundell DR, Gerard NP, Gerard C, et al. *Streptococcus pneumoniae* anchor to activated human cells by the receptor for platelet-activating factor. *Nature* 1995;337:435-438.
44. Ring A, Weiser JN, Tuomanen EL Pneumococcal trafficking across the blood-brain barrier. Molecular analysis of a novel bi-directional pathway. *J Clin Invest* 1998;102:347-360.
45. Rubins JB, Janoff EN. Pneumolysin: a multifunctional pneumococcal virulence, factor. *J Lab Clin Med* 1998;131:21-27.
46. Rubins JB, Charboneau D, Fasching C, et al. Distinct roles for pneumolysin's cytotoxic and complement activities in the pathogenesis of pneumococcal pneumonia. *Am J Respir Crit Care Med* 1996;153:1339-1346.
47. Watson DA, Musher DM, Verhoef J. Pneumococcal virulence factors and host immune responses to them. *Eur J Clin Microbiol Infect Dis* 1995;14:479-490.
48. Paton JC, Andrew PW, Boulnois GJ, Mitchell TJ. Molecular analysis of the pathogenicity of *Streptococcus pneumoniae:* the role of pneumococcal proteins. *Ann Rev Microbiol* 1993;47:89-115.
49. Hamill RJ, Musher DM, Groover JE, et al. IgG antibody reactive with tive serotypes of *Streptococcus pneumoniae* in commercial intravenous immunoglobulin preparations. *J Infect Dis* 1992;166:3 8-42.
50. Johnston RB Jr, Pathogenesis of pneumococcal pneumonia. *Rev Infect Dis* 1991;13[Suppl 6]:S509-S517.
51. Heumann D, Barras C, Severin A, et al. Gram-positive cell walls stimulate synthesis of tumor necrosis factor alpha and interleukin-6 by human monocytes. *Infect Immun* 1994;62:2715-2721.

52. Bergeron Y, Ouellet N, Deslauriers AM, et al. Cytokine kinetics and other factors in response to pneumococcal pulmonary infection in mice. *Infect immun* 1998;66:912-922.
53. Takashima K, Tateda K, Matsumoto T, et al. Role of tumor necrosis factor alpha in pathogenesis of pneumococcal pneumonia in mice. *Infect immun* 1997;65:257-260.
54. van der Poll T, Keogh CV, Buurman WA, Lowry SE Passive immunization against tumor necrosis factor-alpha impairs host defense during pneumococcal pneumonia in mice. *Am J Respir Crit Care Med* 1997;155:603-608.
55. Rubins JB, Pomeroy C. Role of gamma interferon in the pathogenesis of bacteremic pneumococcal pneumonia. *Infect Immun* 1997;65:2975-2977.
56. Bullard DC, Qin L, Lorenzo 1, et al. P-selectin/ICAM-1 double mutant mice: acute emigration of neutrophils into the peritoneum is completely absent but is normal into pulmonary alveoli. *J Clin Invest* 1995;95:1782-1788.
57. Verghese A, Berk SL. Bacterial pneumonia in the elderly. *Medicine (Baltimore)* 1983;62:271-285.
58. The British Thoracic Society. Guidelines for the management of community-acquired pneumonia in adults admitted to hospital. *Br J Hosp Med* 1993;49:346-350.
59. Niederman MS, Bass JB Jr, Campbell GD, et al. Guidelines for the initial management of adults with community-acquired pneumonia: diagnosis, assessment of severity, and initial antimicrobial therapy. American Thoracic Society. Medical Section of the American Lung Association. *Am Rev Respir Dis* 1993;148:1418-1426.
60. Fine MJ, Orloff JJ, Arisumi D, et al. Prognosis of patients hospitalized with community-acquired pneumonia. *Am J Med* 1990;88:1N-8N.
61. Hook EW 3rd, Horton CA, Schaberg DR. Failure of intensive care unit support to influence mortality from pneumococcal bacteremia. *JAMA* 1983;249:1055-1057.
62. Ort S, Ryan JL, Barden G, D'Esopo N. Pneumococcal pneumonia in hospitalized patients. Clinical and radiological presentations. *JAMA* 1983;249:214-218.
63. Syrjala H, Broas M, Suramo I, et al. High-resolution computed tomography for the diagnosis of community-acquired pneumonia. *Clin Infect Dis* 1998;27:358-363.
64. Meduri GU, Headley AS, Golden E, et al. Effect of prolonged methyl-prednisolone therapy in urtresolving acute respiratory distress syndrome: a randomized controlled trial. *JAMA* 1998;208:159-165.
65. Light RW, Girard WM, Jenkinson SG, George RB. Parapneumonic effusions. *Am J Med* 1980;69:507-512.
66. Plouffe JF, McNally C, File TM Jr. Value of noninvasive studies in community-acquired pneumonia. *Infect Dis Clin North Am* 1998;12:689-699.
67. Ortqvist A, Kalin M, Lejdebom L, Lundberg B. Diagnostic fiberoptic bronchoscopy and protected brush culture in patients with community-acquired pneumonia. *Chest* 1990;97:576-582.
68. Souweine B, Veber B, Bedos JP, et al. Diagnostic accuracy of protected specimen brush and bronchoalveolar lavage in nosocomial pneumonia: impact of previous antimicrobial treatments. *Crit Care Med* 1998;26:236-244.
69. Doern GV, Brueggemann AB, Blocker M, et al. Clonal relationships among high-level penicillin-resistant *Streptococcus pneumoniae* in the United States. *Clin Infect Dis* 1998;27:757-761.
70. Thornsberry C, Ogilvie P, Kahn J, Mauriz Y. Surveillance of antimicrobial resistance in *Streptococcus pneumoniae, Haemophilus influenzae,* and *Moraxella catarrhalis* in the United States in 1996-1997 respiratory season. The Laboratory Investigator Group. *Diagn Microbiol Infect Dis* 1997;29:249-257.
71. Chiou CC, Liu YC, Huang TS, et al. Extremely high prevalence of nasopharyngeal carriage of penicillin-resistant *Streptococcus pneumoniae* among children in Kaohsiung, Taiwan. *J Clin Microbiol* 1998;36:1933-1937.
72. Klugman KR The clinical relevance of *in vitro* resistance to penicillin, ampicillin, amoxicillin and alternative agents for the treatment of community-acquired pneumonia caused by *Streptococcus pneumoniae, Haemophilus influenzae* and *Moraxella catarrhalis. J Antimicrob Chemother* 1996;38:Suppl A:133-40.
73. Ewig S, Ruiz M, Torres A, et al. Pneumonia acquired in the community through drug-resistant *Streptococcus pneumoniae. Am J Respir Crit Care Med* 1999;159:1935-1942.
74. Pallares R, Linares J, Vadillo M, et al. Resistance to penicillin and cephalosporin and mortality from severe pneumococcal pneumonia in Barcelona, Spain. *N Engl J Med* 1995;333:474-480.
75. Dowell SF, Smith T, Leversedge K, Snitzer J. Failure of treatment of pneumonia associated with highly resistant pneumococci in a child. *Clin Infect Dis* 1999;29:462-463.
76. Novak R, Henriques B, Charpentier E, et al. Emergence of vancomycin tolerance in *Streptococcus pneumoniae. Nature* 1999;399:590-593.
77. Chen DK, McGeer A, de Azavedo JC, Low DE. Decreased susceptibility of *Streptococcus pneumoniae* to fluoroquinolones; in Canada. Canadian Bacterial Surveillance Network. *N Engl J Med* 1999;341:233-239.
78. Simberkoff MS, Cross AP, Al-Ibrahim M, et al. Efficacy of pneumococcal vaccine in high-risk patients. Results of a Veterans Administration Cooperative Study. *N Engl J Med* 1986;315:1318-1327.
79. Farr BM, Johnston BL, Cobb DK, et al. Preventing pneumococcal bacteremia in patients at risk. Results of a matched case-control study. *Arch Intern Med* 1995;155:2336-2340.
80. Ortqvist A, Hedlund J, Burman LA, et al. Randomized trial of 23-valent pneumococcal capsular polysaccharide vaccine in prevention of pneumonia in middle-aged and elderly people. Swedish Pneumococcal Vaccination Study Group. *Lancet* 1998;351:399-403.
81. Shapiro ED, Berg AT, Austrian R, et al. The protective efficacy of polyvalent pneumococcal polysaccharide vaccine. *N Engl J Med* 1991;325:453-460.
82. Nuorti JP, Butler JC, Crutcher JM, et al. An outbreak of multidrugresistant pneumococcal pneumonia and bacteremia among unvaccinated nursing home residents. *N Engl J Med* 1998;338:1915-1916.
83. Fedson DS, Harward MP, Reid RA, Kaiser DL. Hospital-based pneumococcal immunization. Epidemiologic rationale from the Shenandoah study. *JAMA* 1990;264:1117-1122.
84. Stack SJ, Martin DR, Plouffe JF. An emergency department-based pneumococcal vaccination. program, could save money and lives. *Ann Emerg Med* 1999;33:299-303.
85. Sisk JE, Moskowitz AJ, Whang W, et al. Cost-effectiveness of vaccination against pneumococcal bacteremia among elderly people. *JAMA* 1997;278:1333-1339.
86. Briles DE, Tart RC, Swiatlo E, et al. Pneumococcal diversity: considerations for new vaccine, strategies with emphasis on pneumococeal surface protein A (PspA). *Clin Microbiol Rev* 1998;11:645-657.

CAPÍTULO 27

Pneumonia por *Haemophilus influenzae*

Julio A. Ramirez

O *Haemophilus influenzae* foi inicialmente descrito em 1893.[1] Ele foi visto no tecido pulmonar obtido na autópsia de um paciente que morreu de pneumonia durante uma epidemia do vírus da influenza. O nome *Haemophilus* ("amante do sangue") foi dado à bactéria devido a seu crescimento em meio de cultura contendo sangue, e a *influenzae* por causa da crença de que o organismo era o agente etiológico da influenza epidêmica.

Atualmente, o *H. influenzae* é reconhecido como uma importante causa de infecções dos tratos respiratórios superior e inferior. Têm sido registradas, como a etiologia da otite média aguda, sinusite aguda, exacerbação aguda da bronquite crônica, pneumonia adquirida na comunidade (PAC) e pneumonia hospitalar (PH).

MICROBIOLOGIA

O *H. influenzae* aparece nas colorações de Gram como um pequeno cocobacilo gram-negativo. O crescimento aeróbico do organismo necessita de dois suplementos, hemina exógena (fator X) e dinucleotídeo de adenina-nicotinamida (NAD) (fator V). Devido a estas necessidades o *Haemophilus* sp. não cresce em um meio de ágar convencional com 5% de sangue de ovelha. Este meio tem uma quantidade adequada de fator X, mas o fator V é encontrado somente no interior dos eritrócitos. O isolamento do *H. influenzae* em um meio de ágar necessita que os eritrócitos sofram lise, da mesma forma que ocorre quando o sangue é aquecido para fazer ágar-chocolate ou quando uma bactéria hemolítica forma uma zona de lise de eritrócitos.

As cepas de *H. influenzae* podem ser encapsuladas ou não-encapsuladas. As cepas encapsuladas são classificadas em seis sorotipos (de *a* até *f*) com base na estrutura antigênica dos polissacarídeos capsulares.[2] Coletivamente, as cepas encapsuladas são classificadas como cepas tipificáveis. A produção de uma cápsula é um importante fator de virulência. Dos organismos encapsulados, o sorotipo b é o mais comumente associado a uma doença humana. O tipo b isolado ao redor do mundo, mostra um alto grau de conservação genética, com nove tipos clonais causando a maior parte das doenças deste sorotipo.[3]

J. A. Ramirez: Division of Infectious Diseases, Department of Medicine, University of Louisville School of Medicine, Louisville, Kentucky 40292.

As cepas não-encapsuladas são classificadas como não tipificáveis. Essas cepas são os isolados clínicos mais comuns. Elas são muito mais genética e fenotipicamente diversas.[4] As análises moleculares sugerem que as cepas não tipificáveis são derivadas de ancestrais encapsulados.[5]

PATOGÊNESE

O *H. influenzae* está entre as bactérias normalmente encontradas na orofaringe de adultos e crianças. Cepas típicas e não-típicas se aderem às células epiteliais por meio de cílios ou fímbrias filamentosas. As cepas não-tipificáveis demonstram uma aderência aumentada às células da faringe de pacientes com bronquite crônica em comparação com fumantes sadios, indicando que os fatores do hospedeiro desempenham um papel em sua aderência.[6]

Uma vez que a colonização da faringe tenha ocorrido, a doença progride em um entre três cenários. No primeiro cenário, a bactéria permanece localizada na faringe, e o paciente se torna um portador assintomático crônico do organismo. A porcentagem de portadores pode ser de até 80% em algumas populações. As cepas não-encapsuladas são as mais comumente encontradas em portadores crônicos, mas até 5% dos isolados podem ser de cepas encapsuladas, principalmente do sorotipo b.[7]

No segundo cenário, após a colonização da orofaringe, a bactéria produzir uma invasão local seguida por uma disseminação sistêmica. O paciente pode desenvolver um quadro clínico de meningite, artrite séptica, celulite ou epiglotite. As cepas encapsuladas do tipo b são aquelas que classicamente produzem este tipo de doença rapidamente invasiva. A colonização das vias aéreas superiores seguida imediatamente de uma bacteremia foi documentada em modelos animais.[8]

No terceiro cenário, após a colonização da orofaringe é para a bactéria produzir uma disseminação por contigüidade, com o desenvolvimento de uma infecção local dentro do trato respiratório. O paciente pode apresentar um quadro clínico de otite, sinusite, conjuntivite, bronquite ou pneumonia. Estas síndromes clínicas são classicamente produzidas por cepas não-capsuladas e improvavelmente estão associadas a um estado bacterêmico.

Exacerbações agudas da bronquite crônica em adultos são causadas por uma nova cepa de *H. influenzae* ou por uma cepa mais antiga e persistente.[9] A mesma cepa pode persistir em um paciente com bronquite crônica mesmo após o tratamento com antibióticos aos quais o organismo seja sensível. Imunologicamente, um leve grau de variação antigênica foi observado nestas cepas persistentes.[10] Esta variação antigênica pode ajudar o *H. influenzae* a persistir em pacientes com bronquite crônica por permitir que o organismo escape dos mecanismos de defesa dependentes de anticorpos.

O *H. influenzae* alcança os alvéolos por microaspiração a partir das vias aéreas superiores. A pneumonia ocorre quando um número de *H. influenzae* depositados dentro do alvéolo supera a capacidade dos macrófagos alveolares de eliminar os organismos. O número de *H. influenzae* que chega ao parênquima pulmonar pode ser favorecido pela sua capacidade de causar dano à célula epitelial e ciliostase.[11] Pacientes com uma função de macrófagos anormal ou outra imunodeficiência estão em alto risco para o desenvolvimento de uma pneumonia por *H. influenzae*.

EPIDEMIOLOGIA

Os seres humanos são o único hospedeiro natural do *H. influenzae*. Depois que as pessoas são colonizadas, elas tendem a reter a mesma cepa durante semanas a meses. O organismo se dissemina entre pessoas por contato direto, transmissão de secreções ou partículas aerossolizadas. A família e os ambulatórios médicos são fontes importantes para a disseminação destes organismos.[12] A infecção cruzada de adultos dentro de um hospital também foi documentada.[13]

O *H. influenzae* é um dos organismos mais comumente identificados em pacientes com PAC. Na experiência do autor na University of Louisville, em três estudos clínicos publicados e um total de 326 pacientes hospitalizados com PAC, o *H. influenzae* foi a etiologia da pneumonia em 52 (16%) dos pacientes.[14-16] Dos 52 pacientes com pneumonia por *H. influenzae*, as hemoculturas positivas foram documentadas em dois (4%) dos pacientes. Na mesma população, o agente etiológico mais comumente isolado foi o *Streptococcus pneumoniae*, em 57 (17%) dos pacientes. Em 11 estudos publicados em diferentes países, o *H. influenzae* foi considerado o agente etiológico em 3 a 12% dos casos de PAC em adultos.[17-27] O número total de pacientes estudados nestas 11 pesquisas foi de 3.102. Destes, 258 (8%) tiveram uma pneumonia por *H. influenzae*. A bacteremia ocorreu somente em 3% dos 258 pacientes adultos com pneumonia por *H. influenzae*. A bacteremia pelo *H. influenzae* também é bastante rara em pacientes pediátricos com PAC. Em um estudo de 409 pacientes pediátricos com pneumonia confirmada por radiografia de tórax, com hemoculturas em todos os pacientes, nenhum caso de bacteremia causada pelo *H. influenzae* foi documentado.[28]

Uma PAC grave associada à bacteremia é mais provável em idosos com condições médicas subjacentes como doença maligna, doença pulmonar obstrutiva crônica grave, ou alcoolismo. Uma pneumonia grave por *H. influenzae* pode ocorrer em adultos jovens com infecção pelo vírus da imunodeficiência humana (HIV).[29] Devido à associação da pneumonia por *H. influenzae* e a infecção por HIV, tem sido sugerido que a possibilidade de infecção pelo HIV deve ser investigada em qualquer adulto jovem que apresente uma pneumonia por *H. influenzae*.

Os isolados de *H. influenzae* invasivos mais comuns em adultos são de cepas não-tipificáveis.[30] A maioria das cepas tipificáveis recuperadas de pacientes bacterêmicos foi do tipo b. As cepas do tipo f são o segundo tipo de cepas tipificáveis mais comum em pacientes adultos com bacteremia.[31]

Apesar de os bacilos entéricos gram-negativos serem a principal etiologia de PH, o *H. influenzae* pode desempenhar um papel etiológico importante em alguns pacientes. Pacientes nos quais o *H. influenzae* é mais provavelmente isolado incluem aqueles sem imunossupressão que desenvolvem PH durante os primeiros 5 a 7 dias de hospitalização (início precoce da PH), ou pacientes sem fatores de risco que desenvolvem uma PH leve a qualquer momento durante a hospitalização.[32] Em uma série de pacientes traumatizados da University of Louisville com uma PH de início precoce, o *Haemophilus* sp. foi o organismo isolado mais comum nos espécimes da aspiração endotraqueal ou do lavado broncoalveolar.[33]

MANIFESTAÇÕES CLÍNICAS, LABORATORIAIS E RADIOGRÁFICAS

As características clínicas da pneumonia causada pelo *H. influenzae* são indistinguíveis de outras pneumonias bacterianas, incluindo a pneumonia pneumocócica. Os sintomas clínicos mais comuns são tosse com produção de escarra, seguida de dispnéia e febre. Sintomas menos freqüentes incluem dor torácica, calafrios, dor abdominal, vômitos e diarréia.

Como o *H. inlfuenzae* causa uma pneumonia aguda, os pacientes classicamente se apresentam com menos de 7 dias de sintomas e sinais. A duração da PAC pode estar relacionada à virulência do organismo. Em um estudo, a duração média dos sintomas antes da hospitalização dos pacientes com PAC foi de 5 dias para pacientes com cepas não-tipificáveis *versus* 1,5 dia para pacientes com cepas tipificáveis.[34]

Os achados laboratoriais incluem leucocitose, hipoxemia, hiponatremia e elevação das enzimas hepáticas. Em um estudo de 359 pacientes com PAC, não houve características de distinção para estas anormalidades laboratoriais quando os pacientes com pneumonia causada por *H. influenzae* foram comparados com pacientes com PAC causada por *S. pneumoniae*, *Chlamidia pneumoniae* ou *Legionella pneumophila*.[17]

O quadro radiográfico consiste em um infiltrado alveolar lobar ou esparso. Como o organismo chega no pulmão por microaspiração, os lobos inferiores são os mais comumente envolvidos. A pneumonia por *H. influenzae* raramente é complicada por derrames parapneumônicos ou empiema.[34]

DIAGNÓSTICO LABORATORIAL

Os testes laboratoriais mais comumente utilizados para o isolamento de organismos são a cultura do escarro e do sangue. O escarro deve ser avaliado primeiramente pelo método de Gram para a determinação da qualidade da amostra. Um escarro de má qualidade é definido pela presença de menos de 25 leucócitos ou mais de dez células epiteliais por campo de alta potência. Um escarro de má qualidade não deve ser estudado, pois a informação produzida por estes tipos de espécimes não tem significado clínico. Um espécime de boa qualidade deve ser avaliado por exame microscópico e cultura. O exame microscópico do escarro utilizando a coloração pelo Gram necessita de mais de 10^3 unidades formadoras de colônias de bactérias por ml para gerar um resultado positivo. Devido ao grande número de bactérias necessário para a determinação de uma amostra positiva e de um profissional experiente para a identificação do organismo, um resultado negativo do exame de Gram não afasta o *H. influenzae* como a etiologia de uma pneumonia. Considerando a presença freqüente do organismo na flora normal da faringe, a identificação do *H. influenzae* na amostra de escarro é considerada como uma etiologia presumível de pneumonia.

A identificação do *H. influenzae* nas hemoculturas define a etiologia da pneumonia. Devido à baixa incidência de bacteremia em pacientes com pneumonia por *H. influenzae*, um diagnóstico definitivo de pneumonia por *H. influenzae* é incomum.

ANTIBIOTICOTERAPIA

A terapia antibiótica da pneumonia causada pelo *H. influenzae* tem sido complicada pelo surgimento de isolados resistentes a antimicrobianos em todo o mundo. Cepas típicas e não-típicas de *H. influenzae* podem produzir uma β-lactamase mediada por plasmídeos que quebra o anel β-lactâmico das penicilinas suscetíveis. Este é o mecanismo de resistência primária do *H. influenzae* à penicilina e ampicilina. Em cepas bastante raras, o mecanismo de resistência à ampicilina não é mediado pela produção de β-lactamase, mas sim pela alteração de proteínas que se ligam à penicilina.

O primeiro estudo de vigilância nacional realizado nos Estados Unidos, de 1983 a 1984, caracterizou 3.356 isolados clínicos em 22 centros médicos.[35] O *H. influenzae* apresentou uma prevalência geral de resistência à ampicilina mediada pela β-lactamase em 15%. Em um estudo de vigilância nacional similar realizado em 1997, de 1.077 isolados, a resistência à ampicilina mediada pela β-lactamase foi detectada em 33%.[36] A resistência à ampicilina foi detectada em somente 1 de 716 isolados β-lactamase-negativos. Em 13% dos isolados, foi detectada uma resistência ao ceflacor. A resistência não foi detectada, ou foi incomum, em relação à amoxicilina-ácido clavulâmico, cefuroxima, cefixima, cefpodoxima, cefotaxima e cefepima. A resistência também foi incomum para alguns antibióticos não β-lactâmicos como a azitromicina, claritromicina, tetraciclina, rifampicina e cloranfenicol. Cinco fluoroquinolonas foram examinadas no mesmo estudo: ciprofloxacina, levofloxacina, esparfloxacina, trovafloxacina e gatifloxacina. Todas as fluoroquinolonas foram altamente ativas contra todas as cepas testadas. O macrolídeo de primeira geração, eritromicina, não apresentou atividade contra o *H. influenzae*.

A terapia empírica de pacientes com PAC quando se suspeita do *H. influenzae* em esfregaços de Gram ou quando identificado em uma cultura, e enquanto se espera o antibiograma, deve ser realizada com um antibiótico resistente à β-lactamase. Os antibióticos recomendados para pacientes ambulatoriais incluem: (a) β-lactâmicos orais como o ácido clavulâmico-amoxicilina, cefuroxima, cefixima, ou cefpodioxima; (b) macrolídeos orais como a azitromicina ou claritromicina; ou (c) fluoroquinolonas orais como a ciprofloxacina, levofloxacina ou trovafloxacina.[37,38]

Antibióticos recomendados para pacientes hospitalizados incluem: (a) β-lactâmicos intravenosos como a ampicilina-sulbactam, cefuroxima, cefotaxima ou ceftriaxona; (b) macrolídeos intravenosos como a azitromicina; ou (c) fluoroquinolonas intravenosas como o ciprofloxacina, levofloxacina ou trovafloxacina.[37,38] Uma vez que o paciente tenha demonstrado uma melhora clínica ao regime intravenoso, o tratamento deve ser trocado para antibioticoterapia oral até que se complete um total de 10 a 14 dias.[39]

PREVENÇÃO

A redução da incidência de doenças invasivas por *H. influenzae* vista na população pediátrica desde o meio da década de 1980 é secundária à administração de vacinas. As primeiras vacinas consistiam em cápsulas de polissacarídeos do tipo b, enquanto que as novas vacinas conjugadas consistem em proteínas combinadas com polissacarídeos. A vacina conjugada apresentou uma maior imunogenicidade em bebês mais novos. O Imunization Pratices Advisory Committee of the Centers for Disease Control and Prevention recomenda a administração da vacina conjugada para *H. influenzae* do tipo b em todas as crianças a partir dos 2 meses de idade.[40] Devido à introdução de vacinas eficazes nos Estados Unidos em 1985, as infecções pediátricas causadas pelas cepas do tipo b são bastante raras nos dias de hoje. Nos países industrializados, a pneumonia em crianças causada pelas cepas do tipo b foram virtualmente eliminadas através do uso disseminado desta vacina. Em países nos quais a vacina não foi acrescentada aos programas de vacinação, o *H. influenzae* do tipo b ainda é uma etiologia importante de pneumonia em crianças.

Adultos que apresentam risco de infecção por *H. influenzae* do tipo b incluem aqueles com graves doenças subjacentes como o câncer, síndrome da imunodeficiência adquirida, doença pulmonar obstrutiva crônica, diabetes, asplenia e alcoolismo. Estes constituem os mesmos grupos que apresentam um alto risco para a aquisição de uma pneumonia grave por *S. pneumoniae* ou influenza A. Estes grupos de alto risco devem ser vacinados com as vacinas conjugadas para influenza A, *Pneumococcus* e *H. influenzae* do tipo b. A combinação destas vacinas irá diminuir um pouco da morbidade e da mortalidade associadas à PAC em adultos de alto risco.

REFERÊNCIAS BIBLIOGRÁFICAS

1. Pfeiffer R. Die Aetiologie der Influenza. *Z Hyg* 1893;13:357-358.
2. Pittman M. Variation and type specificity in the bacterial species *Haemophilus influenzae*. *J Exp Med* 1931;53:471-493.
3. Musser JM, Kroll JS, Granoff DM, et al. Global genetic structure and molecular epidemiology of encapsulated *Haemophilus influenzae*. *Rev Infect Dis* 1990;12:75-111.
4. Murphy TF, Apicella MA. Nontypable *Haemophilus influenzae*. A review of clinical aspects, surface antigens, and the human immune response to infection. *Rev Infect Dis* 1989;9:1-15.
5. St. Geme JW III, Takala A, Esko E, Falkow S. Evidence for capsule gene sequences among pharyngeal isolates of nontypeable *Haemophilus influenzae*. *J Infect Dis* 1994;169:337-342.
6. Fainstein V, Musher DM. Bacterial adherence to pharyngeal cells in smokers, nonsmokers, and chronic bronchitis. *Infect immun* 1979;26:178-182.
7. Moxon ER. The carrier state: *Haemophilus influenzae*. *J Antimicrob Chemother* 1986;18[Suppl A]:17-24.

8. Rubin LG, Moxon RE. Pathogenesis of bloodstream invasion with *Haemaphilus influenzae* type b. *Infect Immun* 1983;41:280-284.
9. Groeneveld K, von Alphen L, Eijik PP, et al. Endogenous and exogenous reinfections by *Haemophilus influenzae* in patients with chronic obstructive pulmonary disease: the effect of antibiotic treatment on persistence. *J Infect Dis* 1990;161:512-517.
10. Groeneveld K, van Alphen L, Voorter C, et al. Antigenic drift of *Haemophilus influenzae in* patients with chronic obstructive pulmonary disease. *Infect Immun* 1989;57:3038-3044.
11. Denny FW. Effect of a toxin produced by *Haemophilus influenzae* on ciliated respiratory epithelium. *J Infect Dis* 1974;129(2):93-100.
12. Trottier S, Stenberg K, Svanborg-Eden C. Turnover of nontypable *Haemophilus influenzae* in the nasopharynges of healthy children. *J Clin Microbiol* 1989;27(10):2175-2179.
13. Gough J, Kraak WAG, Anderson EC, et al. Cross-infection by nonencapsulated *Haemophilus influenzae. Lancet* 1990;336:159-160.
14. Ramirez JA, Srinath L, Ahkee S, et al. Early switch from intravenous to oral cephalosporins in the treatment of hospitalized patients; with community-acquired pneumonia. *Arch Intern Med* 1995; 155:1273-1276.
15. Ahkee S, Srinath L, Ramirez JA. Etiology of community-acquired pneumonia. *Federal Practitioner* 1997;Sept:30-33.
16. Ramirez JA, Ahkee S. Early switch from IV antimicrobials to oral clarithromycin in patients with CAP. *Infect Med* 1997;14(4):319-323.
17. Fang G-D, Fine M, Orloff J, et al. New and emerging etiologies for community-acquired pneumonia with implications for therapy. *Medicine* 1990;69(5):307-316.
18. Karalus NC, Cursons RT, Leng, et al. Community acquired pneumonia, aetiology and prognostic index evaluation. *Thorax* 1991;46:413-418.
19. Boschini A, Smacchia C, Fine MD, et al. Community-acquired pneumonia in a cohort of former infection drug users with and without human immunodeficiency virus infection: incidence, etiologies and clinical aspects. *Clin Infect Dis* 1996;23:107-113.
20. Steinhoff D, Lode H, Ruckdeschel G, et al. *Chlamydia pneumoniae* as a cause of community-acquired pneumonia in hospitalized patients in Berlin. *Clin Infect Dis* 1996;22:958-964.
21. Örtqvist Å, Valtonen M, Cars O, et al. Oral empiric treatment of community-acquired pneumonia. A multicenter, double-blind, randomized study comparing sparfloxacin with roxithromycin. *Chest* 1996;110(6):1499-1506.
22. Lieberman D, Schlaeffer F, Boldur I, et al. Multiple pathogens in adult patients admitted with community-acquired pneumonia: a one year prospective study of 346 consecutive patients. *Thorax* 1996;51:179-184.
23. Rello J, Rodriguez R, Jubert P, Alvarez B. Severe, community-acquired pneumonia in the elderly: epidemiology and prognosis. The Study Group for Severe, Community-Acquired Pneumonia. *Clin Infect Dis* 1996;23:723-728.
24. Gómez J, Bafios V, Gómez JR, et al. Prospective study of epidemiology and prognostic factors in community-acquired pneumonia. *Eur J Clin Microbiol Infect Dis* 1996;15:556-560.
25. Neill AM, Martin IR, Weir R, et al. Community- acquired pneumonia: aetiology and usefulness of severity criteria on admission. *Thorax* 1996;51:1010-1016.
26. Ramirez J, Unowsky J, Talbot GH, et al. Sparfloxacin versus clarithromycin in the treatment of community-acquired pneumonia. *Clin Ther* 1999;21(1):103-117.
27. File Jr. TM, Segreti J, Dunbar L, et al. A multicenter, randomized study comparing the efficacy and safety of intravenous and/or oral levofloxacin versus ceftriaxone and/or cefuroxime axetil in treatment of adults with community-acquired pneumonia. *Antimicrob Agents Chemother* 1997;41(9):1956-1972.
28. Hickey RW, Bowman MJ, Smith GA. Utility of blood cultures in pediatric patients found to have pneumonia in the emergency department. *Ann Emerg Med* 1996;27:721-725.
29. Schlamm HT, Yancovitz SR. *Haemphilus influenzae* pneumonia in young adults with AIDS, ARC, or risk of AIDS. *Am J Med* 1989;86:11-14.
30. Kostman JR, Sherry BL, Fligner CL, et al. Invasive *Haemophilus influenzae* infections in older children and adults in Seattle. *Clin Infect Dis* 1993;17:389-396.
31. Slater LN, Guarnaccia J, Makintubee S, Istre GR. Bacteremic disease due to *Haemophilus influenzae* capsular type f in adults: report of five cases and review. *Rev Infect Dis* 1990;12:628-635.
32. Campbell GD Jr, Niederman MS, Broughton WA, et al. Hospital-acquired pneumonia in adults: diagnosis, assessment of severity, initial antimicrobial therapy, and preventive strategies. *Am J Respir Crit Care Med* 1996;153:1711-1725.
33. Spain DA, Wilson MA, Boaz PW, et al. *Haemophilus pneumonia* is a common cause of early pulmonary dysfunction following trauma. *Arch Surg Nov* 1995;130:1228-1232.
34. Musher DM, Kubitschek KR, Crennan J, Baughn RE. Pneumonia and acute febrile tracheobronchitis due to *Haemophilus influenzae. Ann Intern Med* 1983;99:444-450.
35. Doern GV, Jorgensen JH, Thornsberry C, Preston DA. Prevalence of antimicrobial resistance among clinical isolates of *Haemophilus influenzae:* a collaborative study. the *Haemophilus influenzae* Surveillance Group. *Diagn Microbiol Infect Dis* 1986;4:95-107.
36. Doern GV, Jones RN, Pfaller MA, Kugler K. *Haemophilus influenzae* and *Moraxella catarrhalis* from patients with community-acquired respiratory tract infections: antimicrobial susceptibility patterns from the SENTRY antimicrobial surveillance program (United States and Canada, 1997). The Sentry Participants Group. *Antimicrob Agents Chemother* 1999;43(2):385-389.
37. Niederman MS, Bass JB, Campbell GD, et al. Guidelines for the initial management of adults with community-acquired pneumonia: diagnosis, assessment of severity, and initial antimicrobial therapy. *Am Rev Respir Dis* 1993;148:1418-1426.
38. Bartlett JG, Breiman RF, Mandel LA, File TM Jr. Community-acquired pneumonia in adults: guidelines for management. *Clin Infect Dis* 1998;26:811-838.
39. Ramirez JA. Switch therapy in adult patients; with pneumonia. *Clin Pulm Med* 1995;2(6):327-333.
40. Centers for Disease Control and Prevention. *Haemophilus* b conjugate vaccines for prevention of *Haemophilus influenzae* type b disease among infants and children two months of age and older: recommendations of the Immunization Practices Advisory Committee (ACIP). *MMWR Morb Mortal Wkly Rep* 1991;40(RR-1):1-7.

CAPÍTULO 28

Infecções do Pulmão por *Pseudomonas aeruginosa*

Santiago Ewig e Antoni Torres

CARACTERÍSTICAS GERAIS DAS INFECÇÕES POR *PSEUDOMONAS AERUGINOSA* NOS PULMÕES

Bacteriologia

O grupo *Pseudomonas* são bastonetes gram-negativos, móveis, não-fermentativos e aeróbicos obrigatórios. Os pseudomonas isolados em espécimes humanos incluem o grupo fluorescente (*Pseudomonas aeruginosa, Pseudomonas fluorescens, Pseudomonas putida*), o grupo pseudomallei (*Pseudomonas mallei, Pseudomonas pseudomallei*) e outros (*Pseudomonas pseudoalcaligenes, Pseudomonas putrefaciens, Pseudomonas stutzeri*). As necessidades de crescimento da *P. aeruginosa* são mínimas; somente acetato e amônia são necessários como fontes de carbono e nitrogênio. O organismo cresce de modo ideal em uma temperatura entre 37° e 42°C. A identificação geralmente se baseia no odor característico de uva (aminoacetofenona), morfologia das colônias (colônias arredondadas com uma cor fluorescente esverdeada), positividade para oxidase, presença de pigmentos característicos (piocianina, pioverdina) e o crescimento a 42° C. Um fato importante é que a *P. aeruginosa* em uma cultura pode produzir colônias variadas (lisas, coliformes, ásperas, mucóides, gelatinosas, muito pequenas ou diminutas), e estas podem apresentar diferentes padrões de suscetibilidade. Os bastonetes mucóides são prevalentes particularmente em indivíduos com bronquiectasia e fibrose cística. A *P. aeruginosa* produz uma variedade de toxinas e enzimas extracelulares.[1]

A resistência antimicrobiana pode se desenvolver através de diversos mecanismos, incluindo a produção de enzimas específicas (p. ex., β-lactamases, enzimas modificadoras de aminoglicosídeos), alterações da permeabilidade da membrana externa e sistema de efluxo ativo.

Epidemiologia Geral

As *pseudomonas* existem em abundância no solo, água, esgoto, plantas e animais. Em pessoas saudáveis, a *P. aeruginosa* freqüentemente coloniza a flora intestinal, a pele, e, somente em caráter excepcional, a garganta. Em hospitais, ela está comumente presente em ambientes úmidos. Foi freqüentemente identificada em equipamentos de terapia respiratória, líquidos de infusão e mesmo em desinfetantes. Além disso, os pacientes colonizados são o principal reservatório, e o contato pessoa-a-pessoa serve como um modo importante de transmissão em hospitais.

As infecções respiratórias causadas pela *P. aeruginosa* ocorrem tipicamente em pacientes com alterações nas defesas broncopulmonares ou sistêmicas diminuídas. Além disso, a *P. aeruginosa* é um dos principais patógenos nas bronquites e pneumonias nosocomiais, particularmente em pacientes ventilados mecanicamente que apresentam fatores de risco específicos.

Patogênese

A seqüência patogenética das infecções do trato respiratório inferior causadas pela *P. aeruginosa* inclui a aderência bacteriana e a colonização, invasão local e (em alguns casos) a disseminação. Os organismos podem atingir o trato respiratório inferior através de diversas vias:

- Microaspiração de secreções contaminadas da orofaringe. Esta é particularmente freqüente na pneumonia nosocomial tanto em pacientes não-ventilados como nos ventilados. A inoculação direta da bactéria presente em biofilmes de tubos endotraqueais pode ocorrer adicionalmente em pacientes mecanicamente ventilados por longos períodos.
- Inoculação direta da bactéria através de tubos endotraqueais por pessoal médico.
- Inalação de aerossóis e nebulizações contaminados.
- Contaminação da corrente sangüínea.

A maioria dos casos de colonização do trato respiratório provavelmente é precedida por alterações ou danos ao epitélio. Por exemplo, a lesão celular direta pode ocorrer como o resultado de uma infecção pelo vírus da influenza bem como pela aspiração endotraqueal.[2] As cepas de *P. aeruginosa* se aderem ao epitélio respiratório por meio dos cílios bacterianos, entre outras adesinas, como a exoenzima S.[3-5] Além disso, a maioria das cepas contêm flagelos que podem aumentar o

S. Ewing: Medizinische Universitäts Klinik und Poliklinik II, Bonn, Germany.

A. Torres: Hospital Clinic Universitary de Barcelona, Barcelona, Spain.

contato com as células epiteliais.[4] As *Pseudomonas* se ligam a glicoesfingolipídeos e ácidos siálicos.[6] A fibronectina geralmente protege as células epiteliais da fixação bacteriana, mas aparentemente está ausente em conseqüência do aumento da atividade das proteases.[2]

Dois mecanismos foram propostos para explicar a suscetibilidade dos pacientes com fibrose cística à *P. aeruginosa*. Primeiro, estes pacientes podem exibir um número aumentado de receptores para a aderência da *P. aeruginosa* nas células epiteliais, o que pode estar relacionado a uma disfunção dos receptores de transporte na fibrose cística.[7] Segundo, foi demonstrado que uma concentração anormalmente alta de sais no líquido de revestimento epitelial presente nos pacientes com fibrose cística pode dificultar a função do peptídeo antibacteriano humano β-defensina-1.[8]

As cápsulas de polissacarídeos (denominadas *alginato)* são responsáveis pelas colônias mucóides freqüentemente vistas em pacientes com bronquiectasia e fibrose cística. O alginato aumenta a ligação da *P. aeruginosa* à superfície das vias aéreas e ao muco.[9] Como a depuração mucociliar está prejudicada em pacientes com fibrose cística, a aderência ao muco das vias aéreas resulta em um aumento na carga de pseudomonas. Além disso, o alginato protege o organismo dos fatores imunes do hospedeiro como as células fagocíticas, anticorpos e complementos. Ele pode ainda causar um distúrbio no equilíbrio protease-antiprotease através da elastase neutrofílica humana de ligação reversível, levando a altas concentrações locais da enzima.[10]

Os produtos das pseudomonas que danificam o hospedeiro incluem as proteases, hemolisinas, citocinas e pigmentos. As proteases como a elastase e a protease alcalina são os principais desencadeadores da necrose do tecido pulmonar e a ruptura dos vasos pulmonares.[11] Foi demonstrado que a elastase degrada a elastina pulmonar humana[12] e o colágeno dos tipos III e IV.[13] Ela pode ainda romper os cílios respiratórios.[14] Além disso, ela é capaz de clivar a imunoglobulina G e os fatores do complemento C3 e C5.[14-16] A protease alcalina exerce efeitos semelhantes (e sinérgicos). As hemolisinas incluem a fosfolipase C e ramnolipídeo (um glicopeptídeo). Essas duas substâncias parecem clivar os lipídeos e a lecitina, produzindo efeitos necrosantes. Além disso, elas exibem efeitos tóxicos para os macrófafgos alveolares. A citocina pode induzir um edema pulmonar e hipertensão pulmonar.[17] Diversos pigmentos podem aumentar a virulência bacteriana, incluindo a piocianina, pioverdina e hidroxifenazina. A piocianina possui atividade antimicrobiana, o que favorece o crescimento da *P. aeruginosa*.[18] A piocianina e a hidroxifenazina exercem efeitos inibitórios sobre a função ciliar e o transporte de muco.[19]

Os produtos bacetrianos que estão mais provavelmente implicados na toxicidade sistêmica da *P. aeruginosa* são seus lipopolissacarídeos (endotoxinas) e a exotoxina A. A endotoxina media o choque séptico. A exotoxina A bloqueia a síntese de proteínas através de um mecanismo de ação semelhante ao da toxina da difteria, apesar de as estruturas dessas toxinas não serem idênticas.[20] A exotoxina A exibe efeitos necrosantes e também media o choque séptico. As cepas que produzem toxinas foram associadas a uma virulência aumentada em comparação aos isolados não-toxicogênicos.[21,22] Além do mais, altos níveis na septicemia por *Pseudomonas* de humanos em termos de sobrevivência.[23] Outra exotoxina é a exoenzima S, que pode ser detectada no sangue antes da bacteremia, sugerindo um efeito antifagocítico.

TABELA 28-1. *Importantes fatores patogênicos das infecções por* Pseudomonas aeruginosa

Predisposicão
Lesão celular
Imunodeficiência local ou sistêmica
Aderência
Pêlos e flagelos bacterianos
Outras adesinas
Exopolissacarídeos mucóides (alginato)
Dano às defesas do hospedeiro
Enzimas proteases
Elastase
Proteases alcalinas
Hemolisinas
Fosfolipase C
Ramnolipídeo
Citocina
Pigmentos
Piocianina
Pioverdina
1-Hidroxifenazina
Dano sistêmico ao hospedeiro
Endotoxina (lipopolissacarídeos)
Exotoxina A
Exoenzima S

Características patogênicas importantes estão listadas na Tabela 28-1.

Patologia

A patologia da pneumonia por pseudomonas tem sido predominantemente estudada em modelos animais. Após um contato com a *P. aeruginosa* via aerossóis ou interbrônquico, desenvolve-se uma alveolite neutrofílica que pode progredir para a formação de microabscessos.[24] O padrão mais característico da pneumonia por pseudomonas é seu potencial de causar necrose ao pulmão. Além disso, foi observada uma vasculite associada à citolise dos componentes da parede vascular.[25] As características clínicas correspondentes incluem a formação de abscessos e a cavitação, bem como a hemorragia pulmonar.

Fisiopatologia

As características fisiopatológicas encontradas em modelos animais da pneumonia por *Pseudomonas* aguda e crônica correspondem às mesmas geralmente descritas nas pneumonias. As características mais importantes incluem a hipoxemia como uma conseqüência de uma desproporção entre a ventilação-perfusão e ao *shunting*, ablação da vasoconstricção hipóxica, diminuição da complacência pulmonar e uma hemodinâmica de choque séptico.[26,27] Na pneumonia crônica, descreve-se uma vasorreatividade hipóxica diminuída e uma hipertensão pulmonar.[28]

MANIFESTAÇÕES DA INFECÇÃO POR *PSEUDOMONAS AERUGINOSA*

Doença Pulmonar Obstrutiva Crônica

Pacientes com uma doença pulmonar obstrutiva crônica (DPOC) estável estão freqüentemente colonizados com microrganismos potencialmente patogênicos (MPP) com índices de colonização variando entre 20 e 80%.[29-32] A espécie *Pseudomonas* raramente é encontrada, sendo isolada em somente 1 a 5% dos casos. Os fatores de risco para a colonização das vias aéreas e a colonização por patógenos em particular ainda não foram claramente definidos.

O papel da infecção bacteriana em exacerbações agudas da DPOC ainda é controverso. Porém, os dados utilizando as melhores técnicas disponíveis sugerem que pelo menos uma importante proporção das exacerbações é causada por patógenos bacterianos que podem representar colonizações prévias ou pode ter sido adquirida recentemente.[31] Utilizando a técnica de escovado protegido do espécime (EPE), os MPPs foram encontrados em 25% dos pacientes com DPOC estável; entretanto, a proporção de pacientes com MPP aumentou para 52% nas exacerbações agudas de leve a moderada. Além disso, as concentrações bacterianas foram significativamente mais altas nos exacerbados quando comparadas aos pacientes estáveis. Em um estudo de exacerbações agudas graves que necessitaram de ventilação mecânica, nós encontramos que pela utilização de uma abordagem diagnóstica abrangente incluindo aspirados traqueobrônquicos [limiar $\geq 10^5$ unidades formadoras de colônia (UFC) por mL], EPE (limiar $\geq 10^3$ UFC por mL) e sorologia para vírus respiratórios, *Chlamydia pneumoniae, Mycoplasma pneumoniae, Legionella pneumophila,* e *Coxiella burnetii*, um patógeno (MPP ou sorologia positiva) pode ser identificado em 72% dos casos, incluindo 33% com mais de um patógeno. Somente 12% não apresentaram um patógeno ou sorologia positiva em nenhuma amostra na ausência de um pré-tratamento antimicrobiano.[33]

A espécie *Pseudomonas* foi isolada na maioria das séries de exacerbação aguda da DPOC. Enquanto a proporção da espécie *Pseudomonas* foi de 1 a 5% nas exacerbações não-graves,[31] ela alcançou 20% nas exacerbações graves que necessitavam de ventilação mecânica.[33] Quando se interpretam essas proporções, é importante se imaginar dificuldades de se separar a DPOC da bronquiectasia. Em alguns pacientes com DPOC, excluir de uma forma segura a presença adicional de bronquiectasia pode ser difícil. Da mesma forma, a literatura não é clara se a presença de pequenas áreas de brônquios ectásicos ou impactados por muco freqüentemente visíveis nas tomografias computadorizadas de pacientes com DPOC estabelece a presença da entidade patológica que geralmente é denominada como *bronquiectasia*.

Ainda não se sabe se a incidência aparentemente maior de isolados de *Pseudomonas* está relacionada a uma virulência aumentada destes patógenos ou simplesmente reflete a gravidade da DPOC (e prévias hospitalizações, bem como os tratamentos com glicocorticóides ou antimicrobianos). Os bacilos entéricos gram-negativos e a *P. aeruginosa* foram significativamente mais freqüentes em pacientes com % VEF_1 prevista de $< 35\%$.[34] Entretanto, dentro do grupo de pacientes com exacerbações graves que necessitam de ventilação mecânica, nós não podemos prever a presença dos últimos patógenos, seja pela gravidade da limitação do fluxo de ar ou por qualquer outro critério.[33]

Um grande número de evidências sugerem que a colonização bacteriana, bem como as exacerbações agudas promovem o declínio respiratório que ocorre durante o curso da DPOC.[35-37] Entretanto, o papel exato das infecções brônquicas por pseudomonas ainda não foi avaliado. Evidências indiretas para um comportamento nocivo das infecções brônquicas por pseudomonas no dano broncoalveolar surgem de estudos em pacientes com bronquiectasia e fibrose cística.

Bronquiectasia (Não Associada à Fibrose Cística)

Juntamente com o *Haemophylus influenzae* (comumente não-tipado) e o *Streptococcus pneumoniae*, a *P. aeruginosa* (geralmente da variedade mucóide) é um proeminente patógeno colonizador em pacientes com bronquiectasia. Seu papel principal foi confirmado em estudos.[38-40] Em grandes séries recentes, que incluíram 123 pacientes, a *P. aeruginosa* estava presente em 31% dos pacientes, incluindo cepas pseudomônicas mucóides em 14%. Juntamente com o *H. influenzae*, foi o patógeno mais freqüente.[38]

Várias séries confirmaram a associação da presença da *P. aeruginosa* nas doenças muito extensas e com pior função pulmonar.[39-41] Os estudos de tomografia computadorizada demonstram que pacientes com infecção pseudomônica apresentaram uma bronquiectasia mais extensa bem como um espessamento e dilatação da parede brônquica quando comparados a outros patógenos.[42,43] Estes efeitos também se mostraram dependentes da duração da infecção pseudomônica.[39] Em geral, os pacientes com *P. aeruginosa* apresentaram uma pior qualidade de vida do que aqueles infectados por *H. influenzae* ou aqueles sem crescimento bacteriano.[39] Da mesma forma, esses pacientes tiveram um maior número de hospitalizações. Porém, o papel causal da *P. aeruginosa* no declínio respiratório foi questionado, pois os pacientes que se tornaram primeiro colonizados pela *P. aeruginosa* apresentavam uma função pulmonar que já era pior.[41]

De modo semelhante aos pacientes com DPOC, a *P. aeruginosa* apresenta uma maior probabilidade de surgir nos pacientes em que os antimicrobianos suprimiram os colonizadores mais comuns e naqueles que foram repetidamente hospitalizados.

Fibrose Cística

Com o desenvolvimento dos antimicrobianos antiestafilocócicos e com o envelhecimento dos pacientes com fibrose cística, a *P. aeruginosa* substituiu o *Staphylococcus aureus* como o principal patógeno. Geralmente, a colonização do trato respiratório inferior com cepas mucóides de *P. aeruginosa* é uma função da idade: crianças com menos de 5 anos de idade somente são colonizadas por cepas de pseudomonas em casos excepcionais, 50 a 70% são colonizadas a partir dos 7 anos de idade, e a grande maioria dos pacientes com mais de 18 anos de idade carrega o patógeno em suas secreções respiratórias.[44] Em um recente estudo multicêntrico com 595 pacien-

TABELA 28-2. *Sinopse das características-chave da infecção brônquica com* Pseudomonas aeruginosa

	Distúrbio pulmonar obstrutivo crônico	*Bronquiectasia*	*Fibrose cística*
Incidência	Crônicos estáveis: 1% Exacerbação aguda: 3-5% Exacerbação grave: 20%	Entre os três principais patógenos	Dependente da idade, principal patógeno
Fatores de risco	VEF_1 < 35% Tratamento antimicrobiano anterior Hospitalização prévia	Gravidade do dano à função pulmonar	Idade > 5 anos Gravidade do dano à função pulmonar
Diagnóstico	Escarro Escovado protegido do espécime, líquido do lavado broncoalveolar	Escarro Escovado protegido do espécime, líquido do lavado broncoalveolar	*Swab* da faringe Escarro Escovado protegido do espécime, líquido do lavado broncoalveolar
Significado	Promoção do declínio respiratório (provável)	Promoção do declínio respiratório (altamente provável), principal previsor da morbidade e qualidade de vida	Promoção de declínio respiratório (evidência definida), principal previsor da morbidade e qualidade de vida

tes, 77% dos isolados corresponderam à *P. aeruginosa* e, destes, 57% eram mucóides.[45] O número de cepas em um indivíduo varia com o tempo. Novas cepas geralmente ocorrem após períodos de tratamento antimicrobiano.[46]

A colonização do trato respiratório inferior com *P. aeruginosa* está claramente associada às exacerbações agudas, pneumonia franca e a uma progressão crônica da doença. Pacientes que carregam este patógeno são mais sintomáticos e apresentam uma doença pulmonar mais avançada.[44,47] O prognóstico de pacientes colonizados com *P. aeruginosa* no início do curso da doença é pior. Além disso, pacientes infectados tanto com *P. aeruginosa* como por *Burkholderia cepacia* apresentam uma pior função pulmonar do que os colonizados com apenas um destes patógenos.[47]

As manifestações clínicas da infecção pulmonar por *Pseudomonas* nos pacientes com fibrose cística são inespecíficas e incluem um amplo espectro, dependendo primariamente da gravidade da doença. Uma tosse crônica produtiva e uma dispnéia aumentada, bem como uma síndrome debilitante incluindo uma febre de baixo grau, perda de apetite, perda de peso e fadiga estão entre os sintomas mais comuns. Parâmetros objetivos podem incluir uma função pulmonar diminuída, alterações nos sons pulmonares, novas densidades ou infiltrados nas radiografias de tórax, aumento da hipoxemia ou uma insuficiência respiratória do tipo-II, leucocitose e hemoptise. Um início agudo dos sintomas de uma grave infecção do trato respiratório inferior é menos freqüente. De acordo, a mortalidade de uma única exacerbação ou um episódio de (bronco) pneumonia devido à *P. aeruginosa* é baixa.

Informação microbiológica precisa é mandatória para guiar o tratamento antimicrobiano. Amostras de escarro geralmente são uma técnica diagnóstica precisa. Em pacientes incapazes de expectorar o escarro, a broncoscopia pode estar indicada. Culturas de orofaringe gerando *P. aeruginosa* são específicas, mas apresentam uma baixa sensibilidade na previsão de sua presença no trato respiratório inferior.[48] Os resultados dos testes de suscetibilidade antimicrobiana devem ser interpretados com cuidado pelas seguintes razões: (a) a presença de múltiplos morfotipos é possível; (b) os testes de suscetibilidade geralmente não incluem a suscetibilidade da *P. aeruginosa* às concentrações atingidas pela liberação de aerossóis; e (c) estes testes não levam em consideração os efeitos sinérgicos de um regime combinado. A Tabela 28-2 resume as características-chave da colonização brônquica e infecção por *P. aeruginosa*.

Pneumonia Adquirida na Comunidade

O papel da *P. aeruginosa* na pneumonia adquirida na comunidade (PAC) (do hospedeiro imunocomprometido) é assunto de debates. Apesar de diversas grandes séries que estão estudando os padrões etiológicos não terem encontrado nenhum caso causado por este patógeno,[49-51] as linhas de base da American Thoracic Society (ATS) recomendam um regime com atividade antipseudomônica para o tratamento empírico inicial da PAC severa.[52] Essa discrepância depende grandemente de dois assuntos cruciais: (a) as características epidemiológicas da população estudada e (b) o critério para um diagnóstico etiológico de PAC.

A literatura disponível concorda que a PAC causada por *P. aeruginosa* em indivíduos previamente saudáveis é extremamente rara. A maioria dos pacientes com evidência para este patógeno apresenta doenças comórbidas, particularmente doenças pulmonares, como a DPOC com ou sem bronquiectasia. Assim, a freqüência da etiologia pseudomônica também depende da freqüência de doenças comórbidas na população estudada. Por outro lado, como a bacteremia por pseudomonas na PAC é rara, o diagnóstico de PAC pseudomônicas geralmente é baseado nas culturas de escarro positivas. Entretanto, mesmo se a qualidade das amostras de escarro tenha sido checada de acordo com os critérios aceitos,[53] a validade de culturas de escarro positivas parece ser particularmente difícil de avaliar em pacientes que sabidamente estão potencialmente colonizados por bacilos entéricos gram-negativos, *P. aeruginosa*, ou ambos, mesmo em um estado crônico estável. As culturas quantitativas improvavelmente serão úteis para a diferenciação entre colonização e infecção, pois a carga bacteriana nas secreções respiratórias de pacientes com exacerbações agudas da DPOC se mostraram sendo mais altas do que os limites de corte *(cut-offs)* comumente aceitos para indicar a presença de pneumonia.[31,33,54]

Porém, de um ponto de vista clínico, como a infecção brônquica e a broncopneumonia provavelmente representam um contínuo, considerar estes pelo menos como patógenos prováveis parece prudente. As evidências definitivas para um papel causal da *P. aeruginosa* podem surgir de hemoculturas positivas ou por uma aspiração transtorácica com agulha.

Na maioria dos estudos de PAC na população em geral, a *P. aeruginosa* foi registrada em não mais de 1 a 2 % dos pacientes.[55-57] Este fato também é verdadeiro em um estudo multicêntrico sobre PAC em pacientes com DPOC.[58] Em estudos confinados a uma PAC grave, as maiores incidências foram de aproximadamente 5%.[59-62] Em nosso estudo etiológico com 395 pacientes hospitalizados com PAC, a *P. aeruginosa* representou a etiologia provável em 5%.[63] Doenças pulmonares comórbidas foi um fator preditivo para uma etiologia pseudomônica, com um índice de probabilidade de 6,3 [intervalo de confiança (IC) de 95% de 1,3 a 59,8]. Além disso, a presença de bacilos entéricos gram-negativos e *P. aeruginosa* não foi independentemente preditiva de uma PAC grave o que foi definido pela necessidade de internação em unidade de tratamento intensivo (índice de probabilidade, 2,5; 95% IC, 0,99 a 6,5), corroborando que uma etiologia pseudomônica deve ser levada em consideração, particularmente na PAC grave.

A PAC grave causada pela *P. aeruginosa* apresenta altos níveis de mortalidade. Em um estudo, 100% dos pacientes morreram.[62] Dos 27 pacientes com PAC pseudomônica nos quais o resultado foi explicitamente registrado na literatura até o final de 1998, 59% morreram. Portanto, uma etiologia pseudomônica em PAC provavelmente se relaciona a uma mortalidade excessiva. Para guiar apropriadamente o tratamento antimicrobiano empírico inicial em pacientes com PAC, o médico deve estar atento aos dois principais fatores de previsão de uma etiologia pseudomônica: doença pulmonar crônica como a DPOC e bronquiectasia e uma pneumonia grave que necessite de uma internação em unidade de tratamento intensivo.

Pneumonia Adquirida em Hospitais

Em contraste com a PAC, a *P. aeruginosa* representa um dos principais patógenos de pneumonia adquirida em hospitais (PAH). Entretanto, devem ser reconhecidas características epidemiológicas que apresentam uma importante relação de risco para o desenvolvimento de PAH pseudomônica. Primeiro, a PAH pseudomônica é muito mais provável de ocorrer em pacientes ventilados do que em pacientes não-ventilados. Segundo, a pneumonia pseudomônica associada aos respiradores (PAR) está tipicamente relacionada a um período prolongado de ventilação mecânica, enquanto que é extremamente rara em pacientes que receberam um suporte ventilatório por um curto período de tempo. Finalmente, o risco individual para PAH pseudomônica está aumentado na presença de uma doença pulmonar crônica estrutural, tratamento antimicrobiano prévio por tempo prolongado e um tratamento concomitante com esteróides.

No maior estudo até os dias de hoje sobre PAH em pacientes não-ventilados, utilizando a técnica da aspiração transtorácica com agulha, a *P. aeruginosa* foi encontrada em 6% dos casos.[64] Em pacientes ventilados, as incidências registradas foram consideravelmente maiores, variando de 19 a 22%.[65-67] Diferenças notáveis foram óbvias quando foram comparados os padrões microbiais da colonização traqueobrônquica com inícios precoce e tardio da PAR. Enquanto a *P. aeruginosa* estava virtualmente ausente durante os primeiros 4 dias de ventilação mecânica, ela foi um dos principais patógenos no período a seguir.[68] Uma incidência acentuadamente aumentada de PAR pseudomônica também pôde ser demonstrada na presença de um tratamento antimicrobiano prévio.[69] O tratamento antimicrobiano prévio foi o principal fator além da duração da ventilação mecânica que aumentou o risco para bactérias potencialmente resistentes a drogas, incluindo a *P. aeruginosa*.[70] Em um estudo especificamente direcionado para os fatores de risco para uma etiologia pseudomônica para a PAR, os seguintes fatores foram considerados fatores preditivos independentes: a presença de DPOC (índice de probabilidade, 29,9; 95% IC, 4,9 a 184,5), um período prolongado de ventilação mecânica (índice de probabilidade, 8,1; 95% IC, 1,0 a 65,4) e utilização prévia de antibióticos de amplo espectro (de pelo menos 48 horas de duração) (índice de probabilidade, 5,5; 95% IC, 0,9 a 35,0).[71] Fatores de risco semelhantes para colonização pseudomônica foram identificados em um outro estudo (DPOC, duração da hospitalização, uso prévio de cefalosporinas de terceira geração menos eficazes contra *P. aeruginosa*).[72] Além disso, a desnutrição foi identificada como um dos principais fatores de risco para a colonização com o espécime *Pseudomonas* em pacientes mecanicamente ventilados.[73]

Essas características epidemiológicas foram incluídas nas linhas de base da ATS para o tratamento de pacientes com PAH[74] e permitem a avaliação do risco individual de PAH pseudomônica bem como para guiar apropriadamente o tratamento empírico inicial com antibimicrobianos.

A presença de pneumonia por *P. aeruginosa* em pacientes ventilados pode ser confirmada pelos sintomas clínicos (infiltrados novos ou progressivos nas radiografias de tórax e pelo menos dois dos seguintes três sintomas: febre $> 38{,}3°C$ ou hipotermia, leucocitose $> 12 \times 10^9$ por mL, secreções purulentas) mais culturas quantitativas para aspirados traqueobrônquicos ($\geq 10^5$ UFC por mL), EPE obtidos broncoscopicamente ($\geq 10^3$ UFC por mL), ou líquido de lavado brônquico ($\geq 10^4$ UFC por mL). Além disso, a detecção de fibras de elastina por 40% de hidróxido de potássio pode ser de valor adicional para a detecção de pneumonia necrosante pseudomônica.[75] A bacteremia é incomum e provavelmente é responsável por menos de 5% dos casos.

Não existem evidências para padrões clínicos específicos que possam ser úteis na diferenciação de uma etiologia pseudomônica de outras etiologias. Os padrões radiográficos são inespecíficos e geralmente incluem opacidades uni ou multifocais, geralmente nos lobos inferiores. No caso de uma síndrome de angústia respiratória aguda do adulto concomitante, existe um predomínio de opacidades bilaterais difusas e confluentes. Os derrames pleurais estão presentes em menos de 10% dos pacientes. O empiema pleural, apesar de raro, deve

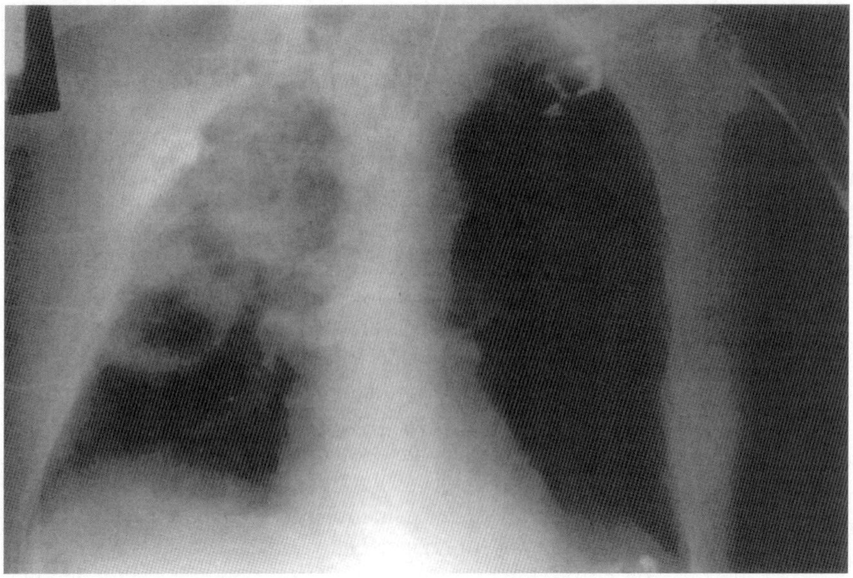

FIG. 28-1. Esta radiografia de tórax de um paciente com pneumonia pseudomônica aeruginosa associada ao uso de respiradores demonstra infiltrados consolidantes no lobo superior e uma cavidade no lobo inferior.

ser excluído na presença de um derrame pleural.[76] A *P. aeruginosa* foi considerada como uma das principais causas de pneumonia necrosante, e estudos prévios registraram uma alta incidência de cavidades em pneumonias pseudomônicas (Fig. 28-1).[77,78] Entretanto, um recente estudo encontrou somente uma baixa incidência de cavidades – 9% no diagnóstico e um adicional de 14% durante o acompanhamento.[76] Esses dados conflitantes sugerem que os padrões previamente registrados de grupos heterogêneos de pacientes são claramente não compatíveis com os padrões atuais de pneumonia por *P. aeruginosa* associada ao uso de respiradores. Obviamente, a presença de cavidades é mais provável em pacientes que se apresentam com bacteremia, tratamento antimicrobiano retardado ou inapropriado, ou uma falha do tratamento antimicrobiano. A diferença mais importante provavelmente é o tratamento antimicrobiano pronto e apropriado. Complicações sérias, como o desenvolvimento de uma síndrome da angústia respiratória aguda do adulto ou um choque séptico, são freqüentes e ocorrem em aproximadamente um terço dos casos.

A *P. aeruginosa* é a principal causa de morte entre os pacientes intubados com pneumonia. As taxas de mortalidade registradas são de aproximadamente 40 a 70%.[79-81] Juntamente com outros microrganismos potencialmente resistentes a drogas, a *P. aeruginosa* parece ser responsável pelo excesso de mortalidade associado ao início tardio de PAR que foi encontrada em diversos estudos.[81,82] A PAR, causada pela espécie *Pseudomonas* ou a espécie *Acinetobacter* estava associada a um excesso de mortalidade de aproximadamente 10 a 50%.[80-81] As evidências sugerem que apesar de a PAR pseudomônica ocorrer predominantemente em pacientes nos quais a doença subjacente já possui um prognóstico ruim, este excesso de mortalidade não é causado por sua ocorrência preferencial em uma população de alto risco de mortalidade, mas à PAR propriamente dita.[79] Mesmo que o grau de disfunção orgânico no momento do diagnóstico da pneumonia tenha sido o principal determinante do resultado em pacientes com pneumonia nosocomial, a *P. aeruginosa* permaneceu associada a um excesso de mortalidade tanto nos grupos de alto como nos grupos de baixo risco.[83] As razões para esta mortalidade atribuível incluem um tratamento empírico inicial inapropriado ou de início demorado, seleção dos clones resistentes às drogas e uma penetração insuficiente do regime antimicrobiano nas secreções brônquicas e no tecido pulmonar cavitado. Além disso, a mortalidade parece em grande parte ser determinada pela resposta do hospedeiro, a PAR pseudomônica, que pode ser excessiva ou inadequada. De fato, a mortalidade na presença de um choque séptico atinge a 95%.

A pneumonia por *P. aeruginosa* recorrente em pacientes ventilados já foi observada; entretanto, devido às dificuldades inerentes de definição das verdadeiras recorrências, sua incidência é desconhecida.[79,84,85] Além da observação de que a *P. aeruginosa* pode persistir no trato respiratório inferior em até 50% dos pacientes com vias aéreas artificiais[73] na ausência de sinais clínicos de infecção, diversos autores observaram que ela pode persistir nas secreções traqueobrônquicas mesmo na presença de um tratamento antimicrobiano apropriado e uma melhora clínica da PAR.[79,84] Utilizando a titulação molecular (isto é, impressão cromossômica baseada na eletroforese em campo de pulso), a vasta maioria das recorrências pode ser comprovada como verdadeira pela persistência de cepas pseudomônicas originais e reincidiva ao invés de reinfecção.[85] Portanto, além dos tradicionais esforços preventivos enfatizando a importância do controle da transmissão (p. ex., por fontes líquidas), essas observações sugerem que a atenção precisa ser estendida aos portadores persistentes. A Tabela 28-3 traz uma visão geral das características-chave das pneumonias por *P. aeruginosa* adquirida em hospitais.

Infecção pelo Vírus da Imunodeficiência Humana e Síndrome da Imunodeficiência Adquirida

A bronquite bacteriana e a pneumonia são reconhecidas como causas principais de morbidade e mortalidade em pacientes infectados pelo vírus da imunodeficiência humana (HIV).[86-87] De fato, a incidência de pneumonia bacteriana na população infectada pelo HIV é significativamente maior do

TABELA 28-3. *Características-chave para uma pneumonia adquirida em hospital causada por* Pseudomonas aeruginosa

Incidência
Pacientes não-ventilados: 5%
Pacientes ventilados: 20%
Fatores de risco
Doença pulmonar obstrutiva crônica
Hospitalização prolongada (≥ 5 dias)
Ventilação mecânica prolongada
Tratamento prévio com antibiótico de amplo espectro (particularmente cefalosporinas de terceira geração menos eficazes)
Desnutrição
Diagnóstico
Culturas quantitativas de aspirados traqueobrônquicos
Culturas quantitativas de espécimes obtidos por via broncoscópica (escovada protegida do espécime, líquido do lavado broncoalveolar)
Culturas de sangue (< 5% de sensibilidade)
Líquido pleural (raramente positivo)
Padrões radiográficos
Opacidades uni ou multifocais
Derrame pleural (< 10%)
Cavidades (< 10%)
Complicações
Empiema
Choque séptico
Síndrome da angústia respiratória aguda do adulto
Prognóstico
Mortalidade aproximada: 40-70%
Mortalidade de excesso: 10-50%
Persistência e recorrência não são incomuns

que nas pessoas não-infectadas (5,5 *versus* 0,9 episódio por 100 pessoas-anos).[87]

Os padrões etiológicos da PAC em pacientes infectados pelo HIV apresentam algumas similaridades com aqueles dos hospedeiros imunossuprimidos, com *S. pneumoniae, H. influenzae* e *S. aureus* representando os patógenos mais freqüentes. Porém, a *P. aeruginosa* surge como um importante patógeno adicional em pacientes infectados pelo HIV.[88-97] Ela representa por aproximadamente 3-18% dos patógenos,[87,89,97,98] e também foi registrada como o patógeno em pneumonias nosocomiais.[96,99] O risco para uma bacteremia pseudomônica (incluindo aproximadamente 30 a 50% com pneumonia) se mostrou igualmente alto em comparação com os grupos de risco clássicos como os ventilados mecanicamente, pacientes transplantados e os neutropênicos.[100] Juntamente com o *S. aureus*, a *P. aeruginosa* se mostrou como o principal patógeno de pneumonia bacteriana em uma grande série feita com autópsias que incluiu 233 pacientes durante um período de 12 anos.[101]

As deficiências imunológicas que predispõem especificamente a infecções bacterianas (e particularmente a *P. aeruginosa*) são mal definidas. A depressão humoral bem como a depressão da função imunológica das células podem contribuir para um aumento do risco. Entre estas deficiências, a neutrofilia (contagem de neutrófilos $< 1 \times 10^9$ por mL) pode ser a mais relevante. Por causa de depleção e a falha funcional das células fagocíticas serem particularmente pronunciadas em estágios avançados, as infecções pulmonares pseudomônicas tendem a ocorrer tardiamente durante a doença HIV, não infreqüentemente como uma complicação terminal.[90,92,94] Em uma série de 43 pacientes, incluindo 18 com pneumonia, uma contagem de CD4 < 50 células por mm^3 (proporção de probabilidade, 3,1; 95% IC, 1,7 a 8,6) e neutropenia $< 0{,}5 \times 10^9$ por mL (proporção de probabilidade, 2,7, 95% IC, 1,1 a 6,8) foram fatores de risco independentes para uma bacteremia por *P. aeruginosa*.[102]

Duas apresentações diferentes de infecções pulmonares pseudomônicas associadas ao HIV foram descritas, incluindo pneumonia pseudomônica (tanto adquirida nosocomialmente como na comunidade) e bronquite/ bronquiectasia.

A pneumonia pseudomônica freqüentemente se apresenta como uma doença aguda que traz riscos à vida. Em uma série, ela foi associada a um índice incomumente alto de bacteremia (56%).[93] As recorrências também foram freqüentes (20%). Fatores de risco adicionais para as pneumonias adquiridas na comunidade incluem hospitalizações prévias, a presença de uma complicação definida da síndrome da imunodeficiência adquirida e um tratamento antimicrobiano prévio.[93,103] Nenhum padrão radiológico foi considerado específico para esta doença. São descritos tanto infiltrados em lobos superiores como inferiores, e a *P. aeruginosa* representa uma importante causa de lesões cavitárias em pacientes com HIV.[104] As cavitações foram observadas em 20 a 50% dos casos.[92,93] A mortalidade pode atingir os 40%.[90] Nos sobreviventes, as recorrências devem ser levadas em consideração.

A bronquite pseudomônica (algumas vezes juntamente com bronquite) tende a se apresentar como exacerbações recorrentes com febre, tosse, expectoração recorrente e algumas vezes, dispnéia e sibilação. Apesar de estas exacerbações parecerem responder bem ao tratamento antimicrobiano adequado, os patógenos geralmente não são erradicados e tendem a recorrer em até 80% dos casos.[103,105]

Radiografias em série de um paciente com síndrome da imunodeficiência adquirida tratado em nossa instituição consecutivamente demonstraram importantes características da infecção do trato respiratório inferior por *P. aeruginosa* associada ao HIV, incluindo bronquiectasia, infiltrados em lobos superiores, remissão incompleta, recorrência e cavitações (Fig. 28-2).

Como conseqüência da potente combinação antiviral do tratamento, a incidência de complicações pulmonares (incluindo infecções bacterianas) geralmente diminuiu. Porém, a *P. aeruginosa* deve ser levada em consideração em todos os pacientes infectados pelo HIV com sintomas sugestivos de infecção do trato respiratório inferior.

Neutropenia em Malignidades Hematológicas e em Cânceres de Órgãos Sólidos

A neutropenia é um fator de risco clássico para infecções bacterianas. O risco aumenta de acordo com a quantidade, início mais curto e duração da depleção de neutrófilos.[106] A bacteremia por *P. aeruginosa* é muito freqüente em paciente neu-

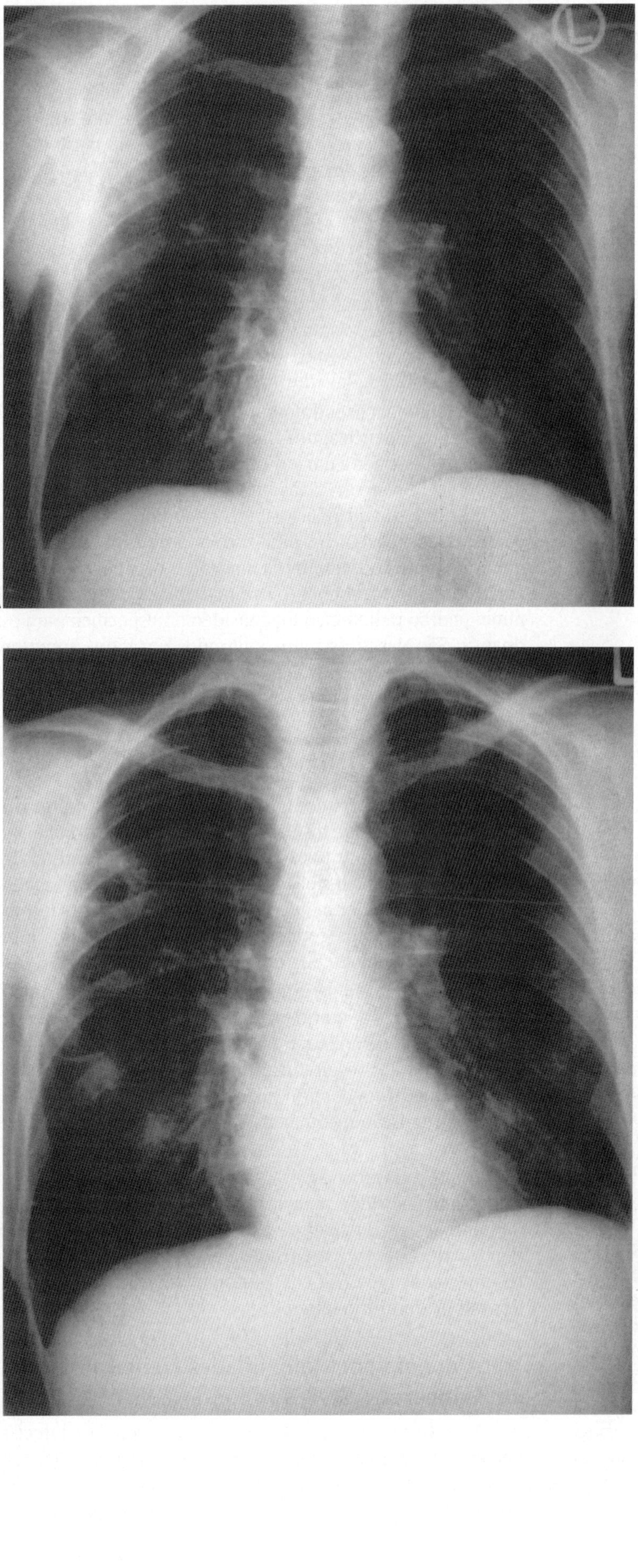

A

B

FIG. 28-2. Série de radiografias de tórax de um paciente com síndrome da imunodeficiência adquirida com uma pneumonia por *Pseudomonas aeruginosa*. **A:** Infiltrado no lobo superior direito e bronquiectasias no lobo inferior direito são visíveis. **B:** Oitavo dia após o diagnóstico. O paciente apresentou uma pneumonia cavitária durante um tratamento antimicrobiano apropriado. **C:** No dia 55 após o diagnóstico, uma boa resposta clínica foi observada; a pneumonia cavitária melhorou, e permanecem somente pequenas cavidades. **D:** No dia 86 após o diagnóstico, a pneumonia cavitária apresentava uma recorrência, com extensas cavidades do lado direito. A *P. aeruginosa* foi repetidamente demonstrada nas culturas do lavado broncoalveolar. O paciente morreu dias após, a despeito do tratamento antimicrobiano apropriado.

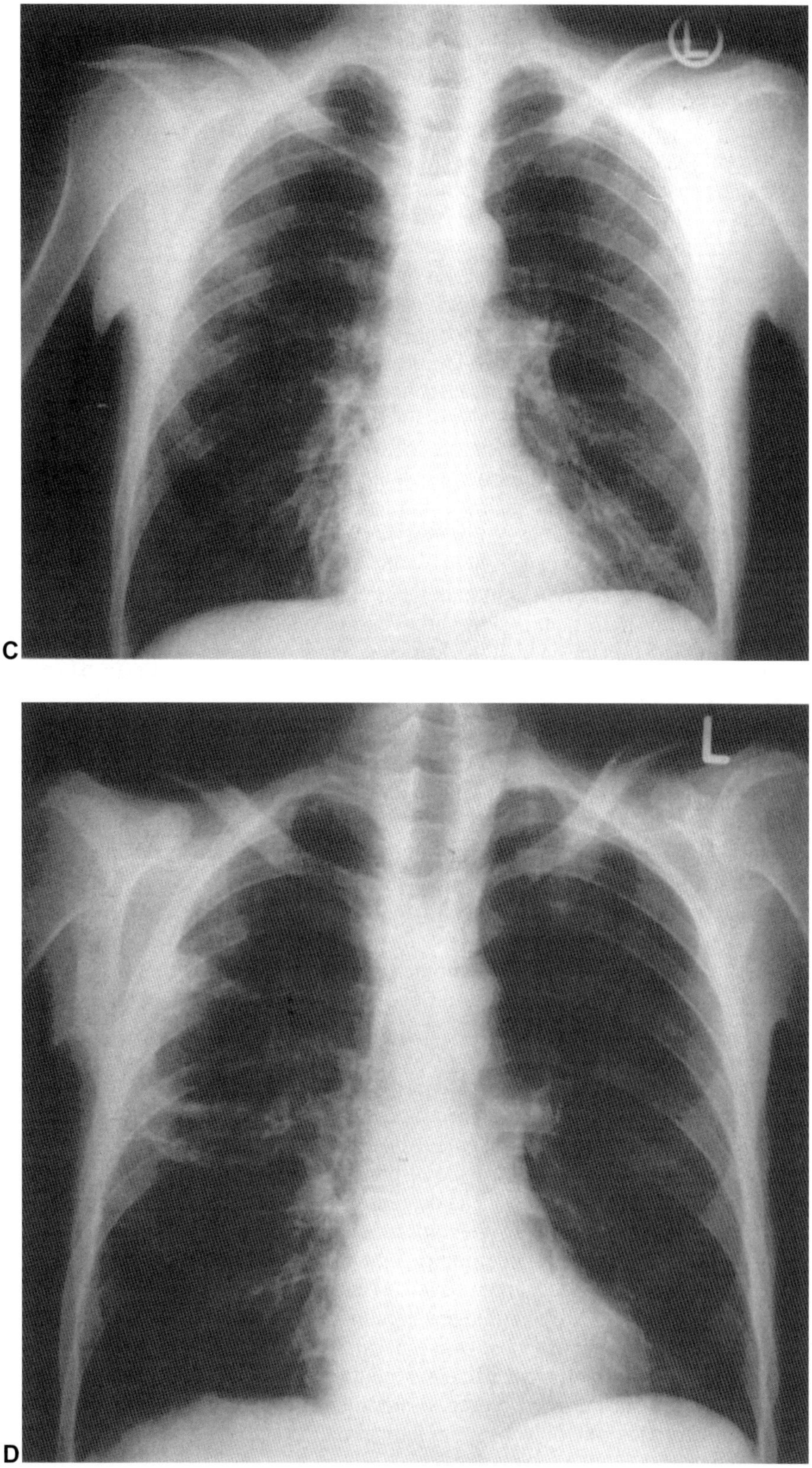

C

D

tropênicos contabilizando por cerca de 10 a 25% dos casos.[100] A *Pseudomonas* representa a etiologia mais freqüente de pneumonia bacterêmica em pacientes com câncer e neutropenia, sendo a responsável por 43% dos casos.[107]

Em uma série de infiltrados pulmonares em 269 pacientes febris com malignidades hematológicas e neutropenia, as espécies *Pseudomonas* foram os patógenos bacterianos mais freqüentes e contabilizaram por 12 dos 103 patógenos isolados (12%).[108] Índices similares de pneumonia pseudomônica foram observados em nosso estudo, avaliando infiltrados pulmonares em 53 pacientes neutropênicos com leucemia aguda (8%).[109] Inversamente, em um estudo que avaliou sistematicamente o resultado diagnóstico do lavado broncoalveolar em pacientes com leucemia e linfoma, a *P. aeruginosa* foi encontrada somente em um paciente.[110] Entretanto, este estudo não demonstra a proporção de pacientes com neutropenia no diagnóstico da pneumonia. Proporções similares de pneumonia por *P. aeruginosa* foram registradas para pacientes que sofreram transplantes de medula óssea (1 a 9%).[111-113]

Os dados disponíveis sugerem que a incidência pode ser algo mais alta em pacientes internados em uma unidade de tratamento intensivo. Em um estudo broncoscópico de 28 pacientes com malignidades hematológicas, apresentando grave insuficiência respiratória com a necessidade de ventilação mecânica, a *P. aeruginosa* foi o principal patógeno (21% dos patógenos).[114] Da mesma forma, em nosso estudo que avaliou 10 anos de experiências no tratamento de pacientes com malignidades hematológicas e complicações pulmonares tratadas em unidades de tratamento intensivo, a evidência para pneumonia causada por *P. aeruginosa* esteve presente em 27% dos casos com uma etiologia infecciosa. Aproximadamente um terço estava bacterêmico. Além disso, foi o patógeno mais freqüentemente detectado nas autópsias (23%).[115] Inversamente, outros encontraram uma etiologia pseudomônica em somente 1 entre 22 pacientes (5%) em autópsias de pacientes mortos por leucemia.[116]

O resultado dos infiltrados pulmonares em pacientes neutropênicos depende principalmente da extensão dos infiltrados nas radiografias de tórax, a presença de uma sepse severa ou choque séptico, e a duração da neutropenia.[109] Enquanto uma sepse grave e choque séptico são responsáveis pela maioria das mortes precoces, a resolução da neutropenia é crucial para a resolução do episódio da pneumonia. A mortalidade da pneumonia bacterêmica pseudomônica em pacientes neutropênicos com câncer pode atingir os 50% e é claramente pior quando comparada a outras etiologias comuns.[107] De nosso conhecimento, fatores prognósticos específicos para uma pneumonia pseudomônica em pacientes neutropênicos não são conhecidos. Mais provavelmente, o tratamento pronto e apropriado com antimicrobianos é um fator prognóstico adicional superior.

Transplante de Órgão Sólido

A pneumonia bacteriana é comum em pacientes que receberam transplantes de órgãos sólidos. A incidência é maior em pacientes que receberam transplantes de coração-pulmão e de fígado (aproximadamente 20%), intermediária em receptores de transplantes cardíacos (5%) e mais baixa em pacientes que receberam transplantes renais (1 a 2%). A maioria dos episódios de pneumonia bacteriana ocorre nas primeiras 4 semanas após o transplante de órgãos (período I de acordo com Rubin; 1 a 28 dias pós-transplante)[117] e freqüentemente está associado à ventilação mecânica. Assim, além da imunossupressão iatrogênica, os principais fatores de risco incluem uma ventilação mecânica prolongada e tratamento antimicrobiano prévio. A etiologia na maioria das vezes corresponde a bacilos entéricos gram-negativos e *P. aeruginosa*.

A bacteremia por *P. aeruginosa* ocorre em 6% dos transplantes de fígado e foi três vezes mais alta do que em outros transplantes, como o de coração, pulmão e rins.[118] Em nosso estudo sobre as complicações pulmonares após um transplante de fígado, as infecções bacterianas foram responsáveis por 14 dos 29 episódios (48%) com uma etiologia definida. A maioria dos episódios de pneumonia bacteriana (n = 10, 71%) ocorreu no período I durante a ventilação mecânica. A *P. aeruginosa* foi o patógeno bacteriano mais freqüentemente isolado, 8 entre 13 (62%) dos patógenos gram-negativos.[119]

TRATAMENTO ANTIMICROBIANO

Princípios

Em vista do excesso de morbidade e mortalidade associado às infecções do trato respiratório inferior por *P. aeruginosa*, a rápida administração de um tratamento antimicrobiano ideal é mandatória. Para que alcance este objetivo, vários assuntos cruciais devem ser levados em consideração:

1. Os agentes antimicrobianos que exibem atividade contra a *P. aeruginosa* estão altamente confinados aos β-lactâmicos, aminoglicosídeos e quinolonas. Entretanto, a resistência mesmo a estes agentes antimicrobianos varia entre 10 a 20%.
2. Os índices de resistência variam geograficamente e são muito pouco previsíveis. Além disso, a suscetibilidade a um agente antimicrobiano não se compara necessariamente à suscetibilidade a todos os agentes da classe correspondente. Portanto, a determinação do antibiograma específico para cada isolado clínico é necessária.
3. A dose subinibitória dos agentes antimicrobianos seleciona resistências em cepas inicialmente suscetíveis de *P. aeruginosa*. Portanto, o tratamento antimicrobiano em uma dose ideal é importante para o sucesso clínico e a prevenção do desenvolvimento de uma resistência durante o tratamento antimicrobiano. A abordagem mais rigorosa no estabelecimento de uma dosagem otimizada de agentes antimicrobianos foi proposta por Schentag e colaboradores.[120] Estes autores definem a ação antimicrobiana efetiva mínima como uma área sob a titulação inibitória de 125 (AUIC – área sob a curva inibitória), calculada como a área sérica de 24 horas sob a curva dividida pela concentração inibitória máxima do patógeno. Uma AUIC de > 125 representa uma dosagem em quantidades que excedem a concentração inibitória mínima do patógeno e, pelo menos 80% do intervalo de dosagem. De acordo com esta abordagem, os alvos da dosagem crítica podem ser atingi-

TABELA 28-4. *Drogas ativas freqüentemente utilizadas contra* Pseudomonas aeruginosa

Classe da droga antimicrobiana	*Droga antimicrobiana*
β-lactâmicos	
Acilureidopenicilinas	Azlocilina Piperazina Tazobactam
Cefalosporinas de terceira geração (antipseudomônica)	Cefoperazona Ceftazidima
Cefalosporinas de quarta geração	Cefepima
Carbapenens	Imipenem Meropenem
Monobactans	Aztreonam
Aminoglicosídeos	Gentamicina Tobramicina Amicacina
Quinolonas	
Segunda geração	Ciprofloxacina Lovofloxacina
Outros	Colistina

dos tanto com um único agente ou a soma dos valores AUIC de dois ou mais agentes. Os resultados preliminares dos estudos que utilizam estes alvos de dosagens sugerem melhores resultados clínicos e bacteriológicos.[121]

4. O tratamento antimicrobiano combinado parece ser mais eficiente em termos da sobrevivência na pneumonia e bacteremia por *P. aeruginosa* do que a monoterapia.[122] Em outras circunstâncias, a superioridade da combinação de terapias em comparação à monoterapia não foi comprovada. A sinergia *in vitro* foi demonstrada entre β-lactâmicos antipseudomônicos e aminoglicosídeos, bem como entre β-lactâmicos antipseudomônicos e quinolonas, mas não entre aminoglicosídeos e quinolonas.[123]
5. O espaço entre a suscetibilidade *in vitro* e as falhas clínicas em muitos exemplos indica que fatores adicionais podem agir contra o efeito do tratamento antimicrobiano. Estes incluem problemas farmacocinéticos (p. ex., penetração insuficiente dos aminoglicosídeos nas secreções respiratórias, concentrações antimicrobianas insuficientes em tecidos mal perfundidos, como abscessos ou cavidades), e limitações na avaliação da suscetibilidade devido à presença em potencial de múltiplos clones da *P. aeruginosa* nas secreções respiratórias. Cepas persistentes devem ser submetidas a repetidos testes de suscetibilidade.
6. Como a *P. aeruginosa* é um patógeno que primariamente afeta os pulmões de pacientes comprometidos imunologicamente tanto local como sistemicamente, a erradicação definitiva depende muito da recuperação da imunidade. Assim, pacientes com uma imunossupressão crônica apresentam o risco de recorrências e, por este motivo, devem ser monitorados para a persistência bacteriana. Em indicações específicas, (p. ex., em pacientes selecionados com bronquiectasia, fibrose cística ou DPOC), o tratamento antimicrobiano crônico está indicado.

Drogas ativas contra a *P. aeruginosa* estão listadas na Tabela 28-4. A amicacina é o aminoglicosídeo mais potente freqüentemente exibindo atividade contra a *P. aeruginosa* mesmo na presença de resistência à gentamicina. Entre as quinolonas, a ciprofloxacina é a droga mais ativa.

A dose apropriada de ciprofloxacina no tratamento de pacientes gravemente doentes é 400 mg três vezes ao dia. A duração ideal do tratamento antimicrobiano não está estabelecida, mas parece prudente se tratar pelo menos entre 7 a 14 dias, de acordo com a gravidade da infecção.

Temas Especiais em Populações Selecionadas

Doença Pulmonar Obstrutiva Crônica

Pouco se conhece sobre os resultados do tratamento antimicrobiano das exacerbações agudas da DPOC na presença de *P. aeruginosa*. Nós avaliamos o tratamento antimicrobiano em 50 pacientes com exacerbações graves necessitando de ventilação mecânica através de repetidas investigações microbianas após 72 horas de tratamento antimicrobiano.[124] A espécie *Pseudomonas* foi isolada em 18%. Após 72 horas, 60% das espécies *Pseudomonas* persistiam. Ambas as observações de resultados de acompanhamento negativos a despeito de uma terapia inicial inapropriada e cura clínica de *P. aeruginosa* sem alterações no tratamento aumentam as dúvidas sobre a associação do resultado com a propriedade do tratamento antimicrobiano. Por outro lado, o início de uma colonização com *P. aeruginosa* durante a ventilação mecânica foi observado em 16% dos pacientes, criando um risco considerável para o desenvolvimento de PAR.

Bronquiectasia

As exacerbações agudas da bronquiectasia são tratadas de modo semelhante ao da DPOC. A bronquiectasia grave com recorrências freqüentes pode necessitar de tratamento antimicrobiano contínuo ou intermitente. Na presença de pseudomonas, a ciprofloxacina oral representa a droga de escolha. Um estudo foi capaz de demonstrar que a ciprofloxacina é eficaz e segura no tratamento a longo prazo da sepse brônquica crônica, causada pela bronquiectasia; porém, a emergência de resistência pela *P. aeruginosa* é uma preocupação.[125] Estudos adicionais são necessários para esclarecer a segurança a longo prazo da ciprofloxacina nestes pacientes.

Fibrose Cística

Os aminoglicosídeos normalmente são administrados em combinação com β-lactâmicos ou em forma de aerossol. A razão para o tratamento com aerossóis é a má penetração dos aminoglicosídeos parenterais nas secreções respiratórias, necessitando doses mais altas para que se obtenham níveis terapêuticos adequados, mas deixando o paciente em maiores riscos para uma toxicidade causada pela droga.[126] Os aerossóis permitem a liberação direta de grandes concentrações de aminoglicosídeos no sítio de infecção com mínima absorção sistêmica e toxicidade associada.[127] A fluoroquinolona ciprofloxacina é a droga mais efetiva contra a *P. aeruginosa* com formulações orais disponíveis.

O tratamento antimicrobiano está indicado para as exacerbações agudas e pneumonia e como uma manutenção do tratamento para a diminuição da carga bacteriana do pulmão (profilaxia secundária). O tratamento antimicrobiano inalado é mais bem utilizado como uma profilaxia secundária, mas é menos eficiente durante exacerbações agudas, provavelmente devido a uma deposição inapropriada em conseqüência do bloqueio das pequenas vias aéreas por broncospasmo e muco.

Assim, em pacientes com exacerbações agudas (e pneumonia) por *P. aeruginosa*, geralmente recomenda-se o tratamento de combinação intravenosa com pelo menos dois antimicrobianos. Porém, um estudo randomizado, comparando em seqüência a ciprofloxacina com ceftazidima e com tobramicina, demonstrou que ambos os grupos apresentaram uma melhora uniforme e poucas recorrências.[128]

A profilaxia secundária pode ser administrada através de uma monoterapia inalada com aminoglicosídeos. A eficácia e a segurança da tobramicina aerossolizada foram demonstradas em um grande estudo multicêntrico duplo-cego com controle cruzado com placebo. Pacientes que receberam a tobramicina (600 mg em 30 mL, nebulizada via nebulizador ultra-sônico, três vezes por dia) exibiram uma melhora significativa na função pulmonar e uma densidade diminuída da *P. aeruginosa* no escarro quando comparada ao placebo.[129] Em um estudo complementar,a tobramicina inalada também foi eficiente com resultados finais semelhantes quando administrados de modo intermitente (300 mg duas vezes ao dia durante 4 semanas, seguida de 4 semanas sem drogas) durante um período de 24 semanas.[130] Uma alternativa em pacientes com cepas multidroga-resistentes pode ser a colistina aerossolizada,[131] que ocasionalmente foi utilizada para a profilaxia secundária em pacientes infectados pelo HIV.[132] Evidências adicionais para um benefício do tratamento regular antipseudomônico com nebulizações foram estabelecidos em uma metanálise recente sem nenhum efeito adverso demonstrável a não ser um possível aumento na resistência da *P. aeruginosa*.[133] Entretanto, os efeitos a longo prazo do tratamento com aerossóis ainda não foram definidos e merecem estudos perspectivos bem controlados. A monoterapia oral com ciprofloxacina pode levar ao desenvolvimento de resistência.

Além do tratamento antimicrobiano das exacerbações agudas e da profilaxia secundária subseqüente, o tratamento precoce da *P. aeruginosa* após a colonização inicial pode ser benéfico. Foi publicado que o tratamento precoce não somente resultou em um índice menor de colonização, mas também em uma melhor função pulmonar e menos dias de hospitalização.[134] O tratamento antimicrobiano foi composto de colistina inalada e ciprofloxacina oral[134] bem como tobramicina inalada.[135] Pesquisas clínicas cuidadosas utilizando medidas de resultados válidos são necessárias para a investigação do papel do tratamento antimicrobiano precoce.

Duas modalidades de tratamento investigacional incluem a imunoterapia por uma vacina polivalente para *P. aeruginosa*[136] e administração de imunoglobulina intravenosa.[137] Os resultados da vacinação até o momento vêm sendo desapontadores.

Pneumonia Adquirida em Hospitais

Em uma grande pesquisa comparando a monoterapia utilizando a ciprofloxacina *versus* imipenem/cilastatina em pacientes com pneumonia grave e principalmente nosocomial (incluindo também 20% de pacientes com PAC), os pacientes tratados com ciprofloxacina apresentaram um maior índice de erradicação (69% *versus* 59%) e também um maior índice de resposta clínica (69% *versus* 56%). Entretanto, na presença de *P. aeruginosa*, uma incapacidade de erradicação bacteriológica e resistência durante o tratamento foram igualmente comuns em ambos os grupos (67% e 33% para a ciprofloxacina; 59% e 53% para imipenem/cilastatina, respectivamente).[138] Assim, a monoterapia não parece estar adequada para o tratamento da PAH causada pela *P. aeruginosa*.

As linhas de base da ATS recomendam um tratamento em combinação incluindo um aminoglicosídeo ou ciprofloxacina e qualquer um dos β-lactâmicos antipseudomônicos nos pacientes com alta probabilidade de infecção por *P. aeruginosa* (isto é, pacientes com fatores de risco e uma pneumonia de início grave).[74] Porém, existem algumas evidências de que mesmo regimes antimicrobianos apropriados podem ser ineficazes. Em um estudo multicêntrico espanhol, a pneumonia pseudomônica necessitou de uma modificação no tratamento antimicrobiano inicial em 36% dos casos.[139] Da mesma forma, um índice de falha de 67% foi registrado em um estudo que avaliava o tratamento da PAR pseudomônica.[79] Estes autores encontraram uma persistência pseudomônica em 35% dos casos. Os índices de cura clínica e bacteriana também foram limitados em um estudo controlado comparativo sobre PAR (32% dos que apresentaram PAR pseudomônica) avaliando o uso de piperacilina/tazobactam e amicacina *versus* ceftazidima e amicacina (51% *versus* 36%).[140] A despeito das dosagens utilizadas, níveis alveolares inadequados de antimicrobianos, particularmente de aminoglicosídeos, podem ser uma razão adicional para os resultados desapontadores. Portanto, o papel dos aminoglicosídeos em aerossóis em combinação com aminoglicosídeos sistêmicos como parte do regime antimicrobiano do tratamento da PAR pseudomônica merece ser investigado.

REFERÊNCIAS BIBLIOGRÁFICAS

1. Balows A, Hausler WJ Jr., Herrmann KL, et al. *Manual of clinical microbiology*, 5th ed. Washington, DC: American Society of Microbiology, 1991;429-449.
2. Ramphal R, Small PM, Shands JW, et al. Adherence of *Pseudomonas aeruginosa* to tracheal cells injured by influenza infection or by endotracheal intubation. *Infect Immun* 1980;27:614-619.
3. Doig P, Todd T, Sastry PA, et al. Role of pili in adhesion of *Pseudomonas aeruginosa* to human respiratory epithelial cells. *Infect Immun* 1988;56:1641-1646.
4. Saiman L, Ishimoto K, Lory S, Prince A. The effect of piliation and exoproduct expression on the adherence of *Pseudomonas*

aeruginosa to respiratory epithelial monolayers. *J Infect Dis* 1990;161:541-548.
5. Baker NR, Minor V, Deal C, et al. *Pseudomonas aeruginosa* exoenzyme S is an adhesin. *Infect Immun* 1991;59:2859-2863.
6. Baker N, Hanson C, Leffler H, et al. Glycosphingolipid receptors for *Pseudomonas aeruginosa. Infect Immun* 1990;58:2361-2366.
7. Zar HL, Saiman L, Quitell L, Prince AS. The binding of *Pseudomonas aeruginosa* to respiratory epithelial cells; from cystic fibrosis patients with various mutations in CFTR. *J Pediatr* 1995;126:230-233.
8. Smith JJ, Travis SM, Greenberg EP, Welsh MJ. Cystic fibrosis airway epithelia fail to kill bacteria because of abnormal airway surface fluid. *Cell* 1996;85:229-236.
9. Ramphal R, Guay C, Pier GB. *Pseudomonas aeruginosa* adhesins for tracheobronchial mucin. *Infect Immun* 1987;55:600-603.
10. Ying Q-L, Kemme M, Simon SR. Alginate, the slime exopolysaccharide of *Pseudomonas aeruginosa,* binds human leucocyte elastasc, retards inhibition by alphal-proteinase inhibitor, and accelerates inhibition by secretory leucoprotease inhibitor. *Am J Respir Cell Mol Biol* 1996;15:283-29 1.
11. Bruce MC, Poncz L, Klinger JD, et al. Biochemical and pathologic evidence for proteolytic destruction of lung connective tissue in cystic fibrosis. *Am Rev Respir Dis* 1985;132:529-535.
12. Hemadaoui A, Wund-Bisseret F, Bierth JG. Fast solubilization of human lung elastin by *Pseudomonas aeruginosa* elastase. *Am Rev Respir Dis* 1987;135:860-863.
13. Heck LW, Morihara K, Mahal WB, Miller EJ. Specific cleavage of human type 111 and IV collagens by *Pseudomonas aeruginosa* elastase. *Infect Immun* 1986;51:115-117.
14. Angley ST, Hasten AJ, Kreppers F, Higgins ML. Disruption of respiratory cilia by proteases including those of *Pseudomonas aeruginosa. Infect Immun* 1986;54:379-385.
15. Bainbridge T, Fick RB. Functional importance of cystic fibrosis immunoglobulin G fragments generated by *Pseudomonas aeruginosa* elastase. *J Lab Clin Med* 1989;114:728-733.
16. Schultz DR, Miller KD. Elastase of *Pseudomonas aeruginosa:* inactivation of complement components and complement-derived chemotactic and phagocytic factors. *Infect Immun* 1974;10:128-132.
17. Seeger W, Walmrath D, Neuhof H, Lutz E Pulmonary microvascular injury induced by *Pseudomonas aeruginosa* cytotoxin in isolated rabbit lungs. *Infect Immun* 1986;52:846-852.
18. Ras GJ, Anderson R, Taylor GW, et al. Proinflammatory interactions of pyocyanin and l-hydroxyphenazine with human neutrophils in vitro. *J Infect Dis* 1990;162:178-185.
19. Wilson R, Sykes DA, Watson D, et al. Measurement of *Pseudomonas aeruginosa* phenazine pigments in sputum and assessment of their contribution to sputum sol toxicity for respiratory epithelium. *Infect Immun* 1988;56:2515-2517.
20. Iglewski BH, Kabat D. NAD-dependent inhibition of protein synthesis by *Pseudomonas aeruginosa* toxin. *Proc Natl Acad Sci USA* 1975;22;2284-2289.
21. Cross Sadoff JC, Iglewski BH, et al. Evidence for the role of toxin A in the pathogenesis of infection with *Pseudomonas aeruginosa* in humans. *J Infect Dis* 1980;142:538-542.
22. Blackwood L, Stone RM, Iglewski BH, Permington JE. Evaluation of *Pseudomonas aeruginosa* exotoxin A and elastase as virulence factors; in acute lung infections. *Infect Immun* 1983;39:198-201.
23. Pollack M, Young LS. Protective activity of antibodies to exotoxin A and lipopolysaccharide at the onset of *Pseudomonas aeruginosa* septicemia in man. *J Clin Invest* 1979;63:276-279.
24. Toews GB, Gross GN, Pierce AK. The relationship of inoculum size to lung bacterial clearance and phagocytic cell response. *Am Rev Respir Dis* 1979;120:559-566.
25. Dunn MM, Kamp DW. Pulmonary clearance of *Pseudomonas aeruginosa* in neutropenic mice: effects of systemic immunization. *Am Rev Respir Dis* 1987;135:1294-1299.
26. Hanly P, Light RB. Lung mechanics, gas exchange, pulmonary perfusion, and hemodynamics in, a canine model of acute *Pseudomonas* pneumonia. *Lung* 1987;165:305-322.
27. Mustard RA, Fisher J, Hayman S, et al. Cardiopulmonary responses to *Pseudomonas septicemia* in swine: an improved model of the adult respiratory distress syndrome. *Lab Anim Sci* 1989;39:37-43.
28. Graham LM, Vasil A, Vasil ML, et al. Decreased pulmonary vasoreactivity in an animal model of chronic *Pseudomonas* pneumonia. *Am Rev Respir Dis* 1990;142:221-229.
29. Haas H, Morris JF, Samson S, et al. Bacterial flora of the respiratory tract in chronic bronchitis: comparison of transtracheal, fiberbronchoscopic and oropharyngeal sampling methods. *Am Rev Respir Dis* 1977;116:41-47.
30. Riise GC, Larsson S, Larrson P, et al. The intrabronchial microbial flora in chronic bronchitis patients: a target for N-acetylcysteine therapy? *Eur Respir J* 1994;7:94-101.
31. Monsó E, Ruiz J, Rosell A, et al. Bacterial infection in chroffic obstructive pulmonary disease. A study of stable and exacerbated. outpatients using the protected specimen brush. *Am J Respir Crit Care Med* 1995;152:1316-1320.
32. Cabello H, Torres A, Celis R, et al. Distal airway bacterial colonisation in healthy subjects and chroffic: lung diseases: a bronchoscopic study. *Eur Respir J* 1997;10:1137-1144.
33. Soler N, Torres A, Ewig S, et al. Bronchial microbial patterns in severe exacerbations of chronic obstructive pulmonary disease (COPD) requiring mechanical ventilation. *Am J Respir Crit Care Med* 1998;157:1498-1505.
34. Eller J, Ede A, Schaberg T, et al. Infective exacerbations of chronic obstructive pulmonary disease. Relation between bacteriologic etiology and lung function. *Chest* 1998;113:1542-1548.
35. Wilson R. The pathogenesis and management of bronchial infections: the vicious circle of respiratory decline. *Rev Contemp Pharmacother* 1992;3:103-112.
36. Riise GC, Ahlstedt S, Larsson S, et al. Bronchial inflammation in chronic bronchitis assessed by measurement of cell products in bronchial lavage fluid. *Thorax* 1995;50:360-365.
37. Soler N, Ewig S, Torres A, et al. Airway inflammation and bronchial microbial patterns in patients: with stable chronic obstructive pulmonary disease (COPD). *Eur Respir J* 1999;14:1015-1022.
38. Nicotra MB, Rivera M, Dale AM, et al. Clinical, pathophysiologic, and microbiologic characterization of bronchiectasis in an aging cohort. *Chest* 1995;108:955-961.
39. Wilson CB, Jones PW, O'Leary CJ, et al. Effect of sputum bacteriology on the quality of life of patients with bronchiectasis. *Eur Respir J* 1997;10:1754-1769.
40. Ho PL, Chan KN, Ip MS, et al. The effect of *Pseudomonas aeruginosa* infection on clinical parameters; in steady-state bronchiectasis. *Chest* 1998;114:1594-1598.
41. Evans SA, Turner SM, Bosch BJ, et al. Lung function in bronchiectasis: the influence of *Pseudomonas aeruginosa. Eur Respir J* 1996;9:1601-1604.
42. Nagaki M, Shimura S, Tanno Y, et al. Role of chronic *Pseudomonas aeruginosa* infection in. the development of bronchiectasis. *Chest* 102;1464-1469.
43. Miszkiel KA, Wells AU, Rubens MB, et al. Effects of airway infection by *Pseudomonas aeruginosa:* a computed tomography study. *Thorax* 52:260-264.
44. Kerem E, Corey M, Gold R, Levison H. Pulmonary function and clinical course in patients with cystic fibrosis after pulmonary colonization with *Pseudomonas aeruginosa. J Pediatr* 1990;116:714-719.
45. Burns JL, Emerson J, Stapp JR, et al. Microbiology of sputum from patients at cystic: fibrosis centers in the United States. *Clin Infect Dis* 1998;27:158-163.

46. Boukadida J, De Montalembert M, Lenoir G, et al. Molecular epidemiology of chronic pulmonary colonization by *Pseudomonas aeruginosa* in cystic fibrosis. *J Med Microbiol* 1993;38:29-33.
47. Jacques I, Derelle J, Weber M, Vidailhet M. Pulmonary evolution of cystic fibrosis patients colonized by *Pseudomonas aeruginosa* and/or *Burkholderia* cepacia. *Eur J Pediatr* 1998;157:427-431.
48. Ramsey BW, Wentz KR, Smith AL, et al. Predictive value of oropharyngeal cultures for identifying lower airway bacteria in cystic fibrosis patients. *Am Rev Respir Dis* 1991;144:331-337.
49. British Thoracic Society and the Public: Health Laboratory Service. Community-acquired pneumonia in adults in British hospitais in 1982-1983: a survey of aetiology, mortality, prognostic factors and outcome. *Q J Med* 1987;239:195-220.
50. Örtquist A, Hedlund J, Grillner L, et al. Aetiology, outcome and prognostic factors in patients: with community acquired pneumonia requiring hospitalisation. *Eur Respir J* 1990;3:1105-1113.
51. Marrie TJ, Durant H, Yates L. Community acquired pneumonia requiring hospitalisation: 5-year prospective study. *Rev Infect Dis* 1989;11:586-599.
52. American Thoracic Society. Guidelines for the initial management of adults with community-acquired pneumonia: diagnosis, assessment of severity, and initial antimicrobial therapy. *Am Rev Respir Dis* 1993;148:1418-1426.
53. Murray TJ, Washington JA. Microscopic and bacteriologic analysis of expectorated sputum. *Mayo Clin Proc* 1975;50:339-344.
54. Fagon JY, Chastre, J, Trouillet JL, et al. Characterisation of distal microflora during acute exacerbations of chronic bronchitis. *Am Rev Respir Dis* 1990;142:1004-1008.
55. Fang GD, Fine M, Orloff J, et al. New and emerging etiologies for community-acquired pneumonia with implications for therapy. A prospective multicenter study of 359 cases. *Medicine* 1990;69:307-316.
56. Blanquer J, Blanquer R, Borras R. Aetiology of community acquired pneumonia in Valencia, Spain: a multicentre prospective study. Thorax 1991;46:508-511.
57. Steinhoff D, Lode H, Rukdeschel G, et al. *Chlamydia pneumoniae* as a cause of community acquired pneumonia in hospitalized patients: in Berlin. *Clin Infect Dis* 1996;22:958-964.
58. Torres A, Dorca J, Zalacain R, et al. Community-acquired pneumonia in chronic obstructive pulmonary disease. *Am J Respir Crit Care Med* 1996;154:1456-1461.
59. Almirall J, Mesalles E, Klamburg J, et al. Prognostic: factors of pneumonia requiring admission to the intensive care unit. *Chest* 1995;107:511-516.
60. Leroy O, Santre C, Beuscart C, et al. A five-year study of severe community-acquired pneumonia with emphasis on prognosis in patients admitted to an intensive care unit. *Intensive Care Med* 1995;21:24-35.
61. Rello J, Rodriguez R, Jubert P, et al. Severe community-acquired pneumonia in. the elderly: epidemiology and prognosis. *Clin Infect Dis* 1996;23:723-728.
62. Torres A, Serra-Batles J, Ferrer A, et al. Severe, community-acquired pneumonia. Epidemiology and prognostic: factors. *Am Rev Respir Dis* 1991;114:312-318.
63. Ruiz M, Ewig S, Marcos MA, et al. Etiology of community-acquired pneumonia: impact of age, comorbidity, and severity. *Am J Respir Crit Care Med* 1999;160:397-405.
64. Dorca J, Manresa F, Esteban L, et al. Efficacy, safety, and therapeutic relevance of transthoracic aspiration with ultrathin needle in nonventilated nosocomial pneumonia. *Am J Respir Crit Care Med* 1995;151:1491-1496.
65. Fagon JY, Chastre J, Domart Y, et al. Nosocomial pneumonia in patients receiving continuous mechanical ventilation. Prospective analysis of 52 episodes with use of a protected specimen brush and quantitative culture, technique. *Am Rev Respir Dis* 1989;139:877-884.
66. Torres A, Aznar R, Gatell JM; et al. Incidence, risk, and prognostic factors of nosocomial pneumonia in mechanically ventilated patients. *Am Rev Respir Dis* 1990;142:523-528.
67. Rello J, Quintana E, Ausina V, et al. Incidence, etiology, and outcome of nosocomial pneumonia in mechanically ventilated patients. *Chest* 1991;100:439-444.
68. Ewig S, Torres A, El-Ebiary M, et al. Bacterial colonization patterns in mechanically ventilated patients with traumatic and medical head injury. Incidence, risk factors, and association with ventilator-associated pneumonia. *Am J Respir Crit Care Med* 1999;159:188-198.
69. Rello J, Ausina V, Ricart M, et al. Impact of previous antimicrobial therapy on the etiology and outcome of ventilator-associated pneumonia. *Chest* 1993;104:1230-1235.
70. Trouillet J-L, Chastre J, Vuagnat A, et al. Ventilator-associated pneumonia caused by potentially drug-resistant bacteria. *Am J Respir Crit Care Med* 1998;157:531-539.
71. Rello J, Ausina V, Ricart M, et al. Risk factors for infection by *Pseudomonas aeruginosa* in patients with ventilator-associated pneumonia. *Intensive Care Med* 1994;20:193-198.
72. Talon D, Mulin B, Rouget C, et al. Risks and routes; for ventilatorassociated pneumonia with *Pseudomonas aeruginosa. Am J Respir Crit Care Med* 1998;157:978-984.
73. Niederman MS, Mantovani R, Schock P, et al. Patterns and routes of tracheobronchial colonization in mechanically ventilated patients: the role of nutrition status in colonization of the lower airway by *Pseudomonas* species. *Chest* 1989;95:155-161.
74. American Thoracic Society. Hospital-acquired pneumonia in adults: diagnosis, assessment of severity, initial antimicrobial therapy, and preventive strategies. *Am J Respir Crit Care Med* 1995;153:1711-1725.
75. El-Ebiary M, Torres A, Gonzalez J, et al. Use of elastin fibre detection in the diagnosis of ventilator-associated pneumonia. *Thorax* 1995;50:14-17.
76. Winer-Muram HT, Jennings SG, Wunderink RG, et al. Ventilatorassociated *Pseudomonas aeruginosa* pneumonia: radiographic findings. *Radiology* 1995;195:247-252.
77. Rose HD, Heckman MG, Unger JD. *Pseudomonas aeruginosa* pneumonia in adults. *Am Rev Respir Dis* 1973;107:416-422.
78. Tillotson JR, Lerner AM. Characteristics of noribacteremic *Pseudomonas* pneumonia. *Ann Intern Med* 1968;68:295-307.
79. Brewer SC, Wunderink RG, Jones CB, Leeper KV. Ventilator-associated pneumonia due to *Pseudomonas aeruginosa. Chest* 1996;109:1019-1029.
80. Rello J, Jubert P, Valles J, et al. Evaluation of outcome in intubated patients with pneumonia caused by *Pseudomonas aeruginosa. Clin Infect Dis* 1996;23:973-978.
81. Fagon JY, Chastre J, Vuagnat A, et al. Nosocomial pneumonia and mortality among patients in intensive care units. *JAMA* 1996;275:866-869.
82. Kollef MH, Silver P, Murphy DM, Troviflion E. The effect of late-onset pneumonia in determining patient mortality. *Chest* 1995;108:1655-1662.
83. Rello J, Rue M, Jubert P, et al. Survival in patients with nosocomial pneumonia: impact of the, severity of illness and the etiologic agent. *Crit Care Med* 1997;25:1862-1867.
84. Silver DR, Cohen IL, Weinberg PF. Recurrent *Pseudomonas aeruginosa* pneumonia in an intensive care unit. *Chest* 1992;101:194-198
85. Rello J, Mariscal D, March F, et al. Recurrent *Pseudomonas aeruginosa* pneumonia in ventilated patients: relapse or reinfection? *Am J Respir Crit Care Med* 1998;157:912-91S.
86. Wallace JM, Rao AV, Glassroth J, et al. Respiratory illness in persons with human immunodeficiency virus infection. *Am Rev Respir Dis* 1993;148:1523-1529.

87. Hirtschtick RE, Glassroth J, Jordan MC, et al. Bacterial pneumonia in patients infected with the human immunodeficiency virus. *N Engl J Med* 1995;333:845-851.
88. Kielhofer M, Armar RL, Hamill RJ, Musher DM. Life-threatening *Pseudomonas aeruginosa* infections in patients with human immunodeficiency virus infection. *Clin Infect Dis* 1992;14:403-411.
89. Burack JH, Hahn JA, Saint-Maurice D, Jacobson MA. Microbiology of community-acquired bacterial pneumonia in persons with and at risk for human immunodeficiency virus type 1 infection. Implications for rational empiric antibiotic: therapy. *Arch Intern Med* 1994;154:2589-2596.
90. Fichtenbaum CJ, Woeltje KF, Powderly WG. Serious *Pseudomonas aeruginosa* infections in patients infected with human immunodeficiency virus: a case-control study. *Clin Infect Dis* 1994;19:417-422.
91. Mendelson MH, Gurtman A, Szabo S, et al. *Pseudomonas aeruginosa* bacteremia in patients with AIDS. *Clin Infect Dis* 1994;18:886-895.
92. Schuster MG, Norris AH, Community-acquired *Pseudomonas aeruginosa* pneumonia in patients With HIV-infection. *AIDS* 1994;8:1437-1441.
93. Shepp DH, Tang ITL, Ramundo MB, Kaplan MH. Serious *Pseudomonas aeruginosa* infection in AIDS. *J Acquir Immune Defic Syndr* 1994;7:823-831.
94. Doyle RL, Doherty JJ, Zimmerman LH. Recovery of *Pseudomonas, aeruginosa* in respiratory specimens, from HIV positive patients being evaluated for *Pneumocystis carinii* pneumonia. *Thorax* 1995;50:548-550.
95. Dropulic LK, Leslie JM, Eldred LJ, et al. Clinical manifestations and risk factors of *Pseudomonas aeruginosa* infection in patients with AIDS. *J Infect Dis* 1995;171:930-937.
96. Frank U, Daschner FD, Schulgen G, Mills J. Incidence and epidemiology of nosocomial infections in patients infected with human immunodeficiency virus. *Clin Infect Dis* 1997;25:318-320.
97. Baril L, Astagneau P, Nguyen J, et al. Pyogenic bacterial pneumonia in human immunodeficiency virus-infected inpatients: a clinical, radiological, microbiological, and epidemiological stady. *Clin Infect Dis* 1998;26:964-971.
98. Miller RF, Foley NM, Kessel D, Jeffrey AA. Community acquired lobar pneumonia in 8 patients with HIV infection and AIDS. *Thorax* 1994;49:367-368.
99. Ewig S, Nachtsheim KH, Seuffert HM, et al. Protected bronchoalveolar lavage for the diagnosis of HIV-associated pneumonia. *J Bronchol* 1998;5:25-33.
100. Vidal F, Mensa J, Almela M, et al. Epidemiology and outcome of *Pseudomonas aeruginosa* bacteremia, with special emphasis on the influence of antibiotic treatment. Analysis of 189 episodes. *Arch Intern Med* 1996;156:2121-2126.
101. Afessa B, Green W, Chiao J, Frederick W. Pulmonary complications of HIV infection: autopsy findings. *Chest* 1998;113:1225-1259.
102. Vidal F, Mensa J, Martinez JA, et al. *Pseudomonas aeruginosa* bacteremia in HIV-1-infected patients, Risk factors, characteristics and outcome. *Eur J Clin Microbiol Infect Dis* 1999;18:473-477.
103. Baron AD, Hollander H. *Pseudomonas aeruginosa* bronchopulmonary infection in late human immunodeficiency virus disease. *Am Rev Respir Dis* 1993;992-996.
104. Gallant JE, Ko AH. Cavitary pulmonary lesions in patients infected with human immunodeficiency virus. *Clin Infect Dis* 1996;22:671-682.
105. Asboe D, Gant V, Aucken HM, et al. Persistence of *Pseudomonas aeruginosa* strains in respiratory infection in AIDS patients. *AIDS* 1998;12:1771-1775.
106. Hughes WT, Armstrong D, Bodey GP, et al. Guidelines for the use of antimicrobial agents in neutropenic patients with unexplained fever. *Clin Infect Dis* 1997;25:551-573.
107. Carratala J, Roson B, Fernandez Sevilla A, et al. Bacteremic pneumonia in neutropenic patients with cancer: causes, empirical antibiotic therapy, and outcome *Arch Intern Med* 1998;158:868-872.
108. Maschmeyer G, Link H, Hiddemann W, et al. Pulmonary infiltrations in febrile patients with neutropenia. *Câncer* 1994;73:2296-2304.
109. Ewig S, Glasmacher A, Ulrich B, et al. Pulmonary infiltrates in neutropenic patients with acute leukemia during chemotherapy. Outcome and prognostic factors. *Chest* 1998;114:444-45 1.
110. Marra R, Pagano L, Pagliari G, et al. The yield of bronchoalveolar lavage in the etiological diagnosis of pneumonia in leukemia and lymphoma patients. *Eur J Hematol* 1993;51:256-258.
111. Cordonnier C, Bernaudin JF, Bierling P. Pulmonary complications occurring after allogeneic bone marrow transplantation. *Cancer* 1986;58:1047-1054.
112. Dunagan DP, Baker AM, Hurd DD, Haponik EF. Bronchoscopic evaluation of pulmonary infiltrates following bone marrow transplantation. *Chest* 1997;111:135-141.
113. White P, Bonacum JT, Miller CB. Utility of bronchoscopy in bone marrow transplant patients. *Bane Marrow Transplant* 1997;20:681-687.
114. Peters SG, Meadows JA III, Gracey DR. Outcome of respiratory failure in hematologic malignancy. *Chest* 1988;94:99-102.
115. Ewig S, Torres A, Riquelme R, et al. Pulmonary complications in patients with haematological malignancies treated at a respiratory *ICU. Eur Respir J* 1998;12:116-122.
116. Saito H, Anaissie EJ, Morice RC, et al. Bronchoalveolar lavage in the diagnosis of pulmonary infiltrates in patients with acute leukemia. *Chest* 1988;94:745-749.
117. Rubin RH. Infectious disease problems. In: *Transplantation of the liver.* New York: Elsevier, 1988:279-308.
118. Korvick JA, Marsh JW, Starzl TE, Yu VL. *Pseudomonas aeruginosa* bacteremia in patients undergoing liver transplantation: an emerging problem. *Surgery* 1991;109:62-68.
119. Torres A, Ewig S, Insausti J, et al. Etiology and microbial patterns of pulmonary infiltrates in patients with orthotopic liver transplantation. *Chest* 2000;117:494-502.
120. Schentag JJ, Birmingham MC, Paladino JA, et al. In nosocomial pneumonia, optimizing antibiotics other than aminoglycosides is a more important determinant of successful clinical outcome, and a better means of avoiding resistance. *Sem Respir Infect* 1997;12:278-293.
121. Forrest A, Nix DE, Ballow CH, et al. The pharmacodynamics of intravenous ciprofloxacin in seriously ill patients. *Antimicrob Agents Chemother* 1993;37:1073-1081.
122. Hilf M, Yu VL, Sharp J, et al. Antibiotic therapy for *Pseudomonas aeruginosa* bacteremia: outcome correlations in a prospective study of *200* patients. *Am J Med* 1989;87:540-546.
123. Miltavic D, Wallrauch C. In vitro activity of trovafloxacin in combination with ceftazidime, merpenem, and amikacin. *Eur J Clin Microbiol Infect Dis* 1996;15:688-693.
124. Ewig S, Soler N, Gonzalez J, et al. Evaluation of antimicrobial treatment in mechanically ventilated patients with severe COM exacerbations. *Crit Care Med* 2000;28:692-697.
125. Rayner CF, Tillotson G, Cole PJ, Wilson R. Efficacy and safety of long-term ciprofloxacin in the management of severe bronchiectasis. *J Antimicrob Chemother* 1994;34:149-156.
126. Mendelman PM, Smith AL, Levy J, et al. Aminoglycoside penetration, inactivation, and efficacy in cystic fibrosis. *Am Rev Respir Dis* 1985;132:761-765.
127. Le Conte P, Potel G, Peltier P, et al. Lung distribution and pharmacokinetics of aerosolized tobramycin. *Am Rev Respir Dis* 1993;147:1279-1282.
128. Church DA, Kanga JF, Kulm RJ, et al. Sequential ciprofloxacin therapy in pediatric cystic fibrosis: comparative study vs. ceftazidime/tobramycin in the treatment of acute pulmonary

exacerbations. The Cystic Fibrosis Study Group. *Pediatr Infect Dis J* 1997;16:97-105, 123-126.

129. Ramsey BW, Dorkin HL, Eisenberg JD, et al. Efficacy of aerosolized tobramycin in patients with cystic fibrosis. *N Engl J Med* 1993;328:1740-1746.

130. Ramsey BW, Pepe MS, Quan JM, et al. Intermittent administration of inhaled tobramycin in patients with cystic fibrosis. Cystic Fibrosis Inhaled Tobramycin Study Group. *N Engl J Med* 1999;340:23-30.

131. Jensen T, Pedersen SS, Garne S, et al. Colistin inhalation therapy in cystic fibrosis patients with chronic *Pseudomonas aeruginosa* lung infection. *J Antimicrob Chemother* 1987;19:831-838.

132. Zylerberg H, Vargraftig J, Barbieux C, et al. Prolonged efficiency of secondary prophylaxis with colistin aerosols for respiratory infections due to *Pseudomonas aeruginosa* in patients infected with human immunodeficiency virus. *Clin Infect Dis* 1996;23:641-643.

133. Mukhopadhyay S, Singh M, Cater JL, et al. Nebulized antipseudomonal antibiotic therapy in cystic fibrosis: a meta-analysis of benefits and risks. Thorax 1996;51:364-368.

134. Frederiksen B, Koch C, Hoiby N. Antibiotic treatment of initial colonization with *Pseudomonas aeruginosa* postpones chronic infection and prevents deterioration of pulmonary function in cystic fibrosis. *Pediatr Pulmonol* 1997;23:330-335.

135. Wieseman HG, Steinkamp G, Ratjen F, et al. Placebo-controlled, double-blind, randomized study of aerosolized tobramycin for early treatment of *Pseudomonas aeruginosa* colonization in cystic fibrosis. *Pediatr Pulmonol* 1998;25:88-92.

136. Lang AB, Schaad UB, Rudeberg A, et al. Effect of high-affinity anti-Pseudomonas *aeruginosa* lipopolysaccharide antibodies induced by immunization on the rate of *Pseudomonas aeruginosa* infection in patients with cystic fibrosis. *J Pediatr* 1995;127:711-717.

137. Van Wye JE, Collins; Ms, Baylor M, et al. *Pseudomonas* hyperimmune globulin passive immunotherapy for pulmonary exacerbations in cystic fibrosis. *Pediatr Pulmonol* 1990;9:7-18.

138. Fink M, Snydman D, Niederman MS, et al. Treatment of severe pneumonia in hospitalized patients: results of a multicenter, randomized, double-blind trial comparing intravenous ciprofloxacin with imipenem/cilastatin. *Antimicrob Agents Chemother* 1994;38:547-557.

139. Alvarez-Lerma F, ICU-Acquired Pneumonia Study Group. Modification of empiric antibiotic treatment in patients with pneumonia acquired in the intensive care unit. *Intensive Care Med* 1996;22:387-394.

140. Brun-Bruisson C, Sollet JP, Schweich H, Briere S, Petit C. Treatment of ventilator-associated pneumonia with piperacillin-tazobactam/arnikacin versus ceftazidimelan-amikacin: a multicenter, randomized controlled trial. *Clin Infect Dis* 1998;26:346-354.

CAPÍTULO 29

Outras Causas de Pneumonia Bacteriana

James W. Myers e Steven L. Berk

MORAXELLA CATARRHALIS

A *Moraxella* (*Branhamella*) *catarrhalis*, já considerada um organismo comensal inofensivo do trato respiratório superior, atualmente é uma causa bem documentada de infecção em humanos. Diversas linhas de evidência apontam para o papel do organismo em doenças humanas. Números crescentes de registros documentaram a infecção por *M. catarrhalis* através do isolamento do organismo nas hemoculturas. Mais de 58 casos como este foram documentados na literatura.[1-3]

Secreções purulentas foram aspiradas de pacientes com doença clínica e demonstraram o crescimento da *M. catarrhalis* nas culturas. Esses dados incluem isolados de timpanocenteses em pacientes com otite média,[4,5] aspiração do seio maxilar em pacientes com sinusite aguda[6] e punção articular em pacientes com artrite aguda.[7,8] A aspiração transtraqueal (ATT) se mostrou útil na documentação do papel da *M. catarrhalis* na pneumonia bacteriana aguda.[9-18]

Titulação de anticorpos específicos ou alterações da atividade bactericida dos soros agudo e convalescente sugeriram o desenvolvimento de infecção em pacientes sintomáticos.[19-21] Pacientes com uma infecção pulmonar clínica por *M. catarrhalis* melhoraram com o tratamento.[22] Pacientes com *M. catarrhalis* no escarro apresentam uma maior probabilidade de apresentar sintomas clínicos do que aqueles com espécies não catarrais de *Neisseria* no escarro.[23] Com a patogenicidade do organismo geralmente sendo aceita, os estudos da virulência, resposta imune, epidemiologia e terapia antibiótica foram iniciados.

História

A *M. catarrhalis* é reconhecida como um patógeno respiratório desde 1881, mas aconteceu uma longa história de debates sobre se o organismo seria comensal ou virulento. A história do organismo, de *Micrococcus catarrhalis*, como ele foi denominado por investigadores alemães, a *Neisseria catarrhalis, B. catarrhalis* e *M. catarrhalis*, foi revista por Berk.[24] Ghon e Pfeifer[25] e outros médicos alemães suspeitaram de seu papel nas infecções respiratórias devido a seu isolamento no escarro purulento e sua aparência nas culturas de escarro e nos tecidos de autópsia. Naquela época não havia um grande interesse sobre o organismo nos Estados Unidos. Uma intrigante exceção foi Sir William Osler, que, um pouco antes de sua morte por pneumonia escreveu: "Nenhuma febre desde o dia 16, mas a tosse persiste com um paroxismo ocasional – acessos tão intensos quanto uma coqueluche senil. Uma noite ela quase apagou minha vela. *Pneumococcus* nº 3 com *M. catarrhalis*."[26]

O organismo passou a ser considerado como comensal nos Estados Unidos em parte devido aos estudos de Gordon,[27] que demonstrou que o organismo, na época conhecido como *N. catarrhalis* não causava sintomas de gripe e podia ser encontrado na flora oral de pacientes com e sem sintomas respiratórios superiores. Como observado por Wallace e Musher, nossa apreciação da *M. catarrhalis* como um patógeno ocorreu da mesma forma que nossa preocupação com o *Haemophilus influenzae*.

> Em vários aspectos, a evolução de nossa compreensão sobre a *B. catarrhalis*, de um microrganismo comensal de pouca importância para um não incomum patógeno pulmonar, simula a história da *Haemophylus influenzae* não-tipada. Apesar de ser conhecida e reconhecida pelos microbiologistas há pelo menos 50 anos, ambos os organismos tenderam a ser considerados como bactérias colonizadoras ou comensais pelos médicos, que geralmente ignoravam sua presença nas secreções broncopulmonares de pacientes com doenças pulmonares crônicas, o ambiente em que geralmente são isolados. O interesse clínico sobre ambas as espécies cresceu drasticamente, graças ao uso de novas técnicas diagnósticas como a aspiração transtraqueal e melhores técnicas microbiológicas, ambas facilitando o reconhecimento destes organismos e, por sua vez, estimulando a pesquisa por suas presenças em situações clínicas apropriadas.[27]

Microbiologia

A *M. catarrhalis* é um diplococo gram-negativo que se assemelha a *Neisseria gonorrhoeae* ou a *Neisseria meningitidis* nos estudos com corantes. O organismo pode ser resistente à descoloração e ocasionalmente este fato leva a uma confusão com o *Staphylococcus aureus* ou outros cocos gram-positivos. A *M. catarrhalis* não é encontrada em grupos como o *S. aureus*; em vez disso , os lados achatados do organismo uns sobre os outros, parecendo mais com os organismos do gênero *Neisseria*.

J. W. Myers: Department of Internal Medicine, East Tenessee State University James H. Quillen College of Medicine, Johnson City, Tennessee 37614.

S. L. Berk: Office of Regional Dean, Texas Tech University Health Sciences Center School of Medicine, Amarillo, Texas 79106.

A *M. catarrhalis* coloniza em ágar sangüíneo e é circular, branco-acinzentada, não-hemolítica e opaca. Elas geralmente apresentam entre 2 a 3 mm de diâmetro. Uma característica útil do organismo é sua capacidade de permanecer intacta quando empurrada sobre a superfície ágar com um elo de arame. Este fenômeno do "disco de hockey" pode ser uma ajuda preliminar na diferenciação deste organismo de outros da flora do trato respiratório.[28]

A *M. catarrhalis* não fermenta em açúcares simples como a glicose, maltose, sacarose ou lactose. A *Neisseria flavescens* compartilha este padrão de fermentação, mas é diferenciada da *M. catarrhalis* por sua incapacidade de produzir DNase ou nitrato de redutase.

Outras características úteis da *M. catarrhalis* incluem a hidrólise dos substratos da tributirina e da aminopeptidase. Weiner e Penha descrevem o valor reagente de hidrólise da Bacto TB (Difco, Tween 80) como uma alternativa para os testes da DNase ou hidrólise da tributirina. A hidrólise do reagente Tween 80 causa uma alteração de cor do âmbar para o vermelho após um período de incubação de uma noite.[29]

Jonsson e colaboradores[30] estudaram a confiabilidade dos testes de rotina para a identificação da *Moraxella* no escarro. Eles descobriram que o teste para hidrólise do DNA era importante para uma separação precisa entre a *M. catarrhalis* de outras espécies de *Neisseria*. Meios seletivos para *M. catarrhalis* foram desenvolvidos para aumentar a sensibilidade das culturas e para o uso em estudos de vigilância.[31,32]

Vaneechoutte e colaboradores[31] acrescentaram acetazolamida de sódio a um meio seletivo contendo vancomicina, trimetoprim e anfotericina B. A incubação do meio inoculado no ar diminuiu o crescimento da espécie *Neisseria*, que produz anidrase carbônica. Esta enzima não é feita pela *M. catarrhalis*.

Soto Hernandez e colaboradores[33] procuraram por diferenças fenotípicas entre 27 isolados de *M. catarrhalis* de pacientes em que se imaginavam possuir uma colonização ou infecção respiratória com o organismo. Existiu uma significante correlação entre a resistência sérica e a suscetibilidade à tripsina ou a capacidade de aglutinar hemácias humanas.

Os isolados de *M. catarrhalis* causadores de doenças foram com maior freqüência (43%) soro resistentes do que cepas colonizadoras, mas as cepas bacterêmicas não foram mais soro resistentes do que as cepas não-bacterêmicas em pacientes com pneumonia.[34]

A superfície da *M. catarrhalis* contém proteínas de membrana externa bem definidas, várias das quais tendo sido clonadas.[35] Imunoensaios para detectar anticorpos para estas proteínas também foram descritos. Murphy e Loeb[36] compararam as proteínas da membrana externa de 50 cepas de diversas fontes e identificaram oito proteínas principais. Os padrões foram altamente semelhantes. O lipopolissacarídeo (LPS) da *M. catarrhalis* parece ser único para este organismo. Ele não apresenta as longas unidades repetitivas que caracterizam os organismos gram-negativos entéricos. A LPS consiste de um meio lipídico A e uma região de oligossacarídeos de sete resíduos.[6] Mais investigações poderão demonstrar se existe uma diversidade antigênica suficiente nas proteínas externas da membrana ou LPS para que se desenvolva um sistema de tipificação similar ao utilizado com os gonococos.

Patterson e colaboradores aplicaram a tipificação pela restrição da endonuclease para investigar um surto hospitalar de infecção por *M. catarrhalis*.[37] As características fenotípicas também podem ser úteis na tipificação da *M. catarrhalis*. As diferenças fenotípicas necessitam ser correlacionadas com as proteínas externas da membrana e os dados de restrição da endonuclease de modo que a patogênese deste organismo possa ser compreendida.[38]

Resposta do Hospedeiro

Pacientes com deficiências de anticorpos podem ser mais suscetíveis a infecções por *M. catarrhalis*.[39] A imunidade provavelmente é adquirida durante a infância na maioria das pessoas. As respostas de anticorpos às infecções por *M. catarrhalis* foram estudadas pela utilização de fixação de complemento, imunodifusão, um imunoensaio ligado à enzima, um ensaio imunofluorescente e ensaios bactericidas séricos. Chapman e colaboradores[21] utilizaram um ensaio bactericida em pacientes com pneumonia ou traqueobronquite por *M. catarrhalis* e concluíram que 32% e 90% dos soros agudo e convalescente, respectivamente, demonstraram atividade bactericida contra a *M. catarrhalis*. Proteínas da membrana externa têm sido estudadas para o propósito do desenvolvimento de uma vacina. A proteína da membrana externa CD é altamente conservada entre as cepas e produz uma resposta protetora imune em ratos.[20] Um diagnóstico sorológico de pneumonia apresenta uma utilidade limitada, pois os anticorpos são detectados em amostras de vários pacientes saudáveis nos controles, e aumentos consistentes nas titulações nem sempre ocorrem na fase convalescente da infecção.

Pneumonia por *Moraxella catarrhalis*

Epidemiologia

A maioria dos pacientes com infecções respiratórias pela *M. catarrhalis* tem uma doença subjacente, geralmente doença pulmonar obstrutiva crônica.[9] A pneumonia por *M. catarrhalis* também foi registrada em pacientes com a síndrome da imunodeficiência adquirida.[40] Uma comparação retrospectiva de pneumonias por *M. catarrhalis, Streptococcus pneumoniae* e *H. influenzae* em nossa instituição não encontrou diferenças entre os três grupos a respeito de doenças subjacentes.[41]

Colonização da Orofaringe

A *M. catarrhalis* geralmente coloniza a nasofaringe de crianças e adultos. A incidência de colonização varia de estudo para estudo e pode depender da população do paciente e da estação do ano.

Vaneechoutte e colaboradores,[31] utilizando um meio seletivo, encontraram o organismo em 50% das crianças estudadas. Nós não encontramos o organismo em quantidades suficientes para ser um colonizador comum em pacientes de casas geriátricas ou em uma unidade de tratamento intermediário em hospitais do Veterans Administration Medical Center. Investigadores japoneses concluíram que esta colonização ocorria com maior probabilidade durante os meses de inverno.[42] Investigadores australianos também encontraram o organis-

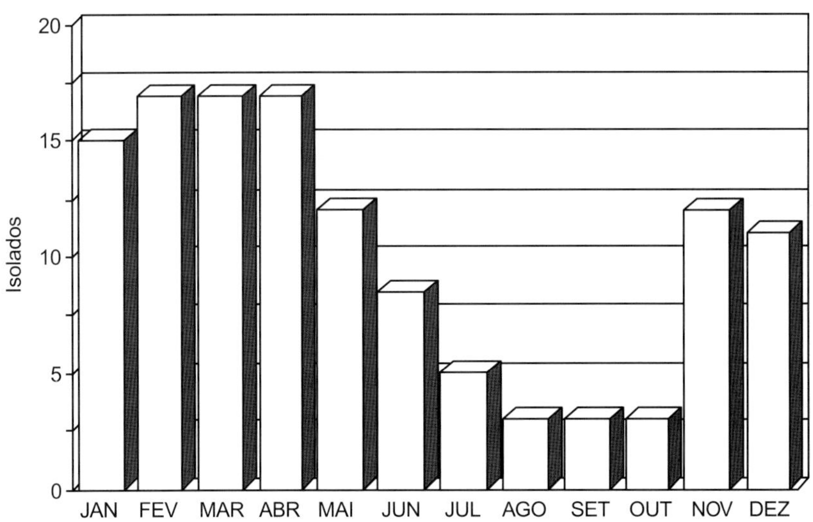

FIG. 29-1. Isolamento médio mensal da *Moraxella catarrhalis* no Veterans Administration Medical Center, Johnson City, Tennessee, de 1986 a 1989. [De Sarubbi FA, Myers JW, Williams JJ et al, Respiratory infections caused by *Branhamella catarrhalis*. Características epidemiológicas selecionadas. *Am J Med* 1990;88(Suppl 5A):10S, com permissão.]

mo com maior freqüência no inverno do que no início da primavera.[43]

Sarubbi e colaboradores[44] concluíram que a infecção por *M. catarrhalis* era mais comum durante os meses de inverno em um Veterans Administration Medical Center e sugeriram que a influenza ou outras infecções virais seriam um fator contribuinte (Fig. 29-1).

Características Clínicas

Hagar e colaboradores[9] reviram as características clínicas de 429 casos de infecções respiratórias por *M. catarrhalis* encontradas na literatura. A idade média dos pacientes era de 64,8 anos. Setenta e sete por cento dos pacientes eram fumantes de cigarro e 84% dos 422 pacientes apresentavam uma doença cardiopulmonar subjacente. Tosse, expectoração e febre baixa caracterizaram a bronquite aguda nestes pacientes. Pacientes com pneumonia também apresentaram febre baixa (média 38,4°C) e discreta leucocitose (média de 12.800 células por mm^3). Febre alta, dor torácica do tipo pleurítica e bacteremia foram incomuns. Não ocorreu pneumonia necrosante. A taxa de mortalidade geral foi de 7%. A Figura 29-2 demonstra as doenças cardiopulmonares subjacentes nos pacientes que apresentaram pneumonia por *M. catarrhalis*.

Wright e colaboradores descreveram as características clínicas de 42 casos de pneumonia por *M. catarrhalis*.[45] Como em outros estudos, os pacientes eram idosos (55% com mais de 65 anos de idade) e apresentavam doença pulmonar obstrutiva

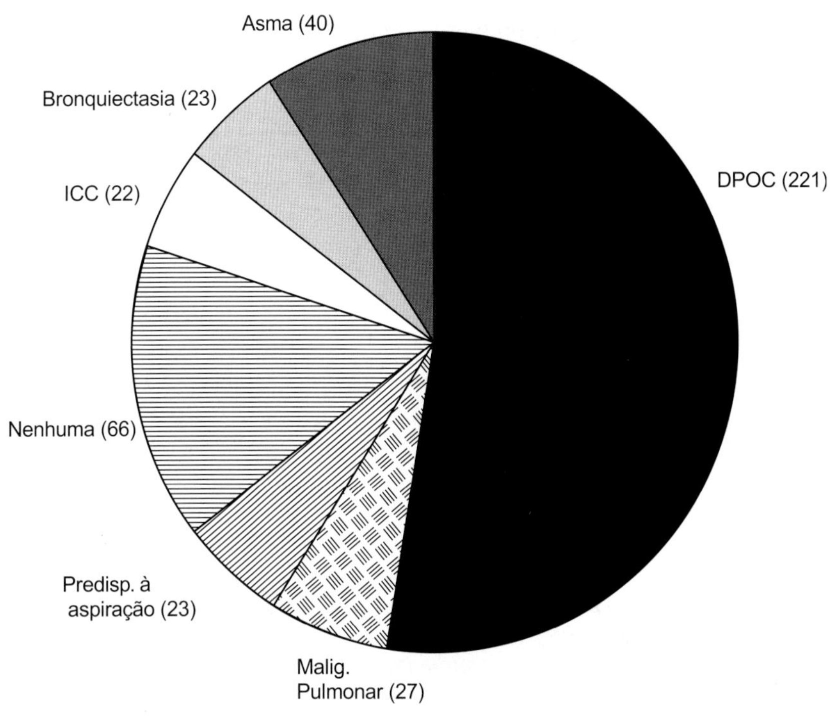

FIG. 29-2. Doenças cardiopulmonares subjacentes em 422 casos de infecção respiratória por *Moraxella catarrhalis*. (ICC, insuficiência cardíaca congestiva, DPOC, doença pulmonar obstrutiva crônica.) (De Hager H, Verghese A, Alvarez S et al. Infecções respiratórias por *Branhamella catarrhalis*. *Rev Infect Dis* 1987; 9:1140-1149, com permissão.)

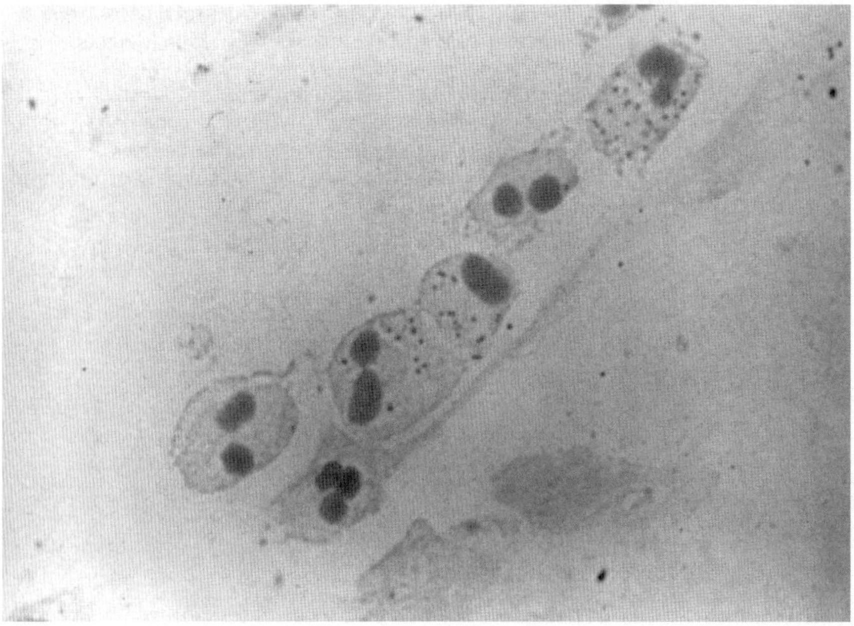

FIG. 29-3. A coloração do escarro pelo Gram mostra diversos leucócitos polimorfonucleares e diplococos intracelulares gram-negativos da *Moraxella catarrhalis*.

grave. Muitos pacientes estavam desnutridos e apresentavam baixos valores de albumina sérica. Somente 57% dos pacientes apresentaram uma temperatura superior a 100°C. A contagem de leucócitos média foi de 15.000 por mm^3. As radiografias de tórax foram variáveis, demonstrando consolidação (43%) e padrões intersticiais bibasilares. A infecção por *M. catarrhalis* geralmente é facilmente diagnosticada através do uso dos corantes de gram no escarro expectorado (Fig. 29-3). A Tabela 29-1 compara os achados clínicos e laboratoriais dos estudos de Wright e Hager.

Myers e colaboradores[41] compararam retrospectivamente a pneumonia por *M. catarrhalis* com as causadas por *S. pneumoniae* ou *H. influenzae*. Pacientes com pneumonia pneumocócica apresentavam uma maior probabilidade de ser bacterêmicos do que aqueles com infecção por *H. influenzae* ou *M. catarrhalis*. Nenhuma outra diferença nas características clínicas ou laboratoriais foram aparentes nos três grupos. A duração média da hospitalização, necessidade de terapia ventilatória assistida ou terapia com oxigênio e a freqüência de consolidação observada nas radiografias de tórax não difere entre os grupos.

A pneumonia por *Moraxella* está afetando de modo crescente a crianças e neonatos.[45-48] Muitos destes pacientes estavam recebendo tratamento em unidades de terapia intensiva ou em uso de ventilação mecânica, mas alguns eram previamente saudáveis.

Suscetibilidade e Produção de β-Lactamase

A suscetibilidade *in vitro* da *M. catarrhalis* a antibióticos novos e velhos foi bem estudada.[49-52] A maioria dos isolados de

TABELA 29-1 *Uma comparação dos achados clínicos e laboratoriais em dois estudos de pneumonias por* Moraxella catarrhalis

Descrição clínica	*Wright et al.*[45]	*Hager et al.*[9]
Média de idade (anos)	64 (15,2 ± SD)	65
Fumantes no momento (%)	52	65
Doença pulmonar obstrutiva crônica (%)	52	64
Câncer (%)	29	19 (31/166)
Infiltrados sem consolidação nas radiografias (%)	38	37
β-lactamase positivos (%)	67	53
Pico médio de temperatura (°C)	38,1	38,4
Pico médio de temperatura (°F)	100,6	101,1
Variação do pico de temperatura (°C)	37,0-39,7	37,5-40,1
Contagem média de leucócitos (células/mm^3)	15.000	12.800
Mortalidade hospitalar (%)	21	7
Mortalidade em 3 meses (%)	45	Não fornecido

Dados de Wright PW, Wallace RJ Jr., Shepherd JR. A descriptive study of 42 cases os *Branhamella cararrhalis* pneumonia. *Am J Med* 1990;88[Suppl 5A]:2S-8S; and Hager H, Verghese A, Alvarez D, Berk SL. *Branhamella catarrhalis* respiratory infections. *Rev Infect Dis* 1987;9:1140-1149, com permissão.

TABELA 29-2. *Comparação das duas enzimas BRO na* Branhamella catarrhalis

BRO-1 (Ravasio) presente em 90% das cepas nos Estados Unidos e Bélgica
BRO-2 (1908) presente nos 10% restantes
Ambas as enzimas possuem o mesmo substrato e um perfil inibidor
BRO-1 é produzida em uma quantidade de duas a três vezes maior do que a BRO-2
Isolados com BRO-1 apresentam concentrações inibitórias mínimas mais altas do que as com BRO-2

M. catarrhalis atualmente produzem β-lactamase. Wallace e colaboradores[53,54] documentaram que a produção de β-lactamase pela *M. catarrhalis* é um fenômeno relativamente novo. As cepas produtoras de enzimas foram registradas inicialmente na Europa no final dos anos 1970.[55] Wallace e colaboradores descobriram que as primeiras cepas produtoras de β-lactamase nos Estados Unidos apareceram aproximadamente ao mesmo tempo.[54] Em um estudo de 378 isolados de *M. catarrhalis* em 15 centros médicos dos Estados Unidos, 84% das cepas produziam β-lactamase.[56] A produção de β-lactamase foi testada em 818 cepas isoladas em 15 centros do Oeste da Europa e nos Estados Unidos em 1992 e 1993. Neste período de 2 anos, a produção de β-lactamase cresceu na Europa de 70 para 82%. A produção de β-lactamase cresceu nos Estados Unidos de 85% dos isolados para 92%.

As β-lactamases da *M. catarrhalis* são chamadas de *BRO-1* e *BRO-2*. Isolados com BRO-1 apresentam concentrações inibitórias mínimas mais altas (CIMs) do que as que produzem BRO-2. A Tabela 29-2 compara as enzimas BRO-1 e BRO-2.[54] Essas enzimas estão fortemente associadas à membrana,[54] e clinicamente, elas conferem resistência somente para a penicilina e ampicilina. De 1976 a 1977, essas duas enzimas apareceram globalmente nessas espécies.[51] A *Moraxella lacunatta* e a *Moraxella nonliquefaciens* adquiriram estas enzimas aproximadamente na mesma época.

A maioria das cepas produtoras de β-lactamase apresentam CIMs de 2 μg por mL ou menos para a ampicilina.[54] Estes organismos geralmente podem ser chamados de *suscetíveis* pelo National Comitee for Clinical Laboratory Standards. Os pontos de corte de CIM para a *Moraxella* atualmente estão de tal modo que as cepas com uma CIM de menos de 0,25 μg por mL são consideradas suscetíveis, e aquelas com mais de 0,5 μg por mL são resistentes.

Os padrões de suscetibilidade antibiótica foram determinados de isolados coletados em 15 centros nos Estados Unidos e Europa (Tabela 29-3). Como observado, a produção de β-lactamase esteve presente em 92% das cepas isoladas nos Estados Unidos em 1993. Estas cepas foram resistentes à penicilina e à amoxicilina. Neste estudo de 818 cepas, somente três isolados foram resistentes ao cetactor, cefuroxima, cefixima, e ceftriaxona. Um isolado foi resistente ao oxacina. Todas as cepas foram sensíveis ao ciprofloxacina e ao ácido clavulâmico-amoxicilina.[52] A resistência à tetraciclina foi inicialmente registrada em 1983. Até 43% das *M. catarrhalis* podem ser resistentes em algumas áreas.[57] A resistência à eritromicina também foi registrada.[54] Inibidores da β-lactamase comuns inibem BRO-1 e BRO-2.[58] Uma cepa de *M. catarrhalis* resistente à levofloxacina também foi descrita.[59]

Tratamento

Muitos antibióticos diferentes podem ser úteis no tratamento da pneumonia por *M. catarrhalis*. Antibióticos que apresentam uma boa atividade para o organismo e são seguros e

TABELA 29-3. *Distribuição da concentração inibitória mínima dos isolados europeus e dos Estados Unidos de* Moraxella Catarrhalis *em 1992 e 1993 (n = 818)*

	Concentração inibitória mínima (mg/L)											
Antibiótico	***0,03***	***0,06***	***0,12***	***0,25***	***0,5***	***1***	***2***	***4***	***8***	***16***	***32***	***64***
Penicilina	119	18	2	17	36	160	95	60	85	224		
Amoxicilina		152	56	153	78	111	126	104	26	4	8	
Amoxicilina-clavulanato		471	177	154	14	2	0	0	0	0	0	
Cefactor				179	267	296	51	16	7	2	0	0
Cefuroxima				96	283	226	197	15	1	0	0	0
Cefixima			471	210	136	1	0	0	0	0	0	
Ceftriaxona			458	70	158	122	9	1	0	0	0	0
Eritromicina		129	622	48	11	3	2	3	0	0	0	
Claritromicina		728	72	8	3	3	3	1	0	0	0	
Azitromicina		795	13	2	6	1	1	0	0	0	0	
Doxicilina				810	4	3	1	0	0	0	0	
Cloranfenicol				157	615	45	1	0	0	0	0	0
Ciprofloxacina	628	171	15	3	0	1	0	0	0	0		
Ofloxacino	49	305	445	15	3	0	0	1	0	0		
Co-trimoxazol					796	176	4	1	0	0	0	0

não testado | sensível | intermediário | resistente

eficazes incluem as cefalosporinas de segunda e terceira geração, fluoroquinolonas, sulfametoxazol-trimetropim, ácido clavulâmico-amoxicilina, ampicilina-sulbactam, eritromicina e os macrolídeos mais novos. As linhas de guia para o tratamento das pneumonias adquiridas na comunidade recomendadas pelo Infectious Disease Society of America endereça os agentes antimicrobianos preferidos e os agentes alternativos para a pneumonia por *M. catarrhalis*.[60] Os agentes preferidos incluem as cefalosporinas de segunda e terceira gerações, sulfametoxazol-trimetoprim, e amoxicilina-ácido clavulâmico. Os agentes alternativos recomendados incluem os macrolídeos e as fluoroquinolonas.

PNEUMONIA BACILAR GRAM-NEGATIVA, ADQUIRIDA NA COMUNIDADE

As bactérias aeróbicas gram-negativas são a causa mais importante de pneumonia nosocomial em quase todas as séries.[61-64] Pacientes hospitalizados debilitados tornam-se colonizados por bacilos gram-negativos, aspiram estes organismos e em muitos casos apresentam anormalidades metabólicas e imunológicas que atuam de modo adverso sobre os macrófagos pulmonares na proteção do pulmão contra-infecções.[65] A patogênese da pneumonia nosocomial como descrita não apresenta uma grande probabilidade de ocorrer em pessoas saudáveis da comunidade, mas a pneumonia por gram-negativos adquirida na comunidade pode ocorrer. Os bacilos gram-negativos são responsáveis por 3 a 10% das pneumonias adquiridas na comunidade, dependendo da população estudada.[66]

No estudo de Fang e colaboradores, séries de pneumonias adquiridas na comunidade de diversos hospitais de Pittsburgh, 5,9% dos 359 casos foram causados por bacilos gram-negativos. Estes incluem a *pseudomonas aeruginosa* (7), *Escherichia coli* (4), *Klebsiella* spp. (3), *Enterobacter cloacae* (3) e *Acinetobacter* (2). Destes pacientes, 88% apresentavam alguma doença subjacente, e 10% vieram de casas de saúde de apoio. Em algumas séries, os bacilos gram-negativos são responsáveis por mais da metade dos casos das pneumonias adquiridas em casas de saúde de apoio.[67] Pacientes debilitados, geralmente com malignidades, doença pulmonar obstrutiva crônica, ou doença metabólica crônica, particularmente se eles receberam alta hospitalar recentemente, podem ser acometidos na comunidade por uma pneumonia por gram-negativos.[68] Alguns podem ter recebido um curso de antibióticos antes do desenvolvimento da pneumonia. Além disso, casos de pneumonia por gram-negativos adquirida na comunidade têm sido tradicionalmente descritos com a *Klebsiella pneumoniae* no paciente alcoólatra,[69] com *E. coli* em pacientes com infecção do trato urinário ou intra-abdominal concomitante,[70] e com *Acinetobacter* em trabalhadores de fundições.[71]

Pneumonia por *Klebsiella pneumoniae*

Friedlander descreveu uma pneumonia lobar causada por *K. pneumoniae* em 1882,[72] um registro baseado em seis pacientes que morreram e nos quais foram realizadas autópsias. O artigo de Solomon sobre as pneumonias primárias de Friedlander, escrito em 1937,[73] analisa 12 casos de pneumonias adquiridas na comunidade por *Klebsiella pneumoniae*. Os pacientes estavam extremamente doentes com febre alta, dor pleurítica, evidências de consolidação no exame físico e uma produção de escarro tipo geléia de groselha.

Apesar de esta descrição clássica de *Klebsiella pneumoniae* ter sobrevivido nos anos 80, existem poucas evidências que sugiram que esta seja uma causa importante de pneumonia adquirida na comunidade nos dias de hoje. Karnand e colaboradores encontraram dois em sete aspirados transtraqueais que documentaram pneumonias gram-negativas por *Klebsiella pneumoniae* adquiridas na comunidade.[68] O organismo parece ainda ser um problema em algumas casas de saúde de apoio. Garb e colaboradores[67] em 1978 concluíram que a *K. pneumoniae* era o agente causal mais comum de pneumonia em casas de apoio, chegando a 40% de todos os casos. A maioria destes pacientes já havia sido previamente tratada com antibióticos.

Pneumonia por *Escherichia coli*

A *E. coli* foi responsável por quatro entre 359 casos de pneumonia adquirida na comunidade nas séries publicadas por Fang e colaboradores.[66] Tillotson e Lerner[74] descreveram pela primeira vez a pneumonia por *E. coli* em 1967, como uma doença do homem idoso. Dos 20 casos, 19 foram adquiridos na comunidade. Berk e colaboradores estudaram 18 pacientes com pneumonia adquirida na comunidade por *E. coli*.[70] A maioria dos pacientes apresentava infecções do trato urinário ou intra-abdominais, e a causa da pneumonia foi supostamente uma contaminação pulmonar via hematogênica. Jonas e Cunha[75] também publicaram uma série de pacientes com pneumonia bacterêmica por *E. coli*, a maioria ocorrendo no homem idoso, também com infecções concomitantes. A *E. coli* com um antígeno K1 de polissacarídeo pode estar mais comumente associada a infecções adquiridas na comunidade do que a pneumonias nosocomiais.

Pneumonia por *Acinetobacter*

O *Acinetobacter* foi o responsável por dois casos de pneumonia adquirida na comunidade nas séries de Fang e colaboradores.[66] Entretanto, o organismo foi registrado com maior freqüência em publicações de casos e grupos de casos. Rudin e colaboradores[76] publicaram seis pacientes com pneumonia bacterêmica por *Acinetobacter* e encontraram seis casos adicionais na literatura. Os pacientes apresentaram uma doença grave com febre alta, dispnéia e hipóxia. O choque esteve presente com freqüência, e o índice de mortalidade foi de 43%. Cordes e colaboradores[71] registraram um surto de pneumonia por *Acinetobacter* entre trabalhadores de fundições. Dois pacientes morreram, e ambos apresentaram pneumonia e pneumoconiose nas autópsias. Os registros dos casos descrevem um processo mais crônico, com invasão da parede torácica[77] e formação de abscessos.[78]

Pneumonia por *Pseudomonas aeruginosa*

Apesar de a *P. aeruginosa* ser a causa mais comum de pneumonia em uma unidade de tratamento intensivo, ela raramente está associada a uma pneumonia da comunidade. Quando ela causa uma pneumonia adquirida na comunidade, o paciente deve ser avaliado à procura de uma doença subjacente. Fibrose cística, doença causada pelo vírus da imunodeficiência humana, imunodeficiência combinada, mieloma múltiplo e neutropenia, pode predispor a uma infecção adquirida na comunidade por *Pseudomonas*. A doença também pode ocorrer em pacientes internados em casas de saúde de apoio e naqueles que tenham sido tratados com antibióticos de amplo espectro.[79] Alguns casos foram registrados em pacientes que possuíam umidificadores caseiros ou outro equipamento de terapia respiratória.[80] Em um estudo oriundo da Espanha, as espécies *Pseudomonas* e *Sternotophomonas* foram comuns em pacientes da comunidade seriamente doentes com doença pulmonar obstrutiva crônica internados em uma unidade de tratamento intensivo.[81]

Tratamento

As diretrizes para as PAC da Infectious Diseases Society of America[60] recomendam uma cefalosporina de terceira geração com ou sem um aminoglicosídeo, ou um carbapenem para as pneumonias por organismos gram-negativos adquiridas na comunidade. Antibióticos alternativos incluem o aztreonam, um β-lactâmico inibidor da β-lactamase, ou uma fluoroquinolona. Para a pneumonia por *P. aeruginosa*, uma combinação de uma penicilina antipseudomônica e um aminoglicosídeo geralmente é considerada o regime de escolha. Ceftazidima, cefepima, os carbapenêmicos e a ciprofloxacina também são utilizados.

PNEUMONIAS POR ESTREPTOCOCOS DO GRUPO B E OUTRAS PNEUMONIAS ESTREPTOCÓCICAS NÃO-PNEUMOCÓCICAS

Os estreptococos β-hemolíticos do grupo B (EGB; p. ex., *Streptococcus agalactiae*) foram considerados um patógeno importante na sepse neonatal e na febre pós-parto em mulheres desde os anos 1970. O neonato está propenso a uma bacteremia e pneumonia por estreptococos β-hemolíticos do grupo B. Bebês com pneumonia por EGB apresentam icterícia, letargia e uma respiração ruidosa. Os neonatos com pneumonia estão sempre em angústia respiratória, com taquipnéia e cianose.[82] Uma radiografia de tórax apresenta os mesmos padrões de radiografias de pacientes com doença da membrana hialina. A infecção por EGB também é um sério problema em adultos de outros grupos além das mulheres grávidas.[83-95] Os estreptococos do grupo A (EGA) e B também podem, de uma maneira incomum, causar pneumonia em adultos. Este capítulo faz uma revisão das características clínicas da EGB, EGA e outras causas mais raras e não-pneumocócicas de pneumonia em adultos.

Pneumonia Estreptocócica do Grupo B β-Hemolíticos

Microbiologia

Os estreptococos do grupo B são diplococos facultativos. Eles formam de modo característico uma zona estreita de hemólise-β em ágar sangüíneo de ovelha, apesar de algumas cepas não serem hemolíticas. Colônias de EGB são um pouco maiores do que as colônias de EGA. Métodos definitivos de identificação necessitam de anti-soros hiperimunes grupo-específicos que detectam os antígenos do grupo B. Diversos *kits* comerciais oferecem uma identificação sensível e específica. Alguns laboratórios utilizam métodos bioquímicos presuntivos de identificação, como o da hidrólise do hipurato de sódio e esculina da bile. Mais de 90% das cepas são resistentes ao bacitracin. Mais de 98% dos estreptococos do grupo B produzem uma proteína extracelular, o fator da adenosina monofosfato cíclica (AMPC), que pode ser utilizado para uma identificação rápida dos estreptococos do grupo B.[96] Esta proteína extracelular atua sinergicamente com a beta lisina dos estafilococos para produzir uma hemólise.

Os estreptococos do grupo B possuem dois antígenos de carboidratos da parede celular. O primeiro, um polissacarídeo complexo, é comum a todos os estreptococos do grupo B (isto é, a substância C). O segundo é tipo-específico e apresentou cinco subtipos iniciais: Ia, Ib, Ic, II e III. Os subtipos de IV a VII foram identificados mais tarde. Neonatos em risco para uma doença invasiva do tipo III são aqueles com baixos níveis de anticorpos para este antígeno capsular.[97] A maioria dos bebês com uma pneumonia de início tardio e meningite apresenta cepas do tipo III. Os sorotipos das infecções em adultos ainda não foram bem caracterizados, mas dados recentes sugerem que o tipo V pode ser uma causa importante de doença em bebês e adultos.[98]

Um estudo com corante de Gram geralmente sugere a pneumonia estreptocócica β-hemolítica (Fig. 29-4). O estudo revela cocos gram-positivos em cadeias. As formas diplocócicas não são características.

Epidemiologia

Schwartz e colaboradores[99] estudaram a incidência de doença EGB invasiva em adultos. Os Centers for Disease Control and Prevention conduziram um estudo baseado na população de 1982 a 1983, no qual os registros laboratoriais de 37 hospitais de tratamento emergencial em sete condados do distrito de saúde de Atlanta foram revistos. A infecção ocorreu em 56 homens e mulheres não-grávidas. A incidência geral da infecção por EGB foi de 2,4 por 100.000, com uma incidência por sexo de 3 por 100.000 homens e 1,5 por 100.000 mulheres. A pneumonia foi a terceira causa mais comum de infecção por EGB nas séries, representando 11% dos casos. O índice de fatalidade dos casos foi de 32%. A população afro-americana apresentou uma maior incidência do que a população branca. Apesar de os estreptococos do grupo B terem sido descritos como uma causa de pneumonia nosocomial e comunitária em adultos, a importância geral destes patógenos ainda não está bem definida. Fang e colaboradores,[66] em um estudo multicêntrico prospectivo de pneumonias adquiridas na comunidade, encontraram somente 4 entre 359 casos que foram causados por estreptococos do grupo B. Em 1 ano em nossos 512 leitos no Veterans Administration Medical Center, os estreptococos do grupo B foram isolados no escarro de 35 pacientes, dez dos quais apresentavam evidências definidas de pneumonia.[100]

Fatores Predisponentes

A pneumonia por EGB é encontrada com maior freqüência em pacientes idosos e debilitados (Tabela 29-4). Os pacientes com pneumonia bacterêmica por EGB publicados por Duma e colaboradores[91] e Lerner e colaboradores [101] tinham entre 50 e 60 anos. Gallagher e Watanakunakorn[83] registraram casos de pneumonia bacterêmica em um hospital da comunidade, todas as quais ocorrendo em pacientes com mais de 70 anos de

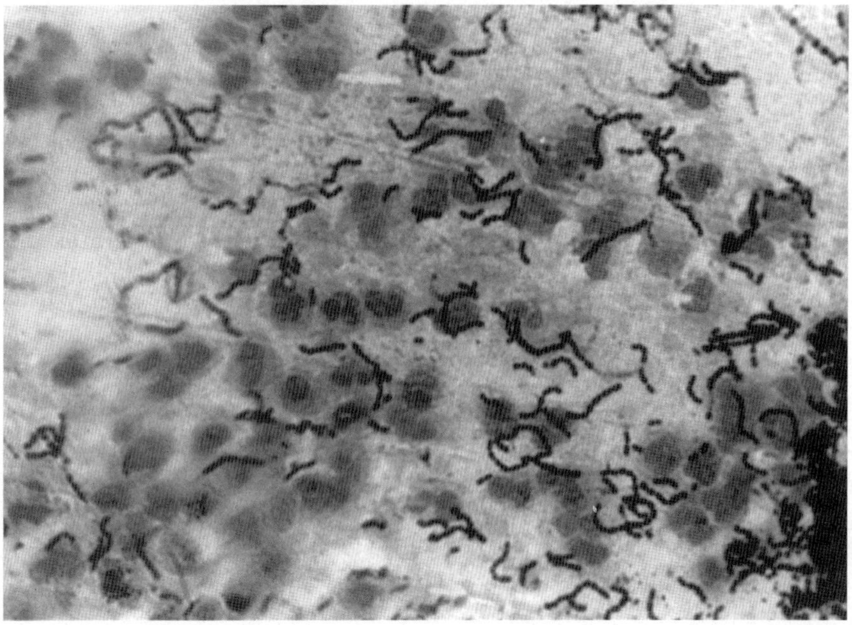

FIG. 29-4. Coloração pelo Gram em uma amostra de um paciente com pneumonia estreptocócica do grupo B.

idade. Verghese e colaboradores[87] publicaram os casos de sete pacientes com pneumonia por EGB que apresentavam uma média de idade de 78 anos. Ekenna e colaboradores,[100] em um estudo na mesma instituição, encontraram uma média de idade nos pacientes com EGB isolados no escarro de 68,1 anos em comparação a 56 anos para todos os outros tipos de estreptococos β-hemolíticos ($p < 0{,}02$).

O *diabetes mellitus* é uma importante doença subjacente na pneumonia e infecção por EGB. No estudo de bacteremia por EGB em adultos do Centers for Disease Control and Prevention, o *diabetes mellitus* foi a condição subjacente mais freqüente, ocorrendo em 29% dos pacientes. Os pacientes diabéticos e os com câncer apresentaram índices que foram 10,5 e 16 vezes maiores, respectivamente, do que a população sadia.[99] Bayer e colaboradores[85] encontraram *diabetes mellitus* em 71% dos pacientes com pneumonia por EGB, e Gallagher e Watanakunakorn[83] encontraram um índice de 40% em uma população de pacientes semelhantes. Verghese e colaboradores[87] e Ekenna e colaboradores[100] registraram uma incidência de 29 e 27%, respectivamente, de *diabetes mellitus* subjacente. George e Savage[88] registraram um caso de empiema fatal por EGB em um paciente diabético dependente de insulina.

Uma interessante associação entre doença neurológica e pneumonia por EGB foi observada por diversos investigadores. Na série de pacientes publicada por Verghese e colaboradores,[87] seis entre sete pacientes com pneumonia apresentavam doença cerebrovascular e demência. Dworzack e colaboradores[102] também observaram uma alta incidência de doença neurológica em seus pacientes veteranos com pneumonia por EGB. Ekenna e colaboradores[100] concluíram que 57% dos pacientes com EGB no escarro apresentavam uma doença cerebrovascular, em comparação com 21% que apresentavam outros estreptococos β-hemolíticos no escarro. O significado desta associação com um dano neurológico não está claro, mas pode representar uma predisposição para aspiração e uma terapia antibiótica prévia. Jackson e colaboradores[103] também investigaram os fatores de risco para EGB em adultos e encontraram significativos índices de probabilidade para diabetes, ataque, câncer de mama e úlceras de decúbito e para a presença de uma bexiga neurológica. Infecções nosocomiais apresentavam associações com acesso venoso central, diabetes, doença cardíaca congestiva e distúrbios convulsivos.

TABELA 29-4. *Fatores predisponentes para pneumonia estreptocócica do grupo B*

- Idades extremas (isto é, neonatos, idosos)
- *Diabetes mellitus*
- Dano neurológico
  - Demência
  - Doença cerebrovascular
- Malignidade
- Alimentação por sonda

Características Clínicas

A pneumonia por EGB foi descrita em pacientes bacterêmicos e em pacientes que tiveram um diagnóstico por ATT. Estes pacientes tendem a ser mais doentes do que os pacientes com pneumonia diagnosticada através do escarro expectorado. Os pacientes apresentam taquipnéia e taquicardia com temperatura média de 39°C, e as contagens de leucócitos geralmente estão elevadas acima de 15.000 células por mm^3. O índice de mortalidade é estimado em 50 a 100%, mas a gravidade das doenças subjacentes é difícil de ser separada da pneumonia no evento letal. O organismo geralmente é encontrado com co-patógenos, particularmente o *S. aureus*.[84] Ambos os organismos foram isolados nas ATT e nas hemoculturas.[83,84] Em um estudo utilizando escarro expectorado para o diagnóstico, o *S. aureus* foi cultivado juntamente com os estreptococos do grupo B em 12 dos 35 pacientes.[85] O *S. aureus* foi encontrado com outros estreptococos β-hemolíticos em somente 2 entre 34 pacientes ($p < 0{,}1$). Existem registros de pneumonia necrosante.[84]

Ao contrário da pneumonia causada por estreptococos β-hemolíticos do grupo A, a pneumonia com organismos do grupo B raramente causa empiema. George e Savage[88] registraram um caso de pneumonia e empiema por EGB em um paciente diabético dependente de insulina e encontraram sete outros casos de empiema por EGB na literatura.

Nenhuma informação está disponível sobra a sazonalidade da pneumonia por EGB ou infecções virais coexistentes. A associação freqüente de doença por EGB e infecção por *S. aureus* e influenza sugere que a gripe pode ser um fator predisponente, particularmente em pacientes debilitados e bastante idosos nos quais a pneumonia por EGB apresenta uma maior probabilidade de ocorrer. Jones e colaboradores[104] registraram um sinergismo letal induzido em ratos pelo vírus da influenza A e o tipo Ia dos estreptococos do grupo B. Jones e Menna[105] encontraram um aumento de 120 vezes na aderência dos EGB do tipo Ia no tecido traqueal de ratos em um estudo *in vivo* com uma co-infecção por influenza A. Em uma série, Verghese e colaboradores[87] encontraram que as anormalidades radiológicas mais comuns foram infiltrados bilaterais, com derrame sendo menos comum.

Terapia Antibiótica

A penicilina é considerada a droga de escolha tradicional. Devido ao quadro clínico tóxico de muitos pacientes, a gravidade de suas doenças subjacentes e o alto índice de mortalidade, o tratamento agressivo com antibiótico e monitoramento intensivo são recomendados. Os organismos EGB sempre são sensíveis à penicilina *in vitro*, e o uso de penicilinas em altas doses é o tratamento recomendado. Doses mais altas de penicilina do que as administradas para as infecções do grupo A podem ser necessárias, pois as CIM da penicilina são de quatro a dez vezes maiores para os organismos do grupo B do que para os do grupo A.[106,107] A terapia parenteral por 10 a 14 dias parece ser prudente, apesar de poucos dados clínicos estarem disponíveis para que se faça esta recomendação. A importância das cepas tolerantes à penicilina na pneumonia ainda é desconhecida. Pacientes que não estão respondendo bem ao uso de penicilinas devem ser submetidos a uma análise das CIM e das concentrações bactericidas mínimas.

O imipenem apresenta uma boa atividade *in vitro* contra os organismos EGB,[108] assim como a vancomicina e as cefalosporinas de primeira geração. A ciprofloxacina apresenta uma atividade menor do que as fluoroquinolonas mais novas.[109] A resistência aos macrolídeos ocorre em 1 a 3% dos isolados.

Como as infecções mistas com *S. aureus* ou bacilos gram-negativos são comuns, a terapia inicial deve cobrir um amplo espectro de patógenos até que os resultados das culturas de escarro e do sangue estejam disponíveis.

Outras Pneumonias Estreptocócicas Não-Pneumocócicas

Estreptococos dos Grupos A, C e G

As pneumonias estreptocócicas do grupo A β-hemolítico são uma causa infreqüente de infecção respiratória inferior. Quando crescem em caldo médio, o EGA freqüentemente cresce em longas cadeias. Estes organismos são catalase negativos, não móveis e facultativamente anaeróbicos. Foram descritas endemias entre recrutas militares[110] e geralmente surgem após uma gripe.[110-115] O início tipicamente é abrupto, com aproximadamente um terço dos pacientes tendo apresentado sintomas de uma faringite estreptocócica. Bisno[116] descreveu características clínicas de dispnéia, dor torácica do tipo pleurítica e hemoptise. O empiema ocorreu em 30 a 40% dos pacientes.[116] A bacteremia ocorre em 10 a 15% dos casos. Fang e colaboradores[66] não encontraram casos de estreptococos do grupo A entre suas séries sobre pneumonias adquiridas na comunidade. A terapia é com penicilina G.[117]

Os estreptococos do grupo C (EGC) formam grandes colônias (> 0,5 mm de diâmetro) e são β-hemolíticos resistentes ao bacitracin. O grupo C pode se mostrar sensível ao sulfametoxazol-trimetoprim. Existem quatro espécies de EGC, das quais o *Streptococcus equisimilis* é o patógeno humano mais comum e pode produzir uma titulação de antiestreptolisina elevada (ASO). A pneumonia por EGC foi discutida em uma revisão feita por Stamm e Cobbs.[118] As características clínicas foram semelhantes às observadas nas pneumonias do grupo A com sintomas respiratórios superiores e empiemas sendo registrados. Vartian e colaboradores descobriram que os estreptococos do grupo G causavam pneumonias em pacientes com malignidades subjacentes.[119] Outras condições associadas incluíram o diabetes, doença cardíaca, abuso de álcool e uso de drogas. A penicilina é o medicamento de escolha. Foi registrada uma tolerância, e a terapia combinada com gentamicina pode ser útil nos casos de infecções severas ou endocardites.[120]

A maioria das cepas de EGC produz uma β-hemólise e resistência ao bacitracin e pode causar também uma titulação ASO-positiva. Muitos casos estão associados a doenças subjacentes, incluindo malignidades, abuso do álcool e diabetes.[121-123] Os macrolídeos apresentam uma baixa atividade,[124] mas nenhuma evidência de tolerância à penicilina foi registrada. A gentamicina atua como sinérgica.

O *Streptococcus intermedius* geralmente necessita de dióxido de carbono para seu crescimento e pode ser alfa, beta ou gama-hemolítico. As pequeninas colônias são microaerofílicas e produzem um característico odor do tipo caramelo.[125,126] A pneumonia por aspiração, abscessos pulmonares e empiemas têm sido registrados.[127-131] A resistênca a penicilinas foi registrada[127-135] e ocorrendo em aproximadamente 12,5% como um todo. A bactéria permanece suscetível à vancomicina, e a gentamicina é um sinérgico. A clindamicina e as fluoroquinolonas mais novas também são alternativas possíveis.

Pneumonia Enterocócica

Os enterococos são anaeróbios facultativos que podem crescer na presença de NaCl a 6,5% e também na presença de sais biliares.[136]

O *Enterococcus fecalis* (anteriormente denominado como (*Streptococcis fecalis*) é um organismo estreptocócico do grupo D bastante observado como um patógeno em endocardites, infecções do trato urinário e processos intra-abdominais. A incidência das infecções enterocócicas nosocomiais aumentou desde os anos 1990, em parte devido às superinfecções relacionadas a terapias que utilizam cefalosporinas de terceira geração.[137]

TABELA 29-5. *Pneumonia enterocócica em séries de bacteremia enterocócica*

Investigacão	*Casos de pneumonia*	*Casos de bacteremia*	*Comentários*
Garrison *et al.*[139]	4	114	Todos os quatro pacientes morreram
Bryan *et al.*[140]	9	190	Sessenta e sete por cento de índice de mortalidade nos hospitais do Veterans Administration e nos hospitais comunitários
Barrall *et al.*[141]	1	73	Séries cirúrgicas
Maki e Agger[142]	1	153	–
Malone *et al.*[143]	4	55	Três entre quatro pneumonias foram nosocomiais; 50% de índice de mortalidade
Rimailho *et al.*[142]	3	35	Utilização de escovados protegidos
Gullberg *et al.*[145]	5	75	Quatro entre cinco pacientes utilizavam ventilação mecânica

Berk e colaboradores[138] descreveram dois pacientes com pneumonia enterocócica diagnosticada através de uma ATT. Ambos eram veteranos idosos que estavam recebendo uma hiperalimentação enteral e terapia antibiótica de amplo espectro. Apesar de nenhum outro estudo sobre pneumonias enterocócicas ter sido publicado, várias séries de pacientes com bacteremia enterocócica revelaram o trato respiratório inferior como uma das fontes de infecção. A Tabela 29-5 resume estes estudos.[139-145] Um total de 27 casos de pneumonia bacterêmica enterocócica foi registrado. Os pacientes tenderam a ser idosos, e a pneumonia na maior parte das vezes foi adquirida em hospitais. As características clínicas destas pneumonias não foram publicadas. Aproximadamente a metade de todos os pacientes com bacteremia enterocócica estava recebendo terapia com cefalosporinas.

E. fecalis demonstra uma tolerância aos efeitos da ampicilina e penicilina. Para infecções sérias, nas quais um efeito bactericida é necessário, um aminoglicosídeo pode ser acrescentado à penicilina ou vancomicina. Ainda não se sabe se esta atividade bactericida é necessária no tratamento da pneumonia. Uma resistência de alto grau aos aminoglicosídeos está sendo registrada de modo crescente. Cada aminoglicosídeo deve ser estudado separadamente, pois uma resistência de alto grau pode ocorrer a um aminoglicosídeo e não a outros. A resistência à vancomicina aumentou nos anos 1990 e agentes alternativos, como o quinupristin-dalfopristina, são impropriamente necessários.[146]

REFERÊNCIAS BIBLIOGRÁFICAS

1. Wallace MR, Oldfields EC HI. *Moraxella (Branhamella) catarrhalis* bacteremia. *Arch Intern Med* 1990;150:1332-1334.
2. Ioannidis JP, Worthington M, Griffiths JK, Snydman DR. Spectrum and significance of bacteremia due to *Moraxella catarrhalis. Clin Infec Dis* 1995;21:390-397.
3. Choo PW, Gantz NM. *Branhamella catarrhalis* pneumonia with bacteremia. *South Med J* 1989;82:1317-1318.
4. Pichichero ME, Pichichero CL. Persistent acute otitis media: I. Causative pathogens. *Pediatr Infect Dis J* 1995;14:178-183.
5. Vau Hare GFP, Shurin C, Marchant D, et al. Acute otitis media caused by *Branhamella catarrhalis.* biology and therapy. *Rev Infect Dis* 1987;9:16-27.
6. Wald ED, Milmoe GJ, Bowen AD, et al. Acute maxillary sinusitis in children. *N Engl J Med* 1981;304:749-754.
7. Craig DB, Wehrle PA. *Branhamella catarrhalis.* septic arthritis. *J Rheumatol* 1983;10:985-986.
8. Izraeli S, Flasterstein B, Shamir R, et al. *Branhamella catarrhalis* as a cause of suppurative arthritis. *Pediatr Infect Dis J* 1989;8:256-257.
9. Hager H, Verghese A, Alvarez D, Berk SL. *Branhamella catarrhalis* respiratory infections. *Rev Infect Dis* 1987;9:1140-1149.
10. West M, Berk SL, Smith JK. *Branhamella catarrhalis* pneumonia. *South Med J* 1982;75:1021-1023.
11. Slevin NJ, Aitken J, Thornley PE. Clinical and microbiological features of *Branhamella catarrhalis.* bronchopulmonary infections. *Lancet* 1984;1:782-783.
12. Louie MH, Gabay EL, Mathisen GE, Finegold SM. *Branhamella catarrhalis.* pneumonia. *West J Med* 1983;138:47-49.
13. Ninane G, Joly J, Kraytman M. Bronchopulmonary infection due to *Branhamella catarrhalis.* 11 cases assessed by transtracheal puncture. *BMJ* 1978;1:276-278.
14. Ninane G, Joly J, Kraytman M, Piot P. Bronchopulmonary infection due to beta-lactamase-producing *Branhamella catarrhalis* treated with amoxicillin-clavulanic acid [Letter]. *Lancet* 1978;2:257.
15. Aitken JM, Thornlee PE. Isolation of *Branhamella catarrhalis.* from sputum and tracheal aspirate. *J Clin Microbiol* 1983;18:1262-1263.
16. Srinivasan G, Ralf MJ, Templeton WC, et al. *Branhamella catarrhalis* pneumonia: Report of two cases and review of the literature. *Am Rev Respir Dis* 1981;123:553-555.
17. Doern GV, Miller MJ, Winn RE. *Branhamella (Neisseria) catarrhalis* system disease in humans. *Arch Intern Med* 1981;141:1690-1692.
18. Thornley PE, Aitken J, Drennam CJ, Mac Vicar R, Slevin NJ. *Branhamella catarrhalis* infection of the lower respiratory tract: reliable diagnosis by sputurn examination. *BMJ* 1982;285:1537-1538.
19. Borson JE, Axelsson A, Hohn SE. Studies on *Branhamella catarrhalis (Neisseria catarrhalis)* with special reference to maxillary sinusitis. *Scand J Infect Dis* 1976;8:151-155.
20. Murphy TF, Kyd JM, John A, et al. Enhancement of pulmonary clearance of *Moraxella (Branhamella) catarrhalis* following immunization with outer membrane protein CD in a mouse, model. *J Infec Dis* 1998;178:1667-1675.
21. Chapman S, Musher DM, Jonsson S. Development of bactericidal antibody during *Branhamella catarrhalis* infection. *J Infect Dis* 1985;151:878-882.
22. Nicotra B, Rivera M, Luman JI, Wallace RJ Jr. *Branhamella catarrhalis* as a lower respiratory tract pathogen in patients with chronic lung disease. *Arch Intern Med* 1986;146:890-893.
23. Yuen KY, Seto WH, Ong SG. The significance of *Branhamella catarrhalis* in bronchopulmonary infection-a case-control study. *J Infect Dis* 1991;19:251-256.
24. Berk SL. From Micrococcus to Moraxella. The reemergence of *Branhamella catarrhalis. Arch Intern Med* 1990;150:2254-2257.
25. Ghon A, Pfeiffer H. Der *Mikrococcus catarrhalis.* (R. Pfeiffer als Krankheitserreger. Z *Klin Med* 1902;44:263-281.
26. Cushing H. *The life of Sir William Osler.* Oxford: Clarendon Press, 1925:672.

27. Gordon JE. The gram-negative cocci in colds and influenza. *J Infect Dis* 1921;29:462-494.
28. Shurin PA, Marchant CD, Kim CH, et al. Emergence of beta-lactamase-producing strains of *Branhamella catarrhalis* as important agents of acute otitis media. *Pediatr Infect Dis J* 1983;2:34-38.
29. Weiner M, Penha PD. Evaluation of Bacto TB hydrolysis reagent (Tween *80)* for the identification of *Branhamella catarrhalis. J Clin Microbiol* 1990;1:126-127.
30. Jonsson I, Eriksson B, Krook A. Minimal criteria for identification of *Moraxella (Branhamella) catarrhalis.* Karolinska Institute, Roslagstull's Hospital, Stockholm, Sweden. *APMIS* 1990;10:954956.
31. Vaneechoutte M, Verschraegen G, Claeys G, van den Abeele AM. Selective medium for with acetazolamide as a specific inhibitor of *Neisseria spp. J Clin Microbiol* 1988;26:2544-2548.
32. Soto Hernandez JL, Nunley D, Holtsclaw-Berk S, Berk SL. Selective medium with DNase test agar and a modified toluidine blue 0 technique for primary isolation of *Branhamella catarrhalis* in sputum. *J Clin Microbiol* 1988;26:405-408.
33. Soto Hernandez JL, Holtsclaw-Berk S, Harvill LM, Berk SL. Phenotypic characteristics of *Branhamella catarrhalis* strains. *J Clin Microbiol* 1989;27:903-908.
34. Jordan KL, Berk SH, Berk SL. A comparison of serum bactericidal activity and phenotypic characteristics of bacteremic, pneumoniacausing strains, and colonizing strains of *Branhamella catarrhalis. Am J Med* 1990;88[Suppl 5A]:28S-32S.
35. Murphy TE *Branhamella catarrhalis:* epidemiology, surface antigenic structure, and immune response. *Microbiol Rev* 1996;60:267-279.
36. Murphy TF, Loeb MR. Isolation of the outer membrane of *Branhamella catarrhalis. Microb Pathog* 1989;6:159-174.
37. Patterson JE, Patterson TF, Farrel P, et al. Evaluation of restriction. endonuclease analysis as an epidemiologic typing system for *Branhamella catarrhalis. J Clin Microbiol* 1989;27:944-946.
38. Helminen ME, MacIver I, Latmer JL, et al. A major outer membrane of protein of *Moraxella catarrhalis* is a target for antibodies that enhance pulmonary clearance of the pathogen in an animal model. *Infect Immun* 1993;61:2003-2010.
39. Karnad A, Alvarez S, Berk SL. *Branhamella catarrhalis* pneumonia in patients with immunoglobulin abnormalities. *South Med J* 1986;79:1360-1362.
40. Polsky B, Gold JWM, Whimbey E, et al. Bacterial pneumonia in patients with acquired immunodeficiency syndrome. *Ann Intern Med* 1986;104:38-41.
41. Myers JW, Kalbfleisch J, Sarubbi FA. *Moraxella catarrhalis* pneumonia: a comparative study with pneumonias due to S. *pneumoniae* and *H. influenzae.* Presented at the American College of Chest Physicians' 56th Annual Scientific Assembly, Toronto, Canada, October 1990.
42. Mbaki N, Rikitomi N, Nagatake T, Matsumoto K. Correlation between *Branhamella catarrhalis* adherence to oropharyngeal cells and seasonal incidence of lower respiratory tract infections. *Tohoku J Exp Med* 1987;153:111-12 1.
43. Wood GM, Johnson BC, McCormack JG. *Moraxella catarrhalis:* Pathogenic significance in respiratory tract infections treated by community practitioners. *Clin Infec Dis* 1996;22:632-636.
44. Sarubbi FA, Myers JW, Williams JJ, Shell CG. Respiratory infections caused by *Branhamella catarrhalis.* Selected epidemiologic features. *Am J Med* 1990;88[Suppl 5A]:9S-14S.
45. Wright PW, Wallace RJ Jr., Shepherd JR. A descriptive study of 42 cases of *Branhamella catarrhalis* pneumonia. *Am J Med* 1990;88[Suppl 5A1:2S-8S.
46. Ohlsson A, Bailey T. Neonatal pneumonia caused by *Branhamella catarrhalis. Scand* J *Infect Dis* 1985;17:225-228.
47. Moreno Galdo A, Ferrer MA, Aizpurua Galdeano P, et al. *Branhamella catarrhalis:* its respiratory pathogenicity in childhood. *An Esp Pediatr* 1990;33:135-139.
48. Dyson C, Poonyth HD, Watkinson M, Rose SJ. Life threatening *Branhamella catarrhalis* pneumonia in young infants. *J Infect Dis* 1990;21:305-307.
49. Alvarez S, Jones M, Holtsclaw-Berk S, et al. In vitro susceptibilities and β-lactamase production of 53 clinical isolates of *Branhamella catarrhalis. Antimicrob Agents Chemother* 1985;27:646-647.
50. Sweeney KG, Verghese A, Needham CA. In vitro susceptibilities of isolates from patients with *Branhamella catarrhalis* pneumonia compared with those of colonizing strains. *Antimicrob Agents Chemother* 1985;27:499-502.
51. Ahmad F, McLeod DT, Croughan MJ, Calder MA. Antimicrobial susceptibility of *Branhamella catarrhalis* isolates from bronchopulmonary infections. *Antimicrob Agents Chemother* 1984;26:424-425.
52. Berk SL, Kalbfleisch JH. Antibiotic susceptibility patterns of community-acquired respiratory isolates of *Moraxella catarrhalis* in Western Europe and in the USA. *J Antimicrob Chemother* 1996; 38[Suppl A]:85-96.
53. Wallace RJ Jr., Steingrube VA, Nash DR, et al. BRO β-lactamases of *Branhamella catarrhalis* and *Moraxella* subgenus *Moraxella,* including evidence for chromosomal β -lactamase transfer by conjugation in *B. catarrhalis, M. nonliquefaciens* and M. *lacunata. Antimicrob Agents Chemother* 1989;33:1845-1854.
54. Wallace RJ Jr. Nash DP, Steingrube MS. Antibiotic susceptibilities and drug resistance in *Moraxella (Branhamella) catarrhalis. Am J Med* 1990;88[Suppl 5A]:46S-50S.
55. Percival A, Corkill JE, Rowlands J, Sykes RB. Pathogenicity of and beta-lactamase, production by *Branhamella (Neisseria) catarrhalis* [Letter]. *Lancet* 1977;2:1175.
56. Jorgenssen JH, Maher LA, Howell AW, et al. National surveillance of antimicrobial resistance among respiratory isolates *Haemophilus influenzae, Branhamella catarrhalis* and *Streptococcus pneumoniae* [Abstract 1289]. Presented at the 29th Interscience Conference on Antimicrobial Agents and Chemotherapy, American Society for Microbiology, Washington, DC, 1989.
57. Kallings I. Sensitivity of *Branhamella catarrhalis* to oral antibiotics. *Drugs* 1986;31[Suppl 3]:17-22.
58. Catlin BW. *Branhamella catarrhalis:* an organism gaining respect as a pathogen. *Clin Microbiol Rev* 1990;3:293-320.
59. DiPersio JR, Jones RN, Barret T, et al. Fluoroquinolone-resistant *Moraxella catarrhalis* in a patient with pneumonia: report from. the SENTRY Antimicrobial Surveillance Program. *Diagn Microbiol Infec Dis* 1998;32:131-135.
60. Bartlett JG, Breiman RF, Mandell LA, File TM Jr. Community-acquired pneumonia in adults: guidelines for management. The Infectious Diseases Society of America. *Clin Infec Dis* 1998;26:811-838.
61. Bartlett JG, O'Keefe P, Tally FP, et al. Bacteriology of hospitalacquired pneumonia. *Arch Intern Med* 1986;146:868-871.
62. Rouby JJ, Martin De Lassale E, Poete P, et al. Nosocomial bronchopneumonia in the critically ill. Histologic and bacteriologic aspects. *Am Rev Respir Dis* 1992;146:1059-1066.
63. Horan TC, White JW, Jarvis WR, et al. Nosocomial infection surveillance, 1984. *Mor Mortal Wkly Rep CDC Surveill Summ*1986;35:17SS-29SS.
64. American Thoracic Society. Hospital-acquired pneumonia in adults: diagnosis, assessment of severity, initial antimicrobial therapy and preventative strategies. A consensus statement. *Am Rev Respir Crit Care Med* 1996;153:1711-1725.
65. Johanson WG Jr. Higuchi JH, Chaudhuri TR, Woods DE. Bacterial adherence to epithelial cells in bacillary colonization of the respiratory tract. *Am Rev Respir Dis* 1980;121:55-63.
66. Fang GD, Fine M, Orloff J, et al. New and emerging etiologies for community-acquired pneumonia with implications for therapy. A prospective multicenter study of 359 cases. *Medicine (Baltimore)* 1990;69:307-316.
67. Garb JL, Brown RB, Garb JR, Tuthill RW. Differences in etiology of pneumonias in nursing home, and community patients. *JAMA* 1978;240:2169-2172.
68. Karnad A, Alvarez S, Berk SL. Pneumonia caused by gram-negative bacilli. *Am J Med* 1985;79[Suppl 1A]:61-67.
69. Lerner AM. The gram-negative bacillary pneumonias. *Dis Mon* 1980;27:1.

70. Berk SL, Neumann P, Holtsclaw S, Smith JK. *Escherichia coli* pneumonia in the elderly. *Am J Med* 1982;72:899-902.
71. Cordes LG, Brink EW, Checko PJ, et al. A cluster of *Acinetobacter* pneumonia in foundry workers. *Ann Intern Med* 1981;95:688-693.
72. Friedlander C. Ueber die Schizomyceten bei der actuen fibrosen Pneumonie. *Arch Pathol Anat Physiol Klin Med* 1882;87:319.
73. Solomon S. Primary Friedlander pneumonia. *JAMA* 1937;108:937.
74. Tillotson JR, Lerner AM. Characteristics of pneumonias caused by *Escherichia coli. N Engl J Med* 1967;277:115-122.
75. Jonas M, Cunha BA. Bacteremic *Escherichia coli* pneumonia. *Arch Intern Med* 1982;142:2157-2159.
76. Rudin ML, Michael JR, Huxley E.J. Community-acquired *Acinetobacter* pneumonia. *Am J Med* 1979;67:39-43.
77. Suchyta M Peters JI, Black RD. Case report: chronic *Acinetobacter calcoaceticus* var *anitratus* pneumonia. *Am J Med Sci* 1987;294:117-119.
78. Yang CH, Chen KJ, Wang CK. Community-acquired *Acinetobacter* pneumonia: a case report. *J Infect* 1997;35(3):316-318.
79. Tillotson JR, Finland M. Bacterial colonization and clinical superinfection of the respiratory tract complicating antibiotic treatment of pneumonia. *J Infect Dis* 1969;119:597-624.
80. Harris AA,Goodman L, Levin S. Community-acquired *Pseudomonas aeruginosa* pneumonia associated with the use of a home humidifier. *West J Med* 1984;141:521-523.
81. Soler N, Torres A, Ewig S, et al. Bronchial microbial patterns in severe exacerbations of chronic obstructive pulmonary disease (COPD) requiring mechanical ventilation. *Am J Respir Crit Care Med* 1998;157:1498-1505.
82. Baker CJ. Group B streptococcal infections in neonates. *Pediatr Rev* 1979;1:5-15.
83. Gallagher PG, Watanakunakom C. Group B streptococcal bacteremia in a community teaching hospital. *Am J Med* 1985;78:795-800.
84. Verghese A, Mireault K, Arbeit RD. Group B streptococcal bacteremia in men. *Rev Infect Dis* 1986;8:912-917.
85. Bayer AS, Chow AW, Anthony BF, Guzel B. Serious infections; in adults due to group B streptococci. *Am J Med* 1976;61:498-503.
86. Roberts FJ. Group A and group B beta hemolytic streptococcal bacteremia. *Rev Infect Dis* 1988;10:228-229.
87. Verghese A, Berk SL, Boelen LJ, Smith JK. Group B streptococcal pneumonia in the elderly. *Arch Intern Med* 1982;142:1642-1645.
88. George AL Jr. Savage AM. Fatal group B streptococcal empyema in an adult. *South Med J* 1987;80:1436-1438.
89. Gallagher PG, Watanakunakom C. Group B streptococcal endocarditis: report of seven cases and review of the literature, 1962-1985. *Rev Infect Dis* 1986;8:175-188.
90. Backes RJ, Wilson WR, Geraci JE. Group B streptococcal infective endocarditis. *Arch Intern Med* 1985;145:693-696.
91. Duma RJ, Weinberg AN, Medrek TF, Kunz LJ. Streptococcal infection. A bacteriologic and clinical study of streptococcal bacteremia. *Medicine (Baltimore)* 1969;48:87-127.
92. Small CB, Slater IN, Lowy FD, et al. Group B streptococcal arthritis in adults. *Am J Med* 1984;76:367-375.
93. Pischel KD, Weisman MH, Cone RO. Unique features of group B streptococcal arthritis in adults. *Arch Intern Med* 1985;145:97102.
94. Ridgeway NA, Perlman PE, Verghese A. Epiglottic abscess due to group B *Streptococcus. Ann Otol Rhinol Laryngol* 1984;93:277-278.
95. Farley MM, Harvey RC, Stull T, et al. A population based assessment of invasive, disease due to group B *Streptococcus* in nonpregnant adults. *N Engl J Med* 1993;328:1807-1811.
96. Ratner HB, Weeks IS, Stratton CW. Evaluation of spot CAMP test for identification of group B streptococci *J Clin Microbiol* 1986;24:296-297.
97. Baker CJ, Kasper DL. Correlation of maternal antibody deficiency with susceptibility to neonatal group B streptococcal infection. *N Engl J Med* 1976;94:753-756.
98. Blumberg HM, Modansky M, Stephen DS, et al. Emergence of invasive serotype V group B streptococcal disease. *Clin Res* 1994;42:298.
99. Schwartz B, Schuchat A, Oxtoby MJ, et al. Invasive group B streptococcal disease in, adults. *JAMA* 1991;266:1112-1114.
100. Ekenna O, Verghese A, Karnad A, et al. Isolation of beta-hemolytic streptococci from the respiratory tract: serotypic distribution and clinical significance. *Am J Med Sci* 1988;295:94-191.
101. Lerner PI, Gopalakrishna KV, Wolinsky E. Group B *Streptococcus (S. agalactiae)* bacteremia in adults: analysis of 32 cases and review of the literature. *Medicine (Baltimore)* 1977;56:457-473.
102. Dworzack DL, Hodges GR, Barnes WG. Group B streptococcal infections in adult males. *Am J Med Sci* 1979;277:67-73.
103. Jackson LA, Hilsdon R, Farley MM, et al. Risk factors; for group B streptococcal disease in adults. *Ann Intern Med* 1995; 123:415-420.
104. Jones WT, Menna JH, Wennerstrom DE. Lethal synergism induced in mice by influenza type A virus and type Ia group B streptococci. *Infect Immun* 1983;41:618-623.
105. Jones WT, Menna JH. Influenza type A virus-mediated adherence of type Ia group B streptococci to mouse tracheal tissue in *vivo. Infect Immun* 1982;38:791-794.
106. Baker CJ. Group B streptococcal infections. *Adv Intern Med* 1980; 25:475-501.
107. Edwards MS, Baker CJ. *Streptococcus agalactiae* (group B streptococcus). In: Mandell GL, Douglas RG Jr., Bennett JE, eds. *Principles and practice of infectious diseases,* 3rd ed. New York: Churchill Livingstone, 1990:1554-1563.
108. Kim KS. Antimicrobial susceptibility of GBS. *Antibiot Chemother* 1985;35:83-89.
109. Folston KBI. Susceptibility of group B and group G streptococci to new antimicrobial agents. *Eur J Clin Microbiol* 1986;5:534-536.
110. Basiliere JL, Bistrong RW, Spence WF. Streptococcal pneumonia: recent outbreaks in military recruit populations. *Am J Med* 1968;44:580-589.
111. Gamba MA, Martinelli M, Schaad HJ, et al. Familial transmission of a serious disease-producing group A streptococcus clone: case reports and review. *Clin Infect Dis* 1997;24(6):1118-1121.
112. Brundage JF, Gunzenhauser JD, Longfield JN, et al. Epidemiology and control of acute respiratory diseases with emphasis on group A beta-hemolytic streptococcus: a decade of U.S. Army experience. *Pediatrics* 1996;97:964-970.
113. Schugk J, Harjola VP, Sivonen A, et al. A clinical study of betahaemolytic groups A, B, C and G streptococcal bacteremia in adults over an 8-year period. *Scand J Infect Dis* 1997;29(3):233-238.
114. Kalima P, Riordan T, Berrisford RG, Sarsfield PT. Necrotizing pneumonia associated with group A streptococcal bacteraemia [Letter]. *Eur J Clin Microbiol Infect Dis* 1998;17(4):296-298.
115. Davies HD, McGeer A, Schwartz B, et al. Invasive group A streptococcal infections in Ontario, Canada. Ontario group A streptococcal study group. *N Engl J Med* 1996;335(8):547-554.
116. Bisno AL. *Streptococcus pyogenes.* In: Mandell GL, Douglas RG Jr, Bermett JE, eds. *Principles and practice of infectious diseases,* 3rd ed. New York: Churchill Livingstone, 1990:1527.
117. Bisno AL. *Streptococcus pyogenes.* In: Mandell GL, Bennett JE, Dolin R, eds. *Principles and practice of infectious diseases,* 4th ed. New York: Churchill Livingstone, 1995:1786-1797.
118. Stamm AM, Cobbs CG. Group C streptococcal pneumonia: report of a fatal case and review of the literature. *Rev Infect Dis* 1980; 2:889-898.
119. Vartian C, Lerner PI, Shlaes DM, Gopalakrishna KV. Infections due to Lancefield group G streptococci. *Medicine (Baltimore)* 1985;64:75-88.
120. Portnoy D, Prentis J, Richards GK. Penicillin tolerance, of human isolates of group C streptococci. *Antimicrob Agents Chemother* 1981;20:235-238.
121. Armstrong D, Blevins A, Louria DB, et al. Groups B, C and G streptococcal infections in a cancer hospital. *Ann N Y Acad Sci* 1970;174:511-522.
122. Auckenthaler R, Hermans PE, Washington JA 11. Group G streptococcal bacteremia: clinical study and review of the literature. *Rev Infect Dis* 1983;5:196-204.
123. Vracin W, Gage K, Ortega G, Berk SL. Bacteremic group G streptococcal pneumonia. *South Med J* 1982;75:1427.
124. Lam K, Bayer AS. Serious infections due to group G streptococci. *Am J Med* 1983;75:561-570.

125. Chew TA, Smith JMB. Detection of diacetyl (caramel odor) in presumptive identification of the *"Streptococcus milleri"* group. *J Clin Microbiol* 1992;30:3028-3029.
126. Kambal AM. Isolation of *Streptococcus milleri* from. clinical specimens. *J Infect Dis* 1987;14:217-223.
127. Murray HW, Gross KC, Masur H, Roberts RB. Serious infections caused by *Streptococcus milleri. Am J Med* 1978;64:759-764.
128. Shlaes DM, Lerner PI, Wolinsky E, Gopalakrishna KV. Infection due to Lancefield group F and related streptococci (S. *milleri, S. anginosus). Medicine* 1981;60:197-207.
129. Molina JM, Leport C, Bure A, et al. Clinical and bacterial features of infections caused by *Streptococcus milleri. Scand J Infect Dis* 1991;23:659-666.
130. Miller SD, Mauff AC, Hoornhof *HD, Streptococcus milleri* causing infection in man. *S Afr Med J* 1983;63:684-686.
131. Brook MG, Lucas RE, Pain AK. Clinical features and management of two cases of *Streptococcus milleri* chest infection. *Scand J Infect Dis* 1988;20:345-346.
132. Farber BF, Eliopoulos GM, Ward JI, et al. Multiply resistant viridans streptococci: susceptibility to β-lactam antibiotics and comparison of penicillin-binding protein patterns *Antimicrob Agents Chemother* 1983;24:702-705.
133. Potgieter E, Carmichael M, Koornhof HJ, Chalkley LJ. In vitro antimicrobial susceptibility of viridans streptococci isolated from blood cultures. *Eur J Clin Microbiol Infect Dis* 1992;11: 543-546.
134. Stratton CW. Streptococcus intermedius group. In: Mandell GL, Bennett JE, Dolin R, eds. *Principals and practice of infectious diseases,* 3rd ed. New York: Churchill Livingstone, 1995:1861-1865.
135. Bantar C, Fernandez CL, Relloso S, et al. Species belonging to the *"Streptococcus milleri"* group: antimicrobial susceptibility and comparative prevalence in significant clinical specimens. *J Clin Microbiol* 1996;34:2020-2022.
136. Murray BE. The life and times of the enterococcus. *Clin Microbiol Rev* 1990;3:46-65.
137. Yu VL. Enterococcal superinfection and colonization after therapy with moxalactam, new broad spectrum antibiotic. *Ann Intern Med* 1981;94:784-785.
138. Berk SL, Verghese A, Holtsclaw SA, Smith JK. Enterococcal pneumonia: occurrence in patients receiving broad spectrum antibiotic regimens and enteral feeding. *Am J Med* 1983;74:153-154.
139. Garrison RN, Fry DE, Berberich S, Polk HC. Enterococcal bacteremia: clinical implications and determinants of death. *Ann Surg* 1982;196:43-47.
140. Bryan CS, Reynolds KL, Brown JJ. Mortality associated with enterococcal bacteremia. *Surg Gynecol Obstet* 1983;160:557-561.
141. Barrall DT, Kenney PR, Slotman GJ, Burchard KW. Enterococcal bacteremia in surgical patients. *Arch Surg* 1985;120:57-59.
142. Maki DG, Agger WA. Enterococcal bacteremia: clinical features, the risk of endocarditis and management. *Medicine (Baltimore)* 1988;67:248-264.
143. Malone DA, Wagner RA, Myers JP, Watanakunakom C. Enterococcal bacteremia in two large community teaching hospitals. *Am J Med* 1981;81:601-606.
144. Rimailho A, Lampl E, Riou B, et al. Enterococcal bacteremia in a medical intensive care unit. *Crit Care Med* 1988;16:126-129.
145. Gullberg RM, Homann SR, Phair JP. Enterococcal bacteremia: analysis of 75 episodes. *Rev Infect Dis* 1989;2:80-85.
146. Huyke MM, Sahm DF, Gilmore MS. Multiple drug resistant enterococci: the nature of the problem and an agenda for the future. *Emerg Infect Dis* 1998;4(2):239-249.

CAPÍTULO 30

Pneumonia Adquirida na Comunidade por *Staphylococcus aureus* Resistente à Meticilina

Robert E. Siegel

O *Staphylococccus aureus* é um organismo altamente virulento e extremamente adaptável que causa uma variedade de doenças humanas como um resultado da invasão tecidual ou da transformação de toxinas. Ele produz uma coagulase que converte fibrinogênio em fibrina e age como uma barreira à fagocitose e uma leucocidina que aumenta a patogenicidade, e pode produzir inúmeras endotoxinas que podem causar gastroenterite ou esfoliação.[1] É um colonizador comum da pele e pode sobreviver durante longos períodos de tempo, mesmo quando dessecado. Ele coloniza a região nasal anterior em 15 a 50% da população em geral,[1] e a aderência a células da região nasal anterior é facilitada por uma quantidade não-estabelecida de ácido teicóico na parede celular da bactéria.[2] Se dissemina facilmente através do contato direto e pode ser transmitido através do ar, apesar de a disseminação humana não ocorrer claramente através deste mecanismo, exceto em pacientes que apresentem uma traqueostomia ou que estejam internados em unidades de queimados.[3]

O *S. aureus* foi capaz de se adaptar à penicilina, penicilinas semi-sintéticas resistentes à β-lactamase, cefalosporinas, macrolídeos, clindamicina, tetraciclina, quinolonas, aminoglicosídeos e mais recentemente à vancomicina. As cepas multi-droga resistentes de *S. aureus* resistentes à meticilina (MRSA-*methicillin-resistant S. aureus*) são patógenos nosocomiais freqüentemente isolados e ameaçam se tornar patógenos comuns adquiridos na comunidade. A resposta a esta ameaça pela comunidade médica irá determinar quando e possivelmente se cepas altamente resistentes tornar-se-ão comuns na comunidade. O controle do uso inapropriado da vancomicina pode determinar se a classe de glicopeptídeos irá permanecer útil até que novos agentes antimicrobianos sejam desenvolvidos em laboratório, clinicamente testados e aprovados pelo Food and Drug Administration dos EUA para o tratamento de cepas resistentes.

R. E. Siegel: Department of Clinical Care, Bronx Veterans Affairs Medical Center, Department of Medicine, Mount Sinai School of Medicine of the City University of New York, Bronx, New York 10468.

RESISTÊNCIA ANTIMICROBIANA E A EVOLUÇÃO DO *STAPHYLOCOCCUS AUREUS* RESISTENTE À METICILINA

O *S. aureus* é adepto do desenvolvimento de resistência a novas classes antibióticas conforme estes antibióticos são introduzidos no uso médico. Nem todas as bactérias em uma cultura de *S. aureus* expressam uma resistência homogênea a um antibiótico, tendência denominada *heterorresistência*. Devido a esta tendência, condições adversas de crescimento bacteriano são necessárias ao nível laboratorial para induzir a expressão da resistência. Altas concentrações de sais e baixas temperaturas freqüentemente são necessárias para induzir uma expressão de resistência. O "*National Committee for Clinical Laboratory Standards*" recomenda cloreto de sódio a 2% e incubação durante 24 horas a 35°C.[4]

O *S. aureus* é bastante adaptável a novos fatores ambientais e possui a capacidade de transferir e receber material genético rapidamente. Na década de 1940, o *S. aureus* era universalmente sensível à penicilina. Entretanto, no final da década de 1950 a produção da penicilinase logo tornou este organismo resistente à penicilina, e as penicilinas antiestafilocócicas resistentes à β-lactamase, como a meticilina, logo foram rotineiramente utilizadas para o tratamento das infecções por *S. aureus*.[3] Atualmente, não mais do que 20 a 30% de todos os *S. aureus* são suscetíveis à penicilina G.[5] Na década de 1960, as alterações nas proteínas que se ligavam a penicilinas (PLPs), enzimas de ligação a membranas na superfície da célula do *S. aureus*, causaram uma diminuição da afinidade dos PLPs para a classe de antibióticos β-lactâmicos, acontecendo o surgimento do MRSA. Os PLPs são enzimas necessárias para a síntese da parede celular, e os antibióticos β-lactâmicos se unem às PLPs, inibindo sua atividade. A afinidade para e a ligação às PLPs são necessárias para a efetividade dos β-lactâmicos, e a ausência de afinidade do PLP ao β-lactam leva à resistência à meticilina.

A *resistência à meticilina* é definida em um nível de concentração inibitória mínima (CIM) para a meticilina de ≥ 8 μg por mL ou CIM para oxacilina de ≥ 4 μg por mL.[2] Esta resistência é o resultado da aquisição do gene mec A, que codifica para uma variante da PLP, o PLP2a.[3] Algumas cepas de *S. aureus* se tornam resistentes à meticilina através de um mecanismo inteiramente diferente, um nível bastante alto de produção de β-lactamase. Estas cepas são denominadas *S. aureus com resistência limítrofe à oxacilina* (BORSA- *borderline oxacilin-resistant S. aureus*). [6] Apesar de cepas de MRSA poderem em testes *in vitro* ser sensíveis a antibióticos do tipo cefalosporina, estes testes não são confiáveis, e o uso das cefalosporinas para o tratamento das infecções por MRSA está associado a freqüentes insucessos clínicos.[7] A maioria das cepas MRSA, especialmente as cepas nosocomialmente adquiridas, são multidroga-resistentes, com resistência à eritromicina, tetraciclina, clindamicina e aminoglicosídeos comuns. Além disso, muitas cepas estão desenvolvendo resistência às quinolonas de segunda geração, ciprofloxacina e ofloxacina.[8,9] Estudos demonstraram que não existe diferença na virulência da MSSA (*S. aureus* sensível à meticilina- *methicillin-sensitive S. aureus*) e MRSA[10,11] ou nas conseqüências da infecção.[12]

DESENVOLVIMENTO DA RESISTÊNCIA DO *STAPHYLOCOCCUS AUREUS* À VANCOMICINA

A vancomicina se tornou o antibiótico de escolha para o tratamento da infecção com MRSA sendo o único antibiótico que demonstrou ter um sucesso mantido no tratamento das infecções MRSA.[7] A vancomicina é bactericida e exerce seus efeitos sobre a parede celular da bactéria e na inibição da síntese de RNA. Ela continua a ter um efeito bactericida depois que os níveis antibióticos caem abaixo da CIM (efeito pós-antibiótico) por aproximadamente 2 horas.[13] Falhas no tratamento têm sido registradas com o uso da vancomicina nas infecções MRSA, pois algumas cepas demonstraram uma tolerância à ação bactericida da vancomicina e uma disparidade entre a CIM e a atividade bacteriana mínima.[2,14-16]

O MRSA se mostrou universalmente sensível à vancomicina. Entretanto, em luz da história da evolução da resistência antibiótica do *S. aureus*, o aumento do uso hospitalar deste antibiótico, e a presença de uma heterorresistência, que deve se prever que a resistência a este antibiótico pode eventualmente evoluir. Um sinal de alerta já vem soando: quatro casos de MRSA com uma sensibilidade intermediária à vancomicina (VISA- *vancomicin-intermediate sensitive* MRSA) foram identificados. Notavelmente, em cada um destes casos, o desenvolvimento da cepa VISA resultou de um tratamento prolongado ou repetido da vancomincina e a presença de um cateter ou uma prótese.[17-19]

Os pontos de corte do National Committee for Clinical Laboratorial Standards para a suscetibilidade do *S. aureus* à vancomicina são os seguintes: suscetível, ≤ 4 μg por mL; intermediário, 8 a 16 μg por mL; e resistente, ≥ 32 μg por mL.[20] O mecanismo desta resistência é menos claro, mas não envolve a aquisição dos genes vanA ou vanB, mecanismo pelo qual os enterococos adquiriram a resistência à vancomicina. Este foi o mecanismo de resistência considerado como a via provável para a resistência para o *S. aureus*, pois a transferência destes genes do *Enterococcus* para o *S. aureus* foi demonstrada *in vitro*.[21] A resistência à vancomicina pelo *S.aureus* vem sendo associada a alterações morfológicas na aparência do organismo, que inclui a formação de grandes quantidades materiais surgindo na superfície da parede celular. A resistência pode ser o resultado de um seqüestro local da vancomicina pelas cepas de MRSA para fora do local de ação, possivelmente através de um aumento da quantidade dos componentes da parede celular.[22] Em um paciente, a cepa VISA isolada foi uma cepa MRSA que inicialmente era sensível à vancomicina; mas após a exposição à vancomicina em tratamentos repetidos, a cepa de MRSA desenvolveu um nível intermediário de resistência à vancomicina. Além disso, quando a cepa de sensibilidade intermediária (CIM de vancomicina, 8 μg por mL) cresceu *in vitro* na presença de vancomicina, uma resistência total à vancomicina se desenvolveu em uma subpopulação, com o CIM de vancomicina aumentando para 16 μg por mL.[22]

Um fato interessante é que as duas cepas VISA estudadas demonstraram uma proporção inversa entre a CIM para a vancomicina e a meticilina. Além disso, os estudos das populações bacterianas *in vitro* demonstraram que quando as cepas VISA foram tratadas com baixos níveis de antibióticos β-lactâmicos (50% CIM) em associação à vancomicina, houve uma acentuada diminuição da CIM para a vancomicina.[19,22] Se o VISA se tornar um patógeno comum, o MRSA pode ter que ser tratado com combinações de antibióticos que incluam a vancomicina, ou drogas que sejam menos eficazes, ou mais tóxicas: glicopeptídeos (teicoplanin), oxazolidinonas (linezolid), estreptogramianas (quinupristin-dalfopristin) ou quinolonas de terceira geração.

STAPHYLOCOCCUS AUREUS RESISTENTES À METICILINA NA COMUNIDADE

A resistência a penicilinas nos *S. aureus* sensíveis à meticilinas (MSSA – *methicillin-sensitive S. aureus*) inicialmente se desenvolveu no ambiente hospitalar e posteriormente se disseminou na comunidade. O MRSA era uma infecção predominantemente nosocomial quando foi identificado pela primeira vez nos anos 1960, um resultado da pressão seletiva da exposição a múltiplos antibióticos em pacientes hospitalizados. Este fato foi acompanhado por surtos no ambiente hospitalar, e esforços para conter a infecção ao nível hospitalar eram o alvo dos profissionais do controle de infecções. O MRSA inicialmente foi encontrado em grandes hospitais de nível terciário e depois em pequenas unidades hospitalares e casas de saúde de apoio.

A porcentagem de MRSA isolado continua a aumentar em hospitais de todos os tamanhos, mas os índices são menores nos menores hospitais, com menos de 200 leitos e são maiores nos grandes hospitais, com 500 leitos ou mais.[23] Os registros iniciais descreveram altos níveis de colonização ou infecção com as espécies resistentes nas casas de saúde, com 53% dos *S. aureus* isolados em 1986 se tornando resistentes à meticilina.[24] Outro estudo demonstrou um índice de colonização em pacientes de uma casa de saúde que cuidava de veteranos de 30%, *versus* 9,9% nas casas de saúde da comunidade.[25] Os relatos iniciais sobre a infecção por MRSA na comunidade foram em pacientes usuários de drogas intravenosas.[26,27] O MRSA foi registrado em surtos comunitários isolados, além da disseminação nosocomial. A literatura recente registra surtos de MRSA que se iniciam na comunidade e causam surtos hospitalares.[26-28]

Em nosso ambiente médico baseado no tratamento ambulatorial crescente, pacientes comumente experimentam múltiplas e breves estadias hospitalares, tornam-se colonizados com organismos nosocomiais e completam seus tratamentos iniciados no hospital em suas casas. Cirurgias realizadas ao nível ambulatorial, pacientes submetidos a diálises, os serviços de diagnóstico e terapia expõem os pacientes aos organismos hospitalares. Geralmente, a terapia intravenosa realizada na residência com antibióticos é completada fora do ambiente hospitalar, e as mesmas pressões de seleção que levaram ao desenvolvimento do MRSA no hospital trabalham em casa. Além disso, os profissionais que trabalham em unidades hospitalares podem ir de paciente em paciente carregando a contaminação pelo MRSA de um local para outro em instrumentos médicos colonizados, mãos ou na região nasal anterior. O transporte do *S. aureus* na região nasal anterior pode durar meses ou anos, e já foi demonstrado que aqueles indivíduos que estão colonizados com o MRSA apresentam uma maior probabilidade de se infectar com este organismo.[29] Pacientes de alto risco para a colonização e infecção pelo MRSA incluem aqueles que são submetidos a diálises, pacientes diabéticos dependentes de insulina, viciados em drogas intravenosas, pacientes infectados pelo vírus da imunodeficiência humana, pacientes com fibrose cística ou queimaduras e aqueles recentemente tratados para infecções ou recentemente hospitalizados.[30,31] Além disso, pacientes com infecções nosocomiais pelo MRSA apresentam um nível mais baixo de albumina sérica e uma porcentagem mais baixa de linfócitos nas contagens diferenciais.[32]

Na Austrália, foram descritas as duas principais cepas de MRSA. Isolados na Austrália Ocidental são similares a outras drogas nosocomiais, são multidroga-resistentes e não parecem sobreviver durante muito tempo fora dos hospitais. Uma segunda cepa, isolada na Austrália Oriental (MRSA AO) se tornou uma crescente causa de infecções adquiridas na comunidade – 50% das infecções por esta cepa atualmente são adquiridas na comunidade. Esta cepa é menos multidroga-resistente, com todos os isolados sendo suscetíveis à tetraciclina e eritromicina em um estudo. As populações aborígenes na área rural da Austrália Oriental apresentam uma probabilidade de 9 a 13 vezes maior de adquirir infecções pelo MRSA AO, e acredita-se que a ausência de uma multiresistência às drogas desta cepa é causada pela evolução dentro da comunidade, em que a pressão antibiótica não era ampla como a que ocorre nas cepas nosocomiais.[33] Em um estudo epidemiológico em um grande hospital escola localizado no Texas no ano de 1995, 58% das infecções por MRSA foram adquiridas na comunidade, e não foram encontrados fatores de risco entre os pacientes que pudessem distinguir os que adquiriram infecções na comunidade com MSSA dos que foram infectados pelo MRSA.[34]

Vários outros estudos demonstraram que o MRSA está se tornando um organismo mais comumente adquirido na comunidade, incluindo um estudo realizado em cinco hospitais canadenses que demonstraram que 63% dos MRSA isolados de pacientes foram identificados após 72 horas após a internação hospitalar sendo presumivelmente adquiridos na comunidade.[28,34,35] Esses estudos sugerem que o MRSA está se tornando mais comum fora do ambiente hospitalar.

INFECÇÕES PULMONARES POR *STAPHYLOCOCCUS AUREUS* RESISTENTES À METICILINA ADQUIRIDOS NA COMUNIDADE

A despeito da incidência crescente do MRSA como um patógeno hospitalar, ele permanece como um incomum patógeno pulmonar adquirido na comunidade. Uma revisão da literatura sugere que o MRSA é uma causa incomum mais reconhecida de infecções pulmonares que ocorrem na comunidade. O Guidelines American Thoracic Society para o tratamento da pneumonia adquirida na comunidade (PAC) destacou que a avaliação de pacientes com PAC deve ser breve devido ao alto número de resultados falsos-positivos e falsos-negativos nos estudos do escarro, incluindo a coloração de Gram e a cultura do escarro. Além disso, os resultados dos estudos de pacientes com pneumonia demonstraram que mesmo se fossem feitas todas as tentativas para o diagnóstico da etiologia da infecção, uma etiologia causal pode ser encontrada em menos de 50% dos casos.[36] Esta abordagem ao tratamento para a PAC foi bem-sucedida, em parte devido ao conceito de que os organismos mais prováveis em cada categoria de pacientes podem ser tratadas com antibióticos apropriados, e as falhas de tratamento podem ser corrigidas com alterações no regime de antibióticos para tratar outras causas, menos comuns de PAC.

Neste momento, não existe um grupo de pacientes com PAC em que o MRSA seja considerado o agente etiológico mais provável. Portanto, uma abordagem razoável às preocupações sobre uma PAC por MRSA em pacientes de alto risco é através da obtenção de culturas de escarro para afastar, em vez de diagnosticar o MRSA como patógeno provável. O *S. aureus* cresce facilmente e se existir uma infecção por MRSA, ele deve crescer nas culturas de escarro pré-tratamento. Entretanto, o médico deve manter sempre em mente que uma cultura positiva pode indicar colonização, não infecção. Em um registro, crianças hospitalizadas no "University of Chicago Childrens Hospital" com PAC por *S. aureus* entre 1988 e 1990, 1993 e 1995 foram examinadas. O número de crianças examinadas com MRSA aumentou de 8 para 35, e a prevalência de MRSA adquirido na comunidade sem um risco identificado aumentou de 10 para 259 por 100.000 internações. Somente 3 entre 35 casos (8,6%) das infecções por MRSA foram de origem pulmonar e 22 das 35 infecções por MRSA ocorreram em pacientes que não apresentavam riscos conhecidos para adquirir MRSA.[35]

O padrão clínico da PAC por MRSA parece ser similar à infecção com MSSA. Não existe registro ou evidência de que o padrão da pneumonia por MRSA seja de alguma forma diferente da pneumonia por MSSA em sua apresentação ou complicações.[7] A PAC por *S. aureus* é uma causa entre 1 e 7% das PAC.[37-41] Quando a MRSA for registrada como uma causa de PAC em estudos, esta comumente faz parte de um surto hospitalar ou comunitário.[7] A PAC por *S. aureus* é comumente considerada como uma complicação de uma infecção por influenza; com uma evidência de infecção por influenza sendo vista em 54% dos pacientes.[42] A infecção é multilobar em 60 a 66%, bilateral em 48 a 57%, cavitária em 16 a 20% e acompanhada de derrames pleurais em 31 a 48%, com 5 a 26% dos pacientes apresentando empiema, 20 a 34% demonstrando hemoculturas positivas e um índice de mortalidade de 30 a 32%.[42-45]

LINHAS DE BASE PARA O CONTROLE DO USO DA VANCOMICINA

Além da estratégia do isolamento de pacientes infectados com infecções por MRSA para evitar a disseminação da infecção, a prevenção contra o desenvolvimento é um assunto importante, devido aos recentes casos de VISA. Os "Centers for Disease Control and Prevention" sentiram a ameaça a pacientes vinda do *S. aureus* resistentes à vancomicina e instituíram as linhas de base para evitar um uso exagerado da vancomicina.[46] Juntamente vem uma advertência de que a vancomicina *não* deve ser utilizada como uma terapia empírica. As recomendações para o uso incluem:

1. Tratamento de infecções sérias causados por bactérias gram-positivas resistentes a β-lactâmicos.
2. Tratamento de infecções causadas por bactérias gram-positivas com sérias alergias a antibióticos β-lactâmicos.
3. Tratamento de colites associadas a antibióticos que não respondem ao metronidazol ou que são graves.
4. Profilaxia contra a endocardite em certos procedimentos como recomendado pelo "American Heart Association".
5. Profilaxia para grandes procedimentos cirúrgicos envolvendo o implante de material protético ou equipamentos em instituições que apresentam um alto índice de infecções causado por MRSA ou *Staphylococcus epidermidis*.

TRATAMENTO DA PNEUMONIA ADQUIRIDA NA COMUNIDADE CONSIDERANDO UMA POSSÍVEL INFECÇÃO RESISTENTE À METICILINA

Dada à baixa probabilidade de infecção pelo MRSA, parece razoável que pacientes sejam tratados com a terapia de rotina para a PAC, de acordo com as linhas de base da American Thoracic Society ou da Infectious Disease Society.[36,47] A maioria dos pacientes com PAC demonstra uma boa resposta clínica à terapia em 2 a 3 dias.[48,49] Se o paciente não responder ao tratamento e existir um crescimento do MRSA em culturas do sangue, escarro ou líquido pleural, que tipicamente levam de 2 a 3 dias para serem identificados, a terapia com vancomicina deve ser iniciada. O médico precisa lembrar de que apesar de um organismo poder parecer "resistente" a um antibiótico em particular durante os testes *in vitro*, concentrações mais altas daquele antibiótico disponíveis no sangue e no pulmão altamente vascular, no local da infecção, devem levar ao controle da infecção e pode mesmo resultar em uma cura clínica.[50] A resposta de um tratamento para a infecção depende das defesas do hospedeiro, vascularidade e disponibilidade de níveis antibióticos no sítio da infecção, suscetibilidade bacteriana e carga bacteriana, além das características do antibiótico e da dose utilizada. Em geral não se espera que os pacientes desenvolvam uma incontrolável infecção por MRSA com cobertura antibiótica, mesmo que um agente, como a vancomicina, para tratar especificamente o MRSA possa não estar incluído no regime inicial. Este fato foi demonstrado, por exemplo, em pacientes tratados para pneumococos resistentes à penicilina, nos quais a terapia de rotina que não é direcionada para o organismo resistente não levou a um resultado adverso ou a uma diferença nos índices de cura.[50]

Em pacientes que apresentem alto risco de infecção por MRSA que se apresentem com uma PAC grave ou sepse associada, pode ser razoável que se incluam combinações de antibióticos, como imipenem-cilastatina e um aminoglicosídeo, que apresentam alguma atividade contra o MRSA no regime inicial.[51] Alterações no regime inicial podem ser feitas depois que os resultados das culturas estejam disponíveis. A terapia do paciente deve ser alterada para a inclusão da vancomicina em resposta a uma falha no tratamento quando:

1. A cultura do escarro seja positiva para o MRSA.
2. A infecção pelo MRSA seja considerada provável em pacientes com abscessos pulmonares ou pneumonia necrosante.
3. Outros patógenos prováveis já tenham sido tratados.

Deve ser mantido em mente que uma cultura de escarro em que ocorre o crescimento de MRSA pode refletir uma colonização do organismo e não um patógeno da pneumonia.

Outro fato interessante é que quando o MRSA se desenvolve na comunidade, ele nem sempre é resistente a outros antibióticos como o que se encontra nas cepas nosocomiais. As cepas de MRSA baseadas na comunidade vistas na Austrália, MRSA AO, geralmente é sensível à gentamicina, tetraciclina ou eritromicina.[33] Existe a possibilidade de que as cepas baseadas na comunidade que se desenvolvam nos Estados Unidos possam mostrar padrões de resistência semelhantes. No estudo entre crianças com infecções adquiridas na comunidade por MRSA descrito na seção Infecções Pulmonares pelo *Staphylococcus aureus* resistente à meticilina adquirido na comunidade, foi encontrado que isolados de pacientes sem fatores de risco associado apresentavam uma maior probabilidade de serem suscetíveis a muitos outros antibióticos do que eram as cepas que infectaram crianças com fatores de risco conhecidos ou com doenças adquiridas na comunidade. Somente 24% dos isolados adquiridos na comunidade em pacientes sem fatores de risco foram resistentes a dois ou mais antibióticos diferentes da meticilina, em comparação com 70% daqueles com fatores de risco e 76% dos isolados nosocomiais.[28] Cepas com este padrão de sensibilidade apresentam uma probabilidade de responder a terapia de rotina para PAC com antibióticos não β-lactâmicos.

Além disso, o uso de vancomicina nestes pacientes deve aumentar as pressões de seleção, como foi visto nas cepas hospitalares, para aumentar as tendências de resistência. Um problema em potencial é que em mais de 50% dos casos, o organismo etiológico da pneumonia não é identificado. A infecção pelo MRSA pode não ser aparente inicialmente, e se as culturas não são positivas, este patógeno pode somente ser suspeitado quando o curso clínico do paciente refletir uma ausência de resposta ao tratamento empírico com antibióticos. Portanto, quando tratamos pacientes de alto risco para pneumonia por MRSA, as culturas de escarro para pacientes ambulatoriais devem ser obtidas, de acordo com as linhas de base do "Infectious Diseases Society of America", de modo que informações a respeito da possibilidade da infecção por MRSA possam ser obtidas.[47]

A abordagem de ataque ao MRSA neste momento deve permanecer de acordo com as linhas de base do "Centers for Disease Control and Prevention". Ela deve consistir de práticas de controle estrito e o uso de tratamento com vancomicina em infecções documentadas, não de maneira empírica em pacientes de alto risco. De outra maneira, um aumento da pressão de seleção da vancomicina pode causar mais casos de MRSA resistentes à meticilina. Esta abordagem ao MRSA é razoável em bases clínicas e epidemiológicas e não deve aumentar a mortalidade nos poucos indivíduos infectados com MRSA que não recebam inicialmente a vancomicina. Além disso, ela preserva a vancomicina para uso futuro e permite que novos agentes sejam desenvolvidos, testados e que recebam a aprovação do "Food and Drug Administration" dos EUA para que venham a ser utilizados em novas batalhas no tratamento do *S. aureus*.

Duas abordagens para o tratamento das infecções por MRSA estão disponíveis: o uso de uma única droga na qual o desenvolvimento de resistência é incomum e o uso de combinações que diminuam a probabilidade do desenvolvimento de uma resistência. A vancomicina é a droga única mais comumente utilizada quando a infecção por MRSA é claramente identificada. É um antibiótico glicopeptídeo, que inibe a síntese e a formação da parede celular da bactéria. A vancomicina é bactericida para organismos em multiplicação e apresenta um efeito pós-antibiótico de aproximadamente 2 horas. Ela é administrada via intravenosa durante o curso de pelo menos 1 hora para evitar o aparecimento de eritemas, e apresenta uma meia-vida de 6 a 8 horas. Ela é primariamente eliminada pela filtração glomerular, e uma pequena quantidade aparece na bile. Em pacientes sem função renal, uma dose dura aproximadamente 9 dias. Os níveis de picos de 30 a 40 mg por mL e através de 5 a 12 mg por L são considerados desejáveis.[52,53] Ela geralmente é administrada em uma dosagem de 1 g a cada 12 horas ou 500 mg a cada 6 horas e é ajustada para insuficiência renal. Uma segunda droga, seja rifampicina ou aminoglicosídeo, algumas vezes é acrescentada à vancomicina nas infecções difíceis de tratar, mas evidências de que uma segunda droga melhora a morbidade são bastante limitadas. Estudos *in vitro* revelam que pode ocorrer tanto um sinergismo como um antagonismo.[54] Portanto, a adição de uma segunda droga à vancomicina deve ficar reservada às falhas de tratamento.

O teicoplanina é outro glicopeptídeo freqüentemente utilizado na Europa e está sendo investigado para o uso nos Estados Unidos. Ele possui um mecanismo similar ao da vancomicina e tem uma meia-vida de 40 a 70 horas, podendo ser administrado uma vez ao dia. Ele pode ser administrado tanto pela via intramuscular como intravenosa, e a dosagem intravenosa diária pode ser útil para a utilização em casas de saúde especializadas ou para a administração em casa. Outras drogas em investigação que são promissoras no tratamento das infecções por MRSA incluem a combinação da estreptogramina quinupristin-dalfopristin,[55,56] oxalolidinone linezolida[57] e algumas das novas fluoroquinolonas, incluindo o clinafloxacina.[58,59]

O QUE O FUTURO RESERVA PARA OS *STAPHYLOCOCCUS AUREUS* RESISTENTES À METICILINA

É previsível que a MRSA provavelmente será uma cepa mais comumente isolada de *S. aureus* adquirido na comunidade, dada a distinção ainda imprecisa entre os pacientes internados e os pacientes ambulatoriais. Ele é um patógeno mais comumente isolado em hospitais, casas de saúde especializadas e no ambiente ambulatorial. Não existem motivos para se acreditar que incidência geral da infecção por *S. aureus* deve aumentar além das estimativas atuais de 1 a 7% das PAC que no momento são causadas por este organismo.

Atualmente, as evidências demonstram que as conseqüências da infecção por MRSA são as mesmas das infecções com MSSA, desde que a infecção por MRSA seja tratada apropriadamente, apesar de não haver estudos a este respeito. As infecções ameaçadoras por MRSA necessitam de terapia intravenosa, e portanto o custo do tratamento com vancomicina é bastante alto. Quando novas alternativas terapêuticas incluindo agentes orais forem disponíveis para as infecções por MRSA, a decisão para o tratamento de pacientes ambulatoriais de alto risco com suspeitas de infecção por MRSA ficará mais fácil. Além disso, o potencial do desenvolvimento de resistência para vancomicina pelo MRSA tornar-se-á menos ameaçador quando existirem alternativas eficientes.

Finalmente, estudos devem continuar a acompanhar a incidência de infecções pelo MRSA que surgem no ambiente comunitário, de modo que a abordagem ao tratamento pode ser guiada por dados epidemiológicos atualizados. Armada com os dados locais, a terapia pode ser combinada com as informações dos pacientes, e bolsões de MRSA podem ser direcionados assim que se tornarem aparentes. Este fato é verdadeiro tanto para isolados de MRSA e VISA.

REFERÊNCIAS BIBLIOGRÁFICAS

1. Eadon HJ, Pinney RJ. Methicillin-resistant *Staphylococcus aureus*–an overview. *J Clin Pharmacol* 1991;16:453-462.
2. Waldvogel FA. *Staphylococcus aureus* (including toxic shock syndrome). In: Mandell GL, Bennett JE, Dolin R, eds. *Principals and practice of infectious diseases,* 4th ed. New York: Churchill Livingstone, 1995.
3. Mulligan ME, Murray-Leisure KA, Ribner BS, et al. Methicillin-resistant *Staphylococcus aureus:* a consensus review of the microbiology, pathogenesis, and epidemiology with implications for prevention and management. *Am J Med* 1993;94:313-328.
4. National Committee for Clinical Laboratory Standards: Standard M2-A4. Methods for dilution antimicrobial susceptibility tests for bacteria that grow aerobically. Villanova, Pa.: National Committee for Clinical Laboratory Standards, 1990.
5. Atkinson BA, Lorian V. Antimicrobial agent susceptibility patterns of bacteria in hospitais from 1971 to 1982. *J Clin Microbiol* 1984;20:791-796.
6. McDougal LK, Thornsberry C. The role of beta-lactamase in staphylococcal resistance to penicillinase-resistance to penicillinase-resistant penicillins and ceplialosporins. *J Clin Microbiol* 1986;23:829-832.
7. Johnson BL. Methicillin-resistant *Staphylococcus aureus* as a cause of community-acquired pneumonia–a critical review. *Semin Respir Infect* 1994;9(3):199-206.
8. Wadsworth SJ, Kim KH, Satishchandran V, et al. Development of new antibiotic resistance in methicillin-resistant but not methicillin-susceptible *Staphylococcus aureus. J Antimicrob Chem* 1992;30:821-826.
9. Smith SM, Eng RH, Bais P, et al. Epidemiology of ciprofloxacin resistance among patients with methicillin-resistant *Staphylococcus aureus. J Antimicrob Chem* 1990;26:567-572.
10. Peacock JE, Moorman DR, Wenzel RP, et al. Methicillin-resistant *Staphylococcus aureus:* microbiologic characteristics, antimicrobial susceptibilities, and assessment of virulence of an epidemic strain. *J Infect Dis* 1981;144:575-582.
11. French GL, Cheng AF, Ling JM, et al. Hong Kong strains of methicillin-resistant and methicillin-sensitive *Staphylococcus aureus* have similar virulence. *J Infect Dis* 1990;15:117-125.
12. McManus AT, Mason AD, McManus WF, Pruitt BA Jr. What's in a name? Is methcillin-resistant *Staphylococcus aureus* just another S.

aureus when treated with vancomycin? *Arch Surg* 1989;124:1456-1459.
13. Craig WA, Vogerman B. The post-antibiotic effect. *Ann Intern Med* 1987;106:900-902.
14. Gopal V, Bisno AL, Silverblatt FJ. Failure of vancomycin treatment in *Staphylococcus aureus* endocarditis. In vivo and in vitro observations. *JAMA* 1976;236:1604.
15. Sabath L, Wheeler N, Laverdiere M, et al. A new type of penicillin resistance in *Staphylococcus aureus. Lancet* 1977;1:443.
16. Small PM, Chambers HF. Vancomycin for *Staphylococcus aureus* endocarditis in intravenous drug users. *Antimicrob Agents Chemother* 1990;34(6):1227-1231.
17. Smith TL, Pearson ML, Wilcox KR, et al. Emergence of vancomycin resistance in *Staphylococcus aureus.* The Glycopeptide-Intermediate *Staphylococcus aureus* Working Group. *N Engl J Med* 1999;340:493-501.
18. Shieradzki K, Roberts RB, Haber SW, Tomasz A. The development of vancomycin resistance, in a patient with methicillin-resistant *Staphylococcus aureus* infection. *N Engl J Med* 1999;340:517-523.
19. Waldvogel FA. New resistance in *Staphylococcus aureus. N Engl J Med* 1999;340:556-557.
20. United States Department of Health and Human Resources. *Staphylococcus aureus* with reduced susceptibility to vancomycin-United States, 1997. *MMWR Morb Mortal Wkly Rep* 1997;46:765-766.
21. Noble WC, Virani Z, Cree RGA. Co-transfer of vancomycin and other resistance genes from *Enterococcus faecalis* NCTC to *Staphylococcus aureus. FEMS Microbiol Lett* 1992;72:195-198.
22. Sieradzki K, Tomasz A. Inhibition of cell wall turnover and autolysis by vancomycin in a highly vancomycin-resistant mutant of *Staphylococcus aureus. J Bacteriol* 1997;179:2557-2566.
23. Panlilio AL, Culver DH, Gaynes RP, et al. Methicillin-resistant *Staphylococcus aureus* in U.S. hospitals, 1975-1991. *Infect Control Hosp Epidemiol* 1992;13:582-586.
24. Hsu CCS, Macaluso CP, Special L, Hubble RH. High rate of methicillin resistance of *Staphylococcus aureus* isolated from hospitalized nursing home patients. *Arch Intern Med* 1988;148:569-570.
25. Mulhausen PL, Harrell LJ, Weinberger M, et al. Contrasting methicillin-resistant *Staphylococcus aureus* colonization in Veterans Affairs and community nursing homes. *Am J Med* 1996;100:24-31.
26. Saravolatz LD, Markowitz N, Arking L, et al. Methicillin-resistant *Staphylococcus aureus.* Epidemiologic observations during a community-acquired outbreak. *Ann Intern Med* 1982;96:11-16.
27. Craven DE, Rixinger AI, Goularte TA, McCabe WR. Methicillin-resistant *Staphylococcus aureus* bacteremia likened to intravenous drug abusers; using a "shooting gallery." *Am J Med* 1986;80:770-776.
28. Herold BC, Immergluck LC, Maranan MC, et al. Community-acquired methicillin-resistant *Staphylococcus aureus* in children with no identified predisposing risk. JAMA 1998;279:593-598.
29. Murder RR, Brennen RN, Wagener MPH, et al. Methicillin-resistant staphylococcal colonization: an infection in a long-term care facilite. *Ann Intern Med* 1991;114:107.
30. Rello J, Torres A, Ricart M, et al. Ventilator-associated pneumonia by *Staphylococcus aureus.* Coniparison of methicillin-resistant and methicillinsensitive episodes. *Am J Respir Crit Care Med* 1994;150:1545-1549.
31. Rao G, Gaya H, Cookson B, et al. MRSA in cystic fibrosis. *J Hosp Infect* 1998;40:179-191.
32. Jayne MB, Bellknap RN, Flourneoy DJ. The relationship of immunity and nutrition to the acquisition of methicillin-resistant *Staphylococcus aureus. J Nat Med Assoc* 1991;83:593-599.
33. Maguire GP, Arthur AD, Boustead PJ, et al. Clinical experience and outcomes of community-acquired and nosocomial methicillin-resistant *Staphylococcus aureus* in a northern Australian hospital. *J Hosp Infect* 1998;38:273-281.
34. Moreno F, Crisp C, Jorgensen JH, Patterson JE. Methicillin-resistant *Staphylococcus aureus* as a community organism. *Clin Infect Dis* 1995;21:1308-1312.
35. Faber M, Rosdahl VT. Changing pattern of phage group II *Staphylococcus aureus* infections: from community to hospital. *Scand J Infect Dis* 1993;25:647-653.
36. American Thoracic Society. Guidelines for the initial management of adults; with community-acquired pneumonia: diagnosis, assessment of severity and initial antimicrobial therapy. *Am Rev Respir Dis* 1993;148:1418-1426.
37. Marrie TJ, Durant H, Yates L. Community-acquired pneumonia requiring hospitalization: 5-year prospective study. *Rev Infect Dis* 1989;11:586-599.
38. British Thoracic Society. Community-acquired pneumonia in adults in British hospitals in 1982-1983: a survey of aetiology, mortality, prognostic factors; and outcome. *QJM* 1987;62:195-220.
39. Dorff GJ, Rytel MW, Farmer SG, Scanlon G. Etiologies and characteristic features of pneumonias in a municipal hospital. *Am J Med Sci* 1973;266:349-357.
40. Schwarzmann SW, Adler JL, Sullivan RJ, Marine WM. Bacterial pneumonia during the Hong Kong influenza epidemic of 1968-1969. *Arch Intern Med* 1971;127:1037-1041.
41. Fang G-D, Fine M, Orloff J, et al. New and emerging etiologies for community-acquired pneumonia with implications; for therapy. *Medicine* 1990;69:307-316.
42. Woodhead MA, Radvan J, Madarlane JT. Adult community-acquired staphylococcal pneumonia in the antibiotic era: a review of 61 cases. *QJM* 1987;64:783-790.
43. Kaye MG, Fox MJ, Bartlett JG, et al. The clinical spectrum of *Staphylococcus aureus* pulmonary infection. *Chest* 1990;97:788-792.
44. Hausmann W, Karlish AL Staphylococcal pneumonia in adults. *BMJ* 1956;64:845-847.
45. Fisher AM, Trever RW, Curtin JA, et al. Staphylococcal pneumonia. *N Engl J Med* 1958;258:919-928.
46. United States Department of Health and Human Resources. Recommendations for preventing the spread of vancomycin resistance. *MMWR Morb Mortal Wkly Rep* 1995;44(RR-12):1-13.
47. Bartlett JG, Breiman RF, Mandell LA, File TM Jr. Guidelines from the Infectious Diseases Society of America. Community-acquired pneumonia in adults: guidelines for management. *Clin Infect Dis* 1998;28:811-838.
48. Halm EA, Fine MJ, Marrie TJ, et al. Time to clinical stability in patients hospitalized with community-acquired pneumonia. *JAMA* 1998;279:1452-1457.
49. Siegel RE, Halpem NA, Almenoff PL, et al. A prospective randomized study of inpatient intravenous antibiotics; for community-acquired pneumonia: the optimal duration of therapy. *Chest* 1996;105:1109-1115.
50. Siegel RE. The significance of serum versus tissue levels of antibiotics in the treatment of penicillin-resistant *Streptococcus pneumoniae* and community-acquired pneumonia. Are we looking in the, wrong place? *Chest (in press).*
51. Fan W, del Busto R, Love M, et al. Imipenem-cilastatin in the treatment of methicillin-sensitive and methicillin-resistant *Staphylococcus aureus* infections. *Antimicrob Agents Chemother* 1986;29(1):26-29.
52. Cantu TG, Yamanaka-Yuen NA, Lietman PS. Serum vancomycin concentrations: reappraisal of their clinical value. *Clin Infect Dis* 1994;18:533-543.
53. Moellering RC Monitoring serum, vancomycin levels: climbing the mountain because it is there [Editorial]. *Clin Infect Dis* 1994;78:544-546.
54. Watanakunakorn C, Guerrioro JC. Interactions between vancomycin and rifampin against *S. aureus. Antimicrob Agents Chemother* 1981;19:1089-1091.
55. Dowzicky M, Nadler HL, Feger C, et al. Evaluation of in vitro activity of quinupristin/dalfopristin and comparator antimicrobial agents against worldwide clinical trial and other laboratory isolates. *Am J Med* 1998;104(5A):34S-42S.
56. Low DE. Quinupristin/dalfopristin: spectrum of activity, pharmacokinetics and initial clinical experience. *Microb Drug Resist* 1995;1(3)223-234.
57. Moellering RC Jr. A novel antimicrobial agent joins the battle against resistant bacteria. *Ann Intern Med* 1999;130:155-157.
58. Cohen MA, Huband MD. Activity of clinafloxacin, trovafloxacin, quinupristin/dalfopristin, and other antimicrobial agents versus *Staphylococcus aureus* isolates with reduced susceptibility to vancomycim. *Diagn Microbiol Infect Dis* 1999;33(1):43-46.
59. Alcala L, Cercenado E, Garcia-Garrote E Bouza E. In vitro activity of the new quinolone moxifloxacin (Bay 12-8039) against resistant gram positive clinical. isolates. *Diagn Microbiol Infect Dis* 1999;33(1):27-31.

CAPÍTULO 31

Legionella

Robert R. Muder e Victor L. Yu

A doença dos legionários ocorreu pela primeira vez no "American Legion Convention" de 1976 na Filadélfia, na qual 182 legionários americanos contraíram pneumonia, e 34 indivíduos morreram.[1] Investigadores do "Centers for Disease Control and Prevention" (CDC) subseqüentemente identificaram o agente causador como uma bactéria aeróbica gram-negativa que recebeu o nome de *Legionella pneumophila*.

MICROBIOLOGIA

A *Legionella* é um bacilo gram-negativo que está amplamente distribuído em ambientes aquáticos. Elas podem ser prontamente isoladas em ambientes aquáticos feitos pelo homem, incluindo sistemas de distribuição de água e equipamentos de rejeição de calor como torres de resfriamento e condensadores evaporativos.[2] Muitas cepas de *Legionella* podem se multiplicar em temperaturas de 40 a 60°C e geralmente são encontradas em altas concentrações em águas naturalmente e artificialmente aquecidas. A *Legionella* coexiste simbioticamente com outros microrganismos no meio ambiente[3,4] e é um parasita intracelular das amebas e de outros protozoários aquáticos.[5]

As *Legionellas* são perspicazes e não crescem na maioria dos meios microbiológicos. Elas possuem uma necessidade absoluta por L-cisteína; o crescimento é otimizado pela disponibilidade de íons de ferro. Apesar de inúmeros meios suplementares permitirem o crescimento, o extrato de Ágar com levedura amortecida por carvão[6,7] é o mais comumente utilizado para o isolamento clínico e ambiental.

FISIOPATOLOGIA

A pneumonia é a síndrome clínica que se apresenta em mais de 95% dos casos de doença dos legionários. Em geral, os microrganismos patogênicos podem penetrar o pulmão via aspiração precedida por uma colonização do organismo na orofaringe, inalação direta ou disseminação hematogênica de outro foco de infecção. A colonização da orofaringe não foi consistentemente demonstrada para a *Legionella*,[8,9] sugerindo que uma aspiração subclínica de água contaminada ou inalação direta são modos mais prováveis de entrada para este organismo.

As *Legionellas* são eliminadas através do processo mucociliar no trato respiratório superior. Isto explica a consistente associação epidemiológica da doença dos legionários com fumantes, pacientes com doenças pulmonares crônicas e alcoólatras – doenças nas quais o sistema de depuração mucociliar está danificado.

A imunidade mediada pelas células é a defesa primária do hospedeiro contra a *Legionella*, assim como é verdadeiro para outros patógenos intracelulares. A doença dos legionários é mais comum e mais grave em pacientes com uma depressão da imunidade mediada por células, incluindo receptores de transplantes, pacientes que estão recebendo corticosteróides e pacientes com AIDS. A pneumonia por *Legionella* é encontrada com freqüência em pacientes com leucemia de células pilosas,[10-12] uma doença maligna associada a uma deficiência e disfunção dos monócitos.

Inicialmente, ocorre um influxo de neutrófilos, seguido pela transformação dos monócitos do sangue em macrófagos. Fatores de aderência, incluindo os pêlos facilitam o contato entre os macrófagos do hospedeiro e a *Legionella*.[13] A fagocitose da *Legionella* é mediada por receptores de complementos dos monócitos. A *Legionella* fixa o complemento C3b à sua superfície através de uma via alternativa.[14] Os macrófagos alveolares fagocitam a *Legionella*; estes organismos se tornam encapsulados dentro de um fagossoma revestido por ribossomas. Genes defeituosos de organelas traficantes afetam o tráfico do fagossoma, o que impede a fusão dos lisossomas, evitando assim que as enzimas hidrolíticas que geralmente degradam microrganismos invasores atuem.[15] Os genes de multiplicação intracelular (icm) facilitam a replicação de modo que os organismos se multiplicam até que a célula se rompa.[16-18] As bactérias liberadas são fagocitadas por células recém-recrutadas, e o ciclo de ingestão, multiplicação e liberação com lise da célula começa novamente.

Mutações da *L. pneumophila* que falham em crescer intracelularmente são menos virulentas em modelos animais.[19,20] As citocinas, incluindo o interferon-gama e o fator de necrose tumoral, ativam os macrófagos alveolares, levando à inibição ou à morte da *Legionella*.[21-24]

Pacientes neutropênicos não apresentam uma predileção para a doença dos legionários. A *L. pneumophila* é ingerida pelos neutrófilos *in vitro* somente na presença de anticorpos e

R. R. Muder: Infectious Diseases Section, University of Pittsburgh School of Medicine and Veterans Affairs Pittsburgh Health Care System, Pittsburgh, Pennsylvania 15240.

V. L. Yu: Department of Medicine, University of Pittsburgh School of Medicine; Infectious Diseases Section, Veterans Affairs Pittsburgh Health Care System, Pittsburgh, Pennsylvania 15240.

complementos específicos. Entretanto, ao contrário dos monócitos, a replicação intracelular do organismo não ocorre dentro de leucócitos polimorfonucleares.[14]

A imunidade humoral desempenha somente um papel secundário nas defesas do hospedeiro; por exemplo, os anticorpos não promovem a morte da *L. pneumophila* através do complemento, eles promovem somente mortes modestas da *L. pneumophila* através dos fagócitos (leucócitos polimorfonucleares, monócitos ou macrófagos alveolares) e não inibem a multiplicação intracelular em monócitos ou macrófagos alveolares. Por outro lado, em pacientes com doença dos legionários, o anticorpo anti-*Legionella* tipo-específico, geralmente a imunoglobulina M (IgM) inicialmente, seguida pela IgG, é mensurável dentro das primeiras semanas de infecção. Além disso, animais imunizados desenvolvem uma resposta de anticorpos específica com subseqüente resistência ao desafio da *Legionella*.[25,26]

As cepas de *L. pneumophila* diferem em virulência. As cepas de passagem de ágar que perdem sua virulência são mais soro-sensíveis, mais prontamente fagocitadas e mortas intracelularmente e apresentam uma menor probabilidade de matar cobaias.[19,27] O sorogrupo 1 de *L. pneumophila* é conhecidamente o maior causador de doença dos legionários nos Estados Unidos e Europa. Apesar de cepas múltiplas de *L. pneumophila* do sorogrupo 1 poderem colonizar sistemas de distribuição de água, somente algumas cepas apresentam uma probabilidade de causar doença em pacientes expostos à água.[28,29]

A subtipagem de anticorpos monoclonais de cepas de *L. pneumophila* do sorogrupo 1 demonstrou que um epítopo da superfície que é reconhecida em um anticorpo monoclonal em particular (Mab-2) pode estar associada à virulência. Mutações de *L. pneumophila* que apresentam defeitos para traficar dos fagossomas e crescimento intracelular são avirulentas em modelos animais.[15] Uma proteína, chamada de *mip* "potenciador de infectividade de macrófagos – *macrophage infectivity potentiator*", é necessária para a expressão da virulência em fagócitos mononucleares e animais.[30] Uma metaloprotease extracelular 38-kDa exibe atividade citotóxica[31] e produz lesões pulmonares em cobaias.[32,33] A vacinação com esta protease induz a uma imunidade mediada por células e protetora.[34] Os antígenos imunodominantes 58 a 60-kDa da *L. pneumophila* se mostraram como uma proteína de combate de calor e um grande antígeno humoral e celular.[35,36]

EPIDEMIOLOGIA

Pneumonia Adquirida na Comunidade

Inúmeras investigações desde os anos 1980 demonstraram que a *Legionella* sp. é uma causa significativa de pneumonia adquirida na comunidade e nosocomial. A proporção de pneumonias adquiridas na comunidade por *Legionella* variou de 1 a 16% em estudos conduzidos nos Estados Unidos, Europa, Israel e Austrália. Entretanto, em 13 destes estudos,[37-49] a *Legionella* estava entre as três etiologias de pneumonia identificadas com maior freqüência. A infecção por *Legionella* também é vista em dramáticas epidemias, com varias dúzias de indivíduos sendo infectados em um período de dias ou semanas.[1,50-52]

Os fatores de risco para as pneumonias por *Legionella* adquiridas na comunidade incluem idade avançada, fumo de cigarros, doença pulmonar crônica, imunossupressão e doença crônica; pacientes com AIDS não apresentam um alto risco de infecção por *Legionella*, apesar de vários casos já terem sido registrados.[53-56] A infecção por *Legionella* tem sido registrada de modo crescente em crianças imunocomprometidas[57-60] e imunocompetentes.[61,62]

Pneumonia Nosocomial

As espécies de *Legionella* são uma causa comum de pneumonia nosocomial.[63,64] Apesar de os registros iniciais terem destacado a ocorrência de uma doença epidêmica,[65,66] a infecção nosocomial endêmica é muito mais comum. A colonização de sistemas portáteis de água dos hospitais com *Legionella* é o principal previsor da ocorrência de uma legionelose nosocomial.[67-70] Quando os casos de doença dos legionários são ativamente procurados pela aplicação de testes diagnósticos específicos a todos os casos de pneumonia nosocomial em hospitais com sistemas de água colonizados, a proporção de doenças causadas por *Legionellas* varia de 3 a 47%.[42,63,67-69,71-74] Inversamente, a investigação ambiental após a ocorrência de uma infecção hospitalar por *Legionella* também pode levar à identificação de uma fonte de infecção aquática dentro do hospital.[63,75-77]

Pacientes imunocomprometidos, como os receptores de transplantes de órgãos e o que estão recebendo corticosteróides, apresentam um risco maior.[54,55,78,79] Cirurgia recente,[80] intubação endotraqueal,[81] aspiração,[68] presença de sondas nasogástricas[82,83] e o uso de equipamentos de terapia respiratória[84,85] foram citados como fatores de risco adicionais.

Febre de Pontiac

A incidência de legioneliose não-pneumônica (febre de Pontiac) é desconhecida. A maior parte dos casos reconhecidos ocorreu em epidemias de fontes pontuais relacionadas a equipamentos que geravam aerossóis contaminados.[86-91] Como os sintomas são inespecíficos e autolimitados, o reconhecimento de casos esporádicos que possam vir a ocorrer é difícil.

Modo de Transmissão

A maioria das investigações epidemiológicas identificou sistemas de distribuição de água contaminados como o reservatório da *L. pneumophila*. Os registros que implicam as torres de resfriamento diminuíram gradualmente com o reconhecimento de que a *L. pneumophila* poderia ser onipresente dentro de sistemas de distribuição de água.[75] Ao rever este assunto, Muder e colaboradores concluíram que todos os estudos que ligavam a doença dos legionários a torres de resfriamento sofriam de uma detecção tendenciosa, e que estes estudos necessitavam uma reavaliação.[9]

O modo de transmissão da *L. pneumophila* da água para o homem inclui a aerossolização, aspiração e instilação direta para o pulmão durante a manipulação do trato respiratório. A evidência mais forte para uma disseminação pelo ar é derivada do surto original da febre de Pontiac, na qual o sistema de ar-condicionado central poderia estar contaminada por aerossóis de um condensador evaporativo. A *L. pneumophila* foi isolada nos pulmões de cobaias sentinelas expostas ao ar de um ambiente contaminado.[87] Uma ligação epidemiológica entre uma chuva e a aquisição da doença nunca foi demonstrada em estudos perspectivos e nós somos céticos em relação ao fato que este seja um dos modos principais de transmissão.

Sabe-se que os umidificadores geram aerossóis contendo *L. pneumophila* bem como causam infecções subclínicas em cobaias expostas a estes aerossóis.[92] A inalação da água aerossolizada a partir de nebulizadores foi ligada às doenças do legionário adquiridas em hospitais.[84] Os profissionais de saúde freqüentemente utilizam água corrente para lavar os aparatos e tubos para a utilização em máquinas de ventilação mecânica. Se a água corrente estiver combinada com *L. pneumophila*, o organismo pode ser instilado diretamente para os pulmões.[93,94] Em dois estudos, pacientes com doença do legionário necessitaram utilizar um tubo endotraqueal com uma freqüência significativamente maior ou tiveram uma duração da intubação significativamente mais longa do que os pacientes com outras pneumonias.[67,95]

A aspiração de água contaminada ou secreções contaminadas da orofaringe podem ser os principais modos de transmissão.[9,96] Esta afirmação se baseia em dois estudos prospectivos: a infecção por *Legionella* foi a causa mais comum de pneumonia nosocomial em uma população de pacientes submetidos à cirurgia oncológica de cabeça e pescoço.[68] Esses pacientes apresentam uma propensão para a aspiração como o resultado de suas cirurgias orais e extensa história de fumo de cigarros. Blatt e colaboradores também concluíram que a aspiração era o modo de transmissão em uma situação endêmica de legioneliose com base em um estudo prospectivo de casos-controle.[82]

O uso de uma sonda nasogástrica foi implicado como um fator de risco em pacientes intubados; a microaspiração de água contaminada foi o modo de entrada presumido.[82,97,98] Deve ser observado que no surto original de 1976, o consumo de água no hotel implicado estava significativamente associado à aquisição da doença – uma associação que geralmente não é levada a sério.[1] A aerossolização via escavação do solo foi sugerida como uma possibilidade no "Veterans Administration Medical Center of Wadsworth" e no "St. Elisabeth's Hospital, in Washington, D.C.", em um surto na era antes do conhecimento de que este organismo poderia estar presente em sistema de distribuição de água; novamente, sistemas de distribuição de água contaminados provavelmente foram os reais culpados.

Pneumonia Causada por Espécies de *Legionella* Não-Pneumófilas

Existem 42 espécies conhecidas de *Legionella*, representando 64 sorogrupos;[99] destes, 18 foram isolados de materiais clínicos em casos de infecção humana.[100-105] Várias outras espécies foram implicadas em doenças humanas com base nos exames de fluorescência direta de anticorpos ou soroconversão. Organismos adicionais parecem, pela análise das seqüências do RNA ribossomal 16S, ser membros do gênero *Legionella*. Conhecidos como *patógenos amebóides tipo-Legionella*, eles infectam amebas de água fresca, mas não crescem muito em todos os meios de crescimento para outras espécies de *Legionella*.[106,107] Foi sugerido que esses organismos causam infecções pulmonares, mas ainda é necessária uma verificação.

A *L. pneumophila* é responsável por aproximadamente 90% das infecções. Nas restantes, a maioria é causada por *Legionella micdadei, Legionella bozemanii, Legionella dumoffii* e *Legionella longeachae*.[53,100] A maioria dos pacientes com infecções por *Legionella* não-pneumófila são imunocomprometidos por uma doença maligna, terapia com corticoesteróides ou transplante de órgãos.[110] Grupos de infecções nosocomiais causadas por *L. micdadei*,[108] *L. bozemanii*,[109] *L. dumoffii*[110] e *Legionella sainthelensi*[98] ocorreram em associação com água colonizada. As espécies não-pneumófilas podem coexistir com a *L. pneumophila* em sistemas de água de hospitais, e os pacientes podem ser infectados com mais de uma espécie de *Legionella* simultaneamente.[111,112] Múltiplos casos de pneumonias adquiridas na comunidade causadas por *L. longbeachae* na Austrália estavam associados à ingestão de líquidos misturados com o solo.[113]

DOENÇA

Características Clínicas

Os registros iniciais das manifestações clínicas da infecção por *Legionella* apresentaram um quadro de infecção pulmonar grave e progressiva com complicações extrapulmonares proeminentes.[114,115] No surto de 1976 na Filadélfia,[115] insuficiência renal (15%), alterações mentais (21%) e sintomas gastrintestinais, particularmente diarréia (41%), foram observados. A mortalidade geral foi de 21%. Como a *L. pneumophila* naquela época era desconhecida como um patógeno, a maioria dos pacientes recebeu terapias antibióticas ineficientes. Os estudos subseqüentes comparando diretamente a doença dos legionários com pneumonias de outras etiologias demonstraram que a infecção por *Legionella* não é prontamente distinguível da causada por outros organismos com base na apresentação clínica.[116-120] As manifestações clínicas da infecção por *L. pneumophila* como registrado por diversos autores são apresentadas na Tabela 31-1. Com base nas fontes comuns de surtos, o período de incubação é de 2 a 10 dias após a exposição.[1] O paciente pode ter experimentado um breve pródromo de malestar, febre, calafrios e tosse não-produtiva.[115] A mialgia pode ser uma queixa proeminente.

Os sintomas geralmente progridem até que o paciente procure o tratamento médico. O tempo médio para a apresentação após o início dos sintomas é de 4 dias.[115] Noventa por cento dos pacientes têm febre na apresentação. A dor torácica está presente em um terço dos pacientes, e a dispnéia em cerca de 60%. Apesar de a tosse ser tipicamente não produtiva a princípio, a metade dos pacientes produz escarro após alguns dias de doença. Uma insuficiência respiratória que necessite de suporte ventilatório ocorre em 15 a 50% dos pacientes.[121]

Uma ampla variedade de manifestações extrapulmonares foi descrita. Estas incluem insuficiência renal aguda,[122] alterações do estado mental[123] e anormalidades na função hepática, incluindo icterícia. Os registros de casos apresentam um espectro diverso de complicações, incluindo rabdomiólise, neuropatia periférica,[123] miocardite, pericardite e púrpura trombocitopênica.[124] A base patológica da maioria destas infecções não é

TABELA 31-1 *Manifestações clínicas da doença dos legionários*

	Percentual de casos					
Manifestações clínicas	*Tsai*[116] *(n = 123)*	*Kirby*[114] *(n = 65)*	*Helms*[176] *(n = 87)*	*Woodhead*[117] *(n = 79)*	*Fang*[121] *(n = 24)*	*Sopena*[120] *(n = 49)*
Aquisição nosocomial	0	100	23	0	0	0
Febre	97	99	90	90	67	100
Calafrios	74	77	51	–	42	–
Tosse	86	92	71	94	70	69
Escarro	50	49	46	53	75	42
Dor torácica	23	33	26	46	14	25
Dispnéia	59	36	37	45	50	46
Diarréia	41	47	24	28	21	25
Alteração do estado mental	21	38	35	45	22	21

certa. Entretanto, a bacteremia ocorre em até 40% dos casos de infecção por *Legionella*,[125] e os organismos foram demonstrados em diversos órgãos, incluindo miocárdio, cérebro, rins, intestinos, fígado, baço, medula óssea e linfonodos, tipicamente na autópsia.[126-128] O diagnóstico antes da morte de infecção extrapulmonar por *Legionella* é incomum; infecções de feridas,[112] endocardite,[129] celulite,[130] infecção de *shunt* de hemodiálise,[131] peritonite e colite[132] já foram documentados.

A síndrome clínica pode ser sutil em pacientes imunocomprometidos. Febre sem sintomas respiratórios pode ocorrer a despeito da presença de infiltrados pulmonares nas radiografias. [133-135] O início agudo de dispnéia, hemoptise e dor torácica do tipo pleurítica, simulando um embolismo pulmonar, também foram descritos.[136,137] Pacientes imunocomprometidos, como pacientes que receberam transplantes e pessoas com AIDS, podem estar infectados com outros patógenos oportunistas além da *Legionella*, incluindo *Pneumocystis*, citomegalovírus, *Mycobacterium tuberculosis*, *Cryptococcus* e *Aspergillus*.[55,56,138]

Os achados laboratoriais são inespecíficos. A maioria dos pacientes demonstra uma leucocitose com mais de 10.000 células por mm^3 com um desvio para a esquerda.[115,117] A hiponatremia foi a manifestação mais proeminente em diversos estudos.[115-117,120,139] Em séries recentes, níveis elevados de creatininacinase foram registrados em 30 a 50% dos pacientes.[120,139] Além disso, níveis elevados de transaminases hepáticas e de creatinina sérica foram descritos. Entretanto, estudos comparativos com pneumonias por outras etiologias indicam que não existem achados laboratoriais que sejam suficientemente distintivos para apontar para um diagnóstico de infecção por *Legionella*.[116,118]

Manifestações Radiográficas

A maioria dos pacientes com infecção por *L. pneumophila* apresenta infiltrados radiográficos na apresentação; todos irão apresentar achados anormais no terceiro dia de doença.[120, 140-142] O envolvimento inicial é unilateral na maioria dos casos; os lobos inferiores inicialmente são mais comumente afetados, apesar de poder não haver o envolvimento de nenhum campo pulmonar. O infiltrado inicial é alveolar e pode aparecer segmentar, lobar, esparso ou difuso (Fig. 31-1).[140,141,143] As densidades podem aparecer como "opacidades arredondadas, mal marginadas" (Fig. 31-2);[140] se baseadas na pleura, elas podem se assemelhar a infartos pulmonares. Durante o curso dos primeiros dias, os infiltrados tendem a progredir na área original de envolvimento e envolver lobos adicionais em 25 a 50% dos casos.[141,142,144] Esta progressão pode ocorrer após a instituição de uma terapia antibiótica apropriada e não é necessariamente indicativa de uma falha terapêutica. Entretanto, a progressão dos infiltrados em pacientes criticamente doentes internados em unidades de tratamento intensivo tem sido associada a um risco aumentado de mortalidade.[145]

Derrames pleurais modestos são relativamente comuns e geralmente não necessitam de terapias específicas. Derrames

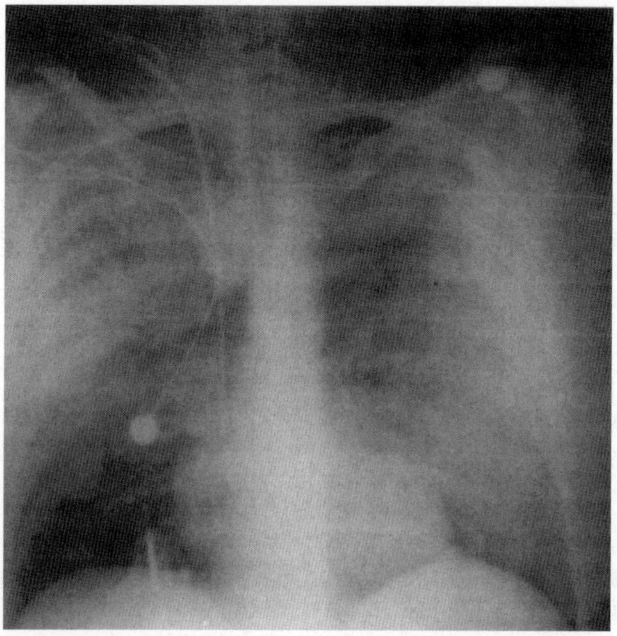

FIG. 31-1. Doença do legionário fatal adquirida na comunidade. Uma mulher de 50 anos de idade com história de tabagismo se apresentou em um hospital com tosse, febre e infiltrados pulmonares. A terapia com cefazolina e eritromicina foi iniciada logo após a internação. Ela desenvolveu uma hipotensão e insuficiência respiratória necessitando suporte ventilatório; e faleceu por falência múltipla de órgãos após 4 dias de internação. Na cultura do escarro realizada antes do falecimento e no tecido pulmonar obtido na autópsia foram isolados *Legionella pneumophila*.

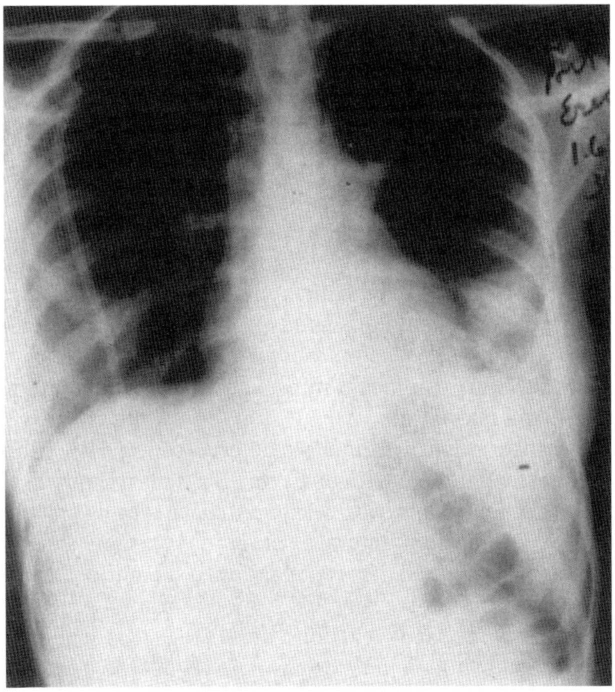

FIG. 31-2. Uma mulher de 19 anos de idade tratada com uma quimioterapia combinada para leucemia mielomonocítica aguda desenvolveu uma febre de 40°C, enquanto recebia ceftazidina e anfotericina B. Uma radiografia de tórax demonstrou um infiltrado nodular, baseado na pleura em uma região inferior, à esquerda. Os exames de fluorescência direta do líquido da lavagem broncoalveolar foram positivos para *Legionella micdadei*. A defervescência e a resolução do infiltrado ocorreram após o acréscimo de eritromicina e rifampicina.

loculados e empiemas ocasionalmente podem ocorrer; as complicações pleurais parecem ocorrer com mais freqüência em pacientes altamente imunocomprometidos. A adenopatia hilar e a formação de pneumatocele são raras, assim como a cavitação no hospedeiro imunocompetente.[146,147]

No paciente imunocompetente, uma apresentação radiográfica inicial com densidades periféricas circunscritas é comum (Fig. 31-2).[146] As lesões pulmonares nos pacientes imunossuprimidos apresentam uma notável tendência para cavitar;[56,148-150] a cavitação pode continuar a progredir mesmo após a instituição de uma terapia e de uma resposta clínica.[150] Complicações como uma fístula broncopleural ou uma hemoptise maciça são incomuns. O clareamento radiológico dos infiltrados nas infecções por *L. pneumophila* tende a ser lento. Os índices de clareamento de 60% em 12 semanas[144] e de 29% após mais de 100 dias[143] foram registrados. As cavidades nos imunocomprometidos tendem a aumentar gradualmente em um período de semanas, com um afinamento da infiltração circundante;[136] que finalmente se resolve,e uma intervenção específica raramente é necessária.

Uma grande proporção de infecções com espécies de *Legionella* diferentes da *L. pneumophila* ocorre em pacientes imunocomprometidos. Os achados radiográficos são semelhantes aos descritos para a infecção por *L. pneumophila* nesta população de pacientes, com uma alta freqüência de formação de cavidades e derrames pleurais.[151,152]

Febre Pontiac

A legionelose não-pneumônica é uma doença autolimitada, tipo-gripe que resulta da exposição aos aerossóis contaminados com *Legionella*.[86,87] Ela se caracteriza por um curto período de incubação de cerca de 36 horas (variação aproximada de 6 a 60 horas) e um índice de ataque excepcionalmente alto entre indivíduos expostos, variando entre 45 e 100%.[86,87,153] Os sintomas incluem febre, calafrios, dores de cabeça, mialgia, tosse e dor torácica. Crianças mais novas podem apresentar um *rash* maculopapular e dores de ouvido.[154] As radiografias de tórax são normais. Os pacientes afetados se recuperam sem uma terapia específica em um período de 2 a 5 dias. A doença se caracteriza por um aumento nas titulações de anticorpos séricos para a espécie de *Legionella* responsável. A *Legionella* geralmente não é recuperável nas secreções respiratórias, apesar de a recuperação através dos aspirados traqueais ter sido registrada.[154] A ocorrência tanto de uma legionelose pneumônica e não-pneumônica entre diferentes indivíduos expostos a mesma fonte é incomum. A legionelose não-pneumônica pode não ser uma infecção; os sintomas podem ser o resultado de uma reação tóxica ou imunológica aos microrganismos inalados.

Os equipamentos que geram aerossóis associados à legionelose não-pneumônica incluem as máquinas de ar-condicionado,[86] banheiras de hidromassagem,[153,155] equipamentos industriais e fontes decorativas.[156] Apesar de a maioria dos surtos registrados estar associado à *L. pneumophila*, a *Legionella feelei*,[157] *L. micdadei*,[89] e *Legionella anisa* [156] também foram implicadas.

DIAGNÓSTICO

Testes laboratoriais especializados são a característica-chave para o diagnóstico da infecção, pois a apresentação clínica não é específica. A incidência variável de infecção por *Legionella* em diferentes áreas geográficas pode ser um resultado da disponibilidade destes testes especializados.

O teste mais importante para a doença dos legionários é a cultura do organismo em um meio seletivo. De modo a se atingir bons resultados (> 80%) nas amostras de escarro, o uso de múltiplos meios seletivos com antibióticos e corantes é necessário.[6] O pré-tratamento dos espécimes do escarro com uma lavagem ácida reduz a flora competitiva e pode melhorar a sensibilidade em 10 a 20%.

Os espécimes de aspirados transtraqueais que contaminam a flora orofaríngea podem apresentar um resultado de até 90% de sensibilidade. Os espécimes obtidos através da broncoscopia são úteis, mas provavelmente um pouco inferiores do que um bom espécime obtido a partir do escarro. Por outro lado, se o escarro não estiver disponível, o lavado broncoalveolar se torna importante. As lavagens brônquicas (nas quais o volume de líquido instilado é notavelmente menos do que o dos lavados) não são tão sensíveis. A biópsia transbrônquica pode isolar o organismo através de exames de fluorescência direta dos anticorpos e é bem-sucedida quando o escarro e as lavagens brônquicas foram inconclusivas. A aspiração percutânea com agulha dos abscessos pulmonares permite o isolamento do organismo nas culturas em um paciente com culturas de escarro e da broncoscopia negativas.

O organismo pode ser isolado no sangue através de garrafas bifásicas com ágar de extrato de levedura amortecida com carvão, um sistema radiométrico, ou um sistema de centrifugação de isolamento da lise. Em um estudo, 38% dos casos de doença dos legionários apresentaram culturas positivas quando as culturas das garrafas radiométricas foram banhadas sobre ágar de extrato de levedura amortecida com carvão.[125]

Anticorpos por Fluorescência Direta

A sensibilidade registrada do teste de anticorpos por fluorescência direta variou de 25 a 80%. Ele é altamente específico, e o teste de anticorpos monoclonais (Genetic Systems, Seattle, WA) eliminou a rara ocorrência de reatividade cruzada com outros bacilos gram-negativos.

Antígenos Urinários

O teste para o antígeno da *Legionella* na urina comercialmente disponível (Binax, Portland, ME) pode detectar somente a *L. pneumophila* do sorogrupo 1. Mas como esta espécie causa entre 80 a 90% das infecções clinicamente aparentes por *L. pneumophila*, o teste permanece sendo bastante útil.[158] As vantagens são sua alta sensibilidade (> 90%), sua especificidade (99%), o custo relativamente baixo e a persistência de uma positividade do teste durante semanas, a despeito da terapia antibiótica. Este teste foi positivo quando aplicado ao líquido pleural de um paciente no qual subseqüentemente se descobriu que apresentava uma doença do legionário confirmada pela cultura.[159]

Sorologia

Os testes de anticorpos se tornaram menos importantes com o advento das culturas e o uso de corantes especiais. Uma sensibilidade máxima necessita de testes de IgG e IgM. Como uma soroconversão de quatro vezes é um critério definitivo,uma repetição da sorologia é necessária entre 4 a 6 dias após a convalescença. A sensibilidade no surto original de doença dos legionários em 1976 foi de 91%,[160] mas a sensibilidade em estudos recentes ficou abaixo dos 36%.[161] Antibióticos eficientes e um momento de coleta do espécime abaixo do ideal são razões possíveis para a diminuição da sensibilidade.

TERAPIA

Os antibióticos ativos *in vitro* em estudos com caldo ou ágar podem ter pouco efeito nos estudos em ovos embrionados e nos estudos animais. Esta discrepância entre os estudos *in vitro* e *in vivo* tem sido atribuída à localização intracelular da *Legionella* nos fagócitos. De uma forma ideal, as drogas mais eficientes devem ser ativas *in vitro*, apresentar concentrações intracelularmente nas células fagocíticas e penetrar nas secreções respiratórias.

Os macrolídeos mais recentes (especialmente a azitromicina) e as quinolonas (especialmente a ciprofloxacina e a levofloxacina) são os antibióticos de escolha na doença dos legionários. A eritromicina foi superada por outros macrolídeos devido à atividade relativamente baixa da eritromicina *in vitro* em estudos com modelos intracelulares e em estudos animais. A eritromicina também apresenta uma freqüência maior de efeitos adversos quando comparada aos macrolídeos mais novos, incluindo ototoxidade, sintomas gastrintestinais e tromboflebite no sítio intravenoso. Um dos principais obstáculos em pacientes idosos com doenças cardíaca e pulmonar é o grande volume de líquido necessário para a administração da eritromicina.

Apesar de os antibióticos orais poderem ser adequados para alguns pacientes, pode haver uma deterioração abrupta em pacientes com doença avançada que parecem estar estáveis no momento do diagnóstico. Além disso, a disfunção gastrintestinal comumente observada nos pacientes com doença dos legionários pode comprometer a absorção de qualquer um dos antibióticos orais; assim, a administração parenteral é prudente na internação.

A resposta clínica incluindo a defervescência e a sensação de bem-estar geralmente ocorre entre 3 a 5 dias. Uma vez que a resposta clínica tenha sido documentada, a terapia oral pode substituir a terapia parenteral. A duração da terapia é de 10 a 14 dias, apesar de uma duração mais longa ser apropriada para os pacientes imunossuprimidos. A recorrência foi registrada, apesar de uma revisão da maioria destes registros sugerir que elas na verdade podem ter sido casos de reinfecção em pacientes continuamente expostos à água contaminada. Um atraso na administração de uma terapia antibiótica apropriada afeta os resultados de modo adverso.

Os agentes quinolonas têm sido eficazes em inúmeros artigos anedoctal.[162] A adição da quinolona também pode ser considerada para qualquer paciente que recebeu um transplante e que apresenta uma pneumonia nosocomial na qual o organismo não foi identificado; o macrolídeo interage farmacologicamente com as medicações imunossupressivas ministradas por causa do transplante e devem ser evitadas. Os sucessos isolados (e falhas) foram registrados para o sulfametoxazol-trimetroprim, clindamicina e imipenem.[162,163] Nós sugerimos que um novo macrolídeo (azitromicina, claritromicina, roxitromicina) possa ser o antibiótico de escolha para pacientes imunocompetentes hospitalizados com pneumonias adquiridas na comunidade. Os macrolídeos fornecem cobertura contra os patógenos bacterianos típicos (*Streptococcus pneumoniae, Haemophilus influenzae, Moraxella catarrhalis, Staphylococcus aureus*) e outros patógenos "atípicos" (*Chlamydia pneumoniae, Mycoplasma pneumoniae*).

Se a pneumonia possui gravidade suficiente para necessitar uma internação em unidade de tratamento intensivo, a cobertura empírica para a *Legionella* é apropriada. A continuação do macrolídeo pode ser baseada nos resultados confirmatórios dos testes laboratoriais. Com uma terapia antibiótica apropriada, a mortalidade da doença dos legionários é baixa em pacientes imunocompetentes, apesar de que nas infecções nosocomiais a mortalidade pode se aproximar dos 40%, especialmente se uma terapia antibiótica for iniciada muito tarde. Para pacientes com uma insuficiência respiratória grave, Ichiba e colaboradores utilizaram uma terapia antibiótica combinada.[165] A sobrevivência observada foi de 54% entre sete pacientes; o índice de sobrevivência em pacientes com doença dos legionários parece ser um pouco mais baixa do que nos pacientes com doença respiratória aguda causada por uma outra doença subjacente.

PREVENÇÃO E CONTROLE

Cultura Ambiental

A abordagem de prevenção está em debate. Investigadores de Pittsburg declararam que a abordagem mais lógica para a prevenção é através de culturas ambientais de rotina dos sistemas de distribuição de água;[165] esta abordagem foi adotada pelo "Allegheny County Health Department" na Pensilvânia.[166] As culturas em tanques de água quente em hospitais de chuveiros e torneiras selecionados (especialmente em alas de transplantados ou unidades de tratamento intensivo) são realizadas. Esfregaços dos sítios distais são utilizados, pois os resultados são maiores do que os obtidos em espécimes de água.[167]

Se a *Legionella* for isolada, testes laboratoriais especializados são realizados no local. O antígeno urinário é especialmente recomendado como um teste custo-efetivo se a *Legionella* isolada for do sorogrupo 1. O profissional de controle de infecção deve iniciar uma vigilância prospectiva em todas as pneumonias nosocomiais. Está bem documentado que, a menos que o laboratório do hospital possa isolar *Legionella*, os casos nosocomiais podem não ser detectados. Esta vigilância para a legionelose nosocomial pode ser direcionada para pacientes de alto risco selecionados,[73,168] incluindo receptores de transplantes, pacientes imunossuprimidos, pacientes com doença pulmonar subjacente e pacientes de unidades de tratamento intensivo. A vigilância pode ser estendida a todos os pacientes com pneumonias nosocomiais se os casos de legionelose não forem cobertos no grupo de alto risco. O mais importante, se a freqüência de sítios contaminados for baixa, a desinfecção do suprimento de água não é necessariamente requerida. A doença dos legionários é prontamente tratável; os macrolídeos e as quinolonas podem ser utilizados para tratar de modo eficaz as pneumonias adquiridas em hospitais de etiologia incerta. Se o nível de contaminação aumenta, a opção de desinfetar o sistema de suprimento de água pode ser executada.

Por outro lado, o CDC e a maioria das autoridades se opuseram ao uso das culturas ambientais de rotina na ausência de uma doença documentada.[169] Primeiro, eles alegam que a colonização por *Legionella* é onipresente. Entretanto, este dado foi refutado em seis pesquisas ambientais realizadas no Canadá, Estados Unidos e no Reino Unido, bem como os estudos que o CDC citou.[165,170] Segundo, o CDC repetidamente declarou que a *Legionella* pode colonizar sistemas de distribuição de água sem causar doença, implicando que esta colonização da água não está associada à doença em pacientes.[171] Cinco estudos foram citados para apoiar esta afirmação. Entretanto, em dois destes estudos, não foi realizado nenhum registro de caso, e os testes de diagnóstico para *Legionella* não foram utilizados em nenhum paciente.[165] Em dois outros estudos, a *Legionella* foi encontrada nos sistemas de suprimento de água sem evidências de casos; entretanto, o acompanhamento subseqüente com o passar do tempo revelou que ocorreram casos após a publicação do estudo original.[172,173] No quinto estudo citado, o fato de o hospital ter descrito que encontrou 52 casos de legioneliose adquirida no hospital não foi mencionado.[73] Uma vigilância clínica persistente com testes laboratoriais para *Legionella* dos pacientes com pneumonias adquiridas no hospital foi necessária para elucidar estes casos.

Superaquecimento e Enxaguamento

Se a erradicação do sistema de distribuição de água precisa ser implementado imediatamente, este método justifica uma consideração primária.[2] Existem inúmeras variações deste método, mas o método básico necessita que as temperaturas nos tanques de água quente sejam elevadas a mais de 70°C (158°F), seguida pelo enxaguamento de todas as torneiras e chuveiros durante 30 minutos para matar as colônias de *L. pneumophila* destes sítios.

Esta medida esteriliza o sistema de distribuição de água, mas gradualmente ocorre uma recolonização. A recolonização pode ser minimizada pela manutenção dos tanques de água quente em 60°C (140°F); com esta medida adicional, os procedimentos de aquecimento e enxaguamento podem precisar ser repetidos em intervalos relativamente infreqüentes, tornando este método eficiente em relação a seu custo. Os custos são baixos, exceto pelos gastos com pessoal – se horas extras forem necessárias, os custos podem crescer rapidamente. Nós utilizamos voluntários para o processo de enxaguamento.

A principal desvantagem é que diversas pessoas estão envolvidas para o monitoramento do sítio distal e das temperaturas da água nos tanques e nos momentos de enxaguamento. O potencial de um escaldamento existe, apesar de nenhum incidente ter ocorrido nos hospitais de Pittsburg que utilizaram este método nos últimos 10 anos. Deve-se observar que a "Joint Commission on Accreditation of Health-care Organizations" rescindiu as recomendações iniciais de uma temperatura máxima da água de 110°F e permite que cada hospital estabeleça sua própria temperatura máxima.

Ionização com Cobre/Prata

No método de esterilização através da ionização com cobre/prata, eletrodos de cobre/prata são instalados no sistema de desinfecção da água. Os íons positivamente carregados formam ligações eletrostáticas com os sítios hipercarregados negativamente das paredes celulares das bactérias, levando a uma lise da célula e a sua morte. O sistema é mais barato do que o uso de cloro e proporciona a proteção em todo o sistema.[2] Teoricamente, os microrganismos são mortos em vez de suprimidos, o que poderia minimizar a possibilidade de recolonização.

Hipercloração

A hipercloração não é mais recomendada devido a seu alto custo e sua eficácia incerta. Após 5 ou 6 anos de cloração, a corrosão seguida pela destruição do sistema de distribuição de água pode ser problemática. Um revestimento de silicato para canos de água quente diminuiu a corrosão.[174] A "University of Iowa" gastou mais de $ 300.000 na manutenção e no reparo associado à cloração.[175] A formação de componentes carcinogênicos a partir dos bioprodutos do cloro não foi avaliada.

A eliminação da *Legionella* das torres de resfriamento e condensadores evaporativos tem sido atingida com dificuldade através da limpeza seguida da adição de biocidas. Os biocidas comumente utilizados, incluindo o cloro, fenóis e compostos de amônia quaternários são inconstantemente ineficazes sob as condições de campo; a abordagem ideal é incerta.

A vigilância microbiológica das torres de resfriamento e de condensadores de evaporação para a *Legionella* improvavelmente apresentará algum benefício em termos de saúde pública. Muitos destes equipamentos estão colonizados na ausência de qualquer evidência de transmissão de doenças. Grupos de engenharia e algumas agências de saúde pública recomendaram que a ênfase seja dada a uma escrupulosa aderência às boas práticas de manutenção do equipamento para minimizar a contaminação biológica dos mesmos. Entretanto, tais práticas são destinadas a promover uma operação eficiente e troca de calor; sua eficácia na eliminação da *Legionella* e na prevenção de doenças ainda não foi comprovada. Além disso, os equipamentos de troca de calor provavelmente contribuem relativamente pouco para as infecções por *Legionella*.[9] Porém, diversos departamentos de saúde publicaram políticas explícitas para a descontaminação de torres de resfriamento direcionadas para a prevenção da legionelose. O impacto destas políticas de saúde pública é questionável.

REFERÊNCIAS BIBLIOGRÁFICAS

1. Fraser DW, Tsai T, Omstein W, et al. Legionnaires' disease: description of an epidemic of pneumonia. *N Engl J Med* 1977;297:1189-1197.
2. Lin YE, Vidic RD, Stout JE, Yu VL. *Legionella* in water distribution systems. *J Am Water Works Assoc* 1998;90:112-12 1.
3. Stout JE, Yu VL, Best M. Ecology of *Legionella pneumophila within* water distribution systems. *Appl Environ Microbiol 1*985;49:221-228.
4. Wadowsky RM, Yee RB. Effect of non-Legionellaceae bacteria on the multiplication of *Legionella pneumophila* in potable water. *Appl Environ Microbiol* 1985;49:1206-1210.
5. Fields BS. *Legionella* and protozoa: interaction of a pathogen and its natural host. In: Barbaree JM, Breiman RF, Dufour AP, eds. Legionella-current status *and emerging perspectives. Washington,* D.C.: American Society for Microbiology, 1993:129-136.
6. Lee TC, Vickers RM, Yu VL, Wagener MM. Growth of 28 *Legionella* species on selective culture media: a comparative study. *J Clin Microbiol* 1993;31:2761-2768.
7. Feeley JC, Gibson RJ, Gorman GW. Charcoal yeast extract agar: primary isolation medium for *Legionella pneumophila. J Clin Microbiol* 1979;10:437-441.
8. Saravolatz L, Pohlod D, Helzer K, et al. *Legionella* infections in renal transplant recipients. In: Thornsberry C, Balows A, Feeley JC, Jakubowski W, eds. *Proceedings of the Second International Symposium.* Washington, DC: American Society of Microbiology, 1984:231-233.
9. Muder RR, Yu VL, Woo A. Mode of transmission of *Legionella pneumophila:* a critical review. *Arch Al. Med* 1986;146:1607-1612.
10. Fang GD, Stout JE, Yu VL, et al. Community-acquired pneumonia caused by *Legionella dumoffii* in a patient with hairy cell leukemia. *Infection* 1990;18:383-385.
11. Lang R, Miller I, Manon J, et al. *Legionella longbeachae in* a splenectomized hairy-cell leukemia patient. *Infection* 1990;18:31-32.
12. Cordonnier C, Farcet JP, Desforges L. Legionnaires' disease and hairy-cell leukemia. *Arch Al. Med* 1984;144:2373-2375.
13. Stone BJ, Kwaik YA. Expression of multiple pili by *Legionella pneu*mophila: identification and characterization of a type IV pilin gene and its role in adherence to mammalian and protozoan cells. *Infect Immun* 1998;66:1768.
14. Horwitz MA. Toward an understanding of host and bacterial molecules mediating *L. pneumophila pathogenesis.* In: Barbaree JM, Breiman RF, Dufour AP, eds. Legionella-current: status and emerging perspectives. Washington, D.C.: American Society of Microbiology, 1993:55-62.
15. Roy CR. Trafficking of *Legionella pneumophila* phagosome. *ASM News* 1999;65:416-421.
16. Shuman HA, Purcell M, Segal G, et al. Intracellular multiplication of *Legionella pneumophila:* human pathogen or accidental tourist? *Curr Top Microbiol Immunol* 1998;225:99-112.
17. Roy CR, Beger K, Isbert RR. *Legionella pneumophila* Dot A protein is required for early phagosome decisions that occur within minutes of bacterial uptake. *Mol Microbiol* 1998;28:663-674.
18. Segal G, Pucell M, Simen HA. Host cell killing and bacterial conjugation require, overlapping sets of genes within a 22-Kb region of the *Legionella pneumophila* genome. *Proc Natl Acad Sci U S A* 1989;95:1669-1674.
19. Horwitz MA. Characterization of a virulent *Legionella pneumophila* that survive, but do not multiple within human monocytes. *J Exp Med* 1987;166:1310-1328.
20. Cianciotto NP, Eisenstein BI, Mody CH, Engleberg NC. A mutation in the mip gene results in an attenuation of *Legionella pneumophila* virulence. *J Infect Dis* 1990;162:121-126.
21. Friedman H, Yamamoto Y, Newton C, Klein T. Immunologic response and pathophysiology of *Legionella* infection. *Semin Respir Infect* 1998;13:100-108.
22. Skerrett SJ, Martin TR. Tumor necrosis factor and lipopolysaccharide potentiate gamma interferon-induced resistance of alveolar macrophages to *Legionella pneumophila.* In*:* Barbaree JM, Brieman RF, Dufour AP, eds. Legionella-current status *and emerging perspectives.* Washington, D.C.: American Society of Microbiology, 1993:105-106.
23. Brieland JK, Remick DG, LeGendre ML, et al. *In vivo* regulation of replicative *Legionella pneumophila* lung infection by endogenous interleukin- 12. *Infect Immun* 1998;66:65-69.
24. Skerrett SJ, Bagby GJ, Schmidt RA, Nelson S. Antibody-mediated depletion of tumor necrosis factor-alpha impairs; pulmonary host defenses to *Legionella pneumophila. J Infect Dis* 1997;176:1019-1028.
25. Breiman RF, Horwitz MA. Guinea pigs sublethally infected. with aerosolized *Legionella pneumophila* develop humoral and cell-mediated. immune responses. *J Exp Med* 1987;164:799-811.
26. Rolstad B, Berdal B. Immune defenses against *Legionella pneumophila* in rats. *Infect Immun* 1981;32:805-812.
27. Klein TW, Friedman H, Widen R. Relative potency of virulent versus avirulent *Legionella pneumophila for* induction of cell-mediated immunity. *Infect Immun* 1984;44:753-759.
28. Plouffe JR, Para MF, Maher WE, et al. Subtypes of *Legionella pneumophila* serogroup 1 associated with different attack rates. *Lancet* 1983;2:649-650.
29. Stout JE, Joly J, Para M, et al. Comparison of molecular methods for subtyping patients and epidemiologically-linked environmental isolates of *L. pneumophila. J Infect Dis* 1988;157:486-494.
30. Engleberg CN. Genetic studies of *Legionella* pathogenesis. In: Barbaree JM, Breiman RF, Dufour AP, eds. Legionella-*current status and emerging perspectives. Washington,* D.C.: American Society of Microbiology, 1993:63-68.
31. Quinn FD, Keen MG, Tompkins LS. Genetic, immunological, and cytotoxic comparisons of *Legionella proteolytic* activities. *Infect Immun* 1989;57:2719-2725.
32. Baskerville, A, Fitzgeorge RB, Broster M, Hambleton P. Histopathology of experimental Legionnaires' disease in guinea pigs, rhesus monkeys, and marmosets. *J Pathol* 1983;139:3349-3362.
33. Conlan JW, Williams A, Ashworth L. In vivo production of a tissuedestructive protease by *Legionella pneumophila* in the lungs of experimentally infected. guinea pigs. *J Gen Microbiol* 1988;134:143-149.
34. Blander SJ, Breiman R, Horwitz MA. A live avirulent mutant L *pneumophila* vaccine induces protective immunity against lethal aerosol challenge. *J Clin Invest* 1989;83:810-815.
35. Sampson JS, O'Conor SP, Holloway BP, et al. Nucleotide sequence of htpB, the *Legionella pneumophila gene* encoding the 58-Kilodalton common antigen. *Infect Immun* 1990;58:3380-3387.
36. Hoffman PS, Houston L, Butler CA. *Legionella pneumophila* htpAb heat shock operon: nucleotide sequence and expression of the

60-kilodalton antigen in *L.* pneumophila-infected HeLa cells. *Infect Immun* 1990;58:3380-3387.
37. MacFarlane JT, Finch RG, Ward MD, et al. Hospital study of adult community-acquired pneumonia. *Lancet* 1982;2:255-258.
38. Klimek JJ, Ajemian E, Fonteccio S. Community-acquired bacterial pneumonia requiring admission to hospital. *Am J Infect Control* 1983;11:79-82.
39. Aubertin J, Dabis F, Fleurette J, et al. Prevalence of legionellosis among adults: a study of community-acquired pneumonia in France. *Infection* 1987;15:328-331.
40. Fang GD, Fine M, Orloff J, et al. New and emerging etiologies for community-acquired pneumonia with implications; for therapy: a prospective multicenter study of 359 cases. *Medicine (Baltimore)* 1990;69:307-316.
41. Falco V, Fernandez de Sevilla T, Alegre J, et al. *Legionella pneumo*phila-a cause of several community acquired pneumonias. *Chest* 1991;100:1007-1011.
42. Bates JH, Campbell GD, Barron AL, et al. Microbiology etiology of acute pneumonia in hospitalized patients. *Chest* 1992;10 1:1005-1112.
43. Ruf B, Schurmann D, Morbach 1, et al. The incidence of *Legionella* pneumonia: a 1-year prospective study in a large community hospital. *Lung* 1989;167:11-22.
44. Fris-Moller A, Rechnitzer C, Blak F, et al. Prevalence of legionnaires' disease in pneumonia patients admitted to a Danish department of infectious diseases. *Scand J Infect Dis* 1986;18:321-328.
45. Blanquer J, Blanquer R, Borras R, et al. Aetiology of community acquired pneumonia in Valencia, Spain: a multicenter prospective study. *Thorax* 1991;46:508-511.
46. Ostergaard L, Andersen PL. Etiology of community-acquired pneumonia: evaluation by transtracheal aspiration, blood culture, or serology. *Chest* 1993;104:1400-1407.
47. Lieberman D, Schlaeffer F, Boldur I, et al. Multiple pathogens in adult patients admitted with community-acquired pneumonia: a oneyear prospective study of 346 consecutive patients. *Thorax* 1996;51:179-184.
48. Sopena N, Sabria M, Pedro-Botet ML, et al. Prospective study of community-acquired pneumonia of bacterial etiology in adults. *Eur J Clin Microbiol Infect Dis* 1999;18:852-85 8.
49. Vergis EN, ldorf A, Filc TM Jr, et al. Azidiromycin vs. cefuroxime plus erythromycin for empirical treatment of community acquired penumonia in hospitalized patients: a prospective, randomized, multicenter trial. *Arch Al. Med* 2000;160:1294-1300.
50. Jernigan DB, Hofman J, Cetron MS, et al. Outbreak of legionnaires' disease among cruise ship passengers exposed to a contaminated whirlpool spa. *Lancet* 1996;347:494-499.
51. Schlech WF III, Gorman GW, Payne MD, Broome CV Legionnaires' disease in the Caribbean: an outbreak associated with a resort hotel. *Arch Al. Med* 1985;145:2076-2079.
52. Mahoney FJ, Hoge CW, Farley TA, et al. Community-wide outbreak of legionnaires' disease associated. with a grocery store mist machine. *J Infect Dis* 1992;165:736-739.
53. Marston BJ, Lipman HB, Breiman RF. Surveillance for legionnaires' disease. Risk factors; for morbidity and mortality. *Arch Al. Med* 1994;154:2417-2422.
54. Bangsborg JM, Jensen BN, Friis-Moller A, Bruun B. Legionellosis in patients with HIV infection. *Infection* 1990;19:342-346.
55. Blatt SP, Dolan MJ, Hendrix CW, Melcher GP. Legionnaires' disease in HIV-infected patients: eight cases and review. *Clin Infect Dis* 1994;18:227-232.
56. Lee SA, Selwyn PA. Cavitating lung mass due to *Legionella* infection in a patient with AIDS. *Am J Med* 1998;105:454-455.
57. Brady M. Nosocomial legionnaires' disease in a children's hospital. *J Pediatr* 1989;115:46-50.
58. Green M, Wald ER, Dashefsky B, et al. Field inversion gel electrophoretic analysis; of *Legionella pneumophila* strains associated with nosocomial legionellosis in children. *J Clin Microbiol* 1996;34:175-176.
59. Horie H, Kawakami H, Minoshima K, et al. Neonatal legionnaires' disease. Histopathological findings in an autopsied neonate. *Acta Pathol Jpn* 1992;42:427-43 1.
60. Luck PC, Dinger D, Helbig JH, et al. Analysis of *Legionella pneumophila* strains associated with nosocomial pneumonia in a neonatal intensive care unit. *Eur J Clin Microbiol Infect Dis* 1994;13:565-57 1.
61. Quaresima T, Castellani Pastoris M. Infezioni da *Legionella* sp. nel bambino. *Riv Ital Pediatr* 1992;18:125-136.
62. Famiglietti RF, Bakerman PR, Saubolle MD, Rudinsky M. Cavitary legionellosis in two immunocompetent infants. *Pediatrics* 1997;99:899-903.
63. Fiore AE, Butler JC, Emori TG, Gaynes RP. A survey of methods used to detect nosocomial legionellosis among participants in the National Nosocomial Infections; Surveillance System. *Infect Control Hosp Epidemiol* 1999;20:412-416.
64. Korvick J, Yu VL, Fang GD. The role of *Legionella sp.* in nosocomial pneumonia. *Semin Respir Infect* 1987;2:34-47.
65. Haley CE, Cohen ML, Halter J, Meyer RD. Nosocomial legionnaires' disease: a continuing common source epidemic at Wadsworth Medical Center. *Ann Al. Med* 1979;90:583-586.
66. Dondero TJ Jr., Rendtorff RC, Mallison GF, et al. An outbreak of legionnaires' disease associated with a contaminated air-conditioning cooling tower. *N Engl J Med* 1980;302:365-370.
67. Muder RR, Yu VL, McClure J, Kominos S. Nosocomial legionnaires' disease uncovered in a prospective pneumonia study: Implications for underdiagnosis. *JAMA* 1983;249:3184-3188.
68. Johnson JT, Yu VL, Best M, et al. Nosocomial legionellosis uncovered in surgical patients with head and neck cancer: implications for epidemiologic reservoir and mode of transmission. *Lancet* 1985;2:298-300.
69. Yu VL, Beam TR, Lumish RM, et al. Routine culturing for *Legionella* in the hospital environment may be a good idea: a three-hospital prospective study. *Am J Med Sci* 1987;294:97-99.
70. Goetz AM, Stout JE, Jacobs SL, et al. Nosocomial legionnaires' disease discovered in community hospitals following cultures of the water system: seek and ye shall find. *Am J Infect Control* 1998;26:641.
71. Rudin J, Wing E. Prospective study of pneumonia: unexpected incidence of legionellosis. *South Med J* 1986;79:417-419.
72. Brennen C, Vickers RM, Yu VL, et al. Discovery of occult pneumonia in a long stay hospital: results of a prospective serological study. *BMJ* 1987;295:306-307.
73. Marrie TJ, Macdonald S, Clarke K, Haldane D. Nosocomial legionnaires' disease: lessons from a four year prospective study. *Am J Infect Control* 1991;19:79-85.
74. Louie M, Dyck B, Parker S, et al. Nosocomial pneumonia in a Canadian tertiary care, center: a prospective surveillance survey. *Infect Control Hosp Epidemiol* 1991;12:356-363.
75. Stout JE, Yu VL, Vickers RM, et al. Ubiquitousness of *Legionella pneumophila* in the water supply of a hospital with endemic legionnaires' disease. *N Engl J Med* 1982;36:466-468.
76. Kool JL, Fiore, AE, Kioski CM, et al. More than ten years; of unrecognized nosocomial transmission of legionnaires' disease among transplant patients. *Infect Control Hosp Epidemiol* 1998;19:898-904.
77. Lepine LA, Jernigan DB, Butler JC, et al. A recurrent outbreak of nosocomial legionnaire's disease detected by urinary antigen testing: evidence for long-term colonization of a hospital plumbing system. *Infect Control Hosp Epidemiol* 1998;19:905-910.
78. Prodinger WM, Bonatti H, Allerberger F, et al. *Legionella* pneumonia in transplant recipients: a cluster of cases of eight years duration. *J Hosp Infect* 1994;26:191-202.
79. Chow J, Yu VL. *Legionella:* a major opportunistic pathogen in transplant recipients. *Semin Respir Infect* 1998;13:132-139.
80. Korvick J, Yu VL. Legionnaires' disease: an emerging surgical problem. *Ann Thoracic Surg* 1987;43:341-347.
81. Strebel P, Ramos J, Eidelman I, Tobiansky L. Legionnaires' disease in a Johannesburg teaching hospital. Investigation and control of an outbreak. *S Afr Med J* 1988;19:329-333.
82. Blatt SP, Parkinson MD, Pace E, et al. Nosocomial legionnaires' disease: aspiration as a primary mode of transmission. *Am J Med* 1993;95:16-22.
83. Venezia RA, Agresta MD, Hanley EM, et al. Nosocomial legionellosis associated with aspiration of nasogastric feedings

diluted in tap water. *Infect Control Hosp Epidemiol* 1994;15:529-533.
84. Arnow P, Chou T, Weil D, et al. Nosocomial legionnaires' disease caused by aerosolized tap water from respiratory devices. *J Infect Dis* 1982;146:460-467.
85. Mastro TD, Fields BS, Breiman RF, et al. Nosocomial legionnaires' disease: and use of medication nebulizers. *J Infect Dis* 1991;163:667-671.
86. Glick TH, Gregg MB, Berman B, et al. Pontiac fever. An epidemic of unknown etiology in a health department. 1. Clinical and epidemiologic aspects. *Am J Epidemiol* 1978;107:149-160.
87. Kaufman AF, McDade J, Patton C, et al. Pontiac fever: isolation of the etiologic agent *(Legionella pneumophila)* and demonstration of its mode of transmission. *Am J Epidemiol* 1981;114:337-347.
88. Fraser DW, Deubner DC, Hill DL, et al. Nonpneumonic, short-incubation period legionellosis (Pontiac fever) in men who cleaned a steam turbine, condenser. *Science* 1979;205:690-691.
89. Goldberg DJ, Wrench JG, Collier PW, et al. Lochgoihead fever: outbreak of non-pneumonic legionellosis due to *Legionella micdadei. Lancet* 1989;1:316-318.
90. Yabuuchi E, Mori M. An outbreak of Pontiac fever due to *Legionella pneumophila* serogroup 7 in Tokyo. Proceedings of the European Working Group on Legionella infections. Istanbul: 1995.
91. Miller LA, Beebe JL, Butler JC, et al. Use of polymerase chain reaction in an epidemiologic investigation of Pontiac fever. *J Infect Dis* 1993;168:769-772.
92. Woo AH, Goetz A, Yu VL. Transmission of *Legionella* by respiratory equipment aerosol generating devices. *Chest* 1992;102:1586-1590.
93. Bouvet A, deFenoyl O, Desplaces N. Maladie des legionnaires' due au serogroup *Legionella* pneumophila-contamination of a domicile par canule de tracheostomie. *Presse Med* 1986;15:15-35.
94. Woo AH, Yu VL, Goetz A. Potential in-hospital mode of transmission for *Legionella pneumophila: demonstration* experiments for dissemination by showers, humidifiers, and rinsing of ventilation bag apparatus. *Am J Med* 1986;80:567-573.
95. Markowitz L, Tompkins L, Wilkinson H, et al. Transmission of nosocomial legionnaires' disease in heart transplant patients. Program and Abstracts of the 24th Interscience Conference Antimicrobial Agents and Chemotherapy. American Society of Microbiology, Washington, D.C., 1984.
96. Yu VL. Could aspiration be the major mode of transmission for *Legionella? Am J Med* 1993;95:13-15.
97. Marrie TJ, Haldane D, Macdonald S. Control of endemic nosocomial legionnaires' disease by using sterile potable water for high risk patients. *Epidemiol Infect* 1991;107:591-605.
98. Loeb M, Simor AE, Mandell L, et al. Two nursing home outbreaks of respiratory infections with *Legionella sainthelensi. J Am Geriatric Soc* 1999;47:542-547.
99. Benson RF, Fields BS. Classification of the genus *Legionella. Semin Respir Infect* 1998;13:90-99.
100. Fang GD, Yu VL, Vickers RM. Disease due to Legionellaceae (other than *Legionella pneumophila):* historical, microbiological, clinical and epidemiological review. *Medicine* 1989;68:116-139.
101. Bornstein N, Mercatello A, Marmet D, et al. Pleural infection caused by *Legionella anisa. J Clin Microbiol* 1989;27:2100-2101.
102. Thacker WL, Benson RF, Staneck JL, et al. *Legionella tucsonesis sp.* nov. isolated from a renal transplant recipient. *J Clin Microbiol* 1989;27:1831-1834.
103. Benson RF, Thacker WL, Fang FC, et al. *Legionella sainthelensi* serogroup 2 isolated from patients with pneumonia. *Res Microbiol* 1990;141:453-463.
104. Thacker WL, Dyke JW, Benson RF, et al. *Legionella lansingensis sp.* nov. isolated from a patient with pneumonia and underlying chronic lymphocytic leukemia. *J Clin Microbiol* 1992;30:2398-2401.
105. Lo Presti F, Riffard S, Neyret C, et al. First isolation in Europe of *Legionella feeleii* from two cases of pneumonia. *Eur J Clin Microbiol Infect Dis* 1998;17:64-66.
106. Adeleke A, Pruckler J, Benson R, et al. Legionella-like amoebal pathogens-phylogenetic status and possible, role in respiratory diseases. *Emerg Infect Dis* 1996;2:225-230.
107. Birtles RJ, Rowbotham TJ, Raoult D, Harrison TG. Phylogenetic diversity of intra-amoebal Legionellae as revealed by 16s rRNA gene sequence comparison. *Microbiology* 1996;142:3525-3530.
108. Best M, Yu VL, Stout J, et al. Legionellaceae in the hospital water supply-epidemiological link with disease and evaluation of a method of control of nosocomial legionnaires' disease and Pittsburgh pneumonia. *Lancet* 1983;2:307-310.
109. Parry MF, Stampleman L, Hutchinson J, et al. Waterborne *Legionella bozemanii* and nosocomial pneumonia in immunosuppressed patients. *Ann Al. Med* 1985;103:205-210.
110. Joly JR, Dlery P, Gauvrau L, et al. Legionnaire's diseases caused by *Legionella dumoffii* in, distilled water. *Can Med Assoc J* 1986;135: 1273-1277.
111. Muder RR, Yu VL, Vickers R, et al. Simultaneous infection with *Legionella pneumophila* and Pittsburgh pneumonia agent-clinical features and epidemiological implications. *Am J Med* 1983;74:609614.
112. Lowry PW, Blankenship RJ, Gridley W, et al. A cluster of *Legionella* sternal wound infections due to postoperative topical exposure of contaminated tap water. *N Engl J Med* 1991;324:109-112.
113. Camerson S, Walker C, Roden D, Feldheim J. Epidemiological characteristics of *Legionella* infection in South Australia: implications for disease, control. *Aust N Z Med* 1991;21:65-70.
114. Kirby BD, Snyder K, Meyer R, Finegold SM. Legionnaires' disease: report of 65 nosocomially acquired cases and a review of the literature. *Medicine* 1980;59:188-205.
115. Tsai TF, Finn DR, Pilikaytis B, et al. Clinical features; of the epidemic in Philadelphia. *Ann Al. Med* 1979;90:509-517.
116. Yu VL, Kroboth FJ. Shonnard J, et al. Legionnaires' disease: new clinical perspective from a prospective pneumonia study. *Am J Med* 1982;73:357-361.
117. Woodhead MA, MacFarlane JT. Legionnaires'disease; a review of 79 community acquired cases in Nottingham. *Thorax* 1986;41:635-640.
118. Roig J, Aguilar X, Ruiz J, et al. Comparative study of *Legionella pneumophila* and other nosocomial-acquired pneumonias. *Chest* 1991;99:344-350.
119. Granados A, Podzamczer D, Buidol F, et al. Pneumonia due to L *pneumophila* and pneumococcal pneumonia: similarities and differences on presentation. *Eur Respir J* 1989;2:130-134.
120. Sopena N, Sabria-Leal M, Pedro-Botet ML, et al. Comparative study of the clinical presentation of *Legionella* pneumonia and other community-acquired pneumonias. *Chest* 1998; 113:1195-1200.
121. Fang GD, Fine M, Orloff J, et al. New and emerging etiologies for community-acquired pneumonia with implications for therapy: a prospective multicenter study of 359 cases. *Medicine (Baltimore)* 1990;69:307-316.
122. Shah A, Check F, Baskin S. Legionnaires' disease and acute renal failure: case report and review. *Clin Infect Dis* 1992;14:204-207.
123. Johnson JT, Raff M, VanArsdall J. Neurologic manifestations of legionnaires' disease. *Medicine* 1984;63:303-310.
124. Riggs RR, Noble RC. Legionnaires' pericarditis. *Arch Al. Med* 1982;142:2275-2280.
125. Rihs JD, Yu VL, Zuravleff JJ, et al. Isolation of *Legionella pneumophila* from blood using the, BACTEC: a prospective study yielding positive results. *J Clin Microbiol* 1985;22:422-424.
126. White H, Felton W, Sun CN. Extrapulmonary histopathologic manifestations of legionnaires' disease. *Arch Pathol Lab Med* 1980;104: 287-289.
127. Monforte R, Maro F, Estruch R, Campo E. Multiple organ involvment by *L. pneumophila* in a fatal case of legionnaires' disease. *J Infect Dis* 1989; 159:809.
128. La Scola B, Michel G, Raoult D. Isolation of *Legionella pneumophila* by centrifugation of shell vial cell cultures from multiple liver and lung abscesses. *J Clin Microbiol* 1999;37:785-787.
129. Tompkins LS, Roessler BJ, Redd SC, et al. *Legionella* prostheticvalve endocarditis. *N Engl J Med* 1988;318:530-535.
130. Waldor MD, Wilson B, Swartz M. *Legionella pneumophila* cellulitis. *Clin Infect Dis* 1993;16:51-53.

131. Kalweit W, Winn WC, Racco T, Girod J. Hemodialysis fistula infections caused by *Legionella pneumophila. Ann Al. Med* 1982;96:173-175.
132. Schmidt T, Pfeifler A, Ehret W, et al. *Legionella* infection of the colon presenting as acute attack of ulcerative colitis. *Gastroenterology* 1989;97:751-755.
133. Fuller J, Levinson MD, Kline JR, Copeland J. Legionnaires' disease after heart transplantation. *Ann Thoracic Surg* 1985;39:308-311.
134. Copeland J, Wieden M, Feinberg W, et al. Legionnaires' disease fol lowing cardiac transplantation. *Chest* 1981;79:669-671.
135. Singh N, Muder RR, Yu VL, Gayowski T. *Legionella* infection in liver transplant recipients: implications for management. *Transplantation* 1993;56:1549-1551.
136. Moore EH, Webb WR, Gamsu G, Golden JA. Legionnaires' disease in the renal transplant patient: clinical presentation and radiographic progression. *Radiology* 1984;153:583-593.
137. Kugler JW, Armitage, JO, Helms CM, et al. Nosocomial legionnaires' disease: occurrence in recipients of bone marrow transplants. *Am J Med* 1983;74:218-228.
138. Harrington RD, Woolfrey AE, Bowden R, et al. Legionellosis in a. bone marrow transplant center. *Clin Infect Dis* 1996;18:361-368.
139. Kociuba KR, Buist M, Munro R, et al. Legionnaires' disease outbreak in southwestem Sydney, 1992: clinical aspects. *Med J Aust* 1994;160:274-277.
140. Dietrich P, Johnson R, Fairbank J, Walke J. The chest radiograph in legionnaires' disease. *Radiology* 1978;127:577-582.
141. Kroboth FJ, Yu VL, Reddy S, Yu AC. Clinicoradiographic correlations with the extent of legionnaires' disease. *AJR Am J Roentgenol* 1983;141:263-268.
142. Kirby B, Peck H, Meyer R. Radiographic features of legionnaires' disease. *Chest* 1979;76:562-565.
143. Fairbank JT, Mamourian AC, Dietrich PA, et al. The chest radiograph in legionnaires' disease. Further observations. *Radiology* 1983;147: 33-34.
144. MacFarlane JT, Miller AC, Smith RWH. Comparative radiographic features of community acquired legionnaires' disease, pneumococcal pneumonia, mycoplasma pneumonia, and psittacosis. *Thorax* 1984;39:28-33.
145. El-Ebiary M, Sarmiento X, Torres A, et al. Prognostic factors of severe *Legionella* pneumonia requiring admission to ICU. *Am J Crit Care Med* 1997;156:1467-1472.
146. Muder RR, Yu VL, Parry M. Radiology of *Legionella* pneumonia. *Semin Respir Infect* 1987;2:242-254.
147. Roig J, Martinez-Benazet J, Salvador J. Radiologic features of legionellosis. *Curr Top Radiol* 1998;1:101-105.
148. Schousboe MI, Chereshsky A. Fatal pneumonia due to *Legionella bozemanii* serogroup 1 in a patient with occult malignant lymphoma. *N Z Med J* 1995;108:127-128.
149. Gombert M, Josephson A, Goldstein EJC, et al. Cavitary *Legionella pneumonitis;* nosocomial infection in renal transplant recipients. *Am J Surg* 1984;147:402-405.
150. Ebright JR, Tarakji E, Brown WJ, Sunstrum J. Multiple bilateral lung cavities caused by *Legionella pneumophila:* case report and review. *Infect Dis Clin Prac* 1993;2:195-199.
15 1. Muder RR, Reddy S, Yu VL, et al. Pneumonia caused by Pittsburgh pneumonia agent: radiologic manifestations. *Radiology* 1984;150:633-637.
152. Taylor TH, Albrecht MA. *Legionella bozemanii* cavitary pneumonia poorly responsive to erythromycin: case report and review. *Clin Infect Dis* 1995;20:329-334.
153. Spitalny KC, Voot RL, Orciarl LE, et al. Pontiac fever associated with a whirlpool spa. *Am J Epidemiol* 1984;120:809-817.
154. Luttichau HR, Vinther C, Uldum A, et al. An outbreak of Pontiac fever among children following use of a whirlpool. *Clin Infect Dis* 1998;26:1374-1378.
155. Mangione EJ, Remis RS, Tait KA, et al. An outbreak of Pontiac fever related to whirlpool use, Michigan 1982. *JAMA* 1985;253:535-539.
156. Fenstersheib M, Miller M, Diggins C, et al. Outbreak of Pontiac fever due to *Legionella anisa. Lancet* 1990;336:35-37.
157. Herwaldt LA, Gorinan GW, McGrath T, et al. A new *Legionella* species, *Legionella feeleii* species nova, causes Pontiac fever in an automobile plant. *Ann Al. Med* 1984;100:333-338.
158. Plouffe JF, File TM, Breiman RE Reevaluation of the definition of legionnaires' disease: use of the urinary antigen assay. *Clin Infect Dis* 1995;20:1286-1291.
159. Oliverio MJ, Fisher MA, Vickers RM, et al. Diagnosis of legionnaires' disease by radioimmunoassay of *Legionella* antigen in pleural fluid. *J Clin Microbiol* 1991;29:2893-2894.
160. Wilkinson H, Cruce D, Brome C. Validation of *Legionella pneumophila* indirect immunofluorescence assay with epidemic sera. *J Clin Microbiol* 1981;13:139-146.
161. Ruf B. Schurmann D, Horbach I, et al. Prevalence and diagnosis of *Legionella* pneumonia: a 3-year prospective study with erriphasis; on application of urinary antigen detection. *J Infect Dis* 1990;162:1341-1348.
162. Vergis EN, Yu VL. *Legionella* species. In: Yu VL, Merigan TC, Barriere SL, et al., eds. *Antimicrobial therapy and vaccines.* Baltimore: Williams & Wilkins, 1998:257-272.
163. Edelstein PH. Antimicrobial chemotherapy for legionnaires' disease: a review. *Clin Infect Dis* 1995;21 [Suppl 3]:S265-S276.
164. Ichiba S, Jenkins DR, Peek GJ, et al. Severe, acute respiratory failure due to *Legionella pneumophila* treated with extracorporeal membrane oxygenation. *Clin Infect Dis* 1999;26:686-687.
165. Yu VL. Resolving the controversy on environmental cultures for *Legionella. Infect Control Hosp Epidemiol* 1998;19:893-897.
166. Allegheny County Health Department. *Approaches to prevention and control of* Legionella *infection in Allegheny County healthz care facilities,* 2nd ed. Pittsburgh: Allegheny County Health Department, 1997:1-15.
167. Ta AC, Stout JE, Yu VL, Wagener MM. Comparison of culture methods for monitoring *Legionella* species in hospital potable water systems and recommendations for standardization of such methods. *J Clin Microbiol* 1995;33:2118-2123.
168. Goetz A, Yu VL. Screening for nosocomial legionellosis by culture of the water supply and targeting of high-risk patients for specialized laboratory testing. *Am J Infect Control* 1991;19:63-66.
169. Centers for Disease Control and Prevention. Guidelines for prevention of nosocomial pneumonia. *MMWR Morb Mortal Wkly Rep* 1997;46:31-34.
170. Fiore, AE, Butler JC, Emori TG, Gaynes RP. A survey of methods to detect nosocomial legionellosis among participants in the National Nosocomial Infectious Surveillance System. *Infect Control Hosp Epidemiol* 1999;20:412-416.
171. Butler JC, Fields BS, Breiman RF. Issues in the control of nosocomial legionellosis. *Infect Dis Clin Pract* 1997;7:117-118.
172. Joly J, Alary M. Occurrence of nosocomial legionnaires' disease in hospitals; with contaminated potable water supply. In: Barbaree JD, Breiman RF, Dufour AP, eds. Legionella-*current status and emerging perspectives.* Washington, D.C.: American Society for Microbiology, 1994:39.
173. Wadowsky RM, Yee RB, Mezmar L, et al. Hot water systems as sources of *Legionella pneumophila* in hospital and nonhospital plumbing fixtures. *Appl Environ Microbiol* 1982;43:1104-1110.
174. Snyder MB, Siwicki M, Wireman J. Reduction in *Legionella pneuniophila* through heat flushing followed by continuous supplemental chlorination of hospital hot water. J *Infect Dis* 1990;162:127-132.
175. Grosserode M, Helms C, Pfaller M, et al. Continuous hyperchlorination for control of nosocomial legionnaires' disease: a ten year follow-up of efficacy, environmental effects, and cost. In: Barbaree JM, Breiman RF, Dufour AP, eds. Legionella-*current status and emerging perspectives. Washington,* D.C.: American Society for Microbiology, 1993:226-229.
176. Helms CM, Viner JR, Sturm RH, et al. Comparative features of pneumococcal, mycoplasmal and Legionnaires' disease pneumonia. *Ann Al. Med* 1979;90:543-547.

CAPÍTULO 32

Mycoplasma pneumoniae

Thomas J. Marrie

HISTÓRIA

A pneumonia primária atípica (PPA) foi delineada como uma entidade clínica na década de 1930, quando ela foi descrita como uma pneumonia relativamente leve na qual as manifestações radiográficas eram piores do que os sinais e sintomas clínicos indicavam. Este tipo de pneumonia era comum entre adultos jovens em escolas e instalações militares.[1]

Na década de 1940, três grupos começaram a trabalhar no isolamento da causa desta infecção. Um foi a "Commission on Acute Respiratory Diseases", dirigida pelo Dr. John Dingle e baseada no Fort Bragg, North Carolina. Este grupo incluía Horsfall, Lewis Thomas, Mirick, Ziegler, Curnen e outros. Um segundo grupo estava baseado no "Rockfeller Institute for Medical Research", e o terceiro estava no "Virus Research Laboratory of the California State Public Health Department". Este último grupo foi liderado pelo Dr. Monroe Eaton e apoiado pelo Dr. John Talbot, Dr. Gordon Meiklejohn, Mr. van Herick e três técnicos.[1]

Eaton inoculou suspensões de escarro e pulmão de pacientes com PPA em ratos do algodão e hamsters. Aproximadamente 45% dos ratos do algodão desenvolveram pequenas lesões pneumônicas focais. Os estudos durante alguns anos demonstraram que o agente podia ser isolado em espécimes clínicos através da inoculação direta do âmnion do embrião do pinto e poderia ser passada de modo seriado para o âmnion e pulmão do pinto, com a inoculação intranasal de hamsters como um sistema de detecção.[1] Em uma série de estudos publicados de 1943 a 1945, Dr. Maxwell Finland reconheceu que o soro de pacientes com PPA aglutinava hemácias a 4°C, as também chamadas aglutininas frias.[2] Eaton descobriu que um subgrupo de 28 pacientes de 42 com anticorpos neutralizantes ao agente PPA, 11 (39%) foram positivos para aglutininas para *Streptococcus* MG, e 11 de 17 testados para aglutininas frias foram positivos.[1]

A próxima fase chave no estabelecimento da etiologia da PPA foram as pesquisas realizadas pela "Commission on Acute Respiratory Diseases". Voluntários inalaram um *spray* de filtrados de bactérias de um grupo de lavados de orofaringe e escarro de pacientes com PPA.[1] Setenta e cinco por cento desenvolveram doença respiratória e 25% desenvolveu pneumonia; dos 16 que desenvolveram pneumonia, 80% desenvolveram hemaglutininas frias e 12% desenvolveram aglutininas *Streptococcus* MG.

T. J. Marrie: Department of Medicine, University of Alberta Faculty of Medicine, Edmonton, Alberta T6G 2B7 Canada.

Eaton se transferiu para o "Department of Bacteriology" em Harvard e foi capaz de colaborar com Albert Coons e Melvin Kaplan, que haviam desenvolvido a técnica da fluorescência de anticorpos para a detecção de antígenos e anticorpos. Utilizando esta técnica e o soro de pacientes com PPA ou soro de coelhos de animais infectados com agente Eaton (o agente da PPA era denominado como *agente Eaton*). Chien Lu, um pesquisador, e Eaton foram capazes de demonstrar o antígeno Eaton nos pulmões de embrião de pinto infectados.[1] Utilizando a técnica de Liu, Dr. Wallace Clyde no "National Institutes of Health" examinou o soro pré e pós-inoculação de voluntários nos experimentos de inalação realizados pela "Commission on Acute Respiratory Diseases". Aqueles que desenvolveram pneumonia ou doença respiratória demonstraram aumentos no número de anticorpos para o agente Eaton, enquanto que aqueles que receberam material autoclavados não.[1]

No final da década de 1950, Marmion e Gillian Goodburn começaram a trabalhar com o agente Eaton. Marmion observou que as "lesões pulmonares acinzentadas, pequenas e variáveis dos pulmões dos hamsters" eram similares às produzidas pelo *Mycoplasma pulmonis* nos pulmões de ratos. O tamanho do agente PPA, sua sensibilidade aos antibióticos de amplo espectro, sua resistência à penicilina e a patologia da pneumonia, todas mantinham as propriedades de um organismo tipo pleuropneumonia respiratória ou *Mycoplasma*. Eles demonstraram que o agente PPA era sensível a sais de ouro orgânicos (que sabidamente inibem *Mycoplasmas*) e que ele se corava com Giemsa, sugerindo que o organismo era um *Mycoplasma*.[1] Em 1961, Drs. Chanock, Hayflick e Barile no "National Institutes of Health" realizaram o crescimento do agente PPA em meio artificial e confirmaram sua identidade como um organismo tipo pleuropneumonia. A primeira publicação com o termo *Mycoplasma pneumoniae* surgiu em 1964,[3] apesar de naquela época o organismo ter sido denominado como *Mycoplasma influenzae*.[4]

DESCRIÇÃO

Mycoplasmas, incluindo a *M. pneumoniae*, são os menores organismos livres vivos, com um tamanho (125 a 150 μm) similar ao tamanho dos mixovírus.[5] Eles são altamente pleomórficos, porque não possuem uma parede celular, mas sim uma membrana celular de camada tripla que possui de 75 a 100 Å de espessura.[5] A *M. pneumoniae* cresce pouco sob condições aeróbicas, mas cresce com facilidade em um meio com nitrogênio e 5 a 10% de dióxido de carbono, produzindo colônias com a clássica aparência de "ovos fritos" em meio ágar.[5] A *M. pneumoniae* é a única espécie de *Mycoplasma* em humanos que absorvem eritrócitos e diminuem o tetrazolium sob condições aeróbicas. Um meio rico é necessário para o crescimento da *M. pneumoniae*. A infusão de caldo com água de carne com 1% de peptone suplementado com 5 g de cloreto de sódio e 14 g de ágar por L geralmente é a utilizada. Além disso, soro de cavalo coagulado e 25% de extrato de fermento de padeiro são acrescentados, e o pH, ajustado a 7,6 a 8,0.[5]

Existem somente dois tipos de *M. pneumoniae*, tipos 1 e tipos 2.[6] A única diferença entre estes dois tipos é que a base de guanina na posição 71 na região variável V1 é substituída por uma adenina no tipo 2.[6]

O genoma da *M. pneumoniae* consiste de 816.394 pares de bases, e já foi inteiramente seqüenciado.[7] A *M. pneumoniae* possui 33 genes RNA de transferência em comparação com 86 da *Escherichia coli*. A RNA polimerase da *M. pneumoniae* é resistente ao rifampicina, enquanto que a RNA polimerase de outras eubactérias é suscetível a este antibiótico.

FATORES DE VIRULÊNCIA

Os fatores de virulência da *M. pneumoniae* que permitem que este patógeno cause uma doença são motilidade, aderência às células do hospedeiro, adaptação ao meio ambiente do hospedeiro, evasão da fagocitose, dano às células do hospedeiro através da secreção de várias substâncias e indução de respostas imunes patológicas.[8] A aderência às células epiteliais respiratórias do hospedeiro é mediada por uma proteína 169-kDa (P1) localizada na organela tipo-ponta da *M. pneumoniae*; mutações que não possuem esta proteína falharam em aderir às células do hospedeiro.[8] O gene P1 consiste de 4.881 nucleotídeos correspondendo a 1.627 aminoácidos. Ela não contém resíduos de cisteína, de modo que não pode ser estabilizada por pontes de disulfideos intra ou extracelulares, sugerindo uma alta flexibilidade desta proteína sobre a membrana do *Mycoplasma*. Não foram encontradas homologias a outras adesinas bacterianas. Três regiões de proteínas estão envolvidas com a aderência: a região N-terminal; um domínio, D1, no meio da molécula, e uma região próxima ao término-C, D2. Estas regiões mediando aderência são estabilizadas por quatro regiões hidrofóbicas de membrana associadas: M1, M2, M4 e M6.[8] O sítio receptor para as adesinas do *Mycoplasma* sobre membranas celulares eucarióticas ainda não está bem caracterizado. Parece que existem diferentes moléculas receptoras, sugerindo que existe uma adaptação da superfície da adesina a estruturas mais rígidas do receptor, em vez de um modelo de chave e fechadura.[8]

Uma vez que a *M. pneumoniae* adere à mucosa e células epiteliais ciliadas do trato respiratório, um estímulo quimiotático leva a uma motilidade direcionada do *Mycoplasma* para as bases dos cílios. Este movimento protege o *Mycoplasma* da ação de limpeza do sistema ciliar. Umas poucas horas após este contato, observa-se a perda da motilidade ciliar,[4,9] seguida de um extenso dano às células do hospedeiro. A estase ciliar e o dano celular provavelmente resultam da produção de peróxido de hidrogênio e superóxido pela *M. pneumoniae*.[10] Soderberg e colaboradores[11] obtiveram 63 biópsias de mucosa de 12 pacientes que se recuperavam de uma infecção pelo vírus influenzae (n = 8) ou infecção por *M. pneumoniae* (n = 4). A mucosa dos pacientes com *Mycoplasma* não diferia significativamente das amostras de controle. A despeito deste fato, a eliminação traqueobrônquica permaneceu diminuída por até 15 meses após a infecção por *Mycoplasma*.[12,13]

A *M. pneumoniae* pode ser isolada semanas após o término de uma terapia apropriada.[14] Os mecanismos pelos quais a *M. pneumoniae* escapa das defesas do hospedeiro ainda não são completamente compreendidos, mas as probabilidades incluem similaridades antigênicas entre as frações glicerofosfolipídicas da *M. pneumoniae* e das células do hospedeiro, e a absorção de proteínas do hospedeiro como a albumina pela superfície das células de *Mycoplasma*.[8] É evidente que os macrófagos não eliminam a *M. pneumoniae* de modo eficiente.[15,16] Entretanto, células de *M. pneumoniae* especificamente opsonizadas são fagocitadas de modo efetivo.[8]

A resposta imune à infecção autolimitante do trato respiratório superior é aparentemente lenta, apesar de os níveis de anticorpos em pacientes com pneumonia permanecerem elevados por mais de um ano.[17] Foy e colaboradores[18] estudaram a duração da imunidade à *M. pneumoniae* através da coleta periódica de amostras séricas por um período de até 15 anos após a infecção. Utilizando o método de fixação de complemento para detectar anticorpos, eles encontraram que os níveis de anticorpos permaneceram elevados por um período de 2 a 9 anos após a pneumonia, mas caíram agudamente após o segundo ano em pessoas com sintomas mais leves. Crianças em idade escolar com evidências sorológicas de infecção, mas sem pneumonia durante a epidemia de 1966-1967, não estavam protegidas durante a nova epidemia em 1974. Os índices de infecção foram seis vezes mais altos nos grupos de comparação do que em pacientes que já haviam tido pneumonia previamente.

As epidemias de *M. pneumoniae* ocorrem a cada 3 a 10 anos, de modo que a imunidade não dura muito tempo.[18] A resposta imune em adultos pode ser responsável pelo alto índice de pneumonia causada por *M. pneumoniae* neste grupo, ao contrário de em crianças, que geralmente sofrem de um primeiro episódio de infecção. Em um modelo com hamster, animais que foram expostos a um novo contato após uma infecção inicial desenvolveram graves lesões semelhantes às iniciais nos primeiros 3 dias. As pesquisas com *M. pneumoniae* na década de 1960 foram suspensas quando alguns voluntários imunizados desenvolveram uma doença mais grave após uma exposição experimental com a bactéria viva.[19-21] Tanaka e colaboradores[22] estudaram 54 pacientes com pneumonia por *M. pneumoniae* utilizando as imagens de tomografia computadorizada (TC). Eles dividiram os pacientes em dois grupos de acordo com os resultados dos testes de proteína purificada derivativa (PPD), positivo e negativo. O mais interessante foi que pacientes com opacidades nodulares nas imagens de TC apresentavam uma maior probabilidade de demonstrar uma reação de PPD positiva – 13 de 29 – enquanto somente 1 entre 25 com uma doença predominantemente de espaços aéreos apresentou uma reação de PPD positiva. Eles concluíram que as características da imunidade mediada por células poderiam influenciar o padrão de lesões pulmonares das infecções por *M. pneumoniae*. Em outro estudo, 25 de 44 pacientes com infecção por *M. pneumoniae* demonstraram um teste de PPD transientemente negativo durante o estágio agudo. Nestes pacientes, a resposta blastogênica ao PPD foi reduzida, indicando uma função linfocitária deprimida.[23]

EPIDEMIOLOGIA

As infecções por *M. pneumoniae* são endêmicas em áreas densamente povoadas com aumentos cíclicos que resultam em epidemias prolongadas.[24] No Reino Unido, uma epidemia disseminada de infecção por *M. pneumoniae* ocorreu durante um período de 30 meses entre 1970 a 1972.[25] Não foi observada nenhuma incidência sazonal. Um exame dos 700 casos publicados durante este período de tempo revelou que crianças com idade entre 5 a 9 anos apresentaram os maiores índices de ataque; com os meninos sendo ligeiramente mais afetados do que as meninas – 53% *versus* 47%. Somente 3% das infecções ocorreram em pessoas com mais de 65 anos de idade.[25] Foy e colaboradores[26,27] estudaram quatro grupos para definirem a epidemiologia da *M. pneumoniae* na comunidade – uma ilha suburbana de 16.500 residentes, três escolas elementares, grupos de estudantes universitários e famílias da vizinhança. O índice de ataque entre os 5 e 10 anos de idade foi de 3 a 6 por 10.000, enquanto que para aqueles com uma idade de 35 anos e mais ela foi de 1 ou menos. Eles observaram que os índices de ataque variaram dentro da comunidade. As crianças eram os vetores, e elas sofreram somente uma doença leve. O estado de portador, que durou até 5 meses, não deu origem a casos secundários.

Em um estudo longitudinal em um grande grupo de assistência médica pré-pago em Seattle, Washington, entre 1963 e 1975, duas epidemias foram observadas, uma em 1967 e outra em 1974. Como parte deste estudo, espécimes colhidos em *swabs* de garganta foram obtidos de 41% dos 15.141 casos de pneumonia. Em 21% dos casos foi obtido soro pareado. Um aumento na titulação dos anticorpos e isolamento da *M. pneumoniae* foram observados em 8%; 5% apresentaram um aumento na titulação sem isolamento; 8% apresentaram uma titulação de 1:32. Assim, dependendo da definição, 13 a 21% das pneumonias foram causadas por *Mycoplasma*. De todos os pacientes com pneumonia neste estudo, 16% foram hospitalizados, enquanto somente 2% dos pacientes com pneumonia por *M. pneumoniae* foram hospitalizados. De todos aqueles infectados por *M. pneumoniae*, 13% desenvolveram pneumonia. O índice de infecção por *M. pneumoniae* foi mais alto para as mulheres do que para os homens no grupo etário entre 30 e 39 anos – 1,8 *versus* 1,2 em 1.000. A explicação mais provável para esta diferença é que as mulheres eram mães de crianças em idade escolar.

Outro estudo que proporcionou informações valiosas sobre a epidemiologia da *M. pneumoniae* foi o estudo Tecumseh de doenças respiratórias.[28] Este estudo se iniciou em 1965. Famílias foram recrutadas de um modo regular para um estudo de 1 ano. Elas foram contactadas semanalmente para identificar a ocorrência de uma doença respiratória aguda. Após 1 ano, cada família era substituída por outra. O objetivo era o de manter aproximadamente 10% do total da população da comunidade de 10.000 no estudo a qualquer tempo. Quando uma doença era registrada, dentro de 2 dias do início, espécimes eram coletados para isolamento microbiano, e sangue era obtido para sorologia. Eles descobriram que meninos eram um pouco mais freqüentemente infectados do que meninas até os 4 anos de idade, ponto em que as meninas começavam a exibir maiores índices até os 14 anos de idade. As mulheres também eram mais comumente infectadas entre os 20 e 39 anos, sendo que a partir daí, os homens eram os mais comumente infectados.

Surtos de *M. pneumoniae* ocorreram em famílias. Em um estudo, 27 de 37 (73%) crianças em 11 famílias apresentaram um envolvimento pulmonar por *M. pneumoniae*; o índice total de infecção foi de 58%, e o índice em crianças foi de 81%.[29] Em um estudo de 48 membros de oito famílias após uma confirmação de *M. pneumoniae* em um único membro, Balassanian e Robbins[30] descobriram que 24 (50%) estavam infectados na primeira visita. Somente dois membros da família permaneciam não-infectados durante pelo menos 16 semanas. A *M. pneumoniae* persistiu no trato respiratório durante 4 a 6 semanas em 50% dos membros infectados, a despeito dos anticorpos circulantes.

Um surto de *M. pneumoniae* em vilarejos da Catalunha no nordeste da Espanha durou 9 semanas em 1992.[31] O índice de ataque foi de 18% para crianças com menos de 5 anos de idade e de 8,2% para aqueles com idades entre 5 e 14 anos; 68,4% tiveram pneumonia. Somente cinco crianças foram internadas em hospitais. Em dois kibutzes em Israel, 10% (125 de 1.242) dos membros desenvolveram pneumonia por *M. pneumoniae* durante o curso de 9 meses. A maioria dos casos, 74,8%, ocorreu em menores de 18 anos de idade.[32] O índice de recorrência geral foi de 11,2%, enquanto que nos pacientes tratados com cotrimexazol foi de 42,3%. Em contraste, 71% (139 de 196) daqueles que freqüentaram um acampamento de verão para meninos no norte do Wisconsin em 1978 desenvolveram infecção por *M. pneumoniae*.[33] Em 77% dos casos, o início da doença ocorreu dentro de 3 semanas após a chegada no campo. Este surto foi notável pela impressionante rapidez com a qual a doença se disseminou através do campo. Neste estudo, como em outros citados anteriormente,[31,32] os índices de ataque diminuíram conforme as idades aumentavam. A sensibilidade da sorologia para a detecção da doença *M. pneumoniae* foi de 79%. Um surto de infecção por *M. pneumoniae* envolveu 19 empregados no Memorial Sloan-Kettering Cancer Center de 20 de julho a 4 de dezembro de 1975. Aparentemente a doença não se disseminou para os pacientes.[34]

TABELA 32-1. Mycoplasma pneumoniae *como uma causa de pneumonia tratada em base ambulatorial*

Autor	*Número de casos*	*Número (%) de pacientes com* M. pneumoniae	*Teste utilizado para diagnosticar* M. pneumoniae
Berntsson *et al.*[35]	54	20 (37)	FC
Marrie *et al.*[36]	149	34 (22,8)[a]	FC
Erard *et al.*[37]	161	28 (17)	–
Langille *et al.*[38]	75	22 (29)	FC

FC, teste de fixação por complemento.
[a]Cinco pacientes (3,4%) neste estudo apresentaram uma infecção dupla com *M. pneumoniae* e *Chlamydia pneumoniae*.

TABELA 32-2. "Mycoplasma pneumoniae" *como uma causa de pneumonia adquirida na comunidade entre pacientes que necessitam internação hospitalar*

Autor	*N*	*Número (%) de pacientes com M. pneumoniae*	*Teste utilizado para diagnosticar M. pneumoniae*
Marrie *et al.*[39]	588	39 (6,6)	FC
Fang *et al.*[40]	359	7 (2,2)	–
Kauppinen *et al.*[41]	125	6 (5)	FC
Burman *et al.*[42]	196	13 (6,5)	FC
Mundy *et al.*[43]	385	3 (0,8)	Cultura, FC
Porath *et al.*[44]	346	101 (29,2)	Aglutinação de partículas, EEI
Marston *et al.*[45]	2.776	404/1.244 (32,5)	FC
Bohte *et al.*[46]	334	19 (6)	Não declarado
Levy *et al.*[47]	116	4 (3,5)	–

FC, fixação de complemento; EEI, ensaio com enzima imunoabsorvente.

A importância da *M. pneumoniae* como uma causa de pneumonia adquirida na comunidade em adultos pode ser determinada através dos exames dos estudos recentes (Tabelas 32-1 e 32-2).[35-48] É aparente que a *M. pneumoniae* é a responsável por mais casos de pneumonia adquirida na comunidade tratados em uma base ambulatorial do que com internações hospitalares. Este fato não é inesperado, pois a *M. pneumoniae* é mais comum no grupo etário mais jovem, e a gravidade da pneumonia é menor do que a causada por outros agentes que comumente causam pneumonia em adultos. Três estudos entre pacientes que necessitavam internação hospitalar para o tratamento de uma pneumonia adquirida na comunidade são diferentes dos outros. Em um estudo feito por Porath e colaboradores[44] no Sul de Israel de novembro de 1991 a novembro de 1992, 29% dos 346 pacientes envolvidos no estudo foram diagnosticados como uma pneumonia por *M. pneumoniae*. Estes pesquisadores utilizaram dois ensaios sorológicos; 59 (60%) pacientes com *Mycoplasma* foram positivos em ambos os ensaios, mas seis (5,9%) foram positivos no ensaio de aglutinação de partículas e negativos no imunoensaio enzimático, e 34 (33,7%) foram positivos no imunoensaio e negativos no ensaio de partículas.[44]

Em um estudo realizado por Martson e colaboradores[45] em dois condados de Ohio durante o ano de 1991, 404 de 1.244 (32,5%) pacientes testados tiveram uma infecção por *M. pneumoniae*. Esses pesquisadores utilizaram um teste de fixação de complemento. No estudo de Mundy realizado no John Hopkins Hospital em Baltimore de novembro de 1991 a novembro de 1992, somente três entre 385 (0,8%) dos pacientes apresentaram uma infecção por *M. pneumoniae*. Este estudo difere de outros, pois os pesquisadores utilizaram a cultura e o teste de fixação de complemento para diagnosticar a infecção por *M. pneumoniae*. Dos 385 pacientes do estudo, 180 apresentaram uma infecção pelo vírus da imunodeficiência humana. Um dos pacientes infectados pelo vírus da imunodeficiência humana teve infecção por *M. pneumoniae.*

CARACTERÍSTICAS CLÍNICAS DAS INFECÇÕES POR *MYCOPLASMA PNEUMONIAE*

Numericamente, as manifestações mais comuns da infecção por *M. pneumoniae* são doenças do trato respiratório superior, faringite e bronquite, mesmo que a *M. pneumoniae* seja a responsável por somente 2 a 10% destas patologias.[49] Entretanto, a doença do trato respiratório superior em adultos jovens supera a pneumonia em 7 para 25 como para 1.[17] Ieven e colaboradores[49] estudaram 341 crianças (média de idade, 33 meses) que se apresentaram com sintomas respiratórios agudos. Eles utilizaram a cultura e a reação em cadeia da polimerase – *polymerase chain reaction* (PCR) para diagnosticar a infecção por *M. pneumoniae*. A sensibilidade da cultura foi de 61,5% quando comparada com um padrão PCR. Em geral, a infecção por *M. pneumoniae* estava presente em 0,5% das crianças com menos de 2 anos de idade e em 6,9% daquelas com mais de 2 anos. A *M. pneumoniae* foi diagnosticada em 1 entre 155 crianças (0,6%) com resfriado comum; 5 entre 82 (6%) das crianças com bronquite; 1 entre 47 crianças (2,1%) com bronquiolite; 3 entre 29 crianças (10%) com broncopneumonia; e 3 de 16 (18%) daquelas com pneumonia lobar. A pneumonia de desenvolveu em 3 a 10% dos indivíduos infectados com *M. pneumoniae*.[50]

Como já foi discutido na seção sobre epidemiologia, as crianças são mais comumente afetadas do que os adultos, mas os adultos apresentam uma doença mais séria. Uma exceção a esta regra é vista na infecção por *Mycoplasma* em crianças com anemia falciforme. Shulman e colaboradores[51] descreveram cinco crianças com anemia falciforme que tiveram uma infecção por *M. pneumoniae*; quatro entre as cinco apresentaram uma pneumonia que envolveu mais de um dos lobos do pulmão, três tiveram febre por mais de 7 dias, quatro apresentaram uma contagem de leucócitos de > 25.000 células por mm^3, e cinco apresentaram manifestações de angústia respiratória. Crianças com síndromes de imunodeficiência que apresentam infecção por *M. pneumoniae* desenvolvem uma doença mais grave do que as crianças não-imunocomprometidas e a despeito dos sintomas respiratórios podem não apresentar infiltrados pulmonares.[52] A *M. pneumoniae* também pode causar infiltrados pulmonares em adultos imunocomprometidos.[53]

A pneumonia é a manifestação da infecção por *M. pneumoniae* mais freqüentemente encontrada pelos médicos. O período de incubação é de 2 a 3 semanas, e o início é gradual.[17] Em uma revisão retrospectiva de todos os casos de pneumonia por *M. pneumoniae* na Mayo Clinic durante um período de 14 anos, Mansel e colaboradores[54] registraram 148 pacientes. A tosse foi o sintoma mais comum, ocorrendo em 97%, seguido de febre em 85%; 52% apresentaram irritação de garganta; 22% rinorréia; 25% dor torácica e 17% se queixaram de dispnéia. Outros sintomas incluíram náuseas, vômitos, diarréia e anorexia em 42%; dores de cabeça, 33%, calafrios, 32%, mialgia e artralgia, 24% e suores noturnos em 13%; 7% apresentaram um ou mais sintomas de doença neurológica incluindo diplopia, síncope, confusão, ou tinido. Um paciente apresentou uma hemoptise grave. Os seguintes achados foram observados no exame físico: eritema faríngeo em 47%; consolidação pulmonar, 26%; linfadenopatia cervical, 26%; otite média, 20%; miringite bolhosa, 18% e lesões de pele, 6%.

As manifestações da pneumonia por *M. pneumoniae* em 39 pacientes tratados em três hospitais de Norfolk incluíam respiração brônquica e crepitações em 56% e crepitações isoladamente em 33%. A tosse foi registrada em 94% dos pacientes, dor torácica do tipo pleurítica, 28%; hemoptise, 15%; febre, 76%; mialgia, 46%; náuseas e vômitos, 36% e diarréia, 5%.[55]

Liberman e colaboradores[48] compararam 101 pacientes com pneumonia por *M. pneumoniae* com 245 pacientes com pneumonia que não foi causada pelo *Mycoplasma*. Os pacientes com *Mycoplasma* apresentaram um índice mais baixo de danos ao estado de consciência, 1% *versus* 10%, e uma menor incidência de dispnéia, 18% *versus* 31%; e menos pacientes apresentaram uma pressão arterial sistólica acima de 90 mmHg, 2% *versus* 8%. Os pacientes com *Mycoplasma* apresentaram classificações APACHE II mais baixas: $5{,}8 \pm 4{,}1$ *versus* $10{,}5 \pm 6{,}3$. Este foi um estudo único em que 65% dos pacientes com *Mycoplasma* também foram infectados por outro agente.

Poucos estudos foram realizados sobre o tempo necessário para a recuperação de uma pneumonia por *M. pneumoniae*. Marrie[56] estudou 31 pacientes com pneumonia de etiologia desconhecida e 38 com pneumonia atípica (a maioria dos quais apresentando pneumonia por *M. pneumoniae*). Ambos os grupos de pacientes completaram a pesquisa de saúde SF-36 no momento da apresentação e novamente 30 dias após a apresentação. Ambos os grupos sofriam uma grave deterioração da função física no momento da apresentação, com uma recuperação acentuada, mas não completa em 30 dias. É notório que o grupo da pneumonia atípica apresentou resultados de funcionamento físico e de *status* mental mais altos em 30 dias. Benusiglio e colaboradores[57] mediram a função pulmonar em cada um dos 21 pacientes que sofriam uma pneumonia atípica durante a fase aguda da doença e durante a convalescença (2 a 18 meses), Sete dos pacientes apresentavam uma pneumonia por *M. pneumoniae*. No momento da internação, 75% dos pacientes apresentavam anormalidades nas trocas gasosas, 52% apresentavam um padrão restritivo e 52% um padrão obstrutivo. A freqüência das anormalidades nos testes de função pulmonar diminuiu dramaticamente após 2 a 4 semanas e quase desapareceu em todos os pacientes durante a convalescência. Entretanto, o índice de fluxo expiratório máximo médio estava anormal para todos os pacientes exceto aqueles que apresentavam uma infecção por *M. pneumoniae*. Os autores concluíram que o envolvimento das pequenas vias aéreas não pode ser demonstrado durante a convalescença para pacientes com infecção por *M. pneumoniae*. Macfarlane e Morris[58] estudaram dez pacientes com pneumonia por *M. pneumoniae* e encontraram que a capacidade de difusão estava reduzida durante uma média de 21 semanas. Raramente, uma grave obstrução das vias aéreas, o suficiente para causar uma retenção de dióxido de carbono, pode ser devida a uma infecção por *M. pneumoniae*.[59] A *M. pneumoniae* pode predispor a uma infecção pulmonar secundária com organismos piogênicos.[60]

A mortalidade é incomum em pacientes com *M. pneumoniae*. Em um estudo realizado por Marrie,[56] 1 entre 64 pacientes morreu. Este paciente apresentava uma síndrome de Shy-Drager terminal e morreu por causa desta doença em vez de a causa ter sido desencadeada pela *M. pneumoniae*. Em um estudo realizado por Ali e colaboradores,[55] 1 entre 47 pacientes morreu. Esta paciente tinha 38 anos de idade e síndrome de Down. Ela foi internada com pneumonia multilobar e anemia hemolítica e morreu 9 horas após a internação. No total, a fatalidade causada por uma infecção por *M. pneumoniae* é rara. Lind registrou que 20 casos fatais foram descritos até o ano de 1983.[61] Chan e Welsh[62] realizaram uma revisão sobre pneumonia fulminante por *M. pneumoniae* de 1966 até 1991. Eles encontraram 46 casos que foram divididos em três categorias: insuficiência respiratória não fatal, 26 pacientes; casos fatais com insuficiência respiratória, 13 pacientes; e casos fatais sem insuficiência respiratória, 7 pacientes.

As manifestações raras ou incomuns da *M. pneumoniae* geralmente são o que desperta a atenção do médico para o paciente com esta infecção. Essas manifestações podem envolver quase todos os órgãos sistêmicos. Muitos destes registros se baseiam somente em evidências sorológicas. Kenny e Foy[59] destacam que a reatividade cruzada no teste de reação de complemento com glicolipídeos cultivados e de bactérias indica uma necessidade de cuidado quando se aceita a relação de causa e efeito baseada somente nos resultados sorológicos.

MANIFESTAÇÕES INCOMUNS DA INFECÇÃO POR *MYCOPLASMA PNEUMONIAE*

Manifestações Pulmonares

A bronquite obliterante foi descrita em alguns pacientes com infecção por *M. pneumoniae*. Esses pacientes obtiveram uma boa resposta ao tratamento com corticosteróides.[60, 63, 64]

Pneumonia Fulminante

Quarenta e seis casos de pneumonia fulminante foram descritos em uma revisão feita por Chan e Welsh.[62] Nesta revisão, eles observaram que os casos fulminantes pareceram ser mais comuns no adulto jovem saudável, em homens e possivelmente em fumantes. Eles teceram uma hipótese de que uma resposta imune amplificada das células do hospedeiro e elaboração de citocinas podem estar envolvidos com os casos fulminantes de pneumonia por *M. pneumoniae*. A este respeito, o artigo de Ito e colaboradores[65] é interessante. Eles descreveram uma mulher de 30 anos de idade que desenvolveu uma síndrome de angústia respiratória aguda do adulto após uma infecção por *M. pneumoniae*. A biópsia transbrônquica demonstrou uma inflamação intersticial moderada com uma leve deposição de fibrina. Níveis extremamente altos de receptores solúveis de interleucina-2 foram observados. Após uma terapia de pulso com esteróides, esses níveis retornaram ao normal, o que coincidiu com a melhora clínica. Em uma comparação de pneumonia pneumocócica bacterêmica com a pneumonia por *M. pneumoniae*, os níveis de interleucina-1β foram maiores nos pacientes com *Mycoplasma*, enquanto que os níveis de interleucina-6 foram mais altos nos pacientes com *Streptococcus pneumoniae*.[66] Nos 26 pacientes com insuficiência respiratória não-fatal devido a uma pneumonia fulminante por *M. pneumoniae*, Chan e Welsh[62] observaram que a média de idade dos 26 pacientes foi de 35 anos. Doze entre 19 (63%) homens necessitaram ventilação mecânica *versus* 2 entre 7 (28%) mulheres. Entre os 13 casos fatais com insuficiência respiratória, a média de idade foi de 27 anos. Uma observação importante foi que 9 dos 13 (69%) que apresentaram tromboêmbolos sejam altamente suspeitos ou documentados. Nos sete casos fatais de insuficiência respiratória, a média de idade foi de 45 anos. A causa da morte foi um tromboembolismo em três pacientes, meningoencefalite em dois, miocardite em um e indeterminada em um.

Patologia Pulmonar

Rollins *et al.*[67] descreveram os achados de biópsias pulmonares abertas de seis pacientes com pneumonia por *M. pneumoniae*. Cinco dos seis casos demonstraram um exsudato rico em leucócitos polimorfonucleares típico, mas não específico no lúmen brônquico, células metaplásicas que revestiam os bronquíolos, um infiltrado linfoplasmático da parede bronquiolar, dilatação do septo peribronquiolar e hiperplasia adjacente dos pneumócitos do tipo II. Esses pesquisadores reviram os artigos de patologia pulmonar por *M. pneumoniae* que eram disponíveis naquela época. Os registros de biópsias pulmonares abertas representam a melhor descrição da patologia da pneumonia por *M. pneumoniae*. Algumas vezes é difícil a interpretação dos resultados dos artigos. Linz e colaboradores[68] registraram o caso de uma menina de 6 anos de idade que apresentou uma pneumonia no lobo superior esquerdo, febre, *rash* e uma sensibilidade no joelho direito. A titulação da *M. pneumoniae* foi de 1:512 e o teste de Coombs foi positivo. A biópsia pulmonar demonstrou granulomas caseosos, e as culturas foram negativas para *Mycobacterium tuberculosis*. Porém, o paciente foi tratado com isoniazida (INH) e rifampicina durante 5 semanas com resolução gradual da febre.

Outras manifestações pulmonares incomuns da infecção por *M. pneumoniae* incluem abscessos pulmonares,[69,70] bronquiectasias,[71] pneumatoceles,[72] fibrose intersticial crônica,[73,74] e síndrome de Swyer-James.[75]

Adenopatia Torácica

A adenopatia hilar é comum e foi registrada em 8 a 64% dos casos. A adenopatia mediastinal por *M. pneumoniae* é rara.[76]

Derrame Pleural

A *M. pneumoniae* foi isolada em pelo menos quatro pacientes com derrame pleural.[77] O líquido geralmente é um exsudato com um nível normal de glicose. No caso registrado por Loo e colaboradores,[77] a concentração de proteínas foi de 46 g por L; a contagem de leucócitos de 5.760 células por mm^3, 87% dos quais sendo linfócitos; o nível de glicose no líquido pleural foi de 5,1 mM por L, e a glicose sérica foi de 5,9 mM por L. É aparente que mesmo se a *M. pneumonia* puder ser isolada no líquido pleural, estes pacientes não apresentam empiema, e o tratamento com um dreno torácico não é necessário.

Manifestações no Sistema Nervoso Central

Em estudos que registram grande números de pacientes com infecção por *M. pneumoniae*, o índice de envolvimento do sistema nervoso central variou de 2 a 7%.[61] Em uma revisão realizada em 1975, Murray e colaboradores[78] registraram que dos 36 casos de doença neurológica causada por *M. pneumoniae*, 24 foram meningoencefalite; cinco, mielite transversa; quatro hemiplegia; quatro, paralisia ascendente; e paralisia de nervo craniano, meningite asséptica, neuropatia periférica, síndrome de Guillain-Barré e ataxia cerebelar, um caso cada. Um número considerável de registros de casos tem sido feito para as manifestações da infecção por *M. pneumoniae* sobre o sistema nervoso central. A *M. pneumoniae* foi isolada no líquido cerebroespinhal (LCE) de um paciente com broncopneumonia, um tremor estático e mioclônus.[79] Pellegrini e colaboradores[80] registraram o isolamento da *M. pneumoniae* no LCE de sete pacientes e que em seis destes uma meningoencefalite estava presente. A encefalite por *M. pneumoniae* pode ser fatal. O paciente de 29 anos de idade com encefalite por *M. pneumoniae* descrito por Weinblatt e Caplan[81] morreu no dia 14 de sua doença. A contagem de leucócitos no LCE foi de 26 células por mm^3 sendo todos linfócitos; o nível de glicose era normal. Fisher e colaboradores[82] reviram 20 casos de disfunção neurológica causada por *M. pneumoniae* e encontraram 15 casos fatais.

Até 1987, seis casos de ataque causados por *M. pneumoniae* foram registrados. Uma mulher de 30 anos de idade se apresentou com febre, tosse, falta de ar, hemoptise e hemiplegia à direita. A imagem de TC demonstrou um infarto cerebral, e a angiografia confirmou uma oclusão total da artéria cerebral média próximo à sua bifurcação. A degradação dos produtos da fibrina foram altamente positivos de modo que a paciente foi anticoagulada. No acompanhamento 3 anos mais tarde, não foram observadas uma recorrência e nenhuma evidência de uma fonte cardíaca para o evento neurológico.[83] Uma menina de 8 anos de idade com pneumonia e infarto cerebral devido a uma infecção por *M. pneumoniae* apresentou uma resolução total de sua fraqueza facial, hemiparesia e disartria 8 semanas após o evento.[84]

Uma leucoencefalite pós-infecciosa complicando uma pós-infecção por *M. pneumoniae* também foi descrita[82] em uma mulher de 50 anos de idade com pneumonia do lobo inferior direito e lingular. No dia 6, ela apresentou quadro de confusão, e no dia 7 não respondia a estímulos. A imagem de TC demonstrou uma diminuição da densidade da massa branca nas regiões frontal e parietal. Ela morreu de parada cardíaca no dia 41 e na autópsia o cérebro pesava 1.610 g e apresentava irregularidades multifocais na massa branca. Foram observados infiltrados celulares arrendondados e desmielinização perivenosa.[82]

Em 1995, Kim e colaboradores[85] recortaram o caso de um menino de 7 anos de idade que apresentou sintomas típicos de uma gripe durante 4 dias e 3 dias mais tarde apresentava sintomas compatíveis com uma doença de Parkinson que gradualmente melhorou. Uma menina de 9,5 anos de idade com pneumonia por *M. pneumoniae* desenvolveu uma deterioração neurológica progressiva durante o curso de 2 dias, juntamente com sinais de doença dos gânglios basais. Em um acompanhamento de 18 meses ela não conseguia iniciar uma frase sem gaguejar e apresentava pequenos instantes de atenção.[86] Três casos de necrose estriatal bilateral foram associados à infecção por *M. pneumoniae*. Um desses casos foi detalhado por Larsen e Crisp.[87]

Uma síndrome do tronco cefálico aguda em um homem de 42 anos de idade em associação com uma pneumonia por *M.*

pneumoniae foi acompanhada por bandas oligoclonais no LCE e no soro, e um padrão consistente com desmielinização nas imagens de ressonância magnética da massa branca em ambos os hemisférios, ponte e pedículo cerebral esquerdo. Os sintomas apresentaram resolução em um curso de 2 semanas.[80] Duas crianças com disfunção cerebelar aguda apresentaram altas titulações de anticorpos anticentriolares.[88]

Yoshizawa e colaboradores[89] reviram todos os 12 casos de mielite transversa associados a infecções por *M. pneumoniae* registrados em 1982. Dois pacientes morreram, sete se recuperaram, dois não recuperaram suas funções neurológicas e em dois os resultados foram desconhecidos.

A síndrome de Hopkins é uma paralisia flácida do tipo pólio com a preservação da sensação que ocorre dentro do período de 1 semana após um ataque de asma aguda. Acharya e Lakhani[90] descreveram o caso de um menino de 5 anos de idade que desenvolveu um enfraquecimento do membro inferior direito 1 semana depois de uma exacerbação da asma. No acompanhamento 12 meses depois debilidade, enfraquecimento persistente e ausência de reflexos de tendões profundos eram observados. A *M. pneumoniae* foi implicada com base em uma titulação da fixação de complemanto de 1:128.

As manifestações neurológicas da infecção por *M. pneumoniae* provavelmente representam o mimetismo molecular. O gangliosídeo GM1b contém o meio NeuAc alfa 2-3 Gal beta 1, que é compartilhado com o antígeno sialilado I nos eritrócitos e também está presente em nervos periféricos.[91, 92]

Manifestações Cardiovasculares

Entre 698 pessoas com infecção por *M. pneumoniae* na Inglaterra, 1% apresentou envolvimento cardíaco. Ponka[93] estudou 560 pacientes com infecção por *M. pneumoniae* e encontrou que 25 (4,5%) apresentavam uma cardite. Dezenove casos de perimiocardite e seis pericardites foram observados. Nove pacientes necessitaram um tratamento intensivo durante a fase aguda da doença. Em um acompanhamento 16 meses mais tarde, 11 pacientes sem sinais prévios de doença cardíaca ainda apresentavam sinais ou sintomas cardíacos. Sands e colaboradores[94] estudaram oito pacientes com pericardite aguda e cinco com perimiocardite em associação com uma infecção por *M. pneumoniae*. Quatro pacientes desenvolveram insuficiência cardíaca durante a doença aguda. Na avaliação a longo prazo (média de 47 meses) três pacientes ainda eram sintomáticos. Dois pacientes morreram.

A pericardite associada à *M. pneumoniae* pode resultar em um tamponamento pericárdico.[95] No caso descrito por Farraj e colaboradores,[95] o líquido pericárdico era serosanguinolento. Um homem de 31 anos de idade desenvolveu uma insuficiência cardíaca biventricular em associação com uma pneumonia por *M. pneumoniae* e morreu 60 dias mais tarde.[96] Uma biópsia endomiocárdica de um menino de 16 anos de idade que foi acometido por uma perimiocardite aguda associada a uma infecção por *M. pneumoniae* demonstrou uma miocardite linfocítica ativa do grau 2. Um estudo das células T sugeriu um processo imune mediado por células na patogênese da cardite.[97]

Envolvimento Hematológico

O envolvimento hematológico foi a primeira manifestação extrapulmonar reconhecida de uma infecção por *M. pneumoniae* quando o Dr. Maxwell Finland descreveu as aglutininas frias devido a esta infecção em 1944.[2] As aglutininas frias geralmente variam de uma titulação de 1:32 a 1:1024. Foi sugerido que a *M. pneumoniae* interage com e altera a estrutura do antígeno de célula vermelha I[98] através do peróxido de hidrogênio produzido pela *M. pneumoniae*.[99] O antígeno alterado pode funcionar como um imunógeno e estimular a produção de anticorpos que reagem tanto com o antígeno alterado como com o antígeno nativo I. As aglutininas frias na ocasião podem resultar em uma grave anemia hemolítica.[100] A anemia hemolítica geralmente é causada por aglutininas frias de imunoglobulina M (IgM), apesar de na ocasião poder ser causada por anticorpos IgG.[101]

Outras manifestações hematológicas da infecção por *M. pneumoniae* incluem trombocitopenia;[102] deficiência transiente do fator II[103] e anomalia de Pelget-Huet.[104] A célula de Pelger-Huet é caracterizada por uma segmentação diminuída dos núcleos, formas nucleares distintas e uma acentuada aspereza da cromatina. A trombocitose é comum, ocorrendo em 45% dos pacientes em um artigo.[56]

Manifestações Nefrológicas

Nefropatia IgA, nefrite túbulo-intersticial e glomerulonefrite rapidamente progressiva foram descritas em associação com a infecção por *M. pneumoniae*.[105] Quatro casos de glomerulonefrite supostamente causados por infecção por *M. pneumoniae* foram registrados.[105] No caso de uma nefropatia IgA secundário a uma infecção por *M. pneumoniae* descrito por Kanayama e colaboradores,[106] as anormalidades urinárias levaram 3 meses para apresentar uma resolução.

Manifestações Dermatológicas

Em uma série, 16 entre 869 pacientes com infecção por *M. pneumoniae* apresentaram uma síndrome de Stevens-Johnson.[107] Essa manifestação da *M. pneumoniae* geralmente é registrada em crianças e adultos jovens; entretanto, um caso foi registrado em um homem de 45 anos de idade que apresentou uma síndrome de Stevens-Johnson em associação com uma infecção por *M. pneumoniae*.[107]

Manifestações Musculoesqueléticas

Em uma revisão realizada por Ponka,[108] 0,9% de 1.259 pacientes com infecção por *M. pneumoniae* sorologicamente comprovada apresentaram artrite. Davis e colaboradores[109] registraram o terceiro caso de artrite séptica por *M. pneumoniae* no qual o organismo foi isolado no líquido sinovial. A contagem de leucócitos no líquido sinovial variou de 2.600 a 9.000 células por mm^3, com predomínio de leucócitos polimorfonucleares.[110]

Um caso de osteomielite relacionado à *M. pneumoniae* foi registrado.[111] Esse caso foi diagnosticado pela amplificação do DNA da *M. pneumoniae* do pus aspirado do osso infectado. Uma associação epidemiológica foi feita entre picos na incidência de arterite temporal e polimialgia reumática e epidemias de *M. pneumoniae*.[112]

Miscelânia de Manifestações

Uveíte Anterior

Dawidek[113] descreveu o caso de um homem de 36 anos de idade com uveíte anterior e uma pneumonia do lobo superior direito com um aumento de quatro vezes nos anticorpos para *M. pneumoniae*. A uveíte levou 4 meses para resolver.

Febre de Origem Desconhecida

Um homem de 32 anos de idade apresentou-se com uma história de febre durante 3 semanas, diarréia, mialgia, suores noturnos, linfadenopatia cervical posterior e hepatomegalia e uma contagem de leucócitos de 2.600 células por mm^3, dos quais 19% eram linfócitos atípicos. A titulação das aglutininas finas foi de 1:640; a titulação da *M. pneumoniae* foi de 1:4 na fase aguda e 1:32 na convalescente. As titulações para citomegalovírus foram de 1:128 e 1:256.[114]

DIAGNÓSTICO

A *M. pneumoniae* pode ser isolada utilizando um meio especializado livre de células. Isto necessita entre 2 a 3 semanas e está disponível somente em alguns laboratórios especializados. Vários métodos sorológicos estão disponíveis para o diagnóstico da infecção por *M. pneumoniae*. O teste de fixação do complemento tem sido o mais amplamente utilizado. Ele é insensível, e podem ocorrer resultados falsos-positivos devido a anticorpos de reação cruzada. Outros métodos incluem o ensaio de hemaglutinação indireta, e a precipitação radioimune. A PCR tem sido utilizada para a rápida detecção da *M. pneumoniae* em espécimes clínicos.[115-117] Waris e colaboradores[117] testaram 227 aspirados de nasofaringe de crianças com pneumonia adquirida na comunidade para a detecção do DNA da *M. pneumoniae* através da PCR; amostras de soro agudo e convalescente foram testados para anticorpos IgM e IgG específicos para *M. pneumoniae* utilizando um imunoensaio com enzimas, e 191 dos aspirados nasofaríngeos foram cultivados para *M. pneumoniae*. Um diagnóstico de infecção por *M. pneumoniae* foi feito em 24 (9%) dos pacientes. O teste de captura do IgM demonstrou que 24 entre 24 foram positivos com a fase do soro convalescente; 19 entre 24 (79%) foram positivos pela sorologia do IgG; 10 de 20 (50%) foram positivos pela PCR e 8 entre 17 (47%) foram positivos pela cultura. Abele-Horne e colaboradores[118] examinaram 190 espécimes clínicos de 190 pacientes com queixas respiratórias. Eles utilizaram a PCR de cultura enriquecida para a detecção da *M. pneumoniae* seguida pela hibridização com uma sonda específica ou sem hibridização e o uso de uma PCR aninhada para diagnosticar a infecção por *M. pneumoniae*. Os resultados da PCR foram comparados com cultura, testes diretos de antígeno, e testes sorológicos por aglutinação de micropartículas e em alguns casos por *immunoblotting*. A PCR aninhada foi a mais sensível, detectando 0,019 unidade colonizadora em comparação com 19 para a PCR sem hibridização. Os autores também encontraram que aproximadamente um terço dos pacientes com infecção por *M. pneumoniae* foi positivo para outro patógeno do trato respiratório. Na prática do dia-a-dia, o teste de fixação do complemento é o mais comumente disponível para os médicos. O ensaio de captura de IgM provavelmente é melhor para o diagnóstico da *M. pneumoniae* em crianças; um ensaio imunoabsorvente ligado a enzimas provavelmente é mais bem utilizado em adultos. A PCR provavelmente será o método diagnóstico de escolha quando os custos se aproximarem do nível de $15,00 por teste.

Manifestações das Radiografias de Tórax

A aparência da pneumonia por *M. pneumoniae* nas radiografias de tórax é similar à aparência causada por outros agentes de pneumonia. Em um estudo com 76 pacientes com pneumonia por *M. pneumoniae*, foram observados infiltrados intersticiais peribrônquicos e perivasculares em 18,4%, consolidação esparsa em 22,4%, consolidação acinar homogênea em 27,6% e infiltrados intersticiais e alveolares mistos em 31,6%. Opacidades bilaterais foram vistas em 20% dos pacientes, e 33% eram multilobares.[119] Em outro estudo com 101 pacientes que apresentavam pneumonia por *M. pneumoniae*, um padrão intersticial foi encontrado em somente 2%; 45,5% apresentaram uma opacidade homogênea, e 52,5% apresentaram uma opacidade esparsa.[48] O envolvimento só do pulmão direito foi encontrado em 51,5% dos pacientes, o envolvimento isolado do pulmão esquerdo em 38,6% e ambos os pulmões foram envolvidos em 10%.[48]

TRATAMENTO

O teste de suscetibilidade para *M. pneumoniae* pode ser determinado pelo método da diluição do ágar ou da diluição do caldo, geralmente na forma de teste de inibição do metabolismo. Utilizando estes métodos, a *M. pneumoniae* é suscetível a macrolídeos, tetraciclinas, quinolonas, estreptomicina, pristanamicina e quetolídeos.[120] Cepas de *M. pneumoniae* resistentes à eritromicina foram isoladas em pacientes tratados.[120] Esta resistência é causada por mutações pontuais no gene ribossomal RNA 23.

Shames e colaboradores[121] avaliaram a resposta à terapia em 317 militares com pneumonia por *M. pneumoniae*. Eles observaram que pacientes tratados com demecociclina permaneceram febris por 1,8 dias *versus* 2,4 dias encontrados nos pacientes tratados com tetraciclina ou estearato de eritromicina. Os indivíduos em controle permaneceram febris durante 4,2 dias. A duração média da hospitalização foi de 6,6 e 7,6 dias para a democlociclina e tetraciclina *versus* 14 dias para os controles. Pacientes que foram tratados com estearato de eritromicina foram hospitalizados em média 7 dias, e aqueles tratados com etilsuccinato de eritromicina ficaram hospitalizados em média 9 dias. Esses pesquisadores também observaram que a cura clínica não coincidiu com a erradicação da *M. pneumoniae* do trato respiratório. No acompanhamento, 33% dos indivíduos em controle eram positivos em comparação com 5 a 20% dos indivíduos tratados com diversos antibióticos.

Kingston e colaboradores[122] trataram 59 pacientes com pneumonia por *M. pneumoniae* com demetilclorotetraciclina e 50 pacientes com placebo. O número médio de dias que os pacientes apresentaram uma temperatura oral de > 99°F foi de 3,02 dias *versus* 10,04 dias para o grupo tratado com placebo.

Atualmente, os pacientes com pneumonia por *M. pneumoniae* podem ser tratados com um macrolídeo, uma tetraciclina ou uma quinolona. A duração da terapia ainda não foi determinada, mas um curso de 10 a 14 dias com qualquer um dos antibióticos geralmente é adequado.

REFERÊNCIAS BIBLIOGRÁFICAS

1. Marmion BP. Eaton agent-science and scientific acceptance: a historical commentary. *Rev Infect Dis* 1990;12:338-353.
2. Finland M, Peterson OL, Allen HE, et al. Cold agglutinins. I. Occurrence of cold isohemagglutinins in various conditions. *J Clin Invest* 1945;24:451-457.
3. Couch RB, Cate TR, Chanock RM. Infection with artificially propagated. Eaton agent *(Mycoplasma pneumoniae). JAMA* 1964;187:422-427.
4. Dajani AA, Clyde WA, Denny FW. Experimental infection with *Mycoplasma influenzae* (Eatons agent). *J Exp Med* 1965;121:1071-1087.
5. Chanock RM. *Mycoplasma* infections; of man. *N Engl J Med* 1965;273:1199-1206, 1257-1264.
6. Ovyn C, van Strijp D, Leven M, et al. Typing of *Mycoplasma pneumoniae* by nucleic acid sequence based amplification, NASBA. *Mol Cell Probes* 1996;10:319-324.
7. Razin S, Yogev D, Naot Y. Molecular biology and pathogenicity of mycoplasmas. *Microbiol Mol Biol Rev* 1998;62:1094-1156.
8. Jacobs E. *Mycoplasma pneumoniae* virulence factors; and the immune response. *Rev Med Microbiol* 1991;2:83-90.
9. Collier AM, Clyde WA, Denny FW. Biologic effects of *Mycoplasma pneumoniae* and other mycoplasmas from man and hamster tracheal organ culture. *Proc Soc Exp Biol Med* 1969;132:1153-1158.
10. Martin RE, Bates JH. Atypical pneumonia. *Infect Dis Clin North Am* 1991;5:585-601.
11. Soderberg M, Hellstrom S, Lundgren R, Bergh A. Bronchial epithelium in humans recently recovering from respiratory infections caused by influenza or *Mycoplasma. Eur Respir J* 1990;3:1023-1028.
12. Camner P, Jarstrand C, Philipsson K. Tracheobronchial clearance, 515 months after infection with *Mycoplasma pneumoniae. Scand J Infect Dis* 1978;10:33-35.
13. Jarstrand C, Camner P, Philipsson K. *Mycoplasma pneumoniae* and tracheobronchial clearance. *Am Rev Respir Dis* 1974;110:415-419.
14. Clyde WA. *Mycoplasma pneumoniae* infections of man. In: Tully JG, Whitcomb RF, eds. *The mycoplasmas,* vol. 2. Human. and animal mycoplasmas. New York: Academic Press 1979:275-306.
15. Powell DA, Clyde WA Jr. Opsonin-reversible resistance of *Mycoplasma pneumoniae* to in vitro phagocytosis by alveolar macropliages. *Infect Immun* 1975;11:540-550.
16. Erb P, Bredt W. Interaction of *Mycoplasma pneumoniae* with alveolar macrophages; viability of adherent and ingested mycoplasmas. *Infect Immun* 1979;25:11-15.
17. Deny FW, Clyde WA, Glezen WP. *Mycoplasma pneumoniae* disease: clinical spectrum, pathophysiology, epidemiology, and control. *J Infect Dis* 1971;123:74-92.
18. Foy HM, Kenny GE, Sefi R, et al. Second attacks of pneumonia due to *Mycoplasma pneumoniae. J Infect Dis* 1977;135:673-677.
19. Jensen KE, Senterfit LB, Chanock RM, et al. An inactivated *Mycoplasma pneumoniae* vaccine. *JAMA* 1965;194:134-138.
20. Smith CB, Friedewald WT, Chanock RM. Inactivated *Mycoplasma pneumoniae* vaccine: evaluation in volunteers. *JAMA* 1967;199:353-358.
21. Welbel RE, Stokes J, Mascoli CC, et al. Respiratory virus vaccines. VII. Field evaluation of respiratory syncytial, parainfluenza 1, 2, 3 and *Mycoplasma pneumoniae* vaccines, 1965 to 1966. *Am Rev Respir Dis* 1967;96:724-729.
22. Tanaka H, Koba H, Honma S, et al. Relationships between radiological pattern and cell-mediated immune response in *Mycoplasma pneumoniae* pneumonia. *Eur Respir J* 1996;9:669-672.
23. Tsunekawa H, Takagi E, Kishimoto H, Shimokata K. Depressed cellular immunity in *Mycoplasma pneumoniae. Eur J Respir Dis* 1987;70:293-299.
24. Foy HM, Kenny GE, McMahan AM, Grayston JT. *Mycoplasma pneumoniae* pneumonia in an urban area. Five years of surveillance. *JAMA* 1970;214:1666-1672.
25. Noah ND. *Mycoplasma pneumoniae* infection in the United Kingdom-1967-73. *BMJ* 1974;2:544-546.
26. Foy HM, Kenny GE, McMahan R, et al. *Mycoplasma pneumoniae* in the community. *Am J Epidemiol* 1971;93:55-67.
27. Foy HM, Kenny GE, Cooney MK, Allan ID. Long-term epidemiology of infections with *Mycoplasma pneumoniae. J Infect Dis* 1979;139:681-687.
28. Monto AS, Bryan ER, Rhodes; LM. The Tecumseh study of respiratory illness. Vil. Further observations on the occurrence of respiratory syncytial virus and *Mycoplasma pneumoniae* infections. *Am J Epidemiol* 1974;100:458-468.
29. Hanukoglu A, Hebroni S, Fried D. Pulmonary involvement in *Mycoplasma pneumoniae* infections in families. *Infection* 1986;14:1-6.
30. Balassanian N, Robbins FC. *Mycoplasma pneumoniae* infection in families. *N Engl J Med* 1967;277:719-725.
31. Dominguez A, Minguell S, Torres J, et al. Community outbreak of acute respiratory infection with *Mycoplasma pneumoniae. Eur J Epidemiol* 1996;12:131-134.
32. Leibowitz Z, Schvartzman P, Epstein L, et al. An outbreak of *Mycoplasma pneumoniae* in two kibbutzim: a clinical and epidemiological study. *Isr J Med Sci* 1988;24:88-92.
33. Broome CV, LaVenture M, Kaye HS, et al. An explosive outbreak of *Mycoplasma pneumoniae* infection in a summer camp. *Pediatrics* 1980;66:884-888.
34. Fisher B, Yu B, Armstrong D, Magill J. Outbreak of *Mycoplasma pneumoniae* infection among hospital personnel. *Am J Med Sci* 1978;276:205-209.
35. Berntsson E, Lagergard T, Stannegard O, Trollfors; B. Etiology of community-acquired pneumonia in out-patients. *Eur J Clin Microbiol* 1986;5:446-447.
36. Marrie TJ, Peeling RW, Fine MJ, et al. Ambulatory patients with community-acquired pneumonia: the frequency of atypical agents and clinical course. *Am J Med* 1996;101:508-515.
37. Erard PH, Moser F, Wenger A, et al. Prospective study on community-acquired pneumonia diagnosed and followed up by private practitioners. In: CHUV, Lusanne, Switzerland. Abstract 56. ICAAC. Washington, D.C.: American Society for Microbiology, 1991.
38. Langille DB, Yates L, Marrie TJ. Serological investigation of pneumonia as it presents; to the physician's office. *Can J Infect Dis* 1993;4:328-332.
39. Marrie TJ, Durant H, Yates L. Community-acquired pneumonia requiring hospitalization. *Rev Infect Dis* 1989;11:586-599.
40. Fang G-D, Fine M, Orleff J, et al. New and emerging etiologies for community-acquired pneumonia with implications for therapy. *Medicine* 1990;69:307-316.
41. Kauppinen MT, Herva E, Kujala P, et al. The etiology of community-acquired pneumonia among hospitalized patients during a *Chlamydia pneumoniae* epidemic in Finland. *J Infect Dis* 1995;172:1330-1335.
42. Burman LA, Troffors B, Andersson B, et al. Diagnosis of pneumonia by culture, bacterial and viral antigen detection tests, and serology with special. reference to antibodies against pneumococcal antigens. *J Infect Dis* 1993;163:1087-1093.
43. Mundy LM, Aurwaerter PG, Oldach D, et al. Community-acquired pneumonia: impact of immune status. *Am J Respir Crit Care Med* 1995;152:1309-1315.
44. Porath A, Schlaeffer F, Lieberman D. The epidemiology of community-acquired pneumonia among hospitalized adults. *J Infect* 1997;34:41-48.
45. Marston BJ, Plouffe JF, File TM Jr, et al. Incidence of community-acquired. pneumonia requiring hospitalization. Results of a population-based active surveillance study in Ohio. *Arch Intern Med* 1997;157:1709-1718.
46. Bohte R, van Furth R, van den Broek PJ. Aetiology of community-acquired pneumonia. A prospective study among adults requiring admission to hospital. *Thorax* 1995;50:543-547.
47. Levy M, Dromer F, Brion N, et al. Community-acquired pneumonia. Importance of initial noninvasive bacteriologic and radiographic investigations. *Chest* 1988;92:43-48.

48. Lieberman D, Schlaeffer F, Lieberman D, et al. *Mycoplasma pneumoniae* community-acquired pneumonia: a review of 101 hospitalized adult patients. *Respiration* 1996;63:261-266.
49. Ieven M, Ursi D, Van Bever H, et al. Detection of *Mycoplasma pneumoniae* by two polymerase chain reactions and role of *M. pneumoniae* in, acute respiratory tract infections. *J Infect Dis* 1996;173:1445-1452.
50. Cassell GH, Cole BC. Mycoplasmas as agents of human disease. *N Engl J Med* 1981;304:80-89.
51. Shulman ST, Bartlett J, Clyde WA Jr, Ayoub EM. The unusual severity of *Mycoplasma pneumoniae* in children with sickle-cell disease. *N Engl J Med* 1972;287:164-167.
52. Foy HM, Ochs H, Davis; SD, et al. *Mycoplasma pneumoniae* infections in patients with immunodeficiency syndromes. *J Infect Dis* 1973;127:388-393.
53. Perez CR, Leigh MW. *Mycoplasma pneumoniae* as the causative agent for pneumoniae in the immunocompromised host. *Chest* 1991;100:860-861.
54. Mansel JK, Rosenow EC 111, Martin JW Jr. *Mycoplasma pneumoniae* pneumonia. *Chest* 1989;95:639-646.
55. Ali NJ, Sillis M, Andrews BE, et al. The clinical spectrum. and diagnosis of *Mycoplasma pneumoniae. Quart J Med* 1986;58:241-251.
56. Marrie V. *Mycoplasma pneumoniae* pneumonia requiring hospitalization, with emphasis on infection in the elderly. Arch *Intern Med* 1993;153:488-494.
57. Benusigilo LN, Stalder H, Junod AF. Time course of lung function changes in atypical pneumonia. *Thorax* 1980;35:586-592.
58. Macfarlane JT, Morris MJ. Abnormalities in lung function following clinical recovery from *Mycoplasma pneumoniae* pneumonia. *Eur J Respir Dis* 1982;63:337-341.
59. Kenny GE, Foy HM. Mycoplasmas as agents of human disease [Letter]. *N Engl J Med* 1981;304:1240.
60. Llibre JM, Urban A, Garcia E, et al. Bronchiolitis obliterans organizing pneumonia associated with acute *Mycoplasma pneumoniae* infection. *Clin Infect Dis* 1997;25L:1340-1342.
61. Lind K. Manifestations and complications of *Mycoplasma pneumoniae* disease: a review. *Yale J Biol Med* 1983;56:461-468.
62. Chan ED, Welsh CH. Fulminant *Mycoplasma pneumoniae* pneumonia. A review. *West J Med* 1995;162:133-142.
63. Coultas DB, Samet JM, Butler C. Bronchiolitis obliterans due to *Mycoplasma pneumoniae. West J Med* 1986;144:471-474.
64. Prabhu MB, Barber D, Cockcroft DW. Bronchiolitis obliterans and *Mycoplasma pneumoniae. Respir Med* 1991;85:535-537.
65. Ito S, Abe Y, Kinomoto K, et al. Fulminant *Mycoplasma pneumoniae* pneumonia with marked elevation of serum soluble interleukin-2 receptor. *Intern Med* 1995;34:430-435.
66. Lieberman D, Livnat S, Schlaeffer F, et al. IL-1 beta and IL-6 in community-acquired pneumonia: bacteremic pneumococcal pneumonia versus; *Mycoplasma pneumoniae* pneumonia. *Infection* 1997;25:90-94.
67. Rollins S, Colby T, Clayton E Open lung biopsy in *Mycoplasma pneumoniae* pneumonia. *Arch Pathol Lab Med* 1986;110:34-41.
68. Linz D, Kessler S, Kane J. Pulmonary caseating granulomas associated with *Mycoplasma pneumoniae* pneumonia. *South Med J* 1983;76:1429-1432.
69. Lewis JE, Sheptin C. Mycoplasmal pneumonia associated with abscess of the lung. *Calif Med* 1972;117:69-72.
70. Siegler DIM. Lung abscess associated with *Mycoplasma pneumoniae* infection. *Br J Dis Chest* 1973;67:123-127.
71. Whyte KF, Williams GR. Bronchiectasis after *Mycoplasma pneumonia. Thorax* 1984;39:390-391.
72. Kawata K, Sumino Y, Kikuchi Y, et al. Two cases of *Mycoplasma pneumoniae* with cavity formation. *Jpn J Med* 1978;17:144-147.
73. Tablan OC, Reyes MP. Chronic interstitial pulmonary fibrosis following *Mycoplasma pneumoniae* pneumonia. *Am J Med* 1985;79:268-270.
74. Kaufman JM, Cuvelier CA, van der Straeten M. *Mycoplasma pneumonia* with fulminant evolution into diffuse interstitial fibrosis. *Thorax* 1980;35:140-144.
75. Stokes D, Sigler A, Khour NF, Talamo RC. Unilateral hyperlucent lung (Swyer-James syndrome) after severe, *Mycoplasma pneumoniae* infection. *Am Rev Respir Dis* 1978;117:145-152.
76. Demos TC, Studlo JD, Puczynski M. *Mycoplasma pneumonia:* presentation as a mediastinal mass. *Am J Roentgenol* 1984;143:981-982.
77. Loo VG, Richardson S, Quinn P. Isolation of *Mycoplasma pneumoniae* from pleural fluid. *Diagn Microbiol Infect Dis* 1991;14:443-445.
78. Murray HW, Masur H, Senterfit LS, Roberts; RB. The protean manifestation of *Mycoplasma pneumoniae* infection in adults. *Am J Med* 1975;58:229-242.
79. Kasahara I, Otsubo Y, Yanase T, et al. Isolation and characterization of *Mycoplasma pneumoniae* from cerebrospinal fluid of a patient with pneumonia and meningoencephalitis. *J Infect Dis* 1985;152:823-825.
80. Pellegrini M, O'Brien TJ, Hoy J, Sedal L. *Mycoplasma pneumoniae* infection associated with an acute brainstem syndrome. *Acta Neurol Scand* 1996;93:203-206.
81. Weinblatt ME, Caplan ES. Fatal *Mycoplasma pneumoniae* encephalitis in an adult. *Arch Neurol* 1980;37:321.
82. Fisher RS, Clark AW, Wolinsky JS, et al. Postinfectious leukoencephalitis complicating *Mycoplasma pneumoniae* infection. *Arch Neurol* 1983;40:109-113.
83. Mulder LJMM, Spierings ELH. Stroke due to intravascular coagulation in *Mycoplasma pneumoniae* infection. *Lancet* 1987;ii:1152-1153.
84. Parker P, Puck J, Fernandez E Cerebral infarction associated. with *Mycoplasma pneumoniae. Pediatrics* 1981;67:373-375.
85. Kim JS, Choi IS, Lee MC. Reversible parkinsonisin and dystonia following probable *Mycoplasma pneumoniae* infection. *Mov Dis* 1995;10:510-512.
86. Al-Mateen M, Gibbs M, Dietrich R, et al. Encephalitis lethargicalike illness in a girl with *Mycoplasma* infection. Neurology 1988;38:1155-1158.
87. Larsen PD, Crisp D. Acute bilateral striatal necrosis associated with *Mycoplasma pneumoniae* infection. *Pediatr Infect Dis J* 1996;15:1124-1126.
88. Cimolai N, Mah D, Roland E. Anticentriolar autoantibodies in children with central nervous system manifestations of *Mycoplasma pneumoniae* infection. *J Neurol Neurosurg Psychiatry* 1994;57:638-639.
89. Yoshizawa T, Tsukada A, Maki Y, Kanazawa 1. Transverse myelitis associated with *Mycoplasma pneumoniae* infections. *Eur Neurol* 1982;21:48-51.
90. Acharya AB, Lakhani PK. Hopkins syndrome associated with *Mycoplasma* infection. *Pediatr Neurol* 1997;16:4-5.
91. Kitazawa K, Tagawa Y, Honda A, Yuki N. Guillain-Barré syndrome associated with IgG anti-Gm 1b antibody subsequent to *Mycoplasma pneumoniae* infection. *J Neurol Sci* 1998;156:99-101.
92. Kikuchi M, Tagawa Y, Iwamoto H, et al. Bickerstaff's brainstem encephalitis associated with IgG anti-GQlb antibody subsequent to *Mycoplasma pneumoniae* infection. *J Child Neurol* 1997;12:402-405.
93. Ponka A. Carditis associated with *Mycoplasma pneumoniae* infection. *Acta Med Scand* 1979;206:77-86.
94. Sands MJ Jr, Satz JE, Turner WE Jr. Soloff LA. Pericarditis and perimyocarditis associated with active *Mycoplasma pneumoniae* infection. *Ann Intern Med* 1977;86:544-548.
95. Farraj RS, MCully RB, Oh JK, Smith TF. *Mycoplasma-associated* pericarditis. *Mayo Clin Proc* 1997;72:33-36.
96. Sands MJ R., Rosenthal R. Progressive heart failure and death associated with *Mycoplasma pneumoniae pneumonia.* Chest 1982;81:763-765.
97. Su-chiung Chen, Tsa CC, Nouri S. Carditis associated with *Mycoplasma pneumoniae* infection. *Am J Dis Child* 1986;140:471-472.
98. Jacobson LB, Longstreth GF, Edington TS. Clinical and immunologic features of transient cold. agglutinin hemolytic anemia. *Am J Med* 1973;54:514-521.

99. Tanowitz HB, Robbins N, Leidich N. Hemolytic anemia associated with severe *Mycoplasma pneumoniae* pneumonia. *NY State J Med* 1978;2231-2232.

100. Smith GN, Weir WRC. Cold agglutinins accompanying *Mycoplasma pneumoniae* infection. *BMJ* 1980;281:1391-1392.

101. Louie EK, Ault KA, Smith BR, et al. IgG-mediated haemolysis masquerading as cold agglutinin-induced anaemia complicating severe infection with *Mycoplasma pneumoniae. Scand J Haematol* 1985;35:264-269.

102. Miller SN, Fingler RP, Lipshutz MD. Thrombocytopenia and fatal intracerebral hemorrhage associated. with *Mycoplasma pneumoniae. N Y State J Med* 1986;605-607.

103. Collazos J, Egurbide MV, Atucha K, et al. Transient acquired factor II deficiency with *Mycoplasma pneumoniae* infection. *J Infect Dis* 1991;164:434-435.

104. Van Hook L, Spivack C, Ducanson FP. Acquired Pelger-Huet anomaly associated. with *Mycoplasma pneumoniae* pneumonia. *Am J Clin Pathol* 1985;84:248-251.

105. Campbell JH, Warwick G, Boulton-Jones M, et al. Rapidly progressive glomerulonephritis and nephrotic syndrome associated with *Mycoplasma pneumoniae* pneumonia. *Nephrol Dial Transplant* 1991;6:518-520.

106. Kanayama Y, Shiota K, Ikuno Y, et al. *Mycoplasma pneumoniae* pneumonia associated. with IgA nephropathy. *Scand J Infect Dis* 1982;14:231-233.

107. Kalb RE, Grossman ME, Neu HC. Stevens-Johnson syndrome due to *Mycoplasma pneumoniae* in an adult. *Am J Med* 1985;79:541-544.

108. Ponka A. Arthritis associated with *Mycoplasma pneumoniae* infection. *Scand J Rheumatol* 1979;8:27-32.

109. Davis CP, Cochran S, Lisse J, et al. Isolation of *Mycoplasma pneumoniae* from synovial fluid samples in a patient with pneumonia and polyarthritis. *Arch Intern Med* 1988;148:969-970.

110. Cimolai N Malleson P, Thomas E, Middleton R *Mycoplasma pneumoniae* associated arthropathy: confirmation of the association by determination of the antipolypeptide IgM response. *J Rheumatol* 1989;16;1150-1152.

111. La Scola B, Michel G, Raoult D. Use of amplification and sequencing of the 16SrRNA gene to diagnose *Mycoplasma pneumoniae* osteomyelitis in a patient with hypogammaglobulinemia. *Clin Infect Dis* 1997;24:1161-1163.

112. Elling P, Olsson AT, Elling H. Synchronous variations of the incidence of temporal arteritis and polymyalgia rheumatica in different regions of Denmark; associations with epidemics of *Mycoplasma pneumoniae* infection. *J Rheumatol* 1996;23:112-119.

113. Dawidek GMB. Anterior uveitis associated with *Mycoplasma pneumoniae* pneumonia. *Postgrad Med J* 1991;67:380-382.

114. Lam K, Bayer AS. *Mycoplasma pneumoniae* as a cause of fever of unknown origin syndrome. *Arch Intern Med* 1982;142:2312-2313.

115. Blackmore TK, Reznikov M, Gordon DL. Clinical utility of the polymerase chain reaction to diagnose *Mycoplasma pneumoniae* infection. *Pathology* 1995;27:177-181.

116. De Barbeyrac B, Bernet Poggi C, Febrer F, et al. Detection of *Mycoplasma pneumoniae* and *Mycoplasma genitalium* in clinical samples by polymerase chain reaction. *Clin Infect Dis* 1993;17[Suppl 1]:S83-S89.

117. Waris ME, Toikka P, Saarinen T, et al. Diagnosis of *Mycoplasma pneumoniae* in. children. *J Clin Microbiol* 1998;36:3155-3159.

118. Abele-Horn M, Busch U, Nitschko H, et al. Molecular approaches to diagnosis of pulmonary diseases due to *Mycoplasma pneumoniae. J Clin Microbiol* 1998;36:548-551.

119. Hwang J-J, Chen K-L, Tsai M-S, et al. Clinical study of *Mycoplasma pneumoniae* pneumonia. *Kaohsiung J Med Sci* 1993;9:204-211.

120. Taylor-Robinson D, Bebear C. Antibiotic susceptibilities of mycoplasmas and treatment of mycoplasmal infections. *J Antimicrobial Chemother* 1997;40:622-630.

121. Shames JM, George RB, Holliday WB, et al. Comparison of antibiotics in the treatment of mycoplasmal pneumonia. *Arch Intern Med* 1970;125:680-684.

122. Kingston JR, Chanock RM, Mufson MA, et al. Eaton agent pneumonia. *JAMA* 1961;176:118-123.

CAPÍTULO 33

Pneumonia por *Chlamydia pneumoniae*

David Lieberman

A lista de etiologias comuns para pneumonias adquiridas na comunidade (PAC), que consistia somente do *Streptococcus pneumoniae* até 1938, cresceu gradualmente pelo acréscimo de três bactérias intracelulares que foram denominadas *patógenos atípicos*. O último a se juntar a esta lista foi a *Chlamydia pneumoniae*, que foi identificada como um patógeno respiratório em 1985.[1] Desde então, um grande corpo de pesquisas clínicas e básicas ampliou nosso conhecimento e compreensão sobre a *C. pneumoniae* e as doenças que causam em seres humanos. Entretanto, a despeito destes esforços e das informações que geraram, muitas questões permanecem sem resposta, especialmente a respeito da significância clínica da infecção com este agente.

HISTÓRIA

O organismo conhecido atualmente como *Chlamydia pneumoniae* foi isolado inicialmente em 1965 na conjuntiva de uma criança taiwanesa e foi denominada *TW-183*. A despeito da fonte conjuntival deste isolado, não foi associada a doenças oculares. Seu papel como um patógeno humano foi comprovado em 1983 quando foi isolado pela primeira vez no trato respiratório e denominado *AR-39*.[2] *TWAR*, o nome original dado ao organismo, foi uma combinação dos nomes laboratoriais dos isolados conjuntival e respiratórios. Em 1985, uma associação sorológica foi registrada entre este organismo e uma epidemia prévia de PAC que ocorreu em duas cidades do norte da Finlândia em 1978.[1] Em 1989, *TWAR* foi considerada a terceira espécie de *Chlamydia* e recebeu o nome oficial de *Chlamydia pneumoniae*.[3] Apesar de a *C. pneumoniae* não ter sido identificada como um patógeno respiratório até 1983, um estudo em soros congelados armazenados demonstrou que ela causava doença já em 1963.[4] Muitos casos que foram diagnosticados como ornitose[5] ou psitacose[6] no passado na verdade foram causados pela *C. pneumoniae*.

O desenvolvimento seguinte na associação entre a *Chlamydia* e as doenças respiratórias foi registrado em 1997,[7] quando uma associação sorológica foi documentada em Israel entre PAC e um novo organismo tipo-*Chlamydia*, Simkania Z. Este organismo também foi isolado em bebês com bronquiolite aguda.[8] Outro organismo tipo-*Chlamydia*, denominado *coccus de Hall*, que aparentemente é idêntico ao organismo denominado *Candidatus parachlamydia acanthamoebae*, também foi considerado sorologicamente associado a casos de PAC.[9] Esses dois organismos representam um novo grupo de patógenos respiratórios que logo serão acrescentados à lista de etiologias conhecidas para PAC e que serão identificados como as causas de PAC em alguns dos diversos casos listados até os dias de hoje como de etiologia desconhecida.

MICROBIOLOGIA

Assim como as outras duas espécies de *Chlamydia*, *Chlamydia trachomatis* e *Chlamydia psittaci*, a *Chlamydia pneumoniae* é um parasita obrigatoriamente intracelular. As *Chlamydias* são classificadas como bactérias devido à composição de sua parede celular e seu crescimento através de divisão binária. Elas possuem um ciclo vital bifásico único com uma forma extracelular menor, o corpo elementar, e uma forma intracelular replicante maior, o corpo reticulado. Os corpos elementares se prendem às células dos hospedeiros suscetíveis e são fagocitados. Dentro do fagossoma eles se transformam em corpos reticulares, que se replicam utilizando as reservas de energia da célula-hospedeira e formam inclusões citoplasmáticas características. Diferentes isolados de *C. pneumoniae* possuem 94 a 100% de homologia de DNA uns com os outros, mas menos de 5% de homologia de DNA com *C. trachomatis* e menos de 10% de homologia com *C. psittaci*.

PATOGÊNESE

O mecanismo patogenético que causa pneumonia por *C. pneumoniae* em humanos ainda não foi completamente elucidado. Os únicos dados disponíveis são de observações clínicas e de estudos *in vitro* em tecidos humanos, que foram correlacionados com estudos nos quais a pneumonia por *C. pneumoniae* foi induzida em ratos. O contato entre a *C. pneumoniae* e o epitélio respiratório humano induz ciliostase.[10] Esta ciliostase aparentemente facilita a penetração de patógenos respiratórios adicionais e explica o alto índice de etiologias infecciosas nos pacientes com pneumonia por *C. pneumoniae*, um indivíduo que é descrito e discutido na seção Etiologias Mistas Envolvendo *Chlamydia Pneumoniae* em Pneumonias Adquiridas na Comunidade. A bactéria *C. pneumoniae* que alcança os espaços alveolares se multiplica nos macrófagos alveolares[11] e causa um quadro patológico de infiltrados peribrônquicos e perivasculares dos

D. Lieberman: Pulmonary Unit, Soroka Medical Center, Beer-Sheva, Israel 84107.

linfócitos e células plasma em ratos. Uma alveolite linfocítica geralmente pode ser vista no líquido do lavado broncoalveolar dos pacientes com pneumonia por *C. pneumoniae*.[12]

Uma infecção prévia com *C. pneumoniae* se mostrou como tendo um fator protetor contra graves manifestações clínicas em infecções recorrentes. Em contraste a uma infecção secundária, as infecções primárias por *C. pneumoniae* se apresentam como uma doença mais grave, com uma maior freqüência de hospitalização e cursos repetidos de terapia antibiótica.[13] Estes achados, que foram registrados na população jovem, não são necessariamente verdadeiros para uma população idosa, na qual a maioria das infecções é secundária e pode causar uma doença clínica muito grave, especialmente na presença de uma séria comorbidade crônica.

EPIDEMIOLOGIA

Seres humanos são o único reservatório conhecido para a *C. pneumoniae*, e a transmissão ocorre de pessoa a pessoa através de secreções respiratórias. A transmissão não é muito eficiente e portanto poucos casos de infecção secundária com *C. pneumoniae* são vistos na proximidade de um paciente com pneumonia por *C. pneumoniae*. Pacientes com infecção aguda não são a única fonte de contágio. Portadores assintomáticos que acolhem a *C. pneumoniae* no trato respiratório superior também servem como fontes de infecção na comunidade.[14] A infecção por *C. pneumoniae* não é transmissível sexualmente. Dados sorológicos demonstram que a maioria da população é infectada e reinfectada durante suas vidas. O período de incubação é de várias semanas, um tempo relativamente longo em comparação a outros patógenos respiratórios. Surtos epidêmicos de *C. pneumoniae* foram registrados entre soldados[13,15] e estudantes.[16] As epidemias duraram entre 5 e 8 meses e ocorreram em todas as estações do ano.

A distribuição etária da infecção por *C. pneumoniae* (não necessariamente pneumonia por *C. pneumoniae*) pode ser estimada pela taxa de soroprevalência dos anticorpos para *C. pneumoniae* em vários grupos etários. Taxas de infecção são mais baixas em crianças com menos de 5 anos e aumentam dramaticamente em crianças em idade escolar. Na idade de 20 anos, aproximadamente 50% da população possui anticorpos contra a *C. pneumoniae*. A partir da idade de 20 anos, a taxa de positividade dos anticorpos continua a aumentar em uma velocidade mais moderada, mas constante até atingir uma taxa de 75% nas populações idosas.[17] As taxas de infecção aguda por *C. pneumoniae* possuem uma distribuição etária semelhante à da soroprevalência.[4] A distribuição entre os sexos é igual até os 15 anos de idade. A partir desta idade, as taxas de infecção são mais altas entre a população masculina durante o resto da vida.[17] Evidências sorológicas de infecção por *C. pneumoniae* existem em todo o mundo, com taxas maiores nas áreas tropicais e nos países menos desenvolvidos do que os países desenvolvidos do norte do mundo.

Como se imagina que 90% das infecções com *C. pneumoniae* são assintomáticas, não é de se surpreender que os dados epidemiológicos sobre a PAC por *C. pneumoniae* sejam diferentes daqueles descritos para a infecção com este patógeno. A maior parte de nossa informação sobre a PAC por *C. pneumoniae* vem de artigos sobre pacientes hospitalizados com PAC por *C. pneumoniae*. Nestas séries[18-20] a média de idade dos pacientes foi de 56 a 64 anos de idade, significativamente mais alta do que a média de idade dos pacientes com outras etiologias.[20] A predileção da *C. pneumoniae* por pacientes mais velhos também é manifestada em informações que se mostram em pacientes hospitalizados com 55 anos de idade ou mais; a *C. pneumoniae* foi a segunda etiologia mais prevalente para a PAC, e foi diagnosticada em 26% dos pacientes deste grupo etário.[21] A distribuição sexual entre os pacientes é igual, e a doença ocorre durante todo o ano sem diferenças sazonais.[19,20]

INCIDÊNCIA DE PNEUMONIA ADQUIRIDA NA COMUNIDADE POR *CHLAMYDIA PNEUMONIAE*

A taxa de incidência estimada de PAC por *C. pneumoniae* é difícil de se calcular precisamente, e nenhum dado convincente está disponível. Entretanto, existem diversas informações sobre a ocorrência de *C. pneumoniae* em comparação a outras etiologias de PAC. Uma ampla variação das taxas de incidência foi registrada em diversas áreas do mundo desde a década de 1990. A taxa é inferior a 10% em uma minoria de estudos.[18,22-25] Mas, na maioria dos estudos a taxa varia entre 10 e 22%[12,19,20,26-33] Uma taxa excepcional de 43% foi registrada na Finlândia em um estudo conduzido durante um surto epidêmico deste patógeno.[34] O amplo espectro das taxas de incidência de estudo para estudo pode ser explicado por diversos fatores, inclusive a inclusão de pacientes hospitalizados *versus* ambulatoriais, uma política de hospitalização liberal *versus* uma política estrita, a porcentagem de pacientes nos quais foi obtido um soro no período de convalescença, os testes e os critérios utilizados para o diagnóstico de uma infecção corrente por *C. pneumoniae*, variabilidade geográfica e ocorrência de epidemias.

Médicos que devem tomar decisões terapêuticas em uma região geográfica específica não podem confiar cegamente nas taxas de incidência de PAC por *C. pneumoniae* registradas na literatura, mas devem determinar estas taxas em sua região. Os dados devem ser coletados durante um período de tempo prolongado e contínuo além de identificar as epidemias, se essas devem ocorrer.

A *C. pneumoniae* foi diagnosticada como a etiologia de PAC em 17% de uma coorte de viciados em drogas intravenosas.[35] Em uma população de pacientes com o vírus da imunodeficiência humana (HIV) que foram hospitalizados por PAC, a prevalência de *C. pneumoniae* foi de 4%, a mesma encontrada em pacientes HIV-negativos.[23] Um alto índice de portadores assintomáticos de *C. pneumoniae* foi registrado entre indivíduos HIV-negativos.[12] Nenhuma informação está disponível sobre a prevalência da PAC por *C. pneumoniae* entre outras populações de pacientes imunocomprometidos.

MANIFESTAÇÕES CLÍNICAS

A infecção em várias partes do trato respiratório é uma manifestação bastante comum da infecção por *C. pneumoniae*, apesar da infecção assintomática ou não reconhecida, a doença levemente sintomática é o resultado em aproximadamente 90% das infecções. Os principais sintomas da infecção do trato respiratório superior (isto é, dores de cabeça, faringite e laringite) são as expressões mais comuns do início subagudo da doença. A doença pode terminar nesta fase ou continuar para a próxima fase, manifestada clinicamente como uma bronquite ou PAC. Esta fase pode ocorrer imediatamente após a fase inicial, ou em um padrão bifásico de 4 a 6 semanas após a resolução completa da primeira fase.[13] Registros de dois episódios de pneumonia por *C. pneumoniae* com um intervalo entre 3 a 12 semanas entre eles também já foram feitos.[15]

Como as manifestações clínicas de PAC por *C. pneumoniae* não são específicas, ela não pode ser distinguida no campo clínico de outras etiologias de PAC,[18,20] incluindo a pneumonia pneumocócica.[36] Este fato é verdadeiro a despeito de uma única opinião contrária[37] de que a pneumonia por *C. pneumoniae* pode ser diagnosticada com base em evidências clínicas. Broncospasmo[38] e sintomas em nível de sistema nervoso central[19] que foram considerados patognomônicos ou característicos da PAC por *C. pneumoniae* não foram comprovados por outros estudos. Exames sangüíneos de rotina e os resultados da bioquímica não distinguem entre a PAC por *C. pneumoniae* de PAC por outras etiologias,[20] mesmo que alguns estudos registrem que baixos níveis de proteína C-reativa[36] ou elevados níveis de fosfatase alcalina[19] podem servir como pistas diagnósticas.

Apesar de a maioria dos casos da doença ser relativamente leve com uma baixa mortalidade,[15,39] o espectro clínico da doença varia de um infiltrado pulmonar assintomático a uma doença potencialmente letal. A *C. pneumoniae* foi identificada como a etiologia de uma PAC em 10% dos pacientes com PAC grave.[40] Existem registros de casos de PAC grave com disfunção de múltiplos sistemas causados por *C. pneumoniae* em um adulto saudável,[41] e este patógeno causou uma síndrome de angústia respiratória aguda do adulto e encefalite em um homem saudável de 42 anos de idade.[42] Bronquiolite obliterante organizando pneumonia foi registrada como uma complicação da PAC por *C. pneumoniae.*[43] A *C. pneumoniae* é causa de PAC grave em pacientes HIV-positivos e deve ser considerada em pacientes que não respondem à terapia com antibióticos β-lactâmicos ou ao tratamento apropriado para pneumonia por *Pneumocystis carinii*.[44]

A hospitalização de pacientes jovens com PAC por *C. pneumoniae* algumas vezes está indicada, mas geralmente é necessária para pacientes idosos com um curso clínico complicado devido a uma comorbidade crônica ou infecção concomitante com outros patógenos respiratórios. Por esta razão, os pacientes com PAC hospitalizados com uma etiologia de *C. pneumoniae* geralmente são mais velhos e apresentam uma doença mais grave e um período de hospitalização mais prolongado do que pacientes com PAC de outras etiologias.[20]

A *C. pneumoniae* está associada a e pode causar doença em uma ampla variedade de órgãos e sistemas corporais, alguns por envolvimento direto e outros através das reações à infecção.[45,46] A grande maioria dos registros não demonstra que essas lesões ocorrem ao mesmo tempo, ou imediatamente depois, da pneumonia, de modo que elas são mais provavelmente o resultado de uma infecção por *C. pneumoniae* (primária ou reativação) e não necessariamente uma complicação da pneumonia. Duas doenças pulmonares comuns, asma brônquica[38] e bronquite crônica,[47] estão associadas a uma exposição prévia recorrente ou prolongada à *C. pneumoniae*.

CARACTERÍSTICAS RADIOLÓGICAS

Como nenhum achado radiográfico é característico da PAC por *C. pneumoniae*, as radiografias não podem ser utilizadas para distinguir entre a *C. pneumoniae* de outras etiologias de PAC.[18,20,48] Tentativas de vários estudos de caracterizar o infiltrado típico da PAC por *C. pneumoniae* como alveolar, broncopneumonia ou intersticial, não produziram resultados consistentes,[20,48,49] e a conclusão inevitável é a de que o infiltrado pode assumir qualquer uma dessas formas. Não existe acordo de que o infiltrado na PAC por *C. pneumoniae* seja bilateral e,sem dúvida, a maioria dos casos é unilateral.[20,48,49] Mas pode envolver mais de um lobo. Tentativas em distinguir, com base nos achados radiográficos, entre a PAC por *C. pneumoniae* resultante de uma infecção primária ou reinfecção, também não foram confirmadas. Existe uma concordância geral de que uma linfadenopatia hilar e cavitação não são comuns.[49] Um derrame pleural pequeno ou médio volume não é raro na PAC por *C. pneumoniae* e pode ser identificado em 8 a 30% dos pacientes.[18-20,49] Em um caso, o patógeno foi isolado do líquido pleural de um paciente jovem com PAC por *C. pneumoniae*.[50] Registros na literatura não são consistentes, em termos da dinâmica do infiltrado durante o curso da doença clínica, ou da velocidade de resolução radiológica na fase de recuperação. Portanto, também a este respeito, não podem ser atribuídas características específicas à PAC por *C. pneumoniae*.

Uma análise destes dados leva à inevitável questão se as manifestações radiográficas da PAC por *C. pneumoniae* (e talvez a PAC causada por outros patógenos) são causadas primariamente pela *C. pneumoniae* (o patógeno), ou, como parece ser o mais provável, por fatores associados ao paciente, infecções concomitantes com outros patógenos respiratórios, ou ambos. Os dados disponíveis nos dias de hoje apontam para esta última direção, mas uma resposta definitiva a esta pergunta deverá aguardar pelos resultados de estudos futuros.

ETIOLOGIAS MISTAS ENVOLVENDO A *CHLAMYDIA PNEUMONIAE* NA PNEUMONIA ADQUIRIDA NA COMUNIDADE

A observação de que mais de uma causa etiológica de PAC pode ser identificada em alguns pacientes foi confirmada em muitos estudos publicados nos anos 1990 e pode ser considerado um fenômeno bem estabelecido. A taxa exata de pacientes com mais de uma etiologia depende do número de etiologias possíveis testadas para cada paciente, e dos métodos diagnósticos utilizados em cada série. PAC com etiologias múltiplas tem sido encontrada nas etiologias mais conhecidas de PAC, mas o número de séries descrevendo este achado e o número de pacientes com esta condição é particularmente alto na PAC por *C. pneumoniae*. Apesar de a maioria dos registros ser baseada em diagnósticos etiológicos sorológicos, o fenômeno das etiologias múltiplas também foi descrito em crianças com PAC por *C. pneumoniae* nas quais o diagnóstico se baseou nas culturas.[51]

Uma ampla variação de taxas de pacientes com *C. pneumoniae* com mais de uma etiologia foi registrada. Em alguns dos estudos, a taxa é de aproximadamente 25%,[27,28,49] em outros, aproximadamente 50%,[19,33,34,52] e em outros ainda, 60% ou mais.[18,20,23,53] Os patógenos específicos que foram encontrados como parceiros etiológicos com os pacientes com PAC por *C. pneumoniae* foram primariamente *S. pneumoniae* e *M. pneumoniae*,[20,28,49,51] aparentemente devido à sua prevalência relativamente alta em PAC.

A explicação fisiopatológica para o fenômeno de etiologias múltiplas na PAC por *C. pneumoniae* se baseia na observação de que a *C. pneumoniae* induziu ciliostase em células epiteliais brônquicas humanas.[10] O dano à motilidade ciliar pela *C. pneumoniae* pode estabelecer as condições para outros agentes infecciosos se infiltrarem no trato respiratório inferior. Esta explicação não responde à pergunta se nestes pacientes a *C. pneumoniae* é um co-patógeno que somente facilita a penetração de outro patógeno que causa as manifestações clínicas da doença, ou se ambos os patógenos são a causa verdadeira da PAC, e o quadro clínico é aditivo, sinérgico ou mesmo antagonista. A possibilidade que em um número significativo de casos de PAC por *C. pneumoniae* o principal ou mesmo o único papel desempenhado pela *C. pneumoniae* seja a de facilitar a penetração do outro patógeno nos pulmões pode proporcionar uma boa explicação para a ausência de uma expressão radiográfica e clínica típica desta doença, como discutido nas seções Manifestações Clínicas e Características Radiográficas. Nestes casos, a apresentação clínica e radiológica da doença é a do outro patógeno e não da *C. pneumoniae*.

A significância e a relevância clínica de múltiplas etiologias para a PAC por *C. pneumoniae* ainda não estão claras.[54] Um estudo registrou que a combinação da *C. pneumoniae* e do pneumococos causou uma doença particularmente grave.[36] Em contraste, outro estudo sobre PAC por *C. pneumoniae* não registrou uma doença mais grave em pacientes com PAC por *C. pneumoniae* com uma etiologia adicional em comparação com pacientes com uma única etiologia.[20] Similarmente, a significância terapêutica de múltiplas etiologias ainda não está clara. O reconhecimento de que a estratégia de tratamento deve cobrir ambos os patógenos, se o paciente possui duas etiologias tem alguma lógica. Por outro lado, o papel que cada um dos patógenos e a interação desempenhada entre eles na manifestação clínica da doença ainda não foram suficientemente elucidados. Uma resposta clara a esta questão espera pelos achados de estudos futuros.

DIAGNÓSTICO LABORATORIAL

A PAC por *C. pneumoniae* não pode ser diagnosticada com base em dados clínicos, radiológicos ou laboratoriais de rotina. O diagnóstico deve ser baseado em critérios microbiológicos, e o diagnóstico microbiológico da infecção aguda por *C. pneumoniae* é bastante problemático. Esta situação tem implicações em todos os estudos publicados sobre vários aspectos da PAC por *C. pneumoniae*, porque os resultados do estudo dependem da técnica microbiológica diagnóstica utilizada. As diferentes técnicas microbiológicas para o diagnóstico da infecção aguda por *C. pneumoniae* estão demonstradas na Tabela 33-1.

TABELA 33-1. *Diversos métodos microbiológicos para diagnosticar as pneumonias adquiridas na comunidade por* Chlamydia pneumoniae

Identificação da *C. pneumoniae* ou seu antígeno nas secreções respiratórias
Isolamento-cultura
Métodos diferentes da cultura
Imunoensaios enzimáticos
Fluorescência direta de anticorpos
Amplificação do DNA – reação em cadeia da polimerase
Sorologia
Fixação do complemento da *Chlamydia*
Microimunofluorescência
Imunoensaios enzimáticos

Isolamento–Cultura

O isolamento é mais bem realizado através de uma cultura de células, e as linhas de células mais sensíveis para o isolamento são H292 e Hep-2. O sítio preferido do espécime é a nasofaringe posterior, com o dobro de resultados gerados com *swabs* de garganta em crianças.[51] Além disso, têm sido registrados isolamentos da *C. pneumoniae* no líquido do lavado broncoalveolar, líquido pleural e escarro,[55] apesar de este último tecnicamente ser problemático.[46] A amostra deve ser armazenada imediatamente a uma temperatura de 4°C e processada dentro de 24 horas. Se não for processada deve ser congelada e armazenada a –70° C até que seja testada. Esta técnica não é fácil de ser utilizada e atualmente é realizada exclusivamente por laboratórios de pesquisa.

Métodos de Identificação Diferentes da Cultura

Existem três métodos diferentes da cultura para a identificação da *C. pneumoniae*; imunoensaio de enzimas (IEE), fluorescência direta de anticorpos e amplificação do DNA. Os testes IEE e de fluorescência direta de anticorpos não são sensíveis ou específicos o suficiente para justificar seu uso em técnicas diagnósticas de rotina.[46,55] O método mais promissor é a amplificação do DNA, especificamente reação em cadeia da polimerase (PCR). Este método pode ser utilizado em uma ampla variedade de espécimes clínicos, incluindo *swabs* da faringe e nasofaringe, escarro, líquido do lavado broncoalveolar,[46] em gargarejos com água.[56] Tecnicamente, a PCR é mais fácil de ser realizada do que as culturas, e a PCR é mais sensível do que as culturas de células para a identificação da *C. pneumoniae* em espécimes clínicos.[35,57] É mais eficiente se utilizar o método de PCR aninhado[58,59] para amplificar o DNA e se utilizar o IEE para identificar os produtos da amplificação.[57,60] Resultados de PCR falsos-negativos podem derivar da presença de inibidores no espécime clínico,[61] e resultados falsos-positivos podem ser causados pela contaminação do amplicon. Uma importante vantagem em potencial da PCR, à luz das altas taxas de múltiplas etiologias, é a capacidade de testar simultaneamente para a presença de patógenos respiratórios adicionais através da hibridização múltipla.[55]

Sorologia

Na maioria dos estudos publicados até hoje, o diagnóstico da infecção aguda por *C. pneumoniae* se baseou em métodos sorológicos. A base fisiopatológica destas técnicas é a resposta imunológica à infecção aguda por *C. pneumoniae* pela produção de anticorpos específicos. Um artigo preliminar sobre a infecção[15] pela *C. pneumoniae* concluiu que o pronto tratamento com tetraciclina deprimia a resposta imunológica, mas esta conclusão não se baseou em evidências suficientes e não foi confirmada em estudos posteriores.

A fixação do complemento da *Chlamydia* é o método mais antigo, mas ainda é utilizado. Apesar de este método ser gênero – e não *C.pneumoniae* – específico, um aumento de quatro vezes na titulação de anticorpos por este método do soro entre a fase aguda e convalescente ou uma única titulação ≥ a 1: 64 é considerada uma evidência de uma infecção aguda por *C. pneumoniae*. Este teste apresenta uma maior probabilidade de ser positivo na infecção primária do que em uma reinfecção.[62] O teste mais comumente utilizado para a infecção por *C. pneumoniae* e o mais utilizado na vasta maioria dos estudos de pesquisa é o da microimunofluorescência (MIF). Este método é tecnicamente difícil de ser realizado, necessita de um técnico por um grande período de tempo e necessita de habilidade e experiência para a correta interpretação dos resultados. O resultado do teste possui um significativo e importante elemento subjetivo.

Os critérios aceitos para o diagnóstico da infecção aguda por *C. pneumoniae* por este método são uma titulação de imunoglobulina M (IgM) ≥ a 1: 16, um aumento de quatro vezes da titulação da IgG entre o soro da fase aguda e convalescente, ou uma única titulação de IgG ≥ 1:512.[62] A infecção primária pode ser distinguida da reinfecção através do padrão MIF dos anticorpos. Na infecção primária, a resposta IgM aparece aproximadamente 3 semanas após o início da doença, e a resposta IgG aparece entre 6 e 8 semanas. Na reinfecção, a resposta IgM geralmente está ausente, e a resposta IgG geralmente surge após 1 ou 2 semanas.[62] Entre os critérios aqui descritos, o aumento de quatro vezes da titulação IgG é mais confiável do que altas titulações isoladas de anticorpos.[55] A significância diagnóstica dos anticorpos IgA detectados pelo MIF é incerta. Estes anticorpos não estão incluídos entre os critérios diagnósticos aceitos e não têm sido utilizados na maioria dos estudos publicados. Entretanto, é difícil de ignorar estudos nos quais todos os pacientes com reinfecção apresentaram titulações ≥ 1:64,[13] ou nos quais os testes de IgA identificaram uma quantidade adicional de 25% de pacientes com infecção aguda por *C. pneumoniae*.[63] Sem dúvida, estudos recentemente publicados incluíram uma alteração na titulação IgA ou uma titulação IgA ≥ 1:32 entre os critérios para uma infecção aguda por *C. pneumoniae*.[64]

Os testes sorológicos utilizando o método EEI geraram resultados absolutamente objetivos e são relativamente fáceis de serem realizados. Apesar de alguns estudos realizados recentemente[65,66] apontarem para as vantagens deste método e recomendarem sua adequação para os testes diagnósticos clínicos para as infecções agudas por *C. pneumoniae*, ele ainda não foi suficientemente avaliado para ser considerado igual ao MIF.

Recentemente, foi registrado o uso da técnica da PCR sérica para detectar a infecção aguda por *C. pneumoniae* em pacientes.[67] Este artigo aponta para a possibilidade de que no curso de uma infecção aguda por *C. pneumoniae*, o patógeno se dissemine sistematicamente e que possa ser identificado em líquidos corporais estéreis. Se este único registro for confirmado por estudos posteriores, é provável que a identificação do patógeno pela PCR no soro ou no sangue se torne o método diagnóstico de escolha na rotina.

O diagnóstico da infecção aguda por *C. pneumoniae* é problemático por vários aspectos. O primeiro é a comparação dos índices de positividade de cada um dos métodos nas séries de pacientes, especialmente a comparação dos testes sorológicos, culturas de secreções respiratórias e PCR. Nestas comparações, pacientes apresentaram (especialmente crianças) culturas positivas e sorologias negativas.[51,60,68] O segundo aspecto é que os testes sorológicos em indivíduos sadios e assintomáticos com culturas e testes de PCR negativos atingem os critérios para a infecção aguda por *C. pneumoniae* em 13 a 19% destes indivíduos.[14,60,69] Por outro lado, há relato de casos de portadores assintomáticos de *C. pneumoniae* cujas culturas mantiveram-se positivas por um longo período após a recuperação clínica da infecção.[13,70-72] Além disso, o padrão de resposta sorológica à *C. pneumoniae* demonstrou semelhança entre um grupo de pacientes com culturas positivas e outro com culturas negativas.[73] Apesar das explicações propostas para cada um desses aspectos problemáticos,[55] ainda há dúvidas, e estas não podem ser encobertas.

Duas escolas de pensamento podem ser delineadas entre os principais investigadores neste campo, uma claramente preferindo a cultura como o método diagnóstico de escolha e outras claramente preferindo a sorologia. A Infectious Diseases Society of America recomendou que se baseie o diagnóstico da infecção por *C. pneumoniae* em testes sorológicos realizados no soro das fases aguda e convalescente e utilizando um aumento de quatro vezes na titulação dos anticorpos como o critério de positividade, juntamente com evidências de apoio de uma cultura ou PCR positivos.[39] O "Food and Drug Administration" dos Estados Unidos também declara que o isolamento através da cultura não é necessário para o diagnóstico da pneumonia causada pela *C. pneumoniae*.[74]

Nenhuma discussão sobre o diagnóstico da PCA por *C. pneumoniae* estaria completa sem se direcionar para a questão crítica sobre a necessidade ou justificativa de se conduzirem testes diagnósticos em pacientes com PAC nas situações clínicas de rotina. Mesmo com o uso ideal das técnicas descritas anteriormente, a probabilidade de um médico chegar a um diagnóstico etiológico definitivo (ou diagnósticos) para a PAC em um estágio da doença suficientemente precoce para afetar as decisões terapêuticas é próxima a zero. A significância desta situação é que a terapia inicial deve ser empírica e cobrir todos os diagnósticos etiológicos razoáveis em cada paciente específico. A terapia empírica geralmente leva a uma recuperação completa do paciente na grande maioria dos casos sem se basear em um diagnóstico etiológico. Um segundo teste sorológico na fase de convalescença da doença possui um valor puramente acadêmico na maioria dos casos. Em uma era na qual a diminuição dos custos de saúde é uma prioridade máxima, a justificação do uso destes testes diagnósticos na avaliação de rotina de pacientes com PAC é difícil. Entretanto, para que a terapia empírica inicial seja apropriada, é essencial se coletar continuamente dados epidemiológicos confiáveis sobre a distribuição das diversas etiologias da PAC em cada região geográfica. Estas informações devem ser coletadas de uma amostra representativa de pacientes hospitalizados e ambulatoriais.

Nestes pacientes, as amostras do soro convalescente devem ser realizadas para assegurar uma completa avaliação epidemiológica.

TRATAMENTO

A lista de preparações antibióticas que são eficazes nos testes de suscetibilidade *in vitro* contra a *C. pneumoniae*[75] inclui medicações do grupo tetraciclina (doxiciclina, minociclina, tetraciclina), os macrolídeos (eritromicina, azitromicina, claritromicina, roxitromicina) e as quinolonas (ciprofloxacina, ofloxacina, levofloxacina). A *C. pneumoniae* não é suscetível *in vitro* à penicilina, ampicilina, cefalosporinas ou sulfa.[46] Como o estabelecimento do diagnóstico da PAC por *C. pneumoniae* em tempo real é difícil tecnicamente, nenhum estudo metodologicamente robusto sobre grandes grupos de pacientes investigaram a eficácia da terapia antimicrobiana ou a duração ideal do tratamento nesta doença. À luz da experiência clínica com pacientes que apresentam uma infecção por *C. pneumoniae* que apresentam uma tendência para a recorrência da doença, uma terapia antimicrobiana prolongada tem sido recomendada com base no reconhecimento (não comprovado) de que esta evita uma infecção crônica que pode causar sérias seqüelas.[45]

A combinação da suscetibilidade *in vitro* e dados clínicos não comprovados sobre a necessidade de uma terapia prolongada formam a base para as recomendações geralmente aceitas para o tratamento da PAC por *C. pneumoniae* em adultos,[46,75] que incluem uma terapia de 2 a 3 semanas com tetraciclina (500 mg quatro vezes ao dia), ou doxiciclina (100 mg duas vezes ao dia) ou eritromicina (2 g por dia) ou azitromicina (1,5 mg durante 5 dias). Para crianças, recomenda-se eritromicina ou claritromicina em suspensão durante 10 a 14 dias. Se os sintomas como tosse ou mal-estar persistirem após um curso de antibióticos, um segundo curso pode ser útil. A menos que a droga seja contra-indicada, tetraciclina ou doxicilina são as drogas recomendadas para o segundo curso.[46] Como resultado de recentes experiências clínicas, várias drogas quinolonas têm sido acrescentadas à lista de terapia aceita, incluindo o ofloxacina, ciprofloxacina, levofloxacina, sparfloxacina e grepafloxacina.[39,76]

O uso destas recomendações terapêuticas no trabalho clínico de rotina na comunidade ou no hospital não é muito prático. Na apresentação, os pacientes com PAC possuem uma variedade de queixas e achados clínicos, radiográficos e laboratoriais que, avaliados separadamente ou em conjunto, não permitem que o médico chegue a um diagnóstico etiológico. Os testes laboratoriais necessários para um diagnóstico etiológico preciso levam vários dias ou mesmo semanas. Assim, as linhas de base aceitas para a terapia focalizam claramente para uma terapia antibiótica empírica quando a PAC é diagnosticada.[39,77] A terapia empírica recomendada se baseia na consideração de que um diagnóstico etiológico exato, e mesmo a descoberta se o agente causal é típico ou atípico, não é possível na fase inicial da doença. Sob estas circunstâncias, as recomendações para a terapia antibiótica inicial devem cobrir todos os agentes etiológicos comuns para a PAC. Devido a estas considerações e a prevalência relativamente alta de *C. pneumoniae* entre as etiologias de PAC, é da crença do autor que deve se incluir uma das opções terapêuticas para a PAC por *C. pneumoniae* no tratamento padronizado empírico inicial para todos os pacientes com PAC, em vez de ser uma opção de tratamento.

Apesar de a terapia antibiótica, e em alguns casos tratamento prolongado, ser recomendada para a PAC por *C. pneumoniae*, nós não podemos ignorar os artigos anedoctal que levantam questões sobre a importância desta terapia para esta doença. Diversos estudos[13,70,71] registraram que mesmo após a terapia antibiótica recomendada, muitos pacientes ainda apresentavam culturas positivas para *C. pneumoniae* no final do tratamento ou mesmo 11 meses mais tarde.[72] A despeito da persistência das culturas positivas, os pacientes apresentaram uma recuperação clínica completa.[70] Em outros registros, os pacientes se recuperaram completamente mesmo não tendo recebido nenhuma das medicações antibióticas recomendadas que sabidamente são eficazes para a PAC por *C. pneumoniae*.[18,20,27,36,78] Nestes pacientes, a doença foi autolimitada. Estes dados focalizam a atenção sobre o assunto da relevância e importância da terapia antibiótica para pelo menos alguns pacientes com PAC por *C. pneumoniae*. Esta questão se relaciona ao assunto das etiologias mistas discutidas na seção Etiologias Mistas Envolvendo a *Chlamydia Pneumoniae* na Pneumonia Adquirida na Comunidade e levanta a possibilidade de que co-infecções com *C. pneumoniae* e outros patógenos se resolvem clinicamente quando o outro patógeno é erradicado, mesmo se a *C. pneumoniae* persiste.[54] Dúvidas sobre o papel da terapia antibiótica para a PAC por *C. pneumoniae* são importantes, mas não devem, neste momento, mudar as recomendações para o tratamento antibiótico nesta doença.

REFERÊNCIAS BIBLIOGRÁFICAS

1. Saikku P, Wang SP, Kleemola M, et al. An epidemic of mild pneumonia due to an unusual strain of *Chlamydia psittaci*. *J Infect Dis* 1985;151:832-839.
2. Grayston JT, Kuo C-C, Wang S-P, Altman J. A new *Chlamydia psittaci* strain, TWAR isolated in acute respiratory tract infections. *N Engl J Med* 1986;315:161-168.
3. Grayston JT, Kuo C-C, Campbell LA, Wang S-P. *Chlamydia pneumoniae* sp nov for *Chlamydia* strain TWAR. *Int J Syst Bacteriol* 1989;39:88-90.
4. Aldous MB, Grayston JT, Wang SP, Foy HM. Seroepidemiology of *Chlamydia pneumoniae* TWAR infection in Seattle families, 1966–1979. *J Infect Dis* 1992;166:646-649.
5. Persson K, Treharne J. Diagnosis of infection caused by *Chlamydia pneumoniae* (strain TWAR) in patients with "ornithosis" in southem Sweden 1981-1987. *Scand J Infec Dis* 1989;21:675-679.
6. Pether JVS, Wang SP, Grayston JT. *Chlamydia pneumoniae,* strain TWAR, as the cause of an outbreak in a boys' school previously called psittacosis. *Epidemiol Infect* 1989;103:395-400.
7. Lieberman D, Kahane S, Lieberman D, Friedman MG. Pneumonia with serological evidence of acute infection with. the *Chlamydia*-like microorganism "Z". *Am J Respir Crit Care Med* 1997;156:578-582.
8. Kahane S, Greenberg D, Friedman MG, et al. High prevalence of "Simkania Z," a novel *Chlamydia*-like bacterium, in infants with acute bronchiolitis. *J Infect Dis* 1998;177:1425-1429.
9. Birtles RJ, Rowbotham TJ, Storey C, et al. *Chlamydia*-like obligate parasite of free-living amoebae. *Lancet* 1997;349:925-926.
10. Shemer-Avni Y, Lieberman D. *Chlamydia pneumoniae* induced ciliostasis in ciliated bronchial epithelial cells, *J Infect Dis* 1995;171:1274-1278.
11. Black CM, Perez R. *Chlamydia pneumoniae* multiplies within human pulmonary macrophages [Abstract: D-1]. In: *Program and abstracts of the 90th Annual Meeting of the American Society for*

Microbiology (Anaheim). Washington, DC: American Society for Microbiology, 1990.

12. Dalhoff K, Maass M. *Chlamydia pneumoniae* pneumonia in hospitalized patients. Clinical characteristics and diagnostic: value of polymerase chain reaction and detection in BAL. *Chest* 1996;110:351-356.
13. Ekman MR, Grayston JT, Visakorpi R, et al. An epidemic of infections due to *Chlamydia pneumoniae* pneumonia in military conscripts. *Clin Infect Dis* 1993;17:420-425.
14. Hyman CL, Roblin PM, Gaydos CA, et al. Prevalence, of asymptomatic nasopharyngeal carriage of *Chlamydia pneumoniae* in subjectively healthy adults: assessment by polymerase chain reaction-enzyme immunoassay and culture. *Clin Infect Dis* 1995;20:1174-1178.
15. Kleemola M, Saikku P, Visakorpi R, et al. Epidemics of pneumonia caused by TWAR, a new *Chlamydia* organism, in military trainees in Finland. *J Infect Dis* 1988;157:230-236.
16. Grayston JT, Aldous MB, Easton A, et al. Evidence that *Chlamydia pneumoniae* causes pneumonia and bronchitis. *J Infect Dis* 1993;168:1231-1235.
17. Grayston JT. Infections caused by *Chlamydia pneumoniae* strain TWAR. *Clin Infect Dis* 1992;15:757-763.
18. Marrie TJ, Grayston T, Wang S, Kuo C. Pneumonia associated with the TWAR strain of *Chlamydia. Ann Intern Med* 1987;106:507-511.
19. Sundelof B, Gnarpe J, Gnarpe H, et al. *Chlamydia pneumoniae* in Swedish patients. *Scand J Infect Dis* 1993;25:429-433.
20. Lieberman D, Ben-Yaakov M, Lazarovich Z, et al. *Chlamydia pneumoniae* community-acquired pneumonia: a review of 62 hospitalized adult patients. *Infection* 1995;24:109-114.
21. Lieberman D, Schlaeffer F, Boldur I, et al. Multiple, pathogens in adult patients admitted with community-acquired pneumonia: a one year prospective study of 346 consecutive patients. *Thorax* 1996;51:179-184.
22. Neill AM, Martin JR, Weir R, et al. Community acquired pneumonia: aetiology and usefulness of severity criteria on admission. *Thorax* 1996;51:1010-1016.
23. Mundy LM, Auwaerter PG, Oldach D, et al. Community-acquired pneumonia: impact of immune status. *Am J Respir Crit Care Med* 1995;152:1309-1315.
24. Kragsbjerg P, Persson K, Holmberg H. Regional differences of *Chlamydia pneumoniae* as causative agent of pneumonia in Sweden. *Scand J Infect Dis* 1992;24:113-114.
25. Pacheco A, Gonzalez-Sainz J, Arocena C, et al. Community acquired pneumonia caused by *Chlamydia pneumoniae* strain TWAR in chronic cardiopulmonary disease in the elderly. *Respiration* 1991;58:316-320.
26. File TM Jr, Segreti J, Dunbar L, et al. A multicenter, randomized study comparing the efficacy and safety of intravenous; and/or oral levofloxacin versus ceftriaxone and/or cefuroxime axetil in treatment of adults with community-acquired pneumonia. *Antimicrob Agents Chemother* 1997;41:1965-1972.
27. Falguera M, Nogues A, Ruiz-Gonzalez A. Community-acquired *Chlamydia pneumoniae* pneumonia. *Thorax* 1996;51:967.
28. Marrie TJ, Peeling RW, Fine MJ, et al. Ambulatory patients with community-acquired pneumonia: the frequency of atypical agents, and clinical course. *Am J Med* 1996;101:508-515.
29. Plouffe JF, Herbert MT, File TM Jr, et al. Ofloxacin versus standard therapy in treatment of community-acquired pneumonia requiring hospitalization. *Antimicrob Agents Chemother* 1996;40:1175-1179.
30. Sopena N, Sabria-Leal M, Pedro-Botete ML, et al. Comparative study of the clinical presentation of *Legionella* pneumonia and other community-acquired pneumonias. *Chest* 1998;113:1195-1200.
31. Steinhoff D, Lode H, Ruckdeschel G, et al. *Chlamydia pneumoniae* as a cause of community-acquired pneumonia in hospitalized patients in Berlin. *Clin Infect Dis* 1996;22:958-964.
32. Blasi F, Consenti R, Legnani D, et al. Incidence of community acquired pneumonia caused by *Chlamydia pneumoniae* in Italian patients. *Eur J Clin Microbiol Infect Dis* 1993;12:696-699.
33. Almirall J, Morato I, Riera F, et al. Incidence of community-acquired pneumonia and *Chlamydia pneumoniae* infection: a prospective multicenter study. *Eur Respir J* 1993;6:14-18.
34. Kauppinen MT, Herva E, Kujala P, et al. The etiology of community-acquired pneumonia among hospitalized patients during a *Chlamydia pneumoniae* epidemic in Finland. *J Infect Dis* 1995;172:1330-1335.
35. Boschini A, Smacchia C, Di Fine M, et al. Community-acquired pneumonia in a cohort of former injection drug users with and without human immunodeficiency virus infection: incidence, etiologies, and clinical aspects. *Clin Infect Dis* 1996:23:107-113.
36. Kauppinen MT, Saikku P, Kujala P, et al. Clinical picture of community-acquired *Chlamydia pneumoniae* pneumonia requiring hospital treatment: a comparison between chlamydial and pneumococcal pneumonia. *Thorax* 1996;51:185-189.
37. Cunha BA, Ortega AM. Atypical pneumonia. Extrapulmonary clues guide the way to diagnosis. *Postgrad Med* 1996;99:123-128, 131-132.
38. Hahn DL, Dodge RW, Galubjatnikov R. Association of *Chlamydia pneumoniae* (strain TWAR) infection with wheezing, asthmatic bronchitis, and adult-onset asthma. *JAMA* 1991;266:225-230.
39. Bartlett JG, Breiman RF, Mandell LA, File TM Jr. Community-acquired pneumonia in adults: guidelines for management. *Clin Infect Dis* 1998;26:811-838.
40. Consentini R, Blasi F, Raccanelli R, et al. Severe community-acquired pneumonia: a possible role for *Chlamydia pneumoniae. Respiration* 1996;63:61-65.
41. Marik PE, Iglesias J. Severe community-acquired pneumonia, shock and multiorgan dysfunction syndrome caused by *Chlamydia pneumoniae. J Int Med* 1997;241:441-444.
42. Panagou P, Tsipra S, Bouros D. Adult respiratory distress syndrome due to *Chlamydia pneumoniae* in a young adult. *Respir Med* 1996;90:311-313.
43. Diehl J-L, Gisselbrecht M, Meyer G, et al. Bronchiolitis obliterans organizing pneumonia associated with *chlamydial* infection. *Eur Respir J* 1996;9:1320-1322.
44. Comandini UV, Maggi P, Santopadre P, et al. *Chlamydia pneumoniae* respiratory infections among patients infected with the human immunodeficiency virus. *Eur J Clin Microbiol Infect Dis* 1997;16:720-726.
45. Kauppinen M, Saikku R Pneumonia due to *Chlamydia pneumoniae:* prevalence, clinical features, diagnosis, and treatment. *Clin Infect Dis* 1995;21:S244-S252.
46. Kuo CC, Jackson LA, Campbell LA, Grayston JT. *Chlamydia pneumonia* (MAR). *Clin Microbiol Rev* 1995;8:451-461.
47. Blasi F, Legnani D, Lombardo VM, et al. *Chlamydia pneumoniae* infection in acute exacerbation of COPD. *Eur Respir J* 1993;6:19-22.
48. Kauppinen MT, Lahde S, Syrjala H. Roentgenographic findings of pneumonia caused by *Chlamydia pneumoniae. Arch Intern Med* 1996;156:1851-1856.
49. McConnell CT Jr, Ploufle JF, File TM, et al. Radiographic appearance of *Chlamydia pneumoniae* (TWAR strain) respiratory infections. *Radiology* 1994;192:819-824.
50. Augenbraun MH, Roblin PM, Mandel LJ, et al. *Chlamydia pneumoniae* pneumonia with pleural effusion: diagnosis by culture. *Am J Med* 1991;91:437-438.
51. Block S, Hedrick J, Hammerschlag MR, et al. *Mycoplasma pneumoniae* and *Chlamydia pneumoniae* in pediatric community-acquired pneumonia: comparative efficacy and safety of clarithromycin vs. erythromycin ethylsuccinate. *Pediatr Infect Dis J* 1995;14:471-477.
52. The Nordic Atypical Pneumonia Study Group. Atypical pneumonia in the Nordic countries: aetiology and clinical results of a trial comparing fleroxacin and doxycycline. *J Antimicrob Chemother* 1997;39:499-508.
53. Mundy LM, Oldach D, Auwaerter PG, et al. Implications for macrolide treatment in community-acquired pneumonia. *Chest* 1998;113:1201-1206.

54. Sillis M, Wreghitt TG, Paul ID, Caul EO. *Chlamydial* respiratory infections. Don't get bogged down by differentiating species. *BMJ* 1993;307:62-63.
55. Hammerschlag MR. Diagnostic methods for intracellular pathogens. *Clin Microbiol Infect Dis* 1996;1 [Suppl 1]:S3-S9.
56. Gillespie SE New polymerase chain reaction-based diagnostic techniques for bacterial respiratory infection. *Curr Opin Infect Dis* 1998;11:133-138.
57. Jantos C, Roggendorf R, Wupperman FN, Hegemann JH. Rapid detection of *Chlamydia pneumoniae* by PCR-enzyme immunoassay. *J Clin Microbiol* 1998;36:1890-1894.
58. Boman J, Allard A, Persson K, et al. Rapid diagnosis of respiratory *Chlamydia pneumoniae* infection by nested touchdown polymerase chain reaction coupled with culture and antigen detection by EIA. *J Infect Dis* 1997;175:1523-1526.
59. Black CM, Fields PI, Messmer TO, Berdal BP. Detection of *Chlamydia pneumoniae* in clinical specimens by polymerase chain reaction using nested primers. *Eur J Clin Microbiol Infect Dis* 1994;13:752-756.
60. Gaydos CA, Roblin PM, Hammerschlag MR, et al. Diagnostic utility of PCR-enzyme immunoassay, culture, and serology for detection of *Chlamydia pneumoniae* in symptomatic and asymptomatic patients. *J Clin Microbiol* 1994;32:903-905.
61. Pham DG Madico GE, Quinn TC, et al. Use of lambda phage DNA as a hybrid internal control in a PCR-enzyme immunoassay to detect *Chlamydia pneumoniae. J Clin Microbiol* 1998;36:1919-1922.
62. Grayston JT, Campbell LA, Kuo C-C, et al. A new respiratory tract pathogen: *Chlamydia pneumoniae* strain TWAR. *J Infect Dis* 1990;161:618-625.
63. Ekman MR, Leinonen M, Syrjala H, et al. Evaluation of serological methods in the diagnosis of *Chlamydia pneumoniae* pneumonia during an epidemic in Finland. *Eur J Clin Microbiol Infect Dis* 1993; 12:756-760.
64. Petitjean J, Vinvent F, Fretigny M, et al. Comparison of two serological methods and a polymerase chain reaction-enzyme immunoassay for the diagnosis of acute respiratory infections with *Chlamydia pneumoniae* in adults. *J Med Microbiol* 1998;47:615-621.
65. Verkooyen RP, Willemse D, Hiep-van Casteren SCAM, et al. Evaluation, of PCR, culture, and serology for diagnosis; of *Chlamydia pneumoniae* respiratory infections. *J Med Microbiol* 1998;36:2301-2307.
66. Numazaki K, Ikebe T, Chiba S. Detection of serum. antibodies against *Chlamydia pneumoniae* by ELISA. *FEMS Immunol Med Microbiol* 1996;14:179-183.
67. Naidu BR, Ngeow Y-F, Pang T. MOMP-based PCR reveals presence of *Chlamydia pneumoniae* DNA in respiratory and serum samples of patients; with acute C. *pneumoniae-associated infections. J Microbiol Methods* 1997;28:1-9.
68. Chirgwin K, Roblin PM, Gelling M, et al. Infection with *Chlamydia pneumoniae* in Brooklyn. *J Infect Dis* 1991;163:757-761.
69. Kern DG, Neill MA, Schachter J. A seroepidemiologic study of *Chlamydia pneumoniae* in Rhode Island. Evidence of serologic cross-reactivity. *Chest* 1993;104:208-213.
70. Roblin PM, Hammerschlag MR. Microbiologic efficacy of azithromycin and susceptibilities to azithromycin of isolates of *Chlamydia pneumoniae* from adults and children with community-acquired pneumonia. *Antimicrob Agents Chemother* 1998;42:194-196.
71. Roblin PM, Montalban G, Hammerschlag MR. Susceptibilities to clarithromycin and erythromycin of isolates of *Chlamydia pneumoniae* from children with pneumonia. *Antimicrob Agents Chemother* 1994;38:1588-1589.
72. Hammerschlag MR, Chirgwin K, Roblin PM, et al. Persistent infection with *Chlamydia pneumoniae* following acute respiratory illness. *Clin Infect Dis* 1992;14:178-182.
73. Campbell LA, Kuo C-C, Wang S-P, Grayston JT. Serological response to *Chlamydia pneumoniae* infection. *J Clin Microbiol* 1990;29:1261-1264.
74. Chow AW, Hall CB, Klein JO, et al. Evaluation of new anti-infective drugs for the treatment of respiratory tract infections. *Clin Infect Dis* 1992;15:S62-S88.
75. Hammerschlag MR. Antimicrobial susceptibility and therapy of infections caused by *Chlamydia pneumoniae. Antimicrob Agents Chemother* 1994;38:1873-1878.
76. Grepafloxacin–a new fluoroquinolone. *Med Lett Drugs Ther* 1998;40:17-18.
77. Niederman MS, Bass JB Jr, Campbell GD, et al. Guidelines for the initial management of adults with community-acquired pneumonia: diagnosis, assessment of severity, and initial antimicrobial therapy. *Am Rev Respir Dis* 1993;148:1418-1426.
78. Torres A, El-Ebiary M. Relevance of *Chlamydia pneumoniae* in community-acquired respiratory infections. *Eur Respir J* 1993;6:7-8.

CAPÍTULO 34

Infecção por Hantavírus

Howard Levy

Este capítulo discute as características dos hantavírus que causam doença humana, com ênfase na síndrome cardiopulmonar causada pelo hantavírus (SCPH). A doença inicialmente foi denominada como *síndrome pulmonar por hantavírus*, mas atualmente é conhecida como *síndrome cardiopulmonar por hantavírus* em reconhecimento ao importante papel que a disfunção cardíaca desempenha na morbidade e mortalidade. O hantavírus enzoótico e a doença humana atualmente apresentam uma distribuição mundial. O hantavírus se apresenta na Eurásia como uma febre hemorrágica com síndrome renal (SFRH) e nefropatia epidêmica.[1] A forma no Hemisfério Ocidental, SCPH, apresenta uma mortalidade dez vezes maior e se manifesta como uma síndrome de angústia respiratória aguda (SARA) e disfunção cardíaca, mas poupa os rins. Síndromes sobrepostas já foram descritas.

Os hantavírus, cada um dos quais possuindo um roedor hospedeiro distinto, pertencem à família Bunyaviridae; eles foram seqüenciados, e suas relações genéticas foram elucidadas. Os agentes virais da SCPH coenvolvidos com roedores do novo mundo e muito provavelmente existem há mais de 3,5 milhões de anos. A síndrome foi inicialmente descrita em 1993 por médicos na área do *Four Corners* no sudoeste dos Estados Unidos e levou à descoberta de um grupo de vírus anteriormente não reconhecidos. O vírus que causou a síndrome não foi oficialmente denominado; ele foi chamado de *Four Corners virus, Muerto Canyon virus* e *Convict Creek virus*, mas mais freqüentemente é conhecido como *Sin Nombre virus* (SNV).

O hospedeiro primário do SNV é o rato *Peromyscus maniculatus*. Números menores de esquilos terrestres, cães da pradaria e bandos de ratos também estão infectados. Um aumento dramático na população de roedores na área do *Four Corners* ocorreu pouco antes do surto inicial de SCPH, o que levou a um aumento no contato humanos-roedores e levou ao surto inicial e aos reconhecimentos da doença. Todos, exceto alguns poucos casos de SCPH dentro dos Estados Unidos, ocorreram dentro da área geográfica do rato *deer* (roedor) (Fig. 34-1). Pelo menos seis outros hantavírus geneticamente distintos são capazes de causar a SCPH (Tabela 34-1). Desde o reconhecimento da SCPH, a doença eurasiana foi reavaliada, e atualmente se reconhece que as disfunções pulmonares e cardíacas também ocorrem na SFRH.

H. Levy: Department of Internal Medicine, University of New Mexico School of Medicine, Albuquerque, New Mexico 87131-5271.

VIROLOGIA

Os hantavírus constituem um gênero de vírus envelopados, RNA *negative-sense* (Tabela 34-1).[2] Existem algumas variações na morfologia dos buniavírus, mas a maioria deles é esférica e com 80 a 120 nm de diâmetro, possuindo um envelope lipídico de duas camadas com projeções de glicoproteína que podem mediar a fixação do vírus aos receptores de superfície das células de mamíferos (Fig. 34-2). A análise do genoma do SNV confirmou que o vírus foi sem dúvida um novo hantavírus e estava mais intimamente relacionado aos vírus "*Prospect Hill*" e "*Puumala*". O genoma viral está encapsulado dentro de uma concha de proteína nucleocapsídea e consiste de três segmentos: o segmento pequeno (segmento S), que codifica para a proteína nucleocapsídica (proteína N); o segmento médio (segmento M), que codifica para o envelope viral de glicoproteínas (duas proteínas G1 e G2) e um segmento grande (segmento L) que codifica para a transcriptase viral e possivelmente outras proteínas. Existe uma conservação dos domínios do nucleotídeo, que possuem importantes mecanismos regulatórios (encapsulação do RNA, ligação de polimerases e controle da transcrição e replicação), encontrados em outros grupos sorológicos do gênero hantavírus e da família *Bunyaviridae*.

SÍNDROME CARDIOPULMONAR POR HANTAVÍRUS CAUSADA POR VÍRUS DIFERENTEMENTE DO VÍRUS *SIN NOMBRE*

Os múltiplos agentes etiológicos da SCPH (Tabela 34-1) foram intimamente relacionados uns aos outros e formam uma clade evolucionária distinta. A SCPH não está confinada à distribuição geográfica do *P. maniculatus* e deve ser suspeitada em síndromes respiratórias febris encontradas em todos os Estados Unidos. O rato de patas brancas, *Peromyscus lucopus*, abriga um hantavírus genética e antigenicamente distinto, o New York vírus, que causa SCPH. As seqüências do segmento M diferem do SNV de "*Four Corners*" em 23%. O hantavirus "*Black Creek Canal*" difere da SCPH, apresentando uma azotemia associada à SARA. O vírus Bayou difere do SNV geneticamente (em 30%) e do vírus *Black Creek Canal* e se apresenta com SCPH, miosite e insuficiência renal. Casos fatais de SCPH sorologicamente confirmados foram registrados no sudoeste da Argentina, Paraguai e Brasil e

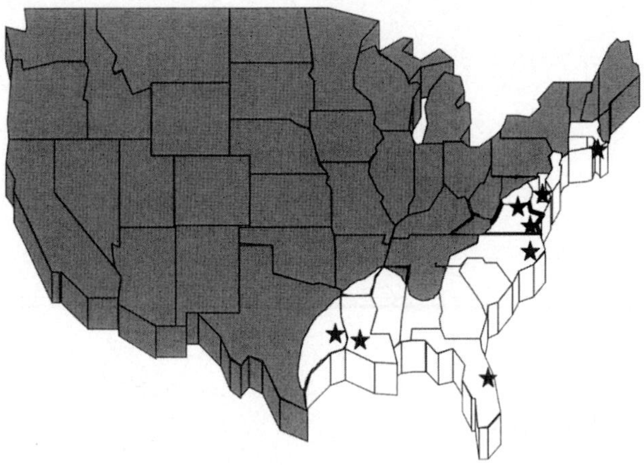

FIG. 34-1. Distribuição dos hantavírus nos Estados Unidos. A *área sombreada* é a distribuição geográfica do rato *deer Peromyscus maniculatus,* que corresponde à localização da maioria dos casos de síndrome cardiopulmonar por hantavírus (ver Fig. 34-3). As *estrelas* indicam os locais de casos causados por hantaviroses diferentes do *Sin Nombre.*

são causados pelo vírus Andes. O vírus Andes aparece dentro do clade contendo os vírus associados à SCPH mas é mais próximo aos vírus Bayou e Black Creek Canal, apesar de representar uma linhagem distinta.[3]

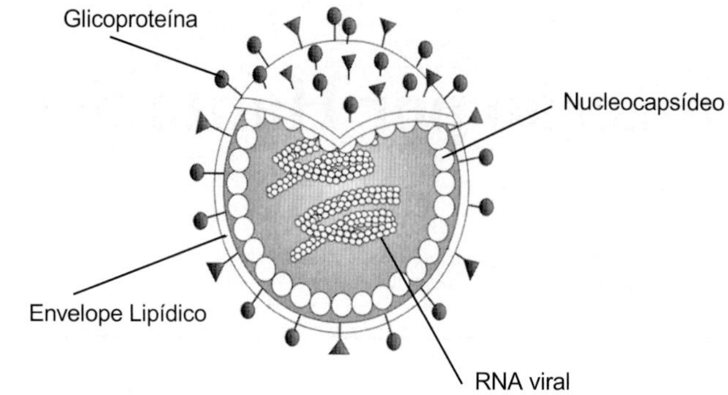

FIG. 34-2. Diagrama esquemático da estrutura do *Bunyaviridae,* incluindo o vírus *Sin Nombre.* As protrusões de glicoproteína irão mediar a fixação à célula-alvo.

EPIDEMIOLOGIA

Durante o ano de 1993, 48 casos de SCPH foram registrados nos Estados Unidos, com um índice geral de casos fatais de 56%. A maioria dos casos ocorreu na região conhecida como área do *Four Corners*, a fronteira comum do Novo México, Arizona, Utah e Colorado. Em 11 de janeiro de 1999, 205 casos (61% sexo masculino) foram identificados em 30 estados dos Estados Unidos com uma mortalidade de 42% (Fig. 34-3). O Canadá registrou 21 casos na Colúmbia Britânica, Alberta e

TABELA 34-1 *Hantavírus causando doença em humanos*

Vírus	*Roedor hospedeiro, espécies*	*Localização geográfica do hospedeiro*	*Síndrome em humanos*	*Índice de mortalidade (%)*
Hantaan	Camundongo listrado, *Apodemus agrarius*	Ásia Central, China, Coréia, sudeste da Sibéria, Europa	SFRH	5
Seoul	Rato da Noruega (comum), *Rattus norvegicus*	Urbano-mundial	SFRH	1–2
Puumala	Rato silvestre Bank, *Clethrionomys glareolus*	Rússia, nordeste da Europa, Ásia Menor, Coréia	Nefropatia epidêmica	0,1–1,0
Dobrava/Belgrado	Camundongo do pescoço amarelo, *Apodemus flavicolis*	Europa, Bálcãs	SFRH	9–15
Sin Nombre/Muerto Canyon/Convict Creek/Four Corners	Camundongo veadeiro, *Peromyscus maniculatus*	América do Norte oriental e central, México, Canadá	SCPH	50
New York	Camundongo de pés brancos, *Peromyscus leucopus*	América do Norte ocidental, Canadá	SCPH	Dois casos fatais
Black Creek Canal	Rato do algodão, *Sigmodon hispidus*	Estados Unidos, Venezuela, Peru	SCPH com hemorragia	Um caso, não-fatal
Bayou	Rato do arroz, *Oryzomys palustris*	Louisiana, leste do Texas, Estados Unidos	SCPH com hemorragia	Um caso fatal, dois não-fatais
Laguna Negra	Camundongo vespertino, *Calomys laucha*	Paraguai, Bolívia	SCPH e insuficiência renal aguda e grave	38
Juquitiba	Roedores Oryzomine	Brasil	SCPH	–
Andes e vírus relacionados (Oran, Lechiguanas)	Colilargo (rato do arroz pigmeu de cauda longa), *Oligoryzomys longicaudatus*	Argentina, Chile	SCPH e sangramento	54

SFRH, síndrome da febre renal hemorrágica; SCPH, síndrome cardiopulmonar por hantavírus.

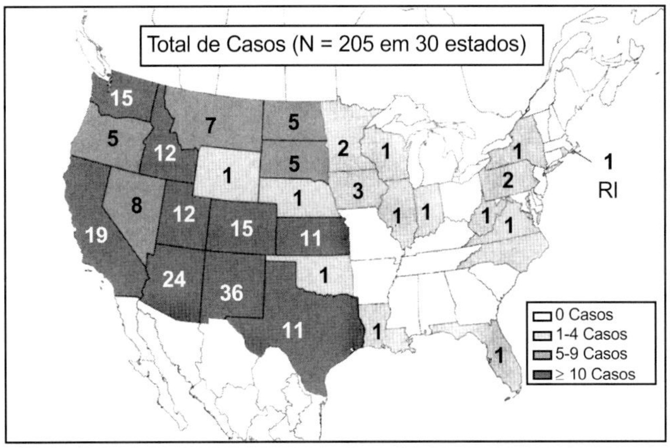

FIG. 34-3. Casos de síndrome cardiopulmonar por hantavírus por estado de residência em 11 de janeiro de 1999. (RI, Rhode Island). (Cortesia de Kent Wagoner, Centers for Disease Control and Prevention, Atlanta, GA.)

Saskatchewan, com 3% de mortalidade. Na América do Sul, Argentina, ocorreram 114 casos; Chile, 32; e Paraguai, 34 casos, com uma mortalidade de 38%.

A análise dos primeiros 100 casos nos Estados Unidos de SCPH demonstrou uma distribuição em 21 estados, com uma mortalidade de 52%.[4] A SCPH ocorre durante todo o ano, mas apresenta uma sazonalidade distinta na primavera-início do verão, em contraste com a SFRH, que é mais comum na primavera e outono. A SCPH é contraída em áreas rurais. A população masculina é acometida em 54%; 63% eram caucasianos, 35% nativos americanos e 2% afro-americanos. A doença possui uma predileção por adultos saudáveis; a média de idade dos pacientes com SCPH confirmada é de 34,9 anos, com uma variação dos 11 aos 69 anos. Existe uma pequena incidência de crianças infectadas; oito com menos de 16 anos, e a mais jovem com 4 anos de idade. O caso mais antigo aconteceu em 1959, e foi diagnosticado retrospectivamente através de altas titulações de imunoglobulina G (IgG) anti-SNV no soro.[4,5]

Cada hantavírus está predominantemente associado a um roedor reservatório específico, geralmente ratos rurais, ratos silvestres, ou ratos. Os roedores permanecem saudáveis, mas disseminam os vírus através da urina, fezes e saliva. Ao contrário dos outros gêneros de *Bunyaviridae*, que são transmitidos aos humanos através de vetores artrópodes, os hantavírus parecem se disseminar diretamente, via aerossolização da urina e das fezes dos roedores que contêm as partículas virais. A ingestão de alimentos contaminados é postulada como uma rota adicional de transmissão.

Dezessete pacientes com SCPH foram comparados com controles. Os investigadores aprisionaram significativamente mais roedores em casos domiciliares do que em moradias com controle. Os pacientes apresentavam uma maior probabilidade do que os controles domiciliares para plantio manual, limpeza de armazenamento de alimentos ou limpeza de abrigos animais. A entrada em estruturas raramente utilizadas está correlacionada com o risco de SCPH.[6,7] Índices de contaminação com as fezes de roedores são maiores nos pacientes domésticos, enquanto que a infecção hantaviral em rato *deer* (28 a 33%) não varia significativamente entre os casos domiciliares e os controles.[8]

MANIFESTAÇÕES CLÍNICAS

O vírus Hantaan causa uma doença potencialmente letal, SFRH, que possui cinco fases. A fase febril possui um início súbito de febres com mialgias, mal-estar e dores de cabeça. Grandes quantidades de plasma extravasam para o peritônio e retroperitônio. A fase de choque se inicia abruptamente e dura de horas a vários dias. O volume vascular está diminuído, e o hematócrito aumenta. A Coagulação Intravascular Disseminada (CID), associada à trombocitopenia é comum, e os pacientes podem morrer devido a sangramentos. Uma insuficiência renal oligúrica começa na terceira fase, e um edema pulmonar é comum. Durante a quarta fase, os pacientes apresentam uma diurese de grande volume. A recuperação completa é típica da fase convalescente.

A síndrome da SCPH, induzida pela infecção pelo SNV se caracteriza por quatro fases. Durante a fase prodrômica inicial, que tipicamente dura de 3 a 6 dias, os sintomas são virtualmente idênticos aos da fase febril da SFRH. O início dos sintomas respiratórios e choque é abrupto. A mortalidade é maior nas primeiras 24 horas de edema pulmonar e a fase de choque da doença, que dura entre 3 e 6 dias. Pacientes que sobrevivem à fase de choque entram na fase diurética da doença e podem apresentar fluxos urinários de 300 a 500 mL por hora, e a rápida resolução das anormalidades respiratória e hemodinâmicas. Pacientes então entram na fase convalescente da doença, que pode durar até 6 meses.

As fases da SCPH são semelhantes às da SFRH, exceto pela permeabilidade vascular que está em grande parte limitada aos pulmonares capilares na SCPH, ao invés de acometer os capilares peritoneais e renais. Além disso, a SCPH raramente está associada a uma insuficiência renal ou CID severa.

O diagnóstico precoce da SCPH geralmente é difícil pois os sinais e sintomas são similares aos das viroses comuns (Tabela 34-2).[9,10] Os pacientes queixam-se de febres ou calafrios, e a maior parte deles apresenta mialgias ou dores de cabeça. Náuseas, vômitos e diarréia são proeminentes.[9] Uma tosse não produtiva ocorre tardiamente no pródromo, e com o início do edema pulmonar, os pacientes expectoram secreções pulmonares de coloração âmbar. A dispnéia não é uma queixa freqüentemente presente; ela está associada a uma doença avançada e sinais iminentes de falência respiratória. Conjuntivite, odinofagia, meningismos, *rash*, sinusites, otalgia e dor pleurítica geralmente não são queixas freqüentes.

O exame dos pulmões gera resultados normais durante o pródromo. Com o início do edema pulmonar, estertores ou uma diminuição dos sons respiratórios são encontrados, e uma percussão maciça pode ser encontrada nas bases pulmonares. Um galope S3 pode estar presente. Uma sensibilidade abdominal grave é observada em aproximadamente 10% dos pacientes. A hipotensão indica uma doença avançada e necessita de uma ressuscitação agressiva. Não se observam petéquias, a despeito de uma trombocitopenia. O edema periférico está ausente no início da doença, desenvolvendo-se somente com a administração de volume durante a fase de choque da doença.

Em um estudo, 24 casos foram comparados com pneumonias pneumocócicas bacterêmicas, influenza e SARA de causa indeterminada. Os pacientes com SCPH demonstraram uma menor probabilidade de irritações de garganta e tosse do que os pacientes com influenza e uma menor probabilidade de apre-

TABELA 34-2 *Diagnóstico clínico da síndrome cardiopulmonar por hantavírus*

Características sugestivas
Exposição a roedores ou seus dejetos
Febre, mialgia, tosse, sintomas abdominais e dispnéia tardia
Infiltrado intersticial pulmonar rapidamente progressivo e edema pulmonar
Hemoconcentração
Tríade de trombocitopenia, leucocitose com desvio para a esquerda e imunoblastos das células plasma
Acidose láctica
Choque cardiogênico e arritmias
Características raras de apresentação
Rinorréia
Sinusite
Otite média
Conjuntivite
Rash
Hemoptise
Linfadenopatia
Dor torácica pleurítica
Coagulopatia intravascular disseminada
Proteinúria significante
Azotemia com creatinina > 2 mg/dl

sentar infiltrados lobares nos exames radiológicos do que os pacientes com pneumonia pneumocócica. Análises discriminantes multivariadas revelaram que tonteiras, náuseas ou vômitos, ausência de tosse na internação, baixas contagens de plaquetas, baixos níveis de bicarbonatos, e níveis elevados de hematócritos identificaram todos os pacientes com SCPH, e a ausência destes achados excluiu uma SCPH em 80% dos pacientes com SARA.[11] Em outro estudo em 43 indivíduos que possuíam uma doença similar ao pródromo da SCPH, a trombocitopenia durante a fase prodrômica ocorreu somente em 1% dos pacientes na área do surto durante o período do mesmo, enquanto o índice foi de 71% nos pacientes com SCPH confirmada ($p < 0{,}001$).[6]

NOVOS CONCEITOS PARA O HANTAVÍRUS NA EURÁSIA

Desde o reconhecimento da SCPH, as infecções hantavirais na Eurásia foram reavaliadas, e o envolvimento pulmonar e cardíaco foi documentado. Um aumento nas infecções por hantavírus e inúmeros novos hantavírus foram demonstrados na Eurásia.[12] Importantes publicações européias demonstraram SARA, clinicamente e por tomografia computadorizada e pacientes com o vírus Puumala, mas evidências de envolvimento cardíaco são mínimas.[13,14] Dois casos compatíveis com SCPH foram registrados na Alemanha, mas nenhuma disfunção cardíaca foi observada, o que eu considero importante na patogênese.[15] Um caso bem documentado de SCPH com uma grave disfunção cardíaca, causado pelo vírus Seoul, foi descrito na Bósnia-Herzegovina.[16] Este ocorreu em uma situação de um surto explosivo do vírus Puumala na Alemanha em soldados que estavam em exercícios de guerra. O índice de ataque em uma unidade militar foi de 8,5%. O lavado broncoalveolar nos casos de vírus Puumala com infiltrados pulmonares demonstrou um aumento das células $CD8^+$ T e células *natural killers*, documentando que pode ser vista uma patologia pulmonar além da sobrecarga de líquidos.[13] Onze pacientes com SFRH foram estudados, e todos apresentaram uma capacidade diminuída de difusão para o monóxido de carbono e uma depuração pulmonar aumentada do ácido pentacético dietilenotriamino titulado com tecnécio 99m, quatro apresentaram hipoxemia e três, infiltrados intersticiais ou derrame pleural nas radiografias de tórax. Nenhuma disfunção cardíaca foi demonstrável. Porém, SFRG e SCPH são mais semelhantes do que se suspeitava no passado.[17]

FISIOPATOLOGIA RESPIRATÓRIA

A SCPH afeta profundamente as fisiologias respiratória e cardíaca, e a doença caracteristicamente progride rapidamente após o início dos sintomas respiratórios.[9] Pacientes que se apresentam com dispnéia tipicamente necessitam uma intubação e ventilação mecânica dentro de 1 a 6 horas.

Todos os pacientes com SCPH têm edema pulmonar. Permeabilidade capilar pulmonar aumentada é a etiologia do edema pulmonar na SCPH.[9] A gravidade varia, desde um edema intersticial em casos relativamente leves até uma inundação alveolar difusa com hipoxemia profunda.[9] O edema pulmonar se manifesta por proporções PaO_2/FIO_2 de até 55 (durante ventilação mecânica com pressão expiratória final positiva), infiltrados intersticiais difusos ou alveolares nas radiografias de tórax e uma baixa complacência do sistema respiratório. O escape capilar pode ser tão grave que vários litros de líquido do edema de cor Âmbar podem ser succionados pela traquéia. O líquido do edema pulmonar possui um perfil eletroforético idêntico ao do soro e um líquido do edema pulmonar com uma proporção de proteína sérica de 0,82 a 1,19, indicando a gravidade da permeabilidade da membrana. A pressão de oclusão da artéria pulmonar (POAP) é caracteristicamente < 8 mmHg antes da ressuscitação com volumes. Somente pacientes que apresentem um profundo choque cardiogênico e que recebam intensiva ressuscitação com volumes apresentam uma POAP > 15 mmHg.

A complacência do sistema respiratório está diminuída devido ao efeito do edema intersticial e alveolar e do derrame pleural. Os pacientes sobreviventes recuperam uma função pulmonar próximo ao normal em um período bastante rápido e geralmente são extubados em menos de 1 semana. Os testes de função pulmonar após a recuperação podem demonstrar um leve aprisionamento aéreo ou uma diminuição da capacidade de difusão, que se resolve em 3 a 6 meses.

HEMODINÂMICA

Pacientes com SCPH se ajustam aos critérios para o diagnóstico de uma síndrome de sepse. Todos os pacientes com SCPH têm febre, taquipnéia e taquicardia, e muitos possuem uma acidose láctica como evidência de hipoperfusão orgânica. Entretanto, os parâmetros hemodinâmicos na SCPH são únicos. Os pacientes com SCPH possuem um débito cardíaco diminuído e uma resistência vascular sistêmica normal ou elevada. As reduções no débito cardíaco na SCPH são causadas por reduções na contratilidade miocárdica.[9] A ecocardiografia demonstra fra-

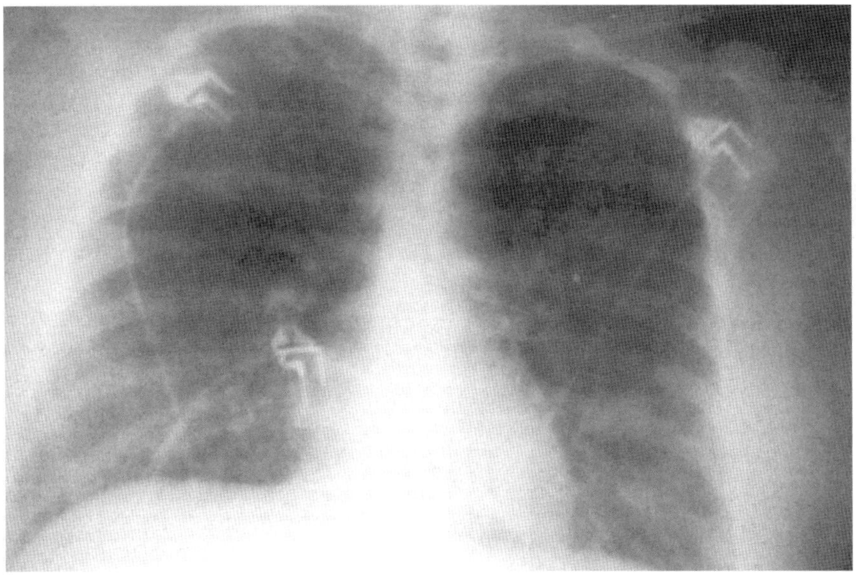

FIG. 34-4. Radiografia inicial em um paciente demonstrando infiltrados bibasilares.

ções de ejeção do ventrículo esquerdo acentuadamente diminuídas, sem evidências de isquemia local ou difusa.

Pacientes com SCPH geralmente se apresentam com uma depleção do volume intravascular, com hematócrito aumentado e POAP diminuída.[9,10] Isto se dá devido a uma diminuição na ingestão de líquidos, secundária aos sintomas gastrintestinais do paciente, e pelo extravasamento do plasma através dos leitos capilares. O perfil hemodinâmico inicial pode ser o de um choque hipovolêmico; entretanto, a reposição intravascular de volume falha em melhorar significativamente o volume de ejeção ou o débito cardíaco, indicando que a contratilidade miocárdica está diminuída. O débito cardíaco é mantido somente por um aumento acentuado da freqüência cardíaca.[9] A morte acontece devido a uma insuficiência miocárdica progressiva e choque, com o evento terminal sendo uma atividade elétrica sem pulso ou arritmia lenta. Os estudos nas autópsias revelam um tecido miocárdico normal, excluindo um infarto ou miocardite. Em outras formas de sepse, o funcionamento ventricular direito e esquerdo está dificultado pela circulação de um fator ou fatores depressores do miocárdio.[18] Parece provável que um fator depressor miocárdico também é o responsável pela diminuição do débito cardíaco da SCPH.

ACHADOS RADIOGRÁFICOS

Todos os pacientes com SCPH possuem achados anormais nas radiografias de tórax que compreendem linhas B de Kerley, indistinção hilar ou engorgitamento peribrônquico, indicativo de edema do interstício pulmonar (Fig. 34-4).[19] Conforme a hipoxemia piora, muitos pacientes desenvolvem um edema dos espaços aéreos que se inicia nas regiões dependentes e progride para envolver todos os campos pulmonares (Fig. 34-5). Uma opacificação dos espaços aéreos se inicia centralmente e progride para fora, ao contrário de outras formas de edema pulmonar não-cardiogênico. Derrames pleurais radiograficamente detectáveis se desenvolvem em quase todos os pacientes com SCPH (Fig. 34-6).[20]

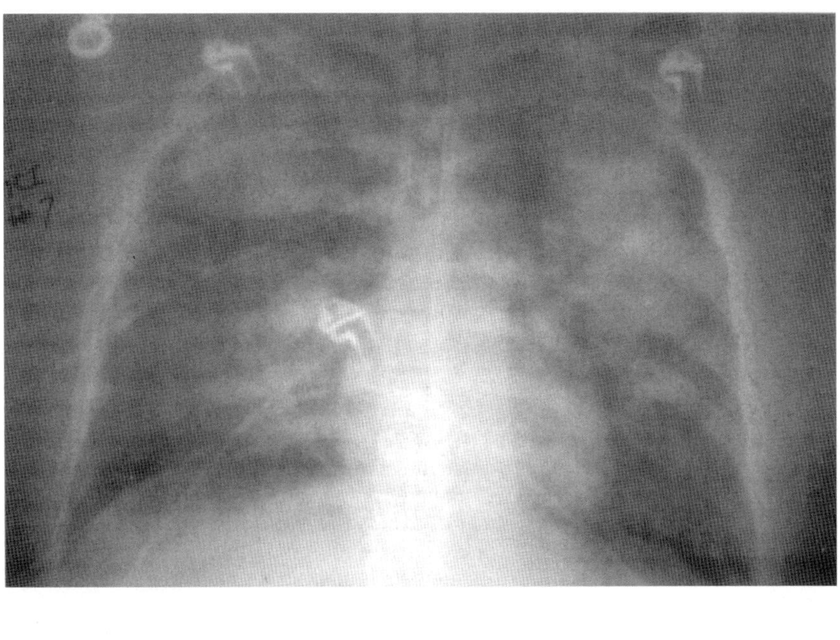

FIG. 34-5. Nesta radiografia do paciente da Fig. 34-4, realizada 8 horas depois, pode ser observado o desenvolvimento de um extenso edema intersticial e alveolar.

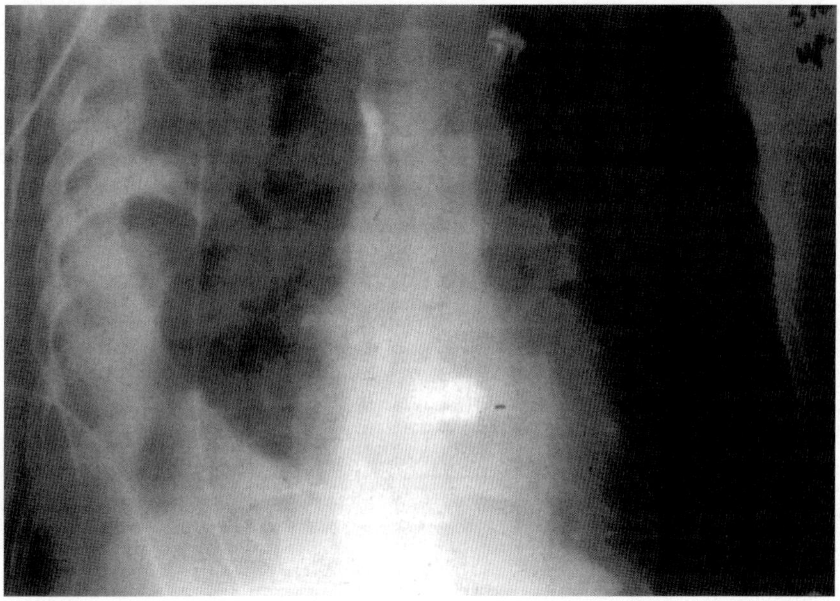

FIG. 34-6. Esta radiografia de tórax em decúbito lateral demonstra o grande derrame pleural que se acumula em alguns pacientes com síndrome cardiopulmonar por hantavírus.

ACHADOS LABORATORIAIS

Uma tríade de achados hematológicos que inclui trombocitopenia, leucocitose com desvio para a esquerda e imunoblastos circulantes é característica da SCPH (Fig. 34-7). A contagem de leucócitos geralmente está aumentada, e uma neutrofilia com formas imaturas, incluindo mielócitos e promielócitos, está presente. Todos os pacientes demonstram pelo menos 10% de imunoblastos, um achado não observado em distúrbios como a SARA. Os imunoblastos contêm um citoplasma profundamente basofílico, núcleos dilatados e nucléolos variavelmente proeminentes.[21,22] Encontra-se uma trombocitopenia em 79% dos casos na apresentação e em todos os pacientes durante seu curso hospitalar, mas a gravidade da trombocitopenia não se correlaciona com o prognóstico.[9] Hemoconcentração, com hematócritos de até 77%, é comum.[22]

A maioria dos pacientes apresenta elevados tempos de protrombina e tempos de tromboplastina parcial, e os níveis do D-dímero podem estar aumentados, indicando uma trombólise.[21,22] Apesar de a definição laboratorial da CID estar presente, ela não está associada a isquiócitos ou um sangramento. Desidrogenase láctica, aspartato e alanina aminotransferase estão aumentados em todos os casos,[9] e uma hipoalbuminemia é um achado comum.[21]

Elevações no gradiente de oxigênio alveolar-arterial e hipoxemia estão presentes em todos os casos. O nível do lactato sérico está aumentado, indicativo de uma perfusão tecidual ruim e desarranjo metabólico devido à infecção viral ou aos efeitos dos mediadores inflamatórios. Em uma série de 24 pacientes na Universidade do Novo México, todos os pacientes com um nível de lactato sérico de 4 mmol por L ou mais morre-

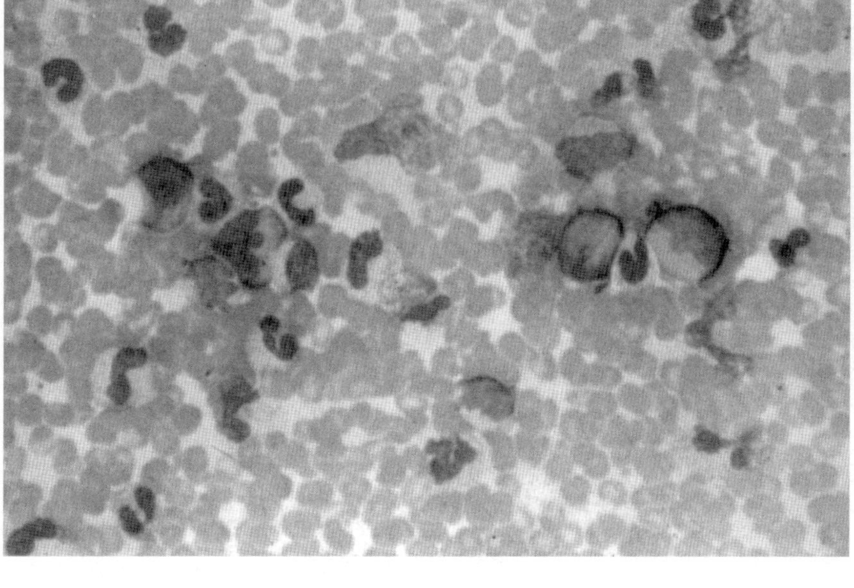

FIG. 34-7. Este esfregaço de sangue de um paciente com síndrome cardiopulmonar por hantavírus demonstra hemoconcentração e uma característica tríade de trombocitopenia, leucocitose neutrofílica com desvio para a esquerda e imunoblastos circulantes.

ram a despeito de um tratamento agressivo, exceto dois pacientes que foram tratados com oxigenação de membrana extracorpórea (OMEC). Mais recentemente nós tivemos o conhecimento de pacientes com níveis acentuadamente elevados de lactato que sobreviveram com um tratamento convencional.

DIAGNÓSTICO

O diagnóstico da SCPH é confirmado pela identificação dos anticorpos para os antígenos do SNV no soro ou pela detecção do RNA do SNA em preparações de células mononucleares do sangue utilizando a reação em cadeira da polimerase transcriptase reversa (RT-PCR).[23,24] O SNV é eliminado da circulação dentro de 2 a 4 semanas após o início dos sintomas clínicos.[23] Anticorpos neutralizadores são direcionados contra os envelopes de glicoproteínas G1 e G2, mas não está claro se estes anticorpos são protetores – roedores expressam estes anticorpos, e a infecção viral se mantém. Pacientes que apresentam SCPH possuem anticorpos IgG no momento do diagnóstico. O diagnóstico também pode ser confirmado na autópsia pelas análises imunoistoquímicas dos tecidos infectados utilizando anticorpos anti-SNV ou um RT-PCR positivo. Na University of New Mexico, um ensaio de *Western blot* foi desenvolvido com base nas proteínas recombinantes N e G expressadas em *E. coli*.[24] Pacientes que estejam agudamente doentes possuem anticorpos IgG e IgM para a proteína do nucleocapsídeo viral, bem como anticorpos IgG para a glicoproteína-1 do SNV. Uma faixa de ensaio *imunoblot* para diagnosticar a SCPH foi desenvolvida utilizando antígenos imobilizados do SNV e nucleocapsídeos dos vírus Seoul e SNV. A positividade necessita uma reatividade com as nucleoproteínas SNV e Seoul e um outro antígeno. A infecção remota é indicada pela presença de anticorpos IgG nucleocapsídeos. Em um estudo, 62 entre 63 pacientes com SCPH apresentaram testes positivos, assim como a maioria dos infectados com os vírus Seoul e Puumala. Resultados falsos-positivos foram observados em 1%, e em 1% os resultados foram indeterminados na amostra inicial, mas positivos mais tarde (B. Hjelle, Comunicação Pessoal, 1996).

Os laboratórios do Center of Disease Control and Prevention utilizam duas modalidades de teste de imunoabsorção enzimática (ELISA).[22] Um ELISA para IgM é usado para quantificar, na fase aguda, anticorpos para SNV inativados por radiação. Os anticorpos IgG são detectados por um ELISA duplo, utilizando proteína de nucleocapsídeos de SNV recombinante. Existe um teste imunoblot recombinante, em forma teste de tiras, que usa antígenos de nucleocapsídeos e glicoproteína G1.

PATOLOGIA

Trato Respiratório

Na autópsia, os pulmões dos pacientes com SCPH estão macroscopicamente edemaciados e possuem um peso médio combinado que é duas vezes maior do que o de um indivíduo saudável.[21] Derrames pleurais estão uniformemente presentes, variando em volume de 200 a 8.400 mL. Histologicamente, encontram-se edemas alveolar e septal.[21,22] Membranas hialinas com poucos detritos celulares geralmente estão presentes, o epitélio respiratório está intacto, e pneumócitos do tipo II não estão ativados (Fig. 34-8). Uma infiltração intersticial de células mononucleares está presente, e muitas delas são imunoblastos. Neutrófilos intravasculares são comuns, mas são raros no interstício, alvéolos e bronquíolos. Não são identificadas vasculites nos vasos pulmonares e não são observadas inclusões virais ou efeitos citopáticos na microscopia simples, apesar de que o uso de corantes imunológicos revelar antígenos virais no endotélio pulmonar. A microscopia eletrônica revela raras inclusões endoteliais de partículas de 90 a 110 nm consistentes em aparência com vírions de hantavírus. Estes achados histopatológicos distinguem a SCPH de um dano alveolar difuso ou SARA, nas quais o infiltrado é predominantemente neutrofílico, os pneumócitos do tipo II estão ativados, e extensos detritos celulares estão pre-

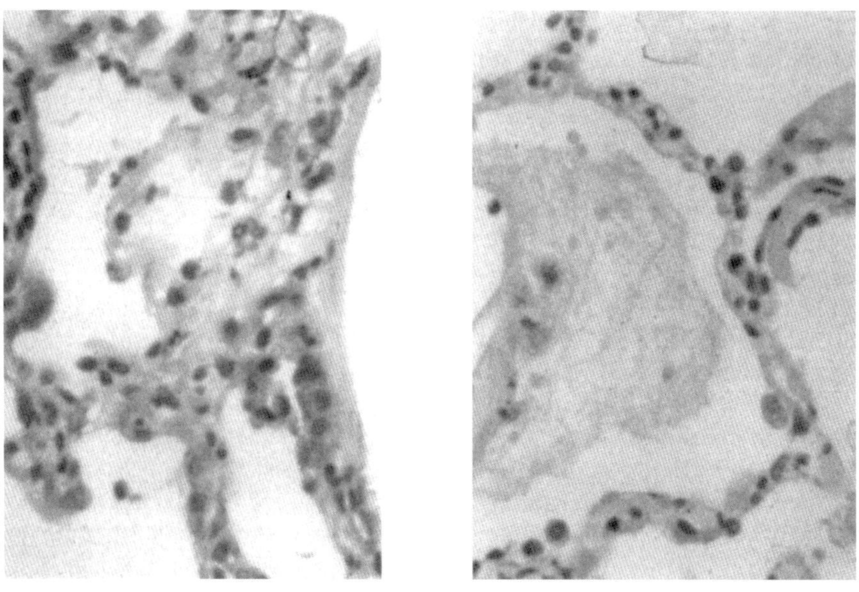

FIG. 34-8. Cortes histológicos do pulmão de um paciente com síndrome da angústia respiratória aguda do adulto (*painel esquerdo*) e síndrome cardiopulmonar por hantavírus (*painel direito*). Na síndrome da angústia respiratória aguda do adulto, muitas células inflamatórias podem ser vistas no interstício espessado. Na síndrome cardiopulmonar por hantavírus, o interstício virtualmente normal contém alguns linfócitos T ainda que esteja presente um copioso edema alveolar.

sentes. A imunoistoquímica do tecido da autópsia localiza antígenos de hantavírus para o endotélio microvascular do pulmão e, raramente, para o endotélio de veias e artérias maiores. O RNA do SNV na análise do líquido do lavado broncoalveolar foi negativo em três de nossos pacientes, mas positivo na fração celular de um paciente.

Sistema Cardiovascular

O coração em pacientes com SCPH fatal é macroscópica e histologicamente normal, sem evidências de doença arterial coronariana ou infarto do miocárdio.[21] Não foi encontrada miocardite ou cardiomiopatia. A ausência de achados é notável, pois a mortalidade está associada a uma disfunção miocárdica. Os capilares miocárdicos contêm antígenos SNV.

Outros Órgãos

O exame do fígado mostra uma triadite portal em aproximadamente a metade dos casos, com linfáticos expandidos, incluindo grandes imunoblastos.[21,22] Não se observa uma necrose hepática. O baço e os linfonodos contêm tipicamente um infiltrado de imunoblastos. Não foi encontrado líquido retroperitoneal. O cérebro, rins, adrenais, pâncreas, músculo esquelético e pele estão normais macroscópica e histologicamente. Os antígenos SNV são detectados nos rins, com uma coloração mais proeminente do endotélio medular, mas os antígenos virais também estão presentes dentro do endotélio cortical e glomerular. Linfócitos dentro dos folículos linfóides esplâncnicos tipicamente contêm antígenos SNV, e os macrófagos em inúmeros tecidos, incluindo os pulmões, coram-se positivamente. Os antígenos SNV são vistos em vários outros tecidos, incluindo músculo-esquelético, glândulas adrenais, intestinos e cérebro.

PATOGÊNESE VIRAL

Pulmonar

Um escape capilar pulmonar com invasão endotelial pelo vírus sugere uma lesão direta às células endoteliais, mas os exames com microscopia simples e eletrônica não demonstram uma ruptura do endotélio ou necrose, apesar de algum edema das células endoteliais ser demonstrado pela microscopia eletrônica.[21,22] A infecção viral pode danificar o funcionamento das células endoteliais, sem morte celular, alterando sua capacidade de evitar um extravasamento de líquido.

Não foram encontradas evidências sorológicas de formação de complexos imunes ou deposição dentro do pulmão em pacientes com SCPH, excluindo a possibilidade de lesão pulmonar mediada por anticorpos específicos para SNV. Os pulmões estão infiltrados com células mononucleares, e portanto a imunidade mediada por células na direção de antígenos, expressando células endoteliais do capilar pulmonar resultando em lesão destas células e perda da integridade estrutural do capilar, é possível.

Citocinas

Os perfis séricos das citocinas em pacientes com SCPH sugere que as células T ativadas estão presentes durante a infecção por SNV.[25] Nenhum aumento no fator de necrose tumoral-α (FNT-α) e interleucina-β ou interleucina-1β (IL-1β) foi encontrado, mas os receptores solúveis FNT 55 e 75-kDa estavam aumentados (que pode ser o responsável pela baixa detecção do FNT). Níveis aumentados de receptores 55-kD FNT se correlacionam com mortalidade.[26] Nos pacientes sobreviventes, os níveis convalescentes de receptores FNT são significativamente menores do que no soro coletado na internação. Em um estudo comparando não sobreviventes e sobreviventes de SCPH, e pacientes controle com SARA, os níveis circulantes de interferon-γ, CD4 solúvel, receptor IL-2 solúvel e IL-6 foram mais altos em pacientes com infecções fatais por SNV. Níveis de CD8 solúvel foram mais altos em pacientes com SCPH do que em pacientes com SARA.[26]

Miocárdio

FNT-α tem um efeito inotrópico negativo profundo sobre o músculo cardíaco.[27] IL-2 e -6 também produzem reduções na contratilidade miocárdica.[28] Nós documentamos níveis elevados de TNF, IL-2 e IL-6 circulantes e juntos eles podem causar profundas reduções no débito cardíaco. Óxido nítrico é estimulado pelo FNT e está extremamente elevado nas infecções por vírus Puumala, com níveis seriados se correlacionando com o curso da doença.[29] O óxido nítrico não foi medido na SCPH. As reduções na contratilidade induzidas pelas citocinas podem ser mediadas através da síntese de óxido nítrico pelas células do miocárdio.[30] FNT e óxido nítrico podem desempenhar um importante papel na patogênese da doença, sugerindo uma abordagem terapêutica.

TRATAMENTO

Com a melhora das taxas de sobrevivência atuais opções de tratamento podem ser atribuídas a um reconhecimento melhorado de casos menos graves ou melhores. Não existe terapia específica comprovada para o tratamento da SCPH, e medidas de tratamento são inteiramente de apoio. O tratamento adequado necessita o monitoramento e de técnicas de suporte à vida, de modo que os pacientes com SCPH devem ser tratados em uma unidade equipada para o tratamento do choque grave. Até que o diagnóstico da SCPH seja confirmado pela sorologia, os pacientes devem ser tratados empiricamente com antibióticos apropriados para cobrir a sepse e infecções que inicialmente possam se assemelhar com SCPH, incluindo a praga e a legionelose.

A SCPH confronta os médicos com um dilema sobre o tratamento, já que os pacientes apresentam uma grave fuga em capilares pulmonares e simultaneamente desenvolvem insuficiência miocárdica e choque que necessita pressões de enchimento cardíaco aumentadas. Na ausência de qualquer terapia específica, nós tratamos estes pacientes da mesmo forma que os pacientes com uma síndrome de resposta inflamatória sistêmica. O monitoramento intensivo da oxigenação é extremamente importante de modo que a intubação no momento certo e a ventilação mecânica possam ser proporcionadas quando necessário ($PaO_2/FIO_2 < 100$ a 150). A liberação do oxigênio geralmente é mantida até que o índice caia, pois as acentuadas hemoconcentrações permitem um conteúdo de oxigênio bastante alto no sangue. Como os pacientes com infecção viral podem se deteriorar rapidamente, nós colocamos um cateter de fluxo direcionado para o débito cardíaco contínuo medido na artéria pulmonar (8 a 12 mmHg) assim que possível e nós fomos surpreendidos com o baixo nível de função cardíaca, que geralmente não é suspeitado clinicamente. Nós mantemos a pressão de cunha tão baixa (8 a 12 mmHg) o quanto for compatível com índices cardíacos satisfatórios (índice cardíaco > 2,2 mL por minuto por m^2), devido ao extremo escape capilar.

Nós utilizamos agentes inotrópicos como a dobutamina, dopamina e norepinefrina na ressuscitação destes pacientes mais cedo do que os pacientes usuais com síndrome de resposta inflamatória sistêmica, em vez de *bolus* contínuos de líquido. As hemácias geralmente não são necessárias para manter uma liberação de oxigênio a menos que as concentrações de hemoglobina caiam abaixo de 8,5 a 10,0 g por dL. A trombocitopenia não necessita de suporte com transfusão de plaquetas. Arritmias cardíacas, particularmente qualquer episódio de dissociação eletromecânica, são de prognóstico e um ruim resultado, e agressivamente tratadas e uma indicação para OMEC, na presença de um nível de lactato sérico que exceda 4 mmol por L e um índice cardíaco < 2,2 mL por minuto por m^2. Nós temos utilizado uma terapia venoarterial OMEC por proporcionar suportes respiratório e cardiovascular e permite a salvação de pacientes que teriam morrido somente com a terapia isolada.[31] Vinte e três pacientes foram tratados, com 13 sobrevivendo a manifestações potencialmente fatais de SCPH.

Óxido nítrico inalado em uma dose de 10 ppm foi utilizado em um paciente jovem com uma insuficiência respiratória hipóxica e evidências ecocardiográficas de hipertensão pulmonar com diminuição da fração ventricular para 27%. O *status* de oxigenação melhorou rapidamente, mas o óxido nítrico não pode ser reduzido em 9 horas sem deterioração; entretanto, o paciente foi desmamado após 22 horas de uso, com a remoção da ventilação mecânica em 43 horas. A redução da hipertensão pulmonar levou à rápida resolução do edema pulmonar.[32]

Alguns de nossos achados sugerem que a modificação da resposta imune pode ser benéfica na síndrome. Corticosteróides têm sido administrados a alguns pacientes com SCPH. Entretanto, como não foram feitos estudos sistemáticos sobre seus efeitos, seu papel no tratamento da SCPH não está claro. Nós preferimos a OMEC como a opção no momento.

Agentes Antivirais

Em nossa experiência inicial, a maioria dos pacientes foi tratada com ribavirina intravenosa (Virazole; ICN Pharmaceuticals, Wilmington, Delaware). Em geral, os vírus que pertencem à família Bunyviridae foram sensíveis *in vitro* à ribavirina. A ribavirina intravenosa não está licenciada para o uso na SCPH nos Estados Unidos e está disponível somente em uma pesquisa duplo-cego e placebo controlada, patrocinada pelo "*National Institutes of Health*" em curso atualmente, com o objetivo de identificar e registrar pacientes o mais precocemente no curso da doença. (Entre em contato com a University of New Mexico ou o "Centers for Disease Control and Prevention"). Entre 8 de junho e 1 de setembro de 1993 o índice de casos fatais para pessoas com uma infecção por hantavírus confirmada que receberam ribavirina foi 6 entre 14 (43%), em comparação com 11 entre 15 (73%) para pessoas que não receberam ribavirina (p= 0,14; teste exato de Fisher, não significativo).[33] Como os pacientes não tratados foram amplamente descobertos durante a fase inicial de uma epidemia, a comparação direta com os pacientes tratados com ribavirina não é possível.

O RNA do SNV está presente nas células mononucleares do sangue periférico na apresentação do paciente com SCPH através de um ensaio PCR-TR.[23] O RNA viral se tornou indetectável em cinco entre sete amostras convalescentes, mas estava presente até o dia 23 em duas. O mais importante foi que o RNA do SNV ainda podia ser detectado após 10 e 21 dias de terapia com ribavirina em dois pacientes.

O curso fulminante da SCPH no momento em que o paciente procura atendimento médico sugere que existe um tempo insuficiente para que um agente antiviral seja eficiente. Além disso, uma baixa carga viral implica mecanismos como mediadores imunológicos e de citocinas como o fator predominante na doença, em vez de uma viremia esmagadora. Pacientes que estão sendo tratados com OMEC manifestaram episódios subseqüentes de instabilidade hemodinâmica e, portanto, o papel da ribavirina nos estágios tardios da doença precisa ser explorado.

Terapia Passiva com Imunoglobulina

A terapia passiva com imunoglobulinas não foi investigada nos casos de SCPH mas foi utilizada com sucesso em outras febres hemorrágicas. O *pool* de imunoglobulina do doador sobrevivente é extremamente pequeno. Em duas ocasiões nós contemplamos seu uso em neonatos que ingeriram leite materno que demonstraram conter o vírus, mas os bebês não desenvolveram uma doença clínica ou uma resposta com anticorpos.

PREVENÇÃO

Nenhum caso de transmissão pessoa-a-pessoa foi documentado, mas nós mantemos precauções universais, porque o vírus é encontrado nas células mononucleares do sangue periférico. Nós não utilizamos isolamento respiratório dos casos, pois se imagina que não haja a disseminação de pessoa a pessoa; entretanto, evidências da variedade sul-americana (vírus Andes) sugere que possa ser transmissível. Como o diagnóstico diferencial inclui a praga e outras febres hemorrágicas de origem viral, o isolamento respiratório pode ser justificado até que a praga seja excluída.

A apresentação pulmonar da SCPH aumenta a possibilidade de transmissão de pessoa a pessoa. Dos 396 profissionais da área de saúde, 266 (67%) relataram que eles foram expostos a pacientes com SCPH ou seus líquidos corporais ou processaram espécimes laboratoriais de tais pacientes. Apesar de 108 (27%) dos indivíduos relatarem febre, mialgias ou doenças respiratórias nós não detectamos anticorpos contra o hantavírus em nenhum, sendo improvável que uma transmissão do SNV ocorra com as práticas atuais de controle de infecção em locais de tratamento médico.[34]

Roedores e suas excreções devem ser evitados. As casas devem ser mantidas limpas, os buracos de entrada selados e a vegetação cortada ao redor dos prédios. Os alimentos e o lixo devem ser guardados em compartimentos com tampas apertadas, e a alimentação e água de animais de estimação devem ser protegidas. Os predadores naturais devem ser encorajados. Quando os roedores são aprisionados, máscaras e luvas de proteção devem ser utilizadas, e as armadilhas e os roedores devem ser completamente desinfetados e colocados em sacos selados. Agentes para matar moscas devem ser utilizados nas áreas com armadilhas, dado ao risco coincidente de praga.

VACINAÇÃO

As proteínas do nucleocapsídeo do hantavírus são altamente antigênicas com uma reg0ião imunodominante dentro dos 59 aminoácidos aminoterminais. A resposta policlonal ao SNV faz uma reação cruzada com os vírus Puumala e Prospect Hill e fracamente com os vírus Seoul e Hantaan. Os anticorpos G1 e G2 neutralizam a infectividade do vírus, mas ocorre pouca reação cruzada entre os diferentes hantavírus.[35] Dados experimentais demonstram que a vacina do vírus expressando os segmentos M e pequeno do Hantaan protege contra os vírus Hantaan e Seoul, mas não contra o Puumala.[36] Isto sugere que as respostas contra uma ampla variedade de hantavírus são necessárias, apesar de ser mais difícil de se atingir. A proteína induzida pelo interferon MxA inibe membros da família Bunyaviridae através da interação com um passo inicial da replicação viral, não respondendo às diferenças nas estratégias de codificação viral e pode ter um papel no tratamento da doença.[37] Apesar de programas de vacinação contra SFRH terem sido iniciados, a imunidade não é induzida contra vírus Puumala e portanto a proteção contra o SNV ainda não foi antecipada.[36] Não existem planos para o desenvolvimento de uma vacina específica para o SNV devido ao tamanho muito grande da população em risco e a raridade da doença.

CONCLUSÃO

Os vetores que carregam os vírus que causam a SCPH estão presentes no hemisfério ocidental há 3,5 milhões de anos, e os casos provavelmente ocorreram durante todo este período. O reconhecimento desta doença emergente provavelmente aumentará ainda que as opções de tratamento sejam limitadas. Devido à escassez de casos, pode ser difícil se gerar respostas definitivas para as questões sobre o tratamento ideal.

REFERÊNCIAS BIBLIOGRÁFICAS

1. Clement J, Heyman R Hantavirus infections: a world-wide emerging zoonosis. *Travel Med Int* 1996;14:59-66.
2. Peters CJ, Johnson KM. Viral hemorrhagic fevers. In: Hoeprich PD, Jordan MC, Ronald AR, eds. *Infectious diseases,* 5th ed. Philadelphia: JB Lippincott Co, 1994:924-929.
3. Lopez N, Padula P, Rossi C, et al. Genetic identification of a new hantavirus causing severe pulmonary syndrome in Argentina. *Virology* 1996;220:223-226.
4. Khan AS, Khabbaz RF, Armstrong LR et al Hantavirus pulmonary syndrome: the first 100 US cases. *J Infect Dis* 1996;173:1297-1303.
5. Frampton JW, Lanser S, Nichols CR. Sin Nombre virus infection in 1959. *Lancet* 1995;346:781-782.
6. Simonsen L, Dalton MJ, Breiman RF, et al. Evaluation of the magnitude of the 1993 hantavirus outbreak in the southwestern United States. *J Infect Dis* 1995;172:729-733.
7. Armstrong LR, Zaki SR, Goldoft MJ, et al. Hantavirus pulmonary syndrome associated with entering or cleaning rarely used, rodentinfested structures. *J Infect Dis* 1995;172:1166.
8. Childs JE, Krebs JW, Ksiazek TG, et al. A household-based, casecontrol study of environmental factors associated with hantavirus pulmonary syndrome in the southwestern United States. *Am J Trop Med Hyg* 1995;52:393-397.
9. Hallin GW, Simpson SQ, Crowell RE, et al. Cardiopulmonary manifestations of hantavirus pulmonary syndrome. *Crit Care Med* 1996;24:252-258.
10. Duchin JS, Koster FT, Peters CJ, et al. Hantavirus pulmonary syndrome: a clinical description of 17 patients with a newly recognized disease. The Hantavirus Study Group. *N Engl J Med* 1994;330:949-955.
11. Moolenaar RL, Dalton C, Lipman HB, et al. Clinical features that differentiate hantavirus pulmonary syndrome from three other acute respiratory ifinesses. *Clin Infect Dis* 1995;21:643-649.
12. Clement J, Heyman P, McKenna P, et al. The hantaviruses of Europe: from the bedside to the bench. *Emerg Infect Dis* 1997;3:205-211.
13. Settergren B, Ahlm C, Billheden J, Lindholm M. Pathogenetic aspects of hantavirus infection (Nephropathia epidemica) in Sweden [Abstract]. First International Conference on Emerging Zoonoses, Jerusalem, Israel, November 24-28, 1996.
14. Linderholm M, Billström Å, Settergren B, Tärnvik A. Pulmonary involvement in Nephropathia epidemica as demonstrated by computed tomography. *Infection* 1992;20:263-266.
15. Schreiber M, Laue T, Wolff C. Hantavirus pulmonary syndrome in Germany. *Lancet* 1996;347:336-337.
16. Stuart LM, Rice PS, Lloyd G, Beale RJ. A soldier in respiratory distress. *Lancet* 1996;347:30.
17. Linderholm M, Sanderström T, Rinnström O, et al. Pulmonary function in hemorrhagic fever with renal syndrome [Abstract]. The Fourth International Conference on HFRS and Hantaviruses, Atlanta, Georgia, March 1998, p. 38.
18. Parrillo JE, Burch C, Shelhamer JH, et al. A circulating myocardial depressant substance in humans with septic shock: septic shock patients with a reduced ejection fraction have a circulating factor that depresses in vitro myocardial cell performance. *J Clin Invest* 1985;76:1539-1553.
19. Ketai LH, Williamson MR, Telepak RI, et al. Hantavirus pulmonary syndrome: radiographic findings in 16 patients. Radiology 1994;191:665-668.
20. Bustamante EA, Levy H, Simpson SQ. Pleural fluid characteristics in hantavirus pulmonary syndrome. *Chest* 1997;10:103-108.
21. Nolte KB, Feddersen RM, Foucar K, et al. Hantavirus pulmonary syndrome in the United States: a pathological description of a disease caused by a new agent. *Hum Pathol* 1995;26:110-120.
22. Zaki SR, Greer PW, Coffield LM, et al. Hantavirus pulmonary syndrome: pathogenesis of an emerging infectious disease. *Am J Pathol* 1995;146:552-579.
23. Hjelle B, Spiropoulou CF, Torrez-Martinez N, et al. Detection of Muerto Canyon virus RNA in peripheral blood mononuclear cells from patients with hantavirus pulmonary syndrome. *J Infect Dis* 1994;170:1013-1017.
24. Jenison S, Yamada T, Morris C, et al. Characterization of human antibody responses to Four Corners hantavirus infections among patients with hantavirus pulmonary syndrome. *J Virol* 1994;68:3000-3006.
25. Simpson SQ, Mapel V, Montoya I, et al. Evidence for T lymphocyte activation in the hantavirus pulmonary syndrome [Abstract]. *Chest* 1995;108[Supply]:97S.
26. Simpson SQ, Maple V, Kosher FT, et al. Evidence for tumor necrosis factor activation in the hantavirus pulmonary syndrome [Abstract]. *Crit Care Med* 1996;24:A26.
27. DeMeules JE, Pigula FA, Mueller M, et al. Tumor necrosis factor and cardiac function. *J Trauma* 1992;32:686-692.
28. Weisensee D, Bereiter-Hahn J, Schoeppe W, Low-Friedrich 1. Effects of cytokines on the contractility of cultured cardiac myocytes. *Int J Immunopharmacol* 1993;15(5):581-587.
29. Groeneveld PHP, Colson P, Kwappenberg KMC, Cement J. Increased production of nitric oxide in patients infected with the European variant of hantivirus. *Scand J Infect Dis* 1995;27:453-456.

30. Schulz R, Panas DL, Catena R, et al. The role of nitric oxide in cardiac depression induced by interleukin-1 beta and tumour necrosis factor-alpha. *Br J Pharmacol* 1995;114:27-34.
31. Crowley MR, Katz RW, Kessler R, et al. Successful treatment of adults with severe hantavirus pulmonary syndrome with extracorporeal membrane oxygenation. *Crit Care Med* 1998;26:409-414.
32. Rosenberg RB, Waagner DC, Romano MJ, et al. Hantavirus pulmonary syndrome treated with inhaled nitric oxide. *Pediatr Infect Dis J* 1998;17:749-752.
33. Levy H, Simpson SQ. Hantavirus pulmonary syndrome. *Am J Respir Crit Care Med* 1994;149:1710-1713.
34. Vitek CR, Breiman RF, Ksiazek TG, et al. Evidence against personto-person transmission of hantavirus to health care workers. *Clin Infect Dis* 1996;22:824-826.
35. Hjelle B, Jenison SA, Goade DE, et al. Hantaviruses: clinical, microbiologic, and epidemiologic aspects. *Crit Rev Clin Lab Sci* 1995;32:469-508.
36. Chu Y-K, Jennings GB, Schmaljohn CS. A vaccinia virus-vectored Hantaan virus vaccine protects hamsters from challenge with Hantaan and Seoul viruses but not Puumala virus. *J Virol* 1995;69:6417-6423.
37. Frese M, Kochs G, Feldmann H, et al. Inhibition of bunyaviruses, phleboviruses, and hantaviruses by human MxA protein. *J Virol* 1996;70:915-923.

CAPÍTULO 35

Nocardiose

Gregory A. Filice

DEFINIÇÃO

Nocardiose se refere a uma doença causada por membros aeróbicos da *Actinomicetes* do gênero *Nocardia*. A doença pulmonar segue a inalação de fragmentos aéreos de micélias, e a doença se dissemina para qualquer parte do corpo em aproximadamente a metade dos casos. A *Nocardia* também está associada a outras síndromes distintas que seguem a inoculação da pele ou córnea, incluindo celulite, síndrome linfocutânea, actinomicetoma e ceratite.

MICROBIOLOGIA

Nocardia é um gênero da família *Nocardiaceae*, ordem *Actinomicetales. Nocardia asteroides* é o isolado mais comum associado a uma doença invasiva humana. *N. asteroides* na verdade é um complexo de espécies que inclui a *N. asteroides sensu strictu, Nocardia farcinica* e *Nocardia nova*. Muitos laboratórios clínicos não diferenciam os membros do complexo *N. asteroides*. Outros patógenos humanos incluem a *Nocardia brasiliensis, Nocardia pseudobrasiliensis, Nocardia otitidiscaviarum* (anteriormente *Nocardia caviae*) e *Nocardia tranvalensis*. Existem diferenças clínicas sutis entre estas espécies. A *N. farcinica* tende a ser virulenta e associada a uma infecção disseminada. A *N. brasiliensis* geralmente está associada a doenças de pele. *N. pseudobrasilienses* é semelhante à *N. brasiliensis,* mas apresenta uma maior probabilidade de estar associada a uma doença invasiva. *N. transvalensis* geralmente está associada à actinomicetoma em pessoas anteriormente saudáveis ou doença invasiva em pessoas imunocomprometidas.

As nocárdias são cepas finas, gram-positivas, parcialmente ácido-rápidas, recurvadas, não móveis e aeróbicas. Conforme crescem, os bacilos se dividem por fissão binária, mas as células individuais permanecem presas umas às outras para formar longos filamentos ramificados, com 1 μm de largura e 50 μm de comprimento. Em condições desfavoráveis, os filamentos se transformam em formas bacilares ou cocóides.

As *Nocardia* sp. são habitantes comuns do solo, onde contribuem para a decomposição de materiais orgânicos. As nocárdias são um patógeno economicamente importante na mastite bovina, e a doença nocardial já foi descrita em uma variedade de outros mamíferos e pássaros. Como o habitat natural da *Nocardia* é o solo, e como a *Nocardia* formam as micélias aéreas, imagina-se que a nocardiose pulmonar se siga a uma inalação de micélias fragmentadas.

EPIDEMIOLOGIA

A nocardiose ocorre em todo o mundo. A incidência nos Estados Unidos foi estimada entre 500 e 1.000 casos em 1974, 85% deles pulmonares, sistêmico ou ambos. Uma incidência anual pode ser estimada a partir deste estudo de ~ 3,5 casos por 10^6 da população. Esta é similar à incidência que pode ser estimada de isolados recebidos em laboratórios de referência em Queensland, Austrália (~ 4 por 10^6),[1] ou França (~ 3,4 por 10^6).[2] A nocardiose geralmente ocorre em adultos, e os homens são afetados duas vezes mais do que as mulheres. Não existe uma sazonalidade bem documentada. Em alguns casos, pacientes relataram um contato extenso com solo no mês anterior ao início dos sintomas.[3,4]

A nocardiose ocorre em pessoas aparentemente saudáveis, mas o risco é maior em pessoas com um ou mais fatores de risco.[5] Pessoas com uma imunidade celular deficiente, especialmente aquelas com linfoma ou em terapia com glicocorticóides, e aqueles que receberam transplantes estão em risco aumentado.[6-10] A nocardiose tem sido associada à proteinose alveolar pulmonar,[11,12] tuberculose[13] e outras doenças micobacterianas,[14] e à doença granulomatosa crônica.[15,16] A nocardiose também foi registrada freqüentemente em pessoas com doença pulmonar obstrutiva crônica, alcoolismo ou *diabetes mellitus,* mas uma associação definida com estas doenças é mais difícil de ser comprovada pois elas são muito comuns.

O micetoma se encontra principalmente nas regiões tropicais e subtropicais. A maioria dos casos ocorreu no México, América Central e do Sul, África e Índia. Poucos casos que ocorreram nos Estados Unidos surgiram predominantemente nas regiões mais ao sul.[17] *Actinomicetoma* se refere a casos associados a um entre vários actinomicetes. Os actinomicetes mais freqüentemente isolados são *N. brasiliensis, Actinomadura madurae, Actinomadura pelletieri, Streptomyces somaliensis* e, menos freqüentemente, *N. asteroides, N. otitidiscaviarum, Nocardiose dassonvilleir* e *N. transvalensis. N. brasiliensis* predomina nas Américas e na Austrália, enquanto que a *S. somaliensis* predomina na África. Os micetomas geralmente ocorrem nas extremidades. O micetoma do pé algumas vezes é denominado como *pé maduro.* O

G. A. Filice: Department of Medicine, University of Minnesota Medical School; Infectious Disease Section, Veterans Affairs Medical Center, Mineapolis, Minnesota 55417.

micetoma pode ocorrer na parte posterior do pescoço ou região dorsal superior e pode penetrar para envolver as estruturas torácicas. A síndrome clínica é similar a despeito do microrganismo causador.

O fator de risco mais importante para o micetoma é o contato freqüente com o solo ou materiais vegetais. Por exemplo, casos na região dorsal e pescoço ocorrem freqüentemente em trabalhadores que carregam ramos, troncos de madeira ou sacos de estopa. Os casos nos pés ocorrem em pessoas que trabalham no campo e descalços ou com sandálias. A maioria dos casos tende a ocorrer em trabalhadores braçais do sexo masculino entre a terceira e a quinta década de vida.

Diversos surtos de nocardiose têm sido registrados.[14] Alguns ocorreram entre pacientes imunossuprimidos com fontes comuns de tratamento médico. A *Nocardia* tem sido cultivada no ambiente em alguns surtos, mas não existem provas de que estas fontes ambientais tenham sido a fonte da infecção. Entre 27 casos que ocorreram em um hospital durante uma década, um grupo de infecções de feridas pós-operatórias foi observado em pacientes de uma única unidade cirúrgica, e a maioria dos isolados foi *N. farcinica* com um tipo similar de eletroforese de campo de pulso em gel.[18] Este organismo também foi cultivado em duas amostras de ar em uma ala cirúrgica. Em outro grupo de três casos, um paciente apresentou uma lesão granulomatosa em cordas vocais, e um contato surgiu com nocardiose pulmonar dez dias depois.[19] A despeito das circunstâncias deste grupo, nenhuma evidência sobre a disseminação de pessoa a pessoa está disponível. Em um surto, ocorreram abscessos subcutâneos em pacientes que receberam injeções subcutâneas de soluções contaminadas.[20] A *Nocardia* já foi encontrada em equipamentos de injeção de drogas,[21] e a injeção de drogas contaminadas pode ser a fonte de nocardiose em alguns pacientes.[22]

PATOGÊNESE

A principal característica da infecção pela *Nocardia* é um abscesso extensivamente infiltrado com neutrófilos. Uma necrose extensa geralmente é observada. O tecido de granulação geralmente circunda as lesões, mas uma fibrose extensa ou uma encapsulação geralmente não está presente. Raramente, ocorre uma fibrose extensa que se aproxima à que é observada na actinomicose. Os pulmões podem conter múltiplos pequenos abscessos que podem se tornar confluentes. Em outros órgãos, a distribuição dos abscessos é variável. Microcolônias compostas de densas massas de filamentos bacterianos, geralmente denominadas *grânulos*, ocasionalmente são observadas em preparações histológicas, mas quase nunca em secreções das lesões.

Ocorrem disseminações na metade dos casos de doença pulmonar. O sítio mais comum é o cérebro. Outro sítio comum inclui a pele e as estruturas de suporte, rins, músculo e estruturas esqueléticas.[5,14] Lesões-filhas são freqüentes em casos de abscessos cerebrais, e estes abscessos tendem a entocar-se dentro dos ventrículos ou na direção do espaço subaracnóide. Raramente, granulomas epitelióides são observados no sistema nervoso central. Uma densa encapsulação é incomum. Os abscessos em qualquer outro local do corpo freqüentemente dão origem a tratos sinusais que geralmente saem através da pele.

A patologia do micetoma é algo dependente do agente etiológico. No actinomicetoma, ocorre uma inflamação supurativa com formação de tratos. Grânulos abundantes geralmente estão presentes. Eles consistem de filamentos, que se irradiam para fora a partir do centro do grânulo. Células inflamatórias, principalmente neutrófilos, revestem ao redor da periferia. As pontas dos filamentos de *Nocardias* podem se expandir ligeiramente em suas extremidades, mas elas geralmente não exibem o baqueteamento característico das extremidades dos filamentos dos grânulos na actinomicose. No eumicetoma, a aparência histológica inicial também é supurativa, mas as lesões mais tardias são caracterizadas por granulomas epitelióides e células gigantes multinucleadas. Os grânulos também são comuns no eumicetoma, mas as hifas fúngicas são muito mais amplas e se coram de modo diferente do que os filamentos actinomicóticos.

A doença é mais comum em pessoas com imunidade deprimida sem qualquer evidência de que eles sejam mais expostos do que outros. Isto implica que pessoas com uma imunidade intacta são expostas às micélias da *Nocardia* e geralmente não adoecem. Os neutrófilos inibem a *Nocardia*,[23] apesar de os neutrófilos não matarem estas bactérias de modo tão eficiente como o fazem com outros patógenos.[24] A imunidade mediada por células também é importante para o controle adequado,[25-27] provavelmente em concerto com neutrófilos.[27] Macrófagos ativados *in vivo* inibem e matam as *Nocardia*, mas macrófagos residentes e não-ativados não.[25,28] Os linfócitos T também demonstraram sua capacidade de matar a *Nocardia*.[29]

As *Nocardia* são extraordinariamente resistentes aos produtos fagocíticos da queima respiratória.[24,30-32] A queima respiratória pode ter alguma importância, pois pacientes com doença respiratória granulomatosa são incomumente suscetíveis a infecções por *Nocardia*.[15,16] Lisoenzimas e outras proteínas catiônicas contribuem para a inibição das *Nocardias* pelos neutrófilos.[23]

As *Nocardia* apresentam um tropismo para cérebros de ratos,[32] e pesquisas para a elucidação dos mecanismos para este tropismo podem explicar a propensão para as infecções disseminadas de *Nocarida* em humanos envolverem o cérebro. A *Nocardia* pode ser induzida para formas-L prontamente *in vitro* e as formas-L foram isoladas em animais experimentais e em um humano com nocardiose recorrente.[32] Ainda não se sabe se as formas-L sustentam a tendência de uma persistência da nocardiose e de recorrência da doença.

MANIFESTAÇÕES CLÍNICAS

Doença do Trato Respiratório

A infecção por *N. asteroides* tipicamente se apresenta como uma doença subaguda ou indolente. Os sintomas geralmente estão presentes em uma ou várias semanas antes da apresentação. A doença pode ser mais aguda em pacientes imunossuprimidos. A tosse é proeminente e geralmente produtiva de pequenas quantidades de escarro purulento e espesso. Febre, anorexia, perda de peso e mal-estar são comuns. Dispnéia, dor pleurítica e hemoptise são menos comuns.

Remissões e exacerbações durando períodos de dias ou semanas são freqüentes. Como a nocardiose pulmonar geralmente é indolente e como os sintomas não são descritos, os pacientes em geral são somente superficialmente avaliados quando eles procuram tratamento inicial. Vários cursos curtos

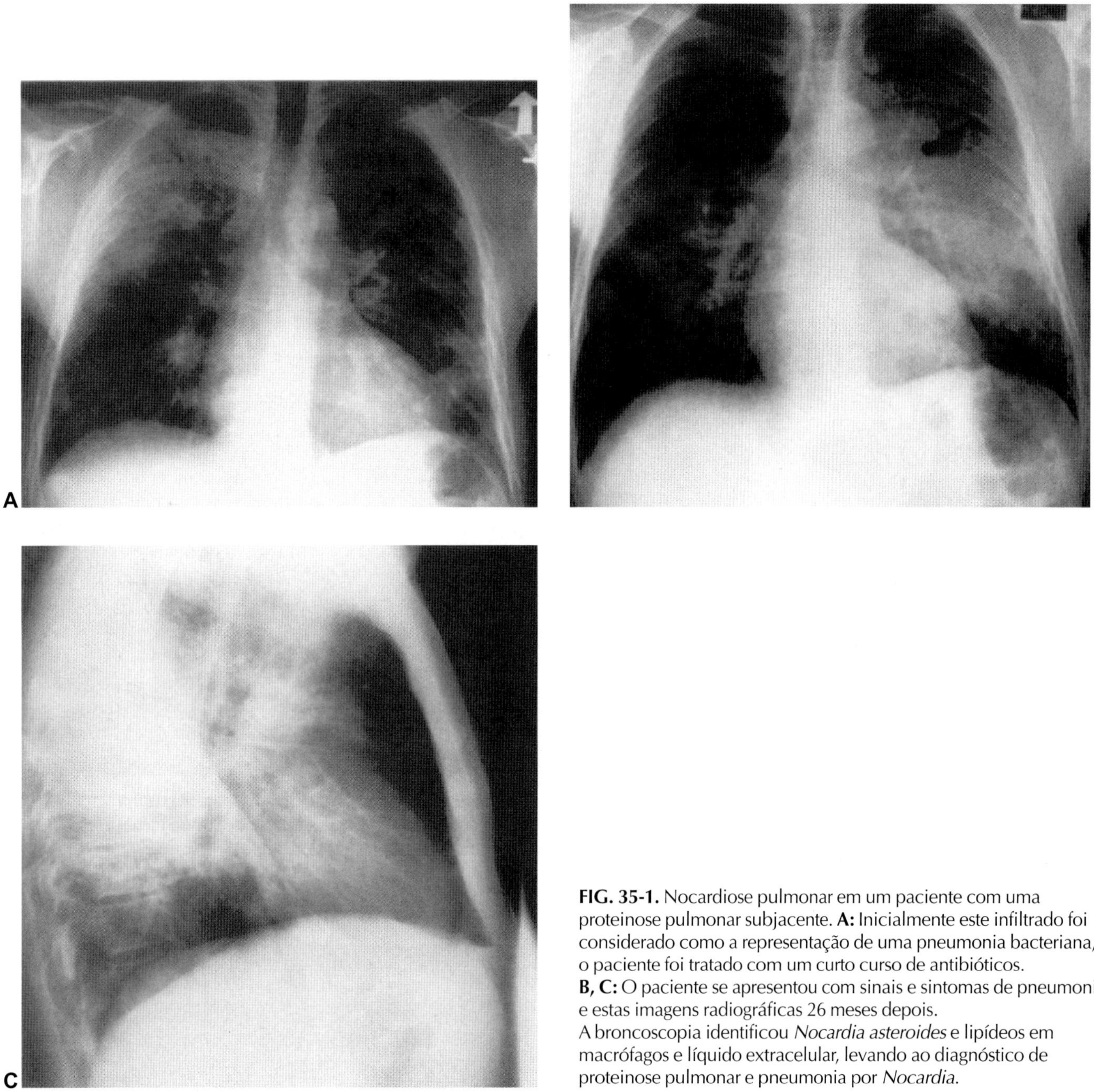

FIG. 35-1. Nocardiose pulmonar em um paciente com uma proteinose pulmonar subjacente. **A:** Inicialmente este infiltrado foi considerado como a representação de uma pneumonia bacteriana, e o paciente foi tratado com um curto curso de antibióticos. **B, C:** O paciente se apresentou com sinais e sintomas de pneumonia e estas imagens radiográficas 26 meses depois. A broncoscopia identificou *Nocardia asteroides* e lipídeos em macrófagos e líquido extracelular, levando ao diagnóstico de proteinose pulmonar e pneumonia por *Nocardia*.

de terapia antimicrobiana podem ser prescritos antes que o médico reconheça que a doença é incomum e tente estabelecer um diagnóstico específico.

Várias características radiológicas da nocardiose pulmonar são distintivas.[33,34] Infiltrados (Figs. 35-1 a 35-3) são a manifestação mais comum da doença. Os infiltrados podem ser de qualquer tamanho e geralmente de densidade de moderada a grande. Nódulos isolados ou múltiplos são comuns. Os nódulos geralmente parecem lisos e redondos, sugerindo metástases pulmonares (Fig. 35-4). A cavitação de um infiltrado ou nódulo é comum, e o empiema está presente em um terço dos casos.

A aparência clínica pode sugerir um abscesso pulmonar anaeróbico, mas o escarro não possui um odor ruim na nocardiose. Nódulos e cavitação podem sugerir uma malignidade. A aparência clínica pode se assemelhar a uma tuberculose pulmonar ou pneumonia por histoplasma mas a perda volumétrica e a fibrose são menos evidentes na nocardiose.

A nocardiose pulmonar pode disseminar-se diretamente dos pulmões para o tecido adjacente. Pericardite,[5,35] mediastinite[5] e síndrome da veia cava superior[35,36] já foram registradas. Uma disseminação direta através da parede torácica raramente ocorre, ainda menos freqüentemente do que na actinomicose.

Laringite, traqueíte e bronquite raramente ocorrem. Elas geralmente aparecem como lesões nodulares ou granulomatosas.[19,37] Em alguns pacientes foram registrados casos de sinusite.[38]

As *Nocardia* sp. algumas vezes são isoladas de pacientes sem uma doença aparente que parecem estar colonizadas.[39,40] Muitos pacientes colonizados possuem uma doença pulmonar

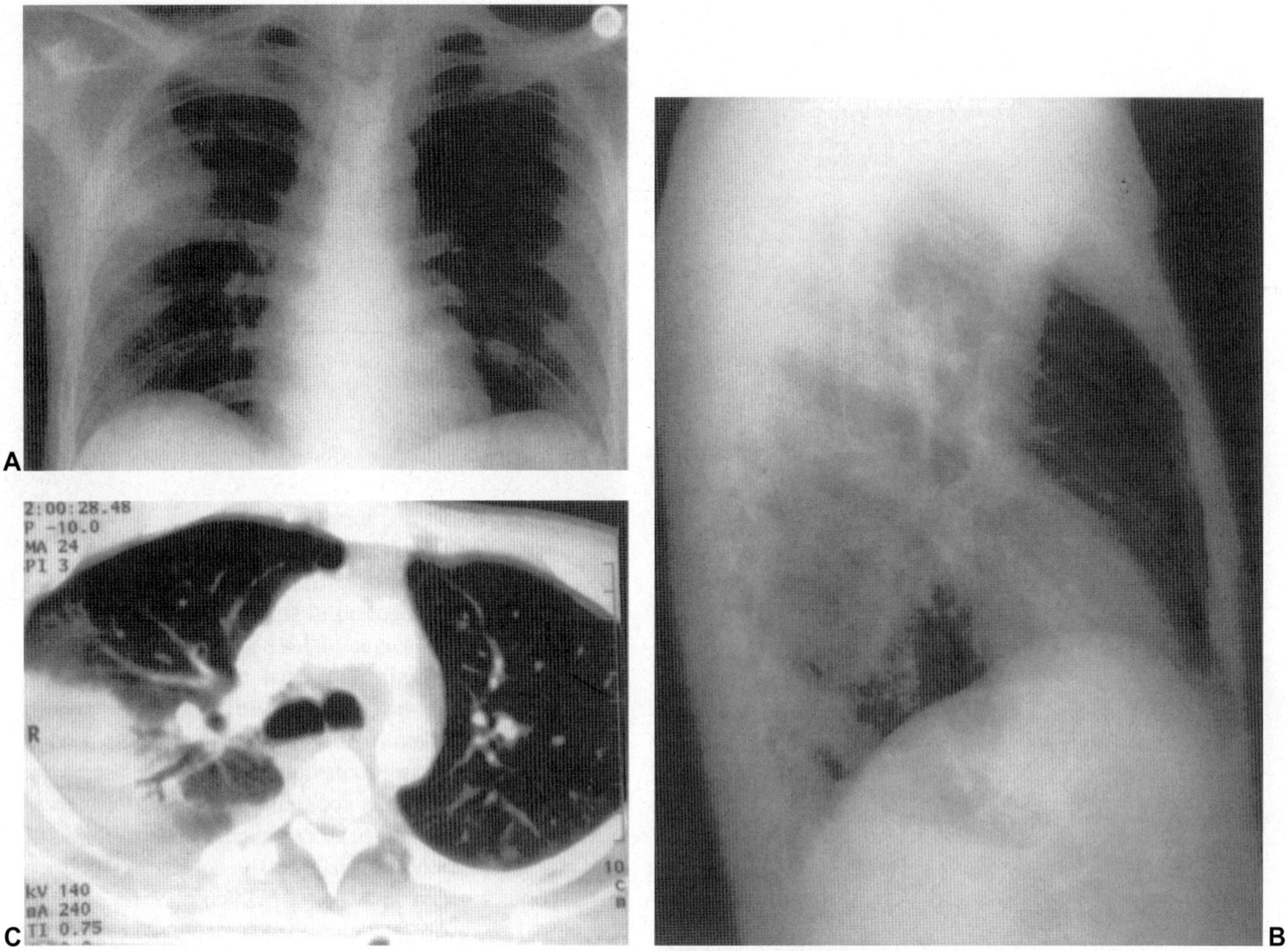

FIG. 35-2. Paciente com nocardiose pulmonar. Radiografias em incidências póstero-anterior (**A**) e lateral (**B**) demonstraram extensos infiltrados em pulmão direito. A densidade foi maior no lobo superior direito. A imagem de tomografia computadorizada (**C**) do mesmo tórax logo abaixo da carina demonstrou uma porção de denso infiltrado.

subjacente. Uma cultura de escarro positiva na presença de sinais e sintomas de infecção pulmonar deve ser aceita como evidência suficiente para o tratamento da pneumonia por *Nocardia*. Na ausência de evidências clínicas de pneumonia, a presença de *Nocardias* em exames com o corante de Gram e a capacidade de isolar as *Nocardias* em múltiplas culturas são fatores que sugerem uma probabilidade aumentada de doença por *Nocardia*. Uma cultura de escarro positiva em um paciente imunossuprimido geralmente reflete a doença e não colonização, e o paciente deve ser tratado.

Doença Extrapulmonar

Na metade de todos os casos de nocardiose pulmonar, a doença está presente fora dos pulmões.[5,41] Um quinto dos pacientes com doença disseminada se apresenta somente com a doença fora dos pulmões, que provavelmente se disseminou via hematogênica de um foco pulmonar assintomático ou curado.

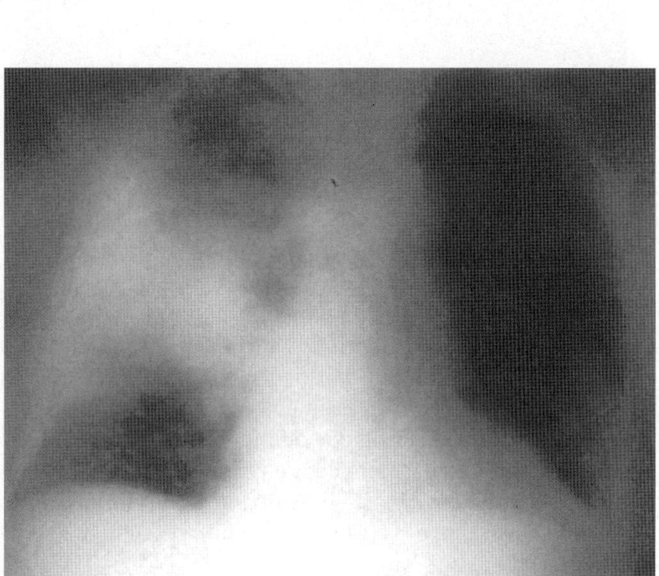

FIG. 35-3. Nocardiose pulmonar. Um denso infiltrado lobular estava presente do lado direito do tórax.

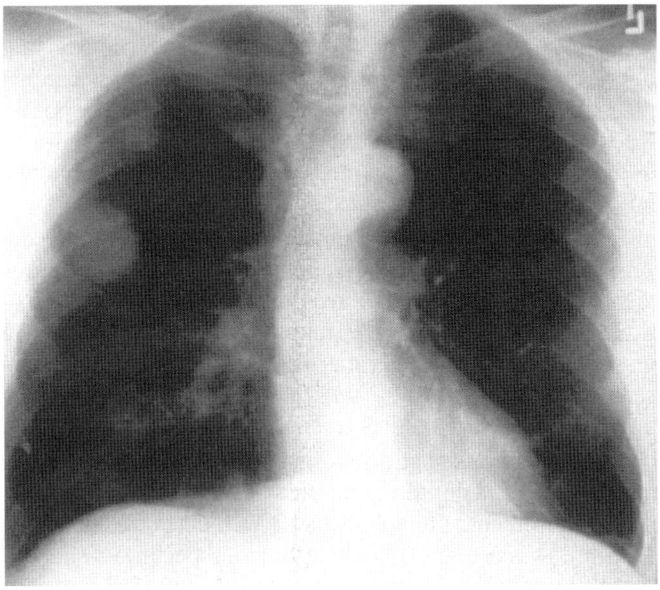

FIG. 35-4. Nocardiose pulmonar. Nódulos numerosos estavam presentes sem cavitação.

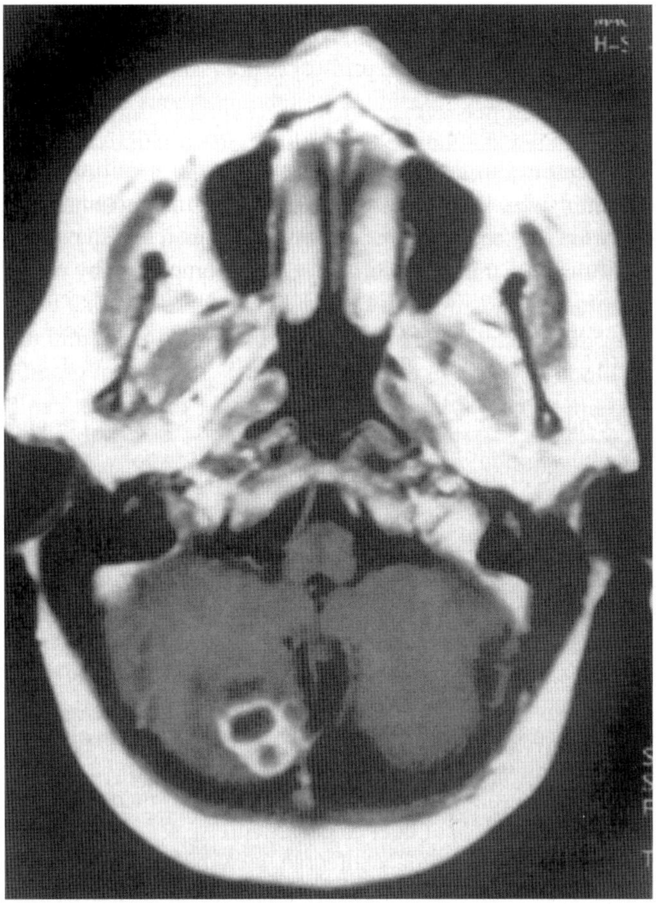

FIG. 35-5. Nocardiose no sistema nervoso central. Um grupo de abscessos estava presente no hemisfério cerebelar direito.

O sítio mais comum de doença disseminada é o sistema nervoso central. A doença ao nível de sistema nervoso central está presente em um quarto de todos os casos de nocardiose pulmonar. O mais comum é encontrar um ou mais abscessos cerebrais supratentoriais, geralmente multiloculados (Fig. 35-5). Os principais sintomas e sinais são dores de cabeça, náuseas, vômitos e diminuição do estado de consciência, que são típicos dos abscessos cerebrais em geral, exceto que os abscessos cerebrais nocardiais tendem a ser mais indolentes. Os abscessos em outros locais do sistema nervoso central são incomuns. Meningite geralmente é uma complicação de um abscesso cerebral.[42] Nos casos de meningite, as *Nocardias* são de difícil cultura a partir do líquido cerebroespinhal.

Já ocorreu a disseminação para quase todos os órgãos, mas os sítios mais comuns incluem a pele e tecidos subcutâneos, rins, ossos e músculo. A peritonite e a endocardite já foram registradas. Tipicamente, a doença se dissemina somente para um punhado de locais, mas já ocorreram casos com uma ampla disseminação. A manifestação típica da doença disseminada é um abscesso subagudo ou crônico. Os abscessos tendem a ser firmes com pouca ou nenhuma flutuação. Fístulas de abscessos profundos drenando pequenas quantidades de pus são comuns. Os abscessos nocardiais não resultam em mais fibroses ou formações de fístulas do que os abscessos actinomicóticos.

Na população infectada pelo vírus da imunodeficiência humana (HIV), a nocardiose apresenta uma grande probabilidade de ocorrer quando uma imunodeficiência substancial está presente. As concentrações de linfócitos $CD4^+$ geralmente são de 250 células por μL ou menos.[10] Em vários pacientes, a nocardiose é a primeira infecção oportunista e precede a ocorrência de uma condição que venha a definir a síndrome da imunodeficiência adquirida. Em algumas séries, a nocardiose parece ser mais comum entre pacientes com infecção pelo HIV que também utilizaram drogas endovenosas.[9,10] Nódulos pulmonares múltiplos e cavitação podem ser mais comuns em pessoas infectadas pelo HIV do que em outras.[34,43]

Doença a partir de uma Inoculação Local

A infecção a partir de uma inoculação transcutânea geralmente assume uma entre quatro formas: celulite, síndrome linfocutânea, micetoma ou ceratite. Nos Estados Unidos, a celulite é mais comum, seguida pela forma linfocutânea (também chamada de forma esporotricóide) e finalmente pelo actinomicetoma. A celulite geralmente se inicia entre 1 a 3 semanas após um ferimento reconhecido da pele. Geralmente, a contaminação da ferida com o solo precede a doença. A celulite em geral é subaguda, com dor, edema, eritema e calor se desenvolvendo durante o curso de alguns dias a semanas. As lesões geralmente são firmes e não flutuantes. A celulite pode progredir para envolver o músculo subjacente, tendões, ossos e articulações. A disseminação é rara.[44] A maioria dos casos está associada a *N. brasiliensis, N. asteroides* ou *N. otitidiscaviarum*. A *N. brasiliensis* é mais comum em climas mais quentes, e a *N. asteroides* é mais comum em climas mais frios.[45,46]

Na síndrome linfocutânea, existe a presença típica de uma lesão piodermatológica no sítio de inoculação.[45] As lesões geralmente possuem áreas de crostas, drenagem e ulceração central. A drenagem é purulenta ou cor de mel. Nódulos surgem ao longo dos linfáticos que drenam a lesão primária. A forma linfocutânea se assemelha de perto com a esporotricose linfocutânea. A maioria dos casos está associada à *N. brasiliensis*.

Os micetomas geralmente começam como um edema nodular da área afetada.[17,47] Uma história de trauma local algumas vezes está presente. O nódulo se rompe e drena e eventualmente surge uma fístula. A fístula logo é acompanhada de outras. As fístulas tendem a aparecer e desaparecer, com novas se formando conforme as antigas desaparecem. A secreção é serosa ou purulenta e pode ser sanguinolenta. A drenagem geralmente contém 0,1-2,0 mm de grânulos que geralmente são brancos. Os grânulos de outros organismos podem estar coloridos em vermelho, amarelo, marrom ou preto. As lesões se disseminam lentamente ao longo dos planos fasciais para envolver áreas adjacentes de pele, tecido subcutâneo e osso. Durante um período de meses a anos, ocorre uma extensa deformação das partes afetadas. As localizações mais comuns para os micetomas são nos pés ou nas pernas, seguidas pelas mãos, dorso e, raramente, outras partes do corpo. As lesões envolvendo os tecidos moles são levemente dolorosas. A dor é maior se as lesões afetam ossos ou articulações. Sintomas sistêmicos estão ausentes ou são mínimos. As lesões das mãos e dos pés causam somente uma incapacidade local. As lesões da cabeça, pescoço e tronco podem invadir localmente e envolver órgãos profundos e levar a uma incapacidade grave ou à morte.

Nocardia sp., geralmente, *N. asteroides*, são incomuns causas de ceratite.[48] Esta doença geralmente se segue a um trauma ao olho e é subaguda. A infecção nocardial das glândulas lacrimais já foi relatada.[5] A doença envolvendo estruturas mais profundas dos olhos geralmente é uma complicação de uma nocardiose disseminada.[49,50]

Diagnóstico

O primeiro passo no diagnóstico da suspeita de uma pneumonia por *Nocardia* é o exame do escarro à procura de organismos gram-positivos, ramificantes e filamentosos. O esfregaço de escarro com corantes de casos bem documentados falha em isolar o organismo. As culturas produzem resultados superiores ao uso do corante de Gram, mas o crescimento é lento, e a espera pelo resultados das culturas geralmente é inapropriada. Procedimentos mais invasivos podem ser necessários para a realização do diagnóstico. A aspiração transtraqueal, que algumas vezes é utilizada para identificar patógenos pulmonares, tem uma propensão de causar celulite nos tecidos sobrejacentes à membrana cricotireóide na presença da *Nocardia*.[51,52] Outros procedimentos devem ser utilizados se a nocardiose for fortemente suspeitada.

Todos os pacientes com uma pneumonia por *Nocardia* devem ser cuidadosamente avaliados à procura de uma doença disseminada. As lesões em outros locais podem ser assintomáticas e ocultas. As imagens de tomografia computadorizada ou ressonância magnética da cabeça com e sem contraste devem ser realizadas se sinais ou sintomas que sugerem o envolvimento cerebral forem encontrados.

As culturas de sangue de rotina geralmente são negativas, mas se os frascos de cultura bifásicos são inoculados e incubados aerobicamente por até 30 dias, a *Nocardia* pode ser isolada a partir do sangue.[53,54] Quando indicado, espécimes de líquido cerebroespinhal ou urina devem ser concentrados antes da inoculação de culturas do sangue. Esfregaços e culturas de material purulento de infecções de pele geralmente são positivos. Se não, biópsias são necessárias. Nos casos de micetoma, deve ser feito um esforço para se encontrarem grânulos nas secreções. Os grânulos devem ser lavados em solução salina, examinados macroscopicamente e depois cultivados. A cor do grânulo e sua aparência microscópica podem sugerir fortemente o organismo infectante antes das culturas se tornarem positivas.

No uso do corante de Gram, as *Nocardias* são filamentos finos, em formato de contas, agrupados e ramificados (Fig. 35-6), de levemente a fortemente gram-positivos. Na maioria dos casos, as *Nocardias* em espécies clínicas são ácido-rápidas se um ácido fraco é utilizado para a descoloração como nos métodos Kinyoun modificado, Ziehl-Neelsen ou Fite-Faraco. Eles geralmente perdem sua rapidez ácida em culturas de laboratório. Ordinariamente, *Actinomyces* e *Streptomyces* são gram-positivos, mas não ácido-rápidas. As *Nocardias* geralmente são fixadas por corantes prata.

O laboratório deve estar alerta quando existe a suspeita de *Nocardia* de modo que a probabilidade da cultura seja maximizada.

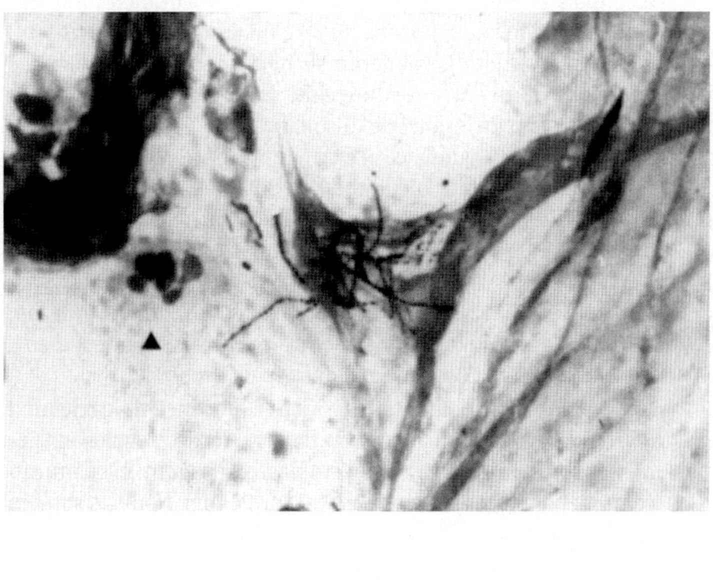

FIG. 35-6. Exame com corante de Gram no escarro expectorado demonstrando os filamentos típicos da *Nocardia asteroides*. As pontas de seta indicam neutrófilos na vizinhança.

TABELA 35-1. *Testes bioquímicos discriminando entre as espécies medicamente importantes de* Nocardia

Espécies	*Decomposição do*							Crescimento em 45°C[a]	Arilsulfatas e (14 d)[a]	*Ácido de*		Produção de nitrato de redutase[b]
	Caseína[a]	Hipo-xantina[a]	Tirosina[a]	Xantina[a]	Gelatina[a]	Amido[a]	Adenina[b]			Glicose[a]	Ramnose[a]	
N. asteróides	–	–	–	–	–	–	⊖	+/–	–	+	–/+	⊕
N. farcinica	–	–	–	–	–	–	⊖	+	–	+	+/–	⊕
N. nova	–	–	–	–	–	–	⊖	–	+	+	–	⊕
N. brasiliensis	+	+/–	+	–	+	–	⊖	–	–	+	–	⊕
N. pseudo–brasiliensis	+	+/–	+	–	+	–	⊕	–	–	+	–	⊖
N. otitidis–caviarum	–	+	–	+	–	–	⊖	+/–	–	+	–	⊕
N. transvalensis	–/+	+/–	–/+	+/–	–	+	v	–	–	+	–	⊕

+, predominantemente positivo; +/-, principalmente positivo com alguns negativos; -/+, principalmente negativo com alguns positivos; –, predominantemente negativo; ⊕, mais de 90% de positividade; v, entre 10 e 90 % de positividade; ⊖, mais de 90% de negatividade.

[a]Dados de Beaman BL, Saubolle MA, Wallace RJ. *Nocardia, Rhodococcus, Streptomyces, Oerskovia* e outros Actinomicetes aeróbicos de importância médica. In: Murray PR, Baron EJ, Pfaller MA, et al., eds. *Manual of clinical microbiology,* Washington, D.C.: American Society for Microbiology Press, 1995:379-399.

[b]Dados de Ruimy R, Riegel P, Carlotti A, et al. *Nocardia pseudobrasiliensis* sp. nov, a new species of *Nocardia* wich groups bacterial strains previously identified as *Nocardia brasiliensis* and associates with invasive diseases. *Int J Syst Bacteriol* 1996;46: 259-264.

As *Nocardias* crescem prontamente na maioria dos meios laboratoriais não seletivos, mas a taxa de crescimento é mais lenta do que a encontrada para a maioria dos patógenos bacterianos. As colônias geralmente levam de 2 a 14 dias para aparecer. A morfologia colonial característica pode não aparecer em até 4 semanas. Um crescimento intenso de outras floras pode ocorrer antes que a *Nocardia* apareça, e as colônias de *Nocardia* podem somente ser aparentes através do fundo da placa. As *Nocardias* crescem prontamente em meios micobacterianos e fúngicos não seletivos, mas podem não sobreviver a procedimentos de digestão do escarro.

Nos casos difíceis, pode ser utilizado o banho com parafina; as *Nocardias* estão entre os poucos microrganismos aeróbicos que utilizam a parafina como a única fonte de carbono. A parafina sólida é colocada na superfície do ágar após a inoculação, e a parafina logo acima da superfície do ágar é observada à procura de um crescimento nocardial.[55]

As colônias são tipicamente duras e enrugadas. Elas podem produzir pigmentos de cor laranja, vermelha, rosa, cor de pêssego, amarela ou púrpura. Algumas cepas formam um pigmento esverdeado-marrom escuro solúvel que se difunde em ágar. As *Nocardias* formam hifas aéreas que geralmente imprimem uma aparência seca, aveludada ou calcária às colônias. A maior parte das cepas exala um odor natural, mas esta característica não é exclusiva.

A morfologia colonial e as características de coloração são os melhores guias para uma identificação presumível nos laboratórios clínicos comuns. Os testes bioquímicos comumente realizados, listados na Tabela 35-1, podem ser utilizados para diferenciar presumivelmente a *Nocardia* sp. Uma identificação definitiva é complexa, e os laboratórios clínicos comuns devem encaminhar os isolados suspeitos para laboratórios de referência.

Além das culturas, vários outros testes para o diagnóstico da nocardiose têm sido estudados, incluindo os testes para anticorpos,[56-60] metabólitos nocardiais no soro ou líquido cérebro-espinhal,[61] antígenos *Nocardia*[62] e DNA da *Nocardia*.[63] Reações falsos-positivas têm sido um problema com alguns testes sorológicos. Nenhum destes métodos está pronto para o uso clínico no momento.

TERAPIA

As sulfonamidas são as drogas de escolha para a nocardiose. Quando utilizadas em doses adequadas durante períodos apropriados de tempo, elas geralmente são bem-sucedidas,[64] e as taxas de caso-fatalidade são de menos de 5%. Falhas bem documentadas ocorreram,[65] especialmente antes do reconhecimento de algumas das novas espécies e diferenças na suscetibilidade antimicrobiana. A sulfatiazina[40] e o sulfizoxazol[64] foram utilizados com sucesso. Bons resultados foram atingidos com 4 a 8 g por dia divididas em quatro a seis doses. Nos casos difíceis, os níveis de sulfonamida devem ser medidos e as dosagens ajustadas para manter os níveis séricos entre 100 e 150 μg por mL.

Muitos pacientes também foram tratados com a combinação do sulfametoxazole e trimetroprim (cotrimoxazol) e as taxas de sucesso foram semelhantes àquelas obtidas somente com as sulfonamidas,[45,46] também com falhas documentadas.[66] *In vitro* existem evidências de que a combinação é sinérgica sob algumas condições e não em outras.[67] Pesquisas controladas comparando a terapia com sulfonamida com a terapia combinada ainda não foram feitas. A combinação do sulfametoxazol-trimetroprim deve ser considerada terapeuticamente equivalente à sulfonamida isolada. A adição do trimetroprim à sulfonamida aumenta o risco de toxicidade, especialmente em pacientes que receberam quimioterapia mielotóxica.[45]

Minociclina é a melhor droga alternativa.[68,69] A dose é de 100 a 200 mg duas vezes ao dia. Outras tetraciclinas são menos eficazes.

A utilidade de outras drogas não está bem documentada. Para muitas, a literatura contém somente alguns exemplos de seu uso. Muitos casos foram tratados com múltiplas drogas, geralmente incluindo as sulfonamidas, e a contribuição de cada droga individualmente é incerta. Em vários artigos, a espécie de *Nocardia* não está claramente descrita. A evidência indica que a eritromicina ocasionalmente se mostrou eficiente quando utilizada para o tratamento das infecções por *N. nova*.[70] A ampicilina e a eritromicina (500 a 750 mg quatro vezes ao dia) podem ser eficazes quando utilizadas em conjunto.[40,68]

Muitas cepas de *Nocardia* produzem β-lactamases, e os inibidores da β-lactamase podem aumentar a suscetibilidade aos antibióticos derivados da penicilina.[71,72] A amoxicilina e o ácido clavulâmico têm sido utilizados para o tratamento em alguns casos.[73-75] Em um paciente, a resistência à amoxicilina e ao ácido clavulâmico se desenvolveu durante a terapia.[74] Neste momento, as utilidades clínicas dos inibidores da β-lactamase ainda não estão bem definidas.

A amicacina é a melhor droga parenteral a ser utilizada.[76] Doses de 5,0 a 7,5 mg por kg devem ser administradas a cada 12 horas. Os níveis séricos devem ser monitorados nas terapias prolongadas em face de uma diminuição da função renal ou em idosos. Outros aminoglicosídeos têm sido menos bem-sucedidos.Vários novos antibióticos β-lactâmicos são eficazes, incluindo a cefoxatima, ceftriaxona e imipenem.[9,77-79]

Os testes de suscetibilidade *in vitro* das *Nocardia* sp. aos antimicrobianos estão em um estágio de desenvolvimento.[14,80] Os métodos foram modificados para acomodar o crescimento lento da *Nocardia* e sua tendência a formar grumos, e os resultados dependem muito das condições laboratoriais. Correlações entre estes resultados e os resultados clínicos ainda não são bem compreendidas. A experiência clínica é o melhor guia para a seleção dos antimicrobianos, mas em casos difíceis em que as drogas comumente utilizadas para a nocardiose falham ou não podem ser utilizadas por outros motivos, é razoável que se considerem os resultados dos testes antimicrobianos. Como a maioria dos laboratórios clínicos não possuem muita experiência na realização destes testes com isolados de *Nocardia,* estes isolados devem ser enviados para um laboratório de referência com experiência. A compreensão atual sobre a suscetibilidade antimicrobiana para as *Nocardia* sp. está apresentada na Tabela 35-2. A maioria dos estudos concluiu que as sulfonamidas, a maioria dos aminoglicosídeos, minociclina, ácido fusídico e alguns dos antibióticos β-lactâmicos são ativos contra a maioria das cepas.

Em diversos casos registrados, múltiplos antimicrobianos (diferentes das combinações previamente discutidas de cotrimexazol ou amoxicilina e ácido clavulâmico) têm sido utilizados no tratamento da nocardiose. Geralmente, a combinação incluiu uma droga que provavelmente seria eficaz sozinha. Ainda não se sabe se a terapia com um ou mais agentes é melhor do que a terapia com um único agente, e a terapia com múltiplas drogas aumenta o risco de toxicidade. Em geral, a nocardiose deve ser tratada com drogas únicas.

A cirurgia é utilizada na nocardiose assim como em outras doenças infecciosas. Os empiemas devem ser drenados. Os abscessos pulmonares geralmente respondem à terapia antimicrobiana somente. Os abscessos fora do tórax e do sistema nervoso central devem ser drenados. A terapia antimicrobiana isolada geralmente é suficiente para o micetoma nocardial. A drenagem de lesões profundas e a excisão de tecidos altamente envolvidos podem facilitar a cura do micetoma nocardial, mas a estrutura e a função devem ser preservadas sempre que possível.

Alguns abscessos cerebrais por *Nocardia* devem ser tratados cirurgicamente através de uma aspiração, excisão ou drenagem. A escolha entre estas técnicas depende das circunstâncias individuais.[81] A cirurgia deve ser realizada se o diagnóstico é incerto, se um abscesso for grande e acessível ou se um abscesso não responder à terapia medicamentosa. Para os abscessos pequenos, abscessos em locais instáveis, ou abscessos em áreas nas quais o tratamento cirúrgico traria conseqüências neurológicas inaceitáveis, a terapia medicamentosa deve ser tentada primeiro. Deve ser obtida uma avaliação neurocirúrgica em todos os casos de abscessos cerebrais nocardiais.

TABELA 35-2. Nocardia sp. *e atividades antimicrobianas com eficácia clínica estabelecida ou possível*

Espécies		*Antimicrobiano*
Experiência clínica geral:	**Drogas orais confiáveis:**	**Drogas com eficácia possível:**
Coleções de espécies ou espécies ainda não completamente identificadas; dados devem ser aplicáveis na maioria dos casos	Sulfonamidas ± trimetroprim	Amoxilina-clavulanato Eritromicina + ampicilina
	Minociclina	Cicloserina
	Drogas parenterais confiáveis:	Novas quinolonas
	Amicacina	Cloranfenicol
	Ceftriaxone	Ácido fusídico
	Cefotaxime	
	Imipenem	
Condições específicas das espécies:		
N. asteroides sensu strictu	Experiência clínica geral é aplicável	
N. brasiliensis	A maioria dos casos a partir de inoculação local. Experiência clínica geral é aplicável	
N. pseudobrasiliensis	Geralmente associada à doença invasiva. A maioria das cepas suscetíveis ao ciprofloxacina e claritromicina e resistentes à minociclina *in vitro*[86,87]	
N. farcinica	Maioria das cepas resistentes à tobramicina e cefalosporinas de terceira geração e ~ 18% resistentes ao imipenem *in vitro*[88]	
N. nova	Muitas cepas suscetíveis à eritromicina e ampicilina *in vitro*[70]	
N. otitidiscaviarum	Experiência clínica geral é aplicável	
N. transvalensis complex	Muitas cepas resistentes à amicacina e outros aminoglicosídeos *in vitro. N. transvalensis strictu sensu* resistente à amoxicilina-clavulanato *in vitro,* mas outros membros geralmente são sensíveis[89,90]	

Certos tipos de terapia imunossupressiva aumentam acentuadamente o risco de nocardiose. Não existem evidências de que o sucesso da terapia seja menos provável se uma terapia imunossupressiva for mantida durante o tratamento da nocardiose. A terapia imunossupressiva deve ser mantida se for necessária para o tratamento da doença subjacente ou para evitar a rejeição de um órgão transplantado.[64] Em outros casos, parece prudente se diminuir ou eliminar a terapia imunossupressiva sempre que possível.

As infecções por *Nocardia* tendem a recorrer, e longos cursos de terapia antimicrobiana são necessários. Para pacientes com suas defesas intactas, o tratamento da nocardiose pulmonar ou da sistêmica fora do sistema nervoso central deve ser mantido por um período de 6 a 12 meses. Ordinariamente, o tratamento da nocardiose do sistema nervoso central deve ser mantido durante 1 ano. Se toda a doença aparente tiver desaparecido, e este fato for confirmado pelas imagens de tomografia computadorizada ou de ressonância magnética, a duração da terapia pode ser diminuída para 6 meses. Para os pacientes imunossuprimidos, o tratamento da nocardiose pulmonar ou sistêmica deve ser mantido durante 1 ano. Em pacientes raros, são necessários períodos muito maiores de terapia.[64,65,82] Se a doença nocardial for incomumente extensa ou se a resposta à terapia for lenta, estas recomendações devem ser excedidas.

Pacientes com celulite ou a síndrome linfocutânea devem ser tratados durante 2 meses se a infecção estiver limitada aos tecidos moles e 4 meses se houver o envolvimento ósseo. Pacientes ocasionais com doença extensa podem necessitar maiores durações de tratamento.[83] Poucos casos foram registrados sobre uma inoculação local da doença em pacientes imunossuprimidos. Para aqueles com uma imunossupressão grave, a terapia medicamentosa deve ser mantida durante 4 a 12 meses, dependendo do grau de imunossupressão, extensão da doença e rapidez da resposta.[46]

A terapia do micetoma com *Nocardia* sp. deve ser mantida durante 6 a 12 meses após a cura clínica. Recorrências de micetomas por *Nocardia* são comuns, e durações mais longas da terapia podem ser necessárias. A cirurgia geralmente não é necessária. Se for utilizada para uma doença incomumente extensa, a estrutura e função devem ser preservadas sempre que possível.

A ceratite nocardial deve ser tratada com sulfonamidas administradas oralmente e topicamente até que a infecção pareça estar curada.[48] Existem evidências limitadas de que gotas de amicacina combinadas com uma terapia sistêmica também possam ser eficientes.[84] Depois que a córnea parecer curada, a terapia sistêmica deve ser mantida durante 2 a 4 meses.

A mortalidade da nocardiose pulmonar ou sistêmica deve ser de menos de 5%.[64,65] A mortalidade é mais provável se uma doença em sistema nervoso central estiver presente.[85]

A melhora geralmente é observada após 3 a 5 dias de tratamento, e uma melhora mantida é a regra se o diagnóstico for feito no início da doença. Ocasionalmente a doença progride ou recorre durante a terapia. O paciente deve ser acompanhado cuidadosamente por pelo menos 6 meses depois do término da terapia. Qualquer criança com nocardiose deve ser submetida a testes para a determinação da adequação da criança ao esforço fagocítico respiratório, a menos que haja uma outra razão para a suscetibilidade à nocardiose.

REFERÊNCIAS BIBLIOGRÁFICAS

1. Georghiou PR, Blacklock ZM. Infection with *Nocardia* species in Queensland. A review of 102 clinical isolates. *Med J Aust* 1992;156:692-697.
2. Boiron P, Provost F, Chevrier G, et al. Review of nocardial infections, in France 1987 to 1990. *Eur J Clin Microbiol Infect Dis* 1992;11:709-714.
3. Chouciño C, Goodman SA, Greer JP, et al. Nocardial infections in bone marrow transplant recipients. *Clin Infect Dis* 1996;23:1012-1019.
4. Zweegman S, Koeleman HGM, van Kralingen KW, et al. Pneumonia after aspiration of grit. *Chest* 1994;106:265-267.
5. Palmer DL, Harvey RL, Wheeler JK. Diagnostic and therapeutic considerations in *Nocardia asteroides* infection. *Medicine* 1974;53:391-401.
6. Berkey P, Bodey GP. Nocardial infection in patients with neoplastic disease. *Rev Infect Dis* 1989;11:407-412.
7. Wilson JP, Turner HR, Kirchner KA, et al. Nocardial infections in renal transplant recipients. *Medicine* 1989;68:38-57.
8. Javaly K, Horowitz HW, Wormser GR Nocardiosis in patients with human immunodeficiency virus infection. Report of 2 cases and review of the: literature. *Medicine* 1992;71:128-138.
9. Kim J, Minamoto GY, Greico MH. Nocardial infection as a complication of AIDS: report of six cases and review. *Rev Infect Dis* 1991;13:624-629.
10. Uttamchandani RB, Daikos GL, Reyes RR, et al. Nocardiosis in 30 patients with advanced human immunodeficiency virus infection: clinical features and outcome *Clin Infect Dis* 1994;18:348-353.
11. Andriole VT, Ballas M, Wilson GL. The association of nocardiosis and pulmonary alveolar proteinosis. A case study. *Ann Intern Med* 1964;60:266-275.
12. Oerlemans WG, Jansen EN, Prevo RL, et al. Primary cerebellar nocardiosis; and alveolar proteinosis. *Acta Neurol Scand* 1998;97:138-141.
13. Stein L, Estrellado RE, Judd JM. Nocardiosis and tuberculosis. Report of a case of coexistent pulmonary tuberculosis; and extrapulmonary nocardiosis. *J Thorac Cardiovasc Surg* 1962-,43:314-319.
14. McNeil MM, Brown JM. The medically important aerobic actinomycetes. *Clin Microbiol Rev* 1994;7:357-417.
15. Idriss ZH, Cunningham RJ, Wilfert CM. Nocardiosis; in children: report of three cases and review of the literature. *Pediatrics* 1975;55:479-484.
16. Fijen CAP, Schrama J, Kuijper EJ, et al. Infection due to *Nocardia farcinica* in a woman with chronic granulomatous disease. *Clin Infect Dis* 1998;26:222-224.
17. Tight RR, Bartlett MS. Actinomycetoma in the United States. *Rev Infect Dis* 1981;3:1139-1150.
18. Blümel J, Blümel E, Yassin AF, et al. Typing of *Nocardia farcinica* by pulsed-field gel electrophoresis reveals an endemic strain as source of hospital infections. *J Clin Microbiol* 1998;36:118-122.
19. Cox F, Hughes WT. Contagious and other aspects of nocardiosis in the compromised host. *Pediatrics* 1975;55:135-138.
20. Anonymous. Cutaneous nocardiosis in cancer patients receiving immunotherapy injections-Bahamas. *MMWR Morb Mortal Wkly Rep* 1984;33:471.
21. Tuazon CU, Hill R, Sheagren JN. Microbiologic: study of street heroin and injection paraphernalia. *J Infect Dis* 1974;129:327-329.
22. Vanderstigel M, Leclercq R, Brun-Buisson C, et al. Blood-borne pulmonary infection with *Nocardia asteroides* in a heroin addict. *J Clin Microbiol* 1986;23:175-176.
23. Filice GA. Inhibition of *Nocardia asteroides* by neutrophils. *J Infect Dis* 1985;151:47-56.
24. Filice, GA, Beaman BL, Krick JA, et al. Effects of human neutrophils and monocytes on. *Nocardia astervides:* failure of killing despite occurrence of the oxidative metabolic: burst. *J Infect Dis* 1980;142:432-438.
25. Beaman BL. Interaction of *Nocardia asteroides* at different phases of growth with in vitro-maintained macrophages obtained from the lungs of normal and immunized mice. *Infect Immun* 1979;26:355-361.

26. Krick JA, Remington JS. Resistance to infection with *Nocardia asteroides. J Infect Dis* 1975;131:665-672.
27. Filice GA, Niewoehner DE. Contribution of neutrophils and cellmediated immunity to control of *Nocardia asteroides* in murine lungs. *J Infect Dis* 1987;156:113-121.
28. Filice GA, Beaman BL, Remington JS. Effects of activated macrophages on *Nocardia asteroides. Infect Immun* 1980;27:643-649.
29. Deem R, Doughty FA, Beaman BL. Immunologically specific direct T lymphocyte-mediated killing of *Nocardia asteroides. J Immunol* 1983;130:2401-2406.
30. Filice GA. Resistance of *Nocardia asteroides* to oxygen-dependent killing by neutrophils. *J Infect Dis* 1983;148:861-867.
31. Beaman BL, Scates SM, Moring SE, et al. Purification and properties of a unique superoxide dismutase from *Nocardia asteroides. J Biol Chem* 1983;258:91-96.
32. Beaman BL, Beaman L. *Nocardia* species: host-parasite relationships. *Clin Microbiol Rev* 1994;7:213-264.
33. Grossman CB, Bragg DG, Armstrong D. Roentgen manifestations of pulmonary nocardiosis. *Radiology* 1970;96:325-330.
34. Kramer MR, Uttamchandani RB. The radiographic appearance of pulmonary nocardiosis associated with AIDS. *Chest* 1990;98:382-385.
35. Abdelkafi S, Dubail D, Bosschaerts T, et al. Superior vena cava syndrome associated with *Nocardia farcinica* infection. *Thorax* 1997;52:492-493.
36. Chapman JR, Walesby RK. *Nocardia asteroides* causing vena caval obstruction. *Br J Dis Chest* 1981;75:99-102.
37. McNeil KD, Johnson DW, Oliver WA. Endobronchial nocardial infection. *Thorax* 1993;49:1281-1282.
38. Roberts; SA, Bartley J, Braatvedt G, et al. *Nocardia asteroides* as a cause of sphenoid sinusitis. *Clin Infect Dis* 1995;21:1041-1042.
39. Young LS, Armstrong D, Blevins A, et al. *Nocardia asteroides* infection complicating neoplastic disease. *Am J Med* 1970;50:356-366.
40. Frazier AR, Rosenow EC III, Roberts GD. Nocardiosis. A review of 25 cases occurring during 24 months. *Mayo Clin Proc* 1975;50:657-663.
41. Neu HC, Silva M, Hazen E, et al. Necrotizing nocardial pneumonia. *Ann Intern Med* 1967;66:274-284.
42. Bross JE, Gordon G. Nocardial meningitis: case reports and review. *Rev Infect Dis* 1991;13:160-165.
43. Buckley JA, Padhani AR, Kuhlman JE. CT features of pulmonary nocardiosis. *J Comput Asst Tomogr* 1995;19:726-732.
44. Kahn FW, Gornick CC, Tofte RW. Primary cutaneous *Nocardia asteroides* infection with dissemination. *Am J Med* 1981;70:859-863.
45. Satterwhite TK, Wallace RJ Jr. Primary cutaneous nocardiosis. *J Am Med Assoc* 1979;242:333-336.
46. Wallace RJ Jr., Septimus EJ, Williams TW Jr, et al. Use of trimethoprim-sulfamethoxazole for treatment of infections due to *Nocardia. Rev Infect Dis* 1982;4:315-325.
47. Green WO Jr., Adams TE. Mycetoma in the United States. A review and report of seven additional cases. *Am J Clin Pathol* 1964;42:75-91.
48. Hirst LW, Harrison GK, Merz WG, et al. *Nocardia asteroides* keratitis. *Br J Opthalmol* 1979;63:449-454.
49. Knouse MC, Lorber B. Early diagnosis of *Nocardia asteroides* endophthalmitis by retinal biopsy: case report and review. *Rev Infect Dis* 1990;3:393-398.
50. Jampol LM, Strauch BS, Albert DM. Intraocular nocardiosis. *Am J Opthalmol* 1973;67:568-573.
51. Goldman AL, Light L. Anterior cervical infections: complications of transtracheal aspirations, [Letter]. *Am Rev Respir Dis* 1975;111:707-708.
52. Deresinski SC, Stevens DA. Anterior cervical infections: complications of transtracheal aspirations. *Am Rev Respir Dis* 1975, 110:354-356.
53. Roberts GD, Brewer NS, Hermans PE. Diagnosis of nocardiosis by blood culture. *Mayo Clin Proc* 1974;49:293-296.
54. Minamoto GY, Sordillo EM. Disseminated nocardiosis in a patient with AIDS: diagnosis by blood and cerebrospinal fluid cultures. *Clin Infect Dis* 1998;26:242-243.
55. Mishra SK, Randhawa HS, Sandu RS. Observations on paraffin baiting as a laboratory diagnostic procedure, in nocardiosis. *Mycopathologia* 1973;51:147-151.
56. Angeles AM, Sugar AM. Rapid diagnosis of nocardiosis with an enzyme immunoassay. *J Infect Dis* 1987;155:292-296.
57. Boiron P, Provost F. Enzyme immunoassay on whole *Nocardia asteroides cells* for human nocardiosis. *Serodiagn Immunother Infect Dis* 1988;2:445-452.
58. Salinas-Carmona MC, Castro-Corona MA, Sepulveda-Saavedra J, et al. Monoclonal antibodies to P24 and P61 immunodominant antigens from *Nocardia brasiliensis. Clin Diagn Lab Immunol* 1997;4:133-137.
59. Salinas-Carmona MC, Welsh O, Casillas SM. Enzyme-linked immunosorbent assay for serological diagnosis of *Nocardia brasiliensis* and clinical correlation with mycetoma infections. *J Clin Microbiol* 1993;31:2901-2906.
60. Kjelstrom JA, Beaman BL. Development of a serologic panel for the recognition of nocardial infections in a murine model. *Diagn Microbiol Infect Dis* 1993;16:291-301.
61. Brooks JB, Kasin JV, Fast DM, et al. Detection of metabolites by frequency-pulsed electron capture gas-liquid chromatography in serum and cerebrospinal fluid of a patient with *Nocardia* infection. *J Clin Microbiol* 1987;25:445-448.
62. Boiron P, Stynen D, Belkacem G, et al. Monoclonal antibodies to a specific 54-kilodalton antigen of *Nocardia spp. J Clin Microbiol* 1992;30:1033-1035.
63. Brownell GH, Belcher KE. DNA probes for the, identification of *Nocardia asteroides. J Clin Microbiol* 1990;28:2082-2086.
64. Simpson GL, Stinson EB, Egger MJ, et al. Nocardial infections in the immunocompromised host: a detailed study in a defined population. *Rev Infect Dis* 1981;3:492-507.
65. Smego RA, Moeller MB, Gallis HA. Trimethoprim-sulfamethoxazole therapy for *Nocardia* infections. *Arch Intern Med* 1983;143:711-718.
66. Geiseler PJ, Check F, Lamothe F, et al. Failure of trimethoprim/sulfamethoxazole in invasive *Nocardia asteroides* infection. *Arch Intern Med* 1979;139:355-356.
67. Bennett: JE, Jennings NE. Factors influencing susceptibility of *Nocardia* species to trimethoprim-sulfamethoxazole. *Antimicrob Agents Chemother* 1978;13:624-627.
68. Bach MC, Monaco AP, Finland M. Pulmonary nocardiosis. Therapy with minocycline and with erythromycin plus ampicillin. *J Am Med Assoc* 1973;224:1378-1381.
69. Peterson EA, Nash ML, Mammana RB, et al. Minocycline treatment of pulmonary nocardiosis. *J Am Med Assoc* 1983;250:930-932.
70. Wallace RJ Jr., Brown BA, Tsukamura M, et al. Clinical and laboratory features of *Nocardia nova. J Clin Microbiol* 1991;29:2407-2411.
71. Wallace RJ Jr., Nash DR, Johnson WK, et al. Beta-lactam resistance in *Nocardia brasiliensis is* mediated by beta-lactamase and reversed in the presence of clavulanic *acid. J Infect Dis* 1987;156:959-965.
72. Kitzis MD, Gutmann L, Acar JF. In-vitro susceptibility of *Nocardia asteroides* to 21 beta-lactam antibiotics in combination with three beta-lactamase inhibitors and its relationship to the beta-lactamase content. *J Antimicrobial Chemother* 1985;15:23-30.
73. Stasiecki P, Diehl V, Vlaho M, et: al. New effective therapy of systemic infection with *Nocardia asteroides. Deutsche Medizin Wochensch* 1985;110:1733-1737.
74. Steingrube VA, Wallace RJ Jr, Brown BA, et al. Acquired resistance of *Nocardia brasiliensis* to clavulanic acid related to a change in beta-lactamase following therapy with amoxicillin-clavulanic acid. *Antimicrob Agents Chemother* 1991;35:524-528.
75. Arduino RC, Johnson PC, Miranda AG. Nocardiosis in renal transplant recipients undergoing immunosuppression with cyclosporine. *Clin Infect Dis* 1993;16:505-512.

76. Goldstein FW, Hautefort B, Acar JF. Amikacin-containing regimens for treatment of nocardiosis in immunocompromised patients. *Eur J Clin Microbiol* 1987;6:198-200.
77. Telzak EE, Hii J, Polsky B, et al. *Nocardia* infection in the acquired immunodeficiency syndrome. *Diagn Microbiol Infect Dis* 1989;12:517-519.
78. Kim J, Minamoto GY, Hoy CD, et al. Presumptive cerebral *Nocardia asteroides* infection in AIDS: treatment with ceftriaxone and minocycline. *Am J Med* 1991;90:656-658.
79. Fried J, Hinthorm D, Ralstin J, et al. Cure of brain abscess caused by *Nocardia asteroides* resistant to multiple antibiotics. *South Med J* 1988;81:412-413.
80. Lerner PI. Nocardiosis. *Clin Infect Dis* 1996;22:891-905.
81. Filice, GA, Simpson GL. Management of *Nocardia* infections. In: Remington JS, Swartz MN, eds. *Current clinical topics in infectious diseases, vol. 5.* New York: McGraw-Hill, 1984:49-64.
82. Stropes L, Bartlett M, White A. Multiple recurrences of nocardial pneumonia. *Am J Med Sci* 1980;280:119-122.
83. Vasarinsh P. Primary cutaneous nocardiosis. *Arch Derinatol* 1968;98:489-493.
84. Denk PO, Thanos S, Thiel HJ. Amikacin may be the, drug of choice in *Nocardia keratitis. Br J Opthalmol* 1996;80:928-929.
85. Geiseler PJ, Andersen BR. Results of therapy in systemic nocardio*sis. Am J Med Sci* 1979;278:188-194.
86. Ruimy R, Riegel P, Carlotti A, et al. *Nocardia pseudobrasiliensis* sp. nov., a new species of *Nocardia* which groups bacterial strains previously identified as *Nocardia brasiliensis* and associated with invasive diseases. *Int J Syst Bacteriol* 1996;46:259-264.
87. Wallace RJ Jr. New *Nocardia* taxon among isolates; of *Nocardia brasiliensis* associated. with invasive disease. *J Clin Microbiol* 1995;33:1528-1533.
88. Wallace RJ Jr, Tsukamura M, Brown BA, et al. Cefotaxime-resistant *Nocardia asteroides* strains are isolates of the, controversial species *Nocardiafarcinica. J Clin Microbiol* 1990;28:2726-2732.
89. Wilson RW, Steingrube VW, Brown BA, et: al. Recognition of a *Nocardia transvalensis* complex by resistance to aminoglycosides, including amikacin, and PCR-restriction fragment length polymorphism analysis. *J Clin Microbiol* 1997;35:2235-2242.
90. McNeil MM, Brown JM, Georghiou PR, et al. Infections due to *Nocardia transvalensis:* clinical spectrum and antimicrobial therapy. *Clin Infect Dis* 1992;15:453-463.

CAPÍTULO 36

Actinomicose

Gregory A. Filice

A actinomicose pulmonar é uma doença distintiva e indolente associada à *Actinomyces israelii*, outras *Actinomyces* sp. e a bactéria relacionada, *Propionibacterium propionica*. As actinomicoses cérvico-facial e abdominal são síndromes separadas com características clínicas e microbiológicas semelhantes às da actinomicose torácica. O *actinomyces* coloniza o endométrio uterino, especialmente em mulheres com instrumentos de contracepção intra-uterina (DIU) e pode induzir uma endometrite e actinomicose pélvica ou abdominal. As *actinomyces* raramente são encontradas em casos de doença disseminada ou canaliculite lacrimal.

EPIDEMIOLOGIA E PREVENÇÃO

A actinomicose é conhecida desde o século XIX.[1,2] A doença ocorre em todo o mundo. Os homens são afetados em uma maior proporção do que as mulheres,[3] e a actinomicose pode afetar qualquer grupo etário. A incidência ainda não é precisamente conhecida. Um ou dois casos são diagnosticados a cada ano no Veterans Affairs Medical Center em Minneapolis, Minnesota. Uma perda dos dentes e doenças gengivais predispõem a uma actinomicose cérvico-facial e torácica, e a manutenção de uma boa higiene oral evita actinomicose. Devido à melhora da saúde dentária dos países desenvolvidos, a actinomicose passou a ser registrada com menor freqüência.

MICROBIOLOGIA

Actinomyces é um gênero da família bacteriana *Actinomycetaceae*, ordem *Actinomycetales*. A actinomicose humana está associada à *A. israelii, Actinomyces naeslundii,*[4] *Actinomyces viscosus*,[5,6] *Actinomyces meyery,*[7-9] *Actinomyces odontolyticus*[10] e *Actinomyces gerencseriae*.[11] *P. propionica* (anteriormente chamada *Arachnia propionica*[11]) é uma bactéria intimamente relacionada também implicada na actinomicose humana.[12] *Actinomyces bovis* e a *Actinobaculum suis* (anteriormente chamada *Actinomyces suis*[13]) estão associadas a doenças análogas no gado e em porcos, respectivamente. Algumas *Actinomyces* sp., incluindo *Actinomyces neuii,*[14] *Actinomyces radingae,*[15] *Actinomyces turicensis,*[15] *Actinomyces graevenitzii,*[16] *Actinomyces pyogenes*[17] e *Actinomyces europaeus*,[18] foram isolados em casos de infecção humana típica de infecções bacterianas em geral e não unicamente características de actinomicose.

As *actinomyces* são gram-positivos, não-móveis, estritamente ou facultativamente anaeróbios. *A. israelii* cresce em filamentos ramificantes, tortuosos, de aproximadamente 0,3 a 0,5 μm de largura. Os filamentos consistem de bacilos unidos uns aos outros e variam em comprimento em até 50 μm. Sob condições favoráveis, os filamentos se rompem em formas cocóide e bacilar. As *actinomyces* não são ácido-rápidos, e elas não formam esporos. As morfologias das diversas espécies associadas à actinomicose são similares, mas não são idênticas.

As espécies patogênicas de *Actinomyces* e *P. propionica* habitam nichos anaeróbicos na boca, incluindo as fendas gengivais, placas e criptas das amígdalas. Em alguns pacientes com gengivite e periodontite seus números estão aumentando.[19] Essas bactérias são deglutidas e passam através do trato gastrintestinal, mas elas não fazem parte da flora gastrintestinal estabelecida.

PATOGÊNESE

As *actinomyces* são incapazes de invadir tecidos saudáveis. A actinomicose cérvico-facial ocorre em pessoas com doença periodontal devido aos tecidos de suporte doentes e pela presença de grandes números da bactéria causal. Trauma com inoculação das secreções orais no tecido desvitalizado também leva à actinomicose. A doença permanece localizada aos tecidos orais e pode se estender para as estruturas próximas. A actinomicose não está confinada aos planos teciduais. Os abscessos são comuns. Fístulas se desenvolvem em uma minoria substancial dos casos e podem drenar para a vizinhança das lesões primárias ou cursar através dos tecidos para drenar em locais distantes.

A actinomicose torácica também ocorre em pessoas com dentes cariados ou doença periodontal.[20] A aspiração de material infeccionado provavelmente é o fator desencadeante na maioria dos casos, mas a disseminação a partir de lesões orais via linfáticos ou corrente sangüínea também pode ocorrer. A actinomicose mediastinal ocorre de uma extensão direta da doença pulmonar ou da extensão de uma doença cervicofacial para o mediastino.[3]

Outras síndromes características incluem a actinomicose abdominal, colonização ou doença uterina, e infecção dissemi-

G. A. Felice: Department of Medicine, University of Minnesota Medical School; Infectious Disease Section, Veterans Affairs Medical Center, Minneapolis, Minnesota 55417.

nada. A actinomicose abdominal ocorre quando a mucosa intestinal é interrompida, e organismos que passam através do trato gastrintestinal escapam para os tecidos. A doença é indolente, com sinais e sintomas inespecíficos. O envolvimento hepático é comum.[21] Eventualmente, as fístulas drenam para outras cavidades corporais, incluindo a cavidade torácica,[3] ou para o exterior. Uma fístula drenando espontaneamente é uma importante pista para o diagnóstico.

A colonização uterina é comum em mulheres com corpos estranhos intra-uterinos, mais comumente o DIU. Esta infecção geralmente é assintomática. A infecção ocasionalmente desencadeia uma leve endometrite e em alguns poucos casos uma grave doença uterina que pode se estender para a pelve ou o resto do abdome.

Uma actinomicose disseminada resulta da disseminação hematogênica.[3] Pessoas com uma malignidade disseminada parecem apresentar uma predileção para uma actinomicose disseminada.[22]

As lesões da actinomicose geralmente contêm outras bactérias, algumas vezes denominadas *bactérias concomitantes*. Geralmente, a bactéria concomitante foi parte da flora oral ou gastrintestinal juntamente com *Actinomyces*. O relacionamento entre uma destas bactérias, *Actinobacillus actinomycetemcomitans* e a actinomicose, é tão próximo que um isolamento da *A. actinomycetemcomitans* em um tecido infectado deve desencadear uma cuidadosa busca por *Actinomyces*.[23] Alguns autores[24] acham que outras bactérias são indispensáveis para o desenvolvimento da actinomicose, e que quando as culturas isolam somente *Actinomyces*, essas outras bactérias não foram detectadas. Outros consideram que a *Actinomyces* é suficiente para desenvolver a doença. Este assunto permanece sem solução.

Nos tecidos, a *Actinomyces* tende a crescer em densas microcolônias que podem atingir 4 mm de tamanho (Fig. 36-1). Hifas na periferia de uma microcolônia podem formar "bastões" que consistem de micélias embutidas em uma matriz de mucopolissacarídeos contendo quantidades substanciais de $Ca_3 (PO_4)_2$. Geralmente os neutrófilos aparecem revestindo ao redor da periferia, mas a microcolônia propriamente dita contém poucas células do hospedeiro. As microcolônias geralmente são disseminadas pelo pus. Devido à sua coloração amarela, as microcolônias são chamadas de grãos ou grânulos sulfúricos, mas o conteúdo de enxofre na verdade é baixo, e a cor amarelada é causada por outras substâncias.

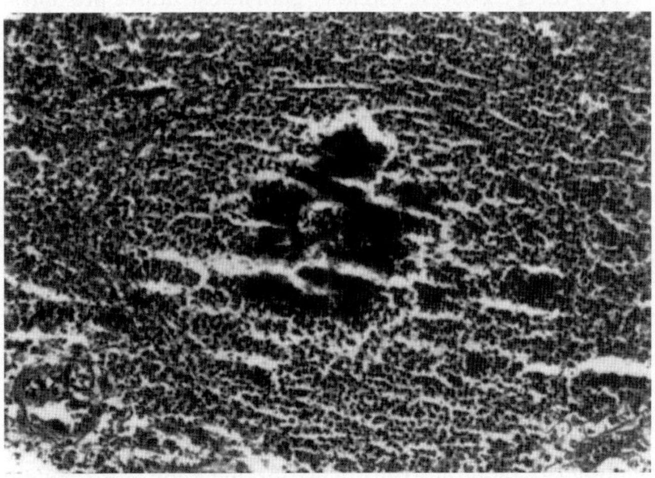

FIG. 36-1. Um grânulo dentro de um extenso infiltrado purulento é visto no fígado em um caso de actinomicose abdominal.

PATOLOGIA

A lesão típica é um abscesso cercado por uma intensa fibrose.[3,25] O pus geralmente é branco ou amarelo e não possui um odor distintivo. Um pus de cheiro ruim deve sugerir a presença de outros organismos anaeróbicos, possivelmente causando uma infecção combinada com *Actinomyces*. As fístulas são comuns, especialmente depois que as infecções se tornam ativas durante algum tempo. Nos pulmões, a consolidação ocorre com ou sem abscessos radiologicamente aparentes. Os abscessos são preenchidos com neutrófilos e alguns grânulos dispersos. Eles são cercados por uma densa fibrose e geralmente por macrófagos esponjosos. Células plasma e linfócitos se concentram na periferia das lesões. Células gigantes são incomuns, e os granulomas epitelióides são raros.

MANIFESTAÇÕES CLÍNICAS

Envolvimento Pulmonar

A actinomicose pulmonar se inicia insidiosamente com tosse, produção de escarro, febre e perda de peso. Hemoptise ou dor pleurítica estão presentes em uma minoria dos casos. Os sintomas podem ser surpreendentemente leves para a extensão da doença pulmonar. Ocasionalmente, os pacientes com doença pulmonar não apresentam sintomas referidos ao tórax e apresentam manifestações da doença em outros locais.[26] Anemia e leucocitose com uma predominância de neutrófilos são comuns. Fístulas drenam de lesões pulmonares através da parede torácica, apesar de esta apresentação ser menos comum em pacientes mais jovens.[27] Empiema e envolvimento mediastinal são comuns. O envolvimento mediastinal pode ser o resultado de uma doença pulmonar ou cérvico-facial. Pericardite,[3,28] síndrome da veia cava superior[29,30] e o envolvimento de outras estruturas mediastinais[3,22,25,28,29,31] já foram registrados.

Certas apresentações radiográficas são características. Os infiltrados tendem a ser densos (Fig. 36-2) e podem sugerir um câncer de pulmão (Fig. 36-3).[20,22,32,33] O diagnóstico geralmente é feito de modo inesperado no curso de uma cirurgia[20,22] ou radiação[32] para o tratamento de um câncer presumido. A actinomicose pode complicar um carcinoma broncogênico, que pode levar a uma complicação diagnóstica.[34] O empiema é comum (Fig. 36-2). Um brônquio aberto levando a uma lesão deve sugerir uma actinomicose ou outro processo alveolar em vez de um carcinoma brônquico obstrutivo. As cavidades são observadas em quase a metade dos casos (Fig. 36-3) e geralmente são pequenas. Por não respeitar as barreiras anatômicas, a actinomicose pode envolver múltiplos lobos através da disseminação pelas cissuras interlobares.[33] Outros padrões incluem infiltrados fibronodulares ou alveolares.[3,32,33] Ocasionalmente, a erosão de um vaso sangüíneo resulta em uma doença miliar.

O envolvimento das costelas tipicamente produz uma extensa reação periostal que foi denominada *periostite ondulante*.[33] As radiografias também podem demonstrar o envolvimento de outros ossos do tórax, incluindo aqueles da cintura

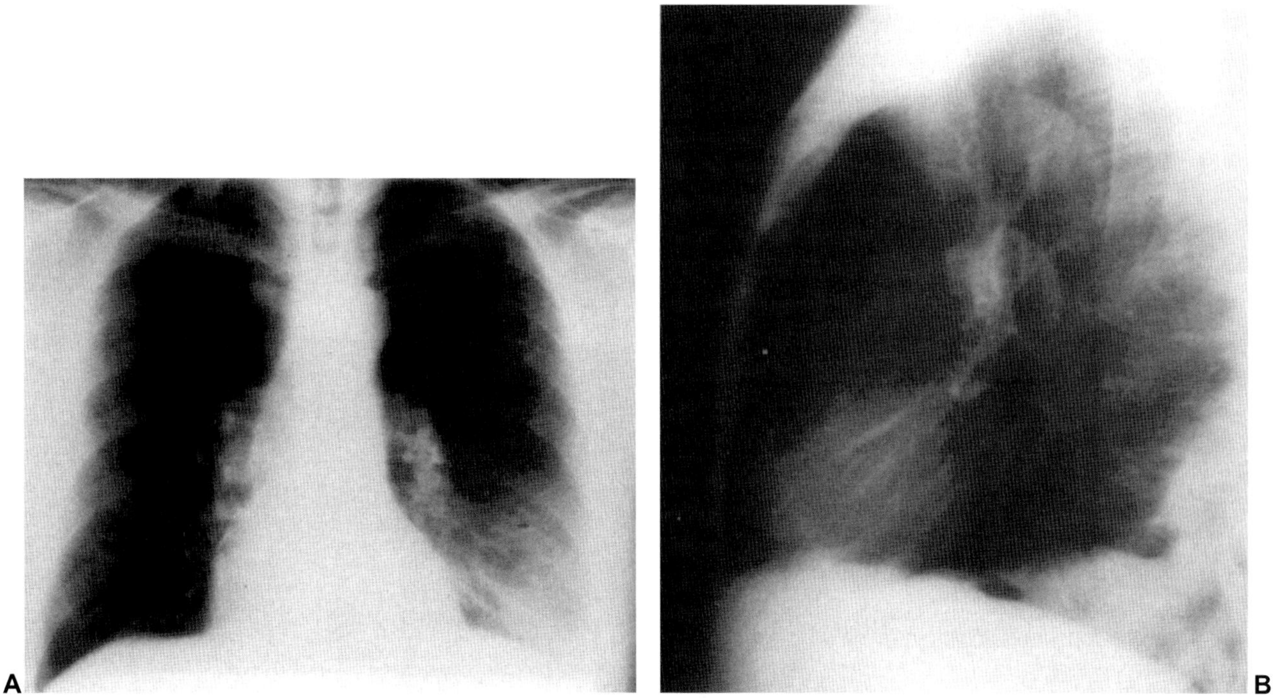

FIG. 36-2. (**A**, póstero-anterior; **B**, lateral). Actinomicose pulmonar. Um denso infiltrado posterior estava presente no lobo inferior esquerdo com um empiema adjacente.

do ombro, esterno e vértebras torácicas. Com o envolvimento vertebral as vértebras aparecem mosqueadas devido ao processo paralelo de reabsorção e neoformação óssea.[33] A disseminação para vértebras adjacentes e o estreitamento dos espaços discais intervertebrais são incomuns, enquanto são comuns na osteomielite piogênica e tuberculosa.

Devido à natureza indolente da actinomicose, e como as culturas de escarro não são úteis, o diagnóstico geralmente é feito com algum atraso. Algumas vezes o diagnóstico é feito a partir da aparência histológica dos espécimes removidos cirurgicamente. Outras vezes é sugerido pela disseminação da doença para as estruturas próximas. Outras doenças no diagnóstico diferencial incluem a tuberculose, nocardiose, pneumonia por fungos e carcinoma. Ocasionalmente a actinomicose e a tuberculose coexistem ou ocorrem seqüencialmente no mesmo paciente.[3,33] Nos casos avançados, pode ocorrer o baqueteamento dos dedos, osteoartropatia pulmonar ou amiloidose.[3]

Envolvimento Extrapulmonar

Doença Cervicofacial

A apresentação típica da actinomicose cérvico-facial é a de um edema indolente.[22,35] O grau de dor varia de nenhuma a moderada. As lesões são tipicamente endurecidas e ocasionalmente flutuantes. A pele pode apresentar uma descoloração azulada distintiva. Nos casos avançados, as fístulas se desenvolvem, e a enduração se torna permanente, geralmente com uma característica de "madeira". A actinomicose incomumente se apresenta como uma celulite aguda, mal localizada e gravemente dolorosa. Uma má condição dos dentes e das estruturas de suporte geralmente são as condições desencadeantes. Dor em mandíbula, dor de dente ou uma manipulação dentária geralmente são relatadas pelo paciente.

O local mais comum para uma doença cérvico-facial é ao longo do bordo da mandíbula próximo ao ângulo. Pode ocorrer um trismo em conseqüência da irritação da articulação temporomandibular. A doença maxilar é rara e tende a se apresentar como um abscesso localizado, geralmente periapical ou gengival. A infecção pode se apresentar em outros locais dentro ou próximo da boca, incluindo as glândulas salivares, língua, faringe, laringe, palato, seios paranasais, glândulas lacrimais, pescoço ou couro cabeludo. Meningite ou abscesso cerebral resulta da extensão para o sistema nervoso central. A infecção tende a se disseminar contiguamente, e um edema de linfonodos regionais é incomum. A osteomielite se apresenta com características radiológicas típicas de uma osteomielite bacteriana.

Doença Abdominal

A actinomicose abdominal em geral é extremamente indolente. As queixas tendem a ser inespecíficas e mal localizadas. Antes da tomografia computadorizada e da ressonância magnética, o diagnóstico geralmente ocorria meses ou mesmo anos após seu início. As localizações comuns incluem o fígado,[21] a região iliocecal, a pelve e a região perianal. Fístulas de focos infectados são comuns e podem cursar por longas distâncias antes de surgir na superfície. A disponibilidade da tomografia computadorizada melhorou o diagnóstico da actinomicose abdominal. As imagens tipicamente demonstram uma massa irregular que cruza os planos teciduais.[36] Achados de imagens de ressonância magnética não foram registrados. Devido à tendência de fibrose e de um diagnóstico com atraso, a maioria das infecções se caracteriza por cicatrizes extensas, geralmente com obstrução intestinal. O diagnóstico diferencial inclui câncer, tuberculose, outras doenças granulomatosas e amebíase.

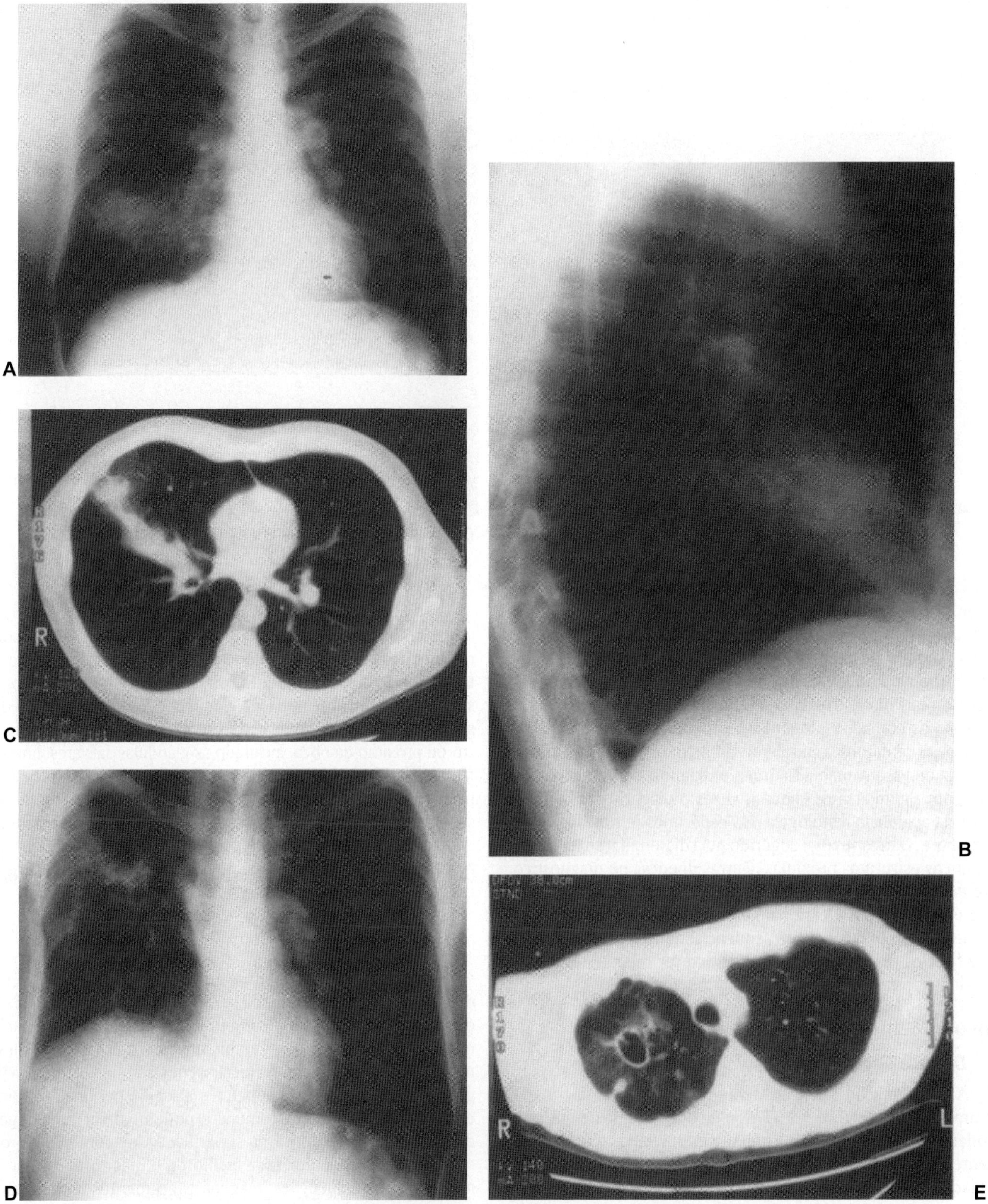

FIG. 36-3. Actinomicose pulmonar. Radiografias póstero-anterior **(A)** e lateral **(B)** mostram um denso infiltrado arredondado no lobo médio direito. O infiltrado estava visível na imagem de tomografia computadorizada **(C)**. O diagnóstico não foi feito. O paciente foi tratado com um breve curso de antibióticos e melhorou temporariamente. Seis meses mais tarde, ele se apresentou com um infiltrado cavitário no lobo superior direito, visível na radiografia **(D)** e na imagem de tomografia computadorizada **(E)**.

Doença Disseminada

Apesar de incomum, a doença disseminada pode ser o resultado de qualquer forma de actinomicose.[22,26,37] Uma ampla variedade de sítios pode estar envolvida. As lesões são indolentes, assim como a actinomicose em outros locais. Elas tendem a drenar, e a presença de grânulos na drenagem é uma importante indicação diagnóstica. A endocardite já foi registrada.[38]

Doença Pélvica em Mulheres

O envolvimento dos órgãos pélvicos pode ocorrer como o resultado da disseminação de uma doença abdominal ou pela invasão através do trato genital feminino. Esta última é facilitada pela presença de um corpo estranho; tipicamente um pessário no passado mais longínquo e DIU mais recentemente. A colonização do útero ocorre comumente em mulheres com DIU.[39] Essas mulheres geralmente são assintomáticas, e o *Actinomyces* geralmente é observado nos esfregaços Papanicolaou. Uma endometrite superficial com ou sem sintomas ocorre em algumas mulheres com colonização por *Actinomyces*.[40] Raramente, a infecção invade o útero de forma extensa e se dissemina para as estruturas da vizinhança.

Canaliculite Lacrimal

Os *actinomyces* estão implicados ocasionalmente na canaliculite lacrimal, quando tendem a formar concreções.[41] A infecção não é invasiva.

Doença Localizada

Raramente, os *Actinomyces* estão associados a infecções localizadas dos tecidos moles ou estruturas ósseas.[42]

DIAGNÓSTICO

O diagnóstico da actinomicose pulmonar é complicado pelo fato de os organismos serem parte da flora do trato respiratório superior. Nos casos suspeitos, o escarro deve ser cuidadosamente examinado à procura de grânulos. Apesar de raramente serem encontrados, são sugestivos do diagnóstico. Partículas suspeitas devem ser examinadas microscopicamente para confirmar que elas são grânulos actinomicóticos. Se a suspeita de actinomicose está limitada aos pulmões, a aspiração, broncoscopia ou biópsia pulmonar aberta devem ser realizadas para o estabelecimento do diagnóstico. O valor da broncoscopia é limitado pelo fato de que as lesões geralmente são parenquimatosas, não-intrabrônquicas, e os espécimes podem ser contaminados por secreções respiratórias superiores.[43] A biópsia transbrônquica de áreas suspeitas deve ser realizada. O diagnóstico definitivo geralmente depende do exame histológico e da cultura do tecido pulmonar.

Quando presente, a doença fora do tórax pode oferecer uma abordagem diagnóstica mais conveniente. A presença de grânulos em secreções de lesões compatíveis é uma forte indicação. Se os grânulos não são imediatamente aparentes na drenagem, eles geralmente podem ser aprisionados em compressas de gaze. As partículas suspeitas devem ser colocadas em água ou KOH e examinadas para a presença das micélias com suas ramificações típicas. Os organismos podem ser cultivados a partir de grânulos se eles não tiverem sido danificados pela exposição ao oxigênio.

Os esfregaços e as culturas devem ser feitos a partir do tecido envolvido ou de secreções normalmente estéreis. O material para a cultura deve ser mantido estritamente anaeróbico e prontamente inocular, preferivelmente no leito. Os espécimes devem ser obtidos antes do início da terapia antimicrobiana sempre que possível. Se os esfregaços e as culturas forem negativos, uma biópsia é necessária para o estabelecimento do diagnóstico. O sangue deve ser cultivado anaerobicamente. O isolamento a partir do sangue é raro, mas, quando ocorre, confirma o diagnóstico.

Nos tecidos ou secreções, os organismos *Actinomyces* são longos filamentos ramificantes, geralmente entrelaçados. Os filamentos geralmente são gram-positivos, mas, com a idade e sob certas condições, eles podem parecer gram-negativos. Os filamentos tipicamente aparecem como um colar de contas e segmentos gram-positivos entremeados com gram-negativos dão a impressão de bacilos ou cocos revestidos do início ao fim. Na coloração de Gram, a *Actinomyces* não se distingue da *Nocardia* (ver Capítulo 35, Fig. 35-6). Os filamentos da *Actinomyces* também podem ser vistos nas preparações de KOH. Elas não são ácido-rápidas; a presença de organismos ácido-rápidos deve sugerir *Nocardia* ou micobactérias. As actinomyces fixam os corantes prata e ácido periódico de Schiff.

Para a cultura, os espécimes devem ser inoculados em um ágar com infusão cérebro-coração, com e sem um sangue completamente desfibrinado (coelho, ovelha, ou cavalo) e no caldo *Actinomyces* ou caldo líquido tioglicolato.[44] As culturas devem ser incubadas na presença de CO_2 tanto aeróbica como anaerobicamente. As preparações comerciais de caldo tioglicolato variam em composição e na sua capacidade de suportar o crescimento das *Actinomyces*. O caldo tioglicolato deve conter cisteína e fosfato. Quanto maior for o conteúdo de glicose, melhor será o crescimento, e para resultados ideais, o meio tioglicolato deve ser fortificado com soro de coelho estéril a 0,2% antes do uso.

A superfície ágar pode ser examinada após 24-48 horas por luz transmitida ou refletida para a avaliação da morfologia da colônia. *A. israelii* tipicamente produz pequenas colônias 'miceliais' ou 'aracnóides' que contêm uma massa central de bactéria com hifas se irradiando para fora na superfície ágar.[44] Outras espécies produzem microcolônias redondas. Eventualmente as colônias podem se tornar bastante irregulares sendo geralmente descritas como tendo uma aparência de "framboesa" ou de "dente molar". Uma leve hemólise-alfa pode estar presente. No caldo, leves colônias descamativas semelhantes a pedaços de pão em suspensão aparecem próximo ao fundo do tubo.

A *Actinomyces* e os organismos relacionados são quase todos catalase-negativos; com a importante exceção sendo a *A. viscosus*. O teste é útil na separação das *Actinomyces* sp. de outros organismos semelhantes, particularmente *Rothia dentocariosa* e *Propionibacterium acnes*. Um actinomiceto catalase-positiva isolada de material clínico deve sugerir uma destas espécies ou um membro dos gêneros tipicamente aeróbicos, *Nocardia, Mycobacterium* ou *Streptomyces*. As preparações de anticorpos com fluoresceína-conjugada têm sido utilizadas para a especialização,[45] mas os reagentes não estão amplamente disponíveis. Os testes sorológicos não se mostraram úteis para o diagnóstico.[46]

TERAPIA

A penicilina é a droga de escolha no tratamento da actinomicose.[3,22,47,48] Nos casos graves, a penicilina deve ser dada em altas doses, 10 a 20 milhões de unidades por dia, via intravenosa, durante vários dias ou semanas. Depois a terapia deve ser mantida com penicilinas orais nas doses máximas toleradas. Para os casos mais leves, o tratamento pode ser iniciado com cursos mais curtos de terapia intravenosa seguidos de terapia oral ou com uma terapia oral isolada.[49,50] A probenecida deve ser administrada no início da terapia ou nos casos mais difíceis para atrasar a secreção da penicilina. Existem poucas evidências de que as cefalosporinas sejam eficientes em pacientes que não podem utilizar penicilinas.[5] A tetraciclina[29] e a clindamicina[49,51,52] também têm sido utilizadas com bons resultados. Sulfatiazida, eritromicina e cloranfenicol foram utilizados com sucesso em um pequeno número de casos.[48] As doses destas outras drogas ainda não foram estabelecidas.

Os testes *in vitro* têm sido utilizados para determinar a suscetibilidade da *Actinomyces* aos antimicrobianos em estudos limitados.[53,54] O crescimento lento e a intolerância ao oxigênio deste organismo tornam os testes difíceis, e os métodos não são padronizados. A capacidade destes testes de prever uma resposta clínica ainda não foi demonstrada, mas nos casos difíceis, os resultados destes testes pode guiar uma terapia alternativa. As suscetibilidades das diferentes espécies que causam síndromes actinomicóticas são próximas o suficiente que podem ser consideradas em conjunto.[54] A penicilina, a eritromicina, a cefaloridina, a minociclina, a rifampicina e a clindamicina são bastante ativas.[54] Os organismos são inibidos por concentrações alcançáveis de cefalotina, ampicilina, lincomicina, tetraciclina, doxiciclina e cloranfenicol. Algumas cepas são suscetíveis ao sulfametoxazol. O metronidazol é ineficaz.

Outras bactérias freqüentemente acompanham a *Actinomyces* nos tecidos e podem contribuir para a patogênese da doença. As suscetibilidades antimicrobianas da ampla variedade de organismos que foram isolados nem sempre correspondem às da *Actinomyces*.[55] Acrescentar uma terapia antimicrobiana para o tratamento destes organismos associados geralmente não é necessário. Esses organismos podem ser importantes na patogênese, mas as *Actinomyces* são essenciais, e os agentes antimicrobianos ativos contra a *Actinomyces* geralmente curam a doença.

A cirurgia deve ser utilizada para a drenagem de abscessos e aliviar obstruções assim como em outras doenças bacterianas. No passado havia algum entusiasmo para a excisão radical das fístulas. Com as terapias antimicrobianas de altas doses e períodos prolongados, a cirurgia raramente é necessária.

A terapia deve ser mantida durante 6 a 12 meses, pois a actinomicose possui uma acentuada tendência a recorrer.[42] A duração exata deve depender da extensão da doença e da resposta ao tratamento. Durações mais longas do tratamento devem ser utilizadas para as doenças do sistema nervoso central.

As *Actinomyces* sp. são ocasionalmente isoladas em casos de infecção bacteriana que são típicos de infecções bacterianas em geral e não das síndromes de actinomicose. Nesses casos, a terapia antimicrobiana deve incluir agentes com atividade sobre as *Actinomyces* sp. Outros aspectos do tratamento, incluindo a duração da terapia, devem ser governados pelas linhas de base para as infecções bacterianas em geral.

As mulheres que apresentam doenças pélvicas por *Actinomyces* não devem utilizar dispositivos intra-uterinos. A abordagem em mulheres que possuem DIU e esfregaços positivos ou culturas para a actinomicose é controversa.[39] Alguns médicos removem os dispositivos destas mulheres na presença ou não de sintomas. Pelo menos, a mulher deve ser avisada sobre os riscos muito pequenos da actinomicose e instruídas a procurar um acompanhamento médico imediatamente se houver o desenvolvimento de sinais ou sintomas de endometrite. Se as mulheres com DIU e evidências microbiológicas de colonização por *Actinomyces* apresentarem sintomas, a abordagem conservadora seria a remoção do dispositivo intra-uterino, substituindo-o por outro método de controle de natalidade. Se a mulher deseja manter o DIU, uma terapia antimicrobiana contra a *Actinomyces* e um acompanhamento cuidadoso são uma alternativa.

Nos casos de canaliculite lacrimal por *Actinomyces*, uma combinação com a remoção das concreções e a utilização de antibióticos tópicos são curativas.

O prognóstico da actinomicose varia com o local da doença. Antes à era antimicrobiana, menos de 20% dos pacientes com doença torácica sobreviviam.[27] Aproximadamente 30% dos pacientes com doença abdominal sobreviveram, mas mais de 95% dos pacientes com doença cérvico-facial sobreviveram. As estimativas mais recentes indicam que o prognóstico é decididamente melhor com uma terapia antimicrobiana apropriada. Se a doença for reconhecida e tratada em seu início, a morte não deve ser o resultado de uma actinomicose.[22]

REFERÊNCIAS BIBLIOGRÁFICAS

1. Israël J. Neue beobachtungen auf dem gebiete der mykosen des menschen. *Arch Pathol Anat Physiol* 1878;126:15-53.
2. Richtsmeier WJ, Johns ME. Actinomycosis of the head and neck. *Crit Rev Clin Lab Sci* 1979;11:175-202.
3. Bates M, Cruickshank G. Thoracic actinomycosis. *Thorax* 1957;12:99-124.
4. Coleman R, Georg L, Rozzell A. *Actinomyces naeslundii* as an agent in human actinomycosis. *Appl Microbiol* 1969;18:420-426.
5. Hamed KA. Successful treatment of primary *Actinomyces viscosus* endocarditis with third-generation cephalosporins. *Clin Infect Dis* 1998;26:211-212.
6. Radford B, Ryan W. Isolation of *Actinomyces viscosus* from two patients; with clinical, infections. *J Clin Pathol* 1977;30:518-520.
7. Kuijper E, Wiggerts H, Jonker G, et al. Disseminated actinomycosis due to *Actinomyces meyeri* and *Actinobacillus actinomycetemcomitans. Scand J Infect Dis* 1992;24:667-672.
8. Liaudet L, Erard P, Kaeser R Cutaneous and muscular abscesses secondary to *Actinomyces meyeri* pneumonia. *Clin Infect Dis* 1996;22:185-186.
9. Rose H, Varkey B, Kutty C. Thoracic actinomycosis caused by *Actinomyces meyeri. Am Rev Respir Dis* 1982;125:251-254.
10. Bassiri A, Girgis R, Theodore J. *Actinomyces odontolyticus* thoracopulmonary infections. Two cases in lung and heart-lung transplant recipients, and a review of the literature. *Chest* 1996;109:1109-1111.
11. Summamen R Recent taxonomic changes for anaerobic gram-positive and selected gram-negative organisms. *Clin Infect Dis* 1993;16[Suppl 4]:S168-S174.
12. Brock D, Georg L, Brown J, et al. Actinomycosis caused by *Propionibacterium propionica*. Report of 11 cases. *Am J Clin Pathol* 1973;59:66-77.

13. Lawson P, Falsen E, Akervall E, et al. Characterization of some *Actinomyces*-like isolates from human clinical specimens: reclassification of *Actinomyces suis* (Soltys and Spratling) as *Actinobaculum suis* comb. nov. and description of *Actinobaculum schaalii* sp. nov. *Int J Syst Bacteriol* 1997;47:899-903.
14. Funke G, von Graevenitz A. Infections due, to *Actinomyces neuii* (former "CDC coryneform group 1" bacteria). *Infection* 1995;23:73-75.
15. Finegold S, Jousimies-Somer H. Recently described clinically important anaerobic bacteria: medical aspects. *Clin Infect Dis* 1997;25 [Suppl 2]:S88-S93.
16. Ramos C, Falsen E, Alvarez N, et al. *Actinomyces graevenitzii* sp. nov., isolated from human clinical specimens. *Int J Syst Bacteriol* 1997;47:885-888.
17. Nicholson P, Kiely P, Strect J, et al. Septic arthritis due to *Actinomyces pyogenes. Injury* 1998;29:640-642.
18. Funke G, Alvarez N, Pascual C, et al. *Actinomyces europaeus* sp. nov., isolated from human clinical specimens. *Int J Syst Bacteriol* 1997;47:687-692.
19. Socransky S. Microbiology of periodontal disease-present status; and future considerations. *J Periodontol* 1977;48:497-504.
20. McQuarrie D, Hall W. Actinomycosis of the lung and chest Wall. *Surgery* 1968;64:905-911.
21. Miyamoto MI, Fang FC. Pyogenic liver abscess involving *Actinomyces:* case report and review. *Clin Infect Dis* 1993;16:303-309.
22. Weese W, Smith 1. A study of 57 cases of actinomycosis over a 36-year period. *Arch Intern Med* 1975;135:1562-1568.
23. Apothéloz C, Regamey C. Disseminated infection due to *Actinomyces meyeri:* case report and review. *Clin Infect Dis* 1996;22:621-625.
24. Pulverer G, Schaal K. Human actinomycosis. *Drugs Exp Clin Res* 1984;10:187-196.
25. Brown J. Human actinomycosis. A study of 181 subjects. *Human Pathol* 1973;4:319-330.
26. Webb A, Howell R, Hickman J. Thoracic actinomycosis presenting with peripheral skin lesions. *Thorax* 1978;33:818-819.
27. Cope Z. *Actinomycosis.* London: Oxford University Press, 1938.
28. Dutton W, Inclan A. Cardiac actinomycosis. *Dis Chest* 1968;54:463-465.
29. Martin W, Nichols D, Wellman W, et al. Disseminated actinomycosis treated with tetracycline. *Arch Intern Med* 1956;97:252-258.
30. Prather J, Eastridge C, Hughes F, et al. Actinomycosis of the thorax. Diagnosis and treatment. *Ann Thorac Surg* 1970;9:307-312.
31. Slutzker AD, Claypool WD. Pericardial actinomycosis with cardiac tamponade from a contiguous thoracic lesion. *Thorax* 1989;44:442-443.
32. Balikian J, Cheng T, Costello P, et al. Pulmonary actinomycosis. A report of three cases. *Diagn Radiol* 1978;128:613-616.
33. Flynn M, Felson E The roentgen manifestations of thoracic actinomy*cosis. Am J Roentgenol* 1970;110:707-716.
34. Slade P, Slesser B, Southgate J. Thoracic actinomycosis. *Thorax* 1973;28:73-85.
35. Bartels L, Vrabec D. Cervicofacial actinomycosis. *Arch Otolaryngol* 1978;104:705-708.
36. Shaw H, Williamson M, Boyd C, et al. CT findings in abdominal actinomycosis. *J Comput Assist Tomogr* 1987;11:466-469.
37. Butas C, Read S, Coleman R, et al. Disseminated actinomycosis. *Can Med Assoe J* 1970;103:1069-1071.
38. Lam S, Samraj J, Rahman S, et al. Primary actinomycotic endocarditis: case report and review. *Clin Infect Dis* 1993;16:481-485.
39. Lippes J. Pelvic actinomycosis. a review and preliminary look at prevalence. *Am J Obstet Gynecol* 1999;180:265-269.
40. Luff R, Gupta P, Spence M, et al. Pelvic actinomycosis and the intrauterine contraceptive device. A cyto-histomorphologic study. *Am J Clin Pathol* 1978;69:581-586.
41. Pine L, Hardin H, Tumer L. Actinomycotic lacrimal canaliculitis. *Am J Ophthalmol* 1960;49:1278-1288.
42. Musher DM. Actinomycosis. of 54 years' duration. *Clin Infect Dis* 1998;27:889.
43. Kinnear W, MacFarlane J. A survey of thoracic actinomycosis. *Respir Med* 1990;84:57-59.
44. Hillier S, Moncla B. *Peptostreptococcus, Propionibacterium, Eubacterium,* and other nonsporeforming anaerobic gram-positive bacteria. In: Murray P, Baron E, Pfaller M, et al., eds. *Manual of clinical microbiology,* 6th ed. Washington, D.C.: American Society for Microbiology Press, 1995:587-602.
45. Gerencser M, Slack J. Serological identification of *Actinomyces* using 191fluorescent antibody techniques. *J Dent Res* 1976;55:A184-Al9l.
46. Georg L, Coleman R, Brown J. Evaluation of an agar gel precipitin, test for the serodiagnosis of actinomycosis. *J Immunol* 1968;100:1288-1292.
47. Harvey J, Cantrell J, Fisber A. Actinomycosis: its recognition and treatment. *Ann Intern Med* 1957;46:868-885.
48. Peabody J, Seabury J. Actinomycosis and nocardiosis. A review of basic differences in therapy. *Am J Med* 1960;28:99-115.
49. Badgett J, Adams G. Mandibular actinornycosis treated with oral clindamycin. *Pediatr Infect Dis J* 1987;6:221-223.
50. Nelson J, Hermann D. Oral penicillin therapy for thoracic actinomycosis. *Pediatr Infect Dis* 1986;5:594-595.
51. Fass R, Scholand J, Hodges G, et al. Clindamycin in the treatment of serious anaerobic infections. *Ann Intern Med* 1973;78:853-859.
52. Rose H, Rytel M. actinomycosis. treated with clindamycin. *J Am Med Assoc* 1972;221:1052.
53. Blake G. Sensitivities of colonies and suspensions, of *Actinomyces israelii* to penicillins, tetracyclines and erythromycin. *BMI* 1964;1:145-148.
54. Lerner P. Susceptibility of pathogenic actinomycetes to antimicrobial compounds *Antimicrob Agents Chemother* 1974;5:302-309.
55. Hoffler U, Niederau W, Pulverer G. Susceptibility of *Bacterium actinomycetem-comitans* to 45 antibiotics. *Antimicrob Agents Chemother* 1980;17:943-946.

CAPÍTULO 37

Tuberculose

Jeffrey Glassroth

O gênero *Mycobacterium* contém inúmeras espécies, das quais a *Mycobacterium tuberculosis* é a mais virulenta. No mundo todo, é estimado que 1 bilhão de pessoas estão infectadas com a *M. tuberculosis*, que cerca de 16 milhões de casos da doença ocorram a cada ano, e que aproximadamente 3 milhões de pessoas morram a cada ano de sua doença. A tuberculose (TB) é a sétima maior causa mundial de incapacidade – anos de vida (uma medida de saúde e qualidade de vida), e acredita-se que esta posição permaneça estática por muitos anos no futuro.[1] Durante anos, a situação nos Estados Unidos e na maioria dos países desenvolvidos desmentiram estas imagens. Novos casos de TB diminuíram nos Estados Unidos, e alguns mesmo declararam que a TB poderia ser erradicada no início do século XXI. Entretanto, uma variedade de condições geopolíticas, socioeconômicas e biológicas contribuíram para uma reversão temporária no declínio da TB nos Estados Unidos. Apesar de a incidência de casos de TB novamente estar em declínio, muitos destes novos casos da doença representam problemas especiais no diagnóstico e no tratamento, o que não existia há alguns anos atrás.

PATOBIOLOGIA DA TUBERCULOSE

A *M. tuberculosis* é invariavelmente transmitido através de secreções respiratórias infectadas, conhecidas como *núcleos de gotículas*. Estas partículas, especialmente aquelas com 1 a 5 μm de diâmetro, são prontamente produzidas quando um paciente infectado com TB respiratória tosse ou fala. As gotículas infectadas podem ser inaladas pelos contatos do paciente. Se elas forem inaladas por um hospedeiro previamente não-infectado, uma série de eventos, alguns ainda mal compreendidos, se inicia. Os bacilos provavelmente se multiplicam, sem o impedimento de uma imunidade específica. Um período de disseminação linfo-hematogênica assintomática ocorre, no qual a micobactéria se transloca para diversos órgãos, criando o potencial para uma doença extrapulmonar em um segundo estágio. Ao mesmo tempo, os antígenos da micobactéria são processados pelo sistema imune do hospedeiro, com estágios iniciais provavelmente envolvendo macrófagos e subtipos de linfócitos T. Durante um período de semanas, uma imunidade específica envolvendo linfócitos T *helper* se desenvolve.[2] Estes eventos geralmente resultam na contenção da infecção primária e na prevenção de uma doença subseqüente.

Associada ao desenvolvimento de uma imunidade específica está o início de uma reatividade aos testes cutâneos a antígenos como a tuberculina, que são derivados da *M. tuberculosis*. A reatividade aos testes cutâneos funciona como um marcador conveniente para a infecção pelo organismo. Geralmente imagina-se que a maioria das TBs resulta da progressão de uma infecção primária ou da reativação após um período (geralmente anos) de quiescência após a infecção inicial. A resposta imune do hospedeiro aos bacilos da tuberculose provavelmente é responsável por uma quantidade substancial de dano tecidual que ocorre nos casos de doença ativa. Aproximadamente 10% das pessoas infectadas com *M. tuberculosis* desenvolvem TB, aproximadamente a metade nos primeiros 1 a 2 anos após a infecção. Apesar de ser relativamente fácil se apreciar porque pessoas com defeitos na imunidade celular como aqueles com infecção com o vírus da imunodeficiência humana (HIV) não poderem conter eficientemente o bacilo da tuberculose após uma infecção, o porquê de outras, anteriormente pessoas saudáveis, progredirem para uma doença ativa é menos claro. Recentemente, foi identificada uma cepa que se multiplica rapidamente e que é aparentemente altamente infecciosa.[3] Entretanto, não está claro até que ponto as diferenças nas cepas de *M. tuberculosis* contribuem para a infectividade ou morbidade.

EPIDEMIOLOGIA

Apesar de todos os grupos populacionais apresentarem algum risco para a TB, este risco não está igualmente distribuído (Tabela 37-1). Nos Estados Unidos, uma proporção substancial de casos de TB continuam a aumentar em um grupo de 8 a 10 milhões de pessoas previamente (remotamente) infectadas. Entretanto, as tendências sugerem que uma proporção crescente de pacientes foi infectada mais recentemente. Por exemplo, se a idade dos pacientes com TB for considerada por agrupamentos raciais, os afro-americanos e os hispânicos entre as idades de 25 e 44 anos sofreram um aumento de mais de 25% nos casos de TB entre 1986 e 1988. Em contraste, para a população branca não-hispânica na mesma faixa etária, a doença aumentou somente 0,5% durante os mesmos anos.

A mudança de idade dos pacientes com TB também está relacionada ao fato de que aproximadamente 40% dos casos de TB

J. Glassroth: Department of Medicine, University of Visconsin Medical School and University of Wisconsin and Clinics, Madison, Wisconsin 53709.

TABELA 37-1. *Estimativa do risco relativo de tuberculose*

Fator	*Risco relativo*[a]
Moradores nos Estados Unidos	1,0
Brancos não-hispânicos, vivendo na comunidade	0,58
Grupos minoritários (nascidos nos EUA)	4,8-10,1
Imigrantes	13,1
Pessoas infectadas com o vírus da imunodeficiência humana	11,0
Pessoas encarceradas	3,9-11,6
Residentes em casas de saúde de apoio	1,8-5,7

[a]Um índice anual de casos de tuberculose de 9,5 por 100.000 foi considerado para todas as pessoas que vivem nos Estados Unidos (isto é, risco relativo = 1). Dados disponíveis para os subgrupos especificados são então comparados com este índice para desenvolver as estimativas de risco relativo.

nos Estados Unidos atualmente ocorrem entre imigrantes, que tendem a ser mais jovens. O período de maior risco ocorre entre os primeiros 1 a 2 anos após a chegada aos Estados Unidos, com 55% dos casos de TB em imigrantes ocorrendo durante este período. Nem todos os grupos estão igualmente submetidos a risco, e o risco para membros de um grupo em particular reflete a prevalência da TB em seu país de origem. Imigrantes da América Central e do Sul, do Caribe, da África e do Sudeste Asiático parecem apresentar maior risco. Pessoas infectadas pelo HIV tendem a ser mais jovens e também parecem ser bastante sensíveis à infecção pela *M. tuberculosis*. Após a infecção, eles parecem progredir para uma doença ativa em uma proporção de pelo menos 7 a 8% por ano.[4] A completa progressão pode ocorrer dentro de dias ou semanas após a infecção inicial.[5] Este fato representa um ritmo extraordinariamente rápido e um sério desafio aos programas de controle da TB.

Pessoas internadas em hospitais parecem apresentar um risco aumentado para a TB. Diversos estudos indicaram que o risco para a TB pode estar elevado em várias vezes entre residentes de casas de saúde de apoio.[6] Dados similares oriundos do sistema nacional penal indicam que pelo menos alguns prisioneiros constituem um meio ambiente no qual a TB ocorre com uma freqüência aumentada e de onde a TB pode reentrar na população em geral. Apesar de uma definição de a magnitude precisa do problema ser difícil, parece que pessoas sem-teto podem representar uma proporção substancial dos casos diagnosticados de TB em algumas áreas dos Estados Unidos.[7] Abrigos, missões urbanas e outros centros de apoio aos sem-teto devem ser incluídos na lista de instituições que merecem uma atenção especial para propósito do controle da TB.

APRESENTAÇÃO CLÍNICA

A tuberculose é uma doença com manifestações clínicas multiformes, e sua ocorrência em pessoas co-infectadas pelo HIV aumentou a freqüência com a qual as formas até agora "incomuns" de TB são encontradas. No geral, aproximadamente 80% dos pacientes com TB nos Estados Unidos apresentam doença pulmonar, e o restante apresenta doença extrapulmonar com ou sem componente pulmonar. Entre as pessoas infectadas pelo HIV, esta associação é drasticamente alterada e pode estar até mesmo revertida. Em um artigo sobre 132 pessoas co-infectadas pelo HIV, 62% apresentavam uma doença extrapulmonar com ou sem um componente pulmonar.[8] Apesar de a localização da TB não parecer se correlacionar com o estágio da infecção pelo HIV neste estudo, a maioria dos médicos que lidam com o problema percebe que a TB tende a ser mais típica quanto ao envolvimento anatômico, cavitação e outras apresentações quando encontradas no curso inicial da infecção pelo HIV do que quando diagnosticada em estágios mais tardios.

O ensino tradicional sobre a doença pulmonar tem sido que a TB envolve primeiramente o lobo superior e os segmentos superiores dos lobos inferiores, geralmente com cavitação. Entretanto, existem muitas exceções para esta generalização. Em um estudo realizado na era pré-HIV, Khan e colaboradores publicaram uma série de 88 pacientes com tuberculose pulmonar acompanhados na área de Boston. Um terço destes pacientes demonstrou apresentações radiológicas atípicas de suas doenças. Estas incluíam manifestações da doença primária com adenopatia e derrame, doença em campos pulmonares inferiores, doença miliar e nódulos únicos ou múltiplos (isto é, tuberculomas).[9] Outros registraram achados semelhantes e observaram uma propensão particular de pacientes alcoólatras diabéticos, e gestantes apresentaram envolvimento dos campos pulmonares inferiores. Infiltrados generalizados e síndrome de angústia respiratória aguda do adulto também foram associados à TB.

Nos últimos anos, os padrões de envolvimento pulmonar têm sido descritos com a utilização da tomografia computadorizada de alta resolução. Assim, lesões centrilobulares envolvendo as pequenas vias aéreas e incluindo nódulos, estruturas lineares ramificantes e lesões em broto de árvore foram mais freqüentemente associadas a uma doença pulmonar ativa. Esses achados parecem desaparecer com o tratamento, dando origem a uma distorção broncovascular, áreas de enfisema, faixas fibróticas e bronquiectasias de graus variáveis.[10] Ainda não se sabe, no momento, se estes padrões podem ser utilizados de modo confiável para distinguir uma TB pulmonar ativa de uma inativa.

Com o advento da infecção pelo HIV, manifestações radiológicas anteriormente incomuns da TB têm sido encontradas com uma freqüência crescente. Pitchenik e Robinson na Flórida compararam os achados radiológicos de 17 pacientes com TB e síndrome da imunodeficiência adquirida (AIDS) com os achados de 30 pacientes com TB e sem AIDS. Os pacientes TB/AIDS apresentaram uma probabilidade significativamente maior de desenvolver adenopatias, infiltrados em campos pulmonares inferiores, ou infiltrados intersticiais difusos do que os pacientes sem AIDS. Inversamente, dois terços dos pacientes não-AIDS apresentaram cavitação, o que nenhum dos pacientes TB/AIDS apresentou.[11] Um fato interessante, vários pacientes TB/AIDS apresentavam radiografias de tórax normais a despeito de terem TB pulmonar bacteriologicamente confirmada. Deve ser enfatizado que os pacientes TB/AIDS apresentavam um estágio avançado de infecção pelo HIV evidenciado por sua história de doença prévia. Presumivelmente, espera-se que pessoas infectadas pelo HIV com infecções menos avançadas e uma imunidade relativamente preservada se apresentem mais freqüentemente com uma doença radiograficamente típica. Entretanto, os médicos devem considerar a TB como um diagnóstico possível na presença de qualquer anormalidade radiográfica e, em alguns casos, mesmo na presença de uma radiografia de tórax normal. Além disso, com o advento de potentes terapias anti-retrovirais, respostas clínicas incomuns ao tratamento da TB têm sido encontradas, como o desenvolvimento de adenopatia, febre e derrames durante o tratamento.[12] Presumivelmente estes achados se relacionam à reconstituição imune, pois muitos destes pacientes também demonstram viragem tuberculínica.

A doença extrapulmonar é responsável por aproximadamente 17 a 20% dos casos de tuberculose diagnosticados nos Estados Unidos. Apesar de qualquer órgão sistêmico poder estar envolvido, os sítios mais comumente observados, em ordem decrescente de freqüência, são os linfonodos, pleura, trato geniturinário e os ossos e articulações. A TB nas meninges é responsável por aproximadamente 1% dos casos. A doença em qualquer uma destas áreas pode se apresentar com sintomas localizados, como dor, edema ou disfunção do órgão envolvido, ou como um processo constitucional com sinais e sintomas menos específicos. Como observado, entre pessoas infectadas pelo HIV, a TB extrapulmonar é especialmente freqüente. A apresentação de algumas formas de TB extrapulmonar em pacientes com AIDS pode ser similar em vários aspectos com sua apresentação em hospedeiros intactos. Como pacientes com infecção pelo HIV podem apresentar outras comorbidades, a atribuição de sintomas não-específicos ou constitucionais da TB a outras condições é um erro relativamente fácil. Embora as respostas do hospedeiro sejam limitadas, e a cavitação, por exemplo, menos comum, particularmente na infecção pelo HIV avançada, a carga bacilar geralmente é grande nestes pacientes. Culturas positivas de sangue, urina ou fezes para a TB são muito mais comuns entre os pacientes com AIDS do que entre os pacientes não-infectados pelo HIV.[13]

Outros grupos de pacientes também parecem ser particularmente predispostos à doença extrapulmonar. Estes incluem os usuários de drogas intravenosas, mesmo na ausência de infecção pelo HIV, e pacientes submetidos a tratamento de manutenção por hemodiálise. O transplante de órgãos é um procedimento cada vez mais comum. O grupo mais cuidadosamente estudado a respeito da TB adquirida após um transplante é o de receptores de transplantes renais. Estes pacientes também parecem apresentar um risco aumentado para a TB, e a doença é extrapulmonar em até dois terços dos casos, com doença disseminada sendo a responsável por grande parte da doença extrapulmonar.[14] Pode ser esperada uma apresentação clínica similar em receptores de outros tipos de transplantes, que recebem níveis semelhantes de imunossupressão.

ABORDAGEM AO DIAGNÓSTICO

Até pouco tempo, as ferramentas disponíveis para o diagnóstico da TB haviam mudado muito pouco desde a primeira parte do século vinte. Técnicas convencionais de cultura, geralmente levando semanas para serem completadas, representavam o padrão ouro para o diagnóstico. A coloração para bacilos ácido-álcool resistentes é mais rápida, apesar de ser uma ferramenta menos específica. Outros estudos, incluindo radiografias e testes cutâneos com tuberculina, geravam evidências circunstanciais de que uma TB poderia estar presente.[15] A despeito dos grandes desenvolvimentos na tecnologia diagnóstica, muitas dessas ferramentas clássicas permanecem úteis e continuarão a desempenhar seu papel na avaliação do paciente com TB.

A TB geralmente produz anormalidades inespecíficas nos líquidos corporais. Por exemplo, o sangue pode demonstrar uma variedade de citopenias, monocitose, ou linfocitose e, raramente, podem ser encontrados achados consistentes com coagulação intravascular disseminada.[16] O cálcio sérico ocasionalmente está elevado, provavelmente por causa de um metabolismo aumentado da vitamina D por monócitos e macrófagos ativados.

Se a TB envolve sítios extrapulmonares, outras anormalidades estereotipadas podem ser observadas. A elevação da concentração de proteínas e a redução da glicose podem ser observadas no líquido pleural, cérebro-espinhal e articular se a TB envolver estes sítios. A leucocitose freqüentemente ocorre, com leucócitos polimorfonucleares predominando durante os primeiros dias. Nos derrames articulares, os leucócitos polimorfonucleares tendem a permanecer predominantes, mas em outros líquidos, os linfócitos geralmente se tornam as células mais comuns. No líquido pleural, as células mesoteliais são um achado comum em várias condições, mas geralmente contabilizam menos de 2% das células se a tuberculose for a causa do derrame.[17]

O envolvimento do trato geniturinário classicamente produz uma piúria estéril, apesar de hematúria microscópica e diminuição do pH da urina também poderem ocorrer. Estes achados devem determinar a realização de uma cultura de urina para TB. Mesmo na presença de sedimentos urinários normais, as culturas de urina de pacientes com TB podem ser positivas para a *M. tuberculosis*. O índice de positividade das culturas se aproxima dos 20% entre os pacientes com doença disseminada.[18] Devido à freqüência relativa de TB entre pacientes infectados pelo HIV, a cultura de urina para micobactéria pode ser particularmente útil.[13]

A coloração de bacilos ácido-álcool resistentes (BAAR) é um procedimento rápido e relativamente fácil, necessitando de mínimos equipamentos para ser realizada. Variações do exame tradicional (p. ex., Ziehl-Neelsen) são os corantes fluorocromados como a auramina e a rodamina. Espécimes corados com fluorocromados necessitam de um laboratório mais sofisticado e um microscópico de luz brilhante (fluorescência) para a detecção. A principal vantagem é que estes exames permitem que o microscopista avalie as lâminas rapidamente à procura do material ácido-álcool resistente que se destaca de encontro ao fundo escuro e não fluorescente da lâmina. Devido a uma tendência de resultados falsos-positivos mais freqüentes com o uso de corantes fluorocromáticos, os resultados positivos devem ser confirmados pelas técnicas com os corantes convencionais. As técnicas com o uso de corantes para bacilos ácido-álcool resistentes possuem várias vantagens sobre outros testes (Tabela 37-2), incluindo o baixo custo e a velocidade. A cultura de esfregaços do escarro, particularmente em pacientes não tratados, possibilita a medida da infectividade, pois pacientes que apresentam esfregaços e culturas positivas parecem ser mais infectantes do que aqueles que apresentam um esfregaço negativo e uma cultura positiva.[19] As principais desvantagens incluem o fato de que es-

TABELA 37-2. *Testes diagnósticos disponíveis para a tuberculose*

Teste	*Velocidade*	*Aplicação diretamente ao espécime clínico*	*Sensibilidade relativa*	*Especificidade relativa*
Coloração para bacilos ácido-álcool resistente	Minutos	Sim	+	+
Cultura convencional	Semanas-minutos	Sim	+++	+++
Cultura radiométrica	Dias-semanas	Sim	+++	+++
Detecção de antígeno	Semanas	Não	++	++
Cromatrografia líquida de alta *performance*	Semanas	Não	+	+++
Sondas ácido-nucléicas	Semanas (necessitando crescimento da cultura)	Não	+++	+++
Testes de amplificação direta	Dias	Sim	++ para +++	+++

Sensibilidade e especificidade para todos os testes são descritas em relação à coloração de bacilos ácido-álcool resistentes, que é considerado como "+".

tes corantes não são capazes de diferenciar a *M. tuberculosis* de outras espécies de micobactérias ou de outros gêneros ácido-álcool resistentes como a *Nocardia*, e a relativa insensibilidade destas técnicas. Estima-se que os esfregaços necessitem de 10^4 organismos por mL de espécimes para produzir um resultado confiavelmente positivo.

As técnicas convencionais de cultura utilizam uma variedade de meios, mas elas geralmente possuem uma base ovo-batata (p. ex., Löwenstein-Jensen) ou uma base ágar (p. ex., Middlebrook 7H-11). Os espécimes devem ser preparados antes da cultura. Isto inclui um importante passo de digestão-descontaminação para espécimes que geralmente não são estéreis (p. ex., escarro). Se ocorrer um crescimento, a especificação é realizada através de uma série de testes físicos e bioquímicos. A despeito da manipulação inicial do espécime, a confirmação de uma cultura positiva para *M. tuberculosis* geralmente leva entre 3 a 8 semanas. As culturas convencionais são altamente específicas e apresentam uma sensibilidade muito superior à coloração de bacilos ácido-álcool resistentes. As culturas também permitem a realização de testes de suscetibilidade às drogas. As principais desvantagens são o tempo necessário para a realização do diagnóstico (Tabela 37-2) e a necessidade de um laboratório moderadamente sofisticado.

Biópsia com exame histológico dos tecidos envolvidos pode ser útil em alguns pacientes. Dependendo do padrão e se organismos Baar positivos forem encontrados, os achados histológicos podem ser altamente sugestivos de TB. Em algumas situações, como na infecção pelo HIV, uma reação tecidual mínima pode ser observada mesmo que bacilos BAAR positivos sejam abundantes. O envolvimento dos tecidos que não se comunicam externamente geralmente necessita de uma biópsia para facilitar o diagnóstico. Por exemplo, doença peritoneal ou pleural isolada ou envolvimento intersticial do pulmão como ocorre na TB miliar são situações nas quais a biópsia pode ser útil. A biópsia transbrônquica pode contribuir no diagnóstico de 85% dos pacientes com um padrão miliar nas suas radiografias de tórax.[20] A biópsia transbrônquica também pode ser útil na realização do diagnóstico de pacientes com padrões radiográficos mais típicos, mas com culturas de escarro negativas. Apesar de a análise histológica ser útil, os resultados das culturas destas biópsias geralmente são negativos.[21] Devido à natureza disseminada da doença miliar, os sítios extrapulmonares também devem ser considerados para uma biópsia se este diagnóstico for considerado.

O fígado e a medula óssea podem estar envolvidos por uma doença miliar e podem gerar informações diagnósticas em 40 a 90% dos pacientes. Nesta situação, uma biópsia hepática, apesar de ser mais invasiva, parece apresentar um resultado um pouco melhor, com até 91% dos espécimes de um estudo demonstrando granulomas (a metade caseosos) e 40% gerando uma cultura positiva. Em contraste, a biópsia da medula óssea evidenciou granulomas, a maioria não-caseosos, em aproximadamente metade dos pacientes, e culturas positivas para o *M. tuberculosis* em somente 25% dos pacientes.[22]

Recentes inovações aceleraram a velocidade de crescimento das culturas, facilitaram a diferenciação de espécies e ofereceram o potencial para um progresso substancial. Sistemas de cultura radiométrica, como o Batec (Becton & Dickson Microbiology Systems, Sparks, MD), atualmente são extensivamente utilizados. Esses sistemas incorporam um substrato radiotitulado como o ácido ^{14}C-palmítico dentro do meio de cultura. Conforme a micobactéria metaboliza o substrato, $^{14}CO_2$ é liberado. Esta titulação pode ser detectada bem antes de um crescimento visível, que é o ponto final dos sistemas convencionais. Através da aplicação do NAP (*p*-nitro-α-acetilamino-β-hidroxipropiofenone), que inibe o crescimento da *M. tuberculosis* mas não o de micobactérias não-tuberculosas, os bacilos tuberculosos podem ser diferenciados de outras espécies de micobactérias. Ensaios radiométricos são pelo menos tão sensíveis quanto as culturas convencionais e geram a identificação da micobactéria em aproximadamente 1 semana. Os espécimes com altas concentrações de crescimento micobacteriano podem produzir uma cultura radiométrica positiva em cerca de 3 dias. Esses sistemas de cultura também podem ser adaptados para os testes de suscetibilidade às drogas de diversos agentes antituberculosos com uma economia de tempo semelhante. Tais sistemas são tecnicamente sofisticados e caros, tornando-os mais apropriados para laboratórios de microbiologia relativamente grandes. Novos sistemas que utilizam meios não-radioativos estão tornando os sistemas de cultura rápidos ainda mais atrativos.

Sondas ácido-nucléicas têm sido extensivamente utilizadas para identificar outros organismos e atualmente estão disponíveis para a avaliação do crescimento da micobactéria na cultura. As sondas de ácidos nucléicos utilizam DNA (cDNA) ou RNA (cRNA) que são complementares a porções únicas do ácido nucléico dentro de uma espécie particular de micobactéria. Se as seqüências apropriadas de ácidos nucléicos se apresentam em quantidades suficientes dentro da amostra, o DNA ou o RNA complementar se mistura com o ácido nucléico nativo, produzindo um sinal mensurável. Apesar de estes sistemas serem altamente específicos,[23] eles necessitam de uma alta concentração de micobactéria e ácido nucléico relacionado para obter um resultado positivo. Mesmo utilizando sondas de RNA complementares que se hibridizam com o RNA ribossomal relativamente abundante, uma concentração de cerca de 10^5 a 10^6 de micobactérias deve estar presente. Isto significa que um crescimento da cultura deve ser obtido antes da aplicação da sonda. Apesar de a atual sondagem poder ser rapidamente realizada, o crescimento da cultura necessita de semanas para seu término. A combinação da sonda a um sistema de cultura radiométrico acelera o processo ainda mais, mas ainda necessita pelo menos de1 semana.[24]

Outras tecnologias podem permitir uma identificação ainda mais rápida da micobactéria. A reação em cadeia de polimerase pode ser utilizada para amplificar a quantidade de DNA em um espécime clínico. Após inúmeros ciclos, levando horas para serem completados, a reação em cadeia de polimerase pode multiplicar a porção do ácido nucléico que é de interesse por várias vezes de magnitude. Esta tecnologia tem sido utilizada do modo bem-sucedido em espécimes como o escarro e permite uma identificação precisa da micobactéria nestes espécimes dentro de 48 horas.[25] Os testes de amplificação direta (TAD) disponíveis comercialmente utilizando tecnologia de biologia molecular foram desenvolvidos recentemente. As técnicas disponíveis têm em comum a duplicação (isto é, a amplificação) do ácido nucléico (RNA ou DNA) específico para o complexo de *M. tuberculosis* presente em um espécime clínico, juntamente com um sistema para a detecção de material não amplificado, se este estiver presente.[26] Os sistemas disponíveis parecem ser tanto sensíveis como específicos para o *M. tuberculosis*, apesar de um pouco menos do que as culturas convencionais, particularmente quando se testam esfregaços de espécimes com resultados negativos para bacilos BAAR positivos. Um problema adicional é a tendência de os sistemas TAD serem positivos quando organismos inviáveis estão presentes em um espécime. Esses sistemas oferecem a vantagem de resultados sendo gerados em horas ou dias, e a capacidade de distinguir entre a *M. tuberculosis* de outros tipos de micobactérias como a causa de um espécime BAAR positivo. No momento atual, os testes TAD são mais eficientes quando aplicados a espécimes de esfregaços positivos. A aplicação em esfregaços negativos pode estar associada a resultados falsos-negativos e falsos-positivos.[26] Refinamentos técnicos adicionais nos sistemas TAD provavelmente expandirão sua utilidade clínica. Desenvolvimentos recentes na área de pesquisa, incluindo a identificação de padrões genômicos específicos associados a algumas cepas de *M. tuberculosis* resistentes a drogas,[27] bem como a descrição de todo o genoma do organismo,[28] tornaram possível que testes moleculares possam ser desenvolvidos rapidamente para identificar a resistência a drogas no laboratório clínico.

Uma variedade de procedimentos cromatográficos, incluindo a cromatografia gás-líquido e a cromatografia líquida de alta *performance*, tem sido utilizada para identificar meios unicamente lipídicos na micobactéria. Apesar de estas técnicas serem rápidas, elas necessitam de habilidades técnicas especiais e altas concentrações de micobactérias para produzir bons resultados e também necessitam culturas em crescimento por pelo menos várias semanas.

A restrição do polimorfismo do comprimento do fragmento é uma outra elegante nova ferramenta que tem sido utilizada epidemiologicamente para gerar impressões digitais do DNA.[5] Enzimas altamente específicas (isto é, endonucleases), divisão de fragmentos de DNA, proporcionando a impressão digital. A comparação das impressões digitais de um espécime as de outro pode determinar se as cepas de micobactérias são as mesmas ou diferentes. Deste modo, múltiplos isolados de pacientes diferentes podem ser seguidos até um único caso fonte. Da mesma forma, a restrição do polimorfismo do comprimento do fragmento pode ser útil na identificação dos casos de contaminação laboratorial.

Inúmeros outros testes da abordagem ao diagnóstico da tuberculose estão sendo avaliados. Os testes sorológicos para anticorpos contra antígenos micobacterianos e identificação direta dos antígenos propriamente ditos produzem somente graus moderados de sensibilidade e especificidade nos sistemas disponíveis atualmente. A identificação de epítopos adicionais pode tornar estes testes mais apropriados para o uso em geral.[29] Similarmente, uma variedade de enzimas e citocinas liberadas pelas células envolvidas na resposta do hospedeiro tem sido avaliada como adjuvante em potencial ao diagnóstico. A adenosina deaminase, uma enzima chave no metabolismo das purinas, e a lisoenzima, uma enzima bacteriolítica encontrada em neutrófilos e linfócitos, tem sido avaliada nos líquidos pleural e cérebro-espinhal, bem como no líquido do lavado broncoalveolar.[30,31] Apesar de ser útil em alguns estudos, os resultados se superpõem com os obtidos em pacientes com outras condições que geralmente são consideradas no diagnóstico diferencial. Além disso, os estudos são oriundos de poucos centros clínicos, e estes ensaios não estão disponíveis em larga escala. Da mesma forma, a mensuração das citocinas como o interferon-gama (INF-gama) e fator de necrose tumoral, para citar dois, no líquido do lavado broncoalveolar, soro e outros espécimes clínicos produziram resultados intrigantes, mas ainda inconclusivos. O papel de todos estes ensaios ainda está para ser definido.

A despeito de um grande progresso na área do diagnóstico, em muitas situações o diagnóstico da TB é adiado ou não pode ser confirmado. Nesta situação, o médico deve considerar um tratamento empírico. A resposta a uma pesquisa terapêutica pode ajudar a estabelecer um diagnóstico. A terapia não deve ser retida se uma suspeita clínica de TB for alta mas sem uma confirmação laboratorial.

TRATAMENTO

Considerações Gerais

A *M. tuberculosis* é um organismo de crescimento lento, e como a maioria dos agentes utilizados para o tratamento da doença é mais efetiva contra organismos metabolicamente ativos, o tratamento tradicionalmente é prolongado. Mesmo sem uma exposição prévia a drogas, micobactérias espontaneamente resistentes às drogas ocorrem de um modo algo previsível e em relação ao número de organismos presentes. Por exemplo, alguns organismos que são espontaneamente resistentes à isoniazida (INH) provavelmente estarão presentes em um foco de tuberculose com uma concentração de bacilos de 10^5 ou mais, um número freqüentemente encontrado na prática clínica. Freqüências similares podem ser calculadas para outras drogas. A probabilidade de uma resistência espontânea a múltiplas drogas é o produto da probabilidade de resistência a cada agente individual. O uso de múltiplas drogas diminui enormemente a probabilidade de emergência de uma cepa resistente. Os regimes de tratamento para a TB foram caracterizados pelo uso de múltiplas drogas para prevenir resistências, administradas por períodos prolongados para que se alcance uma cura.

Com base no trabalho de Grosset e outros, surgiu o conceito das subpopulações de bacilos da tuberculose.[32] Esta visão sustenta que em um paciente com TB, os bacilos ocorrem em números variados em três compartimentos. Existe uma grande população de organismos extracelulares, metabolicamente ativos, por exemplo, em uma cavidade tuberculosa. Imagina-se que as outras duas populações são muito menores e contêm organismos que estão se multiplicando mais lentamente e de modo intermitente, uma dentro de monócitos e macrófagos e a outra extracelularmente dentro da caseificação tuberculosa. Acredita-se que o primeiro grande grupo seja o responsável pela 'infectividade' do paciente (isto é, se a doença está dentro do trato respiratório), e devido ao grande número de organismos neste compartimento, esta é uma fonte potencial de resistência às drogas se um regime terapêutico inadequado for utilizado. As populações de multiplicação lenta, também chamadas de *persistentes*, representam grupos que devem ser eliminados para que seja assegurado o efeito duradouro da cura da doença.

As diversas drogas antituberculosas não são igualmente eficientes contra todas estas populações. A INH e, em menor grau, a rifampicina, a estreptomicina e o etambutol são especialmente eficazes contra o grupo extracelular de organismos metabolicamente ativos.[33] A rifampicina e outras rifamicinas parecem ser especialmente úteis contra populações extracelulares de crescimento lento,[34] e a pirazinamida (PZA), em sistemas experimentais, parece unicamente ativa contra as populações de bacilos da tuberculose intracelulares.[35] Estes e outros agentes antimicrobianos são descritos na Tabela 37-3.

Diversos estudos confirmaram que a duração do tratamento pode ser substancialmente diminuída com excelentes resultados através da utilização de regimes contendo drogas que são especialmente ativas contra uma ou mais destas populações. Em um estudo de referência realizado pela *British Thoracic and Tuberculosis Association*, foi demonstrado que um regime contendo INH e rifampicina administrado durante 9 meses e suplementado pela estreptomicina ou etambutol durante os primeiros 2 meses de terapia produziu índices de cura em pacientes com uma TB pulmonar extensa comparável aos índices produzidos por um regime similar administrado pelo período padrão de 18 meses.[36] A utilização do mesmo regime durante 6 meses em pacientes com uma doença pulmonar menos extensa produziu uma recorrência inaceitavelmente alta ou um índice de falha

TABELA 37-3. *Drogas para o tratamento da tuberculose*

Droga	*Terapia diária*	*Terapia duas vezes por semana*
Principais		
Isoniazida	5-20 mg/kg até 300 mg	20-40 mg/kg
Rifampicina (e outras rifamicinas)	10-20 mg/kg até 600 mg	10-20 mg/kg
Rifapentina	–	600 mg nos primeiros 2 meses depois uma vez por semana
Adjuntos principais		
Pirazinamida	15-20 mg/kg até 2 g	50 mg/kg
Etambutol	15-25 mg/kg	50 mg/kg
Estreptomicina	15-20 mg/kg até 1 g	25-30 mg/kg
Adjuntos secundários		
Etionamida	15-30 mg/kg até 1 g	1 g
Cicloserina	10-20 mg/kg até 1 g	1 g
Canamicina	15-30 mg/kg até 1 g	1 g
Capreomicina	15-30 mg/kg até 1 g	1 g
Amicacina	7,5-10 mg/kg	
Ácido para-aminossalicílico	150 mg/kg até 12 g	12 g
Tiacetazona[a]	2 mg/kg até 150 mg	
Experimental ou adjuvante		
Interferon-2	Dosagem ideal e ajustabilidade para a terapia intermitente não foram definidas	
Talidomida		

[a]Não disponível nos Estados Unidos.

de 7%. Estudos subseqüentes confirmaram estes resultados e provaram que o uso suplementar de estreptomicina ou etambutol foi desnecessário se o bacilos da tuberculose eram totalmente sensíveis à INH e à rifampicina. Índices de cura de aproximadamente 95% podem ser atingidos com esta terapia desde que esta seja administrada em uma base intermitente, como duas vezes por semana, durante 9 meses.[37] Os regimes intermitentes são particularmente importantes pois eles tornam a observação direta do tratamento do paciente mais prática. A terapia diretamente observada, por sua vez, é uma importante ferramenta para um aumento da aderência à terapia. Seu uso tem sido registrado como um fator de melhoria nos resultados dos tratamentos e de diminuição nos índices de resistência a drogas nas comunidades em que foi utilizado.[38] Quando a PZA é acrescentada a um regime contendo rifampicina e INH durante os 2 primeiros meses de tratamento, uma duração total do tratamento de 6 meses pode ser alcançada com índices de cura para a TB pulmonar de mais de 98%.[39] Este regime de 6 meses também pode ser administrado de modo intermitente, com bons resultados.[40] O acréscimo de uma quarta droga, o etambutol, é recomendado se os índices de resistência primária forem ≥ a 4%,[41] como é o caso nos dias de hoje em grande parte dos Estados Unidos.

Apesar de a maioria dos estudos sobre a quimioterapia de curta duração ter envolvido pacientes com TB pulmonar, Dutt e colaboradores registraram os resultados com o INH e rifampicina utilizadas durante 9 meses para tratar pacientes com várias formas de doença extrapulmonar. Com a exceção de diversas falhas de tratamento de pacientes que apresentavam osteomielite tuberculosa, 9 meses de INH e rifampicina produziram excelentes resultados, mesmo nos casos de doença miliar e meníngea.[42] Presume-se que o acréscimo da PZA a este regime durante os primeiros 2 meses pode constituir um regime de terapia de 6 meses eficiente para a doença extrapulmonar, e o trabalho de Cohn e colaboradores corrobora esta conclusão.[40]

INH e rifampicina formam a base de todos os regimes de curta duração. O acréscimo da PZA durante os 2 primeiros meses permite uma redução no tempo total de tratamento de 9 para 6 meses. A substituição de outras drogas ou a resistência a um ou mais destes agentes, particularmente a rifampicina, geralmente necessita um período de tratamento mais protraído.

Estas reduções substanciais adicionais no tratamento podem ser atingidas pela utilização das drogas disponíveis atualmente sem incorrer em aumentos inaceitáveis nos índices de recorrência, e falhas de tratamento parecem improváveis. Mesmo se múltiplas drogas, incluindo a INH, a rifampicina e a PZA forem dadas durante 4 meses a pacientes com doenças pulmonares, recorrências precoces ou falhas de tratamento geralmente excedem a índices de 7%. Este fato vem a enfatizar a margem relativamente limitada para a não aderência que os regimes de curta duração provavelmente possuem.

Tratamentos Experimentais

Como o tratamento convencional da TB permanece de longa duração e mal ou bem pode ser inadequado devido ao tempo de tratamento ou ao desenvolvimento de uma doença resistente às drogas, a atenção se voltou para novas abordagens de terapia. Estudos preliminares, mas encorajadores, sugeriram que o INF-gama, quando combinado com as drogas convencionais, pode aumentar a resposta ao tratamento de uma variedade de infecções micobacterianas.[43] Estas observações foram estendidas a um pequeno número de pacientes com TB resistente a drogas que demonstraram melhora clínica e negativação do escarro durante o tratamento com uma formulação inalada de IFN-gama.[44] Similarmente, a talidomida, um eficiente inibidor do fator de necrose tumoral, pode melhorar vários dos sintomas constitucionais debilitantes da TB avançada quando ministrada como adjuvante da terapia convencional. Claramente, a manipulação de citocinas com estes ou outros agentes é uma área para investigações futuras.

Selecionando um Regime Terapêutico

Um regime de tratamento de 6 meses é o de preferência. Este regime considera que o organismo do paciente seja sensível a INH e, em particular, à rifampicina e que não existe nenhuma contra-indicação ao uso destas drogas ou à combinação de drogas em um regime.[45] Como a aderência a um regime quase nunca pode ser assegurada, a terapia diretamente observada deve ser utilizada extensivamente. Ela é uma ferramenta essencial em comunidades ou grupos de pacientes com índices de falha terapêutica de mais de 5 a 10%. A suscetibilidade às drogas está se tornando problemática em diversos locais. Os registros têm aparecido por todos os Estados Unidos descrevendo uma TB multidrogas resistente, particularmente entre pessoas infectadas pelo HIV.[46,47] Outros importantes fatores para a resistência da tuberculose incluem um tratamento prévio para a TB, imigração de uma região com altos índices de resistência a drogas (p. ex., América Central/do Sul, Ásia, África, Leste Europeu) e usuários de drogas intravenosas.[48] A resistência à INH ou à rifampicina tem sido comum entre estes pacientes.

A necessidade de os médicos estarem atentos para os padrões de resistência a drogas nas áreas em que eles atuam deve ser enfatizada. Devem ser prescritas pelo menos duas drogas para as quais presume-se que o paciente seja sensível. Os testes de suscetibilidade a drogas devem ser obtidos da amostra inicial para guiar ajustes subseqüentes na terapia. Em áreas nas quais um índice de resistência primária à INH não for de menos de 4%, o etambutol ou a estreptomicina devem ser acrescentados ao regime inicial.[41,49] Como observado, nos dias de hoje este fato atinge a maioria dos Estados Unidos. A quarta droga pode ser retirada após a confirmação da sensibilidade às outras drogas que estão sendo utilizadas. Como parece ter um impacto relativamente limitado sobre a grande população de bacilos de tuberculose extracelulares metabolicamente ativos de onde se imagina que a resistência surja, a PZA pode não ser adequada como uma droga para propósitos de prevenção de resistência. O uso de INH, rifampicina, PZA e etambutol como terapia inicial, atualmente é razoável, já que a resistência primária à INH ou à rifampicina geralmente não pode ser excluída. Deve ser observado que cepas resistentes à rifampicina geralmente também são resistentes às novas rifamicinas, rifabutin e rifapentina.

Pacientes que foram previamente tratados para TB e que falharam no tratamento ou apresentaram uma recorrência representam um problema em especial de tratamento. Muitos destes pacientes adquiriram resistência secundária a uma ou mais drogas que receberam previamente. A probabilidade de uma resistência secundária está em parte relacionada à duração do tempo que as drogas foram administradas previamente. A propabilidade de resistência aumenta fortemente se a terapia prévia foi realizada por mais de 1 mês e se mantém em um nível de mais de 70% entre pacientes previamente tratados por mais de 24 meses.[50] Os médicos devem considerar este fato quando escolhem um regime de retratamento. Assim como na suspeita de uma resistência primária, estes pacientes devem receber pelo menos duas novas drogas para as quais acredita-se que os organismos sejam sensíveis. Os testes de sensibilidade a drogas é essencial para estes pacientes, pois estes resultados são utilizados para modificar o tratamento. Se uma resistência extensa às drogas de primeira linha for encontrada, agentes de segunda linha, menos eficientes e geralmente mais tóxicos, devem ser tentados (Tabela 37-3). Este fato geralmente impede uma quimioterapia de curta duração, necessitando um período mais protraído de tratamento.

Se organismos são resistentes a agentes *principais* e a *secundários*, tratamentos experimentais podem ser associados a alguns agentes tradicionais aos quais o bacilo da tuberculose pode ser parcialmente sensível e acrescentando diversas modalidades experimentais.[51] Os resultados destes regimes provavelmente serão inferiores aos obtidos com o tratamento padrão. A cirurgia pode ser útil em alguns pacientes.[52] O uso de medidas adjuvantes para diminuir a transmissão destes organismos de difícil tratamento, particularmente o uso de luzes ultravioleta, deve ser reforçado nos casos em que estes bacilos provavelmente serão encontrados.[53]

A seleção do tratamento para TB em pessoas co-infectadas pelo HIV pode ser abordada da mesma forma que a utilizada no tratamento dos pacientes imunocomprometidos. TB em pessoas infectadas pelo HIV parece responder bem aos regimes padronizados, com organização do escarro e da cultura ocorrendo aproximadamente na mesma proporção dos pacientes sem infecção pelo HIV. Entretanto, diversos artigos sugerem que os regimes de 6 meses são um pouco menos favoráveis nestes pacientes do que os programas de 9-12 meses.[54,55] As atuais linhas de tratamento para a TB em pacientes co-infectados pelo HIV sugerem 6 meses como a duração mínima de terapia.[56] Muitos médicos rotineiramente continuam o tratamento por 9 a 12 meses e sempre por pelo menos 4 meses após a negativação da cultura.

Pacientes co-infectados pelo HIV parecem ter uma incidência aumentada de reações adversas às drogas e devem ser cuidadosamente monitorados durante o tratamento. A reação ao tiacetazone, um agente antituberculoso não disponível nos Estados Unidos, mas extensivamente utilizado em outros países, parece ser um problema em particular devido à sua freqüente associação com uma síndrome de Stevens-Johnson em pacientes co-infectados pelo HIV. Esta droga não deve ser utilizada em pacientes co-infectados pelo HIV. A despeito da resposta geralmente favorável da TB no tratamento dos pacientes co-infectados pelo HIV, muitos médicos acreditam que os pacientes TB-HIV podem deteriorar mais rapidamente do que outras pessoas que estejam em um estágio comparável da infecção pelo HIV, mas não apresentam uma TB concomitante. Existem algumas preocupações de que este fato possa refletir uma aceleração da replicação do HIV ocorrendo como resultado do processo tuberculoso.

Uma das principais considerações no tratamento de pacientes co-infectados com TB/HIV é o problema da interação de drogas. Este é um problema em particular com a rifampicina, um potente indutor do sistema citocromo P-450 CYP3A, que contribui para o metabolismo de vários inibidores de proteases do HIV, bem como alguns dos inibidores da transcriptase reversa não-nucleosídeos. Isto pode resultar em níveis subterapêuticos de certos anti-retrovirais. Em razão de a rifabritina ser um indutor menos potente do sistema P450CYP3A, esta rifamicina é a preferida para o uso com anti-retrovirais selecionados. Entretanto, deve ser tomado cuidado, e os ajustes de dose tanto da rifabutina ou dos anti-retrovirais podem ser necessários.[13] Rifapentina, uma rifamicina nova de longa duração, não oferece vantagens sobre a rifabutina nesta área.

O tratamento da TB durante a gestação e no período pós-parto necessita uma consideração especial. A maioria das drogas de primeira linha, incluindo a rifampicina e o etambutol, parece ser bem tolerada pela gestante e seus bebês.[57] A piridoxina (vitamina B_6) deve ser prescrita para a gestante para evitar neuropatia periférica.[58] Existe preocupação com relação à hepatite associada à INH, incluindo formas graves, a qual pode ser exacerbada no período do pós-parto imediato.[59] A magnitude deste problema não está bem definida, mas um monitoramento próximo das funções hepáticas é razoável quando a INH é utilizada nesta situação. Pouco se sabe quanto à segurança da PZA na gravidez, e o melhor é evitar o uso desta droga durante este período. A estreptomicina é conhecidamente teratogênica e não deve ser prescrita para gestantes. Como a rifampicina e a INH são secretadas no leite materno, alguns médicos sugerem que mães, que estejam amamentando, venham a ingerir estas medicações logo após amamentar seus bebês. A próxima alimentação pode ser dada ao bebê através de uma mamadeira. Esta abordagem diminui a quantidade de medicação que o bebê recebe. O bebê pode não receber uma quantidade terapêutica de medicação através do leite materno. Se o bebê de uma mãe tuberculosa também necessita de tratamento para a TB, este deve ser administrado diretamente ao bebê.[57]

Monitorando a Terapia e Encorajando a Adesão ao Tratamento

Além de acompanhar a resposta terapêutica, o tratamento deve ser direcionado para o encorajamento e monitoramento da adesão dos pacientes e detecção de reações adversas às drogas prescritas.[60] O contato com os pacientes deve ser feito em intervalos regulares, geralmente não menos freqüentes do que uma vez por mês. Para a doença pulmonar, o escarro deve ser monitorado, se possível, para confirmar negativação do escarro e da cultura. A negativação do escarro é um índice útil de resposta terapêutica e uma indicação de diminuição da infecção. Pacientes cujo escarro não negativa após cerca de 3 meses de tratamento devem ser reavaliados quanto à resistência terapêutica. A negativação da cultura também pode ser utilizada para monitoração da resposta terapêutica de uma doença extrapulmonar se os espécimes são prontamente disponíveis. A pesquisa de reações adversas é conseguida primariamente através da obtenção de uma história do período desde a última visita e de um exame clínico focando nos sintomas ou sinais que podem indicar um problema relacionado ao uso das drogas. Esta abordagem é complementada pelo uso de testes laboratoriais para avaliar os achados das pesquisas iniciais e para avaliar os pacientes que possivelmente apresentem risco para toxicidade às drogas em particular.

Para encorajar e avaliar a colaboração do paciente com o tratamento, devem ser utilizadas as interações com os pacientes. Se problemas forem identificados, um esforço deve ser feito para descobrir e eliminar os obstáculos à adesão ao tratamento. Se as preocupações sobre a não-adesão persistirem, deve ser considerada a administração de uma terapia supervisionada duas vezes por semana. Testes de função hepática; hemograma completo com contagem de plaquetas, níveis de creatinina sérica e níveis de ácido úrico (se PZA for utilizada) proporcionam referências para a comparação e identificação de pessoas em risco potencial de toxicidade. Os testes de acuidade visual e de visão para cores são úteis quando o etambutol é prescrito. Pacientes com risco elevado de hepatotoxicidade incluindo aqueles com doença hepática subjacente ou alcoolismo crônico, devem ter estes testes repetidos periodicamente. Aqueles sujeitos a riscos em particular devido a outras toxicidades conhecidas aos agentes prescritos, como pacientes com história de hiperuricemia recebendo PZA ou pacientes com doença ocular subjacente ou recebendo doses relativamente altas de etambutol (p. ex., 25 mg por kg dia), devem ter o teste relevante repetido periodicamente para guiar os ajustes na terapia. Os sintomas da toxicidade potencial em qualquer momento durante o tratamento devem ser imediatamente avaliados com estudos apropriados.

PREVENÇÃO

Apesar de o pronto e efetivo tratamento dos pacientes potencialmente infectados pela TB limitar a transmissão para hospedeiros suscetíveis, oportunidades adicionais para a prevenção estão disponíveis, incluindo a vacinação de pessoas não-infectadas, prescrição de medicação para pessoas não-infectadas expostas a pacientes potencialmente infecciosos (isto é, profilaxia primária) e prescrição de medicação para pessoas que estejam infectadas, mas que ainda não desenvolveram a doença (isto é, prevenção secundária).

A vacinação contra a TB com vacinas preparadas a partir de diversas cepas do bacilo Calmette-Guérin (BCG) tem sido utilizada em diversas áreas do mundo durante anos. Estudos sobre o grau de proteção contra a TB conferido pela vacinação com o BCG geraram resultados que variaram do 0 (nenhuma proteção), em estudos conduzidos no sudoeste dos Estados Unidos pelo U.S. Public Health Service até 80% de redução nos casos de TB observados em estudos ingleses. As razões para esta ampla variação na eficácia são incertas, mas uma metanálise dos dados das inúmeras pesquisas com o BCG concluíram que o BCG provavelmente confere alguma proteção e que a vacina provavelmente é útil na prevenção das formas mais agressivas de TB, como a doença disseminada e meningite.[61]

Porque não utilizar a vacinação com o BCG como a principal ferramenta para a prevenção da TB ? O primeiro problema é sua eficácia; o BCG não é completamente efetivo e em algumas situações pode ser somente marginalmente eficiente. Mais importante é o fato de que o BCG não confere nenhum benefício para pessoas que já foram infectadas pelo *M. tuberculosis* confirmado pelo teste cutâneo da tuberculina. Nos Estados Unidos, onde a maioria dos casos surge de um grupo de milhões de pessoas já infectadas, o BCG não apresentaria um grande impacto. Como a vacinação com BCG pode causar uma conversão do teste cutâneo, a vacinação cria um problema de determinação se um teste cutâneo positivo resulta de uma infecção virulenta ou da vacinação. A vacina BCG utiliza bacilos vivos atenuados, e infecções, tanto locais como as disseminadas, resultantes do BCG foram registradas. A vacinação está contra-indicada em pessoas com a imunidade comprometida como os pacientes com infecção pelo HIV. Apesar de teoricamente desejável, a vacinação com o BCG possui várias limitações práticas, particularmente nos países desenvolvidos. As recomendações atuais para o uso do BCG nos Estados Unidos relegam seu uso aos não-infectados, pessoas imunocompetentes que estejam continuamente expostas a casos de TB potencialmente infecciosos e em circunstâncias nas quais outras medidas preventivas não estejam disponíveis (p. ex., TB multidroga resistente) ou provavelmente falharão (p. ex., não colaboração).[62] Existe um intenso interesse no desenvolvimento de vacinas mais eficientes para a TB e desenvolvimentos científicos em diversas frentes encorajam estes esforços.

Nos Estados Unidos, a prevenção da TB se baseia fortemente no uso da profilaxia com a INH. Esta abordagem deriva dos resultados de diversos estudos realizados pelo U.S. Public Health Service e outros, que indicam que a INH, administrada como um único agente a pessoas que provavelmente serão infectadas com a *M. tuberculosis*, pode diminuir seus riscos de desenvolver TB em 70% ou mais.[63] Este efeito protetor parece durar além do período de tratamento e presumivelmente possui vida longa.[64] Com base nestes resultados, a profilaxia com INH se tornou amplamente utilizada para diminuir o risco de TB em pessoas com testes cutâneos de tuberculina positivos. Anos mais tarde, os riscos em potencial da INH, particularmente hepatite, se tornaram mais bem apreciados. Um importante estudo prospectivo demonstrou que o risco de hepatite associada ao INH aumentou com a idade e, em parte, com o consumo de álcool.[65] Entre pessoas com menos de 35 anos de idade, a hepatite associada à INH é incomum, mas aumenta para um pico de incidência de 2,3% entre pessoas de 55 anos de idade, e depois diminui um pouco entre pessoas com mais de 70 anos de idade.[65] Com base nestas observações e no fato de que o risco de TB não é igual entre todas as pessoas com uma reação ao teste cutâneo com tuberculina, análises de risco-benefício foram realizadas para definir as características das pessoas que provavelmente derivam a maior redução no risco de TB através da utilização da INH, a despeito do risco de desenvolver hepatite.[66]

Diversas diretrizes para o uso da terapia preventiva com a INH foram desenvolvidas (Tabela 37-4).[67] Com o intento de promover uma terapia preventiva com INH para aqueles que mais provavelmente beneficiar-se-ão com ela, estas diretrizes incorporam o risco de desenvolvimento da TB, as implicações pessoais e de saúde pública da TB (isto é, grupos de risco e epidemiológicos) e riscos de hepatite. A sensibilidade e a especificidade do teste cutâneo para a detecção de uma infecção tuberculosa são ajustadas pela variação da linha de corte utilizada para definir uma reação positiva. Antes do início da terapia com a INH, a possibilidade de doença ativa deve ser eliminada através de uma história cuidadosa, exame físico e radiografia de tórax. Qualquer anormalidade consistente com TB ativa deve ser ava-

TABELA 37-4. *Critérios para a positividade do teste de tuberculina e tratamento de infecções tuberculosas latentes (ITBL)*

Reação ≥ 5 mm de enduracão	*Reação ≥ 10 mm de enduracão*	*Reação ≥ 15 mm de enduracão*
Pessoas infectadas com o vírus da imunodeficiência humana	Imigrantes recentes oriundos de países com alta prevalência	Pacientes sem fator de risco para ativação da TB
Contato recente de paciente com TB	Usuários de drogas injetáveis	
Alterações radiológicas consistentes com uma TB prévia e não tratada	Tratar se reação de PPD ≥ a 10 mm	
Pacientes imunossuprimidos	Tratar se reação de PPD ≥ a 15 mm	

Reações são para 5 unidades de tuberculina de derivado purificado de proteína (purified protein derivative-PPD). O tamanho da reação se refere ao grau de enduração. *Fonte*: Modificado da ref. 67.

liada, e a terapia preventiva, adiada, até que a avaliação esteja completada. Nas situações em que a doença ativa é provável, particularmente se o paciente está doente ou considerado potencialmente infeccioso devido a escarro BAAR positivo, o início da terapia para uma doença ativa com duas ou mais drogas geralmente é aconselhável. Se a TB ativa for mais tarde excluída pelos resultados das culturas ou outras informações, a terapia preventiva com INH pode ser mantida. O tratamento da doença ativa com INH somente traz um risco de selecionar bacilos da tuberculose resistentes à INH.

Os candidatos para a terapia preventiva devem ser avaliados em relação a contra-indicações para a INH, terapia prévia ou interações medicamentosas em potencial, e uso de álcool. Se o regime de prevenção for iniciado, ele deve ser monitorado em intervalos aproximadamente mensais. As pessoas que estejam recebendo INH devem ser encorajadas a utilizar seus medicamentos e devem ser questionadas sobre sintomas sugestivos de efeitos colaterais, particularmente neurite ou hepatite. Eles devem ser encorajados a imediatamente relatar qualquer sintoma que ocorra entre as visitas. O uso de testes laboratoriais para o monitoramento da hepatite é controverso. Elevações na transaminase sérica ocorrem em 10 a 20% das pessoas que utilizam a INH.[68,69] Na maioria dos casos, estas anormalidades se resolvem mesmo se a medicação for mantida. Entretanto, anormalidades progressivas da função hepática podem ocorrer, assim como uma hepatite fatal.[69] Os testes de rotina da função hepática aumentam o custo da terapia preventiva e pode levar a uma suspensão do tratamento por algumas pessoas que podem apresentar curso não eficiente da terapia e não se beneficiar do tratamento. Entretanto, os testes periódicos da função hepática podem gerar uma margem adicional de segurança,[69] apesar de este fato ainda não ter sido rigorosamente testado. Os testes de função hepática devem ser obtidos prontamente para avaliar qualquer sintoma ou sinal sugestivo de hepatite.[67]

A continuação da terapia preventiva com INH por mais de 1 ano não parece gerar nenhum benefício.[71] A maioria dos pacientes que usavam a profilaxia recebe a maior parte dos benefícios nos primeiros 6 a 9 meses de tratamento,[72] e parece que um tratamento de 9 meses constitui um excelente programa terapêutico para muitas pessoas.[73] Diversos regimes utilizando múltiplas drogas por períodos mais curtos são promissores e oferecidos como alternativas.[67,74]

Pessoas infectadas pelo HIV, co-infectadas pela *M. tuberculosis,* possuem um risco em particular de desenvolver TB ativa. Como tal, eles são candidatos de alta prioridade para a terapia preventiva. Nesta situação, um regime de 6 a 12 meses de INH diária tem sido utilizado de modo eficiente.[13,45] Apesar de durações mais curtas de tempo terem sido utilizadas, as diretrizes atuais recomendam 9 meses de INH diária ou duas vezes por semana (supervisionada) para estes pacientes. Alternativamente, um regime de 2 meses de rifampicina e PZA diário parece gerar resultados satisfatórios nestes pacientes e é presumivelmente aceitável em HIV soronegativos também. Pacientes infectados pelo HIV recebendo inibidores da protease devem receber rifabutina, 30 mg por dia, em vez de rifampicina.[13]

Em algumas circunstâncias, é útil se iniciar uma profilaxia primária, na qual a INH é dada a alguém que não está infectado pelo *M. tuberculosis,* mas que teve uma exposição continuada a um portador potencialmente infeccioso. Nestas situações, a INH pode ser prescrita ao contatante até que o caso fonte se torne não-infeccioso ou a exposição for interrompida por um outro motivo. Quando utilizada desta forma, a INH é protetora somente durante o período em que é utilizada. Qualquer infecção subseqüente ou exposição pela pessoa que está recebendo profilaxia primária necessita de uma intervenção adicional.

O tratamento das infecções TB durante a gestação é outra situação clínica importante. A gestação e o período pós-parto podem representar momentos de risco aumentado para uma reativação da infecção. Idealmente, o risco de infecção poderia ser reduzido pela utilização de uma profilaxia com INH toda vez que um teste cutâneo com tuberculina for positivo em uma gestante. Esta abordagem deve ser ponderada sobre os riscos potenciais que a INH pode exercer sobre o feto, o aleitamento do bebê, ou sobre a mãe. Estes assuntos já foram abordados neste capítulo.[57] Apesar da INH não parecer apresentar um efeito adverso sobre o feto em desenvolvimento, a terapia preventiva deve ser adiada até o parto para coincidir com o período de grande risco de reativação. Entretanto, se uma infecção recentemente adquirida pela mãe for documentada, a INH deve ser iniciada após o primeiro trimestre.[45] Existem algumas preocupações de que a mulher no período pós-parto, especialmente as afro-americanas e hispânicas, possa apresentar um risco aumentado de hepatite associada ao uso de INH.[41,59] Até que mais informações estejam disponíveis, deve ser dada uma atenção em particular no monitoramento da toxicidade hepática nesta situação. A piridoxina deve ser administrada para evitar uma neuropatia periférica.[45]

Uma situação especialmente difícil é o tratamento preventivo de pessoas infectadas pelo bacilo da tuberculose resistente à INH. Apesar de somente a INH ter se mostrado eficaz como um agente profilático, muitos médicos experientes acreditam que outras drogas, particularmente a rifampicina, são igualmente eficazes. Uma análise de decisões utilizando a técnica Delphi sugere que conforme a probabilidade de infecção com um organismo resistente à INH aumenta, o uso de regimes contendo rifampicina se torna a abordagem de preferência para a profilaxia.[75] Ainda menos informações estão disponíveis para guiar o tratamento se a infecção ocorre com um organismo resistente a múltiplas drogas incluindo a INH e a rifampicina. Outras drogas, como a PZA e o etambutol, ou agentes que não são tradicionalmente utilizados para o tratamento do *M. tuberculosis*, como as fluoroquinolonas, podem ser consideradas nestas situações.[41,45] Quando o organismo é sensível à rifampicina, um regime diário de 2 meses de rifampicina e PZA parece ser bastante satisfatório.

A TB permanece um importante problema clínico e de saúde pública. A epidemia de HIV, a emergência de cepas resistentes a drogas e uma variedade de outros fatores sociais e epidemiológicos complicaram enormemente o tratamento da TB. Porém, avanços científicos e tecnológicos geraram o potencial para o contínuo progresso no controle desta doença.

REFERÊNCIAS BIBLIOGRÁFICAS

1. Murray C, Lopez AD. Alternative projections of mortality and disability by cause 1990-2020. Global burden of disease study. *Lancet* 1997;349:1498-1504.
2. Schluger NW, Rom WH. The host immune response to tuberculosis. *Am J Respir Crit Care Med* 1998;157:679-691.
3. Valway SE, Sanchez MPC, Shinnick TE et al. An outbreak involving extensive transmission of a virulent strain of *Mycobacterium tuberculosis*. *N Engl J Med* 1998;338:633-639.
4. Selwyn PA, Hartel D, Lewis VA, et al. A prospective study of the risk of tuberculosis among intravenous drug users with immunodeficiency virus infection. *N Engl J Med* 1989;320:545-550.
5. Daley CL, Small PM, Schecter GF, et al. An outbreak of tuberculosis with accelerated progression among persons; infected with the human immunodeficiency virus-an analysis using restriction-fragment length polymorphism. *N Engl J Med* 1992;326:231-235.
6. Centers for Disease Control and Prevention. Prevention and control of tuberculosis in facilities providing long-term care to the elderly. Recommendations of the Advisory Committee for Elimination of Tuberculosis. *MMWR Morb Mortal Wkly Rep* 1990;39:7-20.
7. Brudney K, Dobkin J. Resurgent tuberculosis in New York City: human immunodeficiency virus, homelessness and the decline of tuberculosis control programs. *Am Rev Respir Dis* 1991;144:745-749.
8. Small PM, Schecter GF, Goodman PC, et al. Treatment of tuberculosis in patients with advanced human immunodeficiency virus infection. *N Engl J Med* 1991;324:289-294.
9. Khan MA, Kovnat DM, Bachus B, et al. Clinical and roentgenographic spectrum of pulmonary tuberculosis in adults. *Am J Med* 1977;62:31-38.
10. Im J, Itoh H, Shim Y, et al. Pulmonary tuberculosis: CT findingsearly active disease and sequential change with antituberculous therapy. *Radiology* 1993;186:653-660.
11. Pitchenik AE, Robinson HA. The radiographic appearance of tuberculosis in patients with the acquired immune deficiency syndrome (AIDS) and pre-AIDS. *Am Rev Respir Dis* 1985;131:393-396.
12. Narita M, Askin D, Hollender ES, Pitchenik AE. Paradoxical worsening of tuberculosis following antiretroviral therapy in patients with AIDS. *Am J Respir Crit Care Med* 1998;158:157-161.
13. Havlir DV, Barnes PF. Tuberculosis. in patients with human immunodeficiency virus infection. *N Engl J Med* 1999;340:367-373.
14. Qunibi WY, Al-Sibai MB, Taher S, et al. Mycobacterial infection after renal transplantation-report of 14 cases and review of the literature. *Quart J Med* 1990;77:1039-1043.
15. American Thoracic Society and Centers for Disease Control and Prevention. Diagnostic standards and classification of tuberculosis in adults and children. *Am J Respir Crit Care Med* 2000;161:1376-1395.
16. Maartens G, Wilcox PA, Benatar SR. Miliary tuberculosis: rapid diagnosis, hematologic abnormalities in 109 treated adults. *Am J Med* 1990;89:291-296.
17. Light RW, Erozan YS, Ball WC. Cells in pleural fluid: their value in differential diagnosis. *Arch Intern Med* 1973;132:854-860.
18. Bentz RR, Dimchoff DG, Nemiroff MJ, et al. The incidence of urine cultures positive for *Mycobacterium tuberculosis* in a general patient population. *Am Rev Respir Dis* 1973;111:647-650.
19. Narain R. Microscopy positive and microscopy negative cases of pulmonary tuberculosis. *Am Rev Respir Dis* 1971;103:761-773.
20. Burke JR, Viroslav J, Bynum LJ. Miliary tuberculosis diagnosed by fiberoptic bronchoscopy and transbronchial biopsy. *Tubercle* 1978; 59:107-109.
21. Stenson W, Aranda C, Bevelaqua FA. Transbronchial biopsy culture in pulmonary tuberculosis. *Chest* 1983;83:883-886.
22. Cucin RL, Coleman M, Eckardt JJ, Silver RT. The diagnosis of miliary tuberculosis: utility of peripheral blood abnormalities, bone marrow and liver needle biopsy. *J Chronic Dis* 1973;22:355-361.
23. Drake TA, Hindler JA, Berlin OGW, Brakner DA. Rapid identification of *Mycobacterium avium* in culture using DNA probes. *J Clin Microbiol* 1989;25:1442-1445.
24. Ellner PD, Kiehn TE, Cammarata R, Hosmer M. Rapid detection of pathogenic mycobacteria by combining radiometric and nucleic acid probe methods. *J Clin Microbiol* 1988;26:1349-1352.
25. Eisenach KD, Sifford MD, Cave MD, et al. Detection of *Mycobacterium tuberculosis* in sputum samples using a polymerase chain reaction. *Am Rev Respir Dis* 1991;144:1160-1163.
26. Workshop Report of the American Thoracic Society. Rapid diagnostic tests for tuberculosis. What is the appropriate use? *Am J Respire Crypt Care Med* 1997;155:1804-1814.
27. Rattan A, Kalian A, Ahmad N. Multidrug-resistant *Mycobacterium tuberculosis:* molecular perspectives. *Emerg Infect Dis* 1998;4:195-209.
28. Cole ST, Brosch R, Parkhill J, et al. Deciphering the biology of *M. tuberculosis* from the complete genome sequence. *Nature* 1998;393:537-544.
29. Daniel TM, DeBanne SM. The serodiagnosis of tuberculosis and other mycobacterial diseases by enzyme-linked immunosorbent assay. *Am Rev Respir Dis* 1987;135:1137-1151.
30. Valdes L, San Jose E, Alvarez D, et al. Diagnosis of tuberculous pleurisy using the biological parameters adenosine, deaminase, lysozyme and interferon gamma. *Chest* 1993;103:458-465.
31. Orphanidou D, Stratakos G, Rasidakis A, et al. Adenosine deaminase activity and lysozyme levels in bronchoalveolar lavage fluid in patients with tuberculosis. *Int J Tuberc Lung Dis* 1999;2:147-152.
32. Grosset J. Bacteriologic basis of short-course chemotherapy for tuberculosis. *Clin Chest Med* 1980;1:231-241.
33. Jindani A, Aber VR, Edwards EA, Mitchison DA. The early bactericidal. activity of drugs in patients with pulmonary tuberculosis. *Am Rev Respir Dis* 1980;121:939-949.
34. Dickinson JM, Mitchison DA. Experimental models to explain the high sterilizing activity of rifampin in the chemotherapy of tuberculosis. *Am Rev Respir Dis* 1981;123:367-371.
35. Mackaness GB. The intracellular activation of pyrazinamide and nicotinamide. *Am Rev Tuberc* 1956;74:718-728.
36. British Thoracic and Tuberculosis Association. Short-course chemotherapy in pulmonary tuberculosis. *Lancet* 1975;1:119-124.
37. Dutt AD, Jones L, Stead WW. Short-course chemotherapy for tuberculosis with largely twice weekly isoniazid-rifampin. *Chest* 1979;75:441447.
38. Weiss SE, Slocum PC, Blais FX, et al. The effect of directly observed therapy on the rates of drug resistance and relapse in tuberculosis. *N Engl J Med* 1994;330:1179-1184.

39. Snider DE, Gracyzyk J, Bek E, Rogowski J. Supervised six-months treatment of newly diagnosed pulmonary tuberculosis using isoniazid, rifampin and pyrazinamide with and without streptomycin. *Am Rev Respir Dis* 1984;130:1091-1094.
40. Cohn DL, Caitlin BJ, Peterson KL, et al. A 62 dose, 6 month therapy for pulmonary and extrapulmonary tuberculosis. *Ann Intern Med* 1990;112:407-415.
41. American Thoracic Society and Centers for Disease Control and Prevention. Treatment of tuberculosis and tuberculosis infection in adults and children. *Am J Crit Care Med* 1994;149:1359-1374.
42. Dutt AK, Moers D, Stead WW. Short-course chemotherapy for extrapulmonary tuberculosis. Nine years' experience. *Ann Intern Med* 1986;104:7-12.
43. Holland SM, Eisenstein EM, Kuhns DB, et al. Treatmem of refractory disseminated nontuberculous mycobacterial infection with interferon gamma. *N Engl J Med* 1994;330:1348-1355.
44. Condos R, Rom WN, Schluger NW. Treatment of multidrug-resistant pulmonary tuberculosis with interferon-? via aerosol. *Lancet* 1997;349:1513-1515.
45. Bass JB, Farer LS, Hopewell PC, et al. Treatment of tuberculosis and tuberculosis infection in adults and children. *Am J Respir Crit Care Med* 1994;149:1359-1374.
46. Chawla PK, Klapper PJ, Kamholz SL, et al. Drug-resistant tuberculosis in an urban population including patients at risk for human immunodeficiency virus infection. *Am Rev Respir Dis* 1992;146:280-284.
47. Fischl MA, Uttamchandani RB, Daikos GL, et al. An outbreak of tuberculosis caused by multiple-drug-resistant tubercle bacilli among patients with HIV infection. *Ann Intern Med* 1992;117:177-183.
48. Moore M, Onorato IM, McCray E, Castro KG. Trends in drug-resistant tuberculosis in the United States, 1993-1996. *JAMA* 1997;278:833-837.
49. Mahmoudi A, Iseman MD. Pitfalls in the care of patients with tuberculosis: common errors and their association with the acquisition of drug resistance. *JAMA* 1993;270:65-68.
50. Costello HD, Caras GJ, Snider DE. Drug resistance, among previously treated tuberculosis patients a brief report. *Am Rev Respir Dis* 1980;121:313-316.
51. Iseman MD. Treatment of multidrug-resistant tuberculosis. *N Engl J Med* 1993;329:784-791.
52. Goble M, Iseman MD, Madsen LA, et al. Treatment of *171* patients with pulmonary tuberculosis resistant to isoniazid and rifampin. *N Engl J Med* 1993;328:527-532.
53. Iseman MD. A leap of faith. What can we do to curtail intra-institutional transmission of tuberculosis? *Ann Intern Med* 1992;117:251253.
54. Perriens JH, St. Louis ME, Mukadi YB, et al. Pulmonary tuberculosis in HIVinfected patients in Zaire: a controlled trial of treatment for either 6 or 12 months. *N Engl J Med* 1995;332:779-784.
55. Pulido F, Pena J-M, Rubio R, et al. Relapse of tuberculosis after treatment in human immunodeficiency virus-infected patients. *Arch Intern Med* 1997;157:227-232.
56. Prevention and treatment of tuberculosis among patients infected with human immunodeficiency virus: principles of therapy and revised recommendations. *MMWR Morb Mortal Wkly Rep* 1998;47(RR-20):1-58.
57. Hamadeh A, Glassroth J. Tuberculosis and pregnancy. *Chest* 1992;101:1114-1120.
58. Snider DE Jr. Pyridoxine supplementation during isoniazid therapy. *Tubercle* 1980;61:191-196.
59. Frank AL, Binkjn NJ, Snider DE Jr, et al. Isoniazid hepatitis among pregnant and postpartum Hispanic patients. *Public Health Rep* 1989;104:151-155.
60. Barnes PF, Barrows SA. Tuberculosis in the 1990s. *Ann Intern Med* 1993;119:400-4 10.
61. Colditz GA, Brewer TF, Berkey CS, et al. Efficacy of BCG vaccine in the prevention of tuberculosis. Meta-analysis of the published literature. *JAMA* 1994;271:698-702.
62. The role of BCG vaccine in the prevention and control of tuberculosis in the United States. A joint statement by the Advisory Council for the Elimitation of Tuberculosis and the Advisory Committee on Immunization Practices. *MMWR Morb Mortal Wkly Rep* 1996;45:1-18.
63. Ferebee SH. Controlled chemoprophylaxis trials in TB. A general review. *Adv Tuberc Res* 1970;17:28-106.
64. Comstock GW, Baum C, Snider DE Jr. Isoniazid prophylaxis among Alaskan Eskimos: a final report of the Bethel isoniazid studies. *Am Rev Respir Dis* 1979;119:827-830.
65. Kopanoff DE, Snider DE Jr, Caras GJ. Isoniazid-related hepatitis: a U.S. Public Health Service cooperative surveillance study. *Am Rev Respir Dis* 1978;117:991-1001.
66. Comstock GW, Edwards PQ. The competing riskis of tuberculosis and hepatitis for adult tuberculin reactors. *Am Rev Respir Dis* 1975;111:573-577.
67. Targeted tuberculin testing and treatment of latent tuberculosis infection. American Thoracic Society. *MMWR Morb Mortal Wkly Rep* 2000;49(RR-6):1-51.
68. Bailey WC, Taylor SL, Dascomb HE, et al. Disturbed hepatic function during isoniazid chemoprophylaxis. *Am Rev Respir Dis* 1973;107:523-529.
69. Byrd RB, Horn BR, Solomon DA, Griggs GA. Toxic effects of isoniazid in tuberculosis chemoprophylaxis. Role of biochemical monitoring in 1,000 patients. *JAMA* 1979;241:1239-1241.
70. Snider DE Jr, Caras GJ. Isoniazid-associated hepatitis deaths. A review of available information. *Am Rev Respir Dis* 1992;145:494-497.
71. Comstock GW, Ferebee SH. How much isoniazid is needed for prophylaxis? *Am Rev Respir Dis* 1970;101:780-782.
72. International Union Against Tuberculosis Committee on Prophylaxis. Efficacy of various durations of isoniazid preventive therapy for tuberculosis: tive years of follow-up in the IUAT trial. *Bull World Health Organ* 1982;60:555-564.
73. Snider DE Jr, Caras GJ, Koplan JP. Preventive therapy with isoniazid. Cost-effectiveness of different durations of therapy. *JAMA* 1986;255:1579-1583.
74. Lecoeur HF, Truffot-Pernot C, Grosset JH. Experimental short-course preventive therapy of tuberculosis with rifampin and pyrazinamide. *Am Rev Respir Dis* 1989;140:1189-1193.
75. Koplan JP, Farer LS. Choice of preventive treatment for isoniazidresistant tuberculous infection. Use of decision analysis and the Delphi technique. *JAMA* 1980;244:2736-2740.

CAPÍTULO 38

Micobactérias Não-Tuberculosas

Richard J. Wallace, Jr., Barbara A. Brown-Elliott, e David E. Griffith

As micobactérias não-tuberculosas (MNT) estão sendo crescentemente identificadas como a causa de doenças pulmonares crônicas. No passado, quando MNT eram descobertas no escarro de um paciente, a taxonomia do organismo e seu papel na doença na maioria das vezes eram incertos. Três eventos facilitaram a emergência dos MNT como patógenos respiratórios. O primeiro foi o reconhecimento das MNT como grandes patógenos oportunistas em pacientes com síndrome da imunodeficiência adquirida (AIDS). O segundo foi o reconhecimento e a aceitação que a MNT produz uma doença pulmonar mais diversa do que uma doença cavitária apical que simula uma tuberculose. O terceiro foi uma melhora dramática nas técnicas diagnósticas que tornou possível isolar e identificar as espécies de MNT em espécimes respiratórios em um índice maior, que na maioria dos laboratórios supera a recuperação da *Mycobacterium tuberculosis*. O efeito em rede fez com que a MNT despertasse (e necessitasse) uma maior atenção científica.

Três desenvolvimentos do passado fizeram com que surgissem estes recentes avanços na doença por MNT. Nos anos da década de 1950, a maioria das espécies de MNT foi descrita, incluindo a *Mycobacterium kansasii, Mycobacteirum avium, Mycobacterium intracellulare, Mycobacterium fortuitum* e *Mycobacterium scrofulaceum*.[1] Um grande passo para frente na compreensão destes organismos foi a introdução do Sistema de Classificação de Runyon, um método desenvolvido por Ernest Runyon, que dividiu isolados humanos potencialmente patogênicos de MNT em quatro grupos com base em suas taxas de crescimento, morfologia das colônias e pigmentação. Este sistema de classificação primariamente foi uma ferramenta para os microbiologistas e permitiu uma identificação mais fácil das espécies individuais de MNT pelos laboratórios microbacterianos. A classificação de Runyon foi de pouco valor clínico, pois os organismos em uma classe Runyon em particular podem causar padrões bastante diferentes de doença clínica. Por exemplo, *M. kansasii*, um patógeno pulmonar, está incluída na mesma classe Runyon da *M. marinum*, um patógeno da pele e dos tecidos moles. Com o advento de técnicas de identificação de organismos mais rápidas e sofisticadas, o sistema de classificação de Runyon foi largamente substituído, especialmente para as MNT comumente isoladas.

R. J. Wallace Jr. And B. A. Brown-Elliott: Department of Microbiology, The University of Texas Health Center at Tyler, Texas 75708-3154.

D. E. Griffith: Department of Microbiology, The University of Texas Health Center at Tyler, Texas 75708-3154.

Um segundo marco na compreensão inicial da doença pulmonar causada pela MNT foi a publicação em 1969 de um mapa de reatividade ao teste cutâneo dentro dos Estados Unidos para uma preparação com antígeno do complexo *M. avium* (CMA).[2] Este teste cutâneo, chamado *PPD-B*, ou *antígeno Battey* depois que o Battey State Hospital em Rome, Georgia, local em que grande parte da doença causada pelo CMA foi descrita, foi aplicado a aproximadamente 275.000 recrutas da marinha que haviam vivido toda sua vida em um único condado. O mapa subseqüente demonstrou uma impressionante distribuição de reatividade ao teste cutâneo que foi maior entre recrutas dos estados do sudeste e da costa do Golfo (Fig. 38-1). Nestes áreas, mais de 70% das pessoas testadas estavam infectadas pelo CMA ou por um organismo antigenicamente semelhante, resultando em um teste cutâneo ao PPD-B fortemente positivo.

O terceiro marco no conhecimento inicial da doença pulmonar causada pela MNT foi uma abrangente revisão das características clínicas e laboratoriais destes organismos escrita por Emanuel Wolinsky e publicada em 1979.[1] Este estudo promoveu uma das primeiras fontes de referência para a revisão do significado clínico de muitas espécies de organismos MNT e as síndromes de doenças clínicas que produziam. A partir daí, diversas outras revisões sobre a doença MNT foram publicadas, incluindo duas por Wallace e colaboradores.[3,4]

Atualmente, 15 espécies (ou complexos) de MNT são causas reconhecidas de doença pulmonar crônica (Tabela 38-1).[3,4] A maioria pode ser prontamente identificada nos laboratórios através de uma variedade de técnicas bioquímicas, cromatográficas e de biologia molecular. Como culturas positivas de escarro que contenham pequenos números de colônias podem ocorrer na ausência de doença (e provavelmente na ausência de infecção), uma única cultura de escarro isolada nem sempre estabelece o diagnóstico de uma doença pulmonar pela MNT. A cavitação pulmonar parece ser relativamente comum nas infecções por CMA e pelo *M. kansasii* e estas, combinadas com a presença de múltiplas culturas positivas de escarro para estes organismos, formaram uma característica geralmente aceitável do critério diagnóstico para a doença. Desde os anos 1990, ficou claro que muitos pacientes com doença pulmonar por MNT, especialmente doença pulmonar causada pelo CMA e *Mycobacterium abscessus*, não apresentam anormalidades cavitárias nas radiografias de tórax. Parece inapropriado considerar estes pacientes iguais aos pacientes com doença pulmonar cavitária.

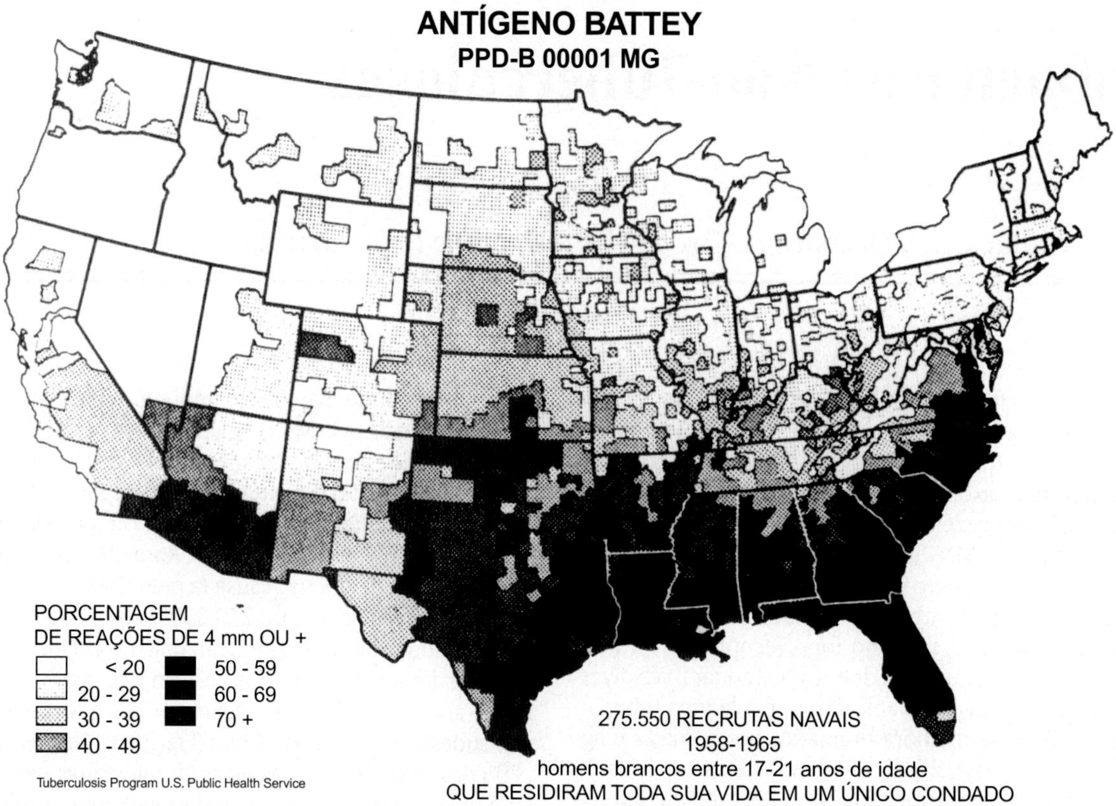

FIG. 38-1. Diferenças geográficas nos testes de reatividade cutânea para um antígeno do complexo *Mycobacterium avium* (PPD-B) entre 275.000 recrutas navais que haviam vivido toda sua vida em um único condado. (De Edwards LB, Acquaviva FA, Livesay VT, et al. An atlas of sensitivity to tuberculin, PPD-B and histoplasmin en the United States. *Am Rev Respir Dis* 1969;99:13, com permissão.)

Em 1997, a American Thoracic Society publicou seu segundo conjunto de critérios diagnósticos para doença pulmonar causada pela MNT (o primeiro foi publicado em 1990), que incluiu critérios para doenças cavitárias e não-cavitárias.[4] Um resumo destes critérios é encontrado na Tabela 38-2. Em geral, as amostras de escarro que são positivas ou contêm um crescimento moderado ou acentuado de um patógeno MNT respiratório quase sempre estão associadas a uma doença clínica e necessitam acompanhamento a despeito do quadro radiológico (infiltrados cavitários *versus* não-cavitários). Amostras de culturas positivas que sejam esfregaço-negativas devem ser avaliadas tendo em mente os critérios previamente mencionados. Como a doença pulmonar MNT, especialmente a doença pulmonar não-cavitária, pode ser bastante indolente, a importância do acompanhamento apropriado para a determinação do significado de isolados de MNT potencialmente patogênicos no escarro não pode ser desprezada. Na ausência de uma biópsia pulmonar, podem ser necessários meses ou anos de acompanhamento clínico, radiológico e microbiológico para determinar confiavelmente o significado dos isolados respiratórios de MNT de alguns pacientes.

Como os antígenos cutâneos para MNT não estão comercialmente disponíveis, o teste de reatividade cutânea não é uma ferramenta confiável ou mesmo disponível para a avaliação ou o diagnóstico da doença pulmonar por MNT.

TABELA 38-1. *Espécies ou grupos taxonômicos de micobactérias não-tuberculosas que causam infecções pulmonares crônicas*

Patógenos freqüentes
Micobactérias de crescimento lento
Mycobacterium avium complex
Mycobacterium kansasii
Mycobacterium xenopi
Mycobacterium malmoense
Micobactérias de crescimento rápido
Mycobacterium abscessus
Patógenos infreqüentes ou raros
Micobactérias de crescimento lento
Mycobacterium szulgai
Mycobacterium simiael
Mycobacterium triplex
Mycobacterium celatum
Mycobacterium shimoidei
Mycobacterium asiaticum
Mycobacterium haemophilum
Micobactérias de crescimento rápido
Mycobacterium fortuitum
Mycobacterium smegmatis
Mycobacterium goodii

TABELA 38-2. *Critérios diagnósticos recomendados para doença pulmonar causada por micobactérias não-tuberculosas*

Se três resultados de escarro/lavado brônquico dos 12 meses anteriores estiverem disponíveis:

1. Três culturas positivas com resultados negativos de esfregaço para bacilos ácido-rápidos ou
2. Duas culturas positivas e um esfregaço positivo para bacilos ácido-rápidos

Se somente um lavado brônquico estiver disponível:

1. Cultura positiva com esfregaço para bacilos ácido-rápidos com crescimento de 2+, 3+ ou 4+ em meio sólido

Se avaliações do escarro/lavado brônquico não forem diagnósticas ou outra doença não puder ser excluída:

1. Biópsia transbrônquica ou pulmonar isolando micobactéria não-tuberculosa ou
2. Biópsia demonstrando características histopatológicas micobacterianas (inflamação granulomatosa ou esfregaço para bacilos ácido-rápidos) e um ou mais exames de escarro ou lavados brônquicos positivos para micobactérias não-tuberculosas mesmo em baixos números

De Wallace RJ Jr, Glassroth J, Griffith DE, et al. American Thoracic Society: diagnosis and treatment of disease caused by nontuberculous mycobacteria. *Am J Respir Crit Care Med* 1997;156:S1-S25, com permissão.

A incidência e a prevalência da doença pulmonar por MNT são desconhecidas. Como as doenças causadas pelas MNT não são de notificação obrigatória, não existem informações definitivas sobre a freqüência destas doenças. Uma pesquisa nacional baseada nos registros do State Health Department Laboratory de 1979 a 1980 foi feita pelos Centers for Disease Control and Prevention.[5] Dos 32.000 isolados avaliados, aproximadamente um terço era de MNT. As espécies mais comumente isoladas foram CMA (61%), complexo *M. fortuitum* (19%) e *M. kansasii* (10%). Quase todos os isolados registrados foram oriundos de escarro. Um segundo estudo realizado por alguns dos mesmos investigadores no período de 1981 a 1983 demonstrou números semelhantes, com um índice de prevalência estimado de 1,8 caso de doença MNT por 100.000 pessoas dentro dos Estados Unidos.[6] Como a doença causada pala MNT demonstra uma predileção geográfica definida, os índices de ataque variam consideravelmente dependendo do local. Dados de resumos subseqüentes de diversos laboratórios registraram que mais de 50% das espécies de micobactérias atualmente avaliadas são MNT e que o CMA é isolado em maior freqüência nos espécimes respiratórios do que a *M. tuberculosis*.[7] Parte deste aumento parece estar relacionado a uma disseminação da doença por CMA em pacientes com AIDS, mas o aumento nos isolados respiratórios de MNT não pode ser adequadamente explicado através desta abordagem.

Em geral, as técnicas e os métodos laboratoriais utilizados para a cultura da *M. tuberculosis* são apropriados para as espécies de MNT. Pelo menos três culturas respiratórias (escarro) devem ser utilizadas para a avaliação inicial. As culturas devem ser inoculadas em um meio líquido e pelo menos um meio sólido. As MNT de crescimento mais lento produzem um crescimento detectável após 2 a 4 semanas em meio sólido e após 1 a 2 semanas em meio líquido. A última metade dos anos 1990 observou um intenso foco sobre tempos de viragem mais rápidos e identificação para as culturas micobacterianas, especialmente para a *M. tuberculosis*. Como as técnicas tradicionais de identificação das espécies de MNT, incluindo morfologia das colônias, produção de pigmentos, e testes bioquímicos são lentas, a maioria dos laboratórios mudou para um ou mais métodos de diagnósticos mais rápidos Estes incluem o uso de meios de caldo cultura, diagnósticos rápidos incluindo a cromatografia líquida de alta *performance* (CLAP), e sondas comerciais de DNA para as espécies de MNT freqüentemente isoladas. Entretanto, alguns métodos tradicionais ainda são necessários para a identificação de espécies raras ou infreqüentes para as quais as técnicas de rápida identificação em geral não estão disponíveis.

Os testes de suscetibilidade da MNT são mais difíceis e controversos do que os testes para *M. tuberculosis*. Foram escolhidas concentrações de um único teste (isto é, concentrações críticas) para separar cepas tratadas de não-tratadas de *M. tuberculosis*, e estas proporcionaram valores preditivos razoáveis de suscetibilidade e resistência clínicas. Os mesmos valores não são úteis para CMA, porque a maioria dos isolados foi resistente a estas concentrações,[8] mesmo se uma terapia com drogas combinadas em geral for clínica e microbiologicamente bem-sucedida.[9] A American Thoracic Society recomendou que a testagem de suscetibilidade de rotina do CMA para drogas antituberculosas seja suspensa, uma recomendação que a maioria dos laboratórios seguiu.[3,4] O National Committee for Clinical Laboratorial Standards, que estabeleceu as linhas de base para a maior parte dos tipos de testes laboratoriais, está trabalhando para estabelecer os padrões para MNT. Os padrões de suscetibilidade atualmente estão sendo revisados com planos de serem publicados no final de 2000 ou no início de 2001.

Apesar de existir pouca correlação entre a resposta clínica *in vivo* e a suscetibilidade *in vitro* para drogas antituberculosas em organismos do CMA, a situação é bastante diferente para os novos macrolídeos (claritromicina e azitromicina). O sucesso ou a falha do tratamento se correlaciona bem com a suscetibilidade *in vitro* tanto para pacientes imunossuprimidos como para os imunocompetentes.[10,11] O isolado CMA de qualquer paciente com doença pulmonar CMA que havia recebido terapia prévia com macrolídeos, especialmente monoterapia com macrolídeos, deve ser testado para a suscetibilidade aos macrolídeos quando um regime de tratamento ideal está sendo determinado.

O uso de concentrações de rifampicina escolhidos para os testes de suscetibilidade da *M. tuberculosis* possui um valor clínico preditivo para a *M. kansasii*, mas este fato aparentemente não é conhecido para outras drogas antituberculosas, e para algumas drogas (especialmente a isoniazida) pode ser enganador. Por este motivo, rifampicina em uma dose de 1μg por mL é a única droga e a única concentração recomendadas para a testagem da *M.kansasii* pela American Thoracic Society.[4] Espécies de

TABELA 38-3. *Suscetibilidade a drogas das espécies de micobactérias não-tuberculosas associadas a doença pulmonar testada nos Centers for Disease Control and Prevention entre 1980 e 1984*

		Porcentagem de cepas inibidas em dadas concentrações (μg/mL)										
		INH			RMP	EMB	SM		CAP	PZA	CYCL	ETH
Organismo	Número testado	0,2	1,0	5,0	1,0	5,0	2,0	10	10	25	30	5
Mycobacterium avium complex	713	< 1	1	25	14	13	8	40	9	< 1	26	5
Mycobacterium kansasii	71	6	45	92	82	42	1,1	77	48	2	83	68
Mycobacterium simiae	28	< 1	< 1	4	4	< 1	< 1	14	4	< 1	57	< 1
Mycobacterium asiaticum	10	< 1	10	40	< 1	20	< 1	70	20	< 1	70	< 1
Mycobacterium szulgai	23	13	30	61	61	39	39	87	70	< 1	30	13
Mycobacterium xenopi	25	64	92	96	92	64	100	100	100	13	72	92
Mycobacterium malmoense	47	< 1	2	43	60	21	38	68	47	2	62	53
Mycobacterium fortuitum	98	< 1	1	14	2	3	1	4	49	< 1	2	< 1
Mycobacterium abscessus	170	< 1	< 1	1	< 1	5	2	4	2	< 1	< 1	< 1

CAP, capreomicina; CYCL, cicloserina; EMB, etambutol; ETH, etionamida; INH, isoniazida; PZA, pirazinamida; RMP, rifampicina; SM, estreptomicina.

Reimpresso de Good RC, Silcox VA, Kilburn JO, Plikaytis BC. Identification and drug susceptibility test results form *Mycobacterium* spp. *Clin Miclobiol Newsletter* 1985; 7:133-136, com a permissão do editor.

MNT de crescimento mais lento diferentes da CMA também são suscetíveis *in vitro* aos macrolídeos, incluindo a *M. kansasii, Mycobacterium haemophilum, Mycobacterium szulgai* e *Mycobacterium xenopi*. O valor do teste de suscetibilidade para drogas antituberculosas para micobactérias de crescimento lento diferentes de CMA ou *M. kansasii* ainda não é conhecido, mas ainda é razoável no momento. Os testes de suscetibilidade para drogas antituberculosas não estão recomendados para as espécies de crescimento rápido, mas todos os isolados cutâneos e respiratórios considerados significantes devem ser testados contra agentes antituberculosos como a claritromicina, cefocitin, imipenem e amicacina.[12] Um resumo das porcentagens de isolados de MNT suscetíveis às drogas antituberculosas comumente utilizadas está listado na Tabela 38-3.

A terapia para a doença pulmonar causada pela MNT, assim como o teste de suscetibilidade, é mais difícil e mais controversa do que a para *M. tuberculosis*. Historicamente, poucas pesquisas clínicas com drogas foram realizadas (a maioria envolvendo a *M. kansasii*),[13-15] e nenhuma pesquisa clínica comparativa foi realizada em pacientes com doença pulmonar com MNT. Nos anos da década de 1990, entretanto, o número de pesquisas clínicas para o tratamento de doenças pulmonares causadas por MNT aumentou, (a maioria envolvendo CAM e *M. kansasii*) primariamente devido à introdução da claritromicina e azitromicina. Esses agentes melhoraram o resultado dos tratamentos das infecções por MNT tanto em pacientes imunocomprometidos como nos imunocompetentes. As recomendações de tratamento que se seguem se baseiam, sempre que possível, nos resultados de pesquisas clínicas. Entretanto, muitas MNT são suficientemente raras de modo a não existirem pesquisas sobre seu tratamento. Para estas espécies de MNT, as recomendações para a terapia se baseiam na declaração da American Thoracic Society publicada em 1997.[4] Elas representam um consenso sobre o tratamento e, como tal, são abertas às conjecturas e às críticas sobre as escolhas das drogas.

COMPLEXO *MYCOBACTERIUM AVIUM*

Características Clínicas

A doença pulmonar por CMA é encontrada em qualquer região dos Estados Unidos, mas a área de maior prevalência parece ser no sudeste e nos estados da Costa do Golfo. Estas são as mesmas áreas que demonstraram o maior grau de reatividade aos testes cutâneos para a preparação com antígeno do *M. avium* utilizada em recrutas navais.[2] Os isolados CMA são prontamente recuperados na água destas áreas e organismos similares aos que causam a doença humana foram recuperados de aerossóis próximos a estas águas.[16,17] Tanto a *M. avium* como a *M. intracellulare* são capazes de produzir esta doença.

A apresentação tradicional e mais amplamente aceita da doença pulmonar por CMA se dá em pacientes brancos do sexo masculino com queixas de tosse e produção de escarro, com anormalidades radiográficas fibrocavitárias em lobos superiores. Esses pacientes tipicamente estão entre seus cinqüenta e sessenta anos de idade, não possuem história de reatividade ao PPD ou de contatos com a tuberculose. Desordens subjacentes comumente incluem o abuso de cigarros e álcool, doença pulmonar obstrutiva crônica, tuberculose prévia e silicose.[1,9,18,19] Com a progressão da doença, ocorrem febre, perda de peso, dispnéia e fadiga. A febre está presente menos freqüentemente e é menos grave do que nos pacientes com tuberculose. Comumente ocorre a hemoptise. Se não-tratada, esta forma da doença pode levar a uma extensa destruição pulmonar e à morte.

Desde os anos da década de 1990 se tornou aparente que a doença pulmonar pelo CMA possui uma segunda apresentação menos dramática.[20,21] Esta forma de doença ocorre predominantemente na mulher branca e não-tabagista que também apresenta uma tosse crônica e produção de escarro, mas com um padrão em pulmão médio (lobo médio direito e língula) predominantemente nodular ou intersticial/nodular nas radio-

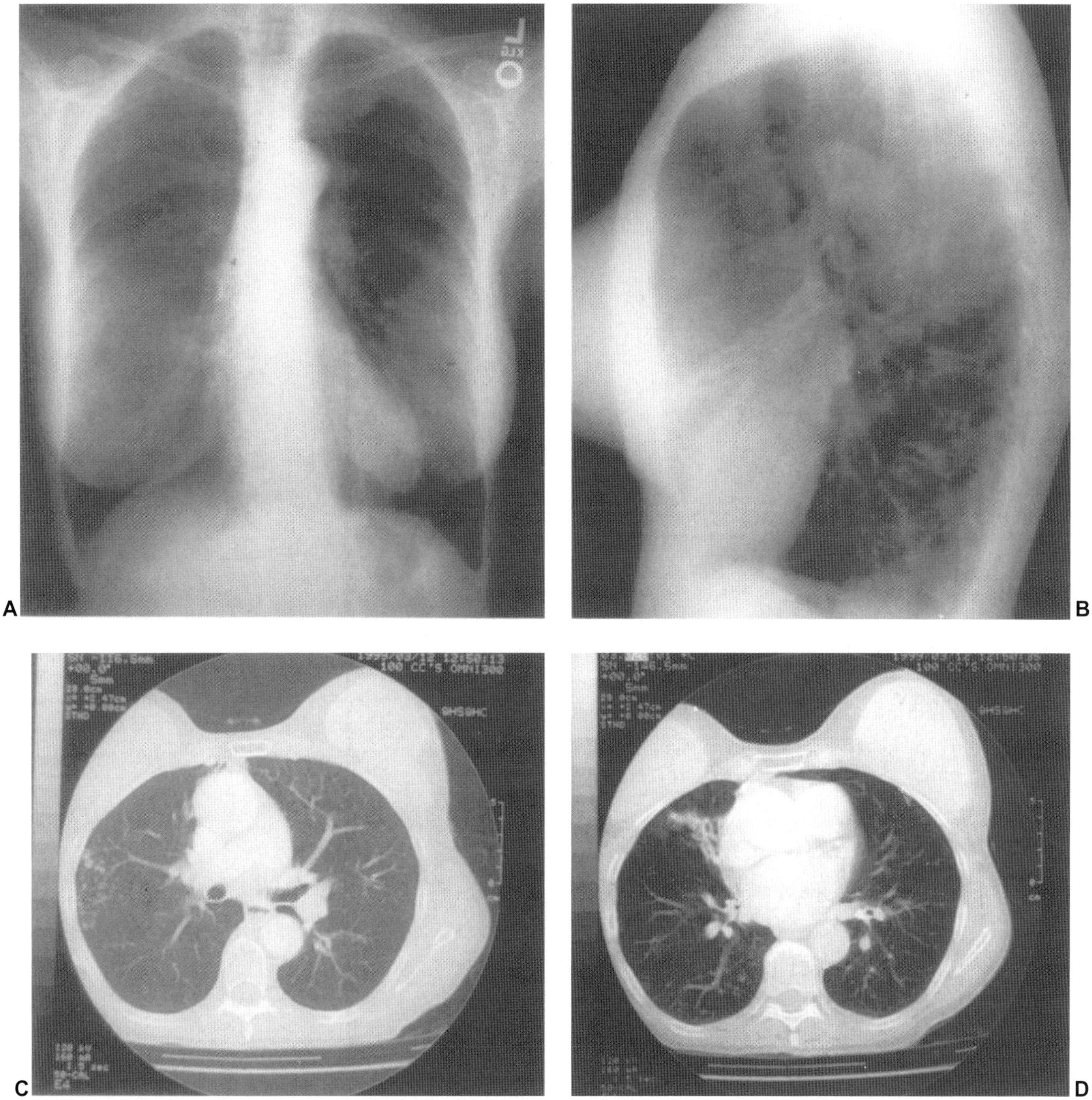

FIG. 38-2. Esta mulher de 62 anos de idade apresentava tosse crônica e escarro que foi positivo para esfregaço para bacilos ácido-rápidos e cultura para o complexo *Mycobacterium avium*. **A:** Radiografia póstero-anterior de tórax demonstra densidades nodulares no campo pulmonar médio direito. **B:** A radiografia lateral demonstra densidades intersticiais/nodulares sobrepostas ao coração. **C:** Imagem de tomografia computadorizada de tórax demonstra pequenos nódulos periféricos na região lateral do hemitórax direito. **D:** Imagem de tomografia computadorizada de tórax demonstra uma área de bronquiectasia focal no lobo médio direito.

grafias de tórax, sem cavitação. Estes pacientes são tipicamente idosos (60 anos e mais) sem nenhum fator de risco ou doença subjacente aparente. Entretanto, a maioria demonstra bronquiectasias nas imagens de tomografia computadorizada (TC) do pulmão. Fadiga, dispnéia e perda de peso ocorrem com a progressão da doença, mas febre e hemoptise são incomuns. Esta forma de doença tende a progredir muito mais lentamente do que a doença CMA cavitária. A progressão pode ser tão lenta, de fato, que esses pacientes algumas vezes são considerados como *colonizados* pela CMA. Com um tempo suficiente e acompanhamento clínico adequado, a natureza progressiva desta bronquiectasia nodular (não-cavitária) da doença CMA se torna aparente (Fig. 38-2).

Apesar de a doença pulmonar por CMA ser rara em crianças,[22] ela já foi encontrada em cerca de 15% das crianças com fibrose cística. Assim, a aparência radiológica da doença CMA

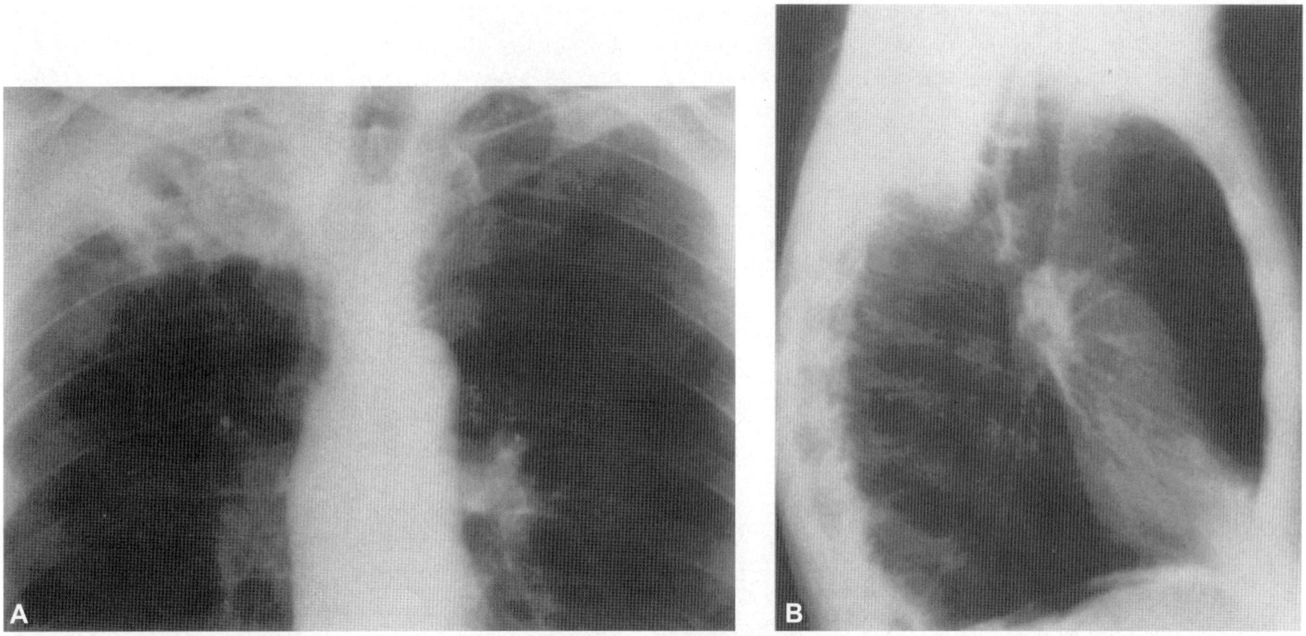

FIG. 38-3. Estas radiografias de tórax póstero-anterior (**A**) e lateral (**B**) demonstram uma doença fibrocavitária no lobo superior direito devido a um complexo *Mycobacterium avium*. Radiograficamente, a doença é indistinguível de uma tuberculose.

geralmente é uma entre dois padrões. O padrão mais familiar, visto em aproximadamente a metade dos pacientes é uma doença cavitária em lobo superior que simula uma tuberculose (Fig. 38-3). Cavidades de parede fina, algumas vezes muito grandes, ocorrem com maior freqüência do que na tuberculose, mas este fato tem pouco valor quando se avalia o paciente individualmente.

O segundo padrão é o de uma doença intersticial/nodular e intersticial disseminada em pulmão médio que geralmente está associada a uma bronquiectasia (Fig. 38-4). Os pacientes com

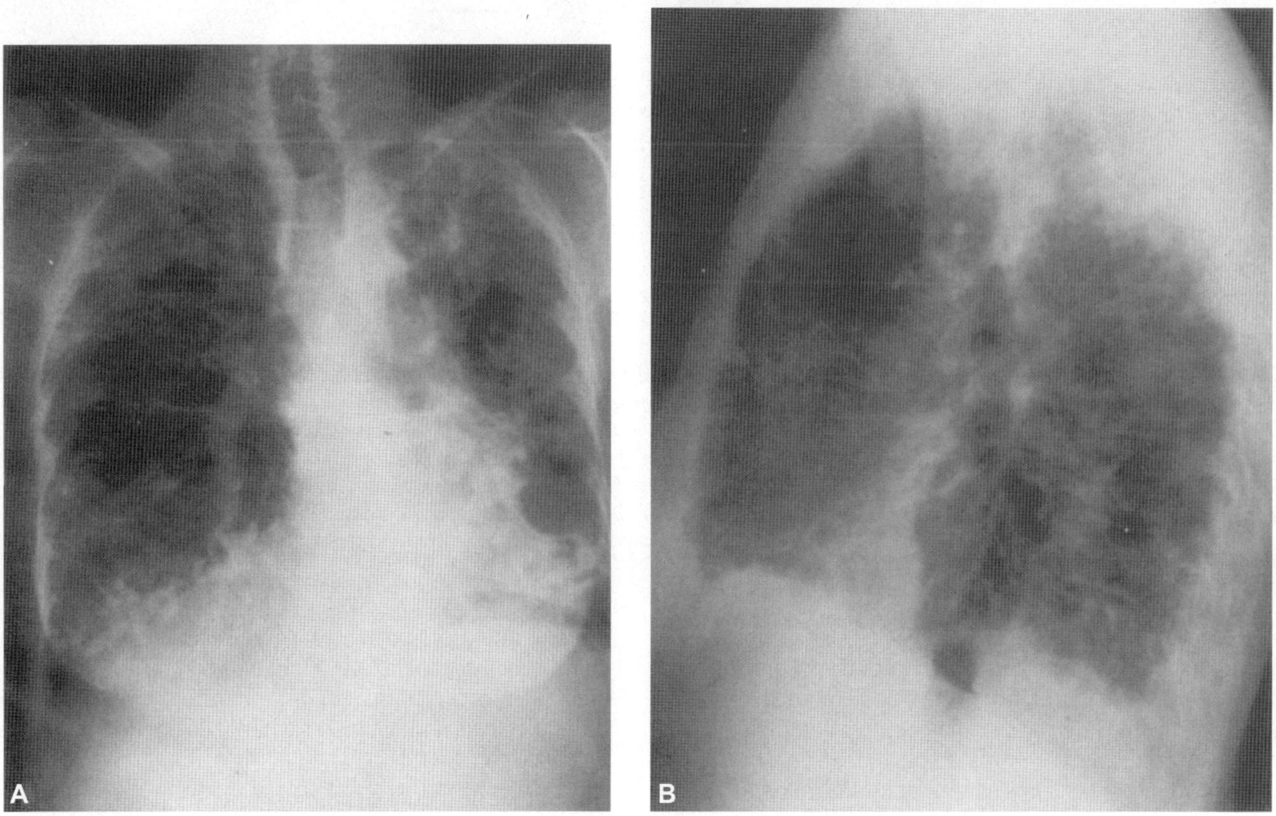

FIG. 38-4. Radiografias póstero-anterior (**A**) e lateral (**B**) de tórax demonstram uma doença pulmonar avançada e em estágio final devido a um complexo *Mycobacterium avium* em uma mulher de 60 anos de idade.

esta forma de doença geralmente foram considerados como portadores de uma bronquiectasia colonizada com CMA, apesar de a maioria não ter uma doença antecedente que possa explicar a bronquiectasia e quase todos os pacientes apresentarem esfregaço e culturas positivas para CMA na primeira avaliação de suas doenças. No passado, a maioria dos pacientes não possuía estudos radiográficos (p. ex., broncografia, TC) para confirmar a bronquiectasia, mas eles receberam este diagnóstico pois suas radiografias de tórax que eram consistentes e devido à história de uma tosse episódica com produção de escarro. Estudos utilizando a tomografia de alta resolução dos pulmões demonstraram que múltiplos e pequenos nódulos pulmonares (< 5 mm) combinados com bronquiectasias (quase sempre no mesmo lobo do pulmão) são altamente indicativos de uma doença pulmonar por CMA.[23] Um bom estudo da natureza progressiva desta doença em hospedeiros normais foi publicado por Prince e colaboradores em 1989.[20] Estudos em andamento no Japão, avaliando a patogênese deste processo sugerem que, em algumas mulheres, a doença se inicia com pequenos nódulos periféricos com o desenvolvimento subseqüente de infiltrados e bronquiectasias no parênquima pulmonar adjacente.[24] Esses estudos sugerem fortemente que a formação da bronquiectasia é o resultado da infecção por CMA em pelo menos alguns pacientes.

Apesar de a doença disseminada por *M. avium* ocorrer em pacientes com estágios avançados da síndrome da imunodeficiência humana (HIV), uma doença pulmonar clinicamente significativa não está presente.[25] A maioria dos pacientes com *M. avium* disseminada possui culturas pulmonares positivas na autópsia, mas nenhuma alteração histopatológica. As culturas de escarro que crescem baixas quantidades de *M. avium* freqüentemente são observadas nos pacientes com AIDS com e sem doença disseminada. Apesar de não ser diagnóstico de uma doença disseminada por *M. avium*, culturas de escarro positivas para *M. avium* podem ser um precursor de uma doença disseminada por *M. avium*.[26] Não foram descritas alterações radiográficas específicas nos pulmões de pacientes com AIDS causadas pela *M. avium*, apesar de infiltrados intersticiais e alveolares serem evidentes em cerca de 5% dos pacientes.[25] Uma doença cavitária e infiltrados em lobos superiores estão conspicuamente ausentes.[27] Uma doença por *M. avium* disseminada em pacientes infectados pelo HIV geralmente surge tardiamente no curso de suas doenças pelo HIV com febre, perda de peso, diarréia, hepatoesplenomegalia e adenopatia intra-abdominal. Esta apresentação é indistiguível clinicamente de uma tuberculose disseminada, que é o principal diagnóstico diferencial. Com o advento de uma terapia anti-retroviral melhorada e uma quimioprofilaxia eficaz contra o CMA, a incidência do CMA disseminado em pacientes com AIDS diminuiu dramaticamente.

Características Laboratoriais

Membros do CMA são classificados como micobactérias de crescimento lento (média de 2 a 3 semanas em meio sólido) que produzem um pigmento amarelo na ausência de luz. O CMA é na verdade composto de pelo menos duas espécies, *M. avium* e *M. intracellulare*, que são morfológica e bioquimicamente indistinguíveis.[28,29] A diferenciação entre a *M. avium* da *M. intracellulare* não possui um impacto clínico ou prognóstico, apesar de mais de 95% dos isolados de pacientes com HIV e doença disseminada apresentem um crescimento de *M. avium*. Atualmente existem evidências de que exista uma terceira espécie ou grupo no complexo, que geralmente é denominada como *cepas CMA-X*. Essas cepas são reconhecidas pela sonda de DNA CMA (Gen-Probe, San Diego, CA), mas são negativas com sondas específicas para *M.avium* ou *M. intracellulare*.[30,31]

Apesar de o CMA-X, *M.avium* e *M. intracellulare* não poderem ser distinguidos morfologicamente, as três *taxa* (CMA) são prontamente diferenciados da *M. tuberculosis* tanto por métodos fenotípicos como genéticos. Estes incluem um crescimento mais rápido no sistema radiométrico BACTEC 460 (Becton Dickinson, Inc., Sparks, MD) e diferenças morfológicas no ágar Middlebrook 7H10.[32] Os dois complexos (CMA e complexo *M. tuberculosis*) também são prontamente identificados e separados através da análise HPLC dos ácidos mucolíticos, cromatografia de camada fina, sondas ácido-nucléicas comercialmente disponíveis (Gen-Probe, Inc., San Diego, CA) e, recentemente, avaliação por reação em cadeia de polimerase de uma 65-kDa fragmento genético de uma proteína seguido de uma análise da restrição da endonuclease ou análise de seqüência.[33-36]

Os testes de suscetibilidade de rotina para CMA aos antimicrobianos antituberculosos não são mais recomendados.[4] O teste de suscetibilidade à claritromicina é a única recomendação atual para o CMA. Todas as cepas não tratadas de CMA são suscetíveis à claritromicina [concentração inibitória mínima (CIM), $\leq$ a 8 μg por mL] e a resistência está associada a uma mutação em um ou dois pares de bases no RNA ribossomal 23S com um aumento correspondente na CIM para $\geq$ 32 μg por mL. Acredita-se que este fenômeno seja causado pelo sítio de ligação ribossomal comum do macrolídeo, porque com esta mutação ocorre com uma resistência cruzada com a azitromicina e claritromicina.[37]

Tratamento

Antes da introdução dos macrolídeos na década de 1990, regimes com múltiplas drogas, incluindo a isoniazida, rifampicina, etambutol e estreptomicina, eram recomendados, apesar de não serem rigorosamente testados. Esta combinação de drogas estava associada a taxas de resposta inicial de aproximadamente 75%, mas devido às falhas terapêuticas e recorrências, o sucesso em longo prazo provavelmente não era melhor do que 50%.

A terapia para a doença pulmonar por CMA melhorou com a introdução da claritromicina e da azitromicina nos anos da década de 1990, agentes com uma boa atividade contra CMA tanto em pacientes imunocomprometidos como em imunocompetentes. A despeito de novos agentes terapêuticos, o tratamento ainda não é totalmente satisfatório, e as taxas de falha primária e de recorrência são muito mais altas do que as encontradas no tratamento da *M. tuberculosis*.

O macrolídeo claritromicina e a azalida azitromicina possuem uma excelente atividade na terapia e na prevenção da doença por *M. avium* disseminada em pacientes com AIDS.[10,38] Pesquisas com a claritromicina e azitromicina estão em andamento, mas informações suficientes já se acumularam para formar um quadro claro sobre a utilidade destas drogas na doença pulmonar por CMA. Em uma pesquisa controlada com claritromicina, 500 mg duas vezes ao dia como uma monoterapia durante 4 meses em 19 pacientes com doença pulmonar por CMA, aproximadamente 60% dos pacientes apresentaram uma conversão de seu escarro para negativo, e outros 21% demonstraram significativas reduções na positividade do escarro.[39] Outras drogas (rifabutin, etambutol e estreptomicina) foram acrescentadas à terapia com claritromicina após 4 meses. Aos 6 meses, 74% dos pacientes apresentavam uma conversão do escarro para negativo. Após 4 meses de monoterapia com claritromicina, 16% dos isolados por CMA desenvolveram resistência ao macrolídeo. Os resultados a longo prazo dos regimes de três drogas contendo claritromicina foram ainda mais encorajadores. Entre os pacientes com pelo menos 5 meses de terapia, 92% apresentaram uma conversão do escarro para negativo, e 82% dos pacientes que completaram a terapia permaneceram com culturas negativas após o término da terapia.[10] Regimes contendo azitromicina produziram resultados comparáveis aos regimes que contêm claritromicina, apesar de a claritromicina e azitromicina não terem sido comparadas em estudos pareados.[40]

Outra droga que se tornou disponível para a terapia da doença pulmonar por CMA é a rifabutina (anteriormente LM-427, ansamicina). A rifabutina inibe a maioria dos isolados por CMA em uma concentração de 2 μg por mL, apesar de os picos séricos com doses de 150 mg serem de menos de 0,5 μg por mL.[8] A rifabutina é menos eficiente no tratamento e profilaxia da doença por CMA em pacientes com AIDS.[41] Entretanto, a combinação da claritromicina e rifabutina aumenta a toxicidade da rifabutina, o que freqüentemente é o fator limitante para os regimes de tratamento em pacientes com doença pulmonar por CMA. A rifampicina é menos tóxica do que a rifabutina, mas possui uma atividade menor *in vitro* e promove o metabolismo hepático da claritromicina (mais do que o rifabutin), diminuindo assim dramaticamente os níveis de claritromicina. O uso ideal das rifampicinas na doença por CMA ainda não foi definido. Estudos recentes sugerem que a claritromicina e o etambutol são tão eficazes quanto as mesmas duas drogas acrescidas com a rifabutina na CMA disseminada em pacientes com AIDS, mas o risco de desenvolvimento de resistência à claritromicina está significativamente diminuído no regime com três drogas.[42] Um regime sem rifamicina não foi testado em pacientes com doença pulmonar por CMA, mas existem preocupações de que o uso prolongado do etambutol sem rifamicina não seja suficiente para evitar o desenvolvimento de uma resistência à claritromicina.

Assim, a terapia inicial para pacientes adultos HIV-negativos com doença por CMA que necessitam tratamento deve consistir de um regime de três drogas três vezes por semana (Segunda, Quarta, Sexta-Feira) de claritromicina (1.000 mg dose única ou doses de 500 mg de 12/12 h) ou azitromicina (500 mg), rifabutina (150 mg) ou rifampicina (600 mg), e etambutol (25 mg por kg). Para pacientes com pouca massa corporal, idade acima dos 70 anos, leve insuficiência renal, ou alguma combinação destas características, a claritromicina 500 mg ou azitromicina em 250 mg podem ser mais bem toleradas.[4] Para pacientes com uma doença avançada, grave ou que seja potencialmente letal, estreptomicina ou amicacina também podem ser acrescentadas durante os primeiros 3 a 4 meses de terapia.

As drogas devem ser administradas durante um período mínimo de 12 meses de negatividade de cultura (geralmente 15 a 18 meses).[3,4] O uso da monoterapia com claritromicina ou azitromicina é inaceitável devido ao risco de desenvolvimento de resistência ao macrolídeo.

Os pacientes devem ser acompanhados com exames mensais do escarro até sua conversão e, após esta conversão, os exames devem ser realizados periodicamente. Uma falha no acompanhamento do escarro é um dos erros mais freqüentemente encontrados no tratamento de pacientes com doença por CMA. Para pacientes que não apresentam uma boa resposta clínica ou que falham em apresentar uma melhora bacteriológica em 6 meses, o regime de tratamento deve ser reavaliado.

Após o início da terapia, os pacientes devem ser monitorados para potenciais eventos adversos da terapia.[3,4] Uma determinação das enzimas hepáticas basais, seguida por atualizações mensais durante os primeiros 6 meses, é recomendável para pacientes que estejam recebendo macrolídeos, rifabutin ou ambos. Pacientes submetidos a estes regimes também devem ser avaliados para eventos gastrintestinais, incluindo náuseas, anorexias, dispepsia e diarréia. Adicionalmente, um hemograma completo mensal deve ser obtido para os pacientes que estejam recebendo rifabutin. Deve ser realizado um exame ocular basal para a acuidade visual e discriminação de cores vermelho-verde, e os pacientes devem ser informados para relatar qualquer alteração visual imediatamente. Exames oculares mensais podem ser úteis em pacientes idosos nos quais o exame ocular inicial foi anormal. Para pacientes em uso de aminoglicosídeos, níveis de uréia e creatinina basais devem ser obtidos. O monitoramento periódico da função renal é recomendado para pacientes de alto risco, incluindo pacientes com mais de 50 anos de idade e pacientes com qualquer dano da função renal. Testes auditivos basais devem ser considerados se possível, especialmente nos casos de perdas auditivas preexistentes. Os pacientes devem ser advertidos para observar sinais de ototoxicidade, incluindo tinido, perda de audição e perda de equilíbrio. Em pacientes estáveis, estes podem ser sinais de alteração na função renal com aumento dos níveis séricos. É necessária uma avaliação clínica criteriosa, pois os níveis séricos de estreptomicina não são prontamente disponíveis, e sua significância é menos clara em pacientes com terapia intermitente (p. ex., t.i.w.).

A cirurgia desempenhou um importante papel na doença pulmonar por CMA antes da introdução dos macrolídeos. Os médicos avaliaram pacientes com doenças localizadas para uma ressecção cirúrgica como parte da terapia inicial. Com melhores regimes de tratamento medicamentoso, as indicações para a cirurgia mudaram e incluem pacientes que apresentam recorrências ou nos quais os isolados desenvolvem resistência aos macrolídeos. Os estudos sugerem que com cirurgiões experientes e para pacientes selecionados, o resultado do tratamento é melhorado se a cirurgia faz parte da terapia.[43-45]

MYCOBACTERIUM KANSASII

Características Clínicas

Como ainda não foram disponíveis testes de reatividade cutânea aos antígenos da *M. kansasii* em larga escala, os locais geográficos da *M. kansasii* são menos conhecidos do que os do CMA. Entretanto, com base nos registros de doença clínica, as espécies parecem predominar nos estados do sudeste e sul e nos estados das planícies centrais. Até pouco tempo, o organismo era raramente recuperado do meio ambiente. Ele nunca foi encontrado no solo ou suprimentos naturais de água. Entretanto, ele foi recuperado de modo crescente em sistemas de água encanada de cidades na Europa e Estados Unidos locais onde a *M. kansasii* é endêmica.[46] Estu-

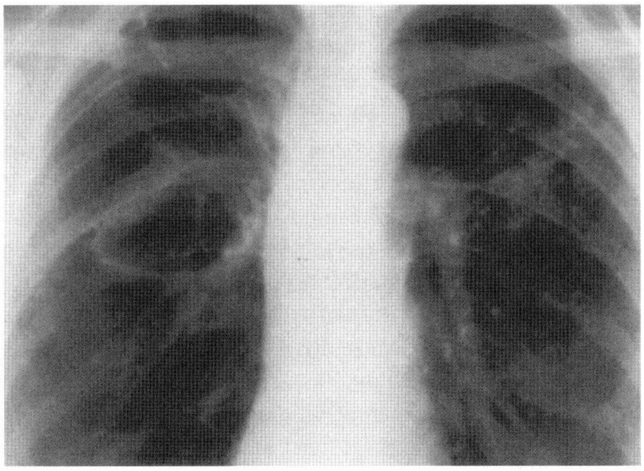

FIG. 38-5. Duas grandes cavidades de paredes finas podem ser vistas no ápice e no lobo superior direito em uma mulher de 35 anos de idade infectada com *Mycobacterium kansasii*.

dos prévios no Texas demonstraram que a doença por *M. kansasii* se concentra em áreas urbanas, suportando uma possível associação entre a doença clínica e a presença do organismo nos suprimentos de água potável.

A doença pulmonar causada pela *M. kansasii* é quase idêntica à tuberculose. A febre provavelmente é menos comum do que na doença causada pela *M. tuberculosis*, mas outros sinais clínicos, incluindo tosse, produção de escarro, hemoptise e perda de peso, são comuns. A doença é encontrada mais freqüentemente no homem branco, apesar de ser encontrada em todas as raças em proporção com sua presença na população em geral. Nenhuma associação definida com o alcoolismo foi observada, mas uma história do uso de cigarros e doença pulmonar crônica é encontrada em cerca de 50% dos pacientes que desenvolvem uma doença pulmonar por *M. kansasii*. Pacientes com infecção pelo HIV também são suscetíveis à infecção pelo *M. kansasii*.[47,48] Muitos destes pacientes apresentam uma doença disseminada, com envolvimento do sangue, pele, sistema nervoso central ou trato gastrintestinal. Em contraste com a infecção pelo CMA nos pacientes com AIDS, o envolvimento dos pulmões com *M. kansasii* geralmente está associado a uma doença clínica e radiográfica.

As características radiográficas da doença pulmonar por *M. kansasii* em pacientes HIV-negativos são similares às observadas em pacientes com tuberculose. Aproximadamente 80 a 90% dos pacientes apresentam uma doença cavitária com uma preponderância de envolvimento dos lobos superiores (Fig. 38-5). Nos pacientes HIV-positivos, a doença cavitária é menos comum. A maioria dos pacientes apresenta infiltrados intersticiais, que freqüentemente são bilaterais.[47,48]

Características Laboratoriais

A *M. kansasii* é prontamente identificada nos laboratórios clínicos por sua morfologia colonial e características de crescimento. Isolados de *M. kansasii* são micobactérias de crescimento lento que desenvolvem pigmentos quando expostas à luz. Isolados de *M. kansasii* crescem bem no ágar 7H10 Middlebrook e no meio de Löwenstein-Jensen e no caldo BACTEC 7H12. Nos esfregaços ácido-rápidos, os organismos geralmente parecem longos e em formato de colar de contas e, com uma avaliação experiente, podem ser diferenciados da *M. tuberculosis*. A identificação da *M. kansasii* é prontamente feita com uma sonda genética comercial (Gen-Probe, San Diego, CA)[49] ou através de HPLC. Outras novas técnicas para a identificação incluem o teste de reação em cadeia de polimerase do gene 65-kDa *hsp* com análise da restrição da polimerase (PRA).[35] Estudos moleculares recentes demonstraram a presença de pelo menos cinco subespécies ou grupos genéticos dentro da *M. kansasii*.[50,51]

Tradicionalmente, o método de proporção ágar foi utilizado para os testes de suscetibilidade da *M. kansasii*. As cepas não tratadas (selvagens) são inibidas pelo rifampicina, rifabutin, isoniazida, etambutol, etionamida, estreptomicina e claritromicina em concentrações prontamente alcançáveis no soro com doses terapêuticas de rotina.[52,53] Os testes de suscetibilidade de drogas diferentes da rifampicina não são recomendados a menos que o isolado seja resistente à rifampicina.[4] Estudos recentes demonstraram que falhas de tratamento relacionadas a alterações na suscetibilidade a drogas invariavelmente incluem uma resistência adquirida à rifampicina, que é precisamente medida utilizando as concentrações antituberculosas tradicionais de 1μg por mL. Algumas concentrações de drogas antituberculosas, especialmente a isoniazida, são problemáticas com a *M. kansasii*. Os testes de resistência a múltiplas drogas são recomendados com o reconhecimento de um isolado de *M. kansasii* resistente à rifampicina.[4]

Tratamento

Na era antes da rifampicina, as conversões de escarro para *M. kansasii* com regimes contendo isoniazida e estreptomicina variavam entre 60 e 80%. A ressecção cirúrgica para uma doença localizada era uma parte importante da terapia. Com a introdução da rifampicina e do etambutol, esta abordagem à doença mudou dramaticamente. Nos regimes contendo rifampicina, os índices de conversão do escarro em 4 meses foram de quase 100%. Em 180 pacientes de três estudos que foram tratados com regimes contendo rifampicina, todas as amostras de escarro foram convertidas para o negativo.[13,52,53] Os índices de falhas de tratamento e as taxas de recorrência a longo prazo parecem ser de aproximadamente 1%. As falhas quase sempre se relacionam ao desenvolvimento de resistência à rifampicina.

A recomendação da American Thoracic Society para o tratamento da doença pulmonar causada pela *M. kansasii* inclui isoniazida (300 mg por dia), etambutol (15 mg por kg por dia) e rifampicina (600 mg por dia) durante 18 meses.[3,4] Para pacientes que não toleram a isoniazida, uma terceira droga deve ser utilizada. O agente alternativo mais promissor é a claritromicina, que possui uma atividade significativo *in vitro* e *in vivo* contra a *M. kansasii*. Estudos de regimes contendo claritromicina estão sendo realizados. Outras alternativas possíveis incluem o sulfametoxazol, seguido pela ciprofloxacina, ofloxacina e etionamida.

Regimes de curta duração como os utilizados para o tratamento da infecção da *M. tuberculosis* não estão disponíveis para a *M. kansasii*. Como a pirazinamida não possui atividade contra a *M. kansasii*, um regime de tratamento de curta duração recomendado pela American Thoracic Society para a *M. tuberculosis* (isto é, 2 meses de pirazinamida, rifampicina e isoniazida, seguido por 4 meses de rifampicina e isoniazida) provavelmente não é eficaz para a *M. kansasii*. Três pesquisas sobre tratamentos de curta duração para a doença pulmonar por *M. kansasii* foram publicadas. Um estudo realizado por Ahn e colaboradores em 40 pacientes tratados durante 12 meses demonstrou que a adição da estreptomicina (1 g duas vezes por semana durante os 3 primeiros meses) ao regime recomendado com três drogas resultou em um índice de sucesso a longo prazo de 97%.[14] Uma segunda pesquisa patrocinada pelo British Medical Research Council utilizou o etambutol e a rifampicina diariamente durante 9 meses.[54] A conversão do escarro foi atingida em 99% dos pacientes, mas um índice de 12% de recorrência foi observado em 5 anos de acompanhamento. O terceiro estudo envolveu um pequeno grupo de pacientes que recebeu rifampicina, isoniazida e etambutol diariamente durante 6 meses, e depois isoniazida e rifampicina para completar um total de 12 meses.[55] Todos os pacientes apresentaram uma conversão do escarro para negativo, com um índice de recorrência de 7%. Reunidos, os resultados destes estudos são provocantes, mas não demonstram claramente uma equivalência aos regimes de tratamento diário durante 18 meses.

Para organismos que se tornaram resistentes à rifampicina, um regime que inclui uma sulfonamida e um agente injetável diário se mostrou eficiente em cerca de 90% dos pacientes.[56,57] Este regime consiste de altas doses de isoniazida diária (900 mg), piridoxina, etambutol (25 mg por kg) durante a terapia, sulfametoxazol (1 g duas vezes por dia) e estreptomicina. A última droga geralmente é dada cinco vezes por semana durante os primeiros 2 a 3 meses e depois duas ou três vezes por semana conforme o tolerado até completar 6 meses de tratamento. A porção oral do regime é dada até que o paciente apresente uma cultura negativa durante 12 a 15 meses de tratamento.[56,57] Como observado, esta pesquisa clínica do tratamento das *M. kansasii* resistentes à rifampicina foi feita antes do desenvolvimento da claritromicina. Como a claritromicina é extremamente ativa *in vitro* contra a *M. kansasii*, parece razoável que esta droga seja útil como parte de um regime multidroga para o tratamento de uma doença por *M. kansasii* resistente à rifampicina, talvez no lugar da estreptomicina que é mais tóxica.

Para pacientes com infecção pelo HIV e *M. kansasii*, o tratamento é complicado devido à interação entre a rifampicina e os inibidores da protease e inibidores da transcriptase reversa não-nucleosídica. Para pacientes que não estejam recebendo estas classes de agentes anti-retrovirais, o regime recomendado pela American Thoracic Society é o mesmo que o para pacientes HIV-negativos.[4] Alguns pesquisadores defendem o acréscimo da estreptomicina (1 g duas vezes por semana durante os primeiros 3 meses). A terapia deve ser mantida até que as culturas do paciente sejam negativas durante 15 meses. Para pacientes que estejam recebendo inibidores de protease apropriados ou inibidores da transcriptase reversa de não-nucleosídeos, pode ser razoável a substituição da rifabutina, 150 mg por dia pela rifampicina, com as mesmas drogas acompanhantes.[4] Como o número de pacientes é muito pequeno, ainda não se sabe se uma terapia supressiva de longa duração pode ser necessária. Estudos iniciais com AIDS avançada e *M. kansasii* disseminada sugerem que a última doença responda mal ou não responda à terapia.[47,48] Estudos que identificam os pacientes no início de seu curso da doença por HIV e pacientes com uma doença predominantemente pulmonar sugeriram que estes pacientes respondem bem à terapia de um modo comparável aos pacientes com *M. tuberculosis*.

MICOBACTÉRIAS DE CRESCIMENTO RÁPIDO

Características Clínicas

Devido à ausência de um estudo em grande escala com um teste de reatividade cutânea dos antígenos dos testes cutâneos das micobactérias de crescimento rápido (MCR), a distribuição da infecção com estes organismos dentro dos Estados Unidos é desconhecida. Entretanto, os isolados do complexo *M. fortuitum* são prontamente recuperados no solo e nos suprimentos de água em todos os Estados Unidos.[1] A maior parte das doenças clínicas registradas se localiza nos estados costeiros do sudeste e sul. Este fato é comparável às áreas de maior atividade do CMA. Pacientes que adquirem uma doença pulmonar por MCR tipicamente são brancos, do sexo feminino e não-tabagistas.[58,59] Apesar de seis ou sete grupos patogênicos de MCR serem reconhecidos, mais de 95% das doenças pulmonares são causadas por dois grupos. *M. abscessus* (anteriormente *Mycobacterium chelonae* subespécie *abscessus*) é responsável por 85% dos isolados, e a *M. fortuitum* (anteriormente *M. fortuitum* biovariante *fortuitum*) é responsável por cerca de 10 a 12% dos isolados.

Aproximadamente 20% dos pacientes apresentam um distúrbio subjacente que parece facilitar o desenvolvimento da doença micobacteriana. Doenças reconhecidas incluem uma tuberculose prévia, fibrose cística e doenças gastroesofágianas associadas a vômitos freqüentes (acalasia primária).[58] Nos 80% restantes dos pacientes com doença pulmonar por MCR, nenhuma anormalidade específica é evidente, mas quase todos os pacientes apresentarão uma bronquiectasia associada. A média de idade do paciente adulto é de aproximadamente 60 anos. A maioria das pessoas que experimentam um início da doença antes dos 40 anos de idade apresenta um dos distúrbios subjacentes definíveis.[58]

O sintoma de apresentação usual para pacientes com doença pulmonar por MCR é tosse. Com o tempo, produção de escarro, perda de peso, mal-estar e febre se desenvolvem na maioria dos pacientes. A hemoptise ocorre, mas parece ser menos comum do que em outras doenças pulmonares micobacterianas. Em alguns pacientes, a doença clínica simula exatamente uma bronquiectasia.[58,59] Os pacientes apresentam tosse episódica, produção de escarro e febre de baixo grau que é entremeada com períodos de relativo bem-estar e mínimos sintomas respiratórios. Por este motivo, alguns pacientes com doença pulmonar por MCR recebem o diagnóstico de bronquiectasia e podem carregar este diagnóstico durante anos antes que os esfregaços e culturas para bacilos ácido-rápidos sejam feitos. Se o paciente não apresenta uma infecção definível ou doença que possa levar a uma bronquiectasia, se os estudos radiográficos não foram realizados, e este diagnóstico é somente clínico, e se os esfregaços e culturas para bacilos ácido-rápidos são positivos na primeira vez em que são solicitados, a doença pulmonar por MCR deve ser suspeitada.

As radiografias de tórax com a doença pulmonar por MCR são bastante diferentes daquelas por *M. kansasii* ou *M. tuberculosis*.[58,59] Uma doença cavitária é produzida por uma micobactéria em 15% dos casos.[58,59] O organismo geralmente produz um infiltrado disperso reticular/nodular em lobo superior similar às alterações radiográficas vistas em pacientes com doença pulmonar por CMA não-cavitária. Alguns são tipo cicatriz, levando a um não reconhecimento da doença, e as alterações radiográficas são consideradas como uma doença prévia. Em pacientes que apresentam uma doença micobacteriana prévia, os infiltrados quase invariavelmente ocorrem na área de pior dano pulmonar produzida por uma infecção prévia. Em pacientes com acalásia ou uma pneumonia lipóide exógena co-existente, os infiltrados geralmente apresentam uma característica densa, alveolar e são bilaterais. Em pacientes que apresentam uma doença pulmonar primária sem fatores de risco subjacentes associados, a doença intersticial disseminada bilateral é comum.

Características Laboratoriais

Todas as espécies de MCR crescem bem nos meios bacteriológicos de rotina em menos de 7 dias. As espécies patogênicas de MCR quase todas não são pigmentadas, com a exceção da *Mycobacterium smegmatis* e *Mycobacterium goodii*, que tipicamente produzem um pigmento amarelo tardio.

A identificação para níveis de espécies recebeu menos prioridade do que outras espécies de MNT e somente é realizada por alguns laboratórios de referência. Isto, a despeito do fato de que algumas mas nem todas as espécies serem consideradas patógenos prováveis dos pulmões. Nenhuma sonda de DNA está disponível comercialmente e a HPLC tem sido menos útil na separação das espécies patogênicas. Os testes bioquímicos padronizados isolados [60] ou em combinação com os testes de suscetibilidade[12,61] geralmente são necessários para identificar estas espécies precisamente. Os testes genéticos provavelmente são o futuro para a identificação das espécies e a reação em cadeia de polimerase com análise da restrição da endonuclease de um fragmento 439-bp do gene 65-kDa *hsp* se mostrou altamente preciso na diferenciação das espécies.[62]

Os testes de suscetibilidade antimicrobiana utilizando métodos de CIM por microdiluição também são uma importante ferramenta suplementar na identificação das espécies. Isolados de *M. fortuitum, Mycobacterium mucogenicum, Mycobacterium peregrinum*, complexo biovariante de *M. fortuitum* e *M. smegmatis* são geralmente as micobactérias mais suscetíveis a drogas das MCR.[12,61,63] Elas geralmente são suscetíveis à amicacina, cefoxitina, imipenem, ciprofloxacina e sulfonamidas. Aproximadamente 20% dos isolados de *M. fortuitum* e a maioria dos isolados do grupo *M. smegmatis* são resistentes à claritromicina.[63]

Inversamente, os isolados de *M. abscessus* e *M. chelonae* são mais resistentes aos medicamentos e suscetíveis à amicacina, imipenem e claritromicina.[12,63] Os isolados de *M. abscessus* são moderadamente suscetíveis para cefoxitina nas CIMs usuais de 32 a 64 μl por mL, enquanto que os isolados de *M. chelonae* são altamente resistentes (CIM > 128 μg por mL).[61] Adicionalmente, isolados de *M. chenolae* possuem CIMs mais baixas para tobramicina do que para a amicacina.[12] Aproximadamente 25% dos isolados de *M. chelonae* são suscetíveis para ciprofloxacina, doxicilina ou ambos, em comparação com < 5% para isolados de *M. abscessus*.[12] A linezolida, recentemente lançada, oferece um excelente potencial como uma droga oval para *M. fortuitum*, *M. chelonae* e cerca de 50% dos isolados de *M. abscessus*.[64]

Terapia

Como os isolados de *M. abscessus* são resistentes a drogas orais diferentes da claritromicina, tentativas no passado para a cura de doenças pulmonares crônicas para este organismo não foram bem-sucedidas. Pacientes que recebem cursos prolongados (12 a 18 meses) seja de monoterapia com claritromicina ou azitromicina quase invariavelmente apresentam uma melhora clínica e microbiológica, mas raramente uma conversão permanente do escarro para negativo. Eles também estão em risco de desenvolver uma resistência aos macrolídeos. O uso da amicacina com cefoxitina ou imipenem juntamente com um macrolídeo geralmente resultou em uma melhora clínica e microbiológica, mas como as drogas parenterais não podem ser mantidas por tempo suficiente, invariavelmente ocorre uma recorrência, após a suspensão das drogas. A melhor modalidade de tratamento para a *M. abscessus* é a ressecção cirúrgica da área localizada do pulmão, com uma terapia medicamentosa prévia para tentar diminuir a carga do organismo.[59] A maioria dos pacientes que apresentam uma doença localizada e que são candidatos à cirurgia deve ser submetida a um curso de terapia antibiótica com claritromicina e um agente injetável seguido da ressecção cirúrgica do tecido doente.

A *M. fortuitum* necessita de uma abordagem diferente, porque é muito mais suscetível aos antibióticos orais. A suscetibilidade a drogas para estas espécies é essencial para uma terapia eficiente. A cura clínica geralmente resulta de 6 a 12 meses de terapia com dois agentes orais para os quais a *M. fortuitum* seja suscetível *in vitro*. O índice de sucesso com a *M. furtuitum* é alto, apesar de o número de casos estudados ser pequeno, porque o organismo é uma causa rara de doença pulmonar.

Pacientes com uma pneumonia lipóide subjacente ou acalasia freqüentemente desenvolve uma síndrome tipo sepse. Estes pacientes apresentam febres altas, contagens de leucócitos de mais de 20.000 células por mm^3 e parecem moderadamente doentes de um modo que é incomum para uma doença pulmonar MCR. Estes pacientes respondem à terapia, mas o declínio na contagem de leucócitos e na temperatura geralmente leva de 4 a 6 semanas.

MYCOBACTERIUM XENOPI

A *M. xenopi* é uma micobactéria pigmentada de crescimento lento que apresenta um crescimento ideal a 42°C e pode resistir a temperaturas de até 45°C, ao contrário da maioria das outras espécies micobacterianas. Ela cresce fracamente ou não cresce em temperaturas abaixo dos 28°C. Os isolados podem ser identificados pela análise do ácido micólico utilizando o HPLC, pela detecção do 2-docosanol em uma análise de cromatografia em camada fina e pela análise de restrição da reação da cadeia de polimerase da seqüência genética do 65-kDa *hsp*.[65] Os isolados também podem ser facilmente distinguidos da CMA por uma falha em hibridizar com a sonda CMA (Gen-Probe, San Diego, CA).

No passado, uma causa rara de doença pulmonar, a *M. xenopi* é uma causa relativamente comum de doença pulmonar MNT em vários locais fora dos Estados Unidos, incluindo a Inglaterra e o Canadá.[66,67] O organismo freqüentemente é recuperado na água encanada, especialmente água quente e pode ser um contaminante no paciente e no laboratório. O organismo também pode ser uma causa de doença pulmonar nosocomial, e muitos dos casos inicialmente registrados ocorreram em grupos com uma fonte comum sugerida.[67] Os isolados de *M. xenopi* geralmente são suscetíveis *in vitro* à claritromicina, etambutol, rifabutin e rifampicina. Um estudo recente de um regime contendo claritromicina demonstrou uma excelente taxa de conversão do escarro. Um regime inicial razoável para pacientes com doença pulmonar por *M. xenopi* deve consistir de claritromicina, rifabutin ou rifampicina e etambutol com ou sem o uso inicial de estreptomicina. A cirurgia foi utilizada para alguns pacientes, especialmente aqueles que falharam com a terapia inicial com medicamentos.

PATÓGENOS RAROS

Mycobacterium szulgai

A *M. szulgai* é uma espécie micobacteriana pigmentada e de crescimento lento. A *M. szulgai* geralmente é suscetível *in vitro* à rifampicina, etambutol, isoniazida e estreptomicina.[68]

A *M. szulgai* é uma causa bastante rara de doença pulmonar e extrapulmonar em humanos. Menos de 30 casos de doença pulmonar causada pela *M. szulgai* foram registrados no ano de 1998.[68,69] A doença foi comparável a uma tuberculose crônica e ocorreu primariamente em pacientes idosos, brancos e do sexo masculino. A despeito dos poucos casos registrados, a *M. szulgai* deve ser considerada patogênica quando recuperada de humanos. A terapia combinada com rifampicina, etambutol e estreptomicina resultou em uma resposta clínica e microbiológica favorável. Os novos macrolídeos também parecem ser ativos *in vitro* contra esta espécie.

Mycobacterium simiae

A *Mycobacterium simiae* é uma micobactéria de crescimento lento e não-pigmentada que cresce idealmente em uma temperatura entre 35 e 37°C. Os isolados nos Estados Unidos se localizam em umas poucas áreas geográficas, incluindo o centro sul do Texas e o Novo México.[70] A *M. simiae* divide uma porção de sua seqüência genética do RNA ribossomal 16S com a RGM, uma característica única entre as espécies de micobactérias de crescimento lento.[71] Como a *M. tuberculosis*, os isolados de *M. simiae* produzem niacina, a única espécie de MNT que o faz. Os isolados de *M. simiae* podem ser identificados pelo HPLC e pela análise da reação em cadeia de polimerase do gene 65-kDa *hsp*. Recentemente, surgiram evidências de que isolados identificados anteriormente como *M. simiae* podem incluir membros de uma nova espécie.[72]

A *M. simiae* é uma causa incomum de doença pulmonar crônica, e a maioria dos isolados respiratórios de *M. simiae* não é clinicamente significativa. Entretanto, em alguns pacientes a *M. simiae* pode ser recuperada de múltiplos espécimes de escarro e estar associada a uma doença pulmonar crônica. A *M. simiae* é a mais resistente das MNT à terapia medicamentosa, com a maioria dos isolados sendo resistentes a todas as drogas testadas *in vitro*, incluindo a claritromicina. Para pacientes com doença pulmonar progressiva, um regime consistindo de claritromicina, etambutol, rifabutina e estreptomicina (assim como recomendado para a doença por CMA) deve ser tentado. A sulfametoxazol também possui atividade *in vitro* contra a maioria dos isolados.

Mycobacterium malmoense

A *Mycobacterium malmoense* é uma micobactéria não-pigmentada de crescimento lento que não cresce bem no meio de Löwenstein-Jensen. Entretanto, o crescimento é potencializado pelo uso de um meio ácido à base de ovos suplementado com piruvato ou caldo BACTEC. Devido a sua taxa de crescimento extremamente lenta, o período de incubação para um isolamento primário deve ser prolongado por 8 a 12 semanas antes que um resultado negativo seja registrado. A confirmação das espécies pode ser conseguida através da análise lipídica e com técnicas moleculares.[73,74] Estudos de suscetibilidade iniciais utilizando o sistema BACTEC 460 registraram que a maioria dos isolados era suscetível à claritromicina, rifampicina e rifabutin e resistentes à amicacina.[75] A determinação das CIM em um meio acídico foi descrita mais recentemente. Com esta técnica, os isolados demonstram uma suscetibilidade à rifampicina, etionamida e claritromicina, com uma suscetibilidade intermediária ao etambutol.[76]

A *M. malmoense* foi inicialmente descrita como um patógeno pulmonar em 1977 em quatro pacientes de Malmo, Suécia. Desde então, ela tem sido crescentemente isolada em pacientes europeus, especialmente na Suécia e Grã-Bretanha. Raramente é identificada em pacientes nos Estados Unidos. O organismo foi recuperado de pacientes com a ausência aparente de qualquer doença pulmonar. Entretanto, alguns pacientes apresentam uma doença similar em caráter e apresentação às causadas por outras MNT.[72] A terapia ideal para o tratamento desta doença é desconhecida, mas com base em suscetibilidades *in vitro*, um regime consistindo de claritromicina, rifabutin e etambutol pode ser razoável para pacientes com uma doença pulmonar progressiva.

Mycobacterium gordonae

A *Mycobacterium gordonae* é uma micobactéria de crescimento lento, pigmentada, que é uma causa extremamente rara de doença pulmonar. *M. gordonae* geralmente é isolada em laboratórios clínicos como um contaminante ambiental. A identificação destas espécies se baseia em testes bioquímicos rotineiros. Ela é, de fato, o contaminante micobacteriano laboratorial mais comum. A *M. gordonae* também pode ser confiavelmente identificada através da utilização de uma sonda genética comercialmente disponível (Gen-Probe Inc., San Diego, CA). Os testes de reação de cadeia de polimerase do gene 65-kDa *hsp* e a análise da restrição da endonuclease também podem ajudar na identificação desta espécie. Weinberg e colaboradores registraram oito casos de infecção pela *M. gordonae* bem documentados.[78] O problema para os médicos é que a maioria esmagadora dos isolados de *M. gordonae* é clinicamente insignificante. Tipicamente, os isolados são suscetíveis à rifampicina, etambutol, estreptomicina, amicacina e ciprofloxacin, mas geralmente são resistentes à isoniazida.[78]

Mycobacterium celatum

Colônias maduras de Mycobacterium celatum são morfologicamente indistinguíveis de cepas de CMA. Entretanto, estudos de hibridização com sondas comerciais de DNA para CMA são negativos. Alguma reatividade cruzada foi observada com a sonda de *M. tuberculosis*. Exceto por pequenas diferenças, os perfis HPLC são similares aos da *M. xenopi*. Somente um seqüenciamento genômico ou um escrutínio próximo do padrão

HPLC dos ácidos micólicos da parede celular permite a correta identificação desta espécie.[79]

Como os registros das suscetibilidades às drogas antituberculosas variaram, são necessários estudos adicionais, e isolados individuais devem ser testados para a determinação da resistência específica e da suscetibilidade.

MISCELÂNIA DE ESPÉCIES

Algumas espécies adicionais de *Mycobacterium* também são raramente implicadas em casos de doença pulmonar crônica, incluindo *Mycobacterium asiaticum, Mycobacterium shimoidei, Mycobacterium thermoresistibile, Mycobacterium lentiflavum, Mycobacterium branderi, M. segmatis, M. goodii, Mycobacterium cosnpicuum* e *Mycobacterium interjectum*.[80-86] Os números destes casos são muito pequenos para permitir qualquer caracterização da epidemiologia, característica clínica, ou tratamento das doenças.

REFERÊNCIAS BIBLIOGRÁFICAS

1. Wolinsky E. Nontuberculous mycobacteria and associated diseases. *Am Rev Respir Dis* 1979;119:107-159.
2. Edwards LB, Acquaviva FA, Livesay VT, et al. An atlas of sensitivity to tuberculin, PPD-B, and histoplasmin in the United States. *Am Rev Respir Dis* 1969;99:1-132.
3. Wallace RJ Jr, O'Brien R, Glassroth J, et al. Diagnosis and treatment of disease caused by nontuberculous mycobacteria. *Am Rev Respir Dis* 1990;142:940-953.
4. Wallace RJ Jr, Glassroth J, Griffith DE, et al. American Thoracic Society: diagnosis and treatment of disease caused by nontuberculous mycobacteria. *Am J Respir Crit Care Med* 1997;156:SI-S25.
5. Good RC, Snider DE. Isolation of nontuberculous mycobacteria in the United States, 1980. *J Infect Dis* 1982;146:829-833.
6. O'Brien RJ, Geiter LJ, Snider DE. The epidemiology of nontuberculous mycobacterial diseases in the United States: results from a national survey. *Am Rev Respir Dis* 1987;135:1007-1014.
7. Ostroff S, Hutwagner L, Collin S. Mycobacterial species and drug resistance patterns reported by state laboratories [Abstract U-9]. 93rd American Society for Microbiology General Meeting, May 16, 1993, Atlanta, GA. p. 170.
8. Woodley CL, Kilburn JO. *In vitro* susceptibility of *Mycobacterium avium* complex and *Mycobacterium tuberculosis* strains to a spiro piperidyl rifamycin. *Am Rev Respir Dis* 1982;126:586-587.
9. Ahn CH, Ahn SS, Anderson RA, et al. A four-drug regimen for initial treatment of cavitary disease caused by *Mycobacterium avium* complex. *Am Rev Respir Dis* 1986;134:438-44 1.
10. Chaisson RE, Benson CA, Dube MP, et al. Clarithromycin therapy for bacteremic *Mycobacterium avium* complex disease. *Ann Intern Med* 1994;121:905-911.
11. Wallace RJ Jr, Brown BA, Griffith DE, et al. Clarithromycin regimens for pulmonary *Mycobacterium avium* complex: the first 50 patients. *Am J Respir Crit Care Med* 1996;153:1766-1772.
12. Swenson JM, Wallace RJ Jr., Silcox VA, Thornsberry C. Antimicrobial susceptibility of five subgroups of *Mycobacterium fortuitum* and *Mycobacterium chelonae. Antimicrob Agents Chemother* 1985;28:807-811.
13. Ahn CH, Lowell JR, Ahn SA, et al. Chemotherapy for pulmonary disease due to *Mycobacterium kansasii:* efficacies of some individual drugs. *Rev Infect Dis* 1981;3:1028-1034.
14. Ahn CH, Lowell JR, Ahn SS, et al. Short-course chemotherapy for pulmonary disease caused by *Mycobacterium kansasii. Am Rev Respir Dis* 1983;128:1048-1050.
15. Campbell IA. A study of 9-month treatment with rifampicin and ethambutol in pulmonary infection with *M. kansasii* [Abstract]. *Bull Union Tuberc* 1986;61:43.
16. Meissner G, Anz W. Sources of *Mycobacterium* avium-complex infection resulting in human disease. *Am Rev Respir Dis* 1977;116:1057-1064.
17. Meissner PS, Falkinham JO. Plasmid DNA profiles as epidemiologic markers for clinical and environmental isolates of *Mycobacterium avium, Mycobacterium intracellulare,* and *Mycobacterium scrofulaceum. J Infect Dis* 1986;153:325-331.
18. Rosenweig DY. Pulmonary mycobacterial infections due to *Mycobacterium intracellulare-avium* complex. *Chest* 1979;75:115-119.
19. Davidson PT, Khanijo V, Goble M, Mouding TS. Treatment of disease due to *Mycobacterium intracellulare. Rev Infect Dis* 1981;3:1052-1059.
20. Prince DA, Peterson DD, Steiner RM, et al. Infection with *Mycobacterium avium* complex in patients without predisposing conditions. *N Engl J Med* 1989;321:863-868.
21. Reich J, Johnson R. *Mycobacterium avium* complex pulmonary disease. *Am Rev Respir Dis* 1991;143:1381-1385.
22. Lincoln EM, Gilbert LA. Disease in children due to mycobacteria other than *Mycobacterium tuberculosis. Am Rev Respir Dis* 1972;105:683-714.
23. Swensen SJ, Hartman TE, Williams DE. Computed tomographic diagnosis of *Mycobacterium* avium-intracellulare, complex in patients with bronchiectasis. *Chest* 1994;105:49-52.
24. Tanaka E, Amitani R, Niimi A, et al. Yield of computed tomography and bronchoscopy for the diagnosis of *Mycobacterium avium* complex pulmonary disease. *Am J Respir Crit Care Med* 1997;155:2041-2046.
25. Kalayjian RC, Toossi Z, Tomashefski JF Jr., et al. Pulmonary disease due to infection by *Mycobacterium avium* complex in patients with AIDS. *Clin Infect Dis* 1995;20:1186-1194.
26. Chin DP, Hopewell PC, Yajko DM, et al. *Mycobacterium avium* complex in the respiratory or gastrointestinal tract and the risk of *M. avium* complex bacteremia in patients with human immunodeficiency virus infection. *J Infect Dis* 1994;169:289-295.
27. Modilevsky TA, Sattler FR, Barnes PE Mycobacterial disease in patients with human immunodeficiency virus infection. *Arch Intern Med* 1989;149:2201-2205.
28. Inderlied CB, Kemper CA, Bermudez LE. The *Mycobacterium avium* complex. *Clin Microbiol Rev* 1993;6:266-310.
29. Swanson DS, Kapur V, Stockbauer K, et al. Subspecific differentiation of *Mycobacterium avium* complex strains by automated sequencing of a region of the gene *(hsp65)* encoding a 65-kilodalton heat shock protein. *Int J Syst Bacteriol* 1997;47:414-419.
30. Cregan P, Yajko DM, Ng VL, et al. Use of DNA probes to detect Myco*bacterium intracellulare* and "X" mycobacteria among clinical isolates of *Mycobacterium avium* complex. *J Infect Dis* 1994;166:191-194.
31. Wayne: LG, Good RC, Tsang A, et al. Serovar determination and molecular taxonomic correlation in *Mycobacterium avium, Mycobacterium intracellulare* and *Mycobacterium scrofulaceum:* a cooperative study of the International Working Group on Mycobacterial Taxonomy. *Int J Syst Bacteriol* 1993;43:482-489.
32. Hoffner SE. Improved detection of *Mycobacterium avium* complex with the BACTEC radiometric system. *Diagn Microbiol Infect Dis* 1988;10:1-6.
33. Chew W, Sorrell TC, Gilbert GL. Subtyping of *Mycobacterium avium* complex (MAC) isolates by thin-layer chromatography-distribution of subtypes from patients with AIDS compared with clinically nonsignificant isolates. *Epidemiol Infect* 1994;112:543-549.
34. Musial. CE, Tice LS, Stockman L, Roberts GD. Identification of mycobacteria from culture by using the Gen-Probe Rapid Diagnostic System for *Mycobacterium avium* complex and *Mycobacterium tuberculosis* complex. *J Clin Microbiol* 1988;26:2120-2123.
35. Telenti A, Marchesi F, Baiz M, et al. Rapid identification of mycobacteria to the species levei by polymerase chain reaction and restriction enzyme analysis. *J Clin Microbiol* 1993;31:175-178.

36. Swanson DS, Pan X, Kline MW, et al. Genetic diversity among *Mycobacterium avium* complex strains recovered from children with and without human immunodeficiency virus infection. *J Infect Dis* 1998;178:776-782.
37. Meier A, Heifets L, Wallace RJ Jr., et al. Molecular mechanisms of clarithromycin resistance in *Mycobacterium avium* observation of multiple 32S rDNA mutations in a clonal population. *J Infect Dis* 1996;174:354-360.
38. Pierce M, Crampton S, Henry D, et: al. A randomized trial of clarithromycin as prophylaxis against disseminated *Mycobacterium avium* complex infection in patients with advanced acquired immunodeficiency syndrome. *N Engl J Med* 1996;335:384-391.
39. Wallace RJ Jr, Brown BA, Griffith DE, et al. Initial clarithromycin monotherapy for *Mycobacterium* avium-intracellulare complex lung disease. *Am Rev Respir Dis* 1994;149:1335-1341.
40. Griffith DE, Brown BA, Girard WM, et al. Azithromycin activity against *Mycobcterium avium* complex lung disease in patients who were, not infected with human immunodeficiency virus. *Clin Infect Dis* 1996;23:983-989.
41. Nightingale SD, Cameron DW, Gordin FM, et al. Two controlled trials of rifabutin prophylaxis against: *Mycobacterium avium* complex infection in AIDS. *N Engl J Med* 1993;329:828-834.
42. Gordin FM, Sullam PM, Shafran SD, et al. A randomized, placebocontrolled study of rifabutin added to a regimen of clarithromycin and ethambutol for treatment of disseminated infection with *Mycobacterium avium* complex. *Clin Infect Dis* 1999;28:1080-1085.
43. Corpe RE. Surgical management of pulmonary disease due to *Mycobacterium avium-intracellulare. Rev Infect Dis* 1981;3:1064-1067.
44. Moran JF, Alexander LG, Staub EW, et al. Long-term results of pulmonary resection for atypical mycobacterial disease. *Ann Thorac Surg* 1983;35:597-604.
45. Nelson KG, Griffith DE, Brown BA, Wallace RJ Jr. Results of operation in *Mycobacterium avium-intracellulare* lung disease. *Ann Thorac Surg* 1998;66:325-330.
46. Steadharn JE. High-catalase strains of *Mycobacterium kansasii isol*ated from water in Texas. *J Clin Microbiol* 1980;11:496-498.
47. Carpenter JL, Parks JM. *Mycobacterium kansasii* infections in patients positive for human immunodeficiency virus. *Rev Infect Dis* 1991;13:789-796.
48. Sherer R, Sable R, Sonnenberg M, et al. Disseminated infection with *Mycobacterium kansasii* in the acquired immunodeficieney syndrome. *Ann Intern Med* 1986;105:710-712.
49. Richter E, Niemann S, Rüsch-Gerdes S, Hoffner S. Identification of *Mycobacterium kansasii* by using a DNA probe (AccuProbe) and molecular techniques. *J Clin Microbiol* 1999;37:964-970.
50. Ross BC, Jackson K, Yang M, et al. Identification of a genetically distinct subspecies of *Mycobacterium kansasii. J Clin Microbiol* 1992;30:2930-2933.
51. Picardeau M, Prodhom G, Raskine L, et al. Genotypic characterization of five subspecies of *Mycobacterium kansasii. J Clin Microbiol* 1997;35:25-32.
52. Pezzia W, Raleigh JW, Bailey MC, et al. Treatment of pulmonary disease due to *Mycobacterium kansasii:* recent experience with rifampin. *Rev Infect Dis* 1981;3:1035-1039.
53. Banks J, Hunter AM, Campbell IA, et al. Pulmonary infection with *Mycobacterium kansasii* in Wales, 1970-9: review of treatment and response. *Thorax* 1983;38:271-274.
54. Jenkins PA, Banks J, Campbell IA, Smith AP. *Mycobacterium kansasii* pulmonary infection: a prospective study of the results of nine months of treatment with rifampicin and ediambutol. *Thorax* 1994;49:442-445.
55. Sauret J, Hernandez-Flix S, Castro E, et al. Treatment of pulmonary disease caused by *Mycobacterium kansasii:* results of 18 vs. 12 months' chemotherapy. *Tuberc Lung Dis* 1995;76:104-108.
56. Ahn CH, Wallace RJ h., Steele LC, Murphy DT. Sulfonamide-containing regimens for disease caused by rifampin-resistant *Mycobacterium kansasii. Am Rev Respir Dis* 1987;135:10-16.
57. Wallace RJ Jr, Dunbar D, Brown BA, et al. Rifampin-resistant *Mycobacterium kansasii. Clin Infect Dis* 1994;18:736-743.
58. Wallace RJ Jr. The clinical presentation, diagnosis, and therapy of cutaneous and pulmonary infections due to the rapidly growing mycobacteria M. fortuitum and *M. chelonae. Clin Chest Med* 1989;10:419-429.
59. Griffith DE, Girard WM, Wallace RJ Jr. Clinical features of pulmonary disease caused by rapidly growing mycobacteria. *Am Rev Respir Dis* 1993;147:1271-1278.
60. Silcox VA, Good RC, Floyd MM. Identification of clinically significant *Mycobacterium fortuitum* complex isolates. *J Clin Microbiol* 1981;14:686-691.
61. Wallace RJ Jr., Brown BA, Onyi GO. Susceptibilities of *Mycobacterium fortuitum* biovar. fortuitum and the two subgroups of *Mycobacterium chelonae* to imipenem, cefmetazole, cefoxitin, and amoxicillin-clavulanic acid. *Antimicrob Agents chemother* 1991;35:773-775.
62. Steingrube VA, Gibson JL, Brown BA, et al. PCR amplification and restriction endonuclease analysis of a 65-kilodalton heat shock protein gene sequence for taxonomic separation of rapidly growing mycobacteria. *J Clin Microbiol* 1995;33:149-153.
63. Brown BA, Wallace RJ Jr, Onyi GO, et al. Activities of four macrolides, including clarithromycin, against *Mycobacterium fortuitum, Mycobacterium chelonae,* and M. *chelonae—like organisms. Antimicrob Agents Chemother* 1992;36:180-184.
64. Wallace RJ Jr, Brown BA, Ward SC, Mann L, Wilson R. *In vitro* activity of linezolid against isolates of rapidly growing mycobacteria. 100th General Meeting of the American Society for Microbiology, Los Angeles, CA. May 21-25, 2000, abstract U 1.
65. Marx CE, Fan K, Morris AJ, et al. Laboratory and clinical evaluation of *Mycobacterium xenopi* isolates. *Diagn Microbiol Infect Dis* 1995;21:195-202.
66. Yates MD, Grange JM, Collins CH. The nature of mycobacterial disease in south east England, 1977-84. *J Epidemiol Community Health* 1986;40:295-300.
67. Costrini AM, Mahler DA, Gross WM, et al. Clinical and roentgenographic features of nosocomial pulmonary disease due to *Mycobacterium xenopi. Am Rev Respir Dis* 1981;123:104-109.
68. Maloney JM, Gregg CR, Stephens DS, et al. Infections caused by *Mycobacterium szulgai* in humans. *Rev Infect Dis* 1987;9:1120-1126.
69. Tsuyuguchi K, Amitani R, Matsumoto H, et al. A resected case of *Mycobacterium szulgai* pulmonary disease. *Int J Tuberc Lung Dis* 1998;2:258-260.
70. Valero G, Peters J, Jorgensen JH, Graybill JR. Clinical isolates of *Mycobacterium simiae* in San Antonio, Texas. *Am J Respir Crit Care Med* 1995;152:1555-1557.
71. Tortoli E, Piersimoni C, Kirschner P, et al. Characterization of mycobacterial isolates phylogenetically related to, but different from, *Mycobacterium simiae. J Clin Microbiol* 1997;35:697-702.
72. Floyd MM, Guthertz LS, Silcox VA, et al. Characterization of an SAV organism and proposal of *Mycobacterium triplex* sp. nov. *J Clin Microbiol* 1996;34:2963-2967.
73. Kauppinen J, Mäntyjärv R, Katila ML. Random amplified polymorphic DNA genotyping of *Mycobacterium malmoense. J Clin Microbiol* 1994;32:1827-1829.
74. Portaels F, Denef M, Larsson L. Pulmonary disease caused by *Mycobacterium malmoense.* Comments on the possible origin of infection and methods for laboratory diagnosis. *Tubercle* 1991;72:218-222.
75. Hoffner SE, Hjelm U, Källenius G. Susceptibility of *Mycobacterium malmoense* to antibacterial drugs and drug combinations. *Antimicrob Agents Chemother* 1993;37:1285-1288.
76. Heginbothom ML, Lindholm-Levy PJ, Heifets LB. Susceptibilities of *Mycobacterium malmoense* determined at the growth optimum pH (pH 6.0). *Int J Tuberc Lung Dis* 1998;2:430-434.
77. Alberts WM, Chandler KW, Solomon DA, Goldman AL. Pulmonary disease caused by *Mycobacterium malmoense. Am Rev Respir Dis* 1987;135:1375-1378.
78. Weinberger M, Berg SL, Feuerstein IM, et al. Disseminated infection with *Mycobacterium gordonae:* report of a case and critical review of the literature. *Clin Infect Dis* 1992;14:1229-1239.

79. Butler WR, O'Connor SP, Yakrus MA, et al. *Mycobacterium celatum* sp. nov. *Int J Syst Bacteriol* 1993;43:539-548.
80. Blacklock ZM. *Mycobacterium asiaticum* as a potential pulmonary pathogen for humans. *Am Rev Respir Dis* 1983;127:241-244.
81. Springer B, Kirschner P, Rost-Meyer G, et al. *Mycobacterium interjectum,* a new species isolated from a patient with chronic lymphadenitis. *J Clin Microbiol* 1993;31:3083-3089.
82. Springer B, Tortoli E, Richter I, et al. *Mycobacterium conspicuum* sp. nov., a new species isolated from patients with disseminated infections. *J Clin Microbiol* 1995;33:2805-2811.
83. Springer B, Wu WK, Bodmer T, et al. Isolation and characterization of a unique group of slowly growing mycobacteria: description of *Mycobacterium lentiflavum* sp. nov. *J Clin Microbiol* 1996;34:1100-1107.
84. Koukila-Kähkölä P, Springer B, Böttger EC, et al. *Mycobacterium branderi* sp. nov., a new potential human pathogen. *Int J Syst Bacteriol* 1995;45:549-553.
85. Hoffner SE. Pulmonary infections caused by less frequently encountered slow-growing environmental mycobacteria. *Eur J Clin Microbiol Infect Dis* 1994;13:937-941.
86. Wayne LG, Sramek HA. Agents of newly recognized or infrequently encountered mycobacterial diseases. *Clin Microbiol Rev* 1992;5:1-25.

CAPÍTULO 39

Infecções por Fungos Adquiridas na Comunidade

Philip C. Johnson, Scott F. Davies e George A. Sarosi

As quatro principais micoses endêmicas ocorrem quase que exclusivamente no Hemisfério Ocidental. A América do Norte é o principal lar da histoplasmose e da blastomicose. A coccidioidomicose ocorre na América do Norte e, em menor extensão, na América do Sul. A Paracoccidioidomicose ocorre exclusivamente nas Américas do Sul e Central. Apesar de a histoplasmose e blastomicose ocasionalmente serem diagnosticadas em outros continentes, as principais áreas endêmicas para todos estes fungos estão no Hemisfério Ocidental.

As micoses endêmicas compartilham certas características. Os organismos causais crescem no solo na sua forma micelial saprofítica. Cada fungo tem um nicho ecológico diferente, requerendo nutrientes e condições de solo específicas para o seu crescimento. Quando a temperatura, a queda de chuvas e outros fatores são os melhores possíveis, o crescimento dos fungos acelera-se, e formam-se esporos. Se um sítio que estiver abrigando um crescimento ativo de fungos for perturbado, os esporos são facilmente aerossolizados. Se um mamífero nas proximidades inalar os esporos aerossolizados, pode ocorrer infecção. Após a inalação para dentro dos pulmões de mamíferos, as formas saprofíticas destes fungos convertem-se às formas parasitárias características. Esta característica é denominada *dimorfismo*. O *Histoplasma capsulatum, Blastomyces dermatitidis* e *Paracoccidioides brasiliensis* convertem-se a formas de leveduras a 37°C (dimorfismo termal) e os esporos de *Coccidioides immitis* convertem-se no tecido a esférulas que atingem tamanho gigante (até 100 μ) e reproduzem-se por endosporulação progressiva com eventual ruptura e liberação dos endosporos (dimorfismo tissular).

Pelo fato de a paracoccidioidomicose ocorrer fora dos Estados Unidos, esta discussão enfoca as três grandes micoses endêmicas da América do Norte – histoplasmose, blastomicose e coccidioidomicose. As suas respectivas áreas endêmicas são grandes e foram definidas pelo uso de testes cutâneos para o *H. capsulatum*[1] e *C. immitis*[2] e pela tabulação de pacientes para *B. dermatitidis*.[3] A blastomicose e a histoplasmose são endêmicas no meio-oeste e na parte centro-sul dos Estados Unidos, mas a blastomicose estende-se mais ao norte.[4] A área endêmica para a coccidioidomicose inclui o sudoeste desértico dos Estados Unidos e áreas adjacentes do México.

O *Cryptococcus neoformans* é uma levedura habitante do solo que causa doença em hospedeiros normais e imunossuprimidos. Este organismo não tem dimorfismo; as fases saprofíticas e parasitárias são leveduras simples. O *C. neoformans* é amplamente distribuído na natureza, e a doença devida ao fungo foi reconhecida no mundo inteiro.

Os fungos endêmicos dimórficos e o *C. neoformans* compartilham certas características importantes. A porta de entrada para todos eles é o pulmão. Nos alvéolos, a conversão para a fase parasitária intensifica a resistência aos fagócitos, incluindo os macrófagos e os neutrófilos. De fato, estes fungos nas suas formas parasitárias não podem ser extintos pelos macrófagos residentes ou pelos neutrófilos recrutados.[5] O organismo criptococo não tem uma forma parasitária, mas a sua espessa cápsula polissacarídea é antifagocitária. O controle de todas estas infecções depende de uma função intacta da célula T. Com o advento de imunidade específica mediada pela célula T estas infecções podem ser contidas. Portanto, a maioria das pessoas imunologicamente intactas pode lidar eficazmente com estas infecções e geralmente tem infecções primárias autolimitadas. Qualquer redução na atividade das células T permite a progressão da infecção primária. Também existem evidências epidemiológicas que organismos latentes há muito tempo dentro do hospedeiro mamífero podem reativar-se quando doenças intercorrentes ou terapias deprimam excessivamente a imunidade mediada pela célula T. Apesar de que a reativação tardia destas infecções possa ocorrer, é provavelmente muito menos comum do que a da tuberculose.

O fungo dimórfico comum, *Sporothrix schenckii*, é primariamente adquirido pela inoculação subcutânea das partículas infectantes. Relataram-se pacientes com doença pulmonar, presumivelmente adquirida pela inalação. Estas infecções pulmonares são raras, e não são discutidas neste capítulo.

P. C. Johnson: Department of Internal Medicine, University of Texas-Houston Medical School, Houston, Texas 77030.

S. F. Davies: Department of Pulmonary and Critical Care Medicine, University of Minnesota Medical School, Hennepin Country Medical Center, Minneapolis, Minnesota 55415.

G. A. Sarosi: Department of Medicine, Indiana University School of Medicine; Medical Service, Richard L. Roudebush Veterans Administration Medical Center, Indianopolis, Indiana 46202.

HISTOPLASMOSE

A histoplasmose foi primeiramente reconhecida em uma autópsia por Samuel Darling, um patologista americano que trabalhava no Panamá.[6] Ele autopsiou pacientes que haviam morrido de uma infecção sistêmica progressiva e descobriu um organismo previamente desconhecido. Talvez pelo fato de ele ter inicialmente considerado a leishimaniose a causa mais provável da morte, ele acreditou que estivesse descrevendo uma infecção protozoária. Devido a um artefato de secagem que afetava a histopatologia, ele também pensou que o organismo era encapsulado. Devido a estes dois erros, ele nomeou o organismo *Histoplasma capsulatum*. Em 1912, DeRocha-Lima especulou que o organismo na verdade era um fungo, mas o nome – mais adequado a um protozoário – persistiu.

A observação original de Darling havia quase que sido esquecida em 1927 quando C. J. Watson, trabalhando como patologista residente, descreveu um caso similar, também na autópsia, em um nativo de Minnesota.[7] O próximo avanço no conhecimento sobre a histoplasmose foi feito em 1934 por Dodd e Tompkins na Vanderbildt University. Eles observaram organismos intracelulares nos fagócitos circulantes de uma criança que agonizava devido a uma doença febril com características que incluíam uma anemia grave e hepatosplenomegalia.[8] Após a morte da criança, DeMonbreum isolou o organismo pela primeira vez, inoculando filtrados orgânicos *post-mortem* em animais de laboratório. Ele confirmou a hipótese de DeRocha-Lima que o organismo fosse um fungo.[9] Ele também demonstrou o seu dimorfismo termal (forma micelial na temperatura ambiente e forma de levedura a 37°C). Após uma série de publicações do grupo de Vanderbilt, uns poucos pacientes adicionais com histoplasmose amplamente disseminada foram reconhecidos em diversos centros no centro e no meio-oeste dos Estados Unidos. A histoplasmose permaneceu uma curiosidade médica e acreditava-se que ela era uma infecção rara e quase que uniformemente fatal.

Esta percepção modificou-se quando Christie e Petersen usaram um isolado da cultura original de DeMonbreum para produzir um teste cutâneo de antígeno bruto, a histoplasmina. Eles começaram pesquisas com testes cutâneos, primeiramente concentrando-se em pessoas na área de Nashville com calcificações pulmonares na radiografia de tórax apesar de testes para tuberculina negativos. Quase todos os indivíduos tinham um teste cutâneo positivo para a histoplasmina. Os investigadores corretamente formularam a hipótese que estas reações positivas ao teste cutâneo eram pegadas imunológicas de uma forma benigna, autolimitada de histoplasmose.[10] As suas observações foram rapidamente confirmadas por Palmer do U.S. Public Health Service.[11] O atual conceito da doença histoplasmose rapidamente alterou-se de uma curiosidade médica rara com uma evolução fatal para uma infecção extremamente comum e quase que universalmente benigna.

A epidemiologia da histoplasmose tornou-se mais clara após Emmons e outros serem capazes de cultivarem o organismo a partir do solo.[12] Tornou-se aparente que o fungo cresce em microfocos de solo enriquecido por nitrogênio. Quando estes microfocos são perturbados, forma-se um aerossol infeccioso. Os mamíferos que entram em contato com os seus esporos transportados pelo ar podem ser infectados.

Uma extensa pesquisa com testes cutâneos pelo U.S. Public Health Service mostrou uma alta reatividade do teste cutâneo ao longo de todo o centro e centro-sul dos Estados Unidos, particularmente nos grandes vales centrais de rio que margeiam os rios Ohio e Mississipi e os seus tributários.[13] Com base nesta pesquisa com o teste cutâneo, a melhor estimativa é que mais de 50 milhões de pessoas nesta área foram infectadas pelo fungo. É provável que mais de 500.000 novos casos ocorram anualmente.

Pelo fato de o organismo exigir nitrogênio orgânico para o seu crescimento, o solo altamente contaminado com dejetos de aves serve como um excelente *nidus* para o crescimento. Durante a década de 1950, muitos pequenos surtos epidêmicos foram traçados até galinheiros abandonados. A maioria dos grandes surtos epidêmicos atualmente ocorre em áreas urbanas, onde áreas altamente movimentadas freqüentadas por melros gregários proporcionam excelentes sítios para o crescimento do fungo.[14] O organismo também cresce em cavernas, onde os dejetos dos morcegos servem como boa fonte de nitrogênio orgânico.

Virtualmente todos os surtos epidêmicos modernos ocorreram em áreas urbanas nas fronteiras de uma área endêmica, onde relativamente poucos casos de histoplasmose previamente eram reconhecidos. Locais historicamente importantes incluem Mason City, Iowa,[15] Montreal, Canadá, e Indianápolis, Indiana.[16] O evento precipitante habitual era a atividade de construção pesada que perturbava o solo contaminado e criava um aerossol infectante. Existe potencial para uma descontaminação bem-sucedida do solo infectado; isto foi feito em Mason City, com uma solução tópica de formaldeído a 3%.[17]

Patogênese

A porta de entrada para o *H.capsulatum* é o pulmão. Após ser inalado, os pequenos esporos infectantes (1 a 2 μm) (microconidia) enganam as defesas pulmonares inespecíficas e atingem os alvéolos. A conversão para a fase de levedura parasitária começa imediatamente. A levedura propaga-se por fissão binária. A resposta celular original à infecção inclui neutrófilos recrutados, seguidos por um aumento rápido nos monócitos e macrófagos. Os neutrófilos são incapazes de eliminar a levedura. Os macrófagos ingerem a levedura, mas no seu estado pré-imune, eles não conseguem matá-la. Durante a fase pré-imune, a levedura multiplica-se ativamente dentro dos macrófagos e dissemina-se por todo o corpo. Focos distantes de infecção são estabelecidos em tecidos ricos em células reticuloendoteliais (RE) como o fígado, baço, linfonodos e medula óssea.[18]

A proliferação intracelular dos fungos continua até o desenvolvimento da imunidade específica da célula T, que detém a proliferação adicional do fungo. Com o advento da imunidade específica, um clone de linfócitos imunes movimenta-se para dentro dos pulmões e outros órgãos infectados. Estes linfócitos então armam os macrófagos, o que amplia a sua capacidade de seqüestrar e matar os fungos. Formam-se granulomas, e, dependendo da intensidade do processo inflamatório, desenvolve-se necrose central indistinguível da observada na tuberculose. As áreas de necrose central ocorrem em granulomas pulmonares e em todos os sítios a distância. A cicatrização ocorre por fibrose, que encapsula o material necrótico central, que posteriormente pode calcificar-se. A calcificação ocorre mais freqüentemente em adultos jovens. As calcificações nos pulmões e nos linfonodos de drenagem hilares e mediastinais podem ser muito semelhantes ao clássico complexo de Ghon, e freqüentemente são atribuídos à tuberculose remota.[19] Pelo fato de a necrose também ocorrer nas lesões extrapulmonares, as calcificações também podem ser observadas em outros órgãos, especialmente o fígado e o baço, de pessoas com histoplasmose primária autolimitada. As pequenas calcificações no baço e no fígado são muito comumente observadas nas tomografias computadorizadas diagnósticas de rotina realizadas em áreas endêmicas. Essas calcificações refletem a freqüência da histoplasmose cicatrizada remota na população, mas não causam nenhum problema clínico.

Manifestações Clínicas

Após a inalação dos fungos, a maioria das pessoas normais tem infecções primárias leves assintomáticas ou com poucos sintomas.[18] Se os sintomas se desenvolverem, eles são tão inespecíficos que casos esporádicos isolados de histoplasmose primária são raramente diagnosticados. De fato, a maior parte do nosso entendimento sobre a histoplasmose primária benigna autolimitada provém do estudo cuidadoso das fontes dos surtos epidêmicos nos quais agrupamentos de casos que ocorrem conjuntamente tornam o diagnóstico algo mais fácil. Os sintomas respiratórios são os mais comuns. A intensidade dos sintomas varia com o tamanho da dose infectante. Os sintomas são freqüentemente graves se a infecção for adquirida em um espaço fechado (o inóculo provavelmente é grande), mas trivial se a infecção for adquirida em um espaço aberto (o inóculo provavelmente é muito menor). O sítio de exposição na maioria dos surtos epidêmicos em fase precoce freqüentemente era um espaço fechado (adega, galinheiro, caverna), e muitos pacientes tinham sintomas graves.[20] Nos surtos comunitários a doença altamente sintomática é muito menos comum.Os sintomas, mesmo os triviais, são relatados por menos de 50% das pessoas infectadas nos surtos epidêmicos que ocorrem em grandes áreas abertas. Os pacientes assintomáticos geralmente são identificados pelo teste sorológico das pessoas expostas.

O tempo de incubação para a histoplasmose aguda é de 9 a 17 dias. Em 1982 estudamos um surto epidêmico no qual o tempo de exposição foi conhecido em 2 horas. Neste surto epidêmico, o tempo médio de incubação foi de 14 dias, com um pico muito agudo e muito estreito.[21] Goodwin previamente havia calculado, com base em outros relatos, que 14 dias deveria ser o tempo médio de incubação.[18]

Os pacientes sintomáticos com histoplasmose têm uma doença que se assemelha à influenza. O início é abrupto, com febre, calafrios e dor torácica subesternal. Segue-se uma tosse não-produtiva. A cefaléia é comum. As artralgias e as mialgias ocorrem em uma minoria de pacientes.[18] Apesar de as queixas respiratórias serem extremamente comuns, é raro que ocorra um prejuízo grave na troca gasosa. No entanto, com uma dose infectante grande, a rápida progressão da doença pode levar a síndrome de angústia respiratória do adulto (SARA).

Mesmo em pacientes sintomáticos, a radiografia do tórax pode ser negativa. Mais freqüentemente, a radiografia de tórax inicial mostra uma área única ou múltipla de pneumonite, geralmente nos campos pulmonares inferiores, presumivelmente devido à sua maior ventilação. Uma marca registrada da histoplasmose é o rápido aumento dos linfonodos de drenagem intratorácicos. A adenopatia hilar é comum e geralmente ipsilateral.[22] Quando um infiltrado pulmonar focal com linfonodos hilares de drenagem aumentados for observado em um paciente com uma história sugestiva de exposição, o diagnóstico de histoplasmose é relativamente fácil. No entanto, a adenopatia hilar pode existir sem infiltrados pulmonares, e os infiltrados parenquimatosos nem sempre são acompanhados por adenopatia hilar. Além do mais, as pessoas assintomáticas podem ter infiltrados ou linfonodos hilares aumentados. Se esses achados forem encontrados acidentalmente nas radiografias de tórax de rotina, freqüentemente considera-se uma variedade de testes diagnósticos invasivos, dependendo dos achados radiográficos. Estes testes (broncoscopia, biópsia com agulha fina, mediastinoscopia, toracoscopia assistida por vídeo ou a tradicional biópsia pulmonar a céu aberto) geralmente podem ser evitados se a histoplasmose for considerada e diagnosticada sorologicamente.

A histoplasmose primária geralmente dura de 1 a 3 semanas. Em alguns casos, a radiografia de tórax resolve-se completamente. Em outros casos, o infiltrado parenquimatoso não se resolve. Ele arredonda-se, sofre necrose central e é contido por tecido fibroso. Estas lesões arredondadas, densamente fibróticas, posteriormente apresentam-se como lesões em formato de moedas que são difíceis de serem diferenciadas do carcinoma broncogênico. Na ausência de padrões benignos específicos de calcificação, a única maneira absoluta de provar-se que estes nódulos são benignos é a ressecção cirúrgica. A calcificação total, a calcificação central densa (exatamente centrada) e múltiplos anéis concêntricos de calcificações são virtualmente diagnósticos de granulomas antigos, que quase sempre são histoplasmomas se o paciente tiver um teste cutâneo de tuberculina negativo e morar ou ter morado em uma área endêmica. Em contraste, agrupamentos excêntricos de calcificações podem ser observados nas lesões benignas, mas também nas lesões malignas, pois a necrose e a calcificação distrófica podem ocorrer conforme um tumor cresce rapidamente.

A abordagem aos nódulos é complexa. Se as antigas radiografias de tórax comprovarem uma estabilidade durante 2 anos, a lesão provavelmente é benigna e pode ser acompanhada. As lesões pequenas em pacientes com menos de 35 anos também podem ser acompanhadas com baixa porém não chance zero de malignidade. Se a lesão crescer sob observação, ela deve ser removida. Finalmente, a aspiração com uma agulha fina é muito razoável para as lesões maiores, especialmente em pacientes com grande risco cirúrgico. Um diagnóstico específico de histoplasmose dispensa a necessidade de cirurgia, um resultado inespecífico diminui a chance de câncer, mas não o exclui e , naturalmente, um diagnóstico de câncer positivo freqüentemente justifica uma abordagem mais agressiva apesar de um risco um pouco maior.

Os linfonodos hilares e mediastinais também podem calcificar-se, como na tuberculose (Fig. 39-1). Focos de calcificação na histoplasmose tendem a ser maiores; eles foram descri-

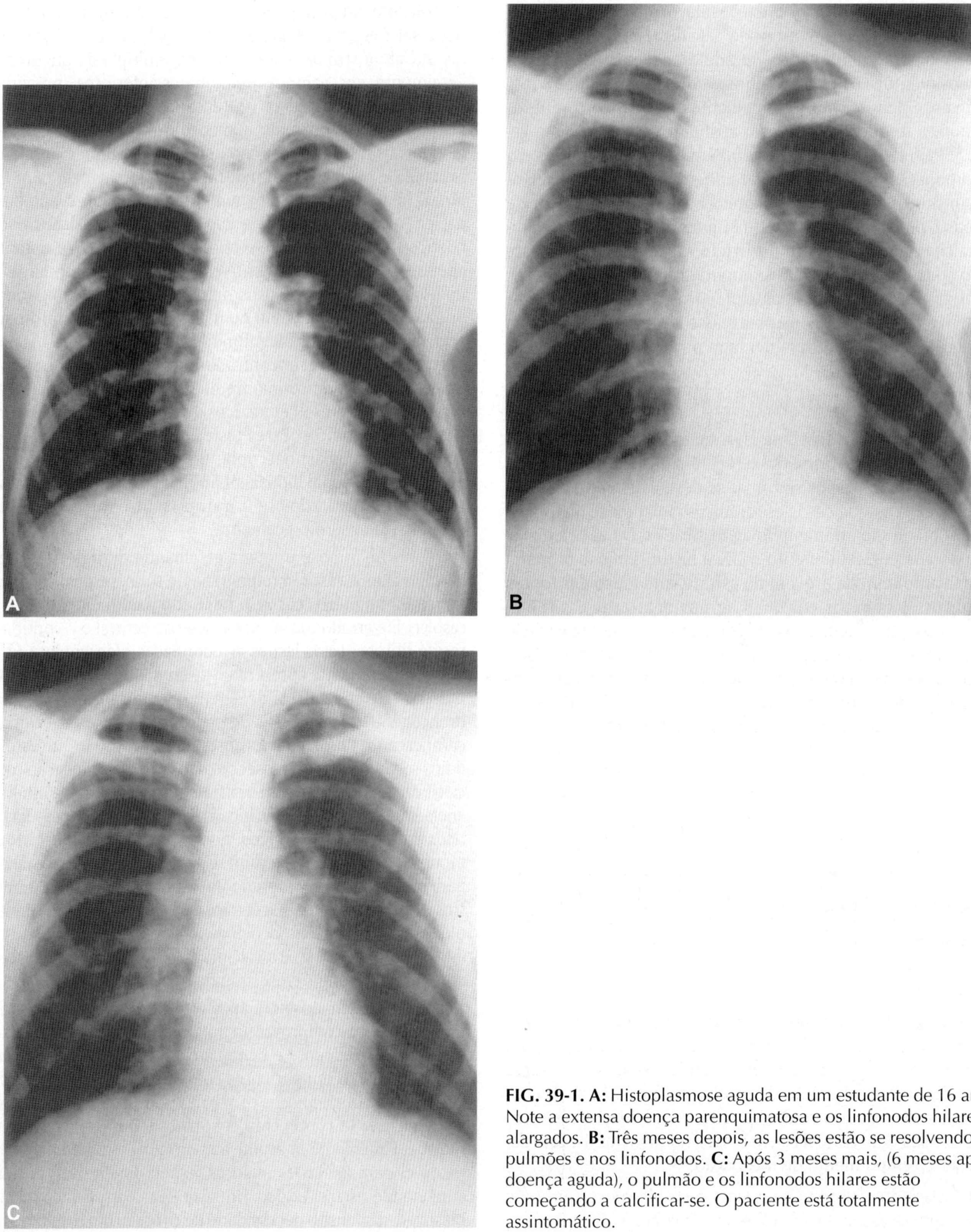

FIG. 39-1. A: Histoplasmose aguda em um estudante de 16 anos. Note a extensa doença parenquimatosa e os linfonodos hilares alargados. **B:** Três meses depois, as lesões estão se resolvendo nos pulmões e nos linfonodos. **C:** Após 3 meses mais, (6 meses após a doença aguda), o pulmão e os linfonodos hilares estão começando a calcificar-se. O paciente está totalmente assintomático.

tos como *calcificações em amora* (Fig. 39-2). Finalmente, uma grande dose infectante pode causar um infiltrado micronodular difuso. A cicatrização e subseqüente calcificação de todos estes minúsculos nódulos podem se apresentar com calcificações impressionantes em chumbo-grosso por todos os campos pulmonares. Estes são altamente característicos de histoplasmose primária cicatrizada (Fig. 39-3).[18] Muitos pacientes não se recordam de qualquer infecção respiratória prévia particularmente notável. As calcificações não têm nenhum efeito na mecânica pulmonar ou na troca gasosa.

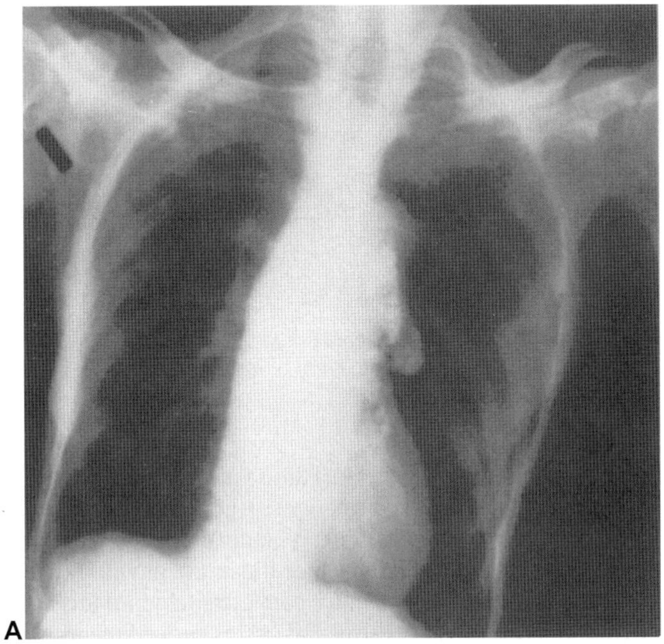

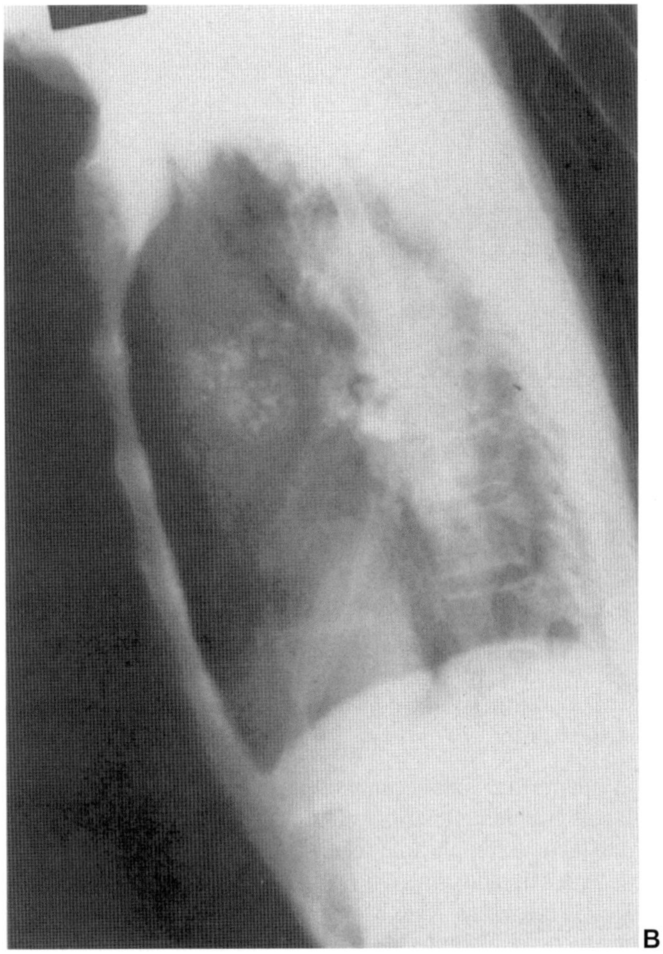

FIG. 39-2. Radiografias de tórax póstero-anterior (**A**) e lateral (**B**) em um homem assintomático de 79 anos de idade de Springfield, Missouri. O teste cutâneo de tuberculina foi negativo e o teste cutâneo da histoplasmina foi de 28 mm e necrótico. Note as extensas calcificações em grandes cachos de amoras.

O tópico da reinfecção exógena na histoplasmose é extremamente confuso. É virtualmente impossível reinfectar um animal que já se recuperou de uma infecção primária.[23] No entanto, evidências circunstanciais sugerem que pode ocorrer uma reinfecção exógena em humanos.[24] O teste de reatividade cutâneo à histoplasmina em qualquer coorte desvanece-se com o envelhecimento.[25] Goodwin propôs que alguns pacientes em áreas altamente endêmicas mantêm um teste cutâneo positivo pela exposição repetida ao organismo, refrescando a memória imunológica.[1,18] Neste momento, a reinfecção exógena permanece sem comprovação.

O exame físico durante a fase aguda da histoplasmose geralmente é negativo. A hepatosplenomegalia sugere doença disseminada.[26] No entanto, várias síndromes marcantes ocorrem com a histoplasmose aguda. Os melhores descritos são o complexo da artralgia, o eritema nodoso e o eritema multiforme.[27] As artralgias são comuns durante a fase aguda da doença e podem ser suficientemente graves para interferirem com a marcha. Elas geralmente resolvem-se rapidamente. Ocasionalmente, artralgias graves estão associadas a eritema multiforme ou eritema nodoso. Estas manifestações cutâneas freqüentemente ocorrem em apenas uns poucos pacientes em um grande surto epidêmico e eles freqüentemente proporcionam uma pista que a histoplasmose pode ser a causa do surto. Estas manifestações cutâneas imunológicas (algumas vezes chamadas alérgicas) ocorrem mais freqüentemente em mulheres brancas e podem ocorrer sem outras manifestações de histoplasmose. Estima-se que a incidência seja de 1 em 200 infecções.[14]

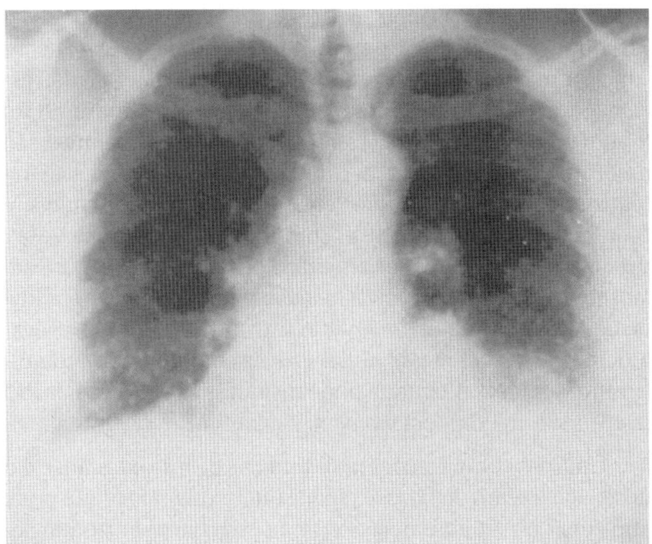

FIG. 39-3. Achado incidental de múltiplos granulomas calcificados em um homem de 54 anos de Nashville, Tennessee. O teste cutâneo com proteína purificada derivada foi negativo, e o teste cutâneo com a histoplasmina foi positivo.

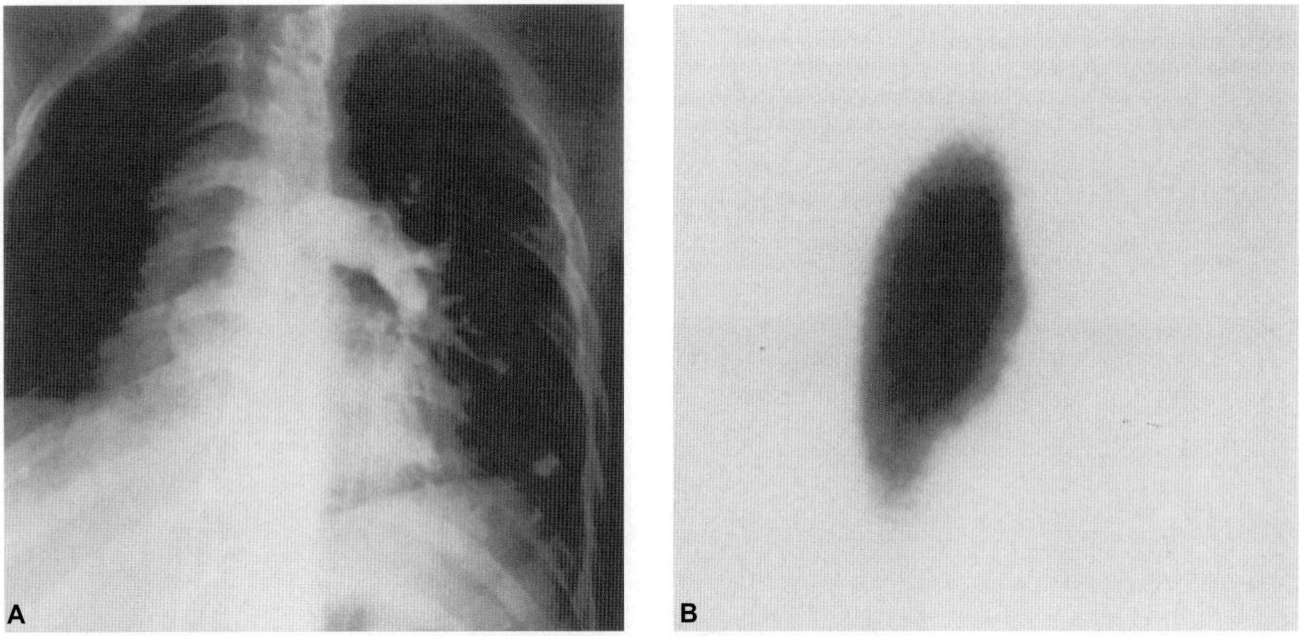

A B

FIG. 39-4. A: Angiograma pulmonar em um paciente com dispnéia. Note a completa ausência de perfusão no pulmão direito. **B:** Incidência posterior de uma cintilografia pulmonar do mesmo paciente. Uma biópsia a céu aberto mostrou uma fibrose densa com ocasionais leveduras de *Histoplasma capsulatum*.

A pericardite pode complicar o curso da histoplasmose aguda. Previamente considerada uma grande raridade, a pericardite foi uma complicação relativamente comum da histoplasmose aguda durante um grande surto epidêmico em Indianapolis. De 712 pacientes, 45 (6,3%) tiveram pericardite. Os derrames pericárdicos geralmente são estéreis e resultam de inflamação no pulmão adjacente ou mediastino ao invés de disseminação direta dos organismos fúngicos para o pericárdio.[28]

Os linfonodos intratorácicos aumentados (denominados *granuloma mediastinal* quando eles são clinicamente significativos) freqüentemente comprimem estruturas mediastinais adjacentes. O aumento dos nódulos peritraqueais pode causar tosse irritativa ou dispnéia. A pressão sobre o esôfago pode levar à disfagia. Os nódulos aumentados adjacentes à veia cava superior podem obstruí-la e causar edema da cabeça e das extremidades superiores. Em alguns pacientes, a síndrome do lobo médio pode ocorrer, com colapso devido à compressão do brônquio do lobo médio. Grandes nódulos em locais estratégicos podem ser ressecados quando eles estão causando sintomas graves, mas a parede posterior da massa nodal deve ser deixada para trás e não ser dissecada para fora da estrutura adjacente (tentativas agressivas demais para ressecar a totalidade da massa nodal podem lesar as estruturas aderentes e levar à hemorragia se a massa nodal estiver comprimindo uma estrutura vascular). A cirurgia pode melhorar os sintomas, mas a história natural tende a ser benigna com melhoria gradual.

Uma das complicações mais temidas da histoplasmose é o desenvolvimento de fibrose mediastinal exuberante, que pode aprisionar estruturas vitais e levar a um grave prejuízo funcional. Os brônquios, artérias pulmonares e veias pulmonares podem ficar aprisionados, causando vários problemas incluindo a pneumonia pós-obstrutiva, hemoptise e, nos piores casos, hipertensão pulmonar progressiva e morte por *cor pulmonale* (Fig. 39-4). A fibrose mediastinal difusa não responde à terapia medicamentosa. A cirurgia é perigosa e geralmente malsucedida.[29] Raros relatos de casos documentam a colocação de *stents* em artérias, veias e brônquios individuais estreitados. Em uns poucos indivíduos selecionados, com estreitamento focal altamente favorável destas estruturas, estes procedimentos podem resultar em certa melhora clínica. A fibrose mediastínica é um distúrbio totalmente diferente do granuloma mediastinal, no qual os linfonodos individuais estão aumentados. O granuloma mediastinal não progride para fibrose mediastinal.

As características clínicas da histoplasmose primária são muito diferentes em pacientes com pulmões estruturalmente anormais. Muitos tabagistas de longa data têm enfisema centrolobular, geralmente mais grave nas zonas pulmonares superiores. Se eles pegarem histoplasmose aguda, os infiltrados geralmente se localizam nos lobos superiores.[30] Áreas de enfisema são delineadas pelo infiltrado, simulando cavidades e levando à confusão com a reinfecção tuberculosa.[31] A maioria destes pacientes recupera-se sem maiores problemas, mas a melhora radiológica é mais lenta (Fig. 39-5).[32] Aproximadamente 20% desenvolvem uma doença dos lobos superiores progressiva e destrutiva que simula muito a tuberculose (Fig. 39-6).[31-33] Tais pacientes foram primeiramente reconhecidos nos sanatórios de tuberculose. Eles haviam sido admitidos com diagnóstico presuntivo de tuberculose, mas posteriormente comprovou-se que tinham histoplasmose, geralmente pelas múltiplas culturas do escarro que eram todas negativas para tuberculose, porém positivas para histoplasmose.[34]

As manifestações clínicas da histoplasmose aguda autolimitada do lobo superior em tabagistas com enfisema são semelhantes às da histoplasmose aguda nos hospedeiros não-tabagistas.[31] Em contraste, os sintomas de doença pulmonar progressiva envolvendo as zonas superiores assemelham-se

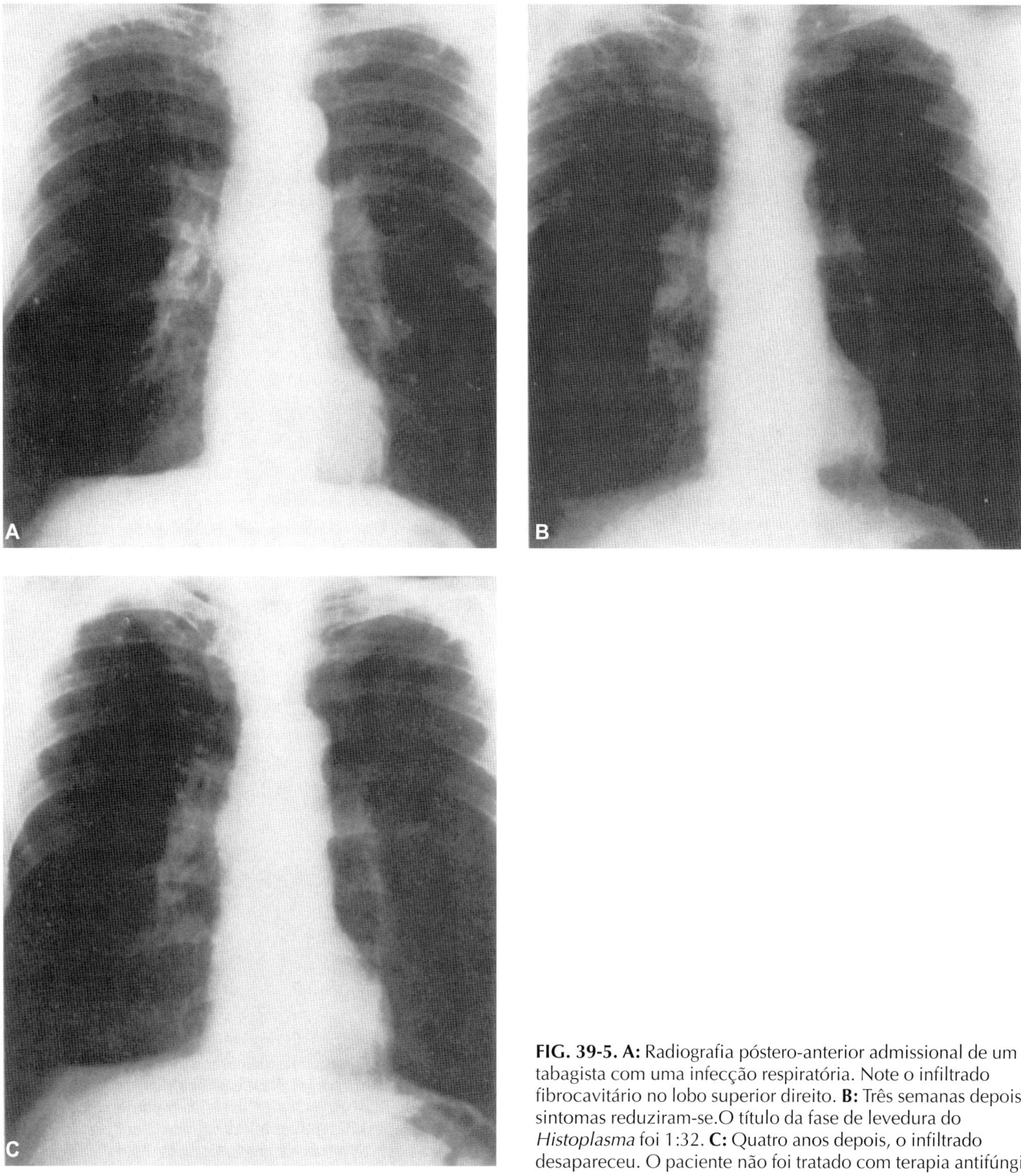

FIG. 39-5. A: Radiografia póstero-anterior admissional de um tabagista com uma infecção respiratória. Note o infiltrado fibrocavitário no lobo superior direito. **B:** Três semanas depois, os sintomas reduziram-se.O título da fase de levedura do *Histoplasma* foi 1:32. **C:** Quatro anos depois, o infiltrado desapareceu. O paciente não foi tratado com terapia antifúngica.

aos da tuberculose, com febre baixa, anorexia e perda de peso. Uma tosse que piora progressivamente com produção de escarro mucopurulento geralmente está presente. Suores noturnos ocorrem, mas geralmente não são tão graves como na tuberculose.[33] A histoplasmose pulmonar progressiva algumas vezes é denominada *histoplasmose pulmonar crônica ou histoplasmose cavitária crônica.* Os achados clínicos e radiográficos são muito semelhantes aos da reinfecção tuberculosa do adulto e é necessário muito cuidado para diferenciar estas duas patologias.[31,33] A histoplasmose pulmonar crônica geralmente espraia-se dentro dos pulmões, mas não se dissemina para sítios extrapulmonares.

Histoplasmose Disseminada Progressiva

Na histoplasmose disseminada progressiva (HDP) o fungo obtém acesso à circulação através dos linfonodos hilares após a infecção aguda, mas antes do estabelecimento da imunidade específica mediada pela célula T. É provável que a disseminação extrapulmonar benigna de fungos ocorra na maioria dos pacientes. Evidências disto provêm de cuidadosos estudos

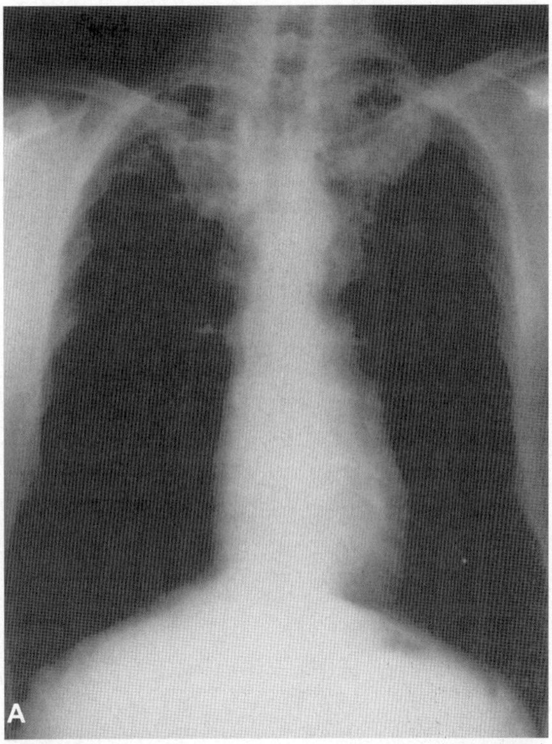

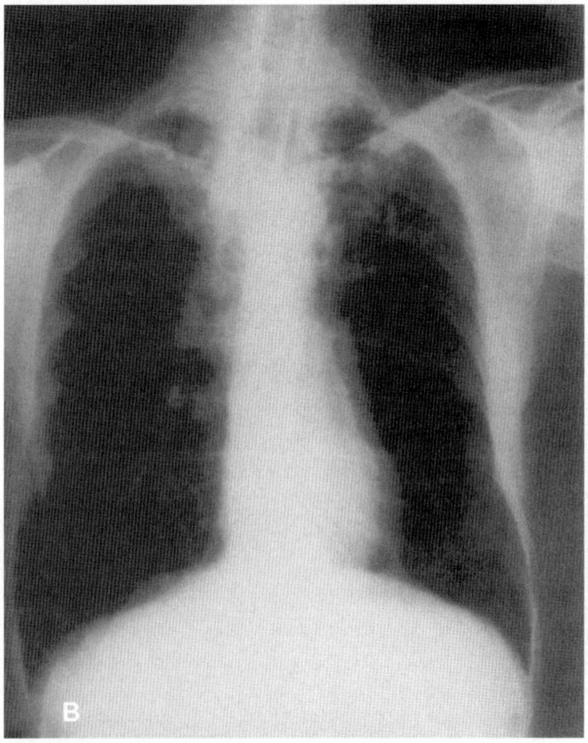

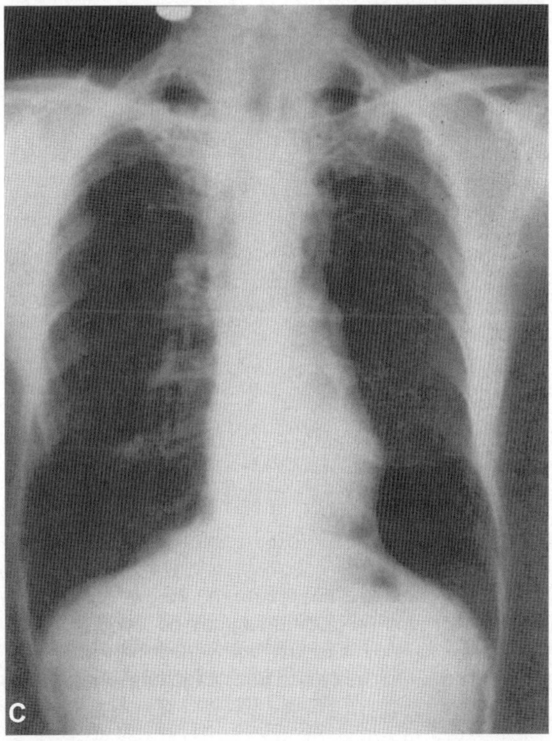

FIG. 39-6. A: Radiografia de tórax admissional de um homem de 45 anos com doença pulmonar obstrutiva crônica estabelecida. Revelou-se uma doença fibrocavitária apical bilateral e múltiplas culturas de escarro foram positivas para o *Histoplasma capsulatum*. **B:** Após mais de 2 anos de tratamento com cetoconazol, a radiografia melhorou, mas a cultura do escarro ainda era positiva para os fungos. **C:** Após 2 g de anfotericina B, a radiografia do tórax melhorou ainda mais, e o escarro não mais deu crescimento ao *H. capsulatum*.

post-mortem em Cincinnati, Ohio, onde mais de 70% dos pacientes que morreram por outras causas apresentavam granulomas de histoplasma cicatrizados nos seus baços.[19]

A levedura do histoplasma circulante é fagocitado pelas células do sistema RE fixo. Após a ingestão, ocorre a rápida multiplicação intracelular dos fungos. A morte do organismo não pode ocorrer sem a imunidade específica mediada pelo linfócito T. Com a imunidade específica, os macrófagos armados podem deter a replicação intracelular adicional dos fungos ingeridos. Quando a imunidade pela célula T falha em se desenvolver ou for inadequada, a levedura apenas continua a multiplicar-se. Células RE intensamente parasitadas morrem, e as leveduras são liberadas. Então outros macrófagos, incluindo células fixas e células recrutadas para a área, fagocitam as leveduras extracelulares, que continuam a se multiplicar rapidamente dentro de cada macrófago que as ingere. Se uma pessoa possui uma imunidade mediada pela célula T inadequada, quer induzida por drogas imunossupressoras ou por uma doença subjacente, desenvolve-se uma grave doença sistêmica progressiva que eventualmente mata o paciente. Esta doença é denominada *histoplasmose disseminada progressiva*.[26] O termo *progressiva* é importante, pois ele distingue a histoplasmose sistêmica descontrolada da disseminação extrapulmonar benigna que acompanha a maioria das infecções histoplásmicas primárias, mas é rapidamente limitada pelo advento da imunidade específica.[18,35]

A HDP é uma doença do sistema RE na qual ocorre uma multiplicação contínua do organismo. Os pacientes com HDP têm febre alta e anorexia; é uma doença rapidamente progressiva, consumptiva. Os sintomas respiratórios podem ou não ser proeminentes – eles estão ausentes em aproximadamente um terço dos pacientes. O exame físico revela um paciente febril e enfermo. A hepatosplenomegalia freqüentemente está presente. Podem se desenvolver úlceras mucocutâneas.[26] A avaliação laboratorial pode mostrar pancitopenia, testes de função hepática anormais e, ocasionalmente, diversos marcadores de coagulação intravascular disseminada. A radiografia de tórax inicial pode mostrar diversos padrões, que variam desde o normal até o difusamente anormal, com infiltrados micronodulares ou até mesmo edema pulmonar difuso não-cardíaco. A medula óssea é o local de mais fácil amostragem do sistema RE. A histopatologia de cortes da medula óssea mostram coleções de macrófagos cheios de leveduras intracelulares com ou sem necrose. Freqüentemente, podem se observar poucas evidências de formação de granulomas.[36] Antes do uso habitual da terapia citotóxica imunossupressiva e da terapia com glicocorticóides, esta forma de histoplasmose era primariamente observada em crianças pequenas e algumas formas eram chamadas forma *infantil* da doença.[26] Hoje em dia, a maioria dos casos de HPD ocorre em pacientes infectados pelo vírus da imunodeficiência humana.[37,38] A HPD também complica o transplante de órgãos e o tratamento com glicocorticóides e imunossupressores que são usados para uma ampla variedade de patologias malignas e não-malignas. Os pacientes com doença de Hodgkin podem desenvolver a HPD mesmo antes da terapia (Fig. 39-7).[39]

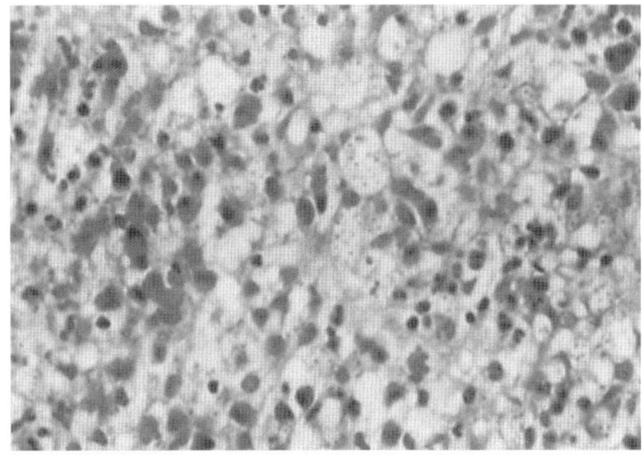

FIG. 39-7. Espécime de biópsia da medula óssea de um paciente com doença de Hodgkin e histoplasmose progressiva disseminada. Notar o grande número de pequenas leveduras dentro dos macrófagos parasitados e a falta de formação de granulomas. É incomum visualizar-se os organismos sem colorações especiais (Coloração com Hematoxilina e eosina, magnificação original × 1000).

O início clínico da HPD freqüentemente relaciona-se muito ao início da doença imunossupressora ou início da terapia imunossupressora, mais comumente os glicocorticóides em altas doses.[39] Esta associação temporal dá crédito à hipótese que a reativação de uma histoplasmose prévia e latente pode ser o mecanismo da infecção para alguns pacientes com HPD. Isto é mais bem demonstrado pelos pacientes infectados pelo vírus da imunodeficiência humana (HIV) que, após muitos anos de residência em áreas totalmente não-endêmicas desenvolvem HPD sob a pressão de contagens de linfócitos CD4 gravemente diminuídas.[37] A maioria dos pacientes com síndrome de imunodeficiência adquirida (AIDS) com o diagnóstico de HPD na cidade de Nova York e outras cidades não-endêmicas no Leste dos Estados Unidos previamente havia vivido na bacia do Caribe, uma área endêmica para o *H. capsulatum*.[40] A maioria dos pacientes com AIDS com diagnóstico de HPD em São Francisco e outras cidades não-endêmicas no oeste dos Estados Unidos previamente havia morado em áreas altamente endêmicas no meio-oeste dos Estados Unidos.

Também existem amplas evidências que as infecções primárias nas pessoas imunossuprimidas disseminam-se rapidamente. A maioria dos pacientes que desenvolvem HPD durante um surto epidêmico comunitário de histoplasmose em Indianápolis estava gravemente imunocomprometida.[41] Estes pacientes adquiriram novas infecções durante o surto epidêmico, que rapidamente progrediu em face de defeitos bem estabelecidos de células T. O estudo de outro surto epidêmico mais recente na mesma cidade revelou que um número notável de um quarto dos pacientes infectados pelo HIV desenvolvem HPD durante o surto epidêmico.[38]

Alguns pacientes com HPD têm uma doença mais leve e mais crônica. A avaliação cuidadosa destes pacientes após a recuperação não revela nenhuma disfunção óbvia da célula T. É tentador especular-se que estas pessoas possam ter tido uma disfunção transitória nas células T, possivelmente por uma doença viral aguda, mas esta hipótese não foi comprovada.[26] Alguns pacientes desenvolvem uma doença consumptiva crônica, similar à tuberculose crônica. Os principais achados clínicos são a perda de peso e a febre em baixo grau. As junções mucocutâneas e as úlceras mucosas podem ser observadas na boca, faringe ou reto e na glande peniana. O envolvimento granulomatoso extenso das glândulas adrenais pode destruí-las e causar insuficiência adrenal. O exame histopatológico dos tecidos envolvidos mostra granulomas epitelióides bem formados com poucos organismos visíveis (Fig. 39-8).[26,42] Uma analogia com a lepra sugere que estes pacientes têm melhor função das células T, granulomas bem desenvolvidos e poucos organismos, (a forma "tuberculóide") enquanto os pacientes com deficiência grave da célula T, geralmente pela infecção HIV, não têm nenhum granuloma e uma densidade extremamente alta de organismos no tecido infectado (a forma "lepromatosa").

O envolvimento do sistema nervoso central (SNC) pelo *H. capsulatum* é raro. Ele pode apresentar-se como uma lesão ocupadora de espaço (p. ex., histoplasmoma intracraniano) ou como uma meningite crônica.[43] As infecções endovasculares podem envolver o endocárdio valvular e os aneurismas aórticos abdominais.[44]

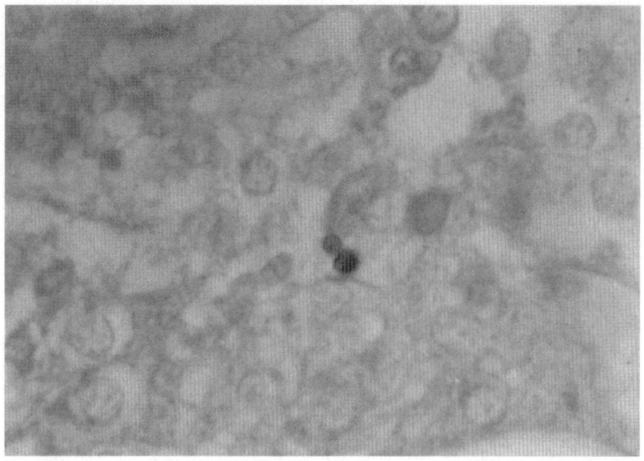

FIG. 39-8. Espécime de biópsia hepática de um paciente sem nenhuma disfunção aparente da célula T e histoplasmose progressiva disseminada. Notar os organismos na célula de Kupffer. (Corante de metenamina de prata; magnificação original × 1.000).

Diagnóstico

Para todas as doenças infecciosas, o teste mais definitivo é a cultura do organismo a partir do material biológico. No entanto, pelo fato de a tosse produtiva ser incomum em pacientes com histoplasmose aguda, a recuperação pela cultura dos organismos no escarro durante a histoplasmose aguda é incomum.[18] Apenas 8% dos pacientes em um grande surto epidêmico receberam o diagnóstico pelas culturas de escarro positivas. Até mesmo as hemoculturas com lise centrifugadas geralmente não são positivas na histoplasmose aguda. Similar às culturas do escarro, as hemoculturas raramente são o método diagnóstico para os pacientes com histoplasmose aguda.[35]

O exame direto das secreções respiratórias após a digestão com hidróxido de potássio (KOH) a 10% raramente é útil na histoplasmose devido ao pequeno tamanho do organismo e da sua localização habitual dentro das células. (Em contraste, conforme discutido nas seções sobre a Blastomicose e coccidioidomicose, os pacientes com blastomicose e coccidioidomicose têm secreções purulentas. As culturas do escarro freqüentemente são positivas, e os grandes organismos característicos são facilmente identificados no escarro digerido pelo KOH).[45]

Os pacientes que se apresentam com a forma cavitária crônica no lobo superior da doença geralmente apresentam culturas do escarro positivas. Múltiplas culturas do escarro (três a seis) devem ser feitas, pois a semeadura destes organismos é intermitente. Se os pacientes não conseguem produzir escarro adequado pela tosse, o escarro deve ser induzido com nebulização com NaCl a 10% antes de se passar para a broncoscopia fibroscópica. As técnicas diagnósticas broncoscópicas incluem o lavado broncoalveolar, escovagens e biópsias transbrônquicas. A identificação pela cultura geralmente é lenta (2 a 6 semanas).

Pacientes com HPD (especialmente a HPD que complica a AIDS) têm uma densidade maior de organismos. O teste direto para o antígeno polissacarídeo histoplasma (APH) pelos ensaios ultra-sensíveis oferece sensibilidade e diagnóstico razoavelmente específicos. O teste pode ser realizado na urina, soro e liquor.[46] Em uma grande série de HPD em pacientes com AIDS, 97% dos pacientes tiveram o APH positivo no soro e na urina.[47] Este teste é freqüentemente negativo na histoplasmose aguda, e positivo apenas aproximadamente em 35% das vezes na histoplasmose cavitária crônica.

As hemoculturas também são altamente sensíveis para a HPD nos pacientes com AIDS onde a densidade dos organismos circulantes é muito alta.[35] Em uma série, 91% dos pacientes infectados pelo HIV com APH tinham hemoculturas positivas.[38] De fato, os organismos do histoplasma intracelulares característicos podem ser observados diretamente em esfregaços do sangue periférico em muitos casos de HPD nos pacientes com AIDS. A sensibilidade dos esfregaços periféricos preparados com tampões aumenta para 50% conforme o laboratório ganha experiência.

Os testes mais invasivos geralmente não são necessários para o diagnóstico da HPD nos pacientes com AIDS devido à alta sensibilidade do teste APH, hemoculturas e esfregaços do sangue periférico. No entanto, para os pacientes sem AIDS imunossuprimidos com suspeita de HPD, o modo mais rápido e mais confiável de fazer o diagnóstico é colher amostras do sistema RE. A biópsia da medula óssea é o modo melhor e mais seguro de se fazer isto (Fig. 39-7).[36] A biópsia hepática também fornece amostras do sistema RE, mas acarreta mais riscos, especialmente se estiver presente uma trombocitopenia (Fig. 39-8).

A recuperação do organismo na cultura não é difícil, mas leva tempo. A taxa do crescimento depende do tamanho do inóculo – quanto maior for o inóculo, mais rápido o crescimento. É útil ao médico informar ao laboratório que se suspeita de histoplasmose. Freqüentemente, o diagnóstico pode ser feito mais rapidamente. Assim que se visualiza o crescimento micelial, o teste de exoantígeno pode ser feito para confirmar a histoplasmose.

Conforme mencionado na seção Histoplasmose Progressiva Disseminada, a HPD algumas vezes pode ser diagnosticada pelo exame do revestimento-tampão do sangue periférico após coloração supravital (Giemsa ou outro corante similar) (Fig. 39-9).[48] Todas as biópsias tissulares devem ser examinadas utilizando-se corantes especiais. O laboratório precisa ser alertado que se suspeita de um fungo. Os cortes de tecido corados pelo corante padrão hematoxilina-eosina raramente re-

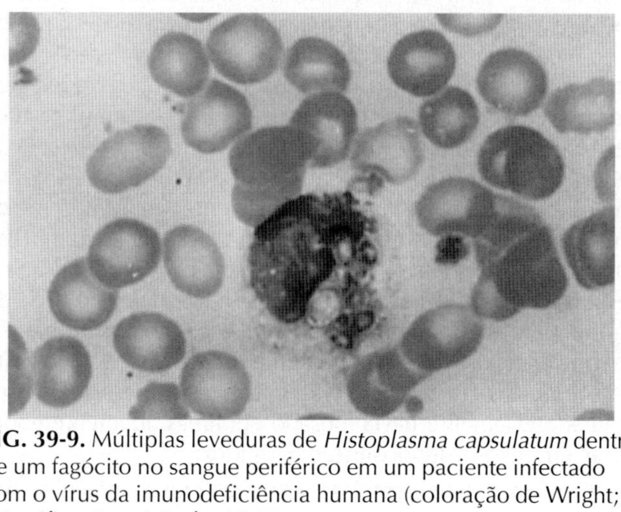

FIG. 39-9. Múltiplas leveduras de *Histoplasma capsulatum* dentro de um fagócito no sangue periférico em um paciente infectado com o vírus da imunodeficiência humana (coloração de Wright; magnificação original × 1000).

velam o organismo.[48] Se se suspeitar de um fungo, outros corantes especiais podem ser usados para intensificar a precisão diagnóstica. A coloração com o ácido-periódico de Schiff (PAS) preserva a morfologia. As colorações padrões com prata também demonstram os organismos.

Testes Imunológicos

O teste cutâneo intradérmico com 0,1 mL de histoplasmina foi empregado extensamente nos estudos epidemiológicos. Devido ao fato de as reações positivas serem duradouras, o teste cutâneo é menos útil para diagnósticos individuais e não é recomendado. Um teste cutâneo positivo, mesmo que seja encontrado um infiltrado pulmonar ativo, não é diagnóstico de histoplasmose no momento. Mais provavelmente, o infiltrado que está sendo investigado deve-se a outra infecção, e o teste cutâneo positivo é apenas um resquício de uma histoplasmose antiga. O teste cutâneo é inútil para diagnóstico em áreas altamente endêmicas, onde com 18 anos virtualmente todo mundo tem um teste cutâneo positivo para a histoplasmina.[49] A maioria dos pacientes com HPD tem uma reação cutânea negativa ao teste, pois a infecção está causando um defeito na célula T específica ou devido ao fato que uma doença subjacente esteja deprimindo a imunidade mediada por células.[42] Em resumo, uma reação positiva ao teste cutâneo não prova histoplasmose atual, e uma reação negativa ao teste cutâneo não a descarta. O teste cutâneo com a histoplasmina somente deve ser usado como instrumento epidemiológico e não para diagnóstico de infecções.[49]

Os testes sorológicos são importantes no diagnóstico e no tratamento das infecções agudas não ameaçadoras à vida. Estão disponíveis três testes: a fixação do complemento (FC), imunodifusão (ID) e medida do APH.

O padrão é o teste FC. O teste torna-se positivo entre 4 a 6 semanas após a infecção e permanece positivo por meses a anos. Um único título de 1:32 do antígeno na fase de levedura ou uma elevação de quatro vezes na presença de uma doença clínica compatível sugere histoplasmose primária. No entanto, muitos pacientes com histoplasmose primária e histoplasmose pulmonar crônica nos lobos superiores têm títulos menores, não-diagnósticos iguais ou menores que 1:8.[49] Os resultados do teste FC são totalmente negativos para aproximadamente 30% dos pacientes com histoplasmose aguda, e para até 50% dos pacientes com HPD.

O teste de ID para os anticorpos precipitantes contra os antígenos H e M do *H. capsulatum* identifica apenas 50% dos pacientes com histoplasmose sintomática aguda e não se torna positivo até 4 a 6 semanas após a exposição.[49]

Wheat introduziu o APH na prática clínica medindo os níveis diagnósticos em aproximadamente 80% dos seus pacientes. No entanto, este teste é menos específico do que a ID ou a FC em títulos altos.[50]

Os dois primeiros testes sorológicos medem os anticorpos produzidos contra o fungo, enquanto o APH mede o antígeno circulante. Os testes são razoavelmente bem padronizados; o principal problema é a falta de temporalidade. Várias semanas podem se passar antes de os testes sorodiagnósticos se tornarem positivos. No momento em que o diagnóstico definitivo for estabelecido, a maioria dos pacientes já se recuperou.[49]

Tratamento

A maioria dos pacientes com histoplasmose aguda ou não está consciente da infecção ou tem uma doença de evolução rápida, autolimitada. Para os raros pacientes com infecções pulmonares avassaladoras que leva a um prejuízo na troca gasosa, a anfotericina B (AMB) é a droga de escolha. Apesar de que relatos empíricos sugerem que uma dose total de 500 mg de AMB possa ser eficaz, esta dose reduzida não foi comparada com um curso completo de AMB.[51]

A doença cavitária progressiva do lobo superior pode ser tratada com 400 mg por dia de cetoconazol que pode ser aumentada de maneira progressiva até 800 mg por dia, se necessário.[52] O itraconazol é mais eficaz e menos tóxico, porém mais dispendioso. O itraconazol substituiu em grande parte o cetoconazol para o tratamento de algumas formas de histoplasmose (dose, 200 mg uma a duas vezes diariamente). Alternativamente, AMB (35 mg por kg em dose total) administrada durante o curso de 12 a 16 semanas fornece excelentes resultados.[53]

Todos os pacientes com HPD precisam ser tratados imediatamente e agressivamente. O nosso costume tem sido iniciar o tratamento com AMB e ter como alvo uma dose total de 40 mg por kg.[42] Alguns pacientes com casos mais crônicos de HPD foram tratados com cetoconazol.[52] Apesar de que esta forma de terapia pode ser efetiva nos pacientes estáveis, o início de ação lento do cetoconazol impede o seu uso na maioria dos pacientes com HPD. O itraconazol é mais eficaz do que o cetoconazol, mas não é equipotente ao AMB.[52]

O AMB é altamente eficaz no tratamento da HPD. As recaídas são incomuns após um curso completo de AMB, mesmo nos pacientes classicamente imunossuprimidos incluindo recipientes de transplantes de órgãos, e pacientes que recebem terapia crônica com a prednisona. No entanto os pacientes infectados pelo HIV com HPD freqüentemente apresentam recaídas (Fig. 39-10) e requerem terapia supressora prolongada.[48] Após completar-se uma infusão de um grama inicial de AMB , 50 a 80 mg de AMB semanalmente ou quinzenalmente reduz a incidência de recaídas.[54] A terapia supressora com cetoconazol não é eficaz.[48] O itraconazol é altamente eficaz na prevenção da recaída após completar-se a terapia primária da HPD nos pacientes infectados pelo HIV. O itraconazol também é eficaz como terapia primária em casos de gravidade leve a moderada. A dose habitual é de 200 mg duas vezes ao dia.

O AMB e os compostos azóis orais são as principais terapias efetivas para as doenças fúngicas. O AMB é o único antibiótico fungicida de amplo espectro. O agente é altamente eficaz, mas tem efeitos colaterais potencialmente graves. A toxicidade tubular renal é quase que universal, e é dose-dependente, levando à perda renal de potássio. A complicação mais temida do AMB é uma redução dose-dependente na função renal.[55] Para evitar isto, a cuidadosa monitoração semanal da função renal é mandatória. A dose deve ser reduzida se o nível de creatinina atingir 2 mg por dL e deve ser temporariamente interrompida se o nível de creatinina atingir 3 mg por dL. A carga de salina antes da infusão de AMB ajuda a reduzir a nefrotoxicidade. A perda do potássio na urina é extremamente comum. A maioria dos pacientes que recebem AMB precisa de potássio suplementar.

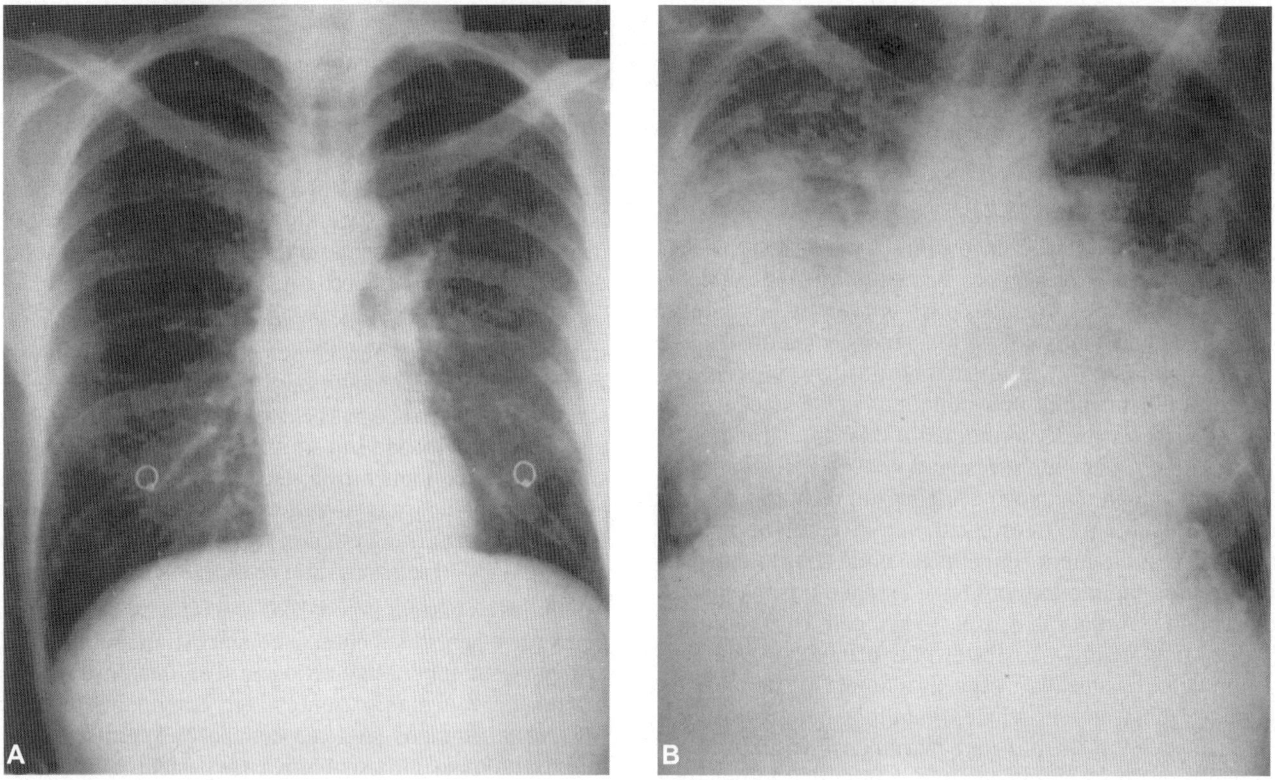

FIG. 39-10. A: Radiografia de tórax admissional de um paciente infectado pelo vírus da imunodeficiência humana. Notar as numerosas lesões de 2 a 3 mm. Ocorreu uma acentuada melhoria com a terapia com anfotericina B. **B:** A terapia supressora com cetoconazol fracassou, e ele a seguir foi visto moribundo. (Reimpresso de Johnson PC, Sarosi, GA, Septimus, EJ, Satterwhite, TK. Progressive disseminated histoplasmosis in patients with acquired immune deficiency syndrome. A report of 12 cases and a literature review. *Semin Respir Infect* 1986;1:1-8; com permissão).

A infusão de AMB freqüentemente induz febre e calafrios, que não são perigosos, mas muito incômodos. Esta resposta febril pode ser amortecida pela pré-medicação com 600 mg de aspirina e 50 mg de difenidramina (Benadril) 15 a 30 minutos antes do início da infusão. A redução do tempo de infusão das habituais 4 a 6 horas para 90 minutos também pode reduzir a duração e a gravidade das reações febris. Se o pré-tratamento com aspirina e difenidramina (Benadril) for inadequado, codeína, 30 a 60 mg oralmente ou meperidina (Demerol) 50 a 75 mg oralmente, intramuscular ou intravenosamente, é ainda mais eficaz para bloquear as reações ao AMB. A maioria dos pacientes apresentam reações febris precocemente no curso do tratamento, mas estas reações diminuem em gravidade e freqüência conforme o tratamento continua. Para reduzir a incidência de flebite no local dos cateteres intravenosos periféricos 25 a 50 mg de hemisuccinato de hidrocortisona pode ser misturado com a infusão. Isto não é necessário se a infusão for administrada por um cateter central.

Algumas autoridades recomendam o uso de uma dose de teste de 1 mg. Não seguimos esta prática pois a verdadeira anafilaxia quase nunca é observada. Também é costumeiro começar a administração do AMB em doses menores e prosseguir até a dose plena desejada. No entanto, existem apenas evidências limitadas que este método reduza a incidência de reações à AMB ou de outro modo reduza a toxicidade. No entanto, a nossa prática tem sido iniciar a AMB em adultos estáveis a 10 mg diariamente e aumentar em incrementos diários de 10 mg até a dose plena desejada, geralmente 40 a 50 mg sejam atingidos. Após o paciente ficar afebril, trocamos para um esquema de segundas, quartas e sextas que pode ser executado ambulatorialmente. Nunca excedemos uma dose única de 50 mg em pacientes estáveis, mas ocasionalmente administramos doses diárias muito maiores (1,0 a 1,5 mg por kg) em situações ameaçadoras à vida. Após a melhora clínica, a dose diária pode ser reduzida para 50 mg com uma eventual conversão para um esquema três vezes por semana.

Em 1980, uma nova era de tratamento começou, com a disponibilidade do cetoconazol, um composto imidazólico administrado oralmente. Vários anos depois, o fluconazol, um composto triazol com preparações orais e intravenosas foi liberado. Um segundo composto triazol, o itraconazol, foi liberado em 1992.[56] Pelo fato de o cetoconazol ter sido usado durante mais tempo, a experiência clínica é mais extensa do que com as drogas mais novas. Apesar de ser eficaz, o cetoconazol não é igual em eficácia ao AMB.[52] Ele não deve ser usado nas situações ameaçadoras à vida. O itraconazol é mais bem absorvido e mais hidrossolúvel (com excelente penetração no SNC) e tem muito menos efeitos colaterais. Ela emergiu como a droga de escolha para a terapia supressiva a longo prazo da meningite criptocócica que complica a AIDS. Também foi usada para a meningite coccidióide e para alguns pacientes com outras formas de coccidioidomicose. O itraconazol é a droga de escolha para os casos leves a moderados de blastomicose e substituiu em grande parte o cetoconazol para o tratamento da maioria das formas de histoplasmose.[56]

A toxicidade gastrintestinal dos azóis limita a sua dosagem. A administração diária do cetoconazol não deve exceder 800 mg. O itraconazol administrado a 200 a 400 mg por dia tem menos efeitos colaterais do que o cetoconazol. O fluconazol a 400 mg por dia tem pouca toxicidade.[57] O cetoconazol pode interferir com a biossíntese da testosterona, causando perda da libido em homens jovens.[58] Esses efeitos são reversíveis.

O cetoconazol e, em menor grau, o itraconazol requerem a acidez gástrica para a sua absorção, de modo que os bloqueadores H2, os inibidores da bomba de próton e os antiácidos (freqüentemente administrados para os efeitos colaterais gastrintestinais) bloqueiam a sua absorção. Uma forma líquida de itraconazol com uma absorção um pouco melhor do que as cápsulas encontra-se disponível. O fluconazol é rapida e completamente absorvido.

BLASTOMICOSE

A blastomicose é a única micose endêmica que foi primeiramente descrita nos Estados Unidos. Gilchrist, um dermatologista da John Hopkins University, reconheceu o primeiro caso em 1894 e subseqüentemente encontrou um paciente adicional.[59] Ele achou que o organismo causal era um protozoário, um engano que também havia sido cometido por Darling[7] e por Wernicke[60] nos seus relatos iniciais descrevendo a histoplasmose e a coccidioidomicose. No entanto, Gilchrist rapidamente corrigiu o seu próprio erro. Ele isolou o organismo, provou que ele era um fungo e preencheu os postulados de Koch infectando um cão com o organismo isolado.[61] Pacientes adicionais com blastomicose rapidamente foram identificados, especialmente de Chicago, e por um certo tempo a blastomicose foi conhecida como a *doença de Chicago*. Avanços na compreensão sobre a doença foram lentos. Apesar de novos casos terem sido relatados, nenhuma nova descoberta sobre a patogênese da doença emergiu. Em 1939 Martin e Smith reviram todo o material publicado e propuseram uma síntese incorreta que infelizmente causou uma certa confusão. Eles separaram as formas pulmonar e cutânea da doença, propondo que a primeira era adquirida pela inalação e a última pela inoculação.[62] Este conceito foi amplamente aceito por aproximadamente 12 anos. Em 1951, Schwarz e Baum provaram que esta separação era artificial mostrando que a doença cutânea era causada pela disseminação hematogênica para a pele após uma infecção pulmonar. Mesmo quando a doença cutânea parecia ser isolada, ela quase sempre resultava de um processo pulmonar prévio.[63] Quase todos os casos de blastomicose são adquiridos por inalação. As únicas exceções são uns poucos casos de doença inoculatória, geralmente por acidentes cirúrgicos ou patológicos[64,65] ou raramente por mordidas de animais[66] ou intercurso sexual.[67]

Os métodos que foram úteis na investigação da epidemiologia da histoplasmose não se transferiram bem para a blastomicose. Todas as tentativas para produzir-se um antígeno para um teste cutâneo falharam.[4] Pesquisas nacionais de sensibilidade do teste cutâneo, tão úteis na histoplasmose, não podem ser realizadas. Como resultado, a área endêmica da blastomicose não pode ser definida com nenhum grau de certeza, mas é apenas inferida a partir da origem dos casos relatados.[3] A área endêmica aparente inclui grande parte do meio-oeste, centro-sul e sudeste dos Estados Unidos. A borda ocidental da área endêmica estende-se da Louisiana e parte oriental do Texas para o norte, para a borda de Minnesota/Dakota do Norte e dali ainda mais ao norte, mas estende-se mais longe ainda para o norte e oeste.[1] O Norte do Wisconsin, o norte do Minnesota, e as províncias canadenses de Ontario e Manitoba têm muitos casos de blastomicose, mas virtualmente nenhuma histoplasmose.

Muitos pacientes com blastomicose ativa têm um teste de reação cutânea negativo para a blastomicina. Muitos destes mesmos pacientes têm uma reação positiva ao teste cutâneo para a histoplasmina. Uma explicação possível é que os testes cutâneos negativos para blastomicina podem ser observados devido a um antígeno blastomicina ruim que desencadeia pouca resposta, mas os testes cutâneos positivos para a histoplasmina também são encontrados devido a uma reação cruzada.[68] Uma explicação alternativa é também possível. A maioria dos pacientes relatados com blastomicose com um teste cutâneo não-reativo para a blastomicina teve blastomicose reativa ou blastomicose pulmonar grave. Um teste cutâneo negativo pode ser esperado nestes pacientes extremamente enfermos. A maioria destes pacientes foi relatada em áreas co-endêmicas para a histoplasmose. Pelo fato da infecção pelo histoplasma ser quase que universal por volta dos 18 anos em muitas destas áreas, não é de surpreender que muitos destes pacientes tenham um teste cutâneo positivo para a histoplasmina.[49]

Evidências que o teste cutâneo para a blastomicina possa ser melhor do que previamente se acreditava emergiram a partir de investigações de dois pontos de surtos epidêmicos. Investigamos um surto epidêmico em 1972 em Big Fork, Minnesota, no qual 18 das 21 pessoas expostas apresentavam evidências de blastomicose. Big Fork, no norte do Minnesota, está ao norte da área endêmica para a histoplasmose. Doze pacientes apresentavam radiografias de tórax anormais, e 4 destes 12 tinham culturas positivas no escarro. Dez dos 12, incluindo todos os quatro com culturas positivas, tinham reações cutâneas positivas para a blastomicina, usando um antígeno de teste cutâneo que existia desde a década de 1940. Mais importante, seis pacientes adicionais com uma história positiva para a exposição e uma radiografia de tórax negativa também demonstraram uma reação cutânea positiva à blastomicina. Portanto, dos 21 indivíduos, 16 tinham reações cutâneas positivas ao teste com a blastomicina, e apenas dois pacientes com radiografias de tórax anormais não o tinham. Os três pacientes restantes aparentemente foram expostos, porém não-infectados. Apenas um dos 21 indivíduos tinham um teste cutâneo positivo para a histoplasmina, efetivamente negando o velho conceito que as reações cruzadas com o antígeno cutâneo do teste da histoplasmina eram comuns entre os pacientes com blastomicose.

O estudo deste surto epidêmico documentou que o teste cutâneo com a blastomicina era surpreendentemente sensível na blastomicose pulmonar aguda.[69] Nesta coorte, os resultados do teste cutâneo não eram confundidos pela sensibilidade à histoplasmina adquirida no passado. Os 16 pacientes com testes cutâneos positivos para a blastomicina foram novamente testados 3 anos depois e apenas cinco ainda tinham uma reação de 5 mm.[70] Isto sugere que o teste cutâneo com a blastomicina seja muito sensível, mas a reação decai rapidamente. Pacientes com exposições antigas ao fungo podem não manter a positividade ao teste cutâneo. Uma explicação alternativa para a baixa taxa de positividade do teste cutâneo em áreas endêmicas é que a blastomicose seja incomum, especialmente comparada à histoplasmose.

Informações mais novas sobre a epidemiologia da blastomicose provêm de Klein e associados. Eles investigaram o maior ponto do foco do surto epidêmico até o momento, que ocorreu no verão de 1984 em Eagle River no Norte de Wisconsin. Eagle River, similar a Big Fork, está além da área endêmica para a histoplasmose. Do total de 48 casos provados ou prováveis de blastomicose, 19 dos 46 testados têm um teste cutâneo positivo. Quinze indivíduos (dos 17 testados) com resultados positivos no teste cutâneo demonstraram transformação linfocitária *in vitro* positiva a um antígeno do blastomiceto (a contraparte laboratorial de um teste cutâneo positivo). Todos os indivíduos tinham testes cutâneos negativos para a histoplasmina. Os investigadores recuperaram o fungo do solo a partir de uma toca de castor.[71] A identificação pela cultura a partir do solo não foi obtida em investigações prévias dos surtos epidêmicos.[69]

Os dois surtos epidêmicos ajudaram a esclarecer a epidemiologia da blastomicose. A *Blastomycosis dermatitidis* é um fungo que vive no solo adquirido pela inalação. Muitas pessoas infectadas desenvolvem uma reação cutânea positiva ao teste com a blastomicina ou ao seu correlato *in vitro*. Pequenos surtos epidêmicos indicam que o organismo cresce em áreas específicas, nitidamente circunscritas. Fluxos de água recreacionais foram associados a doenças em humanos e animais.

Outros mamíferos são suscetíveis à doença. Cães em áreas rurais comumente desenvolvem doença grave. A blastomicose canina é bem reconhecida pela comunidade médica veterinária.[72] Se os veterinários estão encontrando cães com blastomicose, os casos humanos provavelmente estão ocorrendo na mesma comunidade.

Um estudo cuidadoso dos pontos de focos dos surtos epidêmicos sugere que pode ocorrer uma blastomicose assintomática. A maioria das pessoas que são infectadas pelo *H.capsulatum* e *C. immitis* desenvolve uma reação positiva ao teste cutâneo sem qualquer doença clínica. Devido à ausência de um bom teste cutâneo para a blastomicina, a blastomicose assintomática, subclínica, resultando apenas em conversão do teste cutâneo, não foi reconhecida. Durante o estudo da epidemia de Big Fork, vários pacientes com radiografias anormais e testes cutâneos positivos para blastomicina não tinham sintomas.[73] Pacientes semelhantes foram identificados durante a investigação do surto epidêmico de Eagle River.

Para confirmar ainda mais a presença das infecções assintomáticas, Vaaler e seus associados mostraram que muitos trabalhadores florestais do norte de Minnesota e do norte de Wisconsin, mas nenhum trabalhador florestal do Estado de Washington não-endêmico, tinham reatividade linfocitária *in vitro* a um antígeno *blastomices* sem nenhuma história de doença clínica prévia.[74] Este estudo sugere que muitas infecções pelos *blastomyces* são assintomáticas. Os pacientes sintomáticos podem ser a minoria, como é o caso com a histoplasmose e coccidioidomicose.

Patogênese

À temperatura ambiente, o fungo cresce na natureza, como um micélio aéreo. As temperaturas em elevação no solo favorecem o crescimento, e a chuva do dia da exposição intensifica a liberação dos esporos de fungos.[71] Se o sítio for perturbado, pequenas conídias (2 a 5 μ) infectantes transportam-se pelo ar, e forma-se um aerossol infectante. Quando estes esporos são inalados por humanos ou outros mamíferos, alguns podem evitar as defesas inespecíficas dos pulmões e atingir os alvéolos. Ali eles podem converter-se à forma de levedura. As leveduras são grandes (8 a 20 μ) e têm um único ramo com um característico colo largo de ligação entre as células mães e filhas.

A resposta inflamatória inicial é predominantemente neutrofílica. Os neutrófilos podem destruir as conídias, mas eles são incapazes de matar a levedura parasitária.[5] Durante os primeiros poucos dias a natureza do exsudato inflamatório altera-se,[75] e os macrófagos tornam-se mais proeminentes. Os macrófagos ingerem os esporos, mas são incapazes de matá-los até que se desenvolva uma imunidade específica mediada pela célula T. Com o desenvolvimento da imunidade celular mediada pela célula T, os macrófagos, agora armados, podem matar as leveduras ingeridas. Eventualmente, toma lugar a formação de granulomas e a cicatrização. Este processo é tanto similar quanto diferente do observado na histoplasmose. Ambas as infecções começam como um exsudato inflamatório rico em neutrófilos, mas os neutrófilos desaparecem durante as fases mais tardias de infecção na histoplasmose. Os neutrófilos persistem como parte da resposta inflamatória continuada na blastomicose. Apesar que a proporção relativa de neutrófilos em relação às células inflamatórias crônicas possa variar entre os pacientes, sempre está presente um exsudato piogranulomatoso misto. Em algumas instâncias o componente neutrofílico é tão predominante que a histopatologia simula a infecção bacteriana.

Se a blastomicose envolver a pele e outros sítios epiteliais escamosos, como a orofaringe, ocorre hiperplasia, com crescimento exagerado para baixo da rede. Entre estas projeções digitiformes encontram-se microabscessos.[4] A resposta acentuadamente hiperplásica do epitélio escamoso à infecção pelos organismos *Blastomyces* pode levar à confusão, com um diagnóstico errôneo ocasional de malignidade cutânea. A presença dos organismos dentro dos microabscessos, que é mais bem confirmada pelo uso de corantes especiais, comprova a blastomicose. O exame cuidadoso dos núcleos celulares mostra uma uniformidade benigna, diferente da acentuada variação observada em uma neoplasia. Foram feitos erros trágicos quando um diagnóstico errôneo de malignidade levava a uma cirurgia radical ou à radioterapia.

Diferente da histoplasmose, na qual a disseminação extrapulmonar benigna durante a fase pré-imune da infecção é universal,[1] a documentação da blastomicose em um sítio extrapulmonar sempre é evidência de verdadeira disseminação e sempre exige tratamento. Os órgãos envolvidos, em ordem decrescente de freqüência são a pele, ossos, sistema geniturinário masculino e meninges. Virtualmente todos os órgãos podem ser envolvidos.[4]

Manifestações Clínicas

Na maioria das infecções blastomicóticas primárias a porta de entrada é o pulmão[71,73] Apenas casos raros de inoculação direta dentro do tecido subcutâneo foram documentados.[64,65] Após a inalação, o tempo médio de incubação é de aproximadamente 45 dias, com uma ampla variação de 3 a 15 semanas.[71]

A doença aguda assemelha-se à pneumonia bacteriana. O início dos sintomas é abrupto, com febre alta e calafrios seguidos por tosse que rapidamente torna-se produtiva com escarro purulento.[73] Podem ocorrer artralgias e mialgias, mas elas não são tão comuns como o são na histoplasmose. Raramente, o eritema nodoso foi associado a uma blastomicose de início agudo. Também ocorre dor torácica pleurítica.

A maioria dos pacientes com blastomicose pulmonar aguda foi diagnosticada durante surtos epidêmicos. Por motivos obscuros, muitos casos esporádicos de blastomicose pulmonar apresentam-se como uma doença subaguda ou até mesmo crônica. Os sintomas incluem febre baixa, tosse produtiva de escarro mucopurulento e perda de peso. Os clínicos freqüentemente suspeitam de tuberculose ou neoplasia broncogênica.[68,76,77]

Os achados no exame físico na blastomicose pulmonar aguda podem incluir estertores e sinais focais de consolidação pulmonar. Muitos pacientes, especialmente com doença nodular, têm um exame negativo no tórax. O eritema nodoso pode acompanhar o início da doença pulmonar, apesar de ela ocorrer menos freqüentemente do que com outras micoses endêmicas.[22,78] O envolvimento cutâneo pode ocorrer precoce ou tardiamente. A pele precisa ser examinada cuidadosamente em todos os casos de blastomicose pulmonar. As lesões variam desde pápulas indefinidas até grandes ulcerações com bordas induradas. As áreas habituais de envolvimento cutâneo são a face, mãos e pernas. O exame laboratorial inicial geralmente mostra poucas anormalidades, mas uma contagem leucocitária elevada com um desvio para a esquerda pode ser observada.

Os achados na radiografia de tórax variam enormemente. Nos pacientes com início agudo de sintomas (incluindo muitos pacientes provenientes de pontos de focos de surtos epidêmicos) freqüentemente está presente uma doença bilateral dos espaços aéreos, similar às outras micoses endêmicas (Fig. 39-11). Alguns pacientes têm um infiltrado lobar similar ao da pneumonia pneumocócica. Os pacientes com doença grave podem ter infiltrados difusos, que podem ser intersticiais, micronodulares, macronodulares ou mesmo alveolares (similares à SARA de qualquer causa). Em pacientes com blastomicose pulmonar subaguda ou crônica as lesões variam enormemente desde densidades nodulares únicas ou múltiplas até uma consolidação segmentar ou até mesmo lobar. A combinação de infiltrados alveolares com nódulos pode ser uma pista para a blastomicose. Os infiltrados peri-hilares são comuns, mais freqüentemente do lado direito.[79] Na radiografia lateral, um infiltrado semelhante a uma massa no segmento apical posterior do lobo inferior direito pode ser observado. Na radiografia póstero-anterior este infiltrado projeta-se sobre o hilo direito. Esta apresentação simula o carcinoma broncogênico (Fig. 39-12). A cavitação é incomum na blastomicose. A adenopatia hilar é muito menos freqüente do que na histoplasmose ou coccidioidomicose. Foi relatada calcificação por blastomicose pulmonar, mas evidentemente ela é rara. Em mais de 140 pacientes, nunca observamos uma lesão blastomicótica calcificada.

A disseminação extrapulmonar do fungo geralmente ocorre precocemente, durante a fase sintomática da doença pulmonar. As lesões ósseas ou cutâneas a distância podem ser as únicas manifestações da doença, pois o processo pulmonar primário é assintomático ou já cicatrizou. Quando alguns pacientes com lesões cutâneas ou ósseas são investigadas, uma radiografia de tórax de rotina mostra uma lesão pulmonar totalmente assintomática, o que prova que isto é blastomicose. Em outros casos, a radiografia de tórax é normal, pois o infiltrado pulmonar já desapareceu. É óbvio porque os primeiros investigadores tinham tanta dificuldade em compreender a forma isolada da blastomicose cutânea. Atualmente existem amplas evidências que a úlcera cutânea característica na blastomicose sempre representa uma disseminação a distância a partir de uma infecção pulmonar primária.[80] Nós e outros documentamos casos nos quais uma infecção pulmonar inicial (não diagnosticada no momento) solucionou-se espontaneamente sem um diagnóstico, mas recorreu como doença extrapulmonar sintomática meses a anos depois.[80] Os pacientes realizaram broncoscopias diagnósticas no momento da doença pulmonar inicial que não tinha diagnóstico (geralmente realizada para descartar câncer). Uma cuidadosa avaliação retrospectiva do material broncoscópico mostrou leveduras de *B. dermatitidis* características (não reconhecidas anteriormente) nos *slides* de citologia corados pelo Papanicolaou (Fig. 39-13).[81]

A maioria dos pacientes com blastomicose não apresenta nenhum defeito imune óbvio. No entanto, em pacientes com defeitos demonstráveis nas células T como recipientes de transplantes de órgãos ou pacientes que estejam recebendo altas doses de glicocorticóides a blastomicose comporta-se como um oportunista. O encaminhamento da doença é mais rápido, e o envolvimento é mais extenso do que nos hospedeiros normais.[82] Um pequeno número de pacientes infectados pelo HIV desenvolveu blastomicose grave rapidamente progressiva, enquanto significativamente depletados de células T devido a sua infecção pelo HIV. Nestes pacientes, a doença geralmente é disseminada e agressiva, envolvendo múltiplos sítios.[83] A meningite é comum. Nas séries relatadas, observou-se uma elevada taxa de mortalidade, com a sobrevida média de apenas poucos meses.

Diagnóstico

O meio mais rápido e mais simples de estabelecer-se um diagnóstico de blastomicose é examinar o escarro ou o pus aspirado após a digestão por KOH a 10%. Sob luz reduzida, os organismos são rapidamente visualizados como grandes (8 a 20 μm) leveduras com um único broto com um colo largo de ligação entre as duas células. A natureza duplamente refrátil da parede é aparente variando-se o foco, e múltiplos núcleos são visíveis (Fig. 39-14).[4] Outro teste rápido e confiável é o exame das secreções respiratórias usando-se a técnica de Papanicolaou. Os fungos são grandes organismos que se coram de rosa-escuro ou vermelho, com o característico broto único e parede celular duplamente refrátil nitidamente visível (Fig. 39-13). Os citotecnologistas são treinados a pesquisar primeiro a presença de malignidade; deixar de visualizar o organismo é relativamente fácil a menos que o citotecnologista esteja especificamente pesquisando-os.[45]

Muitos pacientes recebem o diagnóstico pelo exame histopatológico das biópsias tissulares ou espécimes ressecados. Em raras instâncias, a coloração padrão com hematoxilina-eosina pode mostrar o fungo. Corantes especiais são necessários. A maioria dos laboratórios usa uma das diversas modificações da coloração com prata ou a coloração PAS. O corante PAS preserva melhor os detalhes morfológicos.[4]

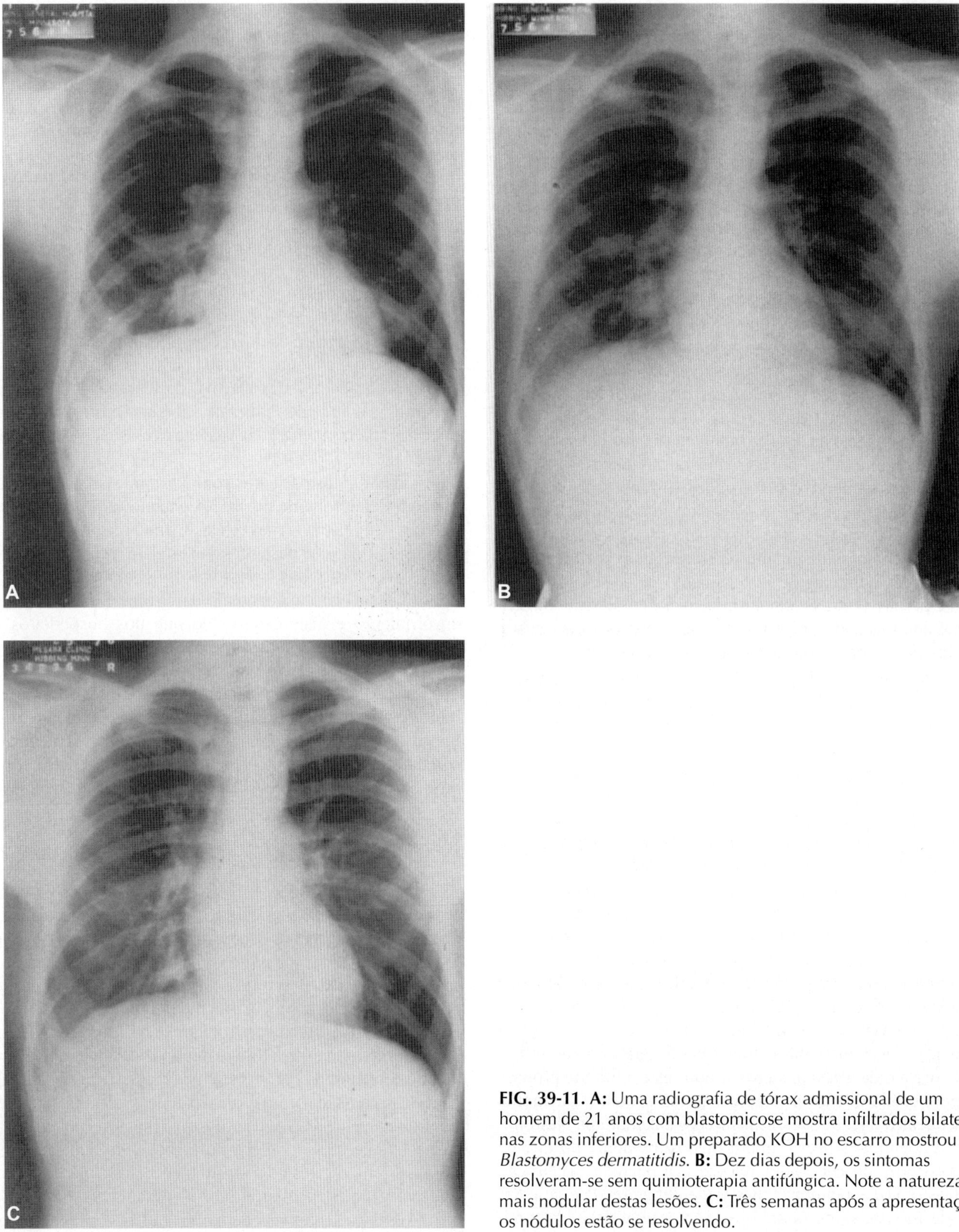

FIG. 39-11. A: Uma radiografia de tórax admissional de um homem de 21 anos com blastomicose mostra infiltrados bilaterais nas zonas inferiores. Um preparado KOH no escarro mostrou *Blastomyces dermatitidis*. **B:** Dez dias depois, os sintomas resolveram-se sem quimioterapia antifúngica. Note a natureza mais nodular destas lesões. **C:** Três semanas após a apresentação, os nódulos estão se resolvendo.

O isolamento e a identificação do organismo pelo laboratório de micologia não são difíceis, mas levam tempo. Dependendo do tamanho do inóculo, pode ocorrer o crescimento 5 a 7 dias após a exposição. Se o inóculo for pequeno, ele pode levar até 30 dias para fazer crescer o fungo. Até recentemente, a identificação positiva do fungo requeria a conversão do isolado micelial à fase de levedura e então de volta novamente à fase micelial. Com o teste exoantigênico pode ser feita uma

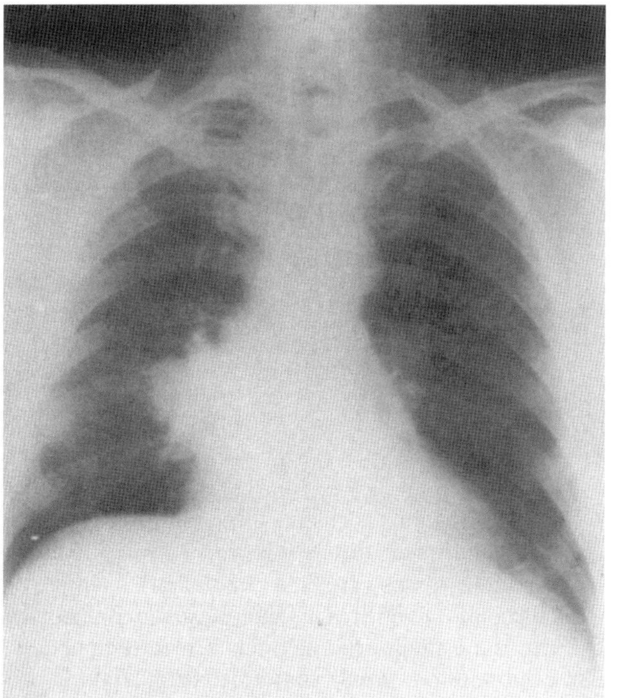

FIG. 39-12. Radiografia póstero-anterior de um tabagista inveterado de 63 anos com escarro com raias de sangue. A broncoscopia não mostrou nenhuma lesão endobrônquica. Nenhum preparado KOH foi realizado. A ressecção do lobo inferior e do lobo médio direitos mostrou blastomicose.

identificação final assim que aparece um crescimento moderado na placa de cultura, algumas vezes em 5 dias.

Nenhum teste cutâneo antigênico para o fungo está comercialmente disponível. A transformação *in vitro* dos linfócitos estimulados pelos antígenos é um excelente teste para medir a resposta da imunidade mediada celularmente, mas está disponível apenas em um único laboratório de pesquisa.[84] Com antígenos mais novos, purificados, um teste cutâneo pode ser desenvolvido.

Encontram-se disponíveis testes sorológicos: FC, dupla difusão em ágar gel e um imunoensaio enzimático. Nenhum des-

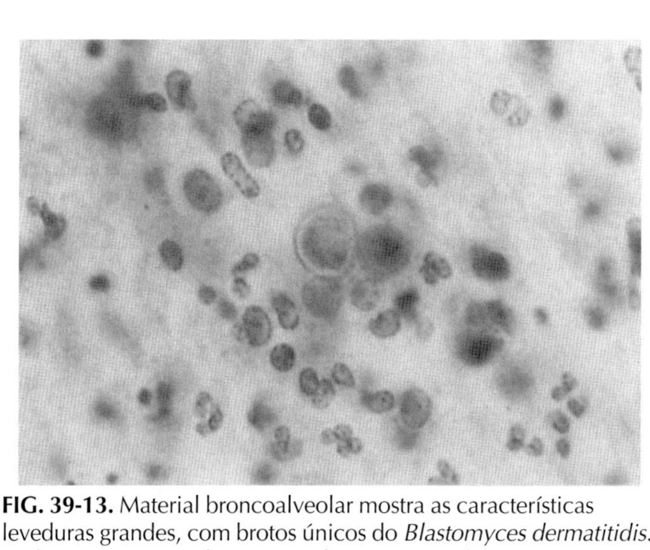

FIG. 39-13. Material broncoalveolar mostra as características leveduras grandes, com brotos únicos do *Blastomyces dermatitidis*. (Coloração Papanicolaou; magnificação original × 1000).

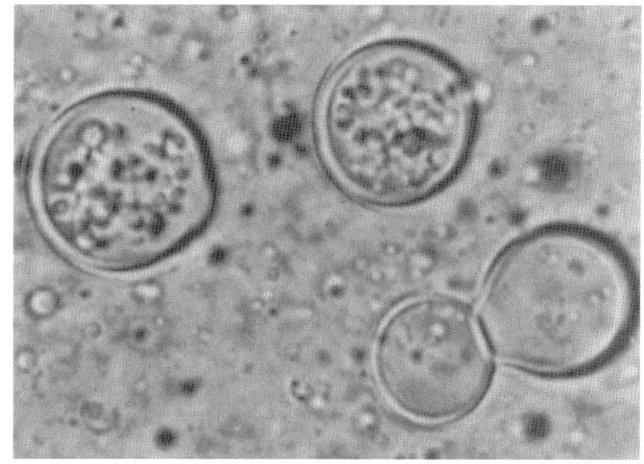

FIG. 39-14. O escarro após digestão com KOH a 10%. Note a característica levedura grande, de único broto, com paredes duplamente refráteis. (Magnificação original × 1000). (Reimpresso de Sarosi, GA, Davies SF. Blastomycosis: state of art. *Am Rev Respir Dis* 1979;120:911-938; com permissão).

tes testes tem uma sensibilidade suficientemente elevada para ser confiável. A especificidade é moderadamente boa, e os testes positivos devem estimular investigações adicionais.[49,85] No entanto, um teste negativo não elimina a blastomicose. Na nossa série de mais de 140 pacientes, nenhum paciente foi inicialmente diagnosticado pela sorologia. O trabalho tem continuado para tornar os testes mais diagnósticos.[86]

Tratamento

Várias controvérsias existem em torno do tratamento da blastomicose. A primeira é se todos os pacientes com blastomicose documentada requerem tratamento. Muitos pacientes com blastomicose pulmonar que se apresentam durante um surto epidêmico, incluindo alguns que se encontram muito enfermos, recuperam-se espontaneamente. Isto foi documentado em Big Fork, Minnesota,[71] e em Eagle River, Wisconsin.[71] Todos os pacientes que não foram tratados recuperaram-se sem terapia específica e permaneceram bem durante anos. Além do mais, acompanhamos sem tratamento um grupo cuidadosamente selecionado de pacientes com blastomicose esporádica limitada ao pulmão. Na maioria dos casos, houve um longo retardo no diagnóstico e os pacientes já estavam melhorando no momento no qual comprovava-se que eles tinham blastomicose, geralmente pela cultura positiva do escarro ou outros espécimes respiratórios. Dos 39 pacientes acompanhados durante mais de duas décadas, apenas um paciente apresentou recaída.[85]

O conceito de blastomicose autolimitada está bem estabelecido. Pensamos que alguns pacientes estáveis com infecção leve a moderada aguda limitada aos pulmões possam ser acompanhados sem tratamento, especialmente se eles já estiverem melhorando no momento em que o diagnóstico é feito. Deve ser realizado um cuidadoso acompanhamento. Se a doença pulmonar progredir ou ocorrer uma disseminação hematogênica, o tratamento antifúngico é mandatório. Muitas autoridades não consideram esta abordagem aceitável e recomendam que todos os pacientes com blastomicose comprova-

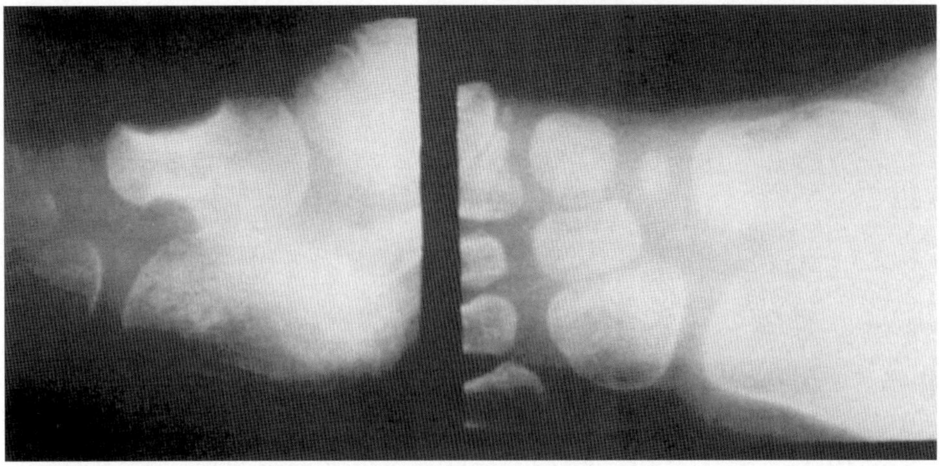

FIG. 39-15. Blastomicose envolvendo o *talus* de uma criança. Note a margem esclerótica da lesão *(à esquerda)*. Após 10 meses de terapia com cetoconazol, podem ser observadas evidências de cicatrização.

da sejam tratados. O seu argumento pode ser válido. Se tivéssemos uma alternativa aceitável, de baixa toxicidade à AMB em 1972, quando reconhecemos e acompanhamos a blastomicose autolimitada em Big Fork, Minnesota, a teríamos utilizado. O nosso respeito pela toxicidade potencial da AMB influenciou-nos a observar sem terapia os pacientes que já estavam começando a melhorar. Todos os pacientes gravemente enfermos, especialmente os pacientes cujo *status* ventilatório está comprometido, precisam ser imediatamente tratados com AMB.[4] Os pacientes com blastomicose pulmonar que tiveram uma doença crônica com febre baixa, tosse produtiva, suores noturnos e perda de peso (síndrome que se assemelha à tuberculose) geralmente falham em melhorar sob observação e precisam de terapia.[87]

A blastomicose extrapulmonar sempre requer tratamento. Para toda a doença ameaçadora à vida, incluindo SARA, pneumonia lobar edematosa, e todos os casos de meningite, a terapia com AMB é mandatória. Uma dose cumulativa total de 2 g é administrada conforme descrita para a histoplasmose.[88] Para as formas subagudas e crônicas não-meníngeas de blastomicose de gravidade leve a moderada o cetoconazol foi empregado (Fig. 39-15).[52,89] A dose inicial é de 400 mg que pode ser aumentada em incrementos de 200 mg conforme necessário, até um máximo de 800 mg. Foram relatados excelentes resultados por diversos investigadores que usaram o cetoconazol.[89]

O itraconazol é mais efetivo para a blastomicose do que o cetoconazol, menos tóxico e tem menos interações medicamentosas. (Também é mais caro). A dose habitual para a blastomicose pulmonar, cutânea, óssea e prostática é de 200 mg duas vezes ao dia por 6 a 12 meses.[56] O itraconazol substituiu em grande parte o cetoconazol e é usado para a maioria dos casos de blastomicose. O AMB ainda é necessário para os casos mais gaves. Muitos pacientes com doença grave foram tratados com cursos mais curtos de AMB (500 a 1.000 mg) até a melhoria clínica, seguido por 6 meses de itraconazol. Este tratamento de combinação não foi bem estudado, mas tem sido usado com sucesso na prática clínica.

O fluconazol em doses de 200 a 400 mg não é altamente eficaz para a blastomicose. Doses maiores de fluconazol (600 a 800 mg por dia) foram usadas com sucesso. O fluconazol em altas doses nunca foi diretamente comparado com doses padrões de itraconazol, mas pode ter uma eficácia similar e é uma boa opção para os pacientes intolerantes ao itraconazol ou que não conseguem absorvê-lo.

A blastomicose que complica a infecção HIV sempre deve ser tratada com AMB quer as meninges estejam ou não envolvidas.[83] Após a estabilização da doença, uma terapia oral supressiva durante toda a vida com itraconazol (200 mg diariamente) deve ser administrada.

COCCIDIOIDOMICOSES

História e Epidemiologia

A coccidioidomicose foi a primeira das principais micoses endêmicas a ser reconhecida. Apesar de Posadas[90] e Wernicke[60] acreditarem que estivessem descrevendo uma nova infecção por um protozoário, a etiologia fúngica da doença foi bem estabelecida em 1896.[91] Logo depois, tornou-se óbvio que a doença era muito mais comum no centro da Califórnia do que na Argentina. Primeiramente apenas os casos mais graves foram reconhecidos. Relatos empíricos descreveram pacientes com a forma grave da doença referindo-se a ela como *granuloma coccidioidal*. Ninguém relatou casos mais leves. Durante o mesmo período de tempo (antes de 1930) os clínicos do Vale de São Joaquim, na Califórnia, reconheceram vários casos de síndromes clínicas autolimitadas de etiologia desconhecida que incluía uma doença febril inespecífica (febre do vale), uma poliartrite aguda (reumatismo do deserto) e eritema nodoso (os inchaços). Estas doenças algumas vezes eram graves mas elas geralmente eram autolimitadas. A causalidade era um mistério. Dickson[92] e Dikson e Gifford[93] foram os primeiros a descrever o coccidioidomicose pulmonar primária e comprovaram que ela podia ser uma doença benigna. Eles estudaram cuidadosamente um acidente de laboratório e concluíram que a coccidioidomicose primária era adquirida por inalação. Provaram também que a febre do Vale Rift e o eritema nodoso eram manifestações da coccidioidomicose pulmonar aguda, o que, na época, foi uma descoberta bastante surpreendente.

A Segunda Guerra Mundial aumentou enormemente o nosso conhecimento sobre a coccidioidomicose, principalmente devido ao trabalho de C. E. Smith. Ele realizou extensos estudos epidemiológicos (incluindo testes cutâneos seriados e testes sorodiagnósticos seriados) no grande número de recrutas trazidos para o Vale de São Joaquim e para o centro do Arizona para treinamento aéreo. A maioria dos recrutas que converteram o seu teste cutâneo de coccidioidina de negativo para positivo era assintomática. Uma minoria apresentava sintomas. A maioria tinha uma doença febril inespecífica ou uma patologia respiratória autolimitada. Apenas uns poucos tinham eritema nodoso ou a síndrome de poliartralgia. Os recrutas que haviam entrado em treinamento com resultados positivos no teste cutâneo estavam protegidos e não ficavam doentes. Apenas uns poucos (menos de 1%) das novas infecções documentadas progrediram até a disseminação.[2] As infecções foram comuns quando estava seco e poeirento e quando haviam construções pesadas perturbando o solo. A incidência de infecção diminuía durante o frio e a estação chuvosa úmida. Após as atividades de construção sobre as bases lentificarem-se, a grama começava a crescer, as calçadas eram terminadas, e a freqüência de novas infecções diminuía notavelmente.[94]

O Exército solicitou um exame *post-mortem* completo de todos os soldados que morreram.[95] Esta política forneceu informações úteis sobre a forma fatal da coccidioidomicose. Grupos raciais diferentes tinham graus diferentes de risco. Os afro-americanos tinham uma maior incidência de doença disseminada do que os brancos, mesmo apesar de o risco de infecção, medido pela conversão do teste cutâneo, não ser significativamente diferente. Uma diferença racial no risco de disseminação subseqüentemente foi confirmada no estudo da grande tempestade de ventos na Califórnia em 1979.[96]

A região endêmica reconhecida para a coccidioidomicose inclui as áreas desérticas do sudoeste dos Estados Unidos e áreas contíguas no norte do México. Nos Estados Unidos, a área endêmica estende-se do oeste do Texas para a região costal da Califórnia. Existem uns microfocos isolados no Condado de Los Angeles. O fungo também é endêmico nas áreas desérticas da Argentina e do Paraguai.

As condições climáticas da zona vital do baixo Sonora no sudoeste dos Estados Unidos são favoráveis ao crescimento do *C. immitis*.[97] A maior parte do ano é quente, com as chuvas ocorrendo em curtos períodos no inverno e na primavera. O fungo cresce e germina, especialmente em áreas com alto conteúdo de nitrogênio, incluindo ninhos de esquilos e de cães da pradaria no solo. No solo desértico, o fungo cresce como um micélio aéreo, composto de hifas septadas. As hifas maduras têm artrosporos alternando com células vazias. Estas micelas rompem-se facilmente, e os artrosporos podem ser transportados pelo ar. Eles são pequenos, de paredes espessas e em formato de barril, aproximadamente 2 a 5 μ de comprimento.[2] Os ventos violentos no sudeste da Califórnia (os ventos de Santana) podem carregar os artrosporos por muitas milhas (sob circunstâncias excepcionais até mais de 200 milhas).[96]

Patogênese

Os artrosporos aerossolizados são facilmente inalados. Uns poucos organismos podem evitar as defesas pulmonares inespecíficas e atingir os alvéolos. A germinação começa, e os artrosporos convertem-se na fase tissular do fungo, tornando-se esférulas. Estas grandes estruturas têm 10 a 100 μ de diâmetro. Ocorre reprodução adicional pela formação de endosporos dentro da esférula. Após as esférulas amadurecerem, elas rompem-se, e os endosporos são liberados. Cada endosporo pode se desenvolver em uma nova esférula gigante.[98]

A resposta inflamatória inicial é neutrofílica. Os macrófagos também aumentam em número e apresentam antígenos aos linfócitos T específicos que então se multiplicam. Estas células T recrutam e armam mais macrófagos, completando a resposta mediada celularmente da imunidade específica. Os macrófagos armados controlam a infecção matando o organismo ou emparedando-o dentro de granulomas. Histopatologicamente a coccidioidomicose é uma infecção piogênica e granulomatosa mista, mais similar à blastomicose do que à histoplasmose. O desenvolvimento da imunidade mediada pelas células T e os seus correlatos histopatológicos, a formação de granulomas, são importantes para o controle da infecção.

A maioria das infecções é assintomática ou levemente sintomática. Apesar de não existirem provas, parece que nas infecções mais primárias o fungo permanece localizado no pulmão e nos linfonodos hilares de drenagem. O envolvimento de qualquer órgão a distância é considerado prova de disseminação (com a possível exceção da coccidiúria durante algumas infecções primárias). Virtualmente qualquer órgão pode ser envolvido, mas a pele, ossos e as meninges são os sítios habituais.

Manifestações Clínicas

A porta de entrada habitual é o pulmão. Raramente, o organismo pode ser diretamente inoculado subcutaneamente, geralmente durante uma cirurgia ou um acidente durante uma autópsia. A manifestação clínical principal da coccidioidomicose aguda é uma área de pneumonia. Um infiltrado pulmonar é comum, mesmo nos pacientes assintomáticos detectados pelo teste de conversão cutâneo. A doença sintomática varia desde uma leve doença respiratória até uma SARA rapidamente progressiva. Os sintomas são altamente variáveis. A maioria dos pacientes tem febre, tosse e dor torácica pleurítica (Fig. 39-16). A dor torácica pleurítica pode ser grave e freqüentemente incapacitante.[99] As cefaléias inespecíficas freqüentemente acompanham a doença aguda, causando preocupações devido ao potencial para a meningite. A disseminação para as meninges pode ocorrer precocemente durante a doença clínica. Se a cefaléia for grave ou não se aliviar, ou se estiver presente qualquer evidência de irritação meníngea, deve ser realizada uma punção lombar imediatamente para excluir a meningite coccidioidomicótica.

Um *rash* "tóxico" inespecífico ocorre em até 50% dos pacientes com infecções agudas. Este número derivou do estudo de um único surto epidêmico. Entre os casos esporádicos, a freqüência é muito menor.[100] O *rash* é eritematoso e é ligeiramente elevado, mas não é muito papular. Geralmente ele ocorre precocemente durante a doença, aproximadamente no mesmo tempo que o teste cutâneo torna-se positivo. Pelo fato de a coccidioidomicose freqüentemente ocorrer durante os meses quentes de verão, o *rash* é freqüentemente diagnosticado erroneamente como um *rash* pelo calor. As manifestações "alérgicas" ou manifestações cutâneas específicas da coccidioidomicose primária são o eritema nodoso e, menos comumente, o eritema multiforme. Estes achados marcantes também ocorrem aproximadamente ao mesmo tempo em que a conversão do teste cutâneo. Por muitos anos, acreditou-se que o aparecimento do eritema nodoso era um sinal prognóstico altamente favorável, prenunciando uma recuperação espontânea. No entanto, sabemos agora

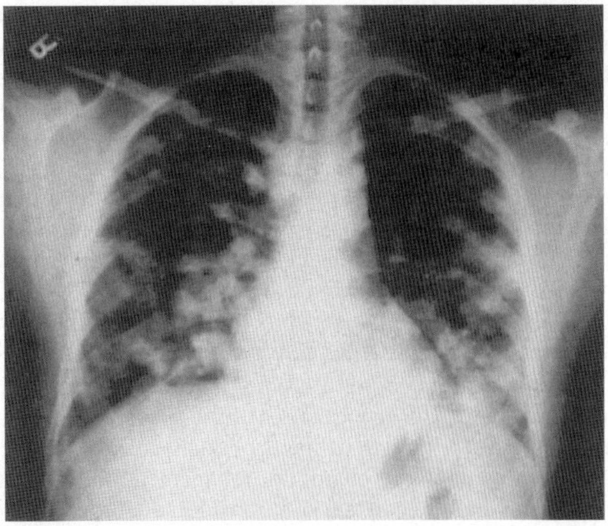

FIG. 39-16. Um homem hispânico de 19 anos com dor torácica pleurítica e infiltrados bilaterais extensos. Constatou-se que o anticorpo sérico de imunoglobulina M para a coccidioidomicose era positivo pela imunodifusão.

que alguns casos com eritema nodoso progridem para doença ameaçadora à vida. O eritema nodoso ocorre mais comumente nas mulheres brancas adultas.[101]

Aproximadamente três quartos dos pacientes com coccidioidomicose pulmonar primária sintomática têm radiografias pulmonares anormais. A anormalidade geralmente é uma área isolada de pneumonite com ou sem alargamento dos linfonodos hilares de drenagem. A adenopatia hilar isolada pode ocorrer sem nenhum infiltrado óbvio.[102]

O curso clínico habitual da doença primária é a melhoria rápida. Após 6 semanas, a radiografia de tórax e os sintomas melhoraram. Em uns poucos pacientes os sintomas e as anormalidades radiográficas podem persistir além de 6 semanas uma condição denominada *coccidioidomicose pulmonar persistente.*[102] O infiltrado pulmonar esparso pode gradualmente endurecer-se e arredondar-se, produzindo uma lesão em formato de uma moeda, que é comum nas áreas endêmicas. As lesões cuneiformes na coccidioidomicose são diferentes daquelas da histoplasmose: Na histoplasmose elas são granulomas de cicatrização e na coccidioidomicose elas são abscessos que sofrem resolução.[103] A biópsia por agulha dos granulomas histoplasmóticos raramente mostra o organismo; a biópsia por agulha das lesões coccidioidais geralmente o faz.

Observa-se o material necrótico no centro destas lesões arredondadas, e a expectoração deste material semi-sólido freqüentemente deixa uma cavidade. A marca registrada da coccidioidomicose pulmonar persistente é a presença de uma cavidade de paredes finas que evoluem a partir de uma lesão pulmonar sólida (Fig. 39-17).[104] A maioria das cavidades é assintomática e a única queixa comum são surtos ocasionais de hemoptise. As cavidades estabelecidas permanecem estáveis por longos períodos, e a intervenção médica raramente é necessária. Aproximadamente 50% das cavidades menores que 4 cm em diâmetro fecham-se no período de 2 anos.[105]

Mesmo apesar de as lesões cavitárias geralmente serem benignas, podem ocorrer várias complicações. As lesões podem crescer no espaço subpleural e eventualmente romper-se para dentro do espaço pleural, levando a um pneumoemotórax ou piopneumotórax (Fig. 39-18). A ruptura para dentro da pleura é uma complicação ameaçadora à vida, e o diagnóstico e tratamento imediatos são importantes.[105,106] A hemoptise é uma complicação freqüente das cavidades coccidioidais. Apesar de algumas vezes ser alarmante, raramente é ameaçadora à vida. Estas cavidades ocasionalmente desenvolvem bolas de fungos, geralmente causadas pelo *Aspergillus* sp., mas, raramente, pelo próprio *C. immitis*. Também pode ocorrer a superinfecção bacteriana das cavidades.

Se a coccidioidomicose pulmonar primária não se resolver, e ao invés disso progredir dentro do tórax, a patologia é denominada *coccidioidomicose pulmonar progressiva.* Os sintomas incluem febre e tosse, e o prognóstico é muito ruim. Muitos destes pacientes têm deficiências imunológicas subjacentes ou pertencem a grupos raciais com uma maior incidência de doença grave. As radiografias de tórax seriadas mostram progressão para infiltrados parenquimatosos.

Raramente, a coccidioidomicose pulmonar apresenta-se com um quadro semelhante à tuberculose, com febre baixa, suores noturnos, tosse, perda de peso e hemoptise ocasional. A radiografia de tórax assemelha-se à que é vista com a forma de reinfecção pela tuberculose no adulto. O paciente habitual é de meia-idade ou mais velho, e a doença progride lentamente (Fig. 39-19). O tratamento é necessário para evitar mais destruição pulmonar.

Coccidioidomicose Disseminada

Na maioria dos pacientes a infecção primária coccidioidomicótica é restrita aos pulmões e resolve-se espontaneamente. Ocasionalmente, a infecção pulmonar persiste ou progride lentamente. Apesar de uns poucos pacientes morrerem de coccidioidomicose limitada aos pulmões, a maioria recupera-se ou estabiliza-se. Em alguns poucos pacientes o fungo deixa o pulmão e dissemina-se por todo o corpo. Ocorre uma fungemia benigna muito comumente no estágio pré-imune da histoplasmose. Se e quão freqüentemente isto ocorre na coccidioidomicose não se sabe. A documentação da infecção em qualquer sítio a distância é considerada prova de verdadeira disseminação.

A maioria dos casos de doença disseminada ocorre em pessoas que recebem terapia com glicocorticóides ou citotóxica,[107] nos recipientes de transplantes de órgãos,[108] e nos pacientes com AIDS com imunossupressão avançada.[109] Os fatores de risco incluem imunossupressão das células T, raça, sexo. A doença disseminada é mais provável nos afro-americanos e nos nativos americanos do que em brancos.[110,111] O sexo masculino aumenta o risco de disseminação. Achava-se que o *Diabetes Mellitus* tinha maior risco de disseminar a doença, mas dados sólidos corroboram que esta impressão geral é inexata. Pessoas muito jovens ou muito velhas apresentam maior probabilidade de desenvolver coccidioidomicose disseminada. Antigamente acreditava-se que a gravidez levasse a um maior risco de disseminação, mas dados recentes lançam uma certa dúvida quanto a esta observação.[112] No entanto, muitos especialistas acham que a coccidioidomicose que ocorre durante o terceiro trimestre da gravidez é uma doença potencialmente grave com alto risco de disseminação e requer tratamento imediato.

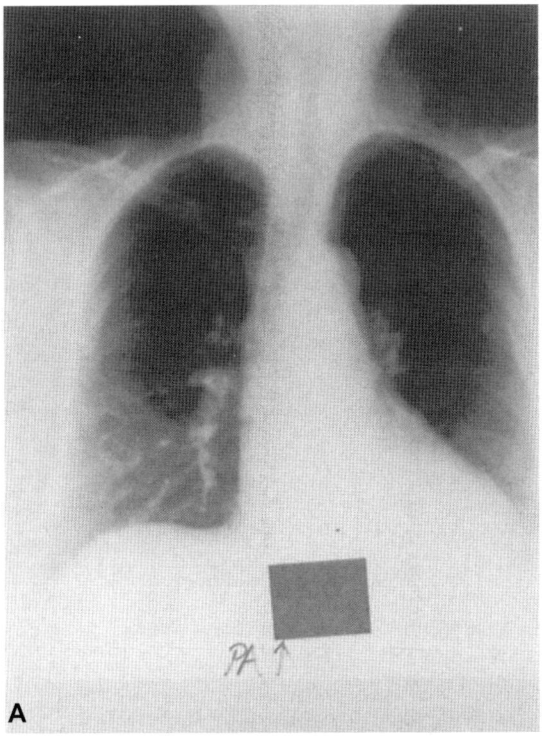

FIG. 39-17. Aspecto mutável de uma cavidade de paredes finas em uma mulher de 70 anos. **A:** Cavidade de paredes finas no campo pulmonar direito inferior. **B:** Dois meses depois, uma lesão sólida em forma de moeda é observada. **C:** Um dia após, parte da lesão cuneiforme é expectorada, deixando um abscesso parcialmente evacuado. **D:** Seis semanas depois, os conteúdos da cavidade diminuíram ainda mais.

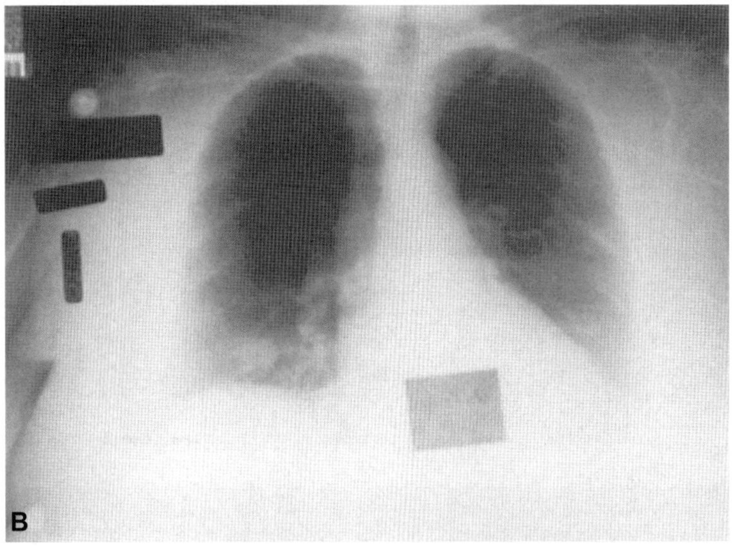

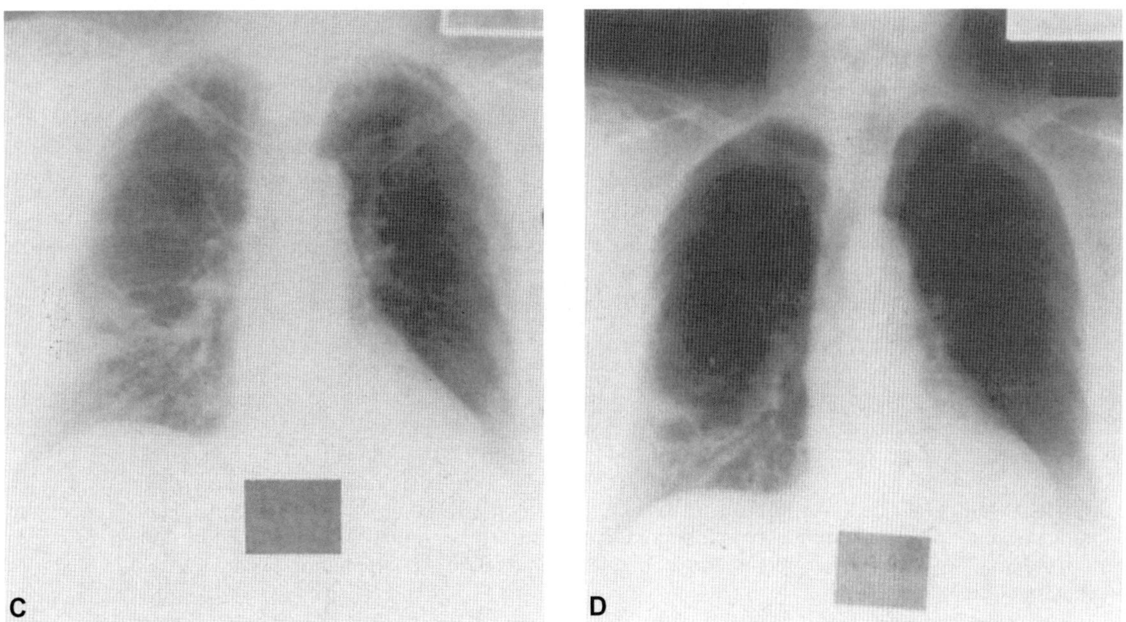

A relação temporal da disseminação em relação à infecção primária raramente é estabelecida. A maioria das autoridades acredita que a disseminação tende a ocorrer precocemente durante o curso da doença.[110] No entanto, em muitos pacientes o aparecimento da doença disseminada é o primeiro sinal de que o paciente esteja sofrendo de coccidioidomicose. É possível que nestas pessoas uma infecção pulmonar primária assintomática resolveu-se sem nenhum sintoma, precedendo a eventual disseminação por um intervalo desconhecido.

O *C. immitis* pode disseminar-se para qualquer órgão do corpo, mas a pele é o sítio mais comum de disseminação. Podem estar envolvidos sítios isolados ou múltiplos, e o seu aspecto macroscópico não é diagnóstico. As apresentações variam desde lesões triviais assemelhando-se à foliculite até grandes pústulas de drenagem e úlceras. As lesões cutâneas podem cicatrizar-se espontaneamente ou seguir um curso rapidamente progressivo com alargamento e disseminação direta para dentro de tecidos subjacentes. O organismo também pode disseminar-se diretamente para dentro dos sítios subcutâneos. Os abscessos subcutâneos freqüentemente estão associados a tratos sinusais até a pele. Estes drenam pus espesso e amarelado carregado de esférulas.

O osso é o segundo sítio mais comum de envolvimento. O envolvimento simultâneo de muitos ossos pode ocorrer com a

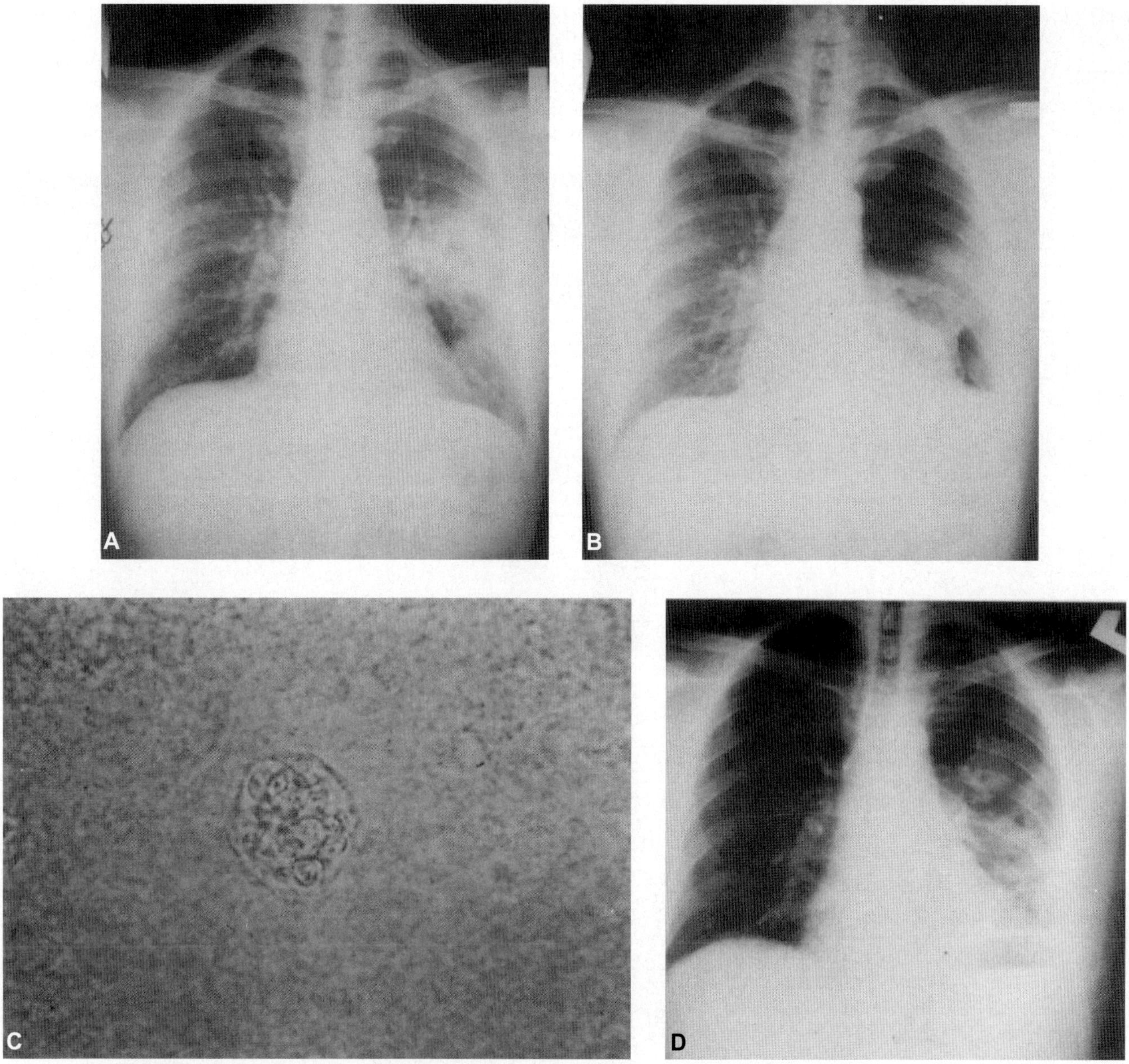

FIG. 39-18. A: Cavidade de paredes finas na parte média do pulmão esquerdo em um homem de 45 anos. O diagnóstico preliminar foi de coccidioidomicose. **B:** Cinco dias após, o paciente experimentou súbita dor torácica e dispnéia. A radiografia de tórax mostrou colapso pulmonar com nível hidroaéreo. **C:** Esférula gigante proveniente do líquido pleural. **D:** Após a remoção do tubo torácico, a fístula broncopleural parece fechada. Note o hemidiafragma esquerdo elevado secundário à obliteração parcial do espaço pleural. O paciente continua a receber anfotericina B.

doença amplamente disseminada. Em outro extremo, uma única lesão óssea pode representar toda a extensão da doença. As vértebras são as mais freqüentemente envolvidas seguidas pelo crânio e ossos longos. A infecção de virtualmente todos os ossos do corpo já foi documentada. O aspecto radiográfico da osteomielite coccidioidomicótica é similar a de outras formas de osteomielite crônica, incluindo a tuberculose e a blastomicose. A osteomielite da coluna vertebral geralmente estreita os espaços discais e causa esclerose das duas vértebras adjacentes. As lesões vertebrais assemelham-se à tuberculose radiologicamente, mas uma formação gibosa é incomum.[113] Com o envolvimento vertebral, podem estar presentes grandes abscessos paraespinhais que algumas vezes comprometem a medula espinhal.[114] Os abscessos paraespinhais devem ser drenados. Pelo fato de as lesões ósseas serem comuns, todos os pacientes com coccidioidomicose devem realizar uma cintilografia óssea para pesquisar lesões ósseas assintomáticas. Isto é particularmente verdadeiro para os pacientes que estejam prestes a submeter-se à terapia. Se as lesões esqueléticas assintomáticas não forem reconhecidas antes do início da terapia, o seu aparecimento durante a terapia pode ser erroneamente considerado uma evidência de fracasso terapêutico.

O envolvimento articular pode resultar da disseminação hematogênica até a articulação ou pela extensão direta de uma lesão óssea contígua. Os joelhos e tornozelos são os mais freqüentemente envolvidos. Mesmo que se possam observar

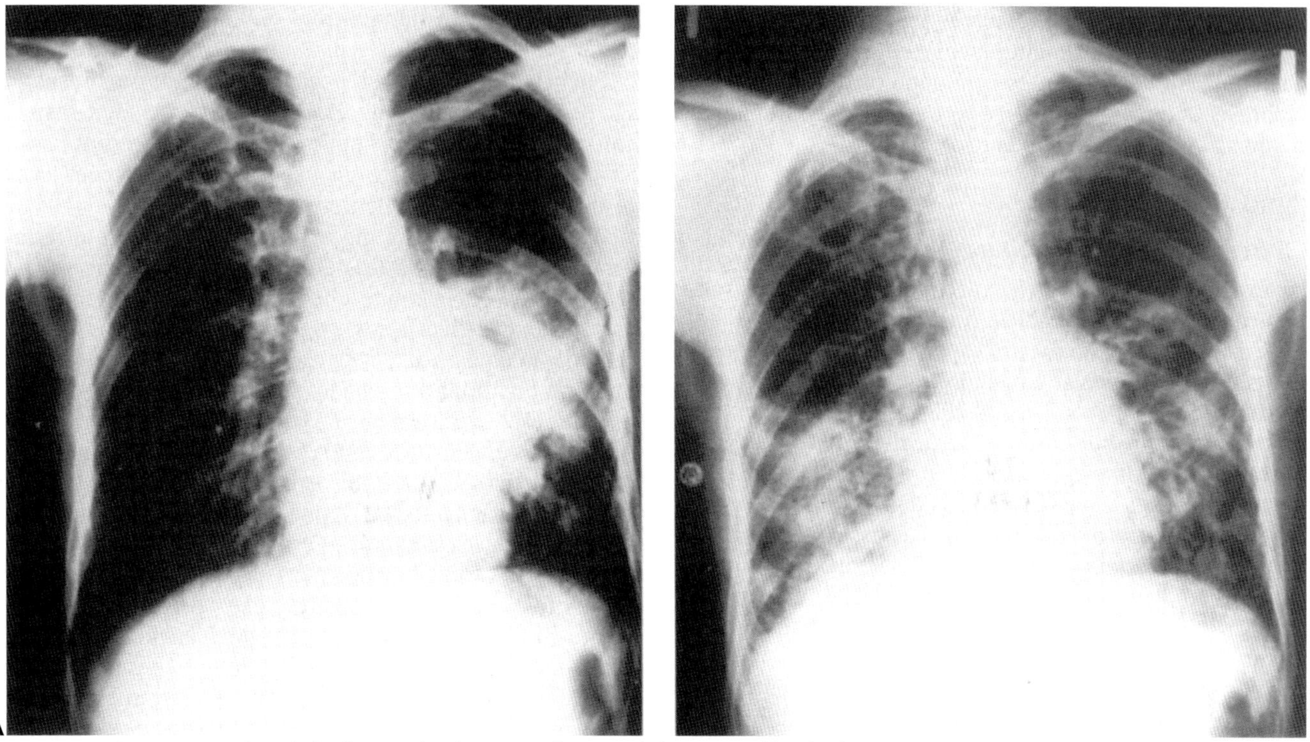

A B

FIG. 39-19. A: Cavidade de paredes finas grande, apical direita e infiltrado denso no lado esquerdo em um homem sem-teto de 48 anos. A cultura de escarro forneceu *Coccidioides immitis*. O paciente recusou tratamento. **B:** Treze meses depois, a cavidade de paredes finas encontra-se ligeiramente aumentada, e aparecem os infiltrados do lado esquerdo menos densos com uma aparente cavitação, e o lobo inferior direito está envolvido. O escarro ainda era positivo para *C. immitis*. O paciente novamente recusou-se a ser tratado.

evidências clínicas de artrite crônica o organismo raramente é reconhecido no líquido pelo esfregaço ou pela cultura. A maioria do paciente requer biópsia sinovial para um diagnóstico preciso.

O sistema geniturinário não é um sítio freqüente de disseminação, mas a coccidiúria é razoavelmente comum e deve ser pesquisada em todos os pacientes com suspeita de terem coccidioidomicose. Aparentemente a presença de *C. immitis* na urina não prova doença disseminada. Em um relato, as urinoculturas foram positivas para o *C. immitis* em 7 de 29 pacientes com doença pulmonar. Dois dos sete pacientes com urinoculturas positivas não foram tratados, e a doença resolveu-se espontaneamente.[115]

O envolvimento meníngeo é a complicação mais temida da coccidioidomicose. O envolvimento meníngeo ocorre em aproximadamente um terço dos pacientes com coccidioidomicose disseminada. Estes pacientes freqüentemente não têm nenhuma outra evidência de coccidioidomicose. A meningite coccidioidomicótica é uma doença crônica e raramente apresenta os achados clínicos dramáticos da meningite bacteriana aguda. A meningite coccidioidomicótica são o início gradual de cefaléia e alterações mínimas das funções corticais superiores.[116,117] Muitos pacientes com meningite são diagnosticados apenas pelo fato de uma punção lombar realizada para uma avaliação de rotina de um paciente com doença disseminada revelar pleiocitose liquórica.

A meningite coccidioidomicótica é uma doença da base do cérebro, o que explica a maior parte do seu comportamento clínico. Conforme a doença progride, um exsudato espesso,plástico na base do cérebro obstrui o aqueduto de Sylvius e a foramina do quarto ventrículo, levando a uma hidrocefalia obstrutiva. Esta complicação deve ser suspeitada se o estado mental do paciente deteriorar-se subitamente. Em pacientes que estejam deteriorando, freqüentemente observam-se sinais de hipertensão intracraniana, incluindo papiledema. O exame do liquor mostra as manifestações características da meningite crônica – uma pleiocitose de células mononucleares com apenas leucócitos polimorfonucleares ocasionais, aumento das proteínas e níveis reduzidos de glicose. Muitos investigadores mencionam a eosinofilia do liquor como um achado importante, mas na nossa experiência ela é incomum. No entanto, se os eosinófilos forem observados no liquor de um paciente com meningite crônica, este achado sugere coccidioidomicose como causa provável.

A coccidioidomicose nos pacientes infectados pelo HIV segue um curso variável dependendo do momento da infecção relativo ao curso da infecção HIV. Os pacientes que se infectam quando as suas contagens CD4 são normais ou quase normais, desenvolvem uma doença similar à observada na população geral.[109,118] No entanto, se as contagens CD4 for 250 ou menos, desenvolve-se uma doença grave, rapidamente progressiva, disseminada. O paciente tem febre alta, perda de peso e dispnéia. O exame físico freqüentemente mostra evidências de pneumonite extensa com estertores e múltiplas áreas de consolidação. A hepatosplenomegalia pode ocorrer. O exame laboratorial geralmente revela hipoxemia, e a radiografia de tórax mostra infiltrados micronodulares a macronodulares difusos (Fig. 39-20). O envolvimento meníngeo é comum. Aproximadamente 25% dos pacientes com nódulos difusos no pulmão apresenta uma meningite concomitante. Sem tratamento, a doença progride rapidamente até a morte.

Diagnóstico

Esfregaços Diretos e Culturas

O exame direto do escarro expectorado, espécimes broncoscópico ou do pus aspirado é o melhor método de diagnosticar a infecção. Para o escarro expectorado e os espécimes de lavagem broncoalveolar a melhor preparação parece ser a coloração de Papanicolaou (Fig. 39-20B). A digestão pelo KOH a 10% também pode ser usada. A partir de um único estudo comparativo, a coloração Papanicolaou parece ter aproximadamente duas vezes a sensibilidade da digestão KOH.[119]

O exame histopatológico das biópsias tissulares é útil. Se forem observadas esférulas gigantes completamente maduras, sem ruptura, o diagnóstico de coccidioidomicose é certo. No entanto, as esférulas intactas são incomus nos preparados histológicos. Se apenas endosporos forem observados, excluir outros tipos de fungos é mais difícil. As esférulas gigantes são reveladas pela coloração hematoxilina-eosina padrão e com corantes especiais. Corantes especiais, incluindo-se a coloração pela prata e a coloração PAS, são especialmente úteis para demonstrar os endosporos no tecido.

A recuperação dos fungos na cultura não é difícil. Deve-se utilizar extrema cautela em manusear-se o espécime pois existe um alto risco de infectar-se os laboratoristas suscetíveis. As seguintes orientações são importantes:

1. Nunca colocar material biológico suspeito de abrigar *C. immitis* em uma placa de Petri chata; a abertura da placa pode criar um aerossol infectante.
2. Usar fendas, que reduzem o risco de aerossolização.
3. Todos os trabalhos em colônias suspeitas devem ser feitos sob um capuz de segurança. Antes que qualquer trabalho seja executado no isolado, a matéria micelial deve ser umedecida para evitar a formação de aerossóis.

Devido ao extremo risco biológico representado pelo *C. immitis* muitos laboratórios simplificaram os seus procedimentos de identificação. O ensaio de exotoxina é realizado em sobrenadantes de culturas líquidas da fase micelial. Os laboratórios especializados usando testes com exoantígenos podem confirmar a coccidioidomicose em 5 a 7 dias de trabalho.[120]

Se forem empregados os métodos laboratoriais tradicionais, o isolado micelial deve ser adicionalmente confirmado pela inoculação em animais ou culturas em *slides*. Ambas as técnicas são um risco para a equipe do laboratório.

Sorologia

Os testes sorológicos permaneceram a pedra angular do diagnóstico da coccidioidomicose. Principalmente devido ao trabalho pioneiro de C. E. Smith a sorologia na coccidioidomicose é extremamente útil para diagnóstico e prognóstico.

O teste da precipitina em tubos (TP) detecta anticorpos IgM e é usado para diagnóstico da fase inicial da infecção. Até 90% dos pacientes sintomáticos têm resultados positivos no teste IgM TP ao final da terceira semana. Subseqüentemente, a freqüência dos resultados positivos diminui, e os resultados são negativos em 3 a 6 meses. O teste TP é altamente específico – um teste positivo significa uma infecção recente com *C. immitis.*[2] O teste TP não é 100% sensível. Nas infecções leves, o resultado do teste freqüentemente é negativo.

Outro método para medir os anticorpos IgM é o teste de aglutinação da partícula de látex. A sua principal vantagem é a sua simplicidade, que permite que seja realizado em laboratórios com menor experiência nos hospitais comunitários.[121] O teste de aglutinação da partícula de látex é mais sensível que o teste TP, mas tem muito mais resultados falsos-positivos. Este teste não pode ser usado para examinar o liquor. Hoje em dia a maioria dos laboratórios usa um teste de ID para IgM bem padronizado para a coccidioidomicose. A sensibilidade e a especificidade são semelhantes às do antigo teste TP, que permanece disponível apenas em alguns poucos laboratórios especializados.

O teste sorodiagnóstico mais importante é o teste CF. Os anticorpos CF são anticorpos IgG. Eles aparecem mais tardiamente que os anticorpos da classe IgM. A atividade CF começa 6 a 8 semanas e persiste por muitos meses. Apesar de este teste ser altamente específico, ele é menos sensível especialmente em pacientes com infecções leves e em pacientes cuja única evidência de infecção é a conversão do teste cutâneo. No entanto, o teste CF permanece sendo extremamente importante para o tratamento de pacientes com coccidioidomicose. Os títulos altos ou em elevação estão associados a um péssimo prognóstico mas nenhum título específico garante uma evolução boa ou ruim em um paciente específico.[122]

Poucos relatos na literatura médica foram tão mal compreendidos quanto o trabalho de Smith sobre o teste CF para a coccidioidomicose.[122] Ele realizou quase que 40.000 testes e demonstrou que muitos pacientes com títulos altos (>1:16) apresentavam disseminação ou disseminação iminente. No entanto, nem todos os pacientes com doença disseminada apresentam títulos altos, nem todos os pacientes com títulos altos têm doença disseminada. Qualquer paciente cujo título CF esteja se elevando sob observação ou cujo título CF previamente estável comece a elevar-se após a terapia ser completada, deve ser cuidadosamente avaliado quanto à evidência de doença disseminada. Para complicar ainda mais o assunto, a maioria dos laboratórios utiliza um teste CF que é diferente daquele usado por Smith e ainda usado por Pappagianis na Universidade de California-Davis. [121] Um título alto foi definido como 1:32 no ensaio de Smith, mas geralmente é maior em outros ensaios.

Um teste ID para o anticorpo IgG está prontamente disponível e tem a sensibilidade e a especificidade aproximada do teste CF mais incômodo. Os imunoensaios RIA e enzimáticos estão sendo desenvolvidos.[123] Conforme no teste sorológico para a histoplasmose, uma extrema sensibilidade do ensaio pode ser acompanhada por uma especificidade reduzida.

Teste Cutâneo

Dois testes antigênicos cutâneos altamente específicos estão em uso: coccidioidina, que é um filtrado do crescimento micelial do fungo, e a esferulina, que é preparado a partir das esférulas. A técnica é a mesma usada no teste da tuberculina (0,1 mL injetado intradermicamente). A induração é medida

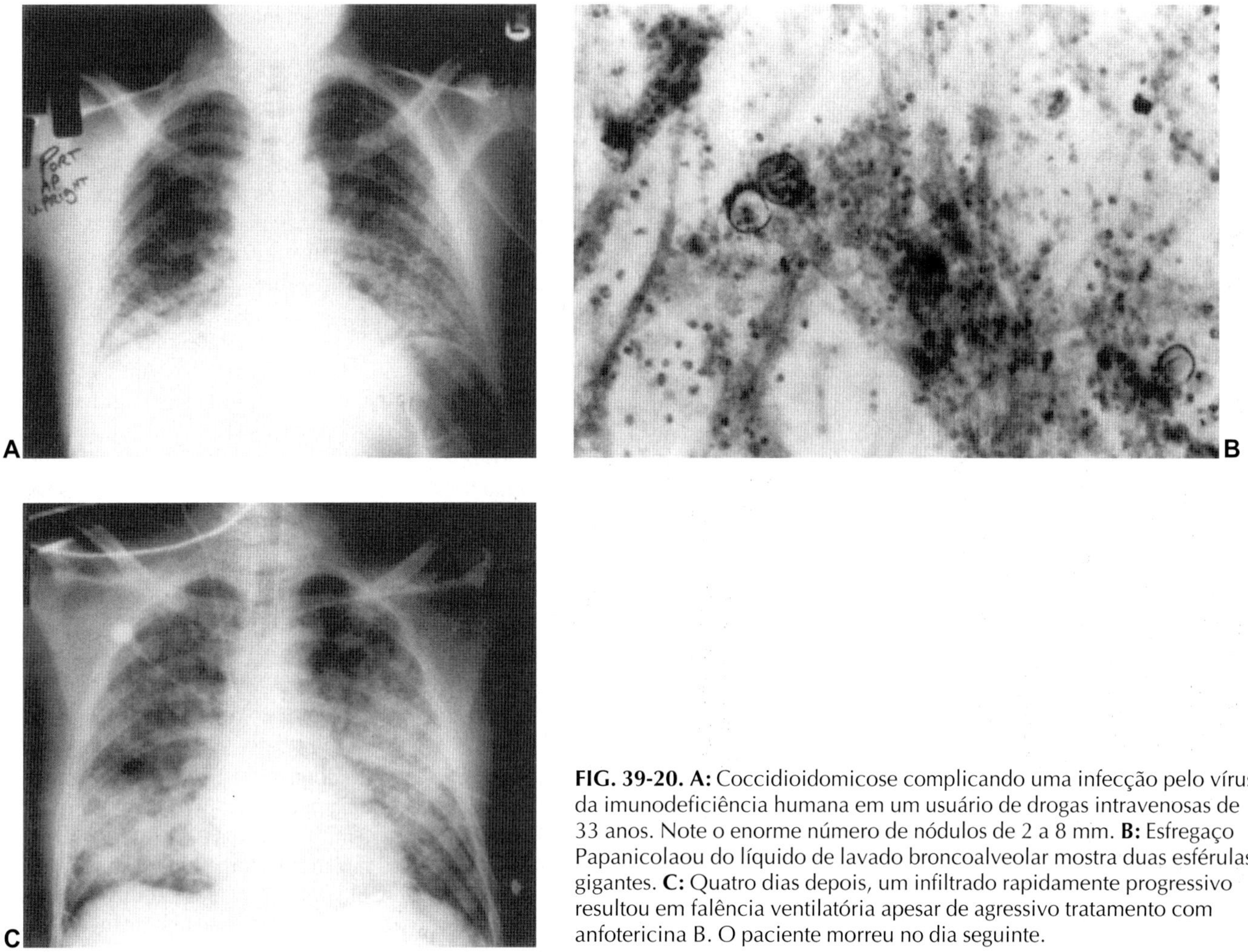

FIG. 39-20. A: Coccidioidomicose complicando uma infecção pelo vírus da imunodeficiência humana em um usuário de drogas intravenosas de 33 anos. Note o enorme número de nódulos de 2 a 8 mm. **B:** Esfregaço Papanicolaou do líquido de lavado broncoalveolar mostra duas esférulas gigantes. **C:** Quatro dias depois, um infiltrado rapidamente progressivo resultou em falência ventilatória apesar de agressivo tratamento com anfotericina B. O paciente morreu no dia seguinte.

em 48 horas. Uma induração de 5 mm é um resultado de teste positivo. Em estudos preliminares, a esferulina pareceu ter a maior sensibilidade, mas na avaliação cotidiana dos pacientes sintomáticos, ambos os testes cutâneos grosso modo apresentam igual sensibilidade.[124] Ambos os testes são razoavelmente específicos, apesar de haver aproximadamente 10% de reatividade cruzada com o teste cutâneo da histoplasmina.[125]

Conforme ocorre com o teste cutâneo da histoplasmina, o principal valor do teste cutâneo da coccidioidina está na investigação epidemiológica. Uma reação positiva ao teste cutâneo é duradoura e pode resultar de uma infecção recente ou remota. A utilidade para o diagnóstico dos casos individuais é limitada. Muitos pacientes com coccidioidomicose aguda não têm um teste cutâneo positivo devido ao tempo considerável necessário para o desenvolvimento da imunidade mediada pela célula T.[97,98] Até 50% dos pacientes com coccidioidomicose disseminada têm resultados de testes cutâneos negativos (conforme ocorre com o HPD e a tuberculose disseminada). Até 10% dos pacientes com cavidades ou abscessos pulmonares por coccidioidomicose comprovados também deixam de desenvolver um teste cutâneo positivo. Após a reatividade ao teste cutâneo ser adquirida, ela parece persistir por um longo tempo, talvez por toda a vida. Nas áreas endêmicas, onde o diagnóstico de coccidioidomicose pulmonar é mais provável a ser considerado, não se pode presumir que um teste cutâneo positivo esteja causalmente relacionado a uma doença clínica aguda que está sendo avaliada, a menos que se saiba que o paciente tinha uma reação negativa à coccidioidina no passado recente. A reação cruzada com a histoplasmina ocorre, criando um problema considerável no oeste do Texas, onde áreas endêmicas reconhecidas para ambas as doenças superpõem-se.

Se um resultado de teste cutâneo previamente negativo converte-se a positivo, ele demonstra uma infecção coccidioidomicótica recente. Se um paciente com doença extensa tem uma reação positiva que posteriormente torna-se negativa, é provavelmente uma disseminação iminente ou atual.

Tratamento

A maioria dos pacientes com coccidioidomicose aguda não requer nenhum tratamento específico, e a maioria nunca procura atendimento médico. Nestes pacientes a infecção é assintomática ou produz sintomas tão mínimos que não se procura o médico. A maioria dos pacientes com doença diagnosticada leve ou moderadamente sintomática não precisa de nenhum tratamento. Eles realmente precisam de cuidadosas avaliações clínica e sorológica para identificar os pacientes nos quais é provável que a doença progrida. Em áreas altamente endêmicas, muitos pacientes com coccidiomicose pulmonar aguda são tratados com fluconazol, 400 mg por dia durante semanas a meses, apesar de que não existam provas quanto à sua eficácia.

A doença disseminada é mais provável em afro-americanos e hispânicos,[110,111] talvez em pacientes com diabetes e especialmente em pacientes que estejam imunossuprimidos.[107-109] Muitos investigadores acreditam que todas as infecções agudas nestes pacientes devam ser tratadas para prevenir a disseminação. Apesar de não existirem estudos controlados, diversas autoridades recomendam tratamentos curtos com AMB, com dosagens de 500 a 2.000 mg.[126]

Se a doença pulmonar persistir por seis semanas, a cura espontânea será menos provável. Os pacientes com doença persistente também podem receber AMB, em doses aproximadamente iguais, para reduzir o risco de progressão local e prevenir a disseminação. Na prática atual na área endêmica, muitos pacientes de alto risco com infecção aguda e muitos pacientes com doença persistente recebem terapia oral com fluconazol por períodos variáveis sem prova de eficácia. Antes da disponibilidade do fluconazol, o cetoconazol era usado da mesma maneira, especialmente para pacientes com coccidioidomicose persistente. Muitos pacientes apresentaram melhora clínica, mas a taxa de recaídas após a interrupção da terapia chegava a 50%[127] Nenhum estudo controlado avaliou estes agentes prospectivamente, nem houve nenhuma comparação dos dois agentes orais nestes contextos clínicos dos azóis *versus* AMB.

Ocasionalmente os pacientes apresentam-se com uma longa história de doença pulmonar crônica, lentamente progressiva. Esta doença crônica, de baixo grau, porém destrutiva, semelhante a uma tuberculose, requer tratamento. O tratamento pode ser AMB, em uma dose total de 2.000 a 3.000 mg,[128] ou fluconazol. Nenhuma das duas formas de tratamento foi avaliada cuidadosamente.

A lesão cavitária característica de paredes finas da coccidioidomicose geralmente não requer tratamento. Aproximadamente 50% das lesões com menos de 4 cm em diâmetro resolvem-se sob observação em 2 anos. Se as cavidades persistirem além de 2 anos, se elas alargarem-se subpleuralmente ou se a hemoptise for incômoda, parece razoável realizar um tratamento. O AMB e os azóis orais foram empregados, mas nenhuma avaliação cuidadosa quanto à eficácia foi feita. Similarmente, os nódulos pulmonares (cavidades bloqueadas ou abscessos coccidioidais) podem ser observados inicialmente, porém muitas lesões são removidas cirurgicamente para descartar o câncer broncogênico. Se as lesões forem ressecadas cirurgicamente incidentalmente (sob a presunção que sejam cancerosas) algumas autoridades sugerem o tratamento pós-operatório com AMB. A necessidade deste tratamento não foi estabelecida. Se o espaço pleural for contaminado durante a cirurgia, a maioria das autoridades concorda que o tratamento seja necessário.[106]

A melhor dose total e a duração requerida de terapia são desconhecidas. Experiências empíricas iniciais sugeriram que um curso de 500 mg de AMB intravenosa administrada pré e pós-operatoriamente ajuda a fornecer uma cobertura terapêutica para a ressecção de uma lesão coccidioidal comprovada. Apesar de que esta prática seja comum e pareça ser razoável, também não foi avaliada. A nossa própria prática é não usar nenhuma terapia antifúngica após ressecção completa e limpa de um nódulo no qual se comprove patologicamente a coccidioidomicose. Se o abscesso foi transectado, e o material extravasou para dentro do espaço pleural, recomendamos 500 a 1.000 mg de AMB pós-operatoriamente.

A coccidioidomicose disseminada requer tratamento rápido e agressivo. O AMB permanece como o tratamento de escolha apesar de que a terapia AMB nesta doença não seja tão eficaz como na histoplasmose e blastomicose. A dose padrão total de AMB na coccidioidomicose é de 2.500 a 3.000 mg administrada durante um curso de vários meses.[101] Se a doença clínica estiver estabilizada, mas não curada, doses totais muito maiores são administradas prolongando-se a terapia. A nossa prática tem sido o tratamento dos pacientes com até 50 mg de AMB diariamente até que as suas condições estabilizem-se ou melhorem. Então administramos 50 mg três vezes por semana em base ambulatorial. Os pacientes com doença disseminada estável não envolvendo meninges podem ser tratados com triazóis orais. Apesar de que tanto o fluconazol[129] e o itraconazol[130] produziram respostas satisfatórias, as recaídas têm sido comuns (37% após fluconazol, e 16% após itraconazol). Uma comparação duplo-cega recentemente completada mostrou que o itraconazol superou ligeiramente o desempenho do fluconazol.[131]

A coccidioidomicose disseminada na AIDS é um desafio terapêutico. A doença progride rapidamente. Nas nossas séries, 49% dos pacientes haviam morrido em 3 meses.[132] Em uma doença tão rapidamente progressiva apenas a AMB deve ser usada para a terapia inicial. Alguns pacientes respondem à AMB. Após estabilização da doença clínica, é razoável a troca para o fluconazol oral (> 400 mg por dia).

A meningite coccidioidomicótica é também um grande desafio terapêutico. A terapia padrão inclui AMB sistêmico (2.500 a 3.000 mg) mais terapia intratecal com AMB intensiva e a longo prazo.[101,116] Para se administrar tratamento intratecal, é colocado um reservatório em um dos ventrículos laterais.[133] O diafragma do reservatório é colocado subcutaneamente logo abaixo da linha de cabelos para evitar superinfecção por estafilococos. O AMB intravenoso em doses entre 0,25 a 1,00 mg é injetado duas ou três vezes por semana até que melhorem os sintomas e a pleiocitose do liquor. Após a melhoria clínica e a redução na pleiocitose do liquor a freqüência de injeções intratecais gradualmente é reduzida para duas vezes na semana, até semanalmente para quinzenalmente e finalmente para intervalos mensais. Muitas autoridades acreditam que o paciente deva receber tratamentos mensais durante toda a vida. Mesmo com este método de tratamento as recaídas são comuns, requerendo o retorno para tratamentos mais freqüentes. Com um tratamento cuidadoso, o paciente pode ser mantido em bom estado clínico por um longo tempo, até mesmo uma década ou mais.

O fluconazol substituiu o AMB para o tratamento da coccidioidomicose meníngea mesmo nos pacientes infectados pelo HIV.[134] A cura desta doença não deve ser esperada, mas muitos pacientes são mantidos em bom estado funcional e conseguem levar vidas essencialmente normais. A nossa prática é usar o fluconazol nos pacientes estáveis sem alterações no *status* mental, achados neurológicos focais ou dilatação ventricular. Após terapia bem-sucedida, a terapia de manutenção por toda a vida com o fluconazol está indicada, pois podem ocorrer recaídas tardias.[135]

O tratamento da coccidioidomicose permanece como um problema clínico difícil. Nenhum dos agentes antifúngicos padrões é altamente eficaz, e a resposta clínica não é previsível. O tratamento de cada paciente precisa ser individualizado.

CRIPTOCOCOSE

O *C. neoformans* é uma levedura verdadeiramente cosmopolita, que foi isolada em todos os continentes. O fungo ocorre em duas variedades principais – *C. neoformans var neoformans*, o organismo habitualmente encontrado na América do Norte e na Europa e o *C. neoformans var gattii* encontrado principalmente na Austrália. A maioria dos isolados na natureza provém de solos altamente contaminados por dejetos de pássaros, especialmente dejetos de pombos. Os dejetos frescos de pombos não contêm o fungo, mas os espécimes secos freqüentemente abundam com este organismo. Os pombos não propagam o organismo, mas os seus dejetos são fontes importantes de nitrogênio orgânico necessário para o crescimento do fungo. No hospedeiro humano, o organismo é uma levedura com uma grande cápsula de carboidrato. Ele tem 4 a 8 μ em diâmetro. Na natureza o *C. neoformans* é uma levedura não-capsulada dessecada. Os organismos pequenos com pouca cápsula provavelmente são as partículas infectantes.[136] Após penetrar no hospedeiro humano, a cápsula é reconstituída. O *C. neoformans* é a única levedura encapsulada que infecta o homem.

Patogênese

Conforme ocorre com os fungos dimórficos, a porta de entrada é a pulmonar. Uma vez nos alvéolos, a grande cápsula reaparece, e o fungo multiplica-se por fissão binária. A grande cápsula é antifagocítica. As espécies criptocócicas não-encapsuladas são facilmente ingeridas e destruídas pelos neutrófilos, mas os organismos *C. neoformans* com cápsulas resistem à fagocitose.[137] Dentro do neutrófilo, a morte do organismo é obtida pelas vias oxidativas e não-oxidativas. Os pacientes com doença granulomatosa crônica não possuem um metabolismo oxidativo eficiente nos seus neutrófilos e eliminam muito mal os criptococos.

Após o *C. neoformans* conquistar um espaço dentro do pulmão de um mamífero, a imunidade mediada pela célula T é necessária para lidar adequadamente com o organismo. Isto foi reconhecido na era pré-antibiótica quando muitos pacientes com doença de Hodgkin sofriam de meningite criptocócica.[138] Desde o advento da pandemia pelo HIV, a importância da imunidade mediada pela célula T intacta foi confirmada.[139] A infecção criptocócica é a doença fúngica que mais comumente complica a infecção pelo HIV.

No pulmão saudável a formação de granulomas detém o crescimento adicional do fungo.[140] A disseminação extrapulmonar do organismo durante a fase pré-imune da infecção pulmonar autolimitada provavelmente é comum, assim como ocorre na histoplasmose.

Em pacientes com imunidade mediada pela célula T suprimida, não ocorre a formação de granulomas, e o crescimento continua. Na cirurgia ou em autópsia, grandes massas de criptococos são observadas sem nenhuma evidência de reação tissular, produzindo grandes massas gelatinosas. A característica mais importante da patogênese da doença criptocócica é o seu notável tropismo pelo SNC. A meningite criptocócica é a forma mais comumente reconhecida da doença.

Manifestações Clínicas

A doença pulmonar isolada é incomum, representando menos de 10% dos casos mesmo apesar de o pulmão ser a porta de entrada. Campbell na sua clássica revisão da doença pulmonar criptocócica em 1966 identificou apenas 101 casos de doença criptocócica restrita aos pulmões.[141] Apesar de que nenhuma grande revisão foi publicada desde então, a doença pulmonar isolada (sem disseminação extrapulmonar) ainda é incomum.

Alguns pacientes não apresentam nenhum sintoma pulmonar e apresentam-se com uma anormalidade detectada na radiografia de tórax de rotina. Os pacientes com criptococose pulmonar sintomática têm febre, dor torácica e tosse, geralmente de intensidade modesta.[142] Muitos pacientes recuperam-se das suas infecções pulmonares sem eventos, mas posteriormente apresentam-se com meningite. De fato, até 90% dos pacientes com meningite criptocócica (excluindo aqueles com AIDS) têm radiografias de tórax normais e nenhuma história de pneumonia.[143]

Os achados da radiografia de tórax são altamente variáveis incluindo o tamanho e a localização dos infiltrados. Os infiltrados podem ser únicos ou múltiplos, e a doença freqüentemente é confundida com outras infecções pulmonares ou com neoplasias. Pode-se suspeitar de tuberculose primária se um infiltrado periférico com adenopatia hilar ipsilateral for observado.[144] Ocasionalmente, os pacientes têm massas redondas que chegam a 10 cm em diâmetro simulando câncer.

A maioria dos pacientes com criptococose pulmonar ou do SNC tem uma imunidade celular anormal. A história natural da infecção pulmonar criptocócica em pacientes imunocomprometidos é a disseminação para as meninges.[142] No entanto, as pessoas imunologicamente intactas também podem desenvolver meningite criptocócica, apesar de que a doença pulmonar geralmente, mas nem sempre, é autolimitada.

O envolvimento do SNC é a forma clinicamente mais significativa da infecção criptocócica. A gravidade dos sintomas varia desde uma infecção assintomática até achados neurológicos focais e coma.[145,146] O tempo até o envolvimento do SNC é também altamente variável. Foi relatada uma longa vida com meningite criptocócica comprovada e sem tratamento, mas a doença pode também matar em poucos dias após o seu início.[139] Em algumas pessoas, nenhum sinal meníngeo pode aparecer apesar da meningite fulminante.

Diagnóstico

O *C. neoformans* cresce rapidamente nos meios de cultura rotineiros do laboratório. No entanto, uma cultura positiva no escarro mesmo na presença de anormalidades radiográficas, deve ser cuidadosamente interpretada. O organismo freqüentemente coloniza as vias aéreas. Os mais suscetíveis à colonização são os pacientes com bronquite crônica com baixo risco de disseminação e os pacientes imunossuprimidos com alto risco de disseminação.[147] Os criptococos não *C. neoformans* freqüentemente são isolados no laboratório, e apenas testes bioquímicos podem separar estes comensais do *C. neoformans*. Com raras exceções, os isolados do SNC são *C. neoformans*. Uma cultura positiva no liquor sempre indica meningite clinicamente significativa.

Uma marca registrada da meningite criptocócica é a elevação na pressão do liquor devido ao envolvimento dos vilos subaracnóides que geralmente reabsorvem o liquor. Isto é observado particularmente em pacientes com AIDS. Aproximadamente 60% dos pacientes com AIDS e meningite criptocócica apresentam pressões de abertura maiores que 18 cmH_2O. A tomografia computadorizada do crânio freqüentemente deixa de mostrar a hidrocefalia, pois este aumento de pressão ocorre em todo o cérebro. As manifestações clínicas da pressão aumentada são cefaléia, e anormalidades nos pares cranianos – especialmente os nervos cranianos para os olhos (III, IV e VI), que anatomicamente são suscetíveis aos aumentos na pressão liquórica. Sem tratamento, estas pressões elevadas levam a coma e à morte. O tratamento envolve a remoção seriada de liquor e, em alguns casos, *shunting*.

Nos cortes histopatológicos, o organismo aparece como uma pequena levedura com brotos com colos únicos. Nos cortes corados com a hematoxilina-eosina padrão, a cápsula não-corada aparece como um halo rodeando a levedura. Uma coloração de prata mostra o organismo, mas não a cápsula. O corante de mucicarmina colore a cápsula de carboidrato vermelho-vivo.

O liquor mostra uma pleiocitose com células mononucleares. A contagem de leucócitos é altamente variável e pode ser menor que 5 células por mm^3 ou até mesmo zero. A concentração de proteínas geralmente está elevada, e o nível de glicose está reduzido,ocasionalmente a níveis muito baixos. O teste mais antigo para a meningite criptocócica é a preparação com tinta-da-Índia, positivo em 70% dos pacientes infectados pelo HIV, mas menos sensível em outros pacientes, refletindo uma carga fúngica variável. O melhor teste isolado para a meningite criptocócica é o ensaio do antígeno criptocócico, que é positivo no liquor em 95% dos pacientes com meningite criptocócica.[139] O antígeno criptocócico também pode ser medido no soro. O antígeno criptocócico sérico provavelmente será negativo nos hospedeiros não-imunocomprometidos com meningite criptocócica. Nos pacientes infectados pelo HIV e meningite criptocócica o teste sérico quase sempre é positivo, geralmente com títulos elevados, do que em amostas simultâneas de liquor, uma vez mais refletindo a maior carga de fungos. [139] O antígeno criptocócico sérico também é positivo no paciente incomum com AIDS que tem criptococose pulmonar ou não-meníngea sistêmica que ainda não se disseminou para as meninges. Se for cuidadosamente realizado com controles adequados, o teste quase não tem resultados falsos-positivos.[148]

Outros sítios extrapulmonares de envolvimento pelos criptococos incluem a pele, ossos e próstata. A menos que se observem evidências de inoculação direta (um cancro e linfonodos de drenagem aumentados) todas as formas cutâneas de doença criptocócica devem ser presumidas como representando uma disseminação de um foco central, geralmente meninges ou pulmões.[149]

Tratamento

Uma cultura positiva no escarro deve ser interpretada com um grau de ceticismo. Mesmo se uma radiografia de tórax for anormal, várias explicações são possíveis. O organismo pode ser um contaminante, um colonizador ou a causa de uma pneumonia autolimitada. Após o tratamento para patógenos bacterianos de rotina, um período de observação vigilante está indicado, contanto que uma punção lombar não mostre evidências de meningite criptocócica. No entanto, quando o diagnóstico de criptococose pulmonar é certo, estes pacientes devem ser tratados com fluconazol oral.[150] A observação vigilante era justificável quando o AMB era a única opção terapêutica, mesmo que um paciente ocasional tivesse recaída.[142] Hoje em dia, com a disponibilidade do fluconazol, esperar não é mais uma opção. Em pacientes imunodeprimidos, especialmente por infecção pelo HIV, deve-se instituir o tratamento, caso o *C. neoformans* seja isolado a partir de qualquer local. Todos os pacientes devem ser submetidos a punção lombar, mesmo que não haja sintomas de acometimento do SNC.

O tratamento da meningite criptocócica sofreu um longo período de evolução. Precocemente, na era pré-AIDS, a terapia consistia apenas da AMB.[145] Logo ficou claro que o acréscimo da 5-fluorocitosina (5-FC) melhorava os resultados da monoterapia com AMB,[151] e que 6 semanas de terapia era mais bem-sucedida para os recipientes de transplante do que um curso de 4 semanas.[152] Com o advento da pandemia de AIDS, logo se tornou claro que o regime de baixas doses de AMB usado nos estudos anteriores não era adequado. Os fracassos terapêuticos eram inaceitavelmente altos, quando AMB em baixas doses (0,4 mg por kg) era comparado com o fluconazol.[153] Quando a dose de AMB foi aumentada para 0,7 mg por kg, a AMB comprovou ser altamente bem-sucedido.[154] As atuais recomendações seguem o estudo altamente bem-sucedido em duas etapas de pacientes com AIDS. Inicialmente todos os pacientes são tratados com 0,7 mg por kg de AMB com ou sem 5-FC diariamente por 14 dias. Os pacientes estáveis ou que estejam melhorando então trocam para o fluconazol, 400 mg diariamente por pelo menos 8 semanas adicionais, após as quais a dose diária de fluconazol é reduzida para 200 mg por dia durante toda a vida do paciente, ou pelo menos até que ocorra melhoria do estado de imunossupressão.[155,156]

Quando se utiliza o 5-FC precisa se exercer muito cuidado. A droga acumula-se rapidamente com a função renal reduzida, levando a uma significativa toxicidade da medula óssea. Por este motivo, a menos que os níveis sangüíneos (não excedendo 100 μg por mL) possam ser obtidos com rapidez, este agente não deve ser utilizado.

REFERÊNCIAS BIBLIOGRÁFICAS

1. Goodwin RA Jr., DesPrez RM. Histoplasmosis: state of the art. *Am Rev Respir Dis* 1978;117:929-956.
2. Drutz DJ, Catanzaro A. Coccidioidomycosis: state of the art. Part 1. *Am Rev Respir Dis* 1978;117:559-585.
3. Furcolow ML, Chick ER, Busey JD, Menges RW. Prevalence and incidence studies of human and canine blastomycosis I: cases in the United States 1895-1968. *Am Rev Respir Dis* 1970;102:60-67.
4. Sarosi GA, Davies SE Blastomycosis: state of the art. *Am Rev Respir Dis* 1979;120:911-938.
5. Schaffner A, Davis CE, Schaffner T, et al. In vitro susceptibility of fungi to killing by neutrophil granulocytes discriminates between primary pathogenicity and opportunism. *J Clin Invest* 1986;78:511-524.
6. Darling ST. A protozoan general infection producing pseudotubercles in the lungs and focal necrosis in the liver, spleen and lymph nodes. *JAMA* 1986;46:1283-1285.
7. Riley WA, Watson CJ. Histoplasmosis of Darling with report of a case originating in Minnesota. *Am J Trop Med* 1926;6:271-282.
8. Dodd K, Tompkins EH. Case of histoplasmosis of Darling in an infant. *Am J Trop Health* 1934;14:127-134.
9. DeMonbreum WA. The cultivation and cultural characteristics of Darling's *Histoplasma capsulatum*. *Am J Trop Med* 1934;14:93-126.
10. Christie A, Peterson JC. Pulmonary calcifications in negative reactors; to tuberculin. *Am J Public Health* 1945;35:1131-1145.

11. Palmer CE. Nontuberculous pulmonary calcification. *Public Health Rep* 1945;60:513-521.
12. Emmons CW, Morlan HB, Hill EL. Isolation of *Histoplasma capsulatum* from soil. *Public Health Rep* 1949;64:892-896.
13. Edwards LD, Acquaviva FA, Livesay VT, et al. An atlas of sensitivity to tuberculin, PPD-B, and histoplasmin in the United States. *Am Rev Respir Dis* 1969;90[Suppl]:I-132.
14. Sarosi GA, Parker JD, Tosh FE. Histoplasmosis outbreaks: their patterns. In: Balows A, Ajello L, Chick EW, and Furlow ML (eds.) *Histoplasmosis. Proceedings of the second national conference.* Springfield, RI. Charles C Thomas, 1971:123-128.
15. D`Alessio DJ, Herren RH, Hendricks SL, et al. A starling roost as the source of urban epidemic histoplasmosis in an area. of low incidence. *Am Rev Respir Dis* 1965;932:725-731.
16. Wheat LJ, Slama TG, Eitzen HE, et al. A large outbreak of histoplasmosis: clinical features. *Ann Intern Med* 1981;94:331-337.
17. U.S. Department of Health, Education and Welfare. *Histoplasmosis control: decontamination of bird roosts, chicken houses and other sources* (No. 00-3021). Atlanta, Ga.: Centers for Disease Control and Prevention, 1977.
18. Goodwin RA Jr., Loyd JE, DesPrez RM. Histoplasmosis in normal hosts. *Medicine (Baltimore)* 1981;60:231-266.
19. Straub M, Schwarz J. Healed primary complex in histoplasmosis. *Am J Clin Pathol* 1955;25:727-738.
20. Feller AE, Furcolow ML, Larsh HW, et al. Outbreak of an unusual form of pneumonia at Camp Gruber, Oklahoma, in 1944. Follow-up studies implicating *H. capsulatum* as the etiologic agent. *Am J Med* 1956;21:184-192.
21. Davies SE Serodiagnosis of histoplasmosis. *Semin Respir Infect* 1986;1:9-15.
22. Smith JR Jr., Harris JS, Conant NF, et al. An epidemic of North American blastomycosis. *JAMA* 1951;158:641-645.
23. Procknow JJ. Reinfection histoplasmosis. In: Balows A, ed. *Histoplasmosis. Proceedings of the second national conference.* Springfield, IL: Charles C Thomas, 1971:252-259.
24. Tosh FE. Reinfection histoplasmosis. In: Balows A, ed. *Histoplasmosis. Proceedings of the second national conference.* Springfield, IL, Charles C Thomas, 1971:260-267.
25. Zeidberg LD, Dillin A, Glass RS. Some factors; in the epidemiology of histoplasmin sensitivity in Williamson County, Tennessee. *Am J Public Health* 1951;41:80-81.
26. Goodman RA Jr., Shapiro JL, Thurman GH, et al. Disseminated bistoplasmosis: clinical and pathologic correlations. *Medicine (Baltimore)* 1980;59:1-33.
27. Medeiros AA, Marty SD, Tosh FE, Chin TDY. Erythema nodosum and erythema multiforme as clinical manifestations of histoplasmosis in community outbreak. *N Engl J Med* 1966;274:415-420.
28. Wheat LJ, Stein L, Corya BC, et al. Pericarditis as a manifestation of histoplasmosis during two large urban outbreaks. *Medicine (Baltimore)* 1983;62:110-118.
29. Goodwin RA Jr., Nickell JD, DesPrez RM. Mediastinal fibrosis complicating healed primary histoplasmosis and tuberculosis. *Medicine (Baltimore)* 1972;51:227-246.
30. Tosh FE, Doto IL, D`Alessio DJ, et al. The second of two epidemics of histoplasmosis resulting from work on the same starling roost. *Am Rev Respir Dis* 1966;94:406-414.
31. Davies SE Sarosi GA. Acute cavitary histoplasmosis. *Chest* 1978;73:103-105.
32. Goodwin RA Jr., Snell JD, Hubbard WW, et al. Early chronic pulmonary histoplasmosis. *Am Rev Respir Dis* 1966;93:47-51.
33. Goodwin RA Jr., Owens FT, Snell JD, et al. Chronic pulmonary bistoplasmosis. *Medicine (Baltimore)* 1976;55:413-452.
34. Bunnell IL, Furcolow ML. A report of ten proven cases of histoplasmosis. *U S Public Health Rep* 1948;63:299-316.
35. Paya CU, Roberts GN, Cockerill FR III. Transient fungemia in acute pulmonary histoplasmosis: detection by new blood-culturing techniques. *J Infect Dis* 1987;156:313-315.
36. Davies; SE McKenna RW, Sarosi GA. Trephine biopsy of the bone marrow in disseminated histoplasmosis. *Am J Med* 1979;67:617-622.
37. Johnson PC, Hamill RJ, Sarosi GA. Clinical review: progressive disseminated histoplasmosis in the AIDS patient. *Semin Respir Infect* 1989;4:139-446.
38. Wheat LJ, Connolly-Stringfield PA, Baker RL, et al. Disseminated histoplasmosis in the acquired immunodeficiency syndrome: clinical findings, diagnosis and treatment, and review of the literature. *Medicine (Baltimore)* 1990;69:361-374.
39. Tompsett R, Portera LA. Histoplasmosis: twenty year experience in a general hospital. *Trans Am Clin Climatol Assoc* 1975;87:214-223.
40. Salzman SH, Smith RL, Aranda CR Histoplasmosis in patients at risk for the acquired immunodeficiency syndrome in a nonendemic setting. *Chest* 1988;93:916-921.
41. Wheat LJ, Slama TG, Norton JA, et al. Risk factors for disseminated or fatal histoplasmosis. *Ann Intern Med* 1982;96:159-163.
42. Sarosi GA, Voth DW, Dahl BA, et al. Disseminated histoplasmosis: Results of long-term follow-up. *Ann Intern Med* 1971;75:511-516.
43. Anaissi E, Fainstein V, Samo T, et al. Central nervous system histoplasmosis. *Am J Med* 1988;84:215-217.
44. Harris RL, Lawne GM, Wheeler TM, et al. Successful management of *Histoplasma capsulatum* infection of an abdominal aortic aneurysm. *Vasc Surg* 1986;1:40–44.
45. Sanders JS, Sarosi GA, Nollet DJ, Thompson JL. Exfoliative cytology in the rapid diagnosis of pulmonary blastomycosis. *Chest* 1977;72:193-196.
46. Wheat LJ, Kohler RB, Tewari RP. Diagnosis of disseminated histoplasmosis by detection of *Histoplasma capsulatum* antigen in serum and urine specimens. *N Engl J Med* 1986;314:83-88.
47. Wheat LJ, Connolly-Stringfield P, Blair R, et al. Histoplasmosis relapse in patients with AIDS: detection using *Histoplasma capsulatum* variety capsulatum antigen levels. *Ann Intern Med* 1991;115:936-941.
48. Wheat J, Hafner R, Wulfsohn M, et al. Prevention of relapse of bistoplasmosis with itraconazole in patients with the acquired immunodeficiency syndrome. *Ann Intern Med* 1993;118:610-616.
49. Davies SE Sarosi GA. Role of serodiagnostic tests and skin tests in the diagnosis of fungal disease. *Clin Chest Med* 1987;8:135-146.
50. Wheat LJ, Kohler RB, French MLV, et al. Immunoglobulin M and G histoplasma antibody response in histoplasmosis. *Am Rev Respir Dis* 1983;128:65-70.
51. Naylor BA. Low dose amphotericin B therapy for acute pulmonary histoplasmosis. *Chest* 1977;71:404-406.
52. Mycosis Study Group. Treatment of Blastomycosis and histoplasmosis with ketoconazole. *Ann Intern Med* 1985;103:861-873.
53. Parker JD, Sarosi GA, Doto IL, et al. Treatment of chronic pulmonary histoplasmosis. *N Engl J Med* 1970;283:225-229.
54. McKinsey DS, Gupta MR, Riddler SA, et al. Long-term amphotericin B therapy for disseminated histoplasmosis in patients with the acquired immunodeficiency syndrome (AOS). *Ann Intern Med* 1971;75:511-516.
55. Butler WT, Bennett JE, Aling DW. Nephrotoxicity of amphotericin B. Early and late effects in 81 patients. *Ann Intern Med* 1964;6:175-187.
56. Dismukes WE, Bradsher RW Jr., Cloud GC, et al. Itraconazole, therapy for blastomycosis and histoplasmosis. *Am J Med* 1992;93:489-497.
57. Saag MS, Dismukes WE. Azole antifungal agents: enphasis on new triazoles. *Antimicrob Agents Chemother* 1988;32:1-8.
58. Pont A, Graybill JR, Craven PC, et al. High-dose ketoconazole therapy and adrenal and testicular function in humans. *Arch Intern Med* 1984;144:2150-2143.
59. Gilchrist TC. Protozoan dermatitis. *J Cutan Gen Dis* 1894;12:496499.
60. Wernicke E. Uber einen Protozoenbefunde bei Mycosis fungoides. *Zentralbl Bakt* 1892;12:859-861.
61. Gilchrist TC, Stokes WR. Case of pseudolupus vulgaris caused by blastomycosis. *J Exp Med* 1898;3:53-78.
62. Martin DS, Smith DT. Blastomycosis II. A report of thirteen new cases. *Am Rev Tuberc* 1939;39:488-515.
63. Schwarz J, Baum GL. Blastomycosis. *Am J Clin Pathol* 1951;11:999-1029.

64. Larsh HW, Schwarz J. Accidental inoculation blastomycosis. *Cutis* 1977;19:334-337.
65. Larson DM, Eckman MR, Alber RL, et al. Primary cutaneous (inoculation) blastomycosis: an occupation hazard to pathologists. *Am J Clin Pathol* 1983;79:253-255.
66. Jaspers RH. Transmission of blastomycosis from animals to man. *J Am Vet Med Assoc* 1974;164:8.
67. Farber ER, Leahy MD, Meadows TR. Endometrial blastomycosis acquired by sexual contact. *Obstet Gynecol* 1968;32:195-199.
68. Witorsch P, Utz JP. North American blastomycosis. A study of 40 patients. *Medicine (Baltimore)* 1968;47:169-200.
69. Tosh FE, Hammerman KJ, Weeks RJ, Sarosi GA. A common source of epidemic North American blastomycosis. *Am Rev Respir Dis* 1974;109:525-529.
70. Sarosi GA, King RA. Apparent diminution of the blastomycin skin test: follow-up of an epidemic of blastomycosis. *Am Rev Respir Dis* 1977;116:785-788.
71. Klein BS, Vergeront JM, Weeks RJ, et al. Isolation of *Blastomyces dermatitidis* in soil associated with a large outbreak of blastomycosis in Wisconsin. *N Engl J Med* 1986;314:529-534.
72. Sarosi GA, Eckman MR, Davies SF, et al. Canine blastomycosis as a harbinger of human disease. *Ann Intern Med* 1979;91:733-735.
73. Sarosi GA, Hammerman KJ, Tish FE, Dronenberg RS. Clinical features of acute pulmonary blastomycosis. *N Engl J Med* 1974;290:540-543.
74. Vaaler AK, Bradsher RW, Davies; SE Evidence of subclinical blastomycosis in forestry workers in northern Minnesota and northern Wisconsin. *Am J Med* 1990;89:470-476.s
75. Schwarz J, Salfelder K. Blastomycosis. A review of 152 cases. *Curr Top Pathol* 1977;65:165.
76. Abernathy RS. Clinical manifestations of pulmonary blastomycosis. *Ann Intern Med* 1959;51:707-727.
77. Kunkel WM Jr., Weed LA, McDonald JR, Clagett OT. North American blastomycosis: Gilchrist's disease. A clinicopathologic study of 90 cases. *Surg Gynecol Obstet* 1954;99:1-26.
78. Miller DD, Davies SE Sarosi GA. Erythema nodosum and blastomy*cosis. Arch Intern Med* 1982;142:1839.
79. Lasky WL, Sarosi GA. The radiologic appearance of pulmonary blastomycosis. *Radiology* 1978;126:351-357.
80. Sarosi GA, Davies SF, Phillips JR. Self-limited blastomycosis. a report of 39 cases. *Semin Respir Infect* 1986;1:40-44.
81. Laskey WL, Sarosi GA. Endogenous reactivation in blastomycosis. *Ann Intern Med* 1978;88:50-52.
82. Davies SF, Sarosi GA. Clinical manifestations and management of blastomycosis in the compromised patient. In: Warnock DW, Richardson MD, eds. *Fungal infection in the compromised patient,* 2nd ed. New York: Wiley & Sons, 1991:214-229.
83. Pappas PG, Pottage JC, Powderly WG, et al, Blastomycosis in patients with the acquired immunodeficiency syndrome. *Ann Intern Med* 1992;116:847-853.
84. Bradsher RW. Development of specific immunity in patients with pulmonary or extrapulmonary blastomycosis. *Am Rev Respir Dis* 1984;129:430-434.
85. Klein BS, Vergeront JM, Kaufman L, et al. Serological tests for blastomycosis: assessment during a large point-source outbreak in Wisconsin. *J Infect Dis* 1987;155:262-268.
86. Bradsher RW, Pappas PG. Detection of specific antibodies in human blastomycosis by immunoassay. *South Med J* 1995;88(12):1256-1259.
87. Parker JD, Doto IL, Tosh FE. A decade of experience with blastomycosis. and its treatment with amphotericin B. *Am Rev Respir Dis* 1969;99:895-902.
88. Kravitz GE, Davies SF, Eckman MR, Sarosi GA. Chronic blastomycotic meningitis. *Am J Med* 1981;71:501-505.
89. Bradsher RW, Rice DC, Abernathy RS. Ketoconazole therapy for endemic blastomycosis. *Ann Intern Med* 1985;103:872-875.
90. Posadas A. Un nuevo caso de micosis fungoides. con psorospermias. *Ann Circ Med Argent* 1892;15:585-597.
91. Rixford E, Gilchrist TC. Two cases of protozoan (coccidioidal) infection of the skin and other organs. *Johns Hopkins Hosp Rep* 1896;1:209-265.
92. Dickson EC. Coccidioidomycosis the preliminary acute infection with fungus coccidioides. *JAMA* 1938;111:1362-1365.
93. Dickson EC, Gifford MA. Coccidioides infection (coccidioidomycosis) H. The primary type of infection. *Arch Intern Med* 1938;62:858-871.
94. Smith CE, Beard RR, Rosenberger HG, et al. Effect of season and dust control on coccidioidomycosis. *JAMA* 1946;132:833-839.
95. Forbus WD, Bestebreurtje AM. Coccidioidomycosis. A study of 95 cases of the disseminated type with special reference to the pathogenesis of the disease. Mil *Surg* 1946;99:653-719.
96. Flynn NM, Hoeprich PD, Kawachi MM, et al. An unusual outbreak of windborne, coccidioidomycosis. *N Engl J Med* 1979;301:358-361.
97. Galgiani JN. Coccidioidomycosis. *West J Med* 1993;159(2):153-171.
98. Stevens DA. Current concepts: coccidioidomycosis. *N Engl J Med* 1995;32:1077.
99. Goldstein DM, McDonald JB. Primary pulmonary coccidioidomycosis. Follow-up of 75 cases with 10 more cases from a new endemic area. *JAMA* 1944;124:557-561.
100. Werner SB, Pappagianis D, Heindl I, Mickel A. An epidemic of coccidioidomycosis among archeology students in Northern California. *N Engl J Med* 1972;286:507-512.
101. Drutz DJ, Catanzaro A. Coccidioidomycosis: state of the art. Part: II. *Am Rev Respir Dis* 1978;177:727-771.
102. Bayer AS. Fungal pneumonias, pulmonary coccidioidal syndromes (part I). *Chest* 1981;79:575-583.
103. Bayer AS. Fungal pneumonias, pulmonary coccidioidal syndromes (part: II). *Chest* 1981;79:686-691.
104. Winn WA. A long-term study of 300 patients with cavitary abscess lesions of the lung of coccidioidal origin. *Dis Chest* 1968;54[Suppl 1]:12-16.
105. Hyde L. Coccidioidal pulmonary cavitation. *Dis Chest* 1968;54[Suppl 1]:17-21.
106. Cunningham RT, Einstein H. Coccidioidal pulmonary cavities with rupture. *J Thorac Cardiol Vasc Surg* 1982;84:172-177.
107. Deresinski SC, Stevens DA. Coccidioidomycosis in compromised hosts: experience at Stanford University Hospital. *Medicine (Baltimore)* 1975;54:377-395.
108. Cohen IM, Galgiani JN, Potter D, Ogden DA. Coccidioidomycosis in renal replacement therapy. *Arch Intern Med* 1982;142:489-494.
109. Fish DG, Ampel NM, Galgiani JN, et al. Coccidioidomycosis during human immunodeficiency virus infection. A review of 77 patients. *Medicine (Baltimore)* 1990;60:384-391.
110. Smith CE, Beard RR, Whiting EG, et al. Varieties of coccidioidal infection in relation to the epidemiology and control of the disease. *Am J Public Health* 1946;36:1394-1402.
111. Pappagianis D, Lindsay S, Beall S, et al. Ethnic background and the clinical course of coccidioidomycosis [Letter]. *Am Rev Respir Dis* 1979;120:959-961.
112. Catanzaro A. Pulmonary mycosis in pregnant women. *Chest* 1984;86:145-185.
113. Dalinka MK, Greendyke WH. The spinal manifestations of coccidioidomycosis. *J Can Assoc Radiol* 1971;22:93-99.
114. Dalinka MK, Dinnenberg S, Greendyke WH, Hopkins R. Roentgenographic features of osseous coccidioidomycosis and differential diagnosis. *J Bone Joint Surg [Am]* 1971;53A:1157-1164.
115. DeFelice R, Wieden MA, Galgiani JN. The incidence and implications of coccidioidouria. *Am Rev Respir Dis* 1982;125:49-52.
116. Winn WA. Coccidioidal meningitis: a follow-up report. In: Ajello L, ed. Coccidioidomycosis. Tucson: University of Arizona Press, 1966:55-61.
117. Bouze E, Dreyer JS, Hewitt WL, Meyer RD. Coccidioidal meningitis. An analysis of thirty-one cases and review of the literature. *Medicine (Baltimore)* 1981;60:139-172.
118. Ampel NM, Dols CL, Galgiani JN. Coccidioidomycosis during human immunodeficiency virus infection: results of a prospective study in a coccidioidal endemic area. *Am J Med* 1993;94(3)235-240.

119. Warlick MA, Quan SF, Sobonya RE. Rapid diagnosis of pulmonary coccidioidomycosis. Cytologic vs. potassium hydroxide preparation. *Arch Intern Med* 1982;143:723-725.
120. Standard PG, Kaufman L. Immunological procedure for the rapid and specific identification of *Coccidioides immitis* cultures. *J Clin Microbiol* 1977;5:149-153.
121. Pappagianis D, Drasnow RI, Beall S. False-positive reactions of cerebrospinal fluid and diluted sera with the coccidioidal. latex-agglutination test. *Am J Clin Pathol* 1976;66:916-921.
122. Smith CE, Saito MT, Beard RR, et al. Serologic tests in the diagnosis and prognosis of coccidioidomycosis. *Am J Hyg* 1950;52:1-21.
123. Catanzaro A, Flatauer F. Detection of serum. antibodies in coccidioidomycosis by solid-phase radioimmunoassay. *J Infect Dis* 1983;147:32-39.
124. Sarosi GA, Catanzaro A, Daniel TM, et al. Clinical usefulness of skin testing in histoplasmosis, coccidioidomycosis and blastomycosis: official statement of the American Thoracic Society. *Am Rev Respir Dis* 1988;138:1081-1082.
125. Levine, HB, Restrepo MA, Ten Eyck DR, Stevens DA. Spherulin and coccidioidin: cross-reactions in dermal sensitivity to histoplasmin and paracoccidioidin. *Am J Epidemiol* 1975;101:515-522.
126. Sarosi GA, Bates JH, Bradsher RW, et al. Chemotherapy of the pulmonary mycoses: official statement of the American Thoracic Society. *Am Rev Respir Dis* 1988;138:1078-1081.
127. Galgiani JN, Stevens DA, Graybill JR, et al. Ketoconazole therapy of progressive coccidioidomycosis. Comparison of 400 and 800 mg doses and observations at higher doses. *Am J Med* 1988;84:603-610.
128. Sarosi GA, Parker JD, Doto IL, Tosh FE. Chronic pulmonary coccidioidomycosis. *N Engl J Med* 1970;283:325-329.
129. Catanzaro A, Galgiani JN, Levine BE, et al. Fluconazole in the treatment of chronic pulmonary and non-meningeal disseminated coccidioidomycosis. NIAID Mycosis Study Group. *Am J Med* 1995;98(3):249-256.
130. Graybill JR, Stevens DA, Galgiani JN, et al. Itraconazole treatment of coccidioidomycosis. NAIAD Mycoses Study Group. *Am J Med* 1990;89(3):282-290.
131. Galgiani JN, Catanzaro A, Cloud GA, Randomized double-blind comparison of oral fluconazole and itraconazole for progressive nonmeningeal coccioidomycosis. *Ann Intern Med* 2000;(in press).
132. Sing VR, Smith DK, Lawrence J, et al. Coccidioidomycosis in, patients infected with human immunodeficiency virus: review of 91 cases from a single institution. *Clin Infect Dis* 1996;23:563-568.
133. Diamond RD, Bennett JE. A subcutaneous reservoir for intrathecal therapy of fungal meningitis. *N Engl J Med* 1973;288:186-188.
134. Galgiani JN, Catanzaro A, Cloud GA, et al. Fluconazole therapy for coccidioidal meningitis. *Ann Intern Med* 1993;119:28-35.
135. Dewsnup DH, Galgiani JN, Graybill JR, et al. Is it ever safe to stop azole therapy for *Coccidioides immitis* meningitis? *Ann Intern Med* 1996;124(3):305-310.
136. Powell KE, Dahl BA, Weeks RJ, Tosh ED. Airborne *Cryptococcus neoformans:* particles from pigeon excreta compatible with alveolar deposition. *J Infect Dis* 1972;125:412-415.
137. Bulmer GS, Sans MDF. *Cryptococcus neoformans* II: phagocytosis by human leukocytes. *J Bacteriol* 1967;94:1480-1483.
138. Collins UP, Gellhorn A, Trimble JR. The coincidence of cryptococcosis and disease of the reticuloendothelial and lymphatic systems. *Cancer* 1951;4:883-889.
139. Chuck SL, Sande MA. Infections with *Cryptococcus neoformans* in the acquired immunodeficiency syndrome. *N Engl J Med* 1989;321:794-799.
140. Salyer WR, Salyer DC, Baker RD. Primary complex of cryptococcus and pulmonary lymph nodes. *J Infect Dis* 1974;130:74-77.
141. Campbell GD. Primary pulmonary cryptococcosis. *Am Rev Respir Dis* 1966;94:236-243.
142. Kerkering TM, Duma RD, Shadomy S. The evolution of pulmonary cryptococcosis. *Ann Intern Med* 1981;94:611-616.
143. Lewis JI, Rabinovich SH. The wide spectrum of cryptococcal infections. *Am J Med* 1972;53:315-322.
144. Baker RD. The primary pulmonary lymph node complex of cryptococcosis. *Am J Clin Pathol* 1976;65:83-92.
145. Sarosi GA, Parker JD, Doto IL, Tosh FE. Amphotericin B in cryptococcal meningitis. *Ann Intern Med* 1969;71:1079-1087.
146. Mangham D, Gerding DN, Sarosi GA. Fungal meningitis manifesting as hydrocephalus. *Arch Intern Med* 1983;143:728-731.
147. Hammerman KJ, Powell KE, Christianson CS, et al. Pulmonary cryptococcosis: clinical forms and treatment. *Am Rev Respir Dis* 1973;108:1116-1123.
148. Bennett JE, Bailey JW. Control for rheumatoid factor in the latex test for cryptococcosis. *Am J Clin Pathol* 1971;56:360-365.
149. Sarosi GA, Silberfarb PM, Tosh FE. Cutaneous cryptococcosis. A sentinel of disseminated disease. *Arch Dermatol* 1971;104:1-3.
150. Sarosi GA. Cryptococcal lung disease in patients with HIV infection. *Chest* 1999;115(3):610-611.
151. Bennett JE, Dismukes WE, Duma RJ, et al. A comparison of amphotericin B alone, and combined with flucytosine in the treatment of cryptococcal meningitis. *N Engl J Med* 1979;301:126-131.
152. Dismukes W, Cloud G, Gallis H, et al. Treatment of cryptococcal meningitis with combination amphotericin B and flucytosine for four weeks as compared with six weeks. *N Engl J Med* 1987;317:334-341.
153. Saag MS, Powderly WG, Cloud GA, et al. Comparison of amphotericin B with fluconazole in the treatment of acute AIDS-associated cryptococcal meningitis. *N Engl J Med* 1997;326:83-89.
154. Larsen R, Leal M, Chan L. Fluconazole compared with amphotericin B plus flucytosine for cryptococcal meningitis in AIDS. *Ann Intern Med* 1990;113:183-187.
155. Vau der Horst CM, Saag MS, Cloud GA, et al. Treatment of cryptococcal meningitis associated with the acquired immunodeficiency syndrome. NIAID Mycoses Study Group and AIDS Clinical Trials Group. *N Engl J Med* 1997;337:15-21.
156. Saag MS, Cloud GA, Graybill JR, et al. A comparison of itraconazole versus fluconazole as maintenance therapy for AIDS-associated cryptococcal meningitis. NIAID Mycoses Study Group. *Clin Infect Dis* 1999;28:291-296.

CAPÍTULO 40

Formas Pneumônicas de Zoonoses Bacterianas – Peste, Antraz e Tularemia

Paul W. Wright e Richard J. Wallace, Jr.

ENVOLVIMENTO PULMONAR COM ZOONOSES

As zoonoses são doenças de animais que podem ser transmitidas aos humanos. Algumas são transmitidas indiretamente através de um vetor artrópodo (p. ex., pulgas de roedores para a *Yersinia pestis*; carrapatos, moscas de cavalos e pulgas para a *Francisella tularensis*), algumas pelo contato direto com animais, líquidos corporais ou tecidos infectados (p. ex., coelhos para a *F. tularensis*, lã ou couros para o *Bacilus anthracis*) e algumas raramente através da transmissão homem a homem (p. ex., peste pneumônica). Apesar de estas doenças poderem ser adquiridas em casa, elas geralmente ocorrem como a conseqüência de uma viagem para área altamente endêmica ou atividades recreativas ou laborativas ao ar livre que levem a pessoa ao contato com a doença. A maioria das doenças zoonóticas ocorrem infreqüentemente, e o reconhecimento geralmente é tardio. Elas podem até não ser consideradas se um sistema orgânico específico, como o pulmão, está envolvido.

Este capítulo discute as três zoonoses bacterianas, peste, antraz e tularemia, com ênfase nas manifestações pulmonares e apresentações de cada uma dessas doenças.

PESTE

A peste é uma doença bacteriana de enorme interesse histórico devido a seu impacto na Europa medieval.[1] O controle moderno da população urbana dos ratos, que era o principal reservatório da peste na era medieval, diminuiu dramaticamente a significância clínica da doença em cidades e áreas urbanas. Nos Estados Unidos, uma média de 12,5 casos por ano foi registrada aos Centers for Diseases Control and Preventions entre 1970 e 1997. Aproximadamente 90% destes casos ocorreram nos quatro estados do sudoeste: Novo México, Arizona, Colorado e Califórnia (Fig. 40-1).[2,3]

O agente etiológico da peste é a *Y. pestis*, uma pequena cepa aeróbica e gram-negativa. O principal reservatório para a peste nos Estados Unidos são pequenos roedores nos estados do sudoeste do Texas a Califórnia.[1,2] Em 1960 a peste se disseminou para populações de cães da pradaria nos estados dos Great Plains, mas poucos casos humanos foram registrados nesta área.[3] Periodicamente, estes animais são mortos pelos bacilos da peste, e as pulgas deixam o hospedeiro morto para procurar por um vivo, que raramente é um humano. Como a maioria destas pulgas são hospedeiro-específicas, elas raramente atacam humanos, mesmo se os humanos sejam os únicos hospedeiros disponíveis. A doença clínica mais comum é a peste ou peste bubônica, uma doença de grandes linfonodos supurativos (*bubos*) que drenam o sítio da inoculação primária na pele.[1,4]

A peste pulmonar é um evento relativamente raro e pode ser primária (pneumonia por peste via inalação) ou secundária (pneumonia por peste hematogênica). A mais comum é a doença pneumônica secundária, que resulta de uma septicemia e disseminação hematogênica a partir de linfonodos infectados. Esta complicação ocorre somente em 5 a 15% dos casos de peste bubônica,[1,4] e, devido a esta raridade, pode ser de difícil diagnóstico se os principais sintomas clínicos forem respiratórios.

Uma forma muito mais rara da doença é a peste pneumônica primária, na qual gotículas infectadas são inaladas a partir de um animal ou humano com uma pneumonia por praga secundária. Nos Estados Unidos, este tipo de doença ocorre mais freqüentemente após a exposição a gatos domésticos infectados.[2] A transmissão da peste de homem para homem não foi registrada nos Estados Unidos nos últimos 50 anos.

As características radiográficas da peste são inespecíficas.[5] Elas geralmente demonstram infiltrados alveolares que são unilaterais ou bilaterais. Uma característica singular para a pneumonia bacteriana é a presença freqüente de adenopatia hilar ou mediastinal. Os exames com corantes de Gram geralmente demonstram cepas gram-negativas, e nas culturas cresce *Y. pestis*.

O diagnóstico da pneumonia por peste depende de um alto índice de suspeita. A doença é ativa primariamente nos meses de verão nos estados do Arizona e Novo México em pessoas com atividades ao ar livre ou possível exposição a felinos ou roedores infectados. A apresentação clínica da peste pneumônica é caracterizada por febre grave, tosse indolor, es-

P. W. Wright: Department of Family Practice, The University of Texas Health Center at Tyler, Tyler, Texas 75708-3154.

R. J. Wallace Jr.: Department of Microbiology, The University of Texas Health Center at Tyler, Tyler, Texas 75708-3154.

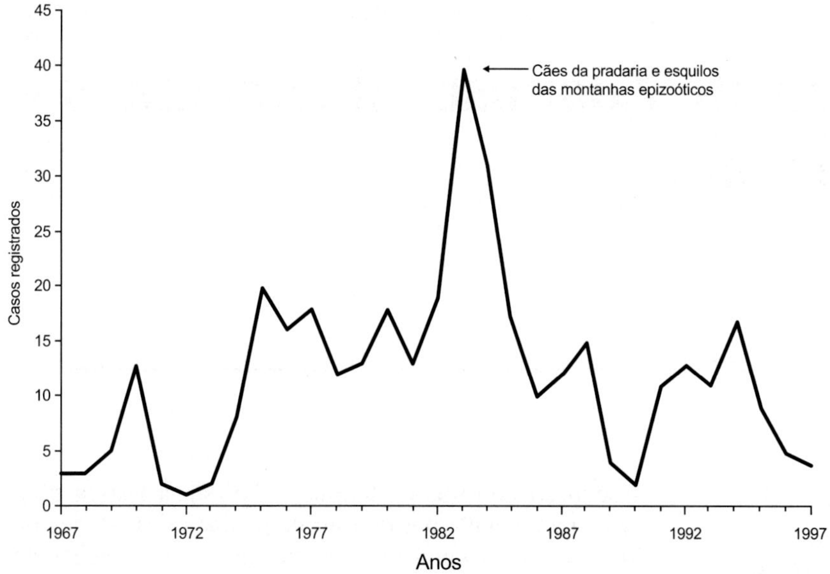

FIG. 40-1. Casos de peste registrados nos Estados Unidos entre 1967 e 1997. (Dos Centers for Disease Control and Prevention. Summary of notifiable disease, United States, 1997. *MMWR Morb Mortal Wkly Rep* 1997; 46:1-81, com permissão.)

carro aquoso tingido de sangue, mal-estar, rigores, dores de cabeça, mialgias, prostração e, algumas vezes, sintomas gastrintestinais. Pacientes com peste quase nunca estão cientes que foram picados por uma pulga. O organismo cresce rapidamente nas hemoculturas e é prontamente isolado pelo uso do corante de Gram e cresce em espécimes de linfonodos infectados. Um exame com corante com anticorpos fluorescentes está disponível para a utilização direta nas secreções.

O tratamento de escolha para a pneumonia por peste é a estreptomicina. Agentes alternativos são as tetraciclinas ou o cloranfenicol.[1,2,4] Outros aminoglicosídeos provavelmente serão ativos se a estreptomicina não estiver disponível. As penicilinas e cefalosporinas em geral são ineficazes e não devem ser utilizadas na terapia. A peste é prontamente tratável se diagnosticada corretamente, com um índice de mortalidade geral de 20% na era quimioterápica.[1,4] O primeiro caso de *Y. pestis* multidroga resistente foi registrado em 1997 em Madagascar. Esta cepa possuía um plasmídeo que conferia resistência à estreptomicina, tetraciclina e cloranfenicol, que são os principais agentes terapêuticos da doença.[6]

A peste, como a cólera e a febre amarela, é uma doença que necessita quarentena. Pessoas em alto risco de desenvolver a peste, especialmente aquelas com uma exposição conhecida à peste animal ou humana, devem ser considerados para uma profilaxia antibiótica (tetraciclina ou trimetoprim/sulfametoxazol). A vacina contra a peste (Greer Laboratories, Lenoir, NC) está indicada para pessoas em alto risco de exposição para a peste, especialmente técnicos de laboratório e pesquisadores que trabalham com a *Y. pestis* e aqueles que estão em contato regular com animais ou pulgas encontradas em áreas epizoóticas da peste. Até julho de 1998 a vacina não estava disponível para uso nos Estados Unidos.[2]

ANTRAZ

O antraz é uma doença zoonótica de grande significado na história da microbiologia pois seu agente etiológico, *B. anthracis*, foi o primeiro patógeno bacteriano a crescer em um meio de cultura a partir de tecidos infectados (por Koch, em 1876) e foi o modelo utilizado no desenvolvimento dos postulados de Koch.[7] O agente causador é uma cepa aeróbica, gram-positiva e formadora de esporos. O organismo e seus esporos estão comumente presentes em fibras animais, incluindo o pêlo de cabras, pele de cabras e lã. Em algumas áreas do mundo, fontes agriculturais, como o gado infectado, são a principal fonte do organismo. É de interesse médico e político crescente devido a seu potencial uso em guerras biológicas ou terrorismo.

O antraz humano possui uma variedade de formas, como a infecção cutânea (conhecida como pústula maligna) causada pela inoculação local sendo responsável por 95% dos casos de doença registrados nos Estados Unidos.[7] A pneumonia por antraz (antraz por inalação) ocorre quando os esporos do *B. anthracis* (2 a 5 μm) são inalados e depositados nos ductos alveolares ou alvéolos. Depois de serem fagocitados pelos macrófagos alveolares, o organismo se dissemina através dos linfáticos e como resultado temos uma adenopatia hilar e mediastinal, geralmente maciça e bacteremia. O diagnóstico precoce da inalação do antraz é muito difícil, e esta forma de doença é considerada uniformemente fatal, apesar de aproximadamente 10% dos casos registrados terem sobrevivido a um surto ocorrido em uma fábrica de armas biológicas em Sverdiosk (Rússia) em 1979.[8] A radiografia de tórax classicamente demonstra um mediastino alargado e os derrames pleurais são comuns. Após um pródromo de febre, mal-estar, fadiga e algumas vezes tosse, o paciente tipicamente desenvolve angústia respiratória severa com bacteremia, choque séptico e uma meningite hemorrágica em metade dos casos.[7-9]

O antraz é relativamente raro nos Estados Unidos, com somente quatro casos registrados nos Centers for Disease Control and Prevention em Atlanta de 1986 a 1995.[3] Esses casos foram adquiridos ocupacionalmente por pessoas em ambientes rurais ou industriais (p. ex., processando lã ou pêlo de cabra).

B. anthracis é suscetível à penicilina com raras exceções, e a doença cutânea responde bem ao tratamento. A ciprofloxacina e a doxiciclina são alternativas à penicilina. O organismo produz várias toxinas virulentas, permitindo que a doença progrida a despeito da terapia antimicrobiana.

O antraz é um entre vários agentes biológicos (incluindo a peste e a tularemia) considerados pelas autoridades militares como um agente provável para uma guerra biológica e para o bioterrorismo e sabe-se que é um dos componentes conhecidos do programa de guerra biológica do Iraque.[10] A World Health Organization estima que 50 kg de esporos de *B. anthracis* aerossolizado podem matar ou incapacitar até 200.000 pessoas em um centro populacional de 500.000 pessoas.[11] Nos Estados Unidos foi vacinado um número significativo de militares (talvez 2 milhões) que possam estar expostos ao risco para este agente. Esta vacina é produzida pelo Michigan Biologic Products Institute em Lansing, Michigan, e é um filtrado estéril de uma cepa avirulenta de *B.anthracis*. A vacina está recomendada para uma profilaxia pós-exposição, juntamente com ciprofloxacina oral (500 mg duas vezes ao dia) ou doxiciclina oral (100 mg duas vezes ao dia) por pelo menos 4 semanas até que as três doses da vacina tenham sido administradas.[11]

TULAREMIA

A tularemia é uma doença bacteriana produzida por um pequeno bacilo perspicaz, gram-negativo, conhecido atualmente como *Francisella tularensis*. O nome homenageou Edward Francis, que realizou vários dos estudos bacteriológicos e epidemiológicos iniciais e o condado de Tulare na Califórnia, aonde a doença foi descoberta inicialmente entre esquilos terrestres.[12]

A doença é endêmica em várias áreas do mundo, mas nos Estados Unidos, 75% dos casos são registrados na Dakota do Sul e nos estados do centro-sul, Arkansas, Oklahoma, Kansas e Texas (Fig. 40-2). Aproximadamente 150 casos da doença são registrados a cada ano (Fig. 40-3). Entretanto, as taxas atuais são menos exatas, pois a tularemia saiu da lista de doenças nacionalmente notificáveis em 1995. O principal reservatório da doença nos Estados Unidos é o carrapato (*Dermacentor variabilis, Dermacentor andersonii* e *Amblyomma americanum*) que podem transmitir a doença transovarialmente de modo que cada nova geração de carrapatos e, menos comumente, pulgas de cervos sejam os principais vetores. Mais de 100 espécies de animais selvagens e nove espécies domésticas podem ser infectadas e transmitir a doença.[13] Uma exposição de alto risco inclui uma história de mordida de carrapato ou o contato com coelhos (febre do coelho) ou esquilos. A doença humana relacionada a carrapatos tem seu pico nos meses de verão (Fig. 40-4).

Dois subtipos de *F. tularensis* foram reconhecidos. Imagina-se que o tipo A seja mais comum em coelhos e seja transmitido por carrapatos, e o tipo B esteja associado a roedores infectados e seja transmitido pela exposição à água contaminada.[13]

A pneumonia é uma apresentação relativamente comum da tularemia.[13] A maioria dos casos se apresenta como uma manifestação secundária à clássica doença úlcero-glandular que resulta da mordida do carrapato ou a exposição a um coelho infectado. Não são todos os casos pneumônicos que seguem este padrão, entretanto, e em áreas endêmicas, casos de pneumonia são vistos sem doença cutânea ou em linfonodos. A pneumonia secundária a uma disseminação hematogênica ocorre em aproximadamente 10% dos pacientes com doença úlcero-glandular e 30 a 80% dos pacientes com a forma tifoidal (isto é, febre sem uma fonte de contágio óbvia) da doença. Raramente, a pneumonia pode ocorrer da inalação de aerossóis contaminados, geralmente durante a limpeza ou manipulação de coelhos infectados. Para a tularemia diagnosticada a taxa de mortalidade é de 1 a 5%.

As características radiográficas da pneumonia por tularemia são variáveis e inespecíficas.[14] As radiografias geralmente mostram infiltrados alveolares sem cavitação. Os organismos raramente são vistos nos exames com corante Gram no escarro ou líquido pleural, e a contagem de leucócitos pode não estar elevada. Diagnosticamente, a doença geralmente se apresenta como uma pneumonia atípica.

O diagnóstico da pneumonia por tularemia deve ser suspeitado em qualquer um que more em um estado do centro

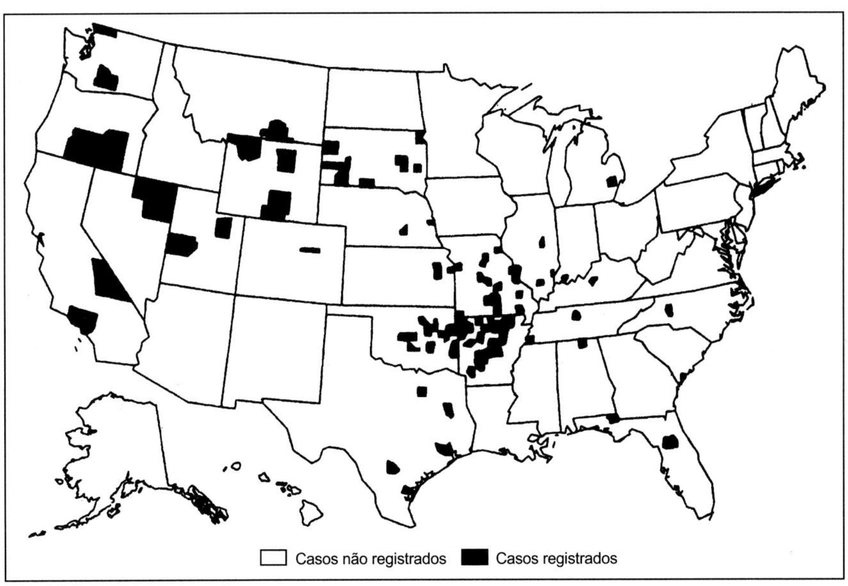

FIG. 40-2. Distribuição geográfica dos casos de tularemia nos Estados Unidos relatados aos Centers for Diseases Control and Prevention em 1993. (Do Centers for Disease Control and Prevention. Summary of notifiable disease, United States, 1993. *MMWR Morb Mortal Wkly Rep* 1993; 46:61-62, com permissão.)

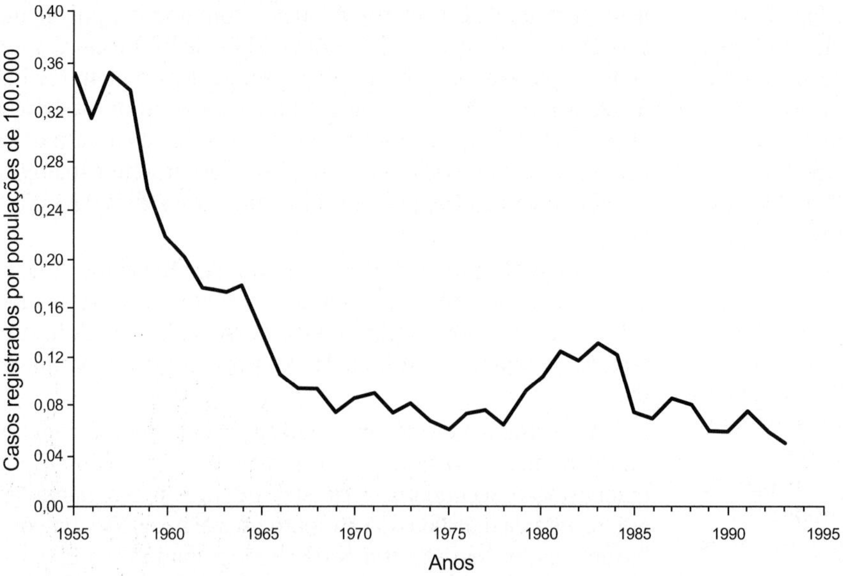

FIG. 40-3. Incidência anual dos casos de tularemia registrados nos Estados Unidos entre 1955 e 1993. A doença foi retirada da lista de doenças nacionalmente notificáveis em 1995. (Dos Centers for Disease Control and Prevention. Summary of notifiable disease, United States, 1993. *MMWR Morb Mortal Wkly Rep* 1993; 46:61-62, com permissão.)

sul que se apresente com pneumonia em meses de verão e que teve uma exposição a um ambiente rural. Este fato é especialmente verdadeiro se uma história de mordida recente por um carrapato ou a limpeza ou manipulação de um coelho estiver presente. A ausência destes achados não exclui o diagnóstico. Uma lesão ulcerativa na pele em um possível local de mordida de carrapato com ou sem uma linfadenopatia supurativa relacionada deve alertar o examinador para o diagnóstico. Devido a seu alto potencial de contágio em laboratórios, deve-se ter muito cuidado quando se manipulam tecidos contaminados ou no trabalho com as culturas, e o laboratório deve ser avisado sobre a suspeita de tularemia. O organismo pode crescer a partir de lesões de pele, linfonodos, sangue e escarro em meios especializados que contenham cisteína. O organismo demonstrou um rápido crescimento em ágar chocolate enriquecido (gonocócico) ou meio *Legionella* (p. ex., extrato carvão-levedura, extrato ágar chocolate e levedura) com uma incubação prolongada.[13] O organismo também pode crescer na maioria dos sistemas de hemocultura. A análise sorológica para a tularemia é prontamente disponível, apesar de ser necessária uma correlação clínica, pois títulos de aglutininas não inespecíficos de mais de 1:80 ocorrem em pacientes sem evidência de infecção ou doença.[15]

O tratamento histórico de escolha para a pneumonia por tularemia e outras formas de tularemia é com a estreptomicina.[12] As doses dependem do tamanho do paciente, idade e do cálculo da depuração de creatinina, assim como para qualquer aminoglicosídeo. Para pacientes jovens com um peso e função renal normais, doses de até 1 g duas vezes ao dia são recomendadas. Devido à indisponibilidade geral de estreptomicina nos Estados Unidos, a gentamicina provavelmente é o tratamento mais freqüentemente utilizado.[16] A gentamicina e a tetraciclina possuem índices de cura de 88% com recorrências de 6 a 12%. O tratamento da tularemia com ciprofloxacina ou norfloxacina foi bem-sucedido em seis casos e em um caso com imipenem/cilastina.[17]

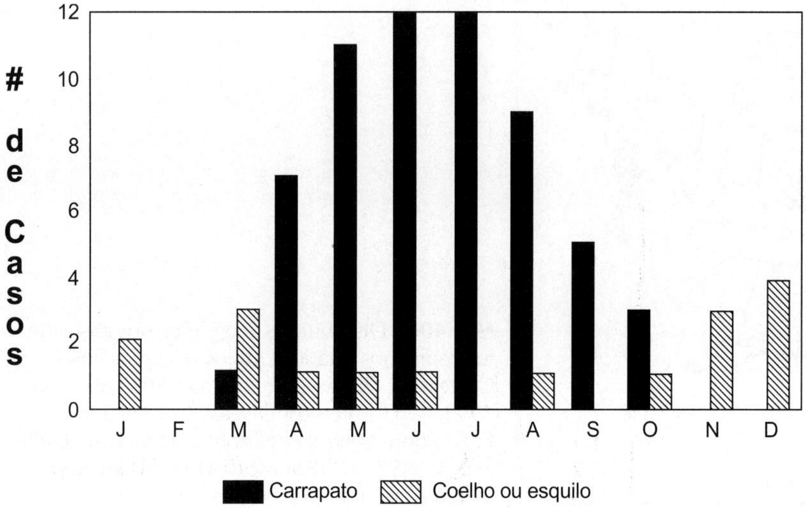

FIG. 40-4. Casos mensais de tularemia no Texas de 1980 a 1989, relacionados ao tipo de exposição.

REFERÊNCIAS BIBLIOGRÁFICAS

1. Reed WP, Palmer DL, Williams RC R., Kisch AL. Bubonic plague in the southwestern United States. *Medicine (Baltimore)* 1970;49:465-486.
2. Gage KL, Dennis DT, Tsai TE Prevention of plague: recommendations of the advisory committee on immunization practices; (ACIP). *MMWR Morb Mortal Wkly Rep* 1996;45(RR-14):1-15.
3. Centers for Disease Control and Prevention. Summary of notifiable disease, United States, 1997. *MMWR Morb Mortal Wkly Rep* 1997;46:1-81.
4. Crook LD, Tempest B. Plague-a clinical review of 27 cases. *Arch Intern Med* 1992;152:1253-1256.
5. Alsofrom DJ, Mettler FA, Mann JM. Radiographic manifestations of plague in New Mexico, 1975-1980. *Radiology* 1981;139:561565.
6. Dennis DT, Hughes JM. Multidrug resistance in plague. *N Engl J Med* 1997;337:702-704.
7. Brachman PS. Anthrax. *Ann N Y Acad Sci* 1970;174:577-582.
8. Meselson M, Guillemin J, Hugh-Jones M, et al. The Sverdlovsk anthrax outbreak of 1979. *Science* 1994;266:1202-1208.
9. LaForce FM. Anthrax. *Clin Infect Dis* 1994;19:1009-1014.
10. Hendersen DA. Bioterrorism as a public threat. *Emerg Infect Dis* 4:488-492,1998.
11. Franz DR, Jahrling PB, Friedlander AM. Clinical recognition and management of patients exposed to biological warfare agents. *JAMA* 1997;278:399-411.
12. Dienst FT Jr. Tularemia-a perusal of three hundred thirty-nine cases. *J La State Med Soc* 1963;115:114-126.
13. Evans ME. *Francisella tularensis. Infect Control* 1985;6:381-383.
14. Overholt EL, Tiggert WD. Roentgenographic manifestations of pulmonary tularemia. *Radiology* 1960;74:758-764.
15. Gelfand MS, Slade W, Abolnik IZ. Tularemia serology: differentiating true-positive and false-positive titers. *Infect Dis Clin Pract* 1991;1:105-108.
16. Mason WL, Eigelsbach HT, Little SF, Bates JH. Treatment of tularemia, including pulmonary tularernia, with gentamicin. *Am Rev Respir Dis* 1980;121:39-45.
17. Enderlin G, Morales L, Jacobs RJ, Cross JT. Streptomycin and alternative agents. for the treatment of tularemia: review of the literature. *Clin Infect Dis* 1993;19:42-47.

PARTE IV

Métodos de Diagnóstico

CAPÍTULO 41

Diagnóstico Laboratorial Microbiológico das Infecções Pulmonares

Richard B. Thomson, Jr. e Lance R. Peterson

A terapia das infecções respiratórias é otimizada quando o(s) organismo(s) etiológico(s) incitante(s) e a suscetibilidade microbiana aos agentes antimicrobianos são conhecidos. Tais práticas dependem de um teste laboratorial preciso e relato em tempo adequado dos resultados. No entanto, a prática atual, pelo menos no contexto ambulatorial, onde a maior parte das infecções pulmonares ocorre, geralmente se baseia em uma escassez de resultados específicos. Aqui, o agente provável de uma infecção do trato respiratório inferior é previsto com base em dados obtidos pela história e exame físico. O agente etiológico potencial então é tratado empiricamente com base nas orientações locais ou nacionais. Mas mesmo no contexto ambulatorial, o exame laboratorial direto (coloração Gram) de um espécime obtido adequadamente pode proporcionar uma rápida evidência laboratorial da presença de um organismo patogênico provável.[1] No contexto hospitalar, um diagnóstico específico é mais freqüentemente obtido. Mesmo neste excelente contexto, onde o laboratório está próximo ao paciente e do médico assistente, se o exame microscópico ou outro inicial não for útil, dias ou semanas podem ser necessários antes de a cultura ou de os resultados sorológicos tornarem-se disponíveis.

Quando o tópico das novas técnicas diagnósticas para a avaliação das infecções do trato respiratório é considerado, a área de testes diagnósticos rápidos, freqüentemente de base molecular, vem à mente.[2] Apesar de que novas tecnologias certamente são importantes para cada quadro clínico, elas devem ser consideradas no contexto de testes meticulosos para cada quadro clínico patológico. É necessário um sólido conhecimento sobre quais os patógenos mais prováveis em um determinado contexto, acoplado com um conhecimento de qual teste diagnóstico proporciona o melhor benefício médico e econômico. Os principais problemas no diagnóstico das infecções do trato respiratório inferior ainda revolvem em torno de questões centrais quanto à obtenção do melhor espécime possível, processamento apropriado do material no laboratório e comunicação rápida dos resultados com o médico assistente. A otimização desses aspectos permite que se faça o melhor julgamento entre a identificação de uma verdadeira infecção com micróbios patogênicos passíveis de tratamento antimicrobiano específico e a determinação que um determinado complexo sintomático não precisa de terapia com agentes antimicrobianos.[3] Conforme nos movemos para um futuro de uma resistência cada vez maior aos agentes antimicrobianos, os esforços diagnósticos específicos serão de importância crítica para o tratamento das doenças infecciosas.

O propósito deste capítulo é ajudar a definir quais testes tipicamente são os mais úteis nos diversos estados patológicos e contextos práticos e descrever os melhores espécimes para o processamento no laboratório. Discutimos qual o teste que deve estar disponível no laboratório de microbiologia e finalmente sugerimos que interpretação(ões) clínica(s) podem estar associadas aos resultados relatados. Este capítulo começa com uma breve discussão de como os diversos estados patológicos devem direcionar a abordagem diagnóstica às infecções pulmonares. Após isto, o teste diagnóstico laboratorial mais útil é discutido, terminando com uma explicação de como interpretar os resultados relatados. Foi acrescentada uma seção que lida com os agentes biológicos de destruição em massa (bioterrorismo) que podem apresentar-se ao sistema de saúde como infecção do trato respiratório.

INFLUÊNCIA DA DOENÇA NA DETERMINAÇÃO DA ABORDAGEM DIAGNÓSTICA

Bronquite

A bronquite aguda tipicamente é uma doença autolimitada, e nenhum diagnóstico microbiológico específico ou terapia antimicrobiana é necessária. Uma exceção a isto é a exacerbação aguda da bronquite crônica (EABC) que geralmente está associada à recuperação de tais organismos como *Haemophilus influenzae, Moraxella catarrhalis, Streptococcus pneumoniae, Haemophilus parainfluenzae* e, infreqüentemente, *Pseudomonas aeruginosa* ou *Enterobacteriaceae*.[4] Em geral, esta infecção responde adequadamente à terapia com agentes antimicrobianos empíricos, quando se justifica o tratamento antimicrobiano, e nenhum teste diagnóstico é necessário. No entanto, a necessidade para uma

R. B. Thomson Jr. and L. R. Peterson: Department of Pathology, Northwestern University School, Evanston, Illinois 60201.

avaliação diagnóstica específica sob a forma de cultura de escarro pode estar se modificando. Destache e colegas relataram mais de duas vezes a taxa de falhas (19% *versus* 7%) de terapia empírica para a EABC quando se empregavam agentes antimicrobianos mais antigos comparados com os compostos de espectro mais amplo.[4] O uso do laboratório de microbiologia para a cultura do escarro purulento deve ser considerado antes do uso de uma terapia com um agente antimicrobiano de amplo espectro quando não ocorre nenhuma resposta ao tratamento com agentes antimicrobianos empíricos como a amoxicilina, trimetoprim/sulfametoxazol, tetraciclinas ou eritromicina. Se for obtido um espécime aceitável, o isolamento e o teste de suscetibilidade de um micróbio patológico podem ajudar a orientar uma terapia adicional. Isto pode ser particularmente importante na EABC quando múltiplos cursos de tratamento já foram administrados ao paciente.

O clínico deve lembrar-se que pouco mais de 3 dias de administração de antibióticos alteram a flora residente do paciente e pode ser necessário até 2 meses para que retorne a flora residente "normal", mais suscetível.[5,6] Pelo fato de os pacientes mais freqüentemente tornarem-se infectados com a sua própria flora colonizante, determinar quais os agentes que eles receberam nos 2 meses prévios é essencial para a escolha, qual o novo agente antimicrobiano de escolha é necessário. Também, se nenhum patógeno pode ser encontrado na cultura de rotina, os testes diagnósticos adicionais devem focalizar os agentes atípicos ou mesmo uma causa não-infecciosa do perfil sintomático em andamento.

Pneumonia Adquirida na Comunidade

Os patógenos tipicamente considerados capazes de causarem pneumonia adquirida na comunidade em hospedeiros normais incluem o *S. pneumoniae, H. influenzae,* bacilos gram-negativos – geralmente em pacientes previamente expostos a agentes antimicrobianos – *Staphylococcus aureus, Legionella* sp., vírus [principalmente compostos de vírus influenza, parainfluenza e vírus sincicial respiratório (VSR)] e *Mycoplasma e Chlamydia pneumoniae.* Cada região geográfica pode apresentar porcentagens um pouco diferentes destes agentes como causas de pneumonia, e a percepção dos problemas especiais na comunidade local é essencial.[7] O *S. pneumoniae* é o organismo isolado que apresenta maior probabilidade de causar uma séria morbidade, levando à hospitalização ou mortalidade e freqüentemente pode causar infecção mesmo quando não é detectado pelos métodos de rotina.[8] Devido à emergência de resistência a este patógeno, tipicamente com variações regionais específicas, as orientações terapêuticas nacionais podem não mais ser apropriadas. A falta de um diagnóstico e um acompanhamento adequados pode levar a conseqüências muito sérias mesmo no hospedeiro saudável.[9] Como resultado, o teste laboratorial de microbiologia para os pacientes com pneumonia adquirida na comunidade deve ser considerado nos contextos clínicos nos quais a doença subjacente predispõe o hospedeiro a um mau prognóstico, a terapia de primeira linha falhou, é provável um patógeno resistente (a terapia antibiótica nos 2 meses precedentes) ou a apresentação clínica não é característica da doença respiratória comunitária habitual.

Pneumonia Adquirida na Instituição

Os pacientes que enfermam com pneumonia adquirida na instituição geralmente estão recebendo suporte ventilatório, e eles tornam-se infectados com organismos mais resistentes a medicamentos, pois eles freqüentemente estão em uso de múltiplos antibióticos antes da infecção e adquiriram flora hospitalar durante o seu cuidado hospitalar. Os organismos infectantes mais importantes para os pacientes com pneumonia adquirida no hospital (respirador) são *S. aureus, P. aeruginosa,* outros bacilos gram-negativos não-fermentativos, *Haemophilus* sp., *S. pneumoniae, Neisseriae* sp. (incluindo *Moraxella catarrhalis*) e mesmo os estreptococos do grupo *viridans*.[10] Os pacientes hospitalizados são suscetíveis a uma lista cada vez maior de microrganismos quando eles se encontram neutropênicos secundariamente à terapia com câncer ou após um transplante de órgãos. O teste laboratorial de microbiologia inclui a cultura e a coloração das secreções respiratórias, e hemoculturas sempre são necessárias.

Pneumonia de Aspiração/Abscesso Pulmonar

Estas mesmas infecções pulmonares podem ser consideradas como partes do mesmo processo patológico. A pneumonia de aspiração bacteriana resulta na inoculação da flora microbiana da orofaringe nas vias aéreas inferiores. Isto pode progredir para a pneumonia necrosante e abscesso. A flora oral freqüentemente fica contaminada com uma mistura de bactérias aeróbicas e anaeróbicas e é dependente do fato de a infecção começar no contexto comunitário ou hospitalar. Os organismos anaeróbicos aspirados são similares, independentes do fato de onde a infecção ser adquirida, consistindo de *Bacteroides* sp., *Porphyromonas* sp., *Prevotella melaninogenica, Fusobacterium* sp. e cocos gram-positivos anaeróbicos. Na comunidade, os estreptococos *viridans* e β-hemolíticos e *M. catarrhalis* freqüentemente estão envolvidos como organismos aeróbicos, enquanto é mais provável que as infecções adquiridas no hospital incluam o *S.aureus* e bacilos gram-negativos.[11] O diagnóstico de pneumonia de aspiração pode ser confirmado interpretando-se um esfregaço corado pelo gram de escarro (Fig. 41-8). A cultura é necessária para documentar a presença (ou ausência) de micróbios incomuns ou resistentes aos antimicrobianos.

Pneumonia nos Hospedeiros Imunocomprometidos

O hospedeiro imunocomprometido apresenta problemas particulares que podem ser mais bem definidos pelo tipo de deficiência subjacente que coloca estes pacientes sob um risco especial.

Vírus da Imunodeficiência Humana

A pneumonia aguda nos pacientes infectados com o vírus da imunodeficiência humana (HIV) é distinta da que ocorre nas demais populações. O *S. pneumoniae e H. influenzae* são patógenos freqüentes, particularmente em pacientes cujas contagens linfocitárias CD4 totais excedem 50 a 100 células por mm^3. Esses micróbios também parecem causar uma maior taxa de bacteremia nos pacientes com síndrome de imunodeficiência adquirida (AIDS) do que a observada em outros grupos populacionais. Em um estágio precoce da doença, o *Mycobacterium tu-*

berculosis é também um patógeno comunitário importante. Conforme o imunocomprometimento progride, agentes infectantes como o *Pneumocystis carinii*, citomegalovírus (CMV), *Cryptococcus neoformans, Toxoplasma gondii* e *Rhodococcus equi* tornam-se mais importantes.[11] A infecção com o *Mycobacterium avium-intracellulare* tipicamente apresenta-se como uma doença disseminada, mas acredita-se que a porta da infecção sejam os pulmões. A cultura e a coloração das secreções respiratórias sempre são necessárias nos pacientes com AIDS que apresentaram um fracasso no tratamento profilático ou empírico.

Transplantes de Órgãos Sólidos

As infecções nesta população de pacientes estão relacionadas ao órgão transplantado e ao tempo após a cirurgia que ocorre a infecção pulmonar.[12] No período pós-transplante precoce, os recipientes de coração e pulmões encontram-se sob o maior risco de infecções do trato respiratório. No entanto, devido a todos estes pacientes estarem ventilados mecanicamente, eles precisam ser considerados como estando sob um certo risco de pneumonia nosocomial. Os organismos aqui implicados primariamente são bacterianos e podem ser multirresistentes a drogas , associado à sua aquisição hospitalar. A reativação do vírus herpes simples (VHS) também ocorre comumente durante o primeiro mês, apesar de que o HSV geralmente manifesta-se com lesões dentro e ao redor da cavidade oral. Apesar de ser eficazmente prevenida pela profilaxia, a pneumonia pelo HSV pode ter uma taxa de mortalidade tão elevada quanto 75%.[12] As infecções associadas aos transplantes tipicamente ocorrem entre o segundo e o sexto mês. Os verdadeiros micróbios oportunistas como o CMV, *P. carinii, Aspergillus* sp., *Nocardia* sp., *T. gondii e Listeria monocytogenes* são observados como possíveis patógenos pulmonares aqui.[12] Depois deste período, as infecções dos recipientes de transplante são comumente as mesmas das pessoas que moram na comunidade.

Os pacientes com transplantes hepáticos apresentam um elevado risco de infecção e são um bom exemplo da importância do sítio cirúrgico em determinar a infecção nestes pacientes. A maioria das séries que reviram as complicações nos recipientes de transplantes hepáticos constatou que pelo menos 80% dos pacientes tinham uma ou mais infecções. George e colaboradores avaliaram o sítio primário da infecção em 115 pacientes receptores de transplantes hepáticos e constataram que o abdome estava envolvido em 30%, o sangue (cultura positiva) em 27%, a infecção da ferida cirúrgica em 17% e pulmões em 10%.[13] No entanto, apesar dos números aparentemente baixos de pacientes com pneumonia, cinco de sete pacientes que morreram tinham infecção pulmonar, freqüentemente com múltiplos organismos (dois com *S. aureus,* um com *Enterococcus,* um com cocos gram-positivos, quatro com *Enterobacter* sp., seis com *P. aeruginosa* e cinco com bacilos gram-negativos).

Conforme notado anteriormente, o transplante cardíaco acrescenta ainda outro nível de risco para a infecção.[14] Nas séries de Rand e colegas, um total de 50% (20 de 40 pacientes) tinha infecções pulmonares, a maioria acompanhada por seroconversão do CMV. Das 20 infecções pulmonares com seroconversão do CMV, 20% tinham pneumonia bacteriana, 10%, infecções pela *Nocardia,* 18% estavam infectados por fungos, 15% estavam infectados pela pneumonia pelo *P. carinii* (PPC) e 38% estavam infectados com micobactérias.[14]

Transplante da Medula Óssea

Os pacientes com transplantes da medula óssea apresentam um risco global similar ao dos pacientes recipientes de transplantes hepáticos.[15,16] Pelo fato de esses pacientes terem um alto risco de infecção, e freqüentemente são frágeis durante o período de transplante, o suporte do laboratório de microbiologia precisa ser extenso, preciso e ocorrer no momento adequado.[16] Wingard e associados relataram que a pneumonite intersticial foi diagnosticada em 166 episódios em 386 pacientes. Pelo menos um episódio de pneumonia foi relatado em 113 pacientes. No entanto, nestes pacientes , 50% tinham pneumonite por uma causa desconhecida. Nos pacientes restantes, 36% tinham doença devida ao CMV, 5% doença devida à *P. carinii,* 4% tinham infecção CMV combinada com outro patógeno, 3% tinham causada pelo HSV, 1% tinha doença devida ao adenovírus e 1% tinha doença devida ao VSR.[15] Notavelmente, mais de 5% destes pacientes podem ter infiltrados pulmonares associados a evidências de infecção pela *Chlamydia trachomatis*.[17] Com tal arranjo de patógenos potenciais, o médico assistente precisa de um amplo menu de testes disponíveis e uma estratégia apropriada para eficientemente empregar os resultados.

Infecções Respiratórias durante a Quimioterapia

As infecções pulmonares podem ser uma das mais devastadoras complicações para o paciente com câncer, talvez reduzindo a sobrevida em até 65%.[18] Detectar-se o agente etiológico da pneumonia no paciente com câncer submetido à quimioterapia é excessivamente desafiador, complicando a capacidade de tratar com sucesso estes pacientes. Os patógenos aqui encontrados incluem *P. aeruginosa*, a maioria das *Enterobacteriaceae*, inclusive aquelas com resistência a múltiplas drogas (tão desencorajador de tratar quanto a *P. aeruginosa*), *S. aureus* (inclusive os organismos resistentes à meticilina e talvez mesmo à vancomicina), enterococos, *L. monocytogenes, Bacillus* sp., *Aspergillus* sp., *Zygomycetes*, *Fusarium* sp., *Nocardia asteroides, Mycobacterium* sp., *Legionella* sp., vírus do grupo herpes e organismos comuns como *S. pneumoniae* e *H. influenzae.*[18] Determinar o quão invasiva a abordagem diagnóstica pode ser depende do *status* clínico do paciente e da gravidade da infecção.

Fibrose Cística

A infecção com um grupo específico de patógenos microbianos é o problema clínico mais sério para os pacientes com fibrose cística (FC). Estes incluem a *P. aeruginosa, Burkholderia* sp.[19,20] Outros patógenos comuns incluem *H. influenzae, S. aureus*. As infecções virais não parecem exercer um papel importante na piora da função pulmonar nos pacientes com FC.[19] O laboratório precisa saber quando os espécimes respiratórios de pacientes com FC são enviados, pois é necessário um processamento especial.

Empiema

As bactérias aeróbicas e anaeróbicas mistas são responsáveis por causar a maioria das infecções do espaço pleural, apesar de apenas aproximadamente 15% destas infecções serem exclusivamente anaeróbicas.[21,22] A freqüência com a qual o líquido pleural infecciona-se depende em parte do agente etiológico. Aproximadamente 35% dos pacientes com pneumonia por anaeróbios têm derrames cultura-positivos,[22] mas apenas 5% ou menos pacientes com pneumonia pneumocócica têm líquido pleural cultura-positivo.[23] Os organismos que mais comumente causam empiema são determinados pela sua freqüência global como causa de pneumonia. Eles são *S. pneumoniae, S. aureus, Enterobacteriaceae* (geralmente com anaeróbios), *Pseudomonas* sp., *H. influenzae, Bacteroides* sp., e espécies Peptoestreptocócicas.[21] Mais raramente, encontram-se *Actinomyces* sp., *Nocardia* sp., *Aspergillus* sp.

Patógenos Especiais de Destruição em Massa

Se um ataque biológico não receber uma publicação pelo seu(s) perpetrador(es) o primeiro conhecimento que isto ocorreu provavelmente virá do sistema de saúde que irá observar números crescentes de pacientes com doenças infecciosas específicas. Três agentes biológicos teriam a possibilidade de se apresentarem primeiramente nos pacientes com pneumonia.

Antraz

A inalação do antraz (doença dos catadores de lã), devido ao *Bacillus anthracis* desenvolve-se 1 a 6 dias após a exposição e apresenta-se com febre e tosse não-produtiva.[24,25] Após melhoria transitória dos sintomas iniciais, segue-se angústia respiratória com os achados clássicos de um mediastino alargado e derrame sem infiltrado na radiografia de tórax. Sepse e freqüentemente meningite rapidamente se seguem.[24,25]

Tularemia

A apresentação da pneumonia pela tularemia é muito similar ao antraz, com sinais sistêmicos e pneumonia desenvolvendo-se 3 a 10 dias após a inalação.[26] A infecção pulmonar pelo *Francisella tularensis* distingue-se clinicamente do antraz porque tanto os infiltrados e os derrames freqüentemente são observados na radiografia de tórax mesmo quando os sinais clínicos são mínimos.

Praga (Peste negra)

A exposição respiratória aos organismos *Yersinia pestis* resulta na apresentação mais precoce e mais dramática destas três ameaças biológicas terroristas. Após 2 a 4 dias, os indivíduos expostos desenvolvem broncopneumonia com febre alta e hemoptise.[26] A peste pneumônica rapidamente progride para colapso respiratório e morte.

TESTES DIAGNÓSTICOS DO LABORATÓRIO DE MICROBIOLOGIA

Bronquite

Um laboratório de microbiologia tipicamente não avalia espécimes de pacientes com bronquite. Quando isto se torna necessário, as mesmas técnicas para a coleta adequada do escarro descrita na seção seguinte, Pneumonia adquirida na Comunidade, devem ser seguidas. O rastreamento pela coloração Gram pelo laboratório de microbiologia como é utilizado para avaliar a adequação do espécime para o diagnóstico de pneumonia deve ser usado. O espécime então é processado como o seria para qualquer paciente que estivesse enviando escarro para uma infecção do trato respiratório inferior adquirida na comunidade.

Pneumonia Adquirida na Comunidade

Conforme notado no parágrafo introdutório a este capítulo, a coleta do escarro para envio a um laboratório de microbiologia atualmente não é um padrão da prática médica para a pneumonia adquirida na comunidade, exceto quando estes pacientes precisam ser hospitalizados. Existem várias razões para isto. A cultura de todos os pacientes com suspeita de pneumonia acrescentaria um custo à terapia ambulatorial – no entanto, um único fracasso de tratamento devido a uma infecção por uma bactéria resistente ao antibiótico que precise de hospitalização excede o custo de mais de 100 culturas de escarro. Em uma era de crescente resistência, o uso mais rotineiro de testes microbiológicos em pacientes ambulatoriais será custo-eficaz. Também existem evidências conflitantes quanto à confiabilidade da cultura rotineira do escarro para detecção precisa do patógeno infectante. Um problema prático importante é o fato que os micróbios chave como os pneumococos não sobrevivem por muito tempo em um espécime de escarro expectorado. Portanto, com a maioria dos ambulatórios não se encontram próximos de um laboratório de diagnóstico, a cultura de escarro rotineira para os pacientes com suspeita de pneumonia que estejam sendo tratados em casa não pode ser recomendada.

No entanto, são apropriados alguns testes microbiológicos para estabelecer a etiologia da pneumonia a ser tratada no contexto ambulatorial. Uma abordagem útil é a coleta de uma amostra de escarro boa, com aspecto macroscopicamente purulento e então rapidamente (em até 1 hora) preparar um par de lâminas para ser enviado ao laboratório de diagnóstico para coloração e diagnóstico. Uma lâmina seria corada pelo Gram e lida por um microbiologista experiente. A segunda lâmina seria usada para colorações especiais (como para *Legionella* sp.) se a coloração pelo Gram for não-diagnóstica, mas sugerir outra etiologia específica. Estes resultados devem estar disponíveis em 24 horas após o laboratório receber estas lâminas e pode ajudar a evitar uma administração prolongada na ausência de um espécime sugestivo de infecção bacteriana. Tal abordagem oferece o potencial de aumentar a capacidade do médico em fazer um diagnóstico clinicamente específico e, desta forma, limitar a administração da terapia antimicrobiana a uso naqueles pacientes com maior probabilidade de beneficiar-se dela.

A realização da radiografia de tórax em todos os pacientes com suspeita de infecção do trato respiratório inferior também foi sugerida.[1] Este é o melhor teste isolado para o estabelecimento do diagnóstico em alguém com sintomas respiratórios agudos, e é importante, pois até 3% dos pacientes com sintomas de pneumonia na verdade apresentam infiltrados na radiografia de tórax.[1] Sem pneumonia, existe pouca necessidade de a maioria dos pacientes recebe uma terapia com agentes antimicrobianos. Se existe a pneumonia então a cultura do escarro e a coloração Gram devem ambas ser realizadas.

Para coletar apropriadamente um escarro expectorado, o paciente deve ser auxiliado e cuidadosamente instruído pelo médico ou profissional paramédico quanto à importância da coleta a partir de uma tosse profunda, levantando material de dentro dos pulmões. O escarro expectorado somente deve vir de pacientes conscientes, cooperativos e que não tenham fraquezas neuromusculares que limitem a produção de uma tosse eficaz. Após a coleta, o espécime deve ser rapidamente utilizado para preparo da lâmina para interpretação, ou, alternativamente, ser colocado em um saco plástico à prova d'água e transportado ao laboratório (em 2 horas). Os atrasos no transporte das secreções do trato respiratório inferior e deixá-las na temperatura ambiente por mais de 2 horas resultam em uma recuperação menor de pneumococos e bacilos gram-negativos e um número maior de microrganismos nativos do trato respiratório superior.[1,27]

As infecções virais são uma causa importante de queixas pulmonares que impulsionam os pacientes a procurarem o cuidado médico. Na virologia médica, geralmente presume-se que os isolados de vírus do trato respiratório superior sejam a causa de uma pneumonite associada em um paciente imunocompetente. A avaliação laboratorial das infecções do trato respiratório superior, quando necessária, deve consistir no exame de um *swab* da nasofaringe ou de um espécime de secreção aspirado. Isto pode ser particularmente útil quando o esfregaço inicial corado pelo Gram não for sugestivo de um patógeno bacteriano. Um *swab* da garganta ou da nasofaringe ou um aspirado da nasofaringe geralmente é adequado para o diagnóstico da maioria das pneumonias virais.[28] Os *swabs* da nasofaringe são satisfatórios para a recuperação dos vírus influenza e adenovírus. Os vírus VSR e parainfluenza são mais fastidiosos e requerem um espécime de secreção da nasofaringe aspirado para detecção adequada.

Alguns diagnósticos de pneumonia requerem espécimes do trato respiratório inferior, onde existem menos preocupações quanto à contaminação durante a coleta (p. ex., micobactérias). Estas podem sofrer avaliação laboratorial sem a mesma qualidade do *screening* do espécime que os espécimes do escarro expectorado que a cultura geral para bactérias requer. No entanto, para estas culturas, é necessário um volume mínimo de 5 mL de escarro (1 colher de chá) para ampliar a sensibilidade da microscopia inicial que proporciona um diagnóstico rápido.[29] Se o laboratório recebe um volume adequado de espécime e processa a amostra usando um esfregaço preparado por citocentrifugação para coloração, a sensibilidade de um único esfregaço para *M. tuberculosis* deve chegar a 100%.[29] As amostras respiratórias para a cultura de micobactérias e fungos podem tolerar 4 a 5 dias de transporte e armazenamento refrigerado.[30]

É importante reconhecer que existem novas regulações para os espécimes que contêm patógenos viáveis enviados pelo correio ou por outros portadores para laboratórios diagnósticos que protegem os portadores e a equipe do laboratório receptor de uma infecção acidental. Os espécimes clínicos devem ser enviados em um *container* selado, à prova d'água que é colocado em um *container* secundário selado, à prova d'água com material acolchoado absorvente entre os dois. Ambos devem ser colocados dentro de um pacote externo durável.[31] O transporte de amostras que não contenham organismos viáveis, como lâminas secas e apropriadas fixadas, feitas a partir de amostras respiratórias, não precisa de uma proteção contra biodanos tão elaborada, mas apenas um empacotamento que assegure que tais lâminas cheguem intactas ao seu destino.

Coloração pelo Gram

O exame inicial do escarro enviado ao laboratório é o rastreamento pela coloração Gram para avaliar a qualidade do espécime. Se mais do que dez células epiteliais escamosas por 100× de campo de magnificação (baixo-seco) forem encontradas, o espécime é insatisfatório, devido à alta probabilidade de contaminação pela flora da orofaringe, e um processamento adicional simplesmente gasta dinheiro sem fornecer um resultado confiável para direcionar a terapia.[32] A Figura 41-1 é um exemplo de um espécime ruim. Um espécime clinicamente útil geralmente é definido como um com dez ou menos células escamosas epiteliais (Fig. 41-2). Alguns laboratórios usam um critério de menos de 25 leucócitos granulosos por campo de baixa magnificação para determinar um espécime adequado.[33] O uso de ambas as quantidades é aceitável. Anteriormente, na década de 1980, Glecker e colegas demonstraram a utilidade de um rastreamento microscópico dos espécimes do escarro com rejeição (não processamento) destes altamente contaminados com secreções orais.[34] O laboratório de microbiologia

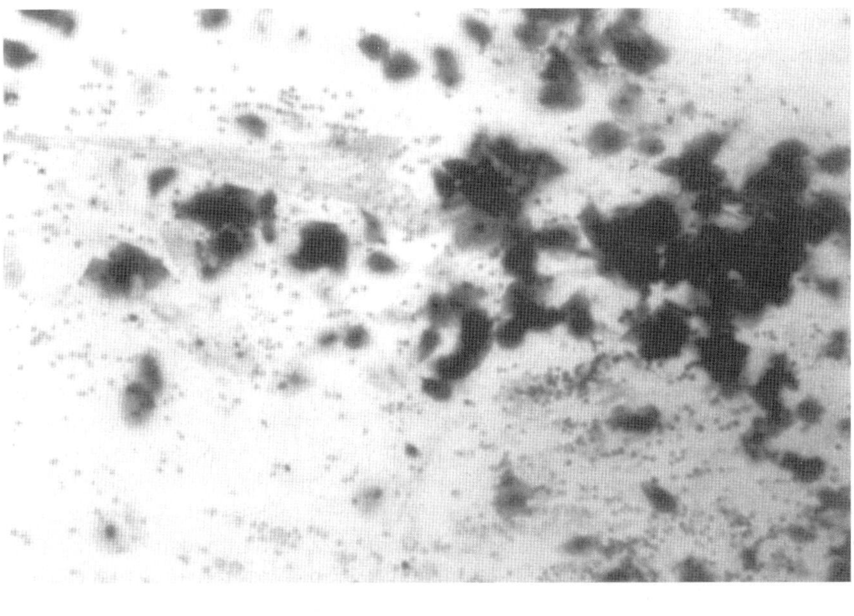

FIG. 41-1. Secreções respiratórias representando primariamente saliva visualizada sob aumento de baixo campo. Note a predominância de células epiteliais orais, que poderiam levar o laboratório a rejeitar tal amostra.

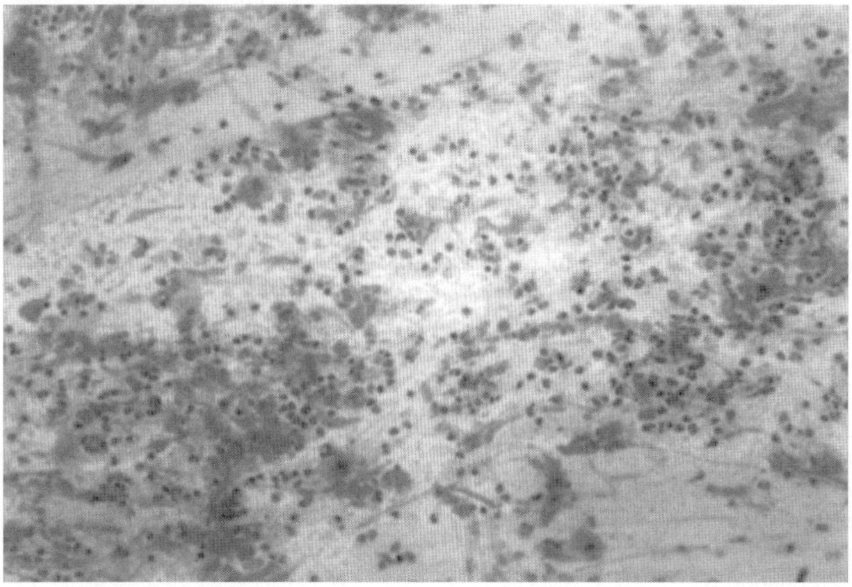

FIG. 41-2. A coloração pelo Gram do escarro expectorado sob baixo aumento. Isto representa um bom espécime com muitos leucócitos polimorfonucleares e filamentos mucosos presentes e poucas células epiteliais.

deve ser respeitado quando eles impõem restrições ao processamento de escarro para intensificar a qualidade do espécime.

Um espécime corado pelo gram aceitável é examinado sob imersão em óleo (1.000× aumento) para determinar se está presente um micróbio predominante. Os organismos devem ser identificados com base nas características morfológicas e classificados como gram-positivos ou negativos. Os tipos e a quantidade de células inflamatórias presentes também devem ser descritos no relato laboratorial. A importância diagnóstica de uma coloração Gram inicial dos espécimes do trato respiratório inferior foi discutida em vários relatos. Uma coloração Gram do escarro expectorado ou de um aspirado endotraqueal coletado imediatamente após a intubação de um grupo de pacientes criticamente enfermos foi diagnóstica para 23 de 31 pacientes.[35] Os resultados da cultura posteriormente confirmaram o mesmo organismo predominante nestes 23 pacientes. Em um estudo prospectivo de 59 pacientes com pneumonia bacteriana, uma coloração Gram dos espécimes expectorados forneceu suficiente informação para ajudar na seleção da monoterapia apropriada para 94% dos casos.[36] Em um estudo adicional, para a pneumonia adquirida na comunidade, a coloração Gram teve uma correlação de 86% com os resultados da cultura do escarro.[37] Um espécime de escarro de alta qualidade obtido de um paciente febril com infiltrados pulmonares que não mostrem um organismo predominante deve ser um achado importante que leve à consideração de uma infecção atípica ou mesmo uma causa não-infecciosa da doença que está presente.

A interpretação cuidadosa dos esfregaços de pacientes ambulatoriais por um microbiologista ou patologista treinados pode acrescentar um pouco ao custo da terapia empírica, mas é altamente provável que tal prática intensifique ainda mais a capacidade de diagnosticar especificamente a etiologia infecciosa de um paciente, focalize a terapia, reduza os custos terapêuticos e intensifique os cuidados do paciente através da prática baseada em evidências. Um exemplo disso é mostrado na Figura 41-3. Um quadro deste é virtualmente diagnóstico de pneumonia pneumocócica. Apesar de que alguns estudos prévios questionaram o valor da coloração Gram do escarro,[38] ele é um guia valioso, mas não infalível para a seleção da terapia antibiótica inicial em pacientes com pneumonia adquirida na comunidade, particularmente quando lido por um técnico ou um microbiologista clínico experientes.[39]

Hemoculturas

Historicamente as hemoculturas são positivas em 20 a 30% dos pacientes precocemente no curso da pneumonia pneumocócica.[3,40] Mais recentemente, relatou-se que as hemoculturas eram positivas em 35% dos pacientes com pneumonia que precisam de admissão em uma unidade de terapia intensiva.[35] Portanto, as hemoculturas devem ser obtidas de qualquer paciente hospitalizado para tratamento da pneumonia. Dois ou três grupos completos de hemoculturas sempre devem ser realizados quando se avalia a pneumonia. Se dois ou três grupos de frascos são necessários depende do volume de sangue cultivado. Um total de 60 mL de sangue parece excelente para detectar a bacteremia. Portanto, dois frascos, cada um contendo 30 mL ou três contendo 20 mL de sangue, são suficientes.[41]

Testes Diagnósticos Rápidos

Para evitar o uso desnecessário dos agentes antimicrobianos, os testes rápidos podem ser particularmente úteis para indicar qual o tipo de terapia que será mais benéfica. As técnicas de imunofluorescência e ensaio imunoabsorbente ligado às enzimas tornaram o diagnóstico rápido da infecção viral possível. A imunofluorescência é aplicável ao diagnóstico das infecções causadas pelos vírus influenza, parainfluenza, VSR, adenovírus, sarampo, rubéola e herpesvírus.[28] Os aspirados da nasofaringe geralmente são superiores aos *swabs* de nasofaringe para a detecção pela imunofluorescência. Um teste antigênico na urina para a detecção da infecção pneumocócica também foi introduzido. No entanto, poucos ou praticamente nenhum estudo usando estes testes foram publicados, e os dados disponíveis sugerem uma sensibilidade relativamente baixa. Por exemplo, dos três novos testes rápidos comercializados para a detecção da influenza, a sensibilidade varia de apenas 57 a 81%, sem nenhum dado comparativo disponível.[42]

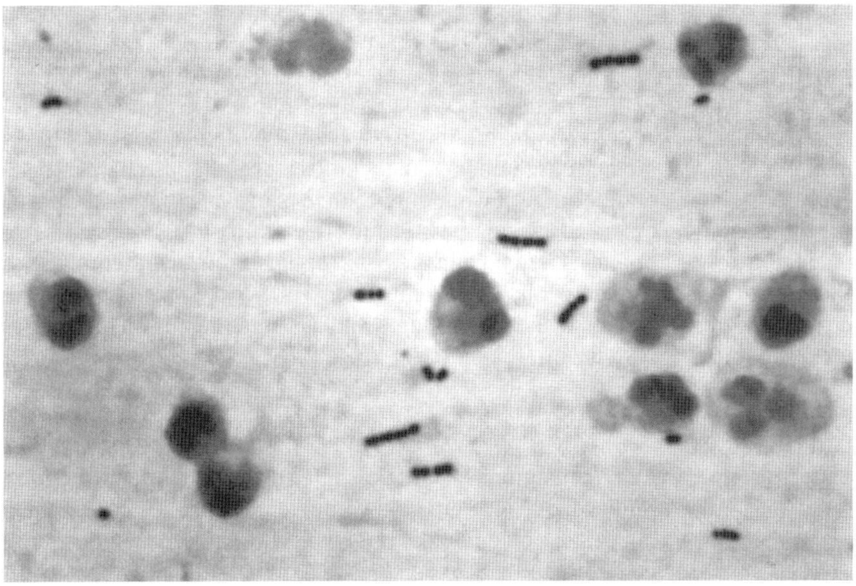

FIG. 41-3. Escarro expectorado de um paciente com pneumonia pneumocócica. A coloração Gram mostra característicos cocos gram-positivos em formato de lancetas em pares e cadeias curtas.

Organismos Atípicos

Espécies Legionella

O padrão ouro reconhecido para o diagnóstico de doença do Legionário é a cultura utilizando-se um espécime de escarro lavado em ácido. O passo extra de lavagem em ácido consome tempo para o laboratório, mas é necessário para remover as bactérias contaminantes que podem crescer demais ou inibir o *Legionella* sp. e levar a cultura a ser falsamente interpretada como negativa. A cultura é mais sensível do que qualquer um dos métodos imunológicos disponíveis; ela detecta todas as espécies de *Legionella*. O meio primário para a cultura de *Legionella* sp. é um extrato de ágar-levedura tamponado em carvão com α-ketoglutarato. A sensibilidade das culturas varia de 50% a mais de 80%, dependendo de como o espécime é processado, e a especificidade é de 100%.[43] Após o crescimento ter ocorrido no meio de cultura, uma coloração Gram modificada pode ser realizada para visualizar os característicos bacilos gram-negativos pleomórficos. A cultura também tem um odor característico de urina velha devido à produção de uréia pelas *Legionella* sp. Se o organismo demonstrar o crescimento apenas com o meio que contém L-cisteína ele pode ser classificado como do gênero *Legionella*. A identificação adicional das espécies pode então ser feita com os testes com anticorpos fluorescentes (DFA) ou com probe de DNA.

O teste do DNA das secreções do trato respiratório ou do tecido para detectar a *Legionella* sp. também foi descrito.[44] Estes testes são quase tão específicos quanto a cultura, mas a sensibilidade do teste é acentuadamente reduzida por um número baixo de organismos no espécime e pelo fato que o sorogrupo I de *Legionella pneumophila*, que causa aproximadamente 70% das doenças dos Legionários, é o único organismo específico detectado. O teste com o anticorpo fluorescente indireto do soro para o anticorpo *Legionella* detecta todas as classes de imunoglobulinas, pois a resposta imune à *Legionella* é variável.[45] No entanto, estima-se que a sensibilidade ao teste de anticorpo fluorescente padrão indireto é de apenas 75 a 78% em pacientes com provas de cultura ou epidemiológicas de pneumonia causada pela *L. pneumophila* sorogrupo I.[46,47] Os testes de detecção do antígeno urinário também se encontram disponíveis, mas a sensibilidade destes não é melhor do que a dos testes DFA disponíveis.[48]

Espécies Mycoplasma

A cultura do *M. pneumoniae* é tecnicamente difícil, demorada e freqüentemente não-recompensadora; portanto, o teste sorológico ainda exerce um papel significativo no diagnóstico. As aglutininas a frio, os anticorpos imunoglobulinas M (IgM) que aglutinam as hemácias humanas são um teste sorológico tradicional para o diagnóstico de infecção pelo *M. pneumoniae*. Um título de 1:28 ou maior em um paciente com pneumonia é altamente sugestivo de infecção pelo *M. pneumoniae*, e títulos menores são menos específicos. O título pode se elevar precocemente na segunda semana de doença e proporciona uma pista precoce e barata para o diagnóstico. Este teste deve ser considerado para a avaliação de um paciente com pneumonia que não tem os sintomas típicos de infecção bacteriana aguda, ou que não responde à terapia com β-lactâmicos.

Espécies Mycobacteria

A detecção rápida, acurada das micobactérias, é uma preocupação cada vez maior, devido ao número cada vez maior de pacientes infectados e a emergência contínua de resistência medicamentosa em muitas cepas.[49] Uma coloração fluorocromo tem estado disponível para as micobactérias há muitos anos e facilitou a detecção deste organismo em muitos laboratórios. Quando se utiliza este corante, é importante lembrar-se que algumas cepas de *Mycobacterium fortuitum* não se coram com o fluorocromo. Também, apesar de que este corante fluorocromo é mais fácil para o tecnólogo inexperiente ler do que as tradicionais colorações ácido-resistentes, o fluorocromo não é mais sensível do que a coloração de rotina.

A detecção rápida dos pacientes infectados com micobactérias atualmente é uma questão crítica. Em 1993 Saceanu e colegas relataram o uso de citocentrifugação para o preparo de esfregaços para detecção de bacilos ácido-resistentes.[50]

Usando esta técnica combinada com os procedimentos rotineiros de coloração, os investigadores aumentaram a sensibilidade de 50% com a preparação convencional para 100% pela preparação com citocentrifugação quando comparada com a cultura como padrão ouro. Observamos um aumento similar na sensibilidade no nosso laboratório desde a implementação desta técnica, combinando-a com um requerimento para um volume mínimo do espécime quando se avalia uma possível infecção tuberculosa.[29] A Figura 41-4 é um exemplo de tal esfregaço. O método encontra-se disponível em virtualmente todos os laboratórios pois o equipamento de citocentrifugação é parte integral de um laboratório clínico. Os testes de reação em cadeia de polimerase (PCR) para detectar as micobactérias encontram-se disponíveis como testes diagnósticos sensíveis, específicos, mas eles podem ser proibitivamente caros pois o custo por teste somente para os reagentes chega a $ 50 ou mais. O seu principal emprego é para a identificação de espécies do tipo de infecção micobacteriana presente nestes pacientes, cujo esfregaço direto é positivo para as bactérias ácido-resistentes.[51] O PCR somente deve ser usado para aqueles pacientes nos quais constata-se a infecção pelas bactérias ácido-resistentes ou a coloração do esfregaço de espécimes apropriadamente coletados.

O crescimento de micobactérias pode ser detectado com os sistemas BACTEC ou ESP com base em caldo ou pela inspeção visual das placas de cultura. Os métodos baseados em caldo detectam o crescimento de *M. tuberculosis* e outras micobactérias que não a *M. tuberculosis* aproximadamente 10 dias antes dos meios convencionais.[52] A identificação pode ser feita com base nas características do crescimento, morfologia, testes bioquímicos, análise de cromatografia gasosa dos lipídeos da parede celular e métodos moleculares. A cromatografia também está sendo usada como um meio de identificar as micobactérias nas culturas em crescimento.[53]

De importância especial é a necessidade para hemoculturas adicionais para pesquisa de patógenos incomuns quando as infecções pulmonares estão sendo avaliadas diagnosticamente em pacientes com AIDS. Se se suspeitar de micobactérias, o sangue deve ser inoculado dentro do meio de cultura apropriado para as micobactérias, usando-se o sistema de lise-centrifugação (Isolator) ou com um dos dois sistemas com base em caldos para o cultivo de micobactérias (BACTEC ou ESP). Mais de 25% dos pacientes HIV-positivos com tuberculose tem hemoculturas positivas para a *M. tuberculosis*.[54] As hemoculturas também são um dos testes preferidos para os pacientes com AIDS com doença pelo *M. avium-intracellulare* disseminada. Hawkins e associados relataram que 98% dos casos de doença disseminada pelo *M. avium-intracellulare* confirmado pela autópsia em pacientes com AIDS forneceram hemoculturas positivas.[55] Duas hemoculturas geralmente são adequadas para fazer o diagnóstico.[56]

Fungos

A pneumonia por fungos que se apresenta no hospedeiro saudável que vive em uma comunidade pode ser considerada um desafio diagnóstico. Uma variedade de cepas pode ajudar na detecção microscópica dos elementos fúngicos. Dos patógenos fúngicos respiratórios comuns, o *Histoplasma capsulatum* é pequeno demais para ser rotineiramente identificado e o *C. neoformans* pode não se corar muito bem com a coloração Gram. A preparação de hidróxido de potássio (KOH) com ou sem o acréscimo de calcofluor fluorocromo, pode ser realizada rapidamente, mas os debris de fundo podem tornar difícil a sua interpretação.[57] A maioria das culturas para fungos requerem 3 a 5 mL de espécime para inocular adequadamente três a quatro meios. A liquefação das secreções respiratórias com um agente mucolítico (p. ex., NALC) antes da inoculação é opcional. A maioria dos fungos não sobrevive a tratamento com NaOH usado para intensificar a recuperação das micobactérias a partir das secreções respiratórias e, portanto, um espécime em separado é necessário. Nenhum meio isolado para fungos é o melhor para todos os fungos de importância clínica. Os espécimes devem ser incubados por pelo menos 4 semanas a 30ºC para assegurar a recuperação de alguns agentes de crescimento lento. Os fungos fastidiosos, como o *H. capsulatum*, *Blastomyces dermatitidis* podem precisar de 6 semanas de incubação se o inóculo for pequeno.

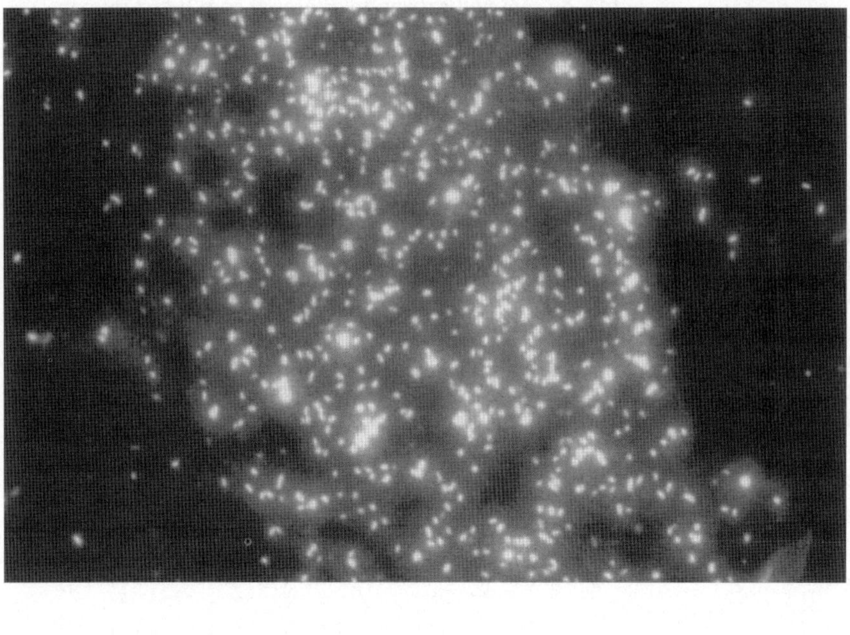

FIG. 41-4. Coloração com auramina-rodamina de um esfregaço citocentrifugado mostrando numerosos bacilos da tuberculose (bacilos ácido-resistentes).

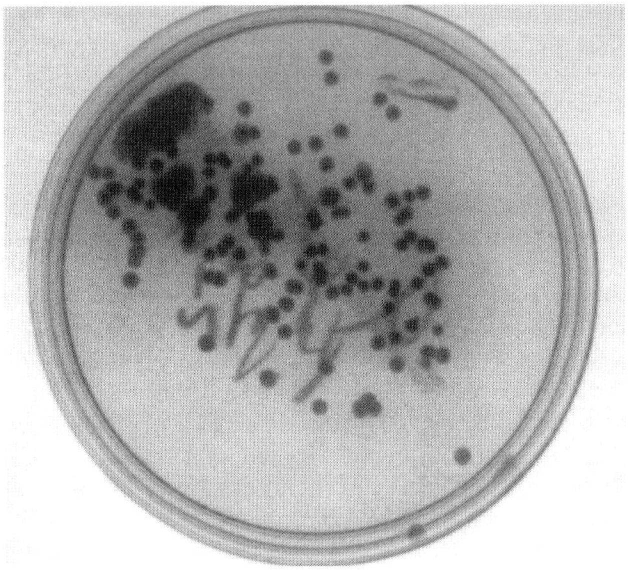

FIG. 41-5. *Cryptococcus neoformans* crescendo em uma placa de ágar de uma hemocultura processada com o sistema de lise-centrifugação Isolator. Note o grande número de colônias, cada uma crescendo a partir de uma única célula de levedura no sangue do paciente.

Conforme ocorre na infecção com micobactérias, a pneumonia por fungos freqüentemente representa uma doença disseminada, e as hemoculturas por fungos são uma consideração importante nos pacientes sistemicamente enfermos com pneumonia de causa indeterminada. O método de lise-centrifugação (Isolator) fornece a maior taxa de recuperação e menor tempo de recuperação dos métodos de cultivo aceitos, especialmente para o *H. capsulatum, B. dermatitidis* e a bactéria filamentosa *N.asteroides*.[58] A Figura 41-5 mostra o crescimento de *C. neoformans* a partir de uma hemocultura processada a partir desta técnica.

O teste sorológico pode ajudar no diagnóstico das infecções fúngicas do trato respiratório. Estes testes são mais úteis para o diagnóstico de histoplasmose, coccidioidomicose e criptococose. Os testes sorológicos para a blastomicose geralmente não são confiáveis, apesar de que novos imunoensaios enzimáticos parecem promissores, com uma especificidade e sensibilidade razoáveis que chegam a 83% no estudo da doença ativa.[59] Os testes são tipicamente projetados para detectar anticorpos específicos aos antígenos fúngicos. A função do complemento (FC) e a imunodifusão (ID) são mais freqüentemente usados nos testes sorológicos para a histoplasmose.

Os anticorpos precipitantes para o *H. capsulatum* podem ser detectados como duas bandas precipitantes (designados *bandas H e M*) pelo teste ID. As bandas H e M são altamente específicas para a histoplasmose, apesar de que elas ocorrem conjuntamente em apenas aproximadamente 10% dos pacientes com histoplasmose pulmonar.[60] Entre os pacientes com doença disseminada, 15 a 20% exibem tanto a banda H quanto a M. Uma banda M ocorre isoladamente em aproximadamente 50% dos pacientes com doença ativa e é o primeiro anticorpo a aparecer.[60] No entanto, um teste ID negativo não elimina a infecção ativa. A banda M pode persistir após a recuperação ou durante a infecção crônica, ou aparecer após um teste cutâneo recente. Em geral, a presença de uma banda M correlaciona-se com uma FC positiva baixa ou um teste cutâneo positivo. A presença do antígeno H correlaciona-se com a doença aguda. Como regra, quando o teste cutâneo é positivo, o paciente tem ou apenas uma banda M (exposição prévia) ou bandas H e M (doença aguda ou muito recente).

O teste FC geralmente torna-se positivo em 21 a 28 dias após a exposição primária e aproximadamente 70% dos pacientes desenvolvem títulos elevados em 6 semanas. Dos dois antígenos usados, uma forma de levedura e micelial, o primeiro é o mais sensível. No entanto, os títulos FC elevados podem não ser observados em pacientes com infecção disseminada grave, e pessoas que vivem em áreas endêmicas podem ter títulos elevados na ausência de uma infecção ativa. Um título de anticorpo FC para histoplasmose de 1:8 ou maior é considerado positivo.[60] Um título de 1:32 ou maior ou uma elevação em quatro vezes nos títulos estabelece a histoplasmose como causa provável de uma doença aguda.[60]

O teste FC não é realizado com freqüência, exceto quando são necessários os títulos absolutos, e é mais útil quando interpretado com os resultados do teste ID. Por exemplo, um antígeno M positivo em um paciente com um título FC de até mesmo 1:8 é altamente sugestivo de infecção ativa recente, enquanto que a ausência de antígenos H e M em tais pacientes indicaria que o título de 1:8 é uma reação cruzada falso-positiva com algum outro agente. Um teste antigênico polissacarídeo para o histoplasma para o diagnóstico de histoplasmose encontra-se disponível e foi aplicado à urina, sangue e outros materiais histológicos, mas ocorre uma considerável reação cruzada com a infecção devida a outras micoses sistêmicas,[61] um problema comum a muitos testes sorológicos. O teste do antígeno polissacarídeo do histoplasma parece mais útil quando está presente uma elevada carga de fungos como ocorre nos pacientes com AIDS.

Os testes FC e ID têm sido usados na avaliação sorológica da blastomicose, mas os resultados não são confiáveis. Os títulos FC maiores que 1:8 ou 1:16 podem sugerir infecção ativa.[60] No entanto, menos de 25% dos casos comprovados pela cultura de blastomicose têm títulos FC positivos. A reação cruzada ocorre no soro dos pacientes com histoplasmose, tornando difícil a interpretação. Não recomendamos o uso de sorologia para o diagnóstico de blastomicose. Na coccidioidomicose a forma micelial do antígeno, coccidioidina, é o mais útil para a detecção dos anticorpos. Os anticorpos séricos precipitantes de IgM podem ser detectados pela precipitação nos tubos, aglutinação pelo látex, ou métodos ID. Além disso, os anticorpos séricos IgG que fixam complemento podem ser demonstrados. Os anticorpos IgM séricos podem ser detectados 1 a 3 semanas após os sintomas de uma infecção primária aparecer em 90% dos casos,[60] e eles geralmente desaparecem após 4 a 7 meses. Os anticorpos IgG que fixam complemento sérico ocorrem posteriormente e podem persistir por anos. Os anticorpos IgG são demonstráveis em 3 meses após o início dos sintomas em 50 a 90% dos pacientes com infecção sintomática primária. Os títulos FC maiores que 1:16 fortemente sugerem a presença de doença disseminada, e os títulos geralmente fazem um paralelo com o curso da infecção.[60] Globalmente, o teste sorológico para a histoplasmose, coccidioidomicose e blastomicose não é tão útil quanto a recuperação do organismo infectante e deve ser relegado a uma segunda linha de testes diagnósticos.

A detecção do antígeno criptocócico é um dos melhores testes sorológicos disponíveis. Observam-se poucos resultados falsos-positivos, e a sensibilidade no soro pode chegar a 99%.[62] O antígeno detectado provém da cápsula de polissacarídeo de um organismo que é produzido em grandes quantidades. Vários bons testes encontram-se comercialmente disponíveis, e muitos laboratórios oferecem o teste diariamente, freqüentemente em vários turnos de trabalho. O teste deve ser rotineiramente realizado no soro (e liquor) dos pacientes nos quais suspeita-se de pneumonia pelo *C. neoformans*.

Técnicas Diagnósticas Moleculares

A tecnologia mais nova e potencialmente mais excitante para o diagnóstico específico da pneumonia é a que se baseia na PCR.[63]Apareceram muitas investigações sobre o seu uso para micróbios como o CMV , vírus Epstein-Barr, HSV, papilomavírus humano, enterovírus, vírus influenza, vírus da caxumba, *C. trachomatis, M. pneumoniae, M. tuberculosis, Bordertella pertussis, P. carinii, Legionella* sp., *T. gondii*.[63-65] Ainda está em andamento trabalhos para superarem problemas associados a esta técnica. Estes incluem a contaminação por ácidos nucléicos estranhos levando a resultados falsos-positivos, insensibilidade levando a resultados falsos-negativos, e o problema da detecção do DNA microbiano presente em um espécime quando o organismo é simplesmente um contaminante e não a causa da infecção. A rapidez e o custo do teste também são questões-chave. Para estes novos testes serem usados em um contexto custo-consciente, eles precisam ser significativamente mais rápidos do que a detecção convencional com base na cultura. Apesar de que isto é possível para organismos como *M. tuberculosis*, será difícil de ser obtido para patógenos como o *S. pneumoniae*. Mesmo os vírus que variam do CMV para o vírus influenza podem ser detectados em 24 a 48 horas, usando-se culturas em frascos em concha ou coloração fluorescente direta do espécime, uma janela temporal competitiva com a PCR e consideravelmente menos dispendioso que a maioria dos atuais métodos de amplificação.[66]

Pneumonia Adquirida na Instituição

As autoridades declaram que a pneumonia associada ao respirador não pode ser diagnosticada unicamente por critérios clínicos, radiografia de tórax ou simples cultura das secreções traqueais (a menos que o mesmo organismo seja recuperado do sangue).[10,67] A pneumonia associada ao respirador provável pode ser mais bem diagnosticada quando o espécime com escova protegida ou proveniente do líquido de lavado broncoalveolar (LBA) ou hemoculturas ou culturas do líquido pleural fornecem o(s) mesmo(s) organismo(s) em até 48 horas após a cultura do escarro.[67]

Relatou-se em 1987 que 13 (87%) dos 15 pacientes com pneumonia clinicamente ativa tinham culturas do LBA que proporcionaram mais do que 10^5 unidades formadoras de colônias (UFC) por mL de líquido de lavado.[68] A sensibilidade das culturas semiquantitativas do líquido de LBA de pacientes imunocompetentes com suspeita de terem pneumonia bacteriana aguda foi de 89%.[68] A especificidade relatada para ambos os estudos foi de 100%. Apesar de que a cultura de amostras invasivas mostrou aumentar a modificação da terapia antimicrobiana ela não levou a uma redução na mortalidade.[69] Adicionalmente, uma avaliação *post-mortem* dos pacientes com pneumonia associada ao respirador levantou dúvidas quanto à confiabilidade desta abordagem.

Kirtland e colaboradores avaliaram os aspirados por cateter de sucção das secreções traqueais, broncoscopia fibroscópica – espécimes de escova protegida das secreções traqueais, espécimes com escovas protegidas às cegas e LBA orientada pela broncoscopia fibroscópica em comparação com os critérios clínicos e cultura quantitativa mais histologia do material de biópsia pulmonar a céu aberto.[70] Eles não perceberam nenhuma correlação útil entre a evidência histológica de pneumonia e qualquer método de cultura avaliado. No entanto, observou-se uma correlação significativa entre a cultura quantitativa do tecido pulmonar e os resultados de cultura quantitativa dos espécimes obtidos pelo LBA orientado pela broncoscopia com fibra óptica ou espécimes colhidos com escova protegida das vias aéreas distais orientados por broncoscopia.[70] Isto provavelmente é significativo, pois a maioria destes pacientes estava recebendo antibioticoterapia de amplo espectro quando morreu. Para detectar infecção na maioria destes pacientes, uma densidade microbiana de 10^3 UFC por mL para significância era necessária neste trabalho. Neste estudo, todos os pacientes sem evidências histológicas de pneumonia tinham poucos ou nenhum neutrófilos no LBA sugerindo que a ausência de células inflamatórias pode ser um bom método de rastreamento para excluir aqueles pacientes (não-neutropênicos) sem pneumonite infecciosa.[70] Marik e Brown avaliaram uma técnica com escova protegida não orientada broncoscopicamente e constataram uma boa concordância (85%) nos resultados microbiológicos entre este método e um espécime com escova protegida orientado broncoscopicamente.[71] Todos os dados publicados, inclusive a revisão de Mayhall em 1997, [10] parecem indicar que a chave para o diagnóstico preciso é obter-se um espécime protegido das secreções em vias aéreas superiores e obter um que seja suficientemente representativo da porção do(s) segmento(s) infectado(s).

Apesar de a broncoscopia ser um teste invasivo, o rendimento diagnóstico potencial com risco mínimo comparado a procedimentos como a biópsia pulmonar a céu aberto ou mesmo aspiração transtraqueal pode torná-la um procedimento muito útil em contextos selecionados.[72] A cultura quantitativa do líquido LBA não é um método rápido, mas ele é potencialmente útil para o estabelecimento do diagnóstico de infecção quando outras técnicas fracassaram.[73,74] Existem algumas diferenças no ponto de corte recomendado entre 10^3 e 10^5 UFC por mL de líquido para a diferenciação entre a infecção e a colonização, porém a maioria recomenda o uso das menores densidades microbianas de 10^3 ou 10^4 UFC por mL. Esta técnica pode ser convertida a um teste diagnóstico rápido usando-se a citocentrífuga para a preparação de lâminas para a interpretação Gram.[75] Utilizando-se um ponto de corte para um exame positivo como um ou mais organismos por campo de imersão de óleo nas colorações Gram preparadas na citocentrífuga (sensibilidade de 73%) com detecção pela cultura de bactérias significativas associadas à pneumonia.[74]

Vários métodos não-broncoscópicos foram avaliados para obter-se espécimes protegidos das vias aéreas superiores.

Intuitivamente, esperar-se-ia que isto renderia resultados satisfatórios se a pneumonia for suficientemente difusa e o cateter coletor possa ser confiavelmente passado além da área de colonização traqueal pelas bactérias que potencialmente estejam causando a infecção. Portanto, esperar-se-ia que uma secreção aspirada, lavado ou espécime de lavagem fossem superiores a uma amostra obtida por escova que coleta uma quantidade muito limitada de material.Vários estudos parecem corroborar este conceito;[76-80] no entanto, todos têm problemas metodológicos que tornam difícil a recomendação de amostragens às cegas como uma alternativa equivalente à broncoscopia.

Uma investigação cuidadosamente realizada de um método de amostragem LBA protegido foi relatado por Meduri e colegas usando um cateter interno de *plug* com ponta-balão.[81] Quando se empregava um limiar quantitativo de cultura de 10^4 células bacterianas por mL, eles encontraram uma sensibilidade de 97%, uma especificidade de 92% e valores preditivos positivo e negativo de 97 e 92%, respectivamente.[81] Montravers e colegas constataram que quando a broncoscopia era realizada em pacientes já recebendo uma terapia com agentes antimicrobianos por 72 horas, o número de bactérias suscetíveis caía abaixo do ponto de corte habitual para detecção de possível pneumonia. Os seus dados indicaram a detecção e o relato de bactérias de mais de 10^3 UFC por mL apropriado para as amostras com escovas protegidas, contanto que os agentes antimicrobianos administrados não tivessem sido modificados nas 72 horas precedentes.[82] Finalmente, Bergmans e associados demonstraram a reprodutibilidade da quantitificação do aspirado quando eles encontraram uma concordância em patógenos significativos entre 82% dos espécimes coletados com intervalos de 2 a 6 horas.[83] Apesar de não usarem um método com amostras protegidas, pelo menos eles demonstraram a reprodutibilidade da metodologia básica para os organismos detectados. Favorecemos o uso de um espécime de lavado protegido para a maioria dos diagnósticos de pneumonia nosocomial, pois isto proporciona mais volume de amostra a partir de uma área mais ampla do que uma escova, deste modo intensificando a avaliação para possíveis agentes etiológicos a partir de um único espécime.

Pelo fato que a presença de anaeróbicos pode ser prevista com precisão a partir dos esfregaços corados pelo Gram, a cultura deles freqüentemente não é necessária. A cultura dos anaeróbicos pode ser benéfica se a resistência aos antibióticos for proeminente em pacientes no hospital onde se está trabalhando e se suspeita de uma pneumonia necrosante. Precisam-se cultivar os anaeróbicos, o líquido de lavado estéril deve ser reduzido anaerobicamente por várias horas antes do uso e o espécime transportado anaerobicamente ao laboratório de modo que todos os possíveis patógenos possam ser quantificados com precisão. Um tubo de transporte útil é mostrado na Figura 41-6. A identificação e a realização de testes de suscetibilidade em até três organismos presentes em pelo menos 10^3 UFC por mL ou a 10^4 UFC por mL se mais do que três espécies estiverem presentes a um ponto de corte de 10^3 com o relato da quantidade real fornecem ao médico assistente a informação mais útil concernente aos patógenos etiológicos da pneumonia nosocomial. Uma coloração Gram centrifugada do líquido de lavado protegido também é muito útil na detecção daqueles organismos que apresentam a maior probabilidade de ser responsável pela pneumonia.

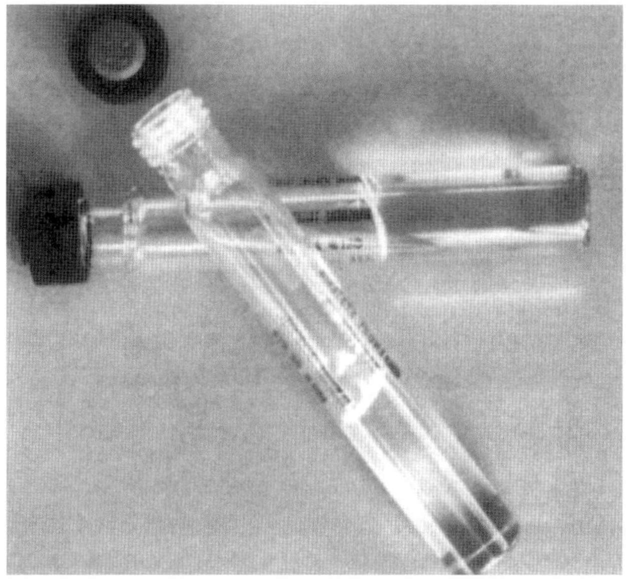

FIG. 41-6. Tubo de transporte de anaeróbios com ágar semi-sólido. O líquido pode ser injetado através da portinhola de borracha ou a parte superior pode ser desatarraxada para inserir um tecido ou um espécime de amostra de escova da broncoscopia.

Encontrar os organismos intracelulares no esfregaço corado também aumenta a possibilidade que o tipo morfológico observado seja significativo. A Figura 41-7 é um formulário de requisição de amostra útil para a solicitação de testes sempre que se realizar a broncoscopia ou a biópsia para o diagnóstico de pneumonia. Quando o microbiologista e o broncoscopista conjuntamente desenvolvem um formulário de requisição parecido com este, isto pode facilitar um teste diagnóstico preciso.

Pneumonia de Aspiração/Abscesso Pulmonar

Devido ao grande número de anaeróbicos normalmente presentes na cavidade oral, o escarro expectorado não é um espécime aceitável para cultura na avaliação do abscesso pulmonar ou de uma pneumonia de aspiração necrosante. Conforme notado anteriormente, o exame cuidadoso do esfregaço corado pelo Gram a partir do escarro expectorado pode confirmar este diagnóstico na maioria dos casos. Um exemplo do que é caracteristicamente observado na coloração Gram é mostrado na Figura 41-8. A hemocultura pode ser útil mas ela não recupera o número variado de espécies bacterianas típicas destas infecções. A punção torácica percutânea pode fornecer um espécime muito útil, mas a localização de um abscesso dentro do pulmão pode limitar esta abordagem. Quando forem necessários detalhados estudos microbiológicos, o espécime preferido é o LBA. Se realiza-se o LBA, o líquido de lavado deve ser anaerobicamente reduzido antes do uso, e o(s) espécime(s) recuperados deve(m) ser colocado(s) em um meio de transporte anaeróbico, disponível como um tubo parcialmente cheio de um ágar semi-sólido (Fig. 41-6) assim que possível. A exposição ao ar por 30 minutos ou mais é letal a muitos anaeróbicos importantes o que torna o transporte rápido em um

Biópsia de tecido	**Lavado alveolar**	**Escovas bronquiais**

Testes de rotina (por favor **riscar qualquer** teste não desejado)
(Volume do lavado = _ml)

1. Cultura/coloração Gram de rotina 2. Cultura para anaeróbicos 3. Cultura/coloração para fungos 4. Coloração para *Pneumocystis* (DFA) 5. Cultura/coloração para tuberculose/Nocardia 6. Cultura para vírus	1. Cultura quantitativa aeróbica & anaeróbica /com coloração Gram cytospin 2. Cultura para fungos/com corante Cytospin 3. Coloração cytospin para Pneumocystis (DFA) 4. Cultura para tuberculose/Nocardia/ com coloração Cytospin 5. Cultura viral/ com coloração Cytospin (DFA) para CMV.	1. Cultura/coloração para fungos 2. Cultura/coloração gram de rotina 3. Cultura para vírus

Testes opcionais (Por favor fazer um **círculo** nos testes adicionais desejados)

1. Cultura/DFA para *Legionella* 2. DFA para *Chlamydia* sp.	1. Cultura/DFA para *Legionella* 2. DFA *Chlamydia* sp.	1. DFA/cultura *Legionella* 2. Rastreamento para *Pneumocystis* (DFA) 3. DFA *Chlamydia* sp.

Uso laboratorial abaixo da linha

Coloração Gram	PAS	Aur-Rhod	PCP DFA	Outros
Celularidade (adequação da amostra)				
Organismos visualizados (quantificar e descrever)				
Controles (quando aplicáveis)				

FIG. 41-7. Formulário de solicitação de amostras para testes de espécimes respiratórios obtidos via broncoscopia ou biópsia. Um formulário como este pode ser incluído no *kit* de broncoscopia para facilitar a solicitação de todos os testes desejados quando se realiza uma broncoscopia. (Aur-Rhod, auramina-rodamina; CMV, citomegalovírus; DFA, anticorpo fluorescente direto; PAS, ácido periódico de Schiff; PPC, pneumonia pelo *Pneumocystis carinii.*)

container de transporte apropriado crucial. Conforme ocorre com os líquidos LBA, a quantificação dos resultados da cultura conjuntamente com uma coloração Gram citocentrifugada deve oferecer a informação mais útil e levar à seleção da melhor terapia.

Pneumonia nos Hospedeiros Imunocomprometidos

Vírus da Imunodeficiência Humana

Pelo fato de a maioria dos pacientes com AIDS que desenvolvem pneumonia apresentar-se vindo da comunidade, a sua avaliação diagnóstica inicial deve incluir uma avaliação para patógenos associados à pneumonia adquirida na comunidade. Além do teste descrito na seção Influência da Doença na Determinação da Abordagem Diagnóstica, testes mais novos encontram-se disponíveis nos laboratórios clínicos que fornecem um diagnóstico preciso (e freqüentemente rápido) de PPC nos pacientes infectados pelo HIV. As colorações imunofluorescentes são o método mais sensível para a detecção do *P. carinii* nas secreções do trato respiratório.[84] O exame microscópico direto do escarro induzido com o corante de Giemsa foi relatado como tendo apenas 56% de sensibilidade, e ter um valor preditivo negativo de 39% quando usado em uma população com suspeita de AIDS.[85] O corante mais antigo de metenamina de prata combinado com as colorações Papanicolaou do escar-

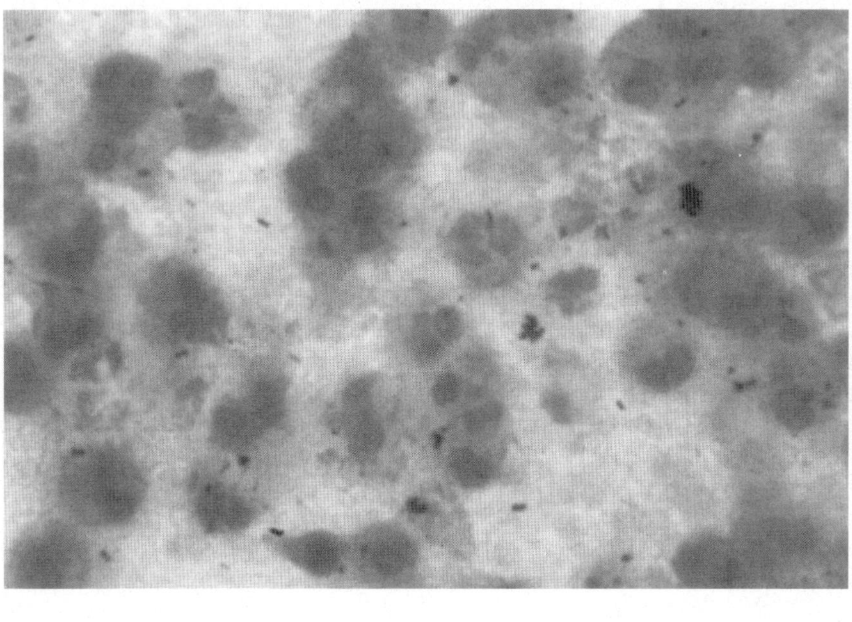

FIG. 41-8. Escarro expectorado de um paciente com pneumonia de aspiração. Note as várias formas bacterianas, muitas dentro de células inflamatórias. Muitas destas bactérias parecem delicadas, típico de organismos anaeróbicos.

ro induzido tem uma sensibilidade similar de 55%.[86] A coloração imunofluorescente de um único escarro induzido tem uma sensibilidade muito melhor de 90%.[84] Um exemplo de um teste DFA positivo por PPC é visto na Fig. 41-9. A coloração por imunofluorescência do líquido LBA ou do tecido retirado na biópsia pulmonar também mostrou uma alta sensibilidade.[87] Um dos melhores destes corantes é o teste DFA para o *P. carinii* produzido pelo Genetic Systems Inc (Seattle, WA).[88,89] Este teste, que usa uma citocentrífuga para preparar o esfregaço antes da coloração com os reagentes DFA, intensifica acentuadamente a sensibilidade da detecção do *P. carinii* a partir de espécimes induzidos no escarro. Um exemplo desta coloração é visto na Figura 41-9. No Northwestern Memorial Hospital a introdução deste teste no outono de 1992 resultou em uma acentuada redução no número de procedimentos broncoscópicos necessários para o diagnóstico de PPC, devido a uma taxa aumentada de detecção de *Pneumocystis* nos espécimes de escarro induzidas. Um ponto a ser lembrado é que a utilidade clínica do escarro induzido para detecção microscópica direta do *P. carinii* em pacientes com HIV ainda permanece a ser determinado.

Conforme era verdade com o paciente no respirador, a cultura bacteriana geral do líquido LBA proveniente de pacientes infectados pelo HIV com uma etiologia obscura para a sua pneumonia demonstrou uma alta sensibilidade (83%) na detecção de infecções bacterianas se os espécimes fossem obtidos antes de os antibióticos serem administrados. O processamento anaeróbico geralmente não é necessário neste contexto. A sensibilidade cai para 23% se o LBA fosse realizado após a terapia antimicrobiana ser iniciada.[90]

Transplantes de Órgãos Sólidos

A pneumonite durante os primeiros 30 dias de hospitalização após o transplante envolve patógenos típicos adquiridos no hospital. Pelo fato de estes pacientes terem recebido múltiplos agentes antimicrobianos e geralmente estarem em respiradores, a abordagem descrita na seção Pneumonia Adquirida na Instituição aplica-se aqui. Após os primeiros 30 dias após o transplante, patógenos mais comuns aparecem, porém mais freqüentemente ainda precisam de um procedimento invasivo como a broncoscopia para estabelecer um diagnóstico microbiológico. Se o paciente não houver recebido uma terapia antimicrobiana nas 4 semanas precedentes, a coloração Gram e a cultura de um bom escarro expectorado são primeiras investigações importantes. Dois ou três grupos de hemoculturas devem também ser obtidos.

Após o período pós-transplante inicial, a doença pelo CMV pode apresentar-se como queixas inespecíficas acompanhadas por pneumonia. Neste contexto, um exame para antigenemia para CMV no sangue periférico pode fornecer uma rápida avaliação para o envolvimento deste vírus clinicamente importante.[91-93] A coloração FDA direta dos espécimes LBA ou com escova protegida de broncoscopia pode também detectar o CMV, HSV e o vírus varicela-zoster, apesar de que o significado clínico do HSV e do CMV nas secreções respiratórias freqüentemente é discutível.

Transplante de Medula Óssea

Aproximadamente 15% dos pacientes com TMO desenvolvem pneumonia bacteriana e aproximadamente a metade dos organismos causais pode ser detectada pela cultura.[94] A documentação do organismo causal pela hemocultura também é alta, chegando a 30%. Portanto, a cultura do escarro e do sangue são bons exames iniciais para todos estes pacientes. A broncoscopia (quantitativa) é necessária quando estas culturas não são úteis. As infecções adquiridas no hospital predominam no primeiro mês, com os patógenos comunitários demonstrados como causa após este período. O CMV pode ser uma causa importante de pneumonia também. O teste de antigenemia para o CMV no sangue periférico é útil neste contexto, com uma sensibilidade maior que 80% do que o teste mais invasivo do líquido de LBA.[95]

Infecções Respiratórias durante a Quimioterapia

Os pacientes que apresentam infecções respiratórias enquanto são submetidos à quimioterapia tipicamente são infectados dentro do hospital. Pelo fato de os seus patógenos infec-

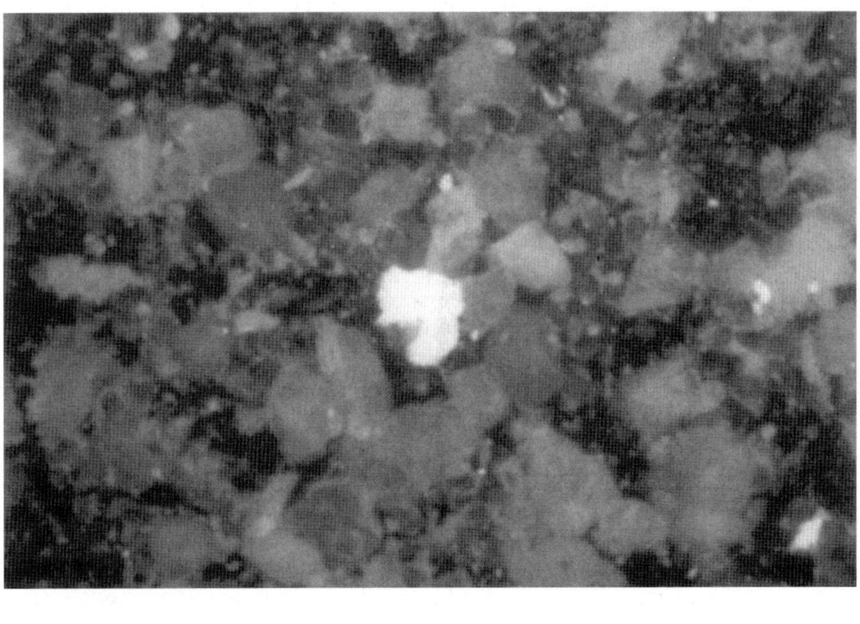

FIG. 41-9. Coloração com imunofluorescência direta para *Pneumocystis carinii* de um processo de indução de escarro por citocentrifugação. Isto mostra um agrupamento característico de cistos.

tantes serem mais resistentes aos agentes antimicrobianos, um diagnóstico preciso é muito importante. Uma coloração Gram e cultura do escarro de alta qualidade, conjuntamente com duas ou três coletas de hemoculturas, é o primeiro passo. Um escarro induzido para o PPC também pode estar justificado. Se a infecção pela *Legionella* for comum na área geográfica de atendimento clínico, então uma cultura do escarro e coloração DFA para *Legionella* sp. também devem ser feitos.

No paciente febril com neutropenia prolongada as culturas nasais de vigilância podem ser coletadas e testadas para *Aspergillus* sp. O encontro de *Aspergillus* sp. crescendo a partir do *swab* nasal foi preditivo de doença pulmonar invasiva, pelo menos em algumas séries.[18] Além disso, são necessários testes mais invasivos. Quando contempla-se a broncoscopia, é importante decidir-se quanto ao patógeno mais provável se o procedimento precisar ser limitado. Apesar de recomendarmos o LBA para o diagnóstico da maioria das infecções, se a infecção invasiva pelo *Aspergillus* for provável, então um espécime de escova protegido deve ser obtido. Isto deve-se ao fato que as infecções pelo *Aspergillus* sp. são localmente invasivas, dentro dos tecidos e não se disseminam da mesma maneira como os outros micróbios. Portanto, uma amostra em tecido com escova é mais provável que dê crescimento ao fungo do que uma simples lavagem ou o lavado. O líquido LBA é processado da mesma maneira que para outros pacientes imunocomprometidos (Fig. 41-7).

Fibrose Cística

Os testes laboratoriais de microbiologia das amostras de escarro de pacientes com FC devem manipular estes espécimes de maneira diferente daqueles provenientes de pacientes sem FC. Pelo fato de qualquer quantidade de *P. aeruginosa* ou *Burkhoederia cepacia* poder significar um problema sério, a maioria dos laboratórios não realiza culturas quantitativas, mas ao invés disso, isolados, e relata qualquer quantidade destes organismos presentes. Mais de uma cepa destes patógenos podem estar presentes, freqüente com diferentes padrões de suscetibilidade, e deste modo muitos laboratórios analisam duas ou três colônias destas espécies se mais de uma cepa for suspeitada com base na morfologia da colônia observada nas placas de cultura iniciais. Meios seletivos encontram-se disponíveis para detectar até mesmo pequenos números de *P. aeruginosa* ou *B. cepacea*, mas a utilidade desta abordagem não foi estabelecida.[96] Conforme ocorre com outros espécimes de escarro, a correlação entre a coloração Gram inicial e os resultados da cultura freqüentemente é muito útil em estabelecer a presença de uma infecção verdadeira. Quando se realizam testes de suscetibilidade, muitos agentes potencialmente ativos devem ser avaliados, pois as bactérias gram-negativas isoladas destes pacientes tipicamente são resistentes a muitos agentes antimicrobianos, e o tratamento efetivo da infecção é uma pedra angular da terapia para os pacientes com FC.

Empiema

A aspiração percutânea dos conteúdos do empiema é o padrão para a avaliação microbiológica desta infecção. Uma agulha de grosso calibre (tipicamente calibre 16 ou maior) deve ser usada, devido à natureza viscosa deste líquido. Pelo fato de freqüentemente estarem presentes infecções mistas, é importante o transporte rápido ao laboratório utilizando-se um sistema de transporte anaeróbico apropriado. A coloração Gram, conjuntamente com as culturas bacterianas aeróbicas e anaeróbicas do líquido pleural colhido assepticamente, deve ser obtida de todos os pacientes com um derrame parapneumônico/empiema.

Patógenos Especiais de Destruição em Massa

Antraz

Este é um organismo de risco razoavelmente baixo para o laboratório e pode ser manuseado com segurança pelo processamento microbiológico rotineiro. Para a doença inalatória, o escarro e o sangue são os espécimes preferidos. O reconhecimento rápido pode ser difícil, pois não existe um quadro clássico a ser observado em um esfregaço corado. Os esporos (subterminais) não estão tipicamente presentes nos espécimes clínicos. Os meios laboratoriais comuns, incluindo o ágar com sangue de ovelha , mantêm o crescimento do organismo. Uma vez crescendo no laboratório, uma pista precoce pode ser a natureza caracteristicamente viscosa das colônias, que agem como claras de ovos batidas quando manipuladas. Se suspeitar-se fortemente do organismo no laboratório, o processamento após o crescimento inicial deve ser feito em um laboratório de nível de segurança biológica 3 (BLS 3), ou o isolado recuperado deve ser rapidamente transferido para uma instalação de testes que tenha esta capacidade de identificação final.

Tularemia

Este organismo é considerado como de alto risco para manuseio em laboratórios. Ele é rapidamente aerossolizado e facilmente transmissível pela inalação. As culturas devem ser manipuladas em uma instalação equipada com um BLS-3. Quando os espécimes são manuseados em bancos de laboratório de rotina, facilmente ocorrem infecções adquiridas no laboratório. Portanto, o laboratório deve ser notificado quando este organismo é suspeitado. A *F. tularensis* cresce lentamente nos meios primários de cultura como o ágar com sangue de ovelha ou ágar-chocolate a 35°C, mas isto freqüentemente não continua a crescer quando passado para um novo meio após o crescimento inicial. Ele requer cisteína para um crescimento abundante. O meio para a *Legionella* sp. (ágar com extrato de levedura e carvão tamponado [ágar BCYE]) também funciona bem. Um dos problemas na identificação laboratorial é que o organismo não é representado na maioria das databases de identificação instrumental comerciais de modo que os laboratórios podem não se dar conta que eles estão recuperando *F. tularensis*.

Peste

A *Y. pestis* é de risco médio no laboratório e pode ser manuseada em laboratórios de microbiologia com equipamentos padrão (BLS-2). As hemoculturas são bons espécimes, mas a disseminação pode ser intermitente de modo que três espécimes colhidos ao longo de 2 a 6 horas devem ser obtidos. Se a antibioticoterapia precisa ser iniciada imediatamente, os espécimes podem ser colhidos ao longo de um curso de 30 minutos. O organismo também pode ser isolado a partir do escarro e lavados brônquicos. Os laboratórios podem rapidamente determinar se este organismo também pode estar presente em um espécime suspeito realizando uma coloração Wayson. Com este corante especial, o organismo tem uma característica aparência de um alfinete de segurança fechado, corando-se como células róseo-azuladas com grânulos polares. A *Y. pestis* cresce bem na maioria dos meios microbiológicos comuns, apesar de que um pouco melhor a 28°C. Também é identificada pela maioria das datas-bases instrumentais comerciais. Aqui, também, o processamento após o crescimento inicial deve ser feito em um laboratório BSL-3 equipado ou referido para identificação final para uma instalação de testes que tenham esta capacidade.

INTERPRETAÇÃO DOS RESULTADOS

Bronquite

As bactérias patogênicas recuperadas de espécimes de alta qualidade podem ser usadas para enfocar a terapia antimicrobiana para a bronquite. A correlação das colorações Gram e das culturas é muito útil em avaliar a possível importância dos múltiplos isolados quando mais do que um patógeno é recuperado da cultura. A maioria das bactérias que crescem em números significativos é relatada como presente em quantidades moderadas a intensas (3+ a 4+ de crescimento) pelo laboratório clínico. Neste nível de densidade microbiana, eles também devem ser visíveis na coloração gram inicial.

Pneumonia Adquirida na Comunidade

Os mesmos comentários a respeito da cultura de rotina de um espécime proveniente de um paciente com bronquite aplicam-se aqui. Alguns organismos são considerados patogênicos quando recuperados de um paciente com pneumonia, independente da qualidade microscópica do espécime expectorado. A *Legionella* sp. não é considerada parte da flora normal do trato respiratório e, portanto, o seu isolamento é diagnóstico de infecção. A recuperação de *M. tuberculosis, H. capsulatum, B. dermatitidis, C. immitis, C. neoformans,* vírus influenza ou parainfluenza sempre é significativa no paciente com pneumonia.

A sorologia tipicamente é utilizada para fazer um diagnóstico retrospectivo, geralmente após o paciente ter-se recuperado da doença. Uma elevação em quatro vezes ou mais no título de anticorpos das amostras séricas entre a fase aguda (1 semana após o início dos sintomas) e a fase de convalescença (3 a 6 semanas após o início dos sintomas) de um paciente com uma doença compatível é aceita para o diagnóstico da doença do legionário.[46] Um único título de 1:256 ou mais é considerado por alguns como estabelecendo um diagnóstico clínico presuntivo em pacientes que têm uma doença compatível.[97]

Se as crioaglutininas forem medidas para o diagnóstico de *M. pneumoniae* um único título de 1:64 ou maior é considerado como consistente com esta infecção. No entanto, em geral nenhum teste sorológico comumente disponível estabelece com precisão o diagnóstico de infecção pela *M. pneumoniae, C. pneumoniae* ou *Legionella* sp. em um momento adequado.[1]

A detecção antigênica pode ser útil para detectar a infecção com organismos selecionados. A melhor abordagem é a coloração DFA das secreções respiratórias, que podem estabelecer a infecção com *Legionella* sp., adenovirus, vírus influenza, vírus parainfluenza e VSR quando feita por uma equipe experiente na leitura destas amostras. Recentemente o *pool* de anticorpos respiratórios DAKO Imagen (DAKO Corporation, Carpinteria, CA) teve um bom desempenho para a detecção de infecções virais do trato respiratório.

Pneumonia Adquirida na Instituição

A recuperação de um único organismo em quantidades de 10^3 ou 10^4 UFC por mL de espécime a partir de uma escova protegida ou líquido LBA é altamente sugestiva de pneumonia. Observando-se a forma morfológica na coloração Gram citocentrifugada, consistente com o resultado da cultura, especialmente quando observado dentro de células inflamatórias, fortalece a probabilidade que o patógeno correto tenha sido detectado. Se o micróbio também foi isolado de outro espécime laboratorial, ou do sangue ou líquido pleural, a probabilidade de uma pneumonia associada ao respirador é alta.

Pneumonia de Aspiração/Abscesso Pulmonar

Qualquer patógeno recuperado de um aspirado pulmonar percutâneo deve ser considerado como parte do processo infeccioso. Quando se realiza um LBA quantitativo, os micróbios que excedem 10^4 UFC por mL de líquido geralmente são considerados patogênicos. Os micróbios em números maiores que 10^3 UFC por mL também podem ser parte do processo infeccioso, particularmente se o paciente recebeu terapia com agente antimicrobiano por mais de 48 horas antes de a broncoscopia ser realizada. Pelo fato de esta infecção estar associada à necrose e flora microbiana mista, os resultados do LBA podem ser de difícil interpretação. De fato, a presença de muitos leucócitos polimorfonucleares com formas morfológicas bacterianas mistas intra e extracelulares representando a flora faríngea oral é altamente sugestiva de pneumonia por aspiração (Fig. 41-8). Este quadro de coloração Gram é muito singular e pode na verdade levar o laboratório a rejeitar o espécime expectorado devido ao fato que números consideráveis de células epiteliais orais estão freqüentemente presentes, conforme pode ser visto na Figura 41-10. A consulta ao microbiologista ou tecnologista médico no laboratório é útil em casos difíceis. Correlacionar o quadro clínico com os resultados da cultura LBA quantitativa e os tipos microbianos morfológicos observados na coloração Gram citocentrifugada (pelo menos um organismo por campo de imersão em óleo) freqüentemente proporciona a determinação mais precisa de qual organismo a terapia deve ser direcionada.

Pneumonia nos Hospedeiros Imunocomprometidos

Vírus da Imunodeficiência Humana

Os pacientes que se apresentam na comunidade com pneumonia devem ter a sua cultura de escarro inicial e coloração com Gram interpretado como qualquer um com pneumonia que se desenvolvesse no contexto ambulatorial. Se for detectado *P. carinii* nas secreções respiratórias, ele sempre deve ser tratado pois este organismo nunca é considerado parte da flora normal. O mesmo é verdade para a *Legionella* sp., *M. tuberculosis, H. capsulatum, C. immitis, C. neoformans,* vírus influenza, vírus parainfluenza e VSR. A presença do complexo *M. avium in-*

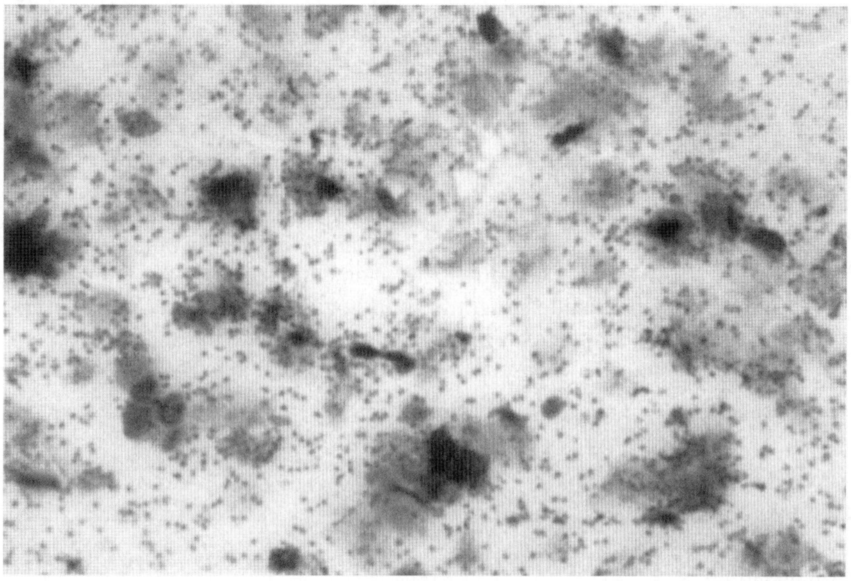

FIG. 41-10. Visualização em campo de baixa potência do escarro expectorado de um paciente com pneumonia de aspiração. Note as numerosas células epiteliais conjuntamente com muitos leucócitos polimorfonucleares.

tracellulare pode ser de interpretação mais difícil, se ele apenas for recuperado a partir do escarro. No entanto, nos pacientes com AIDS isto geralmente apresenta-se como uma doença disseminada, e o organismo também deve crescer nas hemoculturas (colhidas para a recuperação das micobactérias) para documentar este organismo como o agente responsável pelos sintomas clínicos de apresentação.

Transplante de Órgãos Sólidos

No caso habitual de pneumonia adquirida na comunidade ou institucional (respirador) a interpretação dos resultados provenientes das culturas, testes antigênicos ou sorologia é a mesma conforme descrita previamente na seção Interpretação dos Resultados. Pode surgir uma certa confusão se o CMV crescer em cultura do líquido recuperado durante a broncoscopia. Quando presente em tais espécimes, o CMV freqüentemente representa uma infecção mista viral e bacteriana ou fúngica, com o CMV deprimindo ainda mais a resposta imune já amortecida do hospedeiro. Considerando-se que outros micróbios estejam presentes com o CMV e iniciando-se a terapia para todos os patógenos é sempre importante. Antes de atribuir o episódio infeccioso unicamente ao CMV, preferimos colher um resultado de antigenemia CMV no sangue que seja positivo no nível consistente com doença disseminada.[93]

Transplante da Medula Óssea

A interpretação dos resultados microbiológicos para os pacientes com transplante de medula óssea basicamente é a mesma que para os receptores de transplantes de órgãos sólidos. O escarro expectorado pode ser diagnóstico em mais de 75% destes pacientes.[16] A recuperação do *Aspergillus* sp. deve sempre ser considerada significativa a menos que provado o contrário.

Infecções Respiratórias durante a Quimioterapia

Os testes microbiológicos em pacientes que têm infecções respiratórias enquanto são submetidos à quimioterapia também são interpretados de maneira similar à usada para os pacientes transplantados. Um tipo especial de organismo merece comentários. Devido ao fato que os pacientes com câncer que recebem quimioterapia freqüentemente estarem hospitalizados por períodos prolongados, eles freqüentemente estão infectados com bactérias muito resistentes. Estas incluem organismos como *Enterobacter* sp., *Citrobacter* sp., e outras *Serratia marcescens* conhecidas como AmpC cromossomal ou produtores de β-lactamase de espectro ampliado. Estes organismos são resistentes às cefalosporinas de terceira geração, mesmo apesar de elas nem sempre se testarem assim no laboratório de microbiologia. Eles também são freqüentemente resistentes aos aminoglicosídeos e fluoroquinolonas.[98,99] O único tratamento confiável para os pacientes com infecções graves são os antibióticos da classe dos carbapenem (imipenem, meropenem), e os médicos assistentes precisam lembrar disso sempre que o laboratório relatar uma cultura que sugira uma infecção por um destes organismos no hospedeiro comprometido.

Fibrose Cística

Os patógenos comumente recuperados dos pacientes com FC, *P. aeruginosa, B. cepacia, H. influenza, S. aureus* são facilmente cultivados pelo laboratório de microbiologia e devem ser encontrados em culturas quando eles estão presentes em quantidades significativas. Deve-se saber que o laboratório relatará qualquer quantidade de *P. aeruginosa ou B. cepacia* quando estes forem recuperados. A revisão da coloração Gram do escarro pode ajudar a determinar a relação do organismo recuperado com a piora dos sintomas de FC em um paciente individual. Quando forem relatados vários padrões de suscetibilidade para múltiplas cepas de *P. aeruginosa, B. cepacea,* a seleção da terapia com base no padrão mais resistente geralmente é prudente – de outro modo esta cepa provavelmente emergirá como o principal patógeno durante a terapia.

O teste de sinergia das diversas combinações de antimicrobianos pode ser necessário para encontrar a terapia que seja potencialmente útil se os isolados de bactérias gram-negativas forem multidrogasresistentes. Sempre que este teste for feito, ele sempre deve ser realizado de acordo com os métodos padrões, em duplicata, para assegurar a reprodutibilidade do teste.[100]

Empiema

Os resultados de cultura do líquido de empiema devem ser interpretados como qualquer infecção em um espaço fechado de um sítio normalmente estéril. Todos os micróbios recuperados são parte do processo infeccioso. É importante correlacionar os resultados da cultura com a coloração Gram para assegurar que todos os tipos morfológicos cresçam no meio de cultura usado no laboratório. Isto é especialmente crucial se um bom espécime anaeróbico não foi submetido à cultura, pois isto pode ser a única pista que os anaeróbicos são parte de uma infecção microbiana mista. A drenagem do empiema, conjuntamente com uma terapia antimicrobiana adequada é necessária para uma excelente evolução terapêutica.

Patógenos Especiais de Destruição em Massa

A recuperação de qualquer um destes organismos que possam ser usados na guerra biológica requer relato imediato ao diretor do laboratório do departamento de saúde pública do estado. Se o número do telefone para o relato não for conhecido, ele pode ser obtido do escritório regional do National Laboratory Training Network , 1-800-536-NLTN.

Antraz

A recuperação do *B. anthracis* neste contexto é diagnóstica de um evento de exposição provavelmente proposital.

Tularemia

A recuperação do *F. tularensis* é diagnóstica.

Peste

A recuperação do *Y. pestis* é diagnóstica.

RESUMO

O diagnóstico de infecção do trato respiratório inferior está se tornando mais complexo, complicado pelos pacientes que estão mais frágeis do que no passado, e pelo fato que os patógenos resistentes aos agentes antimicrobianos estão emergindo rapidamente. Este cenário está alterando a nossa capacidade de tratar com sucesso a maioria dos pacientes empiricamente. Ao invés disso, precisamos fazer melhor uso das nossas capacidades diagnósticas atuais e futuras. Uma comunicação muito próxima entre o clínico e o laboratório de microbiologia e vice-versa pode otimizar o uso dos testes existentes e ajudar o laboratório a oferecer avaliações diagnósticas que enfoquem as necessidades do médico do paciente. Otimizando-se a interação entre o clínico e o laboratório, só poderemos beneficiar os nossos pacientes.

REFERÊNCIAS BIBLIOGRÁFICAS

1. Bartlett JG, Breiman RF, Mandell LA, et al. Community-acquired pneumonia in adults: guidelines for management. *Clin Infect Dis* 1998;26:811.
2. Tompkins LS. the use of molecular methods in infectious diseases. *N Engl J Med* 1992;327:1290.
3. Lode H, Schaberg T, Raffenberg M, et al. Diagnostic problems in lower respiratory tract infections. *J Antimicrob Chemother* 1993;32[Suppl A]:29.
4. Destache CJ, Dewan N, O'Donohue WJ, et al. Clinical and economic considerations in the treatment of acute exacerbations of chronic bronchitis. J *Antimicrob Chemother* 1999;43[Suppl A]:107.
5. Archer GL. Alteration in cutaneous staphylococcal flora as a consequence of antimicrobial prophylaxis. *Rev Infect Dis* 1991;13[Suppl 10]:S805.
6. Brismar B, Edlund C, Nord CE. Impact of cefpodoxime proxetil and amoxicillin on the normal oral and intestinal flora. *Eur J Clin Microbiol Infect Dis* 1993;12:714.
7. Fang G-D, Fine M, Orloff J, et al. New and emerging etiologies for community-acquired pneumonia with implications for therapy. *Medicine (Baltimore)* 1990;69:307.
8. Ruiz-Gonzalez A, Falguera M, Nogues A, et al. Is *Streptococcus pneumoniae* the leading cause of pneumonia of unknown etiology? A microbiologic study of lung aspirates; in consecutive patients with community-acquired pneumonia. *Am J Med* 1999;106:385.
9. Schut RL, Peterson LR, Shanholtzer CJ, et al. Development of erythromycin-resistant pneumococcal endocarditis in a patient receiving erythromycin for community-acquired pneumonia. *Infect Dis Clin Pract* 1994;3:108.
10. Mayhall CG. Nosocomial pneumonia: diagnosis and prevention. *Infect Dis Clin North Am* 1997;11:427.
11. Donowitz GR, Mandell GL. Acute pneumonia. In: Mandell GL, Bennett JE, Dolin R, eds. *Principles andpractices of infectious diseases,* 4th ed. New York: Churchill Livingstone, 1995:629.
12. Patel R, Paya CV. Infections in solid organ transplant recipients. *Clin Microbiol Rev* 1997;10:86.
13. George DL, Arnow PM, Fox AS, et al. Bacterial infection as a complication of liver transplantation: epidemiology and risk factors. *Rev Infect Dis* 1991;13:387.
14. Rand KH, Pollard RB, Merigan TC. Increased pulmonary superinfections in cardiac-transplant patients undergoing primary cytomegalovirus infection. *N Engl J Med* 1978;298:95 1.
15. Wingard JR, Mellitis ED, Sostrin MB, et al. Interstitial pneumonitis after allogeneic bone marrow transplantation. *Medicine (Baltimore)* 1988;67:175.
16. LaRocco MT, Burgert SJ. Infection in the bone marrow transplant recipient and the role of the microbiology laboratory. *Clin Microbiol Rev* 1997;10:277.
17. Meyers JD, Hackman RC, Stamm WE. *Chlamydia trachomatis* infection as a cause of pneumonia after human marrow transplantation. *Transplant* 1983;36:130.
18. Bergen GA, Shelhamer JH. Pulmonary infiltrates in the cancer patient. *Infect Dis Clin North Am* 1996,10:297-325.
19. Moss RB. Cystic fibrosis: pathogenesis, pulmonary infection, and treatment. *Clin Infect Dis* 1995;21:839.
20. van Pelt C, Verduin CM, Goessens WHF, et al. Identification of *Burkholderia* spp. in the clinical microbiology laboratory: comparison of conventional and molecular methods. *J Clin Microbiol* 1999;37:2158.
21. Hamm H, Light RW. Parapneumonic effusion and empyema. *Eur Respir J* 1997;10:1150.
22. Bartlett JG, Gobarch SL, Thadepalli H, et al. Bacteriology of empyema. *Lancet* 1974;1:338.
23. Light RW, Girard WM, Jenkinson SG, et al. Parapneumonic effusions. *Am J Med* 1980;69:507.
24. Pile JC, Malone JD, Eitzen EM, et al. Anthrax as a potential biological warfare agent. *Arch Intern Med* 1998;158:429.
25. Dixon TC, Meselson M, Guillemin J, et al. Anthrax. *N Engl J Med* 1999;341:815.

26. Drugs and vaccines against biological weapons. *Med Lett Drugs Ther* 1999;41:15.
27. Jefferson H, Dillon HP, Escobar MR, et al. Transportation delay and the microbiological quality of clinical specimens. *Am J Clin Pathol* 1975;64:689.
28. Sullivan CJ, Jordan MC. Diagnosis of viral pneumonia. *Semin Respir Infect* 1988;3:148.
29. Warren JR, Bhattacharya M, De Almeida KNF, et al. A minimum 5.0ml of sputum improves the sensitivity of acid-fast smear for Myco*bacterium* tuberculosis. *Am J Respir Crit Care Med* 2000;161:1559-1562.
30. Hariri AR, Hempel HO, Kimberlin CL, et al. Effects of time lapse between sputum collection and culturing on isolation of clinically significant fungi. *J Clin Microbiol* 1982;15:425.
31. U.S. Department of Health and Human Services, Centers for Disease Control and Prevention, and National Institutes of Health. *Biosafety in microbiological and biomedical laboratories,* 4th edition. Washington, D.C.: U.S. Government Printing Office, 1999.
32. Murray PR, Washington JA H. Microscopic and bacteriologic analysis of expectorated sputum. *Mayo Clin Proc* 1975;50:339.
33. Verghese A, Berk SL. Bacterial pneumonia in the elderly. *Medicine (Baltimore)* 1983;62:271.
34. Glecker RW, Gremillion DH, McAllister CK, et al. Microscopic and bacteriological comparison of paired sputa and transtracheal aspirates. *J Clin Microbiol* 1977;6:396.
35. Polgieter PD, Hammond JMJ. Etiology and diagnosis of pneumonia requiring ICU admission. *Chest* 1992;101:199.
36. Gleckman R, deVita J, Hilbert D, et al. Sputum Gram stain assessment in community acquired bacterial pneumonia. *J Clin Microbiol* 1988;26:846.
37. Levy M, Drumer E Brion N, et al. Community-acquired pneumonia: importance of initial non-invasive bacteriologic and radiographic investigations. *Chest* 1988;93:43.
38. Barrett-Connor E. The non-value of sputum culture in the diagnosis of pneumococcal pneumonia. *Am Rev Respir Dis* 1971;103:845.
39. Geckler RW, Gremillion DH, McAllister CK, et al. Microscopic and bacteriological comparison of paired sputa and transtracheal aspirates. *J Clin Microbiol* 1977;6:396.
40. Austrian R, Gold J. Pneumococcal bacteremia with special reference to bacteremic pneumococcal pneumonia. *Ann Intern Med* 1964;60:759.
41. Boschman C, Tucker LJ, Soukal DC, et al. Optimizing detection of microbial sepsis: a comparison of culture systems; using packaged sets with directions for blood collection. *Diagn Microbiol Infect Dis* 1995;23:1.
42. Rapid diagnostic tests for influenza. *Med Lett Drugs Ther* 1999;41:121.
43. Rogers FC, Pasculle AW. *Legionella.* In: Balows A, Hausler WJ k, Hermann KL, et al., eds. *Manual of clinical microbiology.* Washington D.C.: American Society for Microbiology, 1991:442.
44. Cherry WB, Pittman B, Harris PP, et al. Detection of legionnaires disease bacteria by direct immunofluorescent staining. *J Clin Microbiol* 1978;8:329.
45. Campbell JF, Spika JS. The serodiagnosis of nonpneumococcal bacterial pneumonia. *Semin Respir Infect* 1976;3:123.
46. Edelstein PH, Meyer RD, Finegold SM. Laboratory diagnosis of legionnaires disease. *Am Rev Respir Dis* 1980;121:317.
47. Wilkinson HW, Crucc DR, Broome CV. Validation of *Legionella pneumophila* indirect immunofluorescent assay with epidemic sera. *J Clin Microbiol* 1981;13:139.
48. Dominguez JA, Gali N, Pedroso P, et al. Comparison of the Binax Legionella urinary antigen immunoassay (EIA) with the Biotest Legionella Urine antigen EIA for detection of Legionella antigen in both concentrated and nonconcentrated urine samples. *J Clin Microbiol* 1998;36:2718.
49. Gonzalez R. Rapid methods for the detection and identification of Mycobacteria. *Lab Med* 1998;19:305.
50. Saceanu CA, Pfeiffer NC, McLean T. Evaluation of sputum smears concentrated by cytocentrifugation for detection of acid-fast bacilli. *J Clin Microbiol* 1993;31:2171.
51. Cohen RA, Muzaffar S, Schwartz D, et al. Diagnosis of pulmonary tuberculosis using PCR assays on sputum, collected within 24 hours of hospital admission. *Am J Respir Crit Care Med* 1998;157:156.
52. Roberts GR, Koneman EW, Kim YK. Mycobacteria. In: Balows A, Hausler WJ k, Hermann KL, et al., eds. *Manual of clinical microbiology.* Washington, D.C.: American Society for Microbiology, 1991:304.
53. Tisdall PA, DeYoung DR, Roberts GD, et al. Identification of clinical isolates of mycobacteria with gas-liquid chromatography: a 10-month follow-up study. *J Clin Microbiol* 1982;16:400.
54. Shafer RW, Goldberg R, Sierra M, et al. Frequency of *Mycobacterium tuberculosis* bacteremia in patients with tuberculosis in an area endemic for AIDS. *Am Rev Respir Dis* 1989;140:1611.
55. Hawkins CC, Gold JWM, Whimbey E, et al. *Mycobacterium avium* complex infections in patients with the acquired immunodeficiency syndrome. *Ann Intern Med* 1986;105:184.
56. Yagupsky P, Menegus MA. Cumulative positivity rates of multiple blood cultures; for *Mycobacterium avium-intracellulare* and *Cryptococcus neoformans* in patients with the acquired immunodeficiency syndrome. *Arch Pathol Lab Med* 1990;114:923.
57. Merz WG, Roberts GD. Detection and recovery of fungi from clinical specimens. In: Balows A, Hausler WJ Jr., Hermann KL, et al., eds. *Manual of clinical microbiology.* Washington, D.C.: American Society for Microbiology, 1991:588.
58. Telenti A, Roberts GD. Fungal blood cultures. *Eur J Clin Microbiol Infect Dis* 1989;8:825.
59. Bradsher RW, Pappas PG. Detection of specific antibodies in human blastomycosis enzyme immunoassay. *South Med J* 1995;88:1256.
60. Sarosi GA, Armstrong D, Davies SE Laboratory diagnosis of mycotic and specific fungal infections. *Am Rev Respir Dis* 1985;132:1373.
61. Wheat J, Wheat H, Connolly P, et al. Cross-reactivity in *Histoplasma capsulatum* variety *capsulatum* antigen assays of urine samples from patient with endemic mycoses. *Clin Infect Dis* 1997;24:1169.
62. Merz WG, Roberts GD. Algorithms for detection and identification of fungi In: Murray PR, Baron EJ, Pfaller MA, et al., eds. *Manual of clinical microbiology,* 7th ed. Washington, D.C.: American Society for Microbiology, 1999:1167.
63. Stoker NG. The polymerase chain reaction and infectious diseases. *Trans R Soc Trop Med Hyg* 1990;84:755.
64. Jaulhac B, Norwicki M, Bornstein N, et al. Detection of *Legionella* spp. in bronchoalveolar lavage fluids by DNA amplification. *J Clin Microbiol* 1992;30:920.
65. Yamada A, Imanishi J, Nakajima E, et al. Detection of influenza viruses in throat swabs by using polymerase chain reaction. *Microbiol Immunol* 1991;35:259.
66. Smith TE Wold AD, Espy MJ, et al. New developments in the diagnosis of viral diseases. *Infect Dis Clin North Am* 1993;7:183.
67. Bonten MJM. Controversies on diagnosis and prevention of ventilator-associated pneumonia. *Diagn Microbiol Infect Dis* 1999;34:199.
68. Kahn FW, Jones JM. Diagnosing bacterial respiratory infection by bronchoalveolar lavage. *J Infect Dis* 1987;155:862.
69. Sanchez-Nieto JM, Torres A, Garcia-Cordoba E et al. Impact of invasive and noninvasive quantitative culture sampling on outcome of ventilator-associated pneumonia. *Am J Respir Crit Care Med* 1998;157:371.
70. Kirtland SH, Corley DE, Winterbauer RH, et al. The diagnosis of ventilator-associated pneumonia. *Chest* 1997;112:445.
71. Marik PE, Brown, WJ. A comparison of bronchoscopic vs blind protected specimen brush sampling in patients with suspected ventilatorassociated pneumonia. *Chest* 1995;108:203.
72. Martins II WJ, Smith TE Brutinel WM, et al. Role of bronchoalveolar lavage in the assessment of opportunistic pulmonary infections: utility and complications. *Mayo Clin Proc* 1987;62:549.

73. Pollock FIM, Hawkins EL, Bonner JR, et al. Diagnosis of bacterial pulmonary infections with quantitative protected catheter cultures obtained during bronchoscopy. *J Clin Microbiol* 1983;17:255.

74. Thorpe JE, Baugham RP, Frame PT, et al. Bronchoalveolar lavage for diagnosing acute bacterial pneumonia, *J Infect Dis* 1987;155:855.

75. Shanholtzer CJ, Schaper PJ, Peterson LR. Concentrated Gram stain smears prepared with a cytospin centrifuge. *J Clin Microbiol* 1982;16:1052.

76. Papazian L, Martin C, Albanese J, et al. Comparison of two methods of bacteriologic sampling of the lower respiratory tract: a study in ventilated patients with nosocomial bronchopneumonia. *Crit Care Med* 1989;17:461.

77. Pham LH, Brun-Brisson C, Legrand P, et al. Diagnosis of nosocomial pneumonia in mechanically ventilated patients: comparison of a plugged telescoping catheter with the protected specimen brush. *Am Rev Respir Dis* 1991;143:1055.

78. Rouby J, DeLassale EM, Poete P, et al. Nosocomial bronchopneumonia in the critically ill: histologic and bacteriologic aspects. *Am Rev Respir Dis* 1992;146:1059.

79. Casetta M, Blot F, Antoun S, et al. Diagnosis of nosocomial pneumonia in cancer patients undergoing mechanical ventilation: a prospective comparison of the plugged telescoping catheter with the protected specimen brush. *Chest* 1999;115:164 1.

80. Marik PE, Careau R A comparison of mini-bronchoalveolar lavage and blind-protected specimen brush sampling in ventilated patients with suspected pneumonia. *J Crit Care* 1998;13:67.

81. Meduri GU, Beals DH, Maijub AG, et al. Protected bronchoalveolar lavage: a new bronchoscopic technique to retrieve uncontaminated distal airway secretions. *Am Rev Respir Dis* 1991;143:855.

82. Montravers P, Fagon J, Chastre J, et al. Follow-up protected specimen brushes to assess treatment in nosocomial pneumonia. *Am Rev Respir Dis* 1993;147:38.

83. Bergmans DCJJ, Bonten MJM, DeLeeuw PW, et al. Reproducibility of quantitative cultures of endotracheal aspirates from. mechanically ventilated patients *J Clin Microbiol* 1997;35:796.

84. Kovacs JA, Ng VL, Masur H, et al. Diagnosis of *Pneumocystis carinii* pneumonia: improved detection in sputum with use of monoclonal antibodies. *N Engl J Med* 1983;318:539.

85. Bigby TD, Margolskee D, Curtis JL, et al. The usefulness of induced sputum in the diagnosis of *Pneumocystis carinii* pneumonia in patients with the acquired immunodeficiency syndrome. *Am Rev Respir Dis* 1986;133:515.

86. Pitchenik AE, Ganjei P, Torres A, et al. Sputum examination for the diagnosis of *Pneumocystis carinii* pneumonia in the acquired immunodeficiency syndrome. *Am Rev Respir Dis* 1986;133:226.

87. Gill VJ, Evans G, Stock F, et al. Detection of *Pneumocystis carinii* by fluorescent antibody stain using a combination of three monoclonal antibodies. *J Clin Microbiol* 1987;25:1837.

88. Wolfson JS, Waldron MA, Sierra LS. Blinded comparison of a direct immunofluorescent monoclonal antibody staining method and a Giemsa staining method for identification of *Pneumocystis carinii* in induced sputurn and bronchoalveolar lavage specimens of patients infected with human immunodeficiency virus. *J Clin Microbiol* 1990;28:2136.

89. Stratton N, Hryniewicki J, Aarnaes SL, et al. Comparison of monoclonal antibody and calcofluor white stains for detection of *Pneumocystis carinii* from. respiratory specimens. *J Clin Microbiol* 1991;29:645.

90. Magnenat JL, Nicod LP, Auckenthaler R, et al. Mode of presentation and diagnosis of bacterial pneumonia in human immunodeficiency virus-infected patients: *Am Rev Respir Dis* 1988;38:110.

91. Mazzulli T, Wood S, Chua R, et al. Evaluation of the Digene Hybrid Capture system for detection and quantitation of human cytomegalovirus viremia in human immunodeficiency virus-infected patients. *J Clin Microbiol* 1996;34:2959.

92. Lesprit P, Scieux C, Lemann M, et al. Use of cytomegalovirus (CMV) antigenemia assay for the rapid diagnosis of primary CMV infection in hospitalized adults. *Clin Infect Dis* 1998;26:646.

93. Segondy M, Mourad G, Boumzebra A, et al. Comparison of viral. culture, pp-65 antigenemia, and polymerase chain reaction for the detection of cytomegalovirus in blood specimens from renal transplant recipients. *Transplant Proc* 1996;28:2810.

94. Lossos IS, Breuer R, Or R, et al. Bacterial pneumonia in recipients of bone marrow transplantation. *Transplant* 1995;60:672.

95. Sakamaki H, Yausa K, Gto H, et al. Comparison of cytomegalovirus (CMV) antigenemia and CMV in bronchoalveolar lavage fluid for diagnosis of CMV pulmonary infection after bone marrow transplantation. *Bone Marrow Transplant* 1997;20:143.

96. Henry DA, Campbell ME, LiPuma JJ, et al. Identification of *Burkholderia cepacia* isolates from patients with cystic fibrosis and use of a simple new selective medium. *J Clin Microbiol* 1997;35:614.

97. Beaty HN, Miller AA, Broome CV et al. Legionnaire's disease in Vermont, May to October 1977. *JAMA* 1978;240:127.

98. Pitout JD, Thomson KS, Hanson ND, et al. Plasmid-mediated resistance to expanded-spectrum cephalosporins among *Enterobacter aerogenes* strains. *Antimicrob Agents Chemother* 1998;42:596.

99. Wiener J, Quinn JP, Bradford PA, et al. Multiple antibiotic-resistant *Klebsiella* and *Escherichia coli* in nursing homes. *JAMA* 1999;281:563.

100. Swenson JM, Hindler J, Peterson LR. Special phenotypic methods for detecting antibacterial resistance. In: Murray PR, Baron EJ, Pfaller MA, et al., eds. *Manual of clinical microbiology,* 7th ed. Washington, D.C.: American Society for Microbiology, 1999:1563.

CAPÍTULO 42

Técnicas Invasivas para o Diagnóstico das Infecções do Trato Respiratório Inferior

William A. Broughton, Robert M. Middleton III, John B. Bass, Jr., e Michael B. Kirkpatrick

Quer seja adquirida na comunidade, nosocomial ou associada ao respirador, a pneumonia bacteriana geralmente é causada pela aspiração de conteúdos gástricos. Os organismos que causam a pneumonia bacteriana são bactérias que primeiro aderem-se e colonizam a orofaringe do hospedeiro. O espectro de patógenos microbianos é determinado pela complexa interação entre as defesas do hospedeiro e o microambiente. As variações na apresentação clínica justificam a confirmação bacteriológica para direcionar a terapia antimicrobiana, particularmente no contexto hospitalar, ou para hospedeiros imunocomprometidos. Um diagnóstico bacteriológico específico pode ajudar na tomada de decisões, diminuindo a morbidade, associada à terapia antimicrobiana empírica de amplo espectro, e melhorar as chances de sobrevida.

A recuperação de bactérias a partir do sangue ou do líquido pleural pode estabelecer a causa bacteriológica da pneumonia, mas as culturas positivas provenientes destes sítios proporcionam confirmação para apenas 15% dos pacientes na maioria das séries. O escarro é facilmente disponível na maioria dos pacientes. Alguns organismos encontrados no escarro sempre são considerados patogênicos (p. ex., *Mycobacterium tuberculosis, Mycoplasma pneumoniae,* alguns fungos, a maioria dos vírus). Mas a maior parte das bactérias recuperadas do escarro pode ser patogênica ou parte dos colonizadores orofaríngeos, e pode ser difícil a diferenciação no contexto clínico. No clássico relato de Barrett-Connor em 1971 de 51 casos de pneumonia pneumocócica bacteriana apenas 45% apresentaram a recuperação do organismo pela cultura do escarro, e após o isolamento o agente não foi encontrado nas culturas puras para a maioria dos pacientes.[1] Dados similares são encontrados para as culturas do escarro para a pneumonia nosocomial bacteriana.[2] Uma cultura do tubo endotraqueal negativa é altamente preditiva de ausência de infecção das vias aéreas inferiores em um paciente ainda sem terapia antimicrobiana, mas uma cultura positiva permanece difícil em ser interpretada, devido à presença de múltiplas espécies colonizadoras.[3,4]

Devido à falta de sensibilidade das culturas a partir de sítios protegidos e a contaminação potencial do escarro e dos aspirados endotraqueais pelos organismos colonizantes, foram propostos vários métodos para acessar as vias aéreas inferiores e colher amostras bacterianas. Este capítulo revê as técnicas e os seus riscos e benefícios potenciais no diagnóstico da infecção do trato respiratório inferior.

BIÓPSIA A CÉU ABERTO

Apesar de que a técnica de biópsia a céu aberto (BCA) é considerada a técnica com "a maior probabilidade de fornecer um tecido adequado para a obtenção de um diagnóstico microbiológico ou histológico específico,"ela é geralmente reservada para o diagnóstico em pacientes imunocomprometidos, em vez de diagnóstico de pneumonia bacteriana em hospedeiros mais saudáveis (infecções oportunísticas).[5] A técnica cirúrgica pode consistir de uma abordagem formal por toracotomia póstero-lateral, uma incisão de toracotomia menor anterior modificada, ou um procedimento de toracoscopia videoscópico. É necessária a anestesia geral e geralmente coloca-se um tubo de toracostomia no pós-operatório. As taxas de complicações são baixas, cita-se uma taxa de mortalidade de 0,5%, e as complicações relacionadas ao tratamento incluem um pneumotórax que necessita de toracostomia, drenagem por tubo, sangramento e problemas relacionados à anestesia ou técnica cirúrgica.

O processamento imediato dos espécimes para cultura bacteriana (incluindo anaeróbicos) e os patógenos oportunistas é mandatório. Encontram-se disponíveis diversos esfregaços rápidos. Os espécimes devem ser divididos de modo que sejam realizadas preparações apropriadas para avaliação histológica. Os relatos da precisão diagnóstica variam enormemente.[5,6-11] Os resultados negativos são obtidos no contexto de alterações inflamatórias inespecíficas lembrando-nos que o diagnóstico diferencial dos infiltrados pulmonares no hospedeiro imunocomprometido inclui processos não-infecciosos.

W. A. Broughton: Departament of Internal Medicine, University of South Alabama College of Medicine, Mobile, Alabama 36617.

R. M. Middleton III: Department of Pulmonary and Critical Care Medicine, University of South Alabama College of Medicine, Mobile, Alabama 36617; Department of Pulmonary and Critical Care, Southwest Mississippi Regional Medical Center, McComb, Mississippi 39648.

J. B. Bass Jr. and M. B. Kirkpatrick: Department of Internal Medicine, University of South Alabama College of Medicine, Mobile, Alabama 36617.

Os resultados da BCA podem ser importantes na orientação do tratamento dos pacientes. Na maior parte, os clínicos utilizam a BCA após métodos menos invasivos para diagnósticos terem sido esgotados. O clínico pode usar a BCA para excluir doenças tratáveis não aparentes por outros métodos, mas não se constatou que a BCA melhorasse significativamente o tratamento ou o curso clínico do paciente.[9,12-15] A BCA pode oferecer mais riscos do que benefícios.

ASPIRAÇÃO TRANSTORÁCICA COM AGULHA

A aquisição direta dos espécimes do trato respiratório inferior através da aspiração transtorácica com agulha (ATTA) inicialmente foi descrita no final dos anos 1800. Foi somente após a década de 1930 que o procedimento foi relatado como um método seguro e eficaz para obter espécimes por Sappington e Favorite e por Bullowa.[16,17] Apesar de usado primariamente para avaliação citológica dos nódulos pulmonares periféricos, alguns estudos enfocaram o uso do ATTA em grupos específicos como pacientes pediátricos,[18] hospedeiros imunocomprometidos[19,20] e pacientes ventilados mecanicamente.[21] Em geral, a fluoroscopia é utilizada para identificar a anormalidade parenquimatosa, apesar que a ATTA sem fluoroscopia foi avaliada, e utilizou-se a tomografia computadorizada.

A seleção das agulhas varia desde a ultrafina agulha calibre 25 para a agulha espinhal calibre 18 a 22. A técnica estéril é mandatória, e o tórax deve ser apropriadamente limpo e envolto em campos cirúrgicos. A preparação de meios de transporte não-bacteriostáticos estéreis e *slides* no local aceleram o processamento dos espécimes. A sedação comumente é utilizada, e acredita-se que ela diminua a probabilidade de tosse durante o procedimento. A administração de oxigênio não é uma rotina, mas é recomendável em pacientes com oxigenação arterial limítrofe. Usa-se a lidocaína tópica a 1% para a infiltração cutânea. Alguns pesquisadores sugerem o uso de uma pequena incisão cutânea para facilitar a entrada da agulha de aspiração dentro do tórax. Para evitar os riscos de embolismo venoso de ar, coloca-se uma seringa com uma trava na extremidade da agulha, e a unidade é então passada através do interespaço da costela, sobre a costela em uma linha perpendicular à parede torácica. O reajustamento desta posição deve ser obtido pela remoção completa e reposicionamento, não pela angulação da agulha. Após a agulha estar posicionada, pode-se aplicar sucção à seringa. Uma pequena quantidade de salina não-bacteriostática pode facilitar a amostragem se nenhuma for obtida pela sucção a seco. Após a agulha ser removida, repete-se a fluoroscopia para avaliar a possibilidade de um pneumotórax. O material aspirado é transportado imediatamente para as culturas apropriadas (p. ex., aeróbicas, anaeróbicas, micobacterianas e fúngicas) e colorações (p. ex, Gram, ácido-resistente, metenamina de prata e anticorpo antifluorescente para *Legionella*). Obtém-se então uma radiografia de tórax expiratória em posição ereta.

As grandes complicações com este procedimento incluem pneumotórax, hemoptise, embolismo venoso pelo ar e hemorragia. Os pacientes com patologias pulmonares bolhosas e aqueles que podem não tolerar um pneumotórax, pacientes com diátese hemorrágica e pacientes não-cooperativos não devem ser sujeitos ao procedimento. Até recentemente, a ventilação mecânica sob pressão positiva também era considerada uma contra-indicação, porém Torres e colegas relataram que 41 pacientes ventilados mecanicamente submeteram-se à ATTA com pneumotórax desenvolvendo-se em apenas 7%.[21] Globalmente, um risco de 20 a 30% de pneumotórax pode ser esperado, com a drenagem com tubo de toracostomia necessária em aproximadamente a metade dos casos. A hemoptise, relatada em 3 a 10% dos casos, geralmente é transitória, com início imediatamente após o procedimento, porém casos de hemorragia fatal foram descritos. A hemorragia pulmonar parenquimatosa geralmente não tem nenhuma importância clínica, aparecendo apenas como uma anormalidade transitória na radiografia de tórax. O embolismo aéreo é raro, e é evitado usando-se uma unidade seringa-agulha selada.

O rendimento diagnóstico varia de aproximadamente 40 a 90%, dependendo das séries.[22-25] Conforme ocorrem em todas as técnicas bacterianas, a administração prévia de terapia antimicrobiana significativamente afeta a interpretação dos resultados. Parece que o rendimento diagnóstico para a infecção bacteriana é representado pela extremidade inferior da variação descrita, e o rendimento diagnóstico para a infecção bacteriana é representado pela extremidade superior da variação. Os motivos podem incluir um menor erro na amostragem no contexto de uma doença parenquimatosa difusa ou lesões nodulares ou cavitárias assim como fatores pertinentes ao operador e ao processamento. Moser e colegas, em um modelo animal de pneumonia pneumocócica, relataram que a ATTA proporcionava a maior sensibilidade e especificidade comparada com outras técnicas invasivas. A ATTA era consistentemente associada a um risco de pneumotórax de 20 a 30%, e a ATTA era a principal causa de pneumotórax no seu estudo.[22] O risco de pneumotórax continua a limitar a utilidade desta técnica na prática clínica, apesar da facilidade do seu desempenho e potencial para acurácia diagnóstica.

ASPIRAÇÃO TRANSTRAQUEAL

Observações que as culturas de escarro expectorado não representavam confiavelmente as infecções do trato respiratório inferior devido à contaminação orofaríngea levaram à descrição em 1959 por Pecora e Brook da aspiração transtraqueal (ATT).[26]

A técnica é uma modificação daquela usada para a anestesia transtraqueal. Apesar de ser desnecessária no paciente obnubilado, a sedação é recomendada no paciente desperto. A administração de atropina também é recomendada para evitar uma reação vagal. O paciente é colocado na posição supina com um travesseiro embaixo dos ombros. O pescoço é estendido e a pele assepsiada com solução anti-séptica; um campo cirúrgico estéril é colocado em uma grande área. A anestesia tópica é feita com um pequeno botão anestésico de lidocaína a 1% sobre a traquéia membranosa ao nível da cartilagem cricóide na linha média. Após a anatomia ter sido definida, e obter-se anestesia tópica, uma agulha calibre 14 é passada uns poucos milímetros dentro da traquéia e angulada caudalmente. Coloca-se um pequeno tubo de polivinil cloreto através da agulha para facilitar a remoção da agulha. Apesar de que pode se solicitar ao paciente que evite tossir neste momento, a ânsia de tossir geralmente é intensa.

Uma alíquota de 3 mL de salina bacteriostática é instilada de uma seringa, presa ao tubo, para dentro da traquéia, Aplica-se sucção enquanto o paciente tosse livremente, e o espécime é coletado dentro da seringa. Após um espécime adequado ser obtido (isto é, umas poucas gotas) a seringa e o tubo são removidos da traquéia. Aplica-se uma pressão ligeira com gaze estéril ao sítio de punção, e uma radiografia de tórax é realizada. Alguns médicos sugerem que as secreções iniciais expectoradas diretamente após o procedimento ser realizado também devam ser coletadas, mas isto não é útil para a avaliação bacteriológica. A avaliação clínica periódica do paciente durante várias horas após o procedimento é recomendada.

O espécime é imediatamente enviado ao laboratório de microbiologia para processamento. Culturas bacterianas aeróbicas e anaeróbicas semiquantitativas e quantitativas e culturas para fungos, micobactérias e *Legionella* podem ser obtidas. Esfregaços ácido-resistentes, esfregaços para fungos e esfregaços para patógenos oportunistas devem ser revistos.

As complicações potenciais relacionadas à ATT são muitas, mas elas são limitadas pela seleção apropriada dos pacientes.[27,28] O sangramento e a infecção no sítio de punção, início ou piora da hipoxemia, enfisema subcutâneo e reação vasovagal podem ocorrer.[27,28] A morte, felizmente rara, foi relatada. A ATT é potencialmente um procedimento nocivo, ocasionalmente precisando ser interrompido antes de completado. Em uma avaliação, ATTA foi preferida em relação à ATT se outro estudo fosse necessário.[29] Isto leva à crença habitual que se um paciente não pode dar consentimento para este procedimento, deve ser realizado um procedimento alternativo. As contra-indicações absolutas incluem a diátese hemorrágica, hipoxemia grave que não consegue ser corrigida com oxigênio suplementar e a incapacidade do paciente em cooperar durante o procedimento.

A precisão diagnóstica da ATT para os patógenos não-bacterianos é boa. A recuperação de organismos que não sejam parte da flora respiratória e, portanto, patógenos (p. ex., micobactérias, *Nocardia, Pneumocystis, Legionella*) foram relatados.[30]

O diagnóstico de infecção do trato respiratório inferior baseia-se em duas pressuposições. Primeiramente, presume-se que as vias aéreas abaixo das cordas vocais normalmente sejam estéreis e que as bactérias recuperadas a partir deste local representem patógenos do trato respiratório inferior em vez de contaminantes. Segundo, presume-se que os organismos recuperados das vias aéreas centrais representem organismos que estejam causando infecção nas unidades de troca gasosa.

A primeira presunção lida com o potencial para os resultados falsos-positivos. Vários estudos revelaram que as vias aéreas abaixo das cordas vocais podem ser colonizadas com bactérias em uma variedade de contextos.[27,31-34] Nos pacientes com culturas positivas para a *Legionella* e pacientes que recentemente foram tratados para pneumonia pneumocócica encontrou-se crescimento bacteriano nos espécimes de ATT. Isto sugere um potencial para infecção respiratória não-bacteriana concorrente ou doença bacteriana recente resultando em colonização das vias aéreas inferiores. Nos pacientes com doenças respiratórias como bronquite crônica, bronquiectasia ou exacerbação de asma ou pacientes sob risco de aspiração de secreções da orofaringe constatou-se crescimento bacteriano pela ATT se não se suspeitasse da infecção aguda do trato respiratório inferior. Constou-se nos pacientes com carcinoma broncogênico crescimento bacteriano pela ATT. Voluntários saudáveis não apresentavam crescimento bacteriano pela ATT.[35]

Devido ao potencial para a contaminação, mesmo abaixo das cordas vocais, deve-se confiar na bacteriologia quantitativa ou semiquantitativa. Usando-se o ponto de corte semiquantitativo de 10^5 unidades formadoras de colônias (UFC) por mL e o crescimento semiquantitativo de 3+ como "significante", a maioria dos indivíduos nos quadros clínicos previamente descritos apresenta crescimentos de quantidades "insignificantes". Os pacientes com doença respiratória crônica, no entanto, apresentavam probabilidade de serem colonizados por patógenos em potencial em quantidades de 10^4 a 10^5 UFC por mL ou mais. Apesar de a presunção que as vias aéreas abaixo das cordas vocais sejam estéreis ser incorreta em todos os casos, um ponto de corte de crescimento quantitativo provavelmente pode ser usado para separar os contaminantes dos patógenos na maioria dos casos.

A segunda presunção lida com o potencial para resultados de cultura falsos-negativos. Pecora relatou dados em animais nos quais uma pequena alíquota de suspensão de *Serratia* e coloração direta com azul-céu era injetado perifericamente nos pulmões de cães, e realizava-se uma ATT aproximadamente 30 minutos após. Os resultados deste experimento indicam que mesmo um pequeno número de organismos injetados perifericamente foram detectados proximamente se existisse comunicação brônquica.[36] Em dados comparando ATTA e ATT relatados por Davidson e associados, foi encontrada concordância em 17 de 25 espécimes; se fossem eliminados os espécimes ATTA estéreis, observava-se concordância em 17 dos 20 espécimes.[29] Isto sugere que os resultados ATT falsos-negativos são possíveis, porém incomuns. Apesar de que no estudo citado nenhuma terapia antimicrobiana associada foi administrada, tal terapia teria afetado significativamente os resultados, aumentando a taxa de falsos-negativos.

O maior estudo de acurácia diagnóstica global da ATT para a infecção bacteriana das vias inferiores foi publicado por Bartlett em 1977.[37] De 488 pacientes que submeteram-se à ATT 383 satisfizeram os critérios clínicos para pneumonia, e 23 eram bacterêmicos. Os patógenos potenciais foram isolados de 235, deixando 48 espécimes ATT negativos; destes, 44 haviam recebido terapia antimicrobiana. Nos 23 pacientes bacterêmicos, a cultura ATT foi concordante em 100%.

Para pacientes selecionados que não estivessem recebendo agentes antimicrobianos concomitantemente, e nos quais seja provável uma infecção do trato respiratório inferior, a ATT oferece um método potencialmente útil de obter-se um diagnóstico bacteriológico acurado. O ATT é nocivo e potencialmente arriscado se não for realizado por uma pessoa experiente. Deve-se aderir a critérios estritos para a seleção dos pacientes. Recomenda-se uma bacteriologia quantitativa devido à possibilidade de colonização por patógenos potenciais nas vias aéreas inferiores da maioria dos pacientes nos quais esta técnica é considerada útil. Apesar de ter sido uma técnica popular no passado para amostragem das secreções do trato respiratório inferior, a ATT atualmente é usada infreqüentemente, provavelmente devido à pequena aceitação da parte do paciente, assim como pela disponibilidade de técnicas alternativas (p. ex., amostragem broncoscópica, aspiração percutânea orientada pela tomografia computadorizada).

MÉTODOS BRONCOSCÓPICOS

A introdução do broncoscópio flexível no final da década de 1960 capacitou o acesso às vias aéreas inferiores com visualização direta. A broncoscopia flexível é segura e eficaz para o diagnóstico e tratamento de muitas doenças pulmonares. A técnica, diferente da ATT e da ATTA, rapidamente foi empregada em pacientes ventilados mecanicamente sem conseqüências adversas. Uma extensão natural da utilidade da broncoscopia foi a aquisição das secreções de vias aéreas inferiores para confirmar uma presunção de infecção.

Os esforços iniciais para usar o broncoscópio para o diagnóstico de pneumonia bacteriana incluíram o lavado das vias aéreas lobares e segmentares com salina não-bacteriostática e então sucção das secreções para dentro de um sistema coletor para processamento. Ocorria uma contaminação significativa com flora orofaríngea com este método.[33,38] Jordan e colegas observaram que o crescimento bacteriano quantitativo a partir de espécimes de lavado brônquico em pacientes normais (isto é, naqueles sem nenhuma suspeita de ter infecções do trato respiratório inferior) e em pacientes com bronquite crônica era significativo.[39] O crescimento bacteriano até $10^{4,5}$ UFC por mL no grupo inicial de indivíduos e até $10^{5,5}$ UFC por mL neste último grupo foi observado. A recuperação de organismos pela simples lavagem e sucção não foi útil na diferenciação entre contaminação e infecção do trato respiratório inferior.

Acredita-se que as causas potenciais de contaminação incluam a aspiração relacionada à anestesia laríngea ou induzida pela passagem do broncoscópio através da laringe, contaminação pelo canal de sucção do broncoscópio durante a passagem através da nasofaringe e vias aéreas superiores e mobilização da flora da orofaringe para o trato respiratório inferior pela passagem do broncoscópio ou pela aplicação da lidocaína para a anestesia local. Para uma informação útil ser obtida através da técnica broncoscópica, estas fontes potenciais de contaminação precisavam ser eliminadas. A sucção não poderia ser aplicada enquanto a via aérea estava sendo transpassada, e a anestesia tópica não poderia ser aplicada através do broncoscópio. Os métodos de cultura quantitativos foram necessários para diferenciar a contaminação dos organismos potencialmente infectantes.

Neil Wimberley enquanto trabalhava com L. J. Faling e John Bartlett descreveu um instrumento e uma técnica para obtenção de espécimes não-contaminados das vias aéreas inferiores.[40] O espécime com escova protegida broncoscópica (EEPB; Microvasive/Microbiology Specimen Brush #1650, Microvasive, Medford , MA) é composto de uma haste interna terminando em uma escova de 10 mm feito de cerdas de náilon arranjadas em oito fileiras espiralares. Este aparato de escova em haste é encapsulado em um sistema de cateter dual de telescopagem ocluído por um *plug* pequeno de polietilenoglicol. Dados *in vitro* para os organismos aeróbicos e anaeróbicos e a análise gravimétrica mostraram que o espécime na escova acumula um volume de amostra de aproximadamente 0,010 a 0,001 mL.[40,41]

TABELA 42-1. *Técnica de broncoscopia por escova com espécime protegido*

1. Medicação pré-operatória de rotina
2. Inalação pré-procedimento de lidocaína a 4% livre de preservativos nebulizada e 0,3 mL de metaproterenol
3. A narina escolhida para a passagem do broncoscópio é anestesiada topicamente e lubrificada com 10 mL de lidocaína a 2% gelatinosa/viscosa
4. O broncoscópio é avançado para dentro das vias aéreas inferiores[a]
5. O sistema de escova com espécime protegido pode ser inserido antes da passagem do broncoscópio ou após a traquéia ter sido penetrada[b]
6. Quando visualiza-se purulência nas vias aéreas inferiores ou do orifício brônquico correspondente ao segmento anormal na radiografia de tórax, a cânula interna da escova protegida é avançada e o *plug* de polietileno glicol é catapultado

[a]É imperativo que a sucção não seja aplicada através do canal do broncoscópio e que a injeção do anestésico através do canal seja evitada. Isto ajuda a prevenir a contaminação do broncoscópio e das vias aéreas inferiores com a flora bacteriana orofaríngea.
[b]Preferimos colocar o sistema de escova com espécime protegido dentro do canal broncoscópico antes da passagem dentro da narina, pois o reflexo de tosse nas vias aéreas inferiores permanece muito ativo sem a anestesia tópica e o posicionamento prévio diminui o tempo necessário para se obter um espécime.
Dados de Broughton WA, Bass JB, Kirkpatrick MB. The technique of protected brush cateter broncoscopy. *J Crit Illn* 1987;2:63-70; com permissão.

A técnica empregada é delineada na Tabela 42-1. Devido ao potencial para tosse ser grande, enfatizamos uma anestesia tópica adequada. Usamos um regime nasal de fenilefrina a 1% mais 10 mL de geléia de lidocaína a 2% em combinação com lidocaína inalada a 4% para maximizar o conforto do paciente.[42] O sistema de escovas protegidas é passado através do canal de sucção para dentro da área correspondente à anormalidade radiológica sob visualização direta. A cânula interna então é avançada, e a escova, estendida. Após a coleta de secreções, a escova é retraída para dentro da cânula, e o sistema é removido do broncoscópio. Neste momento, a anestesia tópica através do broncoscópio pode ser usada, e os espécimes adicionais podem ser obtidos conforme desejado. Um processamento meticuloso do espécime de escova é essencial, e a técnica estéril deve ser usada para prevenir a contaminação pela pele ou pela flora ambiental.[43] A escova é avançada, e as secreções são colocadas em uma lâmina estéril de microscopia para coloração Gram. A escova então é transeccionada dentro de uma solução de 1 mL de Ringer Lactato. Após a mistura, a solução é diluída seriadamente (100 vezes) para cultura quantitativa aeróbica e anaeróbica. As placas finais de cultura representam diluições de 10^{-1}, 10^{-3} e 10^{-5} do espécime da escova contido no 1 mL de Ringer Lactato. Dado ao fator dilucional inerente à escova, acredita-se que o crescimento de 1:1.000 da placa de diluição represente 10^5 a 10^6 UFC por mL do espécime original. Isto correlaciona-se com a quantidade de organismos nos pacientes com pneumonia (10^6 a 10^8 UFC por mL).[44]

O primeiro relato do uso clínico desta técnica acompanhou os testes *in vitro*.[40] Oito voluntários saudáveis e seis pacientes com evidências clínicas de pneumonia submeteram-se à broncoscopia com EEPB. Dos oito voluntários, sete não mostraram nenhum crescimento, e um indivíduo apresentou o crescimento de *Haemophilus influenzae* ($10^{2,4}$ UFC por mL). Dos indivíduos nos quais acreditava-se que houvesse pneumonia clinicamente todos demonstraram o crescimento de patógenos em potencial em quantidades $\geq 10^3$ UCF por mL. Dois dos pacientes estavam bacterêmicos e em ambas as circunstâncias a hemocultura e o espécime EEPB ($\geq 10^3$ UFC por mL) proporcionaram o mesmo organismo. Dois pacientes com abscesso pulmonar demonstraram isolados anaeróbicos em quantidade significativa ($\geq 10^3$ UFC por mL).

Estudos adicionais no contexto da pneumonia adquirida na comunidade confirmaram a validade e a utilidade clínica desta técnica. Em 1982, Wimberley e associados descreveram 41 pacientes com evidências de pneumonia.[45] Dez destes pacientes estavam bacterêmicos. O espécime EEPB demonstrou o crescimento significativo de um organismo idêntico ao do isolado da hemocultura em todos os casos. Doze pacientes com doença não-bacteriana diagnosticado por métodos alternativos não demonstraram nenhum crescimento bacteriano significativo pela EEPB. Dos restantes 24 pacientes, 19 demonstraram pelo menos um organismo em quantidade significativa. Todos os pacientes responderam ao tratamento direcionado ao isolado EEPB. Em sete pacientes, que estavam recebendo terapia antimicrobiana não se observou nenhum crescimento significativo. Nestes 41 pacientes não se observou nenhuma complicação relacionada à broncoscopia ou ao procedimento EEPB.

Bass e colegas descrevem uma série de 78 pacientes nos quais acreditava-se que tinham pneumonia adquirida na comunidade.[46] Os resultados corroboraram dados prévios e incluíram o fato que a coloração Gram do material EEPB era um bom previsor de crescimento subseqüente significativo ($\geq 10^3$ UFC por mL) com 78% de sensibilidade, proporcionando um guia valioso para uma terapia antimicrobiana precoce.

Muitos estudos clínicos utilizaram a EEPB para o diagnóstico da pneumonia adquirida na comunidade.[47-49] Todos sofrem de uma falta de padronização para o diagnóstico de pneumonia em pacientes não-bacterêmicos e todos corroboram a necessidade de uma estrita aderência ao protocolo para melhores resultados. Os resultados da cultura EEPB foram desapontadores para os pacientes que estavam recebendo terapia antimicrobiana, apesar de que alguns resultados neste contexto foram clinicamente úteis.[50] Para os pacientes que estavam recebendo terapia antimicrobiana nenhuma informação definitiva sugere quanto tempo é necessário após a suspensão dos antibióticos para assegurar-se de resultados úteis de cultura a partir da EEPB.

A broncofibroscopia flexível com culturas EEPB pode ser usada nos pacientes ventilados mecanicamente com pouco risco. Um tubo endotraqueal de diâmetro 8 mm ou maior é preferido para passagem fácil do broncoscópio, e o paciente é colocado a FIO_2 a 100% durante o procedimento. Nenhuma modificação adicional do protocolo de EEPB é necessária nos pacientes ventilados mecanicamente. As complicações atribuíveis ao procedimento de EEPB incluem hipoxemia transitória, broncospasmo, arritmias cardíacas, mordedura da sonda e, raramente, pneumotórax. O risco de sangramento é limitado aos pacientes com coagulopatias.

Os estudos a respeito da acurácia diagnóstica no contexto da pneumonia associada ao respirador (PAR) são complicados pela falta de um padrão diagnóstico unificado. Os estudos podem usar parâmetros clínicos ou a resposta à terapia como um objetivo final, deixando os dados microbiológicos abertos para questões. Estudos utilizando um padrão histológico para o diagnóstico da PAR são ainda mais escassos. Higuchi e colaboradores, usando um modelo em babuínos de síndrome de angústia respiratória em adultos, compararam a EEPB, ATT, hemocultura e ATTA.[51] Uma sensibilidade de 70% foi observada, e uma concordância de 100% foi encontrada entre a EEPB, ATTA e hemocultura. Os pesquisadores sugeriram que a baixa sensibilidade poderia estar relacionada a erros na amostragem no contexto de infiltrados difusos, um achado subseqüentemente observado por Baughman e associados no seu relato sobre os resultados da cultura da EEPB a partir de áreas envolvidas e não-envolvidas radiologicamente.[52]

Chastre e colegas compararam a cultura EEPB diretamente com a BCA (histologia e cultura quantitativa do tecido) em 26 pacientes ventilados mecanicamente, recentemente falecidos.[53] As amostras foram obtidas imediatamente após a morte do paciente, continuando-se a ventilação mecânica. Os achados mostraram que o crescimento quantitativo da EEPB de 10^3 UFC por mL ou mais tinha uma sensibilidade de 100% e uma especificidade de 60% quando comparada com a evidência histológica de pneumonia ou crescimento tissular de 10^4 UFC por g ou mais. A cultura EEPB teve um valor preditivo positivo de 70% e um valor preditivo negativo de 100%. A administração concomitante de terapia antimicrobiana afetou significativamente os resultados da cultura EEPB. Em contraste com o trabalho de Chastre, no qual não se observou nenhum resultado falso-negativo, nas culturas de Castro e colegas publicaram dados em pacientes nos quais a pneumonia fora confirmada por hemocultura, cultura do líquido pleural ou autópsia.[54] Neste estudo, 54 pacientes tinham uma cultura EEPB com $< 10^3$ UFC por mL. Oito destes pacientes foram considerados como tendo pneumonia bacteriana definitiva, com base na autópsia em um paciente e hemoculturas positivas, culturas do líquido pleural ou ambos em sete pacientes. Conseqüentemente, a taxa de falsos-negativos da EEPB foi de 15% neste estudo.

Muitos estudos clínicos sobre o uso da EEPB na definição da causa da PAR foram relatados.[55-59] O consenso entre os investigadores é que a EEPB é um método sensível e relativamente não-invasivo para delinear a microbiologia da PAR na ausência de terapia antibiótica prévia. Uma excelente revisão recente sobre o diagnóstico broncoscópico das infecções bacterianas pulmonares identificou sete estudos publicados que compararam as técnicas broncoscópicas a um padrão-ouro de histologia pulmonar e cultura tissular quantitativa.[60] A sensibilidade e a especificidade tanto da EEPB e do LBA foram geralmente $\geq 80\%$, pelo menos na ausência de terapia antibiótica prévia. A coloração Gram do EEPB proporciona resultados preliminares úteis para uma terapia antimicrobiana racional, enquanto as culturas estão pendentes. Constatamos que a coloração Gram da EEPB era 65 a

70% sensível e > 90% específica para a identificação dos organismos que eram recuperados em ≥ 10^3 UFC por mL.[61] No entanto, é possível que a maioria dos pacientes ventilados mecanicamente com suspeita de terem PAR tenha uma causa alternativa da sua síndrome clínica.

Uso do Espécime com Escova Protegida em Circunstâncias Especiais

A *síndrome torácica aguda* é definida como um episódio febril agudo associado à dispnéia, tosse, dor torácica e um novo infiltrado pulmonar em adultos com hemoglobinopatia falcêmica. O diagnóstico diferencial inclui infecções do trato respiratório inferior e trombose pulmonar *in situ* que não podem ser diferenciadas apenas em bases clínicas. Kirkpatrick e colaboradores relataram sobre o uso da EEPB em 19 pacientes que tinham síndrome torácica aguda.[62] Neste estudo, apenas 21% dos pacientes apresentaram um crescimento bacteriano significativo, sugerindo infecção do trato respiratório inferior. Portanto, os clínicos poderiam enfocar a terapia de suporte, possivelmente utilizando a transfusão de troca, mas suspendendo a terapia antimicrobiana desnecessária.

Pang e colegas de Hong-Kong descreveram uma série de 23 pacientes com bronquiectasia.[63] A EEPB e o lavado broncoalveolar (BLA) foram realizados. A maioria dos pacientes apresentou isolados bacterianos significantes alguns dos quais eram resistentes à terapia antimicrobiana de rotina administrada para os patógenos comuns. Realizamos EEPB em oito pacientes com bronquiectasia.[64] Todos os pacientes apresentaram isolados bacterianos significativos, e todos demonstraram melhora clínica após a terapia ser direcionada ao isolado. Apenas um paciente apresentou crescimento associado de patógeno a partir do escarro.

Poucos estudos enfocaram o uso da EPPB no hospedeiro imunocomprometido. No entanto, os pacientes com síndrome de imunodeficiência adquirida ou outras patologias imunocomprometedoras apresentam um risco maior de aquisição da infecção bacteriana das vias aéreas inferiores e freqüentemente eles manifestam-se radiograficamente como uma apresentação atípica. Xaubet e associados relataram uso combinado de LBA e EPPB neste contexto e constataram que um diagnóstico específico era obtido para 20% mais pacientes do que apenas com o LBA.[65] No entanto, a taxa de falso-positivo atingiu 40%. Os pesquisadores acreditaram que os benefícios potenciais que corroboram o uso de uma abordagem combinada incluíram a direção de uma terapia antimicrobiana específica, e a interrupção de outras terapias empíricas potencialmente tóxicas. O uso de EPPB nos hospedeiros neutropênicos requer mais avaliações antes que se possam retirar conclusões.

O EEPB é um dispositivo que, sob orientação visual broncoscópica, é capaz de obter um espécime de 0,010 a 0,001 mL de secreção das vias aéreas. Se aderirem-se a padrões rígidos para aquisição e manipulação do espécime acredita-se que o crescimento bacteriano para este espécime representa com precisão a flora das vias aéreas inferiores. O crescimento bacteriano, que conforma-se às orientações clinicamente aceitas, representa o patógeno ou patógenos infectantes nas unidades de troca gasosa. As desvantagens potenciais incluem erro devido a uma terapia antimicrobiana concomitante, tamanho de amostra pequeno com resultante erro de amostragem nos casos dos infiltrados difusos e a necessidade de suporte microbiológico clínico confiável.

O grau de experiência do laboratório clínico requerida para o processamento adequado das amostras de EPPB pode ser reduzido substancialmente utilizando-se culturas em alça semiquantitativas, tornando esta abordagem diagnóstica aplicável a todos os laboratórios de microbiologia.[66]

LAVADO BRONCOALVEOLAR

O LBA é de benefício comprovado para o diagnóstico de patógenos pulmonares oportunistas nos pacientes imunocomprometidos.[67-72] O LBA obteve uma popularidade crescente como instrumento de pesquisa para o estudo do estagiamento, história natural e resposta à terapia das doenças inflamatórias intersticiais como a fibrose pulmonar intersticial, sarcoidose e pneumonite de hipersensibilidade.[71,73-75] O LBA está sujeito ao mesmo potencial para contaminação pela flora da orofaringe conforme descrito para os espécimes de lavado brônquico.

Diferente do protocolo amplamente empregado e aceito para a obtenção e processamento dos espécimes EPPB não existe nenhum consenso para a padronização da técnica de LBA. Uma descrição geral da nossa técnica é fornecida na Tabela 42-2. O líquido da lavagem retornando das vias aéreas normais varia de 50 a 60% do volume instilado, mas observa-se que este volume cai significativamente (10 a 40%) se existir uma doença parenquimatosa ou se o paciente estiver sendo ventilado mecanicamente. A lidocaína recuperada no líquido do lavado está bem abaixo da concentração associada à ativi-

TABELA 42-2. *Técnica de lavado broncoalveolar broncoscópico para diagnóstico bacteriológico da pneumonia*

1. Após a inalação de lidocaína nebulizada (10 mL de lidocaína a 4% livre de preservantes) o paciente cheira 10 mL a 2% lidocaína gel/viscosa para anestesia a narina permitindo a passagem do broncoscópio
2. Se necessário para a anestesia das vias aéreas, lidocaína a 1% livre de preservantes pode ser injetada através do canal de sucção do broncoscópio. Nada é aspirado através deste canal antes do procedimento de lavado broncoalveolar
3. A ponta do broncoscópio é gentilmente encunhada dentro do brônquio subsegmentar levando à área de anormalidade radiológica
4. A salina normal livre de preservantes à temperatura ambiente é injetada à mão em alíquotas de 60 mL e suavemente aspirada à mão com uma seringa. Para os melhores resultados, um volume total de pelo menos 120 mL deve ser usado[b]
5. O broncoscópio então é retirado, e o espécime é dividido para análise citológica, esfregaços ácido-resistentes e culturas, esfregaços e culturas para fungos, e culturas bacterianas aeróbicas e anaeróbicas quantitativas

[a]A anestesia tópica pode não ser necessária nos pacientes intubados mecanicamente ventilados que estejam sedados.
[b]Apesar de recuperarmos aproximadamente 20 a 30% do volume injetado nos pacientes não-intubados, o volume broncoalveolar recuperado a partir de pacientes intubados, ventilados mecanicamente geralmente é menor.

dade antimicrobiana.[76,77] As complicações diretamente relacionadas ao LBA são poucas, e geralmente mínimas; elas incluem a febre pós-broncoscopia, queda reversível e transitória no PaO_2, anormalidade transitória na radiografia de tórax e grandes complicações são raras, como a exacerbação da insuficiência respiratória, pneumotórax e hemoptise.[74-76] O método de processamento do espécime foi descrito em vários estudos mas existe uma ampla variação nas técnicas.[55,72,76,78,79] Todos concordam que algumas partes do líquido de lavagem devem ser usadas para a avaliação citológica dos patógenos oportunistas, coloração ácido-resistente, esfregaço e cultura para fungos, coloração para *Legionella* com anticorpo fluorescente direto e cultura viral. No entanto, a metodologia não foi padronizada para as culturas bacterianas. Devido à probabilidade de contaminação dos espécimes, são necessárias técnicas de cultura bacteriana quantitativas para a interpretação dos resultados. Kirkpatrick e Bass relataram culturas LBA quantitativas de oito indivíduos saudáveis sem nenhuma evidência de doença pulmonar.[78] As bactérias foram recuperadas de sete destes oito indivíduos, mas em todos os casos o crescimento foi menor do que 10^4 UFC por mL. O crescimento foi atribuído à contaminação da orofaringe, pois as culturas dos broncoscópios limpos sob um protocolo de descontaminação estrito eram estéreis.

Kahn e Jones relataram culturas LBA quantitativas a partir de 57 pacientes não-intubados que apresentavam pneumonia clinicamente definida e de 18 indivíduos controles não-infectados.[79] Entre os 18 pacientes controles, os resultados do crescimento quantitativo variaram amplamente. Após os espécimes serem analisados de acordo com a proporção de células epiteliais escamosas (CEEs) identificadas nos esfregaços centrifugados coloridos pelo Giemsa do líquido do LBA, dois grupos emergiram. Os líquidos de lavado que continham menos que 1% de CEEs não apresentavam nenhum isolado recuperado em quantidades iguais ou maiores que 10^5 UFC por mL; no entanto, para espécimes com mais do que 1% CEEs, apesar de indicativos de contaminação pela flora orofaríngea, era provável observar-se um crescimento em quantidades maiores que 10^5 UFC por mL. Dos 57 pacientes nos quais acreditava-se que tivessem uma infecção das vias aéreas inferiores, acreditava-se que 18 tivessem doença bacteriana (isto é, 13 pneumonias e 5 bronquites). Todos apresentaram crescimento igual ou maior que 10^5 UFC por mL com 1% CEE ou menos. Sete pacientes tiveram hemoculturas positivas, e em todos os sete o patógeno idêntico foi isolado em quantidades de 10^5 UFC por mL ou maior. A contagem celular diferencial do líquido do LBA não ofereceu nenhuma característica distinta neste grupo. Estes dados proporcionam suporte para o uso de um ponto de corte clinicamente útil para a diferenciação entre contaminação da orofaringe e as infecções das vias aéreas inferiores se o espécime clínico for examinado desta maneira. No entanto, a utilidade dos EECs como marcadores da contaminação orofaríngea foi questionada por Irwin e colegas, que notaram a dificuldade de diferenciar os EECs bucais da metaplasia escamosa das células mucosas das vias aéreas apenas pela microscopia eletrônica.[80]

Thorpe e colaboradores usaram um método semiquantitativo de cultura na avaliação de 92 pacientes, sendo que em 15 acreditava-se que tivessem pneumonia bacteriana e não estavam sob terapia antimicrobiana.[72] Para estes 15, as culturas do LBA proporcionaram um crescimento bacteriano de 10^4 UFC por mL ou mais. A coloração Gram foi realizada no líquido do LBA centrifugado e era preditivo de crescimento subseqüente em 11 (73%) dos 15 pacientes sem nenhum resultado falso-positivo. A contagem celular diferencial do líquido LBA revelou uma predominância de leucócitos polimorfonucleares em grupos com infecção bacteriana ativa ou em resolução, não oferecendo nenhuma distinção entre os dois grupos.

Henriquez e colegas relataram o uso do LBA em pacientes com abscesso pulmonar anaeróbico e comparou o LBA a ATT em quatro pacientes.[81] O crescimento anaeróbico foi observado em baixa concentração em 1 dos 26 indivíduos controle. Em pacientes com abscessos pulmonares, uma mistura de isolados aeróbicos e anaeróbicos foi observada. Dezesseis isolados anaeróbicos foram recuperados pelo ATT, e 12 destes também foram recuperados pelo LBA. Uma "alta correlação" entre as colorações Gram do líquido do LBA e resultados subseqüentes de culturas foi observada pelos pesquisadores.

Vários estudos relataram uma bacteriologia quantitativa do LBA para os pacientes ventilados mecanicamente e compararam o LBA com EEPB. Johanson e colegas usaram um modelo animal para fornecer uma definição histológica para a pneumonia.[82] Lobos com pneumonia histologicamente mais grave foram associados a um maior crescimento bacteriano, e a maioria deste foi polimicrobiano. Um índice bacteriano (isto é, soma de concentração de crescimento log de cada espécie) do espécime do LBA foi estritamente relacionado ao índice bacteriano da cultura de tecido pulmonar e à gravidade histológica da pneumonia. Esta associação foi mantida quer o espécime fosse obtido do mesmo lobo ou de um lobo diferente do estudado histologicamente. O LBA recuperou 74% de todas as espécies isoladas pela cultura do tecido pulmonar, comparado com 41% recuperado pela EEPB. Chastre e colegas relataram o uso do LBA em pacientes com PAR definida clínica e histologicamente e obteve resultados diferentes.[55] Cinco pacientes com pneumonia bacteriana confirmada tiveram oito organismos isolados em quantidades iguais ou maiores que 10^3 UFC por mL pela EEPB. Entre estes, apenas quatro foram observados em quantidades de 10^5 UFC por mL ou mais pelo LBA (cinco em $\geq 10^4$ UFC por mL). Todos os cinco pacientes com pneumonia bacteriana confirmada tiveram organismos intracelulares em pelo menos 25% dos leucócitos polimorfonucleares observados na coloração Gram ou líquido do LBA centrifugado. Os organismos eram morfologicamente similares aos que cresciam em altas concentrações na EEPB para oito dos nove organismos, mas eles cresciam em quantidades iguais ou maiores do que 10^4 UFC por mL a partir do LBA em apenas seis de nove, sugerindo o potencial para um papel complementar entre o LBA e o EEPB. As contagens celulares diferenciais do líquido do LBA não ofereceram nenhuma informação útil. A utilidade proposta para a análise do líquido do LBA para os organismos intracelulares foi confirmada por Chastre e colaboradores. Em um relato de 61 pacientes, os organismos intracelulares estavam presentes em pelo menos 7% das células alveolares examinadas em 12 dos 15 pacientes com pneumonia, mas em apenas 2 dos 47 pacientes sem pneumonia.[83]

Guerra e Baughman relataram as suas experiências com as culturas semiquantitativas no LBA nos pacientes ventilados mecanicamente.[84] Estes pacientes foram divididos em dois grupos sem o conhecimento dos seus resultados de cultura do LBA. O grupo 1 consistia de pacientes com infecção do trato respiratório inferior clinicamente definida; o grupo 2 consistia de pacientes comprovados pela autópsia ou critérios clínicos que não tinham infecção do trato respiratório inferior. Do último grupo (24 pacientes) nenhum demonstrou crescimento bacteriano de 10^4 UFC por mL ou maior. A maioria dos pacientes neste estudo havia recebido terapia antimicrobiana antes da aquisição das amostras.

Torres e colaboradores compararam a eficácia do LBA e do EEPB em 34 pacientes ventilados mecanicamente que apresentavam suspeita de pneumonia bacteriana.[85] Todos os pacientes haviam recebido terapia antimicrobiana recente. Os valores diagnósticos do LBA e do EEPB foram observados como sendo similares, com uma concordância de culturas em aproximadamente 89% dos casos, e coloração Gram sempre concordante se significativa ($\geq 10^3$ UFC por mL), os resultados de cultura foram observados. Os organismos encontrados na hemocultura eram sempre encontrados nos espécimes de LBA e de EEPB.

Meduri e colegas descreveram a eficácia de outra técnica de LBA, LBA protegido (LBAP).[86] A técnica incorpora um cateter transbroncoscópico com ponta de balão protegido, usado para evitar a exposição da solução instilada e aspirada de LBA a contaminantes presentes no canal de sucção do broncoscópio. O canal de sucção e de aspiração do aparato é protegido por um fino diafragma de polietileno que é facilmente expelido irrigando-se 2 mL de salina estéril através do canal. Um broncoscópio com um grande canal é necessário para este procedimento, o que pode limitar a sua utilidade em alguns contextos. Dos 13 pacientes com um diagnóstico de pneumonia, definida pela histologia, hemocultura ou resposta clínica a uma terapia antimicrobiana de espectro estreito, a cultura do LBAP rendia um crescimento significativo em 12. Usando-se um ponto de corte de 10^4 UFC por mL para diagnosticar a pneumonia, a cultura do LBAP tinha uma sensibilidade de 92% e uma especificidade de 97%. A terapia antimicrobiana prévia parecia apresentar menos efeito adverso sobre os resultados do LBAP do que sobre os resultados do EEPB. A coloração Gram do espécime LBAP citospin era positivo com organismos morfologicamente semelhantes em 92% dos casos. Os organismos intracelulares foram observados em oito pacientes.

O LBA oferece um método seguro e eficaz de diagnosticar as infecções pulmonares. As culturas bacterianas quantitativas do líquido do LBA têm o potencial de separar o contaminante do patógeno e podem se mostrar útil no diagnóstico da infecção bacteriana do trato respiratório inferior. Os esfregaços Giemsa centrifugados podem oferecer um método pelo qual o grau de contaminação orofaríngea pode ser avaliada (% CEEs). A coloração Gram e o preparado centrifugado para a observação dos organismos intracelulares estão rapidamente disponíveis, são complementares, podem sugerir um crescimento subseqüente e podem orientar as decisões iniciais concernentes à terapia antimicrobiana. As contagens celulares diferenciais oferecem uma utilidade limitada sobre as infecções do trato respiratório inferior. A técnica LBAP pode oferecer um método diagnóstico alternativo valioso para a infecção do trato respiratório inferior em pacientes intubados e não-intubados.

Apesar de não ser uma técnica diagnóstica invasiva constatou-se que as culturas quantitativas dos aspirados endotraqueais (usando-se $\geq 10^5$ UFC por mL como ponto de corte) eram tão sensíveis como os espécimes broncoscópicos para o diagnóstico bacteriológico da PAR em um estudo clínico[87] e em um modelo animal de PAR.[88] Se estudos adicionais confirmarem estes achados, as culturas endotraqueais quantitativas poderiam evitar a necessidade de uso de muitos procedimentos broncoscópicos.

O efeito da antibioticoterapia prévia sobre o diagnóstico broncoscópico da PAR é uma questão que continua a ser fonte de incertezas. Acreditamos que uma abordagem razoável a isto é a seguinte: os resultados de cultura broncoscópica de pacientes que estiveram sob uma terapia antibiótica inalterada por ≥ 72 horas grosseiramente são tão confiáveis para cultura quanto as culturas provenientes de pacientes sob nenhuma terapia antibiótica. As culturas (especialmente os resultados negativos) de pacientes cujos antibióticos foram iniciados ou trocados em até 72 horas antes do procedimento são de interpretação mais difícil.[89] Se as culturas broncoscópicas devem ser obtidas em tais circunstâncias é incerto.

A decisão quanto ao uso ou não do LBA broncoscópico ou EEPB para aquisição dos espécimes é problemática. Argumentamos a favor do EEPB como a técnica preferida de diagnóstico da pneumonia bacteriana,[61] mas rapidamente reconhecemos a utilidade do LBA.[90] O LBA é provavelmente a técnica preferida quando o diagnóstico diferencial inclui patógenos não-bacterianos, como micobactérias, fungos, vírus e síndromes eosinofílicas. Para o diagnóstico da pneumonia bacteriana acreditamos que a escolha entre o EEPB e o LBA depende primariamente da experiência e preferências do broncoscopista.

Finalmente, apesar de quase duas décadas de estudos *in vitro*, em animais e clínicos sobre o diagnóstico broncoscópico das infecções bacterianas a sua utilidade em melhorar o prognóstico de pacientes permanece incerta.[91,92] Concordamos com a recomendação do Dr. Michael Niederman que estudos futuros sobre técnicas diagnósticas invasivas incluam dados sobre o prognóstico, como a mortalidade dos pacientes, custos e uso de antibióticos.[92]

REFERÊNCIAS BIBLIOGRÁFICAS

1. Barrett-Conner E. The non-value of sputum cultures in the diagnosis of pneumococcal pneumonia. *Am Rev Respir Dis* 1971;103:845-848.
2. Bryan CS, Reynolds KL. Bacteremic nosocomial pneumonia. *Am Rev Respi Dis* 1984;129:668-671.
3. Middleton RM, Kirkpatrick MB. Comparison of four methods to assess airway bacteriology in the intubated mechanically-ventilated *patient. Am Rev Respi Dis* 1991;143:A107.
4. El-Ebiary M, Torres A, Gonzales J, et al. Diagnosis of ventilatorassociated pneumonia: diagnostic value of quantitative cultures of endotracheal aspirates. *Am Rev Respir Dis* 1991;143:A108.
5. Tobin MJ. Diagnosis of pneumonia: techniques and problems. *Clin Chest Med* 1987;8(3):513-527.
6. Robin ED, Burke CM. Lung biopsy in immunosuppressed patients. *Chest* 1986;89(2):276-278.
7. McKenna RJ, Mountain CF, McMurtrey MJ. Open lung biopsy in immunocompromised patients. *Chest* 1987;91(5):639-640.
8. Stulbarg MS. Open lung biopsy in the acquired immunodeficiency syndrome (AIDS). *Chest* 1987;91(5):639-640.

9. Suffredini AF, Ognibene FP, Lack EE, et al. Nonspecific interstitial pneumonitis a common cause of pulmonary disease in the acquired immunodeficiency syndrome. *Ann Int Med* 1987;107:7-13.
10. Hiatt JR, Gong M, Mulder DG, et al. The value of open lung biopsy in the immunosuppressed patient. *Surgery* 1982;92(2):785-791.
11. McCabe RE, Brooks RG, Mark JB, et al. Open lung biopsy in patients with acute leukemia. *Am J Med* 1985;78:609-616.
12. Rosenow EC, Wilson WR, Cockerelli FR. Pulmonary disease in the immunocompromised host. *Mayo Clin Proc* 1985,60:473-487.
13. Wardman AJ, Cook NJ. Pulmonary infiltrates in adult acute leukemia, empirical treatment or lung biopsy. *Thorax* 1984;39:647-650.
14. Pennington JE, Feldman NT. Pulmonary infiltrates and fever in patients with hematologic malignancy. *Am J Med* 1977;62:501-507.
15. Puksa S, Hutchenson MA, Hyland RM. Usefulness of transbronchial biopsy in immunosuppressed patients with pulmonary infiltrates. *Thorax* 1983;36:146-150.
16. Sappington SW, Favorite GO. Lung puncture in lobar pneumonia. *Am J Med Sci* 1936;191:225-234.
17. Bullowa JGM. The reliability of sputum typing and its relation to serum therapy. *JAMA* 1935;105:1512-1513.
18. Berger R, Aragno L. The value and safety of percutaneous lung aspiration for children with serious pulmonary infections. *Pediatr Pulmonol* 1985;1:309-313.
19. Castellino RA, Blank N. Etiologic diagnosis of focal pulmonary infection in immunocompromised patients by fluoroscopically guided percutaneous needle aspiration. *Radiology* 1979;132:563-567,
20. Wallace JM, Batra P, Gong H Jr., et al. Percutaneous needle lung aspiration for diagnosing pneumonitis in the patient with AIDS. *Am Rev Respir Dis* 1985;131:389-392.
21. Torres A, Jimenez P, de la Bellacasa JP, et al. Diagnostic value of non-fluoroscopic percutaneous lung needle aspiration in patients with pneumonia. *Chest* 1990;98(4):839-844.
22. Moser KM, Maurer J, Jassy L, et al. Sensitivity, specificity and risk and diagnostic procedures in a canine model of *Streptococcus pneumoniae* pneumonia. *Am Rev Respir Dis* 1982;125:436-442.
23. Palmer DL, Davidson M, Lusk R. Needle aspiration of the lung in complex pneumonias. *Chest* 1980;78:16-21.
24. Berger R, Arango L. Etiologic diagnosis of bacterial nosocomial pneumonia in seriously ill patients. *Crit Care Med* 1985;13(10):833-836.
25. Sagel SS, Ferguson TB, Forrest JV, et al. Percutaneous transthoracic aspiration needle biopsy. *Ann Thorac Surg* 1978;26(5):399-405.
26. Pecora DV, Brook R. A method of securing uncontaminated tracheal sections for bacterial examination. *J Thorac Surg* 1959;37:653-654.
27. Kulinske RW, Parker RH, Brandt D, et al. Diagnostic usefulness and safety of transtracheal aspiration. *N Engl J Med* 1967;276(1):604-608.
28. Pratter MR, Irvin RS. Transtracheal aspiration, guidelines for safety. *Chest* 1979;76(5):518-520.
29. Davidson M, Tempest B, Palmer DL. Bacteriologic diagnosis of acute pneumonia comparison of sputum, transtracheal aspirates and lung aspirates. *JAMA* 1976;235(2):158-163.
30. Thadepalli M, Rbambhatla K, Miden A. Transtracheal aspiration in the diagnosis of sputumb smear-negative tuberculosis. *JAMA* 1977;238(10):1037-1040.
31. Berman SZ, Mathisen DA, Stevenson DD, et al. Transtracheal aspiration studies in asthmatic patients in relapse, with BinfectiveB asthma and in subjects without respiratory disease. *J Allergy Clin Immunol* 1975;56:206-214.
32. Bjerkestrand G, Digranes A, Schreiner A. Bacteriologic findings in transtracheal aspirates from patients with chronic bronchitis and bronchiectasis: a preliminary report. *Scand J Respir Dis* 1975;56:201-207.
33. Fossieck BE, Parker RH, Cohen MN, et al. Fiberoptic bronchoscopy and culture of bacteria from the lower respiratory tree. *Chest* 1977;73:5-9.
34. Lober D, Swenson RM. Bacteriology of aspiration pneumonia. *Ann Int Med* 1974;81:329-331.
35. Hoeprich DD. Etiologic diagnosis of lower respiratory tract infections. *Calif Med* 1970;112:1-8.
36. Pecora DV. How well does transtracheal aspiration reflect pulmonary infection [Letter]? *Chest* 1974;66(2):220.
37. Bartlett JG. Diagnostic accuracy of transtracheal aspiration. Bacteriologic studies. *Am Rev Respir Dis* 1977;115:777-782.
38. Okinaka AJ, Dineen R Bacterial colony counts in bronchial wash-ings. *Ann Surg* 1968;167:47-50.
39. Jordan GW, Wong GA, Koeprich PD. Bacteriology of the lower respiratory tract as determined by fiberoptic bronchoscopy and transtracheal aspiration. *J Infect Dis* 1976;134:428-435.
40. Wimberley N, Faling LJ, Bartlett JG. A fiberoptic bronchoscopy technique to obtain uncontaminated lower airway secretions for bacterial culture. *Am Rev Respir Dis* 1979;119:337-343.
41. Middleton RM, Seibert A, Sawyer L, et al. An in vitro comparison of two microbiology specimen brushes. *Am Rev Respir Dis* 1990;141:277A.
42. Middleton RM, Shah A, Kirkpatrick MB. Topical nasal anesthesia for flexible bronchoscopy: a comparison of four methods in normal subjects and in patients undergoing transnasal bronchoscopy. *Chest* 1991;99:1093-1096.
43. Broughton WA, Bass JB, Kirkpatrick MB. The technique of protected brush catheter bronchoscopy. *J Crit Illn* 1987;2:63-70.
44. Bartlett JG, Finegold SM. Bacteriology of expectorated sputum with quantitative culture and wash technique compared to transtracheal aspirates. *Am Rev Respir Dis* 1978;117:1010-1027.
45. Wimberley N, Bass JB, Boyd BW, et al. Use of a bronchoscopic protected catheter brush for the diagnosis of pulmonary infections. *Chest* 1982;81:556-562.
46. Bass JB, Hawkins EL, Bonner JR, et al. Use of a bronchoscopic protected catheter technique in the clinical evaluation of a new antibiotic. *Diagn Microbiol Infect Dis* 1983;1:95-106.
47. Lorch DG Jr., John JF Jr., Tomlinson JR, et al. Protected transbronchial needle aspiration and protected specimen brush in the diagnosis of pneumonia. *Am Rev Respir Dis* 1987;136:565-569.
48. Ortqvist A, Kalin M, Lejdeborn L, et al. Diagnostic fiberoptic bronchoscopy and protected brush culture in patients with community-acquired pneumonia. *Chest* 1990;97:576-582.
49. Pollock HM, Hawkins EL, Bonner JR, et al. Diagnosis of bacterial pulmonary infections with quantitative protected catheter cultures obtained during bronchoscopy. *J Clin Microbiol* 1983;17:255-259.
50. Broughton WA, Kirkpatrick MB. Acute necrotizing pneumonia caused by Enterobacter cloacae. *South Med J* 1988;81:1061-1062.
51. Higuchi JH, Coalson JJ, Johanson WG Jr. Bacteriologic diagnosis of nosocomial pneumonia in primates. Usefulness of the protected specimem brush. *Am Rev Respir Dis* 1982;125:53-57.
52. Baughman RP, Thorpe JE, Staneck J, et al. Use of protected specimen brush in patients with endotracheal or tracheostomy tubes. *Chest* 1987;91(2):733-736.
53. Chastre J, Viau F, Brun P, et al. Prospective evaluation of the protected specimem brush for the diagnosis of pulmonary infections in ventilated patients. *Am Rev Respir Dis* 1984;130:928-929.
54. DeCastro FR, Violan JS, Capuz BL, et al. Reliability of the bronchoscopic protected catheter brush in the diagnosis of pneumonia in mechanically ventilated patients. *Crit Care Med* 1991;19:171.
55. Chastre J, Fagon JY, Soler P, et al. Diagnosis of nosocomial pneumonia in intubated patients undergoing ventilation: comparison of the usefulness of bronchoalveolar lavage and the protected specimen brush. *Am J Med* 1988;85:499.
56. Fagon JY, Chastre J, Hance AJ, et al. Detection of nosocomial lung infection in ventilated patients Use of a protected specimen brush and quantitative culture techniques in 147 patients. *Am Rev Respir Dis* 1988;138:110-116.
57. Martos JA, Ferrer M, Torres A, et al. Specificity of quantitative cultures of protected specimem brush and bronchoalveolar lavage in mechanically ventilated patients. *Am Rev Respir Dis* 1990;141:A276.

58. Villers; D, Derriennic M, Raffi F, et al. Reliability of the bronchoscopic protected catheter brush in intubated and ventilated patients. *Chest* 1985;88:527.
59. Meduri GU. Ventilator associated pneumonia in patients with respiratory failure. A diagnostic approach. *Chest* 1990;97(5):1208-1219.
60. Dombret MC, Chastre J. The role of fiberoptic bronchoscopy in the diagnosis of bacterial lung infections. *Eur Respir Mon* 1998;9:153-170.
61. Kirkpatrick MB, Middleton RM. Bronchoscopic diagnosis of bacterial pneumonia. Protected specimem brush versus bronchoalveolar lavage: pro-protected brush. *J Bronchol* 1997;4:255-259.
62. Kirkpatrick MB, Haynes J, Bass JB. Results of bronchoscopically obtained lower airway cultures from adult sickle cell disease patients with the acute chest syndrome. *Am J Med* 1991;90:206-210.
63. Pang JA, Cheng A, Chan HS, et al. The bacteriology of bronchiectasis in Hong Kong investigated by protected catheter brush and bronchoalveolar lavage. *Am Rev Respir Dis* 1989;139:14-17.
64. Middleton RM, Segarra J, Kirkpatrick MB, et al. Role of bronchoscopy in the diagnosis and management of adult patients with bronchiectasis. *Clin Res* 1991;39(4):814A.
65. Xaubet A, Torres A, Marco F, et al. Pulmonary infiltrates in immunocompromised patients. Diagnostic value of telescoping plugged catheter and bronchoalveolar lavage. *Chest* 1989;95:130-135.
66. Middleton RM III, Huff W, Brickey DA, Kirkpatrick MB. Comparison of quantitative cultures to semiquantitative loop cultures of bronchoscopic protected specimen brush samples. *Chest* 1996;109(5):1204-1209.
67. Baughman RP, Dohn MN, Loudon RG, et al. Bronchoscopy with bronchoalveolar lavage in tuberculosis and fungal infections. *Chest* 1991;99:92-97.
68. Cordonnier C, Bernaudin JF, Fleury J, et al. Diagnostic yield of bronchoalveolar lavage in pneumonitis occurring after allogeneic bone marrow transplantation. *Am Rev Respir Dis* 1985;132:1118-1123.
69. Glatt AE, Chirgwin K. Pneumocystis carinii pneumonia in human immunodeficiency virus-infected patients. *Arch Intern Med* 1990;150:271-279.
70. Luce JM, Clement MJ. Pulmonary diagnostic evaluation in patients suspected of having an HIV-related disease. *Sem Respir Infect* 1989;4:93-101.
71. Reynolds HY Bronchoalveolar lavage. *Am Rev Respir Dis* 1987;135:250-263.
72. Thorpe JE, Baughman RP, Frame, PT, et al. Bronchoalveolar lavage for diagnosing acute bacterial pneumonia. *J Infect Dis* 1987;155:855-861.
73. Crystal RG, Reynolds HY, Kalica AR. Bronchoalveolar lavage: the report of an international conference. *Chest* 1986;90:122-131.
74. Helmers RA, Hunninghake GW. Bronchoalveolar lavage in the immunocompromised patient. *Chest* 1989;96:1184-1190.
75. Klech H, Hutter C. Clinical guidelines and indications for bronchoalveolar lavage (BAL): report of the European society of pneumology task group, on, BAL. *Eur Respir J* 1990;3:397-974.
76. Rankin JA. Role of bronchoalveolar lavage in the diagnosis of pneumonia. *Chest* 1989;95:187S-190S.
77. Wimberley N, Willey S, Sullivan N, et al. Antibacterial properties of lidocaine. *Chest* 1979;76:37-40.
78. Kirkpatrick MB, Bass JB Jr. Quantitative bacterial cultures of bronchoalveolar lavage fluids and protected brush catheter specimens from normal subjects. *Am Rev Respir Dis* 1989;139:546-548.
79. Kahn FW, Jones JM. Diagnosing bacterial respiratory infection by bronchoalveolar lavage. *J Infect Dis* 1987;155:862-869.
80. Irwin RS, Demers RR, Pratter MR, et al. Evaluation of methylene blue, and squamous epithelial cells as oropharyngeal markers: a means of identifying oropharyngeal contamination during transtracheal aspiration. *J Infect Dis* 1980;141:165-171.
81. Henriquez AH, Mendoza J, Gonzalez PC. Quantitative culture of bronchoalveolar lavage from patients with anaerobic lung abscesses. *J Infect Dis* 1991;164:414-417.
82. Johanson WG, Seidenfeld JJ, Gomez P, et al. Bacteriologic diagnosis of nosocomial pneumonia following prolonged mechanical ventilation. *Am Rev Respir Dis* 1988;137:259-264.
83. Chastre J, Fagon JY, Soler P, et al. Quantification of lavage cells containing intracellular bacteria: a useful adjunct in the evaluation of patients suspected, of having nosocomial pneumonia. *Am Rev Respir Dis* 1988;137(4):360.
84. Guerra LF, Baughman RP. Use of bronchoalveolar lavage to diagnose bacterial pneumonia in mechanically ventilated patients. *Crit Care Med* 1990;18:169-173.
85. Torres A, de la Bellacasa JP, Xaubet A, et al. Diagnostic value of quantitative cultures of bronchoalveolar lavage and telescoping plugged catheters in mechanically ventilated patients with bacterial pneumonia. *Am Rev Respir Dis* 1989;140:306-310.
86. Meduri GU, Beals DM, Maijab AG, et al. Protected bronchoalveolar lavage: a new bronchoscopic technique, to retrieve uncontaminated distal airway secretions. *Am Rev Respir Dis* 1991;143:855-864.
87. El-Ebiary M, Torres A, Gonzalez J, et al. Quantitative cultures of endotracheal aspirates for the diagnosis of ventilator-associated. pneumonia. *Am Rev Respir Dis* 1993;148:1552-1557.
88. Wermert D, Marquette CH, Copin MC, et al. Influence of pulmonary bacteriology and histology on the yield of diagnostic procedures in ventilatoracquired, pneumonia. *Am J Respir Crit Care Med* 1998;158:139-147.
89. Souweine B, Veber B, Bedos JP, et al. Diagnostic accuracy of protected specimen brush and bronchoalveolar lavage in nosocomial pneumonia: Impact of previous antimicrobial treatments. *Crit Care Med* 1998;26:236-244.
90. Chastre J, Trouillet JL, Dombret MC. Bronchoscopic diagnosis of bacterial pneumonia. Protected specimen brush versus bronchoalveolar lavage: pro-bronchoalveolar lavage. *J Bronchol* 1997;4:260-265.
91. Wunderink RG. Mortality and the diagnosis of ventilator-associated pneumonia. A new direction. *Am J Respir Crit Care Med* 1998;157:349-350.
92. Niederman MS. Bronchoscopy for ventilator-associated pneumonia: show me the money (outcome benefit)! *Crit Care Med* 1998;26:198-199.

PARTE V

Terapia

CAPÍTULO 43

Antimicrobianos para o Tratamento da Infecção Respiratória

Steven W. Sonnesyn e Dale N. Gerding

A pneumonia, os abscessos pulmonares, o empiema, a sinusite e a bronquite são infecções comumente encontradas em todos os campos da medicina. Uma compreensão básica sobre os agentes antimicrobianos disponíveis para tratamento destas infecções é um componente essencial do tratamento das infecções respiratórias. Este capítulo enfatiza os agentes antibacterianos e antivirais orais e parenterais disponíveis para o tratamento das infecções respiratórias. Os agentes antimicobacterianos e antifúngicos também são analisados nos Capítulos 37, 38 e 39. O espectro da atividade, a farmacocinética, a toxicidade e as limitações dos agentes individuais são revistos. Sempre que possível, os dados farmacocinéticos são resumidos sob forma tabular. Enfoca-se uma atenção particular sobre uma comparação entre os antimicrobianos em uma determinada classe. A discussão avalia os antimicrobianos de um ponto de vista respiratório, mas aplicações específicas são descritas em outros capítulos.

AGENTES ANTIMICROBIANOS

Penicilinas

As penicilinas permanecem como uma importante classe de antibióticos no tratamento das infecções respiratórias. Elas são mais bem divididas em quatro categorias: sensíveis à penicilinase ou penicilinas naturais, penicilinase-resistentes ou penicilinas antiestafilocócicas, penicilinas de espectro estendido ou penicilinas antipseudomonas e inibidores da β-lactamase.

A primeira penicilina antiestafilocócica foi a penicilina G. O uso disseminado desta droga levou 80% dos isolados clínicos de *Staphylococcus aureus* a serem resistentes por volta da década de 1960. Hoje em dia, 85 a 95% dos isolados de *S. aureus* são resistentes à penicilina G e outras penicilinas naturais. No entanto, esta classe de penicilina permanece útil no tratamento de muitas infecções respiratórias. Eles ainda são os agentes mais ativos *in vitro* contra os estreptococos, e a penicilina G permanece a droga de escolha no tratamento da pneumonia pneumocócica sensível à penicilina.

Em uma pesquisa recente de 34 centros médicos dos EUA, 1.601 isolados clínicos de *S. pneumoniae* foram testados quanto à suscetibilidade à penicilina de novembro de 1997 a abril de 1998. A taxa global de resistência à penicilina foi de 29,5% com 17,4% demonstrando resistência intermediária.[1] A incidência de resistência varia significativamente geograficamente e entre as instituições. Os centros de cuidados diurnos mostraram estar associados a altas concentrações de *S. pneumoniae* resistente à penicilina.

A atividade estreptocócica da penicilina G inclui cobertura contra o *Streptococcus pyogenes, Streptococcus viridans* e estreptococos dos grupos B e G. A penicilina G também proporciona atividade contra a maioria dos anaeróbios em orofaringe, como os peptoestreptococos, fusobactérias e *actinomyces*, apesar de ter aumentado a resistência β-lactamase mediada entre a *Prevotella* sp. oral e *Porphyromonas* sp. A *Pasteurella multocida, Listeria monocytogenes e Neisseria meningitidis* também são suscetíveis à penicilina G. Poucos organismos bacilos gram-negativos aeróbicos são sensíveis à penicilina G, e outros agentes são preferidos no tratamento com estes organismos.

Em contraste com a penicilina G, a penicilina V é ácido-estável, resultando em melhor absorção oral e proporcionando níveis pico séricos de 3 μg por mL após uma dose de 500 mg. A penicilina V tem um espectro de atividade similar à da penicilina G. O seu uso deve ser limitado à terapia continuada do abscesso pulmonar, após a terapia inicial parenteral se os anaeróbicos forem suscetíveis à bronquite, sinusite e faringite se os estreptococos forem os patógenos documentados. Conforme ocorre com a penicilina G, espera-se que a maioria dos organismos bacilares gram-negativos, *Bacteroides fragillis* e cepas produtoras de *S. aureus* e *Haemophilus influenzae,* seja resistente à penicilina V. A penicilina V é ainda menos ativa do que a penicilina G contra o *H. influenzae*, *Neisseria* sp. e bactérias gram-negativas entéricas.

A ampicilina é uma penicilina natural disponível sob as formas orais e parenterais. Ela é ligeiramente menos ativa do que a penicilina G *in vitro* contra os pneumococos e a maior parte dos demais estreptococos. No entanto, ela é muito mais

S. W. Sonnesyn: Department of Medicine, University of Minnesota Medical School; Department of Infectious Diseases, Abbott Northwestern Hospital, Minneapolis, Minnesota, 55407-3799.

D. N. Gerding: Department of Medicine, Northwestern University Medical School and Lakeside Veterans Affairs Hospital, Chicago, Illinois 60611.

ativa contra os enterococos e organismos gram-negativos entéricos. O seu espectro inclui muitas cepas de *Escherichia coli, Proteus mirabilis, Salmonella, Shigella, L. monocytogenes* e *H. influenzae*. A maior parte das cepas de *Klebsiella, Enterobacter e Serratia* e todas as cepas de *Pseudomonas* são resistentes. A emergência de cepas resistentes à ampicilina de *H. influenzae* (30% em muitos hospitais) é uma preocupação no tratamento da sinusite, bronquite e pneumonia. Se o *H. influenzae* for uma possibilidade, o uso empírico de uma cefalosporina de segunda ou de terceira geração, ampicilina-sulbactam, tircacilina-clavulanato, piperacilina-tazobactam, amoxicilina-clavulanato, uma fluoroquinolona, os macrolídeos mais novos ou os azalídeos ou o sulfametoxazol-trimetoprim (SMX-TMP) são preferidos em relação à ampicilina. A ampicilina oral é apenas 50% absorvida e raramente fornece níveis de pico séricos maiores que 3 μg por mL. A amoxicilina tem um espectro bacteriano similar ao da ampicilina e tem a vantagem de apresentar menos efeitos colaterais gastrintestinais. A amoxicilina é pelo menos tão eficaz quanto a ampicilina no tratamento da otite média, sinusite e bronquite.

A primeira das penicilinas penicilinase-resistentes, a meticilina, tornou-se disponível na década de 1960. Estes agentes são mais úteis para o tratamento das cepas produtoras de penicilinase de *S. aureus*. Apesar de clinicamente serem adequados nas infecções estreptocócicas, a sua atividade *in vitro* contra os estreptococos é menor do que a da penicilina G. O *S. aureus* meticilina-resistente (SAMR) tornou-se um problema cada vez mais prevalente. A incidência de SAMR varia geograficamente e por instituições, mas constitui 10% a mais de 50% dos *S. aureus* em alguns centros. A SAMR parece mais comum nos hospitais de ensino universitário e nas casas de geriatria, mas está se expandindo também aos hospitais comunitários. Mudanças nas proteínas ligadoras de penicilinas (PLPs) nos isolados de SAMR alteram a sua afinidade à meticilina, produzindo resistência.

A meticilina é pouco usada clinicamente devido ao seu maior risco de nefrite intersticial comparada com a nafcilina ou a oxacilina. Estes últimos agentes proporcionam uma atividade similar à da meticilina com umas poucas exceções mínimas. As penicilinas penicilinase-resistentes são ineficazes contra todas as bactérias gram-negativas. Entre 30 a 70% dos isolados de *Staphylococcus epidermidis* são resistentes. Para os 10% de isolados de *S. aureus* que permanecem sensíveis à Penicilina G, ela ainda é a droga de escolha com base nas menores concentrações inibitórias, menor custo e menor toxicidade comparado com a oxacilina ou nafcilina. A nafcilina é ligeiramente mais estável do que a oxacilina contra a penicilinase. Ambos os agentes são aproximadamente quatro vezes mais ativos contra o *S. aureus* do que a meticilina, com a nafcilina sendo a mais eficaz. A concentração inibitória mínima (CIM) do *S. aureus* para estes agentes é ligeiramente menor para os isolados penicilina-sensíveis do que para os isolados penicilina-resistentes (0,1 a 0,4 μg por mL *versus* 0,1 a 0,8 μg por mL). O sinergismo, conforme demonstrado pelas menores concentrações inibitórias e bactericidas e maiores taxas de mortalidade, foi demonstrado com a rifampicina e aminoglicosídeos para a oxacilina e a nafcilina. A nafcilina proporciona uma atividade *in vitro* ligeiramente melhor contra os pneumococos e estreptococos hemolíticos do que a oxacilina. A atividade é adequada contra a maioria dos bacilos gram-positivos, peptoestreptococos e espécies de clostrídios. Os enterococos e todos os bacilos gram-negativos são resistentes.

As penicilinas antiestafilocócicas orais disponíveis nos Estados Unidos incluem a dicloxacilina e a cloxacilina. A dicloxacilina é o agente preferido, com base nos níveis de pico séricos que são uma e uma vez e meia a duas vezes maior do que as proporcionadas pela cloxacilina. Uma dose de 500 mg oralmente proporciona um nível pico de sérico de 7 a 9 μg por mL. O uso da dicloxacilina é limitado pelos efeitos colaterais gastrointestinais, especialmente em altas doses (> 2 g por dia).

As penicilinas de espectro amplo foram desenvolvidas para ampliar a cobertura das penicilinas para incluir os organismos gram-negativos, particularmente a *Pseudomonas aeruginosa*. A primeira destas penicilinas foi a carbenicilina. O seu espectro é similar ao da ampicilina exceto que ela fornece uma maior atividade *in vitro* contra a *P. aeruginosa*, o *Proteus* indol-positivo e *Enterobacter, Klebsiella e Serratia* resistentes.

A ticarcilina tem um espectro similar ao da carbenicilia exceto que ela é duas a quatro vezes mais ativa contra a *P. aeruginosa.* Ela também é relativamente inativa contra a *Klebsiella e Serratia*. A mezolocilina, piperacilina e azlocilina são penicilinas parenterais de espectro ampliado que são ainda mais ativas do que a carbenicilina e a ticarcilina contra a *P. aeruginosa.* Elas também proporcionam muito melhor atividade contra os anaeróbicos, *Enterobacter, Serratia, Citrobacter, E. coli e Klebsiella* do que a carbenicilina ou a ticarcilina. A mezolocilina é igual à tircacilina em atividade antipseudomonas e duas a quatro vezes mais ativa do que a carbenicilina. A piperacilina e a azlocilina são duas a quatro vezes mais ativas do que a mezlocilina ou a tircacilina contra a *P. aeruginosa*.[2] A atividade *in vitro* destas penicilinas de amplo espectro contra a *E. coli e Klebsiella* é inferior à proporcionada por uma cefalosporina de terceira geração. A mezlocilina é a penicilina antipseudomonas mais ativa *in vitro* contra os enterococos. A ticarcilina e a piperacilina fornecem a melhor atividade contra o *Acinetobacter.* A piperacilina e a mezlocilina fornecem uma cobertura *in vitro* ligeiramente melhor contra o *H. influenzae e Neisseria*. Os aminoglicosídeos são sinérgicos com as penicilinas de espectro ampliado contra a *P. aeruginosa,* e o tratamento combinado mostrou reduzir o desenvolvimento de resistência às penicilinas antipseudomonas pela *P. aeruginosa.*

As penicilinas de espectro ampliado fornecem boa atividade *in vitro* contra os estreptococos e os estafilococos sensíveis à penicilina. Nenhum destes agentes é ativo contra *H. influenzae* e *S. aureus* β-lactamase positivos ou contra o SAMR. Eles também são suscetíveis à inativação pelas β-lactamases produzidas por outros organismos gram-positivos e gram-negativos.

As β-lactamases constituem o modo primário de resistência usado pelas bactérias para combater a terapia com penicilina e cefalosporina. Os inibidores da β-lactamase foram desenvolvidos para melhorar o espectro antibacteriano das penicilinas, ultrapassando os problemas de resistência causados pelos organismos produtores de penicilinase.

Constatou-se que certos agentes β-lactamase como sulbactam, taxobactam e ácido clavulânico inibiam certas β-lactamases dos organismos gram-positivos e gram-negativos. Os ini-

TABELA 43-1. *Propriedades farmacocinéticas das penicilinas*

					Nível sérico[a]		*T ½ sérico (h)*[b]			
Antibiótico	***Absorção oral (%)***	***Alimentação reduz a absorção***	***Ligação protéica (%)***	***Dose metabolizada (%)***	***Droga total (µg/ml)***	***Droga livre (µg/ml)***	***Normal (C., > 90 ml/min)***	***Insuficiência renal (C., < 10 ml/min***	***Aumento da disfunção hepática (T ½)***	***Conteúdo de Na^+ (mEq/L)***[c]
Penicilina G	20	Sim	55	20	2	0,9	0,5	10	+	2,7
Penicilina V	60	Não	80	55	4	0,8	1	4	–	3,1
Meticilina	0	–	35	10	–	–	0,5	4	–	3,1
Oxacilina	30	Sim	93	45	6	0,4	0,5	1	–	–
Cloxacilina	50	Sim	94	20	10	0,6	0,5	1	++	–
Dicloxacilina	50	Sim	97	10	15	0,45	0,5	1,5	++	–
Nafcilina	Errática	Sim	87	62	–	–	0,5	1,5	+++	–
Ampicilina[d]	40	Sim	17	10	3,5	2,9	1	8	++	3,4
Amoxicilina	75	Não	17	10	7,5	6,2	1	8	+	–
Carbenicilina	0	–	50	< 10	–	–	1,1	15	++, 18-20 h	4,7
Indanil carbenicilina	30	Não	50	< 10	15	7,5	1,1	15	++, 18-20 h	–
Ticarcilina	0	–	50	15	–	–	1,2	15	++, 18-20 h	4,7
Mezlocilin	0	–	25	< 10	–	–	–	1,1	4	++
Piperacilina	0	–	16	0	–	–	1,3	4	++	1,8
Azlocilin	0	–	30	< 10	–	–	0,8	4	++	2,2

C, depuração de creatinina.
[a]Dados não-disponíveis se a droga não for absorvida após uma dose oral de 500 mg tomada em jejum.
[b]Valores foram arredondados para valores aproximados em horas para a meia-vida (T 1/2).
[c]Conteúdo de Na^+ baseado nas preparações intravenosas.
[d]Proampicilinas (p. ex., bacampicilina, pivampicilina) são absorvidas duas vezes tão bem quanto a ampicilina, e o alimento não diminui a absorção, mas outras propriedades são as da ampicilina parenteral. A bacampicilina proporciona um nível sérico de 9 µg/ml após 500 mg.
Adaptado de Mandell GL, Douglas GR Jr, Bennet JE, eds. *Principles and practices of infectious diseases* 5ht ed. New York, Churchill Livingstone, 2000:266, com permissão.

bidores das β-lactamases não fornecem efeito antibactericida significativo a concentrações clinicamente obtíveis. Eles agem como "inibidores suicidas" formando um complexo intermediário com a β-lactamase antes de destruir a enzima e permitem que os agentes β-lactâmicos acompanhantes (p. ex., ticarcilina, amoxicilina, piperacilina) inibam ou matem o organismo.

A combinação da ticarcilina e do ácido clavulânico (Timentin) intensifica a atividade gram-positiva, gram-negativa e anaeróbica da ticarcilina isolada. A atividade contra a *P. aeruginosa,* no entanto, não melhora pois esta β-lactamase não é inibida pelo ácido clavulânico. A combinação amoxicilina-ácido clavulânico (Augmentin) fornece uma cobertura ampliada contra os anaeróbicos, *H. influenza, E. coli, Klebsiella, Moraxella catarrhalis e S. aureus.* Esta combinação torna a amoxacilina potencialmente mais eficaz em pacientes com otite média, sinusite, bronquite e pneumonia se o *H. influenza* produtor de β-lactamase for um patógeno. Também fornece um possível aumento na eficácia na sinusite crônica se os anaeróbicos ou *S. aureus* exercerem um papel.

Sulbactam, um inibidor da β-lactamase, foi combinado com a ampicilina para fornecer uma combinação parenteral (Unasyn). Em combinação com a ampicilina, ela age melhorando a atividade *in vitro* da ampicilina contra o *S. aureus, H. influenzae, E. coli, Klebsiella* e bactéria anaeróbica. A combinação inibidora da β-lactamase mais ampla é a piperacilina mais tazobactam (Zosyn), que, devido à atividade superior da piperacilina, comparada com a ticarcilina, também apresenta a melhor atividade contra a *P. aeruginosae* e *Enterococcus* de qualquer uma destas combinações.

As características farmacocinéticas de todas as penicilinas são resumidas na Tabela 43-1. Certas penicilinas requerem uma redução de dosagem em pacientes com insuficiência renal conforme mostrado na Tabela 43-2. Os efeitos adversos associados às penicilinas são encontrados na Tabela 43-3.

Cefalosporinas

As cefalosporinas constituem uma categoria grande e freqüentemente confusa de antibióticos que fornecem uma ampla atividade antibacteriana contra um amplo espectro de patógenos respiratórios. Movimentando-se desde a primeira até a terceira (ou quarta) gerações, a atividade gram-positiva reduz-se , a atividade gram-negativa aumenta, aumenta a estabilidade β-lactamase, aumenta a penetração no sistema nervoso central (SNC) e o custo aumenta. As cefalosporinas assemelham-se às penicilinas pois contêm um anel β-lactamase, mas elas diferem pois um anel diidrotiazina de seis membros substitui o anel tiazolidínico de cinco membros encontrado nas penicilinas.

As cefalosporinas de primeira geração fornecem excelente atividade contra a maioria dos estreptococos e *S. aureus* (incluindo o *S.aureus* penicilina-resistente). Em geral eles não possuem nenhuma atividade contra os enterococos, SAMR, *S. epidermidis* meticilina-resistente ou *S. pneumoniae* resistente à pe-

TABELA 43-2. *Alterações na dosagem de antibiótico na doença renal e diálise renal*

Agente	Alteração da dose na insuficiência renal[a]		Dosagens após hemodiálise
	Depuração de creatinina (30-50 ml/min)	Depuração de creatinina (<10 ml/min)	
Penicilina G	NC	1,6 x 10^6 U/6 h	Sim (1,6 x 10^6 U)
Penicilina V	NC	250 mg/6 h	Sim (250 mg)
Meticilina	1-2 g/8 h	1-2 g/12 h	Sim (1-2 g)
Oxacilina	NC	NC	NC
Cloxacilina	NC	NC	NC
Dicloxacilina	NC	NC	NC
Nafcilina	NC	NC	NC
Ampicilina	NC	0,5-1,0 g/8 h	Sim (500 mg)
Amoxicilina	NC	500 mg/12 h	Sim (250 mg)
Carbenicilina[b]	3 g/4 h	2 g/8 h	Sim (2 g)
Ticarcilina[b]	2 g/4 h	2 g/12 h	Sim (2 g)
Indanil carbenicilina	NC	Evitar	–
Azlocilina	NC	3 g/8-12 h	Sim (2 g)
Mezlocilina	NC	3 g/8-12 h	Sim (2 g)
Piperacilina	NC	3 g/8-12 h	Sim (2 g)

NC, nenhuma alteração.
[a]Refere-se à dose máxima utilizada.
[b]Apenas a carbenicilina e a tircacilina precisam de ajuste de dosagem após a diálise peritonieal.
Adaptado de Mandell GL, Douglas RG Jr, Bennett JE, eds, *Principles and practices of infectious diseases* 5th ed, New York, Churchill Livingstone, 2000:266, com permissão.

nicilina. O seu espectro contra os gram-negativos é limitado a alguns isolados de *E. coli.*, *P. mirabilis*, *K. pneumoniae*. A cefazolina e a cefalotina são quase que idênticas na sua atividade *in vitro* exceto que a cefazolina é menos ativa contra o *S. aureus* e mais ativa contra os organismos gram-negativos. A cefazolina tornou-se o agente de primeira geração mais usado devido a sua meia-vida mais longa (1,7 *versus* 0,7 horas para a cefalotina), níveis tissulares superiores, depuração renal mais lenta e maiores níveis séricos por grama.

As cefalosporinas orais de primeira geração incluem a cefradina, cefalexina e cefadroxil. Os espectros de atividade destes agentes são semelhantes aos dos agentes parenterais de primeira geração. A cefadroxila tem a vantagem de uma meia-vida mais longa (1,5 *versus* 1,0 hora) o que permite dosagem duas vezes ao dia.

As cefalosporinas de segunda geração fornecem uma maior atividade contra o *H. influenzae* e outros bacilos aeróbicos gram-negativos, melhor atividade anaeróbica (p. ex., cefoxitina, cefotetan), e menor atividade gram-positiva. Os agentes parenterais incluem a cefuroxima, cefamandola, cefoxitina, cefotetan, ceforanida, cefmetazola e cefonicida. Nenhum destes agentes é ativo contra as espécies *Pseudomonas*. A sua atividade comparada com as cefalosporinas de primeira geração é muito melhor contra o *E. coli*, *Klebsiella*, *Proteus* indol negativo. A cefuroxima fornece a melhor cobertura contra o *S. aureus* e também é ativa contra o *H. influenzae*, e algumas cepas de *Enterobacter*, *Serratia*, *Proteus* indol-positivo, *N. meningitidis* e anaeróbicos.[4] Ele é útil como agente único para o tratamento da pneumonia adquirida na comunidade em pacientes com bronquite crônica ou em residentes em centros geriátricos se for improvável uma pneumonia atípica (p. ex., *Mycoplasma pneumoniae*, *Chlamydia pneumoniae*, *Legionella pneumophila*). A cefoxitina e o cefotetan são menos ativos do que a cefuroxima contra os cocos gram-positivos, *Enterobacter e H. influenzae.* Eles são muito mais ativos contra os anaeróbicos, particularmente o *B. fragilis*. Apesar de existirem dados limitados, esses agentes podem ser úteis no tratamento das infecções aeróbicas-anaeróbicas mistas como a pneumonia de aspiração ou abscesso pulmonar.

Os agentes orais de segunda geração incluem o cefaclor, axetil cefuroxima, cefprozila, cefixima, cepdoxima, ceftibutena, cefdinir e os carbacephem e loracarbef relacionados. O espectro do axetil cefuroxima é o mesmo da cefuroxima parenteral, e o axetil cefuroxima é mais ativo do que o cefaclor contra o *H. influenzae*. A forma oral de cefuroxima tem a vantagem de dosagem duas vezes ao dia. O cefprozila tem boa atividade contra os cocos gram-positivos e é comparável ao axetil cefuroxima contra os bacilos gram-negativos. A cefixima, cefpodoxima, ceftibuten e cefdinir (algumas vezes chamados *cefalosporinas de terceira geração*) geralmente têm uma melhor atividade contra os gram-negativos e podem ser administrados em um esquema uma ou duas vezes ao dia. A maioria das cefalosporinas de segunda e de terceira gerações é aprovada para uso pediátrico na otite média e na faringite, e para as exacerbações agudas em adultos da bronquite crônica (EABC), faringite, sinusite, mas não para a pneumonia adquirida na comunidade.

As cefalosporinas parenterais de terceira geração podem ser divididas em dois grupos; aquelas com boa atividade antipseudomonas e aquelas com péssima atividade antipseudomonas. As últimas incluem a cefotaxima, ceftizoxima e a ceftriaxo-

TABELA 43-3. *Reações adversas às penicilinas e cefalosporinas*

Tipo de reação	*Freqüência (%)*	*Ocorre mais freqüentemente com*[a]
Alérgica		
Anticorpo imunoglobulina E	0,004-0,400	Penicilina G
Anafilaxia		
Urticária precoce (< 72 horas)		
Anemia hemolítica pelo anticorpo citotóxico	Rara	Penicilina G
Doença do complexo antígeno-anticorpo	Rara	Penicilina G
Doença do soro		
Dermatite de contato por hipersensibilidade retardada	4-8	Ampicilina
Idiopática	4-8	Ampicilina
Rash		
Febre		
Urticária de início recente		
Gastrintestinal	2-5	
Diarréia	2-5	Ampicilina
Enterocolite	< 1	Ampicilina
Hematológico		
Anemia hemolítica	Rara	Penicilina G
Neutropenia	1-4	Penicilina G Oxacilina Nafcilina Piperacilina
Disfunção plaquetária	3	Carbenicilina
Hepática		
Nível de TGO elevado	1-4	Oxacilina Nafcilina Carbenicilina
Distúrbio eletrolítico		
Sobrecarga de sódio	Variável	Carbenicilina
Hipopotassemia	Variável	Carbenicilina
Hiperpotassemia (aguda)	Rara	Penicilina G
Neurológico		
Convulsões	Rara	Penicilina G
Sensações bizarras		Penicilina procaína
Renal		
Nefrite intersticial	1-2	Meticilina
Cistite hemorrágica	Rara	Meticilina

TGO, transaminase glutâmica oxaloacética sérica.
[a]Todas as reações podem ocorrer com qualquer uma das penicilinas.
De Mandell GL, Douglas RG Jr., Bennett JE, eds. *Principles and practice of infectious diseases*, 3ª ed. New York: Churchill Livingstone, 2000:267.

na. Estes agentes têm um espectro similar de atividade com umas poucas exceções. Todos estes não são confiáveis contra a *P. aeruginosa*, mesmo se forem ativas *in vitro* e não devem ser usadas se *P. aeruginosa* for um patógeno provável. Estes agentes são altamente ativos contra *S. pneumoniae*, mas a resistência cruzada com as cepas resistentes às penicilinas ocorre, e a ceftriaxona e a cefotaxima são mais ativas conforme aumenta a resistência à penicilina. Devido à sua estabilidade β-lactamase, estes agentes são altamente ativos contra um amplo espectro de organismos gram-negativos. *E. coli e Klebsiella* são altamente suscetíveis, mas as cepas de *Enterobacter cloacae, Serratia marcencens e Acinetobacter* mostram suscetibilidade variável. A sua atividade anaeróbica é moderada e, com a exceção da ceftizoxima, é inferior à cefoxitina e cefotetan contra o *B. fragilis.*

A principal vantagem da ceftriaxona é a sua meia-vida prolongada, que permite uma administração uma a duas vezes por dia. Ela também pode ser dada intramuscularmente, mas isto requer um grande volume e é muito dolorosa. Na insuficiência renal, a ceftizoxima requer uma maior redução na dosagem do que a cefotaxima ou a ceftriaxona.

A ceftazidima e a cefoperazona na terceira geração e a cefepima e a cefpiroma na quarta geração são as cefalosporinas antipseudomonas de quarta geração mais ativas. A ceftazidima permanece como o agente cefalosporínico mais potente disponível para a *P. aeruginosa*; ela inibe 90% das cepas a 8 μg por mL ou menos.[5,6] A sua atividade contra outros bacilos gram-negativos aproxima-se da de outras cefalosporinas de terceira geração. Ela tem uma atividade moderada contra outros cocos gram-positivos e anaeróbicos.[7] A cefoperazona é ligeiramente menos ativa contra os bacilos gram-negativos (exceto *P. aeruginosa)* do que outras cefalosporinas de terceira geração,[8] mas ela é mais ativa contra a *P. aeruginosa* do que todas as outras cefalosporinas, exceto a ceftazidima.

A cefixima é a única cefalosporina de terceira geração disponível oralmente. Ela é inativa contra a *P. aeruginosa*, anaeróbicos, e *S. aureus*. Ela tem uma atividade muito boa contra a maioria dos bacilos gram-negativos e boa atividade contra o *S. pneumoniae*. Uma meia-vida longa (3 a 4 horas) permite uma dosagem uma a duas vezes ao dia.[9] Os efeitos colaterais das cefalosporinas (que são similares aos da penicilina) são detalhados na Tabela 43-3.

A cefepima é uma cefalosporina de quarta geração com ampla atividade *in vitro* contra os cocos gram-positivos aeróbicos e bacilos gram-negativos. A cefepima tem várias características singulares; ela tem uma estrutura molecular zwiterriana que confere uma penetração mais rápida através das membranas externas dos organismos gram-negativos; ela tem como alvo múltiplos PBPs; e a sua resistência à inativação por muitas β-lactamases incluindo algumas das espécies *Enterobacter* secundárias a uma baixa afinidade destas enzimas para a droga. A cefepima demonstrou uma atividade clínica e *in vitro* contra os estreptococos incluindo *S. pneumoniae* e *S. aureus* meticilina-suscetível. Entre os organismos gram-negativos ela é ativa contra *E. coli, K. pneumoniae, Proteus* sp., *Enterobacter e P. aeruginosa*. Demonstrou-se que a cefepima era clinicamente eficaz no tratamento das infecções causadas pelas espécies *Enterobacter* que são resistentes à ceftazidima e outros agentes β-lactamses.[10] Contra a *P. aeruginosa*, a atividade *in vitro* da cefepima é comparável à da ceftazadima. A cefepima tem péssima atividade contra os anaeróbicos, enterococos, *Nocardia* e *Mycobacterium avium intracellulare*.[11,12]

Excluindo-se a ceftriaxona, a cefepima tem uma meia-vida ligeiramente mais longa (21, horas) do que as cefalosporinas de terceira geração e pode ser administrada em uma dose de 1 a 2 g a cada 12 h. Nos pacientes neutropênicos, 2 g a cada 8 horas são recomendados.

Carbapenens

O imipenem e o meropenem são carbapenens, similares em estruturas aos antibióticos β-lactamases convencionais. O desenvolvimento do imipenem foi complicado por problemas com a instabilidade química e o extenso metabolismo pela deidropeptidase. A cilastatina, um inibidor da deidropeptidase, foi desenvolvida como agente associado ao imipenem para contornar este problema metabólico.

Como outros antibióticos β-lactais, os carbapenens agem ligando-se aos PBPs causando células esféricas facilmente lisáveis. O imipenem e o meropenem exibem pouca resistência cruzada entre os isolados penicilina-resistentes e cefalosporina-resistentes. O espectro *in vitro* do imipenem e do meropenem excede o de qualquer outro agente isolado. Eles fornecem atividade bactericida com pouco efeito de inóculo. A concentração necessária para inibir as bactérias aproxima-se da quantidade necessária para matá-las. Elas são ativas contra todos os organismos gram-positivos, exceto *Enterococcus faaecium,* algumas cepas de *S. epidermidis* , SAMR e *Corynebacterium jeikeium.* Contra os estreptococcos e *S.aureus* a atividade *in vitro* aproxima-se à da penicilina G. Conforme ocorre com a penicilina, existe uma grande discrepância entre a inibição e o extermínio dos enterococos e os carbapenens não são bactericidas contra estes organismos. Os carbapenens não devem ser usados como monoterapia para a infecção enterocócica grave e somente devem ser considerados no tratamento das infecções causadas pelo *E. faecalis.* A sinergia com os aminoglicosídeos (particularmente a gentamicina) foi documentada *in vitro,* mas não no grau observado com a penicilina.[13]

Entre os organismos gram-negativos, a atividade *in vitro* é independente da dos outros β-lactams e aminoglicosídeos. O *Stenotrophomonas maltophilia e Burkholderia cepacia* são resistentes. *Proteus, Providencia* e *Morganella* são os menos sensíveis. *Enterobacter, Serratia e Citrobacter* também não são tão suscetíveis quanto à maioria dos organismos gram-negativos (CIMs de 1 a 4 μg por mL). O nível de suscetibilidade para a *P. aeruginosa* geralmente é de 4 μg por mL ou menos. O antagonismo com outros β-lactams foi observado contra a *P.aeruginosa,* e estas combinações devem ser evitadas. Nos pacientes com fibrose cística com infecções respiratórias pela *P. aeruginosa* emergiu uma resistência à terapia.[14] No tratamento da pneumonia pela *P. aeruginosa* em pacientes sem fibrose cística notou-se uma elevada taxa de fracassos.[15-17] Após a terapia com o imipenem a taxa de resistência da *P. aeruginosa* foi de 17% em um estudo.[18] Por estas razões o imipenem provavelmente não deve ser usado isoladamente em pacientes com sérias infecções pela *P. aeruginosa*, especialmente no trato respiratório, a menos que exista resistência a outros agentes antipseudomonas. O imipenem é altamente ativo contra os *Acinetobacter, Nocardia asteroides, L. monocytogenes* (existe discrepância entre inibição e extermínio), *H. influenzae, N. meningitidis.* resistentes à cefalosporinas.[13] Ele tem pouca atividade contra o *Flavobacterium, Chlamydia trachomatis, Mycobacterium fortuitum* e *M. pneumoniae.*

Apesar de que o imipenem parece não se acumular em casos de insuficiência renal, a cilastatina acumula-se, requerendo ajustes de doses se for utilizada esta combinação. Ela é comercializada para uso com a cilastatina como uma combinação de proporções fixas (Primaxin). Os efeitos colaterais adversos ao imipenem são similares aos dos outros β-lactams, exceto que ocorrem convulsões em 0,3 a 1,0% dos pacientes, e estas são mais freqüentes nos idosos; em pacientes com insuficiência renal; nos alcoólatras crônicos; e em pacientes com história de trauma craniano, convulsões ou insultos cerebrovasculares.[19] A indução de produção de β-lactamase em organismos gram-negativos é um risco no uso do imipenem em combinação com outros β-lactams, e esta prática não é recomendada.[20]

O meropenem é um carbapenem com atividade comparável ao imipenem. Ele é ligeiramente mais ativo contra os bacilos gram-negativos aeróbicos, incluindo *P. aeruginosa* e ligeiramente menos ativo contra os cocos gram-positivos aeróbicos, particularmente *E. faecalis.*[21] Estas diferenças provavelmente são clinicamente insignificantes. Tanto o meropenem quanto o imipenem retêm uma suscetibilidade *in vitro* contra pneumococos com resistência à penicilina de nível intermediário e de alto nível, apesar que as CIMs encontram-se modestamente elevadas.[21] A eficácia clínica em infecções causadas por cepas de pneumococos resistentes à penicilina ainda precisa ser estabelecida. A atividade anaeróbica do meropenem é comparável à do imipenem.[22] A farmacocinética do meropenem é comparável à do imipenem; no entanto, ele não é degradado pelas deidropeptidases e, portanto, não requer o acréscimo da cilastatina. Ela precisa de uma redução de dosagem em pacientes com insuficiência renal. A dosagem varia de 0,5 a 2,0 g a cada 8 horas. A vantagem primária do meropenem em relação ao imipenem reside no seu perfil de efeitos colaterais. O meropenem tem menor probabilidade de induzir convulsões em relação ao imipenem, o que pode aumentar a sua utilidade no tratamento da meningite.[22]

Monobactam

O aztreonam, o único monobactam atualmente comercializado, é eficaz no tratamento da pneumonia gram-negativa, particularmente a pneumonia nosocomial. O aztreonam age ligando o PBP 3 das *Enterobacteriaceae* suscetíveis, *P. aeruginosa* e outros bacilos gram-negativos aeróbicos. O aztreonam não se liga aos PBPs dos organismos gram-positivos ou anaeróbicos. Ele não é hidrolisado pela maioria das β-lactamases gram-negativas mediadas pelos plasmídeos ou cromossomas. O aztreonam é inativado pelas β-lactamases produzidas por muitas cepas de *Klebsiella oxytoca,* pela *B. cepacia* e pelas enzimas derivadas dos plasmídeos que inativam a cefotaxima. O desenvolvimento da resistência durante a terapia não é comum.[23]

O espectro antimicrobiano do aztreonam é muito restrito e é limitado a organismos gram-negativos. Ele é inativo contra os cocos gram-positivos e anaeróbicos e é ativo contra a maioria das cepas de *E. coli, Klebsiella* , *S. marcescens, Proteus, H. influenzae, N. meningitidis, Salmonella, M. catarrhalis, Morganella morganii e Enterobacter agglomerans*. O aztreonam é ligeiramente menos ativo *in vitro* contra a *P. aeruginosa do que a ceftazidima e o imipenem*.[13,24] A concentração bactericida para cepas sensíveis de *P. aeruginosa* freqüentemente excede a CIM de 4 a 16 vezes.[24] Em um estudo constatou-se que o sinergismo *in vitro* com os aminoglicosídeos era de 30 a 60% dos isolados de *P. aeruginosa* e bastonetes gram-negativos aminoglicosídeos-resistentes.[25] O aztreonam não se mostrou sinérgico *in vitro* com outros β-lactams.[25]

O aztreonam é apenas moderadamente ativo contra o *E. cloacae, Enterobacter aerogenes, Citrobacter freundii. Enterobacter* sp. resistente à cefotaxima geralmente é resistente ao aztreonam. O aztreonam freqüentemente é ativo contra as cepas aminoglicosídeo-resistentes do *Enterobacter, Serratia e Klebsiella*.[13] Muitas cepas de *Acinetobacter* e a maioria das cepas de *S. maltophilia e B. cepacia* são resistentes ao aztreonam.

O aztreonam encontra-se disponível apenas sob formulação parenteral. É necessário um ajuste da dosagem na insuficiência renal. Os efeitos colaterais adversos são raros e geralmente benignos. Os efeitos colaterais mais comuns incluem náusea, vômito, diarréia, *rash* e uma ligeira elevação nos níveis de transaminases. Apenas 2,1% dos pacientes tratados com aztreonam desenvolveram toxicidade que precisou de interrupção da terapia.[24] Devido ao fato de ter ocorrido uma imunogenicidade cruzada mínima em pacientes com alergias a penicilinas ou cefalosporinas, o aztreonam pode ser usado com segurança em pacientes que sejam alérgicos à penicilina e cefalosporinas.

Fluoroquinolonas

O papel exato das fluoroquinolonas nas infecções respiratórias não foi estabelecido. Elas inicialmente eram mais apropriadas para situações clínicas nas quais organismos gram-negativos estavam implicados, como a pneumonia nosocomial ou pneumonia nos idosos, nos residentes em casas geriátricas, e em pacientes com fibrose cística, alcoolismo, ou doença pulmonar obstrutiva crônica. No passado, a sua utilidade no tratamento da pneumonia adquirida na comunidade ou pneumonia de aspiração foi questionada devido à sua atividade *in vitro* marginal contra o *S. pneumoniae* e pouca atividade contra anaeróbicos. Atualmente encontram-se disponíveis fluoroquinolonas mais novas que melhoraram a atividade contra o *S. pneumoniae* e anaeróbicos. A ciprofloxacina, ofloxacina e lomefloxacina atualmente receberam a companhia da gatifloxacina, levofloxacina, moxifloxacina, sparfloxacina e trovafloxacina como agentes aprovados nos Estados Unidos para o tratamento das infecções do trato respiratório inferior. A grepafloxacina foi retirada devido ao prolongamento no intervalo QT e o uso de trovofloxacina foi acentuadamente reduzido devido à hepatotoxicidade. A norfloxacina é pouco absorvida e é útil somente para as infecções urinárias e gastrintestinais.

Todas as novas fluoroquinolonas fornecem excelente atividade *in vitro* contra patógenos respiratórios gram-negativos comuns, incluindo *H. influenzae, Klebsiella, S. marcescens, P. aeruginosa, Neisseria, Enterobacter, Proteus, Acinetobacter e Citrobacter. B. cepacia e S. maltophilia* são resistentes. A gatifloxacina, levofloxacina, moxifloxacina, sparfloxacina e trovafloxacina todas proporcionam excelente atividade *in vitro* contra organismos atípicos, incluindo *M. pneumoniae, Legionella pneumophila, C. pneumoniae*.[26-29] Em geral, a atividade destas fluoroquinolonas mais novas contra os organismos típicos é similar ou excede à da ciprofloxacina ou ofloxacina.

Os dados clínicos preliminares sugerem que estes agentes serão altamente eficazes no tratamento da pneumonia atípica, mas justificam-se estudos clínicos adicionais. A atividade *in vitro* destas fluoroquinolonas mais novas contra os organismos rotineiros e atípicos é detalhado nas Tabelas 43-4 e 43-5, respectivamente. A ciprofloxacina ainda é a quinolona mais ativa contra os organismos gram-negativos, incluindo a *P. aeruginosa*; ela é duas a oito vezes mais ativa do que a ofloxacina. Contra a *P. aeruginosa* o CIM de 90% (CIM_{90}) para a ciprofloxacina é menor do que 1μg por mL. A trovofloxacina é aproximadamente a metade tão ativa contra a *P. aeruginosa* como a ciprofloxacina e é igual ou ligeiramente menos ativa contra as *Enterobacteriaceae*.[26]

Contra o *S. pneumoniae*, enterococos e outros estreptococos, a atividade da ciprofloxacina é no máximo intermediária (CIM = 1 a 2 μg por mL). Os estudos clínicos da ciprofloxacina e ofloxacina na pneumonia pneumocócica demonstraram altas taxas de cura clínica apesar de apenas uma suscetibilidade moderada *in vitro*. Em uma série, 95% dos pacientes com infecções respiratórias pneumocócicas provenientes de múltiplos centros foram curados clinicamente.[30] Em outro estudo, 9 de 26 pacientes melhoraram, e 21 dos 48 isolados persistiram após a terapia.[31] Também foram feitos relatos de bacteremia pneumocócica e meningite ocorrendo enquanto os pacientes estavam recebendo ciprofloxacina para a pneumonia pneumocócica.[32,33] No tratamento das infecções do trato respiratório superior (para as quais não existe nenhuma indicação aprovada), as complicações nos pacientes que estão tomando ciprofloxacina foram relatadas empiricamente, incluindo a meningite e pneumonia pelo *S. pneumoniae* e abscesso piriforme pelos estreptococos do grupo A.[34] Foram relatados resposta clínica retardada e o fracasso em se erradicar o pneumococo dos escarros.[35] No tratamento das infecções do trato respiratório inferior as doses de ciprofloxacina menores que 750 mg duas vezes ao dia foram relatadas.[35] No tratamento das infecções do trato respiratório inferior as doses de ciprofloxacina menores que 750 mg duas vezes ao dia provavelmente não devem ser usadas. Uma dose oral de 500 mg de ciprofloxacina obtém um nível sérico máximo de apenas 2,5 μg por mL, que é inadequado contra o *S. pneumoniae*.

As fluoroquinolonas mais novas são significativamente mais ativas contra o *S. pneumoniae* do que a ciprofloxacina ou ofloxacina. Os valores CIM_{90} para a trovofloxacina *versus S. pneumoniae* variam de 0,12 para 0,25 mg por L e, conforme ocorre com outras fluoroquinolonas, não são afetados pela reduzida suscetibilidade à penicilina.[26] Esta característica torna as alternativas atraentes no tratamento dos pneumococos resistentes à penicilina. A gatifloxacina, moxifloxacina, sparfloxacina e trovafloxacina todas são mais ativas contra *S. pneumoniae* (CIM = 0,06 a 0,50 mg por L) do que a ofloxacina, levofloxacina ou ciprofloxacina (CIM = 1 a 2 mg por L).[29] A moxifloxacina e a trovafloxacina são ligeiramente mais ativas do que a gatifloxacina contra o *S. pneumoniae*.[29] A atividade da sparfloxacina contra o *S. pneumoniae* é pelo menos quatro vezes a da ciprofloxacina.[27]

A ofloxacina e as fluoroquinolonas mais novas têm uma atividade *in vitro* ligeiramente melhor contra o *S.aureus* do que a ci-

TABELA 43-4. *Concentração inibitória mínima de 90% (CIM_{90}) dos patógenos respiratórios comuns*

Antimicrobiano	*CIM_{90}*							
		Streptococcus pneumoniae						
	Haemophilus influenzae	*Sensível à penicilina*	*Resistente à penicilina*	*Moraxella catarrhalis*	*Escherichia coli*	*Klebsiella pneumoniae*	*Pseudomonas aeruginosa*	*Staphyloccus aureus*[a]
Amicacina	~ 5,5	> 50	–	–	3-5	4-5	2,6-16,0	~ 2
Gentamicina	~ 1,2	> 25	–	0,25	2,5-12,0	2-3	3-> 8	0,3-0,7
Netilmicina	0,5-2,0	> 32	–	–	1,6	2	5-25	0,2-0,8
Tobramicina	1,5	–	–	–	~ 3-4	1,6-~ 3,0	1,6-6,0	0,4-0,6
Aztreonam	0,1	> 128	–	–	0,2	0,8	25	> 128
Cefazolina	10	~ 0,3	–	1-8	5-10	6	> 100	1
Cefradina	20- > 50	< 1	–	–	–	12-> 25	> 400	3,2
Cefotaxima	0,03-0,10	0,4	–	0,5-1,0	0,05-0,25	0,25-0,4	> 32	2,0-3,1
Cefoxitina	6-8	< 3	–	0,125	8	5-> 12	> 100	3-5
Ceftazidima	0,1	0,25	–	< 0,06-0,25	0,5	0,5	4	16
Ceftizoxima	0,01	0,1	–	–	0,04-0,13	0,05-0,25	> 32	3
Ceftriaxona	0,1	0,25	–	0,25-1,00	0,1	0,1	> 32	4,0-6,3
Cefuroxima	0,8-2,0	0,2	–	1-2	4-6	4-25	> 100	0,8-2,0
Cefepima	0,06[11]	0,07[11]	–	0,25[11]	0,05[11]	0,30[11]	6[11]	0,5-16[11]
Meropenem	0,13[21]	0,13[21]	1[21]	0,008[21]	< 0,06[21]	0,06[21]	4[21]	0,25[21]
Imipenem	0,1	0,01	–	–	0,4	0,4	12,5	0,1
Carbenicilina	1,0-1,5	0,25	–	–	> 128	256	> 64	> 6,25
Piperacilina	1-3	< 0,03	–	0,125	> 100	64-> 100	12	0,8-2,5
Ticarcilina	0,8	0,08	–	8	100	~ 200	30-100	12,5
Ticarcilina/clavulanato[b]	0,25-0,5	–	–	0,5	16-64	32-128	512	2-32
Amoxicilina	0,2-0,6	0,02	–	0,125-4,000	> 100	> 100	> 100	0,8-1,0
Amoxicilina/clavulanato[b]	–	–	–	0,06	16	32	> 128	1-4
Ampicilina	1	0,06	–	0,03-2,00	> 100	> 50-> 400	> 128	0,4
Ampicilina/sulbactam[b]	0,5-1,0	–	–	0,25-0,8	16	8[22]	—	4
Ciprofloxacina	0,015-0,030[29]	1-2[29]	1-2[29]	0,015-0,060[29]	0,125-0,500	0,25[29]	0,5-4,0[29]	0,5-1,0[29]
Ofloxacina	0,03	2	2	–	0,125	0,25	2	0,5
Levofloxacina	0,03-0,47[29]	1-2[29]	1-2[29]	0,060-0,094[29]	0,06-0,50[29]	0,12-0,25[29]	0,5-> 4,0[29]	0,25[29]
Trovafloxacina	0,015[29]	0,12-0,25[29]	0,12-0,25[29]	0,03[29]	0,12-1,00[29]	0,5[29]	0,25-8,00[29]	0,06[29]
Sparfloxacina	0,004-0,060[27]	0,5-1,0[27]	0,5-1,0[27]	0,013-0,060[27]	0,008-4,000[27]	0,03-1,00[27]	1-28[27]	0,125[27]
Moxifloxacina	0,03-0,06[29]	0,06-0,25[29]	0,12-0,25[29]	0,012-0,060[29]	0,06-1,00[29]	0,12-0,25[29]	8[29]	0,12[29]
Gatifloxacina	0,03[29]	0,5[29]	0,5[29]	0,03[29]	0,06[29]	0,06-0,25[29]	> 4[29]	0,12[29]
Doxiciclina	3,1	< 0,4	–	–	> 25	> 25	> 25	> 25
Minociclina	–	–	–	–	> 25	–	> 25	3
Tetraciclina	0,5-0,6	7	–	0,125-0,500	> 25	> 25	50	0,10-> 25,0
Clindamicina	5,0-12,5	0,06	–	1-5	> 6,2	> 50	> 400	0,06-0,10
Eritromicina	0,4-6,0	0,1	–	0,125-0,250	–	> 25	> 100	04,-0,5
Azitromicina	1-2[29]	0,06-0,12[29]	> 64[29]	< 0,06[29]	4-16[29]	64[29]	> 64	1-> 8[29]
Claritromicina	8-16[29]	0,03-0,25[29]	32-> 256[29]	< 0,06-0,40[29]	–	–	–	0,025-> 800[29]
Sulfametoxazol	1-3	32	–	4	–	–	10-> 1000	> 100
Trimetoprim	0,1-12,5	0,004-5,000	–	0,01-> 5,00	0,15-5,00	–	30-1000	0,4-1,6

[a]Inclui apenas cepas meticilina-sensíveis.
[b]CIM_{90} expresso como a concentração do β-lactam.
Adaptado de Hitt JA, Gerding DN. Sputum antibiotics levels and clinical outcome in bronchitis. *Semin Respir Infect* 1991;6:122, com permissão.

TABELA 43-5. *Concentração inibitória mínima de 90% (CIM_{90}) de patógenos respiratórios atípicos para antimicrobianos selecionados*

	CIM_{90}		
Antimicrobiano	***Mycoplasma pneumoniae***	***Chlamydia pneumoniae***	***Legionella pneumophila***
Ofloxacina	0,025-0,50[28]	0,125-0,500[28]	0,015-0,250[28]
Ciprofloxacina	0,78-8,00[29]	1-2[29]	0,12[29]
Levofloxacina	0,025-0,500[28]	0,125-0,500[28]	0,030-0,125[28]
Trovafloxacina	0,06-0,25[29]	0,12-1,00[29]	0,06[29]
Sparfloxacina	0,025-0,500[28]	0,125-0,500[28]	0,002-0,015[28]
Gatifloxacina	0,05-0,13[29]	0,06-0,25[29]	0,016-0,030[29]
Moxifloxacina	0,06-0,12[29]	0,03-1,00[29]	0,015[29]
Tetraciclina	1	0,125[117]	4
Eritromicina	0,06	0,06[117]	0,5
Azitromicina	0,001	0,125[117]	< 0,125
Claritromicina	0,03[118]	0,015[117]	< 0,125

profloxacina. A maioria das cepas de *S. aureus* são sensíveis à ciprofloxacina (CIM < 1 μg por ml), inclusive algumas cepas de SAMR; no entanto, desenvolveu-se rapidamente uma resistência no SAMR.[36] Enquanto as fluoroquinolonas mais novas demonstraram uma melhor atividade *in vitro* contra o *S.aureus* e enterococos, isto não foi demonstrado como correlacionando-se com a melhoria na eficácia clínica. As fluoroquinolonas não devem ser usadas no tratamento das infecções respiratórias monomicrobianas causadas pelo *S.aureus* ou enterococos, pois encontram-se disponíveis agentes mais confiáveis.

Os cocos anaeróbicos são intermediariamente suscetíveis ou são resistentes, e a maioria dos bacilos gram-negativos anaeróbicos é resistente à ciprofloxacina.[36] Os *Actinomyces e Nocardia* também não são suscetíveis à ciprofloxacina a concentrações menores que 2 μg por mL. A trovafloxacina demonstra uma ampla atividade anaeróbica, mas um centro relatou que 28% dos *B. fragilis* eram resistentes.[37] Isto sugeriria que a resistência à trovofloxacina pode já estar se desenvolvendo entre pelo menos alguns anaeróbicos.

A ciprofloxacina e a ofloxacilina têm uma atividade de moderada a boa contra o *L. monocytogenes, M. pneumoniae, Mycobacterium tuberculosis, M. fortuitum, C. trachomatis, C. pneumoniae, Legionella, Brucella e P. multocida.*[36] A gatifloxacina, a grepafloxacina, a moxifloxacina e a trovafloxacina são todas altamente ativas contra as espécies *Chlamydia*, *M. pneumoniae* (CIM_{90} = 0,008 a 1.000 mg por L). A levofloxacina é levemente menos ativa, seguida pela ciprofloxacina. Todas são altamente ativas *in vitro* contra o *L. pneumophila* (CIM = 0,008 a 0,120 mg por L).[29]

As fluoroquinolonas são concentradas intracelularmente na maioria dos tecidos inclusive as mucosas brônquicas, o que pode intensificar a sua eficácia contra patógenos com suscetibilidade intermediária. Elas também concentram-se nos neutrófilos e macrófagos, o que pode proporcionar eficácia no tratamento dos patógenos intracelulares como a *Legionella, Mycoplasma, Chlamydia e Mycobacteria.* A penetração intracelular pelas quinolonas é favorecida pela sua estrutura zwitterina, o seu pequeno tamanho molecular e o seu baixo grau de ligação às proteínas. A atividade das quinolonas é reduzida pelo pH acídico, os cátions divalentes, um grande inóculo bacteriano e urina (pH mais baixo, e contém Mg^{2+}). A farmacocinética das fluoroquinolonas é detalhada em outra parte.[3] As vantagens de todas as quinolonas incluem a elevada biodisponibilidade oral, baixa ligação protéica e meia-vida prolongada (3 a 10 horas) que permite dosagem uma a duas vezes ao dia. Muitas das fluoroquinolonas podem ser administradas sob as formas intravenosa e oral.

A toxicidade com as quinolonas é mínima. Mais comumente, a náusea, o desconforto abdominal e a tonteira foram relatados. A fotossensibilidade foi relatada como o principal efeito colateral com a sparfloxacina. Recentemente, a trovafloxacina foi restrita para uso em infecções graves ou que ameaçam a viabilidade dos membros ou a própria vida devido a relatos devidos à insuficiência hepática associada à morte ou necessidade de transplante hepático. A sparfloxacina foi associada a um prolongamento de 3% no intervalo QT, mas isto raramente é clinicamente significativo.[27] Os pacientes que recebem a teofilina e warfarin requerem estrita monitoração pois o metabolismo destas drogas é reduzida por algumas fluoroquinolonas. A ciprofloxacina está associada a uma redução em 30% na depuração corporal total da teofilina de modo que os níveis de teofilina requerem monitoração.[38] A gatofloxacina, levofloxacina, moxifloxacina, ofloxacina e trovafloxacina não têm nenhum impacto significativo sobre o metabolismo do zinco. Os cátions nos antiácidos, sucralfate, multivitaminas com zinco e preparados de ferro ligam-se às quinolonas e evitam a absorção gastrintestinal. Devido aos possíveis efeitos prejudiciais sobre o desenvolvimento da cartilagem, as fluoroquinolonas são contra-indicadas em crianças, adolescentes e mulheres grávidas ou lactantes.

Aminoglicosídeos

Os aminoglicosídeos permanecem como importantes agentes no tratamento das graves infecções pulmonares por gram-negativos. Os agentes parenterais disponíveis nos Estados Unidos incluem a gentamicina, tobramicina, amicacina, netilmicina, kanamicina e estreptomicina. A kanamicina e a estreptomicina são muito menos ativas *in vitro* contra *Enterobacteriaceae* e *P. aerugenosa* do que outros aminoglicosídeos e são pouco utilizadas clinicamente no tratamento das pneumonias por gram-negativos. A estreptomicina e a kanamicina são de uso clínico primariamente no tratamento das infecções por micobactérias.

Os diversos mecanismos pelos quais as bactérias desenvolvem resistência aos aminoglicosídeos justificam uma breve discussão. Foram identificados três mecanismos: a produção de enzimas inativantes (o mecanismo mais comum), alteração do sítio ribossomal de ancoramento e inibição do sistema de transporte celular. As enzimas inativadoras de aminoglicosídeos são um problema muito mais comum com a tobramicina e a gentamicina do que com a amicacina ou a netilmicina. A amicacina possui as vantagens estruturais que a tornam a menos suscetível à inativação enzimática. Portanto, ela é ativa contra muitas cepas resistentes à gentamicina e à tobramicina.[39] Existem grandes variações geográficas e inter-hospitalares no que diz respeito à suscetibilidade bacteriana aos aminoglicosídeos, e tais diferenças devem ser consideradas quando se selecionam entre estes agentes.

O espectro antimicrobiano de atividade da gentamicina, tobramicina e netilmicina é semelhante. Apesar de algumas variações *in vitro* nenhum dado clínico favorece um aminoglicosídeo em relação ao outro contra os organismos gram-negativos se ambos forem ativos *in vitro*. A tobramicina tem uma atividade duas a quatro vezes maior contra a maioria das cepas de *P. aeruginosa* do que a gentamicina. A netilmicina é relativamente resistente às enzimas inativantes dos aminoglicosídeos e é ocasionalmente ativa contra algumas cepas de *Enterobacteriaceae* (particularmente *E. coli, Klebsiella, Enterobacter e Citrobacter*) que são resistentes à tobramicina e à gentamicina.[40] No entanto, a netilmicina tem uma atividade intrínseca significativamente menor contra *P. aeruginosa*. Em geral, aminoglicosídeos são altamente ativos contra quase todos os aeróbicos e bastonetes gram-negativos facultativos. Eles também são ativos *in vitro* contra o *S.aureus* e os estafilococos coagulase-negativos, e contra os enterococos eles demonstram uma atividade sinérgica se for combinado com certos antibióticos β-lactam ou à vancomicina.

A amicacina é o aminoglicosídeo *in vitro* mais potente conforme medido pela porcentagem de cepas suscetíveis à droga. O fato de que ela não é afetada pela maioria das enzimas inativadoras de aminoglicosídeos, tem sido uma vantagem significativa no tratamento de muitas infecções por gram-negativos causadas por organismos resistentes à gentamicina e à tobramicina. Apesar de que preocupações concernentes ao desenvolvimento de resistência freqüentemente levaram a restrições ao uso da amicacina, observa-se muito pouca resistência à amicacina, apesar do elevado nível de uso de amicacina em alguns hospitais.[41]

Existem diferenças farmacocinéticas significativas entre os aminoglicosídeos. A meia-vida é de aproximadamente 2 horas para todos os aminoglicosídeos, apesar de ocorrer uma significativa variação de paciente a paciente (Tabela 43-6). Quando empregam-se regimes de dosagens convencionais a dose de ataque habitual, e as doses de manutenção podem produzir níveis terapêuticos inadequados em uma porcentagem significativa de pacientes. Vários estudos mostraram que acompanhando-se os normogramas de dosagem usuais para a gentamicina e tobramicina levou-se a picos de concentrações séricas que falharam em exceder o nível de suscetibilidade do organismo infectante em 17 a 33% dos casos.[42,43] No tratamento da pneumonia causada pela *P. aeruginosa*, os níveis de pico de gentamicina ou tobramicina de 8 a 10 μg por mL são desejáveis quando se utilizam níveis convencionais de dosagem. No tratamento das infecções por gram-negativos, excluindo-se a *P. aeruginosa a eficácia clínica foi correlacionada com um pico de gentamicina de 4 a 8* μg por mL. Na sepse por gram-negativos, obteve-se uma resposta clínica favorável em 84% dos pacientes se os níveis de pico estivessem dentro desta variação, comparados com apenas 23% se os níveis fossem subterapêuticos.[44]

A terapia com aminoglicosídeo uma vez ao dia tornou-se aceitável como o padrão de cuidados para muitas infecções.[45,46] Os regimes de dosagem uma vez ao dia tem vantagens potenciais em relação à dosagem convencional, incluindo-se uma possível melhoria da eficácia, nefrotoxicidade reduzida, facilidade na administração e menor custo. As taxas de eliminação das bactérias são proporcionais ao pico de concentração sérica de aminoglicosídeo. A dosagem uma vez ao dia permite um prolongado período de *washout*, reduzindo o risco da nefrotoxicidade. As dosagens únicas uma vez ao dia são 5,0 a 7,5 mg por kg de tobramicina ou gentamicina, 6,5 mg por kg de netilmicina e 15 mg por kg de amicacina ou kanamicina. Os pacientes com insuficiência renal podem não ser candidatos para o regime de dosagem a cada 24 horas devido ao acúmulo de aminoglicosídeos e oto e nefrotoxicidade associada. Esses pacientes podem ser tratados obtendo-se níveis pós-dose de 6 horas de gentamicina ou

TABELA 43-6 *Dados farmacocinéticos para os aminoglicosídeos*

Agente	*Dose usual*[a]	*Variação desejável da concentração sérica (μg/ml)*		*Volume de distribuição aparente (l/kg)*	*Meia-vida sérica (h)*		*Depuração renal (ml/min/1,73 m²)*
		Pico	*Cuba*		*FRN*	*Anéfrico*	
Gentamicina	5 mg/kg/d, dividir a cada 8 h	8-10	< 2	0,25	2	55	50-90
Tobramicina	5 mg/kg/d, dividir a cada 8 h	8-10	< 2	0,22	2	70	50-90
Amicacina	15 mg/kg/d, dividir a cada 12 h	25-30	< 5	0,28	2-3	80	75-100
Netilmicina	6,5 mg/kg/d, dividir a cada 8 h	10-14	< 4	0,26	2	60	70-85

FRN, função renal normal em adultos.
[a]Via intravenosa preferida para adultos.
Adaptado de Ristuccia AM. Aminoglycosides. In: Ristuccia AM, Cunha BA, eds. *Antimicrobial therapy.* New York: Raven Press, 1984: 305, com permissão.

tobramicina. Se o nível exceder 10 μg por mL eles estão eliminando o aminoglicosídeo muito lentamente e devem ter a sua dosagem reduzida ou o intervalo entre as doses estendidas além de 24 horas ou eles devem ser tratados com um regime de dosagem convencional. Os pacientes com níveis menores que 5 μg por ml eliminam a droga muito rapidamente, o que está associado ao recrescimento bacteriano conforme os níveis caem abaixo do CIM por um período que excede o efeito pós-antibiótico para o organismo. Esses pacientes devem ter as suas doses aumentadas até um máximo de 7,5 mg por kg (gentamicina ou tobramicina) a cada 24 horas ou serem tratados com um regime de doses convencional. Em geral, a concentração de aminoglicosídeos nas secreções pulmonares é de 20 a 40% das concentrações séricas.

A toxicidade dos aminoglicosídeos primariamente afeta os rins e o oitavo par craniano. A tobramicina, amicacina e a netilmicina são menos nefrotóxicas que a gentamicina. A toxicidade do oitavo par, que geralmente é irreversível e pode afetar a audição, o equilíbrio ou ambos, foi associada à duração da administração do aminoglicosídeo. A nefrotoxicidade usando-se a dosagem convencional foi associada a níveis nadir de gentamicina ou tobramicina maiores do que 2 μg por mL e amicacina maiores do que 10 μg por mL. É essencial que os níveis sejam monitorados. Os níveis nadir freqüentemente começam a elevar-se como um sinal precoce de nefrotoxicidade, antes de qualquer elevação na creatinina.[39,47] A excreção nos aminoglicosídeos ocorre exclusivamente através da filtração glomerular apesar que outros fatores são importantes em determinar os níveis sangüíneos. A idade, febre, obesidade e a presença de penicilinas semi-sintéticas que podem inativar os aminoglicosídeos exercem um papel em determinar os níveis das drogas.

Macrolídeos e Azalídeos

A eritromicina há muito tem sido a pedra angular da classe macrolídea de antibióticos e agora recebeu a companhia de agentes mais novos, claritromicina e o azalídeo azitromicina. A eritromicina continua sendo um antibiótico importante para uso no tratamento das infecções no trato respiratório. Desenvolveram-se novos usos contra organismos que causam pneumonia atípica, incluindo a *M. pneumoniae, L. pneumophila, C. trachomatis e C. pneumoniae* (TWAR).

A eritromicina liga o ribossoma 50 S para inibir o passo de translocação da síntese protéica. A ação antibacteriana da eritromicina pode ser bacteriostática ou bactericida, dependendo da concentração da droga, tamanho do inóculo, do organismo, da sua sensibilidade e da fase de crescimento.[48] A resistência pelos organismos gram-positivos geralmente é mediada pelo plasmídeo, apesar que ocorre também a mutação cromossomial.

A eritromicina não possui atividade contra as *Enterobacteriaceae*, anaeróbios gram-negativos e *P. aeruginosa*. A sua atividade contra *H. influenzae* é apenas moderada. Se *H. influenzae* for uma preocupação, como ocorre freqüentemente na sinusite, bronquite e pneumonia, outros agentes são preferidos. Contra as bactérias gram-positivas, a eritromicina continua a ter uma certa atividade contra *S. pneumoniae*, estreptococos do grupo A, outros estreptococos β-hemolíticos e *S. aureus*. Os pneumococos penicilina-resistentes freqüentemente são resistentes à eritromicina e isto correlaciona-se com a resistência à azitromicina e claritromicina. Em um estudo americano em 1997-1998, constatou-se que 17,7 a 18,9% de todos os isolados clínicos de *S. pneumoniae* eram resistentes à eritromicina, à azitromicina e claritromicina e 64,8 a 68,4% dos *S. pneumoniae* penicilina-resistentes eram resistentes a estes macrolídeos.[1] Observou-se que ocorria resistência ao *S. aureus* sob uso da terapia.[48] O uso nas infecções *S. aureus* deve ser limitado a infecções leves a moderadas. O espectro da eritromicina também inclui atividade contra *N.meningitidis, Bordetella pertussis, L. monocytogenes, Corynebacterium diphteriae, N. asteroides*. A atividade contra o *N. asteroides* é inadequada para o tratamento com a eritromicina isoladamente, e a eritromicina deve ser combinada com a ampicilina.[49] A eritromicina é considerada a droga de escolha para a pneumonia pelo *M. pneumoniae*, resultando na redução na duração dos sintomas e da febre. Apesar de a taxa de resolução radiológica ter melhorado, a eritromicina não intensifica a erradicação bacteriana.[50,51] A eritromicina mostrou-se 50 vezes mais ativa *in vitro* do que a tetraciclina contra a *M. pneumoniae*.[52] A eritromicina também é a droga de escolha para a pneumonia pela *L. pneumophila* e pneumonia pelo *C. trachomatis* em crianças e é uma escolha alternativa para a pneumonia pela *C. pneumoniae.*

A eritromicina está disponível em vários preparados parenterais e orais. A biodisponibilidade é limitada nas formulações orais pela labilidade ácida. A dose de 500 mg usando-se qualquer preparação oral, os níveis séricos da base de eritromicina são limitados a 0,3 a 1,9 μg por mL.[48] No entanto, os níveis séricos não parecem correlacionar-se com a eficácia clínica. Não parece existir nenhuma vantagem significativa para o uso de uma preparação oral em relação a outra. A única forma ativa é a base de eritromicina, na qual são convertidas várias formas. A administração parenteral obtém níveis muito maiores (8 a 15 μg por mL) o que pode ser importante no tratamento das infecções sérias.[48]

A eritromicina penetra na maioria dos tecidos com a exceção do SNC. Os macrófagos alveolares e os neutrófilos também concentram a droga, proporcionando concentrações intracelulares 9 a 23 vezes e 10 a 13 vezes maiores que as encontradas extracelularmente, respectivamente.[52] Isto pode explicar o elevado grau de eficácia contra os patógenos intracelulares, observado para a eritromicina apesar da sua atividade inibitória (ao invés de bactericida) contra muitos organismos.

São comuns as reações adversas à eritromicina. Os efeitos colaterais mais comuns são gastrintestinais: náusea, vômitos, diarréia e desconforto epigástrico. A flebite é comum com o uso parenteral. O *rash*, febre e eosinofilia ocorrem raramente. O efeito tóxico mais sério é a hepatite colestática reversível que raramente ocorre. A forma estolato foi a mais freqüentemente implicada (93% dos casos),[48] mas a forma etilsuccinato também foi associada. A maioria dos casos causados pela forma estolato ocorreu em pacientes com mais de 12 anos de idade. Observou-se uma perda auditiva neurosensorial reversível, geralmente em associação à terapia intravenosa em altas doses em pacientes com insuficiência renal. A eritromicina também interfere com o metabolismo hepático (através do sistema do citocromo P-450) de certos medicamentos que podem levar a níveis tóxicos de digoxina, teofilina, carbamazepina, warfarin e ciclosporina.

A claritromicina é um antibiótico macrolídeo que demonstrou eficácia contra um amplo espectro de patógenos respiratórios. A claritromicina e o seu metabólito ativo 14-hidroxi são similares à eritromicina, mas têm certas vantagens farmacocinéticas, maior atividade contra muitos patógenos respiratórios e menor toxicidade. Nos estudos clínicos, a claritromicina demonstrou uma eficácia equivalente aos antibióticos padrões no tratamento da sinusite maxilar aguda, EABC e pneumonia adquirida na comunidade.[53-55]

A claritromicina demonstra o mesmo espectro antibacteriano da eritromicina. A sua atividade varia desde igual a quatro vezes mais ativa contra o *S. pneumoniae, S. pyogenes, M. catarrhalis, M. pneumoniae, L. pneumophila e Chlamydia* sp.[29] A sua atividade contra o *H. influenzae in vitro* é aproximadamente a metade da eritromicina. No entanto, quando a sua atividade é combinada com a do seu metabólito 14-hidroxi, a sua atividade *in vitro* contra o *H. influenzae* excede a da eritromicina ou o cefaclor.[56] A atividade da claritromicina em humanos pode ser subestimada pelos resultados *in vitro* ou modelos animais (isto é, eles não produzem o metabolito 14-hidroxi) se a atividade do seu metabólito ativo não for analisada. A claritromicina também possui excelente atividade contra o complexo *M. avium-intracellulare* assim como outras bactérias não-tuberculosas. A eficácia clínica na infecção pelo *M. avium-intracellulare* em pacientes com e sem síndrome de imunodeficiência adquirida (AIDS) tem sido excelente.

A claritromicina possui vantagens farmacocinéticas em relação à eritromicina. Estas incluem maior estabilidade ácida, maior biodisponibilidade (55%) e uma meia-vida longa (5 horas para a claritromicina e 7 horas para o seu metabólito ativo), o que permite dosagem menos freqüente. A claritromicina também obtém níveis tissulares maiores e tem um efeito pós-antibiótico que é três vezes mais longo do que o da eritromicina. Os níveis séricos de claritromicina são consideravelmente maiores do que os da eritromicina, e os níveis tissulares são muito maiores do que os níveis séricos. As concentrações altas são obtidas nos neutrófilos e macrófagos, ampliando a eficácia contra os patógenos intracelulares. É necessário um ajuste da dose na insuficiência renal. Na insuficiência hepática, menos do metabólito 14-hidroxi é produzido.[57] A claritromicina é bem tolerada. As queixas gastrintestinais são mais leves do que com a eritromicina, mas incluem náuseas, diarréia e dor abdominal. Um gosto metálico é um dos efeitos colaterais mais proeminentes. A claritromicina parece ter uma menor propensão a interagir com drogas que sofrem metabolismo hepático, particularmente a teofilina.

A azitromicina é um antibiótico azalídeo que tornou-se um agente oral de uso habitual no tratamento das infecções respiratórias. A azitromicina possui certas vantagens farmacocinéticas em relação à eritromicina e tem maior atividade *in vitro* contra os patógenos da pneumonia atípica e bacilos gram-negativos.

A azitromicina demonstra um perfil de atividade similar contra os cocos gram-positivos ao observado com a eritromicina. Ela é quatro vezes mais ativa *in vitro* do que a eritromicina contra *H. influenzae* e duas vezes mais ativa contra o *M. catarrhalis* e *L. pneumophila*.[29,58,59] No entanto, em um estudo de EABC a azitromicina fracassou em erradicar o *H. influenzae* e esteve associado a uma elevada taxa de fracasso clínico.[60] Este estudo usou uma dose inicial de 500 mg seguida por 250 mg uma vez ao dia; no entanto, esta dosagem menor ainda esteve associada a um nível relativamente alto no escarro (média, 3,66 μg por mL). Estudos subseqüentes usaram uma dosagem de 500 mg diárias. A azitromicina também é significativamente mais ativa contra a maioria das *Enterobacteriaceae* e tem atividade micobacteriana, inclusive atividade contra o complexo *M. avium-intracelular*. Ela é menos ativa contra as micobactérias não-tuberculosas do que a claritromicina. Contra o *Fusobacterium necrophorum* a azitromicina é dez vezes mais ativa do que a eritromicina, mas contra outros anaeróbios a sua atividade relativa é equivalente. Ela também proporciona uma atividade equivalente contra as espécies *Chlamydia*.[58]

A azitromicina tem maior estabilidade acídica, uma meia-vida mais longa, e concentrações tissulares maiores, porém menores concentrações séricas do que a eritromicina.[61] A azitromicina obtém concentrações intracelulares nos leucócitos polimorfonucleares e macrófagos que são mais de dez vezes maiores do que as da eritromicina. As concentrações tissulares geralmente excedem a concentração sérica em 10 a 100 vezes, e os níveis tissulares tendem a persistir por dias após os níveis séricos declinarem. Estas vantagens permitem a dosagem uma vez ao dia, e uma potencial duração mais breve da terapia (5 dias) do que com os agentes prévios. A azitromicina é bem tolerada, com leves efeitos colaterais gastrintestinais sendo os mais comuns. A elevação assintomática dos testes de função hepática também foi relatada. Devido aos baixos níveis séricos, os pacientes com suspeita de bacteremia devem ser tratados com cautela com a azitromicina. Em 1997 a azitromicina foi aprovada para uso na pneumonia leve a moderada adquirida na comunidade. Nos pacientes com pneumonia adquirida na comunidade grave, a azitromicina não deve ser empregada como monoterapia se existir um risco de *S. pneumoniae* resistente à penicilina ou ao macrolídeo.

Tetraciclinas

As tetraciclinas são agentes úteis no tratamento das infecções broncopulmonares. Apesar de que alguns organismos gram-negativos desenvolveram resistência às tetraciclinas permanecem agentes de amplo espectro com eficácia singular em certas infecções. Intracelularmente, estes agentes ligam o ribossoma 30 S e evitam o acesso do RNA de transferência aminoacil ao RNA mensageiro. Um sistema de transporte ativo dependente de energia precisa bombear a tetraciclina através da membrana citoplasmática interna. A minociclina e a doxiciclina são mais lipofílicas e passam diretamente através da dupla camada lipídica. A resistência desenvolve-se lentamente, de modo gradual; ela é primariamente mediada pelo plasmídeo, e geralmente envolve a inibição do sistema de transporte ativo. A ação antibacteriana das tetraciclinas é primariamente bacteriostática.

O espectro antimicrobiano de todas as tetraciclinas é semelhante. Os análogos lipofílicos, a minociclina e a doxiciclina, são algo mais ativos que os demais agentes. Se um organismo for resistente a um análogo da tetraciclina, ele é resistente a todas as tetraciclinas. Muitos bacilos aeróbicos, gram-negativos são resistentes às tetraciclinas. As tetraciclinas são ativas contra os cocos gram-positivos aeróbicos mas até recentemente melhores agentes estavam disponíveis. A resistência pneumocócica não é incomum e em uma pesquisa em 34 centros médicos de 1997 a 1998, 12,9% dos isolados clínicos eram resistentes.[1] Os pneumococos resistentes à penicilina freqüentemente são resistentes aos macrolídeos e às tetraciclinas, mas as taxas de resistência da doxiciclina podem ser menores do que as que ocorrem a muitos dos agentes orais além das fluoroquinolonas mais novas. Os compostos de tetraciclina têm eficácia clínica em várias infecções respiratórias. Eles são considerados as drogas de escolha na pneumonia pelo *C. pneumoniae* (TWAR) e na *psittacosis*. Eles são agentes alternativos úteis no tratamento das infecções causadas pela *M. pneumoniae, L. pneumophila, Actinomyces, P. multocida*. A minociclina tem sido útil na profilaxia dos portadores faríngeos de meningococos se a rifampicina for contra-indicada. A tetraciclina e a doxiciclina freqüentemente são usadas no tratamento da EABC.

As tetraciclinas têm numerosas diferenças farmacocinéticas que requerem discussão. A absorção é prejudicada pelos laticínios, cátions divalentes como os encontrados nos antiácidos, preparados de ferro e acidez gástrica diminuída. A doxiciclina e a minociclina têm a maior absorção oral , 90 a 100%. Elas também possuem uma meia-vida prolongada (18 a 24 horas), permitindo dosagens menos freqüentes. As meias-vidas dos análogos da tetraciclina são determinadas pela taxa de excreção renal. A doxiciclina não se acumula em casos de insuficiência renal e somente ela é segura para uso nestes pacientes. Ela é primariamente excretada como um conjugado inativo pelas fezes. A minociclina sofre circulação enteroepática, mas ainda se acumula na insuficiência renal. A minociclina e a doxiciclina encontram-se disponíveis sob as formas intravenosas. A injeção intramuscular causa dor excessiva e não deve ser utilizada.

Os efeitos colaterais mais comuns que ocorrem com os análogos da tetraciclina são náusea, vômitos, mal-estar epigástrico, sensibilidade ao sol, reações de hipersensibilidade e em crianças com menos de 8 anos, descoloração dentária e depressão do crescimento do esqueleto. As superinfecções são comuns e incluem a candidíase oral e vaginal, diarréia e a colite pseudomembranosa causada pelo *C. difficile*. A hepatotoxicidade (particularmente durante a gravidez), a anafilaxia e o edema periorbital ocorrem raramente. Ocorre uma azotemia aumentada nos pacientes com insuficiência renal.

Clindamicina

A clindamicina continua a ser um agente importante no tratamento das infecções respiratórias. Ela é altamente eficaz no tratamento da pneumonia aspirativa, abscesso pulmonar, empiema e pneumonia pneumocócica ou estafilocócica. A clindamicina pode ser superior à penicilina no tratamento das infecções anaeróbicas pulmonares.[62,63] Existem certas evidências que 15 a 25% das infecções pulmonares por anaeróbios podem envolver cepas produtoras de β-lactamase que podem ser resistentes à penicilina.

A clindamicina inibe a síntese protéica ligando a subunidade ribossômica 50S. Ela é primariamente bacteriostática, mas contra certos organismos pode ser bactericida. A resistência do *S. aureus* ocorreu em uso de terapia.[64]

O espectro antibacteriano da clindamicina é limitado aos organismos gram-positivos e anaeróbicos. A atividade contra as espécies estreptocócicas (os enterococos são resistentes) é similar ao da eritromicina. Os isolados de *S. pneumoniae* resistentes à penicilina freqüentemente são resistentes à clindamicina (21,4%), mas isto foi consideravelmente menor do que a resistência de 65 a 68% aos macrolídeos.[1] Para todos os *S. pneumoniae* dos Estados Unidos, a resistência à clindamicina foi de 5,6%.[1] Contra o *S. aureus* a sua atividade é quatro vezes maior do que a da eritromicina com a CIM de 0,1 μg por mL.[65] Cepas de SAMR são geralmente resistentes. A maioria dos casos são sensíveis à clindamicina, mas 10% são resistentes. Os anaeróbicos da orofaringe, inclusive a maior parte das espécies *Bacteroides*, são sensíveis. Em infecções pelo *B. fragilis* documentadas, o metronidazol é preferido devido à crescente resistência à clindamicina. Uma pesquisa recente de *B. fragilis* em múltiplos centros revelou que até 14% dos isolados eram resistentes.[66] A clindamicina também tem atividade contra muitas espécies de clostrídios, *N. asteroides, Actinomyces israelii*. A sua atividade contra *M. pneumonia* é mínima e inadequada para uso clínico. A *L. pneumophila* e a *N. meningitidis* são resistentes.

A clindamicina encontra-se disponível sob formas parenteral e oral. As formulações orais caracterizam-se pela elevada biodisponibilidade (90%) e bons níveis séricos. A droga é metabolizada pelo fígado e excretada na bile e na urina. Modestos ajustes de doses são necessários em pacientes com insuficiência renal ou hepática graves. Conforme ocorre com os macrolídeos, a droga é concentrada pelos neutrófilos, pelos macrófagos alveolares e provavelmente dentro dos abscessos.

O efeito tóxico mais importante relacionado à clindamicina é a diarréia pelo *C. difficile* ou colite pseudomembranosa. Esta complicação ocorre em 0,01 a 10,00% dos pacientes tratados, muito menos comumente do que originalmente havia sido relatado.[63,67] Ela provavelmente está relacionada à perturbação da flora intestinal normal pela clindamicina que pode persistir por muito tempo após a droga ser suspensa. O efeito ocorre com o uso intravenoso e oral, mas é mais comum com a clindamicina oral. A diarréia não relacionada ao *C. difficile* ocorre comumente (até 20% dos pacientes). Outros efeitos colaterais incluem *rash*, um gosto metálico (forma intravenosa), elevações transitórias nas transaminases, neutropenia e trombocitopenia.

Metronidazol

O metronidazol raramente é usado nas infecções respiratórias. Ela ocasionalmente pode ser útil no tratamento dos abscessos pulmonares anaeróbicos, pneumonia de aspiração ou empiema. Os estudos clínicos caracterizaram-se por uma elevada taxa de falha, talvez relacionado à natureza aeróbica-anaeróbica mista de muitas destas infecções, e do fato que o metronidazol não tem nenhuma atividade contra as bactérias aeróbicas. O uso clínico para o tratamento das infecções pulmonares sempre deve ser combinado com um antimicrobiano ativo contra possíveis bactérias ativas em uma infecção mista.

O metronidazol é um potente bactericida contra a maioria dos anaeróbicos obrigatórios. Contra o *Fusobacterium, Bacteroides* sp. (inclusive o *B. fragilis*) e *Clostridium perfringens*, o metronidazol é caracterizado pela sensibilidade quase que uniforme.[68] Contra os organismos microaerófilos, a sua atividade é variável. *Actinomyces* e *Propionibacterium acnes* geralmente são resistentes. Aproximadamente 15% dos peptoestreptococos são resistentes.

O metronidazol penetra bem na maioria dos tecidos inclusive no SNC e nos abscessos. Ele está disponível sob as formas parenterais e orais. As vantagens farmacológicas incluem um elevado grau de biodisponibilidade oral , uma meia-vida longa (6,1-7,1 horas) e baixa ligação protéica.[68] O ajuste das doses é necessário nas insuficiências renal e hepática.

Os efeitos adversos são mais comumente gastrintestinais e ocorrem em 5 a 10% dos pacientes. Eles incluem a náusea, vômitos, um gosto metálico, anorexia e diarréia. O uso concomitante de álcool está associado a um efeito semelhante ao antabuse e deve ser evitado. A toxicidade neurológica é rara, mas inclui convulsões, confusão mental, vertigem, cefaléia, ataxia e uma neuropatia periférica dose-relacionada geralmente reversível.

Vancomicina

O papel da vancomicina no tratamento das infecções gram-positivas aumentou dramaticamente. Logo após a vancomicina tornar-se disponível em 1958, ela foi relegada a uma linha secundária de terapia para as infecções estafilocócicas e estreptocócicas devido à menor toxicidade da meticilina, lincomicina e cefalosporinas. A ocorrência disseminada das infecções causada pelos SAMR e *S. epidermidis* resistentes forneceu novas demandas para o antibiótico. Preparações mais purificadas reduziram a toxicidade.

A vancomicina age em um estágio mais precoce da síntese da parede celular do que os β-lactams e a competição pelos sítios de ligação e resistência cruzada com os β-lactams não se constituem em problemas. Os complexos de vancomicina com um precursor da D-alanyl-D-alanina para inibir a síntese e a reunião dos polímeros peptidoglicanos da parede celular. Ela também lesa os protoplasmas alterando a permeabilidade das suas membranas citoplasmáticas e inibindo a síntese do RNA. A sua ação é bactericida e a concentração mortal para a maioria dos organismos aproxima-se à CIM.

O espectro de atividade da vancomicina é limitado aos organismos gram-positivos. A maioria das cepas de *S. aureus e S. epidermidis* é inibido por menos de 4 μg por mL. Algumas cepas de SAMR suscetíveis mostraram tolerância (concentração bacteriana mínima ≥ oito vezes o CIM).[69,70] As cepas que exibem tolerância podem exigir o tratamento com uma combinação sinérgica da vancomicina e um aminoglicosídeo (p. ex., gentamicina exibe a melhor atividade *in vitro* contra os cocos gram-positivos) ou rifampicina.[71] Relataram-se isolados de *S. aureus* com suscetibilidade intermediária à vancomicina (CIM = 8 μg por mL) no Japão em 1996 e nos Estados Unidos em 1997.[71-73] Até o momento, não se relatou *S. pneumoniae* resistente à vancomicina, mas esta perspectiva levantou muitas preocupações devido ao uso inapropriado da vancomicina. Contra os enterococos, a vancomicina é bacteriostática, com uma CIM_{90} menor de ou igual a 6 μg por mL. No entanto, cepas de enterococos resistentes à vancomicina, a maioria dos quais são *E. faecium*, foram relatadas com um CIM maior ou igual a 2.000 μg por mL.[74] A maioria dos enterococos não é morta a concentrações séricas menores que 100 μg por mL. Os estreptocos aeróbicos são uniformemente suscetíveis. Os estreptococos anaeróbicos ou microaerófilos, *Actinomyces*, lactobacilos, *L. monocytogenes*, espécies clostridias e *C. jeikeium* geralmente são suscetíveis à vancomicina.

As vantagens farmacocinéticas da vancomicina incluem uma longa meia-vida (6 a 8 horas); no entanto, ocorre um extenso acúmulo renal e nestes pacientes é necessária uma acentuada redução na dosagem. A vancomicina penetra no liquor e apenas o SNC na presença de inflamação e nestes pacientes produz níveis liquóricos que são 5 a 19% dos níveis séricos.[75] Para assegurar a atividade bactericida contra a maioria dos estafilococos e estreptococos, recomenda-se uma dose de 15 mg por kg intravenosamente a cada 12 horas em pacientes com função renal normal. Recentemente, a prática clínica dos níveis de vancomicina rotineiramente foi questionada. A monitoração das concentrações séricas de vancomicina e a manutenção dos níveis dentro da variação normal não mostraram aumentar a eficácia ou a segurança da terapia, no entanto, aumentaram substancialmente o custo.[75] A vancomicina está disponível em uma forma intravenosa, mas não em uma forma intramuscular e não é absorvida se for administrada oralmente.

O efeito colateral mais comum é a síndrome do "homem vermelho" que consiste em prurido, eritema, rubor e formigamento do dorso, pescoço e face; angioedema; e ocasionalmente hipotensão ou parada cardíaca. Este efeito parece ser o resultado de uma liberação não-imunológica de histamina a partir dos basófilos e mastócitos. Ela está associada a uma infusão rápida (excedendo 10 mg por minuto) de vancomicina e é prevenida lentificando-se a velocidade da infusão e pela administração de anti-histamínicos. Outras toxicidades ocorrem muito menos freqüentemente desde que uma preparação mais purificada tornou-se disponível. A ototoxicidade ocorre raramente a concentrações abaixo de 30 μg por mL e geralmente não é observada a níveis que excedem 80 a 100 μg por mL. Se ocorrer uma perda auditiva para tons altos ela pode ser reversível, porém, mais tipicamente a deterioração na função no nervo auditivo progride. A nefrotoxicidade com a vancomicina isoladamente é rara. As toxicidades ótica e renal da vancomicina e dos aminoglicosídeos são aditivas. Outros efeitos colaterais incluem febre, calafrios, flebite e neutropenia dose e tempo-dependente.[74]

Sulfonamidas e Trimetoprim

As sulfonamidas e o SMX/TMP permanecem como agentes importantes no tratamento das infecções respiratórias. O SMX/TMP é ativo contra o *H. influenzae* e *S. pneumoniae* e tem uma boa eficácia clínica no tratamento da otite média, sinusite, bronquite, e pneumonia. O SMX/TMP é uma alternativa particularmente útil para o tratamento de infecções causadas por *H. influenza* resistente à ampicilina. Esta combinação de agentes é o tratamento de escolha na pneumonia causada pelo *Pneumocystis carinii*, e as sulfonamidas isoladas ou o SMX/TMP são os agentes de escolha para o *N. asteroides*.

As sulfonamidas agem inibindo competitivamente a enzima bacteriana responsável pela incorporação do p-aminobenzoato dentro do ácido diidropteróico, o precursor imediato do ácido fólico. O TMP inibe competitivamente a atividade da diidrofolato redutase bacteriana. A utilidade do SMX isolado foi diminuída pela aquisição disseminada de resistência, particularmente por muitos estafilococos, Enterobactérias, *N. meningitidis* e *P. aeruginosa*.

O SMX/TMP fornece uma atividade bactericida sinérgica contra muitos organismos gram-positivos e gram-negativos. As sulfonamidas e o SMX/TMP são inativos contra os anaeróbicos e têm péssima atividade contra a *P. aeruginosa, M. pneumoniae e M. tuberculosis*. A combinação de SMX/TMP fornece atividade contra uma ampla gama de bactérias patogênicas. No trato respiratório isto inclui atividade contra *S. aureus, S. pneumoniae, H. influenzae, C. trachomatis, M. catarrhalis, N. asteroides, P. carinii, P. pseudomallei, L. monocytogenes, Brucella* sp., *Legionella micdadei, Toxo-*

plasma gondii, Mycobacterium kansasii e *Mycobacterium scrofulaceum*. Muitas cepas de *S. pneumoniae* resistentes à penicilina demonstram uma resistência concomitante às sulfonamidas. De 1997 a 1998 a taxa de resistência ao SMX/TMP para o *S. pneumoniae* de 34 hospitais dos EUA foi de 31,1%.[1]

O SMX/TMP está disponível sob formas oral e intravenosa. Uma forma intramuscular raramente é usada devido à dor no sítio de injeção. O TMP e as diversas sulfonamidas são bem absorvidas isoladamente ou em combinação. Uma relação sérica de TMP para a SMX de 1:20 fornece uma excelente sinergia contra a maioria das bactérias suscetíveis. Esta relação é obtida usando-se uma combinação oral ou intravenosa fixa de 1:5 (SMX/TMP)- 80 mg de TMP e 400 mg de SMX em tabletes de potência única ou frascos intravenosos de 5 mL ou 160 mg de TMP e 800 mg de SMX em tabletes de potência dupla. Nos tecidos esta excelente relação sinergística freqüentemente não é preservada, pois o TMP penetra tecidos em maior grau. As meias-vidas plasmáticas do SMX/TMP são de aproximadamente 9 e 11 horas, respectivamente. É necessária uma substancial modificação da dose na insuficiência renal. As sulfonamidas podem causar uma elevação no nível de creatinina que está relacionado a uma secreção reduzida pelo túbulo renal ao invés de uma verdadeira redução na filtração glomerular.

Os efeitos adversos do SMX/TMP geralmente são o resultado do SMX em vez de TMP. Os efeitos colaterais comuns incluem náusea, vômitos, diarréia e reações de hipersensibilidade (p. ex., *rash*). Reações menos comuns são raras, mas incluem anafilaxia, trombocitopenia, leucopenia, anemia hemolítica, insuficiência renal, eritema nodoso e eritema multiforme (incluindo a síndrome de Stevens-Johnson). Os efeitos colaterais ocorrem em até 65% dos pacientes com AIDS, particularmente *rashes*, citopenias e hepatotoxicidades.[76,77] O uso das sulfonamidas deve ser evitado durante a gravidez, em bebês com menos de 2 anos devido ao risco de *kernicterus* e em pacientes que estejam tomando metotrexato. O SMX/TMP pode potencializar os efeitos do warfarin, tolbutamida e clorpropamida.

ANTIVIRAIS

Aciclovir

O aciclovir tem apenas alguns poucos usos clínicos nas infecções do trato respiratório. As suas principais indicações incluem a traqueobronquite pelo herpes simples, a pneumonite pelo herpes simples, e pneumonia pela varicela. A resistência *in vivo* geralmente é o resultado de isolados deficientes em timidina-cinase e geralmente é observada em pacientes imunocomprometidos que receberam múltiplos cursos de terapia. Isolados resistentes de herpes simples foram problemáticos nos pacientes com AIDS.

O aciclovir fornece uma boa atividade *in vitro* contra a maioria dos isolados do vírus herpes simples (VHS) tipos I e II, e vírus varicela zoster (VVZ).[78] Ele é muito menos ativo contra o vírus Epstein-Barr e citomegalovírus (CMV). Os estudos clínicos falharam em estabelecer qualquer benefício nítido do uso de aciclovir no tratamento da pneumonite pelo CMV.[79,80] O aciclovir é menos ativo *in vitro* contra o HSV tipo I do que contra o HSV tipo II. Em um estudo, o aciclovir mostrou-se superior à vidarabina no tratamento da infecção grave pelo VVZ nos pacientes imunocomprometidos.[81]

O aciclovir encontra-se disponível em formulações orais e intravenosas. As características farmacocinéticas incluem uma baixa biodisponibilidade oral (15 a 20%, uma meia-vida de 2 a 3 horas com função renal normal e bons níveis no liquor – 50% dos níveis séricos). O aciclovir é excretado renalmente com 80% sendo excretado inalterado. É necessário um ajuste de dosagem em casos de insuficiência renal.

Os efeitos adversos mais importantes do aciclovir são uma nefrotoxicidade e uma neurotoxicidade reversíveis. A nefrotoxicidade parece ser limitada a pacientes submetidos à terapia intravenosa. O aciclovir cristaliza-se nos túbulos renais. Os fatores de risco incluem doses altas, infusão rápida, insuficiência renal preexistente e desidratação.[78] Os efeitos no SNC incluem tonteiras, delírio, tremores, letargia, convulsões e confusão mental. Outros efeitos colaterais incluem náusea, vômito e *rash*.

O famciclovir e o valaciclovir são agentes orais similares ao aciclovir. Ambos são eficazes no tratamento das infecções pelo VVZ e herpes genital, mas elas não possuem qualquer vantagem em relação ao aciclovir para as infecções respiratórias causadas por estes vírus, não estão disponíveis em uma formulação parenteral e não são aprovadas para uso em hospedeiros imunocomprometidos.

Ganciclovir

O papel do ganciclovir, um análogo nucleosídeo acíclico da guanina no tratamento da pneumonite pelo CMV ainda precisa ser definido. A eficácia clínica foi demonstrada apenas na retinite e na colite pelo CMV. A retinite pelo CMV nos pacientes imunocomprometidos permanece sendo a única indicação aprovada para o ganciclovir. O ganciclovir age inibindo competitivamente a polimerase do DNA evitando a ligação da deoxiguanosina trifosfatase à polimerase do DNA. Cepas resistentes ao ganciclovir foram raramente relatadas [82-84] e estão principalmente relacionadas a mutações nos genes da polimerase DNA viral. Nos isolados resistentes, a resistência cruzada a outros antivirais é comum.

O ganciclovir tem *in vitro* uma atividade contra todos os herpesvirus e é particularmente ativo contra o CMV. As concentrações inibitórias *in vitro* são muito menores do que aquelas do aciclovir contra o CMV e ligeiramente menores contra o HSV.[85] A atividade contra o VVZ é similar a do aciclovir. O aciclovir permanece a droga de escolha para a infecção pelo HSV e VVZ do trato respiratório, com base na sua menor toxicidade, e atividade *in vitro* comparável. Apesar de uma boa atividade *in vitro* contra o CMV, a terapia bem-sucedida para a pneumonite pelo CMV é rara. A pneumonia pelo CMV tem um prognóstico particularmente sinistro nos pacientes de transplante de medula óssea. Em um estudo de dez recipientes de aloenxertos de medula óssea com pneumonia pelo CMV comprovada por biópsias tratadas com o ganciclovir, o CMV foi eliminado das secreções respiratórias após uma média de 8 dias de terapia; no entanto, apenas um dos dez pacientes sobreviveu à pneumonia.[85] Os resultados em outras séries foram ligeiramente melhores. Em um estudo 5 de 11 pacientes melhoraram, mas apenas 3 de 11 pacientes sobreviveram por mais de 100 dias após o transplante.[86] Em outra série, 8 de 21 pacientes sobreviveram mais de 90 dias, mas eles eram concomitantemente tratados com imunoglobulina contra o CMV[87]; dois pacientes adicionais responderam ao ganciclovir mas um destes teve uma recaída após 60 dias com pneumonia fatal pelo CMV, e o outro morreu de aspergilose disseminada. Outro estudo mostrou uma melhoria na sobrevida em pacientes tratados com uma combinação de ganciclovir e imunoglobulina para o CMV– 13 de 25 pacientes sobreviveram ao episódio inicial de pneumonite pelo CMV.[88] Os pacientes com transplantes de órgãos sólidos com pneumonia pelo CMV evoluíram algo melhor, com sobrevidas que chegaram a 60%.[86,89] Geralmente, a sobrevida parece ser melhor em pacientes tratados precocemente e antes da intubação.

O ganciclovir está disponível apenas sob a forma intravenosa. Em pacientes com função renal normal, a sua meia-vida é de 3 a 4 horas. Comparado com o aciclovir, ele tem um espectro terapêutico restrito. Ele é excretado não-metabolizado pelo rim e precisa ter a sua dose reajustada para uma depuração de creatinina menor que 50 mL por minuto. Ele obtém níveis nos tecidos pulmonares que são 99% dos níveis séricos. O ganciclovir persiste nas células infectadas pelo CMV por vários dias após a droga ter sido removida dos sobrenadantes da cultura celular.[90]

Os efeitos colaterais mais limitantes do ganciclovir são a neutropenia (40% dos pacientes) e a trombocitopenia (20% dos pacientes), que geralmente são reversíveis. Estes efeitos são dose-relacionados e são particularmente comuns nos pacientes com AIDS em uso de zidovudina. O fator estimulante das colônias de neutrófilos pode se mostrar útil em aliviar os problemas com a neutropenia. Outros efeitos adversos incluem náuseas, vômitos, anorexia, elevação dos níveis dos testes funcionais hepáticos, anemia, *rash*, confusão, eosinofilia, uropatia obstrutiva e, em modelos animais, inibição da espermatogênese.

Foscarnet

O foscarnet é um análogo pirofosfato inorgânico que tem um papel indefinido no tratamento de certas infecções respiratórias virais. Ele age para inibir as polimerases DNA do herpesvírus e as transcriptases reversas retrovirais. Clinicamente ele mostrou eficácia no tratamento da retinite pelo CMV nos pacientes com AIDS não responsivos ao ganciclovir ou em certas infecções pelo HSV resistentes ao aciclovir. No trato respiratório ele pode se mostrar eficaz na pneumonite pelo CMV e HSV, traqueobronquite e pneumonite pelo HSV. A resistência ao foscarnet não foi um problema com o CMV em isolados clínicos ou *in vitro*. Os mutantes resistentes foram rapidamente produzidos *in vitro* e estão relacionados a alterações na polimerase DNA viral.[91]

O foscarnet tem uma atividade *in vitro* contra a maioria dos herpesvirus inclusive o CMV e o vírus da imunodeficiência humana. Ele tem sido útil em infecções HSV graves resistentes ao aciclovir.[92] O foscarnet pode mostrar ter certa eficácia na pneumonite pelo CMV. A excreção do CMV está diminuída em pacientes que estejam recebendo foscarnet para a pneumonite pelo CMV; no entanto, a replicação viral reinicia-se precocemente em até 3 dias após a interrupção da terapia.[89] Na pneumonia pelo CMV, a experiência com o foscarnet é maior nos pacientes receptores de transplantes de medula óssea e renal. Foi relatada sobrevida em dois pacientes com transplante de medula óssea tratados com foscarnet em um estudo; no entanto, nenhum sobrevivente foi relatado em uma série de 14 pacientes com transplante de medula óssea que receberam foscarnet para pneumonia pelo CMV.[89] Muitos destes pacientes foram tratados tarde demais e tinham outras complicações que podem ter contribuído com as suas mortes. Houve relatos de pacientes pós-transplantes renal e hepático que sobreviveram à pneumonia pelo CMV após tratamento com foscarnet.[89]

O foscarnet está disponível apenas sob a forma intravenosa. Demonstrou-se que a infusão intermitente é adequada e minimiza a nefrotoxicidade, mas ainda não foi definido o melhor regime terapêutico. Ele é excretado sem ser metabolizado na urina pela filtração glomerular e secreção tubular, com uma meia-vida de 3-6 horas. Aproximadamente 20% é depositado em ossos, o que poderia ser responsável por alguns dos seus efeitos sobre o cálcio e fósforo sérico.

Uma vantagem do foscarnet em relação ao ganciclovir é que ele não suprime a contagem de granulócitos. A nefrotoxicidade secundária à necrose tubular aguda é o efeito colateral mais limitante. Uma elevação de duas a três vezes na creatinina sérica ocorre em mais de 45% dos pacientes.[91] A náusea e vômitos ocorrem em 20 a 30%. A anemia ocorre em 20 a 50%. A hipercalcemia e a hiperfosfatemia foram relatadas em até 66% dos pacientes.[91] Outros efeitos colaterais incluem mal-estar, hipocalcemia, flebite, transaminases elevadas, cefaléia, convulsões, tremor, irritabilidade, alucinações e ulceração peniana. A terapia concomitante com a pentamidina é contra-indicada devido à nefrotoxicidade aditiva.

Amantadina e Rimantadina

A amantadina e a rimantadina são agentes antivirais com comprovada eficácia contra as infecções influenza A. A rimantadina, um análogo da amantadina, oferece várias vantagens em relação à amantadina, incluindo uma meia-vida mais longa, menor toxicidade do SNC, maior atividade contra o influenza A e maiores concentrações nas secreções. Estes agentes são similares no que diz respeito ao mecanismo, espectro de atividade e indicações clínicas. Apesar de seus mecanismos precisos serem obscuros, eles parecem agir prevenindo o desvestimento da proteção viral bloqueando a atividade do canal iônico da proteína viral M2. Ocorre resistência em uma pequena porcentagem de pacientes tratados.[93,94] A resistência é prontamente obtida *in vitro* pela passagem seriada do vírus através de meios que contêm amantadina ou rimantadina. Os isolados que desenvolvem a resistência a um agente desenvolvem reação cruzada ao outro.

A amantadina e a rimantadina têm eficácia clínica apenas contra o influenza A. Nenhum dos agentes tem atividade contra o influenza B. A rimantadina é três a quatro vezes mais ativa contra a influenza A do que a amantadina. Em pacientes jovens, demonstrou-se que estes agentes reduzem a febre e os sintomas da influenza A em 50% se o tratamento for iniciado em até 48 horas após o início dos sintomas.[95,96] Estes pacientes têm uma resolução mais rápida das anormalidades na função pulmonar e diminuem a disseminação viral, e os estudantes universitários tratados desta maneira retornaram mais rapidamente às aulas.[95,96] Nos idosos, estudos demonstraram uma defervescência mais rápida entre os pacientes tratados, mas nenhum efeito significativo sobre os demais sintomas.[97,98] Em um estudo de rimantadina, os pacientes idosos no grupo de maior risco tiveram uma melhoria significativa nos sintomas.[97] Na prevenção da influenza A, a maioria dos estudos demonstrou uma incidência de 50 a 70% nos casos clínicos.[99]

Os candidatos à profilaxia pela amantadina incluem os contatos de alto risco dos casos-índice, aqueles que são vacinados após um surto epidêmico de influenza e antes que tenha decorrido o período de 2 semanas necessário para a formação de anticorpos,[100] crianças pequenas, pessoas idosas, aqueles com problemas cardíacos e pulmonares subjacentes, populações em casas geriátricas, adultos não-vacinados com mais de 65 anos, adultos com imunodeficiências e adultos sob risco não-vacinados como profissionais de saúde.

A amantadina e a rimantadina encontram-se disponíveis apenas sob a forma oral. Os níveis séricos são maiores com a amantadina, mas a rimantadina obtém concentrações mais elevadas nas secreções.[97] A meia-vida da rimantadina excede à da amantadina (30 horas *versus* 15 horas).[99] A amantadina é excretada sem ser metabolizada na urina pela filtração glomerular e secreção tubular. A dosagem precisa ser reduzida na insuficiência renal. No idoso, uma redução em 50% é recomendada. A rimantadina é excretada como um metabólito hidroxilado na urina.

O uso clínico da amantadina obteve uma lenta aceitação da comunidade médica, parcialmente devido aos seus efeitos colaterais. Os efeitos colaterais relacionam-se à dose, e aproximadamente 10% dos pacientes têm efeitos adversos a uma dose de 100 mg duas vezes ao dia. O efeito colateral mais importante é a neurotoxicidade, incluindo insônia, concentração difícil, ansiedade, tonteira, depressão, confusão, letargia e convulsões. Nos idosos, a confusão mental pode levar a quedas. Os efeitos gastrintestinais são mais comuns com a rimantadina e incluem náusea, vômito e anorexia, que ocorrem em 10% dos pacientes idosos em um estudo.[97]

Zanamivir e Oseltamivir

O zanamivir e oseltamivir são agentes antivirais que inibem a neuraminidase tanto dos vírus influenza A quanto B. Acredita-se que eles ajam bloqueando o sítio ativo da neuraminidase, deixando resíduos de ácido siálico não-clivados nas superfícies das células-hospedeiras e dos envelopes dos vírus influenza, agregando eficazmente o vírus à superfície da célula hospedeira e reduzindo a quantidade de vírus liberada e que pode infectar as outras células.[101] Ambos os agentes são eficazes em reduzir em aproximadamente 1 dia a duração dos sintomas moderados a graves em pacientes que estiveram sintomáticos por mais de 2 dias quando o tratamento foi iniciado.[102,103] O tratamento após mais de 2 dias de sintomas não é eficaz em reduzir os sintomas. Nenhum dos agentes mostrou-se eficaz em prevenir as complicações relacionadas à influenza como a pneumonia viral e bacteriana ou as exacerbações das doenças crônicas. Nenhuma das duas drogas recebeu aprovação da Food and Drug Administration para uso profilático, porém ambas demonstraram ser eficazes como agentes profiláticos, com eficácias de 82 a 84%.[104,105] A resistência aos inibidores da neuraminidase pode ser induzida por múltiplas passagens em cultura celular, mas não aparece tão prontamente como a resistência à amantadina ou rimantadina. O desenvolvimento da resistência durante o uso clínico é raro.

O zanamavir é administrado por inalação oral. A dose habitual é de 10 mg duas vezes ao dia por 5 dias. O uso foi aprovado para pacientes ≥ 12 anos de idade. Apenas aproximadamente 7 a 21% do zanamavir inalado chega aos pulmões; o restante deposita-se na orofaringe. Entre 4 a 17% da droga inalada é absorvida sistemicamente, onde apresenta uma meia-vida de 2,5 a 5,1 horas antes de ser excretada inalterada na urina. O zanamavir geralmente é bem tolerado, mas recomenda-se cautela no tratamento de pacientes com doenças pulmonares obstrutivas crônicas ou asma. Relatos de broncospasmo e de deterioração da função respiratória nestes pacientes após a administração do zanamavir devem ser pesados em relação à falta de eficácia comprovada no tratamento dos pacientes com asma ou doença pulmonar obstrutiva crônica.

O oseltamivir é administrado oralmente a uma dose de 75 mg duas vezes ao dia durante 5 dias. O uso é aprovado para pacientes ≥ 18 anos de idade. Aproximadamente 80% da dose oral é absorvida sistemicamente, onde ela é metabolizada no fígado a carboxilato de oseltamivir, o inibidor ativo da neuraminidase. A meia-vida é de 6 a 10 horas, e a excreção ocorre na urina pela filtração glomerular e secreção tubular. A dose deve ser reduzida em pacientes com insuficiência renal. A náusea e vômitos são os efeitos colaterais mais comuns do oseltamivir oral e podem ser menos graves se a droga for ingerida com alimentos.

A vacinação permanece como o método primário de prevenção e de controle da influenza. Apesar de que estudos comparativos foram realizados, todos os quatro agentes (amantadina, rimantadina, oseltamivir, zanamivir) parecem comparáveis em eficácia para o tratamento da influenza A. As decisões de tratamento devem levar em conta estes outros fatores. A amantadina e a rimantadina não possuem atividade contra o influenza B, mas são aprovados para uso em crianças e para a profilaxia, enquanto o oseltamivir e o zanamivir têm atividade contra o influenza B, mas não são aprovados para a profilaxia ou para uso em crianças. A amantadina é menos dispendiosa do que a rimantadina, mas tem mais toxicidade no SNC. Ambos são mais baratos do que o oseltamivir e zanamivir.

Ribavirina

A ribavirina é um análogo nucleosídeo sintético que inibe a síntese protéica viral interferindo com a expressão do RNA mensageiro. Ela é aprovada para o tratamento das doenças pelo vírus sincicial respiratório (VSR) nos Estados Unidos sob a forma de aerossol. Não estão disponíveis nos Estados Unidos as formas oral e parenteral, exceto como terapia combinada oral com o interferon-$\alpha 2$ para o tratamento da hepatite C crônica. O aerossol de ribavirina é recomendado para pacientes gravemente enfermos ou ventilados mecanicamente (geralmente pediátricos) com VSR e para crianças sob alto risco de desenvolvimento de complicações, como as crianças com cardiopatias congênitas, fibrose cística, prematuridade ou imunossupressão. Para o tratamento da síndrome pulmonar pelo hantavirus (vírus Sin Nombre) está em andamento um estudo controlado de ribavirina (ver Capítulo 34).

Demonstrou-se um benefício modesto da ribavirina em pacientes gravemente enfermos com VSR com melhoria da duração da ventilação, requerimentos de oxigênio e estadia hospitalar. O aerossol com pequenas partículas de ribavirina é administrada por meio de máscara, tenda de oxigênio ou via respirador utilizando-se um nebulizador. A dosagem é de 1,1 g por dia diluída para 20 mg por mL e administrado durante um período de 12 a 18 horas por dia durante 3 a 7 dias. Quando administrado via respirador, a cristalização da droga pode levar à obstrução do respirador; está indicado o uso de filtros, circuitos modificados e observação freqüente. Devido aos seus efeitos teratogênicos em animais, geralmente recomenda-se que mulheres grávidas evitem cuidar de pacientes que estejam recebendo ribavirina, particularmente sob a forma de aerossol.

Interferons

Os interferons são citocinas produzidas pelos leucócitos e fibroblastos em resposta à infecção viral ou outros estímulos. Eles têm um papel mal definido no tratamento e na profilaxia das infecções respiratórias virais. Eles agem como imunomoduladores, com efeitos sobre a citotoxicidade mediada pela célula T, atividade da célula *killer natural*, síntese de anticorpos e função de macrófagos. Os interferons -α,-β e -γ têm atividade *in vitro* contra uma ampla gama de vírus respiratórios (exceto adenovírus), incluindo os vírus DNA e RNA. No trato respiratório, o interferon-α intranasal demonstrou eficácia na prevenção dos resfriados se administrado profilaticamente a membros da família de um caso-índice. Vários estudos demonstraram uma redução de aproximadamente 80% nos resfriados relacionados ao rinovírus e uma redução de 40% nos resfriados em geral se a droga for dada em até 48 horas após sintomas do caso-índice.[106,107] A profilaxia diária a longo prazo foi associada a uma toxicidade proibitiva. O interferon-$\alpha 2$ intranasal foi ineficaz terapeuticamente em resfriados clinicamente estabelecidos.[108]

Os interferons encontram-se disponíveis sob as formas intravenosa, intramuscular, subcutânea e tópica. Pouco se entende sobre a sua farmacocinética, metabolismo ou melhores esquemas de dosagem.

O interferon parenteral está associado a febre dose-dependente e supressão da medula óssea. A toxicidade também inclui queixas gastrintestinais, perda de peso, parestesias, fadiga e confusão mental. Uma doença semelhante à gripe consistindo de febre, cefaléia, mal-estar, calafrios e linfopenia pode ocorrer 2 a 4 horas após uma dose. A terapia intranasal está associada à dor de garganta, rouquidão, queimação nasal, aumento nas secreções nasais, friabilidade das mucosas, sangramento e ulcerações. Um grande desafio no desenvolvimento adicional dos interferons para uso no trato respiratório é equilibrar a sua eficácia clínica com a toxicidade.

CONSIDERAÇÕES FARMACOCINÉTICAS SOBRE OS ANTIMICROBIANOS NO TRATAMENTO DAS INFECÇÕES RESPIRATÓRIAS

Os níveis de antimicrobianos variam consideravelmente em sítios diferentes no trato respiratório. A concentração de um antimicrobiano em um sítio específico depende de muitos fatores, inclusive concentração sérica, lipossolubilidade, ligação protéica às proteínas do soro e dos sítios protéicos tissulares, estado de ionização, mecanismos de transporte ativo e passivo, geometria do sítio extravascular (isto é, relação entre a área de superfície e o volume) e o grau de inflamação.[109] Um nível sérico que exceda o CIM ou o MBC de um organismo não necessariamente assegura uma concentração inibitória ou bactericida no sítio da infecção. A concentração local do antibiótico geralmente é uma pequena fração da obtida no soro.

Os detalhes da penetração tissular encontram-se além do objetivo desta discussão, porém alguns pontos clínicos pertinentes são analisados. Após administração sistêmica, os antimicrobianos ligam-se a proteínas séricas, particularmente a albumina ou permanece livre. Apenas o antibiótico livre está disponível para penetração tissular ou para exercer um efeito antimicrobiano. Em geral, os regimes de dose que produzem altas concentrações séricas livres favorecem a penetração tissular devido ao elevado gradiente de concentração do soro até o líquido intersticial no tecido. Os antibióticos que são altamente ligados às proteínas têm níveis séricos livres de droga menores e difundem-se para dentro dos líquidos intersticiais mais lentamente. A concentração final da droga obtida no sítio extravascular depende do conteúdo protéico do líquido extravascular; as drogas altamente ligadas obtêm maiores concentrações nos líquidos com um elevado conteúdo protéico. Em geral, as proteínas ligantes exercem um papel pequeno nas concentrações no líquido tissular extravascular, exceto quando mais do que 90% do antibiótico liga-se às proteínas séricas. A importância da ligação protéica no que diz respeito ao prognóstico clínico é mínima, e observa-se um efeito apenas quando os níveis livres de droga encontram-se abaixo da concentração necessária para inibir ou matar o organismo. Existem evidências que agentes altamente ligados a proteínas, como a cefonicid (98% ligado a proteínas), tenham a sua capacidade prejudicada em curar a endocardite pelo *S. aureus,* pois o nível de droga livre falha em exceder o CIM do *S. aureus*.[110]

No pulmão, existem duas barreiras importantes à penetração tissular pelos antibióticos: a barreira sangüíneo-brônquica (entre os capilares brônquicos e a parede dos brônquios) e a barreira sangüíneo-alveolar (entre o capilar alveolar e os alvéolos). Os antimicrobianos lipossolúveis como o cloranfenicol, doxiciclina, minociclina, eritromicina, claritromicina, azitromicina e clindamicina penetram nos tecidos mais rapidamente do que os antibióticos insolúveis em lipídeos como os β-lactams e aminoglicosídeos. As drogas altamente ligadas a proteínas séricas também ligam-se às proteínas extracelulares, resultando em concentrações elevadas, particularmente se a concentração extravascular de albumina for alta. Os β-lactams ligam-se primariamente às proteínas séricas extracelulares, e as quinolonas ligam-se primariamente intracelularmente.[111]

O grau de inflamação local exerce uma influência importante sobre a habilidade de um antibiótico em penetrar em membranas biológicas. A dependência dos antibióticos sobre a inflamação para a penetração nos tecidos extravasculares é inversamente relacionado à lipossolubilidade. Os antibióticos independentes da inflamação geralmente são altamente lipossolúveis e incluem o cloranfenicol, os macrolídeos, a clindamicina, as tetraciclinas, as quinolonas e o SMX/TMP Os antibióticos dependentes da inflamação incluem as penicilinas, cefalosporinas, aminoglicosídeos, carbapenens e monobactans. Estes últimos agentes são relativamente insolúveis em lipídeos.[112]

As complexidades da penetração tissular tornam evidente que a concentração precisa de um antibiótico em um sítio tissular infectado não é muito previsível. Muitos estudos clínicos de penetração tissular não simulam as condições em tecidos infeccionados ou lesionados. Presume-se que a concentração no sítio extravascular correlaciona-se com a eficácia clínica, mas isto tem sido difícil de provar-se conclusivamente pois os níveis séricos geralmente fazem um paralelo com os níveis tissulares. O advento do antibiótico azalide, azitromicina, que tem níveis séricos baixos e níveis tissulares (celulares) elevados permite uma melhor avaliação da importância clínica dos níveis tissulares.

Os níveis de neutrófilos e de macrófagos alveolares podem ser importantes no tratamento das infecções respiratórias, causadas por patógenos intracelulares, como *L. pneumophila, C. pneumoniae, M. pneumoniae, M. tuberculosis, P. multocida, L. monocytogenes, Salmonella e H. influenzae.* Os antibióticos insolúveis em lipídeos como as penicilinas, cefalosporinas, aminoglicosídeos e imipenem penetram mal nos neutrófilos. Os níveis de macrófagos alveolares para a maioria dos β-lactamases e aminoglicosídeos são de apenas 10% dos níveis séricos.[113] Certos antibióticos como a clindamicina, as tetraciclinas, as quinolonas, os macrolídeos e o cloranfenicol concentram-se dentro dos macrófagos alveolares e atingem níveis que excedem os encontrados no soro ou no tecido pulmonar.

Tem sido difícil correlacionar as concentrações intracelulares de antibióticos com a morte bacteriana ou a eficácia clínica.[114] Alguns antibióticos são ativos *in vitro* contra os patógenos intracelulares, mas são clinicamente ineficazes devido à pequena penetração celular. Outros agentes penetram nas células fagocitárias adequadamente, mas são inativos intracelularmente apesar da boa atividade *in vitro*. Por exemplo, certas penicilinas e cefalosporinas exibem atividade *in vitro* contra *L. pneumophila,* mas nunca demonstraram eficácia clínica na *legionellose*. Esta falta de eficácia pode refletir pouca penetração dentro dos fagócitos. A eficácia clínica da eritromicina no tratamento da *legionellose* provavelmente é dependente da sua atividade intracelular contra o *L. pneumophila,* pois o organismo resiste à morte quando ingerido pelos macrófagos.[62] Apesar de que as concentrações extravasculares do antibióticos devessem se correlacionar com a eficácia clínica, outros fatores, como a resposta imune do hospedeiro, inativação do antibiótico, efeito do inóculo e outras considerações farmacocinéticas, também são importantes. A medida real das concentrações locais de antibióticos é difícil , especialmente se os homogenatos tissulares forem usados, pois isto não permite a localização intracelular ou extracelular do antimicrobiano.[111]

Escarro e Secreções Brônquicas

A importância clínica da penetração do antimicrobiano dentro do escarro e das secreções brônquicas permanece controversa. A maioria dos estudos fracassou em mostrar qualquer correlação entre as concentrações de antimicrobianos no escarro e a evolução terapêutica. Os níveis no escarro não devem ser utilizados para prever os níveis da droga em outras partes do trato respiratório, e eles não se correlacionam bem com os níveis séricos. As concentrações séricas dos antimicrobianos parecem correlacionar-se apenas com a erradicação dos organismos colonizantes do escarro e não com a sua eliminação do líquido brônquico, tecido pulmonar ou líquido pleural.

Para a maioria dos antibióticos β-lactâmicos, a penetração no escarro é pequena.[112] Em geral, as quinolonas, SMX/TMP, minociclina e rifampicina têm a melhor penetração no escarro. As quinolonas, SMX/TMP, as tetraciclinas, a clindamicina e a eritromicina têm a melhor penetração no líquido brônquico.[112] Os aminoglicóides têm penetração muito pequena no líquido brônquico.[115] De fato, os aminoglicosídeos obtêm níveis no escarro que estão abaixo do CIM para muitos dos organismos gram-negativos, particularmente *P. aeruginosa*. As quinolonas obtêm níveis altos no escarro, o que pode explicar a sua eficácia no tratamento dos pacientes com pneumonia pneumocócica apesar dos níveis CIMs marginais da ciprofloxacina.

A relação entre as concentrações locais de antibióticos e o CIM do organismo foi utilizada como um indicador da probabilidade que um determinado antibiótico terá eficácia clínica em um determinado local de infecção. Ela é expressa como a quantidade de antibiótico disponível no local relativo à quantidade necessária para inibir ou eliminar o organismo. É habitual expressar esta relação com a concentração local do antibiótico dividido pelo CIM_{90}. Ele é um valor calculado, e apenas grandes diferenças na relação tem a probabilidade de ser significativa. Um antibiótico caracterizado por uma alta relação contra um determinado organismo provavelmente será mais eficaz do que um antibiótico com uma menor relação. No entanto, nenhum dado clínico está disponível para corroborar o uso destas relações na previsão da eficácia clínica. Apesar de que provavelmente estas relações sejam importantes no tratamento das infecções respiratórias, a sua interpretação é difícil devido a muitas variáveis e dificuldades técnicas envolvidas com a medida da concentração no sítio.[116] Dados sobre o CIM_{90} são mais padronizados, mais facilmente interpretáveis contanto que outros fatores farmacocinéticos, como as concentrações locais, sejam mantidos em mente. Os dados CIM_{90} para antimicrobianos selecionados usados para tratamento de patógenos respiratórios rotineiros e atípicos são mostrados nas Tabelas 43-4[8,11,21,27,29,109] e 44-5[28,29,117-119], respectivamente.

Tecido Pulmonar

A maioria dos antibióticos penetra bem nos tecidos pulmonares. Muitos dos dados concernentes aos níveis de antibióticos nos tecidos pulmonares são obtidos da ressecção cirúrgica de tumores pulmonares ou na autópsia e podem não representar adequadamente condições nos pacientes infectados. Os níveis no tecido pulmonar geralmente representam uma concentração média de todo o tecido e líquidos pulmonares, e correlaciona-se melhor com as concentrações no líquido brônquico. A ciprofloxacina, TMP e eritromicina penetram bem no tecido pulmonar e obtêm concentrações que excedem as concentrações séricas. A doxiciclina e a minociclina também obtém concentrações altas. Os agentes β-lactamases também penetram bem nos tecidos pulmonares e atingem concentrações significativamente maiores do que as obtidas no escarro ou nas secreções brônquicas. A amicacina obtém níveis que excedem o CIM para a maioria dos organismos gram-negativos. Encontra-se disponível muito pouca evidência que corrobore uma correlação entre a concentração tissular de antibiótico nos pulmões e a eficácia clínica no tratamento da pneumonia.

Líquido Pleural

Os dados disponíveis sobre a penetração antimicrobiana dentro dos empiemas pleurais são escassos. A maioria dos antimicrobianos penetra no líquido pleural não-infectado razoavelmente bem. Os antimicrobianos que demonstram excelente penetração pleural incluem o aztreonam, a ciprofloxacina e a clindamicina. A penetração da penicilina no líquido do empiema aproxima-se ao encontrado com os derrames parapneumônicos.[120,121] Similarmente, a cefotaxima obtém níveis comparáveis no líquido pleural infeccionado e não-infeccionado.[121] Thys e colegas [122] demonstraram que os níveis de aminoglicosídeos são baixos no líquido do empiema comparado com o líquido pleural não-infectado. Níveis indetectáveis foram observados com a gentamicina e a netilmicina em empiemas.[122] A gentamicina mostrou ser inativada na presença de exsudato purulento e pH ácido, condições prováveis no líquido pleural.[121,123] Como a penetração do antimicrobiano dentro do líquido do empiema relaciona-se à eficácia clínica permanece obscuro, particularmente tendo em vista a necessidade bem demonstrada para a drenagem mecânica assim como tratamento antimicrobiano no tratamento dos empiemas.

Sinusites

Encontram-se disponíveis poucos dados concernentes à penetração dos antibióticos dentro da mucosa sinusal infeccionada e secreções sinusais. Também existem controvérsias quanto a que local (isto é, mucosa sinusal ou secreções sinusais) esteja primariamente infectado. Lundberg postulou que a sinusite maxilar aguda é uma infecção de secreções sinusais retidas que produzem uma resposta inflamatória da mucosa sinusal.[124,125]

A ampicilina obtém níveis apenas marginalmente adequados nas secreções sinusais. A eritromicina, tetraciclinas e o TMP obtêm uma penetração muito melhor. A penetração tissular na sinusite pode ser adversamente afetada pelo grau de purulência.[109] Sabe-se que os agentes β-lactams penetram mal nas secreções purulentas, mas estudos clínicos concernentes à eficácia não demonstraram qualquer diferença significativa entre os β-lactams e outras alternativas no tratamento da sinusite.[124] A ampicilina e a amoxicilina mostraram eficácia em alguns estudos apesar da presença de organismos produtores de β-lactamase.[124,126]

REFERÊNCIAS BIBLIOGRÁFICAS

1. Doern GV, Brueggemann A, Huynh H, et al. Antimicrobial resistance with *Streptococcus pneumoniae* in the United States, 1997-98. *Emerg Infect Dis* 1999;5:1.
2. White GW, Malow JB, Zimelis VM, et al. Comparative in vitro activity of azlocillin, ampicillin, mezlocillin, piperacillin, and ticarcillin, alone and in combination with an aminoglycoside. *Antimicrob Agents Chemother* 1979;15:540.
3. Mandell GL, Douglas RG Jr., Bermett JE, eds. *Principles and practice of infectious diseases,* 4th ed. New York: Churchill Livingstone, 2000:266-267.
4. Neu. HC, Fu KR Cefuroxime, a beta-lactamase-resistant cephalosporin with a broad spectrum of gram-positive and -negative activity. *Antimicrob Agents Chemother* 1978;15:273.
5. Bodey GP, Fainstein V, Hinkle AM. Comparative in vitro study of new cephalosporins. *Antimicrob Agents Chemother* 1981;20:226.
6. Chattopadhyay B, Hall I, Curnow SR. Ceftazidime (GR 20263), a new cephalosporin derivative with excellent: activity against *Pseudomonas* and Enterobacteriaceae. *J Antimicrob Chemother* 1981;8:491.
7. Gentry LO. Antimicrobial activity, pharmacokinetics, therapeutic indications and adverse reactions; of ceftazidime. *Pharmacotherapy* 1985;5:254.
8. Neu Hc. The new beta-lactamase-stable cephalosporins. *Ann Intern Med* 1982;97:408.
9. Neu Hc. In vitro activity of a new broad spectrum beta-lactamase-stable oral cephalosporin, cefixime. *Pediatr Infect Dis* 1987;6:958.
10. Sanders EW, Tenney JH, Kessler RE. Efficacy of cefepime in the treatment: of infections due to multiply resistant: Enterobacter species. *Clin Infect Dis* 1996;23:454.
11. Cunha BA, Gill MV. Cefepime. *Med Clin North Am* 1995;79(4):72 1.
12. Sanders CC. Cefepime: the next generation? *Clin Infect Dis* 1993;17:369.
13. Sobel JD. Imipenem and aztreonam. *Infect Dis Clin North Am* 1989;3:613.
14. Krilov LR, Blumer JL, Stern RC, et al. Imipenem/cilastatin in acute pulmonary exacerbations of cystic fibrosis. *Rev Infect Dis* 1985;7[Suppl 3]:482.
15. Salata RA, Gebhart RC, Palmer DL, et al. Pneumonia treated with imipenem/cilastatin. *Am J Med* 1985;78:104.
16. Nielsen DM, Katz JR, AhLoy RD, et al. Imipenem/cilastatin therapy for serious bacterial infections. *Rev Infect Dis* 1985;7:S506.
17. Acar JF. Therapy for lower respiratory tract infections with imipenem/cilastatin: a review of worldwide experience. *Rev Infect Dis* 1985;7:S513.
18. Calandra GB, Ricci FM, Wang C, et al. The efficacy results and safety profile of imipenem/cilastatin from the clinical research trials. *J Clin Pharmacol* 1988;28:120.
19. Barza M. Imipenem: first of a new class of beta-lactam antibiotics. *Ann Intern Med* 1985;103:552.
20. Norrby SR. Imipenem/cilastatin. In: Peterson PK, Verhoef J, eds. *The antimicrobial agents annual 3.* Amsterdam: Elsevier Science Publishers, 1988:151.
21. Edwards JR, Turner PJ. Laboratory data which differentiate meropenem from imipenem. *Scand J Infect Dis Suppl* 1995;96:5.
22. Wiseman LR, Wagstaff AJ, Brogden RN, et al. Meropenem: a review of its antibacterial activity, pharmacokinetic properties and clinical efficacy *Drugs* 1995;50(1):73.
23. Williams JD. Aztreonam. In: Peterson PK, Verhoef J, eds. *The antimicrobial agents annual 3.* Amsterdam: Elsevier Science Publishers, 1988:51.
24. Neu Hc. Aztreonam: the first monobactam. *Med Clin North Am* 1988;72:555.
25. Donowitz GR, Mandell GL. Beta-lactam antibiotics. *N Engl J Med* 1988;318:490.
26. Haria M, Lamb HM. Trovafloxacin. *Drugs* 1997;54(3):435.
27. Goa KL, Bryson HM, Markham A. Sparfloxacin, a review of its antibacterial activity, pharmacokinetic properties, clinical efficacy and tolerability in lower respiratory infections. *Drugs* 1997;53(4):700.
28. Langtry HD, Lamb FIM. Levofloxacin, its; use in infections of the respiratory tract, skin, soft tissues and urinary tract. *Drugs* 1998;56(3):487.
29. Blondeau JM. A review of the comparative in-vitro activities of 12 antimicrobial agents, with a focus on five new "respiratory quinolones." *J Antimicrob Chemother* 1999;43(B):1.
30. Khan FA. Ciprofloxacin for respiratory tract infections. In: Sanders WE, Sanders CC, eds. *Fluoroquinolones in the treatment of infectious diseases.* Glenview, IL: Physicians and Scientists Publishing, 1990:87.
31. Davies BI, Maesen FPV, Baur C. Ciprofloxacin in the treatment of acute exacerbations of chronic bronchitis. *Eur J Clin Microbiol* 1986;5:226.
32. Righter J. Pneumococcal meningitis during intravenous ciprofloxacin therapy for pneumococcal pneumonia. *Am J Med* 1990;88:548.
33. Cooper B, Lawlor M. Pneumococcal bacteremia during ciprofloxacin therapy for pneumococcal pneumonia. *Am J Med* 1989;87:475.
34. Lee BL, Kimbrough RC, Jones SR, et al. Infectious complications with respiratory pathogens despite ciprofloxacin therapy [Letter]. *N Engl J Med* 1991;325:520.
35. *Thys JP.* Quinolones in the, treatment: of bronchopulmonary infections. *Rev Infect Dis* 1988;10[Suppl 1]:212.

36. Wolfson JS, Hooper DC. The fluoroquinolones: structures, mechanisms of action and resistance, and spectra of activity in vitro *Antimicrob* Agents Chemother 1985;28:581.
37. Personal communication. Mayo Clinic, John Rosenblatt. 1999.
38. Wijnands WJA, Vree TB. Interaction between the fluoroquinolones and the bronchodilator theophylline. *J Antimicrob Chemother* 1988;22[Suppl C]:109.
39. Ristuccia AM. Aminoglycosides. In: Ristuccia AM, Cunha BA, eds. *Antimicrobial therapy.* New York: Raven Press, 1984:305.
40. Kabins SA, Nathan C, Cohen S. In vitro comparison of netilmicin, a semisynthetic derivative of sisomicin and four other aminoglycoside antibiotics. *Antimicrob Agents Chemother* 1976;10:139.
41. Gerding DN, Larson TA, Hughes RA, et al. Aminoglycoside resistance and aminoglycoside usage: ten years of experience in one, hospital. *Antimicrob Agents Chemother* 1991;35:1284.
42. Riff JJ, Jackson GG. Pharmacology of gentamicin in man. *J Infect Dis* 1971;124:S98.
43. Reymann MT, Bradac JA, Cobbs JA, et al. Correlations of aminoglycoside dosages with serum concentrations during therapy of serious gram-negative bacillary disease. *Antimicrob Agents Chemother* 1979;16:353.
44. Noone P, Parson TM, Paltison JR, et al. Experience in monitoring gentamicin therapy during treatment of serious gram-negative sepsis. *BMJ* 1974;1:477.
45. Nicolau DP, Freeman CD, Belliveau PP, et al. Experience with a once-daily aminoglycoside program administered to *2,184* adult patients. *Antimicrob Agents Chemother* 1995;39(3):650.
46. Freeman CD, Nicolau DP, Belliveau PP, et al. Once-daily dosing of aminoglycosides: review and recommendations for clinical practice. *J Antimicrob Chemother* 1997;39:677.
47. Dahlgren JG, Anderson ET, Hewitt WL. Gentamicin blood levels: a guide to nephrotoxicity. *Antimicrob Agents Chemother* 1975;8:58.
48. Chow AW. Erythromycin. In: Ristuccia AM, Cunha BA, eds. *Antimicrobial therapy.* New York: Raven Press, 1984:209.
49. Finland M, Bach MC, Garner C, et al. Synergistic action of ampicillin against *Nocardia asteroides*: effect of time of incubation. *Antimicrob Agents Chemother* 1974;5:344.
50. Rasch JR, Mogabgab WJ. Therapeutic effect of erythromycin on *Mycoplasma pneumoniae* pneumonia. *Antimicrob Agents Chemother* 1965;5:693.
51. Smith CB, Fiedewald WT, Cjanock RM. Shedding of *Mycoplasma pneumoniae* after tetracycline and erythromycin therapy. *N Engl J Med* 1967;276:1172.
52. Karma P, Pukander J, Penttilia M, et al. The comparative, efficacy and safety of clarithromycin and amoxycillin in the treatment of outpatients with acute maxillary sinusitis. *J Antimicrob Chemother* 1991;27[Suppl A]:83.
53. Hand WL, Corwin RW, Steinberg TH, et al. Uptake of antibiotics by human alveolar macrophages. *Am Rev Respir Dis* 1984;129:933.
54. Bachand RT Jr. Comparative study of clarithromycin and ampicillin in the treatment of patients with acute bacterial exacerbations of chronic bronchitis. *J Antimicrob Chemother* 1991;27[Suppl A]:91.
55. Anderson G, Esmonde TS, Coles S, et al. A comparative safety and efficacy study of clarithromycin and erythromycin stearate in community-acquired. pneumonia. *J Antimicrob Chemother* 1991;27[Suppl A]:117.
56. Hardy DJ, Swanson RA, Rode RN, et al. Enhancement of the in vitro and in vivo activities of clarithromycin and 14-hydroxy-clarithromycin, its major metabolite in humans. *Antimicrob Agents Chemother* 1990;34:1407.
57. Neu HC. The development of the macrolides: clarithromycin in perspective. *J Antimicrob Chemother* 1991;27[Suppl A]:1.
58. Retsema J, Girard A, Schelkly W, et aL Spectrum and mode of action of azithromycin (CP-62,993), a new 15-membered-ring macrolide with improved potency against gram-negative organisms. *Antimicrob Agents Chemother* 1987;31:1939.
59. Maskell JP, Sefton AM, Williams JD. Comparative in vitro activity of azithromycin and erythromycin against gram-positive cocci, *Haemophilus influenzae,* and anaerobes. *J Antimicrob Chemother* 1990;27[Suppl A]:19.
60. Davies BI, Maesen FPV, Gubbelmens R. Azithromycin (CP-62,993) in acute exacerbations of chronic bronchitis: an open clinical, microbiological and pharmacokinetic study. *J Antimicrob Chemother* 1989;23:743.
61. Foulds G, Shepard RM, Johnson RB. The pharmacokinetics of azithromycin in human serum and tissues. *J Antimicrob Chemother* 1990;25[Suppl A]:73.
62. Levison ME, Mangura CT, Lober B, et al. Clindamycin compared with penicillin for treatment of anaerobic lung abscess. *Ann Intern Med* 1983;98:466.
63. Bartlett JG. Anti-anaerobic antibacterial agents. *Lancet* 1982;2:478.
64. Watanakunakorn C. Clindamycin therapy of *Staphylococcus aureus* endocarditis. Clinical relapse and development of resistance to clindamycin, lincomycin, and erythromycin. *Am J Med* 1976;60:419.
65. Sutter VL. In vitro susceptibility of anaerobes: comparison of clindamycin and other antimicrobial agents. *J Infect Dis* 1977;135 [Suppl]:S7.
66. Aldridge KE, Gelfand M, Reller LD, et al. A five-year multicenter study of the susceptibility of the *Bacteroides fragilis* group isolates to cephalosporins, cephamins, penicillins, clindamycin, and metronidazole in the, United States. *Diagn Microb Infect Dis* 1994;18:235.
67. Tedesco FJ. Clindamycin and colitis: a review. *J Infect Dis* 1977;135[Suppl]:S95.
68. Gerding DN. Metronidazole. In: Peterson PK, Verhoef J, eds. *The antimicrobial agents annual 3.* Amsterdam: Elsevier Science Publishers, 1988:138.
69. Watanakunakorn C. Treatment of infections due to methicillin-resistant *Staphylococcus aureus. Ann Intern Med* 1982;97:376.
70. Sabath L, Wheeler N, Laverdiere M, et al. A new type of penicillin resistance in *Staphylococcus aureus. Lancet* 1977;1:443.
71. Hiramatsu K, Aritakan N, Hanak H, et al. Dissemination in Japanese hospitals of strains of *Staphylococcus aureus* heterogeneously resistant to vancomycin. *Lancet* 1997;350:1670.
72. Centers for Disease Control and Prevention. *Staphylococcus aureus* with reduced susceptibility to vancomycin-United States, 1997. *MMWR Morb Mortal Wkly Rep* 1997;46:765.
73. Smith TL, Pearson ML, Wilcox KR, et al. Emergence of vancomycin resistance in *Staphylococcus aureus. N Engl J Med* 1999;340:493.
74. Ingerman MJ, Santoro J. Vancomycin: a new old agent. *Infect Dis Clin North Am* 1989;3:641.
75. Cantu TG, Yamanaka-Yuen NA, Lietman PS. Serum vancomycin concentrations: reappraisal of their clinical value. *Clin Infect Dis* 1994;18:533.
76. Smilack JD. Trimethoprim-sulfamethoxazole. *Mayo Clin Proc* 1999;74:730.
77. Wofsy CB. Use of trimethoprim-sulfamethoxazole in the treatment of *Pneumocystis carinii* pneumonitis in patients; with acquired immunodeficiency syndrome. *Rev Infect Dis* 1987;9[Suppl 2]:S184.
78. Dorsky DI, Crumpacker CS. Drugs five years later: acyclovir. *Ann Intern Med* 1987;107:859.
79. Wade JC, Hintz M, McGuffin RW, et al. Treatment of cytomegalovirus pneumonia with high-dose acyclovir *Am J Med* 1982;73[Suppl 1A]:249.
80. Balfour HH, Bean B, Mitchell CD, et al. Acyclovir in immunocompromised patients with cytomegalovirus disease: a controlled trial at one institution. *Am J Med* 1982;73[Suppl 1A]:241.
81. Shepp DH, Dandiker PS, Meyer JD. Treatment of varicella-zoster virus infection in severely immunocompromised patients: a randomized comparison of acyclovir and vidarabine. *N Engl J Med* 1986;314:208.
82. Erice A, Chou S, Biron KK, et al. Progressive disease due to ganciclovir-resistant cytomegalovirus immunocompromised patients. *N Engl J Med* 1989;320:289.
83. Cole NL, Balfour HH. In vitro susceptibility of cytomegalovirus isolates from immunocompromised patients to acyclovir and ganciclovir. *Diagn Microbiol Infect Dis* 1987;6:255.

84. Shepp DH, Dandliker PS, de Miranda P, et al. Activity of 9-[(2 hydroxy- 1 -(hydroxymethyl) ethoxy) methyl] guanine in the treatment of cytomegalovirus pneumonia. *Ann Intern Med* 1985;103:368.
85. Faulds D, Heel RC. Ganciclovir: a review of its antiviral activity, pharmacokinetic properties and therapeutic efficacy in cytomegalovirus infections. *Drugs* 1990;39:597.
86. Erice A, Jordan MC, Chace BA, et al. Ganciclovir treatment of cytomegalovirus disease in transplant recipients and other immunocompromised hosts. *JAMA* 1987;257:3082.
87. Crumpacker C, Marlowe S, Zhang JL, et al. Treatment of cytomegalovirus pneumonia. *Rev Infect Dis* 1988;10[Suppl 3]:S538.
88. Reed EC, Bowden RA, Dandliker PS, et al. Treatment of cytomegalovirus pneumonia with ganciclovir and intravenous cytomegalovirus immunoglobulin in patients with bone marrow transplants. *Ann Intern Med* 1988;109:783.
89. Reed EC. Treatment of cytomegalovirus pneumonia in transplant patients. *Transplant Proc* 1991;23[Suppl 1]:8.
90. Balfour HH Jr. Management of cytomegalovirus disease with antiviral drugs. *Rev Infect Dis* 1990;12[Suppl 7]:S849.
91. Chrisp P, Clissold SP. Foscarnet: a review of its antiviral activity, pharmacokinetic properties, and therapeutic use in immunocompromised patients with cytomegalovirus retinitis. *Drugs* 1991;41:104.
92. Chatis PA, Miller CH, Schrager LE, et al. Successful treatment with foscarnet of an acyclovir-resistant mucocutaneous infection with herpes simplex virus in a patient with acquired immunodeficiency syndrome. *N Engl J Med* 1989;320:297.
93. Heider H, Adamczyk B, Presber HW, et al. Occurrence of amantadine- and rimantadine-resistant influenza A virus strains during the 1980 epidemic. *Acta Virol* 1981;25:395.
94. Belshe RB, Burk B, Neurrnan P, et al. Resistance of influenza A to amantadine and rimantadine: results of one decade of surveillance. *J Infect Dis* 1989;159:430.
95. Van Voris LP, Betts RF, Hayden FG, et aL Successful treatment of naturally occurring influenza A/USSR/77 HINI. *JAMA* 1981;245:1128.
96. Little JW, Hall WJ, Douglas RG, et aL Amantadine effect on peripheral airways abnormalities in influenza. *Ann Intern Med* 1976;85:177.
97. Betts RF. Antiviral agents in respiratory infections. *Semin Respir Infect* 1991;6:1.
98. Betts RF, Treanor JJ, Graman PS, et al. Antiviral agents to prevent or treat influenza in the elderly. *J Respir Dis* 1987;8:556.
99. Bryson YJ. Antiviral agents. *Clin Chest Med* 1986;7:453.
100. Gundelfinger BF, Stilla WT, Bell JA. Effectiveness of influenza vaccines during an epidemic of Asian influenza A. *N Engl J Med* 1958;259:1005.
101. Winquist AG, Fukuda K, Bridges CB, et al. Neuraminidase inhibitors for treatment of influenza A and B infections. *MMWR Morb Mortal Wkly Rep* 1999;48 [RR 14]:17.
102. Monto AS, Fleming DM, Henry DL, et al. Efficacy and safety of the neuraminidase, inhibitor zanamivir in the treatment of influenza A and B virus infections. *J Infect Dis* 1999;180:254.
103. Lalezari J, Klein T, Stapleton J, et al. The efficacy and safety of inhaled zanamivir in the treatment of influenza in otherwise healthy and "high risk" individuals in North America [Abstract P8]. *J Antimicrob Chemother* 1999;44[Suppl A]:42.
104. Monto AS, Robinson DP, Herlocher ML, et al. zanamivir in the prevention of influenza among healthy adults: a randomized controlled trial. *JAMA* 1999;282:31.
105. Hayden FG, Atmar RL, Schilling M, et al. Use of file selective oral neuraminidase inhibitor oseltarnivir to prevent: influenza. *N Engl J Med* 1999;341:1336.
106. Douglas RM, Moore BW, Miles HB, et al. Prophylactic efficacy of intranasal alpha-2-interferon against rhinovirus infections in the family setting. *N Engl J Med* 1986;314:65.
107. Hayden FG, Albrecht JK, Kaiser DK, et al. Prevention of natural colds; by contact prophylaxis with alpha-2-interferon. *N Engl J Med* 1986;314:71.
108. Hayden FG, Kaiser KL, Albrecht JK. Intranasal recombinant alpha2b interferon treatment of naturally occurring common cods. *Antimicrob Agents Chemother* 1988;32:224.
109. Gerding DN, Hughes CE, Bamberger DM, et al. Extravascular antimicrobial distribution and the respective blood concentrations in humans. In: Lorian V, ed. *Antibiotics in laboratory medicine,* 4th ed. Baltimore: Williams & Wilkins, 1996;835.
110. Drusano GL. Minireview: role of pharmacokinetics in the outcome of infections. *Antimicrob Agents Chemother* 1988;32:289.
111. Nix DE, Goodwin SD, Peloquin CA, et al. Antibiotic tissue penetration and. its relevance: impact of tissue penetration on infection response. *Antimicrob Agents Chemother* 1991;35:1953.
112. Cunha BA. Antibiotic pharmacokinetic considerations in pulmonary infections. *Semin Respir Infect* 1991;6:168.
113. Murdoch MB, Peterson LR. Antimicrobial penetration into polymorphonuclear leukocytes and. alveolar macrophages. *Semin Respir Infect* 1991;6:112.
114. Klempner MS. Antibiotic penetration into phagocytes. A determination of therapeutic efficacy? *Drug Ther* 1982;12:44.
115. Klastersky J, Thys JP, Mombelli G. Comparative studies of intermittent and continuous administration of aminoglycosides in the treatment of broncho-pulmonary infections due to gram-negative bacteria. *Rev Infect Dis* 1981;3:74.
116. Nix DE, Goodwin SD, Peloquin CA, et al. Minireviews. Antibiotic tissue penetration and its relevance: models of tissue penetration and their meaning. *Antimicrob Agents Chemother* 1991;35:1947.
117. Chirgwin K, Roblin PM, Hammerschlag MR. In vitro susceptibilities of *Chlamydia pneumoniae (Chlamydia* sp. strain TWAR). *Antimicrob Agents Chemother* 1989;33:1634.
118. Cassell GH. *Mycoplasma pneumoniae. Infect Med* 1991;8[Suppl A]:23.
119. Hardy DJ, Guay DRP, Jones RN. Clarithromycin, a unique macrolide: a pharmacokinetic, microbiological, and clinical review *Diagn Microbiol Infect Dis* 1992;15:39.
120. Tary1e DA, Good JT, Morgan EJ, et al. Antibiotic concentrations in human parapneumonic effusion. *J Antimicrob Chemother* 1981;7:171.
121. Hughes CE, VanScoy RE. Antibiotic therapy of pleural empyema. *Semin Respir Infect* 1991;6:94.
122. Thys JP, Vanderhoeft P, Herchuelz A, et al. Penetration of aminoglycosides in uninfected pleural exudates and in pleural empyemas. *Chest* 1988;93:530.
123. Vaudaux P, Waldvogel FA. Gentamicin inactivation in purulent exudates: role of cell lysis. *J Infect Dis* 1980;142:586.
124. Bamberger DM. Antimicrobial treatment of sinusitis. *Semin Respir Infect* 1991;6:77.
125. Lundberg C. General discussion. *Scand J Infect Dis* 1985;44[Suppl]:71.
126. Wald ER, Reilly JS, Casselbrant M, et al. Treatment of acute maxillary sinusitis in childhood: a comparative study of amoxicillin and cefaclor. *J Pediatr* 1984;104:297.

PARTE VI

Prevenção

CAPÍTULO 44

Prevenção das Infecções Pneumocócicas e Influenza

Michael S. Simberkoff

INFECÇÕES PNEUMOCÓCICAS E VACINA PNEUMOCÓCICA

Epidemiologia das Infecções Pneumocócicas

As infecções pneumocócicas são uma causa importante de morbidade e mortalidade. O *Streptococcus pneumoniae* é o patógeno mais comumente isolado dos pacientes adultos com pneumonia.[1] Apesar de ser desconhecida a incidência precisa desta infecção, estima-se que ocorram anualmente 500.000 casos de pneumonia pneumocócica nos Estados Unidos, e que estes estão associados a uma taxa de fatalidade de casos de 5% apesar de tratamento com antibióticos apropriados.[2] Os pacientes com bacteremia ou meningite têm um prognóstico substancialmente pior.

Uma diversidade de patologias estiveram associadas a uma maior incidência de manifestações mais graves de infecções pneumocócicas. Estas incluem a asplenia anatômica ou funcional,[3-5] a anemia falciforme,[6,7] a doença de Hodgkin,[8,9] o mieloma múltiplo,[10,11] alcoolismo,[12,13] a insuficiência renal[14,15] e a síndrome nefrótica.[16] Os pacientes imunossuprimidos[17] e aqueles com infecções nosocomiais [18] também podem experimentar infecções mais graves. Uma maior incidência e gravidade das infecções pneumocócicas foi documentada entre pacientes com a síndrome da imunodeficiência adquirida (AIDS) e infecção pelo vírus da imunodeficiência humana (HIV).[19-22] Por exemplo, Redd e associados reviram a microbiologia e os registros clínicos em dez hospitais em São Francisco e identificaram 294 residentes urbanos com bacteremia pneumocócica que tinham de 20 a 55 anos de idade.[22] A AIDS foi documentada em 15% destes pacientes antes ou logo após a bacteremia pneumocócica e um adicional de 11% tinha uma infecção HIV menos avançada. A incidência de bacteremia pneumocócica entre os pacientes com AIDS neste estudo em São Francisco foi estimada como sendo de 9,4 em 1.000 por ano de acompanhamento dos pacientes. Isto é semelhante a uma incidência de bacteremia pneumocócica entre pacientes com AIDS relatada na cidade de Nova York[19] e é muito maior do que a incidência estimada de 1 a 2 por 1.000 por ano na população geral.[2]

M. S. Simberkoff: Department of Medicine, New York University School of Medicine, New York, New York 10010.

A penicilina é o tratamento de escolha para as infecções pneumocócicas nos pacientes não-alérgicos. A maioria das cepas de pneumocócicas é extremamente sensível à penicilina. No entanto, numerosos relatos nos Estados Unidos e no exterior documentaram um número cada vez maior de isolados pneumocócicos que são resistentes ou relativamente resistentes à penicilina e outros antibióticos.[23-25]

Desenvolvimento da Vacina

As vacinas pneumocócicas foram advogadas como um meio de limitar a morbidade e a mortalidade da infecção pelo *S. pneumoniae* em populações de alto risco. O trabalho inicial sobre a vacina pneumocócica foi conduzida no início do século XX por Sir Almroth Wright.[26,27] Ele conduziu uma série de seis experimentos de inoculação entre mineiros sul-africanos nativos que estavam sob alto risco de pneumonia pneumocócica. As vacinas para estes estudos foram preparadas por isolados completos de pneumococos mortos pelo calor em meios de cultura suplementados por sangue e glicose. Apesar do fato de que estas vacinas continham uma amostra limitada de serotipos de *S. pneumoniae* prevalentes entre os mineiros, observou-se uma incidência reduzida de pneumonia e mortalidade entre os indivíduos inoculados. Ao final deste relato, Sir Almoth fez dois comentários que ainda são relevantes:

1. A vantagem derivada de uma inoculação profilática será limitada pela capacidade de resposta imunizante do paciente...
2. A vantagem derivada da inoculação profilática dependerá do grau ao qual a população...já sofreu por aquela infecção microbiana em particular...[27]

As cápsulas pneumocócicas são compostas de antígenos polissacarídeos complexos que são importantes para a sua virulência. Em contraste com os antígenos virais da influenza, discutidos na seção Vacina para a Influenza, estes antígenos permaneceram notavelmente constantes ao longo dos anos. Anti-soros foram utilizados para o tratamento da infecção pneumocócica na era pré-antibiótica e atualmente são utilizados para sorotipagem dos isolados. No momento, são reconhecidos 83 sorotipos de pneumococos pelas reações sorológicas com o seu polissacarídeo capsular. Incluído entre estes se encontram 19 sorogrupos consistindo de dois a quatro sorotipos antigenicamente relacionados. O teste mais freqüentemente realizado para o sorogrupo ou isolados de sorotipos de pneumococos é a reação de quellung de Neufeld, na qual a inchação microscópica da cápsula bacteriana é detectada na presença de anti-soro específico e azul de metileno. Os fatores de soro são necessários para distinguir entre os sorotipos nos sorogrupos relacionados. No entanto, estes não estão prontamente disponíveis e isto confundiu alguns dos dados disponíveis.

Os polissacarídeos purificados da cápsula pneumocócica (PCP) desencadeiam uma resposta de anticorpos em voluntários inoculados e têm sido utilizados como vacinas.[28,29] Existem abundantes evidências que corroboram tanto a segurança quanto a eficácia das vacinas PCP quando utilizadas em indivíduos previamente não-imunizados e a sua imunogenicidade em indivíduos saudáveis.[30] No entanto, um número limitado de estudos foi realizado para avaliar a eficácia destas vacinas. Estes podem ser divididos em estudos randomizados e estudos observacionais. Alguns destes estudos, conduzidos em pacientes adultos, são resumidos a seguir.

Estudos Experimentais Preliminares com a Vacina

Numerosos estudos experimentais foram conduzidos com as vacinas PCP durante o período de 1930 a 1947 (Tabela 44-1). Em um, Ekwurzel e associados estudaram a eficácia de uma vacina de 2 valências entre a equipe do Civilian Conservation Corps.[31] Dos indivíduos estudados neste estudo, 80% tinham menos que 25 anos de idade e, apesar que serem incluídos alguns dos veteranos da primeira Grande Guerra, menos de 2% tinham mais de 50 anos de idade. O estudo não foi randomizado pois a vacina pneumocócica foi administrada a voluntários. No entanto, observou-se uma redução na incidência de pneumonia entre os recipientes da vacina. Esta diferença foi mais dramática entre os residentes da Costa Oeste (6 e 80 casos de pneumonia em indivíduos inoculados e controles, respectivamente) do que entre os residentes da Nova Inglaterra (15 e 36 casos) e também entre indivíduos com menos de 20 anos de idade.

Kaufman conduziu um estudo de vacina PCP 3-valente entre adultos mais velhos hospitalizados no Goldwater Memorial Hospital, um centro de cuidados crônicos na Cidade de Nova York.[32] Este estudo não era cego, e a vacina foi inicialmente administrada a indivíduos voluntários. No entanto, a incidência de pneumonia observada durante o acompanhamento subseqüente foi de 44 e 12,2 por 1.000, entre controles e pessoas imunizadas, respectivamente. A maioria das diferenças entre os indivíduos vacinados e os controles foi observada durante o primeiro período de 8 meses após a administração da vacina. Subseqüentemente, a incidência de pneumonia nos dois grupos foi semelhante. A proteção contra a infecção pneumocócica do sorotipo vacinado foi observada. Entre 5.153 controles, 33 casos de pneumonia pelo tipo da vacina ocorreram, comparados com apenas 3 entre os 5.750 vacinados. No entanto, uma redução em 50% na incidência de pneumonia do tipo não-vacinal também ocorreu entre os receptores da vacina. Este efeito não foi adequadamente explicado.

Finalmente, MacLeod e colegas conduziram um estudo na escola técnica das Forças Armadas da Aeronáutica na qual uma incidência incomumente alta (150 casos por 1.000 força por ano) de pneumonia pneumocócica havia sido observada nas estações de inverno precedentes.[33] Os recrutas foram randomicamente designados para receberem uma vacina 4-valente ou placebo de salina. Uma redução notável na incidência de pneumonia pneumocócica do sorotipo vacinal foi observada entre os receptores da vacina. Quatro episódios de pneumonia pneumocócica do tipo vacinal ocorreram entre vacinados, todas nas primeiras 2 semanas após a vacinação, enquanto 26 casos foram observados entre os controles. Não foi observado nenhum efeito sobre as infecções que não eram do sorotipo vacinal; 56 e 59 casos não-vacinais ocorreram entre indivíduos imunizados e controles, respectivamente. A taxa de portador de cepas pneumococo do sorotipo vacinal também foi reduzida entre os recipientes da vacina. Isto pode ter modificado a incidência da pneumonia do tipo vacinal entre a coorte não-imunizada desta população fechada, que foi muito menor do que a esperada a partir da experiência prévia.

As vacinas PCP hexavalentes inicialmente foram licenciadas para uso nos Estados Unidos ao mesmo tempo que a peni-

TABELA 44-1. *Estudos sobre vacina pneumocócica em adultos: 1930-1947*

Autor (referência)	*Vacina*	*População estudada*	*Resultados*	*Comentários*
Wright *et al.*[27]	Pneumococo completo morto pelo calor	Mineiros de ouro na África do Sul	Eficácia limitada	Sem sorotipagem
Ekwurzel *et al.*[31]	PCP 2-valente	Conservation Corps	Eficácia	Mais eficaz em pacientes mais jovens (≤ 24 anos de idade)
Kaufman[32]	PCP 3-valente	Pacientes adultos idosos em cuidados crônicos	Eficácia	Maior diferença nos primeiros 8 meses; efeito inexplicável nos sorotipos não-vacinais
MacLeod *et al.*[33]	PCP 4-valente	Recrutas militares	Eficácia	Taxa reduzida de portadores e incidência de pneumonia entre os controles e os vacinados

PCP, polissacarídeos capsulares pneumocócicos purificados.

TABELA 44-2. *Estudos sobre a vacina pneumocócica em adultos: 1976-1998*

Autor	*Vacina*	*População estudada*	*Resultados*	*Comentários*
Austrian[37]	PCP 6 e 13-valente	Mineiros de ouro na África do Sul	Eficácia para pneumonia e bacteremia	
Smit *et al.*[38]	PCP 6 e 12-valente	Mineiros de ouro na África do Sul	Eficácia para pneumonia	Pequeno aumento de pneumonia pelo sorotipo não-vacinal
Riley *et al.*[39]	PCP 14-valente	Moradores das montanhas da Nova Guiné	Eficácia contra a mortalidade, bacteremia e aspirados pulmonares	Não eficaz contra isolado de escarro
Austrian[41]	PCP 12-valente	Dorothea Dix Hospital, NC	Dados sorológicos sugerem eficácia	
Austrian[41]	PCP 12-valente	Kaiser Permanente Medical Center, CA	Dados sorológicos sugerem eficácia	
Simberkoff *et al.*[43]	PCP 14-valente	Pacientes ambulatoriais de alto risco acompanhados pelas instalações do Veterans Administration	Nenhuma eficácia	Resultados baseados nos isolados de escarro; os "fracassos" tinham pouca resposta de anticorpos
Koivula *et al.*[45]	PCP 14-valente	Adultos idosos, Leste da Finlândia	Dados sorológicos sugerem nenhuma eficácia global, eficácia em pacientes sob "risco aumentado"	O método sorológico não distinguiu entre os sorotipos; portanto, a eficácia contra os sorotipos vacinais é possível
Örtqvist *et al.* [46]	PCP 23-valente	Adultos idosos, Suécia	Dados sorológicos não sugerem eficácia	Ver comentário anterior

PCP, polissacarídeos capsulares pneumocócicos purificados.

cilina tornou-se amplamente disponível para uso geral. O interesse na imunoprofilaxia desvaneceu-se durante este período, as vacinas disponíveis foram retiradas do mercado, e a licença para produção delas foi revogada.[34] No entanto, o interesse nas vacinas PCP reapareceu com os estudos de Austrian e Gold[35] e Mufson e colaboradores [36] que demonstraram a morbidade e a mortalidade continuadas da infecção pneumocócica bacterêmica na era antibiótica. Portanto uma segunda série de estudos de eficácia foi iniciada (Tabela 44-2).

Modernos Estudos sobre a Vacina

Austrian estudou a eficácia de uma vacina PCP 6 e 13-valente em três estudos separados conduzidos entre os mineiros de ouro da África do Sul.[37] Estudos preliminares mostraram que a taxa de ataque era de 90 casos de pneumonia pneumocócica por 1.000 homens-ano entre os homens que vinham trabalhar pela primeira vez nestas minas. Estudos experimentais foram projetados nos quais os indivíduos foram randomicamente designados para receberem a vacina PCP ou um placebo salina ou um placebo de vacina meningocócica. As incidências de pneumonia pneumocócica relacionada ao tipo vacinal que ocorreram 2 semanas ou mais após a inoculação entre os recipientes de vacina e placebo foram de 11,4 e 53,3 por 1.000 habitantes, e a incidência de bacteremia pelo tipo vacinal foi de 2,5 e 14,1 por 1.000, respectivamente. As taxas de proteção de 78,5 e 82,5% contra a pneumonia e bacteremia foram demonstradas. Foram relatados resultados similares por Smit e colegas que conduziram outro estudo entre os mineiros de ouro na África do Sul usando vacinas 6 e 12-valente.[38] Estes estudos e aqueles de Ekwurzel e associados[31] e MacLeod e associados[33] proporcionaram evidências inequívocas da eficácia da vacina PCP em prevenir tanto a pneumonia quanto as suas complicações invasivas nos indivíduos jovens e imunocompetentes que eram expostos às infecções pneumocócicas sob circunstâncias ocupacionais ambientais incomuns.

Riley e colaboradores conduziram um estudo randomizado de uma vacina 14-valente e placebo em Papua, Nova Guiné.[39] Os indivíduos eram fazendeiros nativos que viviam da agricultura de subsistência e que experimentaram uma alta incidência de infecções do trato respiratório inferior associado a uma significativa mortalidade. Riley não notou uma diferença significativa na incidência de pneumonia ou de isolados do tipo vacinal na cultura do escarro nos dois grupos. No entanto, foi encontrada uma menor taxa de isolados pneumocócicos do tipo vacinal a partir de culturas do sangue e dos aspirados pulmonares dos vacinados. Além do mais, a mortalidade, particularmente pela pneumonia, foi reduzida entre os recipientes da vacina.

Três estudos de campo controlados, contemporâneos, randomizados das vacinas PCP polivalentes foram conduzidos nos Estados Unidos. O primeiro destes foi feito entre pacientes internados no Dorothea Dix Hospital em Raleigh, Carolina do Norte, um hospital para enfermos mentais. O segundo estudo foi entre pacientes ambulatoriais do Kaiser Permanent Health Plan em San Francisco, Califórnia, que tinham mais do que 45 anos de idade. Os dados sobre estes estudos são escassos e não estão disponíveis de modo geral.[40,41] Ambos os estudos não demonstraram nenhuma diferença significativa entre a incidência de pneumonia confirmada radiograficamente nos receptores de vacina ou placebo. Em ambos os estudos, a soroconversão (uma elevação duas vezes ou mais nos títulos de anticorpos para um pneumococo do tipo vacinal) ocorreu mais comumente entre os controles do que nos receptores de vacina. Isto foi interpretado como evidência de infecção mais freqüente pelo *Streptococcus pneumoniae* do tipo vacinal entre os recipientes de placebo. No entanto, sabe-se que a imunização prévia afeta as respostas sorológicas aos antígenos PCP.[42] Portanto, as diferenças nas respostas sorológicas entre os receptores da vacina e os controles após infecções podem não ser significativas.

Finalmente, um estudo randomizado da vacina PCP14-valente foi conduzido pelo Veterans Administration Cooperative Studies Program.[43] O estudo foi projetado para testar a hipótese de que a vacina PCP reduziria a incidência de infecções do tipo vacinal (bacteremia, pneumonia, e bronquite) entre os pacientes com uma ou mais destas condições de "alto risco": > 55 anos de idade, doença cardíaca, pulmonar, renal ou hepática crônica; alcoolismo ou *diabetes mellitus*. Além disso, formulou-se a hipótese que a vacina não teria nenhum efeito sobre a incidência das infecções que não fossem do tipo vacinal nestes indivíduos. Para testar estas hipóteses, foi planejado um estudo duplo-cego para comparar a incidência de infecções pneumocócicas em pacientes ambulatoriais randomicamente designados a receberem a vacina 14-valente ou placebo salino.

Um total de 2.295 pacientes de alto risco entraram no estudo; 1.150 pacientes receberam placebo e 1.145 receberam a vacina. Duas infecções comprovadas entre os receptores da vacina ocorreram e uma entre os receptores de placebo. Um organismo isolado das hemoculturas foi descartado pelo laboratório clínico antes de ele poder ser sorotipado. Os dois outros isolados de sangues ou de líquidos corporais estéreis eram sorotipos vacinais. Ocorrem 19 episódios de provável pneumonia pneumocócica nos recipientes de vacina e 15 nos recipientes de placebo. Sete e seis destes, respectivamente, estavam associados a isolados do tipo vacinal. Vinte e dois episódios de provável pneumonia pneumocócica ocorreram em vacinados e 12 em recipientes de placebo; 6 e 4 destes, respectivamente, estiveram associados a isolados do tipo vacinal. As infecções ocorreram mais freqüentemente entre os pacientes com doenças pulmonar, cardíaca ou renal crônicas, e as taxas aumentaram com o número de doenças crônicas.

Não se observou nenhuma diferença neste estudo nas taxas de pneumonia pneumocócica e bronquite com receptores da vacina e de placebo, e nenhuma evidência de eficácia da vacina. A maioria dos fracassos da vacina ocorreu entre os pacientes com respostas de anticorpos séricos inadequadas aos antígenos PCP ou aos seus organismos infectantes. As doenças crônicas, ao em vez de a idade, aumentavam o risco de infecções pneumocócicas. O estudo não forneceu dados para corroborar ou refutar a hipótese que a vacina pneumocócica fosse eficaz na prevenção da bacteremia, e ele foi criticado nestas bases.[44] No entanto, reconheceu-se que uma amostra muito maior seria necessária para testar prospectivamente a eficácia vacinal contra as infecções bacterêmicas, e tal estudo não foi planejado.

Dois estudos controlados de eficácia da vacina polissacarídea pneumocócica em pacientes idosos recentemente foram executados no exterior. Um estudo cego foi executado em pacientes com 60 anos ou mais e que estavam vivendo em Varkaus, Finlândia.[45] Os pacientes foram randomicamente designados para receberem a vacina de influenza ou a vacina pneumocócica 14-valente (PI), e eles foram acompanhados por 3 anos para se determinar se as vacinas protegiam contra pneumonia. O diagnóstico de pneumonia baseou-se em achados radiológicos. O diagnóstico de pneumonia pneumocócica foi baseado na demonstração de aumento de duas vezes ou mais nos anticorpos contra pneumolisina em soros pareados de todos os pacientes com suspeita de pneumonia ou em uma demonstração de complexos imunes de pneumolisina nos soros agudos ou de convalescença destes pacientes. A pneumolisina é um antígeno protéico que é encontrado em todas as cepas de pneumococos independentes do seu sorotipo capsular. Por esses critérios, a pneumonia pneumocócica foi diagnosticada em 26 de 1.364 receptores da vacina PI e em 33 dos 1.473 receptores da vacina de influenza. A eficácia da vacina em toda a população idosa foi calculada como sendo de 15% – não-significativa. No entanto, na população de pacientes sob "risco aumentado", a pneumonia pneumocócica foi diagnosticada em 8 dos 432 recipientes da vacina PI comparados com 20 dos 454 recipientes da vacina influenza. Nesta população de "maior risco" a eficácia da vacina pneumocócica foi calculada como sendo de 59% ($p = 0,04$).

O método sorológico empregado neste estudo não distinguiu entre as infecções pelos sorotipos vacinais e não-vacinais. Portanto, esta significativa proteção contra a pneumonia pneumocócica pelo sorotipo vacinal é possível. No entanto, se as infecções pelo sorotipo vacinal fossem menos freqüentes, a pneumonia pneumocócica não-sorotipo vacinal deve ter ocorrido mais freqüentemente entre os recipientes de PI do que da vacina de influenza. Portanto, não se observou nenhum benefício global da vacina pneumocócica na prevenção da pneumonia pneumocócica.

Um estudo duplo-cego randômico, controlado por placebo da vacina polissacarídea 23-valente, foi executado em pacientes suecos de 50 a 85 anos de idade que foram tratados por pneumonia adquirida na comunidade.[46] Os pacientes com patologias imunocomprometedoras que prejudicariam as suas respostas de anticorpos à vacina foram excluídos; estes incluíram mieloma, ou outra doença maligna em atividade, infecção pelo HIV, diálise renal, hipogamaglobulinemia e asplenia anatômica ou funcional. Como ocorreu no estudo finlandês, o diagnóstico de pneumonia pneumocócica foi baseado na demonstração de uma elevação de 2 ou mais vezes dos anticorpos contra a pneumolisina em soros pareados dos pacientes com pneumonia ou demonstração de imunocomplexos de pneumolisina nos soros agudo ou de convalescença destes pacientes. A pneumonia pneumocócica foi diagnosticada em 16 de 352 pacientes no grupo placebo e em 19 de 339 pacientes nos recipientes de vacina. No entanto, ocorreu bacteremia pneumocócica em um recipiente da vacina e em cinco recipientes de placebo ($p = 0,23$). Todos os isolados de bacteremia eram sorotipos vacinais. Apesar de toda esta diferença não ser estatisticamente significativa, a tendência sugere que a vacina pode ser mais protetora contra a doença invasiva do que contra a pneumonia.

Métodos Indiretos para a Avaliação da Eficácia Vacinal

A controvérsia continuada concernente à eficácia da vacina PCP e recomendações quanto ao seu uso resultou em uma pesquisa de métodos alternativos de avaliação da eficácia da vacina. Clemens e Shapiro apresentaram uma análise ponderada de algumas das alternativas ao estudo randômico.[47] Estes podem ser logisticamente mais exeqüíveis do que os estudos prospectivos randomizados. No entanto, eles precisam ser rigorosamente conduzidos e freqüentemente repetidos para assegurarmos a sua validade científica.

O *Centers for Disease Control and Prevention* sorotipou sangue e líquidos corporais estéreis de isolados de *S. pneumoniae* de pacientes que receberam a vacina PCP e de pacientes em hospitais que participavam em um estudo nacional de vigilância pneumocócica. Em 1980, estes dados foram publicados conjuntamente com uma fórmula para calcular a eficácia da vacina PCP.[48] A fórmula baseia-se na presunção que os pacientes vacinados não estão protegidos contra ou predispostos ao desenvolvimento de infecções pelos sorotipos não-vacinais.

Dados adicionais foram publicados mais recentemente.[49] Em pacientes com doença bacterêmica, a eficácia foi estimada como sendo de 64% (limites de confiança de 95%, 47% a 76%). As estimativas de eficácia (limites de confiança de 95%) para grupos individuais de pacientes foram as seguintes: insuficiência renal, 19% (-407, 86%); alcoolismo, 31% (-225,83%); doença cardíaca , 76% (-136; 98%); doença pulmonar, 47% (-112, 86%); *diabetes mellitus*, 90% (-49; 100%); doença de Hodgkin, $\leq$ 0% (-29.330; 83%) e mieloma múltiplo, 6% (-600; 84%). A eficácia não foi estatisticamente demonstrada para estes grupos individuais de pacientes. No entanto, quando os pacientes com doença cardiovascular crônica, doença pulmonar, ou diabetes forem analisados conjuntamente, estimou-se a eficácia em 55% (limites de confiança de 95%, 2% a 82%).

O principal problema com o método de distribuição do sorotipo da estimativa de eficácia vacinal é que ele se baseia na presunção não verificada que a vacinação não afeta a ocorrência de infecções não-vacinais. Apesar que alguns dados corroboram esta presunção,[33] outros não o fazem.[31,41] Além do mais, as tendenciosidades de seleção podem ter ocorrido ao assegurar-se das histórias vacinais dos pacientes ou de seus registros e em submeter-se espécimes ao Centers for Disease Control and Prevention para sorotipagem. Portanto, um caso interessante, como um aparente fracasso da vacina, pode ser mais cuidadosamente escrutinizado ou referido para sorotipagem do que um isolado rotineiro. Estas tendenciosidades podem influenciar a qualidade de dados disponíveis para cálculos de eficácia.

O método caso-controle também foi empregado para avaliar a eficácia da vacina PCP. Para estes estudos, os pacientes com infecções pneumocócicas sistêmicas foram pareados com controles. Uma história de vacinação prévia com PCP foi determinada para cada pareado paciente-controle e a razão de chance da vacinação proteger os grupos de pacientes e controles foi calculada. Pelo fato de a doença pneumocócica ser rara, presumiu-se que a razão de chance era aproximadamente o risco da doença ocorrer nas populações vacinadas e não-vacinadas. Isto permitiu o cálculo de eficácia protetora (1-risco relativo). A eficácia da vacina PCP não foi demonstrada em um pequeno estudo de 89 infecções pneumocócicas bacterêmicas acompanhadas no Denver Veterans Administration Medical Center.[50] Neste estudo, o *status* vacinal dos casos e dos controles era retirado apenas dos registros hospitalares do Veterans Administration. Os indivíduos controle eram pareados com casos levando-se em conta a idade, data de admissão e comorbidades. Sabia-se que 29% dos pacientes e 24% dos controles haviam sido vacinados dentro do hospital Veterans Administration. Além do mais, ocorreu bacteremia pelo sorotipo vacinal tão comumente entre os vacinados (18 de 26, 69%) como entre os indivíduos não-vacinados (43 de 63, 68%). A eficácia não foi demonstrada para qualquer um dos grupos de risco analisados.

Em contraste, a eficácia da vacina PCP foi demonstrada em um estudo muito maior envolvendo 11 hospitais em Connecticut que teve lugar de setembro de 1984 a junho de 1990, no qual os registros do hospital, clínica ou médico particular foram revistos para determinar a exposição vacinal.[51] Um total de 1.054 casos pareados com controle foi estabelecido. A eficácia calculada contra as cepas representadas nas vacinas pneumocócicas 14 ou 23-valente foi de 61% (intervalo de confiança de 95, 47 a 72%) entre os casos pareados com controles imunocompetentes e 21% (intervalo de confiança de 95%–55 a 60%) entre os casos pareados com controles imunoincompetentes.

Finalmente, esperava-se que a análise das concentrações séricas de anticorpos nos "fracassos vacinais" poderia resultar na determinação do título protetor mínimo. Tais dados poderiam ser comparados às respostas aos antibióticos dos grupos de pacientes com diversas patologias para determinar quais se beneficiariam da vacinação com PCP. Com base em dados limitados (11 isolados; seis sorotipos vacinais) Landesman e Schiffman concluíram que as concentrações de anticorpos $\geq$ 300 ngAbN por mL poderiam ser presumidas como protetoras.[52] No entanto, é mais do que óbvio que precisam ser estudados um número muito maior de isolados de pacientes e soros antes que se tirem quaisquer conclusões.

Pacientes com infecção pelo HIV foram considerados alvos importantes para o uso da vacina pneumocócica. Conforme notado na seção a respeito da Epidemiologia das Infecções Pneumocócicas, os pacientes com HIV e AIDS têm uma maior incidência de infecções pneumocócicas.[19-22] Os dados disponíveis sugerem que os pacientes com AIDS apresentam uma resposta prejudicada à vacina pneumocócica[19,53] e que a resposta dos pacientes com infecção HIV precoce é variável.[54,55] O tratamento com a zidovudina parece melhorar a resposta à vacina pneumocócica.[56]

Tendo em vista a contínua controvérsia e incertezas, obviamente são necessários estudos adicionais sobre PCP. Alguns pacientes claramente beneficiam-se da vacina pneumocócica. Estes incluem indivíduos com sistemas imunológicos intactos que estejam sob risco aumentado de infecção devido a uma ocupação incomum ou fatores ambientais e aqueles com asplenia anatômica ou funcional.[57,58] No entanto, a eficácia da vacina pneumocócica não foi estabelecida para outros grupos inclusive aqueles cujo *status* imunológico ou respostas de anticorpos sejam subótimas. Os pacientes com doenças debilitantes ou múltiplas doenças crônicas e aqueles com doenças que tradicionalmente são associadas a efeitos sobre o sistema imunológico devem ser incluídos neste grupo. Idosos saudáveis respondem bem aos antígenos da vacina PCP.[59] No entanto, o seu risco de pneumonia pneumocócica não parece ser excessivo.[43] Em con-

TABELA 44-3. *Recomendações para uso da vacina pneumocócica*[a]

1. Adultos imunocompetentes sob risco aumentado de doença pneumocócica ou de suas complicações devido à doença crônica
   - Doenças cardiovasculares crônicas
   - Doenças pulmonares crônicas
   - *Diabetes mellitus*
   - Alcoolismo crônico
   - Cirrose
   - Adultos com fístula cérebro-espinhal
   - Adultos com mais de 65 anos
2. Adultos imunocomprometidos sob risco aumentado de doença pneumocócica ou suas complicações
   - Disfunção esplênica ou asplenia anatômica
   - Doença de Hodgkin, linfoma, mieloma múltiplo
   - Insuficiência renal crônica, síndrome nefrótica
   - Receptores de transplantes
3. Infecção pelo vírus da imunodeficiência humana assintomática ou sintomática
4. Pessoas que vivem em ambientes especiais ou contextos sociais com um risco identificado de doença pneumocócica ou suas complicações

[a]Baseada nas recomendações do Immunization Practices Advisory Commitee.[62]

traste, os pacientes idosos debilitados podem estar sob maior risco de infecções pneumocócicas e relativamente prejudicados na sua capacidade em responder à vacina PCP.[60,61]

Recomendações Atuais

O uso da vacina PCP foi advogado para a profilaxia contra as infecções respiratória e sistêmica. Portanto, é essencial que estudos de eficácia sejam conduzidos em casos de pneumonia não-complicada. Até o término destes estudos, as recomendações a respeito do uso da vacina PCP devem permanecer cautelosas. A vacinação claramente não é prejudicial. No entanto, se ela irá beneficiar todos os pacientes para os quais o seu uso foi advogado ainda não ficou esclarecido. Portanto, devem ser consideradas alternativas às atuais vacinas pneumocócicas ou novas estratégias para o seu uso para proporcionar imunoprofilaxia efetiva para toda a população.

O *Advisory Commitee on Immunization Practices* (ACIP) recomenda a vacina PCP para os grupos de pacientes listados na Tabela 44-3.[62] A administração da vacina PCP para estes pacientes o mais precocemente possível no curso da doença crônica para melhorar as suas chances de respostas satisfatórias de anticorpos pode ser razoável. No entanto, precisa se reconhecer que tal abordagem não foi comprovada. Fedson notou que a maioria dos pacientes que são hospitalizados devido à pneumonia tem histórias de hospitalização prévia, e que as doenças crônicas foram reconhecidas neste momento.[63] Ele e outros autores recomendam que os pacientes com as patologias de alto risco listadas na Tabela 44-3 devam receber a vacina PCP durante a hospitalização na qual estas patologias foram primeiramente constatadas,[63-65] e esta recomendação é corroborada pelo ACIP.[62]

A duração da resposta protetora com anticorpos após a administração de uma vacina PCP não é conhecida. No entanto, o ACIP recomendou que a revacinação deve ser considerada após 5 anos naqueles com alto risco de rápido declínio na concentração de anticorpos, incluindo-se os pacientes com insuficiência renal crônica, receptores de transplante, ou aqueles sob um substancial risco de infecções pneumocócicas fatais, como os pacientes asplênicos.[62] Dados recentes sugerem que as reações locais no sítio de injeção autolimitadas ocorrem mais freqüentemente após revacinação que após a vacinação inicial.[66] No entanto, estas reações são leves e não são uma contra-indicação à revacinação.

INFLUENZA, VACINA PARA INFLUENZA, AMANTADINA E RIMANTADINA E INIBIDORES DA NEURAMINIDASE

Vacina para Influenza

A influenza é uma infecção respiratória aguda caracterizada por febre, mialgia e tosse; ela afeta crianças e adultos e ocorre em epidemias ou pandemias. Em zonas temperadas, as epidemias de influenza tendem a ocorrer no outono e no inverno. No entanto, nos trópicos as epidemias podem ocorrer durante o tempo quente. A influenza é causada pelos vírus da família Ortomixovírus denominados *vírus influenza A, vírus influenza B.*[67] Um terceiro membro da família o *vírus influenza C* provavelmente representa um outro gênero, mas ainda não foi assim classificado.[67,68] Apesar de que outros vírus podem causar sintomas que são similares aos da influenza, nenhum ocorre em epidemias que envolvem grande parte da população e nenhum está associado à excessiva mortalidade que regularmente acompanha os surtos epidêmicos de influenza.

Os isolados de vírus influenza A e influenza B originalmente foram obtidos de pacientes durante a epidemia de 1933[69] e 1940[70] respectivamente. Os vírus têm um envelope, são esféricos ou partículas filamentosas que medem 80 a 120 mm em diâmetro, e o seu material genético é carregado em um RNA segmentado. Duas glicoproteínas na superfície do vírus influenza induzem a anticorpos que podem ser protetores. Estes são os antígenos hemaglutinina (HA) e neuraminidase (NA). Treze hemaglutininas distintas (H1 até H13) e nove neuraminidases (N1 até N9) foram identificados nos vírus de influenza humanos, suínos, eqüinos e aviários.[67] A maioria das doenças humanas foi associada apenas às cepas H1N1,H2N2 e H3N2. No entanto, um grupo de casos recentes de influenza aviária humana (H5N1) em Hong-Kong ilustra que estas infecções podem ocorrer e podem ser muito graves.[71-73] Todas as sete infecções pelo vírus da influenza aviária humana com mais de 13 anos foram graves; quatro de sete adolescentes ou adultos morreram.

Infecções repetidas pela influenza em indivíduos resultam de mutações ou substituições nos segmentos RNA que codificam estes antígenos de superfície virais, levando a um desvio antigênico do HA ou NA; ou a um reagrupamento dos segmentos do RNA, que pode ocorrer quando um hospedeiro é simultaneamente infectado por dois ou mais vírus, levando a um desvio antigênico ou a novos vírus. A presença de anticorpos neutralizantes a cepas epidêmicas prévias na população mantém uma pressão seletiva quanto à contínua alteração antigênica no HA e NA dos vírus.

As epidemias de influenza ocorrem anualmente e elas podem envolver 5 a 40% da população de uma comunidade.[67] As epidemias freqüentemente começam em crianças e rapidamente disseminam-se entre os contatos escolares e familiares por toda a comunidade. A imunidade naturalmente adquirida à cepa infectante de influenza limita a rapidez e a extensão da disseminação. Por exemplo, Miller e colegas mostraram que a exposição prévia à cepa de H3N2 de influenza de Hong-Kong protegeu a equipe da Força Aérea contra a exposição a uma cepa similar 1 ano após.[74] Tal imunidade naturalmente adquirida pode persistir por muitos anos. Portanto, Mulder e Masurel mostraram que indivíduos idosos que foram expostos à hemaglutinina da influenza H2 durante uma pandemia em 1899 até 1890 tinham pelo menos uma imunidade parcial conforme julgada por um título de anticorpo protetor de camundongo, quando esta hemaglutinina reapareceu na pandemia de influenza na Ásia em 1957.[75]

As vacinas foram primeiramente utilizadas para limitar a morbidade e a mortalidade da infecção pela influenza logo após os primeiros isolados deste vírus terem sido feitos.[76] No entanto, tentativas em eliminar esta doença pela vacinação foram prejudicadas por dificuldades na produção de quantidades possíveis de uma vacina adequada no momento correto, reações reais e percebidas aos preparados vacinais do vírus, a resposta imune transitória que é desencadeada pelas vacinas antigênicas virais purificadas e a rapidez com a qual o vírus modifica as suas características antigênicas.

A preparação, distribuição e uso apropriado de um suprimento adequado de vacina requerem um esforço científico e tecnológico coordenados. Torna-se mais difícil pelas alterações antigênicas no vírus influenza do HA e NA que ocorrem rapidamente e requerem uma reformulação das preparações vacinais. A seleção de cepas vacinais apropriadas requer um sistema de vigilância mundial para monitorar e caracterizar os antígenos dos isolados do vírus influenza nos estágios preliminares da sua disseminação. Uma vez caracterizado, o vírus apropriado para a vacina precisa ser produzido em quantidades, os preparados vacinais precisam ser padronizados e distribuídos e as populações-alvo precisam ser inoculadas no momento certo para limitar a morbidade e a mortalidade da epidemia que se inicia. Nos anos recentes, preparados de vacina trivalentes foram recomendados para uso.[62,67,68] Estes contêm antígenos (dois do tipo A e um do tipo B) de cepas do vírus influenza que se acredita que circulem na população durante as próximas estações do outono e inverno.

As vacinas de vírus influenza totais são preparadas nos sacos alantóides dos embriões de galinha. A produção industrial de grandes quantidades de vacinas de vírus influenza é obtida pela recombinação de cepas isoladas de pacientes que transportam os antígenos da hemaglutinina e da neuraminidase apropriadas com cepas de embriões. O vírus é colhido e torna-se não-infectante pelo tratamento com a formalina. Ele então é purificado das proteínas contaminantes do ovo e da endotoxina pela centrifugação por gradiente e cromatografia. Uma purificação adicional dos antígenos virais pelo tratamento com solventes orgânicos ou detergentes resulta em divisões ou subunidades vacinais.

As preparações da vacina influenza são padronizadas pelo seu conteúdo de hemaglutinina. Um ensaio de difusão radial substituiu o ensaio de aglutinação com a célula de galinha para padronizar a potência da HA vacinal, pois o primeiro é mais reprodutível, consome menos tempo e correlaciona-se melhor com a resposta imune clínica em pacientes do que este último.[77]

As reações às vacinas influenza ocorrem muito comumente. Estas podem ser locais ou sistêmicas. As reações locais ocorrem no sítio da vacinação 12 a 24 horas após a inoculação e consistem em eritema, edema, dor, dolorimento e prurido. Os sintomas locais ocorrem mais comumente em adultos que em crianças.[78]

As reações sistêmicas às vacinas influenza incluem mialgias, artralgias, febre, cefaléia e mal-estar. Estes sintomas são similares aos comumente descritos na infecção pela influenza. Apesar de serem transitórias, os pacientes podem confundi-las com a doença. As reações sistêmicas, particularmente a febre, são mais comuns em crianças do que em adultos.[78] As complicações neurológicas também podem seguir-se à administração da vacina influenza. Destas, a síndrome de Guillain-Barré é a mais notável. Em 1976, 43 milhões de americanos receberam a vacina do vírus influenza monovalente porcina. Após relatos de uma síndrome Guillain-Barré ocorrendo em associação temporal com a recepção da vacina, o programa foi suspenso. A investigação subseqüente de aproximadamente 1.300 casos confirmou esta associação.[79]

A eficácia das vacinas influenza foi avaliada pelo título de anticorpos que eles desencadeiam e pela redução na morbidade e mortalidade (Tabela 44-4). As respostas dos anticorpos às vacinas influenza são influenciadas por numerosos fatores, incluindo-se o tipo de preparação vacinal empregado, a potência da vacina, a via de administração da vacina, a idade e história prévia de influenza e de vacina no hospedeiro e a presença de doenças subjacentes no recipiente da vacina.

TABELA 44-4. *Fatores que afetam a eficácia da vacina influenza*

Fatores do hospedeiro
Idade
Influenza ou experiência com a influenza da parte do hospedeiro
Status imunológico e doença crônica
Fatores vacinais
Tipos de vacina:
Vacinas mortas (completa, dividida ou subunidade)
Vacinas vivas (atenuadas, sensível à temperatura, adaptada ao frio)
Potência e dose da vacina
Via de administração
Fatores virais
Inesperado aparecimento de uma cepa mutante ou recombinante
Desvio antigênico

As vacinas completas, inativadas de influenza, são mais imunogênicas em humanos do que as vacinas de vírus divididos de potência similar.[80,81] No entanto, a vacina completa apresenta muito maior probabilidade de desencadear reações adversas, particularmente em crianças. Portanto o vírus dividido ou a vacina de subunidade é recomendada para a imunização primária em crianças. Outros tipos de vacinas foram propostos e usados em pelo menos algumas situações ou modelos experimentais. Estes incluem o vírus vivo, atenuado da influenza,[82] mutantes sensíveis à temperatura que não conseguem proliferar-se a temperaturas normalmente encontradas no trato respiratório inferior dos humanos,[83] e vírus influenza adaptados ao frio que proliferam melhor a 25°C.[84] Estes vírus vivos geralmente desencadeiam uma resposta imune que dura por muito mais tempo do que a observada após a administração da vacina com vírus mortos ou divididos. No entanto, uso de vacinas com vírus vivos em situações clínicas precisa ser contrabalançado por preocupações quanto à possibilidade que estas cepas possam reverter-se até a virulência.

A dose da vacina afeta a resposta de anticorpo. McLean e colaboradores primeiramente mostraram uma relação linear entre a dose log de vacina inoculada e o título log de anticorpo que resultou no soro do porco inoculado.[85] Estudos subseqüentes em humanos confirmaram uma relação similar.[77,86]

A via de administração da vacina pode afetar as respostas de anticorpo. Brown e associados estudaram as respostas de anticorpos de adultos saudáveis a doses intradérmicas e intramusculares de vacina viral influenza A/New Jersey/76 (Hsw1N1) e constataram que a última via desencadeia uma resposta de anticorpos muito mais forte do que a primeira via.[87] No entanto, a dose de vacina inoculada intradermicamente foi apenas um quinto da administrada intramuscularmente. Gwaltney e colegas compararam a inoculação subcutânea com a instilação nasal de uma vacina do vírus influenza morto monovalente de Hong-Kong (A_2/Aichi/2/68).[88] Neste estudo, uma dose comparável de vacina (400 unidades de aglutinação de células de galinha) foi administrada por ambas as vias. A inoculação subcutânea resultou em mais de 80% de soroconversão em todos os adultos estudados, mas apenas 16 e 20% dos jovens e adultos idosos que receberam a vacina nasal soroconverteram.

A idade e a experiência imunológica do hospedeiro afetam a resposta de anticorpos à vacina da influenza. As crianças e adultos jovens geralmente fazem uma pior resposta de anticorpos à vacina comparados a adultos mais velhos.[89,90] Os indivíduos idosos, especialmente os portadores de doenças crônicas, apresentam uma excelente resposta à vacina.[91]

O ACIP recomenda a vacinação anual de indivíduos que sejam considerados sob alto risco de complicações da infecção pela influenza ou aqueles que estejam em contato íntimo com tais pessoas (Tabela 44-5).[62,92] Esta última categoria inclui todos os profissionais de saúde. Os pacientes de alto risco incluem todas as pessoas que tenham mais de 65 anos; residentes em centros geriátricos e outras instalações de cuidados de doenças crônicas; adultos e crianças com doenças cardiovasculares ou pulmonares crônicas; pacientes com distúrbios metabólicos crônicos como *diabetes mellitus*, disfunção renal e hemoglobinopatias; e pacientes com doença imunossupressiva ou que estejam em terapia imunossupressora. A maioria destes pacientes apresenta excelentes respostas de anticorpos à vacina influenza. No entanto, os receptores de transplantes[93,94] e alguns pacientes com doenças malignas sob quimioterapia[95,96] fazem uma péssima resposta de anticorpos à vacina.

TABELA 44-5. *Recomendações para uso da vacina influenza*[a]

Grupos sob maior risco de complicações relacionadas à influenza
Pessoas com mais de 65 anos
Residentes em centros geriátricos ou instalações para cuidados crônicos
Adultos e crianças com doença cardiovascular ou pulmonar crônica, inclusive asma
Adultos e crianças com acompanhamento médico regular ou hospitalização durante o ano precedente devido a uma doença metabólica crônica (p. ex., *diabetes mellitus*), disfunção renal, hemoglobinopatias ou imunossupressão
Crianças e adolescentes que receberam terapia prolongada com aspirina
Mulheres no segundo ou terceiro trimestres da gravidez durante a estação da influenza
Grupos capazes de transmitir influenza a pacientes de alto risco
Médicos, enfermeiros e outros profissionais de saúde que têm contato ocupacional com pacientes de alto risco
Empregados nas casas geriátricas e instalações para cuidados crônicos que têm um contato ocupacional com pacientes de alto risco
Pessoas que tomam conta dos doentes domiciliares que têm contato ocupacional com pacientes de alto risco
Membros da casa onde hajam pacientes de alto risco

[a]Baseadas nas recomendações do *Immunization Practices Advisory Commitee*.[62]

Os pacientes com infecção HIV apresentam uma profunda disfunção imunológica. Dados sobre as suas respostas à vacina influenza sugeriram que a resposta pode piorar conforme a infecção HIV progride. Huang e colegas mostraram uma resposta de anticorpos satisfatória à vacina da influenza em um grupo relativamente pequeno de homens soropositivos para o HIV que estavam assintomáticos ou tinham linfadenopatia generalizada.[55] Nelson e associados mostraram uma péssima resposta de anticorpos a uma única dose de vacina em pacientes em todos os estágios de infecção HIV,[97] enquanto Miotti mostrou uma resposta de anticorpos prejudicada a uma ou duas doses de vacina de influenza em pacientes com AIDS ou complexo relacionado à AIDS, mas uma resposta quase que normal nos indivíduos soropositivos HIV assintomáticos.[98]

Estudos Vacinais

Os estudos para avaliar a eficácia da vacina de influenza foram prejudicados pela falta de precisão em determinar-se a etiologia das infecções respiratórias que ocorrem nos indivíduos vacinados, assim como pelo desvio antigênico do próprio vírus influenza. No entanto, vários estudos forneceram evidências convincentes da eficácia da vacina de influenza. Por exemplo, Patriarca e colaboradores estudaram centros geriátricos durante uma epidemia causada pelo vírus influenza A (H3N2) que ocorreu no inverno de 1982 até 1983.[99] Vinte e sete por cento dos residentes nos centros geriátricos foram afetados. Os residentes das casas geriátricas que não haviam sido vacinados apresentavam maior probabilidade de enfermarem, de desenvolverem evidências radiográficas de pneumonia e de precisarem de hospitalização. Este estudo não foi randomizado e os dados foram revistos retrospectivamente.

Hoskins e colegas estudaram a taxa de ataques de uma cepa epidêmica de influenza A em uma escola interna entre garotos de 11 a 19 anos de idade que haviam sido randomicamente designados para receberem uma vacina influenza A ou influenza B (placebo).[100] O primeiro proporcionou uma substancial proteção nesta população jovem e não se observou nenhuma infecção entre os vacinados, com títulos de anticorpos maiores que 10 contra a cepa epidêmica. Similarmente, Stiver e associados estudaram a eficácia da vacina "Hong-Kong" na prevenção da variante "inglesa" da infecção pela Influenza A nos recrutas americanos da Força Aérea.[101] Taxas de ataques de influenza confirmados pelo laboratório foram reduzidas de 46 por 1.000 em não-recipientes de vacina para 18,4 por 1.000 nos vacinados.

Keitel e colaboradores conduziram um estudo randômico, prospectivo de vacina influenza e placebo em empregados no Texas Medical Center e indústrias circunjacentes em Houston, Texas, durante 1983 a 1985.[102] Um grupo placebo, um grupo de indivíduos que receberam uma vacinação e um grupo de indivíduos que receberam duas ou mais vacinações em 3 anos foram comparados. Os pacientes com doença semelhante à influenza receberam culturas para o vírus influenza e foram coletados os soros agudo e convalescente. Além disso, o soro foi coletado de todos os voluntários antes e após a vacinação e na primavera após a estação da influenza. Os indivíduos com isolados de vírus influenza e aqueles que demonstraram uma elevação de quatro vezes nos títulos de anticorpos durante a doença aguda ou em comparação entre os títulos pós-vacinais, títulos na primavera foram considerados como tendo sido infectados. Por estes critérios, a vacina comparada com o placebo foi protetora contra a influenza, exceto contra o vírus influenza A (H1N1) no primeiro grupo vacinal e vírus influenza tipo B no grupo multivacinal.

Nichol e colegas conduziram um estudo de coorte de eficácia da vacina influenza em pacientes com mais de 65 anos de idade em uma organização de manutenção da saúde em St. Paul, Minnesota.[103] Quase 150.000 pacientes foram acompanhados durante um período de 6 anos. O estudo não foi randômico, e os recipientes da vacina influenza geralmente estavam mais doentes do que os pacientes não-vacinados. No entanto,a vacinação esteve associada a uma redução em 39% nas hospitalizações por pneumonia e influenza ($p = 0,001$), uma redução de 32% na hospitalização por todos os tipos de eventos respiratórios ($p = 0,001$), uma redução de 27% na hospitalização pela insuficiência cardíaca congestiva ($p = 0,001$) e uma redução de 50% na mortalidade ($p = 0,001$). Os pacientes também foram categorizados em grupos mutuamente exclusivos de indivíduos de riscos alto, intermediário e baixo. Os indivíduos de alto risco tinham patologia cardíaca ou pulmonar; os indivíduos de risco intermediário tinham diabetes, doença renal, doença reumática ou um acidente vascular cerebral, mas nenhuma doença de alto risco; os indivíduos de baixo risco tinham mais de 65 anos de idade com nenhum dos fatores de risco alto ou intermediário. A vacinação dos pacientes de alto risco esteve associada a uma significativa redução no risco de hospitalização por pneumonia ou influenza. A vacinação para os pacientes de riscos alto e intermediário esteve associado a uma redução significativa no risco de morte.

Nichol e colegas também relataram dados sobre um subgrupo de pacientes idosos com doença pulmonar crônica.[104] Este estudo envolveu 1.698 pacientes acompanhados durante 3 anos. Neste período a vacinação pela influenza esteve associada a uma redução em 52% no número de hospitalizações por pneumonia ou influenza ($p = 0,001$) e uma redução de 70% no risco de morte ($p = 0,001$). A vacinação também esteve associada a um número reduzido de visitas ambulatoriais para todos os tipos de patologias respiratórias e para pneumonia ou influenza entre todos os pacientes que tiveram pelo menos uma visita para a última.

Amantadina e Rimantadina

Além da imunoprofilaxia, as drogas antivirais podem ser usadas para tratar ou prevenir as infecções pelo vírus da influenza. A amantadina (1-amantadina hidrocloreto), uma amina tricíclica simétrica e o seu análogo estrutural, a rimantadina (α-metil-1-adamantadina metilamina hidrocloreto) são aproximadamente tão eficazes quanto a vacina influenza em prevenir a influenza. No entanto, elas não são ativas contra a influenza B, que é responsável por aproximadamente 20% de todas as epidemias pela influenza, e em um determinado ano pode ser o único vírus circulante. Tanto a amantadina quanto a rimantadina foram licenciadas nos Estados Unidos para a profilaxia e terapia da influenza A.

As duas drogas apresentam um mecanismo de ação e espectro viral semelhantes mas diferem no que diz respeito à farmacocinética (Tabela 44-6). A replicação do vírus influenza requer a clivagem da hemaglutinina pelas enzimas proteolíticas, seguida pela acidificação para abrir a hemaglutinina clivada, deste modo liberando o RNA viral que então obtém acesso ao citoplasma das células infectadas. De acordo com Belshe e Hay, a amantadina e a rimantadina bloqueiam o processo de acidificação.[105] Hay e colaboradores relataram que a sensibilidade à amantadina é primariamente uma propriedade conferida pelas proteínas plasmáticas como as proteínas M2, apesar que o gene que codifica a hemaglutinina pode influenciar na sensibilidade de certas cepas.[106]

A resistência ocorre devido aos pontos de mutação no código RNA para a proteína M2, resultando na alteração de um único aminoácido. Pode ser que a proteína M2 funcione como um canal iônico para facilitar a acidificação viral, e que a amantadina e a rimantadina bloqueiem este canal.

A resistência à amantadina e à rimantadina é facilmente produzida no laboratório pela passagem seriada de cepas do vírus influenza em baixas concentrações das drogas, e tais isolados têm resistência cruzada conforme foi demonstrado por Oxford e Galbraith.[107] A administração de amantadina ou rimantadina a pássaros com influenza aviária rendeu vírus virulentos resistentes a drogas que foram capazes de competirem com os vírus selvagens de modo que, após interromper-se o uso da amantadina ou da rimantadina, continuou a transmissão de vírus resistentes a drogas.[108]

TABELA 44-6. *Comparações entre a amantadina e a rimantadina*

Característica	*Amantadina*	*Rimantadina*
Profilaxia ou tratamento da influenza A	2+	2+
Profilaxia ou tratamento da influenza B	Não	Não
Efeitos sobre as complicações da influenza	Desconhecidos	Desconhecidos
Absorção oral	Boa	Boa
Dose profilática habitual para adultos	100 mg/dia	200 mg/dia
Dose de tratamento habitual para adultos	100-200 mg/dia	300 mg/dia
Tempo até o nível plasmático pico	2-4 h	2-6 h
Meia-vida plasmática	12-18 h	24-36 h
Excreção	> 90% renal, não-metabolizado	> 90% metabolismo hepático, < 10% excretado inalterado pelos rins
Freqüência de efeitos adversos		
Gastrintestinal	Similar	Similar
Sistema nervoso central		
A níveis plasmáticos comparáveis	Similar	Similar
A 300 mg/dia	Maiores	Menores

Um estudo de 10 anos em uma comunidade por Belshe e colegas fracassou em detectar cepas do vírus da influenza resistentes aos medicamentos de ocorrência natural em pacientes não-tratados,[109] porém tais cepas foram recuperadas após 6 ou 7 dias de doença em crianças sob terapia antiviral[110] e em membros da família destas crianças que estavam recebendo profilaxia pós-exposição. De fato, Hayden e associados mostraram que quando a rimantadina era usada tanto para o tratamento quanto para a profilaxia da influenza, ocorreu a transmissão do vírus resistente dentro das famílias e resultou em doença clínica causada por vírus resistente à rimantadina.[111] Adultos tratados com rimantadina disseminaram menores quantidades de vírus influenza do que as crianças, e eles disseminaram os vírus por um período de tempo menor. Isto pode ser devido à presença de anticorpos nos pacientes mais velhos, que resulta em uma depuração mais rápida do vírus.

Os achados recentes concernentes à resistência são de grande importância. Eles nitidamente afetam as recomendações para o tratamento rotineiro em crianças e as recomendações para a profilaxia pós-exposição nas famílias.

Nas pessoas com mais de 65 anos, a dose diária de amantadina é de 100 mg. As pessoas com idade de 10 a 64 anos devem receber 200 mg uma vez ao dia ou em doses divididas. As crianças com idades de 1 a 9 anos requerem doses maiores (5 mg por kg por dia) uma vez ao dia ou em doses divididas, até um máximo de 150 mg por dia. É necessário um ajuste das doses para os pacientes com danos na função renal. A amantadina é excretada sem ser metabolizada na urina. A sua meia-vida geralmente é de 12 a 18 horas, mas pode variar enormemente. Nos pacientes idosos, a meia-vida é duas vezes mais longa, e é ainda mais longa em pacientes com disfunção renal.

Aumentos desproporcionais nas concentrações plasmáticas da amantadina como função da sua dose podem ser responsáveis pelas elevadas taxas de neurotoxicidade, incluindo delírio, confusão, alucinações e convulsões. Apenas uma pequena quantidade de amantadina é removida pela diálise. A monitoração das concentrações plasmáticas em pacientes com insuficiência renal é desejável, mas pouco prática. Em contraste, a rimantadina é pelo menos 90% metabolizada.[112] A sua meia-vida é de 24 a 36 horas, duas vezes mais longa do que a da amantadina. Também diferente da amantadina, a sua farmacocinética não é apreciavelmente alterada em pacientes com doença hepática ou renal crônicas.[113]

Os efeitos adversos mais comuns da amantadina são pequenos sintomas do sistema gastrintestinal e do sistema nervoso central, incluindo nervosismo, tonteiras, insônia, perda do apetite e náuseas. Eles tipicamente estão relacionados à dose e são reversíveis com a suspensão da droga. A rimantadina causa poucos efeitos adversos no sistema nervoso central e queixas gastrintestinais similares.

A overdose aguda da amantadina resulta em atividade anticolinérgica causando boca seca, dilatação pupilar, retenção urinária, psicose pela toxina[114] e sérias reações neurotóxicas que podem ser transitoriamente revertidas pela neostigmina. Os agentes anti-histamínicos e anticolinérgicos usados concomitantemente podem potencializar os efeitos adversos sobre o sistema nervoso central. As complicações a longo prazo incluem *livedo reticularis,* edema periférico, perda da visão, retenção urinária, hipotensão ortostática e, ocasionalmente, insuficiência cardíaca congestiva.[115] Um caso de arritmia ventricular maligna após overdose de amantadina foi descrito.[116]

Para profilaxia, a amantadina deve ser tomada assim que possível após se identificar um surto epidêmico na comunidade. Deve ser tomada diariamente durante todo o surto (geralmente 4 a 6 semanas). De acordo com as recomendações da ACIP,[117] a profilaxia com a amantadina pode ser usada nas seguintes situações:

1. Para controlar surtos epidêmicos de influenza A em pessoas institucionalizadas de alto risco não-vacinadas. Todos os residentes de uma instituição devem receber amantadina, quer tenham ou não recebido a vacina de influenza no outono anterior. Ela também deve ser ofe-

recida aos profissionais não-vacinados que proporcionam cuidados aos pacientes de alto risco.

2. Para reduzir a disseminação da infecção e para manter o cuidado dos pacientes não-vacinados de alto risco. As pessoas não-vacinadas que fornecem cuidados a pessoas de alto risco (p. ex., enfermeiras visitantes, membros da casa) devem receber a profilaxia durante um surto epidêmico.
3. Como coadjuvante a uma vacinação tardia em pessoas de alto risco. Mesmo quando se sabe que o vírus da influenza A esteja na comunidade, a vacina pode ser dada a indivíduos de alto risco. No entanto, uma resposta protetora de anticorpos leva duas semanas para desenvolver-se. Pelo fato de a amantadina não interferir com a formação de anticorpos, ela pode ser usada durante este período.
4. Para os pacientes com imunodeficiência. A amantadina pode ser usada como suplementação à vacinação em pacientes de alto risco que fazem uma péssima resposta de anticorpos à vacina. Pode-se esperar que os adultos com AIDS tenham uma certa imunidade residual à influenza por infecções prévias, mas as crianças com AIDS têm pouca ou nenhuma imunidade.
5. Para pessoas de alto risco nas quais a vacinação é contra-indicada (p. ex., alergia ou toxicidade vacinal).

Apesar de demonstrar-se que a amantadina reduzia a gravidade e a duração da influenza A, nenhum estudo bem controlado foi executado para mostrar a sua eficácia no tratamento ou prevenção das complicações da influenza A, como a pneumonia. Para o tratamento da influenza A, a droga deve ser administrada em 24-48 horas após o início da doença e deve ser continuada até 48 horas após os sinais e sintomas resolverem-se.

Os estudantes infectados com influenza A e tratados com amantadina voltaram mais rapidamente para a sala de aula do que os que receberam placebo.[118] Um estudo de Younkin e colaboradores comparando a eficácia da aspirina e do tratamento com amantadina do subtipo de ocorrência natural H1N1 mostrou uma redução mais rápida na febre e menos efeitos colaterais, no grupo tratado com aspirina, mas uma melhora sintomática mais rápida no grupo tratado com amantadina.[119] A terapia intermitente com amantadina em aerossol mostrou-se bem-sucedida no tratamento da infecção influenza A de ocorrência natural.[120]

A rimantadina, em doses diárias de 200 mg em adultos e de 5 mg por kg em crianças, mostrou-se eficaz na prevenção da influenza A.[121] Devido à absorção mais lenta da rimantadina, níveis plasmáticos iniciais menores e meia-vida longa, doses maiores (400 a 600 mg em doses divididas) nas primeiras 24 horas de tratamento podem proporcionar maiores efeitos antivirais e clínicos.[122] A rimantadina aerossolizada recebeu estudos limitados.[123]

Em crianças com infecção pela influenza A (H3N2) o tratamento com a rimantadina por 5 dias resultou em menos febre, menos títulos virais e menos sintomas durante os 2 primeiros dias de tratamento comparado com a administração do acetaminofen, mas as crianças tratadas com rimantadina apresentaram um descartamento viral mais prolongado.[110] A dose e a duração de tratamento ótimas não foram estabelecidas para crianças, e o problema do rápido surgimento de vírus resistentes ao medicamento pode limitar a sua aplicação terapêutica neste grupo etário.

Apesar de a amantadina e a rimantadina serem igualmente eficazes, a rimantadina pode ser preferida em pacientes com disfunção renal e em pacientes com mais de 65 anos devido ao menor risco de toxicidade do sistema nervoso central já que não se detectou alteração da função renal. Numerosas dúvidas quanto ao uso da amantadina e da rimantadina permanecem sem resposta. Precisamos saber mais sobre a melhor dosagem, freqüência de administração e eficácia da droga nos idosos, crianças e em pacientes com as complicações da influenza, como a pneumonia viral ou a pneumonia mista viral-bacteriana. Em tais pacientes, a possibilidade de sinergia clínica com outras drogas antivirais ou antibacterianas precisa ser avaliada.[124] São necessários mais estudos para definir precisamente o efeito da resistência medicamentosa sobre a infecção pelo vírus influenza.

A combinação das drogas antivirais e da vacina precisa ser estudada mais completamente em crianças, em pacientes nos centros geriátricos e em pacientes debilitados hospitalizados. O uso da vacina antes de uma epidemia associada ao tratamento antiviral durante a epidemia justifica estudo adicional. Finalmente, precisamos encontrar drogas antivirais ativas tanto contra os vírus influenza A quanto influenza B.

Inibidores da Neuraminidase

Apesar de a vacina influenza ser o instrumento mais eficaz para a prevenção da infecção pela influenza, pelo menos um terço dos pacientes elegíveis deixa de recebê-la.[125] Além disso, a eficácia da vacina é limitada aos indivíduos mais idosos e enfermos. A amantadina e a rimantadina são eficazes apenas contra as cepas do vírus influenza A. Além disso, observou-se uma resistência viral a estes agentes. Portanto, uma intensa pesquisa para meios alternativos de prevenção e de tratamento das infecções influenza está em andamento.

A neuraminidase da influenza é essencial para a replicação viral do influenza, e anticorpos contra ela fornecem pelo menos uma proteção parcial contra a doença influenza sintomática.[126] Um inibidor potente da neuraminidase, o zanamivir (GG 167) foi testado como um meio de prevenir e de tratar a infecção pelo vírus influenza em humanos. O zanamavir é administrado à mucosa respiratória superior por gotas nasais ou *spray* e por um inalador oral.

Em um estudo experimental, Hayden e co-autores administraram zanamavir ou placebo a voluntários 4 horas antes ou 1 a 2 dias após a inoculação intranasal com o vírus influenza.[127] O zanamavir foi 85% eficaz na prevenção das infecções virais confirmadas pelo laboratório e foi 95% eficaz na prevenção da doença febril em voluntários tratados profilaticamente ($p = 0{,}01$ comparado com placebo). O tratamento após a infecção reduziu a disseminação viral no seu pico em 2 log , a duração da disseminação viral em 3 dias, e a freqüência da doença febril em 85%.

O zanamavir também foi usado para tratar as infecções pelo influenza A e B de ocorrência natural. Em um estudo de pacientes tratados $\leq$ 48 horas após o início dos sintomas, o zanamavir inalado e intranasal reduziu a duração de sintomas em pacientes com infecção confirmada pela influenza em 1 dia, comparado com o placebo.[128] Em um segundo estudo, o zanamavir comparado ao placebo reduziu a duração dos sintomas em 1,5 dia em média em todos os pacientes com influenza confirmada e em 2,5 dias em média no subgrupo de pacientes de alto risco (doenças respiratórias, cardiovasculares ou metabólicas crônicas; imunocomprometidos ou idosos).[129]

Hayden e colegas relataram os resultados de estudos de um inibidor oral da protease, oseltamivir, para prevenir e tratar a infecção influenza humana experimental.[130] Nestes estudos, os voluntários foram inoculados intranasalmente com o vírus influenza A (H1N1) e receberam oseltamivir ou placebo como profilaxia ou tratamento. Comparado ao placebo, os pacientes tratados com oseltamivir disseminaram vírus e tiveram sintomas de influenza por um período de tempo estatisticamente mais curto.

Hayden e associados também relataram dois estudos multicêntricos sobre a eficácia do oseltamivir em prevenir a infecção clínica pela influenza.[131] Um total de 1.559 adultos saudáveis entre 18 e 65 anos de idade foi recrutado e randomicamente designado para receber oseltamivir em uma dose de 75 mg oralmente uma vez ao dia, oseltamivir em uma dose de 75 mg duas vezes ao dia ou placebo por um período de 6 semanas, durante a estação de influenza no inverno de 1997 e 1998. Os voluntários retornaram para avaliação 3, 6 e 8 semanas após começar a medicação (a última visita 2 semanas após completar o tratamento) e quando eles tinham sintomas de doenças semelhantes à influenza. As culturas de vírus foram obtidas quando os sintomas ocorreram, e todos os pacientes tinham testes sorológicos para a infecção pelo vírus influenza realizado antes e ao final do estudo. Uma elevação de quatro vezes no anticorpo inibidor da hemaglutinina ou o isolamento de um vírus influenza até 2 dias após início dos sintomas foi considerada prova de infecção.

Quatro doenças semelhantes à influenza comprovadas pela cultura ocorreram entre os 1.040 (0,4%) pacientes designados para receberem oseltamivir, comparados com 15 casos comprovados pela cultura nos 519 (2,9%) recipientes de placebo (eficácia protetiva, 87%; $p = 0,001$; intervalo de confiança 95%, 65% a 96%). Sete (0,7%) infecções influenza comprovadas laboratorialmente com febre $\geq$ 37,8°C ocorreram entre os voluntários tratados com oseltamivir comparados com 19 (3,7%) entre os que receberam placebo (eficácia protetora, 82%; $p = 0,001$; intervalo de confiança de 60 a 93%).

O oseltamivir foi bem tolerado pelos voluntários. Entre os voluntários designados para oseltamivir uma e duas vezes ao dia, 92 e 93% foram $\geq$ 90% aderentes ao tratamento, comparados com 91% dos recipientes do placebo. Náusea foi relatada por 12,1 , 14,6 e 7,1% dos voluntários designados para receberem oseltamivir uma ou duas vezes ao dia e recipientes de placebo, respectivamente. Os vômitos foram relatados em 2,5%, e 2,7% dos recipientes de oseltamivir uma ou duas vezes ao dia, e em 0,8% dos recipientes de placebo. No entanto, apenas seis indivíduos (três dos quais recebendo a droga uma ou duas vezes ao dia) interromperam a medicação devido a estes efeitos colaterais gastrintestinais.

Tanto o zanamivir quanto o oseltamivir foram aprovados pela U.S. Food and Drug Administration para o tratamento da infecção pelo vírus influenza. No entanto, deve-se compreender que eles não são ativos nem contra as bactérias que podem superinfectar os pacientes, e a sua utilidade é limitada aos pacientes nos estágios iniciais (< 48 horas) de doença sintomática. Nenhum dos inibidores da neuraminidase está aprovado para a profilaxia contra a infecção pelo vírus influenza. As vacinas devem ser usadas para este propósito.

REFERÊNCIAS BIBLIOGRÁFICAS

1. Bartlett JG, Mundy LM. Community-acquired pneumonia. *N Engl J Med* 1995;333:1618-1624.
2. Prevention of pneumococcal disease: recommendations of the Advisory Committee on Immunization Practices (ACIP). *MMWR Morb Mortal Wkly Rep* 1997;46(No. RR-8)1-24.
3. Erakklis AJ, Kevy SV, Diamond LK, et al. Hazard of overwhelming infection after splenectomy in childhood. *N Engl J Med* 1967;176:1225-1229.
4. Gopal V, Bisno al. Fulminant pneumococcal infections in "normal" asplenic hosts. *Arch Intern Med* 1977;137:1526-1530.
5. Winkelstein JA. Splenectomy and infection. *Arch Intern Med* 1977;137:1516-1517.
6. Barrett-Connor E. Bacterial infection and sickle cell anemia. *Medicine* 1971;50:97-112.
7. Falter ML, Robinson MG, Kim OS, et al. Splenic function and infection in sickle cell anemia. *Acta Haematol* 1973;50:154-161.
8. Weitzman S, Aisenberg AC. Fulminant sepsis after the successful treatment of Hodgkin's disease. *Am J Med* 1977;62:47-50.
9. Notter DT, Grossman PL, Rosenberg SA, Remington JS. Infections in patients with Hodgkin's disease: a clinical study of 300 consecutive adult patients. *Rev Infect Dis* 1980;2:761-800.
10. Zinneman HH, Hall WH. Recurrent pneumonia in multiple myeloma and some observations on immunologic response. *Ann Intern Med* 1954;41:1152-1163.
11. Glenchur H, Zinneman HH, Hall WH. A review of fifty one cases of multiple myeloma: emphasis on pneumonia and other infections as complications. *Arch Intern Med* 1959;103:173-183.
12. Mufson MA, Oley G, Hughey D. Pneumococcal disease in a medium-sized community in the United States. *J Am Med Assoc* 1982;248:1486-1489.
13. Burman LA, Norrby R, Trollfors B. Invasive pneumococcal infections: incidence, predisposing factors and prognosis. *Rev Infect Dis* 1985;7:133-142.
14. Montgomery JZ, Kalmanson GM, Guze LB. Renal failure, and infection. *Medicine* 1968;47:1-32.
15. Keane WF, Shapiro FL, Raij L. Incidence and type of infections occurring in 445 chronic hemodialysis patients *Trans Am Soc Artif Intern Organs* 1977;23:41-47.
16. Pahmer M. Pneumococcus peritonitis in nephrotic and non-nephrotic children. *J Pediatr* 1940;17:90-106.
17. Wisholtz SJ, Hartman BJ, Roberts RB. Effect of underlying disease and age on pneumococcal serotype distribution. *Am J Med* 1983;75:199-205.
18. Mylotte JM, Beam TR. Comparison of community-acquired and nosocomial pneumococcal bacteremia. *Am Rev Respir Dis* 1981;123:265-268.
19. Simberkoff MS, El Sadr W, Schiffinan G, et al. *Streptococcus pneumoniae* infection in patients with acquired immune deficiency syndrome, with report of a pneumococcal vaccine failuxe. *Am Rev Respir Dis* 1984;130:1174-1176.
20. Polsky B, Gold JWM, Whimbey E, et al. Bacterial pneumonia in patients with the acquired immunodeficiency syndrome. *Ann Intern Med* 1985;104:38-41.
21. Witt DJ, Craven DE, McCabe WR. Bacterial infections in adult patients with the acquired immune deficiency syndrome (AIDS) and AIDS-related complex. *Am J Med* 1987;82:900-906.

22. Redd SC, Rutherford GW, Sande MA, et al. The role of human immunodeficiency virus infection in pneumococcal bacteraemia in San Francisco residents. *J Infect Dis* 1990;162:1012-1017.
23. Nava JM, Feliu B, Garau J, et al. Predictive factors for invasive disease due to penicillin-resistant *Streptococcus pneumoniae:* a population-based study. *Clin Infect Dis* 1994;19:844-890.
24. Hofmann J, Cetron MS, Farley MM, et al. The, prevalence of drugresistant *Streptococcus pneumoniae* in Atlanta. *N Engl J Med* 1995;333:481-486.
25. Butler JC, Hofmann J, Cetron MS, et al. The continued emergence of drug-resistant *Streptococcus pneumoniae* in the United States: an update from the Centers for Disease Control and Prevention's Pneumococcal Sentinel Surveillance System. *J Infect Dis* 1996;174;986-993.
26. Wright AE, Morgan WP, Colebrook L, Dodgson RW. Prophylactic inoculation against pneumococcus infection and on the results which have been achieved by it. *Lancet* 1914;1:1-10.
27. Wright AE, Morgan WP, Colebrook L, Dodgson RW. Prophylactic inoculation against pneumococcus infection and on the results which have been achieved by it. *Lancet* 1914;1:87-95.
28. Francis T, Tillet WS. Cutaneous reactions in pneumonia: the development of antibodies following the intradermal injection of type specific polysaccharide. *J Exp Med* 1930;52:573-585.
29. Felton LD. Studies on the immunizing substances in, pneumococci. VIL Response in human beings to antigenic pneumococcus polysaccharide type I and II. *Public Health Rep* 1938;53:1855-1877.
30. Hilleman MR, Carlson AJ, McLean AA, et al. *Streptococcus pneumoniae* polysaccharide vaccine: age and dose responses, safety, persistence of antibody, revaccination, and simultaneous administration of pneumococcal and influenza vaccines. *Rev Infect Dis* 1981;3:S31-S42.
31. Ekwurzel GM, Simmons JS, Dublin LI, Felton LD. Studies on immunizing substances in pneumococci. VIII. Report on field tests to determine the prophylactic value of a pneumococcus antigen. Public *Health Reports* 1938;53:1877-1893.
32. Kaufman P. Pneumonia in old age: active immunization against pneumonia with pneumococcus polysaccharide; results of a six year study. *Arch Intern Med* 1947;79:518-531.
33. MacLeod CM, Hodges RG, Heidelberger M, Bernhard WG. Prevention of pneumococcal pneumonia by immunization with specific capsular polysaccharide. *J Exp Med* 1945;82:445-465.
34. Austrian R. Random gleanings from a life with the pneumococcus. *J Infect Dis* 1975;131:474-484.
35. Austrian R, Gold J. pneumococcal bacteremia with especial reference to bacteremic pneumococcal pneumonia. *Ann Intern Med* 1964;60:759-776.
36. Mufson MA, Kruss DM, Wasil RE, Metzger WI. Capsular types and outcome of bacteremic pneumococcal disease in the antibiotic era. *Arch Intern Med* 1974;134:505-510.
37. Austrian R. Prevention of pneumococcal pneumonia by vaccination. *Trans Assoc Am Physicians* 1976;89:184-194.
38. Smit P, Oberholzer D. Hayden-Smith S, et al. Protective efficacy of pneumococcal polysaccharide vaccines. *J Am Med Assoc* 1977;238:2613-2616.
39. Riley ID, Tarr PI, Andrews M, et al. Immunization with a polyvalent pneumococcal vaccine: reduction of adult respiratory mortality in a New Guinea Highlands community. *Lancet* 1977;1:1338-1341.
40. Austrian R. Some observations on the pneumococcus and on the current status of pneumococcal disease and its prevention. *Rev Infect Dis* 1981;3:Sl-Sl7.
41. Austrian R. Surveillance of pneumococcal infection for field trials of polyvalent pneumococcal vaccines. Springfield, Va.: National Technical Information Service, 1980:1-84.
42. Heidelberger M, Dilapi MM, Siegel M, Walter AW. Persistence of antibodies in human subjects injected with pneumococcal polysaccharide. *J Immunol* 1950;65:535-541.
43. Simberkoff MS, Cross AP Al-Ibrahim M, et: al. Efficacy of pneumococcal vaccine in high-risk patients: results of a Veterans Administration Cooperative Study. *N Engl J Med* 1986;315:1318-1327.
44. Shapiro ED. Pneumococcal vaccine failure. *N Engl J Med* 1987;317:1272-1273.
45. Koivula I, Stén M, Leinonen M, Mäkelä PH. Clinical efficacy of pneumococcal vaccine in the elderly: a randomized, single-blind population-based trial. *Am J Med* 1997;103:281-290.
46. Örtqvist Å, Hedlund J, Burman L-Å, et al. Randomised trial of 23valent pneumococcal capsular polysaccharide vaccine in prevention of pneumonia in middle-aged and elderly people. *Lancet* 1998;351:399-403.
47. Clemens JD, Shapiro ED. Resolving the pneumococcal vaccine controversy: are there alternatives to randomized clinical trials? *Rev Infect Dis* 1984;6:589-600.
48. Broome CV, Facklam RR, Fraser DW. Pneumococcal disease after pneumococcal vaccination: an alternative method to estimate the efficacy of pneumococcal vaccine. *N Engl J Med* 1980;303:549-552.
49. Bolan G, Broome CV, Facklam RR, et: al. pneumococcal vaccine efficacy in selected populations in the United States. *Ann Intern Med* 1986;1:1-6.
50. Forrester HL, Jahnigen DW, LaForce FM. Inefficacy of pneumococcal vaccine in a high-risk population. *Am J Med* 1987;83:425-430.
51. Shapiro ED. Berg AT, Austrian R, et al. The protective efficacy of polyvalent pneumococcal polysaccharide vaccine. *N Engl J Med* 1991;325:1453-1460.
52. Landesman SH, Schiffman G. Assessment of the antibody response to pneumococcal vaccine in high-risk populations. *Rev Infect Dis* 1981;3:S184-Sl96.
53. Amman AJ, Schiffman G, Abrams D, et: al. B-cell immunodeficiency in acquired irranune deficiency syndrome. *JAMA* 1984;251:1447-1449.
54. Huang KL, Ruben FL, Rinaldo CR, et al. Antibody responses after influenza and pneumococcal immunization in HIV-infected homosexual men. *JAMA* 1987;257:2047-2050.
55. Ballet JJ, Sulcebe G, Couderc: LJ, et al. Impaired antipneumococcal antibody response in patients with AIDS-related persistent generalized lymphadenopathy. *Clin Exp Immunol* 1987;68:479-487.
56. Glaser JB, Volpe S, Aguirre A, et al. Zidovudine improves response to pneumococcal vaccine among persons with AIDS and AIDS-related complex. *J Infect Dis* 1991;164:761-764.
57. Amman AJ, Addiego J, Wara DW, et al. Polyvalent pneumococcal-polysaccharide immunization of patients with sickle-cell anemia and patients with splenectomy. *N Engl J Med* 1977;297:897-900.
58. Giebink GS, Foker JE, Kim Y, Schiffman G. Serum antibody and opsonic response to vaccination with pneumococcal capsular polysaccharide in normal and splenectomized children. *J Infect Dis* 1980;141:404-412.
59. Simberkoff MS, Cross AP, Schiffman G, et al. Further analysis of antibody responses to pneumococcal vaccine among patients enrolled in a trial of efficacy. In: *Abstracts of the 27th Interscience Conference on Antimicrobial Agents and Chemotherapy.* New York: American Society for Microbiology, 1987.
60. Bentley DW. pneumococcal vaccine in the institutionalized elderly: review of past and recent studies. *Rev Infect Dis* 1981;3:S61-S70.
61. Bentley DW, Ha K, Mamot K, et al. Pneumococcal vaccine in the institutionalized elderly: design of a nonrandomized trial and preliminary results. *Rev Infect Dis* 1981;3:S71-S81.
62. Centers for Disease Control and Prevention. Update on adult immunization: recommendations of the Immunization Practices Advisory Committee (ACIP). *MMWR Morb Mortal Wkly Rep* 1991;40(No. RR-12):1-94.
63. Fedson DS, Harward MP, Reid RA, Kaiser DL. Hospital-based pneumococcal immunization: epidemiologic rationale from the Shenandoah study. *JAMA* 1990;264:1117-1122.
64. Fedson DS, Chiarello LA. Previous hospital care, and pneumococcal bacteremia: importance for pneumococcal immunization. *Arch Intern Med* 1983;143:885-889.
65. Magnussen CR, Valenti WM, Mushlin AI. pneumococcal vaccine strategy: feasibility of a vaccination program directed at

hospitalized and ambulatory patients *Arch Intern Med* 1984;144:1755-1757.
66. Jackson LA, Benson P, Sneller V-P, et al. Safety of revaccination with pneumococcal polysaccharide vaccine. *JAMA* 1999;281:243-248.
67. Kilbourne ED. *Influenza.* New York: Plenum Medical Book Company,1987.
68. Betts RF, Douglas RG. Influenza virus. In: Mandell GL, Douglas RG, Bennett JE, eds. *Principles and practice of infectious diseases,* 3rd ed. New York: Churchill Livingstone, 1990:1306-1325.
69. Smith W, Andrews CH, Laidlaw PR A virus obtained from influenza patients. *Lancet* 1933;2:66-68.
70. Francis T. A new type of virus from epidemic influenza. *Science* 1940;92:405-408.
71. Centers for Disease Control and Prevention. Update: isolation of avian influenza A (H5N1) viruses from humans-Hong Kong, 1997–1998. *MMWR Morb Mortal Wkly Rep* 1998;46:1245-1247.
72. Yuen KY, Chan PKS, Tsang DNC, et al. Clinical features and rapid viral diagnosis of human disease associated with avian influenza A H5N1 virus. *Lancet* 1998;351:467-471.
73. Claas ECJ, Osterhaus ADME, van Beek R., et al. Human influenza A H5N1 virus related to a highly pathogenic avian influenza virus. *Lancet* 1998;351:472-477.
74. Miller DL, Reid D, Diamond JR, et al. Hong Kong influenza in the Royal Air Force 1968-70. *J Hyg* 1973;71:535-547.
75. Mulder J, Masurel N. Pre-epidemic antibody against 1957 strain of Asiatic influenza. *Lancet* 1958;2:810-814.
76. Chenowith A, Waltz AD, Stokes J. Active immunization with the, viruses of human and swine influenza. *Am J Dis* Child,1936;52:757-758.
77. Ennis FA, Mayner RE, Barry DW, et al. Correlation of laboratory studies with clinical responses to A/New Jersey influenza vaccines. *J Infect Dis* 1977;136[Suppl]:S397-S405.
78. Barry DW, Mayner RE, Hochstein HD. et al. Comparative trial of influenza vaccines. II. Adverse reactions in children and adults. *Am J Epidemol* 1976;104:47-59.
79. Langmuir AD, Bregman DJ, Kurland LT, et al. An epidemiologic and clinical evaluation of Guillain-Barré syndrome reported in association with the administration of swine influenza vaccines. *J Epidemiol* 1984;119:841-879.
80. Barry DW, Mayner RE, Staton E, et al. Comparative trial of influenza vaccines. I. Immunogenicity of whole virus and split product vaccines in man. *Am J Epidemiol* 1976;104:34-46.
81. Hilleman MR. Serologic responses to split and whole swine influenza virus vaccines in light of the, next influenza pandemic. *J Infect Dis* 1977;136:S683-S685.
82. Beare AS, Schild GC, Craig JW. Trials in man with live recombinants made from A/PR/8/34 (H0N1) and wild H3N2 influenza viruses. *Lancet* 1975;2:729-738.
83. Mills I, Chanock M Temperature-sensitive mutants of influenza virus. I. Behavior in tissue culture and in experimental animals. *J Infect Dis* 1971;123:145-157.
84. Maasab HR, Kendal AP, Abrams GD, et al. Evaluation of a coldrecombinant influenza virus in ferrets. *J Infect Dis* 1982;146:780-790.
85. McLean IW, Beard 1), Taylor AR, et al. The relation of antibody response in swine to dose of the swine influenza inactivated with formalin and with ultraviolet light. *J immunol* 1945;51:65-99.
86. Mostow SR, Schoenbaum SC, Dowdle WR, et al. Studies on inactivated influenza vaccines. II. Effect of increasing dosage on antibody response and adverse reactions in man. *Am J Epidemiol* 1970;92:248-256.
87. Brown H, Kasel JA, Freeman DM, et al. The immunizing effect of Influenza A/New Jersey/76 (Hsw1N1) virus vaccine administered intradermally and intramuscularly to adults. J *Infect Dis* 1977; 136:S466–S471.
88. Gwaltney JM, Edmondson WP, Rothenberg R, White PW. A comparison of subcutaneous, nasal, and combined influenza vaccination. I. Antigenicity. *Am J Epidemiol* 1971;93:472-479.
89. Betts RF, Douglas RG. Comparative study of reactogenicity and immunogenicity of Influenza A/New Jersey/8/76 (Hsw1N1)virus vaccines in normal volunteers. *J Infect Dis* 1977;136:S443-S449.
90. Gross PA. Reactogenicity and immunogenicity of bivalent influenza vaccine in one- and two-dose trials in children: a summary. *J Infect Dis* 1977;136:S616-S625.
91. Barker WH, Mullooly JR Influenza vaccination of elderly persons. *JAMA* 1980;244:2547-2549.
92. Centers for Disease Control and Prevention. Prevention and control of influenza: recommendations of the Immunization Practices Advisory Committee (ACIP). *MMWR Morb Mortal Wkly Rep* 1991;40(No. RR-6):1-15.
93. Pabico RC, Douglas RG, Betts RF, et al. Antibody response to influenza vaccination in renal transplant: patients: correlation with allograft function. *Ann Intern Med* 1976;85:431-436.
94. Versluis DJ, Beyer WEP, Masurel N, et al. Impairment of the immune response to influenza vaccination in renal transplant recipients, by cyclosporine, but not azathioprine. *Transplantation* 1986;42:376-379.
95. Ortbals DW, Liebhaber H, Presant CA, et al. Influenza immunization of adult patients; with malignant diseases. *Ann Intern Med* 1977;87:552-557.
96. Gross PA, Gould AL, Brown AE. Efect of cancer chemotherapy on the immune response to influenza virus vaccine: review of published studies. *Rev Infect Dis* 1985;7:613-618.
97. Nelson KE, Clements ML, Miotti P, et al. The influence of human immunodeficiency virus (HIV) infection on antibody responses to influenza vaccines. *Ann Intern Med* 1988;109:383-388.
98. Miotti PG, Nelson KE, Dallabetta GA, et al. The influence of HIV infection on antibody responses to a two-dose regimen of influenza vaccine. *JAMA* 1989;262:779-783.
99. Patriarca PA, Weber JA, Parker RA, et al. Efficacy of influenza vaccine in nursing homes: reduction in illness and complications during an Influenza A (H3N2) epidemic. *JAMA* 1985;253:1136-1139.
100. Hoskins TW, Davies JR, Allchin A, et al. Controlled trial of inactivated influenza vaccine comtaining the A/Hong Kong strain during an outbreak of influenza due to the A/England/42/72 strain. *Lancet* 1973;2:116-120.
101. Stiver HG, Graves P, Eickhoff TC, Meikeljohn G. Efficacy of "Hong Kong" vaccine in preventing "England" variant influenza A in 1972. *N Engl J Med* 1973;289:1267-1271.
102. Keitel WA, Cate TR, Couch RB. Efficacy of sequential, annual vaccination with inactivated influenza virus vaccine. *Am J Epidemiol* 1988;127:353-364.
103. Nichol K, Wuorenma J, von Sternberg T. Benefits of influenza vaccination for low-, intermediate-, and high-risk senior citizens. *Arch Intern Med* 1998; 158:1769-1776.
104. Nichol KL, Baken L, Nelson A. Relation between influenza vaccination and outpatient visits, hospitalization, and mortality in elderly persons with chronic lung disease. *Ann Intern Med* 1999;130:397-403.
105. Belshe RB, Hay AL Drug resistance and mechanisms of action on influenza A viruses. *J Respir Dis* 1989;10:[Suppl]:352-561.
106. Hay AJ, Zambon MC, Wolstenholme, AJ, et al. Molecular basis of resistance of influenza A viruses to amantadine. *J Antimicrob Chemother* 1986;18[Suppl B]:19-29.
107. Oxford JS, Galbraith A. Antiviral activity of amantadine: a review of laboratory and clinical data. *Pharmacol Ther* 1980;11:181-262.
108. Beard CW, Brugh M, Webster RG. Emergence of amantadine-resistant H5sN2 avian influenza virus during a simulated layer flock treatment program. *Avian Dis* 1987;31:533-537.
109. Belshe RB, Burk B, Newman F, et al. Resistance of influenza A virus to amantadine and rimantadine: results of one decade of surveillance. *J Infect Dis* 1989;159:430-435.
110. Belshe RB, Smith MH, Hall CB, et al. Genetic basis of resistance to rimantidine, emerging during treatment of influenza virus infection. *J Virol* 1988;62:1508-1512.
111. Hayden FG, Belshe RB, Clover RD, et al. Emergence and apparent: transmission of rimantidine-resistant influenza A virus in families. *N Engl J Med* 1989;321:1696-1702.
112. Hayden FG, Minocha A, Spyker DA, Hoffman HE. Comparative single-dose pharmacokinetics of amantadine hydrochloride and

rimantadine hydrochloride in young and elderly adults. *Antimicrob Agents Chemother* 1985;28:216-221.

113. Capparelli EV, Stevens RC, Chow MS, et al. Rimantidine pharmacokinetics in healthy subjects and patients with end-stage renal failure. *Clin Pharmacol Ther* 1988;43:536–534.
114. Tominack TL, Hayden FG. Rimantidine hydrochloride and amantadine hydrochloride use in influenza A virus infection. *Infect Dis Clin North Am* 1987;1:459-478.
115. Atkinson WL, Arden NH, Patriarca PA, et al. Amantadine prophylaxis during an institutional outbreak of type A (H1N1) influenza. *Arch Intern Med* 1986;1751-1756.
116. Sartori M, Pratt CM, Young JB. Malignant cardiac arrhythmia as induced by amantadine, poisoning. *Am J Med* 1984;77:388-391.
117. Centers; for Disease Control and Prevention. Prevention and control of influenza: recommendations of the Advisory Committee on Immunization Practices (ACIP). *MMWR Morb Mortal Wkly Rep* 1998;47(No. RR-6):1-26.
118. Van Voris LP, Betts RF, Hayden FG, et al. Successful treatment of naturally occurring influenza A/USSR/77 H1N1. *JAMA* 1981;245:1128-1131.
119. Younkin SW, Beth RF, Roth FK, et al. Reduction in fever and symptoms in young adults with influenza A/Brazil/78 H1N1 infection after treatment with aspirin or amantadine. *Antimicrob Agents Chemother* 1983;23:577-582.
120. Hayden FG, Hall WJ, Douglas RG. Therapeutic effects of aerosolized amantadine in naturally acquired infection due to influenza A virus. *J Infect Dis* 1980;141:535-542.
121. Clover RD, Crawford SA, Abell TD, et al. Effectiveness of rimantadine prophylaxis of children within families. *Am J Dis Child* 1986;140:706-709.
122. Hayden FG, Monto AS. Oral rimantadine hydrochloride therapy of influenza A virus H3N2 subtype infection in adults. *Antimicrob Agents Chemother* 1986;29:339-341.
123. Hayden FG, Zylidnikov DM, Iljenkovi, et al. Comparative therapeutic effect of aerosolized and oral rimantadine hydrochloride in experimental human influenza A virus infection. *Antiviral Res* 1982;2:147-153.
124. Hayden FG. Combinations of antiviral agents for treatment of influenza virus infections. *J Antimicrob Chemother* 1986;18[Suppl B]:177-183.
125. Influenza and pneumococcal vaccination levels among adults aged ≥ 65 years-United States, 1997. *MMWR Morb Mortal Wkly Rep* 1998;47:797-802.
126. Murphy BR, Kasel JA, Chanock RM. Association of serum antineuraminidase antibody with resistance to influenza in man. *N Engl J Med* 1972;286:1329-1332.
127. Hayden FG, Treanor JJ, Betts RF, et al. Safety and efficacy of the neuraminidase inhibitor GG167 in experimental human influenza. *JAMA* 1996;275:295-299.
128. Hayden FG, Albert DME, Osterhaus DVM, et al. Efficacy and safety of the neuraminidase inhibitor zanarnivir in the treatment of influenza virus infections. *N Engl J Med* 1997;337:874-880.
129. The MIST (Management: of Influenza in the Southern Hemisphere) Study Group. Randomnised trial of efficacy and safety of inhaled zanamivir in treatment: of influenza A and B virus infections. *Lancet* 1998;352:1877-1881.
130. Hayden FG, Treanor JJ, Fritz RS, et al. Use of the oral neuraminidase inhibitor oseltamivir in experimental influenza: randomized controlled trials for prevention and treatment. *JAMA* 1999;282:1240-1246.
131. Hayden FG, Atmar RL, Schilling M, et al. Use of the selective oral neuraminidase inhibitor oseltamivir to prevent influenza. *N Engl J Med* 1999;341:1336-1343.

CAPÍTULO 45

Prevenção da Pneumonia Adquirida no Hospital

Lawrence J. McDermott III, Siva K.Ramachandran, Barry D. Fuchs e Elias Abrutyn

A *pneumonia adquirida no hospital* (PAH) é definida como uma pneumonia que ocorre pelo menos 48 horas após admissão, excluindo-se infecções que estejam em incubação no momento da admissão.[1] Após a infecção do trato urinário, a pneumonia adquirida no hospital é a segunda infecção mais comumente adquirida no hospital, sendo responsável por 13 a 18% das infecções nosocomiais.[2] Estima-se que a incidência de pneumonia adquirida no hospital nos Estados Unidos seja de 0,6% (6 casos por 1.000 altas), aproximadamente 300.000 casos por ano.[3] Apesar de a maioria dos casos de pneumonia adquirida no hospital ocorrer em pacientes não-intubados, a ventilação mecânica aumenta o risco de pneumonia de 4 a 21 vezes.[4] De fato, o risco de pneumonia associada ao respirador (PAR) foi estimado como sendo de 1% por dia de ventilação mecânica.[5] No National Nosocomial Infection Study a taxa de PAR por 1.000 dias de respirador variou de 4,7 na população pediátrica até 34,4 nos pacientes da unidade de queimados.[6]

Relatou-se que a taxa bruta de mortalidade para os pacientes com pneumonia adquirida na comunidade variava de 20 a 50%. A maioria dos estudos estima a taxa atribuível de mortalidade de 30 a 33%,[2,7] apesar de que alguns estudos fracassaram em mostrar qualquer aumento significativo na mortalidade.[8] Os pacientes com pneumonia adquirida no hospital devido aos bacilos gram-negativos têm um prognóstico significativamente pior resultante de uma elevada incidência de patologia pulmonar necrosante e debilitação do hospedeiro. Fagon constatou que os pacientes com PAR devida à *Pseudomonas aeruginosa* ou *Acinetobacter* sp. apresentam uma taxa bruta de mortalidade de 87%.[9] Em um estudo caso-controle, estes mesmos autores demonstraram que a mortalidade atribuível de pneumonia adquirida no hospital devida a estes organismos foi de 42,8% comparado com a taxa média de mortalidade atribuível de 27,1% para todos os patógenos combinados.[7] Vários estudos indicaram que a pneumonia adquirida no hospital prolonga a duração da estadia em 4 a 9 dias. Estimou-se que isto aumenta os custos diretos da hospitalização em $ 1,2 bilhão para os Estados Unidos anualmente.[10] Pelo fato de muitos fatores de risco para o desenvolvimento de pneumonia adquirida no hospital podem ser modificados pela intervenção médica, é imperativo que os clínicos e a equipe de controle das infecções desenvolvam programas de prevenção para a prevenção desta doença dispendiosa e potencialmente letal (Tabela 45-1).

PATOGÊNESE

Estratégias eficazes para a prevenção da pneumonia adquirida na comunidade foram desenvolvidas focalizando-se o controle dos componentes individuais da sua patogênese. Apesar de os mecanismos responsáveis pelo desenvolvimento da pneumonia adquirida no hospital serem complexos e incompletamente compreendidos, os patógenos precisam atingir as vias aéreas distais em quantidades suficientes para superarem as numerosas defesas do hospedeiro, que normalmente são capazes de manter um ambiente estéril.

No paciente hospitalizado, os patógenos podem obter entrada ao trato respiratório inferior através de várias vias (Tabela 45-2). Sabe-se que a microaspiração das secreções da orofaringe é um evento comum e benigno em pessoas saudáveis. No entanto, também é a via mais comum de entrada para os patógenos dentro do trato respiratório inferior em pacientes que desenvolvem pneumonia nosocomial.

Aproximadamente a metade de todos os casos de PAR ocorrem até 4 dias após a admissão antes de qualquer colonização significativa com organismos nosocomiais. Como resultado, a pneumonia adquirida no hospital de início recente mais freqüentemente é causada pelo *Staphylococcus aureus* meticilina-resistente, *Hemophilus influenzae* e *Streptococcus pneumoniae*. Um aumento nos fatores de risco para a aspiração nos pacientes hospitalizados resulta de um nível de consciência deprimido, disfagia devida à doença neurológica ou esofágica e a presença de um tubo (nasal ou oral) gástrico assim como a recepção de uma alimentação enteral.[4]

Além da aspiração, a flora colonizadora da nasofaringe é importante na patogênese da pneumonia adquirida no hospital. Em um estudo freqüentemente citado, Johanson demonstrou que apesar de 23% dos pacientes com colonização do trato respiratório por bacilos gram-negativos desenvolverem pneumonia nosocomial, apenas 3,3% dos pacientes não coloni-

L. J. McDermott III and S. K. Ramachandran: Department of Pulmonarand Critical Care Medicine, MCP HahnemannUniversity Hospital, Philadelphia, Pennsylvania 19102-1192.

B. D. Fuchs: Medical Intensive Care Unit, University of Pennsylvania Medical Center, Philadelphia, Pennsylvania19104-4283.

E. Abrutyn: Department of Medicine, MCP Hahnemann University School of Medicine, Philadelphia, Pennsylvania19102-1192.

TABELA 45-1. *Fatores de risco associados ao desenvolvimento de pneumonia adquirida no hospital*

Fatores de risco modificáveis
Intubação
Ventilação mecânica (< 3 d· *vs* > 3 d)
Reintubação
Aspiração dos conteúdos gástricos
Desnutrição
Fatores de risco não-modificáveis
Doença pulmonar obstrutiva crônica
Diabetes mellitus
Idade > 65 anos
Abuso de álcool (> 80 g/d)
Cirurgia prévia
Coma persistente
Insuficiência renal
Choque

zados o fizeram.[11] No entanto, neste relato não ficou esclarecido que os pacientes que desenvolveram pneumonia adquirida no hospital foram infectados pelo mesmo organismo pelo qual haviam sido colonizados. Neste e em outros estudos, os fatores de risco para a colonização das vias aéreas superiores com bacilos gram-negativos pareciam estar relacionados a uma maior gravidade da doença, uma maior duração da hospitalização, uso de antibióticos, intubação, azotemia e doença pulmonar subjacente. Estes mecanismos que promovem a colonização bacteriana do epitélio respiratório são complexos e não foram completamente explicados. Formulou-se a hipótese que o aumento nas enzimas salivares (incluindo-se as proteases e as exoglicosidases) e as interações das citocinas dependentes dos neutrófilos explica a aderência aumentada e a colonização dos bacilos gram-negativos ao epitélio oral.[12,13]

Outras vias de transmissão de pneumonia adquirida no hospital são menos comuns. A aspiração grosseira de grandes volumes de material pode envolver conteúdos orofaríngeos ou gástricos. No seu pH normal de ≤ 2 o estômago é quase estéril. No entanto, o hipercrescimento bacteriano foi demonstrado a um pH gástrico de ≥ 4, e a concentração dos bacilos gram-negativos pode atingir 100 milhões de organismos por mL, a um pH gástrico de 6.[14] A alcalinização relativa das secreções gástricas ocorre em pacientes que recebiam bloqueadores H_2 e antiácidos, mas também pode ocorrer em pacientes com idade avançada, doença do trato gastrintestinal superior e íleo e em indivíduos que recebem alimentação enteral.[4]

Menos comumente, os patógenos podem ser administrados aos pulmões através de inalação de aerossóis. Os patógenos associados aos aerossóis incluem algumas das causas menos de pneumonia adquirida na comunidade, como *Legionella* sp., *Mycobacterium tuberculosis*, influenza A e *Aspergillus* sp. Apesar de que a maioria dos hospitais nos EUA usa respiradores mecânicos com umidificadores que não produzem aerossóis significativos, nebulizadores contaminados de grande e de pequeno volume foram associados à pneumonia adquirida no hospital, especialmente *Legionella* sp[2]. Os patógenos podem também obter entrada no sistema respiratório pela inoculação

TABELA 45-2. *Via de entrada dos patógenos dentro do trato respiratório inferior*

Microaspiração a partir das secreções orofaríngeas
Aspiração volumar dos conteúdos gástricos
Inalação dos aerossóis infecciosos
Inoculação dos organismos para dentro das vias aéreas dos pacientes intubados pela equipe de saúde
Disseminação hematogênica
Translocação bacteriana a partir do trato gastrintestinal

pelas mãos da equipe da unidade de terapia intensiva (UTI) que podem se contaminar com microrganismos como os bacilos gram-negativos, *S. aureus* e, menos comumente, vírus sincicial respiratório.[15] A equipe da UTI também pode aumentar o risco de pneumonia adquirida no hospital nos pacientes ventilados mecanicamente através da manipulação do circuito do respirador e sucção traqueal. A manipulação dos circuitos do respirador podem levar os pacientes a aspirarem o condensado contaminado nos tubos do respirador.[16] Além disso, formulou-se a hipótese que a sucção traqueal pode causar embolização das bactérias de um biofilme na superfície interna do tubo endotraqueal até os pulmões. A disseminação hematogênica da infecção a partir de sítios a distância até os pulmões mais freqüentemente é notada em pacientes no pós-operatório e em pacientes predispostos à infecção como resultante de cateteres geniturinários ou intravenosos crônicos.

Além da via de infecção, no hospedeiro, a suscetibilidade à infecção também é de importância crítica na patogênese da pneumonia adquirida no hospital. O paciente em pós-operatório está sob maior risco para o desenvolvimento de pneumonia adquirida no hospital. No Study of the Efficacy of Nosocomial Infection Control na década de 1970, 75% das pneumonias adquiridas no hospital bacterianas ocorreram em pacientes em pós-operatório.[17] Os procedimentos toraco-abdominais estão associados a uma função diafragmática e mucociliar prejudicadas levando a uma depuração prejudicada do muco, atelectasia e pneumonia. Outros fatores contribuintes incluem a intubação, antibióticos e sedação. No estudo citado anteriormente o risco de pneumonia adquirida no hospital foi 38 vezes maior para os procedimentos toracoabdominais do que para outros locais no corpo.[17] As defesas do hospedeiro contra a pneumonia ficam prejudicadas por numerosas outras condições freqüentemente presentes no paciente hospitalizado, incluindo a imunossupressão, disfunção do sistema nervoso central, doença pulmonar obstrutiva crônica (DPOC), *diabetes mellitus*, alcoolismo e azotemia. Além disso, a idade avançada e a desnutrição têm efeitos importantes que provavelmente são multifatoriais.[1]

ESTRATÉGIAS GERAIS

Esforços para prevenir a pneumonia adquirida no hospital devem tomar lugar dentro do contexto de um programa multidisciplinar organizado com uma liderança responsável para que ele seja eficaz (Fig. 45-1). Além disso, os esforços de prevenção da pneumonia adquirida no hospital precisam ser adaptados às necessidades e realidades do ambiente local no

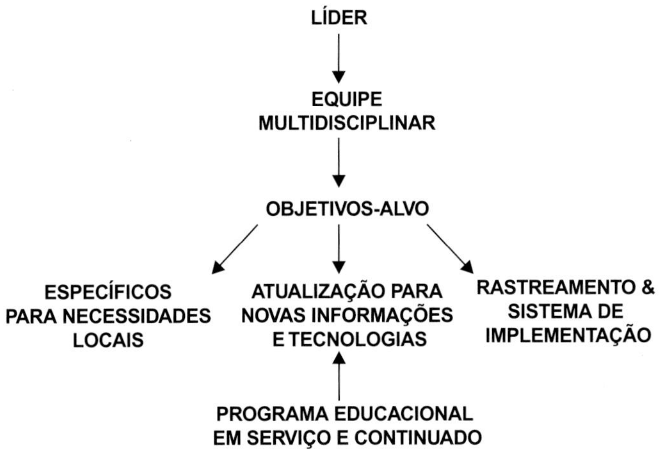

LÍDER
EQUIPE MULTIDISCIPLINAR
OBJETIVOS-ALVO
ESPECÍFICOS PARA NECESSIDADES LOCAIS
ATUALIZAÇÃO PARA NOVAS INFORMAÇÕES E TECNOLOGIAS
RASTREAMENTO & SISTEMA DE IMPLEMENTAÇÃO
PROGRAMA EDUCACIONAL EM SERVIÇO E CONTINUADO

FIG. 45-1. Abordagem multidisciplinar para a prevenção da pneumonia adquirida no hospital.

qual elas são tentadas. Fundamentais a tais programas é a inclusão e a educação continuada da equipe de saúde nas várias disciplinas, incluindo a enfermagem, terapia respiratória, anestesiologia e controle de infecções. Os programas preventivos de pneumonia adquirida no hospital bem-sucedidos também têm a capacidade de rastrear a taxa de infecções nosocomiais e monitorarem o grau de aderência da equipe aos protocolos de programas de prevenção da pneumonia adquirida no hospital, usando-se apenas procedimentos padronizados de controle de infecção baseados na educação e nos métodos de melhoria contínua da qualidade, resultaram em melhores evoluções nos pacientes e custos hospitalares reduzidos.[18,19] Este tipo de programa resultou em uma redução de 57% na ocorrência de PAR em uma instituição. Isto corresponde a 15 casos a menos de pneumonia adquirida no hospital e uma economia de custos de $105.000[20] durante um período de 1 ano. Globalmente, estimou-se que os hospitais com programas de controles de infecção apropriados têm taxas de pneumonia adquiridas no hospital 20% menores do que os hospitais sem tais programas.[21]

A lavagem das mãos é altamente eficiente em reduzir a transmissão nosocomial de micróbios. Isto é um dos poucos métodos indiscutíveis de prevenção da pneumonia adquirida no hospital. No entanto, a aderência ao protocolo de lavagem das mãos permanece muito menor do que ótima. Vários relatos recentes notaram que, em média, não mais do que 41% dos contatos com pacientes ou equipamentos em um hospital universitário foram seguidos pela lavagem das mãos.[22] Técnicas de barreira que incluem luvas e aventais demonstraram-se eficazes no controle da disseminação da pneumonia nosocomial em UTIs pediátricas.[23] Estudos maiores em outras populações de pacientes precisam ser realizados antes que se possa recomendar a implementação em grande escala desta manobra dispendiosa. Quando se empregam luvas, elas também podem se tornar colonizadas com patógenos[2] e precisam ser trocadas entre cada encontro para cuidado do paciente. Além do mais, as mãos precisam ser lavadas após a retirada da luva.

A posição supina é um fator de risco para o desenvolvimento de pneumonia adquirida no hospital como resultante de atelectasia e aspiração de conteúdos gástricos. Usando-se o sulfur coloidal marcado com tecnécio, Torres e colaboradores[24] demonstraram que a radioatividade das secreções brônquicas era significativamente reduzida nos pacientes ventilados mecanicamente mantidos semi-recumbentes em vez de supinos. O Centers for Disease Control and Prevention (CDC) recomenda a posição semirecumbente para a prevenção de aspiração associada à nutrição enteral.

Acredita-se que a presença de um tubo endotraqueal nas vias aéreas aumenta o volume de secreções traqueobrônquicas através da indução reflexa de secreção mucosa e interrupção do mecanismo de limpeza mucociliar. As secreções retidas podem predispor à pneumonia adquirida no hospital por proporcionar sítios de ligação para as bactérias. Nesta base, a terapia cinética ou o uso de um leito rotacional lateral foi introduzido para mobilizar secreções e, portanto, prevenir a pneumonia adquirida no hospital em pacientes que estejam recebendo ventilação mecânica e em pacientes em repouso prolongado no leito. Os leitos cinéticos giram de uma maneira lenta e contínua ao longo do seu eixo longitudinal e nesta população também podem prevenir a trombose venosa profunda e o embolismo pulmonar. Entre 1987 e 1993, cinco estudos prospectivos randomizados avaliaram a eficácia da terapia com o leito rotacional lateral.[2] Quatro destes estudos mostraram uma tendência para uma menor incidência de pneumonia adquirida no hospital, e um estudo demonstrou uma redução estatisticamente significativa com o uso desta terapia. No entanto, não se observou nenhum benefício sobre a mortalidade. Além disso, estes estudos foram duramente criticados com bases metodológicas.[2] A terapia com o leito cinético também é caro e pode resultar na desconexão do paciente do equipamento de monitoração. Apesar de que esta terapia possa por fim se mostrar valiosa em pacientes comatosos e imóveis, ela não é recomendada para uso geral no momento atual.[25]

Os pacientes criticamente enfermos ventilados mecanicamente apresentam elevadas taxas de ulceração de estresse e de hemorragia gastrintestinal superior; estes pacientes beneficiam-se de uma profilaxia contra úlceras. O hipercrescimento bacteriano foi demonstrado a um nível de pH gástrico $\geq$ 4 e isto foi associado a uma taxa aumentada de pneumonia adquirida no hospital em pacientes que estivessem recebendo agentes alcalinizantes cujo pH gástrico estivesse elevado a este nível. Apesar de que uma metanálise dos dados de oito estudos não encontrou nenhum aumento de risco de pneumonia adquirida no hospital entre os pacientes sob profilaxia alcalinizante, comparados com os controles, um estudo encontrou uma redução de 45% na taxa de pneumonia adquirida no hospital em pacientes que recebiam sucralfate comparado com os agentes alcalinizantes.[26] Notou-se que entre os pacientes criticamente enfermos, com um pH equivalente, o uso de agentes alcalinizantes estava associado a uma taxa maior de colonização por gram-negativos do que o sucralfate e postulou-se que o sucralfate tinha uma atividade antibacteriana direta. No entanto, em um grande estudo multicêntrico randomizado recente comparando o sucralfate com a ranitidina na prevenção do sangramento gastrintestinal em pacientes ventilados mecanicamente, não se constatou nenhuma diferença significativa na mortalidade, duração de estadia na UTI ou na taxa de PAR. Digno de nota, aqueles pacientes que recebiam a ranitidina experimentaram uma taxa significativamente menor de sangramento gastrintestinal clinicamente significativo (1,7%) do que aqueles tratados com sucralfate (3,8%).[27] Além do mais, a incidência de sangramento gastrintestinal clinicamente significativo observado no grupo sucralfate foi similar ao dos pacientes não tratados que estavam recebendo ventilação mecânica. Portanto, o sucralfate não pode ser recomendado como profilaxia contra a ulceração de estresse.

Orientações recentes do CDC não fornecem nenhuma recomendação concernente à terapia preferida para a profilaxia da úlcera de estresse.[2] A profilaxia da úlcera de estresse deve ser reservada aos pacientes sob risco aumentado de sangramento, inclusive aqueles que tenham coagulopatias ou que precisem de mais de 48 horas de ventilação mecânica.[27] Com base nas evidências atuais, quando está indicada a profilaxia da úlcera de estresse os bloqueadores H2 são os agentes preferidos. Estão disponíveis poucos dados concernentes ao uso de alimentações por sondas acidificadas para evitar o hipercrescimento bacteriano, e o seu uso não está indicado para a prevenção da pneumonia adquirida no hospital.[25]

PREVENÇÃO DA PNEUMONIA ADQUIRIDA NO HOSPITAL NO PACIENTE EM PÓS-OPERATÓRIO

Relatou-se que 75% das pneumonias nosocomiais ocorrem nos pacientes em pós-operatório.[17] Os procedimentos toracoabdominais resultam em disfunção diafragmática com uma resultante redução na capacidade residual funcional, fechamento das vias aéreas e eliminação prejudicada do muco.[28] A taxa de complicações pulmonares em tais pacientes varia de 20 a 50%. Os procedimentos cirúrgicos que duram mais de 3 horas e procedimentos que usem anestesia geral também parecem estar associados a um maior risco de complicações pulmonares.[29] A definição de *complicações pulmonares* varia entre os estudos, mas o termo geralmente refere-se a uma certa combinação de sinais e sintomas de falência respiratória ou infecção torácica, mais achados anormais no teste radiológico ou laboratorial. Relatou-se que a taxa de pneumonias após a cirurgia variava de $< 1,0\%$ para 17,5%. A taxa de atelectasia após a cirurgia abdominal também varia enormemente entre os estudos e varia de 6 a 40%.[4,30]

Os esforços para reduzir a incidência da pneumonia adquirida no hospital no pós-operatório requerem a identificação precoce de pacientes sob maior risco. Por exemplo, pacientes com DPOC tem 2,7 a 4,7 vezes mais probabilidade de experimentarem complicações pulmonares no pós-operatório.[31] Apesar de que achados na história e no exame físico freqüentemente são melhores preditores de complicações pulmonares do que os resultados da espirometria ou da gasometria, estes estudos também são úteis em reconhecer os pacientes com DPOC.[31] Diferente da idade avançada, obesidade e *status* de saúde prévio ruim os riscos de pneumonia adquirida no hospital associados ao tabagismo e o DPOC são parcialmente reversíveis a curto prazo. Em um estudo, a interrupção do tabagismo por 8 semanas antes da cirurgia de revascularização miocárdica diminuiu a taxa global de complicações pulmonares no pós-operatório de 33% para 14,5%; o efeito sobre a incidência de pneumonia adquirida na comunidade não foi especificamente relatado.[32]

No entanto, temos poucos dados significativos concernentes à eficácia do uso de antibióticos pré-operatórios nos pacientes com DPOC. Os dois estudos que avaliam esta questão têm quase 30 anos de idade e apresentam falhas metodológicas.[33,34] Ambos envolvem números pequenos de pacientes, um estudo não era cegado e nenhum dos dois era adequadamente controlado. As atuais recomendações indicam que os antibióticos no pré-operatório devem ser reservados àqueles pacientes com DPOC que apresentem evidências de infecção ativa. Obviamente, a cirurgia também poderia ser adiada em tais pacientes.

Apesar de que a identificação pré-operatória dos pacientes de alto risco sejam claramente importantes, todos os pacientes submetidos a cirurgias toracoabdominais experimentam uma redução na função pulmonar. Celli e colaboradores demonstraram que pacientes não-idosos com função pulmonar normal também se beneficiam significativamente de esforços preventivos no pós-operatório que tenham como objetivo promover a expansão pulmonar.[35] Especificamente, Celli examinou os efeitos de nenhuma terapia, exercícios de respiração profunda, respiração sob pressão positiva intermitente ou espirometria de incentivo sobre a taxa de complicações pulmonares entre 172 pacientes após cirurgia abdominal. Os exercícios de respiração profunda não precisam de nenhum equipamento e são preferidos em relação à espirometria de incentivo na Europa. Enquanto que quase a metade daqueles no grupo controle desenvolveu complicações pulmonares no pós-operatório, a taxa de complicações pulmonares era equivalentemente e significativamente reduzida em todos os grupos de tratamento em aproximadamente 20% para cada um. Todos os tratamentos resultaram em uma estadia menor, mas a redução atingiu significância estatística nos pacientes submetidos à cirurgia do andar superior do abdome e receberam espirometria de incentivo. Outro estudo também sugeriu que a espirometria de incentivo é preferida em relação às respirações profundas nos pacientes de alto risco.[30]

Uma revisão de 1995 corroborou os achados de Celli e associados que tanto a espirometria de incentivo e os exercícios de respiração profunda reduziam o risco de complicações pulmonares no pós-operatório em aproximadamente 50%.[36] É importante reconhecer-se que as manobras de expansão pulmonar são mais eficazes quando a instrução do paciente começa no pré-operatório. Conforme ocorre com a respiração sob pressão positiva intermitente, a pressão positiva contínua sobre as vias aéreas é eficaz em prevenir as complicações pulmonares no pós-operatório.[37] No entanto, o uso destas terapias deve ser limitada àqueles pacientes que são incapazes de realizar exercícios de respiração profunda ou espirometria de incentivo. Apesar de ser amplamente praticado poucos dados corroboram o uso da fisioterapia torácica na prevenção da pneumonia adquirida no hospital no pós-operatório, e ela não é recomendada.[2]

Apesar que os opiáceos parenterais são o método mais comum de analgesia no pós-operatório, os pacientes que recebem anestesia epidural obtêm controle de dor superior,[38] porém menores prejuízos à função pulmonar,[39] e sofrem menos complicações pulmonares.[31] Em um estudo de 75 pacientes após colecistectomia, Cuschieri e colaboradores encontraram uma taxa significativamente menor de complicações pulmonares ($p < 0{,}01$) e pneumonia ($p < 0{,}05$) em pacientes que receberam bupivacaína epidural comparados com morfina intramuscular ou intravenosa contínua.[40] Apesar de nem todos os relatos demonstrarem reduções de risco equivalentes, a anestesia epidural é segura. A hipotensão algumas vezes associada à anestesia epidural responde à salina intravenosa e não é uma fonte de morbidade. Além do mais, a anestesia epidural raramente resulta em depressão respiratória.[41] A anestesia epidural é recomendada após procedimentos toracoabdominais e vasculares de alto risco. O analgésico controlado pelo paciente está em uso disseminado, e o seu impacto sobre as complicações pulmonares ainda precisa ser avaliado.

PREVENÇÃO DA PNEUMONIA ADQUIRIDA NO HOSPITAL E SUPORTE NUTRICIONAL

A desnutrição é um fator de risco estabelecido para a pneumonia adquirida no hospital[1] e foi associada a uma maior aderência bacteriana na árvore traqueobrônquica.[42] Existem evidências entre os pacientes em pós-operatório e pós-trauma que o uso de nutrição enteral reduz o risco de pneumonia adquirida no hospital,[43-45] mas ele não indica claramente que qualquer estratégia nutricional reduza a estadia do paciente no hospital, a morbidade ou a mortalidade.

Será que o suporte nutricional realmente beneficia os pacientes criticamente enfermos quando ele é acrescentado ao padrão de cuidados (infusão de glicose e dieta oral conforme tolerada)? As melhores evidências disponíveis nos pacientes criticamente enfermos sugerem que a nutrição parenteral total (NPT) pode estar associada a um aumento na mortalidade e nas taxas de complicações.[46] Em contraste, vários estudos randomizados em pacientes pós-operatórios sugerem que a nutrição enteral precoce (< 72 horas) resulta em melhor cicatrização da ferida cirúrgica,[47] menos complicações infecciosas e menos complicações em geral.[48] Digno de nota, a grande maioria dos estudos que demonstraram benefícios pela nutrição enteral precoce utilizou alimentação no intestino delgado, que não se encontra universalmente disponível.

Estudos em animais demonstram que a nutrição enteral resulta em melhoria da função imune tanto dos tratos respiratório quanto gastrintestinal,[49,50] e melhoria na sobrevida após um insulto séptico,[51] relativo à NPT. Similarmente, estudos sobre pacientes com traumas e em pós-operatório demonstraram que a nutrição enteral pelo tubo de jejunostomia consistentemente diminuía a taxa de complicações infecciosas comparadas com a NPT. Por exemplo, Kudsk e colegas constataram que os pacientes alimentados enteralmente com traumas sofriam menos pneumonias do que aqueles alimentados parenteralmente (11,8% *versus* 31%).[44] Moore mostrou que enquanto a taxa de grandes infecções (abscesso abdominal e pneumonia) era de apenas 3% nos pacientes com trauma que recebiam nutrição enteral, ela era de 20% naqueles pacientes que recebiam NPT.[45] Além do mais, uma metanálise de oito destes estudos mostrou que os pacientes que receberam NPT apresentavam duas vezes mais complicações infecciosas globalmente e duplicaram a taxa de pneumonia adquirida no hospital comparados com os pacientes que receberam nutrição enteral.[43]

No entanto, a significância e a aplicabilidade destes achados foram questionados. O mais importante, os três estudos anteriormente citados,[43-45] todos eram não-cegados. Além do mais, a nutrição enteral não mostrou reduzir a duração da estadia do paciente ou a mortalidade relativa à NPT. Que o risco de pneumonia adquirida no hospital possa até mesmo aumentar com a alimentação gástrica pelo aumento no pH ou no volume gástrico é uma preocupação. Um volume gástrico elevado (> 150 mL) é uma causa freqüente de interrupção da alimentação enteral pois já foi bem reconhecido que um volume residual alto aumenta a regurgitação, que pode aumentar o risco de pneumonia por aspiração. Apesar de não ter sido especificamente avaliado pelo CDC em 1994, a monitoração freqüente do volume residual é amplamente praticado para avaliação da tolerância à nutrição enteral total. Além disso, a presença de uma sonda nasogástrica, por predispor o paciente à aspiração e à sinusite nosocomial,[52] é um fator de risco adicional para a pneumonia adquirida no hospital. Apesar de que não existe nenhuma evidência que a alimentação jejunal resulte em menos colonização gástrica ou pneumonia adquirida no hospital,[53] a superioridade da nutrição enteral foi demonstrada com alimentações distais que freqüentemente são administradas através de tubos de alimentação colocados cirurgicamente, percutâneos. Isto deve ser comparado com a necessidade de tempo e recursos adicionais para a colocação de tubos de alimentação enteral percutâneos com a assistência da fluoroscopia ou endoscopia em pacientes criticamente enfermos, o que, sem dúvida, deteria os clínicos. Portanto, o modo mais rápido de iniciar-se a nutrição enteral precocemente seria administrar alimentos dentro do estômago usando-se uma sonda nasogástrica colocada manualmente.[46]

As orientações do CDC para a prevenção da pneumonia nosocomial publicadas em 1994 não analisaram a nutrição[2] e a declaração de consenso de 1995 da American Thoracic Society concernente à pneumonia adquirida no hospital concluiu que não existe nenhuma evidência "definitiva" que o suporte nutricional possa reduzir o risco de pneumonia adquirida no hospital.[1] Em 1998, Heyland publicou recomendações concernentes ao suporte nutricional dos pacientes criticamente enfermos,[46] usando uma revisão baseada em evidências da literatura. As recomendações são resumidas a seguir: a NPT não é recomendada para os pacientes criticamente enfermos com um trato gastrintestinal intacto. A nutrição enteral deve ser usada ao invés da NPT nos pacientes pós-trauma e criticamente enfermos em geral, exceto nos pacientes com trauma craniano, nos quais ambas são aceitáveis. Existem evidências insuficientes que corroborem o uso rotineiro de produtos de alimentação com intensificação imunológica nos pacientes criticamente enfermos. Estes incluem alimentos suplementados com glutamina, arginina, aminoácidos de cadeia ramificada, ácidos graxos ômega-3 ou RNA.

ESTRATÉGIAS COM ANTIBIÓTICOS PARA PREVENÇÃO DA PNEUMONIA ADQUIRIDA NO HOSPITAL

A exposição prévia aos antibióticos é um fator de risco importante para a pneumonia adquirida no hospital. As estratégias projetadas para eliminar ou reduzir o uso desnecessário de antibióticos por restrições de formulário ou orientações de consenso são de importância primordial. Estratégias adicionais incluem o uso profilático de antibióticos sistêmicos ou tópicos para reduzir a incidência de pneumonia adquirida no hospital. As orientações do CDC de 1994 para a prevenção da pneumonia adquirida no hospital expressaram preocupações quanto à ausência de dados concernentes ao uso profilático de antibióticos sistêmicos e o efeito sobre o risco de hiperinfecção.[2] Além disso, os antibióticos nebulizados são ineficazes, levando a infecções com organismos resistentes, e não são recomendados para a prevenção da pneumonia adquirida no hospital.[54] A profilaxia para a pneumonia adquirida no hospital com antibióticos sistêmicos raramente foi proposta.

Conforme previamente mencionado na seção sobre Patogênese, a pneumonia adquirida no hospital, especialmente na UTI, nem sempre está associada a patógenos nosocomiais resistentes típicos. Aproximadamente 50% dos casos de pneumonias adquiridas no hospital nos pacientes de UTI ocorrem em até 4 dias de hospitalização, antes de os pacientes serem colonizados.[55] A patogênese destas pneumonias de início recente freqüentemente pode ser traçada até um evento bem definido (insuficiência respiratória e intubação, perda de consciência) que resultou em um dano transitório aos reflexos das vias aéreas e aspiração dos patógenos presentes nos conteúdos da orofaringe. Sugeriu-se que a administração de antibióticos tendo como alvo o momento da aspiração poderia reduzir a incidência desta pneumonia de início recente sem aumentar a incidência de patógenos resistentes. Com base nisto, Sirvent e co-autores estudaram a eficácia de 1,5 g de cefuroxima (administrado intravenosamente, imediatamente após a intubação e 12 horas após) na prevenção da PAR em pacientes comatosos.[56] Os pacientes que receberam cefuroxima experimentaram uma redução em 50% na incidência de pneumonia de início recente assim como uma redução de 50% na taxa global de pneumonia adquirida no hospital comparados com os pacientes controle. A taxa de PAR devida a bacilos gram-negativos não aumentou neste estudo como resultado deste regime de cefuroxima, em duas doses. No entanto, o risco associado à exposição mais demorada ao antibiótico foi ilustrado nos pacientes controles. Enquanto apenas 19% de casos de PAR nos pacientes controles virgens de antibióticos eram devidos a bacilos gram-negativos, em todos os quatro pacientes controles que desenvolveram pneumonia após exposição prévia a antibióticos (3,5 dias ± 1,8 dias), os organismos causais eram bacilos gram-negativos. Não foi observada nenhuma diferença na morbidade ou na mortalidade entre os grupos de tratamento e controle. No entanto, o tamanho de amostra deste estudo foi explicitamente projetada para testar o efeito da cefuroxima sobre a incidência de PAR. Antes de que se possa recomendar a profilaxia com antibióticos sistêmicos de forma rotineira para a prevenção da pneumonia adquirida no hospital em qualquer subgrupo de pacientes, são necessários estudos adicionais para confirmar a segurança e a eficácia desta estratégia. Não existe nenhum papel para o fator estimulante de colônias de granulócitos na prevenção da pneumonia adquirida no hospital nos pacientes não-neutropênicos.[57]

Em um relato de 1997, Kollef e associados observaram que a troca de ceftazidina para ciprofloxacina como o antibiótico preferido de primeira linha para a terapia empírica de suspeitas de infecções por gram-negativos em pacientes de cirurgia cardíaca esteve associado a uma redução significativa na taxa global de PAR (11,6% para 6,7%).[58] Além disso, o uso da ciprofloxacina ao invés de ceftazidina esteve associado a uma redução significativa na PAR devida a micróbios gram-negativos resistentes a antibióticos. No entanto, não se observou nenhum efeito sobre a duração de estadia do paciente ou sobre a mortalidade. Os autores atribuíram a melhoria na evolução dos pacientes à *troca* da classe de antibióticos ao invés de sugerirem que as quinolonas eram superiores às cefalosporinas como um tratamento empírico. A utilidade desta estratégia de "rotação de colheita" de antibióticos na prevenção da resistência na UTI não foi especificamente analisada pelas orientações de 1994 do CDC para a prevenção da pneumonia adquirida no hospital. Estudos mais recentes examinando o impacto da rotação de colheitas sobre os padrões de resistência bacteriana (e usando mais de uma troca de classes) são necessários para confirmar os achados de Kollef e associados.

ESTRATÉGIAS DE DESCONTAMINAÇÃO PARA A PREVENÇÃO DA PNEUMONIA ADQUIRIDA NO HOSPITAL

Reconhecendo-se que a orofaringe e o trato gastrintestinal são fontes importantes de patógenos, que podem colonizar os pulmões e levarem a uma pneumonia adquirida no hospital, a descontaminação seletiva do trato digestivo (DSD) foi proposta como um meio de prevenção de pneumonia adquirida no hospital em pacientes ventilados mecanicamente. Os regimes DSD usam uma combinação de antibióticos não-absorvíveis com o objetivo de preservar a flora anaeróbica local, enquanto previne a colonização oral e gastrintestinal com bacilos gram-negativos e *Candida* sp. Estes regimes tipicamente incluem a polimixina, um aminoglicosídeo e anfotericina B administrados quatro vezes ao dia. A terapia DSD é administrada oralmente, ou através de uma sonda nasogástrica ou é aplicada diretamente à orofaringe sob a forma de uma pasta. Em alguns estudos, um agente intravenoso sistêmico como a cefuroxima ou o trimetoprim foram incluídos no regime DSD.

Vários pequenos estudos não-cegos com períodos de acompanhamento curtos declararam uma redução nas taxas de PAR como resultado da DSD, mas o seu uso não mostrou reduzir a mortalidade do paciente. Apesar de que várias metanálises prévias mostraram que a influência potencial da DSD sobre a mortalidade, duração da ventilação mecânica, estadia na UTI e estadia hospitalar é inconclusiva,[2] uma metanálise publicada em 1998 sugeriu que uma combinação de drogas tópicas e sistêmicas pode reduzir as infecções do trato respiratório e a mortalidade global nos pacientes criticamente enfermos.[59] Notadamente, dois grandes estudos duplo cegos, controlados por placebo, não demonstraram nenhum benefício da DSD. Em um estudo na França por Gastinne e colegas, uma redução significativa na PAR, devida a bacilos gram-negativos nos indivíduos que receberam a DSD, foi contrabalançada pelo aumento na pneumonia adquirida no hospital devido às espécies estafilocócicas.[60] A DSD não teve nenhum efeito sobre a taxa global de PAR, duração da ventilação mecânica dos pacientes, es-

TABELA 45-3. *Estratégias não-farmacológicas para prevenir a pneumonia adquirida no hospital*

Estratégia	*Métodos*	*Recomendação CDC*
Recomendação para uso clínico		
Educação	Educação da equipe de profissionais e sistema de vigilância	Sim
Reduzir a contaminação cruzada	Lavagem das mãos	Sim
	Luvas e aventais	
Ventilação mecânica	Evitar intubação desnecessária (ventilação não-invasiva)	Não analisada
	intubação oral (não-nasal)	Não
	Tubo endotraqueal (pressão de *cuff* > 20 cm)	Sim
	Tubo endotraqueal com lúmen dorsal para sucção	Não
Circuito ventilatório (tubos, válvula experatória)	Drenar e descartar os condensados nas tubulações	Sim
	Nenhuma troca de rotina ≤ 48 h	Sim
Sucção	Cateter multiuso fechado	Não analisado
	Evitar trocas rotineiras de cateter de sucção	Sim
Nebulizadores e Umidificadores	Nebulizador em linha de pequeno volume (evitar um nebulizador de grande volume)	Sim
	Água estéril para encher o nebulizador	Sim
	Umidificador higroscópico de troca com umidade aquecida	Sim
Nutrição	Fornecer suporte nutricional adequado	Não analisado
	Nutrição enteral preferida em relação ao sistema gastrintestinal intacto	Não analisada
Pós-operatório	Espirometria de incentivo e exercícios de respiração profunda	Sim
	Analgesia, deambulação precoce	Sim
	Interrupção do tabagismo	Sim
Não recomendado para uso clínico		
Leitos especiais	Rotação lateral/cinéticos	Não
	Dietas enterais específicas (intensificadas imunologicamente)	Não analisada
	Alimentos acidificados por tubos	Não avaliada
	Tubos jejunais de pequeno calibre	Não analisado

CDC, *Centers for Disease Control and Prevention.*

tadia na UTI, ou mortalidade. O custo médio por paciente da DSD neste estudo foi de $694. De acordo com o CDC, apesar de que os dados atuais não justifiquem o uso rotineiro de DSD na prevenção da PAR, ela por fim pode se mostrar útil em certos subgrupos de pacientes na UTI, como aqueles com traumas ou imunossupressão grave.[2]

Em contraste, a descontaminação orofaríngea com clorhexidina, uma solução anti-séptica redutora da placa mostrou-se um método eficaz de prevenção da PAR.[61] Em um estudo randomizado e cego, envolvendo 353 pacientes com cirurgia cardíaca uma redução de dois terços na incidência de infecções respiratórias e uma redução de 43% no uso de antibióticos não-profiláticos foram observadas. Além disso, a clorhexidina mostrou reduzir a colonização no circuito do respirador e a pneumonia causada pelo *S. aureus* meticilina-resistente. [62] O uso de clorhexidina na prevenção da PAR não foi especificamente avaliada pelas orientações recentes do CDC mas, se confirmadas, podem se provar úteis.

DISPOSITIVOS RESPIRATÓRIOS E PREVENÇÃO DA PNEUMONIA ADQUIRIDA NO HOSPITAL

A intubação endotraqueal e a ventilação mecânica aumentam o risco de pneumonia adquirida no hospital em quatro a vinte vezes. Apesar de que a insuficiência respiratória pode não ser prevenível, vários estudos mostraram que as técnicas ventilatórias não-invasivas podem efetivamente evitar a necessidade de uma intubação endotraqueal. Digno de nota, estes estudos mostraram que a taxa de pneumonia adquirida no hospital pode ser significativamente reduzida com estas técnicas.[63] Pelo fato de os tubos nasotraqueais e nasogástricos aumentarem a incidência de sinusite maxilar nosocomial, um fator de risco para a pneumonia adquirida no hospital, a intubação oral é preferida em relação à nasal.[53]

Demonstrou-se que as bactérias rapidamente aderem diretamente ao cloreto de polivinil, o plástico mais comumente

TABELA 45-4. *Estratégias farmacológicas específicas para prevenir a pneumonia adquirida no hospital*

Estratégia	*Métodos*	*Recomendação CDC*
Recomendada para uso clínico		
Profilaxia da úlcera de estresse	Limitada a pacientes de alto risco	Não analisada
	Bloqueadores H2 *vs.* sucralfate	Não analisada
Febre neutropênica	Antibióticos com fator estimulante da colônia de granulócitos	Não avaliada
Descontaminação da orofaringe	Lavagem oral com clorhexidina	Não analisada
Vacinação	Pneumocócica/influenza	Sim
	Haemophilus influenza tipo b	Não analisada
Antibióticos	Rotação de colheita	Não analisada
	Restrição de antibióticos	Não analisada
	Profilaxia em situações específicas (paciente comatoso sob intubação)	Não analisada
Não recomendado para uso clínico		
Antibióticos	Uso indiscriminado	Não
	Antibióticos em pré-operatório	Não
	Descontaminação intestinal seletiva	Não
	Antibióticos aerossolizados	Não
Fator estimulante de colônia de granulócitos	Pacientes não-neutropênicos	Não avaliado

CDC, *Centers for Disease Control and Prevention.*

utilizado na manufatura de tubos endotraqueais. Com o uso, os tubos endotraqueais tornam-se colonizados com bactérias, que ficam embebidas e um glicocálix de polissacarídeo ou biofilme, que elas produzem. A sucção endotraqueal então proporciona uma fonte continuada de bactérias embolizadas para o trato respiratório inferior.[64] Em contraste com muitos estudos envolvendo cateteres vasculares impregnados de antibióticos, o uso de tubos endotraqueais projetados para prevenir a formação de biofilme não foi explorado.

A presença de um tubo endotraqueal interrompe os reflexos habituais das vias aéreas superiores, que evitam a aspiração e permite que as secreções orofaríngeas colonizadas drenem para a via aérea subglótica. Potencializada pela pressão inadequada do *cuff* (< 20 cm) estas secreções subglóticas represadas podem ser aspiradas para dentro dos pulmões e levarem à pneumonia. Três estudos europeus avaliaram a eficácia da aspiração rotineira das secreções subglóticas na prevenção da PAR. O primeiro estudo foi realizado em 1992 por Mahul e colegas[65] envolvendo 145 pacientes, 75 dos quais foram randomizados para receberem drenagem horária das secreções subglóticas através de um tubo endotraqueal especial equipado com um lúmen dorsal. Neste estudo, a sucção subglótica reduziu a incidência de PAR de 29 para 12%, e retardou o seu início de uma média de 8 a 16 dias. Os outros dois estudos avaliando esta técnica foram conduzidos na Espanha por Valles e colegas, que também utilizaram tubos endotraqueais equipados com um lúmen dorsal. Em um estudo randomizado, controlado de 153 pacientes,[66] estes autores constataram que a aspiração contínua das secreções subglóticas reduziam a incidência de PAR no 7° dia de 27 para 4% e retardava o seu início em média de 6 a 12 dias. O benefício associado à sucção das secreções subglóticas neste estudo era limitado à primeira semana de ventilação mecânica. Apesar de que foi encontrada uma redução nas infecções devidas a casos comuns de pneumonia adquirida no hospital de início precoce (*H. influenzae* e cocos gram-positivos) a taxa de pneumonia devida a *Pseudomonas* e *Enterobacteriaceae* foi inalterada. Neste estudo, a aspiração contínua das secreções subglóticas reduziu a incidência global de PAR de 39,6 para 19,9 episódios por 1.000 dias de respirador; no entanto, esta diferença mal atingiu significância estatística. Além disso, não se observou nenhuma diferença significativa nos dias de respirador, duração de estadia ou mortalidade.

Rello e colegas posteriormente realizaram um estudo observacional de 83 pacientes que receberam aspiração contínua das secreções subglóticas, 21 dos quais desenvolveram pneumonia.[67] Estes autores constataram que uma pressão inadequada no *cuff* e um fracasso na aspiração contínua das secreções subglóticas em recolher secreções foram fatores de risco para o desenvolvimento de PAR. Digno de nota, estes investigadores constataram que os pacientes que haviam recebido antibióticos estavam protegidos contra o risco aumentado de pneumonia associado a estes fatores. Orientações CDC recentes sobre a prevenção da pneumonia adquirida no hospital questionam o custo-eficácia desta técnica. No entanto, os últimos dois estudos foram realizados após as orientações CDC serem publicadas. Apesar de ser pouco praticada nos Estados Unidos, a aspiração das secreções subglóticas parece ser um método promissor de prevenção da PAR. São necessários estudos adicionais avaliando o custo-eficácia desta técnica.

Também se acredita que o umidificador e o circuito de tubulação requeridos para ventilação mecânica sejam importantes fontes de transmissão da pneumonia adquirida no hospital.[68] Formam-se condensados nos tubos e eles tornam-se colonizados com bacilos gram-negativos, a microflora nativa das unidades de terapia intensiva em 24 horas após a intubação.[16] Tentativas de reduzir-se a formação de condensados inspiratórios nos tubos incluem o aumento na temperatura do gás inspirado (que arrisca uma oclusão das vias aéreas pela promoção da formação de secreções inspissadas) e a substituição de umidificadores produtores de aerossóis com umidificadores condensadores higroscópicos (HCH) ou trocadores de calor-umidade (HME). Como um nariz, os HMEs aquecem e umidificam o gás inspirado pela reciclagem do calor e da umidade presentes no gás expirado. (Os HCHs são similares aos HME, mas contêm um incerto tratado higroscopicamente com revestimento de cloreto de lítio ou cloreto de cálcio que melhora a troca de calor e de umidade. Os termos *umidificador de condensação higroscópica* e *troca de calor e umidade* são usados de forma intercambiável na literatura). Um estudo demonstrou que o uso de filtros HME reduziam a incidência de PAR,[69] apesar de que isto não foi observado em vários outros estudos.[70] No entanto, eles são significativamente menos dispendiosos do que os umidificadores aquecidos. Na ausência de uma contra-indicação específica ao seu uso (escarro tenaz, hemoptise, ou resistência aumentada nas vias aéreas), os filtros HME são preferidos em relação aos umidificadores aquecidos.[71]

No passado, os circuitos do respirador eram rotineiramente trocados com freqüência para reduzir a colonização bacteriana nas vias aéreas e subseqüente pneumonia. Devido à ubiqüidade e rapidez da colonização dos tubos, na UTI, esta estratégia mostrou-se ineficaz e dispendiosa. Além disso, alguns estudos sugeriram que a manipulação dos tubos é de fato um fator de risco para PAR. Usando um projeto de estudo seqüencial, Fink e associados demonstraram que as trocas de circuitos a intervalos de 7 e 30 dias estavam associados a menores riscos de PAR do que a intervalos de 2 dias.[72] O CDC recomenda que a tubulação do respirador seja trocada não mais freqüentemente do que a cada 48 horas, mas o melhor intervalo entre as trocas de tubulação é desconhecido. Sugeriu-se que a morbidade do paciente e os custos hospitalares seriam reduzidos por uma política de troca de circuitos do respirador apenas quando eles estivessem visivelmente poluídos ou desenvolvessem um vazamento de ar, com base nos mesmos princípios.[73] Kollef e colaboradores demonstraram da mesma maneira que não se trocar rotineiramente os cateteres de sucção *in-line* e os filtros HME economiza dinheiro e não resulta em taxas maiores de PAR, maior mortalidade do paciente ou duração na estadia na UTI.[71,74] A drenagem rotineira do condensado no circuito do respirador, no entanto, é recomendada pelo CDC.[2]

Também se relatou que outros dispositivos respiratórios transmitiam pneumonia adquirida no hospital, incluindo-se o uso de água da torneira nos nebulizadores de grande e de pequeno volume[75,76] (usados tanto nos respiradores mecânicos como com os tratamentos com respirações com pressão positiva intermitente). Além disso, o equipamento adjuvante do respirador reutilizável incluindo-se os analisadores de oxigênio, espirômetros[77] e bolsas de ventilação manual [78] pode ser também uma fonte de pneumonia adquirida no hospital devido a uma esterilização inadequada, que leva a uma contaminação cruzada dos pacientes.[70] No entanto, o mecanismo interno do equipamento empregado nos testes de função pulmonar não é considerado uma fonte de pneumonia adquirida no hospital.[79] Os dispositivos respiratórios contaminados ou as soluções aerossóis devem ser suspeitados como fonte de pneumonia adquirida no hospital quando ocorrem surtos epidêmicos envolvendo um patógeno específico que não seja controlado pela lavagem rigorosa das mãos. As Tabelas 45-3 e 45-4 fornecem uma estratégia global para prevenir a pneumonia adquirida no hospital e uma comparação das recomendações CDC de 1994 com o material discutido neste capítulo.

CONCLUSÃO

A pneumonia adquirida no hospital é a segunda infecção nosocomial mais importante e é potencialmente prevenível. A pneumonia adquirida no hospital prolonga a estadia do paciente em uma média de 7 dias, tem uma mortalidade atribuível de um terço e custa aos Estados Unidos pelo menos $ 1 bilhão por ano. Usando-se apenas procedimentos padrões para o controle da infecção, os programas multidisciplinares para o controle da pneumonia adquirida no hospital, que se baseiam primordialmente na educação, demonstraram melhoria significativa na evolução dos pacientes e resultou em substanciais economias de custos.

As estratégias de prevenção da pneumonia adquirida no hospital revistas neste capítulo podem ser separadas em quatro grupos. As intervenções que são tanto eficazes quanto recomendadas para uso geral incluem intubação endotraqueal oral (ao invés de nasal), nutrição enteral, posicionamento semirecumbente, limitação da profilaxia contra as úlceras de estresse aos pacientes de alto risco e drenagem regularmente programada do circuito do respirador. Além disso a interrupção do tabagismo e a espirometria de incentivo têm demonstrado eficácia em reduzir a incidência de complicações pulmonares pós-operatórias. Apesar que a sua eficácia não foi definitivamente demonstrada, outras estratégias de prevenção da pneumonia adquirida no hospital são recomendadas para uso pois elas parecem seguras e baratas para serem implementadas. As intervenções nesta categoria incluem a aspiração contínua das secreções subglóticas, a administração rotineira de profilaxia antibiótica sistêmica para os pacientes comatosos no momento da intubação, a descontaminação oral com lavagem de clorhexidina, rotação de colheita dos antibióticos na UTI e o uso de HMEs nos pacientes ventilados mecanicamente. As estratégias não-recomendadas para uso, mas que eventualmente podem se mostrar valiosas em populações selecionadas de pacientes, incluem a terapia com o leito de rotação lateral, a imunoglobulina profilática e alimentos enterais com intensificação imunológica. As estratégias que se mostraram ineficazes e não são indicadas incluem as trocas rotineiras dos circuitos, a descontaminação seletiva do trato digestivo, a fisioterapia torácica, a NPT com um intestino funcionante, o fator estimulante de colônias de granulócitos em pacientes não-neutropênicos e profilaxia com antibióticos nebulizados. O uso de alimentos enterais acidificados também não é recomendado apesar que alguns poucos dados estão disponíveis concernentes ao seu uso.

REFERÊNCIAS BIBLIOGRÁFICAS

1. ATS Consensus Statement. Hospital-acquired pneumonia in adults: diagnosis, assessment of severity, initial antimicrobial therapy, and preventative strategies. *Am J Respir Crit Care Med* 1995;153:1711-1725.
2. Tablan OC, Anderson LI, Arden NH, et al. Guideline for prevention of nosocomial pneumonia: the Hospital Infection Control Practices Advisory Committee, Centers for Disease Control and Prevention. *Infect Control Hosp Epidemiol* 1994;15:587-627.
3. Mandell GL, Bennett JE, Dolin R, eds. *Mandell, Douglas and Bennett's principles and practice of infectious diseases,* 4th ed. New York: Churchill Livingstone, 1995:2599.
4. Craven DE, Steger KA. Epidemiology of nosocomial pneumonia. *Chest* 1995;108:1S-16S.
5. Heffner JE. Nosocomial sinusitis: den of multiresistant thieves? *Am J Respir Crit Care Med* 1994;150:608-609.
6. George DL. Epidemiology of nosocomial ventilator-associated pneumonia. *Infect Control Hosp Epidemiol* 1993;14:163-169.
7. Fagon YJ, Chastre J, Hance AJ, et al. Nosocomial pneumonia in ventilated patients: a cohort study evaluating attributable mortality and hospital stay. *Am J Med* 1993;94:281-288.
8. Papazion L, Bregeon F, Thiroon X, et al. Effect of ventilator-associated pneumonia on mortality and morbidity. *Am J Respir Crit Care Med* 1996;154:91-97.
9. Fagon YJ, Chastre J, Domart Y, et al. Nosocomial pneumonia in patients receiving continuous mechanical ventilation: prospective analysis of 52 episodes with use of a protected specimen brush and quantitative culture techniques. *Am Rev Respir Dis* 1989;139:877-884.
10. Martone WJ, Jarvis WR, Culver DH, Haley RW. Incidence and nature, of epidemic and endemic nosocomial infections. In: Bennet JV, Brachman PS, eds. *Hospital infections,* 3rd ed. Boston: Little, Brown, and Company, 1993:577-596.
11. Johanson WG, Pierce AK, Sanford JP, et al. Nosocomial respiratory infections with gram negative bacilli: the significance of colonization of the respiratory tract. *Ann Intern Med* 1972;77:701-706.
12. Quinn MO, Miller VE, Dal Nogare AR. Increased salivary exoglycosidase activity during critical illness. *Am J Respir Crit Care Med* 1994;150:179-183.
13. Raoof S, Grant MM, Niederman MS, et al. Cytokines affect *Pseudomonas* binding to tracheal cells via a neutrophil-mediated process. *Am J Respir Crit Care Med* 1995;152:921-926.
14. duMoulin GC, Patterson DG, Hedley-Whyte J, et al. Aspiration of gastric bacteria in antacid treated patients: a frequent cause of postoperative colonization of the airway. *Lancet* 1982;1:242-245.
15. Gorman LJ, Sanai L, Notman AW, et al. Cross infection in an intensive care, unit by K. *pneumoniae(i)* from ventilator condensate. *J Hosp Infect* 1993;23:27-34.
16. Craven DE, Goularte TA, Make BA. Contaminated condensate in mechanical ventilator circuits-risk factor for nosocomial pneumonia? *Am Rev Respir Dis* 1978;129:625-628.
17. Haley RW, Hooton TM, Culver DM, et al. Nosocomial infections in U.S. hospitals, 1975-1976; estimated frequency by selected characteristics of patients. *Am J Med* 1981;70:947-959.
18. Joiner GA, Salisburg D, Bolli GE. Utilizing quality assurance as a tool for reducing the, risk of nosocomial ventilator-associated pneumonia. *Am J Med Qual* 1996;11:100-103.
19. Boyce JM, White RL, Spruill EY, Wall M. Cost-effective application of the Centers for Disease Control Guideline for Prevention of Nosocomial Pneumonia. *Am J Infect Control* 1985;13:228-232.
20. Kelleghan SI, Salemi C, Padilla S, et al. An effective continuous quality improvement approach to the, prevention of ventilator-associated pneumonia. *Am J Infect Control* 1993;21:322-330.
21. Haley RW, Calver DH, White JW, et al. The nationwide nosocomial infection rate: a new need for vital statistics. *Am J Epidemiol* 1985;121:159-167.
22. Doebbeling BN, Stanley GL, Sheetz CT, et al. Comparative efficacy of alternative hand washing agents in reducing nosocomial infections in intensive care, units. *N Engl J Med* 1992;327:88-93.
23. Klein BS, Perloff WH, Maki DG. Reduction of nosocomial infection during pediatric intensive, care by protective, isolation. *N Engl J Med* 1989;320:714-721.
24. Torres A, Serra-Battles J, Ros E, et al. Pulmonary aspiration of gastric contents in patients receiving mechanical ventilation: the effect of body position. *Ann Intern Med* 1992;116:540-543.
25. Kollef MH. The prevention of ventilator-associated pneumonia. *N Engl J Med* 1999;340:627-634.
26. Cook DJ, Laine LA, Guyatt GU, Raffin TA. Nosocomial pneumonia and the role of gastric pH-a meta-analysis. *Chest* 1991;100:7-13.
27. Cook D, Guyatt G, Marshall J, et al. A comparison of sucralfate and ranitidine for the prevention of upper gastrointestinal bleeding in patients requiring mechanical ventilation. *N Engl J Med* 1998;338:791-797.
28. Bartlett RH, Gazzaniga AB, Geraglty TR. Respiratory maneuvers to prevent postoperative pulmonary complications. A critical review. *JAMA* 1973;224:1017-1021.
29. Brooks-Brunn JA. Predictors of postoperative, pulmonary complications following abdominal surgery. *Chest* 1997;111:564-571.
30. Hall JC, Tarala RA, Topper J, Hall JL. Prevention of respiratory complications after abdominal surgery: a randomized clinical trial. *BMJ* 1996;312:148-153.
31. Smetana GW. Preoperative, pulmonary evaluation. *N Engl J Med* 1999;340:937-944.
32. Warner MA, Afford KP, Warner ME, et al. Role of preoperative cessation of smoking and other factors in postoperative pulmonary complications: a blinded prospective study of coronary artery bypass patients: *Mayo Clint Proc* 1989;64:609-616.
33. Stein M, Cascara EL. Preoperative pulmonary evaluation and therapy for surgery patients: *JAMA* 1970;211:787-790.
34. Lazulo G, Archer GG, Darrell JH, et al. The diagnosis and prophylaxis of pulmonary complications of surgical operations. *Br J Surg* 1973;60:129-134.
35. Celli BR, Rodriguez KS, Snider GL. A controlled trial of intermittent positive pressure breathing, incentive spirometry, and deep breatbing exercises in preventing pulmonary complications after abdominal surgery. *Am Rev Respir Dis* 1984;130:12-15.
36. Brooks-Brunn JA. Postoperative atelectasis and pneumonia. *Heart Lung* 1995;24:94-115.
37. Stock MC, Downs JB, Gauer PK, et al. Prevention of postoperative pulmonary complications with CPAP, incentive spirometry and conservative therapy. *Chest* 1985;87:151-157.
38. Bromage PR. Mechanisms of action of extradural anesthesia. *Br J Anaesth* 1975;47:199-211.
39. Spence AA, Smith G. Postoperative analgesia and lung function: a comparison of morphine with extradural block. *Br J Anaesth* 1971;43:144-148.
40. Cuschieri RJ, Morran CG, Howie JC, McArdle CS. Postoperative pain and pulmonary complications: comparison of three analgesic regimens. *Br J Surg* 1985;72:495-498.
41. Ready LB, Loper KA, Nessly M, Wild L. Postoperative epidural morphine is safe on surgical wards. *Anesthesiology* 1991;75:452-456.
42. Niederman MS, Mantovani R, Schoch P, et al. Patterns and routes of tracheobronchial colonization in mechanically ventilated patients: the role of nutritional status in colonization of the lower airway by *Pseudomonas* species. *Chest* 1989;95:155-161.
43. Moore F, Feliciano D, Andrassy R, et al. Early enteral feeding, compared with parenteral, reduces septic complications: the results of a meta-analysis. *Ann Surg* 1992;216:172-183.
44. Heyland DK. Nutritional support in the critically ill patient: a critical review of the evidence. *Crit Care Clin* 1998;14:423-440.
45. Schroeder B, Gillanders L, Mahr K, et al. Effects of immediate postoperative enteral nutrition on body composition, muscle function and wound healing. *JPEN J Parenter Enteral Nutr* 1991;15:376-383.
46. Beier-Holgersen R, Boseby S. Influence of postoperative enteral nutrition on post surgical infections. *Gut* 1996;39:833-835.
47. Kudsk K, Li J, Renegan K. Loss of upper respiratory tract immunity with parenteral feeding. *Ann Surg* 1996;223:629-635.

48. Alverdy J, Aoys E, Moss G. TPN promotes bacterial translocation from the gut. *Surgery* 1988;104:185-190.
49. Kudsk K, Store J, Carpenter G, et aJ. Enteral and parenteral feeding influences mortality after hemoglobin-*E. coli* peritonitis in normal rats. *J Trauma* 1983;23:605-609.
50. Kudsk K, Croce M, Fabian T, et al. Enteral versus parenteral feeding. *Ann Surg* 1992;215:503-513.
51. Moore F, Moore E, Jones T, et al. TEN versus TPN following major abdominal trauma-reduced septic morbidity. *J Trauma* 1989;29:916-923.
52. Rouby J, Laurent P, Gosnach M, et al. Risk factors and clinical relevance of nosocomial maxillary sinusitis in the critically ill. *Am J Respir Crit Care Med* 1994;150:776-783.
53. Montecalvo M, Steger K, Farber H, et al. Nutritional outcome and pneumonia in critical care patients randomized to gastric versus jejunal tube feedings. *Crit Care Med* 1992;20(10):1377-1387.
54. Klastersky J, Huysmans E, Werts D, et al. Endotracheally admministered gentamycin for the prevention of infections of the respiratory tract in patients with tracheotomy: a double blind study. *Chest* 1974;65:650-654.
55. Mandelli M, Mosconi P, Langer M, et al. Is pneumonia developing in patients: in intensive care always a typical "nosocomial" infection? *Lancet* 1986;ii:1094-1095.
56. Sirvent JM, Torres A, El-Ebiary M, et al. Protective effect of intravenously administered cefuroxime against nosocomial pneumonia in patients with structural coma. *Am J Respir Crit Care Med* 1997;155:1729-1734.
57. Heard SM, Fink RE, Gamelli JS, et al. The effect of prophylactic administration of recombinant human G-CSF on the incidence of nosocomial infections in patients with acute traumatic brain surgery or cerebral hemorrhage. *Crit Care Med* 1998;26:748-754.
58. Kollef M, Vlasnik J, Sharpless L, et al. Scheduled change of antibiotic classes: a strategy to decrease the incidence of ventilator-associated pneumonia. *Am J Respir Crit Care Med* 1997;156:1040-1048.
59. D'Amico R, Pifferoi S, Leometti C, et al. Effectiveness of antibiotic prophylaxis in criticaily ill adult patients, systemic review of randomized controlled trials. *BMJ* 1998;316:1275-1285.
60. Gastinne H, Wolif M, Delatour F, et al. A controlled trial in intensive care, units of selective decontamination of the digestive tract with non-absorbable antibiotics. *N Engl J Med* 1992;326:594-599.
61. DeRiso AJ II, Ladowski JS, Dillon TA, et al. Chlorhexidine gluconate 0.12% oral rinse reduces the incidence of total nosocomial respiratory infection and nonprophylactic systemic antibiotic use in patients: undergoing heart surgery. *Chest* 1996;109:1556-1561.
62. Rumbak MJ, Cancio MR. Significant: reduction in methicillin-resistant *Staphylococcus aureus* ventilator-associated pneumonia associated with the institution of a prevention protocol. *Crit Care Med* 1995;23:1200-1203.
63. Antonelli M, Conti G, Rocco M, et al. A comparison of non-invasive positive-pressure ventilation and conventional mechanical ventilation in patients with acute respiratory failure. *N Engl J Med.* 1998;339:429-435.
64. Koerner RJ. Contribution of endotracheal tubes to the pathogenesis of ventilator-associated pneumonia. *J Hosp Infect* 1997;35:83-89.
65. Mahul PH, Auboyer C, Joseph R, et al. Prevention of nosocomial pneumonia in intubated patients: respective role of mechanical subglottis secretions drainage and stress ulcer prophylaxis. *Intensive Care Med* 1992;18:20-25.
66. Valles J, Astigassa, Rello J, et al. Continuous aspiration of subglottic secretions in preventing ventilator associated pneumonias. *Ann Intern Med* 1995;122:179-186.
67. Rello J, Sonora R, Jubert P, et al. Pneumonia in intubated patients: role of respiratory airway care. *Am J Respir Crit Care Med* 1997;156:466-472.
68. Holdcroft A, Lumley J, Gaya H, et al. Why disinfect ventilators? *Lancet* 1973;1:240-242.
69. Kirton CO, DeHaven B, Morgan J, et al. A prospective, randomized comparison of an in-line heat moisture exchange filter and heated air humidifiers. *Chest* 1997;112:1055-1059.
70. Cook D, Jonghe BD, Brochard L, et al. Influence of airway management on ventilator-associated pneumonic evidence from randomized trials. *JAMA* 1998;279:781-787.
71. Kollef MM, Shapiro SD, Boyd V, et al. A randomized clinical trial comparing an extended-use hygroscopic condenser humidifier with heated-water humidification in mechanically ventilated patients. *Chest* 1998;113:759-767.
72. Fink JB, Krause, Barrett L. Extending ventilator circuit-change interval beyond 2 days reduces the likelihood of ventilator-associated pneumonia. *Chest* 1998;113:405-411.
73. Kollef MH, Shapiro SD, Fraser VJ, et al. Mechanical ventilation with or without 7-day circuit changes: a randomized controlled trial. *Ann Intern Med* 1995;123:168-174.
74. Kollef MH, Prentice D, Shapiro SD, et al. Mechanical ventilation with or without daily changes of inline suction catheters. *Am J Respir Crit Care Med* 1997;156:466-472.
75. Mastro TD, Fields BS, Breiman RF, et al. Nosocomial legionnaires disease and the use of medicated nebulizers. *J Infect Dis* 1991;163:667-670.
76. Craven DE, Lichtenberg DA, Goularte TA, et al. Contaminated medication nebulizers; in mechanical ventilation circuits. *Am J Med* 1984;77:834-838.
77. Irwin RS, Demers RR, Pratter MR. An outbreak of *Acinetobacter* infection associated with the use of a ventilator spirometer. *Respir Care* 1980;25:232-237.
78. Weber DJ, Wilson MB, Rutala WA, Thomann CA. Manual ventilator bags as a source for bacterial colonization of intubated patients. *Am Rev Respir Dis* 1990;142:892-894.
79. Rutala DR, Rutala WA, Weber DJ, et al. Infection risks associated with spirometry. *Infect Control Hosp Epidemiol* 1991;12:89-92.

Índice Remissivo

A

Abordagem
clínica, 123–359
às infecções respiratórias, 123–359
em populações específicas, 123–359
ABPA (Aspergilose Broncopulmonar Alérgica)
e FC, 292
Abscesso(s)
pulmonares, 333–345, 546, 555, 559
diagnóstico, 333, 546, 559
diferencial, 333
laboratorial microbiológico, 546, 559
interpretação dos resultados, 559
anamnese, 333
exame, 334
físico, 334
bacteriológico, 334
análise, 336
radiológica, 336
broncoscopia, 336
testes, 340, 555
sorológicos, 340
do laboratório de microbiologia, 555
tratamento, 340
Aciclovir
no tratamento, 591
da infecção respiratória, 591
Acinetobacter
PAC por, 398
Actinomicose, 469–474
epidemiologia, 469
prevenção, 469
microbiologia, 469
patogênese, 469
patologia, 470
manifestações clínicas, 470
envolvimento, 470, 471
pulmonar, 470
extrapulmonar, 471
diagnóstico, 473
terapia, 474
Adenopatia
torácica, 430
por *mycoplasma pneumoniae*, 430
Adesina(s)
da *pseudomonas*, 52
aeruginosa, 52
Agente(s)
atenuantes, 22
dos efeitos das bactérias, 22
no epitélio ciliado, 22
antimicrobiano, 104, 577
diminuição do acesso do, 104
ao alvo, 104
penicilinas, 577
cefalosporinas, 579
carbapenens, 582
monobactam, 582
fluoroquinolonas, 583
aminoglicosídeos, 585
macrolídeos, 587
azalídeos, 587
tetraciclinas, 588
clindamicina, 589
metronidazol, 589
vancomicina, 590
sulfonamidas, 590
trimetoprim, 590
citotóxicos, 118
dos intestinos, 118
nos vasos linfáticos, 118
etiológicos, 174, 199
de ITRIs nosocomiais, 174
vírus, 175
bactérias, 174
fungos, 175
de PAHs, 199
antivirais, 453
no tratamento, 453
da SCPH, 453
Agulha
aspiração transtorácica com, *ver ATTA*
AIDS/SIDA (Síndrome da Imunodeficiência Adquirida)
como manifestação da infecção, 382
por *pseudomonas aeruginosa*, 382
Alimentação
efeitos da, 113
no tecido linfático, 113
entérico, 113
Alta
hospitalar, 273
decisões sobre, 273
na pneumonia no idoso, 273
Alveolite
alérgica, 322
extrínseca, 322
Amantadina
no tratamento, 592, 606, 609
da infecção respiratória, 592
da influenza, 606, 609
Aminoglicosídeo(s)
ação, 99
mecanismos de, 99
resistência, 99
mecanismos de, 99
diminuição da captação, 99
enzimas modificadoras, 99
alteração do local de ligação, 99
no tratamento, 585
da infecção respiratória, 585
Angiíte
pneumonia por, 325
não-resolvidas, 325
de resolução lenta, 325
Antibiótico(s)
na FC, 289
estratégias com, 618
para prevenção, 618
da PAH, 618
Anticorpo(s)
funções dos, 36
efetoras, 36
opsonização, 36
fixação do complemento, 36
citotoxicidade celular, 37
aglutinação, 37
neutralização, 37
por fluorescência, 418
direta, 418
na infecção por *leginella*, 418
Antígeno(s)
reconhecimento do, 9
processamento do, 9
apresentação de, 74, 75
nos pulmões, 75
urinários, 418
no diagnóstico, 418
de infecção por *legionella*, 418
Antimicrobiano(s)
para tratamento, 577–596
da infecção respiratória, 577–596
penicilinas, 577
cefalosporinas, 579
carbapenens, 582
monobactam, 582
fluoroquinolonas, 583

aminoglicosídeos, 585
macrolídeos, 587
azalídeos, 587
tetraciclinas, 588
clindamicina, 589
metronidazol, 589
vancomicina, 590
sulfonamidas, 590
trimetoprim, 590
considerações farmacocinéticas, 594
Antiviral(ais)
no tratamento, 591
da infecção respiratória, 591
aciclovir, 591
ganciclovir, 591
foscarnet, 592
amantadina, 592
rimantadina, 592
zanamivir, 593
oseltamivir, 593
ribavirina, 593
interferons, 594
Antraz, 537–540
diagnóstico laboratorial, 548, 561
microbiológico, 548, 561
interpretação dos resultados, 561
teste diagnósticos, 558
do laboratório de microbiologia, 558
Aspergillus
infecção por, 222
Aspergilose
em pessoas infectadas com HIV, 255
broncopulmonar alérgica, *ver AMPA*
Aspiração
pneumonia de, 546, 555, 559
diagnóstico laboratorial da, 546, 559
microbiológico, 546
interpretação dos resultados, 559
teste diagnósticos, 555
do laboratório de microbiologia, 555
transtorácica com agulha, *ver ATTA*
transtraqueal, *ver ATT*
Ativação
da célula, 31
B, 31
dos macrófagos, 77
pelas citocinas, 77
ATT (Aspiração Transtraqueal)
técnica de, 566
no diagnóstico das ITRIs, 566
ATTA (Aspiração Transtorácica com Agulha)
técnica de, 566
no diagnóstico das ITRIs, 566
Azalídeo(s)
no tratamento, 587
da infecção respiratória, 587

B

Bacilo(s)
gram-negativos, 288
e FC, 288
Bactéria(s)
ligação de, 54
ao receptor celular, 54
único, 54
efeitos das, 22
no epitélio ciliado, 22
agentes que atenuam os, 22
ataque das, 110
aos pacientes hospitalizados, 110
aumentando o, 110
ITRIs por, 174
nosocomiais, 174
resistentes, 291
a múltiplos antibióticos, 291
Batimento
ciliar, 15
controle do, 15
Betalactâmico(s), 99
ação, 100
mecanismos de, 100
resistência, 100
mecanismos de, 100
modificação do alvo, 100
betalactamases, 101
Biópsia
a céu aberto, 565
na IRTIs, 565
Blastomicose, 517
patogênese, 518
manifestações clínicas, 518
diagnóstico, 519
tratamento, 521
BOOP (Bronquiolite Obliterante com Pneumonia em Organização)
pneumonia por, 322
não-resolvidas, 322
de resolução lenta, 322
Broncoscopia
em abscessos, 336
pulmonares, 336
Bronquiectasia(s), 48, 347–357
fisiopatologia, 347
bacteriologia, 348
causas, 349
e condições associadas, 349
pos-infecciosa, 349
obstrução mecânica, 350
deficiência imunológica, 350
congênita, 350
pneumonite inflamatória, 350
resposta imunológica excessiva, 350
depuração mucociliar anormal, 350
doença inflamatória intestinal, 351
outras, 351
idiopáticas, 351
aspectos clínicos, 351
sinais, 351
sintomas, 351
prognóstico, 352
achados laboratoriais, 352
estudos por imagens, 353
condição clínica, 353
monitoramento da, 353
tratamento, 354, 357
medicamentoso, 354
antibióticos, 355
cirúrgico, 357
como manifestação da infecção, 379, 387
por *pseudomonas aeruginosa*, 379, 387
tratamento, 387
Bronquiolite
obliterante com pneumonia em organização, *ver BOOP*
Bronquite
crônica, 47, 141–151
definição, 141
diagnóstico, 141
incidência, 142
patogênese, 142
patologia, 142
bactérias, 143
papel das, 143
exacerbações agudas da, *ver EABC*
diagnóstico laboratorial da, 545, 559
microbiológico, 545, 559
interpretação dos resultados, 559
teste diagnósticos, 548
do laboratório de microbiologia, 548
Burkholderia
sp, 288
e FC, 288

C

Camada
líquida, 17
periciliar, 17
Canaliculite
lacrimal, 473
por actinomicose, 473
Câncer
paciente com, 215
abordagem à penumonia no, 215
neutropenia, 215
imunodeficiência humoral, 218
defeitos nas células T, 218
Candida
pneumonia por, 224
Carbapenem(ns)
no tratamento, 582
da infecção respiratória, 582
Cateter
guiado por imagens, 309
drenagem por, 309
percutânea, 309
Cefalosporina(s)
no tratamento, 579
da infecção respiratória, 579
Célula(s)
B, 27, 31
desenvolvimento da, 27
ativação da, 31
NK, 62, 73
atividade das, 62
na imunidade celular, 73
resposta imune, 64
mediada por, 64
ao HIV, 64
imunidade mediada por, 67–79
neutrófilos e, 67–79
na defesa pulmonar, 73
do hospedeiro, 73
apresentação de antígenos, 74, 75
nos pulmões, 75

macrófagos, 77
ativação de, 77
conclusão, 79
T, 75, 76, 218
subpopulações de, 75, 76
auxiliares, 75
citotóxicas, 76
defeitos nas, 218
no paciente com câncer, 218
do estroma, 89
interações com, 89
citocinas e, 89
endoteliais, 119
neutrófilos polimorfonucleares e, 119
interação entre, 119
Chlamydia
pneumoniae, 321, 437–442
pneumonia por, 321, 437–442
não-resolvidas, 321
de resolução lenta, 321
história, 437
microbiologia, 437
patogênese, 437
epidemiologia, 438
adquirida na comunidade, 438, 439
incidência de, 438
etiologias mistas na, 439
manifestações clínicas, 438
características radilógicas, 439
diagnóstico laboratorial, 440
tratamento, 442
Churg-Strauss
síndrome de, *ver SCS*
Cílio(s)
estrutura ciliar, 14
função ciliar, 15, 16
normal, 15
avaliação da, 16
batimento ciliar, 15
controle do, 15
Cinética
dos neutrófilos, 67
Citocina(s)
desregulação das, 63
regulação pelas, 77
da atividade antimicrobiana, 77
dos macrófagos, 77
redes de, 83–90
na inflamação pulmonar, 83–90
respostas imunes, 83
natural, 83
adquirida, 83
reconhecimento nos pulmões, 85
dos produtos bacterianos, 85
imunidade natural, 86
respostas imediatas, 86
respostas amplificadoras, 86
conclusão, 90
implicações para tratamento, 90
nas defesas antibacterianas, 83–90
respostas imunes, 83
natural, 83
adquirida, 83
reconhecimento nos pulmões, 85
dos produtos bacterianos, 85
imunidade natural, 86
respostas imediatas, 86
respostas amplificadoras, 86
conclusão, 90
implicações para tratamento, 90
equilíbrio nas, 88
atingindo o, 88
e interações, 89
com células do estroma, 89
resolução, 89
reparação, 89
e imunoglobulina, 112
A, 112
do intestino, 112
na SCPH, 452
Clindamicina
no tratamento, 589
da infecção respiratória, 589
CMV (Citomegalovírus)
infecção por, 261
em pessoas infectadas, 261
com HIV, 261
Coccidioides
immitis, 225, 256
infecção por, 225, 256
em pessoas infectadas com HIV, 256
Coccidioidomicoses
história, 522
epidemilogia, 522
patogênese, 523
manifestações clínicas, 523
disseminada, 524
diagnóstico, 528
esfregaços diretos, 528
culturas, 528
sorologia, 528
teste cutâneo, 528
tratamento, 529
Colonização
das vias aéreas, 45–56
patogênese da, 45–56
epidemiologia da, 45
bacteriana, 46
estados clínicos, 46
aguda, 46
crônica, 47
locais de, 48
microrganismos que influenciam, 50
propriedades microbiológicas, 50
mecanismos de, 52
conseqüências da, 55
prevenção, 55
da orofaringe, 198
na PAH, 198
gástrica, 198
na PAH, 198
risco para, 199
fatores de, 199
e pneumonia, 199
Condução
vias de, 5
aéreas, 5
Corrente
sangüínea, 70
emigração dos neutrófilos da, 70
para espaços aéreos pulmonares, 70
Criança(s)
ITRIs em, 155–168, 171–179
microbiologia, 155
patogênese, 155
manifestações clínicas, 157
exame, 158
radiológico, 158
avaliação, 158
laboratorial, 158
patógenos específicos, 161
streptococcus, 161, 164
pneumoniae, 161
pyogenes, 164
do grupo A, 164
haemophilus influenzae, 162
staphylococcus aureus, 163
VSR, 165
microorganismos da pneumonia atípica, 166
pneumonia neonatal, 166
nosocomiais, 171–179
epidemiologia, 171
grupos de pacientes, 171
patógenos, 174
agentes etiológicos, 174
patogênese, 175
diagnóstico, 176
tratamento, 177
prevenção, 178
conclusão, 179
Criptococose
patogênese, 531
manifestações clínicas, 531
diagnóstico, 531
tratamento, 532
Cryptococcus
neoformans, 40, 224, 254
imunidade contra, 40
humoral, 40
infecção por, 224, 254
em pessoas infectadas com HIV, 254
Cultura(s)
quantitativas, 267
escarro, 267
broncoscopia, 268
técnicas de, 268

D

Defeito(s)
imunológicos, 59
por infecção com HIV, 59
anormalidades dos linfócitos T, 60
deficiências dos linfócitos B, 62
atividade das células NK, 62
função dos monócitos-macrófagos, 62
granulócitos, 62
fatores genéticos, 62
desregulação das citocinas, 63
Defesa(s)
pulmonar, 3–11, 39, 64, 67, 73
do hospedeiro, 3–11, 39, 67, 73
sistemas de, 3–11
respostas, 39, 40

antigênicas, 39
humoral, 40
imunidade humoral, 39
haemophilus influenzae, 39, 40
cryptococcus neoformans, 40
envelhecimento, 40
manipulação da resposta imune, 41
papel dos neutrófilos na, 67
imunidade celular na, 73
alteradas, 64
pelo HIV-1, 63
mecanismos de, 3, 13–24
respiratória, 3
vias aéreas, 5
de condução, 5
de troca gasosa, 6
respostas imunológicas específicas, 8
não-específicos, 13–24
do hospedeiro, 13–24
antibacterianas, 83–90
redes de citocinas nas, 83–90
respostas imunes, 83
natural, 83
adquirida, 83
reconhecimento nos pulmões, 85
dos produtos bacterianos, 85
imunidade natural, 86
respostas imediatas, 86
respostas amplificadoras, 86
conclusão, 90
implicações para tratamento, 90
Deficiência
de imunoglobulina, 48
associadas, 59–65
ao HIV, 59–65
do hospedeiro, 59–65
e infecção com HIV, 59–65
mecanismos, 59
defeito imunológico por, 59
tipo 1, 63
conclusão, 64
dos linfócitos B, 62
imunológica, 350
bronquiectasia por, 350
Depuração
mucociliar, 13–24, 350
anormalidades na, 18–23, 350
da função ciliar, 19, 20
interações bactéria-hospedeiro com, 20
bactérias no epitélio ciliado, 22
agentes atenuantes dos efeitos, 22
do muco, 23
do líquido periciliar, 23
bronquiectasia por, 350
Derrame(s)
pleurais, 297–312, 430
formação do, 297
fisiopatologia da, 297
epidemiologia, 299
microbiologia, 299
manifestações, 300
clínicas, 300
diagnóstico, 301
líquido pleural, 303, 308
avaliação do, 303
drenagem do, 303, 308
selecionando pacientes para, 303
terapia antibiótica, 307
conclusão, 312
por *mycoplasma pneumoniae*, 430
Desenvolvimento
da célula, 27
B, 27
Desnutrição
e pneumonia, 110
Diagnóstico(s)
métodos de, 543–574
laboratorial microbiológico, 545–561
das infecções pulmonares, 545–561
influência da doença, 545
testes diagnósticos, 548
interpretação dos resultados, 559
resumo, 561
das ITRIs, 565–572
técnicas invasivas, 565–572
biópsia a céu aberto, 565
ATTA, 566
ATT, 566
métodos broncoscópicos, 568
LBA, 570
Discinesia
ciliar, 47
síndrome da, 47
Dispositivo(s)
respiratórios, 620
e prevenção, 620
da PAH,620
Doença(s)
suporte nutricional na, 111
especializado, 111
nutrição enteral, 111
versus parenteral, 111
respostas às, 118
pulmonares, 118
trato gastrointestinal e, 118
pulmonar, 286, 342, 379
e infecção, 286
e FC, 286
subaguda, 342
com infiltrados focais não cavitários, 342
obstrutiva crônica, *ver DPOC*
respiratória, 288
microbiologia da, 288
staphylococcus aureus, 288
pseudomonas aeruginosa, 288
burkholderia sp, 288
bacilos gram-negativos, 288
fungos, 288
MNT, 288
vírus, 289
tratamento da, 289
antibióticos, 289
terapia crônica, 289
exacerbações respiratórias, 290
bactérias resistentes, 291
ABPA, 292
MNT, 292
complicações respiratórias, 292
inflamatória, 351
intestinal, 351
bronquiectasia por, 351
por nocardiose, 458, 460
do trato respiratório, 458
extrapulmonar, 460
por inoculação local, 461
por actinomicose, 471
cérvico-facial, 471
abdominal, 471
disseminada, 473
pélvica, 473
em mulheres, 473
localizada, 473
DPOC (Doença Pulmonar Obstrutiva Crônica)
como manifestação da infecção, 379, 387
por *pseudomonas aeruginosa*, 379, 387
tratamento, 387
Drenagem
do líquido pleural, 303, 308
selecionando pacientes para, 303
fatores clínicos, 304
considerações microbiológicas, 304
achados radiográficos, 304
análise do, 305
recomendações gerais, 307
toracocentese, 308
com dreno torácico, 308
percutânea, 309
por cateter guiado por imagens, 309
terapia fibrinolítica, 310
técnicas cirúrgicas, 311
Dreno
torácico, 308
drenagem com, 308
Droga(s)
pneumonia por, 323
induzida, 323

E

EABC (Exacerbações Agudas da Bronquite Crônica), 141–151
tratamento, 144
terapia, 145
antibiótica, 145
risco, 145
estratificação de, 145
medidas preventivas, 148
Empiema, 297–312
formação do, 297
fisiopatologia da, 297
epidemiologia, 299
microbiologia, 299
manifestações, 300
clínicas, 300
diagnóstico, 301, 547, 561
laboratorial microbiológico, 547, 561
interpretação dos resultados, 561
líquido pleural, 303, 308
avaliação do, 303
drenagem do, 303, 308
selecionando pacientes para, 303
toracocentese, 308
com dreno torácico, 308
com cateter guiado por imagens, 309
terapia fibrinolítica, 310

técnicas cirúrgicas, 311
terapia antibiótica, 307
conclusão, 312
teste diagnósticos, 558
do laboratório de microbiologia, 558
Envolvimento
pulmonar, 470
na actinomicose, 470
extrapulmonar, 471
na actinomicose, 471
hematológico, 431
na infecção, 431
por *mycoplasma pneumoniae*, 431
Epiglotite
epidemiologia, 135
manifestações, 135
clínicas, 135
etiologia, 135
microbiana, 135
diagnóstico, 135, 136
diferencial, 136
tratamento, 136
no adulto, 137
Epitélio
ciliado, 22
efeitos das bactérias no, 22
agentes que atenuam os, 22
Escarro
amostras de, 267
Escherichia
coli, 398
PAC por, 398
Espaço(s)
aéreos pulmonares, 70
emigração dos neutrófilos para, 70
da corrente sangüínea, 70
Esterilidade
das vias aéreas, 46
fatores responsáveis, 46
Estreptogramina(s)
ação, 97
mecanismo de, 97
resistência, 98
mecanismos de, 98
modificação do alvo, 98
efluxo, 98
Estroma
células do, 89
interações com, 89
citocinas e, 89
Estrutura
ciliar, 14

F

Faringite
etiologia, 125
epidemiologia, 125
fisiopatologia, 126
manifestações, 126
clínicas, 126
diagnóstico, 127
tratamento, 128
Fator(es)
genéticos, 62
celulares, 68
responsáveis, 68
pela inflamação pulmonar, 68
solúveis, 73
na resposta inflamatória, 73
aguda, 73
de virulência, 426
da *mycoplasma*,426
pneumoniae, 426
FC (Fibrose Cística), 47, 283–293
patogênese, 283
manifestações clínicas, 285
diagnóstico, 285
trato respiratório, 285
superior, 285
inferior, 285
trato, 285, 286
gastrintestinal, 285
reprodutivo
pâncreas, 286
sistema hepatobiliar, 286
glândulas sudoríparas, 286
doença, 286, 288, 289
pulmonar, 286
respiratória, 288, 289
microbiologia da, 288
tratamento da, 289
infecção, 286, 379, 387
como manifestação da, 379, 387
por *pseudomonas aeruginosa*, 379, 387
tratamento, 387
transplante, 293
de pulmão, 293
resumo, 293
diagnóstico laboratorial da, 547, 560
microbiológico, 547, 560
interpretação dos resultados, 560
teste diagnósticos, 558
do laboratório de microbiologia, 558
Febre
de Pontiac, 414, 417
e *legionella*, 414
doença, 417
de origem desconhecida, 432
por *mycoplasma pneumoniae*, 432
Fluoroquinolona(s)
ação, 93
mecanismo de, 93
resistência, 94
mecanismo de, 94
modificação do alvo, 94
diminuição da acumulação, 95
no tratamento, 583
da infecção respiratória, 583
Foscarnet
no tratamento, 592
da infecção respiratória, 592
Função(ões)
ciliar, 15, 16, 19, 20
normal, 15
avaliação da, 16
anormalidades da, 19
interações com, 20
bactéria-hospedeiro, 20
efetoras, 36
dos anticorpos, 36
opsonização, 36
fixação do complemento, 36
citotoxicidade celular, 37
aglutinação, 37
neutralização, 37
dos monócitos-macrófagos, 62
Fungo(s)
ITRIs por, 175
nosocomiais, 175
infecções por, 222, 505–532
oportunistas, 222
aspergillus, 222
mucolares, 223
candida, 224
trichosporon, 224
beigelii, 224
cryptococcus, 224
neoformans, 224
patogênicos, 224
histoplasma capsulatum, 224
coccidioides immitis, 225
pneumocystis carinii, 225
adquiras na comunidade, 505–532
histoplasmose, 506
blastomicose, 517
coccidioidomicoses, 522
criptococose, 531
e FC, 288

G

Ganciclovir, 591
no tratamento, 591
da infecção respiratória, 591
Gen(es)
das imunoglobulinas, 28
organização dos, 28
superfamília dos, 28
Glândula(s)
sudoríparas, 286
e FC, 286
Granulócito(s), 62
GW (Granulomatose de Wegener)
pneumonia por, 324
não-resolvidas, 324
de resolução lenta, 324
alérgica, 325
pneumonia por, 325
não-resolvidas, 325
de resolução lenta, 325

H

Haemophilus
influenzae, 39, 40, 51, 53, 162, 373–375
b, 39
imunidade contra, 39
não-tipável, 40
imunidade contra, 40
colonização das vias aéreas por, 51, 53
mecanismos de, 53
ITRIs por, 162

características clínicas, 162
tratamento, 162
prevenção, 163
pneumonia por, 373–375
microbiologia, 373
patogênese, 373
epidemiologia, 374
manifestações, 374
clínicas, 374
laboratoriais, 374
radiográficas, 374
diagnóstico laboratorial, 374
antibioticoterapia, 375
prevenção, 375
Hantavírus
infecção por, 445–454
virologia, 445
SCPH, 445
diferentemente do SNV, 445
epidemiologia, 446
manifestações clínicas, 447
novos conceitos, 448
na Eurásia, 448
fisiopatologia, 448
respiratória, 448
hemodinâmica, 448
achados, 449, 450
radiológicos, 449
laboratoriais, 450
diagnóstico, 451
patologia, 451
trato respiratório, 451
sistema cardiovascular, 452
outros órgãos, 452
patogênese viral, 452
pulmonar, 452
citocinas, 452
miocárdio, 452
tratamento, 452
agentes antivirais, 453
terapia com imunoglobulina, 453
prevenção, 453
vacinação, 453
conclusão, 453
HDP (Histoplasmose Disseminada Progressiva), 511
Hemodinâmica
na infecção, 448
por hantavírus, 448
Herpesvírus
grupos dos, 221
infecções por, 221
Histoplasma
capsulatum, 224, 255
infecção por, 224, 255
em pessoas infectadas com HIV, 255
Histoplasmose
patogênese, 506
manifestações clínicas, 507
disseminada progressiva, *HDP*, 511
diagnóstico, 514
testes imunológicos, 515
tratamento, 515
HIV (Vírus da Imunodeficiência Humana)
infecção com, 59–65, 382
deficiências do hospedeiro por, 59–65
mecanismos de, 59
defeitos imunológicos por, 59
anormalidades dos linfócitos T, 60
deficiências dos linfócitos B, 62
atividade das células NK, 62
função dos monócitos-macrófagos, 62
granulócitos, 62
fatores genéticos, 62
desregulação das citocinas, 63
tipo 1, 63
imunopatologia, 63
resposta imune, 64
mediada por células, 64
defesas pulmonares alteradas, 64
como manifestação da infecção, 382
por *pseudomonas aeruginosa*, 382
pessoas infectadas com, 251–261
infecções respiratórias em, 251–261
patogênese, 251
abordagem ao diagnóstico, 251
fúngicas, 252
bacterianas, 256
micobacterianas, 259
por parasitas, 260
virais, 261
Hospedeiro(s)
defesa pulmonar do, 3–11, 67
sistemas de, 3–11
visão geral, 3–11
neutrófilos na, 67
papel dos, 67
mecanismos do, 13–24
de defesa não-específicos, 13–24
depuração mucociliar, 13–24
anormalidades na, 18
tosse, 13–24
mucosa das vias aéreas, 13
cílios, 14
camada líquida periciliar, 17
muco, 17
transporte mucociliar, 18
conclusão, 24
resposta imune do, 41
manipulação da, 41
fatores do, 51, 235, 317
e colonização, 51
das vias aéreas, 51
receptor de transplante, 235
na pneumonia, 317, 328
não-resolvida, 317
de resolução lenta, 317
recorrente, 328
deficiências do, 59–65
e infecção com HIV, 59–65
mecanismos, 59
defeito imunológico por, 59
tipo 1, 63
conclusão, 64
imunocomprometidos, 546, 556, 559
pneumonia nos, 546, 559
diagnóstico laboratorial da, 546, 559
interpretação dos resultados, 559
teste diagnósticos, 556
do laboratório de microbiologia, 556

I

Idoso
penumonia no, 271–280
epidemilogia, 271
incidência, 271
fatores prognósticos, 272
internação, 273
alta hospitalar, 273
fatores de risco para infecção, 274
envelhecimento, 274
imunidade, 274
presença de comorbidade, 274
aspectos nutricionais, 275
diagnóstico, 275
apresentação clínica, 275
etiologia, 277
no domicílio, 277
casas geriátricas, 278
hospital, 279
implicações terapêuticas, 277
no domicílio, 277
casas geriátricas, 278
hospital, 279
estratégias preventivas, 279
profilaxia da influenza, 279
vacinação pneumocócica, 280
IgA (Imunoglobulinas A), 36
do intestino, 112
citocinas e, 112
Imunidade
humoral, 27–42
do pulmão, 27–42
base científica, 27
aspectos clínicos, 39
conclusão, 41
contra microorganismos, 39
streptococcus pneumoniae, 39
haemophilus influenzae, 39, 40
b, 39
não-tipável, 40
cryptococcus neoformans, 40
mediada por células, 67–79
neutrófilos e, 67–79
na defesa pulmonar, 73
do hospedeiro, 73
NK, 73
apresentação de antígenos, 74, 75
nos pulmões, 75
T, 75
subpopulações de, 75
macrófagos, 77
ativação de, 77
conclusão, 79
geral, 112
da mucosa, 112
tecido linfático entérico e, 112
Imunodeficiência
humana
vírus da, *ver HIV*
humoral, 218
no paciente com câncer, 218
Imunoglobulina(s)
genes das, 28
organização dos, 28
superfamília dos, 28

troca das, 32
recombinação de, 32
isótipos das, 34
G, 35
M, 35
A, *ver IgA*
E, 36
D, 36
deficiência de, 48
terapia com, 453
passiva, 453
na SCPH, 453
Imunossupressão
por quimioterapia, 215–230
pacientes não-transplantados com, 215–230
pacientes com câncer, 215
grupos patogênicos, 218
Infecção(ões)
com HIV, 59–65
deficiências do hospedeiro por, 59–65
mecanismos de, 59
defeitos imunológicos por, 59
anormalidades dos linfócitos T, 60
deficiências dos linfócitos B, 62
atividade das células NK, 62
função dos monócitos-macrófagos, 62
granulócitos, 62
fatores genéticos, 62
desregulação das citocinas, 63
tipo 1, 63
imunopatologia, 63
resposta imune, 64
mediada por células, 64
defesas pulmonares alteradas, 64
respiratórias, 123–359, 577–596
em populações específicas, 123–359
abordagem clínica, 123–359
em pessoas infectadas com HIV, 251–261
patogênese, 251
abordagem ao diagnóstico, 251
fúngicas, 252
bacterianas, 256
micobacterianas, 259
por parasitas, 260
virais, 261
antimicrobiano para tratamento da, 577–596
penicilinas, 577
cefalosporinas, 579
carbapenens, 582
monobactam, 582
fluoroquinolonas, 583
aminoglicosídeos, 585
macrolídeos, 587
azalídeos, 587
tetraciclinas, 588
clindamicina, 589
metronidazol, 589
vancomicina, 590
sulfonamidas, 590
trimetoprim, 590
considerações farmacocinéticas, 594
antivirais para tratamento das, 591
aciclovir, 591
ganciclovir, 591
foscarnet, 592
amantadina, 592
rimantadina, 592
zanamivir, 593
oseltamivir, 593
ribavirina, 593
interferons, 594
do trato respiratório, 125–137, 155–168, 233–247
superior, 125–137
faringite, 125–137
sinusite, 125–137
otite média, 125–137
epiglotite, 125–137
inferior, *ver ITRIs*
em pacientes submetidos a transplantes, 233–247
de órgãos sólidos, 233–247
de medula óssea, 233–247
nosocomiais, 171–179
do trato respiratório inferior, 171–179
em crianças, 171–179
virais, 177, 221, 261
tratamento, 177
herpesvírus, 221
grupo dos, 221
viroses, 221
comunitárias, 221
em pessoas infectadas com HIV, 261
CMV, 261
varicela zoster, 261
bacterianas, 177, 218, 258
tratamento, 177
oportunistas, 218
em pessoas infectadas com HIV, 258
nocardia asteroides, 258
rhodococcus equi, 258
por fungos, 222, 505–532
oportunistas, 222
aspergillus, 222
mucolares, 223
candida, 224
trichosporon, 224
beigelii, 224
cryptococcus, 224
neoformans, 224
patogênicos, 224
histoplasma capsulatum, 224
coccidioides immitis, 225
pneumocystis carinii, 225
adquiridas na comunidade, 505–532
histoplasmose, 506
blastomicose, 517
coccidioidomicoses, 522
criptococose, 531
por parasitas, 226, 260
strogiloides, 226
stercoralis, 226
toxoplasma, 228
gondii, 228
em pessoas infectadas com HIV, 260
mycobacterium tuberculosis, 260
por micobactérias, 228
pulmonares, 233, 246, 333–345, 377–388, 545–561
em receptores de transplantes, 233, 246
abordagem ás, 233
prevenção das, 246
subagudas, 333–345
com infiltrados focais não cavitários, 342
com lesões pulmonares difusas, 344
por *pseudomonas aeruginosa*, 377–388
características gerais, 377
manifestações, 379
tratamento antimicrobiano, 386
diagnóstico laboratorial das, 545–561
microbiológico, 545–561
micobacterianas, 259
em pessoas infectadas com HIV, 259
mycobacterium tuberculosis, 259
por *mycoplasma pneumoniae*, 428, 429
características clínicas, 428
manifestações incomuns da, 429
pulmonares, 429
no sistema nervoso central, 430
cardiovasculares, 431
envolvimento hematológico, 431
nefrológicas, 431
dermatológicas, 431
músculo-esqueléticas, 431
miscelânia, 432
diagnóstico, 432
radiografias de tórax, 432
tratamento, 432
por hantavírus, 445–454
virologia, 445
SCPH, 445
diferentemente do SNV, 445
epidemiologia, 446
manifestações clínicas, 447
novos conceitos, 448
na Eurásia, 448
fisiopatologia, 448
respiratória, 448
hemodinâmica, 448
achados, 449, 450
radiológicos, 449
laboratoriais, 450
diagnóstico, 451
patologia, 451
trato respiratório, 451
sistema cardiovascular, 452
outros órgãos, 452
patogênese viral, 452
pulmonar, 452
citocinas, 452
miocárdio, 452
tratamento, 452
agentes antivirais, 453
terapia com imunoglobulina, 453
prevenção, 453
vacinação, 453
conclusão, 453
pneumocócicas, 601–612
prevenção das, 601–612
vacina pneumocócica, 601
desenvolvimento da, 601

estudos experimentais, 602
modernos estudos, 603
epidemiologia das, 601
eficácia vacinal, 604
métodos pra avaliação da, 604
recomendações atuais, 606
Inflamação
pulmonar, 68, 69, 83–90
aguda, 68, 69
início da, 68
mediadores da, 69
fatores responsáveis, 68
celulares, 68
redes de citocinas na, 83–90
respostas imunes, 83
natural, 83
adquirida, 83
reconhecimento nos pulmões, 85
dos produtos bacterianos, 85
imunidade natural, 86
respostas imediatas, 86
respostas amplificadoras, 86
conclusão, 90
implicações para tratamento, 90
Influenza
profilaxia da, 279
estratégias preventivas, 279
da pneumonia no idoso, 279
prevenção da, 601–612
vacina, 606
amantadina, 606, 609
rimantadina, 606, 609
neuraminidase, 606, 611
inibidores da, 606, 611
Interação(ões)
bactéria-hospedeiro, 20
com função ciliar, 20
Interferons
no tratamento, 594
da infecção respiratória, 594
Internação
decisões sobre, 273
na pneumonia, 273
no idoso, 273
Intestino
IgA do, 112
citocinas e, 112
agentes dos, 118
citotóxicos, 118
nos vasos linfáticos, 118
programação no, 119
dos neutrófilos polimorfonucleares, 119
Isótipo(s)
das imunoglobulinas, 234
ITRIs (Infecções do Trato Respiratório Inferior)
em crianças, 155–168
microbiologia, 155
patogênese, 155
manifestações clínicas, 157
exame, 158
radiológico, 158
avaliação, 158
laboratorial, 158
patógenos específicos, 161
streptococcus, 161, 164
pneumoniae, 161
pyogenes, 164
do grupo A, 164
haemophilus influenzae, 162
staphylococcus aureus, 163
VSR, 165
microorganismos da pneumonia atípica, 166
pneumonia neonatal, 166
nosocomiais, 171–179
em crianças, 171–179
epidemiologia, 171
grupos de pacientes, 171
patógenos, 174
agentes etiológicos, 174
patogênese, 175
diagnóstico, 176
tratamento, 177
prevenção, 178
conclusão, 179
diagnóstico das, 565–572
técnicas invasivas, 565–572
biópsia a céu aberto, 565
ATTA, 566
ATT, 566
métodos broncoscópicos, 568
LBA, 570

K

Klebsiella
pneumoniae, 398
PAC por, 398

L

Lavado
broncoalveolar, *ver LBA*
LBA (Lavado Broncoalveolar)
técnica de, 570
no diagnóstico das ITRIs, 570
Legionellae, 413–420
infecção por, 218
na imunossupressão, 218
por quimioterapia, 218
pneumonia por, 320
não-resolvidas, 320
de resolução lenta, 320
microbiologia, 413
fisiopatologia, 413
epidemiologia, 414
PAC, 414
pneumonia, 414, 415
nosocomial, 414
por *legionella* não-pneumófilas, 415
febre de Pontiac, 414
transmissão, 414
modo de, 414
doença, 415
características clínicas, 415
manifestações radiográficas, 416
febre de Pontiac, 417
diagnóstico, 417
fluorescência direta, 418
anticorpos por, 418
antígenos, 418
urinários, 418
sorologia, 418
terapia, 418
prevenção, 419
cultura ambiental, 419
superaquecimento, 419
enxaguamento, 419
ionização, 419
com cobre, 419
com prata, 419
hipercloração, 419
controle, 419
cultura ambiental, 419
superaquecimento, 419
enxaguamento, 419
ionização, 419
com cobre, 419
com prata, 419
hipercloração, 419
Lesão(ões)
pulmonares, 344
difusas, 344
infecções pulmonares subagudas com, 344
Licosamida(s)
ação, 97
mecanismo de, 97
resistência, 98
mecanismos de, 98
modificação do alvo, 98
efluxo, 98
Linfócito(s)
T, 60
anormalidades dos, 60
defeitos, 60
quantitativos, 60
fucionais, 60
B, 62
deficiências dos, 62
Líquido
periciliar, 23
anormalidades do, 23
pleural, 303
avaliação do, 303
drenagem do, 303, 308
selecionando pacientes para, 303
toracocentese, 308
com dreno torácico, 308
percutânea, 309
por cateter guiado por imagens, 309
terapia fibrinolítica, 310
técnicas cirúrgicas, 311

M

Macrófago(s)
ativação dos, 77
atividade antimicrobiana dos, 77
regulação da, 77
pelas citocinas, 77
ativados, 78

mecanismos dos, 78
antimicrobianos, 78
Macrolídeo(s)
ação, 97
mecanismo de, 97
resistência, 98
mecanismos de, 98
modificação do alvo, 98
efluxo, 98
no tratamento, 587
da infecção respiratória, 587
Mecanismo(s)
de defesa respiratória, 3
vias aéreas, 5
de condução, 5
de troca gasosa, 6
respostas imunológicas, 8
específicas, 8
de defesa não-específicos, 13–24
do hospedeiro, 13–24
depuração mucociliar, 13–24
anormalidades na, 18
tosse, 13–24
mucosa das vias aéreas, 13
cílios, 14
camada líquida periciliar, 17
muco, 17
transporte mucociliar, 18
conclusão, 24
da emigração dos neutrófilos, 70
da corrente sangüínea, 70
para espaços aéreos pulmonares, 70
microbicidas, 71
dos neutrófilos, 71
antimicrobianos, 78
dos macrófagos, 78
ativados, 78
da resistência, 93–105
antimicrobiana, 93–105
fluoroquinolonas, 93
sulfonamidas, 96
trimetoprim, 96
macrolídeos, 97
lincosamidas, 97
estreptograminas, 97
tetraciclinas, 98
aminoglicosídeos, 99
betalactêmicos, 99
vancomicina, 103
diminuição do acesso ao alvo, 104
do agente antimicrobiano, 104
conclusões, 105
de defesa dos pulmões, 109
inerentes, 109
Medula
óssea, 233–247
transplantes de, 233–247
pacientes submetidos a, 233–247
Metronidazol
no tratamento, 589
da infecção respiratória, 589
Micobactéria(s)
infecções por, 228
não-tuberculosa, *ver MNT*
de crescimento rápido, 498
características, 498, 499
clínicas, 498
laboratoriais, 499
terapia, 499
Microbiologia
das ITRIs, 155
em crianças, 155
da doença respiratória, 288
staphylococcus aureus, 288
pseudomonas aeruginosa, 288
burkholderia sp, 288
bacilos gram-negativos, 288
fungos, 288
MNT, 288
vírus, 289
dos derrames, 299
pleurais, 299
dos empiemas, 299
Miocárdio
na SCPH, 452
MNT (Micobactéria Não-Tuberculosa), 489–501
e FC, 288, 292
mycobacterium, 492, 496, 499
avium, 492
características, 492, 495
gerais, 492
laboratoriais, 495
tratamento, 495
kansasii, 496
características, 496, 497
clínicas, 496
laboratoriais, 497
tratamento, 497
xenopi, 499
de crescimento rápido, 498
características, 498, 499
clínicas, 498
laboratoriais, 499
terapia, 499
patógenos raros, 500
mycobacterium, 500
szulgai, 500
simiae, 500
malmoense, 500
gordonae, 500
celatum, 500
miscelânia de espécies, 501
Monobactam
no tratamento, 582
da infecção respiratória, 582
Moraxella
catarrahalis, 393
história, 393
microbiologia, 393
resposta do hospedeiro, 394
pneumonia por, 393
epidemiologia, 394
colonização da orofaringe, 394
características clínicas, 395
suscetibilidade, 396
produção de β-lactamase, 396
tratamento, 397
Mucina(s)
receptores das, 54
e virulência, 55
bacteriana, 55
Muco, 17
anormalidades do, 23
Mucolares
infecção por, 223
Mucosa
das vias aéreas, 13
imunidade geral da, 112
tecido linfático e, 112
entérico, 112
Mutação
somática, 34
Mycobacterium
tuberculosis, 259
infecção por, 259
em pessoas infectadas com HIV, 259
avium, 492
características, 492, 495
gerais, 492
laboratoriais, 495
tratamento, 495
kansasii, 496
características, 496, 497
clínicas, 496
laboratoriais, 497
tratamento, 497
xenopi, 499
szulgai, 500
simiae, 500
malmoense, 500
gordonae, 500
celatum, 500
Mycoplasma
pneumoniae, 321, 425–432
pneumonia por, 321
não-resolvidas, 321
de resolução lenta, 321
história, 425
descrição, 425
virulência, 426
fatores de, 426
epidemiologia, 427
infecções por, 428
características clínicas das, 428
manifestações incomuns da infecção, 429, 430
pulmonares, 429
no sistema nervoso central, 430
cardiovasculares, 431
envolvimento hematológico, 431
nefrológicas, 431
dermatológicas, 431
músculo-esqueléticas, 431
miscelânia, 432
diagnóstico, 432
radiografias de tórax, 432
tratamento, 432

N

Neoplasia(s)
pulmoares, 322
pneumonia por, 322
não-resolvidas, 322
Neuroaminidase
inibidores da, 606, 611
na influenza, 606, 611

Neutrófilo(s)
e imunidade, 67–79
mediada por células, 67–79
e resposta inflamatória, 67, 68, 73
aguda, 67, 68, 73
início da, 68
fatores solúveis, 73
papel do, 67
na defesa pulmonar, 67
do hospedeiro, 67
cinética dos, 67
mecanismos dos, 70, 71
da emigração, 70
da corrente sangüínea, 70
para espaços aéreos pulmonares, 70
microbicidas, 71
programação dos, 118
polimorfonucleares, 119
programação dos, 119
no intestino, 119
e células endoteliais, 119
interação entre, 119
Neutropenia
na penumonia, 215
do paciente com câncer, 215
em malignidades hematológicas, 383
como manifestação da infecção, 383
por *pseudomonas aeruginosa*, 383
em cânceres de órgãos sólidos, 383
Nocardia
infecção por, 219, 258
na imunossupressão, 219
por quimioterapia, 219
em pessoas infectadas, 258
com HIV, 258
Nocardiose, 457–465
definição, 457
microbiologia, 457
epidemiologia, 457
patogênese, 458
manifestações clínicas, 458
doença, 458, 460, 461
do trato respiratório, 458
extrapulmonar, 460
por inoculação local, 461
diagnóstico, 462
terapia, 463
Nutrição
enteral, 111
versus parenteral, 111
parenteral, 116
acessórios imunológicos da, 116
glutamina, 116
neuropeptídeos, 116
resumo, 117
na interação, 119
entre neutrófilos polimorfonucleares, 119
e células endoteliais, 119

O

Obstrução
mecânica, 350
bronquiectasia por, 350
Órgão(s)
sólidos, 233–247, 383, 386
transplantes de, 233–247, 386
pacientes submetidos a, 233–247
infecção por *pseudomonas aeruginosa*, 383
cânceres de, 383
neutropenia em, 383
Oseltamivir
no tratamento, 593
da infecção respiratória, 593
Otite
média, 133
epidemiologia, 133
etiologia, 133
microbiana, 133
manifestações, 133
clínicas, 133
tratamento, 134
complicações, 135
prevenção, 135

P

PAC (Pneumonia Adquirida na Comunidade), 181–194
epidemiologia, 181
risco, 181
fatores de, 181
características clínicas, 181
sintomas, 182
sinais, 182
padrões radiográficos, 183
síndromes pneumônicas típicas, 184
versus atípicas, 184
grave, 184
definindo-se, 184
bacteriologia da, 186
streptococcus, 187
pneumoniae, 187
infecção mista, 188
hospitalização, 188
decisão para, 188
avaliação, 189
diagnóstica, 189
terapia, 190, 192
antibiótica, 190
oral, 192
troca para, 192
resolução, 192
curso da, 192
conclusão, 193
como manifestação da infecção, 380
por *pseudomonas aeruginosa*, 380
bacilar gram-negativa, 398
por *klebsiella pneumoniae*, 398
por *escherichia coli*, 398
por *acinetobacter*, 398
por *pseudomonas aeruginosa*, 398
tratamento, 399
por SARM, 407–411
tratamento, 410
por *legionella*, 414
por *chlamydia*, 438
pneumoniae, 438
incidência de, 438
etiologias mistas na, 439
diagnóstico laboratorial da, 546, 559
microbiológico, 546, 559
interpretação dos resultados, 559
teste diagnósticos, 548
do laboratório de microbiologia, 548
coloração pelo Gram, 549
hemoculturas, 550
rápidos, 550
organismos atípicos, 551
técnicas moleculares, 554
Paciente(s)
hospitalizados, 110
ataque das bactérias aos, 110
aumetando o, 110
grupos de, 171
nas ITRIs nosocomiais, 171
não-transplantados, 215–230
com imunossupressão, 215–230
por quimioterapia, 215–230
grupos patogênicos, 218
com câncer, 215
abordagem à pneumonia no, 215
neutropenia, 215
imunodeficiência humoral, 218
defeitos nas células T, 218
submetidos a transplantes, 233–247
de órgãos sólidos, 233–247
infecções do trato respiratório em, 233–247
de medula óssea, 233–247
infecções do trato respiratório em, 233–247
com traumas cirúrgicos, 265–270
penumonias nosocomiais em, 265–270
fatores de risco, 265
diagnóstico, 267
resumo, 270
em pós-operatório, 617
PAH no, 617
prevenção da, 617
PAH (Pneumonia Adquirida no Hospital)
na UTI, 197–212
dentro da, 197–212
epidemiologia, 197
patogênese, 198
agentes etiológicos, 199
apresentação clínica, 199
terapia antibiótica inicial, 202
profilaxia, 208
conclusão, 212
fora da, 197–212
epidemiologia, 197
patogênese, 198
agentes etiológicos, 199
apresentação clínica, 199
terapia antibiótica inicial, 202
profilaxia, 208
conclusão, 212
como manifestação da infecção, 381, 388
por *pseudomonas aeruginosa*, 381, 388
tratamento, 388
diagnóstico laboratorial da, 546, 559

microbiológico, 546, 559
interpretação dos resultados, 559
teste diagnósticos, 554
do laboratório de microbiologia, 554
prevenção da, 614–622
patogênese, 614
estratégias, 615, 618, 619
gerais, 615
com antibióticos, 618
de descontaminação, 619
no paciente, 617
em pós-operatório, 617
e suporte nutricional, 618
dispositivo respiratório e, 620
conclusão, 622
PAM (Poliangiíte Microscópica)
pneumonia por, 325
não-resolvidas, 325
de resolução lenta, 325
Pâncreas
e FC, 286
PAP (Proteinose Alveolar Pulmonar)
pneumonia por, 326
não-resolvidas, 326
de resolução lenta, 326
Parasita(s)
strogiloides, 226
stercoralis, 226
toxoplasma, 228
gondii, 228
Patógeno(s)
causadores de penumonia, 361–541
pneumocócica, 363–369
por *haemophilus influenzae*, 373–375
infecções do pulmão, 377–388
por *pseudomonas aeruginosa*, 377–388
bacteriana, 393–402
outras causas, 393–402
PAC, 407–411
por SARM, 407–411
legionella, 413–420
mycoplasma pneumoniae, 425–432
por *chlamydia pneumoniae*, 437–442
infecção, 445–454, 505–532
por hantavírus, 445–454
por fungos, 505–532
adquiridas na comunidade, 505–532
nocardiose, 457–465
actinomicose, 469–474
tuberculose, 477–487
micobactérias, 489–501
não-tuberculosas, 489–501
zoonoses bacterianas, 537–540
formas pneumônicas de, 537–540
Patologia
pulmonar, 430
por *mycoplasma pneumoniae*, 430
PAV (Pneumonia Associada à Ventilação Mecânica)
colonização gástrica e, 110
PEA (Pneumonia Eosinofílica Aguda), 324
PEC (Pneumonia Eosinofílica Crônica), 323
Penicilina(s)
no tratamento, 577
da infecção respiratória, 577
Peste, 537–540
negra, 548
diagnóstico laboratorial, 548
microbiológico, 548
teste diagnósticos, 558, 561
do laboratório de microbiologia, 558, 561
interpretação dos resultados, 561
PH (Pneumonia por Hipersensibilidade), 322
Pneumocystis
carinii, 225, 252
pneumonia por, 225
infecção por, 252
em pessoas infectadas com HIV, 252
Pneumonia(s)
patogenia da, 1–122
hospedeiro, 3–11, 13–24, 59–65
sistemas de defesa pulmonar do, 3–11
mecanismos de defesa
não-específico, 13–24
deficiências associadas ao HIV, 59–65
imunidade, 27–42, 67–79
humoral do pulmão, 27–42
mediada por células, 67–79
colonização das vias aéreas, 45–56
patogênese da, 45–56
neutrófilos, 67–79
rede de citocinas, 83–90
na inflamação pulmonar, 83–90
nas defesas antibacterianas, 83–90
resistência antimicrobiana, 93–105
mecanismos da, 93–105
trato gastrointestinal e, 109–119
mecanismos de defesa, 109
ataque das bactérias, 110
aos pacientes hospitalizados, 110
suporte nutricional, 111
tecido linfático entérico, 112, 113
efeitos da alimentação no, 113
imunidade geral da mucosa, 112
acessórios imunológicos, 116
da nutrição parenteral, 116
respostas pulmonares, 118
conclusão, 119
associada à ventilação mecânica, *ver PAV*
desnutrição e, 110
atípica, 166
microorganismos da, 166
ITRIs por, 166
neonatal, 166
ITRIs por, 166
características clínicas, 167
diagnóstico, 167
terapia, 167
adquirida
na comunidade, *ver PAC*
no hospital, *ver PAH*
colonização e, 199
fatores de risco para, 199
por candida, 224
bacteriana, 236, 239, 240, 242, 244, 257, 393–402
e transplante, 236, 239, 240, 242, 244
renal, 236
de fígado, 239
cardíaco, 240
de pulmão, 242
de coração-pulmão, 242
de medula óssea, 244
em pessoas infectadas com HIV, 257
epidemiologia, 257
manifestações clínicas, 257
diagnóstico, 257
tratamento, 257
outras causas de, 393–402
moraxella catarrhalis, 393
bacilar gram-negativa, 398
estreptococos do grupo B, 399
viral, 237, 239, 240, 242, 244
e transplante, 237, 239, 240, 242, 244
renal, 237
de fígado, 239
cardíaco, 240
de pulmão, 242
de coração-pulmão, 242
de medula óssea, 244
fúngica, 238, 239, 240, 243, 245
e transplante, 238, 239, 240, 243, 245
renal, 238
cardíaco, 240
de fígado, 239
de pulmão, 243
de coração-pulmão, 243
de medula óssea, 245
nosocomiais, 265–270, 414
em pacientes com traumas cirúrgicos, 265–270
fatores de risco, 265
diagnóstico, 267
resumo, 270
por *legionella*, 414
no idoso, 271–280
epidemilogia, 271
incidência, 271
fatores prognósticos, 272
internação, 273
alta hospitalar, 273
fatores de risco para infecção, 274
envelhecimento, 274
imunidade, 274
presença de comorbidade, 274
aspectos nutricionais, 275
diagnóstico, 275
apresentação clínica, 275
etiologia, 277
no domicílio, 277
casas geriátricas, 278
hospital, 279
implicações terapêuticas, 277
no domicílio, 277
casas geriátricas, 278
hospital, 279
estratégias preventivas, 279
profilaxia da influenza, 279
vacinação pneumocócica, 280
não-resolvidas, 317–329
etiologias infecciosas, 317–329
similares não-infecciosos, 317–329
definição, 317

hospedeiro, 317
fatores do, 317
índice de resolução, 318
de acordo com o patógeno, 318
causas não-infecciosas, 322
neoplasias pulmonares, 322
BOOP, 322
PH, 322
alveolite alérgica extrínseca, 322
induzida por drogas, 323
PEC, 323
PEA, 324
vasculite pulmonar, 324
GW, 324
SCS, 325
angiíte, 325
granulomatose alérgica, 325
PAM, 325
síndromes de HAL, 325
PAP, 326
avaliação da, 326
de resolução lenta, 317–329
etiologias infecciosas, 317–329
similares não-infecciosos, 317–329
definição, 317
hospedeiro, 317
fatores do, 317
índice de resolução, 318
de acordo com o patógeno, 318
PAP, 326
avaliação da, 326
recorrentes, 317–329
etiologias infecciosas, 317–329
similares não-infecciosos, 317–329
definição, 327
bases, 327
etiologia, 328
fatores do hospedeiro, 328
causas, 328, 329
pulmonares, 328
não-pulmonares, 329
diagnóstico, 329
abordagem ao, 329
em organização, 322
bronquiolite obliterante com, *ver BOOP*
por hipersensibilidade, *ver PH*
induzida, 323
por drogas, 323
eosinofílica
crônica, *ver PEC*
aguda, *ver PEA*
patógenos causadores de, 361–541
pneumocócica, 363–369
história, 363
microbiologia, 363
epidemiologia, 363
patogênese, 365
fatores bacterianos, 365
defesas do hospedeiro, 365
manifestações clínicas, 365
diagnóstico, 368
tratamento, 369
prevenção, 369
por *haemophilus influenzae*, 373–375
microbiologia, 373
patogênese, 373
epidemiologia, 374
manifestações, 374
clínicas, 374
laboratoriais, 374
radiográficas, 374
diagnóstico, 374
laboratorial, 374
antibioticoterapia, 375
prevenção, 375
por estreptococos, 399
do grupo B, 399
estreptocócicas, 399
não-pneumocócicas, 399
do grupo B, 399
β-hemolíticos, 399
outras, 401
por *legionella*, 415
não-pneumófilas, 415
fulminante, 429
por *mycoplasma pneumoniae*, 429
por *chlamydia pneumoniae*, 437–442
história, 437
microbiologia, 437
patogênese, 437
epidemiologia, 438
adquirida na comunidade, 438, 439
incidência de, 438
etiologias mistas na, 439
manifestações clínicas, 438
características radilógicas, 439
diagnóstico laboratorial, 440
isolamento-cultura, 440
identificação diferentes da cultura, 440
sorologia, 440
tratamento, 442
de aspiração, 546, 555, 559
diagnóstico laboratorial da, 546, 559
microbiológico, 546
interpretação dos resultados, 559
teste diagnósticos, 555
do laboratório de microbiologia, 555
nos hospedeiros imunocomprometidos, 546, 556, 559
diagnóstico laboratorial da, 546, 559
interpretação dos resultados, 559
teste diagnósticos, 556
do laboratório de microbiologia, 556
Pneumonite
inflamatória, 350
bronquiectasia por, 350
Poliangiíte
microscópica, *ver PAM*
População(ões)
específicas, 123–359
infecções respiratórias em, 123–359
abordagem clínica, 123–359
Praga
diagnóstico laboratorial, 548
microbiológico, 548
Prevenção, 599–624
das infecções, 601–612
pneumocócicas, 601–612
epidemiologia, 601
vacina, 601
recomendações atuais, 606
da influenza, 601–612
vacina para, 606
amantadina, 606, 609
rimantadina, 606, 609
neuroaminidase, 606, 611
inibidores da, 606, 611
da PAH, 614–622
patogênese, 614
estratégias, 615, 618, 619
gerais, 615
com antibióticos, 618
de descontaminação, 619
no paciente, 617
em pós-operatório, 617
e suporte nutricional, 618
dispositivo respiratório e, 620
conclusão, 622
Proteinose
alveolar pulmonar, *ver PAP*
Pseudomonas
aeruginosa, 50, 52, 288, 377–388, 398
fatores produzidos pela, 50
na colonização das vias aéreas, 50
adesinas da, 52
receptores da, 52
e FC, 288
infecções do pulmão por, 377 -388
características gerais, 377
manifestações, 379
tratamento antimicrobiano, 386
PAC, 398
Pulmão(ões)
imunidade do, 27–42
humoral, 27–42
base científica, 27
aspectos clínicos, 39
conclusão, 41
apresentação nos, 75
antigênicas, 75
reconhecimento nos, 85
dos produtos, 85
bacterianos, 85
mecanismos dos, 109
de defesa, 109
inerentes, 109
transplante de, 241, 293
e pneumonia, 241
bacteriana, 242
viral, 242
fúngica, 243
e FC, 293

R

Receptor(es)
da *pseudomonas*, 52
aeruginosa, 52
celular, 54
único, 54
ligação de bactérias ao, 54
Recombinação
de troca, 32
das imunoglobulinas, 32
Resistência
antimicrobiana, 93–105
mecanismos da, 93–105

fluoroquinolonas, 93
sulfonamidas, 96
trimetoprim, 96
macrolídeos, 97
lincosamidas, 97
estreptograminas, 97
tetraciclinas, 98
aminoglicosídeos, 99
betalactêmicos, 99
vancomicina, 103
diminuição do acesso ao alvo, 104
do agente antimicrobiano, 104
conclusões, 105
Resposta(s)
imunológicas, 8, 350
específicas, 8
reconhecimento do antígeno, 9
processamento do antígeno, 9
excessiva, 350
bronquiectasia por, 350
humorais, 37, 40
primária, 37
cinética das, 37
secundária, 37
cinética das, 37
e envelhecimento, 40
antigênicas, 39
pulmonares, 39
específicas, 39
imune, 41, 64, 83
do hospedeiro, 41
manipulação da, 41
mediada por células, 64
ao HIV, 64
natural, 83
adquirida, 83
inflamatória, 67, 73
aguda, 67, 73
neutrófilos e, 67
fatores solúveis na, 73
imediatas, 86
na imunidade natural, 86
amplificadoras, 886
pulmonares, 118
às lesões, 118
trato gastrointestinal e, 118
às doenças, 118
trato gastrointestinal e, 118
Rhodococcus
equi, 221, 258
infecção por, 221, 258
na imunossupressão por quimioterapia, 221
em pessoas infectadas com HIV, 258
Ribavirina
no tratamento, 593
da infecção respiratória, 593
Rimantadina
no tratamento, 592, 606, 609
da infecção respiratória, 592
da influenza, 606, 609

S

SARM (*Staphylococcus aureus* Resistentes à Meticilina), 322
PAC por, 407–411
evolução do, 407
resistência antimicrobiana e, 407
tratamento da, 410
resistente a meticilina, 410
vancomicina, 408, 409
resistência à, 408
desenvolvimento da, 408
controle do uso, 409
linhas de base, 409
na comunidade, 408
adquiridos na comunidade, 409
infecções pulmonares por, 409
futuro do, 411
SCPH (Síndrome Cardiopulmonar Causada por Hantavírus)
diferentemente do SNV, 445
SCS (Síndrome de Churg-Strauss)
pneumonia por, 325
não-resolvidas, 325
de resolução lenta, 325
Síndrome
da discinesia capilar, 47
de Churg-Strauss, *ver SCS*
hemorrágicas alveolares, *HAL*, 325
pneumonia por, 325
não-resolvidas, 325
de resolução lenta, 325
da imunodeficiência adquirida, *ver AIDS/SIDA*
cardiopulmonar causada por hantavírus, *ver SCPH*
Sinusite
patogênese, 129
etiologia, 129
microbiana, 129
manifestações, 130
clínicas, 130
diagnóstico, 131
tratamento, 132
em pessoas infectadas, 256
com HIV, 256
Sistema(s)
de defesa pulmonar, 3–11
do hospedeiro, 3–11
visão geral, 3–11
mecanismos, 3
conclusão, 11
adesina-receptores, 52
de colonização, 52
das vias aéreas, 52
linfático, 112
entérico, 112
organização do, 112
hepatobiliar, 286
e FC, 286
nervoso central, 430
manifestações no, 430
na infecção por *mycoplasma pneumoniae*, 430
cardiovascular, 452
patologia no, 452
por hantavírus, 452
SNV (*Sin Nombre Virus*)
diferentemente do, 445
SCPH, 445
Sorologia
no diagnóstico, 418, 440
de infecção, 418, 440
por *legionella*, 418
por *chlamydia pneumoniae*, 440
Staphylococcus
aureus, 53, 163, 288, 322
colonização das vias aéreas por, 53
mecanismos de, 53
características clínicas, 163
terapia, 163
e FC, 288
pneumonia por, 322
não-resolvidas, 322
de resolução lenta, 322
resistentes à meticilina, *ver SARM*
Streptococcus
pneumoniae, 39, 51, 53, 161, 187, 318
imunidade contra, 39
colonização das vias aéreas por, 51, 53
mecanismos de, 53
ITRIs por, 161
características clínicas, 161
tratamento, 161
prevenção, 162
PAC por, 187
pneumonia por, 318
não-resolvidas, 318
de resolução lenta, 318
aureus, 53
colonização das vias aéreas por, 53
mecanismos de, 53
pyogenes, 164
ITRIs por, 164
características clínicas, 164
terapia, 164
do grupo A, 164
ITRIs por, 164
características clínicas, 164
terapia, 164
Sulfonamida(s)
ação, 96
mecanismo de, 96
resistência, 97
mecanismo de, 97
intrínseca, 97
adquirida, 97
mutações cromossômicas, 97
aquisição de elementos genéticos, 97
comentários, 97
no tratamento, 590
da infecção respiratória, 590
Suporte
nutricional, 111, 618
especializado, 111
durante a doença, 111
prevenção e, 618
da PAH, 618

T

Tecido
linfático, 112, 113
entérico, 112, 113
e imunidade da mucosa, 112
efeitos da alimentação no, 113
Terapia, 575–598

- Tetraciclina(s)
  - ação, 98
    - mecanismos de, 98
  - resistência, 99
    - mecanismos de, 99
      - diminuição do acesso ao alvo, 99
      - proteção dos ribossomas, 99
  - no tratamento, 588
    - da infecção respiratória, 588
- Tosse, 13–24
- *Toxoplasma*
  - *gondii*, 228, 260
    - infecção por, 228, 260
      - em pessoas infectadas com HIV, 260
- Transplante(s)
  - de órgãos sólidos, 233–247
    - pacientes submetidos a, 233–247
      - infecções do trato respiratório em, 233–247
  - de medula óssea, 233–247
    - pacientes submetidos a, 233–247
      - infecções do trato respiratório em, 233–247
    - e pneumonia, 244
      - bacteriana, 244
      - viral, 244
      - fúngica, 245
  - receptores de, 233, 246
    - infecções pulmonares em, 233, 246
      - abordagem às, 233
      - prevenção das, 246
  - renal, 235
    - e pneumonia, 236
      - bacteriana, 236
      - viral, 237
      - fúngica, 238
  - de fígado, 238
    - e pneumonia, 238
      - bacteriana, 239
      - viral, 239
      - fúngica, 239
  - cardíaco, 240
    - e pneumonia, 240
      - bacteriana, 240
      - viral, 240
      - fúngica, 240
  - de pulmão, 241
    - e pneumonia, 241
      - bacteriana, 242
      - viral, 242
      - fúngica, 243
  - de coração-pulmão, 241
    - e pneumonia, 241
      - bacteriana, 242
      - viral, 242
      - fúngica, 243
- Transporte
  - mucociliar, 18
- Traqueobronquite
  - aguda febril, 141–151
    - etiologia, 150
    - patogênese, 150
    - achados clínicos, 150
    - tratamento, 151
- Trato
  - gastrointestinal, 109–119, 285
    - e pneumonia, 109–119
      - mecanismos de defesa, 109
      - ataque das bactérias, 110
        - aos pacientes hospitalizados, 110
      - suporte nutricional, 111
      - tecido linfático entérico, 112, 113
        - efeitos da alimentação no, 113
      - imunidade geral da mucosa, 112
      - acessórios imunológicos, 116
        - da nutrição parenteral, 116
      - respostas pulmonares, 118
      - conclusão, 119
    - e FC, 285
  - respiratório, 125–137, 285, 451, 458
    - superior, 125–137, 285
      - infecções do, 125–137
      - e FC, 285
    - inferior, 285
      - e FC, 285
    - patologia no, 451
      - por hantavírus, 451
    - doença do, 458
      - por nocardiose, 458
  - reprodutivo, 286
    - e FC, 286
- *Trichosporon*
  - *beigelii*, 224
    - penumonia por, 224
- Trimetropim
  - ação, 96
    - mecanismo de, 96
  - resistência, 97
    - mecanismo de, 97
    - intrínseca, 97
    - adquirida, 97
      - mutações cromossômicas, 97
      - aquisição de elementos genéticos, 97
    - comentários, 97
  - no tratamento, 590
    - da infecção respiratória, 590
- Troca
  - gasosa, 6
    - vias de, 6
      - aéreas, 6
- Tuberculose, 477–[illegible]
  - patobiologia, 4[illegible]
  - epidemiologia [illegible]
  - apresentação [illegible]ica, 478
  - diagnóstico, [illegible]9
    - abordagem a[illegible], 479
  - tratamento, 48[illegible]
    - consideraçõe[illegible] gerais, 481
    - experimenta[illegible]
    - regime terap[illegible]
      - selecionar[illegible]
    - terapia, 484
      - monitorando a, 4[illegible]
    - adesão ao, 484
      - encorajando a, 484
  - prevenção, 485
- Tularemia, 537–540
  - diagnóstico laboratorial, 548, 561
    - microbiológico, 548, 561
      - interpretação dos resultados, 561
  - teste diagnósticos, 558
    - do laboratório de microbiologia, 558

U

- Unidade
  - de terapia intensiva, *ver UTI*
- UTI (Unidade de Terapia Intensiva)
  - PAH na, 197, 212
    - dentro da, 197–212
      - epidemiologia, 197
      - patogênese, 198
      - agentes etiológicos, 199
      - apresentação clínica, 199
      - terapia antibiótica inicial, 202
      - profilaxia, 208
      - conclusão, 212
    - fora da, 197–212
      - epidemiologia, 197
      - patogênese, 198
      - agentes etiológicos, 199
      - apresentação clínica, 199
      - terapia antibiótica inicial, 202
      - [illegible]filaxia, 208
      - [illegible], 212
- Uve[illegible]
  - ant[illegible]
    - por *mycop*[illegible]*niae*, 432

V

- Vacina
  - pneumocócica, 601
    - desenvolvimento da, 601
    - estudos sobre, 602, 603
      - experimentais preliminares, 602
      - modernos, 603
  - para influenza, 606
    - estudos, 608
- Vacinação
  - hantavírus, 454
- Vancomicina
  - ação, 103
    - mecanismos de, 103
  - resistência, 103
    - mecanismos de, 103
  - no tratamento, 590
    - da infecção respiratória, 590
- Varicela
  - zoster, 261
    - vírus da, 261
- Vasculite
  - pulmonar, 324
    - pneumonia por, 324
      - não-resolvidas, 324
      - de resolução lenta, 324
- Vaso(s)
  - linfáticos, 118
    - agentes citotóxicos nos, 118
      - dos intestinos, 118
- Via(s)
  - aéreas, 5, 13, 45–56
    - de condução, 5
    - de troca, 6
      - gasosa, 6
    - mucosa das, 13
    - colonização das, 45–56
      - patogênese da, 45–56

epidemiologia da, 45
bacteriana, 46
estados clínicos, 46
locais de, 48
microrganismos que influenciam, 50
propriedades microbiológicas, 50
mecanismos de, 52
conseqüências da, 55
prevenção, 55
esterilidade das, 46
fatores responsáveis, 46
Virose(s)
comunitárias, 221
Virulência
bacteriana, 55
mucinas e, 55
fatores de, 426
da *mycoplasma*,426
pneumoniae, 426
Vírus
da imunodeficiência humana, *ver HIV*
sincicial respiratório, *ver VSR*
ITRIs por, 174
nosocomiais, 174
infecções por, 221
herpesvírus, 221
grupo dos, 221
viroses, 221
comunitárias, 221
da varicela zoster, 261
infecção por, 261
em pessoas infectadas com HIV, 261
e FC, 289
sin nombre virus, *ver SNV*
VSR (Vírus Sincicial Respiratório)
ITRIs por, 165
características clínicas, 165
tratamento, 165
prevenção, 166

W

Wegener
granulomatose de, *ver GW*

Z

Zanamivir
no tratamento, 593
da infecção respiratória, 593
Zoonose(s)
bacterianas, 537–540
formas pneumônicas de, 537–540
peste, 537–540
antraz, 537–540
tularemia, 537–540
envolvimento com, 537
pulmonar, 537